누가 봐도 재미있고 완전 쉬운

기초 인체 해부생리 5

누가 봐도 재미있고 완전 쉬운

기초 인체 해부생리 5

이정욱, 김주현, 양승민, 김중환 저

그림 천기영

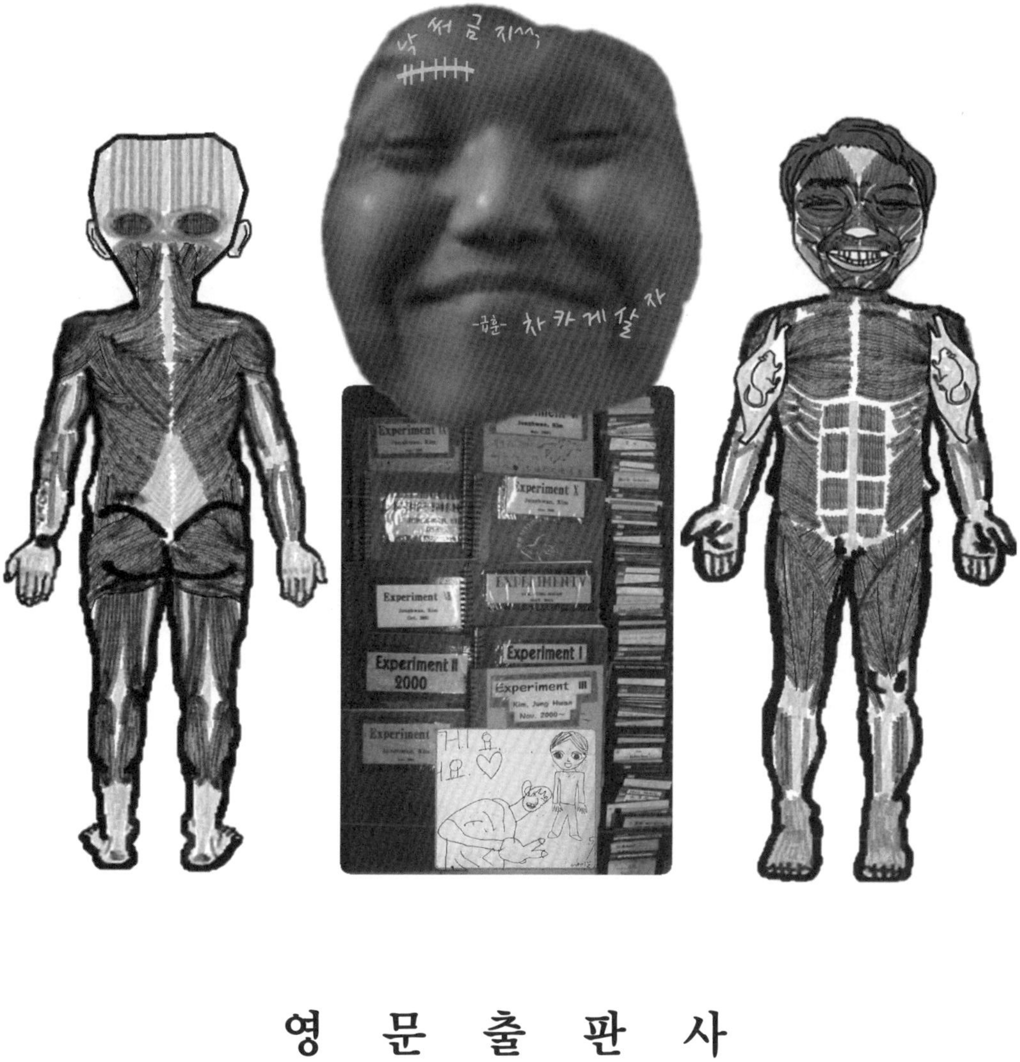

영 문 출 판 사

■ 대표저자

김중환 : 용인대학교 물리치료학과 교수

■ 공동저자

이정욱 : 호남대학교 물리치료학과 교수
김주현 : 원광보건대학교 물리치료학과 교수
양승민 : 원광보건대학교 물리치료학과 외래강사

■ 그림

천기영 : 용인대학교 재활복지대학원 석사

해부생리

기초 인체 해부생리 5

2022년 12월 20일 초판인쇄
2022년 12월 30일 초판발행

지은이 : 김 중 환 외
발행인 : 박 병 조
발행처 : 도서출판 영문출판사
등 록 : 1987년 12월 21일 제2-419호
주 소 : 서울시 강남구 삼성동 69-1
전 화 : (02) 514-5590, 776-5590
팩 스 : (02) 756-8943
E-mail: yeongmunsa@empas.com
홈페이지 : www.ymsbook.net
정 가 : 60,000원
ISBN 978-89-7224-544-5 93510

※ 파본은 교환해 드립니다.

차례서序 글월문文 및 느낄감感 사례할사謝 의 글

2019. 01. ~ 2021. 12.

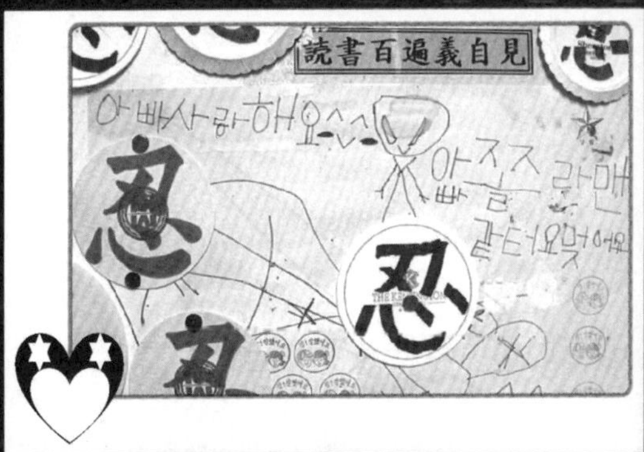

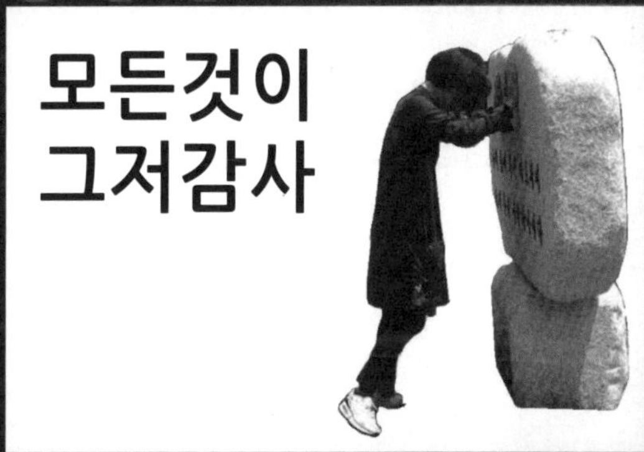

2022. 01. ~

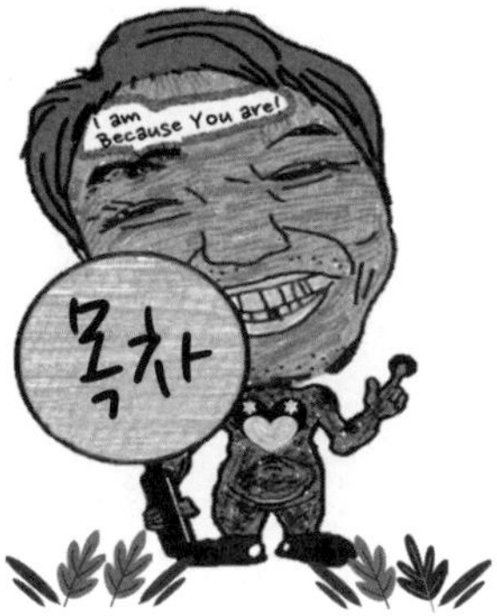

내용의 순서

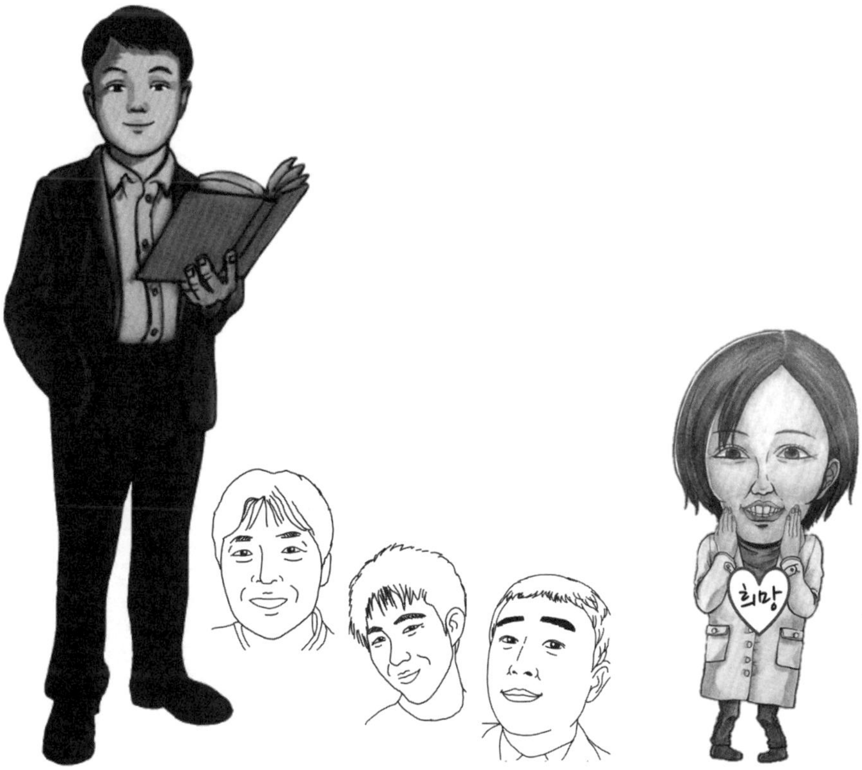

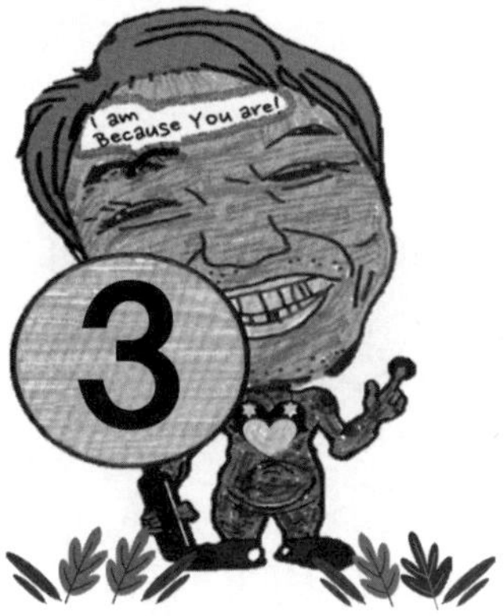
I am Because You are!
3

인체 근육의 구조와 생리

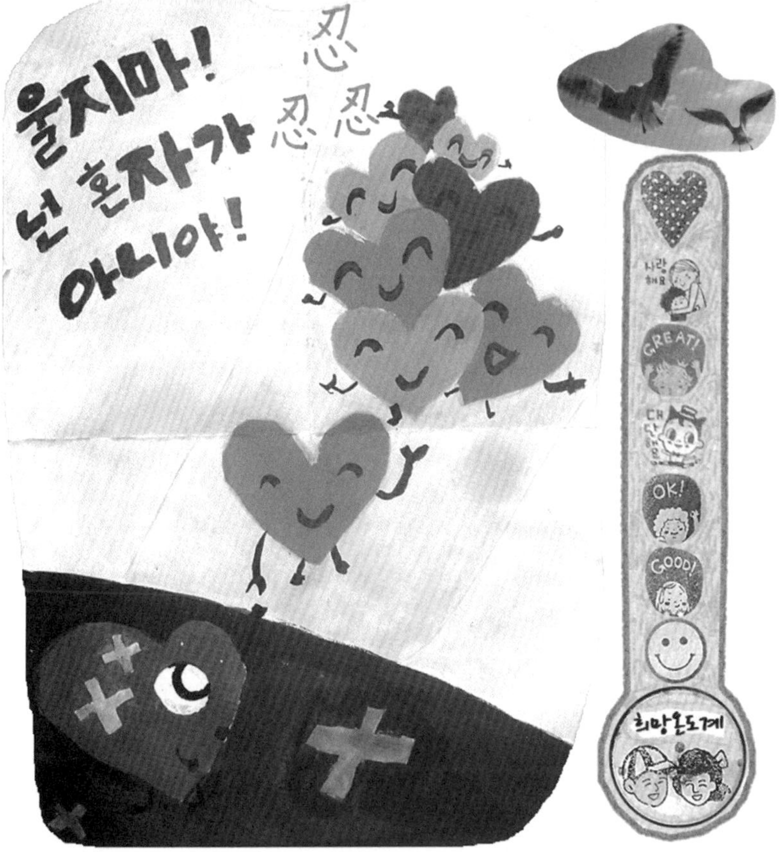
울지마! 넌 혼자가 아니야!
忍
忍 忍
사랑해요
GREAT!
대단해요
OK!
GOOD!
희망온도계

제 3장 인체 근육의 구조와 생리

" Üstünüzə vətərlər qoyacaq, ət bitirəcək, sizi dəri ilə örtəcəyəm, daxilinizə ruh qoyacağam və siz diriləcəksiniz. Onda biləcəksiniz ki, Rəbb Mənəm. "

" 너희 위에 **힘줄**을 두고 살을 입히고 가죽으로 덮고 너희 속에 생기를 두리니 너희가 살리라 또 나를 여호와인줄 알리라 하셨다 하라 "

(에스겔 37장 6절)

✪ 힘줄**근**筋 고기**육**肉 의 발생과 분류 및 그 구조의 이해 ^^

☞ **근육**(MUSCLE) 즉, 머쓸=muscle은 ↴

✓ 라틴어 "*musculus*"에서 온 단어로써, 그 의미가 "***작은 생쥐, little mouse***"를 의미하는 것처럼(요), 재미있고, 그럴 수 있겠다! 하는 용어로 확인·이해됩니다(그림 3-1~ 3-3).

> ➾ 웃어보는 마당^^ ▶ '**어머!, 나! 살쪘어요!**'에서 표현이 조금 잘못된 듯?^^;
> ∵ **살**: (사전적 의미) '**기름기**(≒기름**지**脂 기름**방**肪)'나 '**힘줄**(≒힘줄밑둥**건**腱)',
> '**뼈**(≒뼈**골**骨)' 따위를 발라내어 순살로만 된 고기 (등,...)

◆ 이러한 **근육은** 엄마 뱃속! 즉, ↴

➜ **수정**(받을**수**受 쓿은쌀**정**精, **수정**, fertilization) 후 약 3주경의

↳ **배자**(아이밸**배**胚 자녀**자**子, **배자** 혹은 아이밸**배**胚 싹**아**芽, **배아**, embryo)!

(그 "배자"에서 확인되는 ↴)

↳ **척삭**(등마루**척**脊 동아줄,새끼꼴**삭**索, **척삭**, notochord) 양옆에 존재하는 ↴

⇒ "**축방중배엽**(굴대**축**軸 곁**방**傍 가운데**중**中 아이밸**배**胚 잎**엽**葉, **축옆중배엽**, paraxial mesoderm)"인 ↴

(≒ "축방중배엽"으로부터 성장/분화된 ↴)

▶ ✓ "**체절**(몸**체**體 마디**절**節, **몸분절**, somite)"이 분화하여

> ☞ **피절**(피부분절, dermatome), **근절**(근육분절, myotome), **경절**(뼈분절, sclerotome)로 **분화**

형성되는 **'근절**(힘줄**근**筋 마디**절**節, **근육분절**,

myotome)' 로부터 (근육이)

생성/발생함을 확인·이해할 수 있습니다(그림 3-1, 3-2).

이렇게 형성된 근육은

◆ 구조·기능에 따라↴

✔ **골격근**(뼈**골**骨 바로잡을,격식**격**格 힘줄**근**筋, **뼈대근육**, Skeletal muscle)과

✔ **심근**(마음**심**心 힘줄**근**筋, **심장근육**, Cardiac muscle) 및

✔ **평활근**(평평할**평**平 미끄러울**활**滑 힘줄**근**筋, **민무늬근육**, Smooth muscle)으로

분류해 볼 수 있고(요),

◆ 조직의 특성에 따라↴

✔ **횡문근**(가로**횡**橫 무늬**문**紋 힘줄**근**筋, **가로무늬근육**, Striated muscle)과

✔ **평활근**(평평할**평**平 미끄러울**활**滑 힘줄**근**筋, **민무늬근육**, Nonstriated muscle)으로

구분함을 확인·관찰할 수 있습니다(그림 3-3).

▶ **골격근**(뼈**골**骨 바로잡을,격식**격**格 힘줄**근**筋, **뼈대근육**, Skeletal muscle)은(요) ↴,

✓ '**체중**(몸**체**體 무거울**중**重, **몸무게**, body weight)'의 약 40% 이상

(문헌에 따라 약간의 차이가 있지만 평균적으로....)을 차지하고(요),

✓ **인체-총 단백질**의 약 50% 정도를 구성하며, (동시에)

✓ **약 640개 이상** 인체에 존재하는 거대한 장기입니다(그림 3-3, 3-4).

또한,

◆ 골격근은 (대부분) 건(힘줄밑둥**건**腱, tendon) 조직을 '중매'로↴

↳ '뼈**골**骨(**뼈**, bone)'에 연결되는 특징과 함께 뼈의 종류와 크기에 따라,

↳ 평균 약 3cm 이상의 길이(length)와

↳ 약 10㎛~ 100㎛의 폭(혹은 너비, width)을 확인·관찰할 수 있습니다

(그림 3-4).

여기서 길이를 나타내는 골격근의 센티미터(cm, 10^{-2}m) 단위는(요)↴,

심근과 평활근에서 보여주는 마이크로미터(㎛, 10^{-6}m) 단위와

견주어 볼 때, 어마하게 큰 단위이기에 (골격근➜) 핵(nucleus)이 많은↴,

↳ '**다핵세포**(많을**다**多 씨**핵**核 가늘**세**細 태보**포**胞, **뭇핵세포**,

polynucleated cell)'로써의 구분은 (어쩌면) 당연한 것으로

확인·이해됩니다(그림 3-4).

(이러한 이유 등으로)

◆ 골격근은(요)↴,

✓ 인체의 움직임(movement)을 포함한↴

↳ '맵시**자**姿 기세**세**勢 **의** 있을**유**有 뜻**지**志 (postural alignment)' 와

✓ '몸**체**體 따뜻할**온**溫 조절할,고를**조**調 마디**절**節 (regulation of temperature)' 및

✓ '**글리코겐(혹은** 사탕**당**糖 근원**원**原, **glycogen)의**

↳ 쌓을**저**貯 감출**장**藏 위치,자리,경우,지위,바**소**所 **(storage) 역할'** 등을

확인·납득할 수 있습니다(그림 3-4).

특히,

◆ 골격근의 미세구조는 밝은 부분과 어두운 부분으로 구분되는 가로무늬가 확인되기에 '**횡문근**(striated muscle)'으로 구분하기도 하며,

↳ 척수신경(척수신경, spinal nerve)에 지배를 받아 움직이는 즉, 사람의 의지(☞뜻의意)에 따라(☞따를수隨) 움직임이 가능하여,

➜ "**수의근**(따를**수**隨 뜻**의**意 힘줄**근**筋, **맘대로근**, voluntary muscle)"이라 분류함을 확인·이해할 수 있습니다(그림 3-4).

◆ 힘줄근筋 가늘**섬**纖 밧줄**유**維 (근육섬유, MUSCLE FIBER) ◆

☎ 골격근(Skeletal muscle)을 구성하는 기본단위!

(☞ 모든 생명체의 기본단위 → 가늘**세**細 태보**포**胞)

즉,

▶ '근세포(muscle cell 혹은 myocyte)'는 다른 세포와 같이 ↴

✓ 핵(nucleus)과

✓ 세포소기관(organelle) 등을 지닌 공간(➜ 세포질, cytoplasm)인↴

✷ **근형질**(힘줄**근**筋 모양**형**形 바탕**질**質, **근육세포질**, sarcoplasm)과

✓ 세포막(cell membrane)인↴

✷ **근형질막**(힘줄**근**筋 모양**형**形 바탕**질**質 막**막**膜, **근형질막**, sarcolemma)을 갖고 있는 엄연한 "**세포**"입니다.

♣ 그러나 이러한 근세포 속에 ☞ 보다 작은↴

✓ 힘줄**근**筋 근원**원**原 가늘**섬**纖 밧줄**유**維 (**근육원섬유**, myofibril)와 이보다 작은

✓ **근필라멘트**(근필라멘트, muscle filament)를 함유하고 있고(요)↴,

↳ 이러한 근세포가 모이고 모여 ↴

↳ ➜ '다발(묶을속束, fascicle)'을 이루고↴,

↳ 이 근-모둠이 모여 육안으로 식별되는↴,

↳ ➜ '큰 근육-덩어리'를 이루기에↴

✐ 근세포 ✎를 "근섬유(muscle fiber ≒ muscle cell)"로 혼용하여 명명함을 어렵지 않게 이해/납득할 수 있습니다(그림 3-5~ 3-9).

▶ **심근**(마음**심**心 힘줄**근**筋, **심장근육**, Cardiac muscle)은 조직학적 견지에서 보면,

무늬가 보이는 ↘

➜ '**횡문근**(striated muscle)'이지만(요),

↳ 골격근과 달리 퍼즐-조각이 서로 맞물려 있듯 심장근-조각 사이를↘

➜ "**개재판**(끼일**개**介 있을**재**在 널조각**판**板, **사이원반**, intercalated disc)"이라는 독특한 결합조직-구조를 확인·관찰할 수 있습니다(그림 3-4).

↳ 이러한 '개재판'으로 연결된 '심장근-세포(cardiomyocyte)' 하나의 크기는

✓ 길이가 약 30μm~ 60μm,

✓ 폭은 약 10μm~ 15μm로 오히려 평활근(smooth muscle)을 이루는 세포보다 작으며 단 하나의 핵(nucleus)이 위치/존재하는↘

⇒ "**단핵세포**(홑**단**單 씨**핵**核 가늘**세**細 태보**포**胞, **단핵세포**, mononuclear cell)"의 특성 등을 확인·이해할 수 있습니다(그림 3-4).

특히,

◆ '개재판'과 '개재판' 사이에는(요) ↘

✓ '**간극결합**(사이**간**間 갈라질,흠,이어질,틈**극**隙 맺을**결**結 합할**합**合, **교통반점**, gap junction)'이라는 "cell-cell adhesion, 세포-세포 유착"에 관여하는 구조물 중 하나가 확인되고(요), (이 구조의 특성에 의해↘)

↳ 이온(ion)의 이동으로 형성되는 전류! 즉 ↘,

↳ '**이온전류**(이온 번개**전**電 흐를**류**流, ionic current)'를 통해 '신호전달(signal transduction)'이 이루어집니다.

↳ 이러한 구조·생리적 특징은 심장근에서 일어나는 ↘

➜ "**functional syncytium, 펑셔널 신시티움, 기능적 융합세포** 혹은 **기능적 결체세포**"의 역할을 가능하게 해 주는 것으로 확인·납득할 수 있습니다(그림 3-4).

▶ **평활근**(평평할**평**平 미끄러울**활**滑 힘줄**근**筋, **민무늬근육**, Smooth muscle)은

가로무늬(가로**횡**橫 무늬**문**紋)가 보이지 않는 이유로↘,

↳ '**평활근**(smooth muscle)'이라고 명명하는 이 근육은(요)↘,

✓ 혈관 및 내장기관의 구조와 움직임 등을 담당합니다(그림 3-4).

또한, 이 근육은(요)↘,

✓ 길이 약 50μm~ 200μm, ✓ 너비는 약 2μm~ 10μm의 작은 크기로 근세포 하나에 하나의 핵이 존재하는 (심근세포와 동일한➜)

✓ '단핵세포(mononuclear cell)'에 속합니다.
특히, 이 근육은(요)↘,
✓ '자율신경(autonomic nerve)'의 지배와 '리간드(ligand)' 등의 자극원에 흥분하는 특성으로 인간의 의지와는 상관없는 즉,
⇒ "**불수의근**(아니**불**不 따를**수**隨 뜻**의**意 힘줄**근**筋, **제대로근**, involuntary muscle)"의 특징을 확인·관찰할 수 있습니다(그림 3-4).

✪ 골격근(SKELETAL MUSCLE) 구조와 기능의 이해

☎ '**피부**(가죽**피**皮 살갗**부**膚, **피부**, Skin)'의 ↘
↳ '**진피-망상층**(참**진**眞 가죽**피**皮-그물**망**網 형상**상**狀 층**층**層, **진피-그물층**, Dermis-reticular layer)'과 연결-혼합해 있는 ↘
➜ '**천근막**(얕을**천**淺 힘줄**근**筋 막**막**膜, **얕은근막**, superficial fascia)'으로 잘 알려진 결합조직!, → 그 아래에 이어지는 ↘
➜ '**심근막**(깊을**심**深 힘줄**근**筋 막**막**膜, **깊은근막**, deep fascia)'이라는 ↘ 결합조직 층은 → 골격근(skeletal muscle) 하나하나를 구분·분리 시켜주거나 ↘
⇒ "힘줄**근**筋 막**막**膜 지경**구**區 지경**역**域 (fascial compartment)"이라는 골격근-모둠으로 분류하여 골격근에 대한 구조 및 기능을 이해함에 도움을 줍니다(그림 3-5).

▶ Epimysium → Perimysium → Endomysium

여기서,

◆ 하나의 '골격근(skeletal muscle)'만을 인체에서 떼어내어 보면(예를 들어, ↘ 위**상**上 팔**완**腕 두**이**二 머리**두**頭 힘줄**근**筋, 위팔두갈래근, biceps brachii ^^)요↘,
✷ 근육의 가장 바깥쪽에 ✓ **근상막**(힘줄**근**筋 위**상**上 막**막**膜, **근육바깥막**, epimysium)이라는 섬유성 결합조직 층으로 하나의 전 근육을 둘러싸고(요),

✷ 그 안쪽으로 ✓근외막(힘줄근筋 바깥외外 막막膜, 근육다발막, perimysium)과 연결되는 특징을 확인·관찰할 수 있습니다(그림 3-5, 3-6).

동시에,

◆ '근상막(Epimysium)'을 조심스레 도려내면(요)↴,

↳ '근외막(perimysium)'이라는 결합조직 층으로 둘러싸인 '근섬유-모둠'을 확인할 수 있습니다(그림 3-5, 3-7).

(여기서 멈추지 않고➔) 다시,

◆ '근외막(Perimysium)'을 (조심스레) 드러내면(요)↴,

➔ '근섬유(힘줄근筋 가늘섬纖 밧줄유維, 근육섬유, muscle fiber 혹은 힘줄근筋 가늘세細 태보포胞, 근육세포, muscle cell, myocyte)'

↳ 하나, 하나를 싸고 있는 ↴

◆ '근내막(힘줄근筋 안내內 막막膜, 근육속막, endomysium)'! 즉, ↴

결합조직 층을 만날 수(≒확인할 수) 있습니다(그림 3-7).

✷ 이곳 '근내막(endomysium)' 층까지 머리카락처럼 가느다란 '털모毛 가늘세細 피혈血 대롱관管 (capillary)'이 발견됨을 확인·관찰할 수 있습니다(그림 3-7, 3-8).

(여기서 멈추지 않고➔) 또다시,

◆ '근내막(Endomysium)'을 조심스레 걷어내면(요)↴,

↳ '근세포(muscle cell 혹은 근섬유, muscle fiber)'를 감싸는 (극히) 얇은 층의

⇒ "고규결합조직(그물고罟 구멍규竅 맺을결結 합할합合 짤조組 짤직織, 그물구멍결합조직, areolar connective tissue)"인↴

➔ '기저막(터기基 밑저底 막막膜, 바닥막, basement membrane)'을 만날 수 있고(요)('기저막'은↴),

✪ '근형질막(힘줄근筋 모양형形 바탕질質 막막膜, 근형질막, sarcolemma)'과 경계를 이룹니다(그림 3-8)

☎ '근내막(endomysium)'과 '기저막(basement membrane)'은 워낙 미세한 구조이기에 구별이 쉽지 않은 것이 사실입니다.

∴ 이러한 이유 등으로 이 둘을 함께 묶어 근내막으로 표현한 것! ☞ 충분히 이해할 수 있는 내용이라 (조심스레) 판단을 해 봅니다.

(그럼에도불구하고≒그렇지만요^^;;;;; ↴)

자칫!

★ 간과할 수 있는 내용임에도(불구하고요)↴,

⇛ '근세포(muscle cell)' 실질 구조의 존재 즉↘,

⇛ '근세포'를 둘러싸는 막! ➜ ✔ **❛사르코렘마,sarcolemma❜** 와

> ⇢ **❛형질막❜ ➜ ❛사르코렘마, sarcolemma❜** 의 문자를 차근히 들여다보면요,
> ⇛ Sarco + lemma의 합성어 개념에서 -lemma가 **그리스어 λέμμα** /lémma/에 바탕을 두고 있음과 → 그 의미가 '**husk 껍질** 등의 의미'를 확인해보면서요,
> ⇛ '**고기를 덮고있는 껍질**'이 **❛사르코렘마❜**임을 어렵지 않게 이해할 수 있습니다

그 안에 존재하는 세포소기관(organelle) 들이 영위하는 세포의 바탕!

즉↘,

➜ **❛사르코플라즘, sarcoplasm 즉** ⇛ 힘줄**근**筋 모양**형**形 바탕**질**質**❜** 로 구성된

'근섬유(muscle fiber)'의 재확인은(≒ 꼼꼼히 다시 보는 필요성) 몇 번을

강조해도 지나치지 않는 것 같습니다(그림 3-8).

> ◆ Areolar connective tissue ◆
>
> ◆ 그물**고**罟 구멍**규**竅 맺을**결**結 합할**합**合 짤**조**組 짤**직**織 ◆
>
> Proper connective tissue (굳을**고**固 있을**유**有 결합조직, 고유결합조직),...
> ↳Loose connective tissue (성길**소**疏 성품**성**性 결합조직, 성긴결합조직)
> ↳Areolar connective tissue (그물**고**罟 구멍**규**竅 결합조직, ...)
>
> *(▶ "그물구멍결합조직" ← 표현의 필요성으로 가칭 명명 해봅니다^^)*

특히,

☎ 근섬유-근형질막(sarcolemma) 주위에서 발견되는 ↘

✔ **❛위성세포**(호위할**위**衛 별**성**星 가늘**세**細 태보**포**胞, **satellite cell)❜**! ↘

↳ "**호위할위衛 별성星**"이름처럼 그저 근세포 주위에서 더부살이-세포로

보이던 '**<u>조용한</u> <u>근</u>어미<u>모</u>母<u>세포(quiescent</u> <u>myoblasts)</u>**'가 ↘

↳ 골격근-세포 '손해볼,감소할,덜**손**損 상처**상**傷' 시↘,

↳ 골격근-세포의 회복-복구 및 재생(muscle regeneration)

기전에 관여하는 핵심 세포로 이해되어 그 의미가 크다고

확인·이해·판단됩니다(그림 3-8).

▶ Muscle fiber ← + ← + ← myofibril = thick filament + thin filament

◆ 하나의 '근세포(muscle cell)'에 존재하는 ⇛ '근형질막(sarcolemma)'을 ↴

↳ 더욱 조심스레 걷어내면 (많은 수의) 작은 기둥 모양(rod-like)의 ↴

→ '**근원섬유**(힘줄**근**筋 근원**원**原 가늘**섬**纖 밧줄**유**維, **근육원섬유**, **myofibril** 혹은 **muscle fibril**)'가 확인·관찰됩니다(그림 3-9).

또한,

↳ 이 '**근원섬유**' 안에는(요)↴,

⇛ 약 7nm ~ 약 15nm (☞ 나노미터 = 10^{-9}m 즉, 10억 분의 1미터)의 '**직경**(곧을**직**直 지름길**경**徑, **지름**, **diameter**)'을 지닌↴

✔ **굵은 필라멘트(Thick filament)**와

✔ **가는 필라멘트(Thin filament)**를 만날 수 있습니다(그림 3-9).

▶ Triad = SR + T-tubule + SR
▶ Muscle fiber ⇔ [*n* ... + Triad + Triad + Triad + Triad + ... *n*]

한편,

◆ '**근세포**(≒근섬유)'는 독특한 구조! → '**트렌스벌스 튜불**' 즉↴,

↳ '**근형질막(sarcolemma)**'에서 형성된 ↴

⇛ '살**활**活 움직일**동**動 번개**전**電 누를**압**壓(혹은 살**활**活 움직일**동**動 번개**전**電 자리**위**位, **action potential**)'이 (형질)막을 따라 근-세포 속으로 전파(propagation)되어 들어가는 작은 형태의 ↴

→ '**횡행소관**(가로**횡**橫 갈,행할,움직일,일할,다닐**행**行 작을**소**小 대롱**관**管 혹은 가로**횡**橫 작을**소**小 대롱**관**管, **가로세관**, **transverse tubule**, T-작을**소**小 대롱**관**管, **T-tubule**,)'들이 존재함을 확인·이해할 수 있습니다(그림 3-10, 3-12).

↳ 이는 마치, 큰 고구마나 감자를 찔 때 속까지 고루 익도록 젓가락으로 구멍을 여기저기 뚫는 것과 비슷한 형태라 할 수 있습니다(그림 3-10).

또한,

◆ '**T-소관**' 바로 양옆에는(요)↴,

→ '**근형질세망**(힘줄**근**筋 모양**형**形 바탕**질**質 가늘**세**細 그물**망**網, **근육세포질그물**, **sarcoplasmic reticulum**, **SR**, '**힘줄근**筋 **마당장**場 **그물**'로도 명명되어 잘 알려진 구조^^)'이라는 구조가 이웃해 있고(요),

특히,

☎ '근형질세망(SR)'의 '종말수조(끝날종終 끝말末 물수水 말구유조槽,
종말수조, terminal cisterna↴
↳ 근형질세망의 양쪽 끝부분^^)' 부분이↴
↳ T-소관과 어울려 형성된 ↴
→ "Triad, 트리아드, 석삼三 마을,무리조曹 몸체體"가
존재함을 확인·관찰할 수 있습니다(그림 3-11, 3-12).

☎ "삼조체"라는 이름에서 어렵지 않게 유추할 수 있듯이↴,
⇒ '{근형질세망(SR) + T-소관 + 근형질세망(SR)}'의 세 덩어리가 모인 집합-구조로써 '활동전압(action potential)'이 근섬유(muscle fiber) 안으로 전도됨에 있어 매우 중요한 역할을 (아울러) 확인·납득할 수 있습니다(그림 3-11, 3-12).

동시에,

☞ "삼조체(혹은 석삼三 헤아릴량量 몸체體, Triad)"는(요),결국!↴,
↳ '근섬유의 막(sarcolemma of muscle fiber)'에 형성된↴
↳ 전기적 변동을 근섬유 속으로 연장-전도하는 중요 기능을 담당하는 구조로써 (이 삼조체에는) ↴,
⇒ 각각 '칼슘이온(Ca^{2+} ion)'을 선택적으로 통과·조절해주는↴
→ '통할통通 길로路 (통로, channel)'가 존재함을 확인·관찰할 수 있습니다(그림 3-13).

한편,

"삼조체"에 존재하는↴

☞ 칼슘-통로는 약리학-근거로 제시된 단백질-복합체로써↴,
↳ T-소관에 존재하는 ↴
✔ 디하이드로피리딘-재빠를민敏 느낄감感 성품성性 칼슘-통할통通 길로路 (dihydropyridine-sensitive Ca^{2+} channel, → 특히, 골격근에서 "Tetrad, 넉사四 헤아릴량量 몸체體"라고 알려진 통로^^)와
↳ 근형질세망(SR)에 존재하는 ↴
✔ 라이아노딘-재빠를민敏 느낄감感 성품성性 칼슘-통할통通 길로路 (ryanodine-sensitive Ca^{2+} channel, ↴
↳ "Feet of terminal cisterna in sarcoplasmic reticulum, 종말수조의 발"이라고도 알려진 통로^^)가 제시되어 있음을 확인·이해할 수 있습니다(그림 3-13, 3-14).

또한,

☎ 이 칼슘-통로의 확인과정에서

✷ **디하이드로피리딘(dihydropyridine)**과

✷ **라이아노딘(ryanodine)**에 큰 친화성(affinity)으로 반응하는→

↳ '받을**수**受 담을**용**容 몸**체**體, **receptor**' 분류에 근거하여→,

각각,

✪ '**디하이드로피리딘-수용체**(dihydropyridine receptor, DHPR)' 와

✪ '**라이아노딘-수용체**(ryanodine receptor, RyR)' 로 혼용하여

사용함(≒적용함)을 확인·납득할 수 있습니다(그림 3-13).

▶ Transverse tubule (T-tubule) : dihydropyridine-sensitive Ca^{2+} channel
(= dihydropyridine receptor, DHPR)
→ " Tetrad " (in skeletal muscle)

▶ Sarcoplasmic reticulum (SR) : ryanodine-sensitive Ca^{2+} channel
(= ryanodine receptor, RyR)
→ " Feet "

여기서,

칼슘-통로를 좀 더 살펴보면(요^^→)

✪ '**디하이드로피리딘-수용체**(DHPR)' 는 →

↳ 5개의 작을**소**小 홑**단**單 자리**위**位 (subunit ⇛ α1, α2, β, γ, δ)로 구성된 →

↳ '**이질오량체**(다를**이**異 바탕**질**質 다섯**오**五 헤아릴**량**量 몸**체**體,

heteropentamer)'로써, α2와 δ소단위 사이에 형성된 →

↳ '두**이**二 누를**황**黃 될**화**化 맺을**결**結 합할**합**合, disulfide bond', (그리고)

특히,

↳ α1 소단위에 존재하는 II-III loop가 라이아노딘 수용체(RyR)와

상호작용하는 중요한 구조로 제시됨을 확인·이해할 수 있습니다

(그림 3-14).

이에 비하여

✪ '**라이아노딘 수용체**(RyR)' 는(요)→, 마치(≒흡사),

↳ '**네입-클로버의 형태**(structure of four-leaf clover)'를 띄는 →

↳ '**동질사량체**(같을**동**同 바탕**질**質 넉**사**四 헤아릴**량**量 몸**체**體,

homotetramer)'의 구조를 보여주고(요) →,

↳ '**근형질세망**(SR)' 내에 존재하는 칼슘이온의 이동-통로로서의 중요한

역할을 확인·납득할 수 있습니다(그림 3-14).

여기서(좀 더 살펴보면요¬),

◆ '근형질세망(SR)'의 (구조→) **❛종말수조(terminal cisterna)❜**에는 ¬,

↳ 칼슘-결합 단백질(calcium-binding protein)인 ¬

→ **❛칼쎄퀘스트린(calsequestrin, CSQ)❜**(등)이 존재하여¬,

↳ 안정 시, 칼슘이온을 종말수조에 붙들어주는(듯한^^) 역할을 하여, 흡사 칼슘이온의 저장 창고 기능(등)을 하는 것으로 확인·이해할 수 있습니다 (그림 3-14).

물론, 이 외에도 여러 단백질(triadin, junctin, junctophilin, calmodulin 등)이 **❛삼조체(triad)❜**에 존재·관여하지만(요), 정확한 기능-확인은 연구가 진행 중인 것으로 이해됩니다.

✪ 근섬유(Muscle fiber, 혹은 근세포, muscle cell, myocyte) 미세구조의 숙지 및 이해

✐ SARCOmere ✎

☞ **❝근절(힘줄근筋 마디절節, 근육원섬유마디, 사르코미어, Sarcomere)❞**

↳ **그리스어: '고기', '살', '근육'** 등을 의미하는 σάρξ **/사륵쓰/** 와

↳ **'일부', '부분'** 등을 의미하는 μέρος **/메로쓰/**로 이루어진 근절은(요) ¬

⇒ Z-선(Zwischen의 Z-line 혹은 Z-disc)과 Z-선 사이를 가리키는 ¬

→ **"근수축의 기능적 단위"**로 골격근 이해-측면에서 매우 중요함을 확인·이해할 수 있습니다(그림 3-15).

즉,

↳ **❛근섬유(muscle fiber)❜**의 **❛형질막(plasmalemma)❜**을 통해 전도된 ¬

↳ 막전위(membrane potential) 변동으로 유도되는 ¬

↳ 칼슘 통로의 조절·작용! (즉) → 칼슘이온(Ca^{2+} ion)이 근형질세망(SR)에서¬

↳ 근형질(sarcoplasm) 공간으로의 유리(release)! (그로 인해 유도되는) ¬

↳ 각각의 근절의 짧아짐이 모여 근수축(muscle contraction)이라는 연결고리 반응의 결과는 그 의의가 매우 크고 중요하다 이해·확인할 수 있습니다(그림 3-16, 3-17).

특히,

◆ **“근절(sarcoMERE)”**의 길이는(요)↴,

↳ (수축-이완기를 포함하여) 약 1.2μm~ 3.6μm (= 10^{-6}m 즉, 100만 분의 1단위)로써↴,

↳ 하나의 ‘근섬유’ 속에서 직렬로 반복·배열되어 ↴

↳ 수 센티미터에서(평균 약 3 cm 이상)~ 수십 센티미터(= 10^{-2}m)에 이릅니다.

⇛ 이 길이는 근절(sarcomere)과 근섬유(muscle fiber)를 비교해 볼 때↴,

➜ 약 만~ 십만 배(= 10,000배 ~ 100,000배) 차이를 보여주는 개념이고(요)↴,

↳ 이러한 근섬유 하나하나가 모여 다발(fascicle)을 형성하고 급기야 ↴

↳ 하나의 근육(예, 바이셉쓰브라키, biceps brachii)을 형성하는 재미있는 구조를 이해·확인할 수 있습니다 (그림 3-7, 3-17).

(이 “근절”의 미세구조를 살펴보면요↴,)

◆ Z-선에 가는 필라멘트(thin filament)가 연결되어 밝게 보이는 ↴

✓ **‘명대(**밝을**명**明 띠**대**帶**, 밝은띠,** isotropic band, I-band)**’**와

굵은 필라멘트(thick filament)에 가는 필라멘트가 중첩되어 상대적으로 어둡게 보이는↴

✓ **‘암대(**어둘울**암**暗 띠**대**帶**, 어두운띠,** anisotropic band, A-band)**’**가 확인됨을 관찰할 수 있습니다(그림 3-16).

특히,

A-band의 중앙부위에는 어두운 가운데에서도 상내적으로 밝게 보이는 구역(zone) 즉,

➜ **‘헨센씨 구역(헨센** 지경**구**區 지경**역**域**, 헨센씨 존,** Hensen's zone, H-zone)**’**과

그 중심에 마치 ‘오뎅꼬치 혹은 산적꼬치’처럼 중심을 꿰뚫는 듯한(≒듯이 보이는)↴

➜ **‘M-선(엠** 줄**선**線**,** Middle-line, M-line **혹은** M-band)**’**(등)이 확인·관찰할 수 있습니다(그림 3-16).

☞ 이처럼 밝고 상대적으로 어두운 부분으로 인하여 **“수축”**과 **“이완”** 시↴,

↳ 줄어들고 늘어나는 구역-변동을 관찰할 수 있습니다

(➜ 수축 시, ‘I-band’와 ‘H-zone’ 및 “sarcomere”는 줄어드는 반면에,

➜ A-band 영역은 변동이 없음을 확인·관찰할 수 있습니다)(그림 3-17).

> ▶ 수축 → Sarcomere ☞ **짧아짐!**, H-zone 과 I-band ☞ **짧아짐!**

또한,

“근절”의 미세구조를 좀 더 살펴보면(요)↴,

◆ Z-선에 가는 필라멘트(thin filament)를 마치 접착제처럼 고정해주는 (등) ↘

↳ Cap-Z(캡-제트), α-actinin(알파-액티닌), desmin(데스민) 등의 존재와 가는 필라멘트를 감싸듯 존재하는 nebulin(네불린) **단백질** 그리고 가는 필라멘트의 끝부분에 존재하는 tropomodulin(트로포모둘린) 등이 가는 필라멘트를 중심으로 존재함을 확인·관찰할 수 있습니다 (그림 3-18).

동시에 굵은 필라멘트(thick filament)에는(요) ↘,

↳ 마치 중심을 묶어주는 듯한 단백질 C-protein과 M-band에 직·간접적으로 연결해있는 obscurin(옵스큐린), myomesin(마이오메신) 등의 단백질 ↘,

↳ 굵은 필라멘트 덩어리를 마치 Z-선에 연결해주는 듯한 탄성을 나타내는 단백질인 titin(티틴) 및 굵은 필라멘트를 양쪽을 감싸주는 듯한 단백질인 myosin binding protein (MyBP, 마이오신 바인딩 프로틴) 등등의 적지 않은 수의 단백질이 관여함을 확인·이해할 수 있습니다(그림 3-18).

✪ 굵은 / 가는 필라멘트 (Thick/thin filament)에 대한 조금 더 이해? ^^;

✍ 문득, 떠오르는 우리-할머님의 어록!^^ → '중아나? 다마 ❛**필라멘트**❜가 끄너저씨야!, 점빵에 얼른 뛰어가서 **삼십촉짜리** 다마사와야!, 즐때, **육씹촉짜리** 사오지말고 아라쨰잉~?....'

> ✐ 촛불,등불**촉**燭 ✎
>
> ☞ 사전적의미: **빛의 세기를 나타내던 단위로, 약 1.0067칸델라에 해당함.**
>
> **즉, 1촉광은 촛불 한 개의 밝기 ∴ 30촉광: 약 30십개의 촛불 밝기^^**

✤ 굵은 필라멘트 THICK FILAMENT ✤

☞ **굵은 필라멘트(굵은필라멘트, 티크필라멘트,** Thick filament)는(요)↘,

↳ 마치 골프가방 속에 들어있는 한 꾸러미의 골프채와 유사한 형태를 보이고(요)↘,

↳ 하나의 굵은 필라멘트에는 약 200 이상의 마이오신-단백질 분자가 **빽빽이** 들어차 있음을 확인·관찰할 수 있습니다(그림 3-19).

특히,

◆ ❛**마이오신(혹은 미오신,** Myosin)❜ 단백질은 약 17종의 서로 다른 형태 및 특성을 가진 구조물로 골격-심-평활근을 구성하는 '새알**단**蛋 흰**백**白 바탕**질**質'은(요)↘,

↳ ❛**마이오신** II❜로 확인·이해할 수 있습니다(그림 3-19).

동시에,

↳ ❛마이오신❜ 을 표현하는 부위 명칭은 단백질의 동정·분리의 과정(등)에서 ⤵

↳ 얻은 것으로 ⤵

✓ '굳셀강强 알칼리' 와,

✓ '단백질 나눌분分 풀해解 술밑효酵 흴소素

(➜ trypsin/트립신, papain/파파인 등)' 및

✓ 'DTNB [☞ 5,5'-dithiobis(2-nitrobenzenoic acid)]' 등의

적용으로 명명됨을 아울러 확인·납득할 수 있습니다(그림 3-20).

즉

(좀 더 차근히 살펴보면요⤵),

✪ pH11(≒페하 11, 혹은 피에이치 11: 사전적의미 ➜ 용액의 수소 이온 농도 지수. 0에서 14까지 있으며, 7미만은 산성을, 7이상은 알칼리성을 나타냄)의 강알칼리 적용으로⤵,

✔ ❛알카리중쇄(알칼리 무거울중重 자물쇠,닫아걸을,쇠사슬쇄鎖, 알카리 무거운사슬, alkali heavy chain)❜ 와

✔ ❛알카리경쇄(알칼리 가벼울경輕 쇠사슬쇄鎖, 알카리 가벼운사슬, alkali light chain)❜ 으로 분리됨을 확인·관찰·이해·납득할 수 있습니다(그림 3-20).

또한,

✪ 새알단蛋 흰백白 바탕질質 나눌분分 풀해解 술밑효酵 흴소素 ⤵

➜ '트립신(trypsin)'에 의해⤵

✔ ❛중쇄 메로마이오신(무거울중重 쇠사슬쇄鎖 메로마이오신, 무거운 메로마이오신, heavy meromyosin, HMM)❜ 과

✔ ❛경쇄 메로마이오신(가벼울경輕 쇠사슬쇄鎖 메로마이오신, 가벼운 메로마이오신, light meromyosin, LMM)❜ 으로 각각 분리되고(요),

또 다른 효소 ⤵

➜ '파파인(papain)'에 의해 ❛중쇄-메로마이오신❜ 은 다시⤵,

✔ ❛서브프래그먼트-1 (나눌분分 마디절節-1, 아래조각-1, subfragment-1, 에쓰-원, S-1)❜ 과

✔ ❛서브프래그먼트-2 (나눌분分 마디절節-2, 아래조각-2, subfragment-2, 에쓰-투, S-2)❜ 로

구분됨을 확인·이해할 수 있습니다(그림 3-20).

특히,

마이오신의 ❛서브프레그먼트-1❜ 에는(요)↴,

↳ 'ATP(아데노신삼인산, adenosine triphosphate)'를 분해하는

효소-능력의 부위를 확인·납득할 수 있습니다(그림 3-20, 3-22).

여기에 더하여,

✪ 'DTNB'에 의해↴

✔ ❛DTNB 경쇄 (DTNB 가벼울경輕 쇠사슬쇄鎖, DTNB 가벼운사슬, DTNB light chain)❜ 와

✔ ❛알카리경쇄 (알칼리 가벼울경輕 쇠사슬쇄鎖, 알카리 가벼운사슬, alkali light chain)❜ 로 세분됨을 인지·확인할 수 있습니다 (그림 3-20).

✤ 가는 필라멘트 THIN FILAMENT ✤

한편,

☞ **가는 필라멘트(가는필라멘트, 띤필라멘트, Thin filament)는**(요)↴,

↳ 약 42,000 Da(⇒ Da: 달톤 혹은 돌턴)의 분자량을 지닌 단백질인 ↴

⇒ 공 모양의 **단량체(홑단單 헤아릴량量 몸체體, monomer)** !

즉, ↴

◆ ❛공구球 형상상狀 **액틴(구상액틴, globular actin, G-actin)**❜ 이 ↴

↳ 생리적 환경(physiological condition ← ATP와 Mg^{2+} 존재-환경)에서

서로 연결되어 ☞ 많을다多량체(polymer)인 ↴

◆ ❛가늘섬纖 밧줄유維 형상상狀 **액틴(섬유상액틴, fibrous 혹은 filamentous actin, F-actin)**❜ 으로

구성됨을 확인·관찰할 수 있습니다(그림 3-21).

즉,

▶▶ ❛G-actin❜ 과 ATP가 결합(≒ G-actin + ATP) !

(여기에) ↴

↳ '더할가加 물수水 나눌분分 풀해解 (hydrolysis)'를 통해 형성된 ↴

↳ ADP(아데노신이인산, adenosine diphosphate)가 ↴

↳ 액틴 분자와 결합! [≒ F-actin + ADP] ☞ 궁극적으로 ↴

➜ **❝가는-필라멘트(thin filament)❞**의 완성됨을 재차 이해·확인할 수 있습니다(그림 3-21).

특히,

▶ **❝가는-필라멘트❞**를 전자현미경으로 판독하면(≒보면)(요)→, 마치,

↳ **'한쪽 끝이 낚시바늘의 미늘(갈고리, barb)처럼 보이는 부분 (barbed end, 혹은 + end)'**과

↳ **'낚시바늘의 끝(끝, point) 부분(pointed end, 혹은 - end)'**이 번갈아 반복된 구조를 보이는 특징을 확인·관찰할 수 있습니다(그림 3-21).

> **미늘**
>
> ☞ 사전적의미: **낚시 끝의 안쪽에 있는 구조로 고기가 물면 빠지지 않게 만든 작은 갈고리 혹은 갑옷에 단 비늘 모양의 가죽 조각이나 쇳조각 등**

또한,

▶ Thin filament = F-actin + [Tropomyosin + TN-T + TN-I + TN-C]

▶ **❝가는-필라멘트, Thin filament❞**는(요)→,

✓ 섬유상 액틴(F-actin) 두 가닥이 →

➜ **'알파 소라나螺 돌선旋 얽을구構 지을조造 (α-helix structure)'**로 완성/구성되고(요)→,

✓ 각 F-actin에 길이 약 40nm (나노미터) 길이의 →

◆ **❛트로포마이오신(트로포미오신, tropomyosin)❜** 단백질 두 가닥이 섬유상으로 위치·존재함을 확인·관찰할 수 있습니다 (그림 3-22).

특히,

❛트로포마이오신❜ 에는(요)→,

◈ **❛트로포닌-T(troponin-T, TN-T** ← Tropomyosin과 결합하므로 '-T'라 표현^^)**❜** 라는 단백질이 결착되어 있고,

그 위에 →

◈ **❛트로포닌-I(troponin-I, TN-I** ← 액틴과 마이오신 결합을 억제 Inhibition하는 특징을 제시하여 '-I'라 표현)**❜** 와

◈ **❛트로포닌-C(troponin-C, TN-C** ← Calcium ion과 결합하는 특징 등으로 '-C'라 표현)**❜** 가 함께 어우러져 있습니다 (그림 3-22).

⇒ 이러한 구조의 특성은 '**횡문근(striated muscle)**'에서 나타나는 수축의 조절이 가는-필라멘트(thin filament)를 통해 이루어지고 있음을 확인·이해할 수 있습니다(그림 3-23).

✪ 신경근접합부(neuromuscular junction) 구조·수축 기전의 이해

(눈을 감고 곰곰이 생각에 잠겨봅니다 v _ v
그리고요, **그림** 3-24부터 조심스러운 마음가짐 담아 설명을 이어가 봅니다 v _ v ↴)

날**출**出 쏠**발**發 (하고자 합니다)!

☎ 31쌍의 "끝**말**末 나무끝**초**梢 영혼**신**神 지날**경**經, peripheral nerve"에
속하는 ↴

☞ '등마루**척**脊 골수**수**髓 영혼**신**神 지날**경**經 (spinal nerve)'은(요)↴,

↳ '**골격근**(뼈**골**骨 바로잡을,대적할,때릴,겨룰,격식**격**格 체력,힘,힘줄**근**筋, **뼈대근육**, skeletal muscle)'을 지배하는 ↴

↳ '**체신경**(몸**체**體 영혼**신**神 지날**경**經, **몸신경**, somatic nerve)'에 속하고(요),

(이러한 ↴)

'**척수신경**'에서 갈라지는 '**운동**'과 '**감각신경**' 중에서(요) ↴

↳ '**운동신경**(운전할**운**運 움직일**동**動 영혼**신**神 지날**경**經, **운동신경**, motor nerve)'의 '**세포체**(cell body)'!

즉, ↴

➜ '**척수전각세포**(등마루**척**脊 골수**수**髓 앞**전**前 뿔**각**角 가늘**세**細 태보**포**胞, **척수앞뿔세포**, anterior horn cell, AHC)'는↴,

↳ '**척수**(등마루**척**脊 골수**수**髓 혹은 **등골**, spinal cord)'의 ↴

↳ '**회백질**(재로만들,태워버릴재**회**灰 흰**백**白 바탕**질**質, **회색질**, gray matter)'에 존재하는 독특한 구조임을 확인·관찰할 수 있습니다 (그림 3-24).

(위에서 언급 드린 구조를 통해 전도된 전기신호, 즉↴)

☞ '높을**고**高 자리**위**位 가운데**중**中 지도리**추**樞'로부터 내려온 ↴

'믿을신信 부르짖을호號'는(요) ↴,

↳ ❛일어날흥興 떨칠분奮(excitation) - 누를억抑 마를,억제할제制(inhibition)❜ 의 ↴

↳ ❛거느릴,합칠통統 합할합合 과정과科 단위정程(integration)❜ 을 통해 형성된 ↴

➜ '살활活 움직일동動 번개전電 누를압壓(action potential)'이 ↴

❛축삭소구(굴대축軸 새끼꼴삭索 작을소小 언덕구丘, 축삭둔덕, axon hillock)❜ 라는 ↴

⇒ '축삭(axon: 신경섬유 다발-모둠)'의 시작 부위에서 (생성되고☞)내달려 ↴

↳ ❛골격근❜ 속을 파고드는 특이구조!

즉 ↴,

➜ ❝신경근접합부(영혼신神 지날경經 힘줄근筋 교차할,엇갈릴,사귈접接 합할합合 떼부部, 신경근육이음부, neuromuscular junction, NMJ)❞ 라는 ↴

↳ ❛시냅스(혹은 연접, 신경세포접합부, synapse: '신경과 신경의 이음-구조')❜ 의 또 다른 형태의 구조에 다다름을 확인·이해할 수 있습니다 (그림 3-24).

➪ 특히, '축삭'의 끝부분은(요) ↴

↳ ❛축삭종말 [굴대축軸 새끼꼴삭索 마칠,마침내,끝날종終 끝말末 혹은 축삭말단, axon terminal, (표현에 따라↴)

☎ 'nerve ending 영혼신神 지날경經 끝날종終 끝말末, 신경말단, 신경끝 이라고도 표현^^']❜ 이라 표현하며,

(그 형태가 신경에 따라 차이는 있으나↴)

흡사, 옷의 단추처럼 부푼 구조를 보이며,

그전(≒축삭말단에 이르기 전)까지 존재하던 구조!, 즉 ↴

↳ '슈반세포(혹은 영혼신神 지날경經 칼집초鞘 가늘세細 태보포胞, 신경집세포, Schwann cell)'가 형성하는 ↴

➜ ❛수초(골수수髓 칼집초鞘, 말이집, 미엘린, myelin sheath)❜ 형성이 보이지 않는 구조적 특징을 확인·관찰할 수 있습니다(그림 3-24).

한편,

⇒ 세포의 안과 밖에 존재하는 ↴

↳ 칼슘이온(Ca^{2+} ion)의 농도 차는 약 10,000배 차이로 농도 경사를 이루는데(요)↴,

⇛ 이는 선택적으로 칼슘이온만을 지나가게 하는 통로(channel)가 전기적 변동이 없는 상태에서 굳건히 이동을 막아주고 있는 이유로 농도 차가 유지되는 것이 확인·이해됩니다(그림 3-24).

하지만(요)↴,

☞❶ '**전기적 충동**(nerve impulse)'이 축삭말단(axon terminal)에 도달하여 칼슘 통로를 자극하면 통할**통**通 길**로**路(→ "번개**전**電 누를**압**壓-의지할**의**依 있을**존**存 성품**성**性 **칼슘통로**, voltage-dependent Ca^{2+} channel", VDCC 라고 알려진)가 열려 신경세포 안으로 유입(influx)되어 그 결과 ↴

↳ '**칼슘과 결합하는 특이한 단백질**(calcium-binding protein)'인

➜ '**칼모둘린**(calmodulin)' 과 결합함을 확인·이해할 수 있습니다(그림 3-24).

(설명의 끈을 지속해 보면요↴)

☞❷ '**칼모둘린**(Calmodulin)' 은 칼슘과 결합! ↴

↳ 복합체(즉, → "Ca^{2+}·calmodulin complex")를 이루고(요)↴,

↳ 연결고리로 상관성 있는 효소(즉, → Ca^{2+}·calmodulin-dependent protein kinase)를 활성화하여 → 신경전달물질(neurotransmitter) 중,

➜ "**아세틸콜린**(acetylcholine, ACh)"을 함유한 작은 주머니!,

즉 ↴,

'작을**소**小 꾸러미,보따리,쌀**포**包(**소포**, vesicle)'의 이동-저지를 풀어주는 ↴

↳ 유사작용에 의해 (☞ *이 작용에는 small g-protein family의 어느 특정 단백질과 연관되는 것으로 이해됨!*) 축삭말단(axon terminal) 쪽으로 (소포가→) 이동하게 됨을 확인·이해할 수 있습니다 (그림 3-24).

☞❸ 이러한 '**소포**(vesicle)'의 (신경)세포막 쪽으로의 이동에는(요)↴,

➜ "작을**소**小 쌀**포**包 화할**융**融 합할**합**合 새알**단**蛋 흰**백**白 바탕**질**質(**소포융합단백질**, vesicle fusion proteins)"

즉 ↴,

마치 초등학교 가을 운동회 종목 중 하나 "공 머리 위로 굴리기"와 유사한 모습을 보이는 단백질의 모둠이 관여!

> **❛소포융합단백질❜** 모둠에는(요),
>
> ♡ '소포'의 막에 존재하는 ☞ **synaptobrevin, synaptotagmin, synaptophysin, synapsin, synaptogyrin** 등 과
>
> ♥ 신경-축삭 말단의 막에 존재하는 ☞ **syntaxin**과 SNAP-25 등이 존재함을 확인할 수 있습니다(그림 3-25).
>
> <참조> SNAP-25: soluble N-ethylmaleimide-sensitive factor (NSF) attachment proteins-25

이렇게 (세포막 쪽으로→) 이동된 소포는(요)↴,

↳ **"활성대(살활活 성품성性 띠대帶, 활성구역, active zone)"**라는 축삭 말단에 존재하는 특수-정렬된 부분에 (존재하는) 구조와 결합하여 막과 융합(fusion)하는 행동(≒반응)을 확인·이해할 수 있습니다(그림 3-24, 3-25).

☞❹ 이로써 '**소포**(VESICLE)' 속에 담겨있던↴

↳ 저 분자량(low molecular) **❛아세틸콜린(acetylcholine, ACh** ← 변형된 아미노산의 형태를 띠는 신경전달물질)**❜** 이 ➜ '**연접간극**(잇닿을연連 사귈접接 사이간間 틈극隙, 시냅스틈새, synaptic cleft)'이라는 약 30nm (= 10^{-9}m, 십억분의 1 단위)의 화학적 시냅스(chemical synapse) 공간으로 유리됨을 납득·이해할 수 있습니다 (그림 3-24, 3-26).

(동시에↴)

☞❺ ('연접간극'으로➜) 유리된 ❛아세틸콜린❜은 '**근형질막**(sarcolemma)'에 존재하는 ↴

↳ '**아세틸콜린 수용체-복합체**(acetylcholine receptor complex)'와 결합! ↴

(결합으로 유도되는↴)

↳ 수용체의 활성화를 통해 나트륨이온(소듐이온, Na^+)과 같은 ↴

↳ 볕양陽 **이온**(cathion → 이러한 이유로 "nonselective cathion channel, 비선택성 양이온 통로"로 흔히 말합니다)을 ↴

↳ '**근형질**(sarcoplasm)' 속으로 유입시킵니다(그림 3-27).

이로써↴,

⇛ '**근형질막**(sarcolemma)'에는 **탈분극**(벗을탈脫 나눌분分 한계극極, depolarization) 즉, ➜ **❛종판전압**(끝날종終 널조각판板 번개전電 누를압壓, **종말판전위, 엔드 플레이트 포텐셜**, end plate potential, EPP)**❜** 이라는 '**국소전류**(local current)'가 형성되는 것을 확인·이해할 수 있습니다(그림 3-27).

▶ “ Excitation-Contraction coupling, 흥분-수축 연결 ”
➜ 즉, 근육에서 형성된 전기적 변화가 수축-단백질에 작용하여 근수축에 이르는 활성·반응을 의미! (그림 3-28)

☞❻ 이러한 '**근형질막**(sarcolemma)'의 전기적 흥분이 지속·**가중**(summation)되어↴
↳ 각 근섬유(muscle fiber)가 지닌 ‘**역치**(문지방**역**閾 값**치**値, **문턱값**, threshold)’를 지나치면(≒넘어가면) ↴
⇛ 이웃하여 존재하는 '**전압-의존성 나트륨통로**(voltage-dependent Na^+ channel)'를 열어주며(open, gate),
궁극적으로 (근형질막에서➜) '**활동전압**(**활동전위**, action potential)'을 형성하는 반응-유도를 확인·납득할 수 있습니다 (그림 3-27).

(이처럼↴)
☞❼ '**근형질막**(Sarcolemma)'에서 형성된 "**활동전압**"은(요) ↴,
↳ '**횡행소관**(transverse tubule)'을 경유하여 ↴
➜ ‘**디하이드로피리딘-민감성 칼슘통로**(dihydropyridine-sensitive Ca^{2+} channel, "tetrad ← **골격근**")’와 ↴
↳ '**근형질세망**(sarcoplasmic reticulum, SR)'의 '**수조**(terminal cisterna)' 부분에 존재하는 ↴
➜ ‘**라이아노딘-민감성 칼슘통로**(ryanodine-sensitive Ca^{2+} channel, "feet")’를 자극하여, SR에 저장·위치해 있는 칼슘이온을 '**근형질**(sarcoplasm)' 속으로 유리(release)시키는 반응이 도미노 반응과 유사하게 이루어짐을 확인·이해할 수 있습니다(그림 3-28).

☞❽ '**근형질**(Sarcoplasm)' 속으로 '유리'된 칼슘이온에 의해 ↴
↳ (근육) '**세포 내 칼슘농도**($[Ca^{2+}]_i$ 혹은 cytosolic Ca^{2+})'가 증가함에 따라 액틴 사슬에 연결·결합 되어 있는 ‘**트로포닌 C** (troponin C, TN-C)’와 결합하여 (형성되는➜) 물리적 부하(physical load) 등,,,(← 근세사활주설은 하나의 "설" 이기에 언제든 수정·보완될 수 있는 이유로 "등"이라 조심스레 표현하였습니다)**으로**(인하여↴) 마이오신+액틴 결합을 억제하고 있던 ‘**트로포닌 I** (troponin I, TN-I)’의 (억제)작용이 풀리는 형세로 인해 ↴

→ ‘액토-마이오신 복합체(actomyosin complex)’

즉,

“ 골격근의 수축반응 ”이 이루어짐을(≒유도됨을) 확인·납득할 수 있습니다

(그림 3-22, 3-23, 3-28).

“ATP의 이중작용” 과 ‘액토-마이오신 복합체, Actomyosin complex’

→ 지을작作 다스릴,베풀,쓸용用 기계,베틀,틀기機 회전할,구를전轉 의 다스릴이理 풀해解 ^^

✍ 문득!, 어릴 적, ‘가을추秋 저녁석夕[사전적의미: **음력 팔월 보름날-음력으로 그달의 열닷새째 되는 날-이다.** 신라의 가배(嘉俳)에서 유래하였다고 하고(요), 그해 추수한 햅쌀로 송편을 빚는 등 음식을 준비하며 감사의 마음을 표현한다]’이나, **‘설날**(사전적의미: 우리나라 대한민국 명절의 하나로, **음력 정월 초하룻날)**’과 같은 명절이면, “로보트태권브이”와 같은 명작만화를 방영^^ ⇒ 쏜살같이 친구 집에 찾아가 아양을 떨고 부탁하여 자리에 앉지 않고 서서 주제가를 따라부르며 눈물이 글썽이던 웃픈 기억이 스쳐갑니다^^: .... ↴

> ✐ **‘설날’** ✎
>
> ✷ 현, 국어 ‘설날’의 옛말은 **약 15세기에 ‘섨날**’로 나타나고요,
>
> ☞ 宗廟애 우르시니 슬픈 ᄇᆞᄅᆞ미 셸리 불오
>
> **섨날** 朝會 마ᄌᆞ샤매 갠 힛비치 ᄇᆞᆰ도다
>
> ✷ ‘ㅅ (시옷) ’이 표현되지 않은 **‘설날’은 약 16세기에** 보였다네요^^
>
> ☞ ᄯᅩ 龍魚河圖애 닐어쇼ᄃᆡ
>
> 아ᄎᆞᆷ **설날** ᄉᆞ경의 ᄏᆞᆼ 두닐굽과 열 ᄡᅵ 두닐굽 낫촐

특히, **‘아수라백작’**이 등장하던 만화의 등장인물을 볼 때면, 두 주먹을 불끈 쥐었던 추억?^^;도 스칩니다.

여기서 → **‘아수라백작’**을 상기시켜보면요, 얼굴의 반은 남자 얼굴의 반은 여자!

→ 목소리도 남/여성이 달랐던 흑백TV 화면이 명확히 떠오릅니다.

여기서요↴

⇒ ATP 의 “ DUAL ACTION ”을 곰곰이 생각해 봅니다↴.

☞ 아데노신삼인산(Adenosine triphosphate, ATP)의 ↴

↳ “두이二 무거울중重 지을작作 쓸용用, 두알액션, dual action”은(요)↴,

【1】 (근)수축 마무리 시점에 형성된 ↴

↳ ❛액토-마이오신 복합체(actomyosin complex)❜가 이루는 ↴

↳ ❛연결가교(잇닿을연連 맺을결結 시렁가架 다리교橋, cross-bridge)❜를 풀어주어

↳ 다음 수축이 가능하도록 도와주는 해결사의 역할과

(그림 3-29),

(동시에↴)

【2】 ❛마이오신❜의 ❛분절-1 (subfragment-1, S-1)❜(구조)에 존재하는 ↴

↳ "ATP-결합 부위(ATP-binding site)"에서 ↴

(ATP가 →) '나눌분分 풀해解'되어 ↴

↳ ❛ADP❜와 ❛Pi❜, 그리고 ❛에너지❜를 내어주는 ↴

↳ (생체)에너지-공급원 역할이 골격근에서 이루어짐을

확인·이해할 수 있습니다

(그림 3-29).

또한,

☞ ❛액토-마이오신 복합체(Actomyosin complex)❜의 형성으로 이루어지는 근수축은

궁극적으로 '마이오신(myosin) 단백질'이 주를 이루는 ↴

→ ❛굵은 필라멘트(thick filament)❜를 향해,

'액틴(actin) 단백질'이 주를 이루는 ↴

→ ❛가는 필라멘트(thin filament)❜가 미끄러져 들어가 완성을 이룹니다

즉 ↴,

⇒ ❝ 힘줄근筋 가늘세細 실사絲 미끄러울활滑 달릴주走 말씀설說,

슬라이딩-필라멘트 떼어리, sliding-filament theory ❞가

그것입니다(그림 3-30).

특히,

☎ ❛마이오신(MYOSIN)❜과 ❛액틴(ACTIN)❜의 연결·결합 형태를 묘사하는 단어! ↴

☞ ❝ 크로쓰 브릿지 ❞

↳ ❝ CROSS-bridge, 잇닿을연連 맺을결結 시렁가架 다리교橋 ❞는(요) ↴

↳ 단순한 연결의 개념을 뛰어넘어↴

↳ 브릿지를 이루고 풀어주는 형세가(≒움직임이) 끊기지 않는 ↴

↳ ❛돌회回 길로路❜와 같다는 개념을 보충하여 ↴

↳ ❝ cross-bridge cycle, 크로쓰 브릿지 싸이클,

잇닿을**연**連 맺을**결**結 시렁**가**架 다리**교**橋 돌**회**回 길**로**路,

연결다리고리 ❞라고도 표현함을 왕왕 볼 수 있습니다.

(내친김에)

(이 ❛고리❜를 좀 더 차근히 살펴보면요↴),

☞① (근)수축반응이 종결된 **❛액토-마이오신 복합체❜**에

☞② **❛ATP❜**가 재-공급되어 섬유상 액틴(fibrous actin, F-actin)으로부터 ↴

↳ **'마이오신** (☞ S-1)'이 서로 분리됩니다(그림 3-29).

(이어지는↴)

☞③ "더할**가**加 물**수**水 나눌**분**分 풀**해**解, **Hydrolysis**" 반응! ↴,

➜ 즉 **❛ATP❜**와 ❛마이오신의 S-1 (☞ ATP 분해효소, adenine triphosphatase, ATPase의 역할 부분)❜이 결합 된 장소에 물(H_2O) 분자가 첨가되어 나타나는 ↴

⇛ ATP → ADP + Pi 반응이 진행됩니다 (그림 3-29).

특히↴,

▶ 이 반응에는 이미 수행되었던 수축(마무리)반응으로 마치 고개를 움츠리듯 아래로 떨군 마이오신-머리(≒ 마이오신의 S-1부위)를 뒤로 젖히는 ↴

↳ **"머리-들기 반응, head-up reaction** (← 마치 비둘기나 닭이 모이를 쪼다가 머리를 들어 올리는 듯한 모양을 떠올려 이름을 지어 조심스레 제시해 봅니다)"을 가능하게 합니다(그림 3-29).

(이어지는 반응으로↴)

☞③~④ **❛마이오신의 머리(S-1)❜**는(요)↴,

↳ 새로운 **액틴**(NEO-actin)에 **약하게 결합 되는(weakly bound,** ☞ 문헌에 따라 제시되는 부분에 약간의 차이가 있으나 ATP 분해효소의 기능을 갖는 마이오신의 특성 등을 미루어 본 내용으로 제시해 봅니다!) ↴

↳ **반응**이 이어지는 것으로 확인·인지·이해됩니다 (그림 3-29).

(잠시 생각을 붙잡아 보면요↴),

▶ **❛단일 연축(**홑**단**單 한**일**一 오그라들**연**攣 오그라들**축**縮, **단일수축,** single twitch)❜의 진행시간이 ➜ 약 10msec ~ 120msec (= 0.01초 ~ 0.12초, 10^{-3} second, 천분의 1단위)에서 일어남을 미루어(→ 더욱이 단일 연축 기간에서 수축 기간이 이완 기간보다

짧은 것을 고려하면 ③~④반응단계가 거의 동시에 일어남을 어렵지 않게 이해·수긍할 수 있습니다) 위의 반응이 타당하다 여겨집니다 (그림 3-29).

(반응이 연결·지속 되어↘)

☞④ ❛Pi❜ 와 ❛ADP❜ 가 '마이오신'으로부터 떨어져 나가면서 마이오신과 액틴의 "강한 결합(strongly bound)"으로 형성되는 강력한 수축!, 즉, ❝ **파워 스트로크** ❞ ↘

➜ ❝ POWER STROKE ❞가 완성됨이 이해·납득됩니다 (그림 3-29).

또한,

▶ 이 반응에는 ❛**근형질세망**(sarcoplasmic reticulum, SR)❜ 으로부터 '여행할,자적할,틈,놀**유**遊 헤어질,배반할,끊을,떼놓을**리**離, release' 되어 (근형질 내에 ➜) 증가 된 ↘

↳ ❛**세포 내 칼슘이온**($[Ca^{2+}]_i$)❜ 에 따라 크게 좌우됨을 (아울러) 확인·이해할 수 있습니다.

☎ 오그라들연攣 오그라들축縮, (단일수축, Twitch) 과 S.E.R.C.A.의 이해 ^^

☞ **연축(Twitch)은** 실험실에서 실험동물의 근육을 생리적 상태를 유지하는 상황·준비 하에 장력-변환기에 (근육의) 한쪽 끝을 연결하고 말초신경을 근육 결대로 분리·탐색하여 침-전극을 꽂아 전기자극하는 방법 및 근막을 물리/화학적으로 벗겨낸 준비조직 즉 ↘,

→ "Skinned fiber"(등)을 제작하여 ↘

☎ 전기자극을 1회 준 후, 나타나는(≒유도되는) ↘

↳ **근 장력의 변동을 눈으로 볼 수 있는 기록지** 혹은 **신호를 증폭-변환, 시각화하여 분석한 내용이 "연축곡선(twitch curve)"으로 표현되는**↘

➜ ❛단일 수축(single twitch)의 개념!❜ 이라 확인·이해할 수 있습니다 (그림 3-31).

(이 **"연축곡선"**을 자세히 보면요↘),

▶ 1회 전기자극 후,

☞ 약 10msec (= 0.01초)의 장력변동이 보이지 않는 ↘

↳ ❛**잠복기**(자맥질할,땅속을흐를,잠길**잠**潛 엎드릴**복**伏 기약할**기**期, **잠자극시**,

latent period)❞에 이어,

✐ **자맥질** ➜ 사전적의미: 물속에서 팔다리를 놀리며 떴다 잠겼다 하는 행동 ✎

☞ 가할**가**可 볼**시**視 과녁**적**的 **수축반응**이 출현하여 반응의 최고 정점에 이르는 ↴

↳ ❝**수축기**(거둘**수**收 오그라들**축**縮 기약할**기**期, **수축기**, contraction period)❞를 지나,

☞ (가장 긴 시간을 소요하는) 완만한 ↴

↳ ❝**이완기**(늦출**이**弛 느릴**완**緩 기약할**기**期, **이완기**, relaxation period)❞로 구분해 봄을 확인·납득할 수 있습니다(그림 3-31).

물론,

✍ (근-연축) **반응의 총 시간은 약 120밀리세컨드(120msec, = 0.12초)**로↴

↳ 눈-깜짝할 시간만큼 짧은 기간에 일어나고(요)↴,

✍ 한 근육 전체에서 나타나는 근수축의 반응! 그리고 ↴

☞ 더 나아가 약 640개의 골격근-들! (동시에)

☞ 크기도 두께도 (수축양상도) 각기 다른 근육에서 야기되는 반응은 좀 더 고민해 보아야 할 것으로 예상·추측, 생각됩니다(그림 3-31).

▶ Single twitch: 1회 전기자극 → 1회 수축반응(= 잠복기 + 수축기 + 이완기)

이처럼,

▶ 1회 전기자극으로 유도되는 수축/이완은 “흥분-수축 연결”로부터 증가 된 ↴

↳ 세포 내 칼슘이온의 농도가 근형질세망(SR)으로 빠르게 회수되어 낮아지는 (≒감소하는) 결과로 완료됨이 이해됩니다(그림 3-32).

물론 ❝**이가 양이온**(→ **두이**二 **값가**價 **볕양**陽 ion, divalent cation)❞에 해당하는 ↴ 칼슘은 금속으로써 세포의 바탕(세포질 cytoplasm → 근형질 sarcoplasm)에 오래 머물러 있게 되면 이상 근수축-현상을 넘어 병적 상황으로 이행될 수 있기에 생명체가 살아갈 수 있도록 바로 제-자리로 되돌려 주시는 ↴

↳ 조물주의 배려!,

즉

☞ “SERCA, ← Sarco/Endoplasmic Reticulum Ca^{2+}-ATPase”라고 하는 효소!

굳이 번역해 본다면(요)↴,

➜ “**쎄**SE **르**R **카**CA → **근육/내형질세망 칼슘**$^{2+}$-ATP **분해효소**”로 표현할 수 있는 내용이 배려의 극히 작은 한 예라 하겠습니다(그림 3-32).

더욱이,

▶ SERCA의 기능을 조절해주는 단백질 ↴

➜ "Phospholamban, **포스포람반**"의 존재 및(≒그리고),

'**속근**(빠를속速 힘줄근筋, **빠른연축근**, fast twitch muscle)'에서 칼슘이온의 신속·월활한 회수를 도와주는 단백질(로 알려져 있는)↴,

➜ "parvalbumin, **파브알부민**" 등의 단백질이 보고되어 보다 흥미 있는 연구의 진행을 확인·이해할 수 있습니다(그림 3-32).

특히,

▶ "**흥분-수축 연결**(excitation-contraction coupling)"의 마지막에(≒ 마무리시점에) ↴

↳ 트로포닌-C에 결합 되어 있던 칼슘이온이 ↴

↳ 트로포닌-C와 **액틴**(Actin)**의 형태-변형**(deformation)과 함께

☞ 칼슘이온이 ▶ 풀**해**解 이별할**리**離(dissociation)되면(요)↴,

↳ SERCA는 1분자의 ATP-에너지원을 이용하여 두 분자의 칼슘이온을 ↴

↳ 근형질세망(sarcoplasmic reticulum)으로 회수시키는 (➜결과적으로 근 이완-유도) 내용을 확인·이해할 수 있습니다 (그림 3-33).

'강축(Tetanus)' 과 '운동단위(Motor unit)' 및 그 활성의 이해 ^^

✍ 골격근-수축에 대한 *In vitro* 실험-준비-프로토콜에서 1Hz에서 100Hz 사이의 자극시간 및 강도 등을 설계하여 수축반응을 관찰하면(요)↴,

➜ 1회 전기자극으로 1회 수축/이완을 보이는 '**연축**(TWITCH)'이 유발됩니다.

그러나

'**자극 간격**(interval)'을 좁혀가면(≒ 주파수를 증가시키면)(요) ↴,

곡선이 마치 톱니 모양의 ↴

✔ "아니**불**不 완전할**완**完 온전할**전**全 굳셀**강**强 오그라들**축**縮 (incomplete tetanus)"이 나타나며,

좀 더 자극 간격을 좁혀가면 '연축'에 비해 강하고 큰 수축반응의 완만한 곡선, 즉 ↴

✔ "완전할**완**完 온전할**전**全 가장**최**最 큰**대**大 굳셀**강**强 오그라들**축**縮 (complete maximal tetanus)"이 기록지에 표현됨을 확인·관찰할 수 있습니다(그림 3-34).

(이러한 근-반응은요↴)

☞ 연축-반응이 '합할**합**合 셀**산**算'되는 듯한 현상!,

즉 " **썸메이션** " ↴,

➜ "SUMMATION (더할**가**加 무거울**중**重 혹은 묶을**누**累 쌓을**적**積, 혹은 무거울**중**重 겹쳐질**첩**疊)" 결과로 유도됨이 일반적으로 받아들여지고(요)↴,

↳ 이는 '**세포 내 칼슘**([Ca^{2+}]$_i$)'의 재-흡수(☜ 근형질세망으로)가 일어나는 시간보다 빠른-시간 자극으로 유도되는 세포 내 칼슘농도 증가 등으로 인한 반응임을 확인·이해할 수 있습니다 (그림 3-33, 3-34).

한편,

> ☞ " 운전할**운**運 움직일**동**動 홑**단**單 자리**위**位 (**모터유닛, MOTOR UNIT**) "는
>
> (일반적으로) ↴
>
> ➜ "**하나의 운동신경(motor neuron)이 지배하는 근섬유(muscle fibers)의 수**"로 이해·수긍됩니다(그림 3-35).

특히(예를 들어 보면요),

▶ '바깥**외**外 눈**안**眼 힘줄**근**筋 (**바깥눈근육**, extraocular muscles → 작은 힘의 발휘와 매우 세밀한 움직임을 담당)'을 지배하는 근섬유의 수는 약 10개 내/외인 것에 비해 ↴ (∴ → "**작은 운동단위**, small motor unit").

(반면에,)

▶ '위**상**上 팔**완**腕 두**이**二 머리**두**頭 힘줄**근**筋 (**위팔두갈래근**, bicepsbrachii muscle)' 및 '장딴지**비**腓 배**복**腹 힘줄**근**筋 (**장딴지근**, gastrocnemius muscle → 큰 힘 발휘와 큰 운동 범위의 움직임이 가능)'과 같이 상대적으로 큰 근육을 지배하는 근섬유-수는 약 300개 ~ 2,000개를 지배하는 것이 확인·이해됩니다 ↴ (∴ → 상대적으로 "**큰 운동단위**, large motor unit") (그림 3-35).

✷ MOTOR UNIT ⇛ " 하나의 운동신경이 지배하는 근섬유의 수 "

✪ Small motor unit → 작은 장력 + 작은 운동 범위 움직임
✪ Large motor unit → 큰 장력 + 큰 운동 범위 움직임

그러나(≒ 그럼에도불구하고요),

♨ 실제 ᄉᆞ람의 움직임에 관여하는 근육들(인체 존재 근육 ☞ 약 640개)은

▷ **'움직임에 주인주主된 임무'**를 수행하는 근육들과

▷ '맞을**협**協 도울**조**助, 맞을**협**協 힘**력**力'하는 근육들 및

▷ 움직임을 수행하는 동안 '몸**체**體 줄기**간**幹**을 잡아주어**' 움직임이 적절하게끔 '가를,지탱할**지**支 가질,보존할**지**持**해 주는 근육**' 등으로 이들의 조화 속에 움직임이 나타납니다(≒ 나타나는 것으로 여겨집니다).

또한,

인체-움직임의 형태와 형태 사이가 (≒움직임이 일어나는 동안) 끊어 깎는 듯한 움직임이 아닌 즉,

☞ 서로 조화를 이루는 연결성 있는 움직임(→ 사람마다 살아온 시간-여정만큼 몸에 밴 행동습관 및 자태가 모두 다르기에 멀리서 걸어오는 모습만 봐도 누구인 줄 알며, 그에 대한 반응으로 다가서거나 회피하는 행위 등을 모두 포함!, 혹은
→ 침(바늘침針, acupuncture) 치료를 받기 위해 어깨 부위 근육에 침-바늘이 박혀있을 때, 조금만 움직이려 해도 매우 긴장되고 예민하게 되며 아팠던 기억 등 포함)이 평소 일상생활에서 행하는 거의 모든 동작의 근원이라 할 수 있으며, 이 또한 근육들의 조화가 기초를 이룸을 어렵지 않게 이해할 수 있습니다.

✪ 이러한 생각의 확장은 (어쩌면 당연한) **'운동단위'** 의 **"비동시적 활성!"**
즉,
" 어 싱크로노우스 엑티베이션 "이라는 개념을 이해하는 데 도움을 줍니다↴.

✪ " aSYNCHRONOUS activation, 아닐**비**非 같을**동**同 때**시**時 과녁**적**的 살**활**活 성품**성**性 "
이라는 용어는(요) 의미 그대로(의미를 살펴보면요) ↴
그리스어 ἀ- (의미: "not, 혹은 without")와
σῠν- (의미: "with 혹은 together"),
χρόνος (의미: "time")가 조합하여 ↴
▶ " asynchronous ☞ "ἀσύγχρονος ",
(즉), **"동시에 발생하지 않는"**의 개념을 지니는 용어가 됩(확인할 수 있습)니다.

즉, 한 근육이 의도하고자 하는 움직임이 수행될 때 ↴,
모든 운동단위가 **'동원(recruitment)'**되지 않고 ↴,
어느 운동단위가 활성화되면, 다른 운동단위는 쉼을 얻는 ↴
☞ **"비동시적 활성(asynchronous activation)"**이 일어나는 것을
확인·수긍할 수 있습니다.

✍ 이러한 효율적이고 대비책 있는 구조를 지니고 있기에 장시간 어느 동작을
반복-유지할 수 있으며(≒가능하며), 잠시 동작을 바꾸었다가 다시 수행할 수 있는
디딤돌이 되는 것을 이해할 수 있습니다.

실제(예를 들어보면요),

◆ '위상上 팔완腕 (위팔, upper arm)'과
'앞전前 팔완腕(아래팔, forearm)'에 위치하는 골격근! ↴
↳ 이를 지배하는 **'운동신경(motor neuron)'**의 수는 약 300개에서 800개로
알려져 있고(요) ↴,
|, 이들 골격근의 근섬유(muscle fiber)를 지배하는 ↴
☞ 운동신경 **'축삭(axon)'**의 수는 약 130,000개 ~ 590,000개나 되는
많은 숫자를 확인·인지할 수 있으며,
☞ 이에 대한 신경-지배 비율(innervation ratio: 하나의 뉴런이 지배하는
효과기의 수)를 계산해 보면(요) ↴
☞ (상완 근육→) 약 433 ~
(전완 근육→) 738이 되어 ↴
➜ **❝비동시적 활성❞**의 이해-근거를 제공해 줍(≒줌을 이해할 수 있습)니다.

더욱이,

◆ **"헤네만의 크기 원리**, Henneman's size principle"에 따라 ↴
☞ 자극에 대해 (상대적으로) **'작은 운동단위**, small motor unit'가
먼저 활성화되고,
☞ 자극 강도가 묶을,여러누累 쌓을적積 ↴
더할증增 더할가加 (등)함에 따라↴,
'큰 운동단위, large motor unit'가
❛동원, recruitment❜ 되는 내용(등) 역시
어렵지 않게 수긍할 수 있게 해 줍니다
(그림 3-35, 3-35-1, 3-41).

☎ 운동 강도에 따른 에너지 소비 및 그 활성-대사 기전의 이해!

우리 몸은 땀 흘려 살아가게끔 지음·명령을 받아, 약 100년 내외의 짧은 생을 마감하는 진리 속 여정(☞ 창세기 3장 19절)의 인체·해부·생리 구조를 지닙니다 v _ v. (동시에) "보릿고개"라는 단어를 할머니가 만들어주셨던 '개떡', '쑥떡'을 먹으며 귀동냥했던 마지막 배고픔과 배부름의 경계 세대! (→ 과거 우리나라 "혼분식 장려"로 실시했던 도시락-혼분식 검사 등) 그리고, ◆ "밥식食 입구口"라는 상용어는 영양(≒에너지원) 섭취의 내용이 매우 중요함을 새삼 깨닫게 해주는 듯합니다. 더욱이 어릴 적 들었던 할머니의 말버릇! ☞ "뛰지 말아야!, 배꺼진당께!"라는 씁쓸한 문장은 본 내용을 여는데 작은-도움이 될 수도 있다 생각해봅니다.

('쉴휴休 숨쉴식息' 상태 포함↘)

☞ 운동의 '저강도' (≒ VO_2 max 즉 최대 운동강도의 약 30% 이하의 운동강도)에서는
많은 부분 "기름지脂 기름방肪의 실산酸 될화化, fat oxidation"에 의한
에너지 생산체계가 작동하는 반면,

☞ 운동의 '고강도' (= VO_2 max 즉 최대 운동강도의 약 70% 이상의 운동강도)와
'최고강도'로 이행됨에 따라 ↘
'탄수화물(carbohydrates)의 유산소에너지 생산체계
(aerobic energy system)'와
'탄수화물의 해당과정(glycolysis)' 및 "ATP-PC 시스템"이
에너지 보충 기전에 참여하게 됩니다(그림 3-36).

⇐ **【VO_2 max】** ☞ V: 용량(volume), O_2: 산소(oxygen), max: 최대값(maximum)
⇓
⤇ 가장최最 큰대大 실산酸 흴소素 당길섭攝 취할취取 헤아릴량量
(maximal oxygen uptake) 혹은
⤇ 가장최最 큰대大 실산酸 흴소素 사라질소消 소비할비費 헤아릴량量
(maximal oxygen consumption)과 동일한 의미로 상용!

즉, 1분(≒60초) 동안의 최대-강도 운동 중,

☞ 공기 속 산소를 섭취할 수 있는 능력으로 ↘
☞ 인체의 산소운반능력(최대심박출량 및 동맥-정맥의 산소분압 등) 과 ↘
☞ 최대 운동-수행이 가능하도록 '유산소-호흡체계'를 통한
에너지 생성과정에서 소모되는 산소량을 예측할 수 있는 ↘
☞ 있을유有 실산酸 흴소素 운동 능력의 중요한 이정표로 사료 됩니다.

특히,

⇒ ◆ 고강도 운동은 오랜 시간 지속하기가 버거운 이유(등으)로

작용-소모되는 시간이

① **약 1~ 2(4)초**로 가장 짧은, 즉 근육 자체에 (저장)존재하는 아데노신삼인산 (adenosine triphosphate, ATP)이 고강도 운동에서 사용되는 것으로 이해됩니다(그림 3-37).

그러나

⇒ ◆ 고강도 운동이 연속되거나 강한 최고강도 운동이 지속·수행될 경우↴,

근육 속에 약 95% 이상 발견되는(≒존재하는) 단백질!

즉,

☞ **크레아틴(creatine** ← "고기" 혹은 "살"을 의미하는 그리스어 **"κρέας"**에서 유래한 용어!)에 **인(phosphorus)**이 결합 된 ↴,

☞ '**포스포크레아틴(phosphocreatine**, PC)'과의 상호반응인 ↴

"**로만반응**, Lohmann's reaction"에 의해 에너지가 빠르게 보충되는 반응 및 대사-기전이 ↴

② **약 5~8초 (혹은 4~20초)** 동안 수행되는 것이 확인·이해됩니다 (그림 3-37, 3-38).

또한

⇒ ◆ 고강도 운동이 계속 이어지는 상황에서는 '**포스포크레아틴**'의 일부 관여와 함께 근육에 저장되어 있던 '**근육-글리코겐(muscle glycogen)**'을 분해하는 해당과정이 관여하여 ↴

③ **약 20초~ 45초 동안** 에너지원을 보충해 주는 것이 확인·이해됩니다 (그림 3-37).

⇒ ◆ 이러한 상황이 지속 될 경우(예, 고등학교-체육시험 기억! → 1,000m 달리기!),

'**근육-글리코겐**'의 분해와 함께 혈장 내 존재하는 당!,

즉

'피**혈**血 사탕**당**糖, blood glucose'의 해당 과정이 관여하여 ↴

④ **약 45~120초 동안** 작동하는 에너지 보충체계가 관여함이 확인·이해됩니다 (그림 3-37).

물론,

▷ 운동이 일단락되면 운동선수/비운동선수 및 실험동물 등을 비롯하여 생성된 젖산(lactate)은 코리회로(코리고리, Cori cycle) 등을 통해 약 1시간 이내에 다시 포도당(glucose)로 회복되며,

▷ ATP-PC 체계에서 빌어 쓴 ATP의 보충 즉,

무산소 에너지 생성체계로부터 급히 얻어쓴 에너지원의 빚!

→ '실산酸 휠소素 짐질부負 빚채債, oxygen debt'를 갚기 위해 휴식하는 동안 충분히 산소를 섭취하여 에너지 재-저장 반응이 이어지는 것으로 이해됩니다(그림 3-39).

(문득 떠오르는 기억!)

(1,000m 달리기-체력장!)

⇒ ◆ 운동장 세바퀴까지 양팔을 떨어내고픈 포기-직전의 상태에서

☞ '어느 정도 해 볼만 하다!' '숨 쉴 만 하다!' 라는 경계의 시간으로 기억되는(?)

⑤ **약 120초(≒ 2분) 이상**부터 지속적 에너지를 공급해주는 산화-대사과정,

즉,

미토콘드리아(mitochondria)의 전자전달계(electron transport system)를 통한 **'산화적 인산화(oxidative phosphorylation)'** 과정에 의한 지속적 에너지 보충체계가 제공되는 대사 등을 이해·수긍할 수 있습니다 (그림 3-37).

☎ 골격근 유형 (Types of skeletal muscle)의 이해!

☎ 골격근은 운동강도 및 움직임의 상황 등에 대처해야 하는, 그것도 약 640개나 되는 근육 동원의 특성!, (실제 정육점에 진열된 돼지/소의 근육을 보아도 이해가 어느 정도 되는) 등을 고려해 볼 때, 많은 연구자분의 오랜 시간을 두고 골격근을 구조·기능적 등으로 분류해온 것!, 어쩌면 당연하고 멋진 결과라 판단·이해됩니다(그림 3-40, 3-41).

따라서,

☞◆ 고기육肉 눈안眼 과녁적的 외형-식별로 ↘

✔ 붉을적赤 힘줄근筋 **(적색근, Red muscle ⇒ 제1형, type I 으로 분류)** 과

✔ 흰백白 힘줄근筋 **(백색근, white muscle ⇒ 제2형, type II**

▷ **type II는 다시 type IIa와 type IIb로 다시 세분함)**으로 구분하고(요) (그림 3-40, 3-41),

☞◆ 거둘수收 오그라들축縮 모양양樣 서로상相에 따라 ↘

✔ 천천히할서徐 힘줄근筋 **(느린-연축근육 slow twitch, ST, muscle)**과

✔ 빠를속速 힘줄근筋 **(빠른-연축근육, fast twitch, FT, muscle)**으로 분류하며 (그림 3-40, 3-41),

☞◆ **에너지-동원 체계(= ATP 생합성 경로, ATP synthetic pathway)의 차이점으로** ↘

✔ 풀**해**解 사탕**당**糖 모양**형**形 가늘**섬**纖 밧줄**유**維 (glycolytic fiber) 와

> - GLYCOlytic fiber -
>
> ❶ **빠른-산화/해당형 섬유** [fast, oxidative/glycolytic (FOG) fiber] 와
>
> ❷ **빠른-해당형 섬유** [fast glycolytic (FG) fiber]로 세밀히 구분

✔ 실**산**酸 될**화**化 모양**형**形 가늘**섬**纖 밧줄**유**維 (oxidative fiber) 등으로 나누는데(요),

> - Oxidative fiber -
>
> ❶ **느린-산화형 섬유** [slow oxidative (SO) fiber] 와
>
> ❷ **빠른-산화/해당형 섬유** [fast, oxidative/glycolytic (FOG) fiber]로 세밀히 구분

그 특성 등은 그림 3-40과 그림 3-41에 제시해 드렸습니다.

※ 평평할**평**平 미끄러울**활**滑 힘줄**근**筋 (Smooth muscle, 스무드 머쓸^^) 구조와 기능의 이해

☞ **평활근(민무늬근육**, Smooth muscle)은 일반적으로

✓ 스스로**자**自 법**률**律 영혼**신**神지날**경**經 (autonomic nerve) **활성**에 의한 반응과

✓ **평활근 자체** 수축/이완 조절 기작 및

✓ 약물을 포함한 **리간드**(ligand) **등에 의한 수축반응** 기전(등)이

존재하는 것을 확인·이해할 수 있습니다(그림 3-42).

특히,

'골격근'과 '심근'과 달리↘

✷ **'평활근'** 은 **" 굵은 필라멘트의 활성을 조절**

(thick filamentous regulation of contraction) " 하여

➜ 수축/이완반응을 유도하는 (가장 큰) 특징을 확인 및 수긍할 수 있습니다(그림 3-42, 3-43).

즉,

◆ 굵은 필라멘트(thick filament)의 구성요소인↘

↳ **'마이오신** 가벼울**경**輕 쇠사슬**쇄**鎖 [myosin light chain (MLC),

마이오신 가벼운 사슬]'에 작용하는 두 효소가 작용하여 ┐

❶ 마이오신 가벼울경輕 쇠사슬쇄鎖 구실부賦 살활活 술밑효酵 흴소素 (myosin light chain kinase, MLCK) 와
❷ 마이오신 가벼울경輕 쇠사슬쇄鎖 벗을탈脫 도깨비불인燐 실산酸 될화化 술밑효酵 흴소素 (myosin light chain phosphatase, MLCP)

➜ (❶ MLCK 작용으로) 마이오신-경쇄에 인산기를 붙이는 ┐

☞ '도깨비불인燐 실산酸 될화化' 반응, (그리고 ┐)

➜ (❷ MLCP 작용으로) 마이오신-경쇄에 붙어있는 인산기를 떼어내는 ┐

☞ '벗을탈脫 깨비불인燐 실산酸 될화化' 반응을 반복하여 평활근의 수축/이완을 유도하는 내용이 (흔히, 일반적으로) 알려져 있습니다 (그림 3-43).

이러한 평활근의 수축반응에는(요)┐,

◆ 근-세포막의 '번개전電 기운기氣 과녁적的 **흥분-변동으로 활성화**'되는 ┐

↳ 칼슘이온 통할통通 길로路 (Ca^{2+} channel)의 열리고 닫히는 작용으로 ┐

↳ '가늘세細 태보포胞 바깥외外 **칼슘**'의 ┐

➜ **세포** 안내內 '흐를유流 들입入 (influx)'! ┐

↳ 가늘세細 태보포胞 안내內에 존재하는 ┐

칼슘-결합 단백질(calcium-binding protein)인 ┐

➜ 칼모둘린(calmodulin)과의 결합을 통한 ┐

↳ '**칼슘·칼모둘린** 겹칠복複 합할합合 몸체體(Ca^{2+}·calmodulin complex)' ┐

↳ 형성으로 이어지는 신호전달이 마치 폭포수가 아래로 떨어지듯 반응이 연속·연관되어 있음을 확인·이해할 수 있습니다(그림 3-43).

이와 함께,

◆ '가늘세細 태보포胞 막막膜'에 존재하는 ┐

'G-새알단蛋 흰백白 바탕질質 잇닿을연連 맺을결結 받을수受 담을용容 몸체體 (G-protein coupled receptor, GPCR)'의 활성과 연결되는 신호전달(signal transduction)로 인하여 (세포막에 존재하는) ┐

↳ '번개전電 누를압壓 의지할의依 있을존存 성품성性 **칼슘** 통할통通 길로路

(voltage-dependent Ca^{2+} channel, VDCC)' 를

자극하기도 하고(≒ 즉, 그러한 활성-경로도 존재하구요),

(동시에)

◆ 도깨비불**인**燐 기름**지**脂 바탕**질**質 나눌**분**分 풀**해**解 술밑**효**酵 흴**소**素

(포스포라이페이즈, 혹은 발음에 따라^^ **포스포리파제, phospholipase)를**

활성화하여 떨어져 나온(≒ 분해되어 유리된) ↴

↳ IP_3 **(이노시톨트라이포스페이트, inositol -1,4,5,-triphosphate)가** ↴

↳ **근형질세망(sarcoplasmic reticulum, SR)**(골격근보다 발달 정도는 미약하지만요^^)에

존재하는 **'칼슘 통로(Ca^{2+} channel)'를** 자극하여↴,

SR 내에 쌓을**저**貯 머무를**류**留 되어 있던 칼슘-이온을 ↴

↳ '힘줄**근**筋 모양**형**形 바탕**질**質 (sarcoplasm)'로 유리(release)시키는 ↴

> **→ ' IP_3 - 꾈유誘 이끌도導 칼슘 놀유遊 이별할리離 틀기機 구를전轉**
> **(IP_3-induced Ca^{2+} release, IICR) '**

및

◆ 세포 내에서 증가 된 칼슘-이온이 ↴

↳ SR 내의 칼슘이온을 근형질(sarcoplasm)로 유리시켜주는 기전인↴

> **→ '칼슘이온 - 꾈유誘 이끌도導 칼슘이온 놀유遊 이별할리離**
> **(Ca^{2+}- induced Ca^{2+} release, CICR) '**

→ "CICR, 씨.아이.씨.알."이 평활근 수축/이완반응에 관여하는 것이

확인·이해됩니다(그림 3-42, 3-43).

또한,

(이 외에도↴)

◆ 근형질세망(SR) 내의(≒ 존재하는) 칼슘이온 짙을**농**濃 정도**도**度 에 좌우되어 ↴

↳ 세포 외 칼슘이온이 유입되는 기전인 ↴

> **→ ' 담을용容 헤아릴량量 성품성性 Ca^{2+} 흐를유流 들입入,**
> **Capacitative Ca^{2+} entry) '**

→ **"카파시테이티브 칼슘 엔트리",**

즉 ↴

↳ 근형질세망(SR)(속)의 칼슘이온 농도 ☞ '마를고枯 목마를갈渴' 유/무에 따라 작동되는 통로인 ↴

↳ "쌓을저貯 감출장藏 곳집고庫 - 지을작作 움직일동動 성품성性 Ca^{2+} **통로**, **store-operated Ca^{2+} channel**

(← 혹은 용량-의존성 Ca^{2+} 통로, volume-dependent Ca^{2+} channel 이라고도 표현하는)"이 세포막에 존재하여 (작동함으로써) 세포 외 칼슘이 (근세포 속으로) 유입되는 기전 등이 확인·이해됩니다 (그림 3-42).

한편,

◆ '평평할**평**平 미끄러울**활**滑 힘줄**근**筋 가늘**세**細 태보**포**胞'에는(요) ↴,

☞ ❝ **카베올레, Caveolae** ❞ 라는 ↴

↳ '가늘**세**細 태보**포**胞 막**막**膜 빠질**함**陷 들**입**入 모양**형**形 모양**태**態'의 ↴ 특수 구조가 수축/이완 활성-기전에 중요함이 시사되고 있고(요)(그림 3-44), ↴

↳ **칼슘이온 - 비의존성 수축/이완반응** 및 ↴

↳ **마이오신 인산화 - 비의존성 수축/이완반응**의 제시와 ↴

↳ 신호전달 기전에

✷ **유사분열-활성 단백질 부활효소** (mitogen-activated protein kinase, MAPK)와

✷ **단백질 부활효소 C의 동위효소** (protein kinase C isoforms) 및

✷ Rho **부활효소**(Rho kinase → ROCK: Rho-associated coiled coil-forming protein kinase) 활성 등등의 기전이 관여하는 것으로 확인·납득·이해됩니다(그림 3-44).

※ 마음**심**心 힘줄**근**筋 (Cardiac muscle, 카디악 머쓸^^) 구조와 기능의 이해

☞ **심근** (**심장근**, **Cardiac muscle**)은 골격근과 평활근과 비교해 볼 때(에요), 무엇보다 ↴

✔ **활동 전압**(action potential)의 기간이 **약 200msec ~ 약 400msec** (= milli second, 밀리-세컨드 즉 1,000분의 1 단위)로서,

✓ **골격근** (☞ **약** 2msec ~ **약** 5msec)과

✓ **평활근** (☞ **약** 10msec ~ **약** 50msec)에 비해 매우 긴 시간을 갖습니다.

이는 활동 전압이 가중(summation)되거나 겹치는 현상이 방지되어 ↴

↳ 전기적 흥분! 즉 → 근육에 일어나는 연축(twitch)이 누적되어

유발되는 강축(tetanus)이 일어남을 예방해 줍니다.

또한,

◆ 심근이 지니는 (큰) 특징은 자율신경(autonomic nerve)의 지배를 받기도 하지만↴,

↳ 신경의 지배 없이도 (심지어 체외로 적출된 상태에서도 어느 정도까지는^^) 생성되는

↳ (동방결절로부터 시작되는) 자발적 활동전위(spontaneous action potential),

즉, ❝마음**심**心 잡을,칠,때릴**박**搏 조절할**조**調 법율**률**律 기계,베틀**기**機 번개**전**電 자리**위**位

(= **페이스메이커 전위**, 혹은 **길잡이 전위**, 혹은 **향도잡이 전위**, 혹은

박동조율기 전위, pacemaker potential)❞가 ↴

↳ 심근 수축을 유도해주는 ↴

➜ "**자동조율성**, autorhythmicity, 혹은 automaticity)"을

나타낸다는 것입니다

(그림 3-45, 3-46).

이러한 자발적 전기흥분의 여정은(여정을 좀 더 살펴보면요)↴,

심장의 ↴

❶ "동굴,구멍**동**洞 방**방**房 맺을**결**結 마디**절**節

(sinoatrial node, SA node, **동굴심방결절**)"에서 시작되어 ↴

↳ "방**방**房 집**실**室 맺을**결**結 마디**절**節

(atrioventricular node, AV node, **방실결절**)"로 파급!,

(파급된 흥분은↴)

❷ "방**방**房 집**실**室 묶을**속**束 (atrioventricular bundle, AV bundle,

히스다발 혹은 **히스줄기** 혹은 **히스** 묶을**속**束,

bundle of His, His bundle)"을 지날**경**經 말미암을**유**由 하여 ↴,

⇓

❸ "왼**좌**左/오른**우**右 방**방**房 집**실**室 묶을**속**束 가지**지**枝 (bundle branches, **방실다발갈래**

혹은 His-**속의 가지**,)"로 전달!,

(궁극적으로↴)

❹ "**퍼킨지** 가늘**섬**纖 밧줄**유**維 (Purkinje fibers 혹은 **푸르키니에 섬유**)"로 ↴

↳ 여정이 일단락되는 전기신호를 피부에서 감지-증폭하여

기록지에 표현하는 내용이 심전도입니다(그림 3-45, 3-46).

> ☎ 심전도(Electrocardiogram, ECG 혹은 EKG)
> ✓ 그리스어 ἤλεκτρον (élektron) "호박 amber" 등의 의미 +
> ✓ 그리스어 καρδία (kardía) "심장 heart" 등의 의미 +
> ✓ 그리스어 γράμμα (grámma) "쓰여진 문자나 그림" 등의 의미

특히,

◆ 심전도는 심장의 펌프 기능 등을 비-침습적으로 적용-검진이 가능한 내용으로써, 지정-계획된 기록지의 특성을 꼼꼼히 따질 수 있는 끈기와 성실함이 있으면 전압값(mV)과 시간(second)을 모두 분석하여 환자분들을 이해하는 데 많은 도움을 얻을 수 있는 획기적 접근법 중 하나라 할 수 있습니다(Willem Einthoven, 1924년 노벨상 수상)(그림 3-45).

한편,

◆ 심근-수축 기전이 골격근-수축과 차이가 나는 것은(요)(물론, 골격근과 유사하게 "가는 필라멘트 조절!", 수축 기전을 나타내지만요) ↴

✓ 골격근이 근형질세망(SR) 내 칼슘이온만을 수축반응에 이용하는 (상대적으로) 단순한 성질(≒특징)을 나타내는 것에 비하여,

✓ '심근'은 ↴

➜ 막-전위 변동 유도 ↴
전압-의존성 칼슘 통로(voltage-dependent Ca^{2+} channel)의 개방으로 인한 세포 외 칼슘의 세포 내 유입(influx)이 특징적 내용이라 할 수 있습니다.

또한, 횡행소관(transverse tubule, T-tubule) 내 디하이드로피리딘 수용체(dihydropyridine receptor, DHPR)의 교량-역할을 통해 세포 외 칼슘의 세포 내 유입으로 세포 내 칼슘이온의 농도가 증가하면 근형질세망(SR)에 존재하는 라이아노딘 수용체(ryanodine receptor, RyR)을 자극하여 근형질세망(SR) 내에 저류-저장되어 있던 칼슘이온을 마치 도미노 현상처럼 자극-RyR활성을 반복! ☞ '스스로**자**自 집**가**家-더할**증**增 폭**폭**幅'시켜 칼슘이온의 '**유리(release)**'가 증가 되는 기전,

즉,

❝ **칼슘이온-유도 칼슘이온 유리**
(Ca^{2+}- induced Ca^{2+} release, CICR)❞가 동원되어,
(상대적으로 매우 긴) 심근의 활동 전압(action potential)을 유지하게 되는 것으로 이해됩니다(그림 3-47).

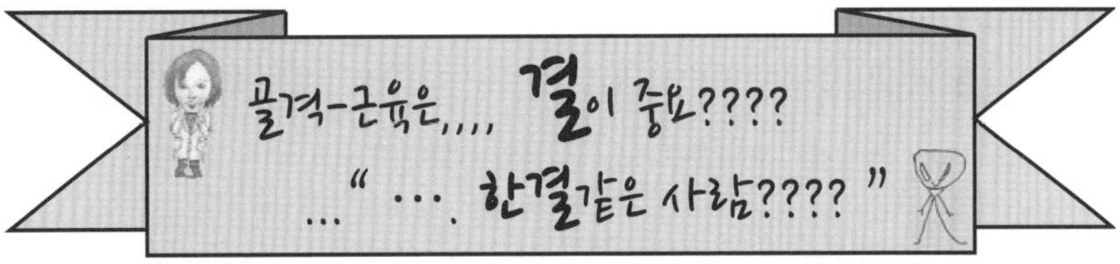

☞ 씹을저咀 씹을작嚼 힘줄근筋 (Masticatory muscles, 씹기근육)

☞ **저작근**은 약 640개나 되는 골격근 중, 마실음飮밥식食을 잘게 잘라주는 소화(digestion)의 첫 단계에 일하는 근육으로 (중환생각! ▶“살기 위해 먹어야 하는 가장 중요한 움직임” 중 으뜸으로 생각하는,특히. 허피스-통증을 이겨내며 음식을 대할 땐 더욱!) 매우 중요하다고 생각합니다(그림 3-48). 특히(흥미로운 것은요), **음식을 씹을**(≒저작할) 때, 머리가 움직이지 않고 아래하下 턱악顎 뼈골骨 (mandible, 아래턱뼈)을 움직여 효율적으로 (음식 씹다가 어지럽지 않도록 배려해 주신 은혜^^;) 4종류의 근육이 모두 하악골에 모여 강인하게 오른쪽/왼쪽에 자리 잡아 생을 영위하게 해 주는 것으로 이해됩니다(그림 3-49).

이러한 효율성에 보답하듯^^ ↴.

◆ 저작-근육의 지배-신경이 모두 ‘**제5번** 뇌뇌腦 영혼신神 지날경經(cranial nerve)’인 ↴

➜ ‘석삼三 깍지낄차叉 영혼신神 지날경經 (삼차신경, Trigeminal nerve)’으로,

✓ 곁측側 머리두頭 힘줄근筋 (관자근, Temporalis muscle) 과

✓ 깨물교咬 힘줄근筋 (깨물근, Masseter muscle) 및,

✓ 안내內/바깥외外 곁측側 날개익翼 부딪칠돌突 힘줄근筋 (medial/lateral pterygoid muscle, 안쪽날개근/가쪽날개근)이 조절의 대상이 됩니다(그림 3-49).

☞ 얼굴안顔 낯면面 힘줄근筋(Facial muscle, 얼굴근육)

☞ **안면근**은 용어 그대로 사람을 대할 때, 가장 (상대방에게) 먼저 보이는 인체의 대표 부위로 약 3,470년 전에 기록된 구약성서에도 ‘**안면근**’에 대한 내용(“여호와께서 가인에게 이르시되 네가 분하여 함은 어찜이며 안색이 변함은 어찜이뇨”-창세기 4장 6절-)이 기록되어 있을 정도로 얼굴-표정에 관여하는 즉, ‘겉표表 뜻정情 힘줄근筋 (muscles of expression)’으로 (흔히, 잘) 알려져 있습니다(그림 3-50).

특히,

❛안면근❜은요, 사람의 마음을 대변하기에, '사람이 숨길 수 없는 것! 세 가지!'

▶ "가난", ▶ "재채기", ▶ "사랑"이라는 내용이 마음에 닿는 듯합니다^^

이러한 ↴

◆ 안면-근육들은 모두 '제7번 뇌신경(cranial nerve)'인 ↴

➜ ❛얼굴안顔 낯면面 영혼신神 지날경經 (얼굴신경, facial nerve)❜의 지배를 받고(요),

✓ 근육의 시작(이는 곳, origin) 부위는 ↴

'얼굴안顔 낯면面 뼈골骨(얼굴뼈, facial bones)'에서 일어나 ↴

✓ '가죽피皮 살갗부膚 층층層'에 부착·정지(닿는 곳, insertion)되는 것으로

확인·이해됩니다(그림 3-50).

또한,

◆ ❛안면근❜에는(요),

▶ 모자모帽 형상상狀 힘줄밑둥건腱 막막膜 (galea aponeurotica, 머리덮개널힘줄)에

의해 (서로) 연결되어 있는 ↴

✓ ❛앞전前 머리두頭 힘줄근筋 (frontalis, 이마근)❜과

✓ ❛뒤후後 머리두頭 힘줄근筋(occipitalis, 뒤통수근)❜!,

(그리고)

▶ ㊞ 눈안眼 바퀴륜輪 힘줄근筋 (Orbicularis oculi, 눈둘레근),

㊞ 주름추皺 꼬리미尾 힘줄근筋 (Corrugator supercilii, 눈썹주름근),

㊞ 코비鼻 힘줄근筋 (Nasalis, 코근),

㊞ 코비鼻 뿌리근根 힘줄근筋 (Procerus muscle, 눈살근),

㊞ 입구口 바퀴륜輪 힘줄근筋 (Orbicularis oris, 입둘레근),

㊞ 큰대大 광대뼈관顴 뼈골骨 힘줄근筋 (Zygomaticus major, 큰광대근),

㊞ 작을소小 광대뼈관顴 뼈골骨 힘줄근筋 (Zygomaticus minor, 작은광대근),

㊞ 위상上 입술순脣 들거擧 힘줄근筋 (Levator labii superioris, 위입술올림근),

㊞ 빰협頰 힘줄근筋 (Buccinator, 볼근),

㊞ 웃을소笑 힘줄근筋 (Risorius, 입꼬리당김근),

㊞ 아래하下 입술순脣 아래하下 끌어당길체掣 힘줄근筋

(Depressor labii inferioris, 아래입술내림근),

㊞ 입구口 뿔각角 아래하下 끌어당길체掣 힘줄근筋

(Depressor anguli oris, 입꼬리내림근),

㊞ 턱이頤 힘줄근筋 (Mentalis, 턱끝근),

㊞ 입구口 뿔각角 들거擧 힘줄근筋 (Levator anguli oris, 입꼬리올림근) 등이

❛안면근❜으로 확인·이해됩니다(그림 3-50).

♥_♡ 씹을저咀 씹을작嚼 힘줄근筋 (Masticatory muscles, 씹기근육) ♡_♥

❶▶ 곁측側 머리두頭 힘줄근筋 (Temporalis muscle, 관자근)
기시: temporal fossa (곁측側 머리두頭 움집와窩, 관자뼈오목)
정지: coronoid process of mandible
(아래하下 턱악顎 뼈골骨 의
갈고리구鉤 형상상狀 부딪칠돌突 일어날기起,
아래턱뼈의 갈고리돌기)

❷▶ 깨물교咬 힘줄근筋 (Masseter muscle, 깨물근)
기시: zygomatic arch (광대뼈관顴 뼈골骨 활궁弓, 광대활)
정지: angle of mandible
(아래하下 턱악顎 뼈골骨 뿔각角, 아래턱뼈각)

❸▶ 바깥외外 곁측側 날개익翼 부딪칠돌突 힘줄근筋
(Lateral pterygoid muscle, 가쪽날개근)
기시: Greater wing & Lateral plate
of pterygoid process
in sphenoid bone
(큰대大 날개익翼, 큰날개) 와
(날개익翼 형상상狀 부딪칠돌突 일어날기起 의 ↴
바깥외外 곁측側 널조각판板,
날개돌기의 가쪽판 ← 접형골/나비뼈)
정지: condylar process of mandible
(아래하下 턱악顎 뼈골骨 의
빗장관關 마디절節 부딪칠돌突 일어날기起,
아래턱뼈의 관절돌기)

❹▶ 안내內 곁측側 날개익翼 부딪칠돌突 힘줄근筋
(Medial pterygoid muscle, 안쪽날개근)
기시: pterygoid process of sphenoid bone
(나비접蝶 모양형形 뼈골骨의
날개익翼 형상상狀 부딪칠돌突 일어날기起,
나비뼈의 날개돌기)
정지: medial side of mandibular angle
(아래하下 턱악顎 뼈골骨 뿔각角 의
안내內 곁측側 낯면面,
아래턱뼈각의 안쪽면)

■▶ 넓을광廣 목경頸 힘줄근筋 **(Platysma, 넓은목근)은**(요)↘,

➜ 제7번 뇌신경-안면신경(facial nerve, 얼굴신경)의
지배를 받는 근육으로
✷ 아래턱에서 목 앞부분에 걸쳐 넓게 드리워져 있는 근육입니다.
이 근육의 ↘
✓ 기시(origin, 이는곳)은(요) ↘
✷ 스님승僧 모자모帽 힘줄근筋 (trapezius, 어깨세모근)과
✷ 큰대大 가슴흉胸 힘줄근筋 (pectoris major muscle, 큰가슴근)의
근막에서 시작하여↘,
정지! ↘
✓ 아래하下 턱악顎 뼈골骨 (mandible, 아래턱뼈)의 피부에 ↘
정지(insertion, 닿는곳)하여,
➜ 하악골(mandible)을 아래로 끌어당기거나,
앞-목의 피부(skin)를 긴장시키는
작용을 확인·이해할 수 있습니다
(그림 3-51, 3-51-2).

■▶ 가슴흉胸 쇠사슬쇄鎖 젖유乳 부딪칠돌突 힘줄근筋
(Sternocleidomastoid muscle, 목빗근, SCM muscle)은(요)↘,

(innervation ↘)
❶ 제11번 뇌신경 ↘
버금부副 영혼신神 지날경經(accessory nerve, 더부신경) 과
❷ 척수신경(spinal nerve)의 ↘
제2, 제3 목경頸 영혼신神 지날경經(cervical nerve, 목신경)의
지배를 받는 독특한 근육으로써,
✓ 가슴흉胸 뼈골骨 자루병柄(manubrium, 복장뼈자루) 과
쇠사슬쇄鎖 뼈골骨(clavicle, 빗장뼈)의 ↘
안내內 곁측側(medial side, 안쪽)-상면(superior surface)에서 기시하여,
✓ 곁측側 머리두頭 뼈골骨(temporal bone, 관자뼈) 의 ↘
젖유乳 모양양樣 부딪칠돌突 일어날기起 (mastoid process, 꼭지돌기)와
후두골-위상上 뒷목항項 줄선線(superior nuchal line) 외측으로
이어집니다.
➜ 이 근육의 오른쪽/왼쪽이 동시에 작용하면(요) ↓
머리를 위로하여 하늘을 보는 작용을 유도하고(요),
➜ 한쪽 근육(만)이 작용하면 머리를 근수축의 반대 방향으로
돌려주는 것으로 이해됩니다(그림 3-51, 3-51-1).

■▶ 혀설舌 뼈골骨 위상上 힘줄근筋
(Suprahyoid muscles, **목뿔뼈위근육**)은 4개의 근육으로 구성!,

즉,

❶ 턱이頤 혀설舌 뼈골骨 힘줄근筋 **[geniohyoid muscle**, 턱끝목뿔근,
☜ 혀설舌 아래하下 영혼신神 지날경經
(hypoglossal nerve) 지배],

❷ 턱악顎 혀설舌 뼈골骨 힘줄근筋 **[mylohyoid muscle, 턱목뿔근,**
☜ 석삼三 깍지낄차叉 영혼신神 지날경經의 ↴
아래하下 턱악顎 영혼신神 지날경經 가지지枝
(mandibular division of trigeminal nerve) 지배],

❸ 줄기경莖 부딪칠돌突 혀설舌 뼈골骨 힘줄근筋 **[stylohyoid muscle, 붓목뿔근,**
☜ 얼굴안顔 낯면面 영혼신神 지날경經
(facial nerve) 지배],

❹ 턱악顎 턱이頤 배복腹 힘줄근筋 **(digastric muscle, 턱두힘살근)**
* 앞전前 배복腹 (anterior belly, 앞힘살)
☜ 삼차신경의 하악신경가지
mandibular division
of trigeminal nerve 지배)
* 뒤후後 배복腹 (posterior belly, 뒤힘살)
☜ 안면신경(facial nerve) 지배(입니다)
(그림 3-52).

➜ 이러한 4개의
혀설舌 뼈골骨 위상上 힘줄근筋은(요) ↴
✓ 혀설舌 뼈골骨(hyoid bone, 목뿔뼈)를 위로 당겨주는 역할과
동시에↴,
✓ 상대적으로 아래하下 턱악顎 뼈골骨(mandible, 아래턱뼈)을
아래로 내리며,
✓ 입구口 빈속강腔(oral cavity) 바닥의 긴장 및
✓ 삼킬연嚥 아래하下(swallowing 혹은 deglutition, 삼킴)
(등)에 관여하는 것으로 확인·이해됩니다.

■▶ 혀설舌 뼈골骨 아래하下 힘줄근筋
(Infrahyoid muscles, 목뿔뼈아래근육)은 4개의 근육,
즉
❶ 어깨견肩 어깻죽지갑胛 혀설舌 뼈골骨 힘줄근筋
(Omohyoid bone, 어깨목뿔근),
❷ 가슴흉胸 뼈골骨 혀설舌 뼈골骨 힘줄근筋
(sternohyoid bone, 복장목뿔근),
❸ 갑옷갑甲 형상상狀 혀설舌 뼈골骨 힘줄근筋
(thyrohyoid bone, 방패목뿔근),
❹ 가슴흉胸 뼈골骨 갑옷갑甲 형상상狀 힘줄근筋
(sternothyroid bone, 복장방패근)으로
확인·관찰됩니다
(그림 3-53).

➜ 이들 4개의
혀설舌 뼈골骨 아래하下 힘줄근筋은(요) ↴
↳ **모두** 등마루척脊 골수수髓 영혼신神 지날경經 (spinal nerve) 중에서 ↴
목경頸 영혼신神 지날경經 (cervical nerve, → **제1~ 제3 경신경**)의
지배를 받고(요) ↴,
✓ 혀설舌 뼈골骨 (hyoid bone, 목뿔뼈)을 아래로 잡아당기는 역할(등)을
담당하는 것으로 확인·관찰됩니다
(그림 3-53).

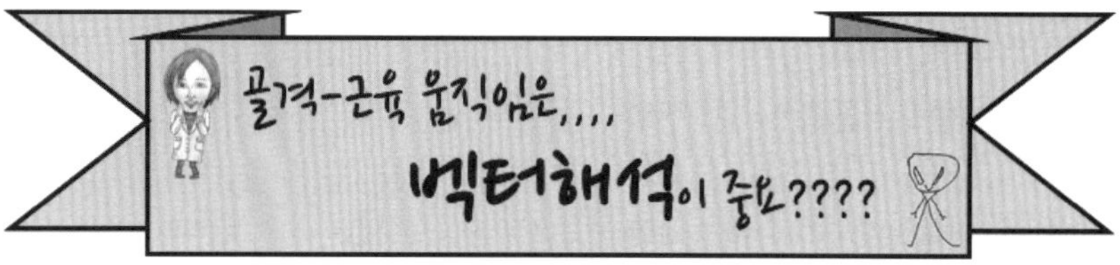

♥ 인체-골격근 이해를 위해 중요한 "**결**"의 이해와 함께 '**근육의 시작 부위 (=기시, 이는 곳, origin)**'과 '**정지 부위 (= 정지, 닿는 곳, insertion)**'와 함께 이루어져야 하는 "**벡터 해석**"은 인체-움직임 이해의 시작이라 할 수 있습니다. 따라서, 인체 근육을 각각 제시함으로써 이해를 돕고자 노력해봅니다. 감사합니다 ♡

Muscle System

힘줄 근 筋 고기 육 肉 이을 계 系

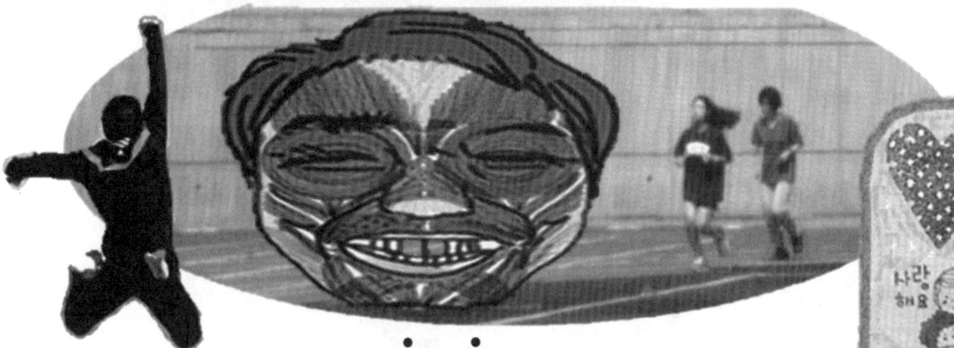

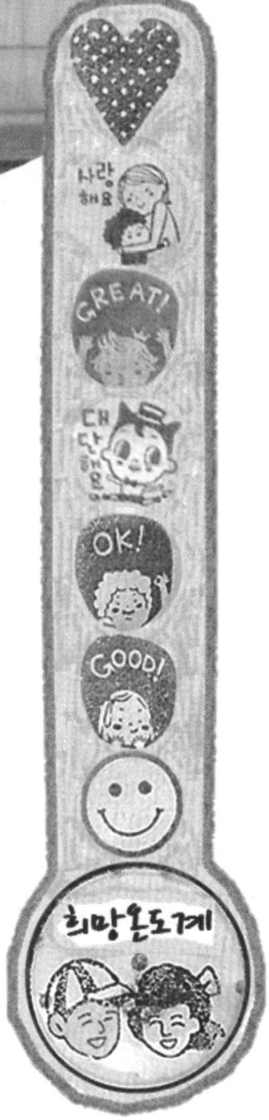

שׁר

پٹھا

ကြွက်

मुस्लो

μυς

ກ້າມ

عَضَلَة

សាច់ដុំ

cơ bắp

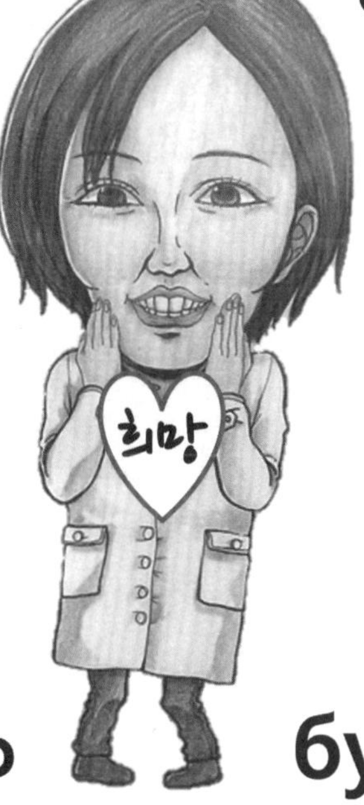

عضلات

तंत्रि/का

კუნთი

เกลียว

အားခွန်ဗလ

булчин

마음의 筋肉을 길러야^^*

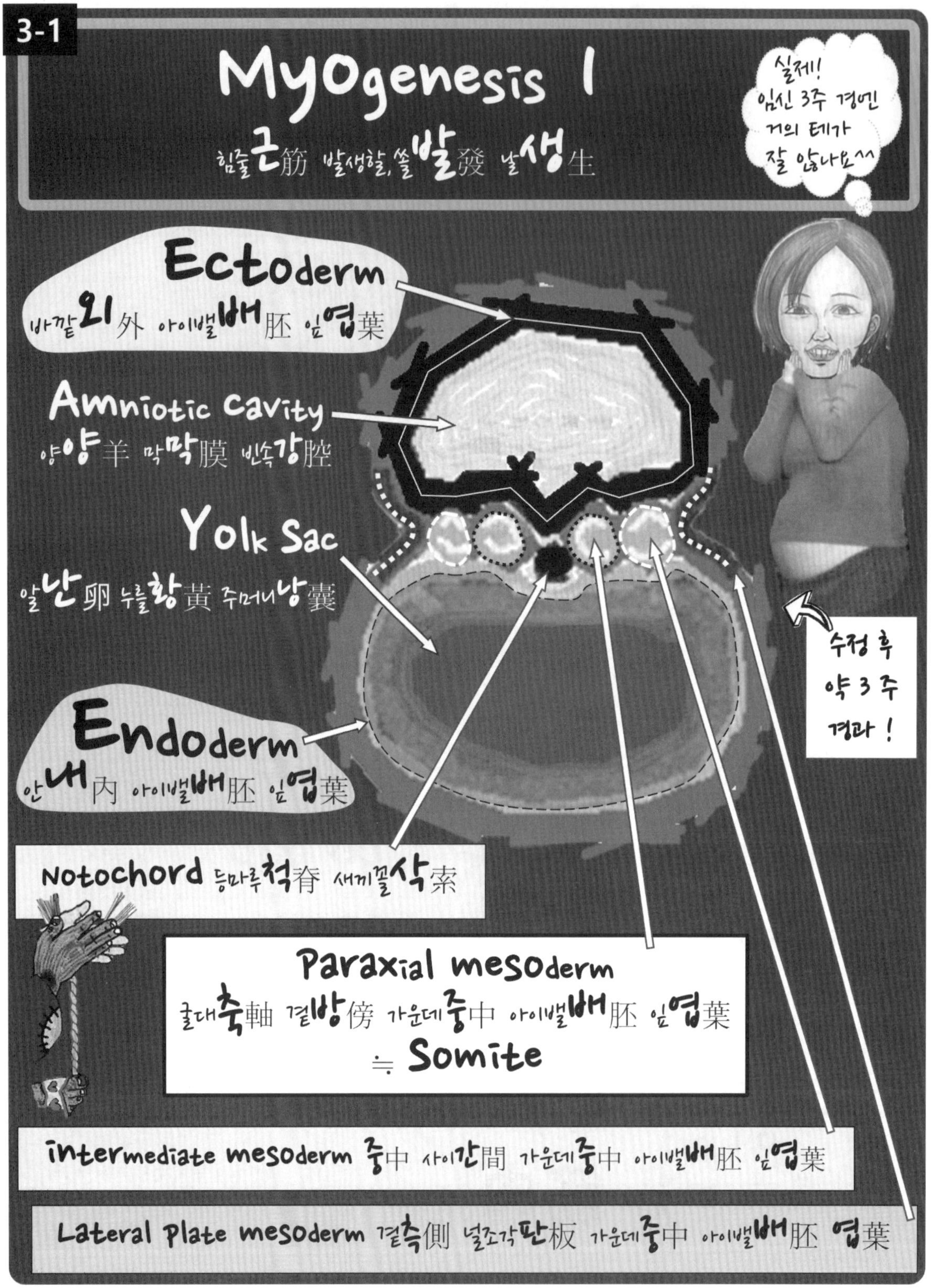
3-1
Myogenesis I
힘줄근筋 발생할,쏠발發 날생生
실제!
임신 3주 경엔
거의 테가
잘 않나요^^
Ectoderm
바깥외外 아이밸배胚 잎엽葉
Amniotic cavity
양양羊 막막膜 빈속강腔
Yolk Sac
알난卵 누를황黃 주머니낭囊
수정 후
약 3 주
경과 !
Endoderm
안내內 아이밸배胚 잎엽葉
Notochord 등마루척脊 새끼꼴삭索
Paraxial mesoderm
굴대축軸 곁방傍 가운데중中 아이밸배胚 잎엽葉
≒ Somite
Intermediate mesoderm 중中 사이간間 가운데중中 아이밸배胚 잎엽葉
Lateral plate mesoderm 곁측側 널조각판板 가운데중中 아이밸배胚 엽葉

3-2

Myogenesis 2

힘줄**근**筋 발생할, 쏠**발**發 날**생**生

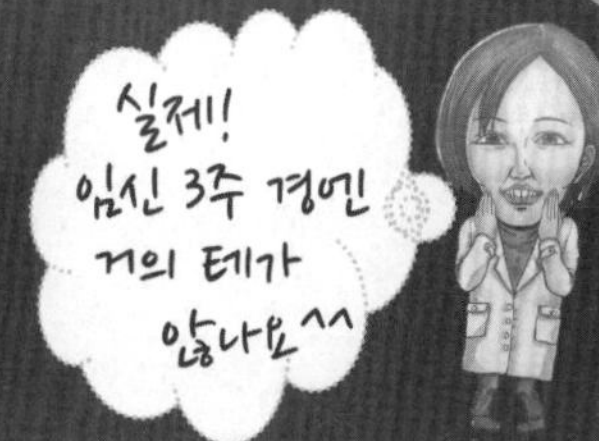

Somite

몸**체**體 마디**절**節

Differentiation
나눌**분**分 될**화**化

Dermatome
가죽**피**皮 마디**절**節

Myotome
힘줄**근**筋 마디**절**節

Sclerotome
굳을**경**硬 마디**절**節

괜찮아

Andrew
Carnegie
(1835 – 1919)
"carnegie stages"
(stage 1 ~ stage 23)

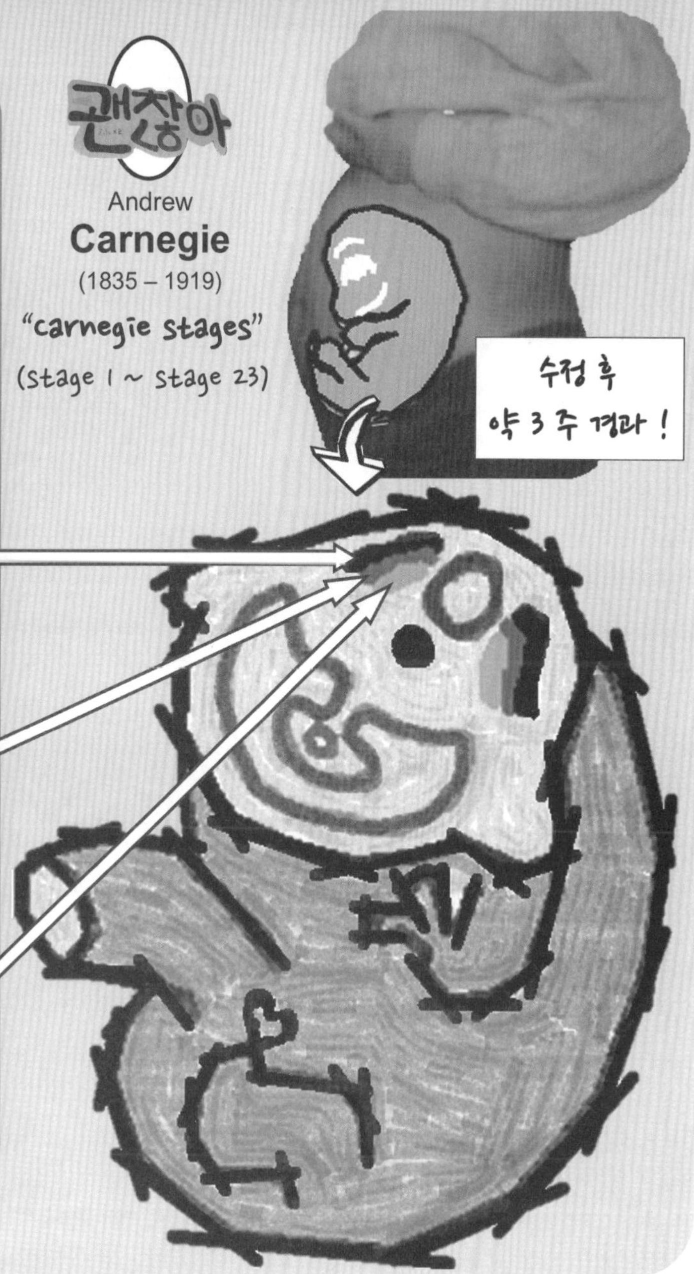

3-3

Muscular Tissue

힘줄근筋 (고기육肉) 짤조組 짤직織

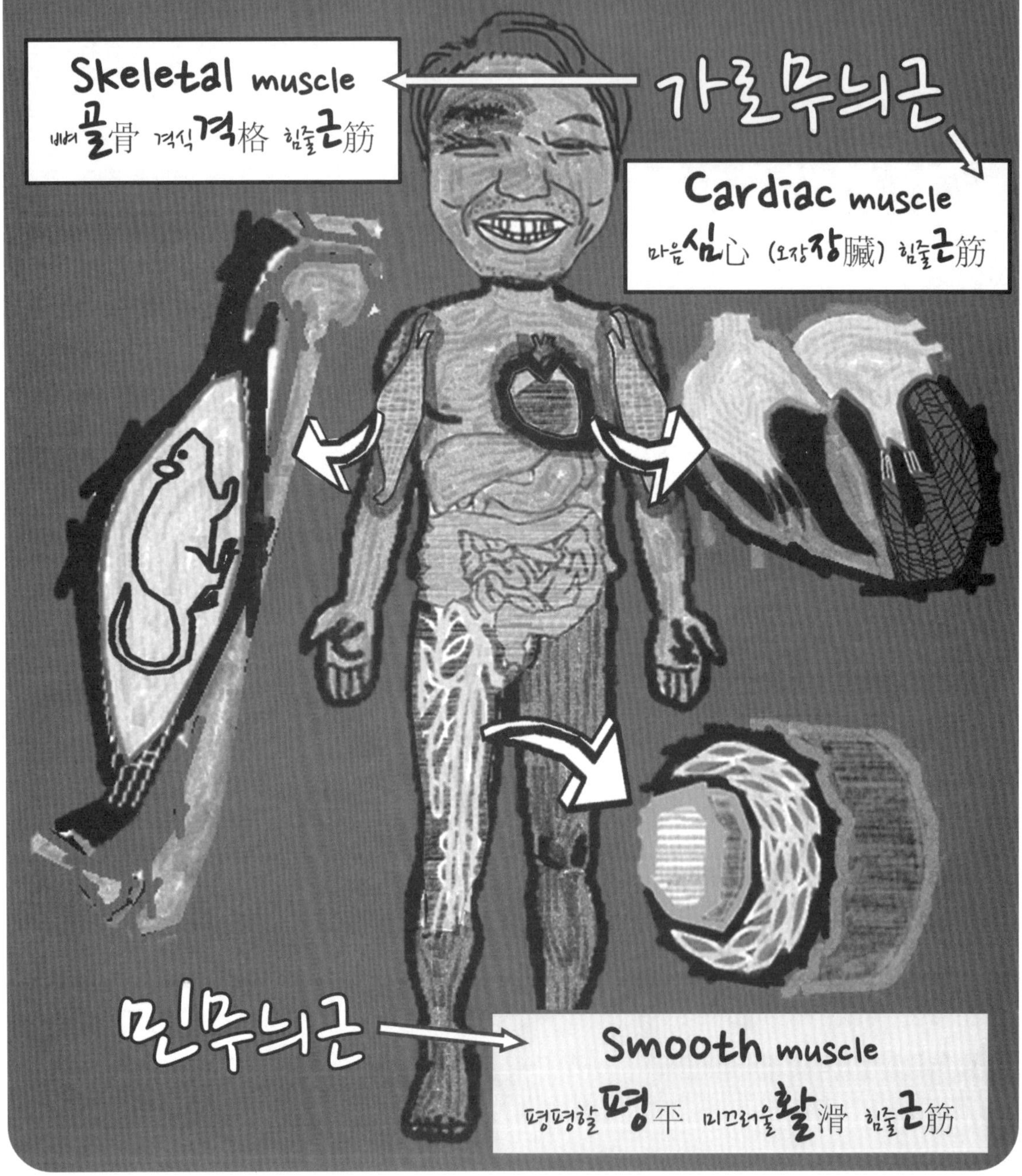

3-4

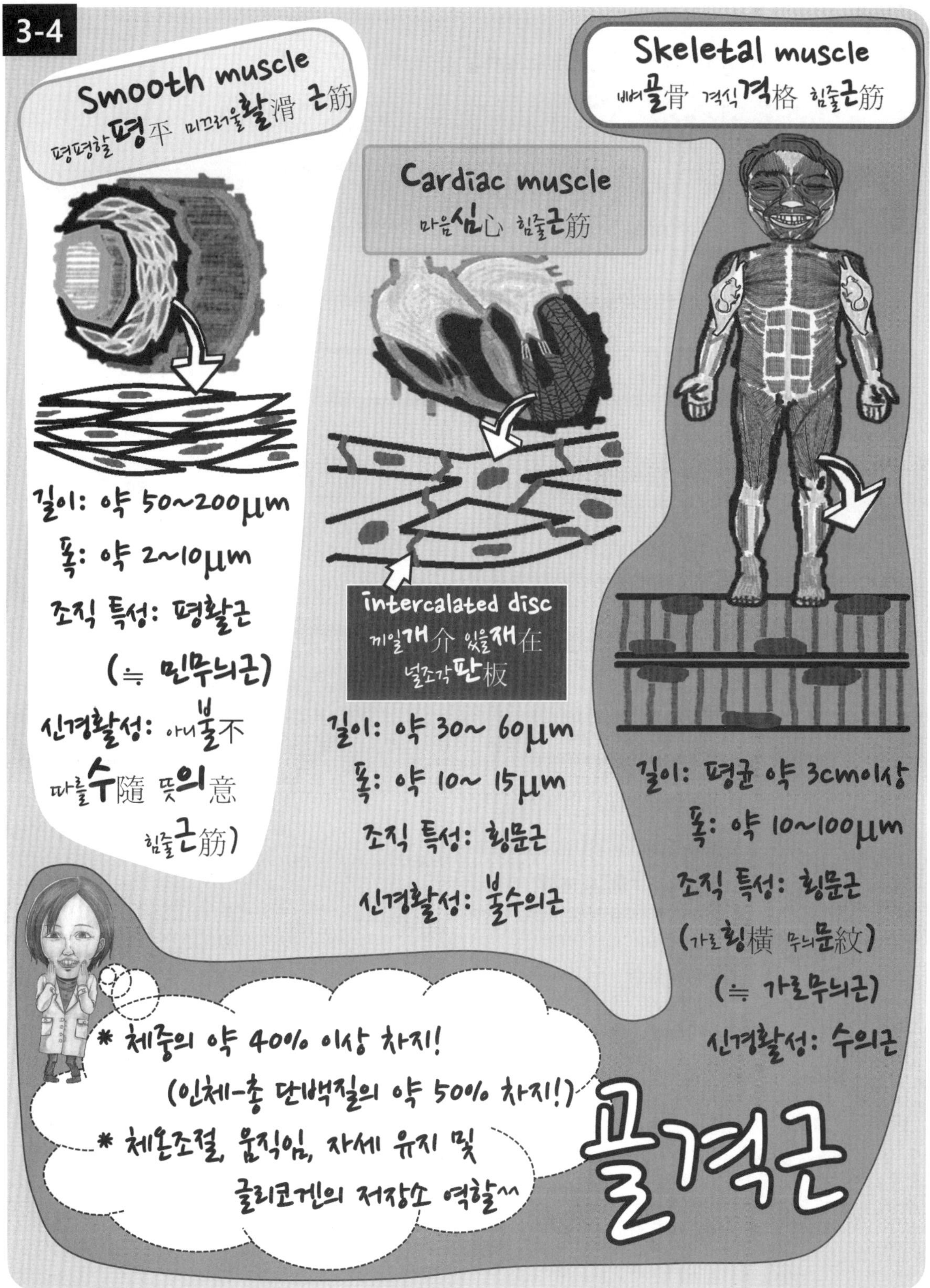
Smooth muscle
평평할 평 平 미끄러울 활 滑 근 筋
길이: 약 50~200μm
폭: 약 2~10μm
조직 특성: 평활근
(≒ 민무늬근)
신경활성: 아니 불 不 따를 수 隨 뜻 의 意 힘줄 근 筋)
Cardiac muscle
마음 심 心 힘줄 근 筋
intercalated disc
끼일 개 介 있을 재 在 널조각 판 板
길이: 약 30~ 60μm
폭: 약 10~ 15μm
조직 특성: 횡문근
신경활성: 불수의근
Skeletal muscle
뼈 골 骨 격식 격 格 힘줄 근 筋
길이: 평균 약 3cm이상
폭: 약 10~100μm
조직 특성: 횡문근
(가로 횡 橫 무늬 문 紋)
(≒ 가로무늬근)
신경활성: 수의근
* 체중의 약 40% 이상 차지!
(인체-총 단백질의 약 50% 차지!)
* 체온조절, 움직임, 자세 유지 및
글리코겐의 저장소 역할^^
골격근

3-5

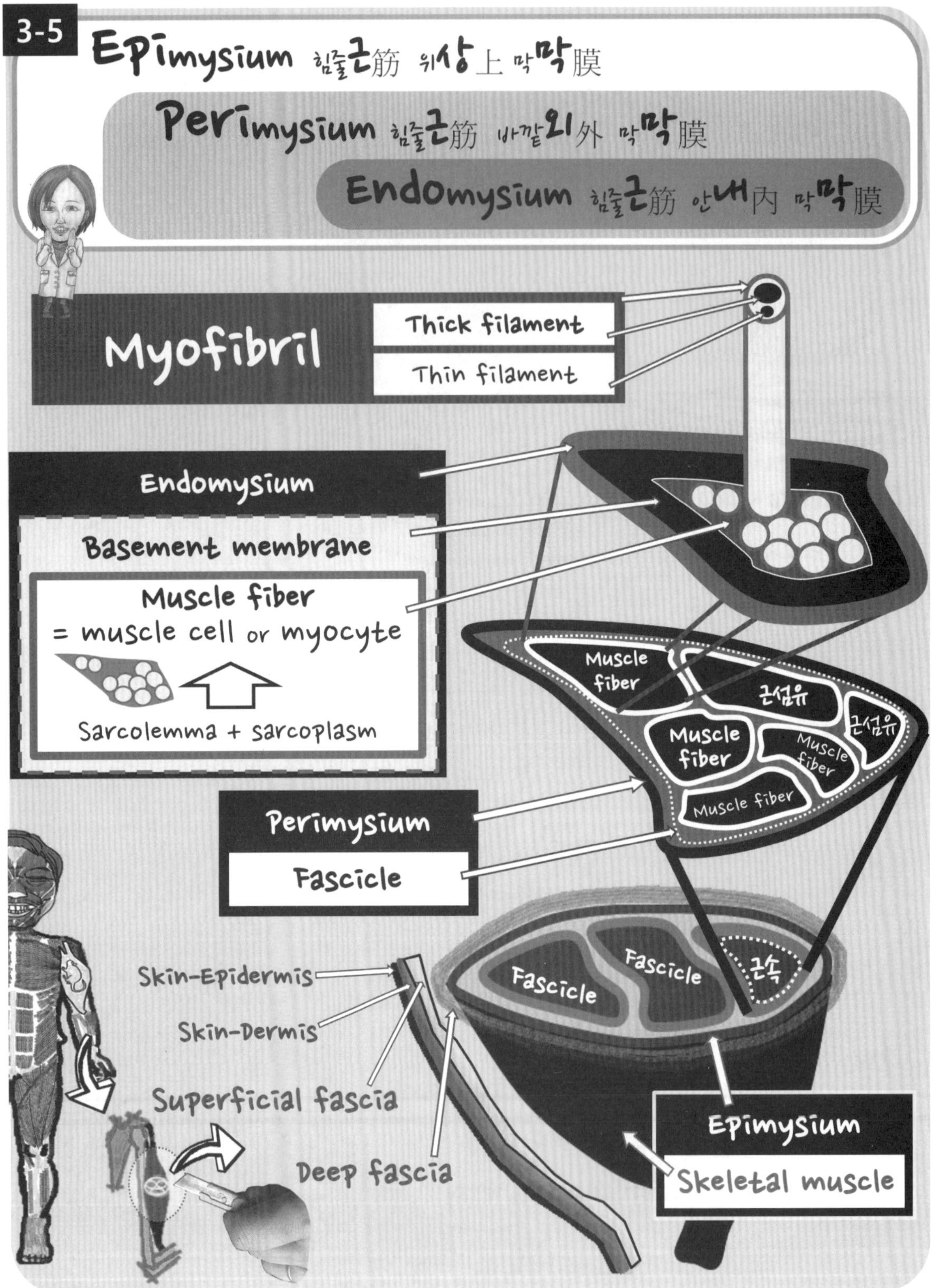
Epimysium 힘줄근筋 위상上 막막膜
Perimysium 힘줄근筋 바깥외外 막막膜
Endomysium 힘줄근筋 안내內 막막膜
Myofibril
Thick filament
Thin filament
Endomysium
Basement membrane
Muscle fiber
= muscle cell or myocyte
Sarcolemma + sarcoplasm
Muscle fiber
근섬유
근섬유
Muscle fiber
Muscle fiber
Muscle fiber
Perimysium
Fascicle
Fascicle
Fascicle
근속
Skin-Epidermis
Skin-Dermis
Superficial fascia
Deep fascia
Epimysium
Skeletal muscle

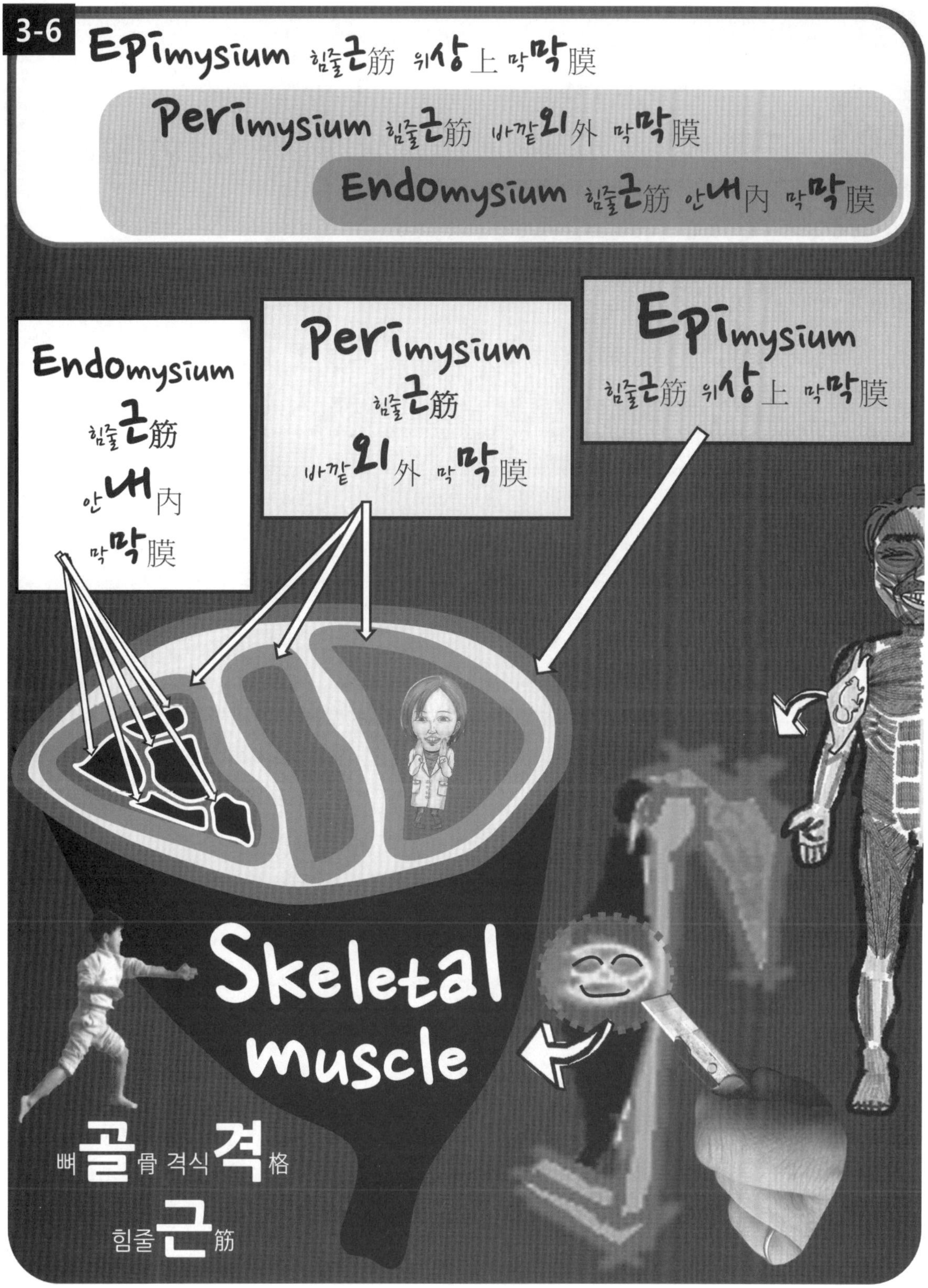
3-6
Epimysium 힘줄근筋 위상上 막막膜
Perimysium 힘줄근筋 바깥외外 막막膜
Endomysium 힘줄근筋 안내內 막막膜
Endomysium
힘줄근筋
안내內
막막膜
Perimysium
힘줄근筋
바깥외外 막막膜
Epimysium
힘줄근筋 위상上 막막膜
Skeletal muscle
뼈골骨 격식격格
힘줄근筋

3-7

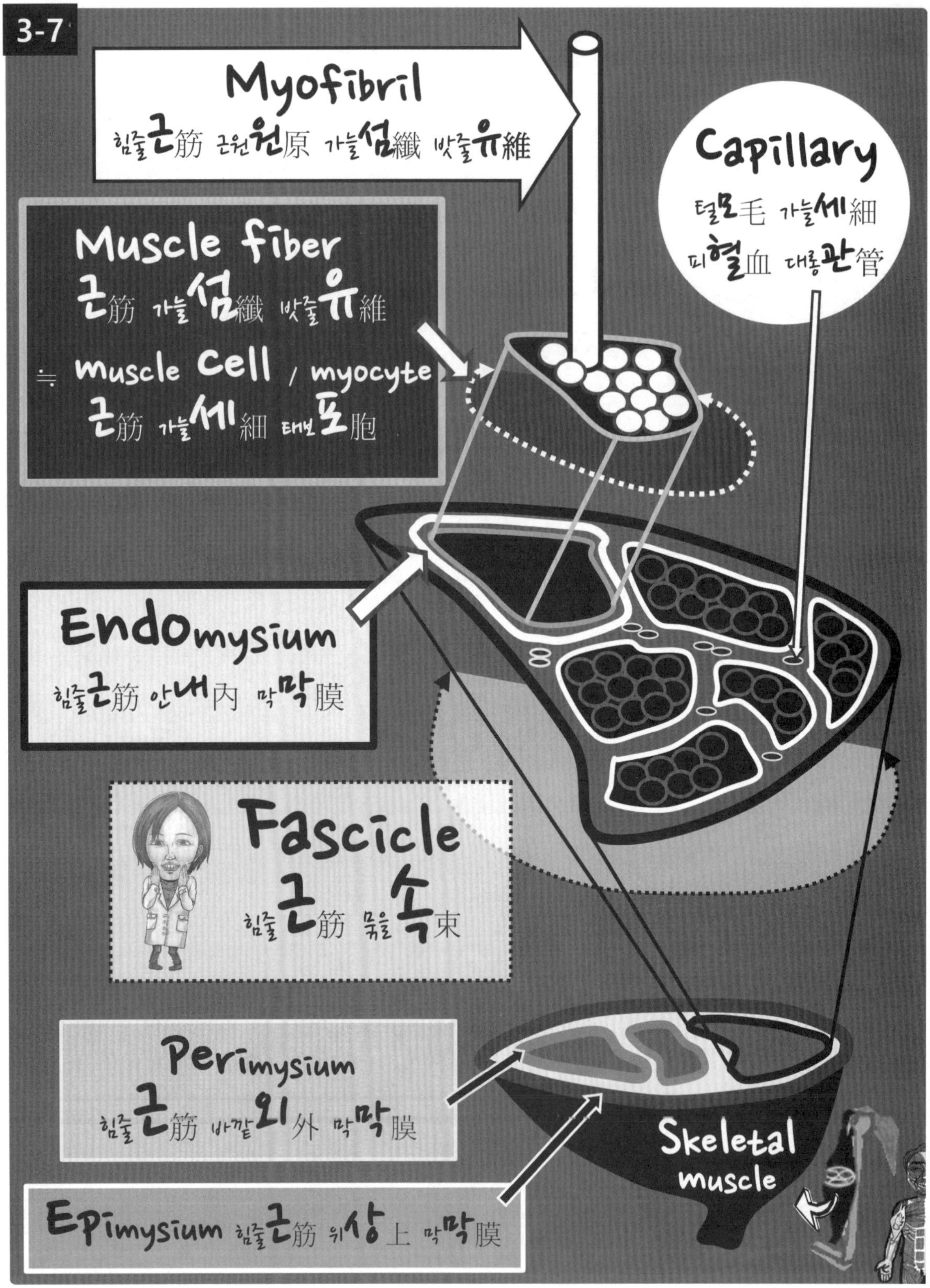
Myofibril
힘줄근筋 근원원原 가늘섬纖 밧줄유維
Capillary
털모毛 가늘세細
피혈血 대롱관管
Muscle fiber
근筋 가늘섬纖 밧줄유維
≒ muscle Cell / myocyte
근筋 가늘세細 태보포胞
Endomysium
힘줄근筋 안내內 막막膜
Fascicle
근속
힘줄근筋 묶을속束
Perimysium
힘줄근筋 바깥외外 막막膜
Skeletal muscle
Epimysium 힘줄근筋 위상上 막막膜

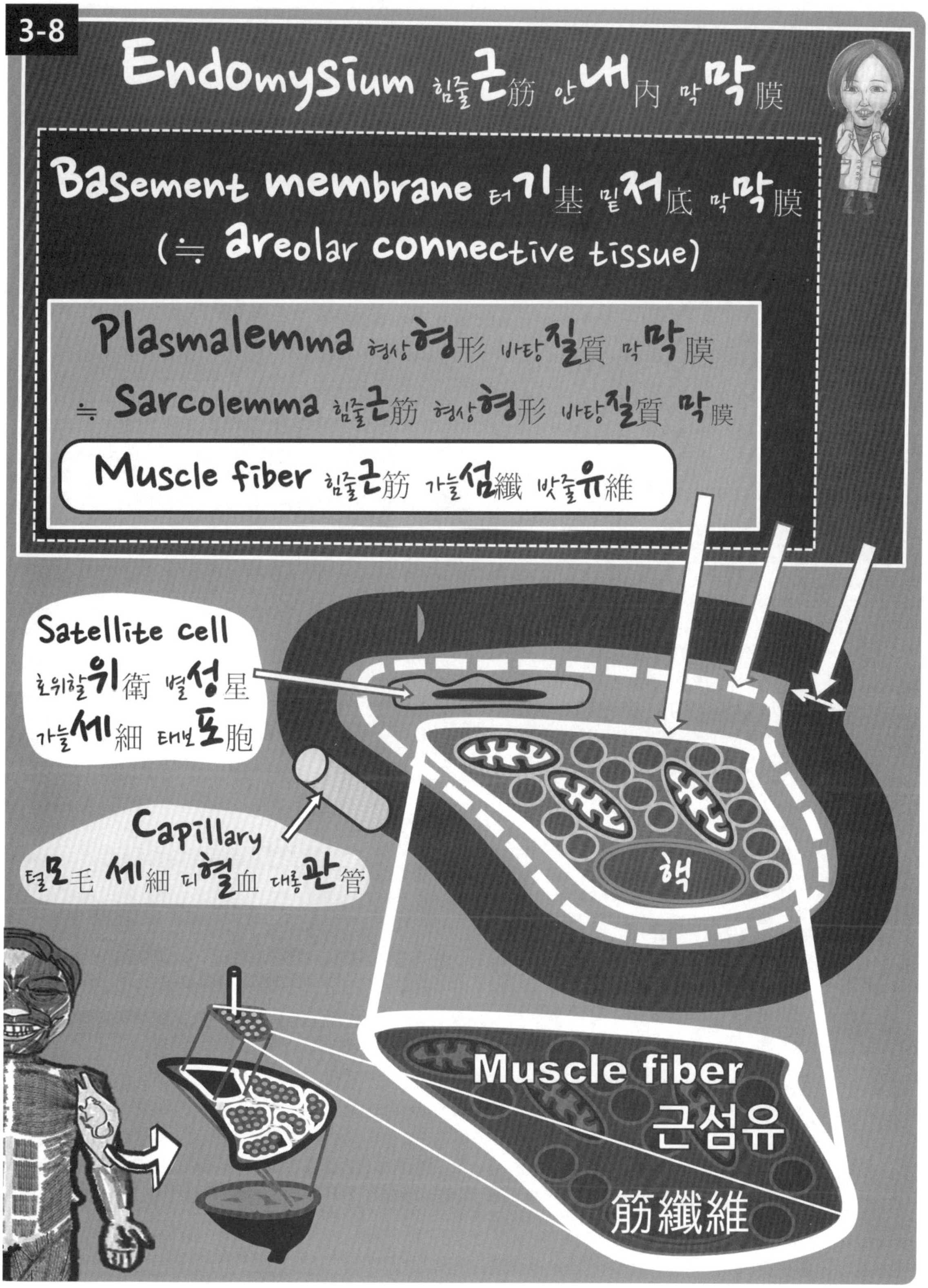
3-8
Endomysium 힘줄근筋 안내內 막막膜
Basement membrane 터기基 밑저底 막막膜
(≒ areolar connective tissue)
Plasmalemma 형상형形 바탕질質 막막膜
≒ Sarcolemma 힘줄근筋 형상형形 바탕질質 막膜
Muscle fiber 힘줄근筋 가늘섬纖 밧줄유維
Satellite cell
호위할위衛 별성星
가늘세細 태보포胞
Capillary
털모毛 세細 피혈血 대롱관管
핵
Muscle fiber
근섬유
筋纖維

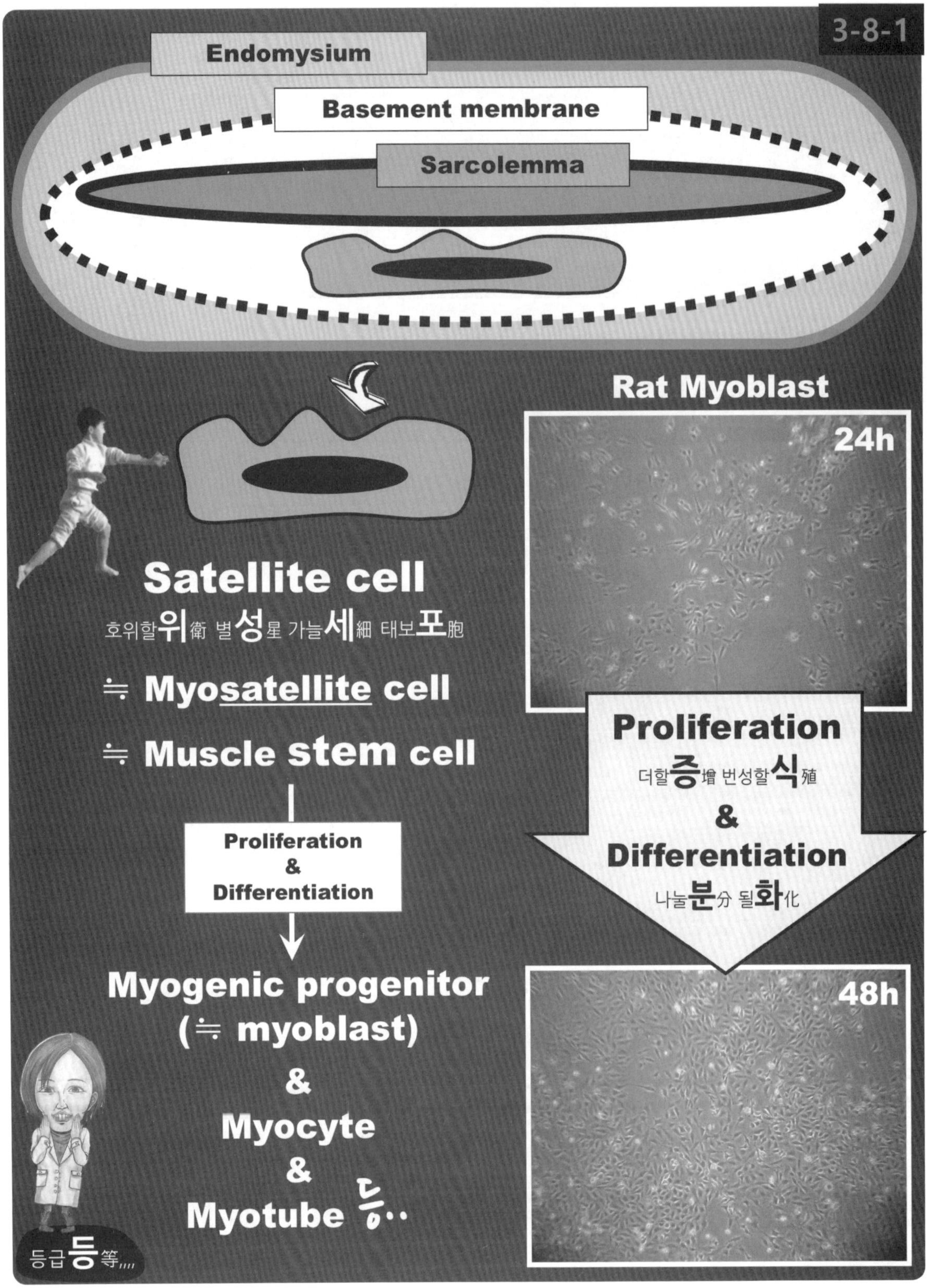
3-8-1
Endomysium
Basement membrane
Sarcolemma
Rat Myoblast
24h
Satellite cell
호위할위衛 별성星 가늘세細 태보포胞
≒ Myosatellite cell
≒ Muscle stem cell
Proliferation
&
Differentiation
Myogenic progenitor
(≒ myoblast)
&
Myocyte
&
Myotube 등..
등급등等,,,,
Proliferation
더할증增 번성할식殖
&
Differentiation
나눌분分 될화化
48h

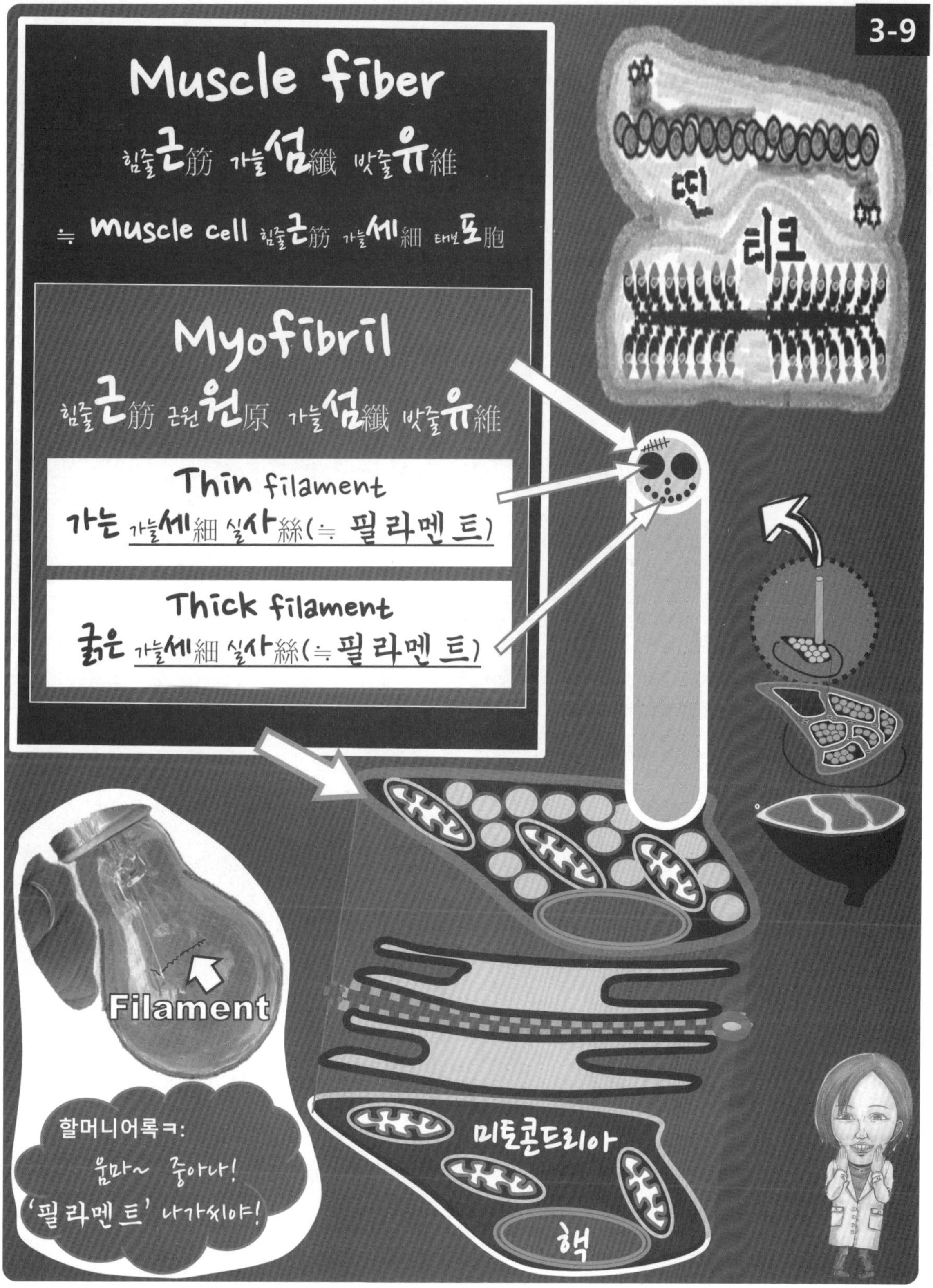
3-9
Muscle fiber
힘줄근筋 가늘섬纖 밧줄유維
≒ muscle cell 힘줄근筋 가늘세細 태보포胞
Myofibril
힘줄근筋 근원원原 가늘섬纖 밧줄유維
Thin filament
가는 가늘세細 실사絲(≒ 필라멘트)
Thick filament
굵은 가늘세細 실사絲(≒ 필라멘트)
덴
티크
Filament
할머니어록ㅋ:
움마~ 좋아나!
'필라멘트' 나가쎄야!
미토콘드리아
핵

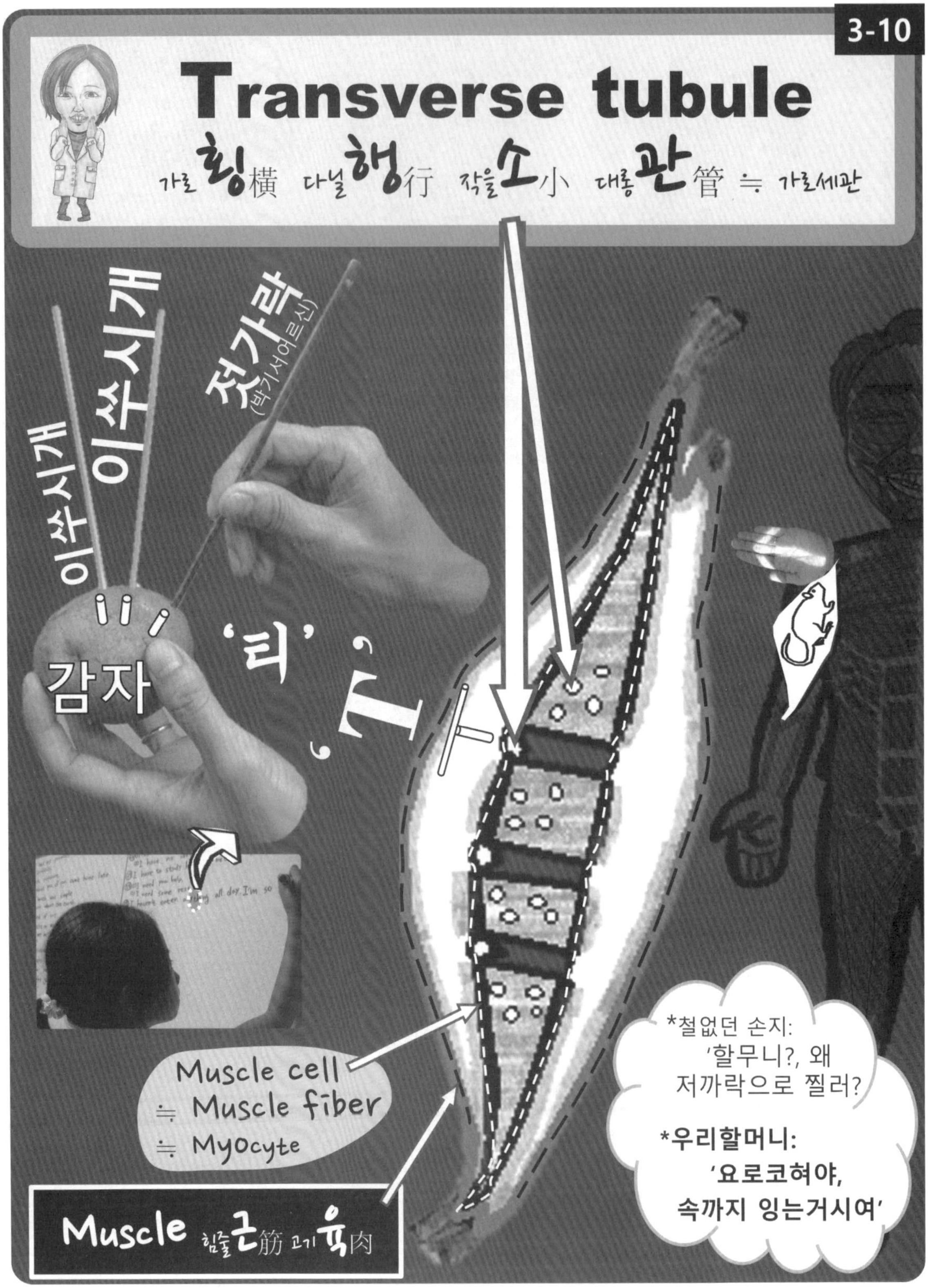
3-10
Transverse tubule
가로횡橫 다닐행行 작을소小 대롱관管 ≒ 가로세관
이쑤시개
이쑤시개
젓가락
(박기서어르신)
감자
'티'
'T'
Muscle cell
≒ Muscle fiber
≒ Myocyte
Muscle 힘줄근筋 고기육肉
*철없던 손지:
'할무니?, 왜
저까락으로 찔러?
*우리할머니:
'요로코혀야,
속까지 잉는거시여'

3-11

Sarcoplasmic Reticulum

힘줄근筋 형상형形 바탕질質 가늘세細 그물망網

≒ 힘줄근筋 미음장漿 그물 ≒ 근육세포질그물

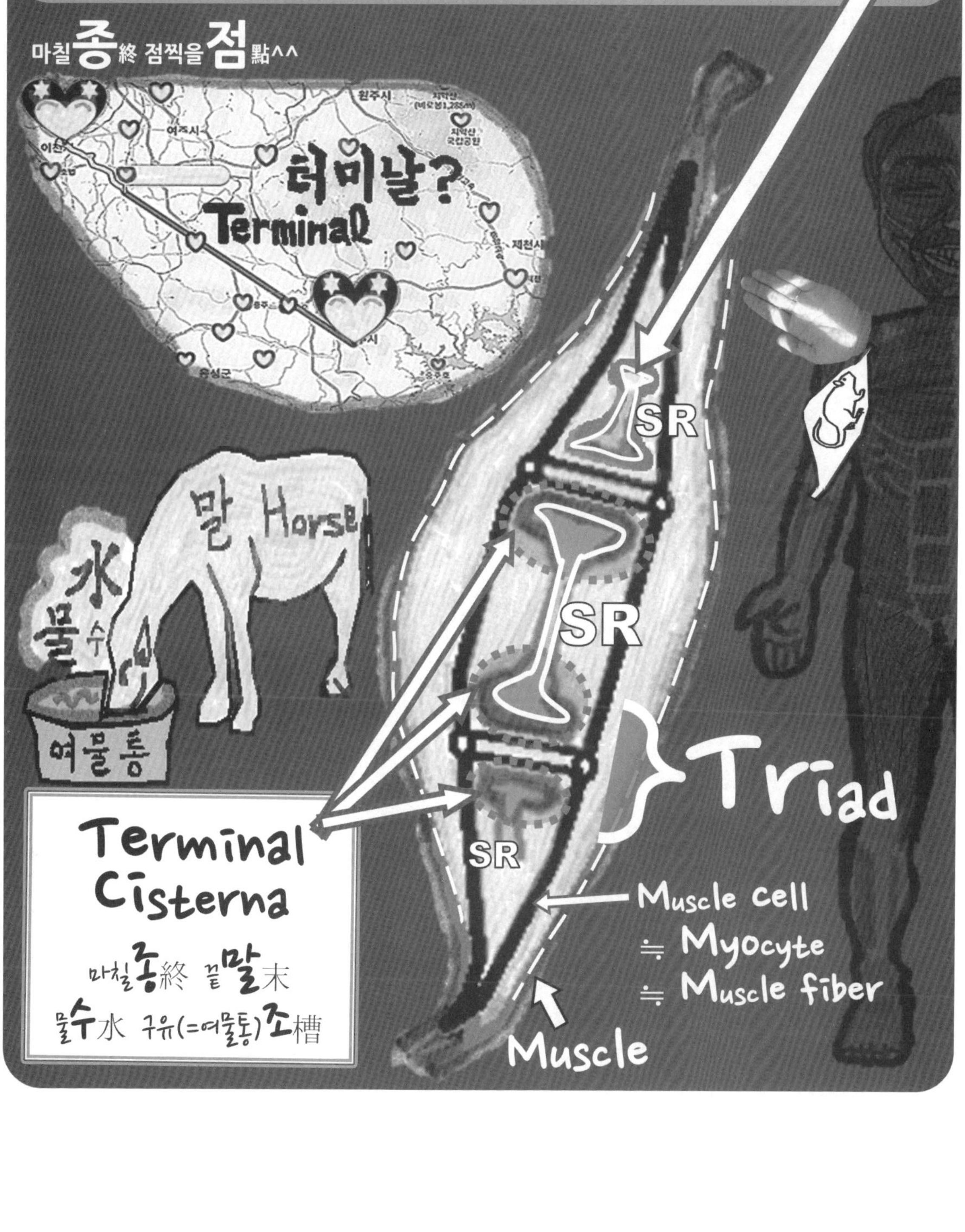

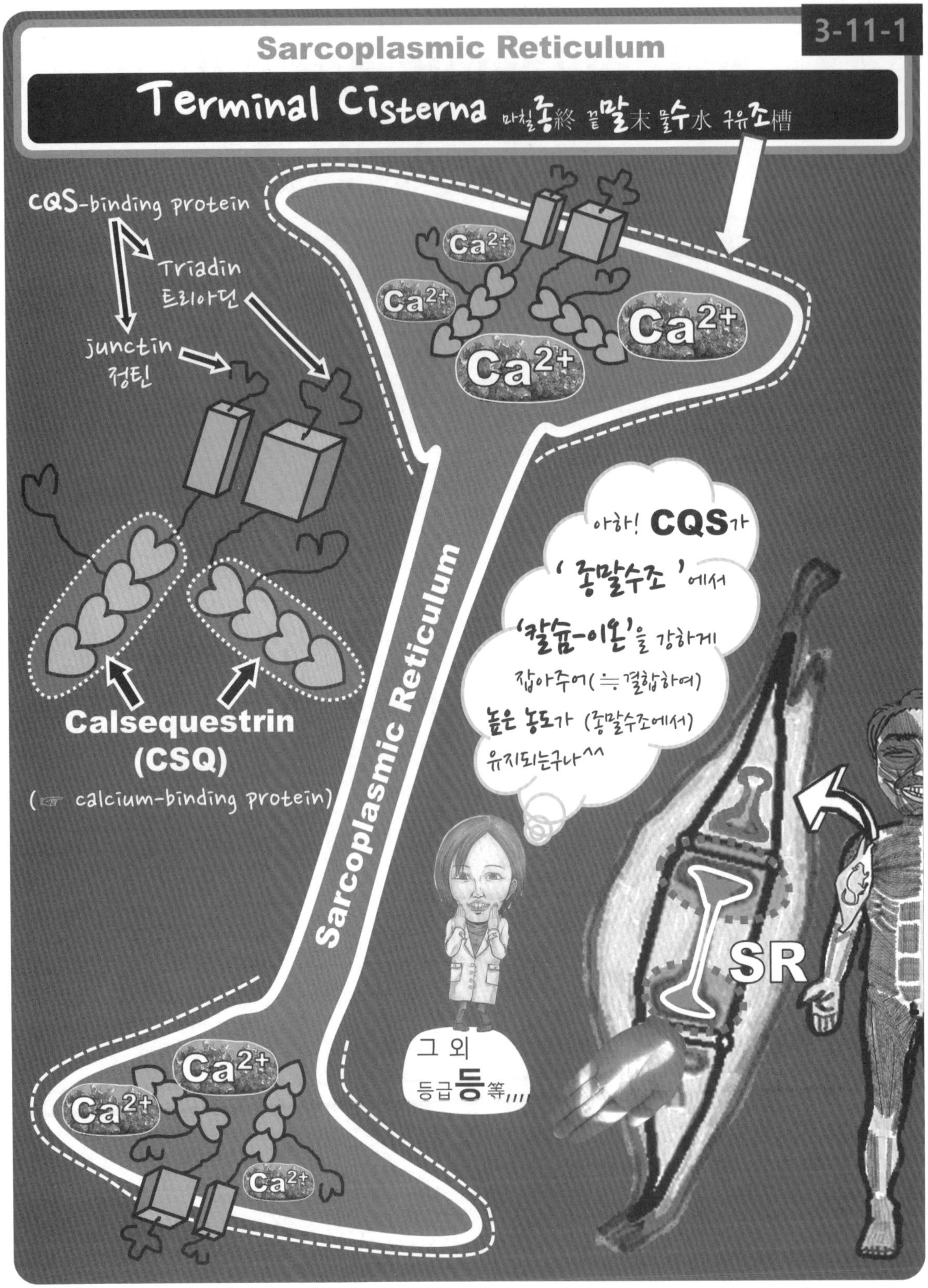
3-11-1
Sarcoplasmic Reticulum
Terminal Cisterna 마칠종終 끝말末 물수水 구유조槽
CQS-binding protein
Triadin
트리아딘
junctin
정틴
Ca2+
Calsequestrin
(CSQ)
(☞ calcium-binding protein)
Sarcoplasmic Reticulum
아하! CQS가
'종말수조'에서
'칼슘-이온'을 강하게
잡아주어(≒결합하여)
높은 농도가 (종말수조에서)
유지되는구나^^
그 외
등급등等,,,
SR

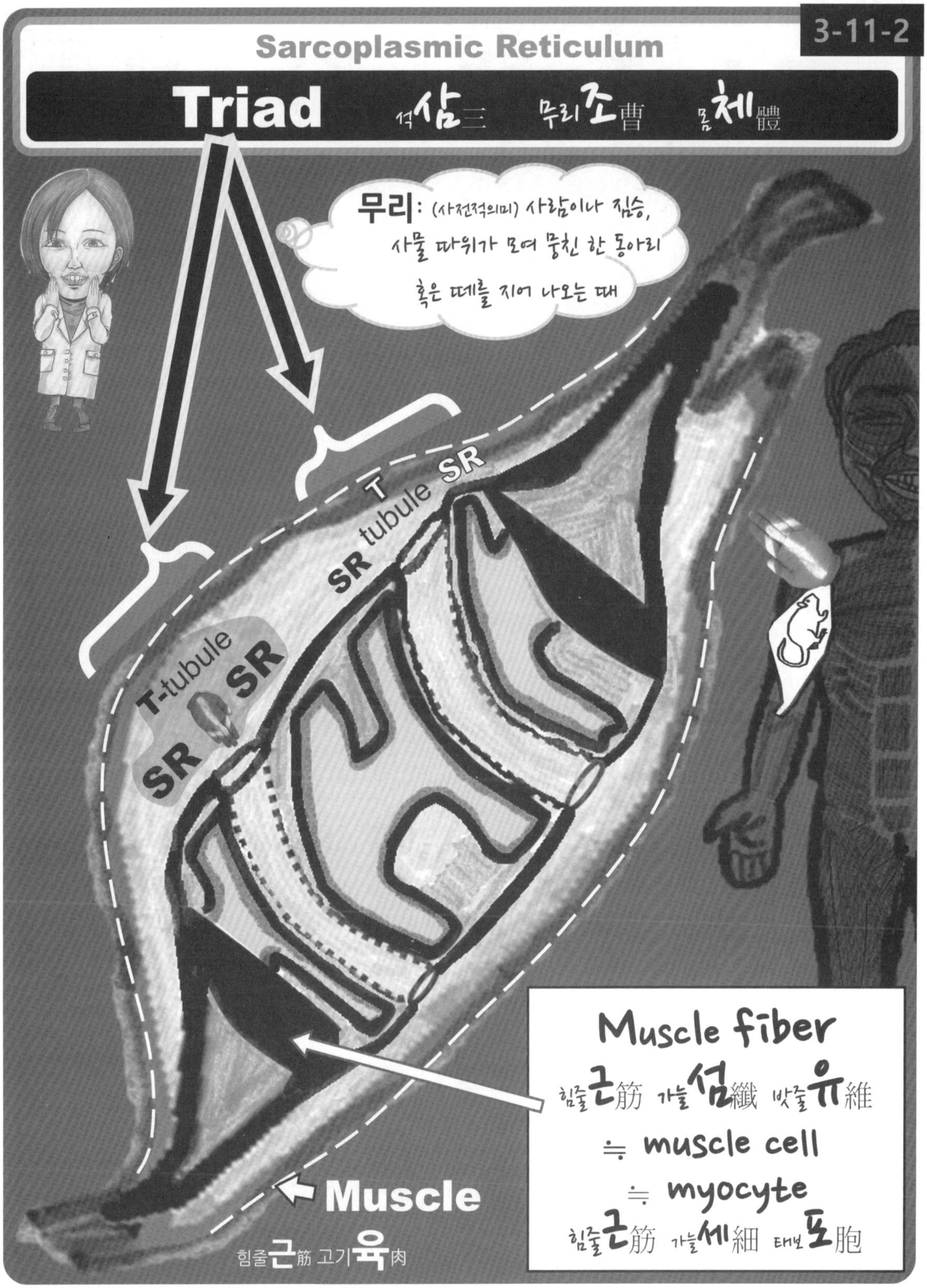
3-11-2
Sarcoplasmic Reticulum
Triad 석삼三 무리조曹 몸체體
무리: (사전적의미) 사람이나 짐승, 사물 따위가 모여 뭉친 한 동아리 혹은 떼를 지어 나오는 때
T tubule SR
SR
T-tubule SR
SR
Muscle fiber
힘줄근筋 가늘섬纖 밧줄유維
≒ muscle cell
≒ myocyte
힘줄근筋 가늘세細 태보포胞
Muscle
힘줄근筋 고기육肉

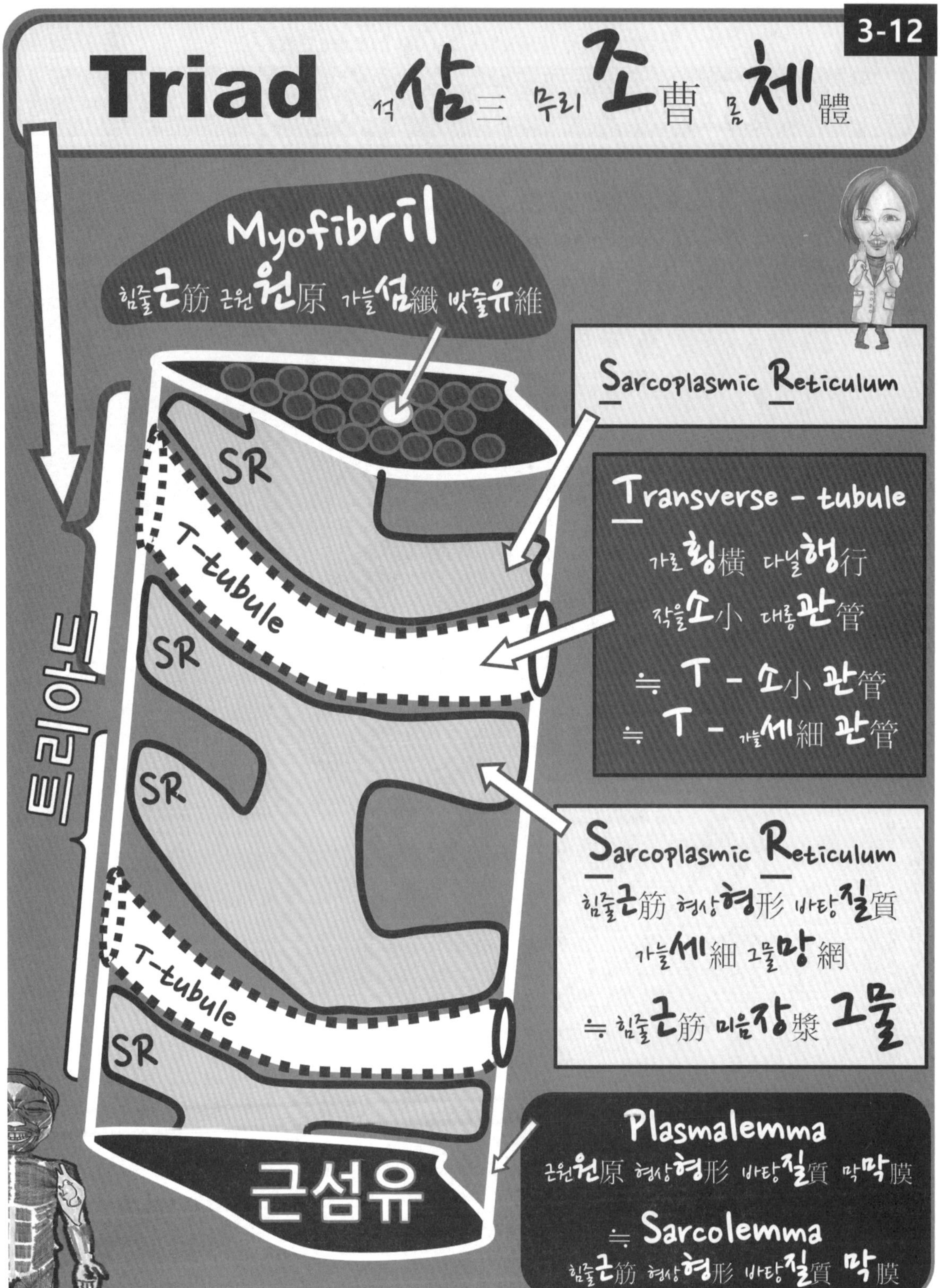
3-12
Triad 석삼三 무리조曹 몸체體
Myofibril
힘줄근筋 근원원原 가늘섬纖 밧줄유維
SR
T-tubule
SR
SR
T-tubule
SR
트리아드
근섬유
Sarcoplasmic Reticulum
Transverse - tubule
가로횡橫 다닐행行
작을소小 대롱관管
≒ T - 소小 관管
≒ T - 가늘세細 관管
Sarcoplasmic Reticulum
힘줄근筋 형상형形 바탕질質
가늘세細 그물망網
≒ 힘줄근筋 미음장漿 그물
Plasmalemma
근원원原 형상형形 바탕질質 막막膜
≒ Sarcolemma
힘줄근筋 형상형形 바탕질質 막膜

3-13

Triad 석 삼 三 무리 조 曹 몸 체 體

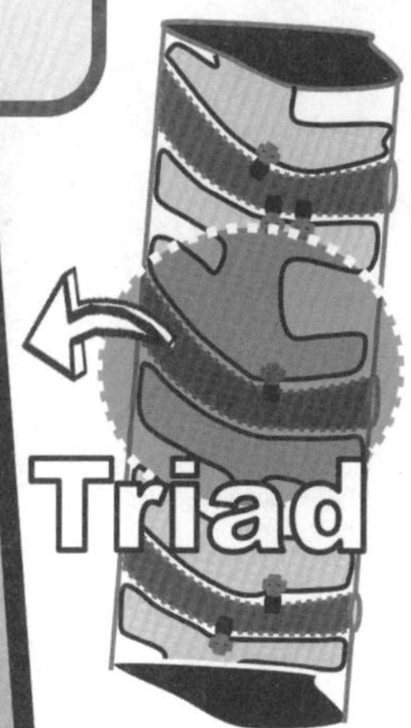

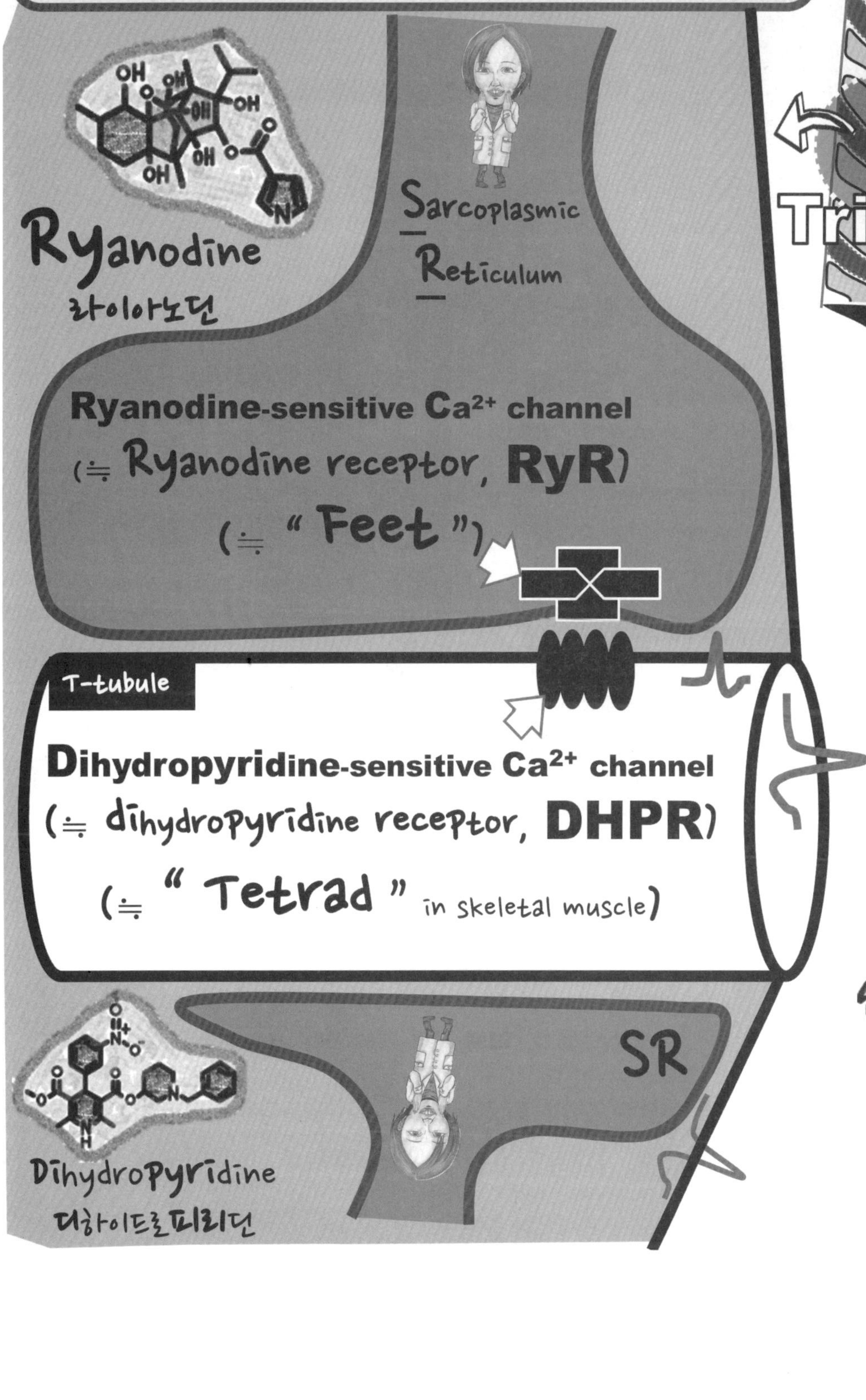

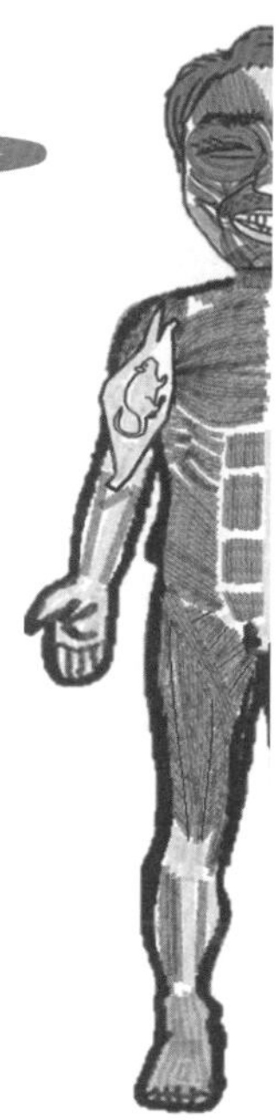

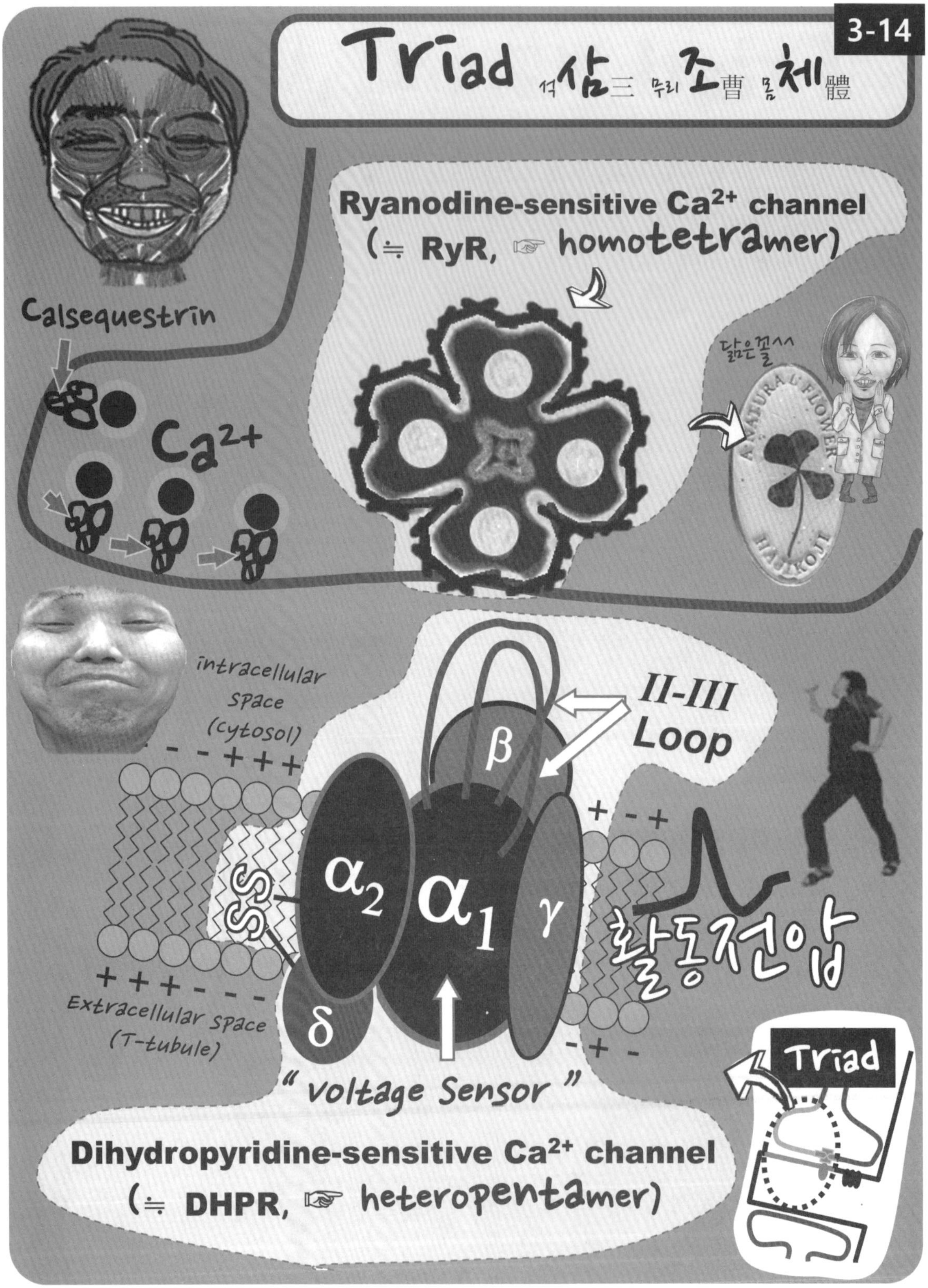
3-14
Triad 석삼三 무리조曹 몸체體
Ryanodine-sensitive Ca2+ channel
(≒ RyR, ☞ homotetramer)
Calsequestrin
Ca2+
닮은꼴^^
intracellular space (cytosol)
II-III Loop
β
α2
α1
γ
δ
SS
활동전압
Extracellular space (T-tubule)
"voltage sensor"
Triad
Dihydropyridine-sensitive Ca2+ channel
(≒ DHPR, ☞ heteropentamer)

3-15

Myofibril 힘줄근筋 근원원原 가늘섬纖 밧줄유維

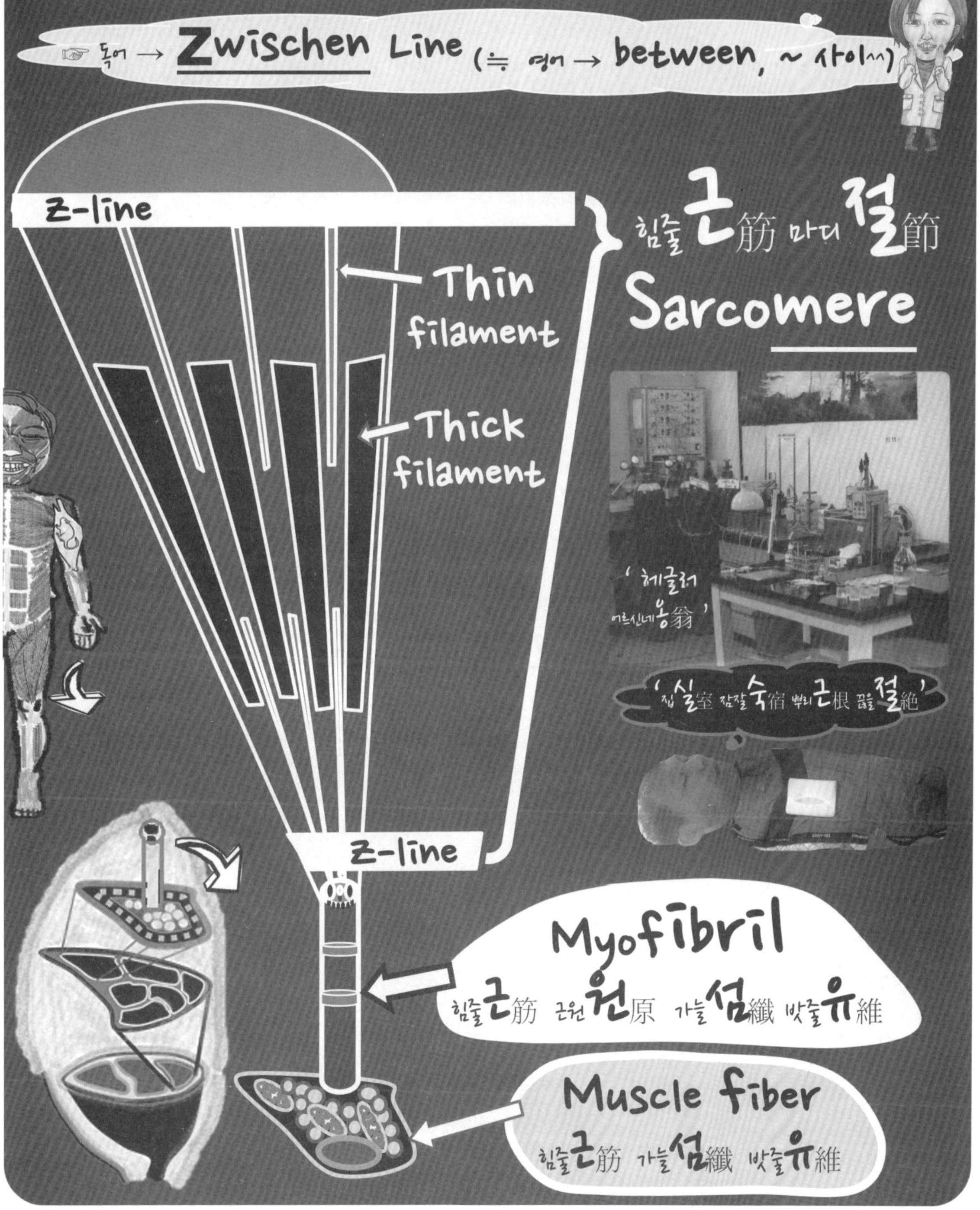

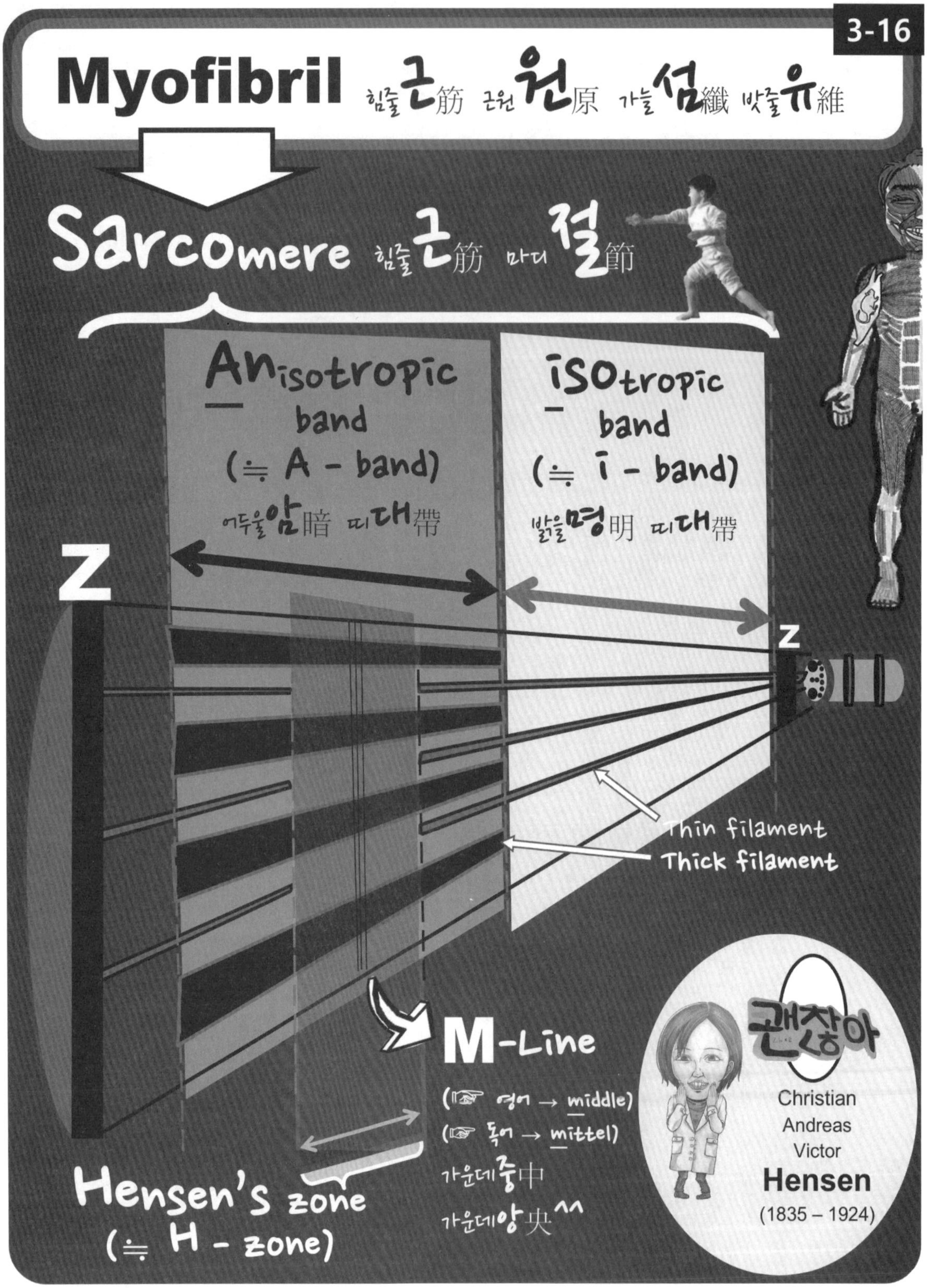
3-16
Myofibril 힘줄근筋 근원원原 가늘섬纖 밧줄유維
Sarcomere 힘줄근筋 마디절節
Anisotropic band
(≒ A - band)
어두울암暗 띠대帶
Isotropic band
(≒ I - band)
밝을명明 띠대帶
Z
Z
Thin filament
Thick filament
M-Line
(☞ 영어 → middle)
(☞ 독어 → mittel)
가운데중中
가운데앙央^^
Hensen's zone
(≒ H - zone)
괜찮아
Christian
Andreas
Victor
Hensen
(1835 – 1924)

3-17

Contraction / Relaxation

거둘수收 오그라들축縮 / 늦출이弛 느슨할완緩

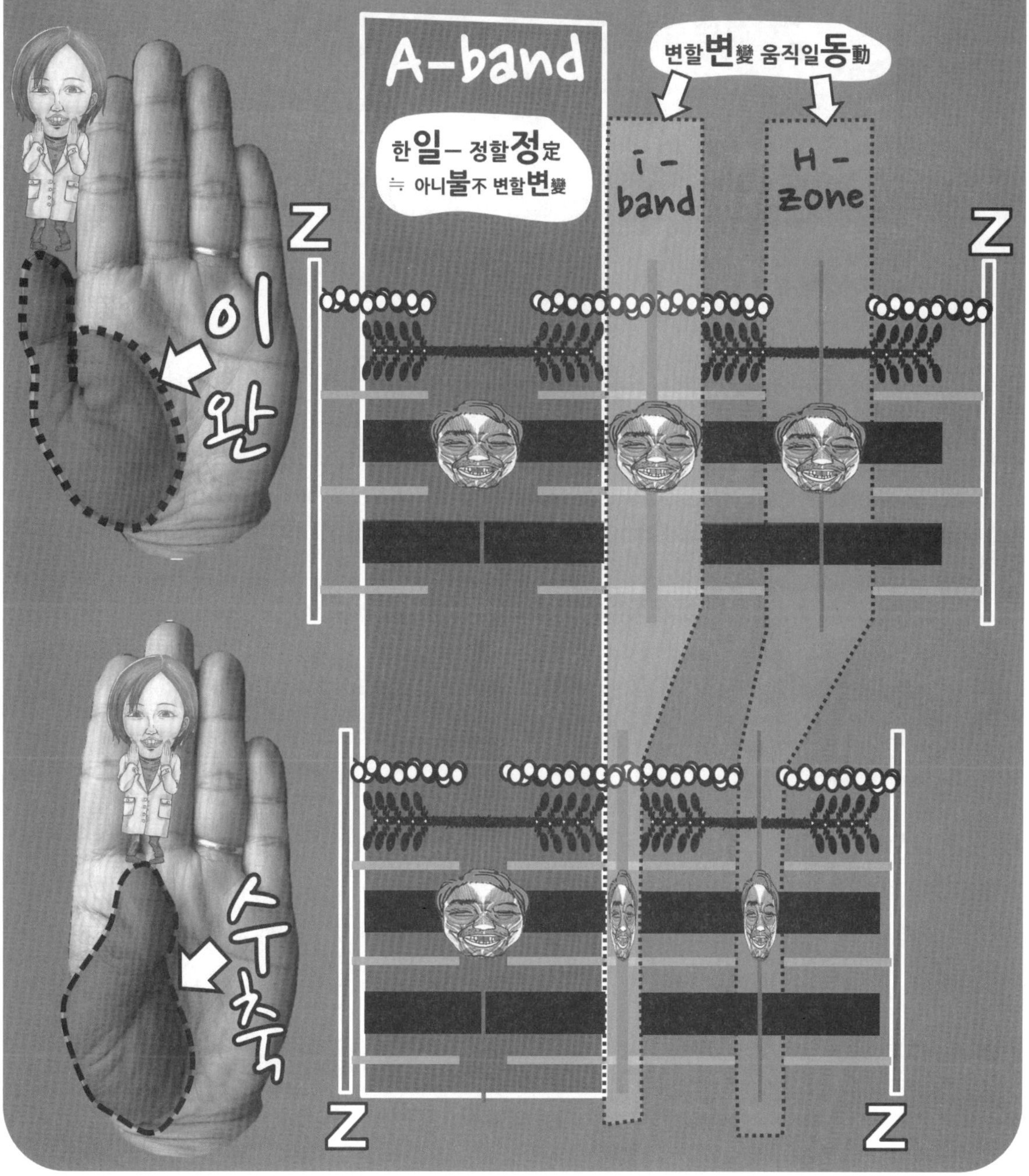

3-17-1

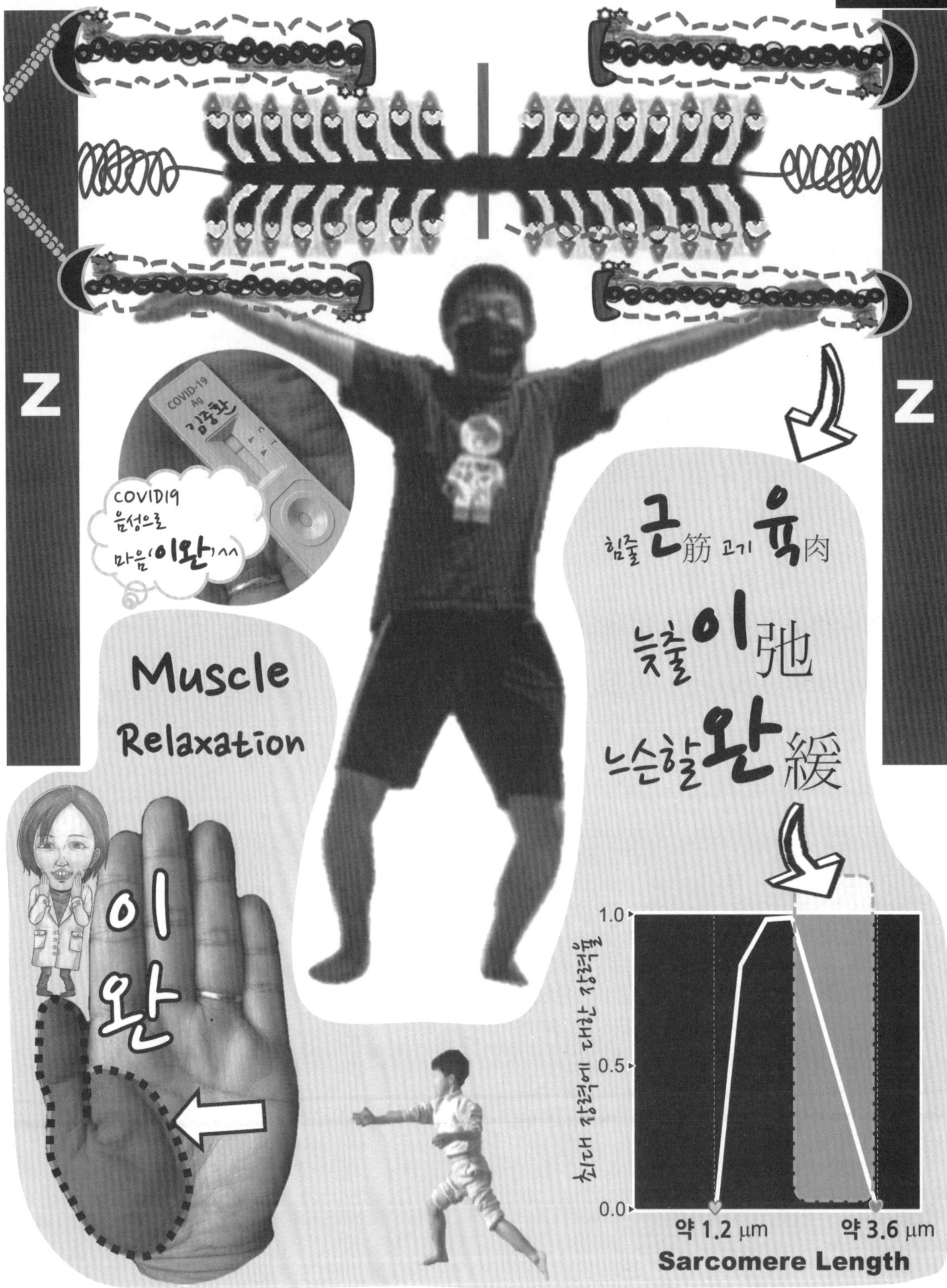
Z
Z
COVID-19 Ag
COVID19
음성으로
마음이완~~
힘줄 근 筋 고기 육 肉
늦출 이 弛
느슨할 완 緩
Muscle
Relaxation
이
완
1.0
0.5
0.0
최대 장력에 대한 장력율
약 1.2 µm
약 3.6 µm
Sarcomere Length

3-17-2

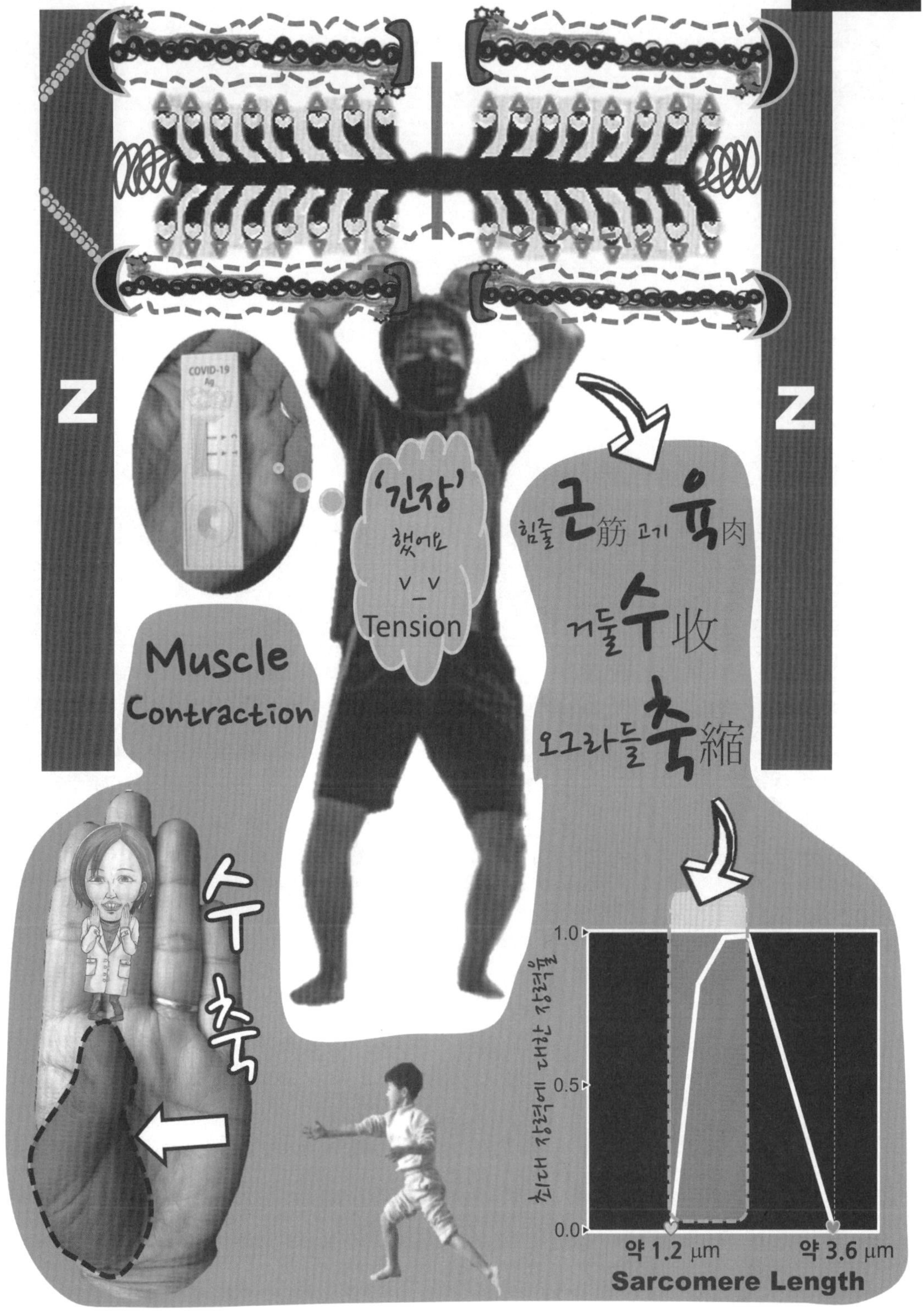
Z
Z
'긴장' 했어요 V_V Tension
힘줄근筋 고기육肉
거둘수收
오그라들축縮
Muscle Contraction
수축
1.0
0.5
0.0
최대 장력에 대한 장력율
약 1.2 μm
약 3.6 μm
Sarcomere Length

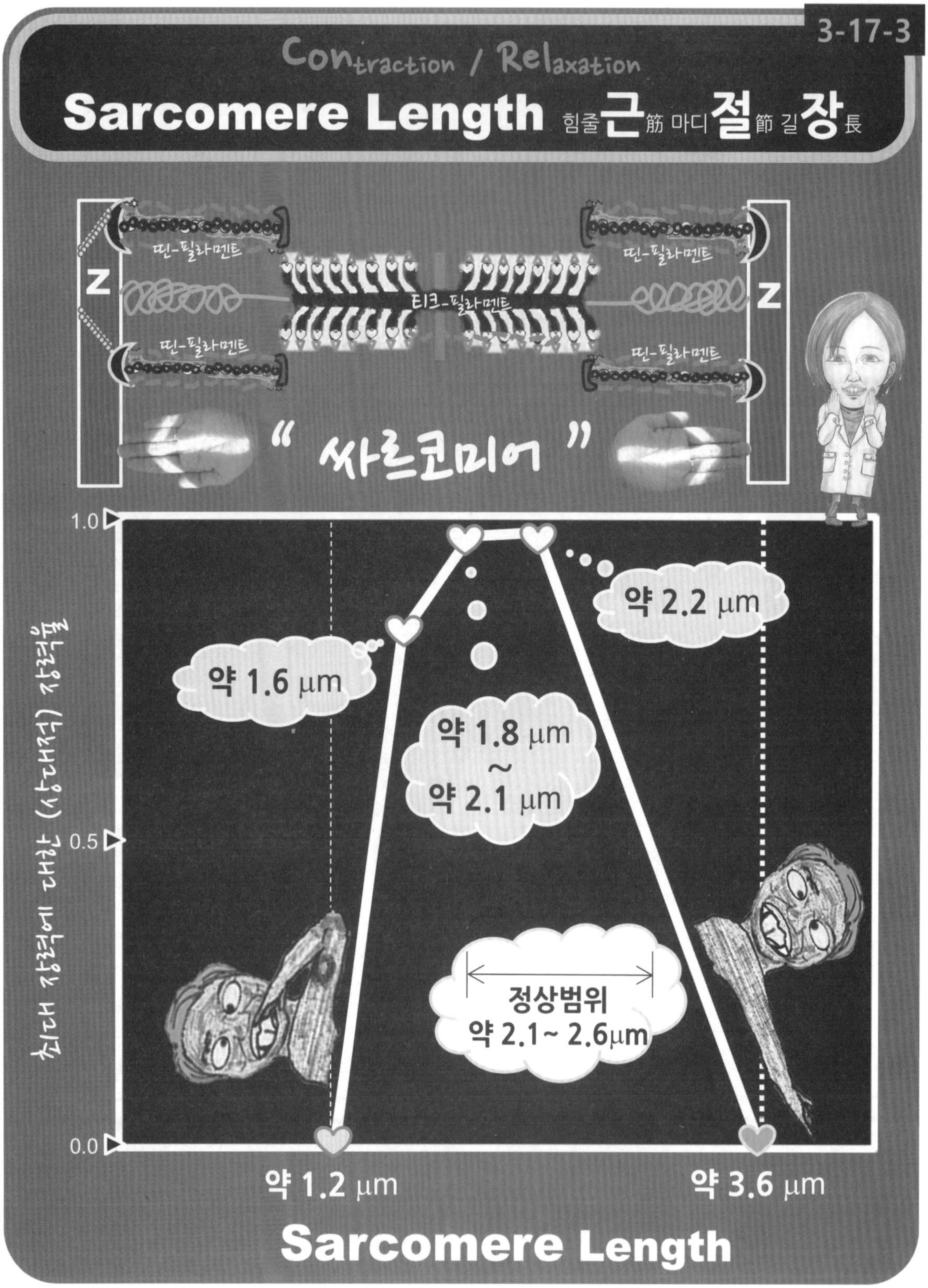
3-17-3
Contraction / Relaxation
Sarcomere Length 힘줄근筋 마디절節 길장長
띤-필라멘트
띤-필라멘트
띤-필라멘트
띤-필라멘트
티크-필라멘트
Z
Z
" 싸르코미어 "
1.0
0.5
0.0
최대 장력에 대한 (상대적) 장력율
약 1.6 μm
약 1.8 μm ~ 약 2.1 μm
약 2.2 μm
정상범위 약 2.1~ 2.6μm
약 1.2 μm
약 3.6 μm
Sarcomere Length

3-18

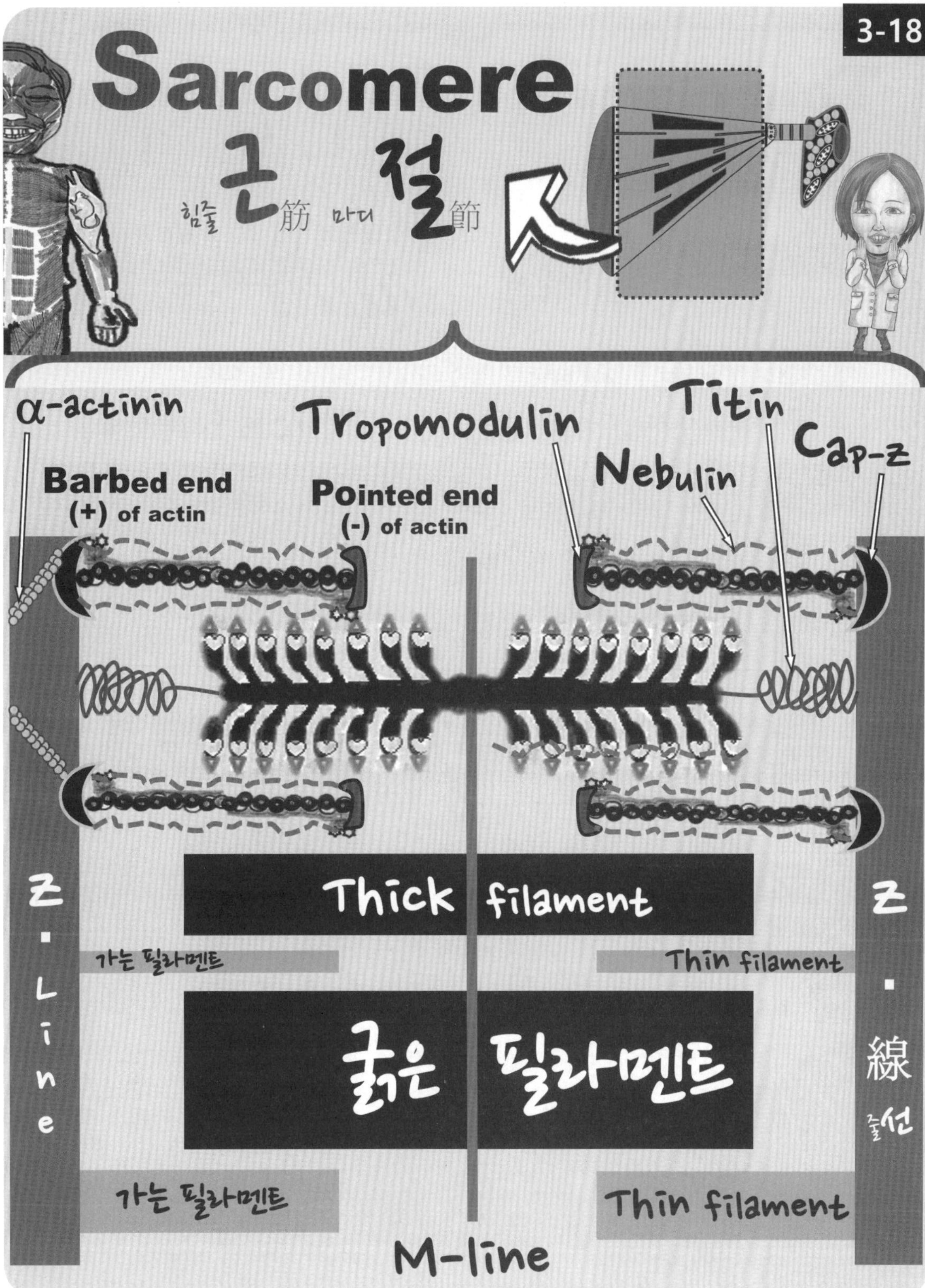
Sarcomere
힘줄 근 筋 마디 절 節
α-actinin
Tropomodulin
Titin
Cap-z
Nebulin
Barbed end
(+) of actin
Pointed end
(-) of actin
Z-Line
Z·線
줄선
Thick filament
굵은 필라멘트
가는 필라멘트
Thin filament
M-line

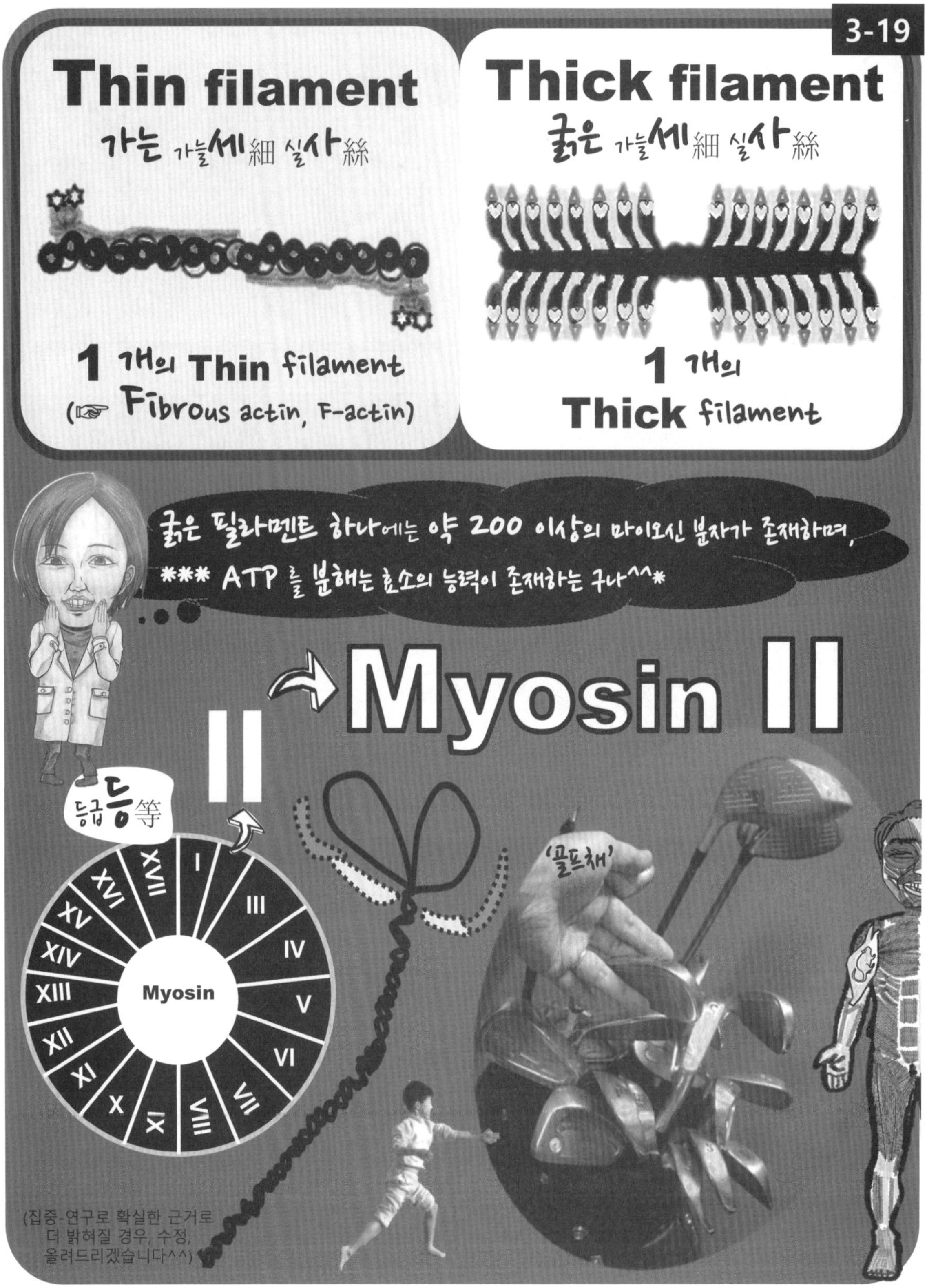
3-19
Thin filament
가는 가늘세細 실사絲
1 개의 Thin filament
(☞ Fibrous actin, F-actin)
Thick filament
굵은 가늘세細 실사絲
1 개의
Thick filament
굵은 필라멘트 하나에는 약 200 이상의 마이오신 분자가 존재하며,
*** ATP 를 분해는 효소의 능력이 존재하는 구나^^*
Myosin II
II
등급 등等
I
III
IV
V
VI
VII
VIII
IX
X
XI
XII
XIII
XIV
XV
XVI
XVII
Myosin
'골프채'
(집중-연구로 확실한 근거로
더 밝혀질 경우, 수정,
올려드리겠습니다^^)

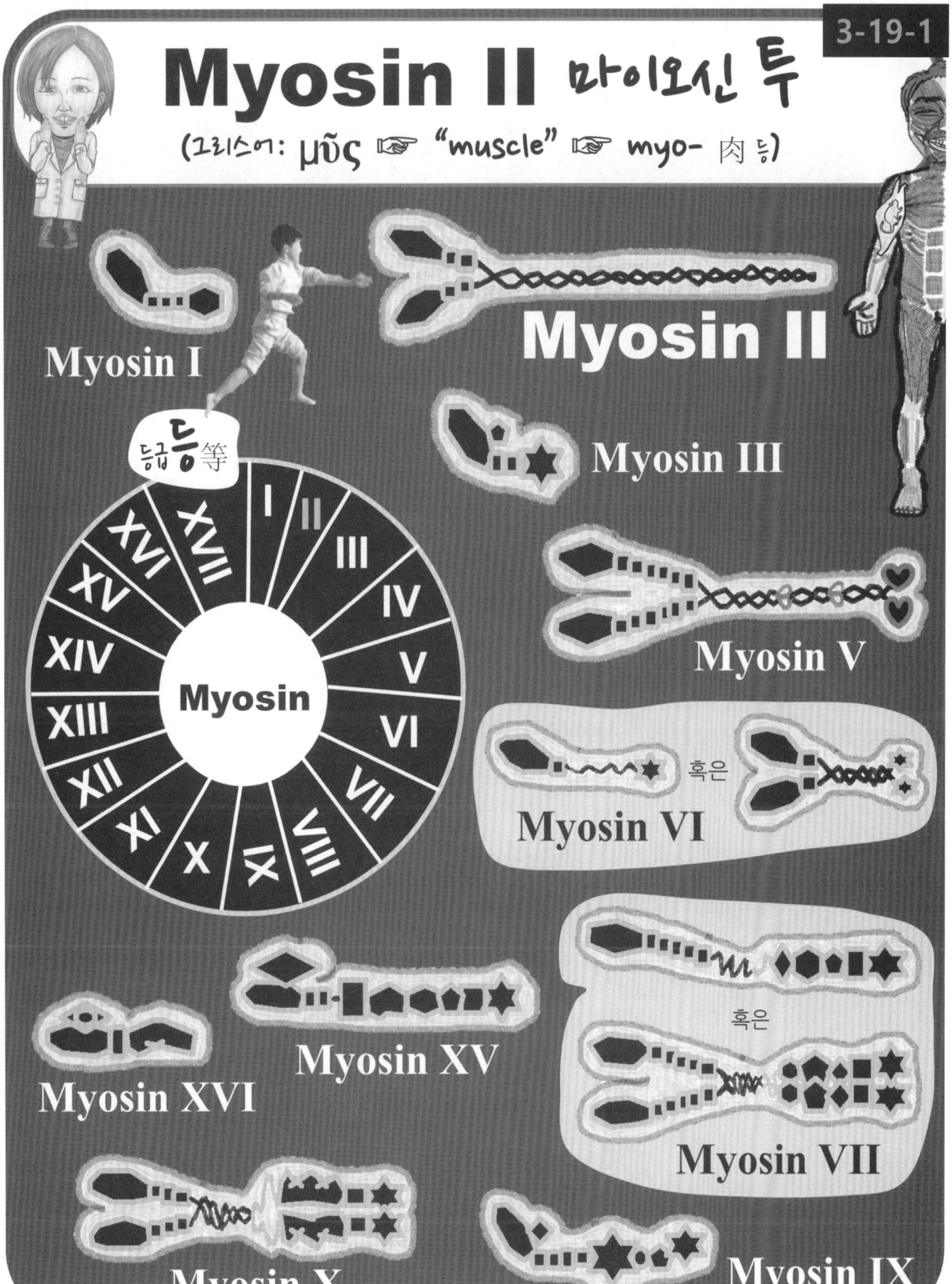
3-19-1
Myosin II 마이오신 투
(그리스어: μῦς ☞ "muscle" ☞ myo- 肉 등)
Myosin I
Myosin II
Myosin III
등급 등 等
Myosin
I
II
III
IV
V
VI
VII
VIII
IX
X
XI
XII
XIII
XIV
XV
XVI
XVII
Myosin V
혹은
Myosin VI
혹은
Myosin VII
Myosin XV
Myosin XVI
Myosin X
Myosin IX

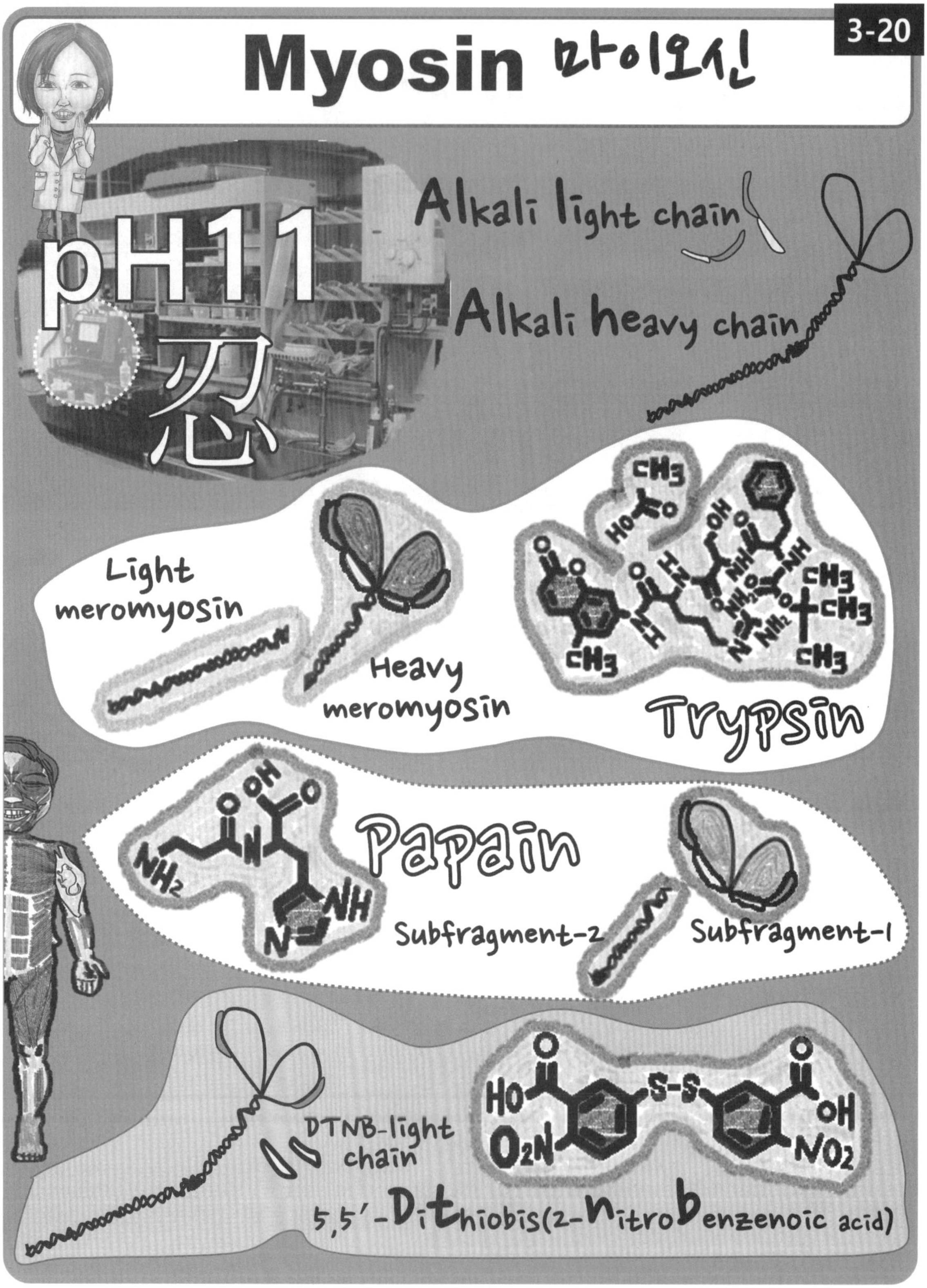
3-20
Myosin 마이오신
pH11
Alkali light chain
Alkali heavy chain
Light meromyosin
Heavy meromyosin
Trypsin
Papain
Subfragment-2
Subfragment-1
DTNB-light chain
5,5′-Dithiobis(2-nitrobenzenoic acid)

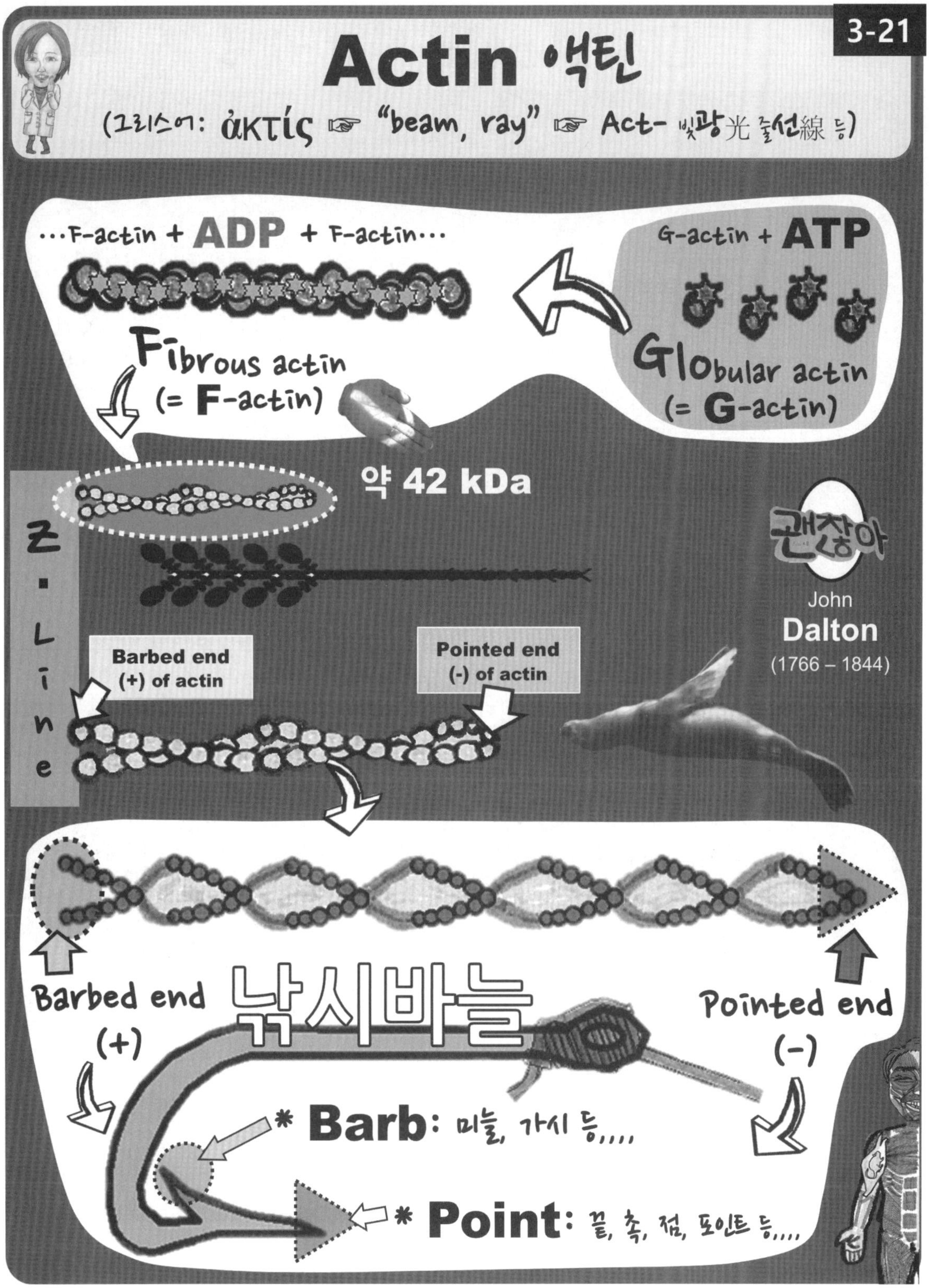
3-21
Actin 액틴
(그리스어: ἀκτίς ☞ "beam, ray" ☞ Act- 빛광光 줄선線 등)
…F-actin + ADP + F-actin…
G-actin + ATP
Fibrous actin
(= F-actin)
Globular actin
(= G-actin)
약 42 kDa
Z-Line
괜찮아
John
Dalton
(1766 – 1844)
Barbed end
(+) of actin
Pointed end
(-) of actin
Barbed end
(+)
낚시바늘
Pointed end
(-)
* Barb: 미늘, 가시 등,...,
* Point: 끝, 촉, 점, 포인트 등,...,

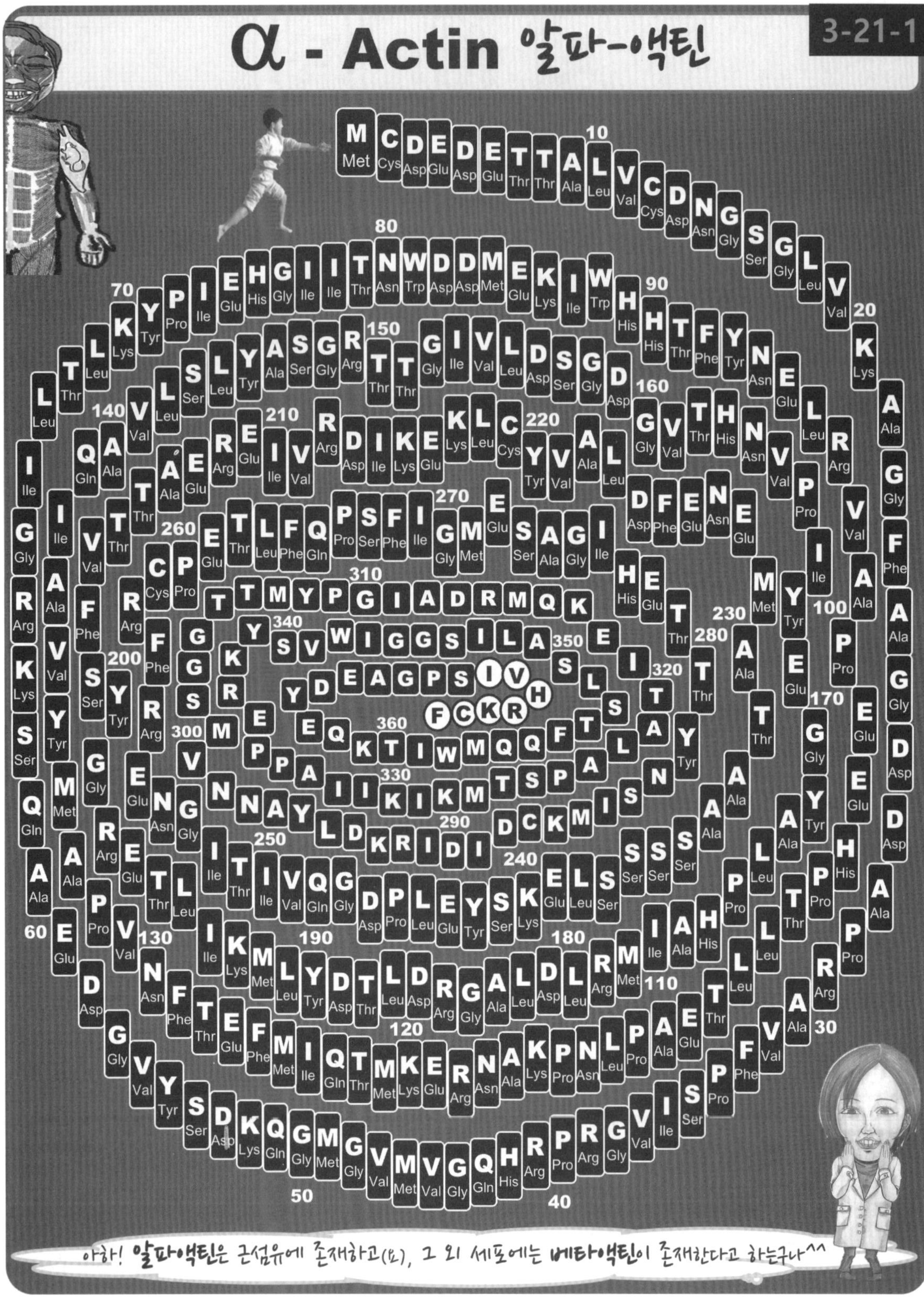
α - Actin 알파-액틴
3-21-1
아하! 알파액틴은 근섬유에 존재하고(요), 그 외 세포에는 베타액틴이 존재한다고 하는구나^^

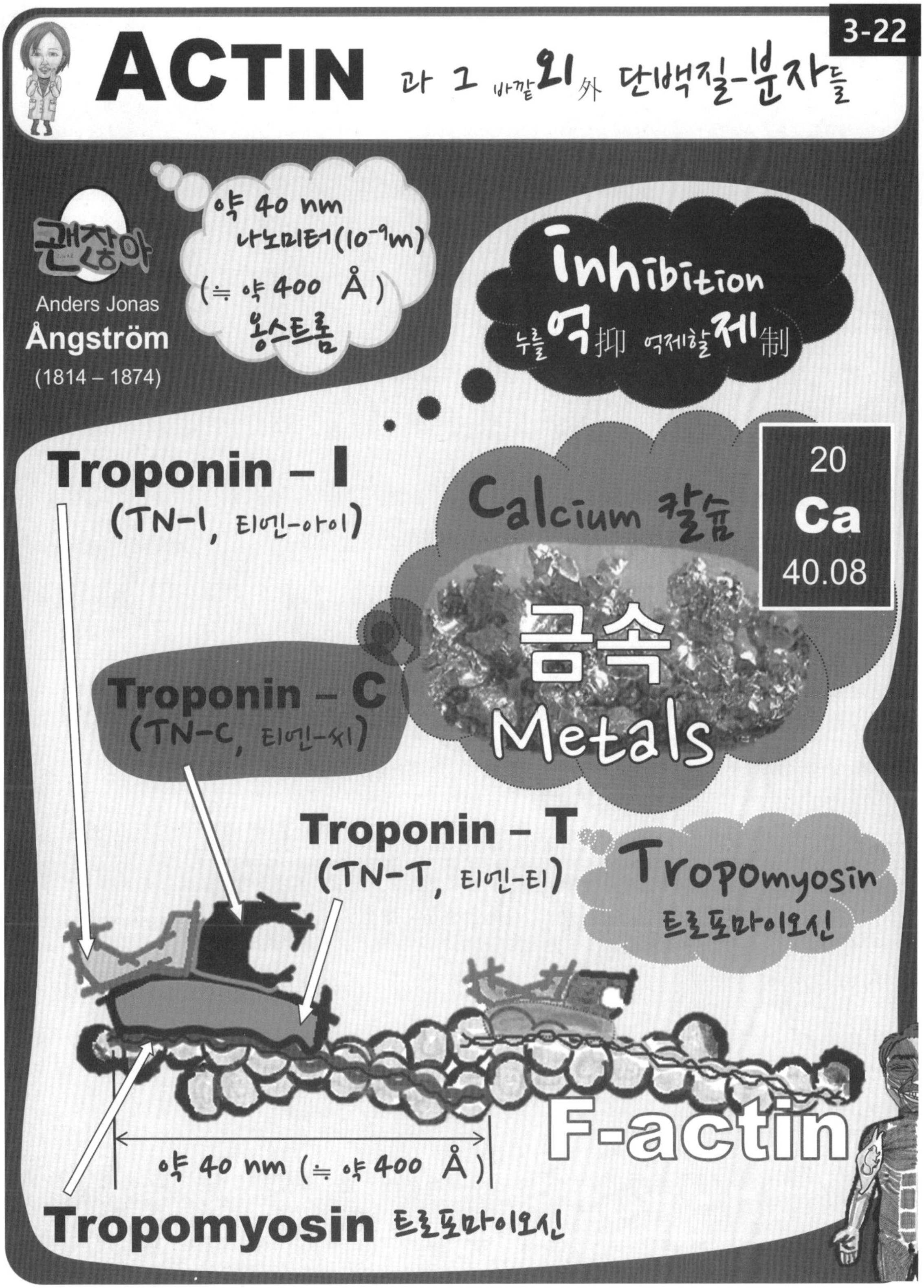
3-22
ACTIN 과 그 바깥외外 단백질-분자들
괜찮아
Anders Jonas
Ångström
(1814 – 1874)
약 40 nm
나노미터(10^{-9}m)
(≒ 약 400 Å)
옹스트롬
Inhibition
누를억抑 억제할제制
Troponin – I
(TN-I, 티엔-아이)
Calcium 칼슘
20
Ca
40.08
금속
Metals
Troponin – C
(TN-C, 티엔-씨)
Troponin – T
(TN-T, 티엔-티)
Tropomyosin
트로포마이오신
F-actin
약 40 nm (≒ 약 400 Å)
Tropomyosin 트로포마이오신

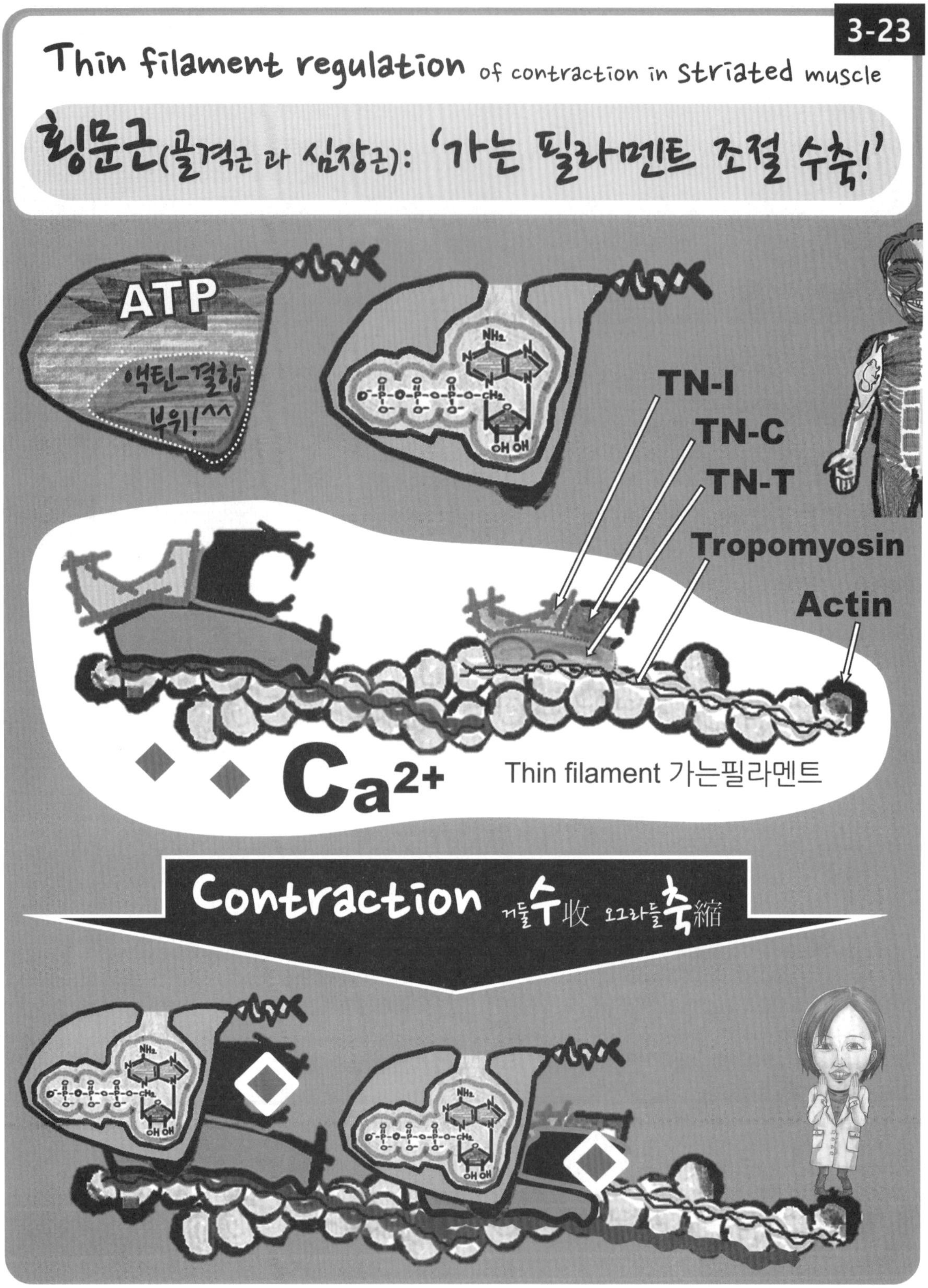
3-23
Thin filament regulation of contraction in striated muscle
횡문근(골격근 과 심장근): '가는 필라멘트 조절 수축!'
ATP
액틴-결합 부위!^^
TN-I
TN-C
TN-T
Tropomyosin
Actin
Ca^{2+}
Thin filament 가는필라멘트
Contraction 거둘수收 오그라들축縮

Neuromuscular junction

3-24

영혼 신神 지날 경經 힘줄 근筋 연결할 연連 이을 접接 떼 부部

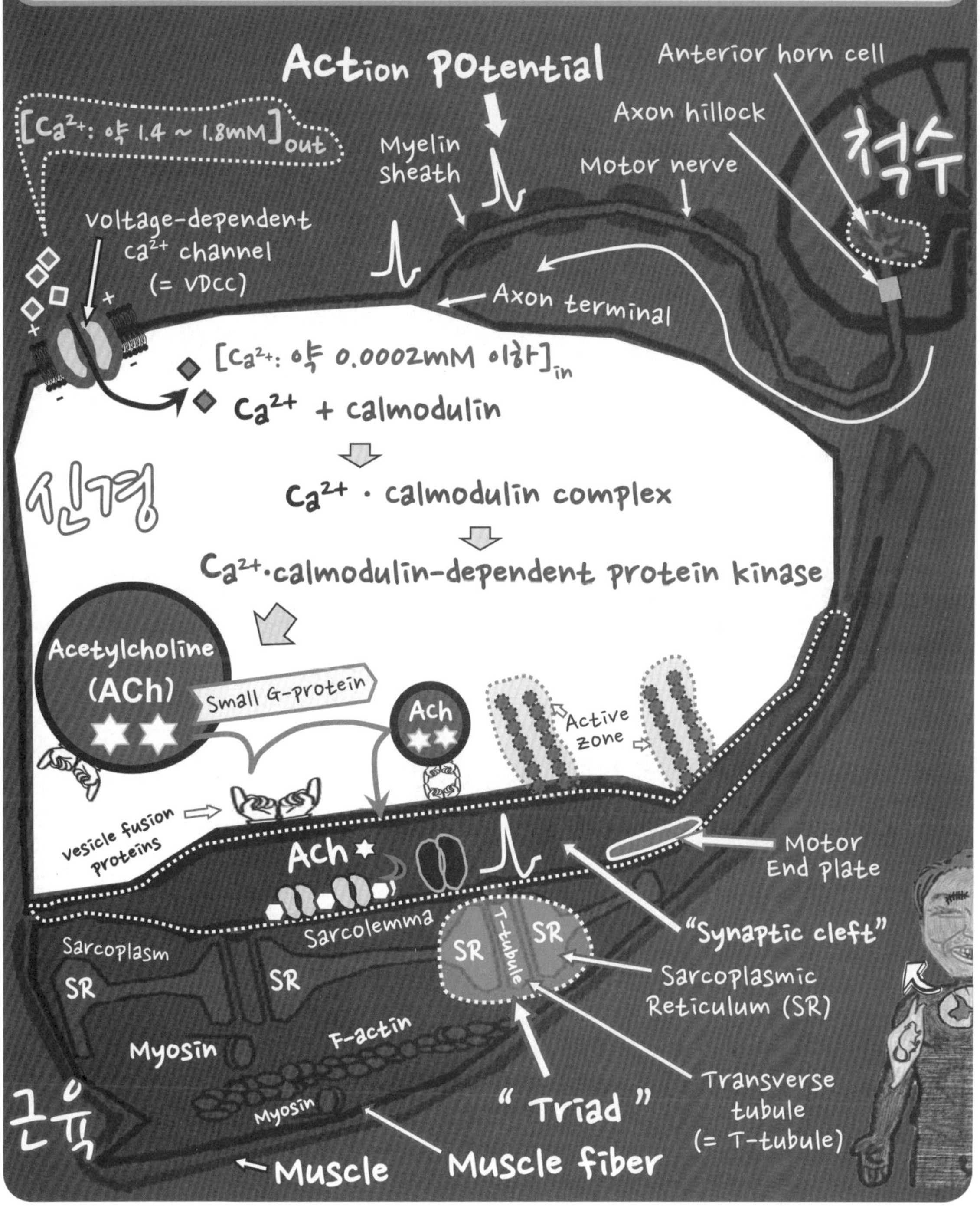

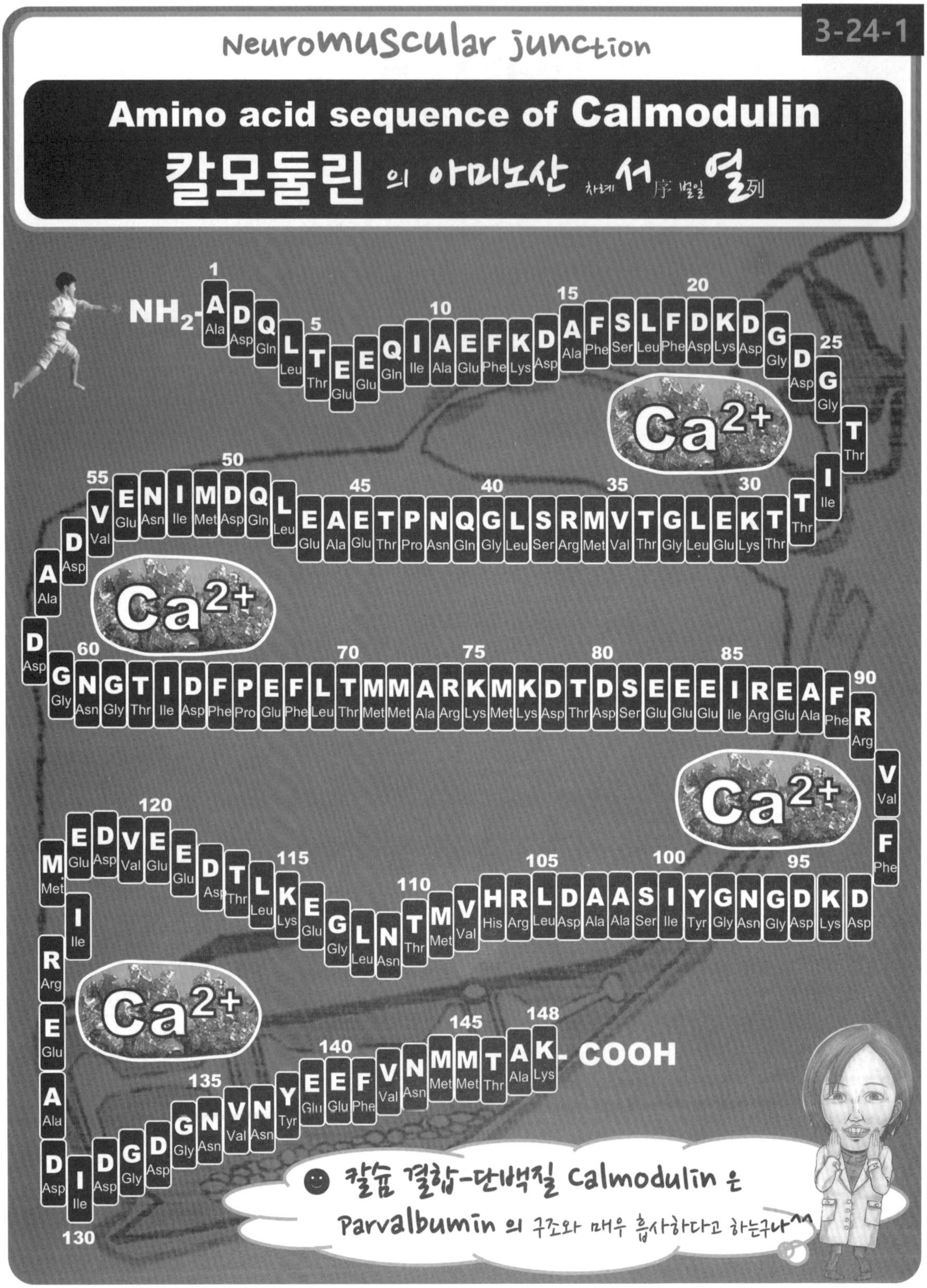
3-24-1
Neuromuscular junction
Amino acid sequence of Calmodulin
칼모듈린 의 아미노산 차례 서 序 벌일 열 列
NH2-
Ca2+
Ca2+
Ca2+
Ca2+
- COOH
칼슘 결합-단백질 Calmodulin 은
Parvalbumin 의 구조와 매우 흡사하다고 하는구나^^

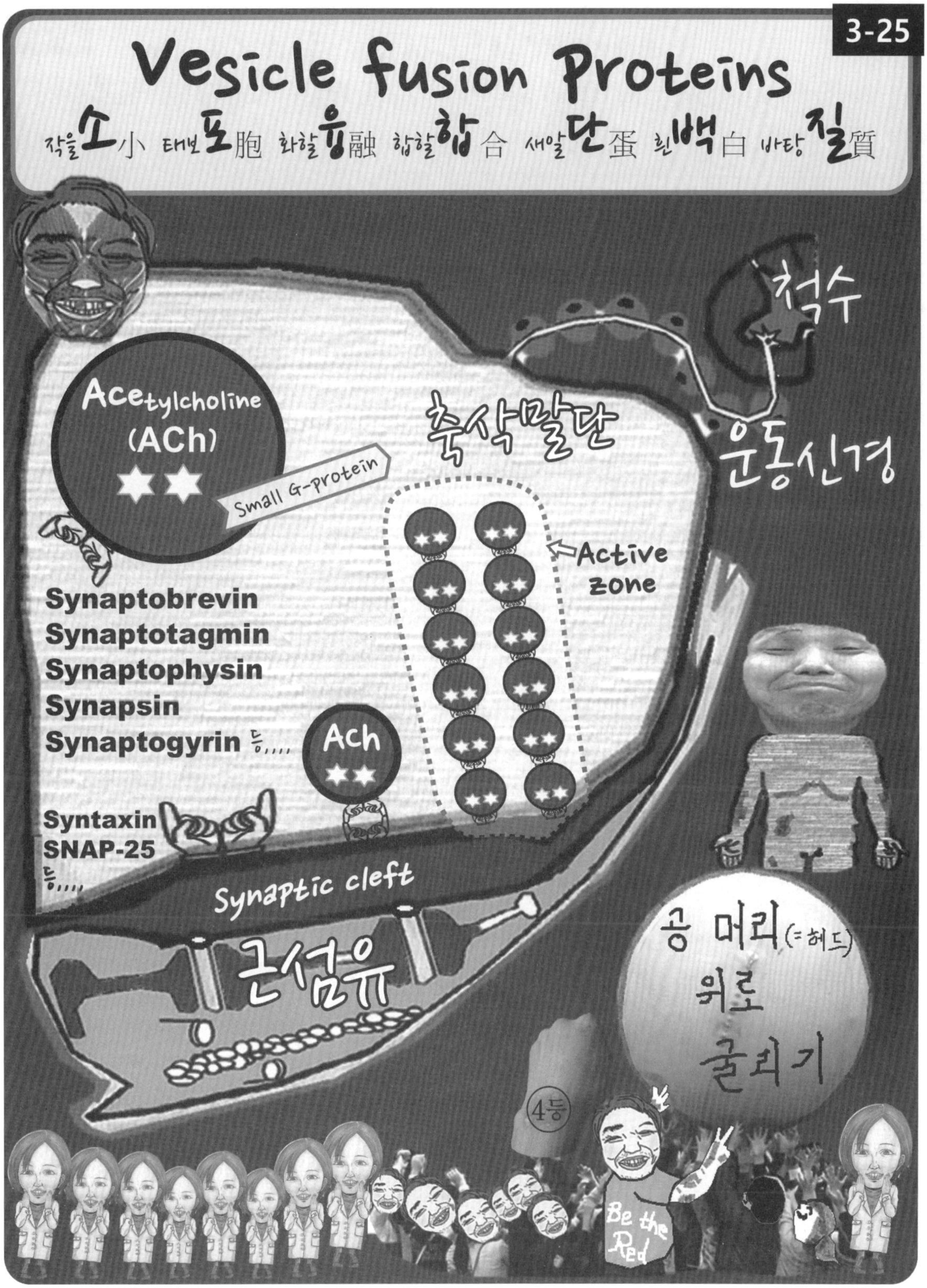
3-25
Vesicle fusion Proteins
작을 소小 태보 포胞 화할 융融 합할 합合 새알 단蛋 흰 백白 바탕 질質
척수
운동신경
축삭말단
Acetylcholine (ACh)
Small G-protein
Active zone
Synaptobrevin
Synaptotagmin
Synaptophysin
Synapsin
Synaptogyrin 등,,,,
Ach
Syntaxin
SNAP-25
등,,,,
Synaptic cleft
근섬유
공 머리(=헤드) 위로 굴리기
4등
Be the Red

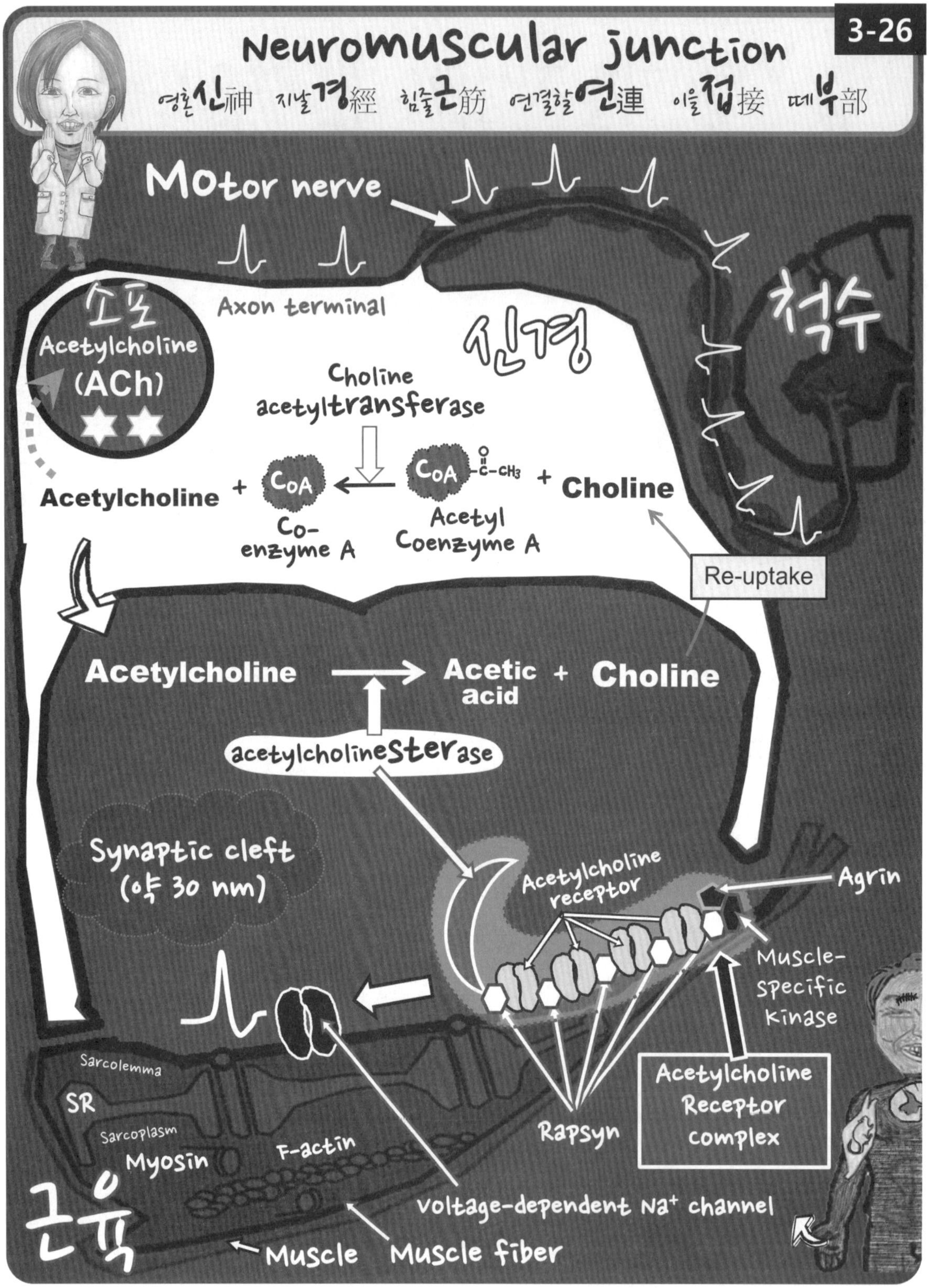
3-26
Neuromuscular junction
영혼신神 지날경經 힘줄근筋 연결할연連 이을접接 떼부部
Motor nerve
척수
Axon terminal
소포
Acetylcholine (ACh)
신경
Choline acetyltransferase
Acetylcholine + CoA ← CoA-C(=O)-CH3 + Choline
Co-enzyme A
Acetyl Coenzyme A
Re-uptake
Acetylcholine → Acetic acid + Choline
acetylcholinesterase
Synaptic cleft (약 30 nm)
Acetylcholine receptor
Agrin
Muscle-Specific Kinase
Acetylcholine Receptor complex
Rapsyn
Sarcolemma
SR
Sarcoplasm
Myosin
F-actin
Voltage-dependent Na+ channel
근육
Muscle
Muscle fiber

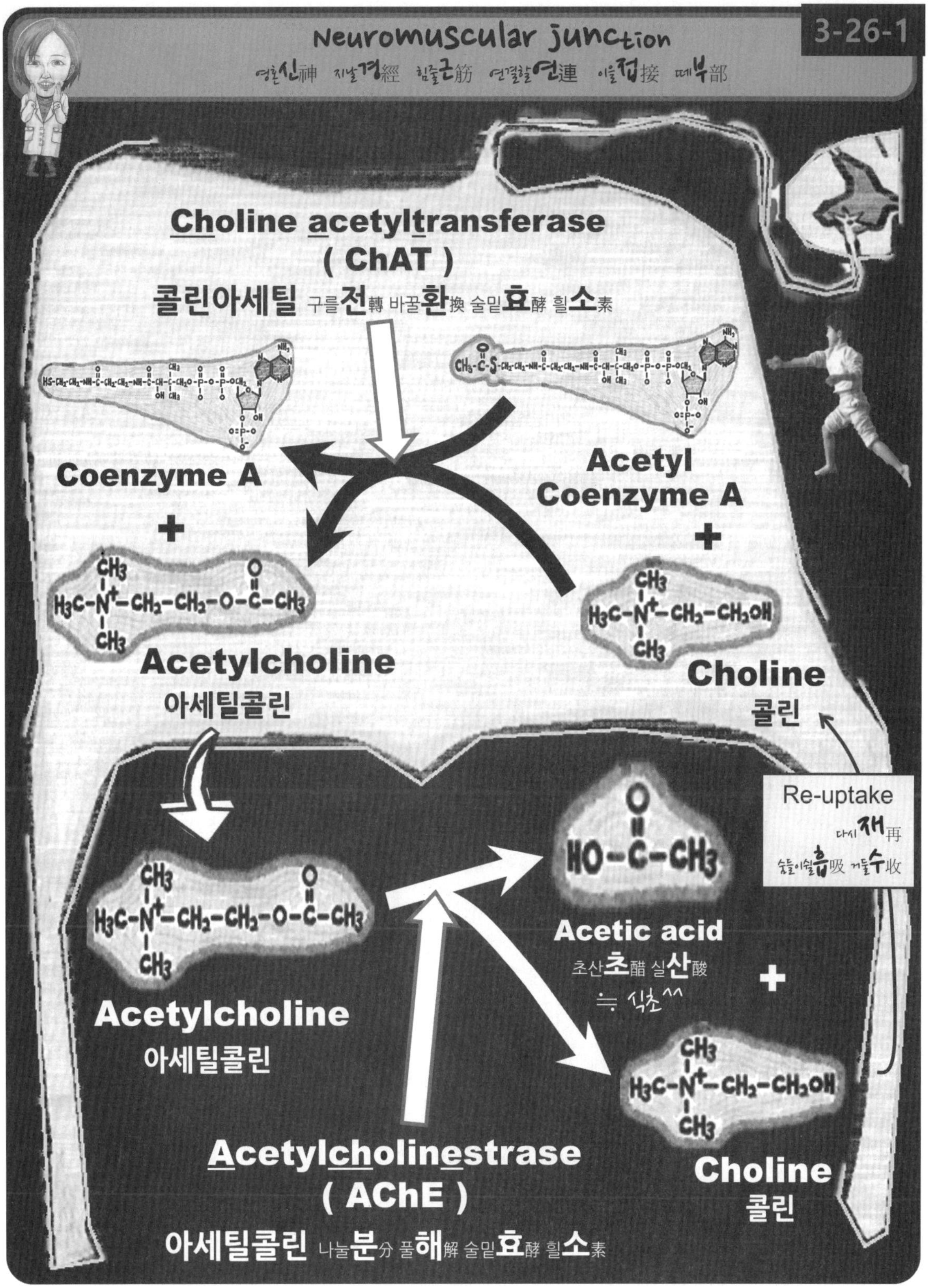
Neuromuscular junction
3-26-1
영혼신神 지날경經 힘줄근筋 연결할연連 이을접接 떼부部
Choline acetyltransferase
(ChAT)
콜린아세틸 구를전轉 바꿀환換 술밑효酵 흴소素
Coenzyme A
Acetyl
Coenzyme A
+
+
Acetylcholine
아세틸콜린
Choline
콜린
Re-uptake
다시재再
숨들이쉴흡吸 거둘수收
Acetylcholine
아세틸콜린
Acetic acid
초산초醋 실산酸
≒ 식초^^
+
Choline
콜린
Acetylcholinestrase
(AChE)
아세틸콜린 나눌분分 풀해解 술밑효酵 흴소素

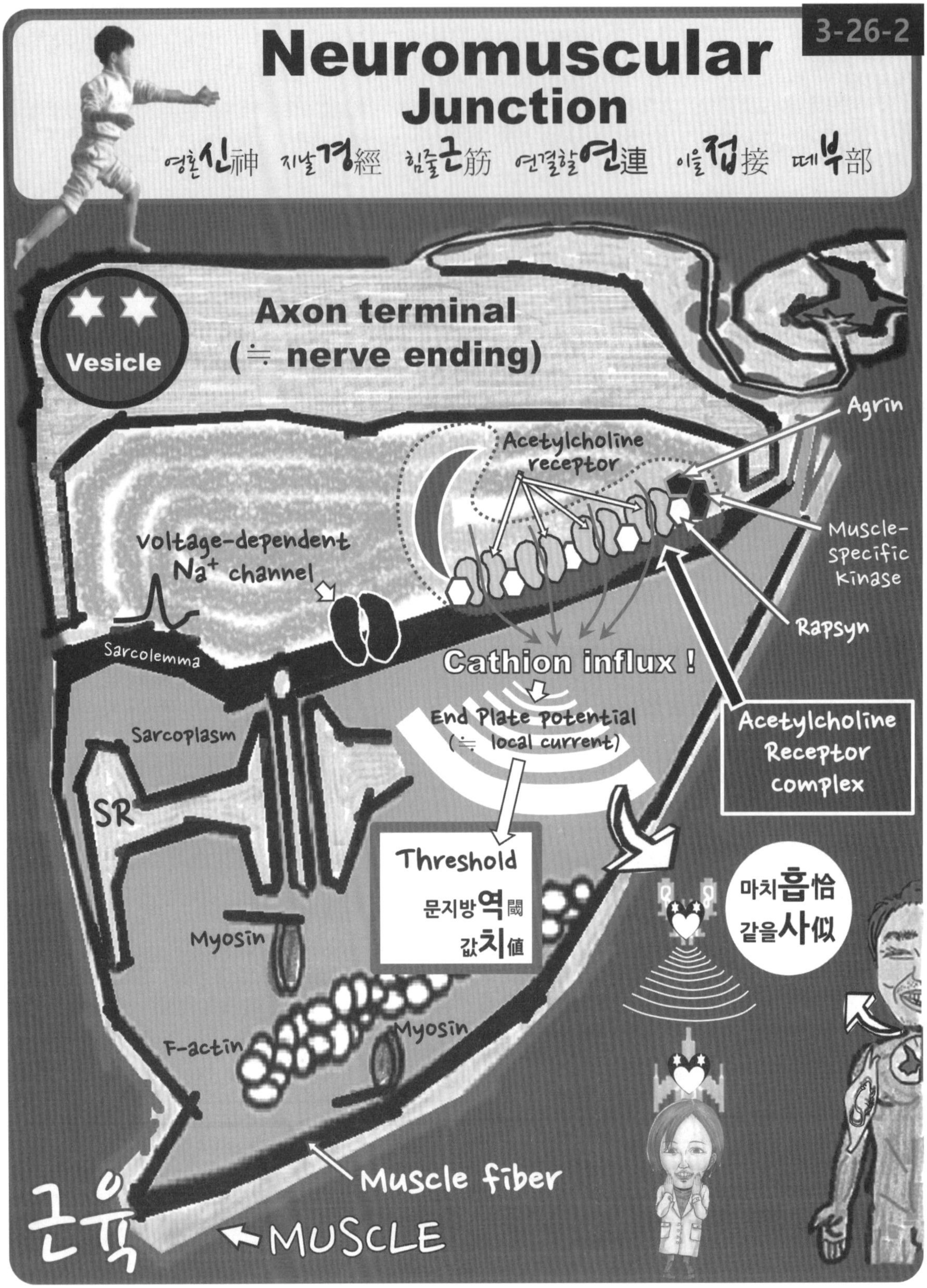
3-26-2
Neuromuscular Junction
영혼신神 지날경經 힘줄근筋 연결할연連 이을접接 떼부部
Vesicle
Axon terminal (≒ nerve ending)
Agrin
Acetylcholine receptor
Muscle-specific kinase
Rapsyn
Voltage-dependent Na^+ channel
Sarcolemma
Cathion influx !
End Plate potential (≒ local current)
Acetylcholine Receptor complex
Sarcoplasm
SR
Threshold
문지방역閾
값치値
마치흡恰
같을사似
Myosin
F-actin
Myosin
Muscle fiber
근육
MUSCLE

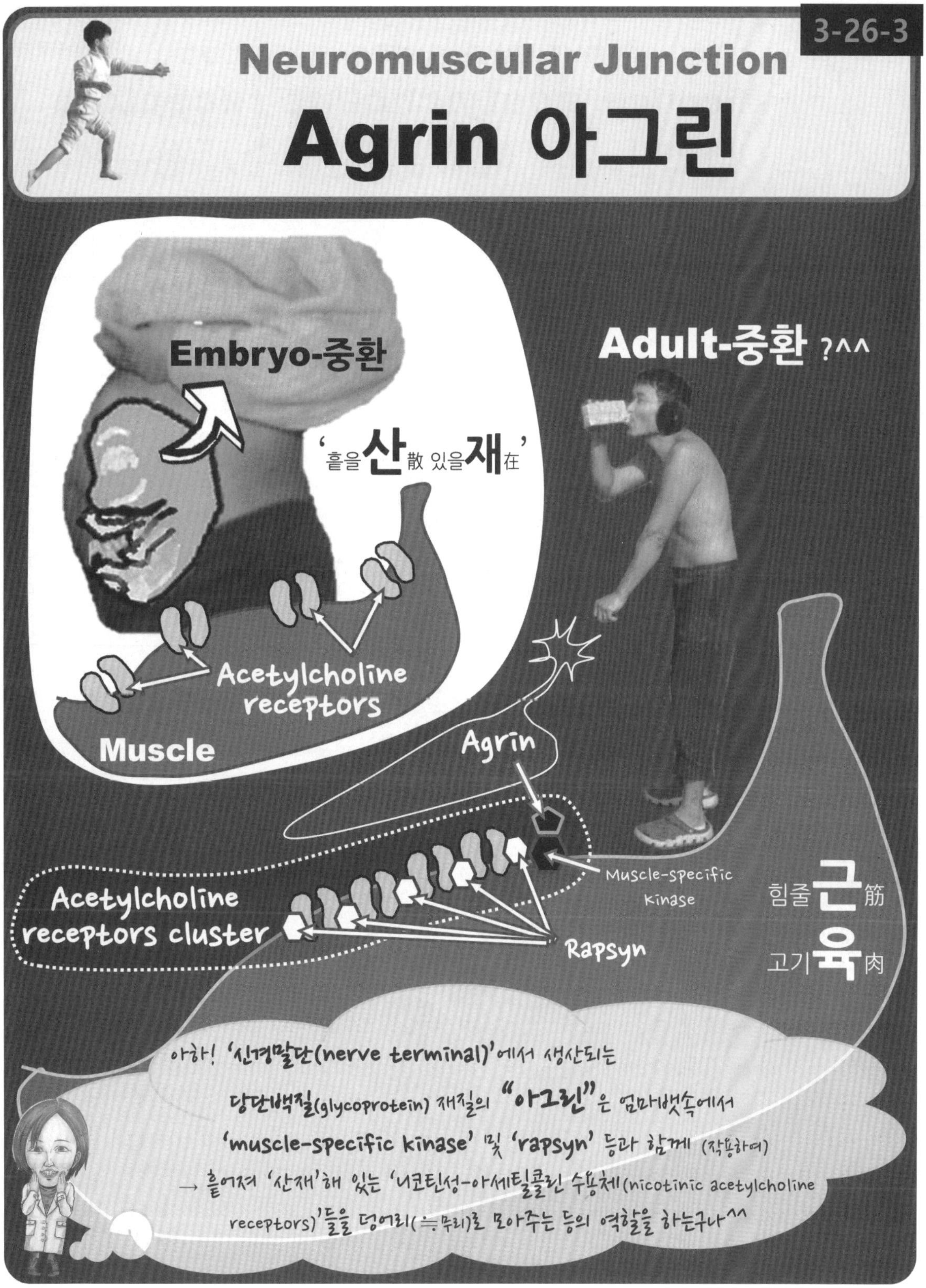
3-26-3
Neuromuscular Junction
Agrin 아그린
Embryo-중환
'흩을 산散 있을 재在'
Adult-중환 ?^^
Acetylcholine receptors
Muscle
Agrin
Muscle-specific Kinase
Acetylcholine receptors cluster
Rapsyn
힘줄 근筋
고기 육肉
아하! '신경말단(nerve terminal)'에서 생산되는
당단백질(glycoprotein) 재질의 "아그린"은 엄마뱃속에서
'muscle-specific kinase' 및 'rapsyn' 등과 함께 (작용하여)
→ 흩어져 '산재'해 있는 '니코틴성-아세틸콜린 수용체(nicotinic acetylcholine
receptors)'들을 덩어리(≒무리)로 모아주는 등의 역할을 하는구나^^

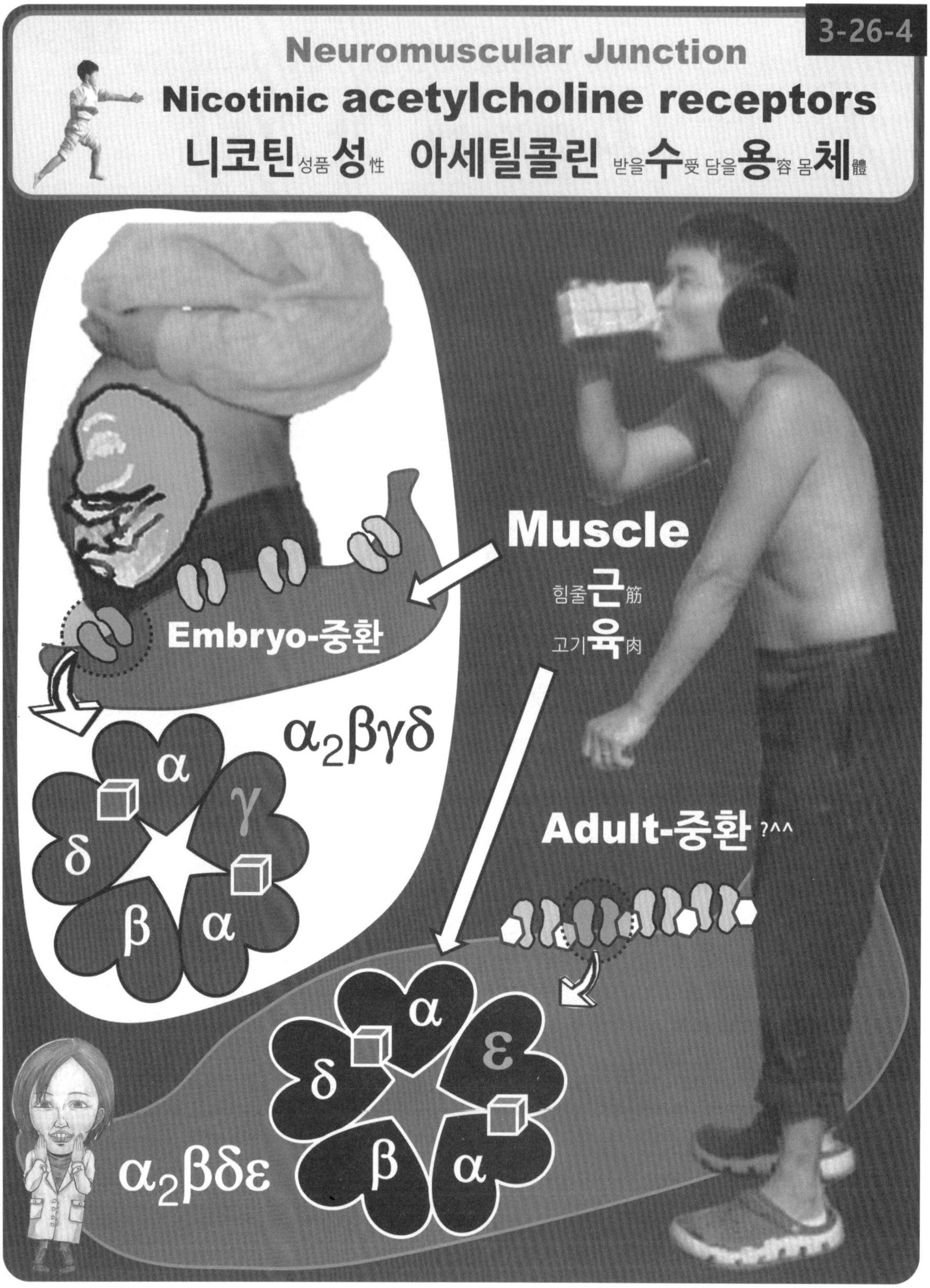
3-26-4
Neuromuscular Junction
Nicotinic acetylcholine receptors
니코틴성품성性 아세틸콜린 받을수受 담을용容 몸체體
Muscle
힘줄근筋
고기육肉
Embryo-중환
α2βγδ
α
γ
δ
β
α
Adult-중환 ?^^
α
ε
δ
β
α
α2βδε

3-27

End Plate Potential

마칠 종終 널조각 판板 번개 전電 누를 압壓

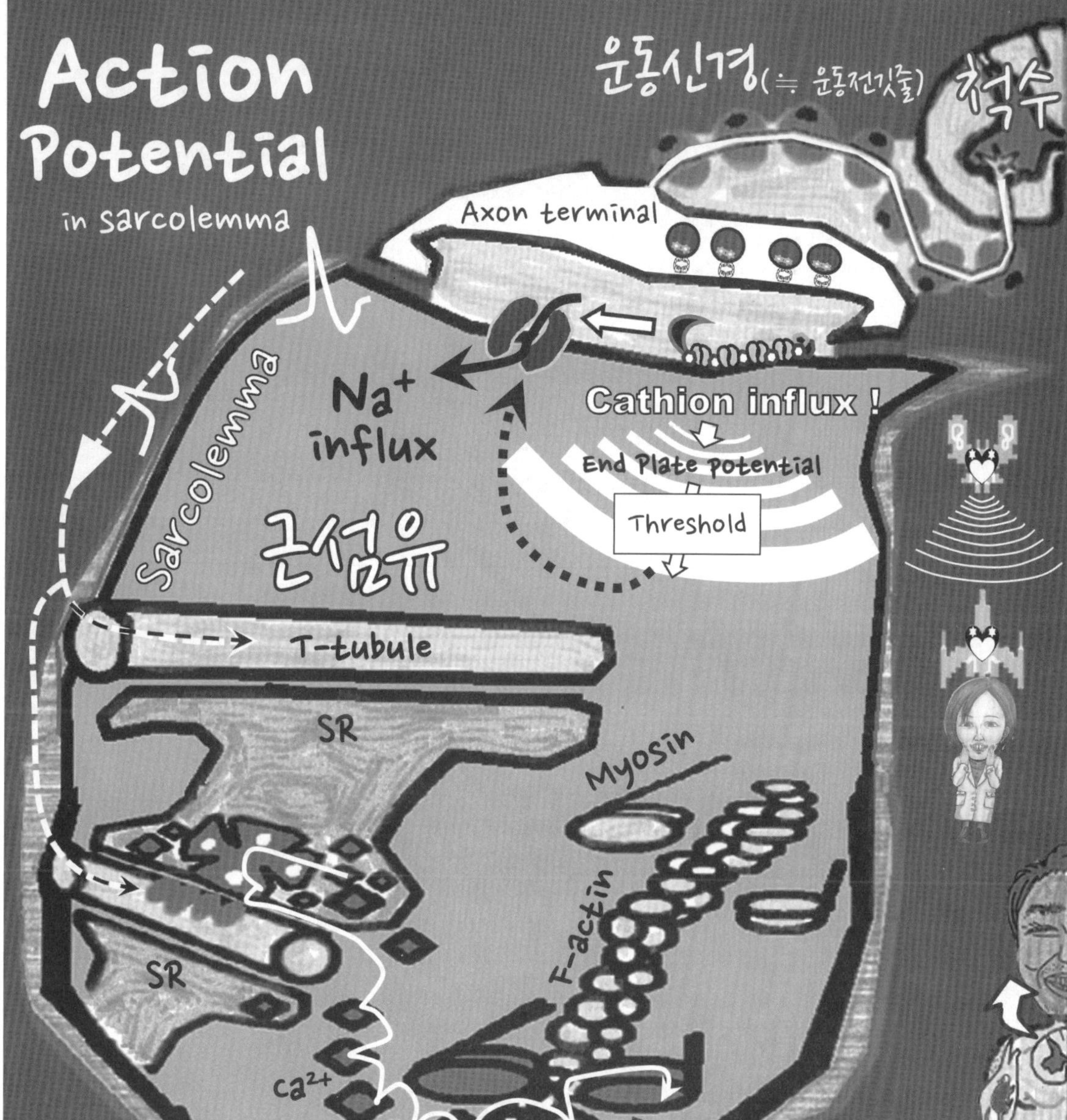

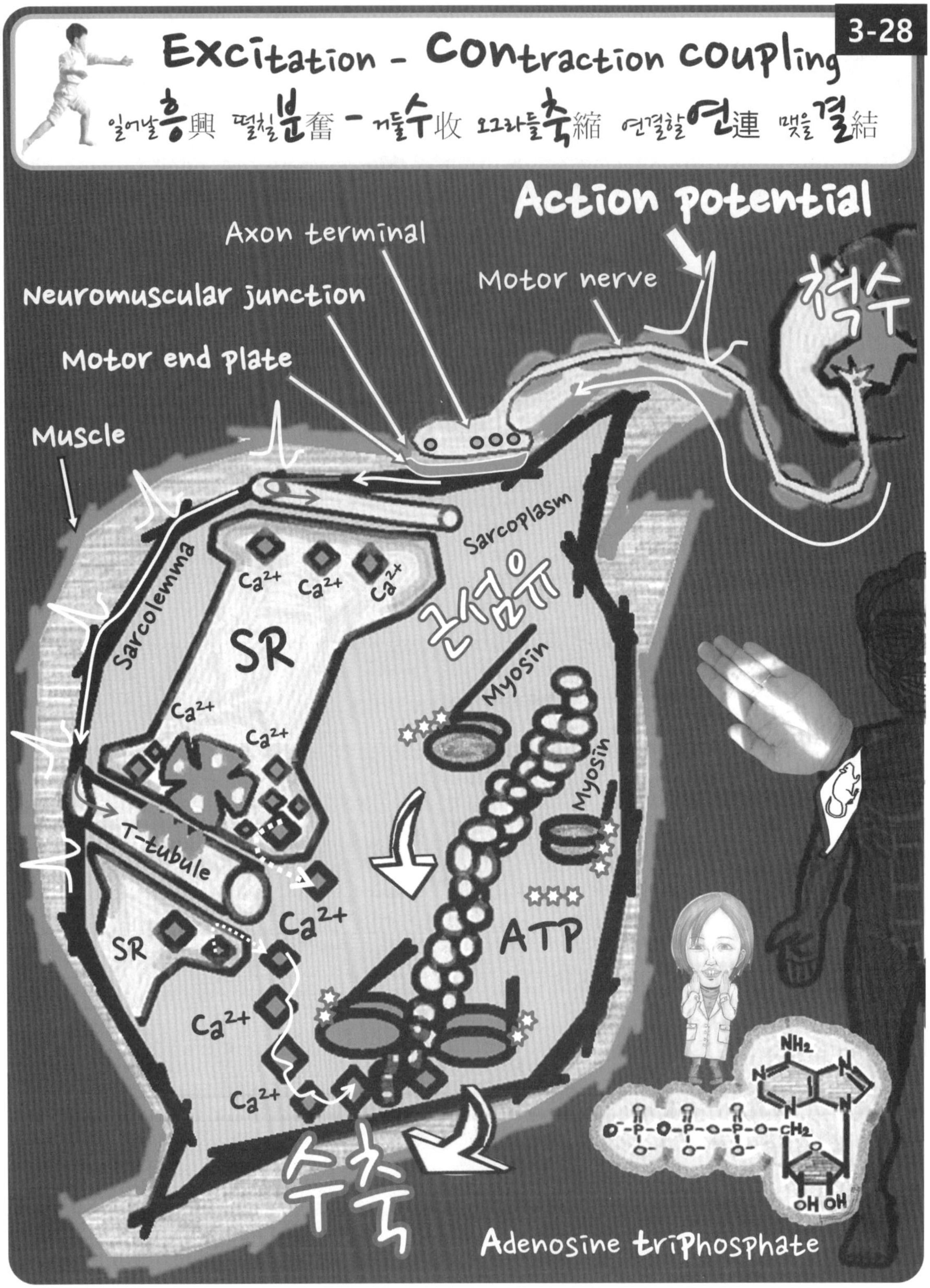
3-28
Excitation - Contraction coupling
일어날 흥興 떨칠 분奮 - 거둘 수收 오그라들 축縮 연결할 연連 맺을 결結
Action potential
Axon terminal
Motor nerve
Neuromuscular junction
척수
Motor end plate
Muscle
Sarcoplasm
Sarcolemma
SR
Ca^{2+}
근섬유
Myosin
T-tubule
ATP
수축
NH_2
Adenosine triphosphate

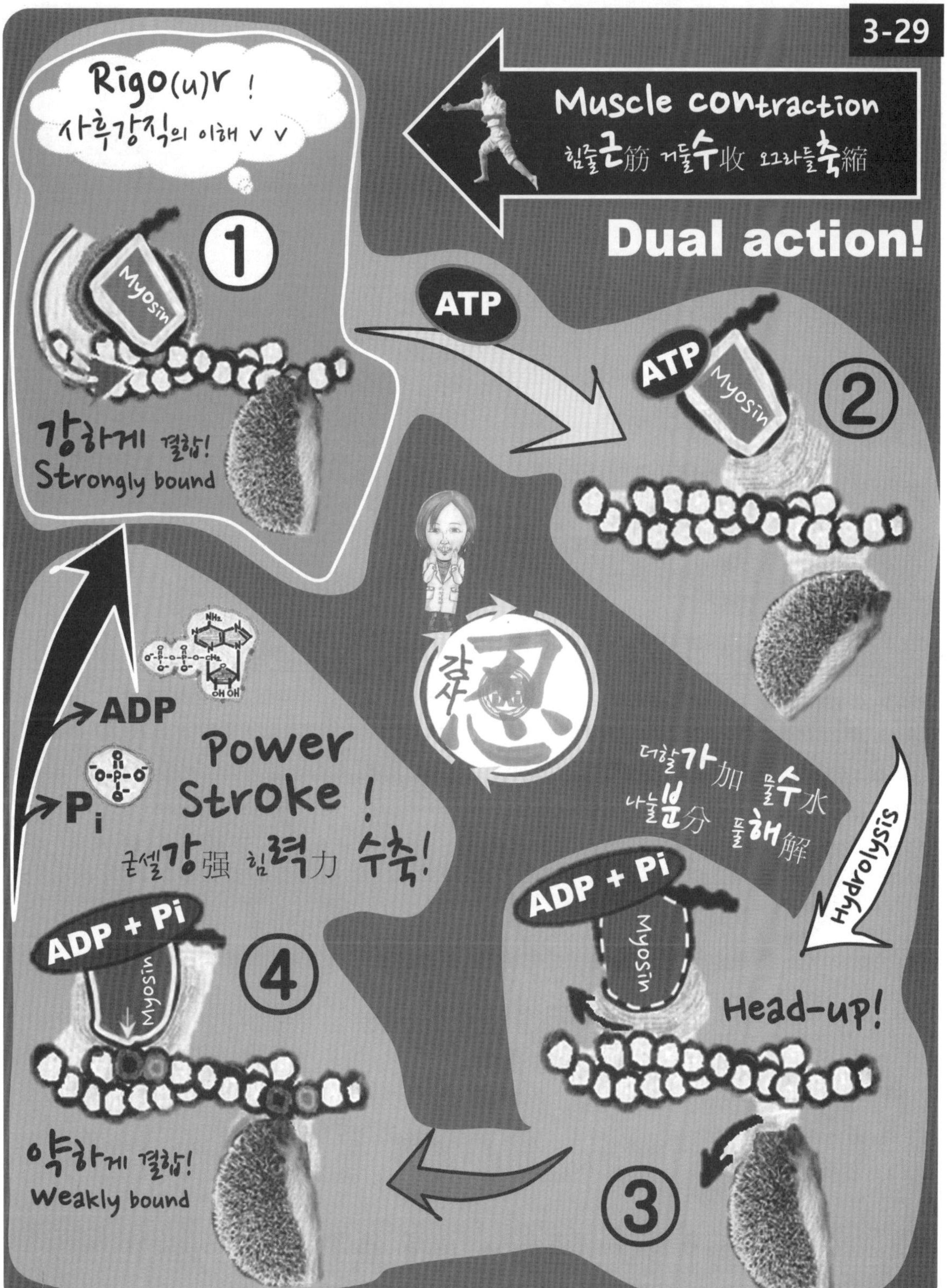
3-29
Rigo(u)r !
사후강직의 이해 v v
Muscle contraction
힘줄근筋 거둘수收 오그라들축縮
Dual action!
①
Myosin
강하게 결합!
Strongly bound
ATP
②
ATP
Myosin
더할가加 물수水
나눌분分 풀해解
Hydrolysis
③
ADP + Pi
Myosin
Head-up!
④
ADP + Pi
Myosin
약하게 결합!
Weakly bound
ADP
P_i
Power Stroke !
굳셀강强 힘력力 수축!

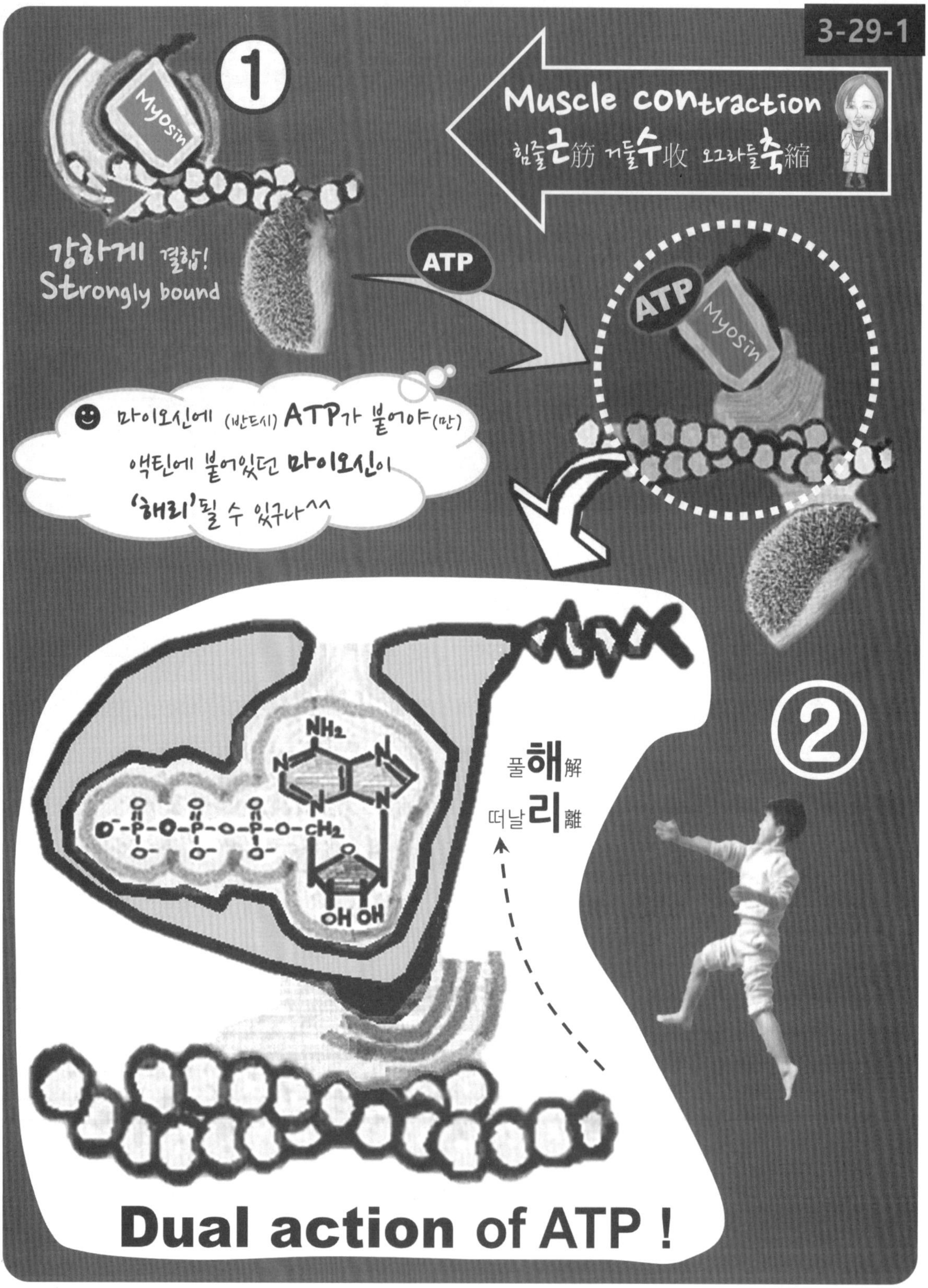

3-29-1
Muscle contraction
힘줄근筋 거둘수收 오그라들축縮
Myosin
강하게 결합!
Strongly bound
ATP
ATP
Myosin
마이오신에 (반드시) ATP가 붙어야(만)
액틴에 붙어있던 마이오신이
'해리'될 수 있구나^^
NH₂
OH OH
풀해解
떠날리離
Dual action of ATP !

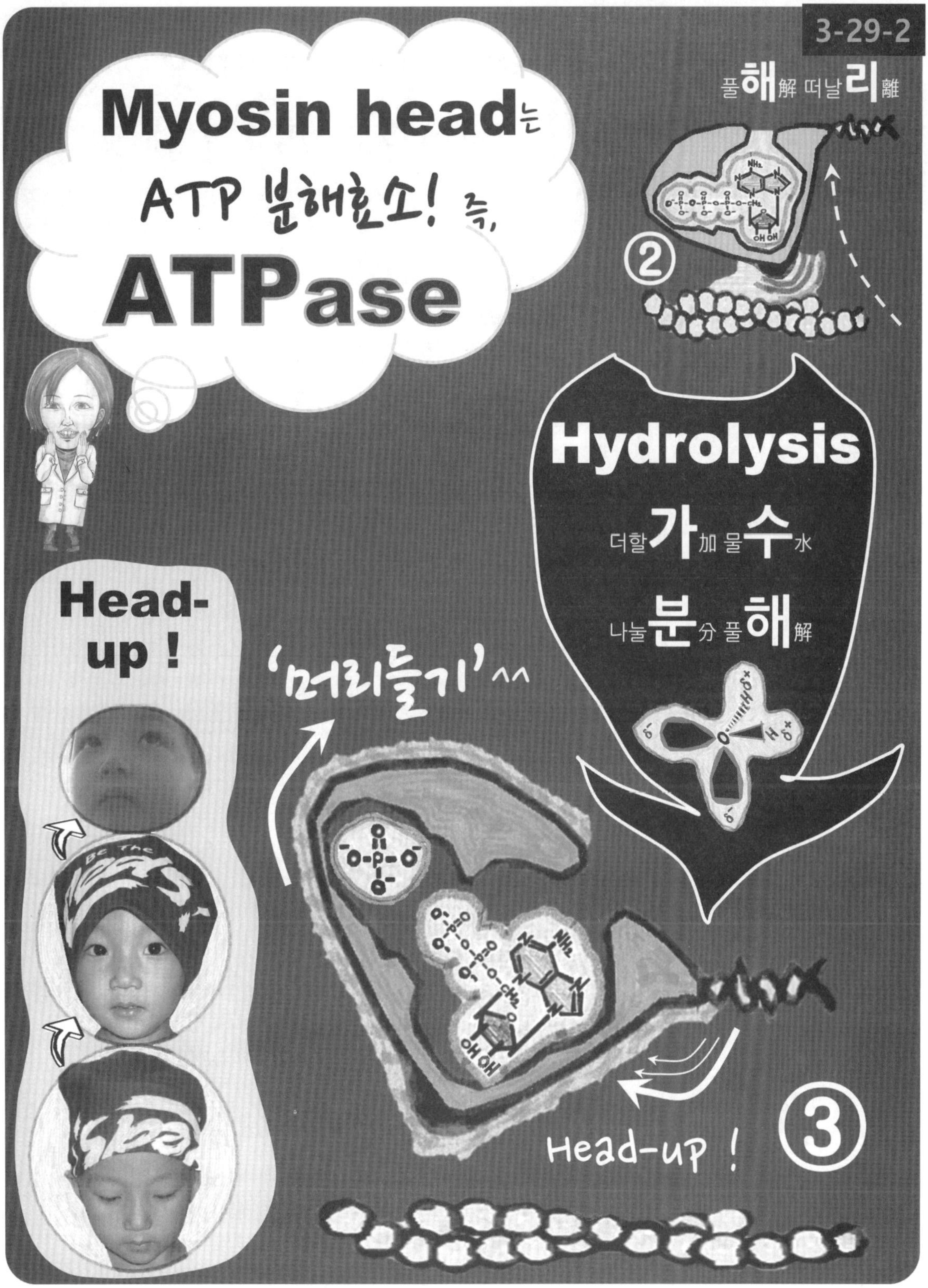
3-29-2
풀해解 떠날리離
Myosin head는
ATP 분해효소! 즉,
ATPase
②
Hydrolysis
더할가加 물수水
나눌분分 풀해解
Head-up !
'머리들기'^^
Head-up !
③

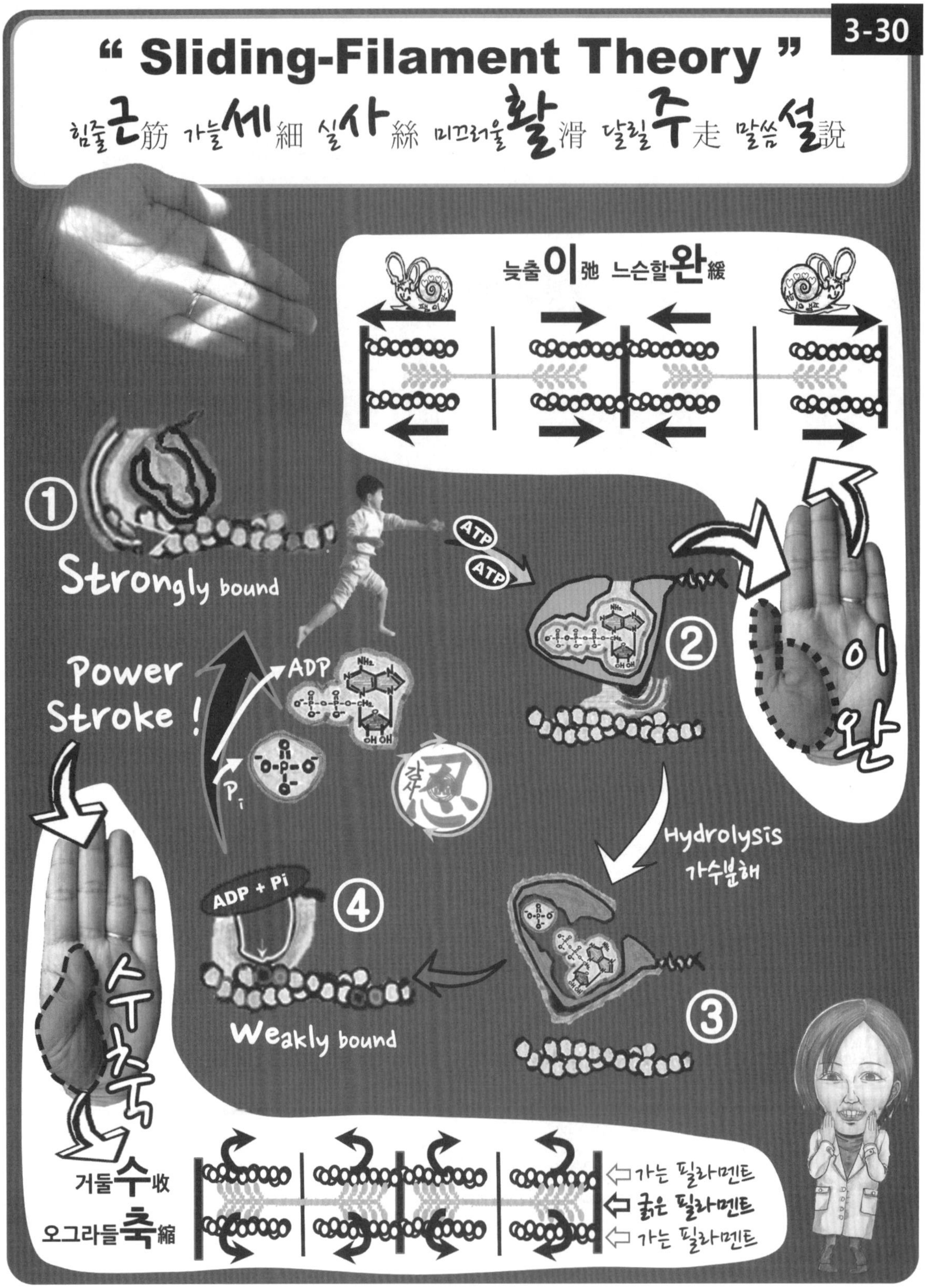
3-30
“ Sliding-Filament Theory ”
힘줄근筋 가늘세細 실사絲 미끄러울활滑 달릴주走 말씀설說
늦출이弛 느슨할완緩
①
Strongly bound
ATP
ATP
②
이완
Power Stroke !
ADP
Pi
Hydrolysis
가수분해
ADP + Pi
④
Weakly bound
③
수축
거둘수收
오그라들축縮
가는 필라멘트
굵은 필라멘트
가는 필라멘트

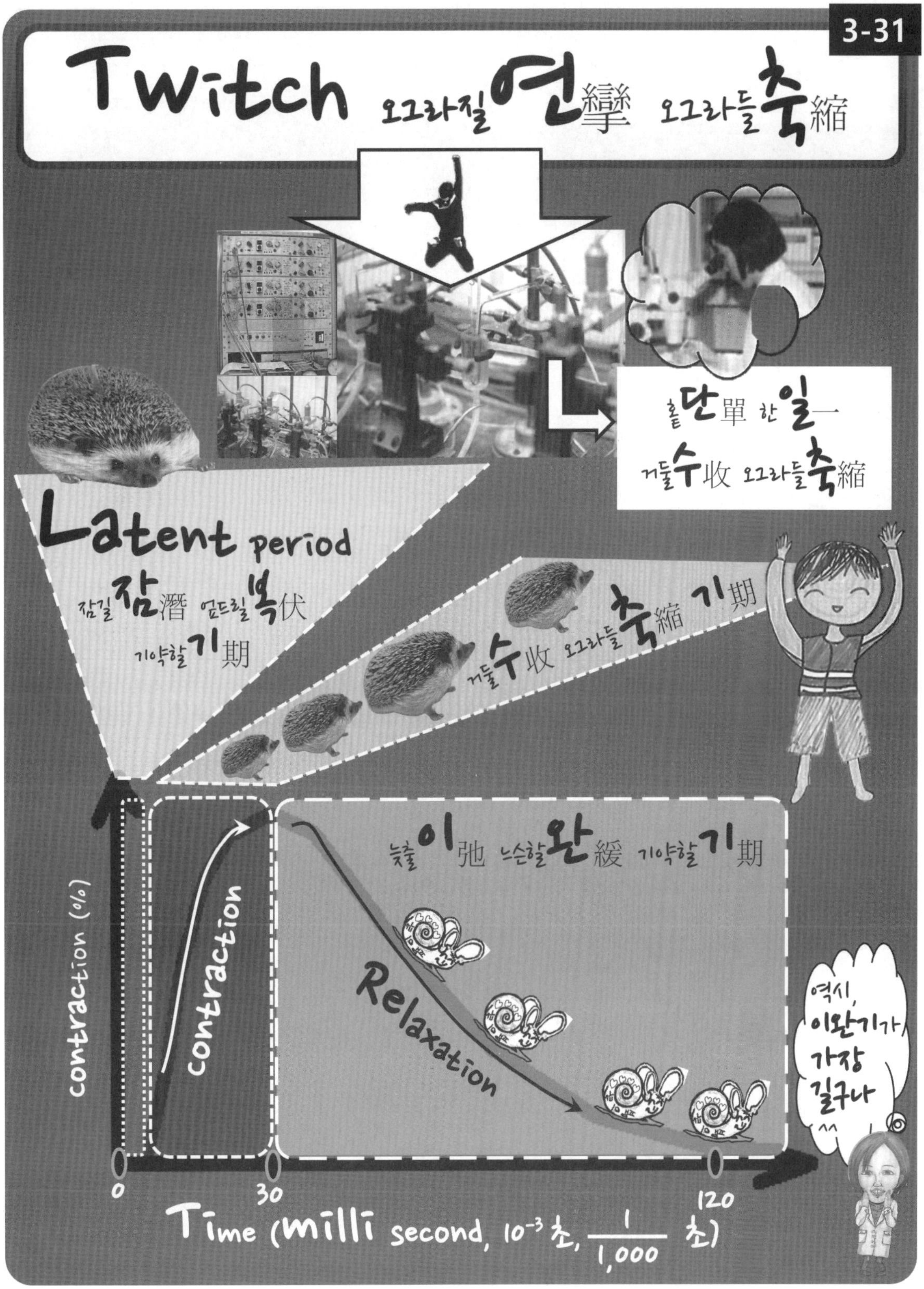
3-31
Twitch 오그라질 연攣 오그라들 축縮
홑 단單 한 일一
거둘 수收 오그라들 축縮
Latent period
잠길 잠潛 엎드릴 복伏
기약할 기期
거둘 수收 오그라들 축縮 기期
늦출 이弛 느슨할 완緩 기약할 기期
contraction (%)
contraction
Relaxation
역시, 이완기가 가장 길구나 ^^
0
30
120
Time (milli second, 10⁻³ 초, 1/1,000 초)

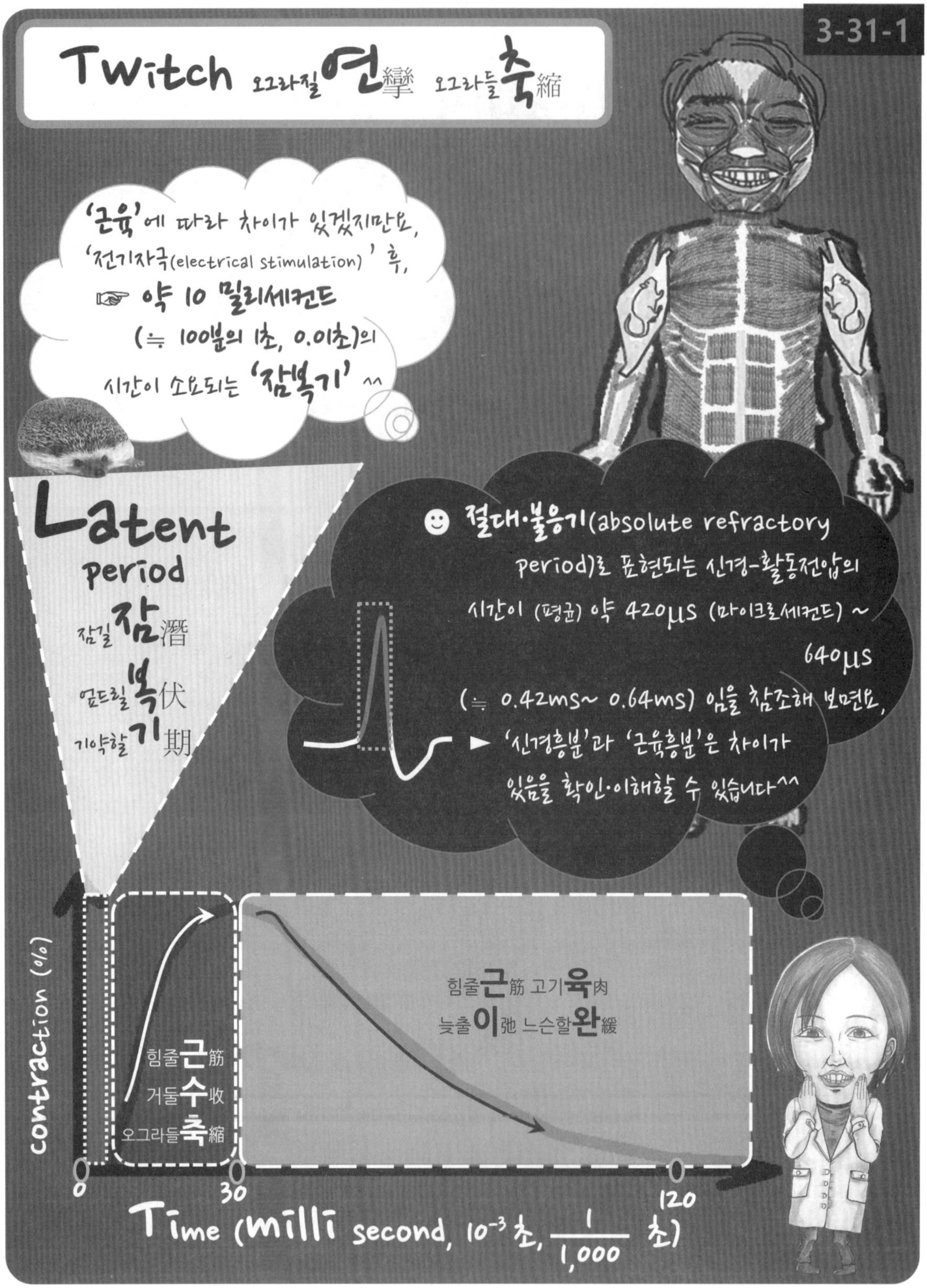
3-31-1
Twitch 오그라질 연攣 오그라들 축縮
'근육'에 따라 차이가 있겠지만요,
'전기자극(electrical stimulation)' 후,
☞ 약 10 밀리세컨드
(≒ 100분의 1초, 0.01초)의
시간이 소요되는 '잠복기' ^^
Latent
period
잠길 잠潛
엎드릴 복伏
기약할 기期
☺ 절대·불응기(absolute refractory
period)로 표현되는 신경-활동전압의
시간이 (평균) 약 420μs (마이크로세컨드) ~
640μs
(≒ 0.42ms~ 0.64ms) 임을 참조해 보면요,
► '신경흥분'과 '근육흥분'은 차이가
있음을 확인·이해할 수 있습니다^^
힘줄 근筋 고기 육肉
늦출 이弛 느슨할 완緩
힘줄 근筋
거둘 수收
오그라들 축縮
contraction (%)
0
30
120
Time (milli second, 10⁻³초, 1/1,000 초)

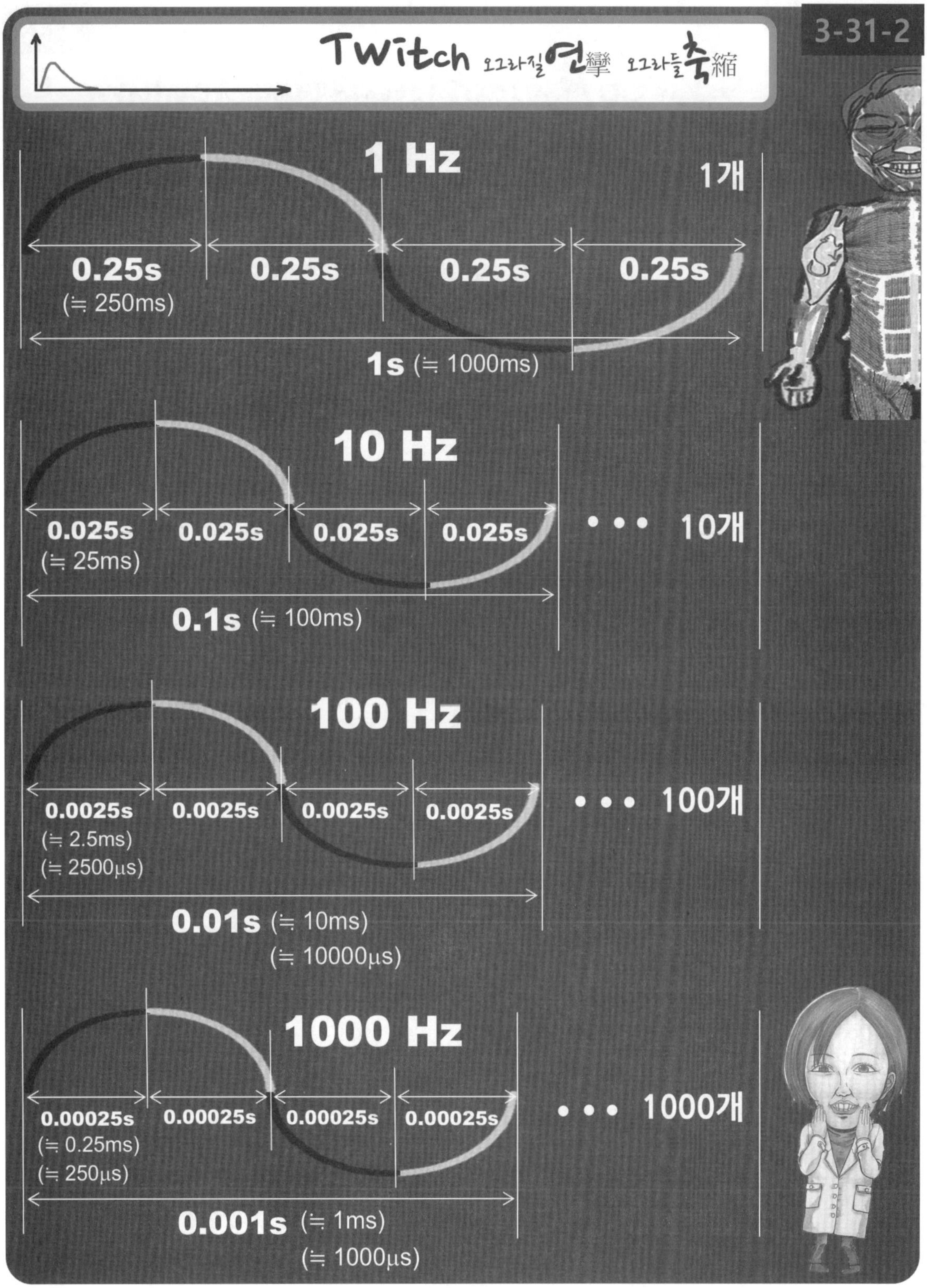
3-31-2
Twitch 오그라질 연攣 오그라들 축縮
1 Hz
1개
0.25s
(≒ 250ms)
0.25s
0.25s
0.25s
1s (≒ 1000ms)
10 Hz
0.025s
(≒ 25ms)
0.025s
0.025s
0.025s
• • • 10개
0.1s (≒ 100ms)
100 Hz
0.0025s
(≒ 2.5ms)
(≒ 2500μs)
0.0025s
0.0025s
0.0025s
• • • 100개
0.01s (≒ 10ms)
(≒ 10000μs)
1000 Hz
0.00025s
(≒ 0.25ms)
(≒ 250μs)
0.00025s
0.00025s
0.00025s
• • • 1000개
0.001s (≒ 1ms)
(≒ 1000μs)

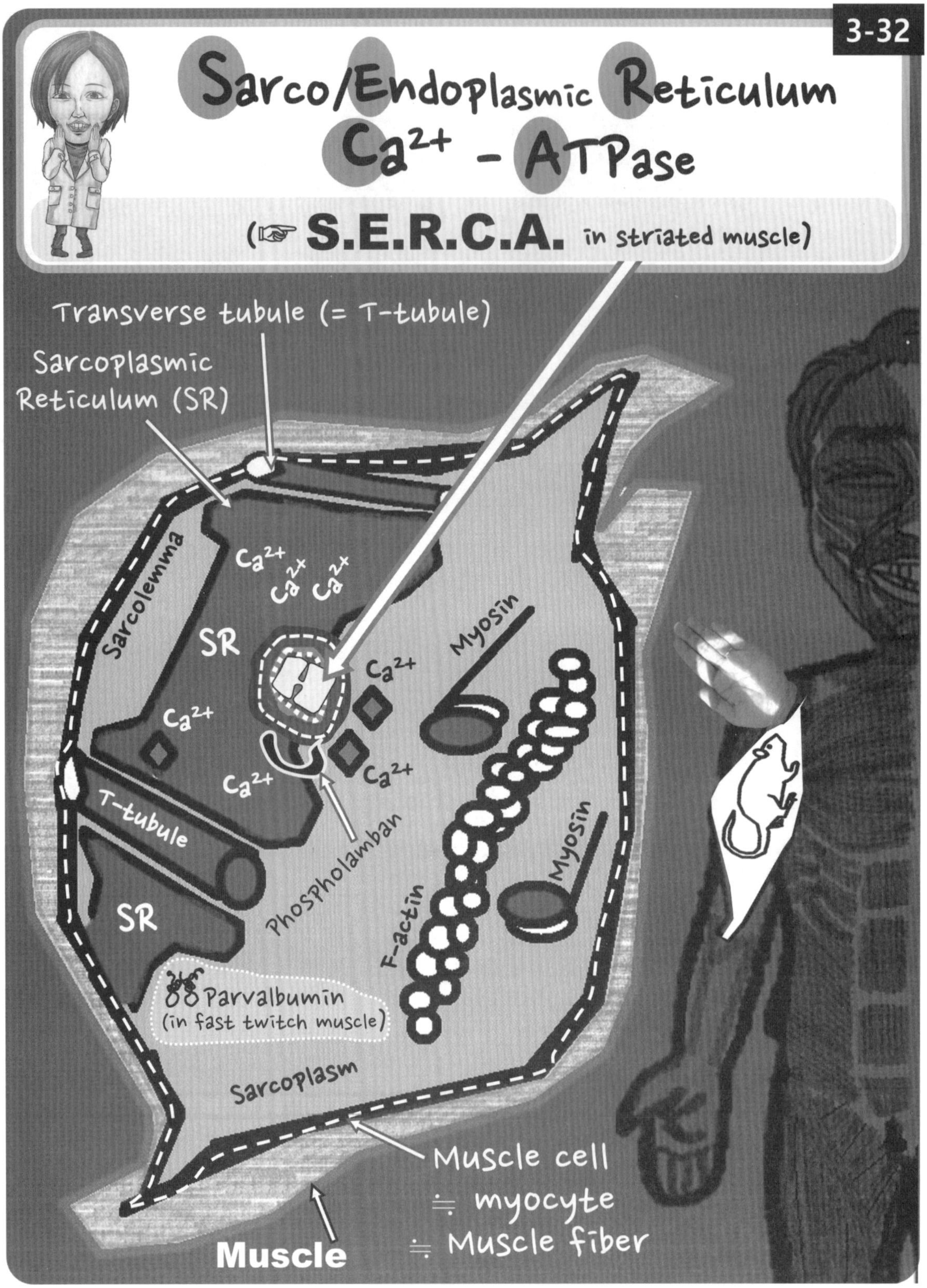
3-32
Sarco/Endoplasmic Reticulum
Ca2+ - ATPase
(☞ S.E.R.C.A. in striated muscle)
Transverse tubule (= T-tubule)
Sarcoplasmic Reticulum (SR)
Sarcolemma
SR
Ca2+
Ca2+
Myosin
T-tubule
Phospholamban
Myosin
F-actin
SR
Parvalbumin (in fast twitch muscle)
Sarcoplasm
Muscle cell ≒ myocyte ≒ Muscle fiber
Muscle

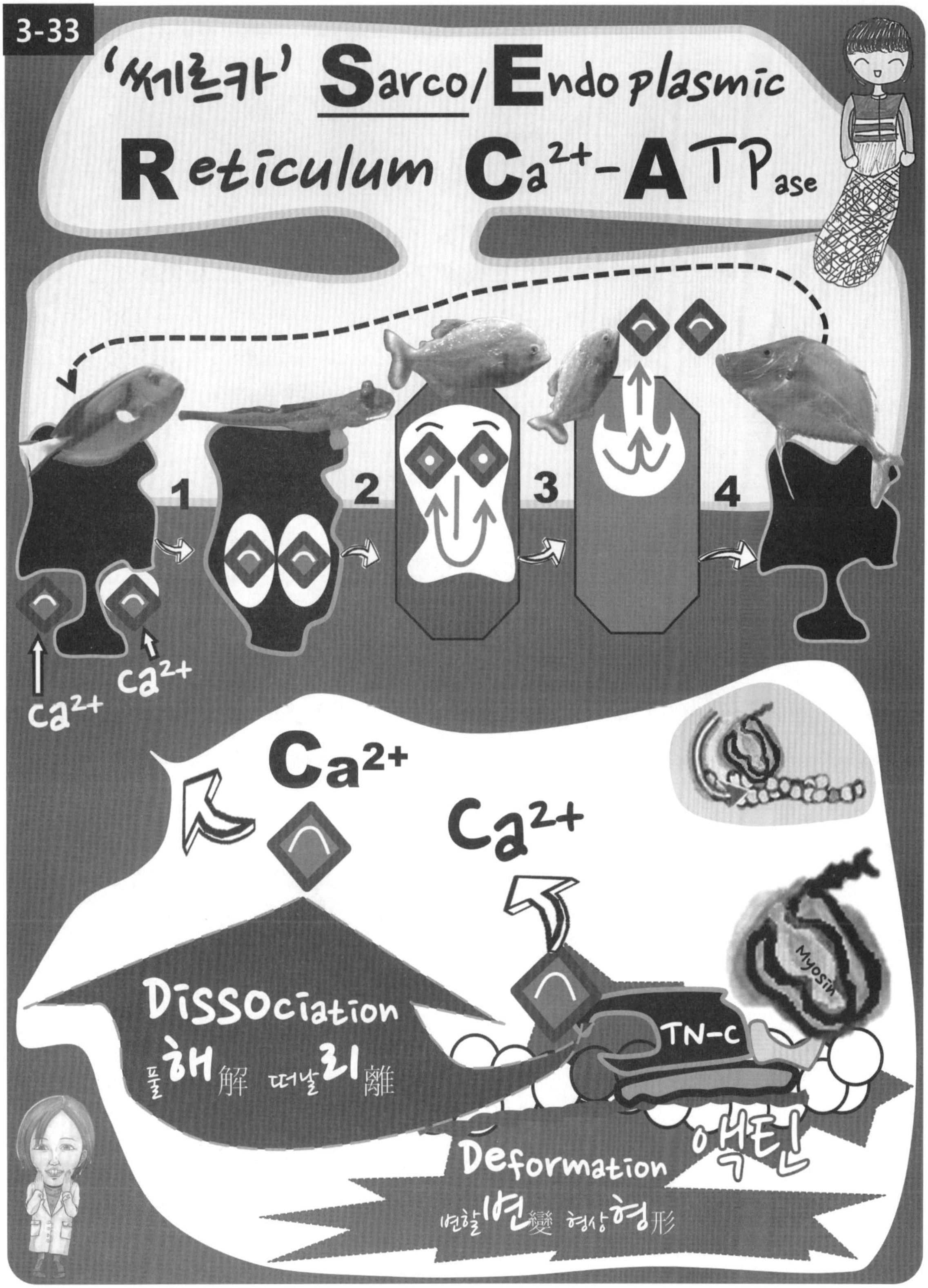
3-33
'써르카' Sarco/Endo plasmic
Reticulum Ca2+-ATPase
1
2
3
4
Ca2+
Ca2+
Ca2+
Ca2+
Dissociation
풀해解 떠날리離
TN-C
Myosin
Deformation
액틴
변할변變 형상형形

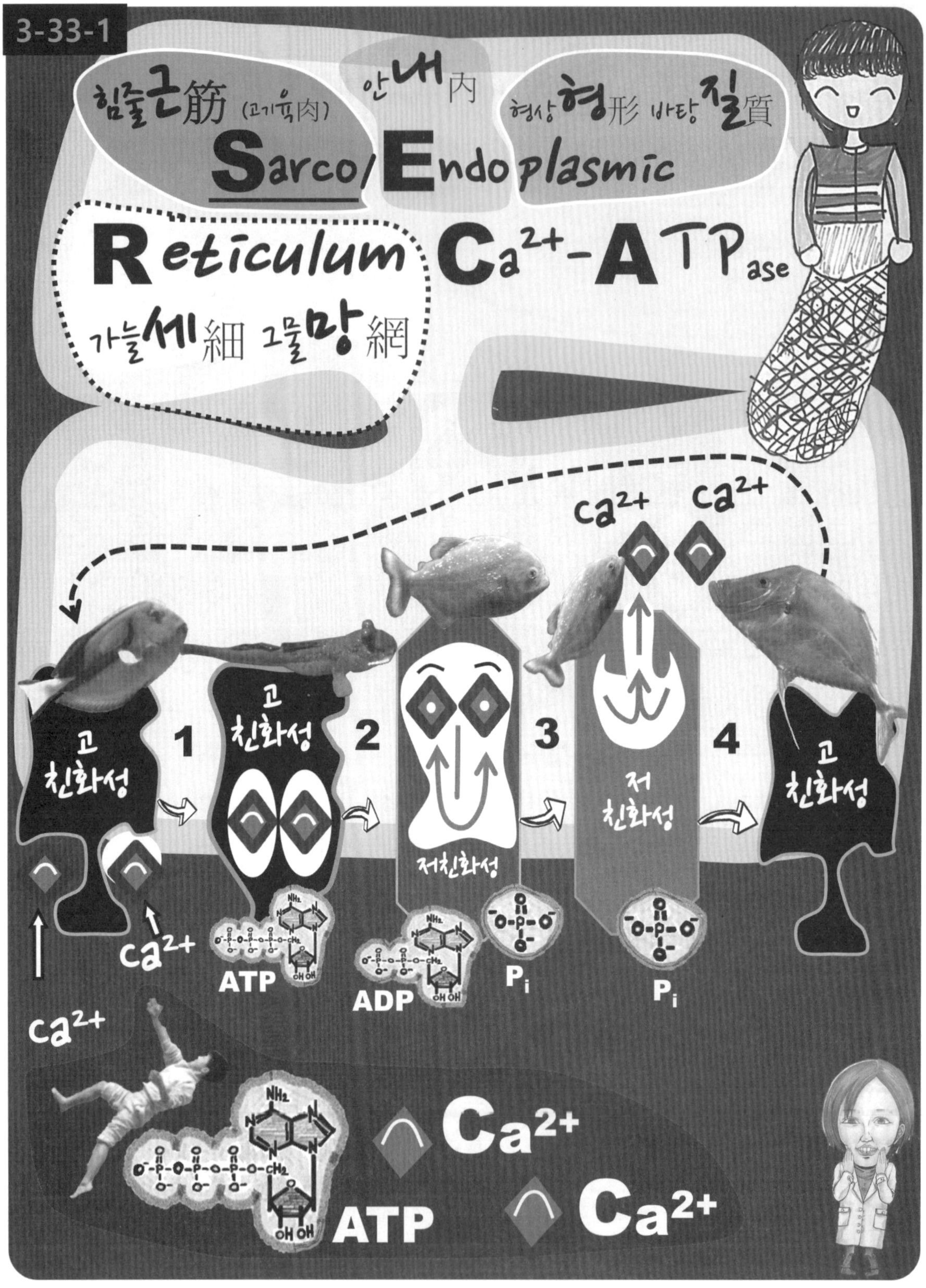
3-33-1
힘줄근筋 (고기육肉)
안내內
형상형形 바탕질質
Sarco/Endoplasmic
Reticulum Ca^{2+}-ATPase
가늘세細 그물망網
Ca^{2+} Ca^{2+}
고 친화성
1
고 친화성
2
저친화성
3
저 친화성
4
고 친화성
Ca^{2+}
ATP
ADP
P_i
P_i
Ca^{2+}
ATP
Ca^{2+}
Ca^{2+}

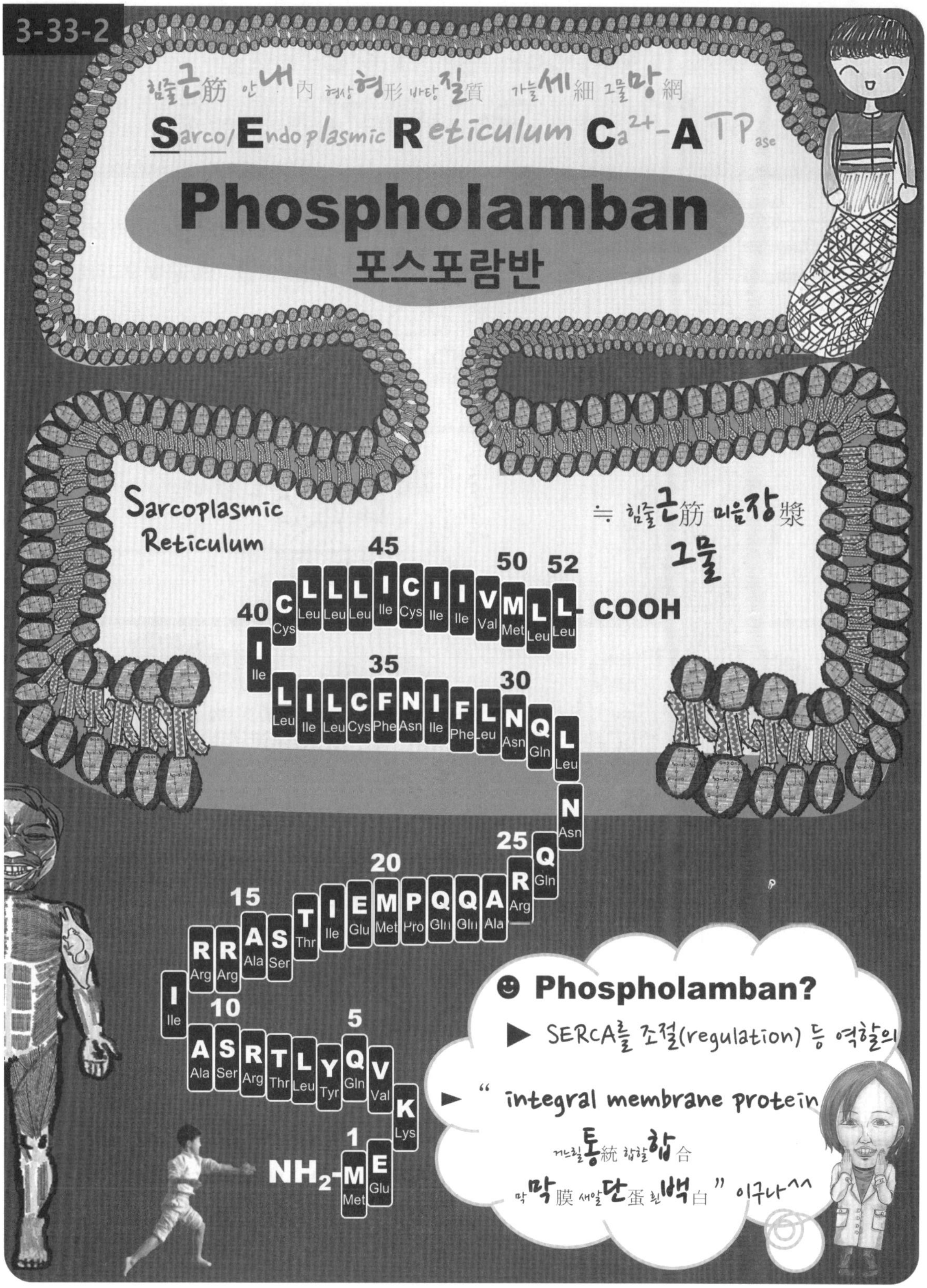
3-33-2
힘줄근筋 안내內 형상형形 바탕질質 가늘세細 그물망網
Sarco/Endoplasmic Reticulum Ca2+-ATPase
Phospholamban
포스포람반
Sarcoplasmic Reticulum
≒ 힘줄근筋 미음장漿 그물
NH2-M E K V Q Y L T R S A I R R A S T I E M P Q Q A R Q N L Q N L F I N F C L I L I C L L L I C I V M L L-COOH
Met Glu Lys Val Gln Tyr Leu Thr Arg Ser Ala Ile Arg Arg Ala Ser Thr Ile Glu Met Pro Gln Gln Ala Arg Gln Asn Leu Gln Asn Leu Phe Ile Asn Phe Cys Leu Ile Leu Ile Cys Leu Leu Leu Ile Cys Ile Ile Val Met Leu Leu
1 5 10 15 20 25 30 35 40 45 50 52
Phospholamban?
▶ SERCA를 조절(regulation) 등 역할의
▶ " integral membrane protein
거느릴통統 합할합合
막막膜 새알단蛋 흰백白 " 이구나^^

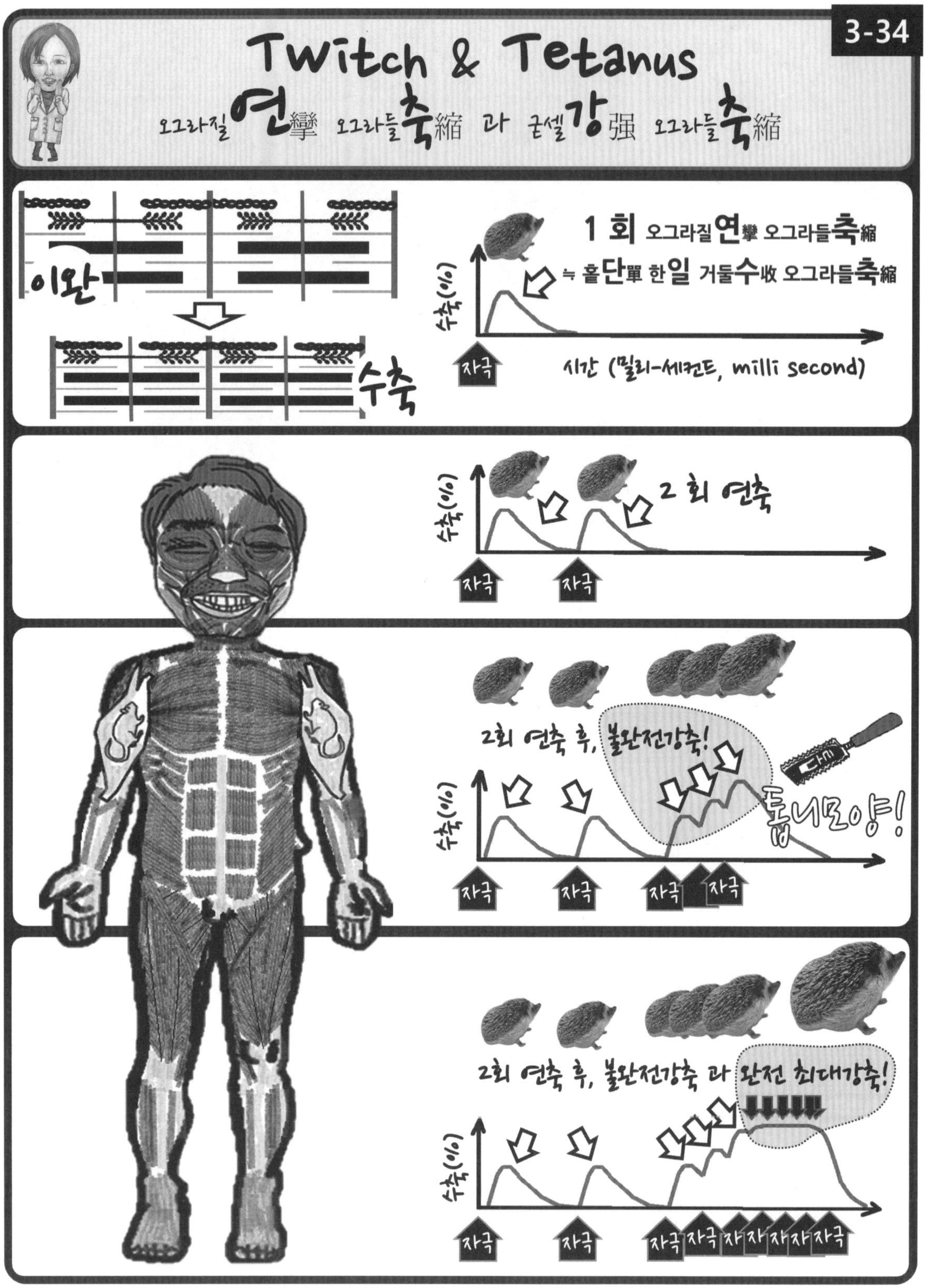
3-34
Twitch & Tetanus
오그라질 연攣 오그라들 축縮 과 굳셀 강强 오그라들 축縮
이완
수축
1 회 오그라질 연攣 오그라들 축縮
≒ 홑 단單 한 일 거둘 수收 오그라들 축縮
수축(이이)
자극
시간 (밀리-세컨드, milli second)
2 회 연축
2회 연축 후, 불완전강축!
톱니모양!
2회 연축 후, 불완전강축 과 완전 최대강축!

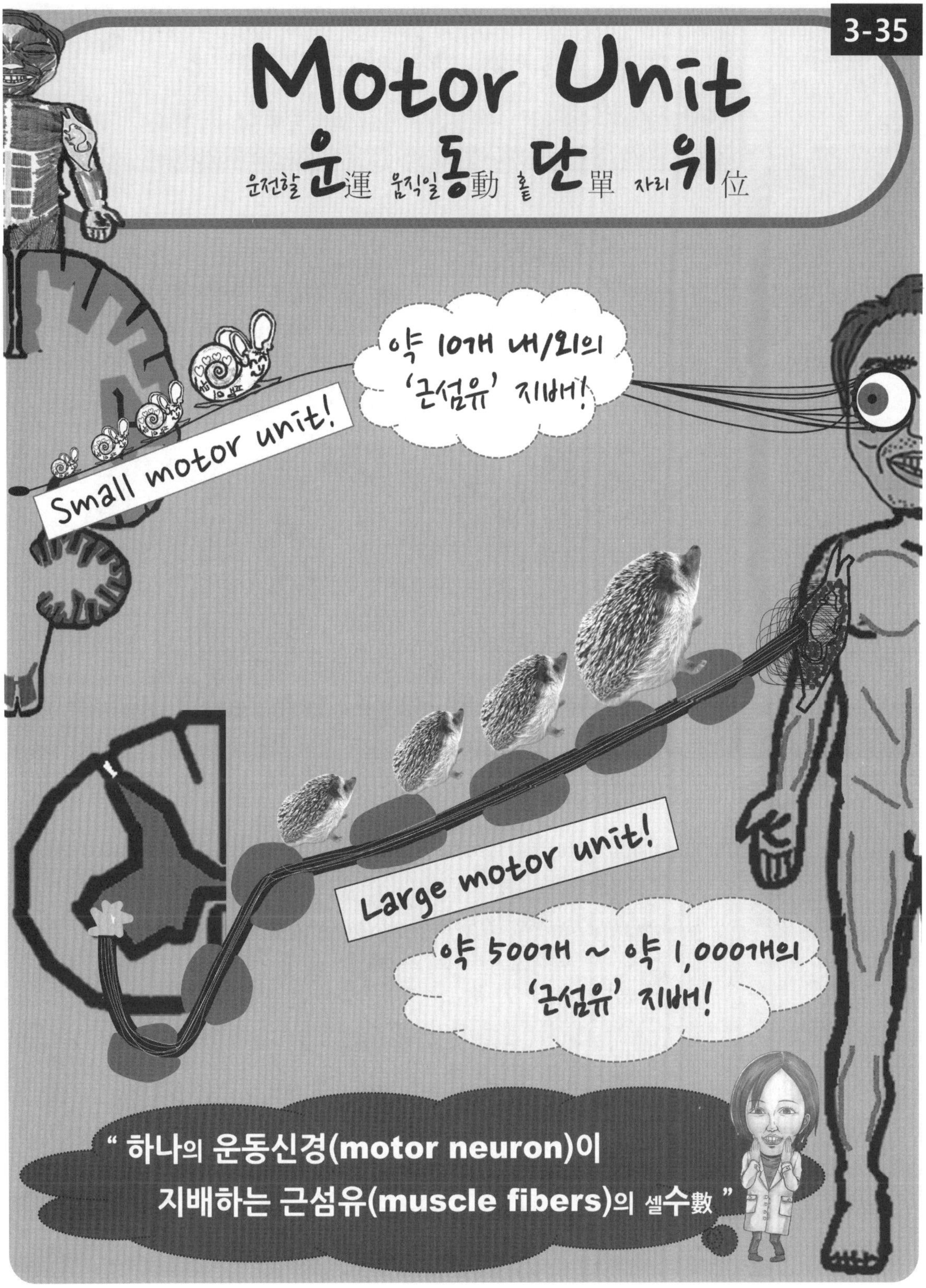
3-35
Motor Unit
운전할 운運 움직일 동動 홑 단單 자리 위位
약 10개 내/외의
'근섬유' 지배!
Small motor unit!
Large motor unit!
약 500개 ~ 약 1,000개의
'근섬유' 지배!
" 하나의 운동신경(motor neuron)이
지배하는 근섬유(muscle fibers)의 셀수數 "

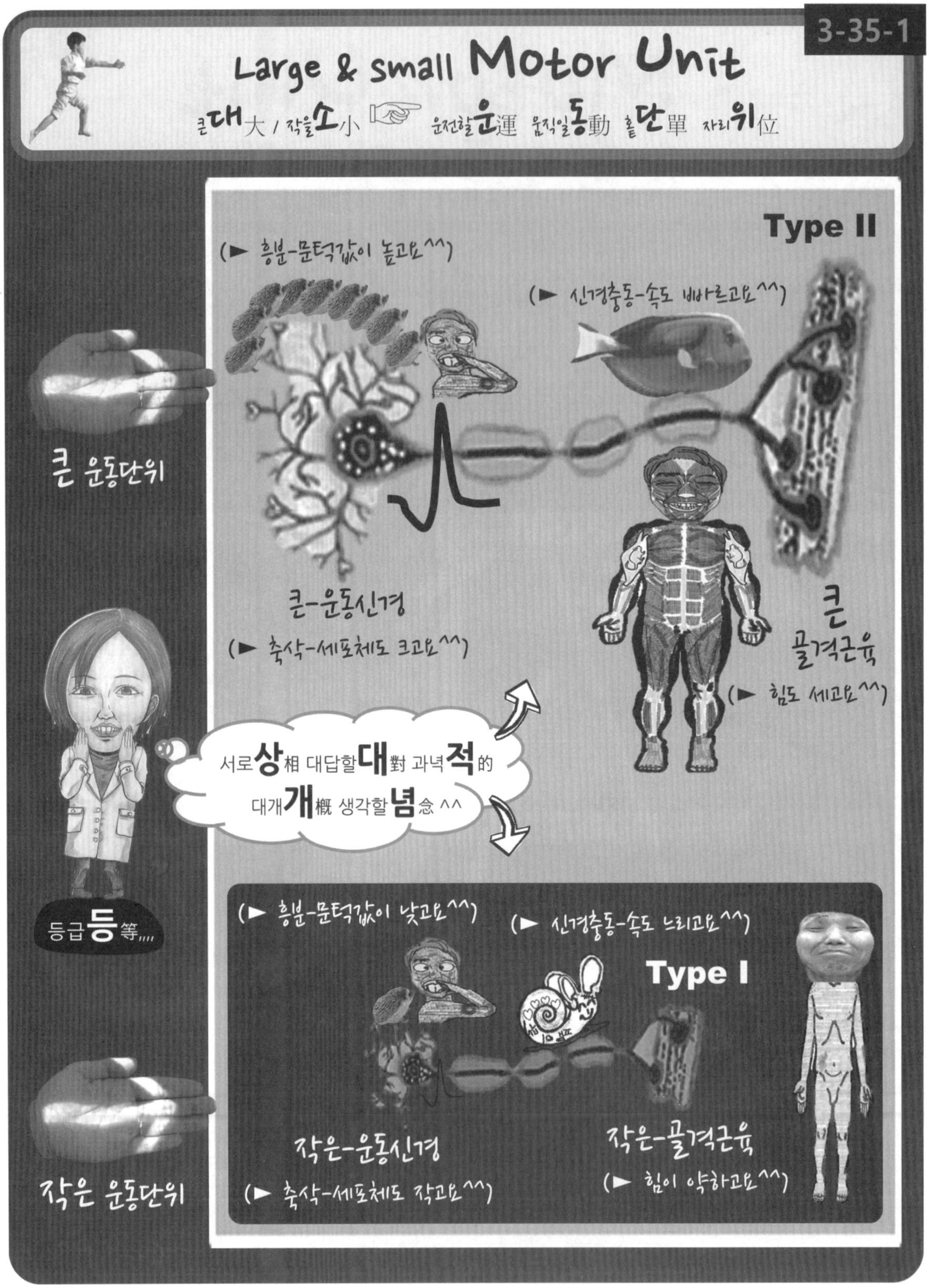
3-35-1
Large & small Motor Unit
큰대大 / 작을소小 운전할운運 움직일동動 홑단單 자리위位
Type II
(► 흥분-문턱값이 높고요^^)
(► 신경충동-속도 빠르고요^^)
큰 운동단위
큰-운동신경
(► 축삭-세포체도 크고요^^)
큰
골격근육
(► 힘도 세고요^^)
서로상相 대답할대對 과녁적的
대개개概 생각할념念 ^^
등급등等,,,,
(► 흥분-문턱값이 낮고요^^)
(► 신경충동-속도 느리고요^^)
Type I
작은-운동신경
(► 축삭-세포체도 작고요^^)
작은-골격근육
(► 힘이 약하고요^^)
작은 운동단위

3-36 운동 강도에 따른 에너지 소비

운전할 운運 움직일 동動 굳셀 강强 정도 도度

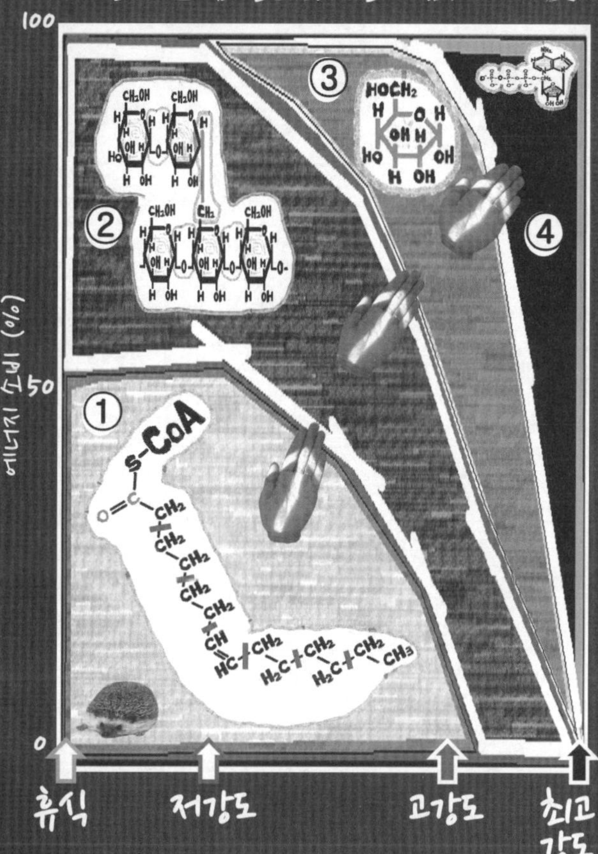

① **Lipid - β oxidation**

기름 지脂 바탕 질質

베타 실 산酸 될 화化 등,,,,

② **Carbohydrates**

☞ ***Aerobic energy system***

숯 탄炭 물 수水 될 화化 만물 물物

☞ 좋을 호好 기운 기氣 성품 성性

에너지 생성 등,,

③ **Glycolysis**

☞ ***Unaerobic energy system***

풀 해解 사탕 당糖

지날 과過 헤아릴 정程

☞ 싫어할 혐嫌 기운 기氣 성품 성性

에너지 생성 등,,

④ **ATP-PC system**

Adenosine triphosphate-Phosphocreatine system

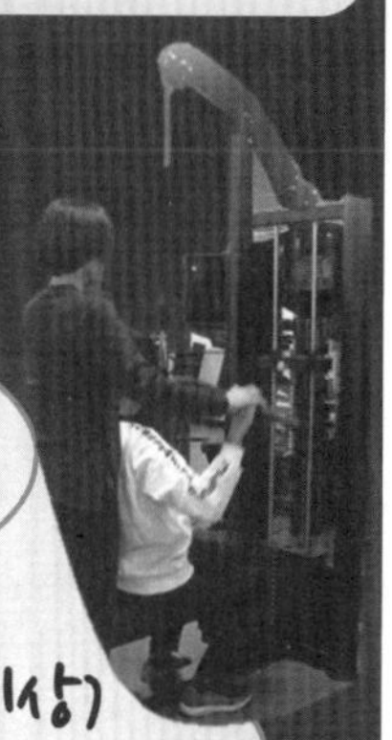

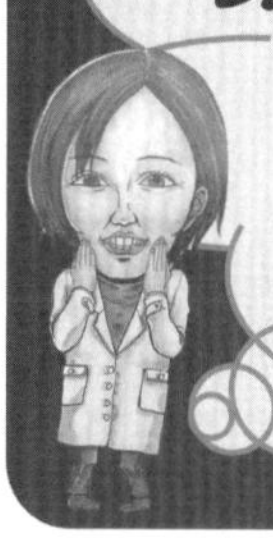

아하!

운동강도가 낮을 땐(≒ 저강도 운동, VO_2 max의 약 30%이하),

► 주로, 지방분해!

운동강도가 높을 수록(≒ 고강도 운동, VO_2 max의 약 70% 이상)

► 포도당 분해 및 ATP-크레아틴인산 체계가 작동하는구나^^

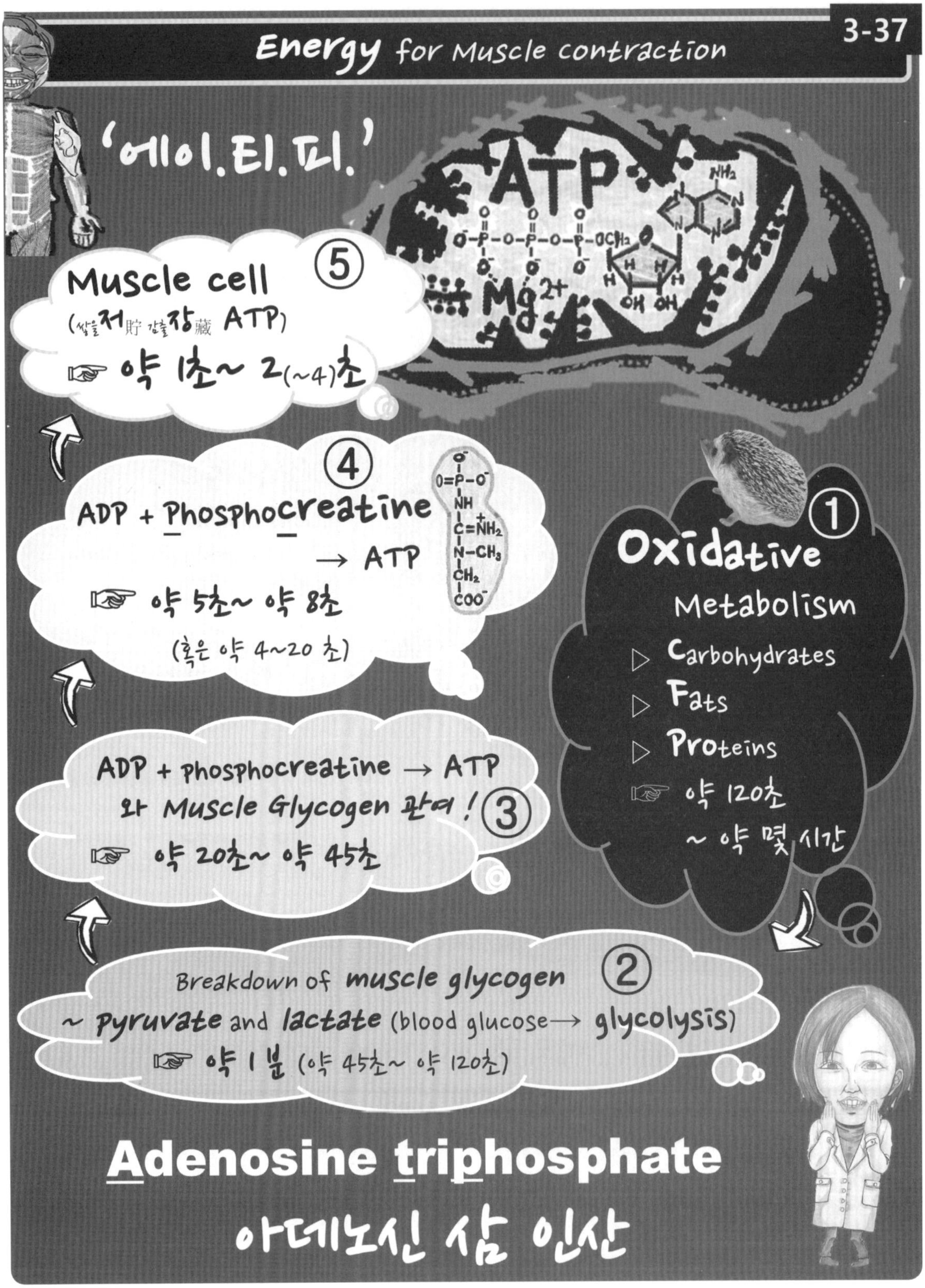
3-37
Energy for Muscle contraction
'에이.티.피.'
ATP
Mg2+
Muscle cell ⑤
(쌓을 저貯 감출 장藏 ATP)
약 1초~ 2(~4)초
④
ADP + Phosphocreatine
→ ATP
약 5초~ 약 8초
(혹은 약 4~20 초)
ADP + phosphocreatine → ATP
와 Muscle Glycogen 관여! ③
약 20초~ 약 45초
① Oxidative
Metabolism
▷ Carbohydrates
▷ Fats
▷ Proteins
약 120초
~ 약 몇 시간
Breakdown of muscle glycogen ②
~ pyruvate and lactate (blood glucose→ glycolysis)
약 1 분 (약 45초~ 약 120초)
Adenosine triphosphate
아데노신 삼 인산

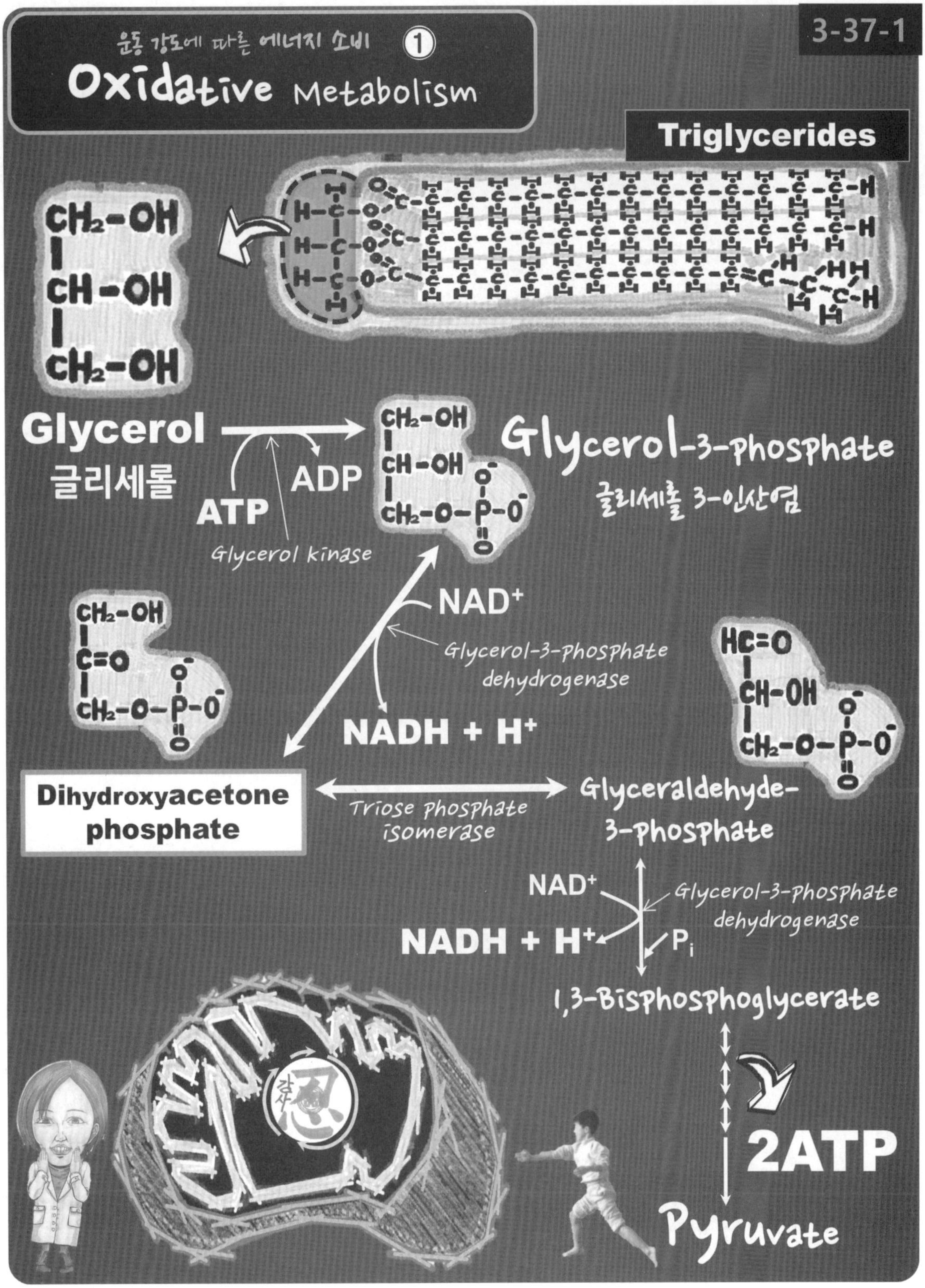

운동 강도에 따른 에너지 소비 ①
Oxidative Metabolism
3-37-1
Triglycerides
Glycerol
글리세롤
ATP
ADP
Glycerol kinase
Glycerol-3-phosphate
글리세롤 3-인산염
NAD+
Glycerol-3-phosphate dehydrogenase
NADH + H+
Dihydroxyacetone phosphate
Triose phosphate isomerase
Glyceraldehyde-3-phosphate
NAD+
Glycerol-3-phosphate dehydrogenase
NADH + H+
Pi
1,3-Bisphosphoglycerate
2ATP
Pyruvate

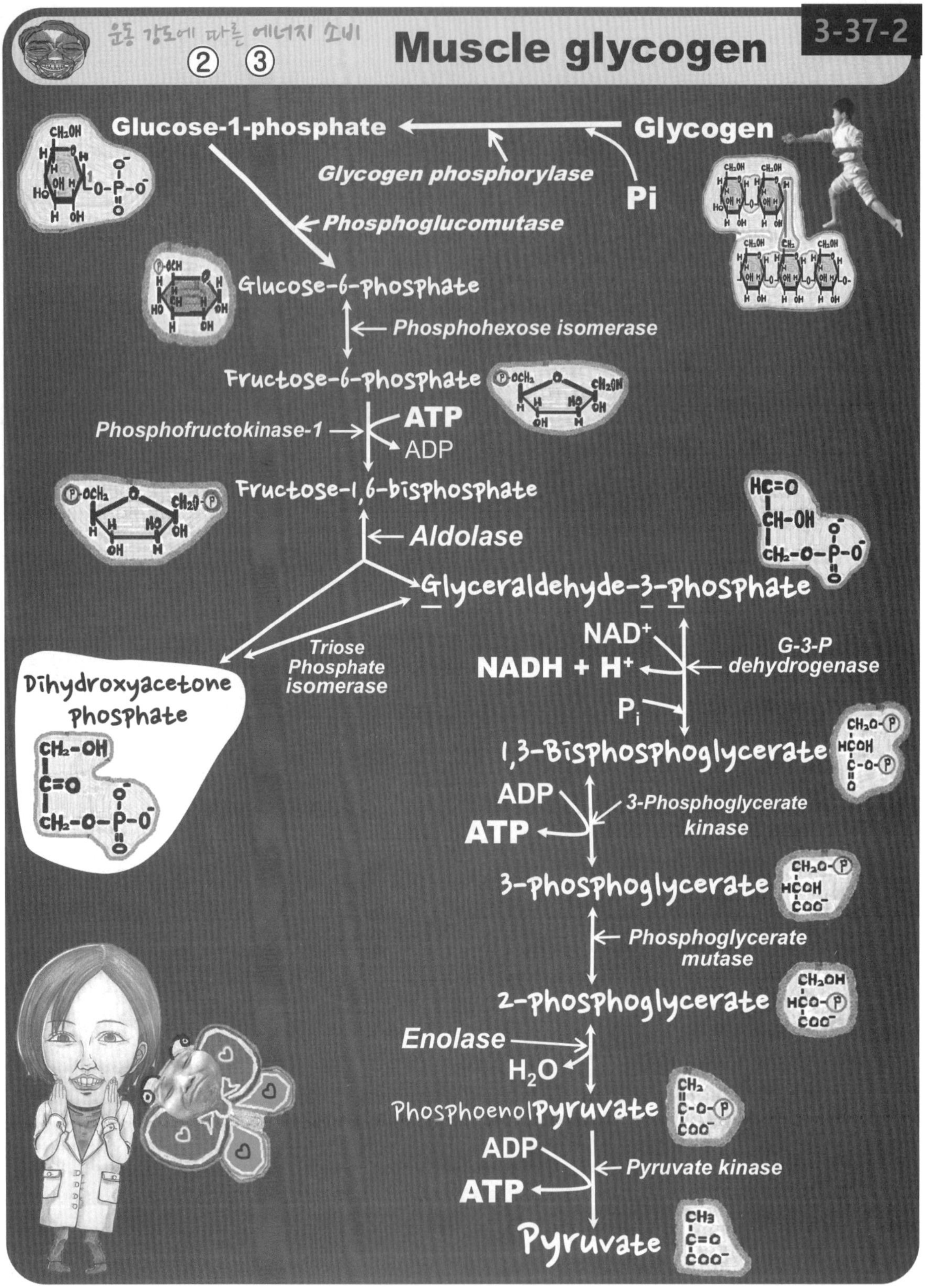
운동 강도에 따른 에너지 소비
② ③
Muscle glycogen
3-37-2
Glucose-1-phosphate
Glycogen
Glycogen phosphorylase
Pi
Phosphoglucomutase
Glucose-6-phosphate
Phosphohexose isomerase
Fructose-6-phosphate
Phosphofructokinase-1
ATP
ADP
Fructose-1,6-bisphosphate
Aldolase
Glyceraldehyde-3-phosphate
Triose Phosphate isomerase
Dihydroxyacetone phosphate
NAD+
NADH + H+
G-3-P dehydrogenase
Pi
1,3-Bisphosphoglycerate
ADP
ATP
3-Phosphoglycerate kinase
3-phosphoglycerate
Phosphoglycerate mutase
2-phosphoglycerate
Enolase
H2O
PhosphoenolPyruvate
ADP
ATP
Pyruvate kinase
Pyruvate

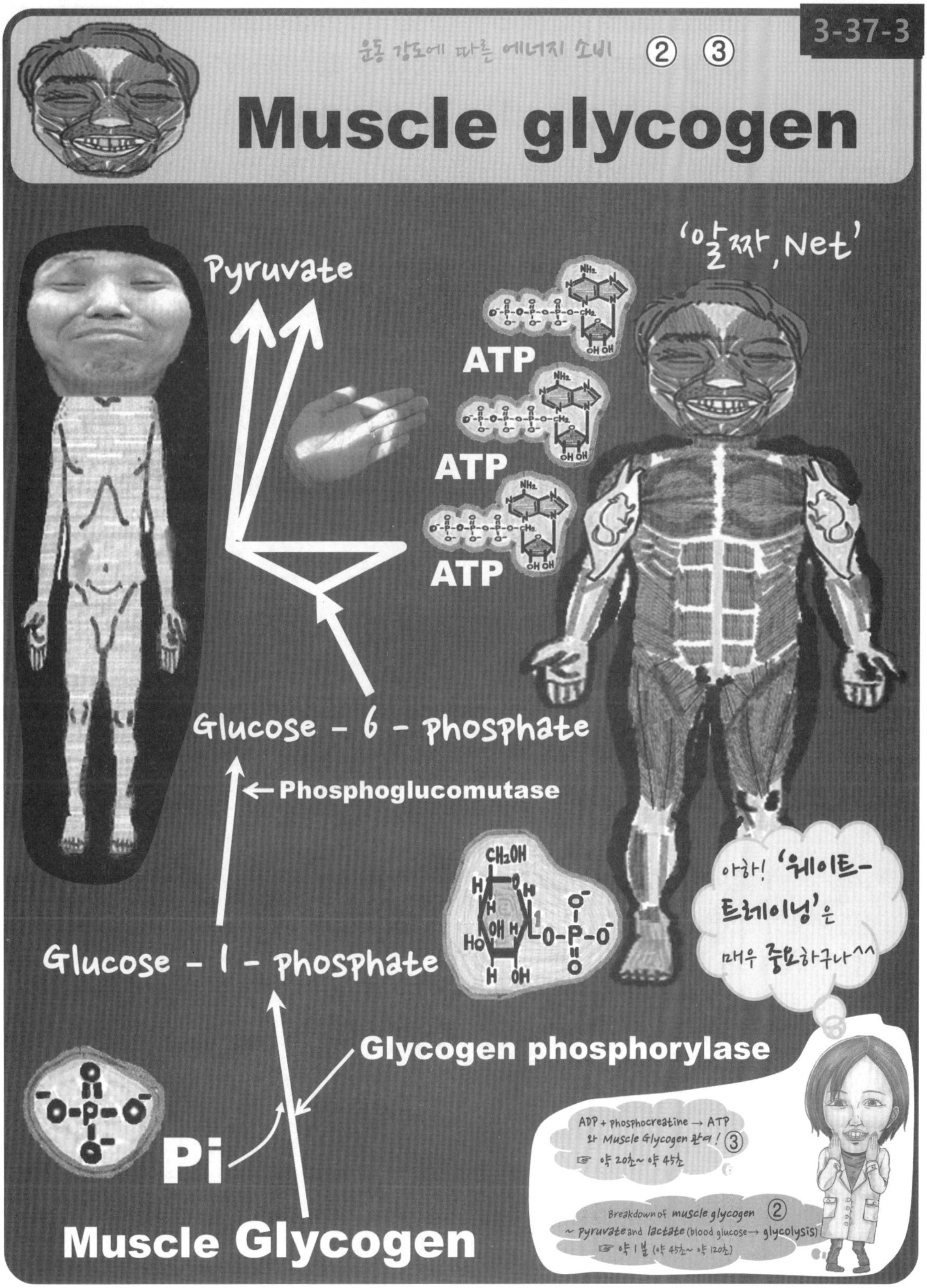
3-37-3
운동 강도에 따른 에너지 소비 ② ③
Muscle glycogen
'알짜, Net'
Pyruvate
ATP
ATP
ATP
Glucose - 6 - phosphate
Phosphoglucomutase
Glucose - 1 - phosphate
Glycogen phosphorylase
Pi
Muscle Glycogen
아하! '웨이트-트레이닝'은 매우 중요하구나^^
ADP + phosphocreatine → ATP 와 Muscle Glycogen 관여! ③
☞ 약 20초~약 45초
Breakdown of muscle glycogen ②
~ pyruvate and lactate (blood glucose → glycolysis)
☞ 약 1분 (약 45초~약 120초)

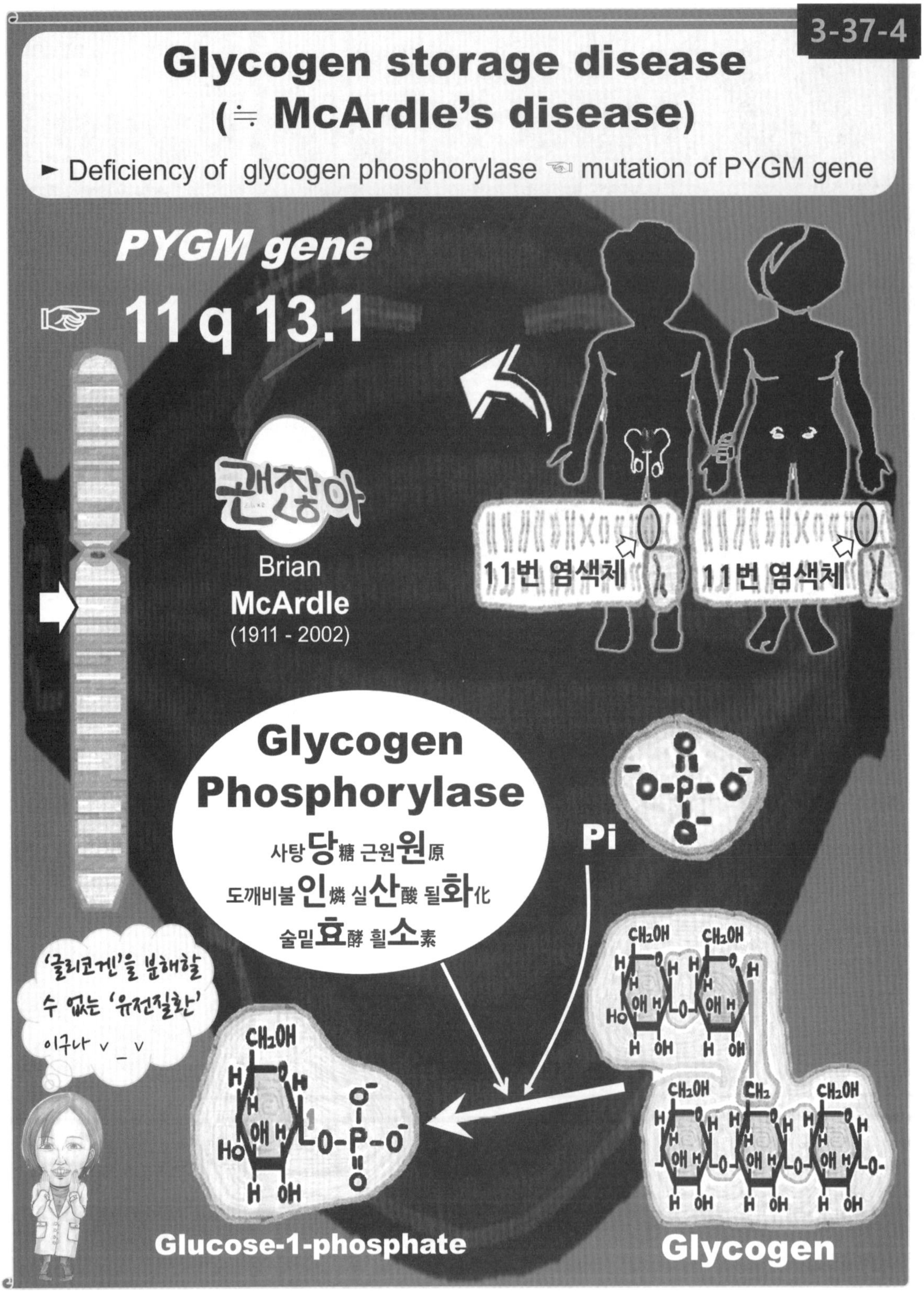
3-37-4
Glycogen storage disease
(≒ McArdle's disease)
► Deficiency of glycogen phosphorylase ☜ mutation of PYGM gene
PYGM gene
☞ 11 q 13.1
괜찮아
Brian
McArdle
(1911 - 2002)
11번 염색체
11번 염색체
Glycogen
Phosphorylase
사탕당糖 근원원原
도깨비불인燐 실산酸 될화化
술밑효酵 흴소素
'글리코겐'을 분해할
수 없는 '유전질환'
이구나 v_v
Pi
Glucose-1-phosphate
Glycogen

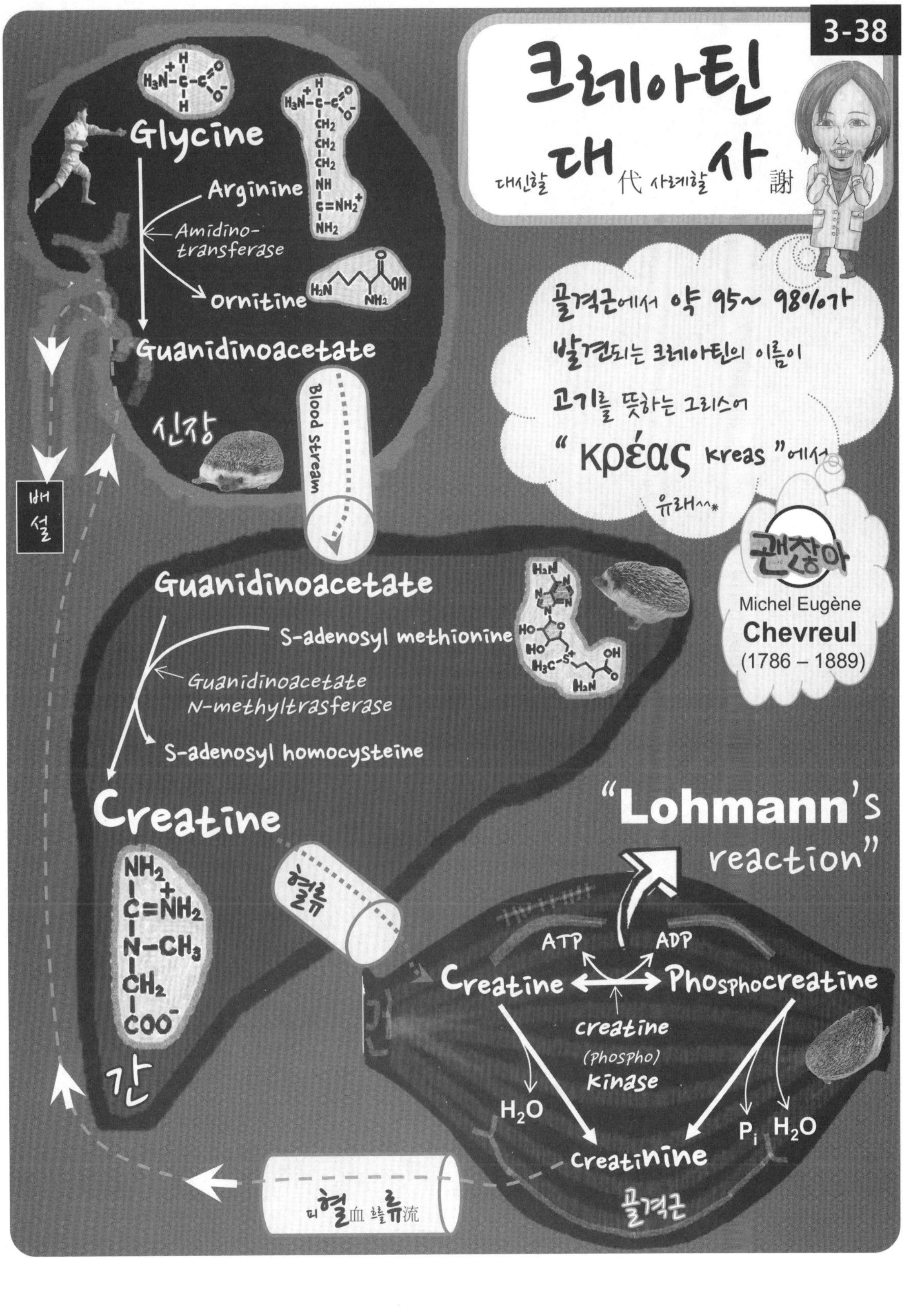
3-38
크레아틴
대신할 대 代 사례할 사 謝
Glycine
Arginine
Amidino-transferase
ornitine
Guanidinoacetate
신장
Blood stream
배설
Guanidinoacetate
S-adenosyl methionine
Guanidinoacetate N-methyltrasferase
S-adenosyl homocysteine
Creatine
간
혈류
골격근에서 약 95~ 98%가 발견되는 크레아틴의 이름이 고기를 뜻하는 그리스어 " κρέας kreas "에서 유래^^*
괜찮아
Michel Eugène
Chevreul
(1786 – 1889)
"Lohmann's reaction"
ATP
ADP
Creatine
Phosphocreatine
creatine (phospho) kinase
H2O
Pi H2O
creatinine
골격근
피 혈 血 흐를 류 流

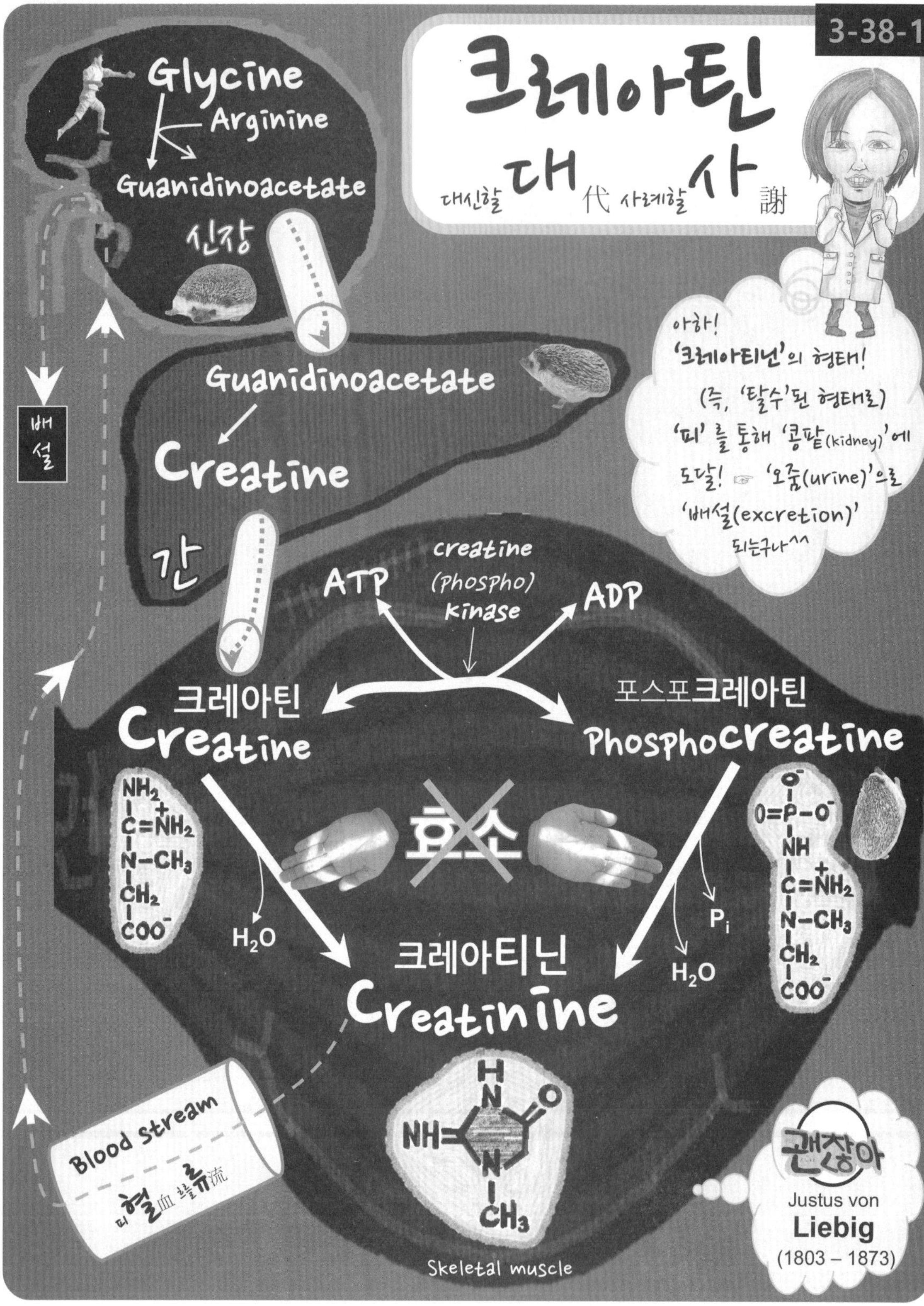
3-38-1
크레아틴
대신할 대 代 사례할 사 謝
Glycine
Arginine
Guanidinoacetate
신장
Guanidinoacetate
Creatine
간
배설
아하!
'크레아티닌'의 형태!
(즉, '탈수'된 형태로)
'피'를 통해 '콩팥(kidney)'에
도달! ☞ '오줌(urine)'으로
'배설(excretion)'
되는구나^^
ATP
creatine (phospho) kinase
ADP
크레아틴
Creatine
포스포크레아틴
Phosphocreatine
효소
H_2O
P_i
H_2O
크레아티닌
Creatinine
Blood stream
피 혈 血 흐를 류 流
괜찮아
Justus von Liebig (1803 – 1873)
Skeletal muscle

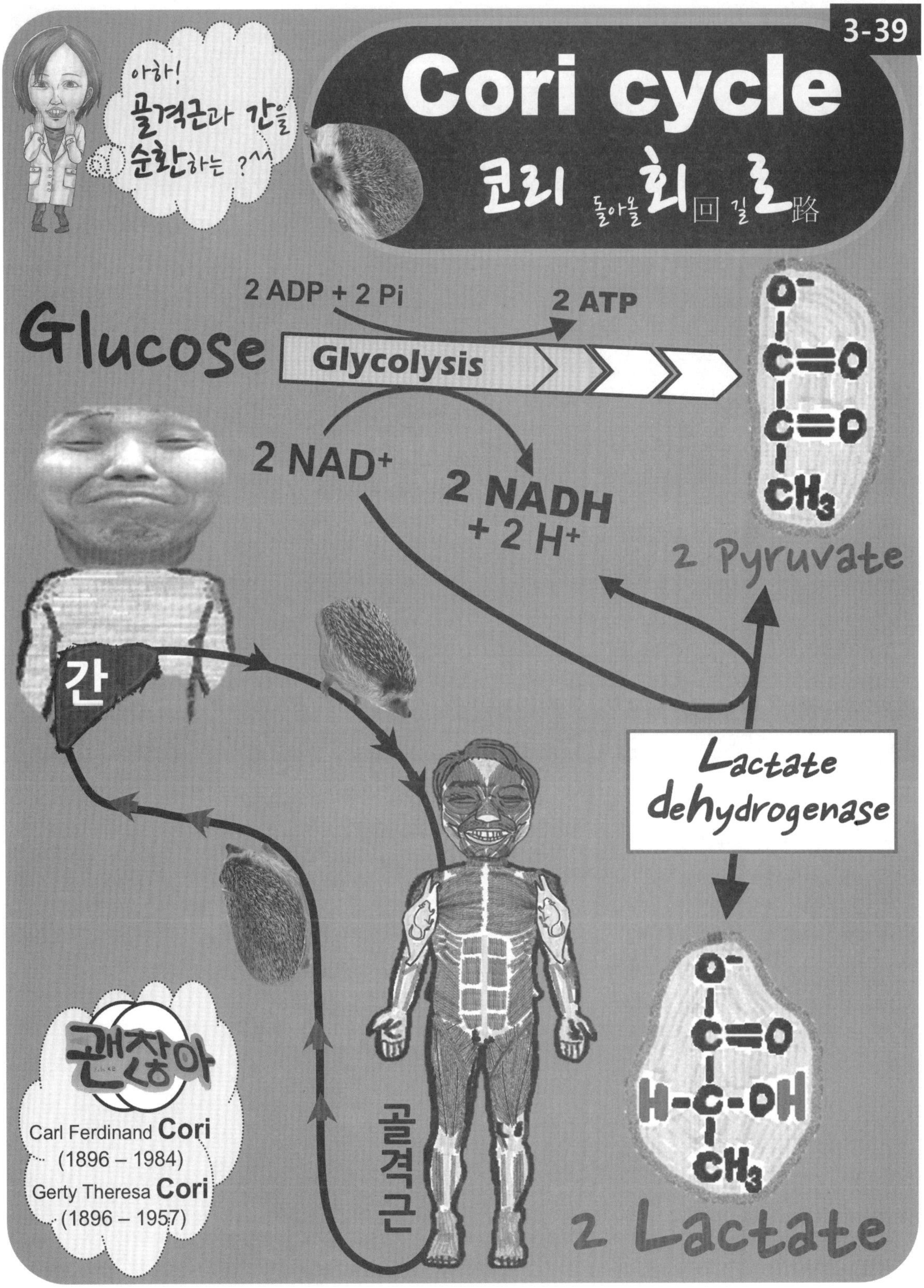
3-39
Cori cycle
코리 돌아올 회 回 길 로 路
아하!
골격근과 간을
순환하는 ?^^
2 ADP + 2 Pi
2 ATP
Glucose
Glycolysis
2 NAD+
2 NADH
+ 2 H+
O⁻
C=O
C=O
CH3
2 Pyruvate
간
Lactate
dehydrogenase
O⁻
C=O
H-C-OH
CH3
2 Lactate
괜찮아
Carl Ferdinand Cori
(1896 – 1984)
Gerty Theresa Cori
(1896 – 1957)
골격근

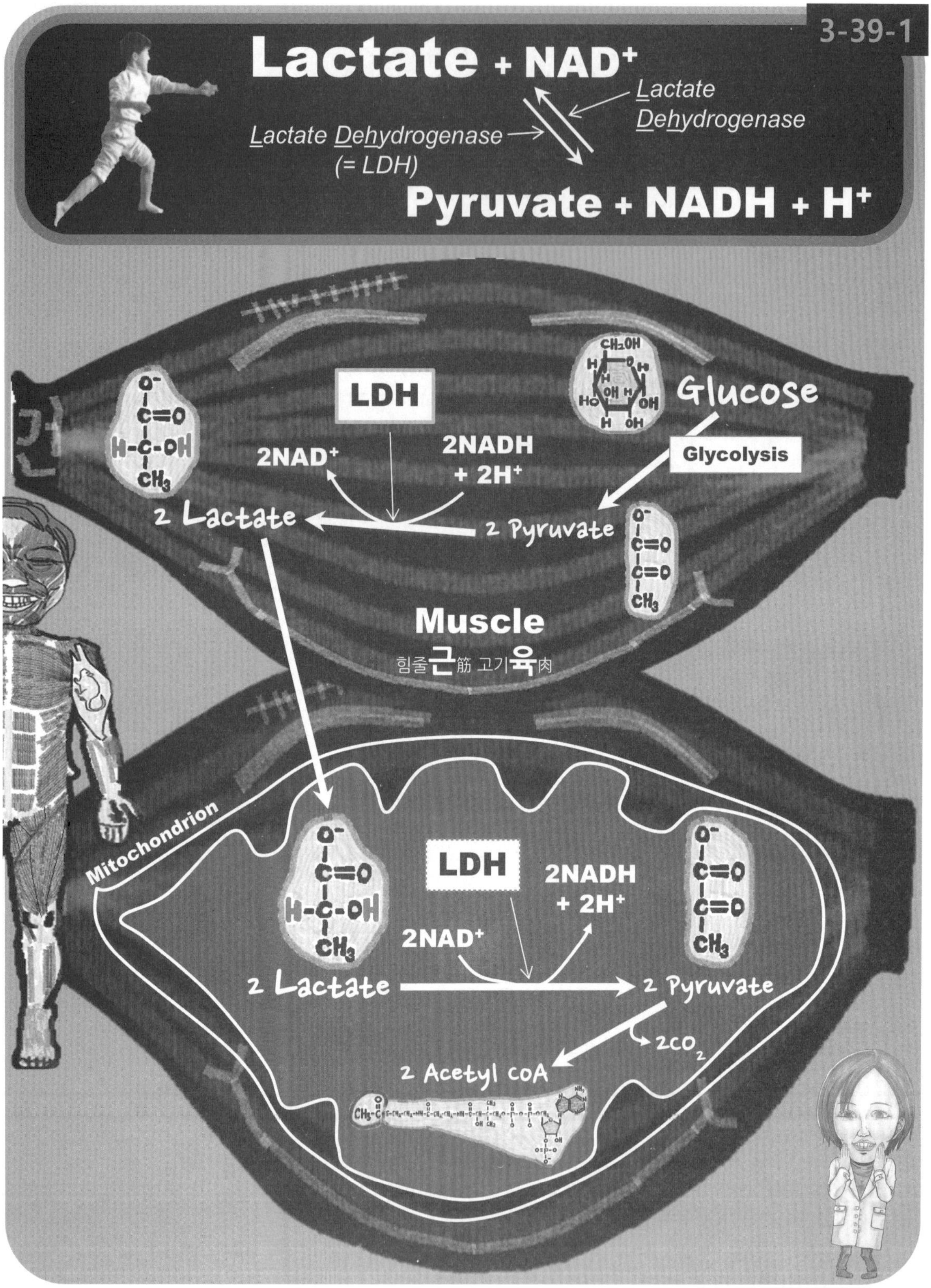

3-39-1
Lactate + NAD+
Lactate Dehydrogenase
Lactate Dehydrogenase
(= LDH)
Pyruvate + NADH + H+
LDH
Glucose
Glycolysis
2NAD+
2NADH
+ 2H+
2 Lactate
2 Pyruvate
Muscle
힘줄근筋 고기육肉
Mitochondrion
LDH
2NADH
+ 2H+
2NAD+
2 Lactate
2 Pyruvate
2CO2
2 Acetyl CoA

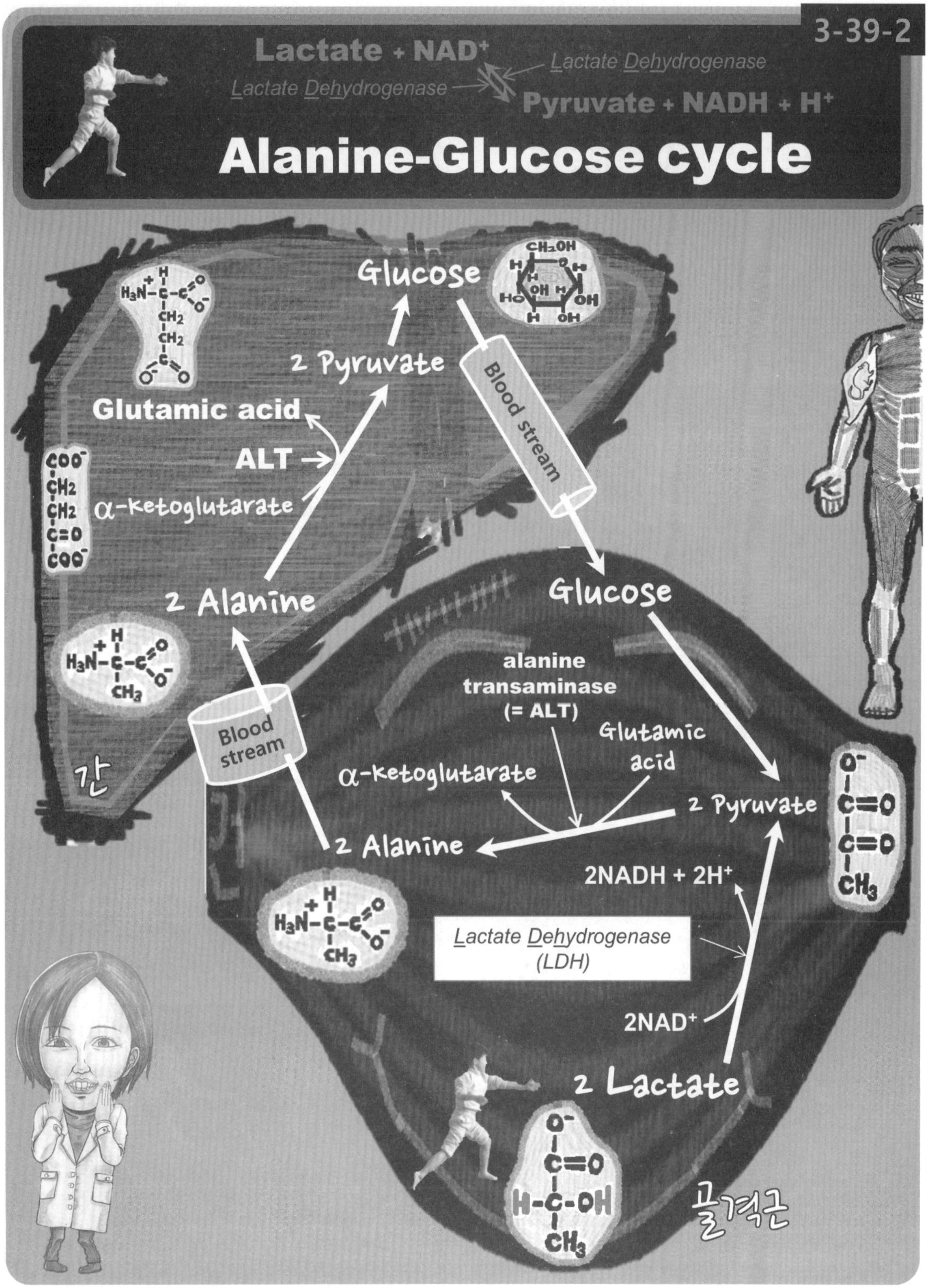
3-39-2
Lactate + NAD+
Lactate Dehydrogenase
Lactate Dehydrogenase
Pyruvate + NADH + H+
Alanine-Glucose cycle
Glucose
2 Pyruvate
Glutamic acid
ALT
α-ketoglutarate
2 Alanine
Blood stream
Blood stream
간
Glucose
alanine transaminase (= ALT)
Glutamic acid
α-ketoglutarate
2 Pyruvate
2 Alanine
2NADH + 2H+
Lactate Dehydrogenase (LDH)
2NAD+
2 Lactate
골격근

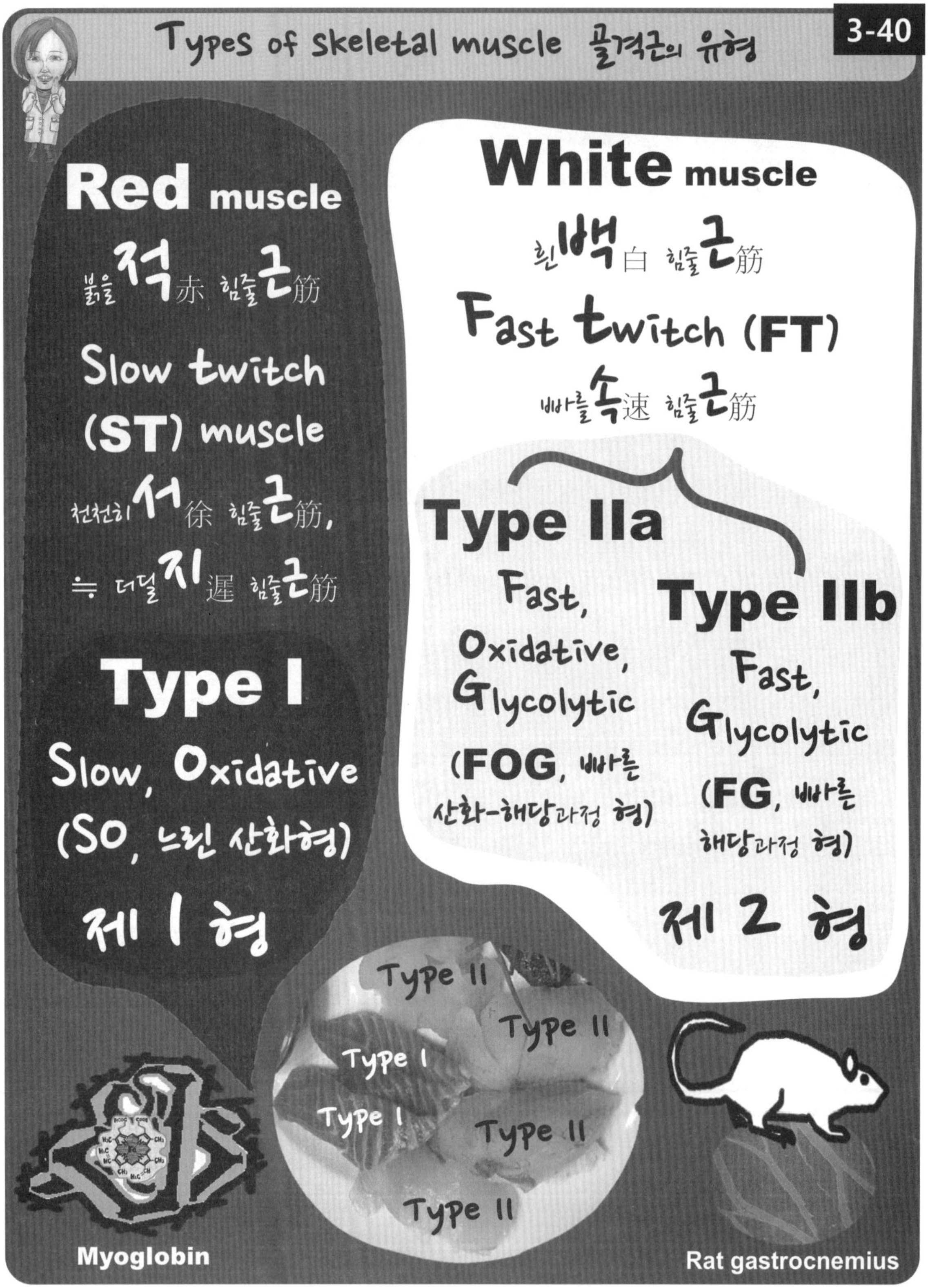
Types of skeletal muscle 골격근의 유형
3-40
Red muscle
붉을 적 赤 힘줄 근 筋
Slow twitch
(ST) muscle
천천히 서 徐 힘줄 근 筋,
≒ 더딜 지 遲 힘줄 근 筋
Type I
Slow, Oxidative
(SO, 느린 산화형)
제 1 형
White muscle
흰 백 白 힘줄 근 筋
Fast twitch (FT)
빠를 속 速 힘줄 근 筋
Type IIa
Fast,
Oxidative,
Glycolytic
(FOG, 빠른
산화-해당과정 형)
Type IIb
Fast,
Glycolytic
(FG, 빠른
해당과정 형)
제 2 형
Type II
Type II
Type I
Type I
Type II
Type II
Myoglobin
Rat gastrocnemius

3-41

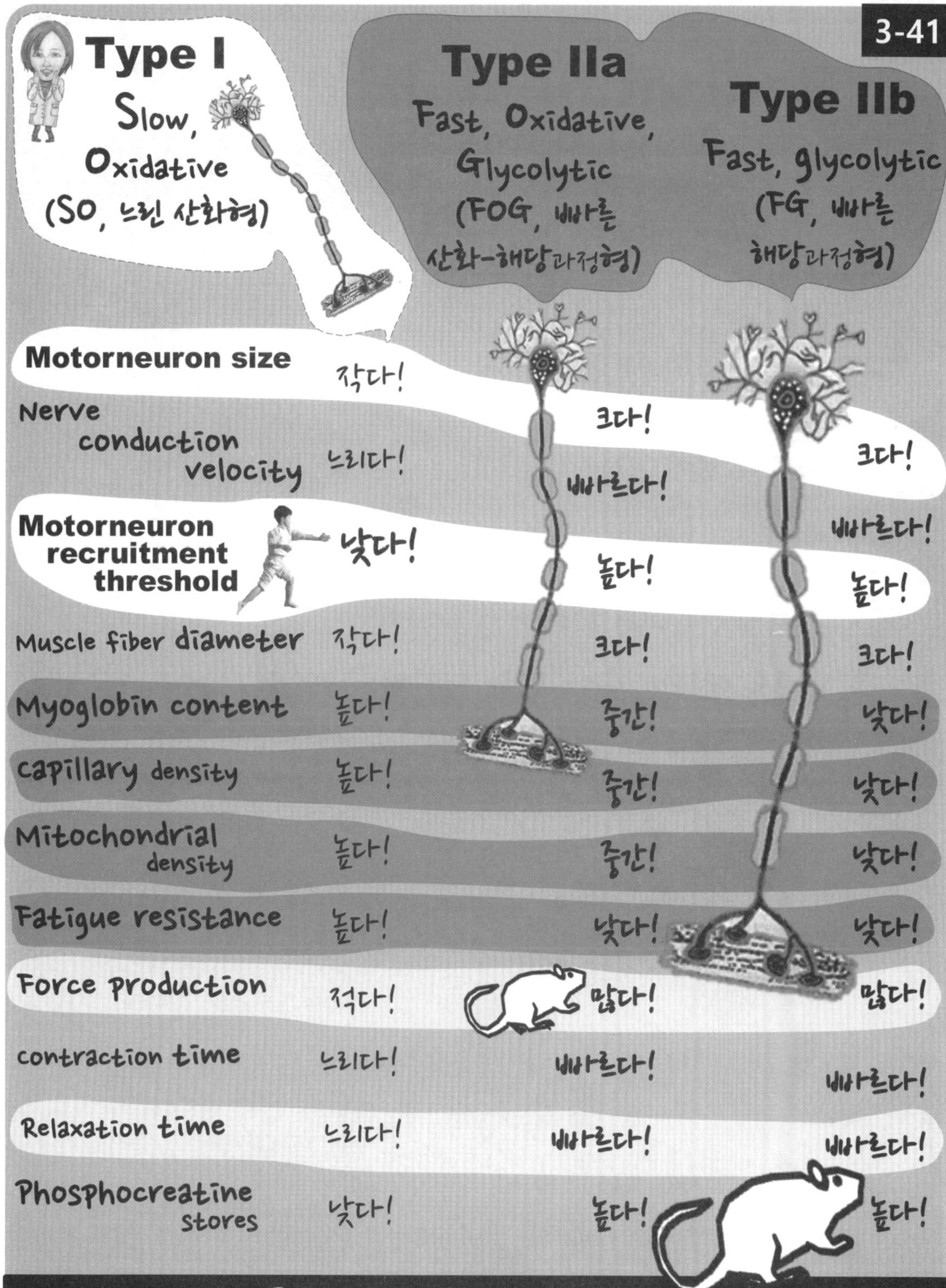

Types of skeletal muscle 골격근의 유형

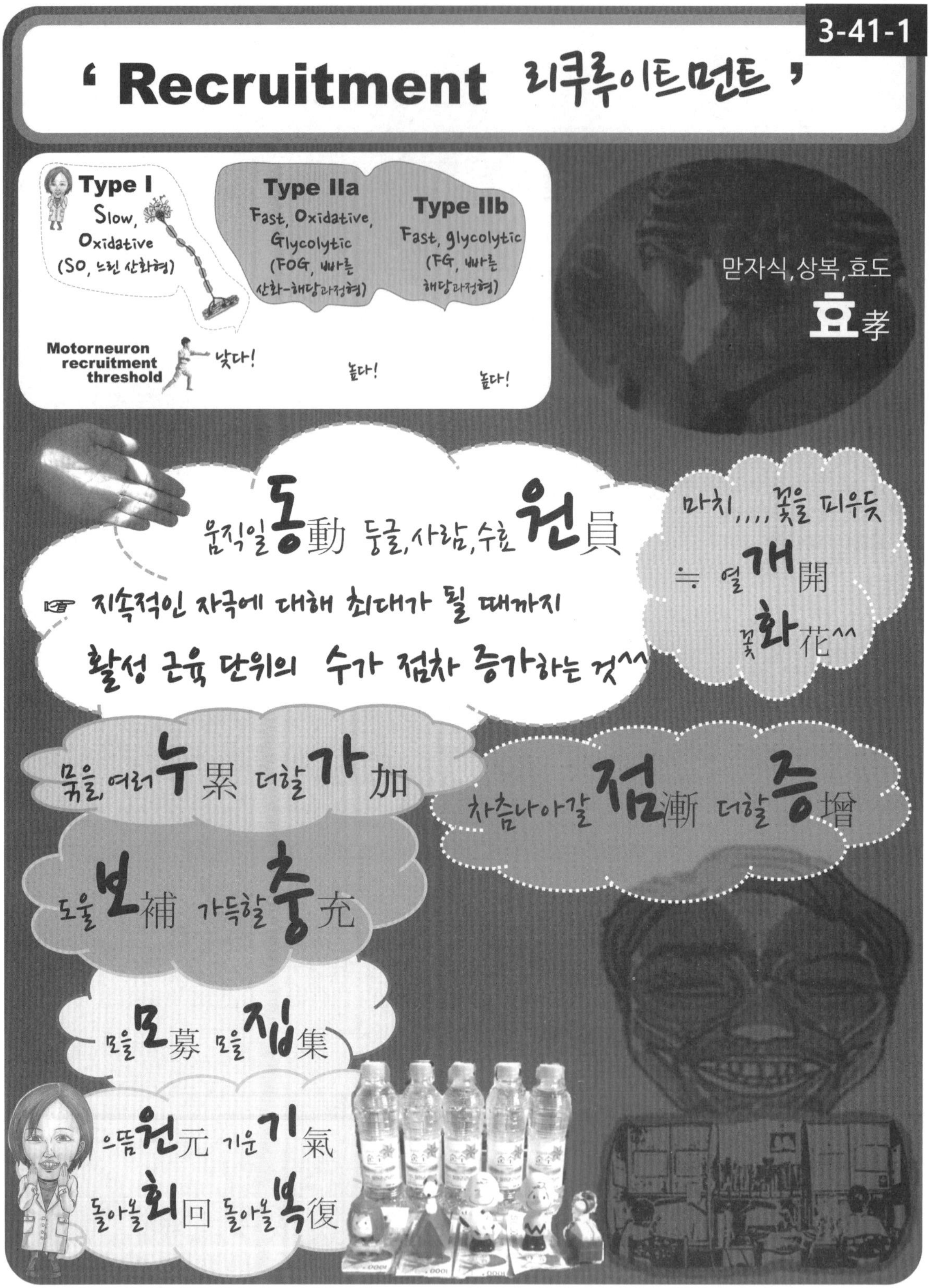
3-41-1
'Recruitment 리쿠루이트먼트'
Type I
Slow, Oxidative
(SO, 느린 산화형)
Type IIa
Fast, Oxidative, Glycolytic
(FOG, 빠른 산화-해당과정형)
Type IIb
Fast, glycolytic
(FG, 빠른 해당과정형)
Motorneuron recruitment threshold
낮다!
높다!
높다!
맏자식, 상복, 효도
효 孝
움직일 동 動 둥글, 사람, 수효 원 員
☞ 지속적인 자극에 대해 최대가 될 때까지
활성 근육 단위의 수가 점차 증가하는 것^^
마치,,,, 꽃을 피우듯
≒ 열 개 開
꽃 화 花^^
묶을, 여러 누 累 더할 가 加
차츰나아갈 점 漸 더할 증 增
도울 보 補 가득할 충 充
모을 모 募 모을 집 集
으뜸 원 元 기운 기 氣
돌아올 회 回 돌아올 복 復

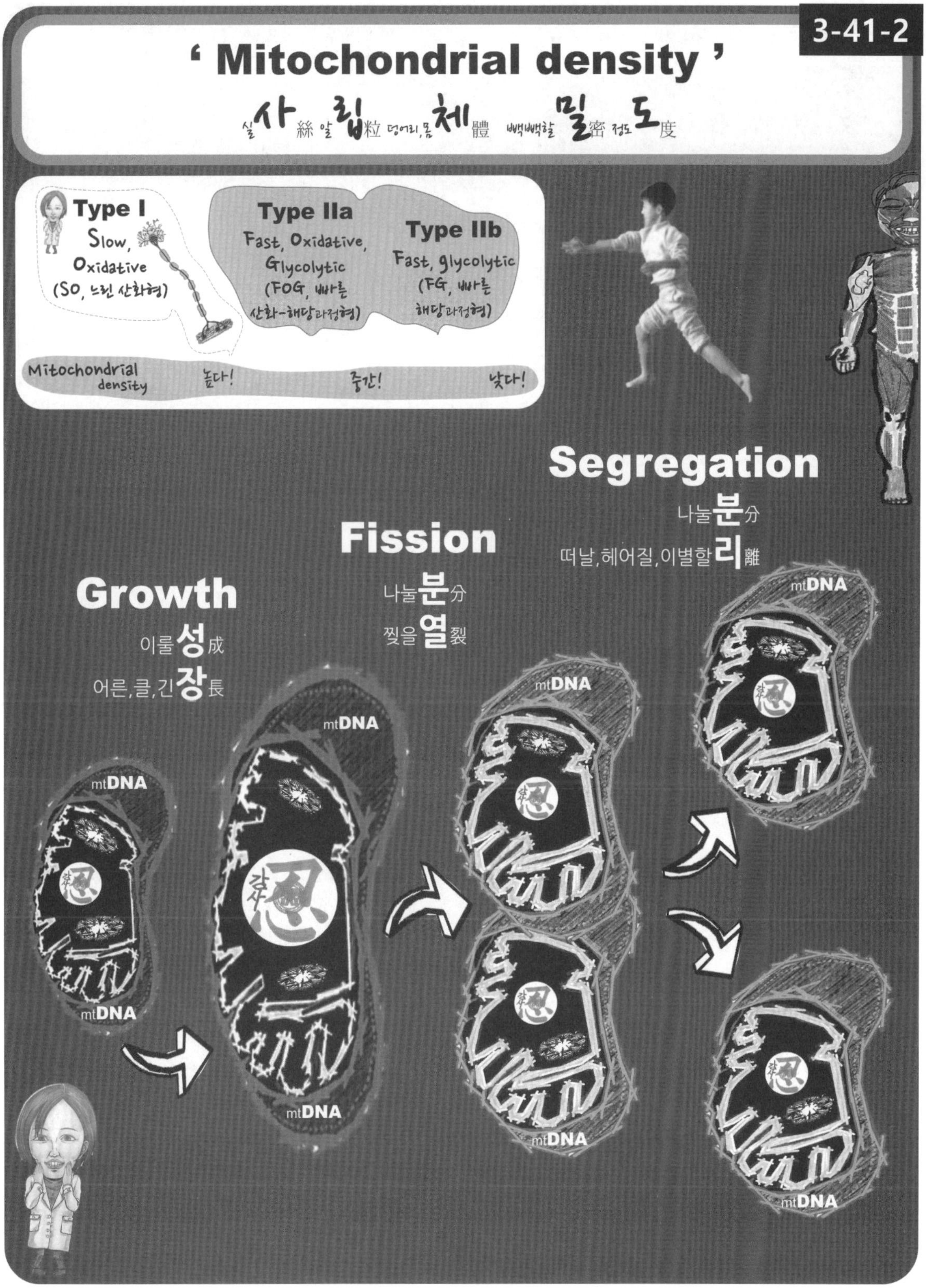
3-41-2
' Mitochondrial density '
실 사 絲 알 립 粒 덩어리,몸 체 體 빽빽할 밀 密 정도 도 度
Type I
Slow, Oxidative
(SO, 느린 산화형)
Type IIa
Fast, Oxidative, Glycolytic
(FOG, 빠른 산화-해당과정형)
Type IIb
Fast, glycolytic
(FG, 빠른 해당과정형)
Mitochondrial density
높다!
중간!
낮다!
Growth
이룰 성 成
어른,클,긴 장 長
Fission
나눌 분 分
찢을 열 裂
Segregation
나눌 분 分
떠날,헤어질,이별할 리 離
mtDNA

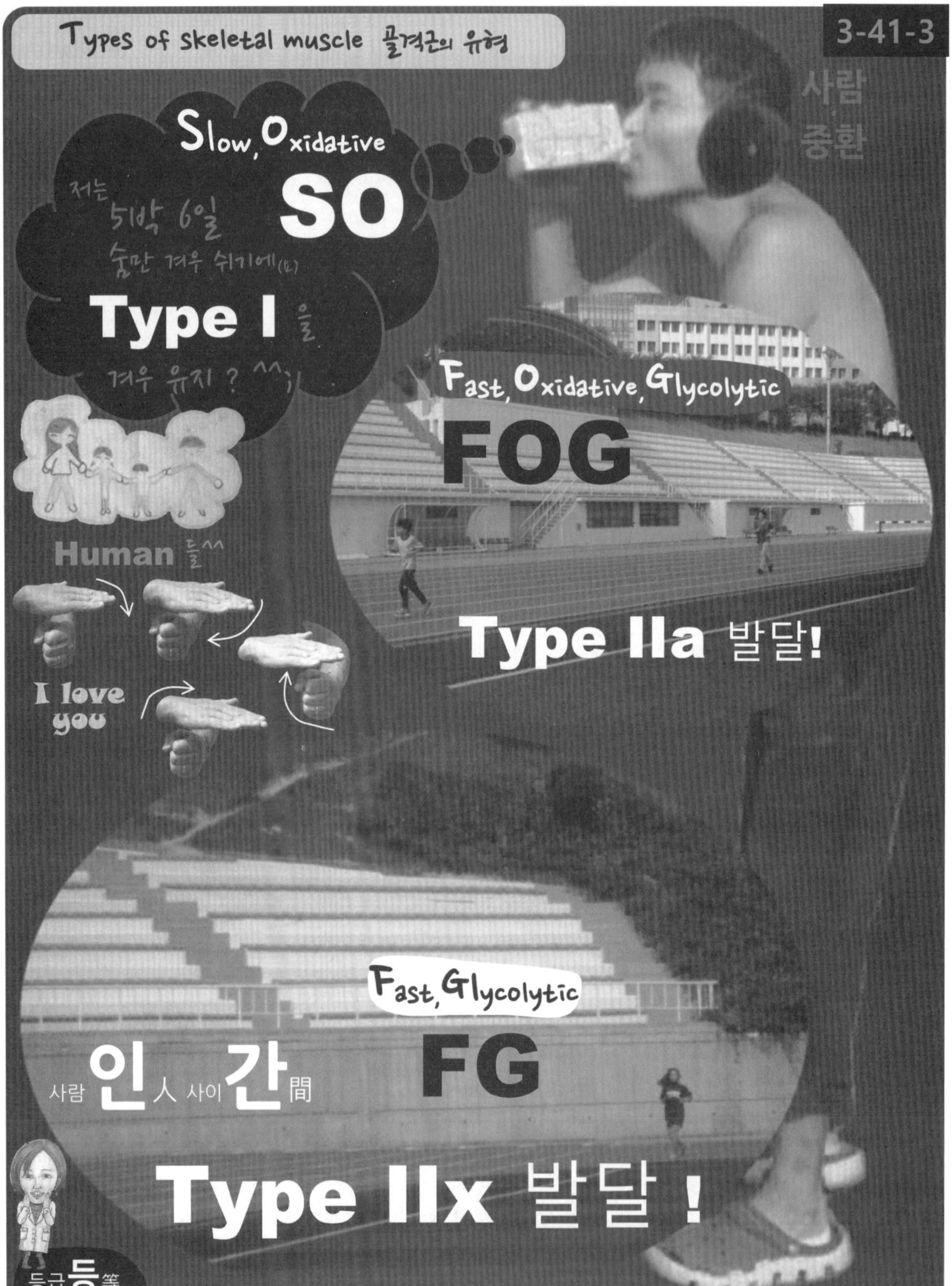
Types of skeletal muscle 골격근의 유형
3-41-3
사람
중환
Slow, Oxidative
저는
5박 6일
SO
숨만 겨우 쉬기에(E)
Type I 을
겨우 유지 ? ^^;
Human 들^^
I love you
Fast, Oxidative, Glycolytic
FOG
Type IIa 발달!
Fast, Glycolytic
FG
사람 인人 사이 간間
Type IIx 발달 !
등급등等,,,,,

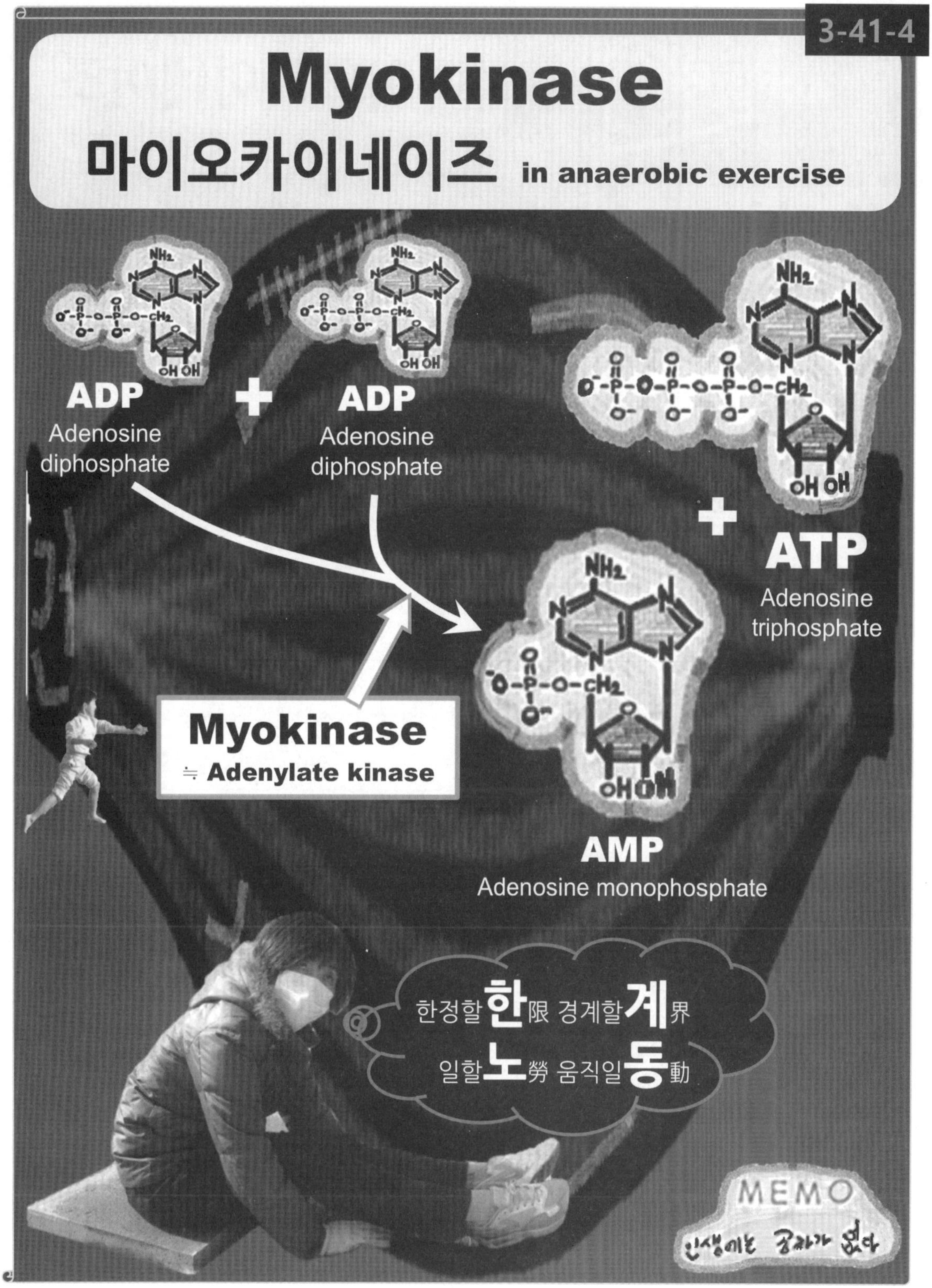
3-41-4
Myokinase
마이오카이네이즈 in anaerobic exercise
ADP
Adenosine diphosphate
ADP
Adenosine diphosphate
ATP
Adenosine triphosphate
Myokinase
≒ Adenylate kinase
AMP
Adenosine monophosphate
한정할 한限 경계할 계界
일할 노勞 움직일 동動
MEMO
인생에는 공짜가 없다

3-41-5

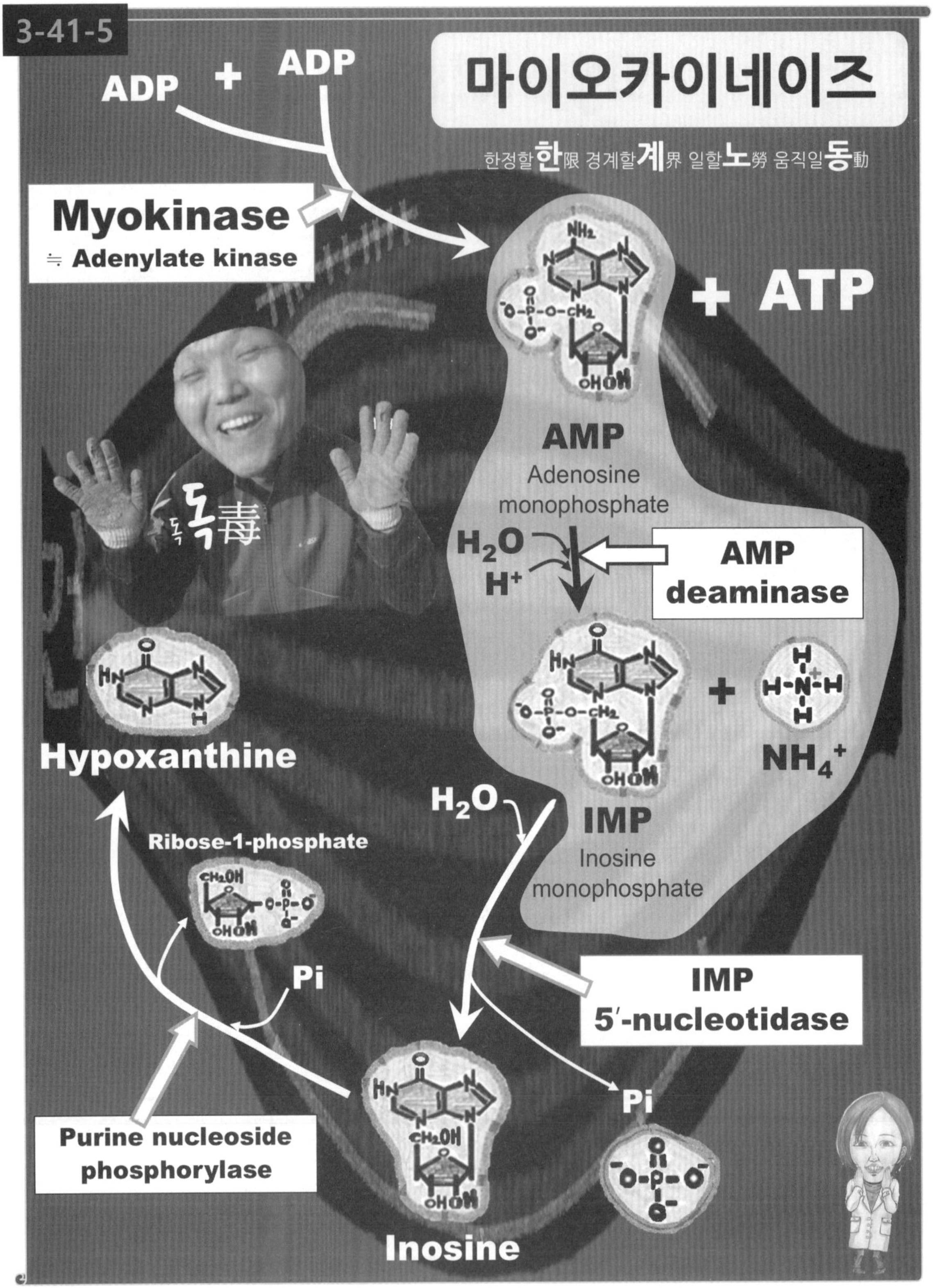
마이오카이네이즈
한정할한限 경계할계界 일할노勞 움직일동動
ADP + ADP
Myokinase
≒ Adenylate kinase
+ ATP
AMP
Adenosine monophosphate
H_2O
H^+
AMP deaminase
독毒
Hypoxanthine
IMP
Inosine monophosphate
NH_4^+
H_2O
Ribose-1-phosphate
Pi
IMP 5′-nucleotidase
Purine nucleoside phosphorylase
Pi
Inosine

3-41-6

Ketone bodies ☞ 에너지 될화化 ①

☻ 끊을단斷 밥식食, 다할극極 한정할한限 일할노勞 움직일동動 등,...,

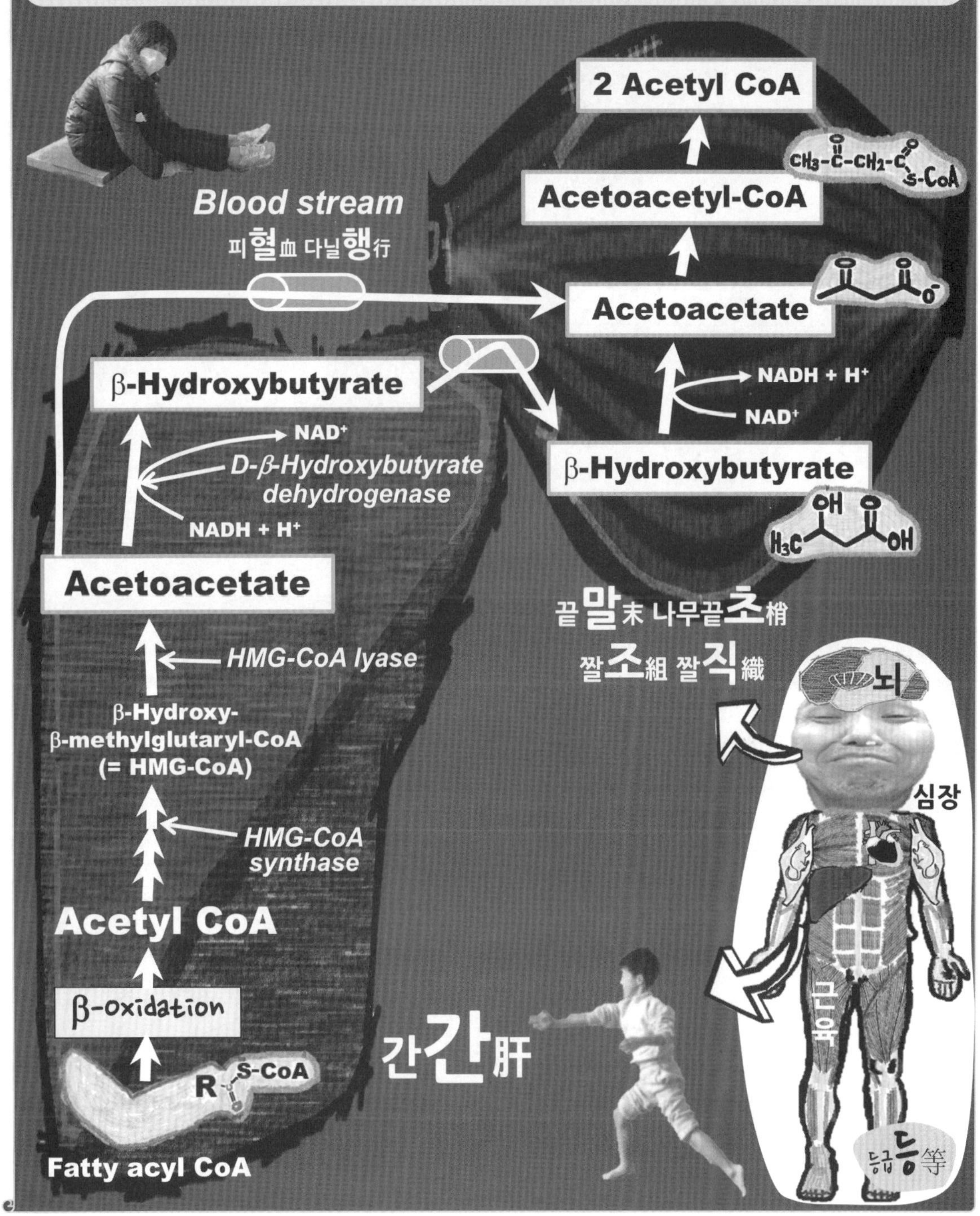

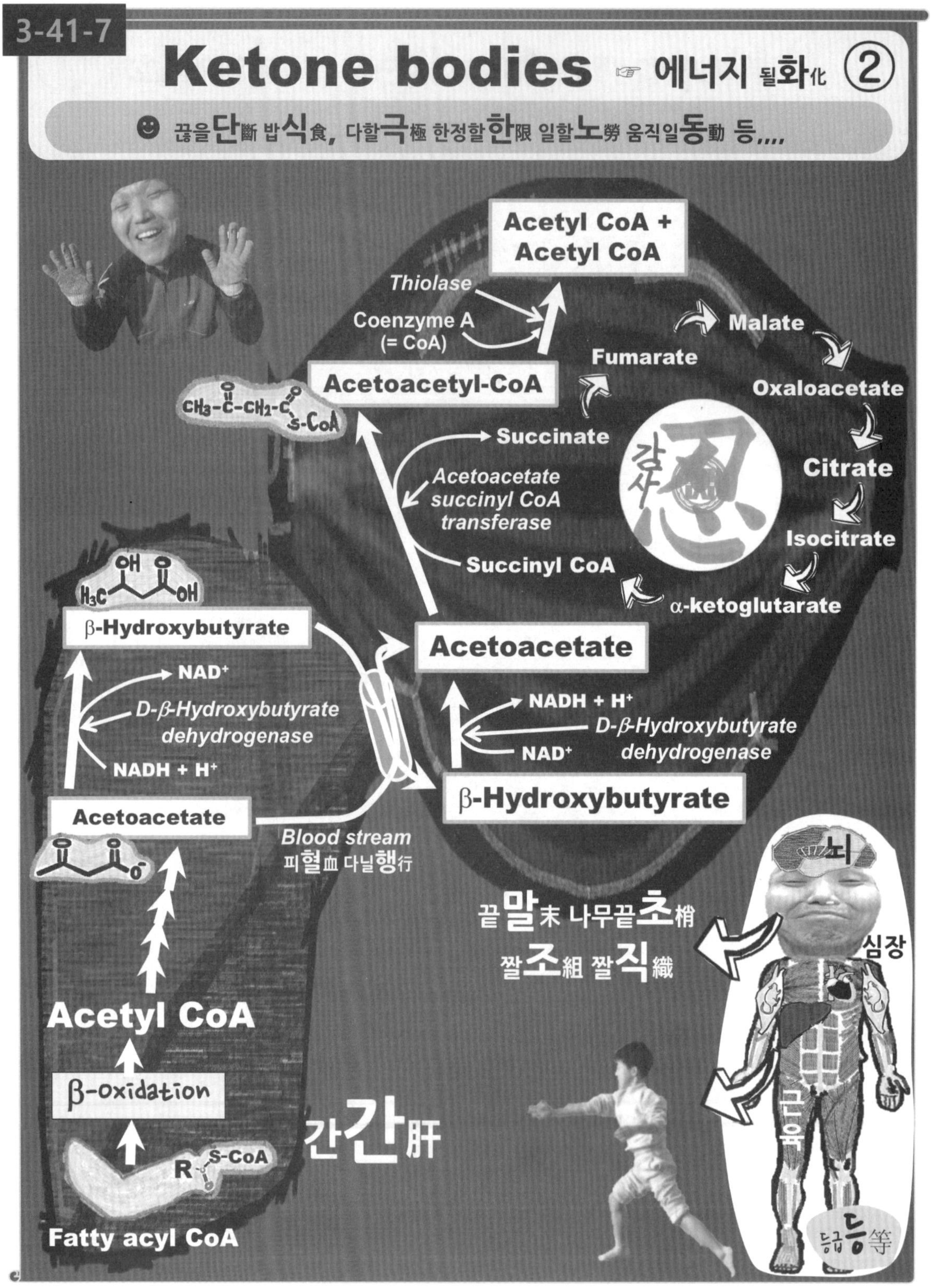
3-41-7
Ketone bodies ☞ 에너지 될화化 ②
☻ 끊을단斷 밥식食, 다할극極 한정할한限 일할노勞 움직일동動 등,…,
Acetyl CoA +
Acetyl CoA
Thiolase
Coenzyme A
(= CoA)
Acetoacetyl-CoA
Malate
Fumarate
Oxaloacetate
Succinate
Acetoacetate
succinyl CoA
transferase
Citrate
Isocitrate
Succinyl CoA
α-ketoglutarate
β-Hydroxybutyrate
NAD+
D-β-Hydroxybutyrate
dehydrogenase
NADH + H+
Acetoacetate
NADH + H+
D-β-Hydroxybutyrate
dehydrogenase
NAD+
β-Hydroxybutyrate
Acetoacetate
Blood stream
피혈血 다닐행行
끝말末 나무끝초梢
짤조組 짤직織
뇌
심장
근육
Acetyl CoA
β-oxidation
간간肝
Fatty acyl CoA
등급등等

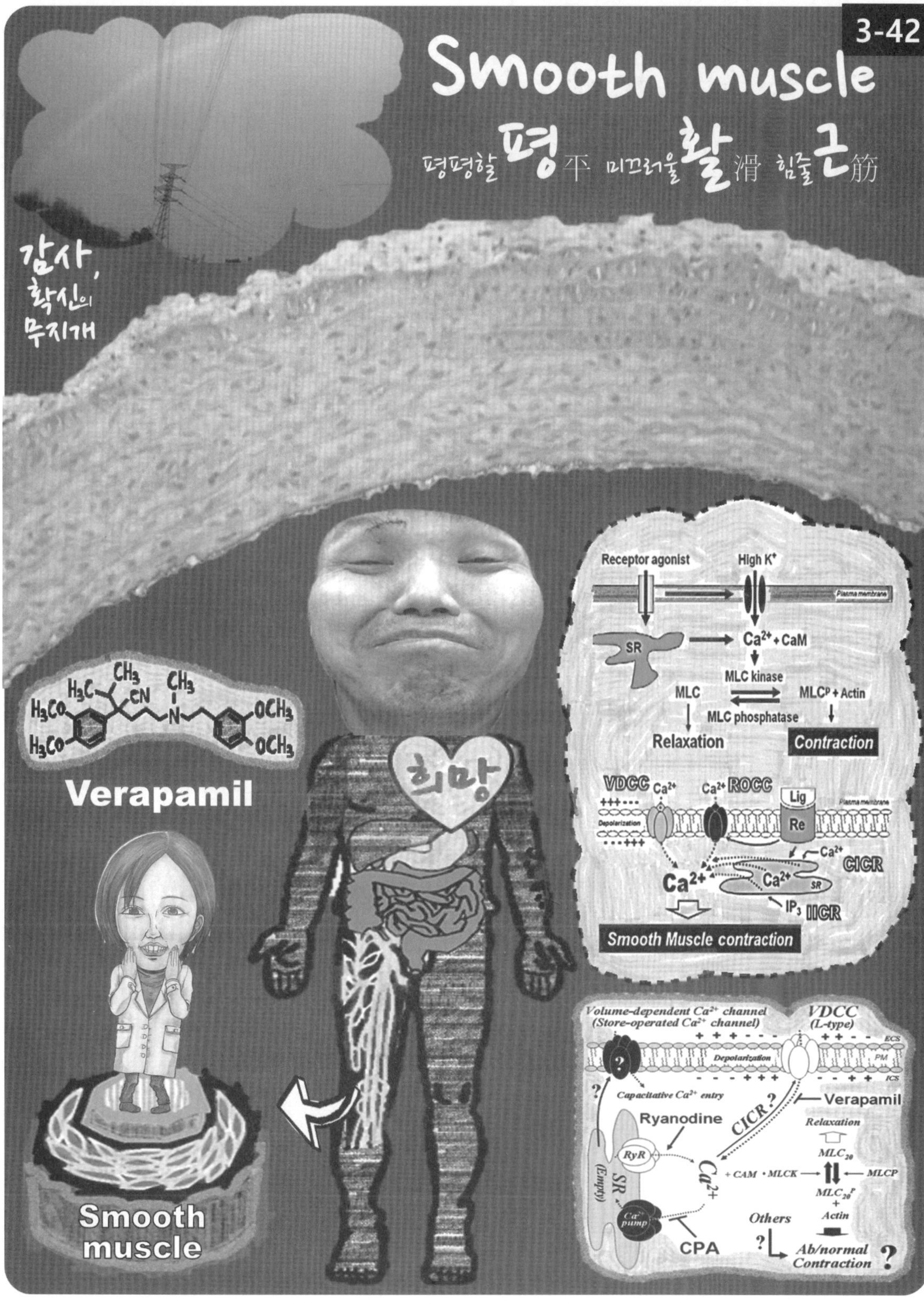
3-42
Smooth muscle
평평할 평 平 미끄러울 활 滑 힘줄 근 筋
감사, 확신의 무지개
Verapamil
희망
Smooth muscle
Receptor agonist
High K+
Plasma membrane
SR
Ca2+ + CaM
MLC kinase
MLC
MLCP + Actin
MLC phosphatase
Relaxation
Contraction
VDCC
ROCC
Lig
Re
Depolarization
CICR
IICR
IP3
Smooth Muscle contraction
Volume-dependent Ca2+ channel
(Store-operated Ca2+ channel)
VDCC
(L-type)
ECS
PM
ICS
Capacitative Ca2+ entry
Verapamil
Ryanodine
CICR?
Relaxation
RyR
SR
(Empty)
+ CAM · MLCK
MLCP
Ca2+ pump
Others
Actin
CPA
Ab/normal Contraction ?

3-43

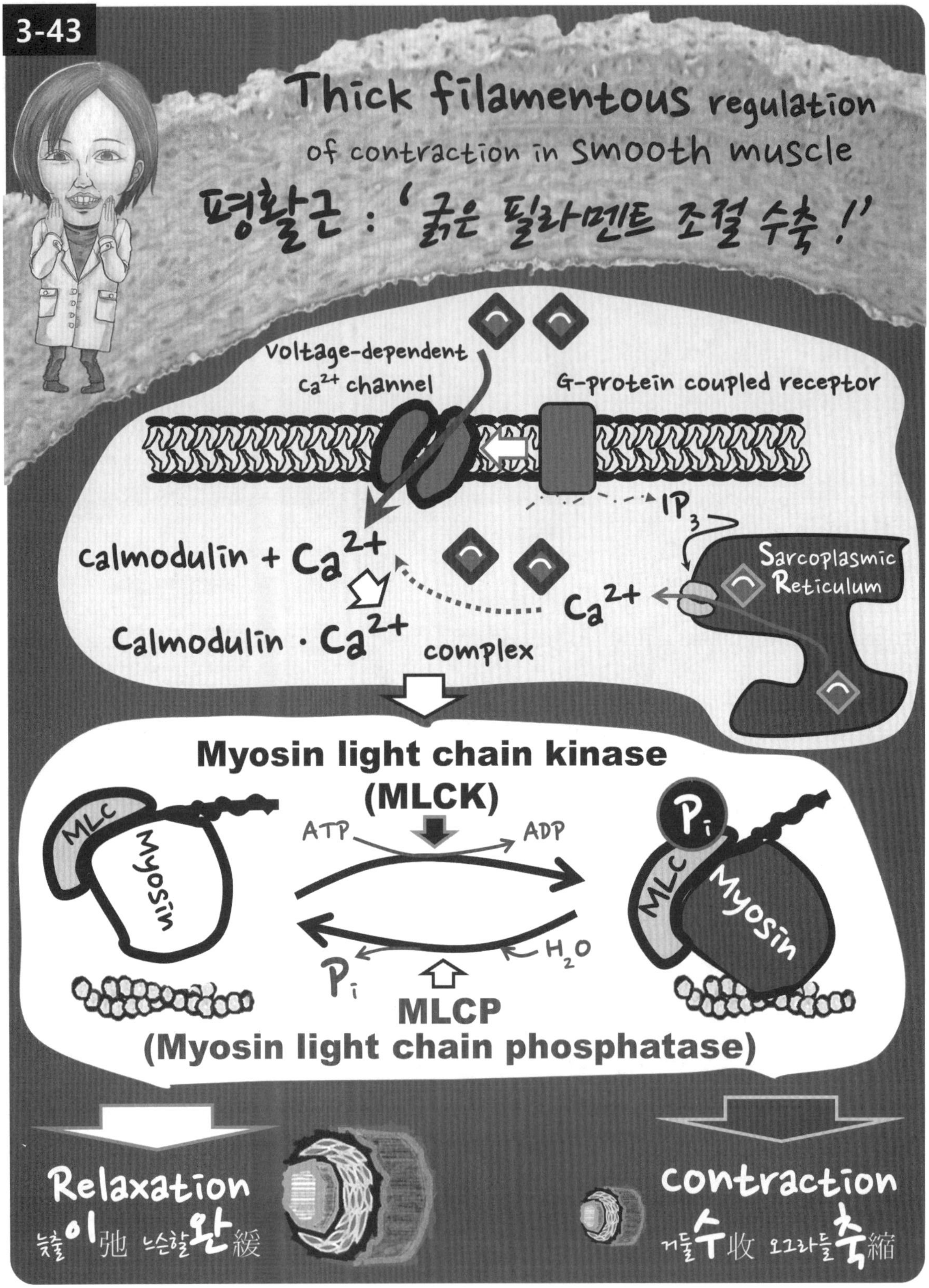
Thick filamentous regulation
of contraction in smooth muscle
평활근 : '굵은 필라멘트 조절 수축!'
Voltage-dependent
Ca2+ channel
G-protein coupled receptor
IP3
calmodulin + Ca2+
Calmodulin · Ca2+
complex
Ca2+
Sarcoplasmic
Reticulum
Myosin light chain kinase
(MLCK)
ATP
ADP
MLC
Myosin
Pi
H2O
MLCP
(Myosin light chain phosphatase)
Relaxation
늦출이弛 느슨할완緩
contraction
거둘수收 오그라들축縮

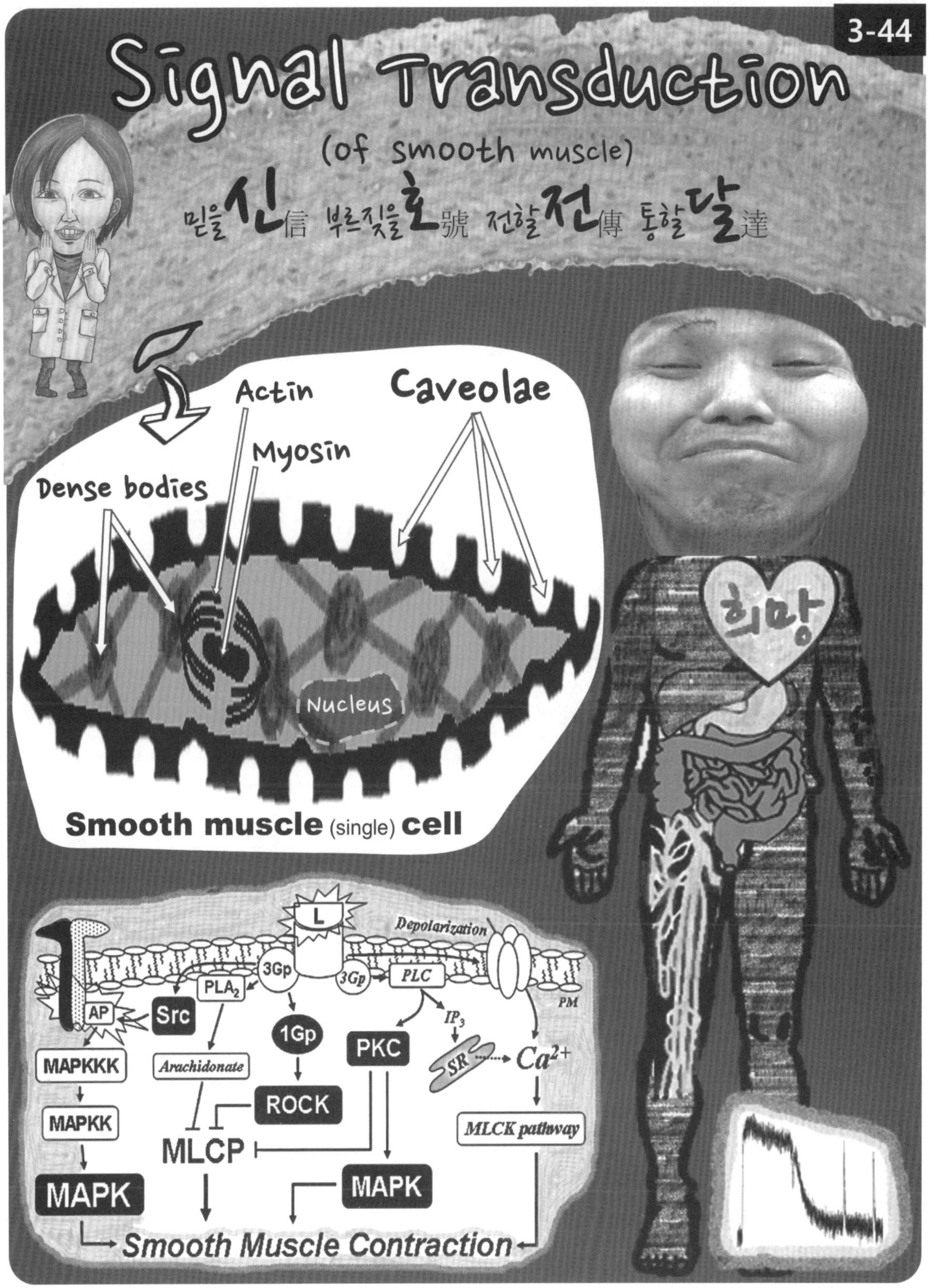
3-44
Signal Transduction
(of smooth muscle)
믿을 신信 부르짖을 호號 전할 전傳 통할 달達
Actin
Caveolae
Myosin
Dense bodies
Nucleus
Smooth muscle (single) cell
희망
L
Depolarization
3Gp
PLA2
3Gp
PLC
PM
AP
Src
IP3
1Gp
PKC
SR
Ca2+
MAPKKK
Arachidonate
ROCK
MAPKK
MLCK pathway
MLCP
MAPK
MAPK
Smooth Muscle Contraction

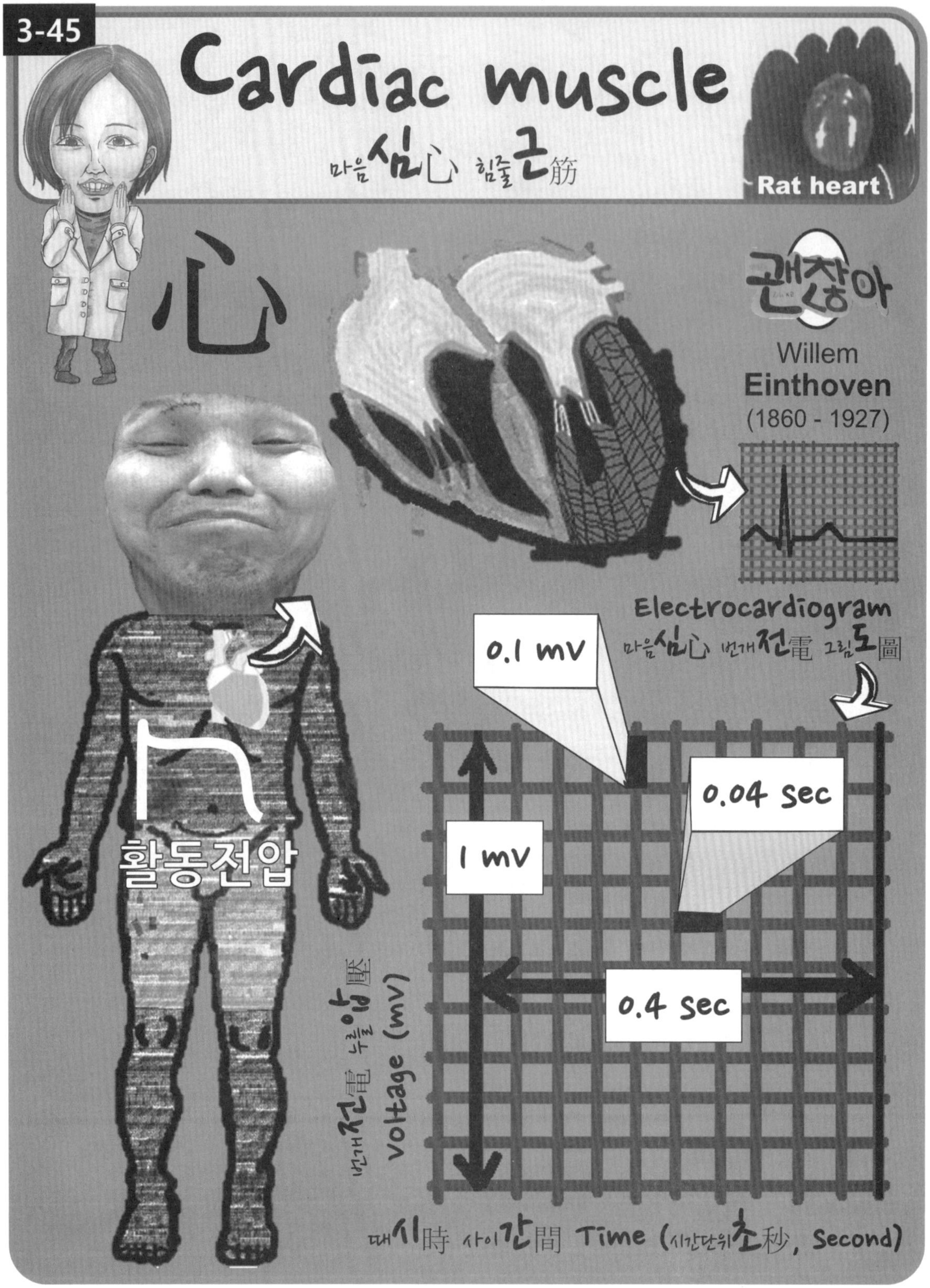
3-45
Cardiac muscle
마음심心 힘줄근筋
Rat heart
心
괜찮아
Willem
Einthoven
(1860 - 1927)
Electrocardiogram
마음심心 번개전電 그림도圖
활동전압
0.1 mv
0.04 sec
1 mv
0.4 sec
번개전電 누를압壓
Voltage (mV)
때시時 사이간間 Time (시간단위초秒, Second)

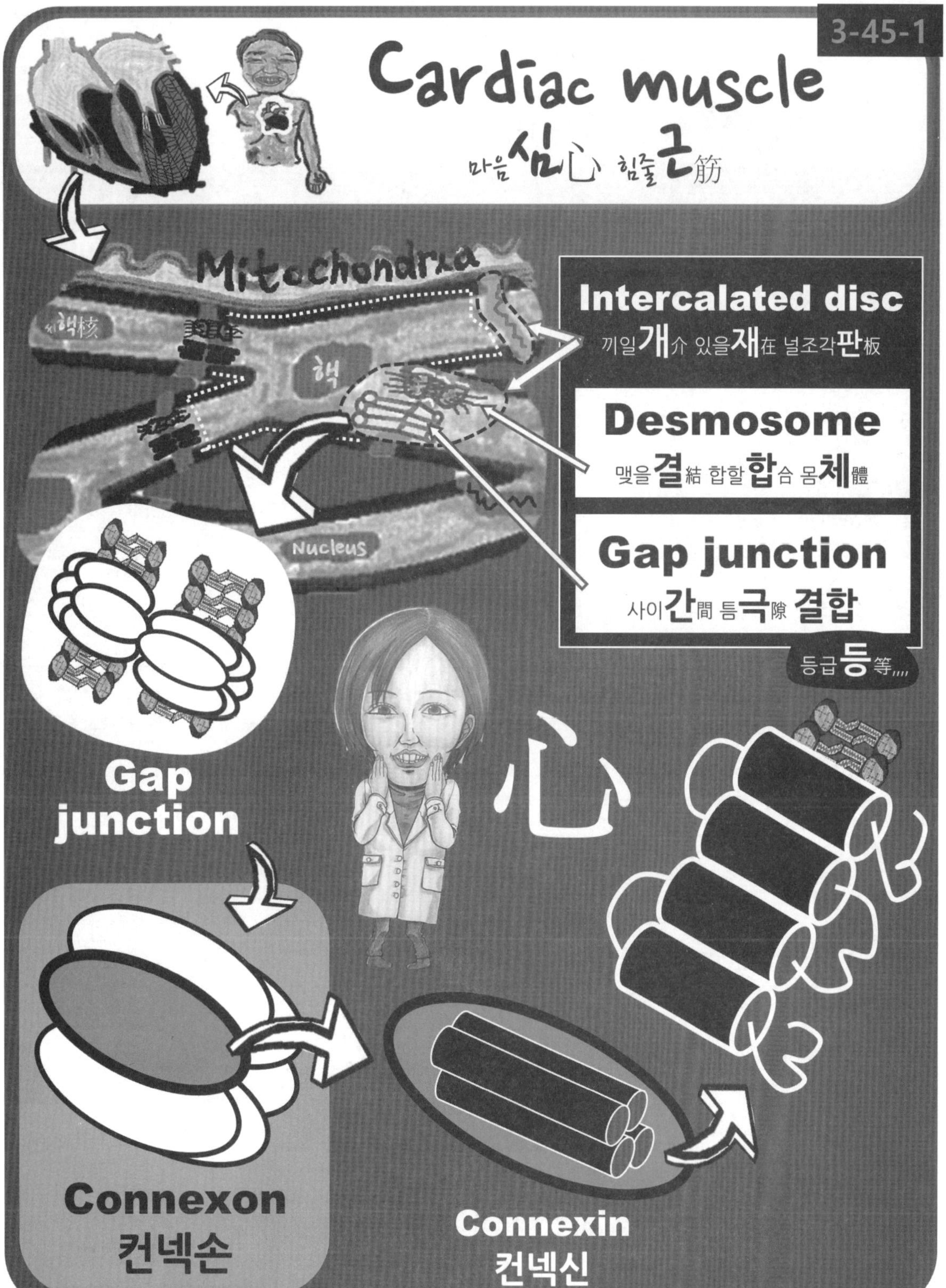
3-45-1
Cardiac muscle
마음 심心 힘줄 근筋
Mitochondria
핵核
핵
Nucleus
Intercalated disc
끼일 개介 있을 재在 널조각 판板
Desmosome
맺을 결結 합할 합合 몸 체體
Gap junction
사이 간間 틈 극隙 결합
등급 등等....
Gap junction
心
Connexon
컨넥손
Connexin
컨넥신

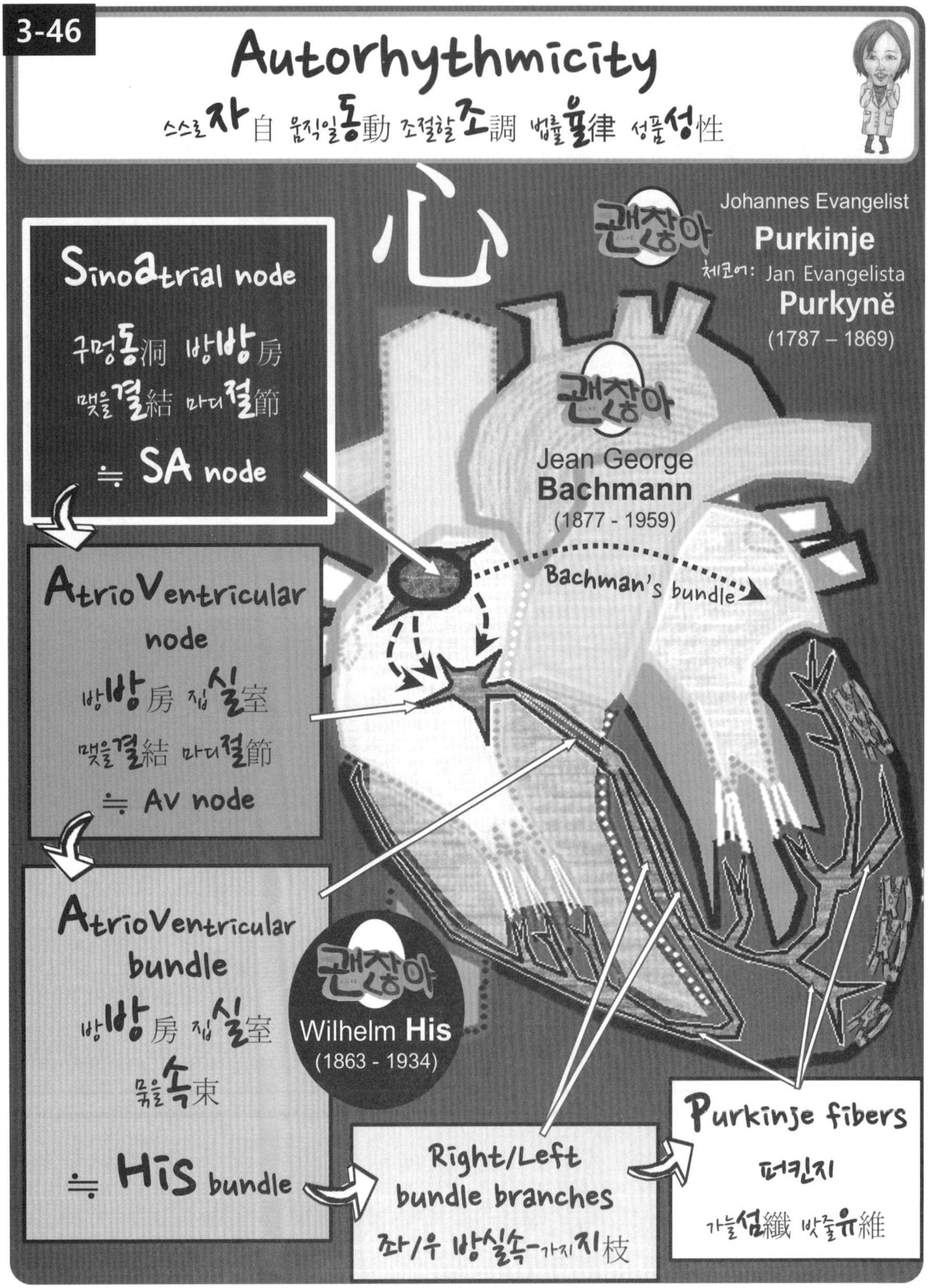
3-46
Autorhythmicity
스스로자自 움직일동動 조절할조調 법률율律 성품성性
心
괜찮아
Johannes Evangelist
Purkinje
체코어: Jan Evangelista
Purkyně
(1787 – 1869)
Sinoatrial node
구멍동洞 방방房
맺을결結 마디절節
≒ SA node
괜찮아
Jean George
Bachmann
(1877 - 1959)
Bachman's bundle
AtrioVentricular
node
방방房 집실室
맺을결結 마디절節
≒ AV node
AtrioVentricular
bundle
방방房 집실室
묶을속束
≒ His bundle
괜찮아
Wilhelm His
(1863 - 1934)
Right/Left
bundle branches
좌/우 방실속-가지지枝
Purkinje fibers
퍼킨지
가늘섬纖 밧줄유維

3-47

Thin filamentous regulation of contraction in cardiac muscle
심근: '가는 필라멘트 조절' 수축 !!!!

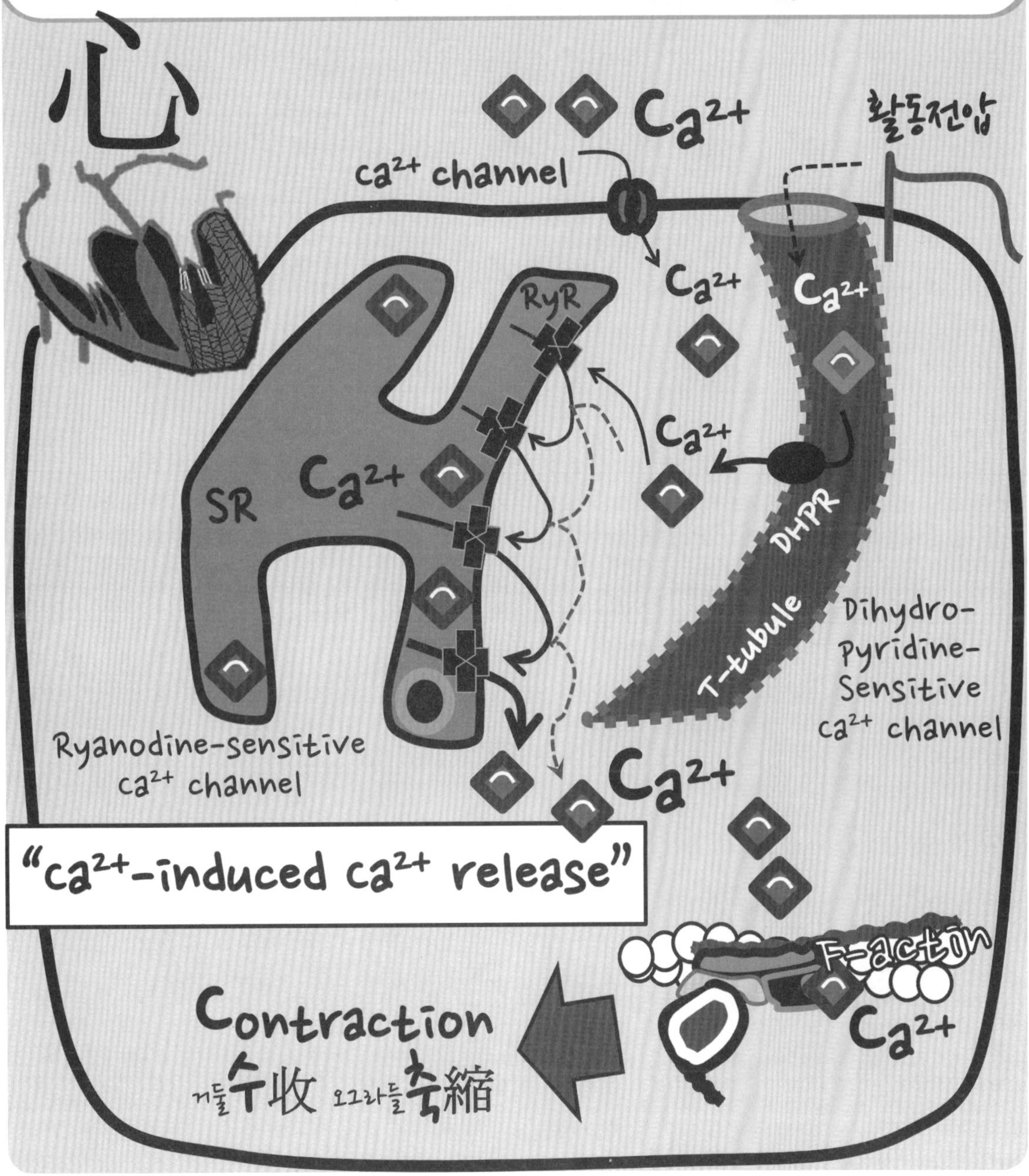

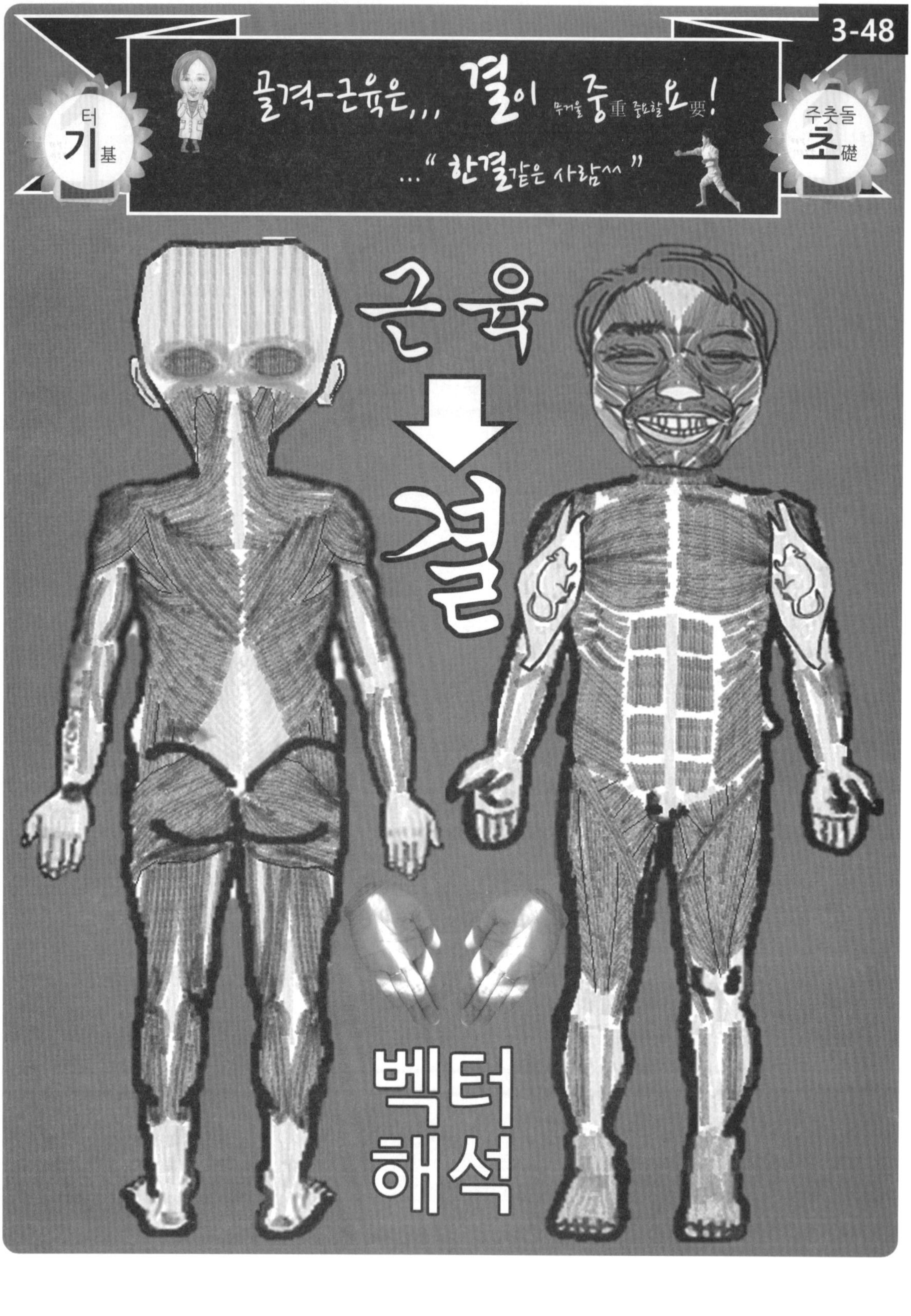
3-48
터
기基
골격-근육은,,, 결이 무거울중重 중요할요要!
..."한결같은 사람^^"
주춧돌
초礎
근육
결
벡터
해석

3-48-1

간여(방패간干 더불여與 : 어떤 일에 간섭하여 참여함)할 참參

상고(자세할상詳 생각할고考 : 꼼꼼하게 따져서 검토하거나 참고함)할 고考

Levator palpebrae superioris muscle

위상上 눈안眼 눈꺼풀검瞼 들거擧 힘줄근筋 (≒ 위눈꺼풀올림근)

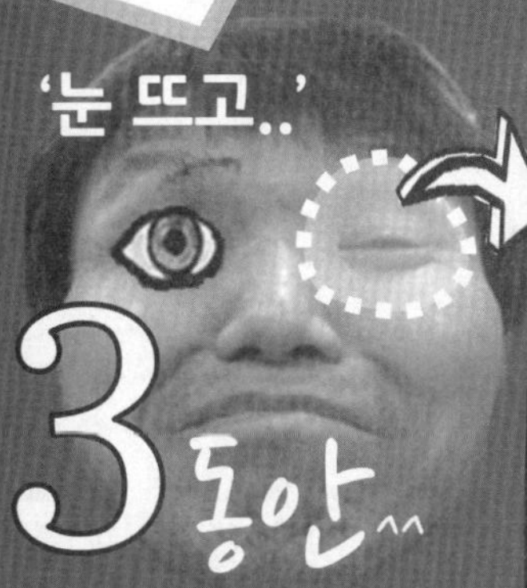

Oculomotor nerve

움직일동動 눈안眼

영혼신神 지날경經

(≒ 눈돌림신경)

기시: lesser wing (of sphenoid bone)

나비접蝶 형상형形 뼈골骨 작을소小 날개익翼

(≒ 나비뼈의 작은날개)

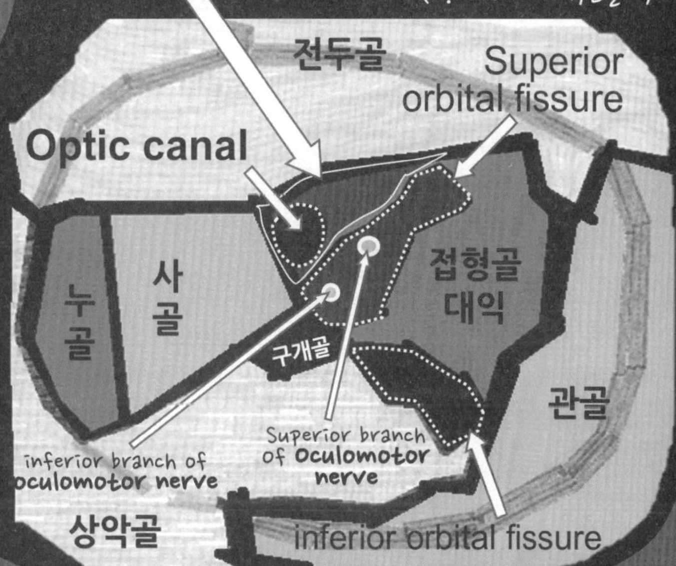

정지: Skin of upper eyelid

정지: Upper eyelid

(≒ upper tarsal plate)

위상上 눈안眼

눈꺼풀검瞼

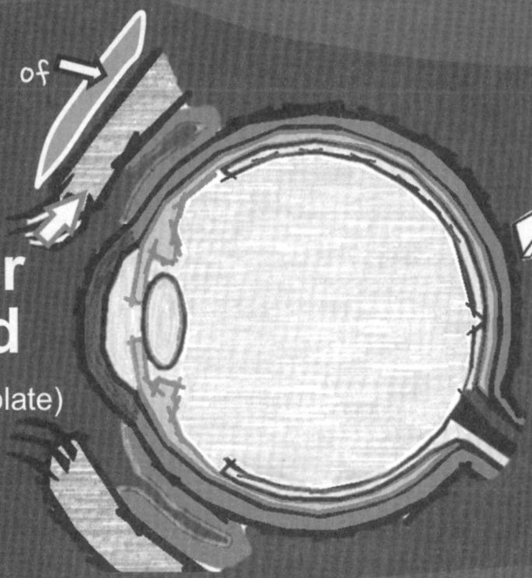

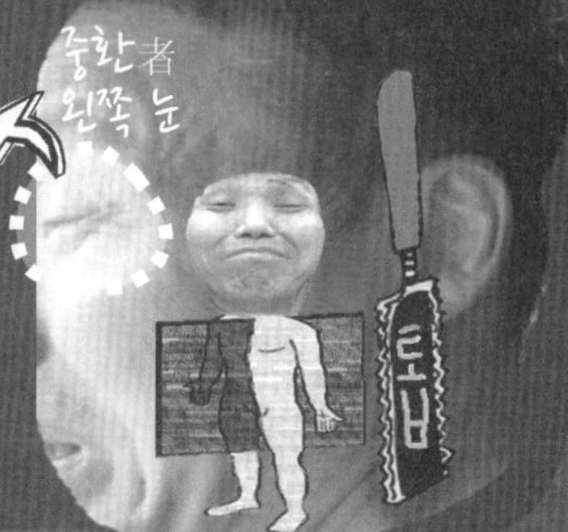

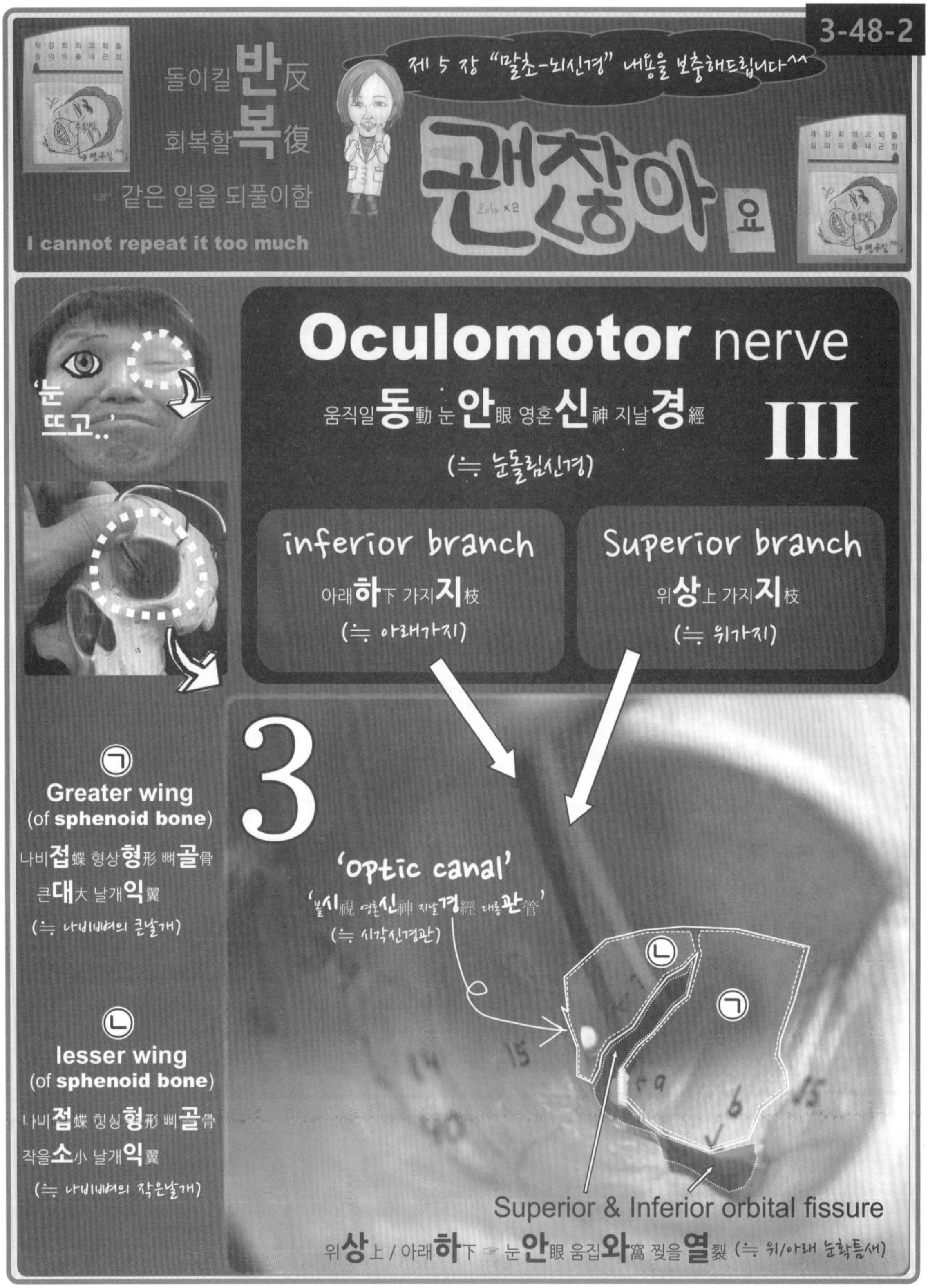
3-48-2
돌이킬 반反
회복할 복復
☞ 같은 일을 되풀이함
I cannot repeat it too much
제 5 장 "말초-뇌신경" 내용을 보충해드립니다^^
괜찮아요
'눈 뜨고..'
Oculomotor nerve
움직일 동動 눈 안眼 영혼 신神 지날 경經
(≒ 눈돌림신경)
III
inferior branch
아래 하下 가지 지枝
(≒ 아래가지)
Superior branch
위 상上 가지 지枝
(≒ 위가지)
3
㉠
Greater wing
(of sphenoid bone)
나비 접蝶 형상 형形 뼈 골骨
큰 대大 날개 익翼
(≒ 나비뼈의 큰날개)
㉡
lesser wing
(of sphenoid bone)
나비 접蝶 형상 형形 뼈 골骨
작을 소小 날개 익翼
(≒ 나비뼈의 작은날개)
'optic canal'
'볼 시視 영혼 신神 지날 경經 대롱 관管'
(≒ 시각신경관)
Superior & Inferior orbital fissure
위 상上 / 아래 하下 ☞ 눈 안眼 움집 와窩 찢을 열裂 (≒ 위/아래 눈확틈새)

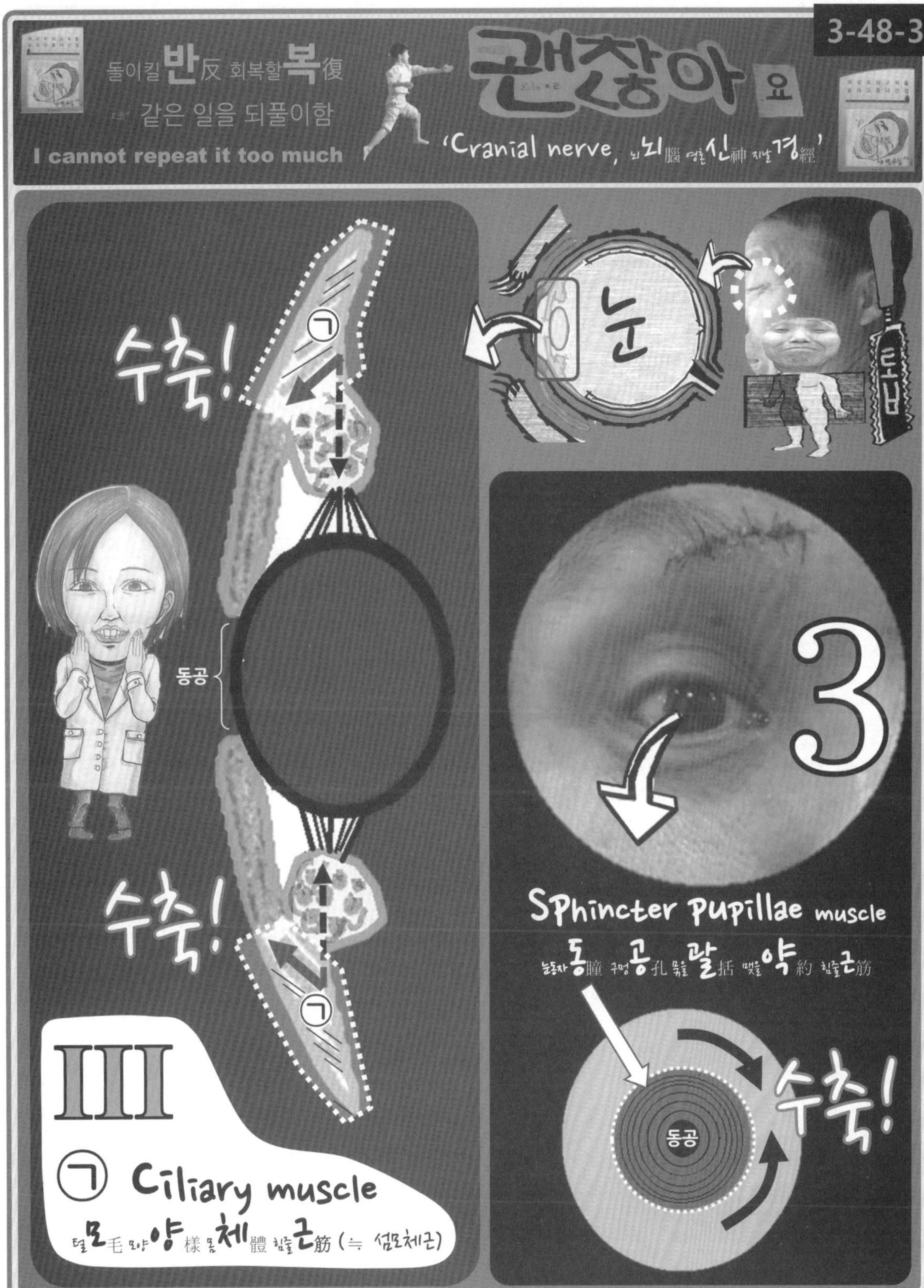
3-48-3
돌이킬 반反 회복할 복復
같은 일을 되풀이함
I cannot repeat it too much
괜찮아 요
'Cranial nerve, 뇌腦 신神 경經'
수축!
동공
수축!
III
ㄱ Ciliary muscle
모毛 양樣 체體 근筋 (≒ 섬모체근)
눈
3
Sphincter pupillae muscle
동瞳 공孔 괄括 약約 근筋
수축!
동공

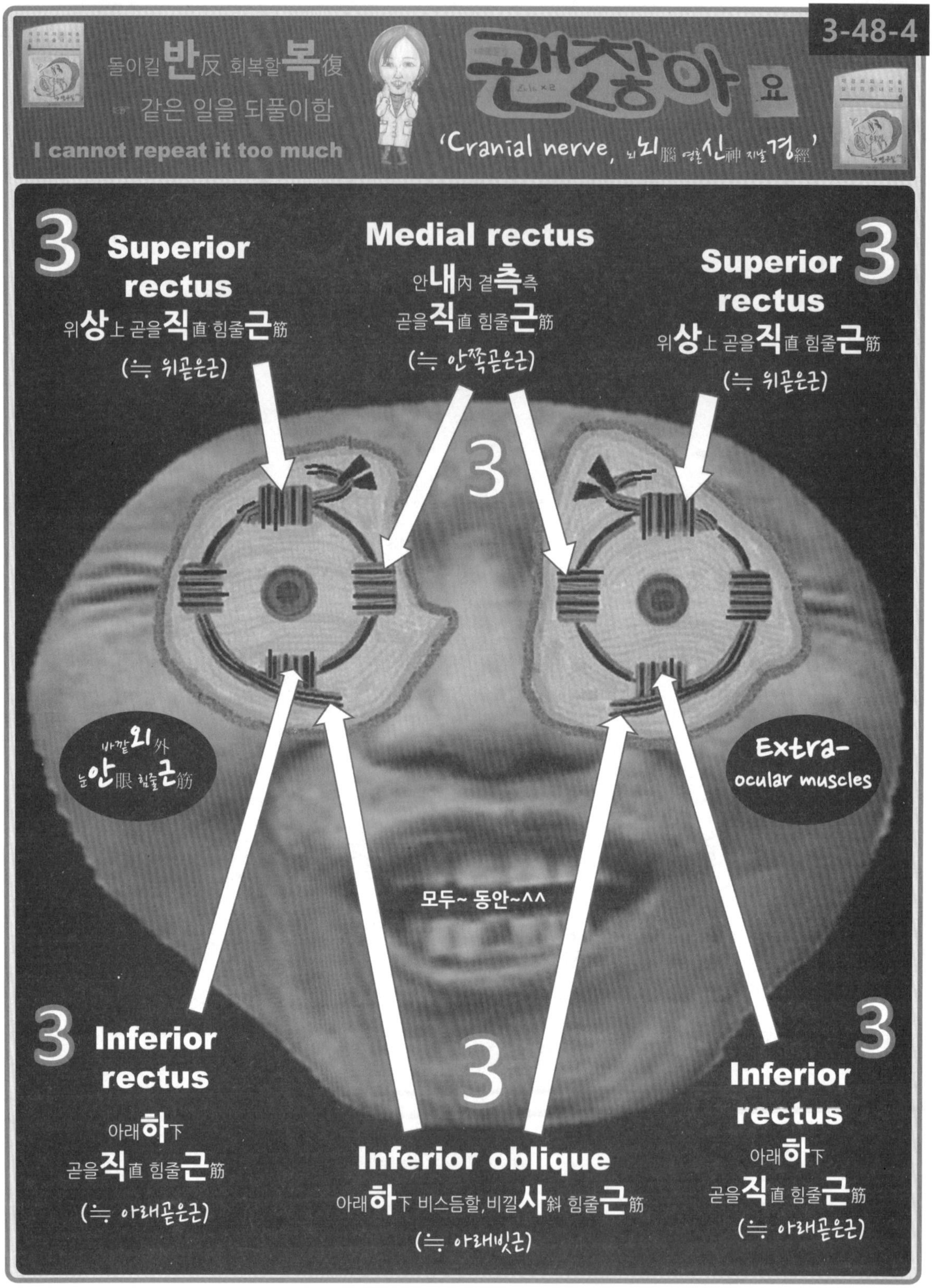
3-48-4
돌이킬 반反 회복할 복復
같은 일을 되풀이함
I cannot repeat it too much
괜찮아요
'Cranial nerve, 뇌뇌腦 영혼신神 지날경經'
3 Superior rectus
위상上 곧을직直 힘줄근筋
(≒ 위곧은근)
Medial rectus
안내內 곁측측
곧을직直 힘줄근筋
(≒ 안쪽곧은근)
Superior rectus 3
위상上 곧을직直 힘줄근筋
(≒ 위곧은근)
3
바깥외外
눈안眼 힘줄근筋
Extra-ocular muscles
모두~ 동안~^^
3 Inferior rectus
아래하下
곧을직直 힘줄근筋
(≒ 아래곧은근)
3
Inferior oblique
아래하下 비스듬할,비낄사斜 힘줄근筋
(≒ 아래빗근)
3 Inferior rectus
아래하下
곧을직直 힘줄근筋
(≒ 아래곧은근)

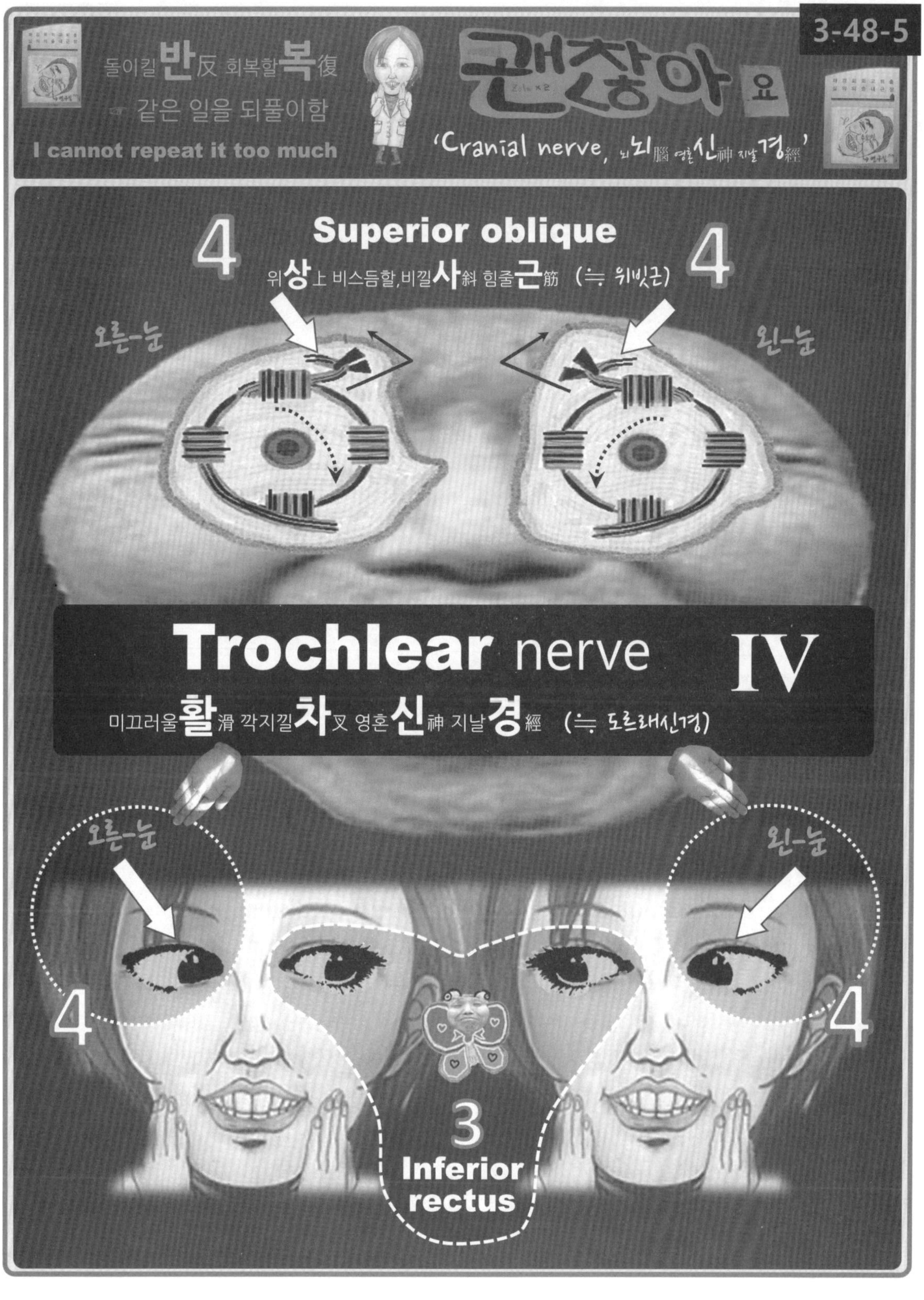

3-48-5
돌이킬 반反 회복할 복復
☞ 같은 일을 되풀이함
I cannot repeat it too much
괜찮아 요
'Cranial nerve, 뇌 뇌腦 영혼 신神 지날 경經'
4
Superior oblique
위 상上 비스듬할,비낄 사斜 힘줄 근筋 (≒ 위빗근)
4
오른-눈
왼-눈
Trochlear nerve
IV
미끄러울 활滑 깍지낄 차叉 영혼 신神 지날 경經 (≒ 도르래신경)
오른-눈
왼-눈
4
4
3
Inferior rectus

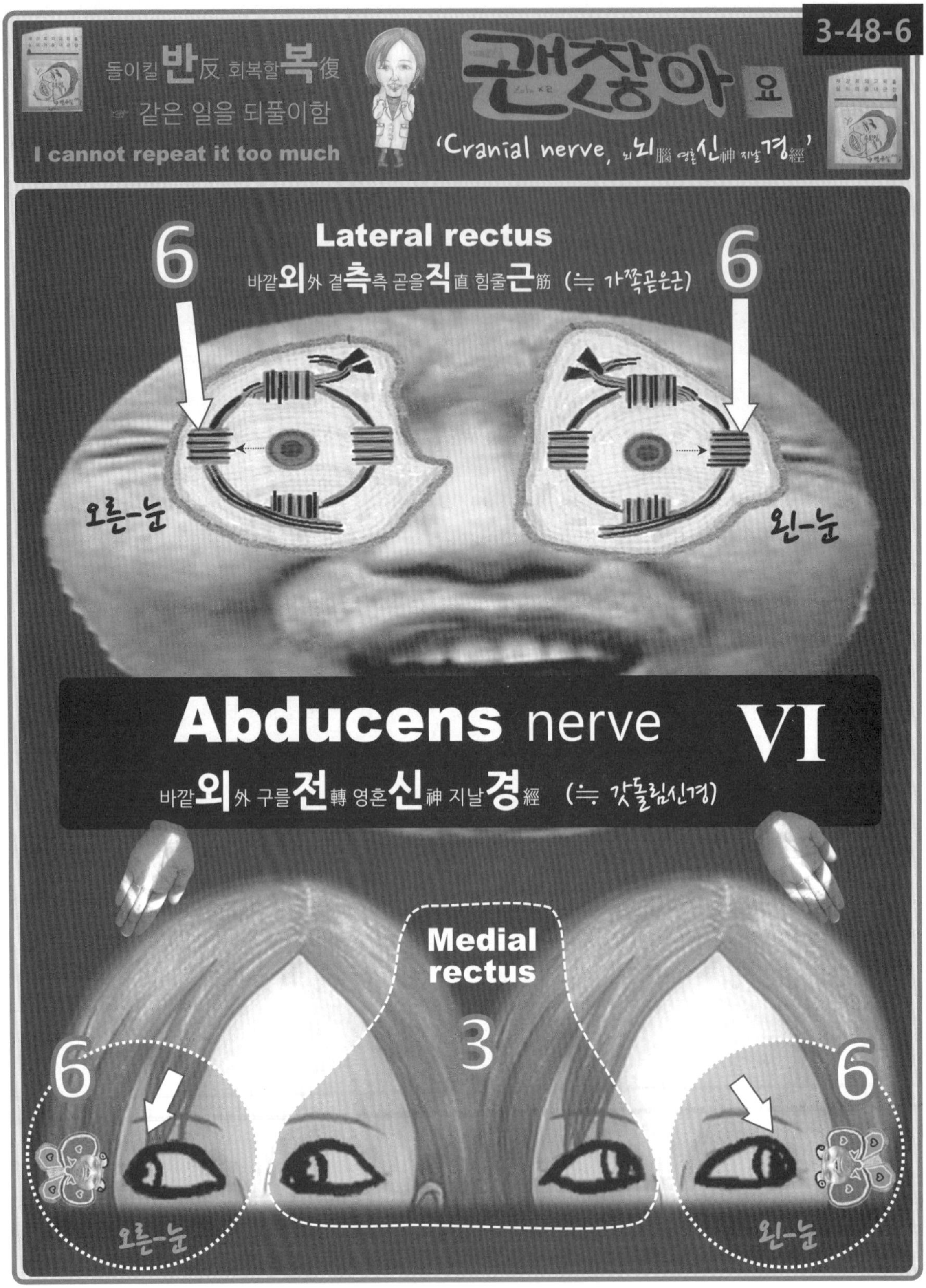
3-48-6
돌이킬 반反 회복할 복復
☞ 같은 일을 되풀이함
I cannot repeat it too much
괜찮아 요
'Cranial nerve, 뇌 뇌腦 영혼 신神 지날 경經'
6
Lateral rectus
바깥 외外 곁 측측 곧을 직直 힘줄 근筋 (≒ 가쪽곧은근)
6
오른-눈
왼-눈
Abducens nerve VI
바깥 외外 구를 전轉 영혼 신神 지날 경經 (≒ 갓돌림신경)
Medial rectus
3
6
6
오른-눈
왼-눈

3-49

Masticatory muscles

씹을 저 咀 씹을 작 嚼 힘줄 근 筋 (≒ 씹기 근육)

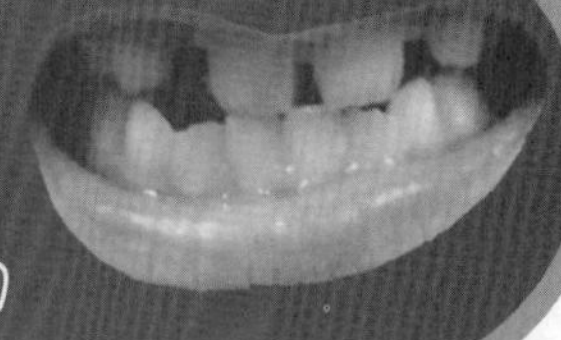

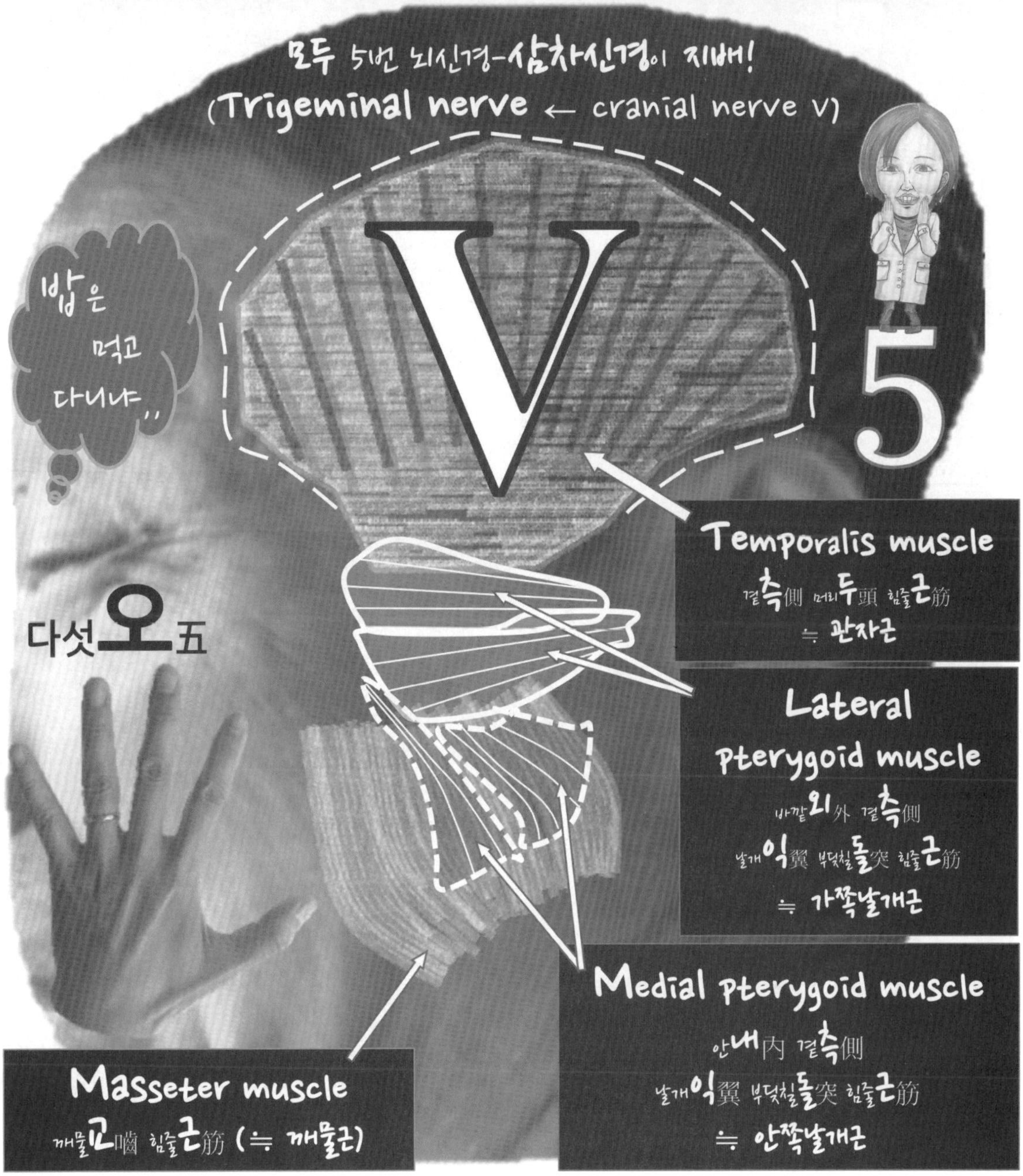

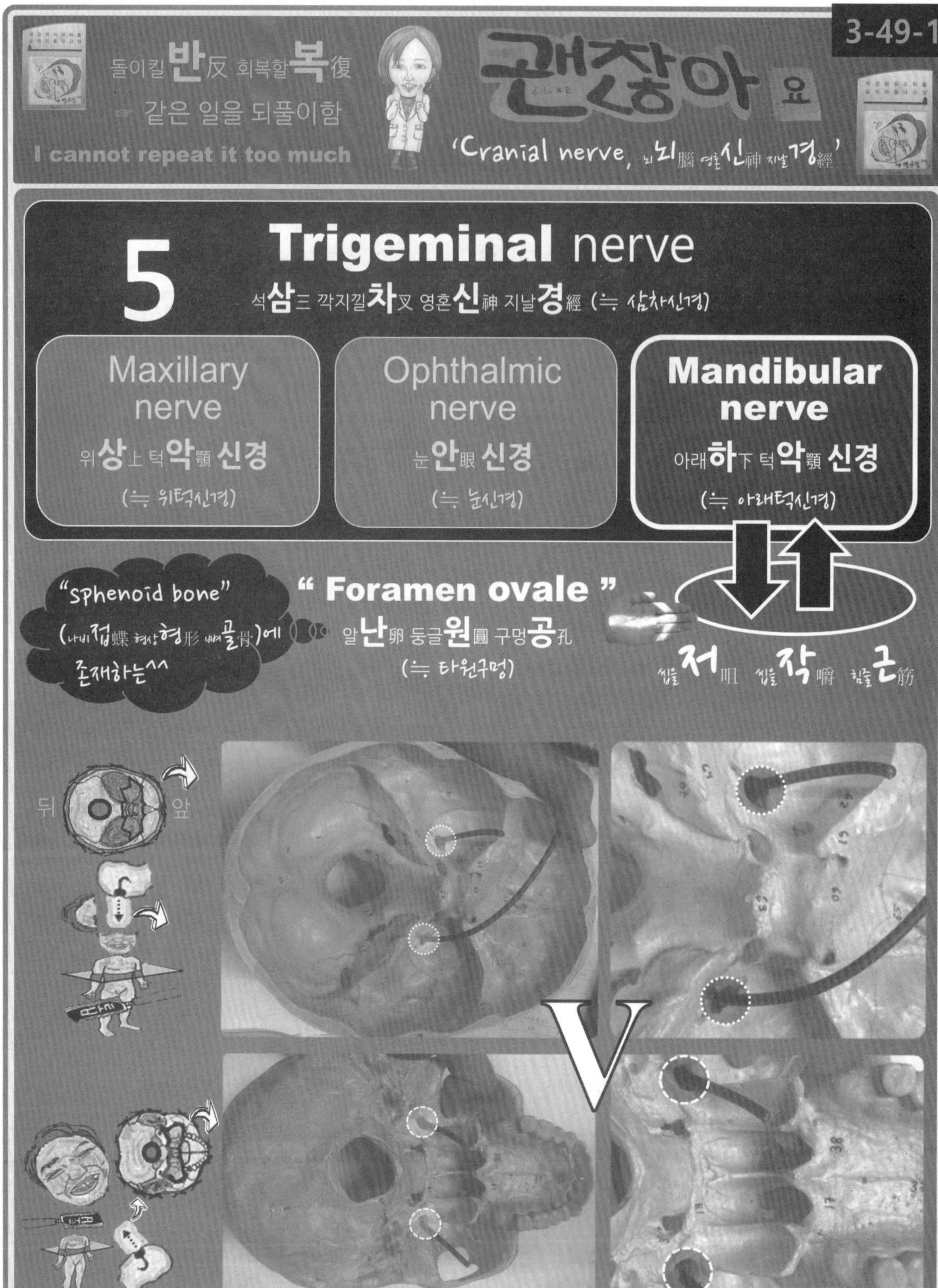
3-49-1
돌이킬 반反 회복할 복復
같은 일을 되풀이함
I cannot repeat it too much
괜찮아 요
'Cranial nerve, 뇌腦 신神 경經'
5
Trigeminal nerve
석삼三 깍지낄차叉 영혼신神 지날경經 (≒ 삼차신경)
Maxillary nerve
위상上 턱악顎 신경
(≒ 위턱신경)
Ophthalmic nerve
눈안眼 신경
(≒ 눈신경)
Mandibular nerve
아래하下 턱악顎 신경
(≒ 아래턱신경)
"Sphenoid bone"
(나비접蝶 형상형形 뼈골骨)에
존재하는^^
" Foramen ovale "
알난卵 둥글원圓 구멍공孔
(≒ 타원구멍)
씹을저咀 씹을작嚼 힘줄근筋
뒤
앞
V

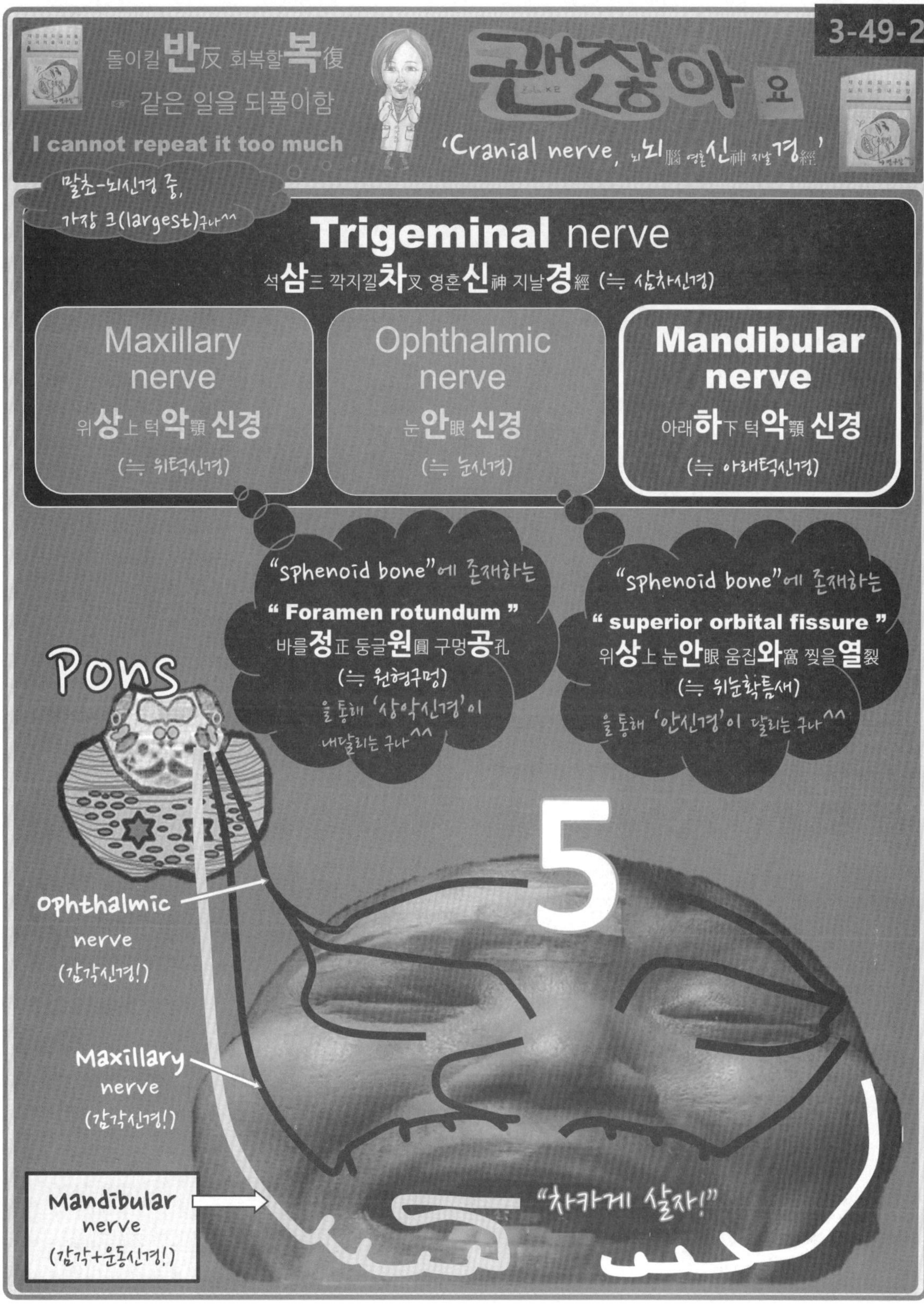
3-49-2
돌이킬 반反 회복할 복復
같은 일을 되풀이함
I cannot repeat it too much
괜찮아요
'Cranial nerve, 뇌 뇌腦 영혼 신神 지날 경經'
말초-뇌신경 중, 가장 크(largest)구나^^
Trigeminal nerve
석 삼三 깍지낄 차叉 영혼 신神 지날 경經 (≒ 삼차신경)
Maxillary nerve
위 상上 턱 악顎 신경
(≒ 위턱신경)
Ophthalmic nerve
눈 안眼 신경
(≒ 눈신경)
Mandibular nerve
아래 하下 턱 악顎 신경
(≒ 아래턱신경)
"sphenoid bone"에 존재하는
" Foramen rotundum "
바를 정正 둥글 원圓 구멍 공孔
(≒ 원형구멍)
을 통해 '상악신경'이 내달리는 구나^^
"sphenoid bone"에 존재하는
" superior orbital fissure "
위 상上 눈 안眼 움집 와窩 찢을 열裂
(≒ 위눈확틈새)
을 통해 '안신경'이 달리는 구나^^
Pons
5
Ophthalmic nerve (감각신경!)
Maxillary nerve (감각신경!)
Mandibular nerve (감각+운동신경!)
"차카게 살자!"

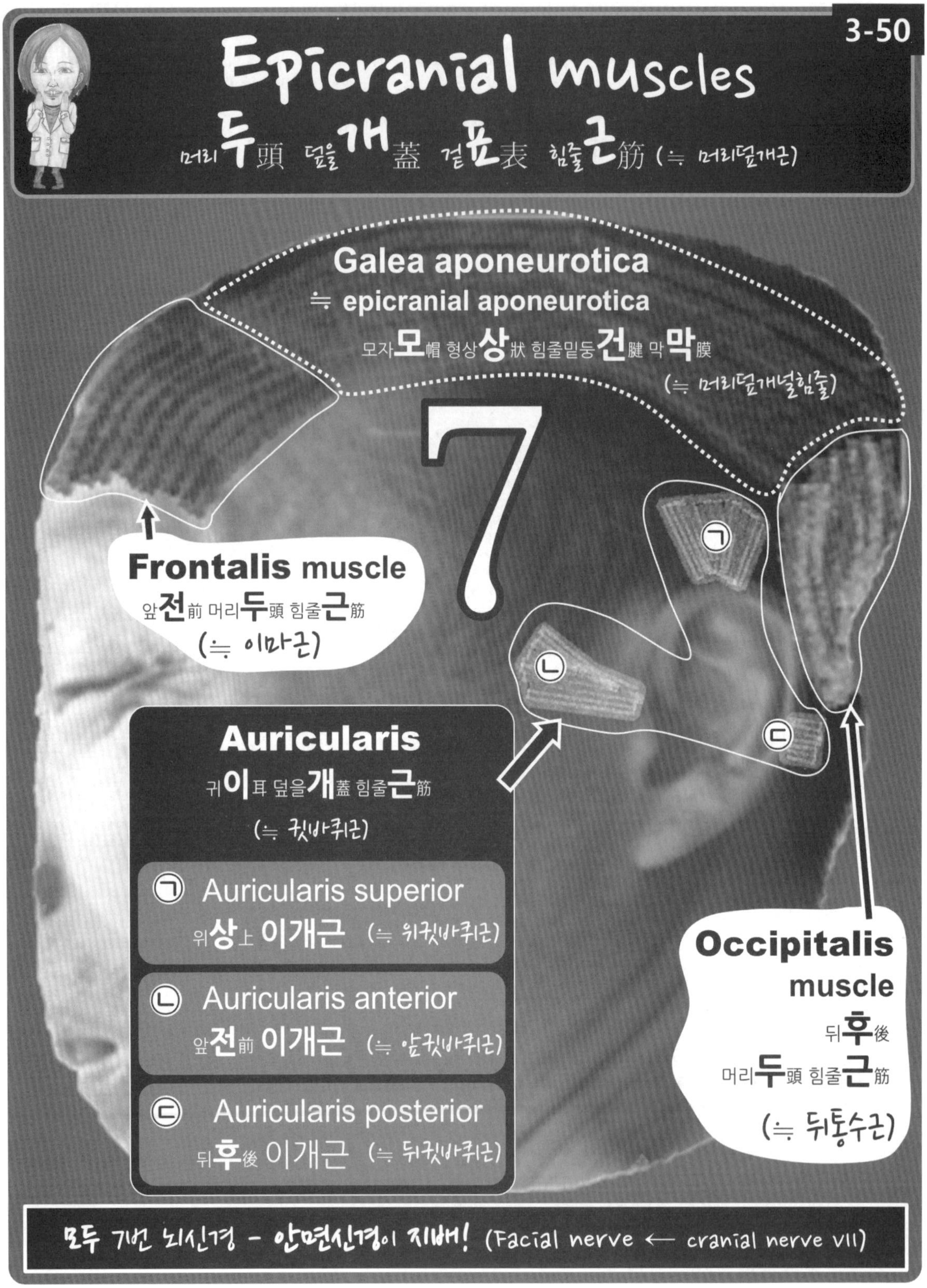
3-50
Epicranial muscles
머리두頭 덮을개蓋 겉표表 힘줄근筋 (≒ 머리덮개근)
Galea aponeurotica
≒ epicranial aponeurotica
모자모帽 형상상狀 힘줄밑둥건腱 막막膜
(≒ 머리덮개널힘줄)
7
Frontalis muscle
앞전前 머리두頭 힘줄근筋
(≒ 이마근)
Auricularis
귀이耳 덮을개蓋 힘줄근筋
(≒ 귓바퀴근)
㉠ Auricularis superior
위상上 이개근 (≒ 위귓바퀴근)
㉡ Auricularis anterior
앞전前 이개근 (≒ 앞귓바퀴근)
㉢ Auricularis posterior
뒤후後 이개근 (≒ 뒤귓바퀴근)
Occipitalis muscle
뒤후後 머리두頭 힘줄근筋
(≒ 뒤통수근)
모두 7번 뇌신경 - 안면신경이 지배! (Facial nerve ← cranial nerve VII)

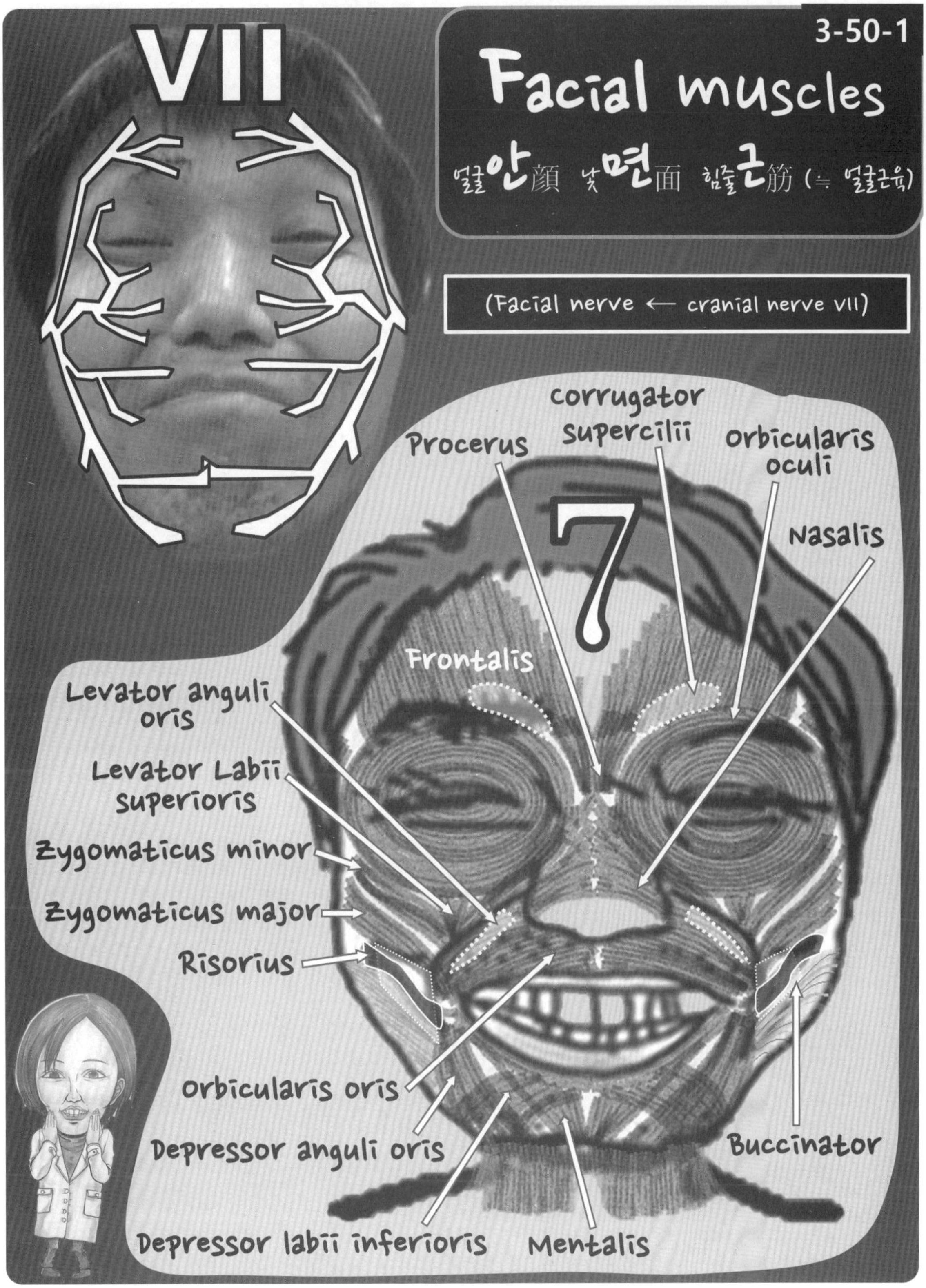
VII
3-50-1
Facial muscles
얼굴안顏 낯면面 힘줄근筋 (≒ 얼굴근육)
(Facial nerve ← cranial nerve VII)
7
Procerus
corrugator supercilii
orbicularis oculi
Nasalis
Frontalis
Levator anguli oris
Levator Labii superioris
Zygomaticus minor
Zygomaticus major
Risorius
orbicularis oris
Depressor anguli oris
Buccinator
Depressor labii inferioris
Mentalis

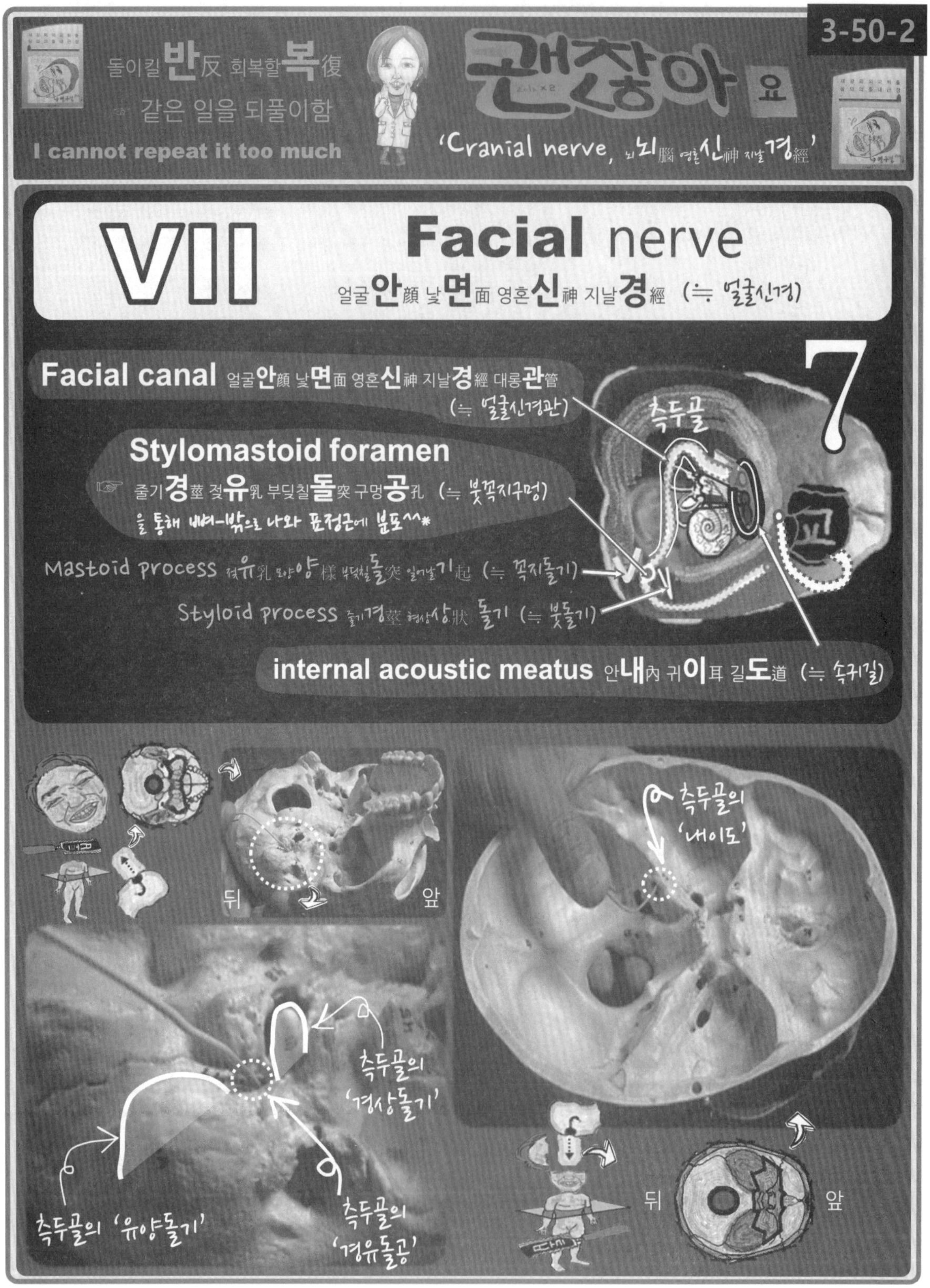
3-50-2
돌이킬 반反 회복할 복復
같은 일을 되풀이함
I cannot repeat it too much
괜찮아요
'Cranial nerve, 뇌腦 신神 경經'
VII Facial nerve
얼굴 안顔 낯 면面 영혼 신神 지날 경經 (≒ 얼굴신경)
7
Facial canal 얼굴 안顔 낯 면面 영혼 신神 지날 경經 대롱 관管 (≒ 얼굴신경관)
측두골
Stylomastoid foramen
줄기 경莖 젖 유乳 부딪칠 돌突 구멍 공孔 (≒ 붓꼭지구멍)
을 통해 바깥으로 나와 표정근에 분포^^
Mastoid process 젖 유乳 모양 양樣 부딪칠 돌突 일어날 기起 (≒ 꼭지돌기)
Styloid process 줄기 경莖 형상 상狀 돌기 (≒ 붓돌기)
internal acoustic meatus 안 내內 귀 이耳 길 도道 (≒ 속귀길)
뒤
앞
측두골의 '내이도'
측두골의 '경상돌기'
측두골의 '유양돌기'
측두골의 '경유돌공'
뒤
앞

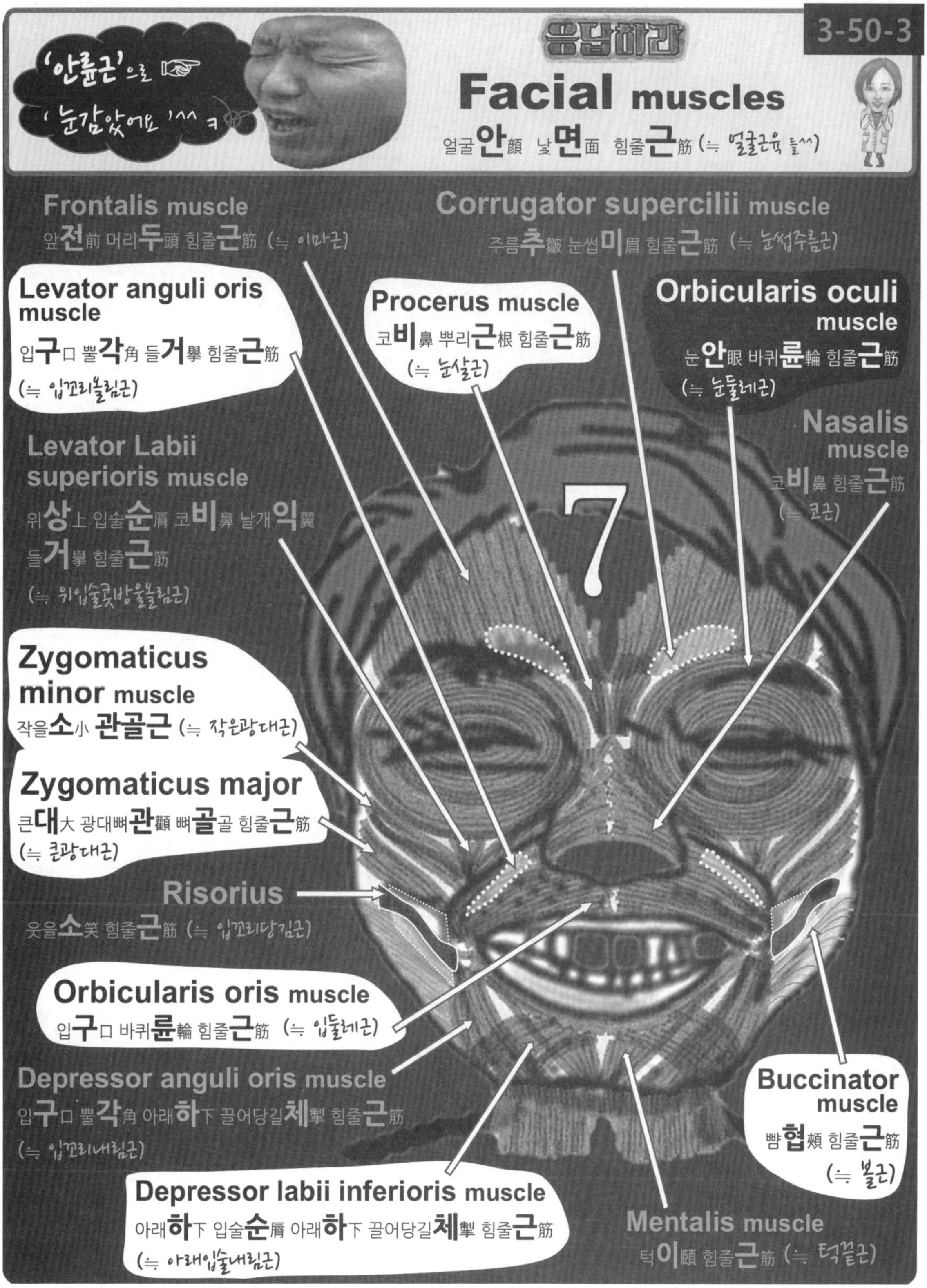

'안륜근'으로 ☞
'눈감았어요 '^^ ㅋ
응답하라
3-50-3
Facial muscles
얼굴안顔 낯면面 힘줄근筋 (≒ 얼굴근육 들^^)
Frontalis muscle
앞전前 머리두頭 힘줄근筋 (≒ 이마근)
Corrugator supercilii muscle
주름추皺 눈썹미眉 힘줄근筋 (≒ 눈썹주름근)
Levator anguli oris muscle
입구口 뿔각角 들거擧 힘줄근筋
(≒ 입꼬리올림근)
Procerus muscle
코비鼻 뿌리근根 힘줄근筋
(≒ 눈살근)
Orbicularis oculi muscle
눈안眼 바퀴륜輪 힘줄근筋
(≒ 눈둘레근)
Nasalis muscle
코비鼻 힘줄근筋
(≒ 코근)
Levator Labii superioris muscle
위상上 입술순脣 코비鼻 날개익翼
들거擧 힘줄근筋
(≒ 위입술콧방울올림근)
7
Zygomaticus minor muscle
작을소小 관골근 (≒ 작은광대근)
Zygomaticus major
큰대大 광대뼈관顴 뼈골골 힘줄근筋
(≒ 큰광대근)
Risorius
웃을소笑 힘줄근筋 (≒ 입꼬리당김근)
Orbicularis oris muscle
입구口 바퀴륜輪 힘줄근筋 (≒ 입둘레근)
Depressor anguli oris muscle
입구口 뿔각角 아래하下 끌어당길체掣 힘줄근筋
(≒ 입꼬리내림근)
Buccinator muscle
뺨협頰 힘줄근筋
(≒ 볼근)
Depressor labii inferioris muscle
아래하下 입술순脣 아래하下 끌어당길체掣 힘줄근筋
(≒ 아래입술내림근)
Mentalis muscle
턱이頤 힘줄근筋 (≒ 턱끝근)

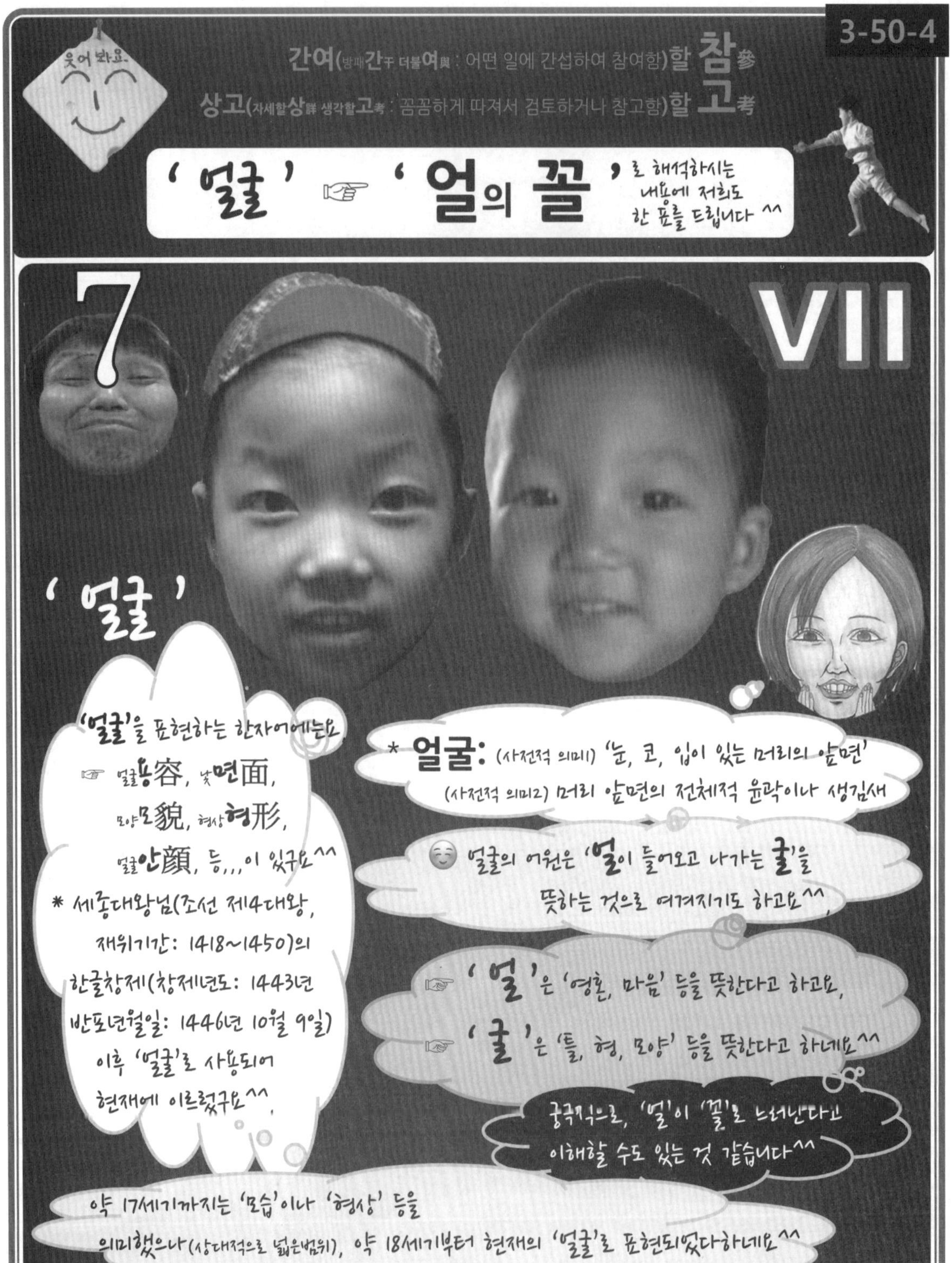
3-50-4
웃어 봐요.
간여(방패간干 더불여與 : 어떤 일에 간섭하여 참여함)할 참參
상고(자세할상詳 생각할고考 : 꼼꼼하게 따져서 검토하거나 참고함)할 고考
'얼굴' ☞ '얼의 꼴'로 해석하시는 내용에 저희도 한 표를 드립니다 ^^
7
VII
'얼굴'
'얼굴'을 표현하는 한자어에는요.
☞ 얼굴용容, 낯면面,
모양모貌, 형상형形,
얼굴안顔, 등,,,이 있구요^^
* 세종대왕님(조선 제4대왕, 재위기간: 1418~1450)의 한글창제(창제년도: 1443년 반포년월일: 1446년 10월 9일) 이후 '얼굴'로 사용되어 현재에 이르렀구요^^.
* 얼굴: (사전적 의미1) '눈, 코, 입이 있는 머리의 앞면'
(사전적 의미2) 머리 앞면의 전체적 윤곽이나 생김새
얼굴의 어원은 '얼이 들어오고 나가는 굴'을 뜻하는 것으로 여겨지기도 하고요^^,
☞ '얼'은 '영혼, 마음' 등을 뜻한다고 하고요,
☞ '굴'은 '틀, 형, 모양' 등을 뜻한다고 하네요^^
궁극적으로, '얼'이 '꼴'로 드러난다고 이해할 수도 있는 것 같습니다^^
약 17세기까지는 '모습'이나 '형상' 등을 의미했으나(상대적으로 넓은범위), 약 18세기부터 현재의 '얼굴'로 표현되었다하네요^^

VII Platysma

3-51

넓을광廣 목경頸 힘줄근筋 (≒ 넓은 목근)

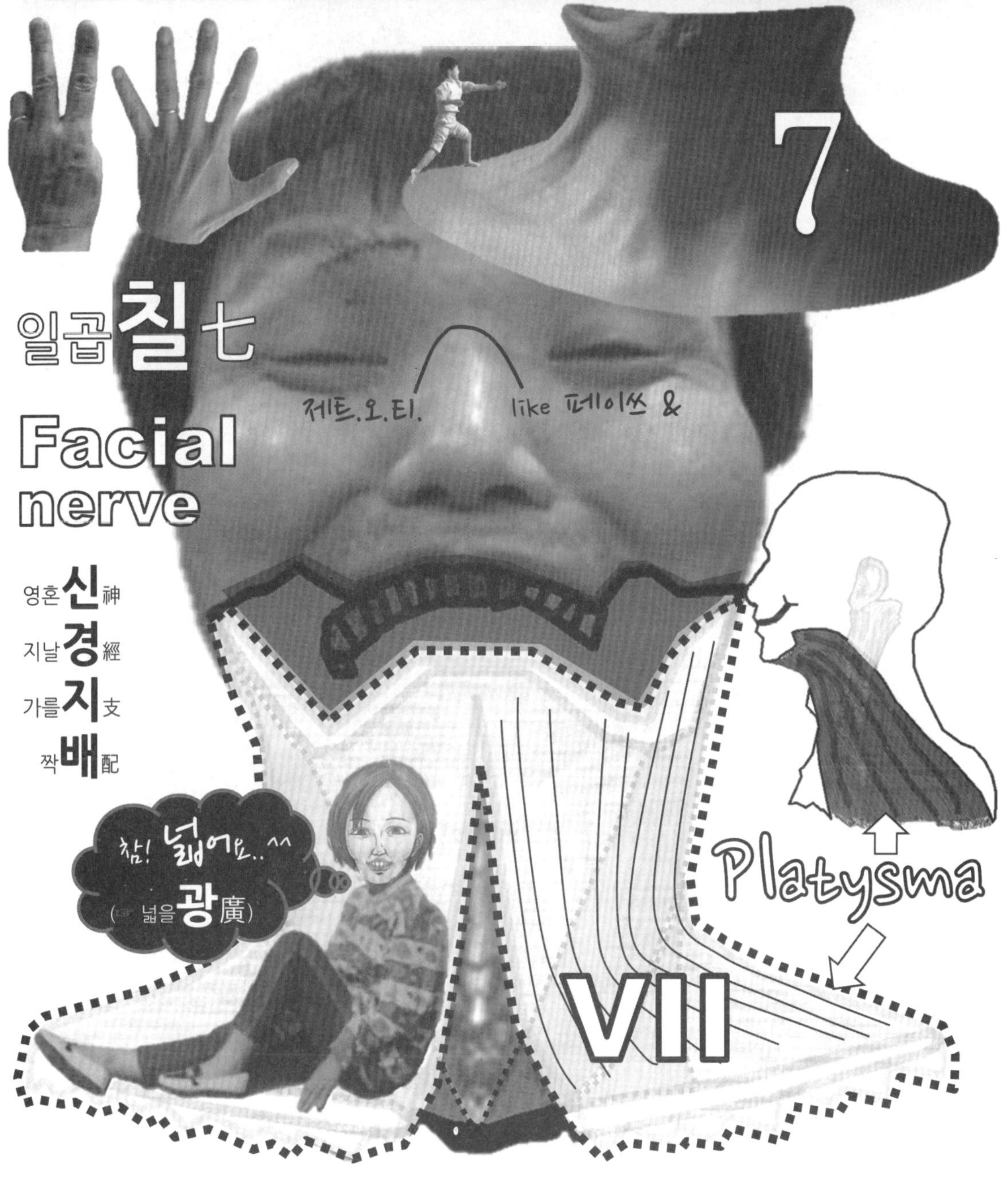

VII 넓을광廣 목경頸 힘줄근筋

3-51-1

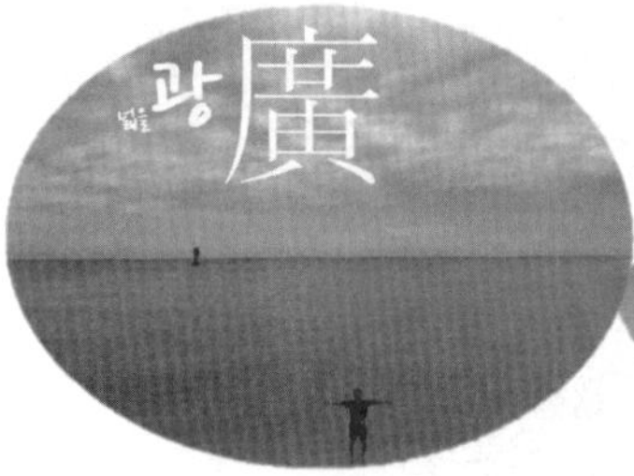

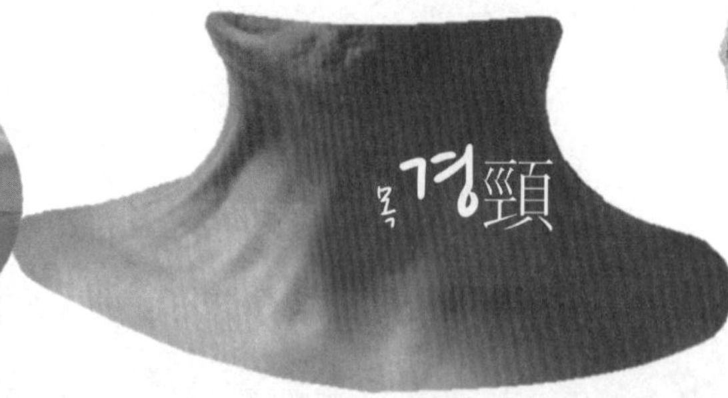

응답하라

기시
정지

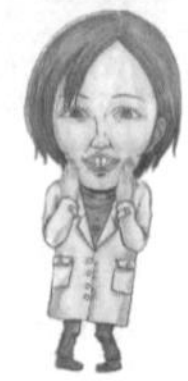

Platysma muscle

origin

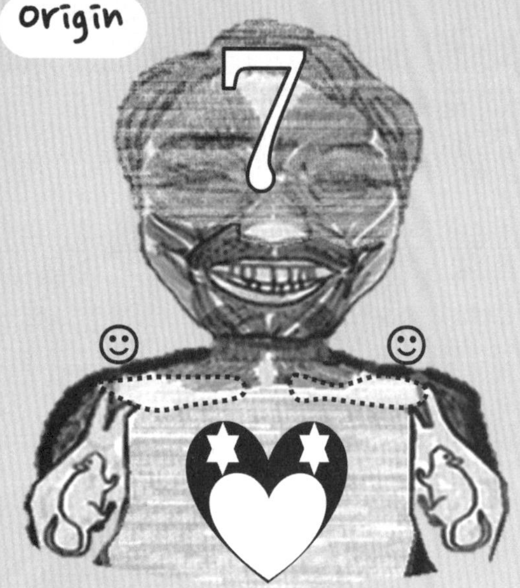

㉠ 큰대大 가슴흉胸 힘줄근筋 과
(≒ 큰가슴근)

㉡ 석삼三 뿔각角 힘줄근筋 (≒ 어깨세모근)

위상上 떼부部 의

☞ 힘줄근筋 막막膜

The **fascia** ☞ upper parts of
㉠ **pectoralis major** &
㉡ **deltoid muscle**

insertion

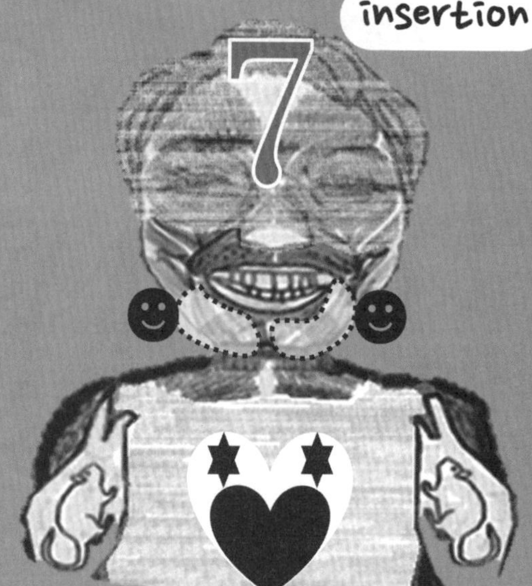

㉮ 아래하下 턱악顎 뼈골骨 의
(≒ 아래턱뼈)

바깥외外 곁측側 꺾을절折 반반半 과

㉯ 아래하下 - 얼굴안顔 낯면面 의

☞ 가죽피皮 살갗부膚 (및 조직)

㉮ Lateral half of the **mandible**
& ㉯ the skin (tissue)
of the lower face

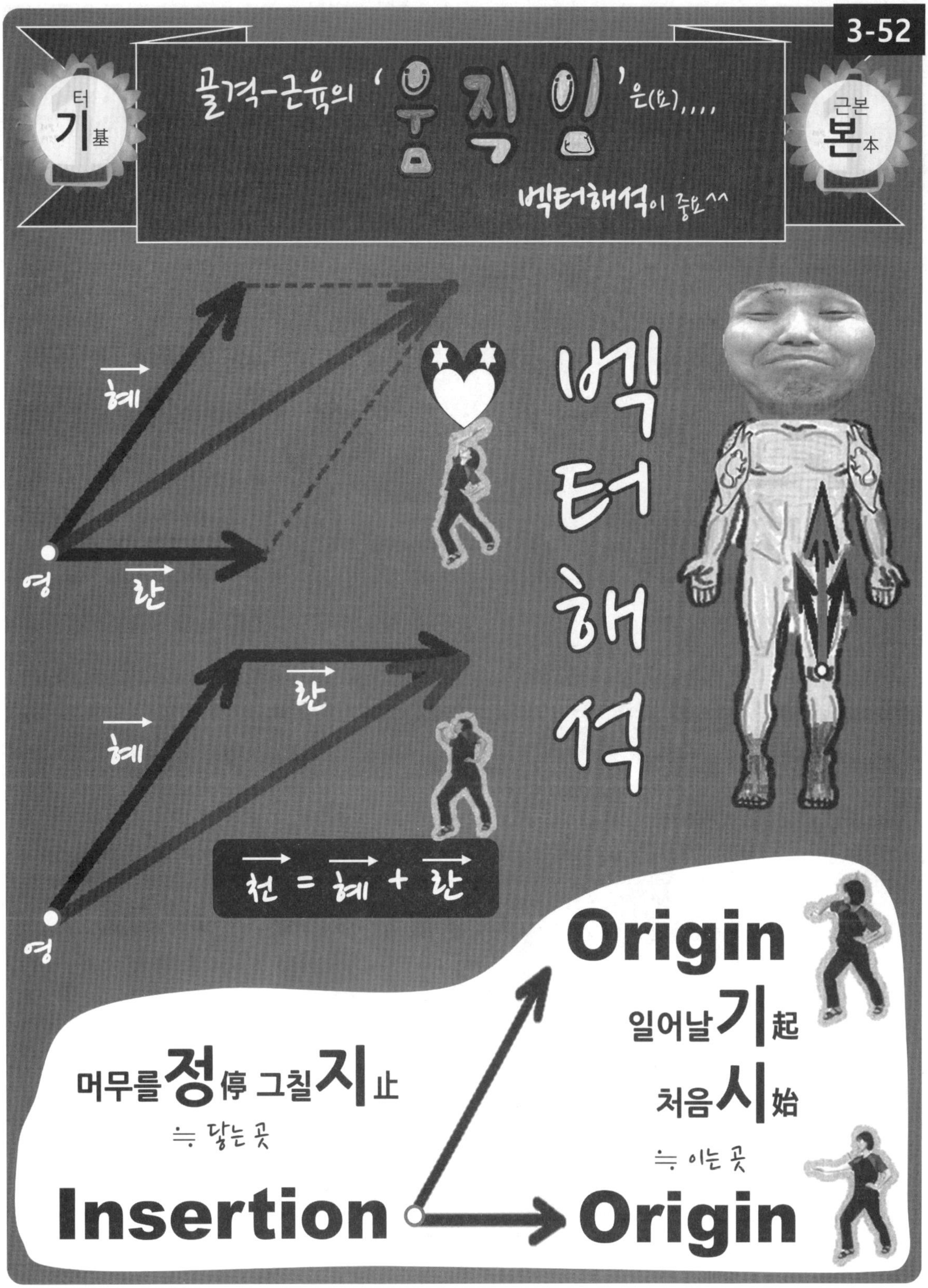
3-52
터
기 基
골격-근육의 '움직임'은(요),,,,
근본
본 本
벡터해석이 중요^^
벡터해석
혜
영
란
란
혜
영
천 = 혜 + 란
Origin
일어날 기 起
처음 시 始
≒ 이는 곳
머무를 정 停 그칠 지 止
≒ 닿는 곳
Insertion
Origin

3-53

Sternocleidomastoid muscle

가슴흉胸 쇠사슬쇄鎖 젖유乳 부딪칠돌突 힘줄근筋 (≒ 목빗근)

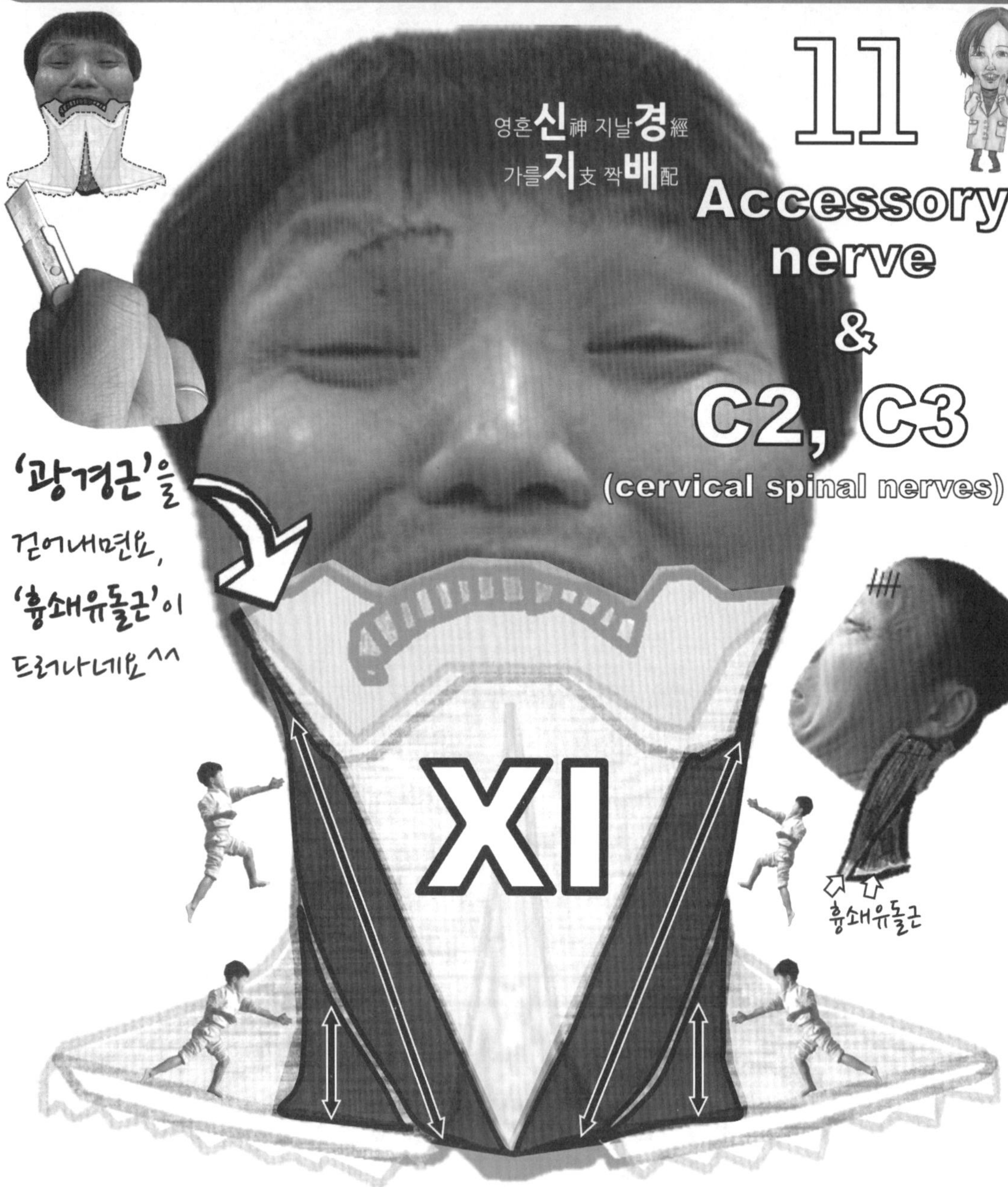

가슴**흉**胸 쇠사슬**쇄**鎖 젖**유**乳 부딪칠**돌**突 힘줄**근**筋

3-53-1

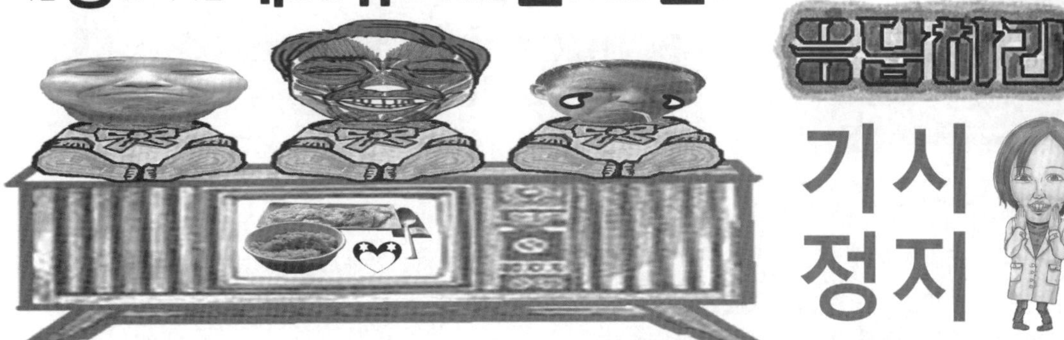

Sternocleidomastoid muscle

origin

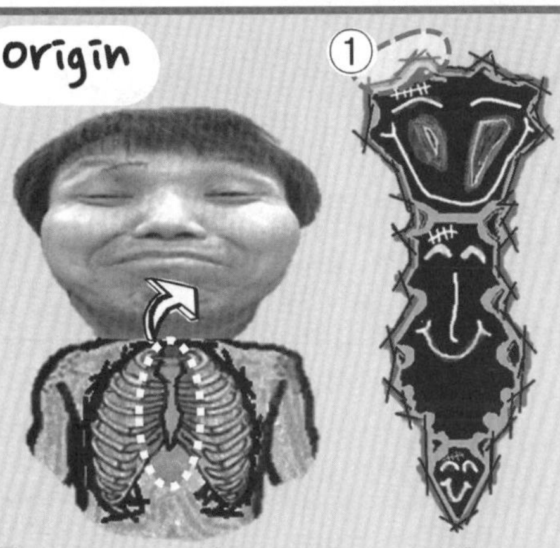

① (흉골►) 가슴**흉**胸 뼈**골**骨 자루**병**柄 의 (≒ 복장뼈자루) 위**상**上 떼**부**部 모서리

the upper edge of the **manubrium** (in **sternum**)

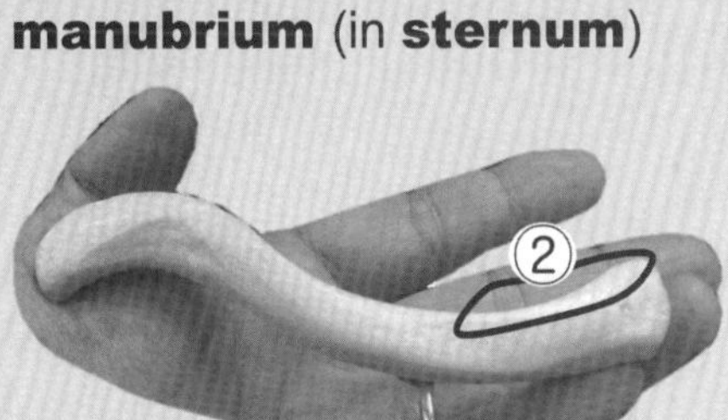

② 쇠사슬**쇄**鎖 뼈**골**骨 (≒ 빗장뼈) 위**상**上 낯**면**面 의 약 ⅓

the medial one-third of superior surface of the **clavicle**

insertion

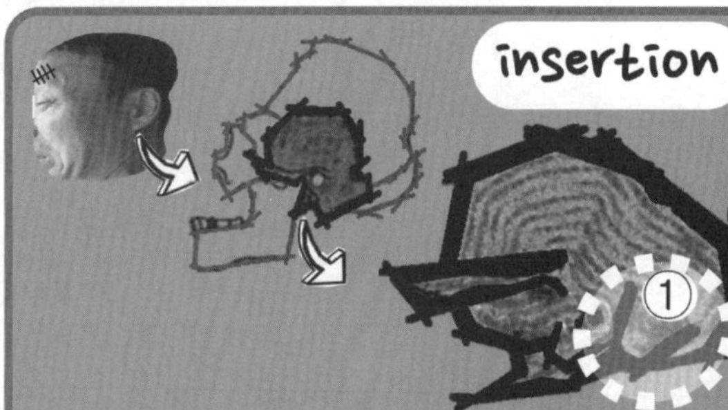

① 곁**측**側 머리**두**頭 뼈**골**骨 (≒ 관자뼈) 의 젖**유**乳 모양**양**樣 부딪칠**돌**突 일어날**기**起 (≒ 꼭지돌기)

the **mastoid process** of the **temporal bone**

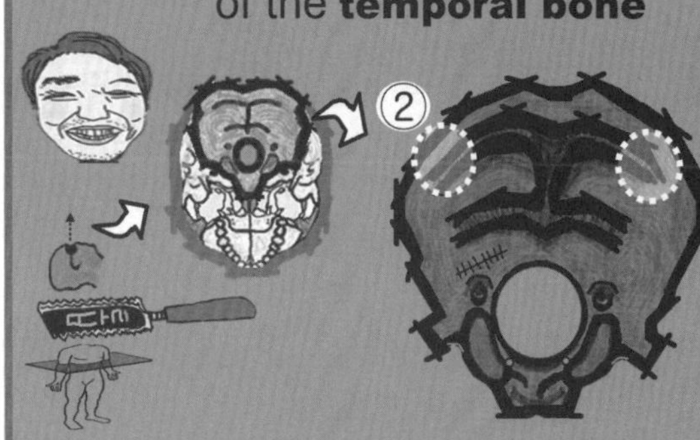

② (후두골►) 위**상**上 목덜미**항**項 줄**선**線 의 (≒ 위목덜미선) 바깥**외**上 곁**측**側 꺾을**절**折 반**반**半

Lateral half of **superior nuchal line** (in **occipital bone**)

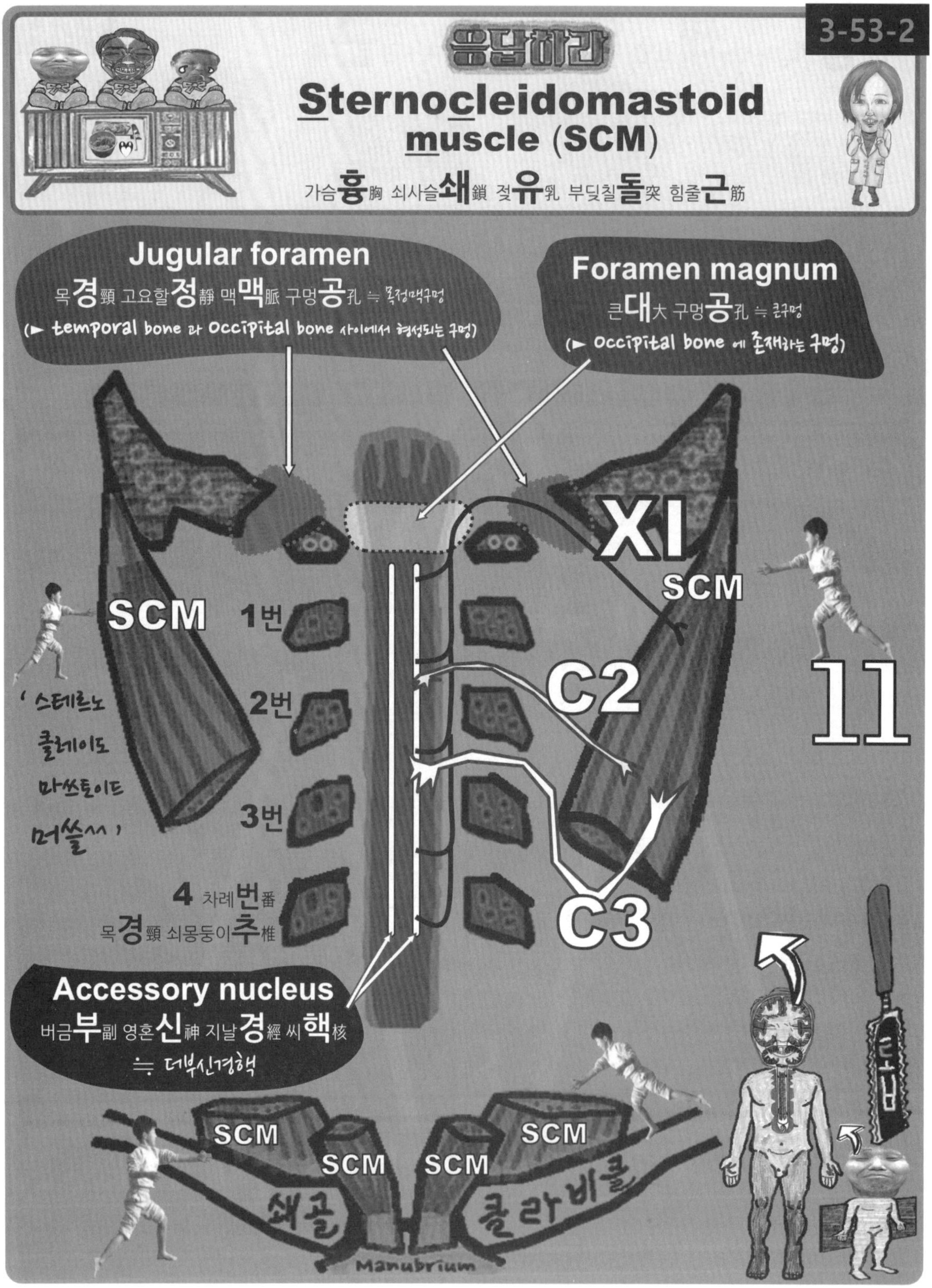

3-53-2
응답하라
Sternocleidomastoid muscle (SCM)
가슴흉胸 쇠사슬쇄鎖 젖유乳 부딪칠돌突 힘줄근筋
Jugular foramen
목경頸 고요할정靜 맥맥脈 구멍공孔 ≒ 목정맥구멍
(► temporal bone 과 Occipital bone 사이에서 형성되는 구멍)
Foramen magnum
큰대大 구멍공孔 ≒ 큰구멍
(► Occipital bone 에 존재하는 구멍)
XI
SCM
SCM
1번
2번
3번
4 차례번番
목경頸 쇠몽둥이추椎
C2
C3
11
'스테르노
클레이도
마쓰토이드
머쓸ㅅㅅ'
Accessory nucleus
버금부副 영혼신神 지날경經 씨핵核
≒ 더부신경핵
SCM
SCM
SCM
SCM
쇄골
클라비클
Manubrium

3-53-3

간여(방패간干 더불여與 : 어떤 일에 간섭하여 참여함)할 참參
상고(자세할상詳 생각할고考 : 꼼꼼하게 따져서 검토하거나 참고함)할 고考

Sternocleidomastoid muscle

가슴흉胸 쇠사슬쇄鎖 젖유乳 부딪칠돌突 힘줄근筋 (≒ 목빗근)

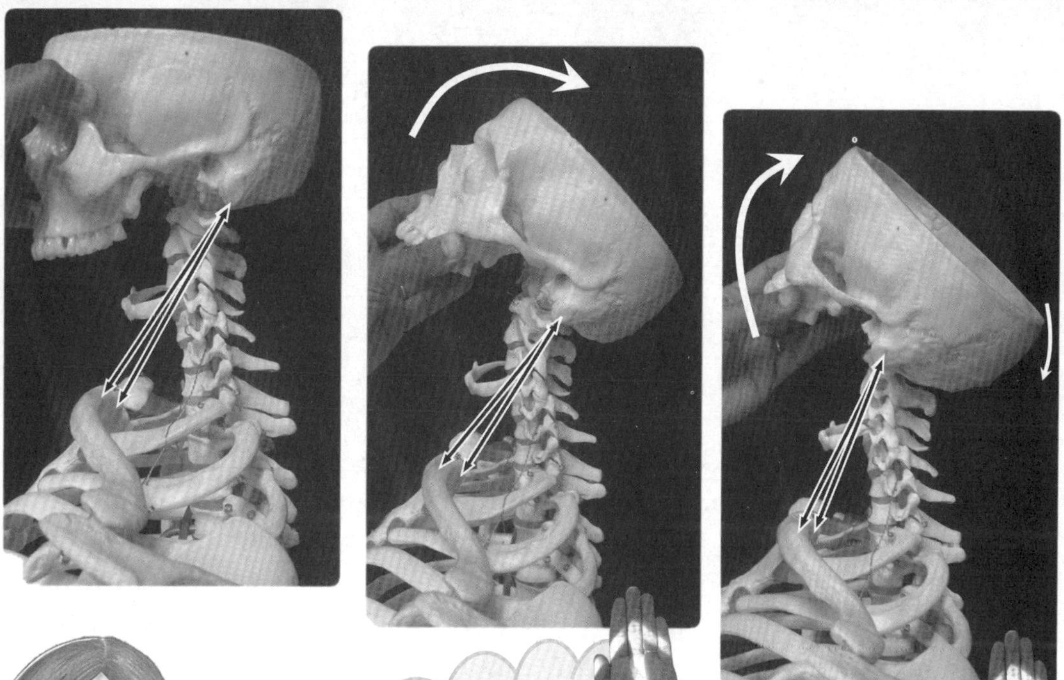

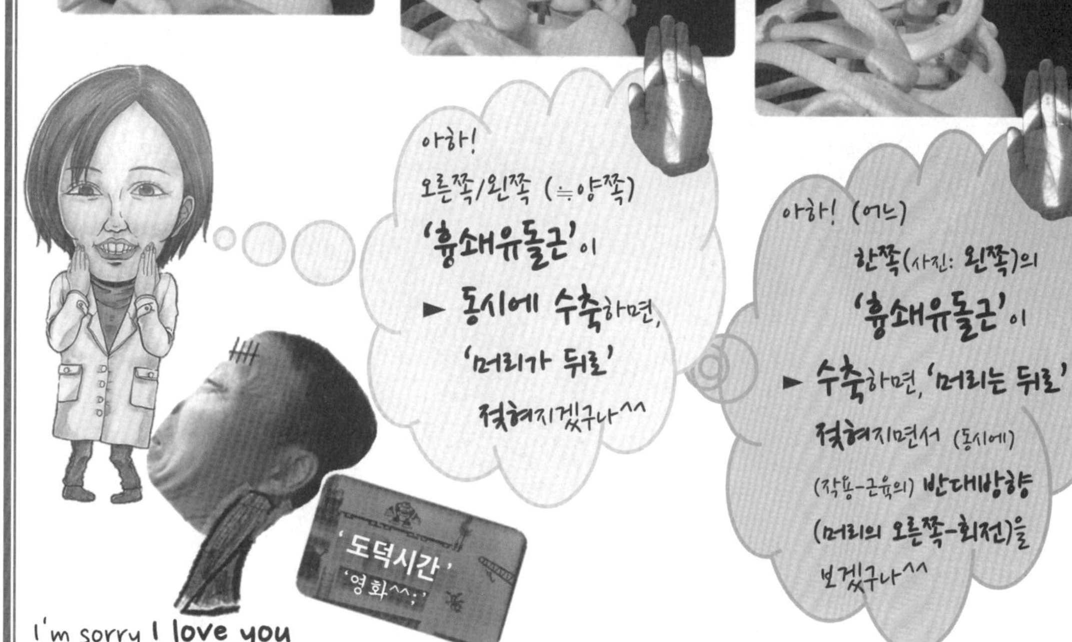

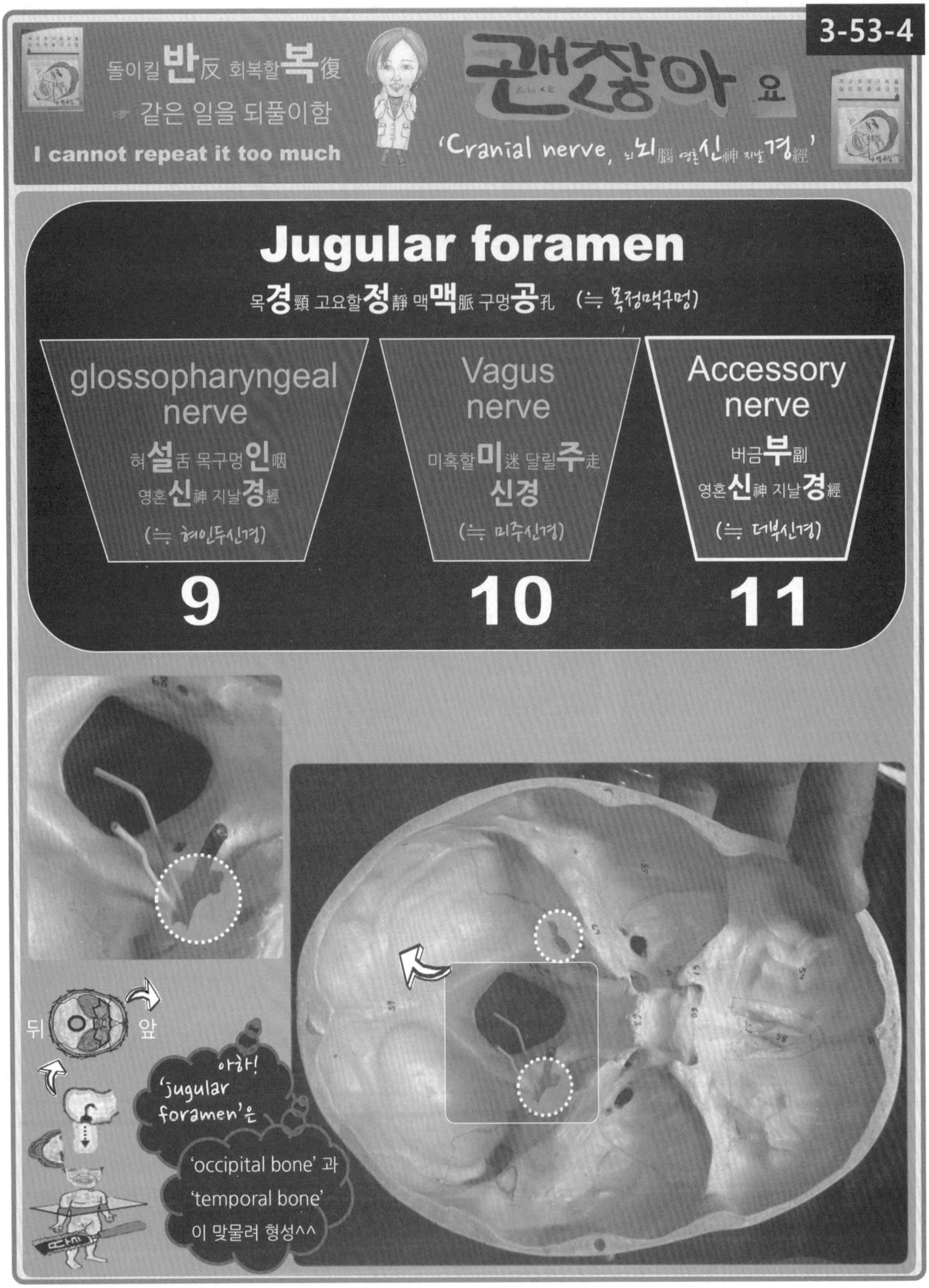

3-53-4
돌이킬 반反 회복할 복復
☞ 같은 일을 되풀이함
I cannot repeat it too much
괜찮아 요
'Cranial nerve, 뇌 뇌腦 영혼 신神 지날 경經'
Jugular foramen
목 경頸 고요할 정靜 맥 맥脈 구멍 공孔 (≒ 목정맥구멍)
glossopharyngeal nerve
혀 설舌 목구멍 인咽 영혼 신神 지날 경經
(≒ 혀인두신경)
9
Vagus nerve
미혹할 미迷 달릴 주走 신경
(≒ 미주신경)
10
Accessory nerve
버금 부副 영혼 신神 지날 경經
(≒ 더부신경)
11
뒤
앞
아하! 'jugular foramen'은
'occipital bone' 과 'temporal bone' 이 맞물려 형성^^

3-53-5

돌이킬 **반**反 회복할 **복**復

☞ 같은 일을 되풀이함

I cannot repeat it too much

괜찮아 요

'Cranial nerve, 뇌**뇌**腦 영혼**신**神 지날**경**經'

Jugular foramen

목**경**頸 고요할**정**靜 맥**맥**脈 구멍**공**孔 (≒ 목정맥구멍)

IX	X	XI
glossopharyngeal nerve 혀**설**舌 목구멍**인**咽 영혼**신**神 지날**경**經 (≒ 혀인두신경)	Vagus nerve 미혹할**미**迷 달릴**주**走 **신경** (≒ 미주신경)	Accessory nerve 버금**부**副 영혼**신**神 지날**경**經 (≒ 더부신경)

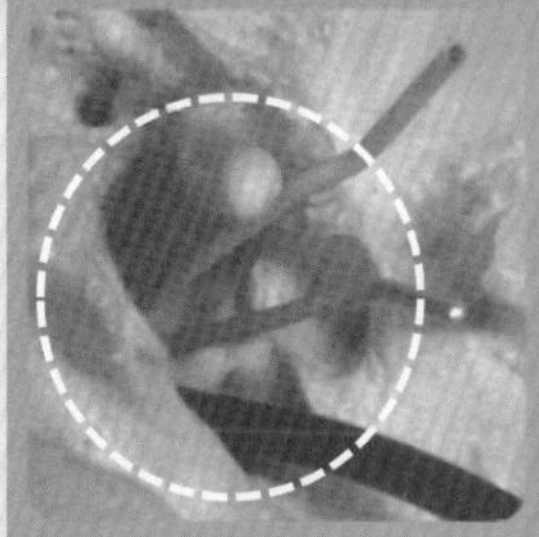

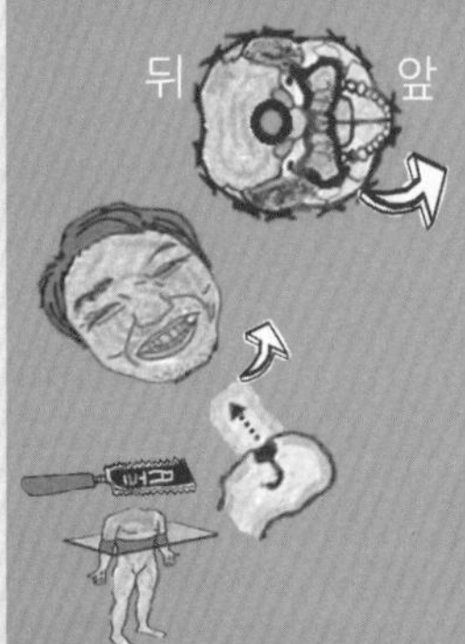

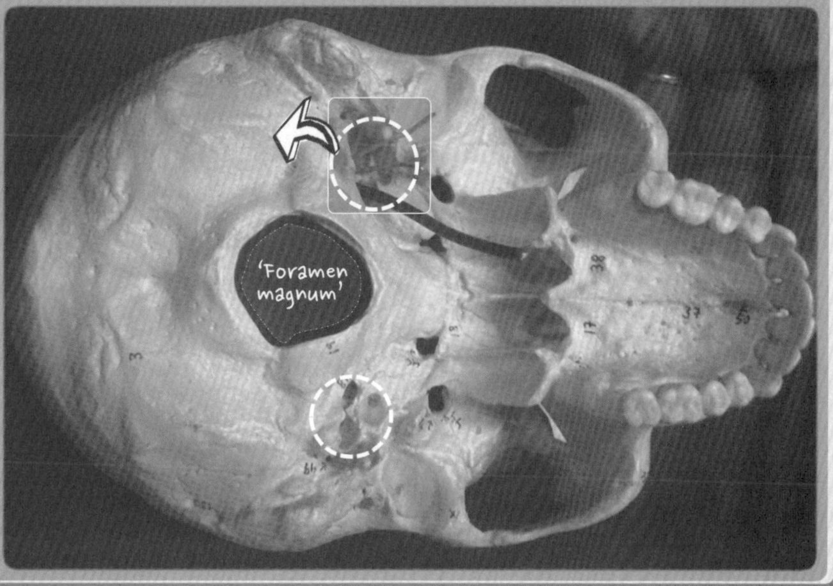

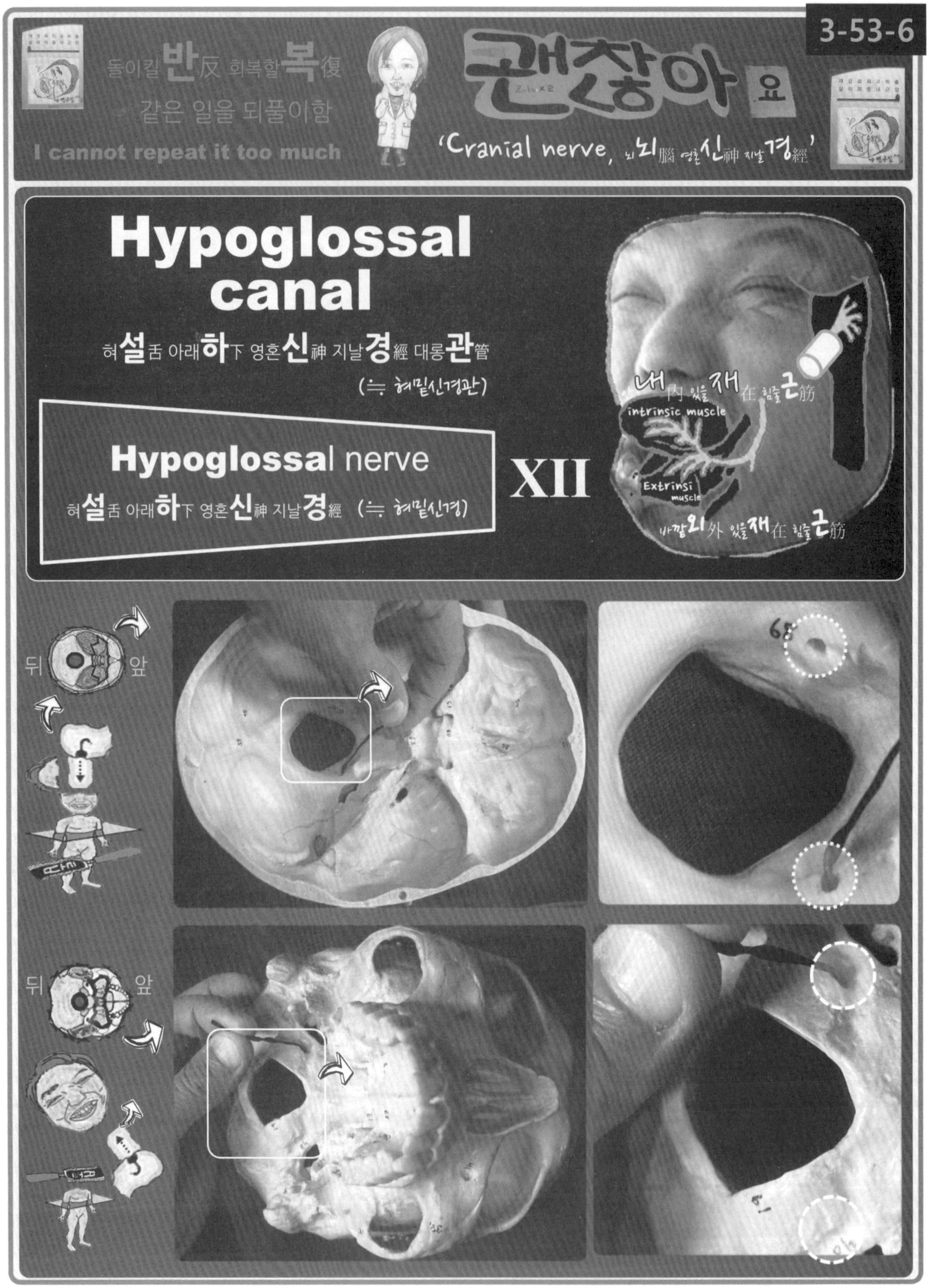
3-53-6
돌이킬 반反 회복할 복復
→ 같은 일을 되풀이함
I cannot repeat it too much
괜찮아 요
'Cranial nerve, 뇌 뇌腦 영혼 신神 지날 경經'
Hypoglossal canal
혀 설舌 아래 하下 영혼 신神 지날 경經 대롱 관管
(≒ 혀밑신경관)
Hypoglossal nerve
혀 설舌 아래 하下 영혼 신神 지날 경經 (≒ 혀밑신경)
XII
내 內 있을 재 在 힘줄 근 筋
intrinsic muscle
Extrinsi muscle
바깥 외 外 있을 재 在 힘줄 근 筋
뒤
앞
뒤
앞

3-53-7

돌이킬 **반**反 회복할 **복**復
같은 일을 되풀이함
I cannot repeat it too much

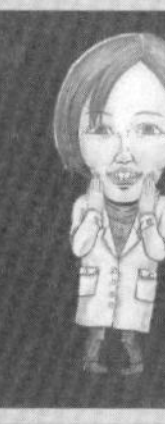

괜찮아요
'Cranial nerve, 뇌 **뇌**腦 영혼 **신**神 지날 **경**經'

Lingual muscles 혀 **설**舌 힘줄 **근**筋

Extrinsic muscles

바깥 **외**外 있을 **재**在 힘줄 **근**筋

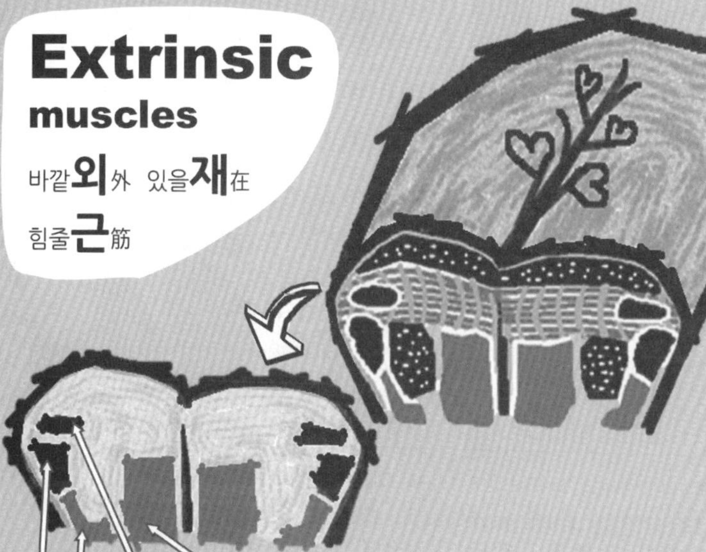

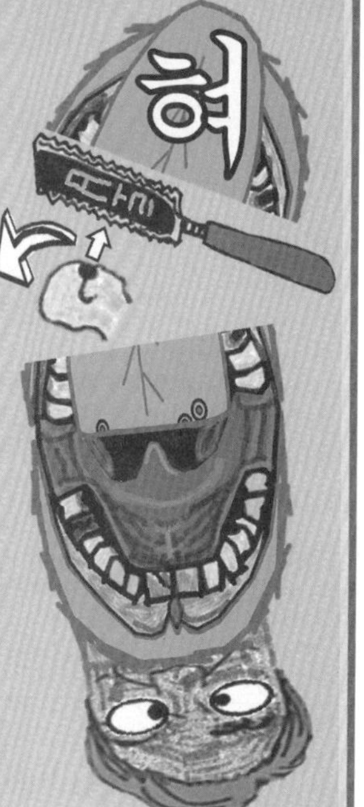

① **Genioglossus muscle** XII
턱 **이**頤 혀 **설**舌 힘줄 **근**筋 (≒ 턱끝혀근)

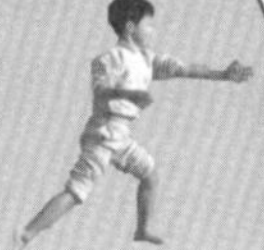

② **Palatoglossus muscle** X
입 **구**口 덮을 **개**蓋 혀 **설**舌 힘줄 **근**筋 (≒ 입천장혀근)

③ **Hyoglossus muscle** XII
혀 **설**舌 뼈 **골**骨 혀 **설**舌 힘줄 **근**筋 (≒ 목뿔혀근)

④ **Styloglossus muscle** XII
목 **경**頸 부딪칠 **돌**突 혀 **설**舌 힘줄 **근**筋 (≒ 붓혀근)

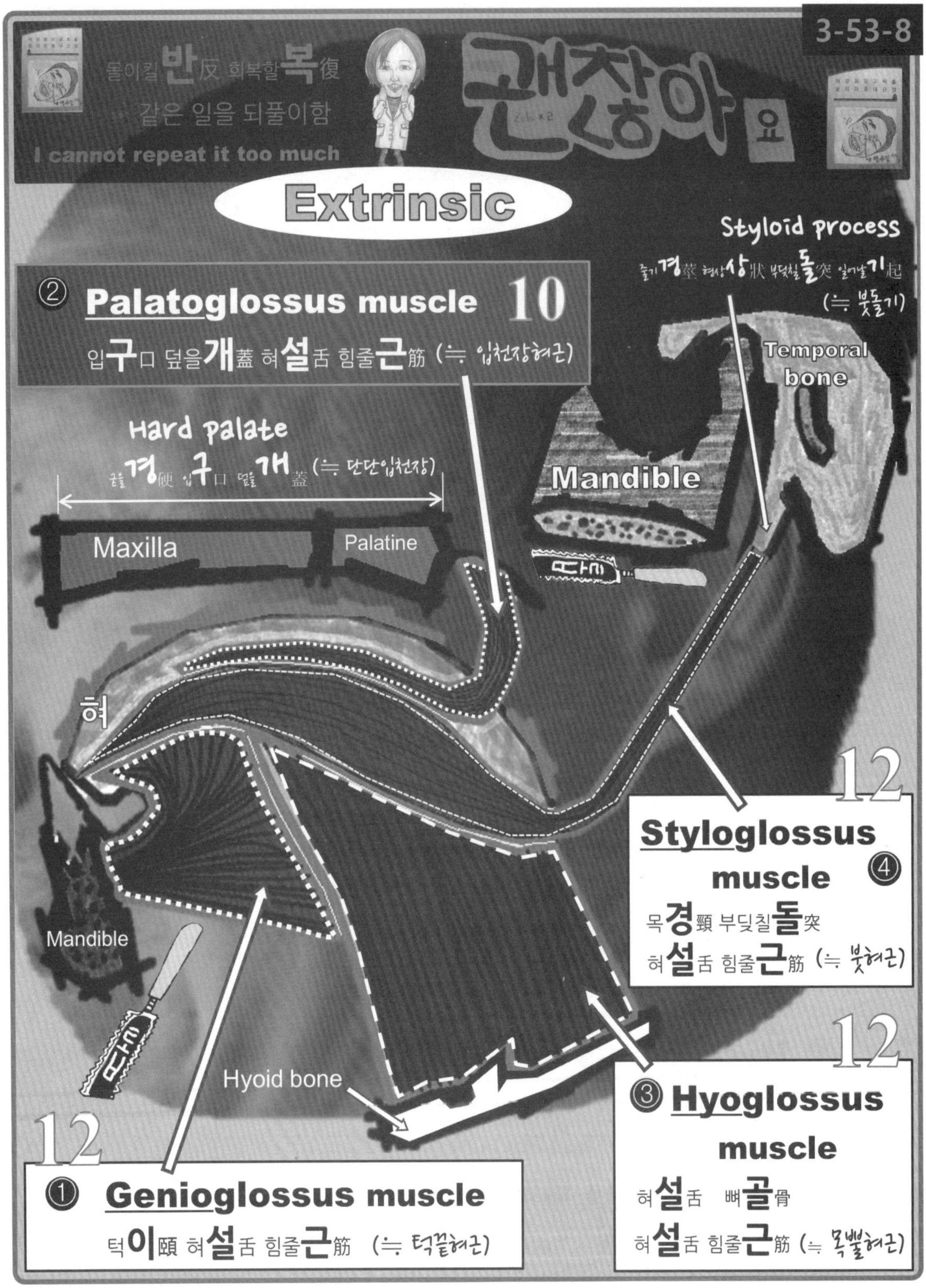
3-53-8
돌이킬 반反 회복할 복復
같은 일을 되풀이함
I cannot repeat it too much
괜찮아요
Extrinsic
② Palatoglossus muscle 10
입구口 덮을개蓋 혀설舌 힘줄근筋 (≒ 입천장혀근)
Styloid process
줄기경莖 형상상狀 부딪칠돌突 일어날기起
(≒ 붓돌기)
Temporal bone
Mandible
Hard palate
굳을경硬 입구口 덮을개蓋 (≒ 단단입천장)
Maxilla
Palatine
혀
Mandible
Hyoid bone
12
Styloglossus muscle ④
목경頸 부딪칠돌突
혀설舌 힘줄근筋 (≒ 붓혀근)
12
③ Hyoglossus muscle
혀설舌 뼈골骨
혀설舌 힘줄근筋 (≒ 목뿔혀근)
12
① Genioglossus muscle
턱이頤 혀설舌 힘줄근筋 (≒ 턱끝혀근)

3-53-9

돌이킬 반反 회복할 복復
같은 일을 되풀이함
I cannot repeat it too much

괜찮아요
'Cranial nerve, 뇌 뇌腦 영혼 신神 지날 경經'

Lingual muscles 혀 설舌 힘줄 근筋

Intrinsic muscles 안 내內 있을 재在 힘줄 근筋

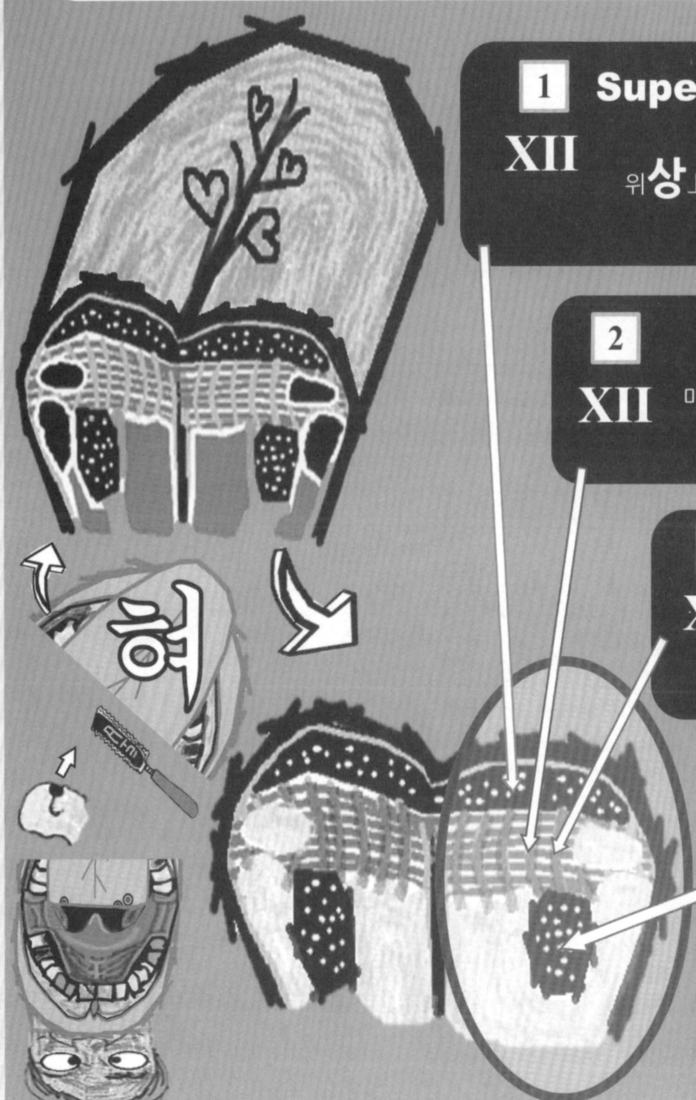

1 XII **Superior longitudinal muscles**
위 상上 세로 종縱 혀 설舌 힘줄 근筋
(≒ 혀위세로근)

2 XII **Vertical muscles**
매달릴 수垂 곧을 직直 힘줄 근筋
(≒ 수직근)

3 XII **Transverse muscles**
가로 횡橫 힘줄 근筋
(≒ 가로근)

4 XII **Inferior longitudinal muscles**
아래 하下 세로 종縱
혀 설舌 힘줄 근筋
(≒ 혀아래세로근)

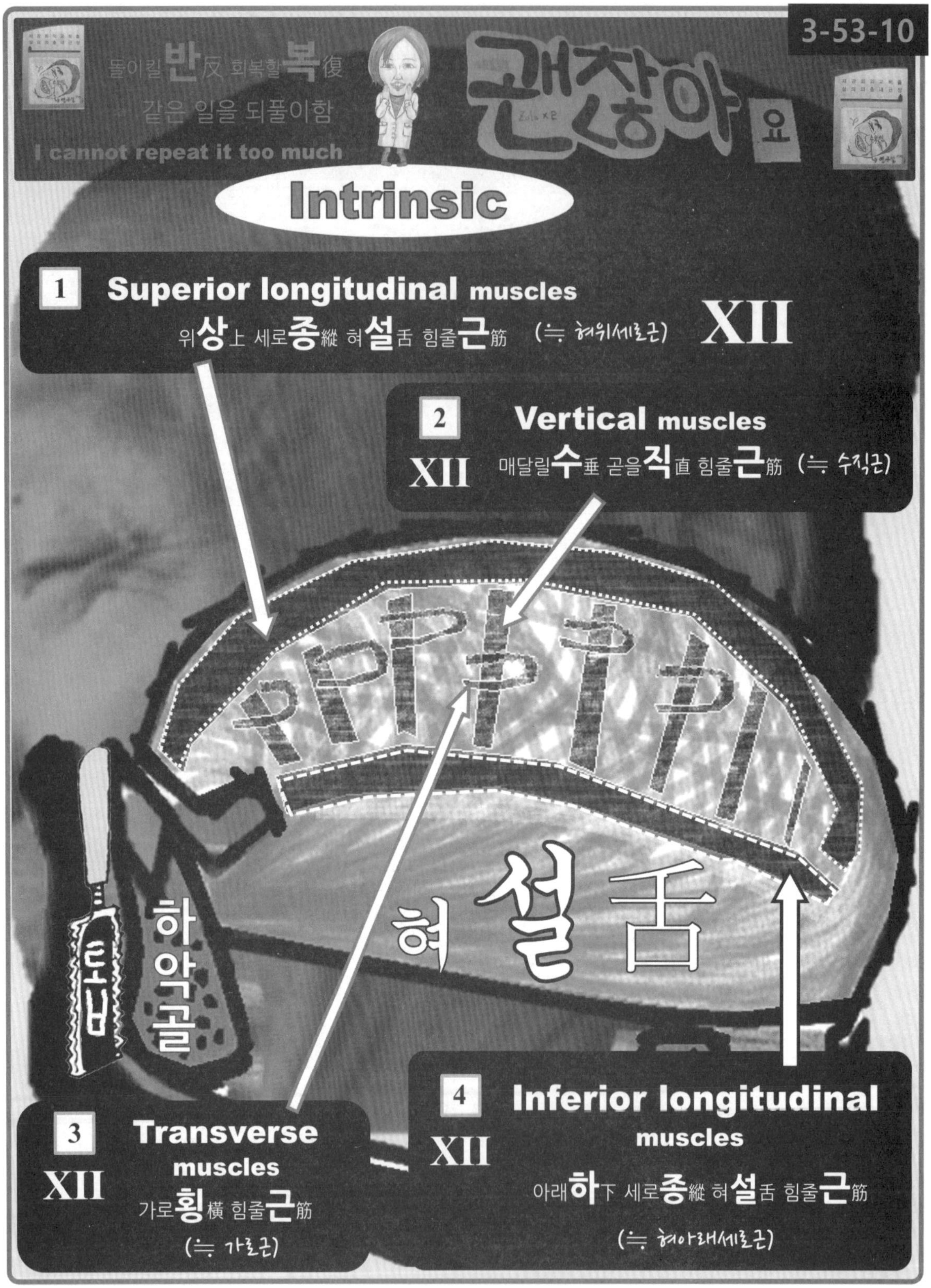
3-53-10
돌이킬 반反 회복할 복復
= 같은 일을 되풀이함
I cannot repeat it too much
괜찮아요
Intrinsic
1 Superior longitudinal muscles
위상上 세로종縱 혀설舌 힘줄근筋 (≒ 혀위세로근) XII
2 Vertical muscles
XII 매달릴수垂 곧을직直 힘줄근筋 (≒ 수직근)
하악골
혀 설舌
3 Transverse muscles
XII
가로횡橫 힘줄근筋
(≒ 가로근)
4 Inferior longitudinal muscles
XII
아래하下 세로종縱 혀설舌 힘줄근筋
(≒ 혀아래세로근)

3-54

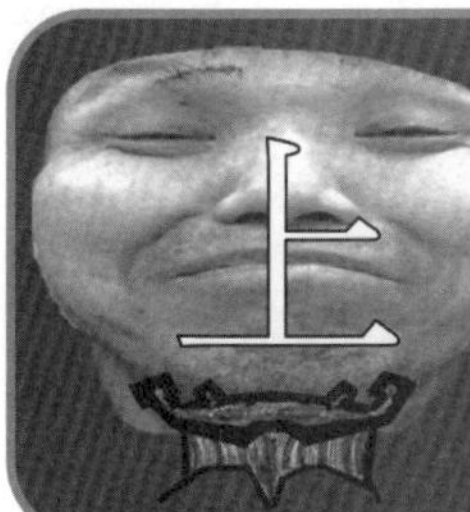

Suprahyoid muscles

혀 설舌 뼈 골骨 위 상上 힘줄 근筋 (≒ 목뿔위근육)

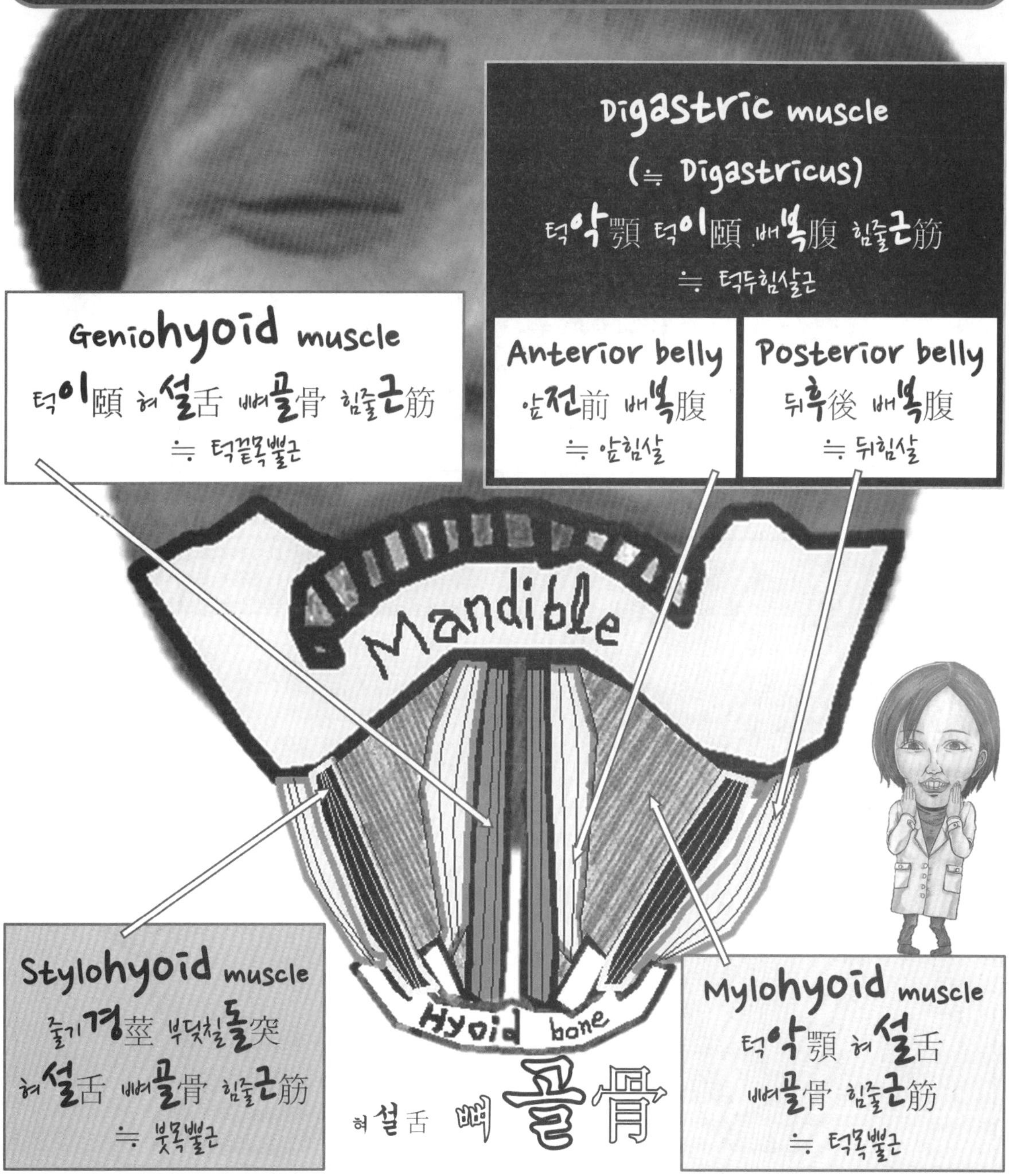

innervation 신경지배

Facial nerve (VII)

Suprahyoid muscles

3-54-1

Stylohyoid

줄기 경莖 부딪칠 돌突 혀 설舌 뼈 골骨 힘줄 근筋

≒ 붓 목뿔근

origin 시작 부위	insertion 정지 부위
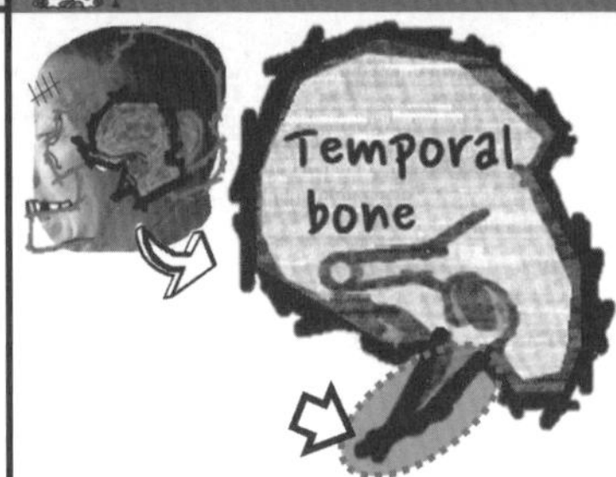	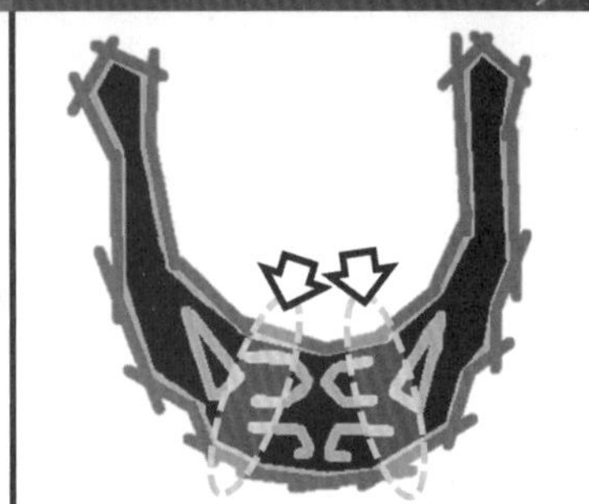
Styloid process of the **temporal bone**	**Body** of the hyoid bone

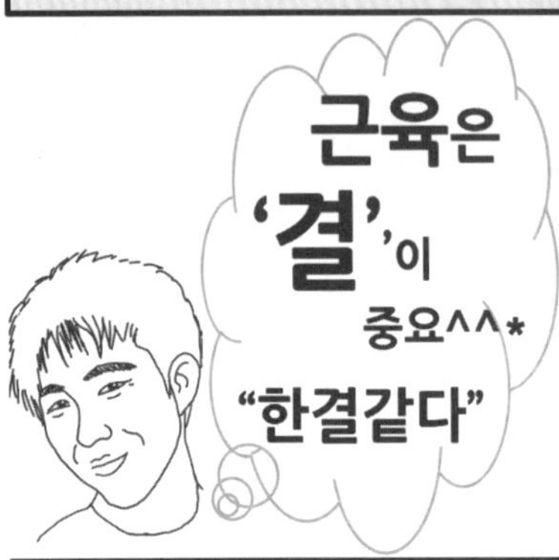

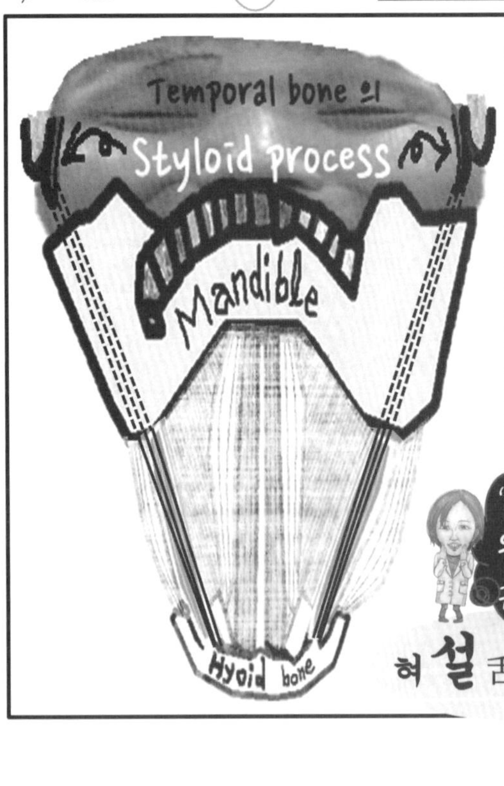

Motion 움직임

혀 설舌 뼈 골骨

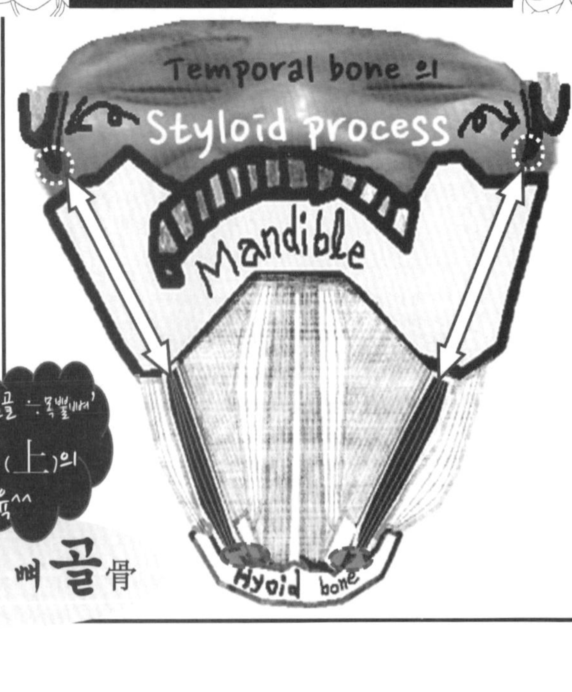

innervation 신경지배
Mylohyoid nerve (☞ Trigeminal nerve, V)

Suprahyoid muscles

3-54-2

Mylohyoid

턱 **악** 顎 혀 **설** 舌 뼈 **골** 骨 힘줄 **근** 筋

≒ 턱 목뿔근

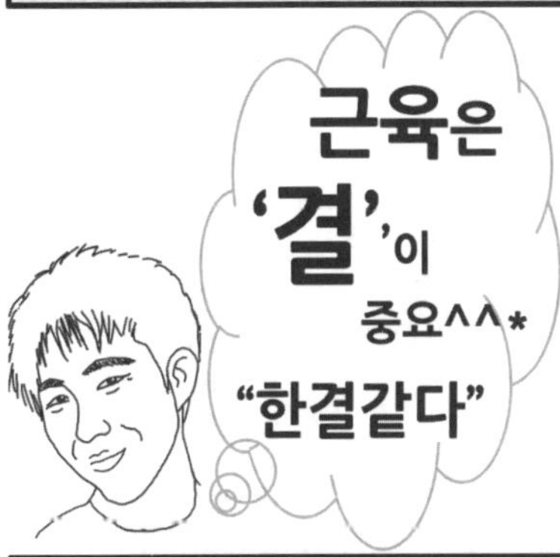

Origin 시작 부위	Insertion 정지 부위
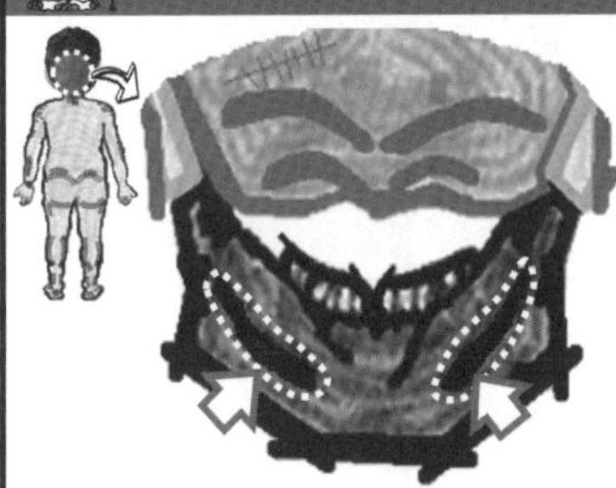 ' **Mylohyoid line** ' of the **mandible**	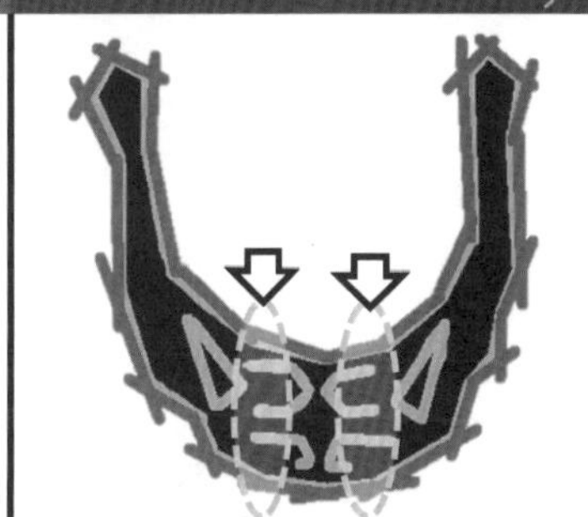 **Body** of the hyoid bone

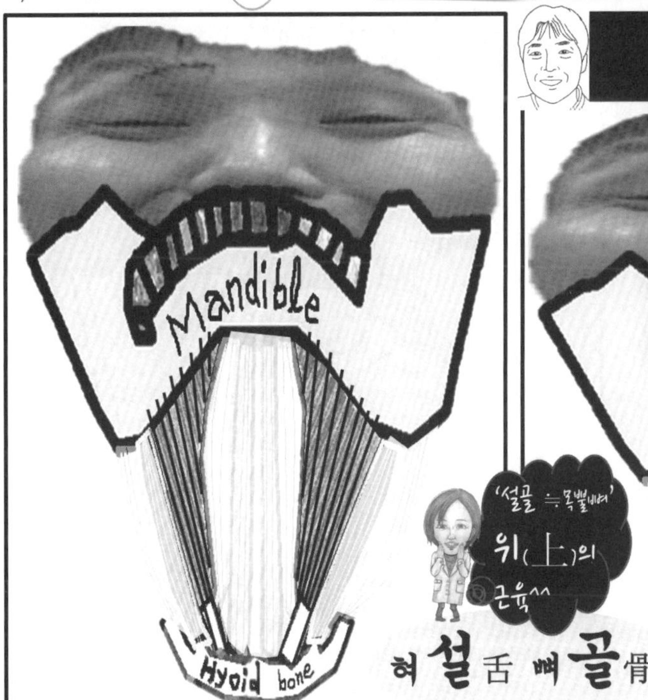

Motion 움직임

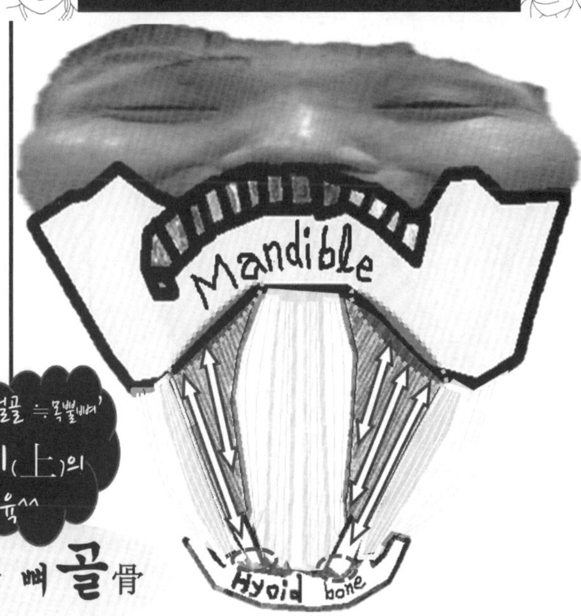

Suprahyoid muscles

3-54-3

Digastricus

턱악顎 턱이頤 배복腹 힘줄근筋

≒ 턱두힘살근

innervation 신경지배

* Anterior belly:
  ☞ mylohyoid nerve
  (☞ Trigeminal nerve, **V**)
* Posterior belly:
  ☞ Facial nerve
  (**VII**)

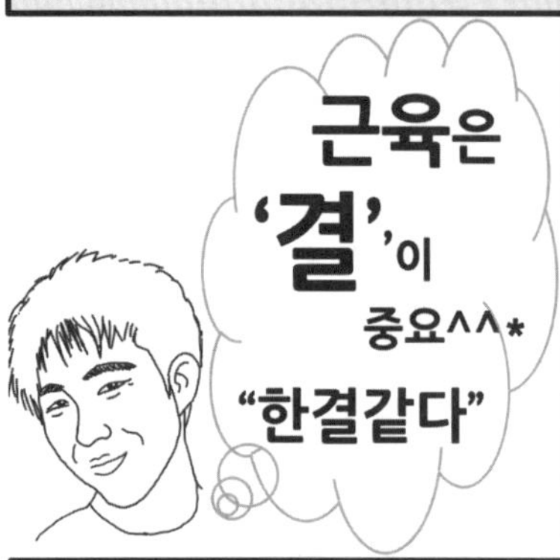

Origin 시작 부위	Insertion 정지 부위
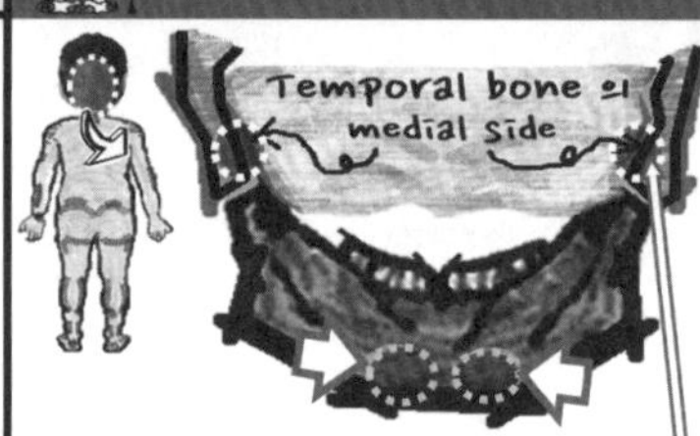 **Digastric fossa** of mandible (► anterior belly) Medial side of **mastoid process** (in temporal bone ► posterior belly)	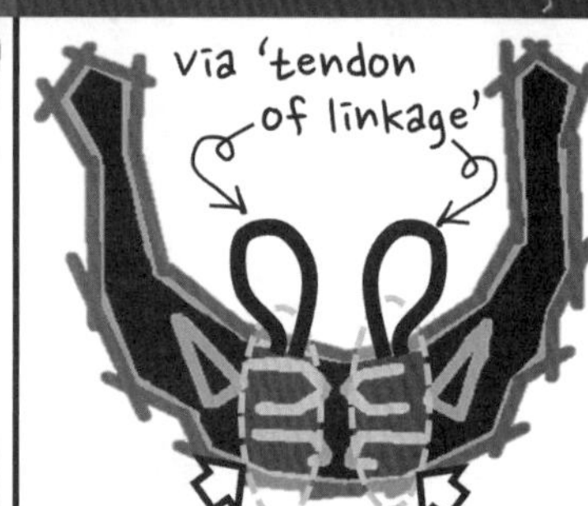 **Body** of the hyoid bone

Motion 움직임

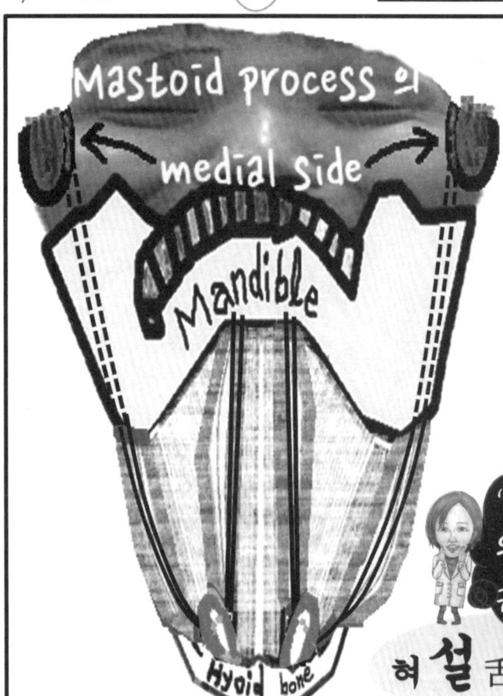

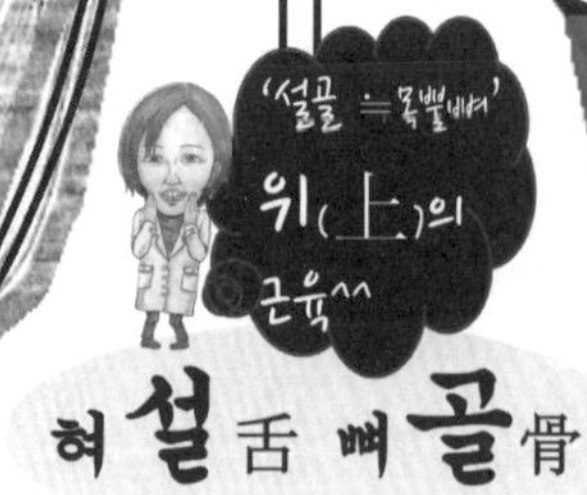

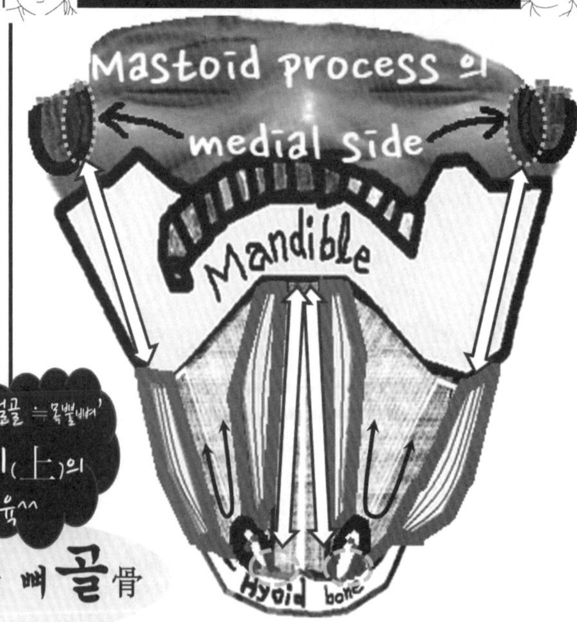

innervation 신경지배

A branch of the ventral ramus of C1

[☜ cervical plexus]

Suprahyoid muscles

3-54-4

Geniohyoid

턱이頤 혀설舌 뼈골骨 힘줄근筋

≒ 턱끝 목뿔근

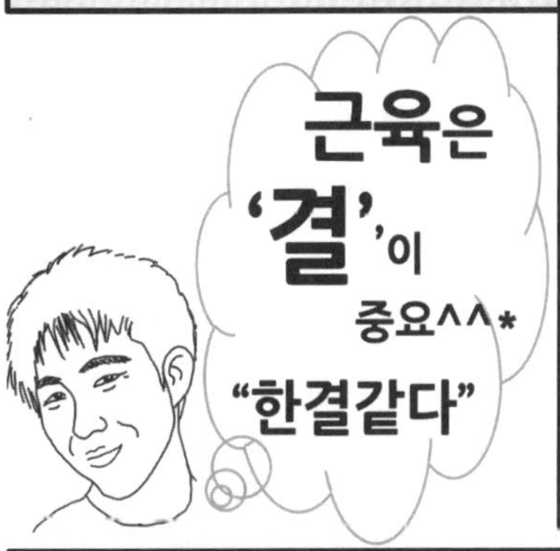

origin 시작 부위	insertion 정지 부위
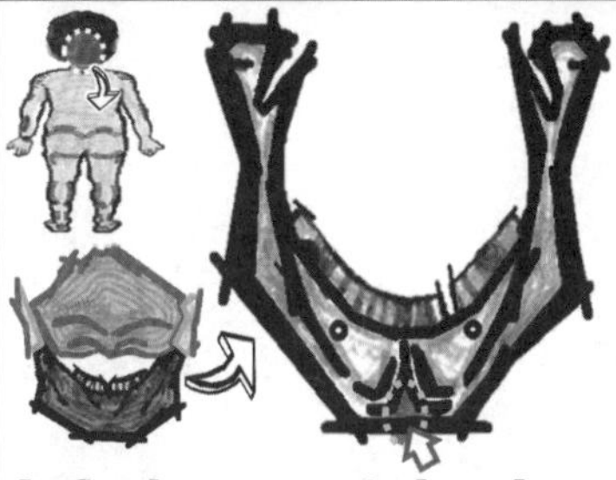 **Inferior mental spine** of the **mandible**	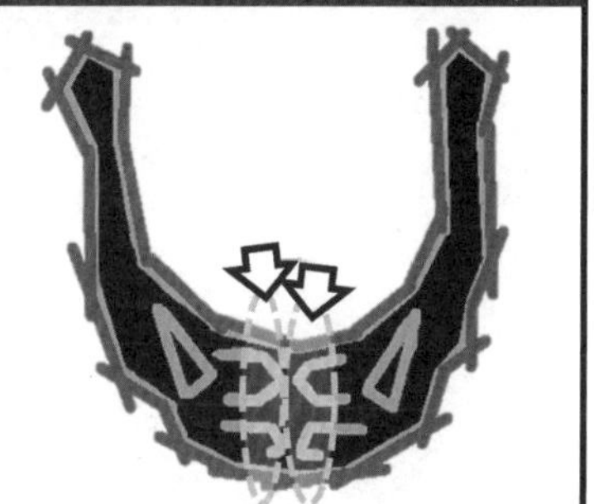 **Body** of the hyoid bone

Motion 움직임

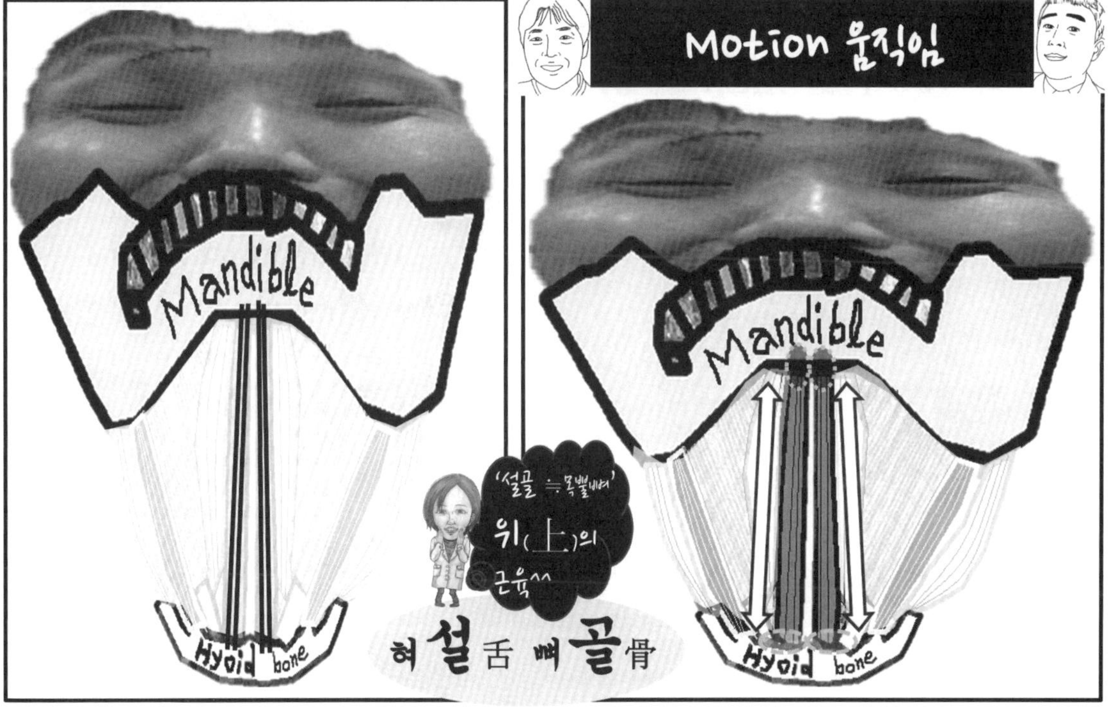

3-54-5

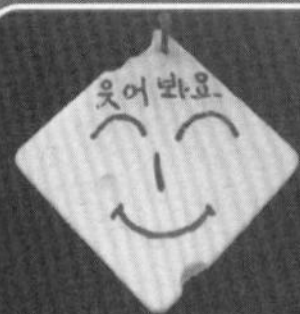

간여(방패간干 더불여與 : 어떤 일에 간섭하여 참여함)할 참參
상고(자세할상詳 생각할고考 : 꼼꼼하게 따져서 검토하거나 참고함)할 고考

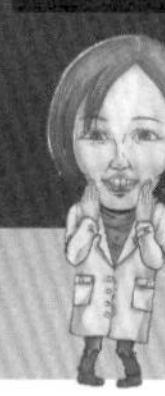

Mandible 아래하下 턱악顎 뼈골骨 (≒ 아래턱뼈)

Mylohyoid line, Digastric fossa, & Inferior mental spine

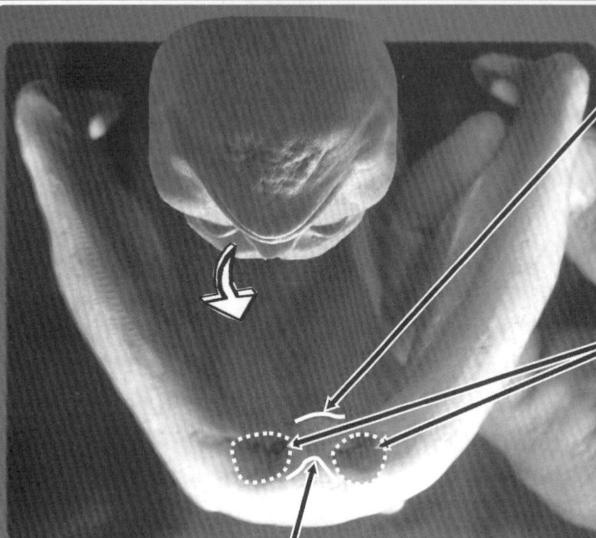

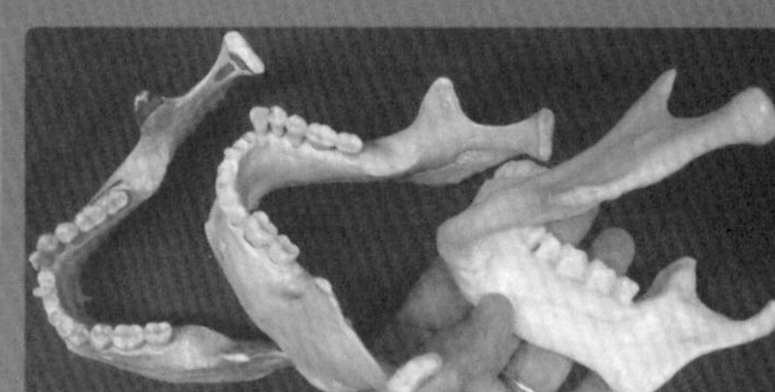

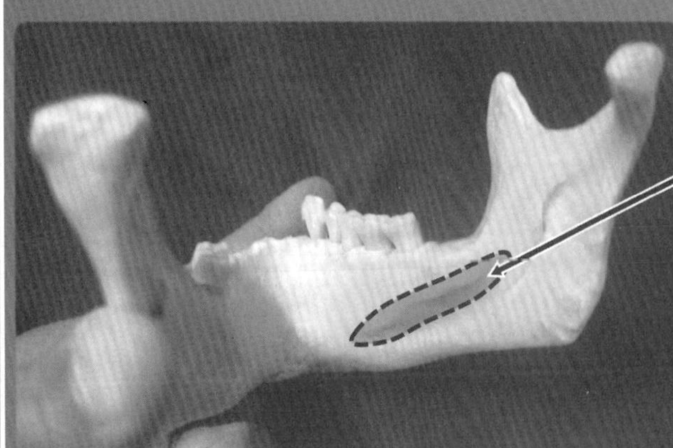

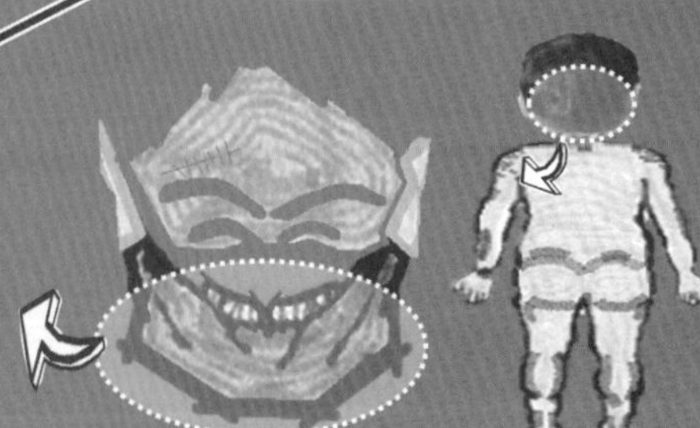

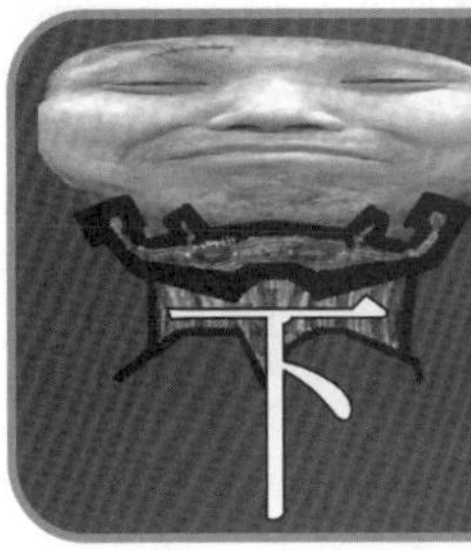

3-55

Infrahyoid muscles

혀 설舌 뼈 골骨 아래 하下 힘줄 근筋 (≒ 목뿔아래근육)

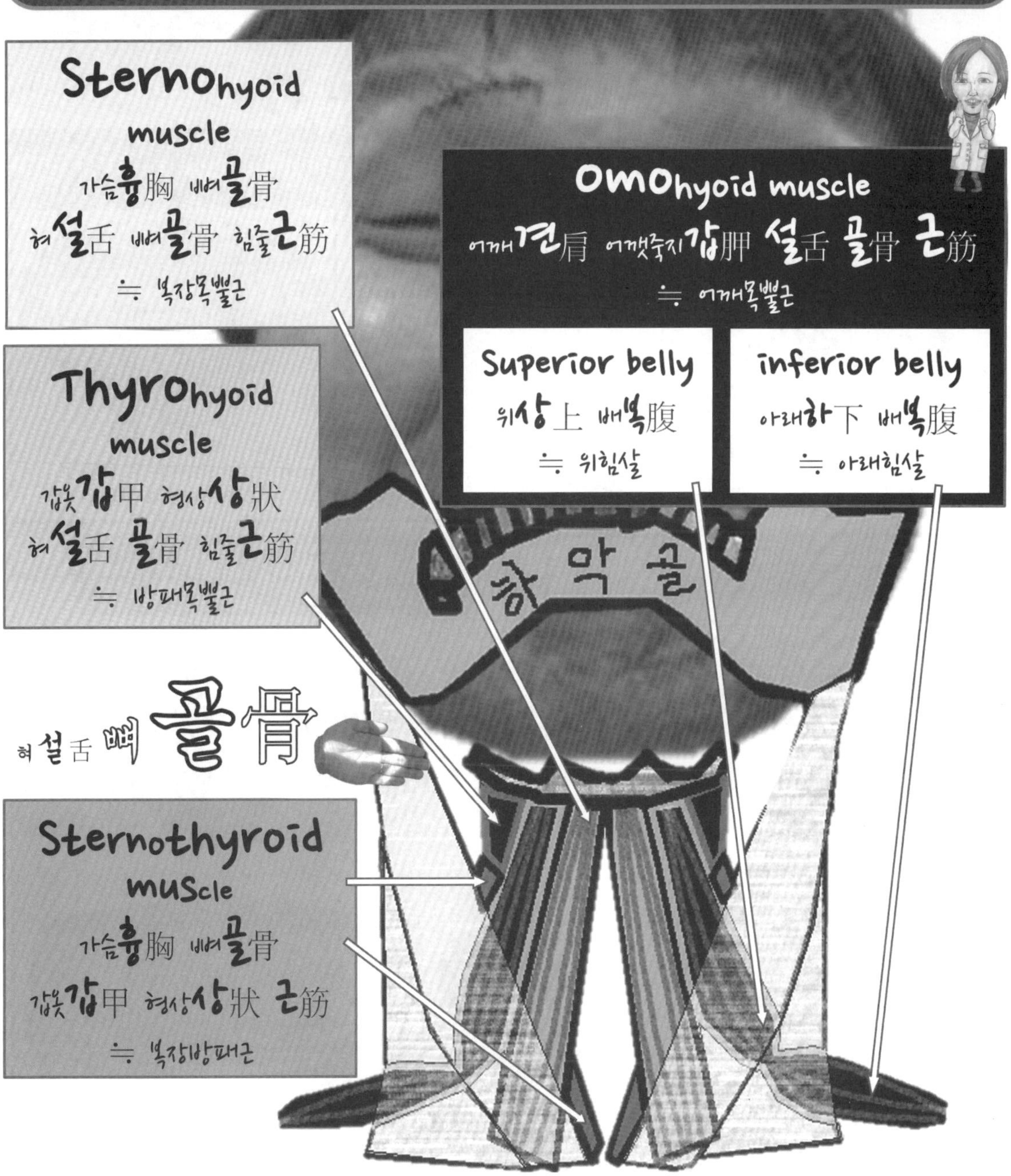

3-55-1

Infrahyoid muscles

Sternohyoid

가슴 흉胸 뼈 골骨 혀 설舌 뼈 골骨 힘줄 근筋

≒ 복장 목뿔근

innervation 신경지배

Anterior rami of the 1st, 2nd, 3rd cervical nerves

(C1~C3)

[☜ cervical plexus]

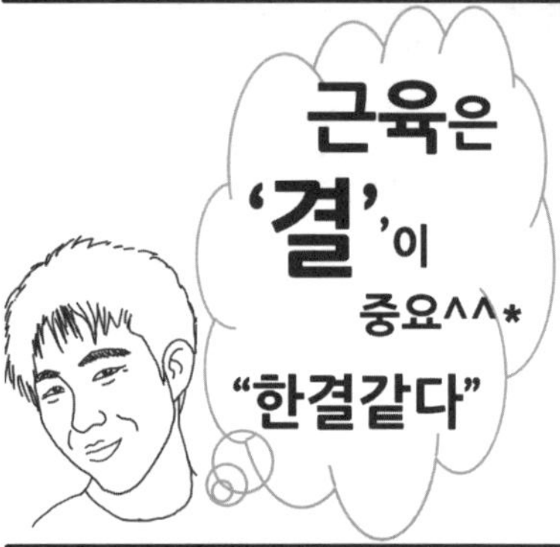

Origin 시작 부위

Medial end of clavicle

Manubrium of sternum

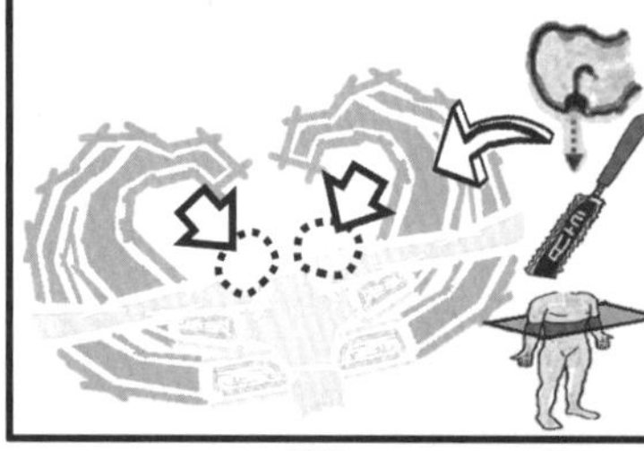

insertion 정지 부위

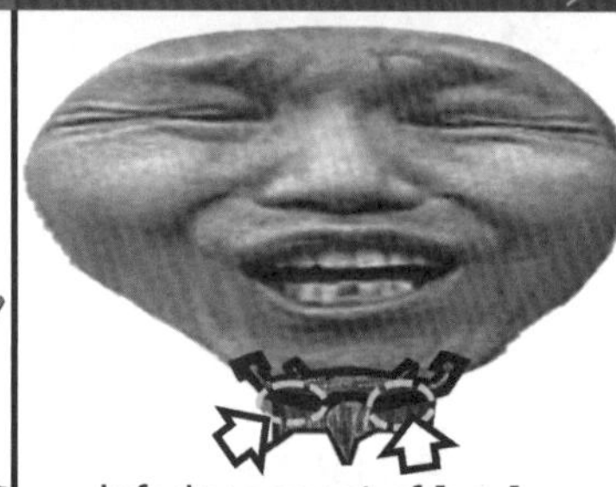

Inferior aspect of **body** of the **hyoid bone**

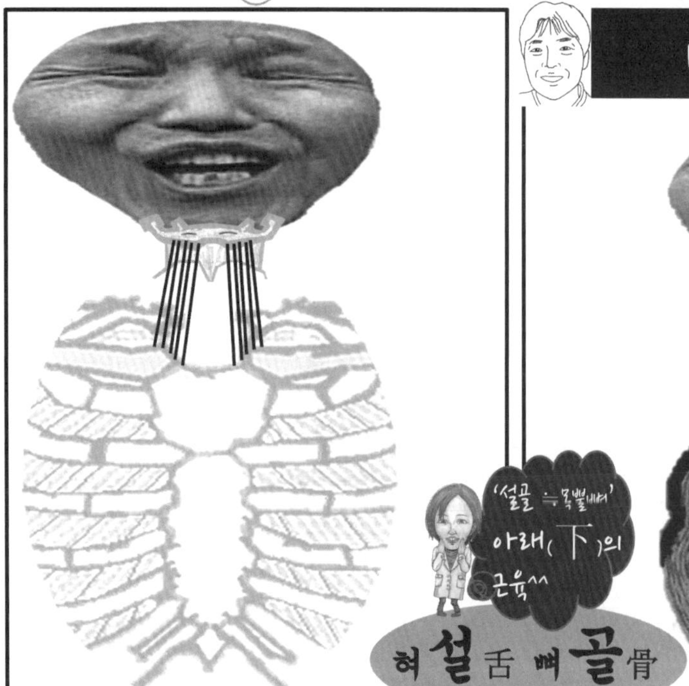

Motion 움직임

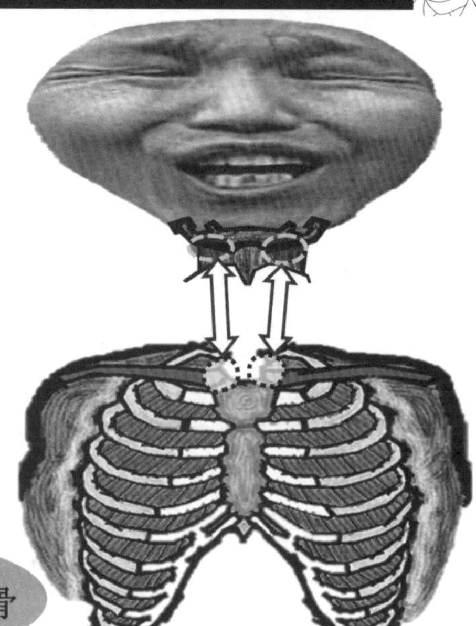

Infrahyoid muscles

3-55-2

Omohyoid

어깨 견肩 어깻죽지 갑胛 혀 설舌 뼈 골骨 힘줄 근筋

≒ 어깨 목뿔근

innervation 신경지배

Anterior rami
of the 1st, 2nd, 3rd
cervical nerves
(C1~C3)

[☞ cervical plexus]

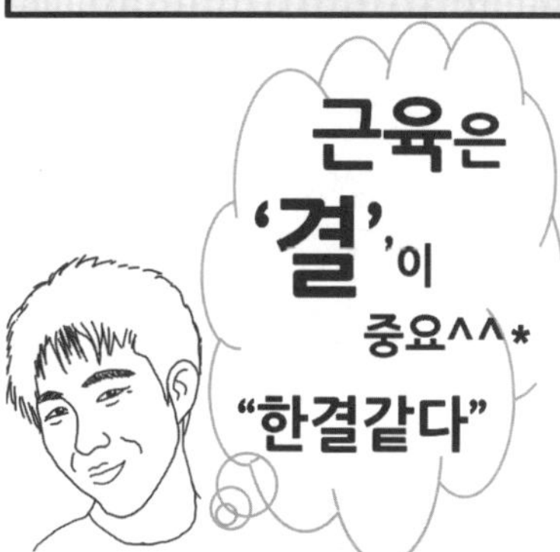

Origin 시작 부위

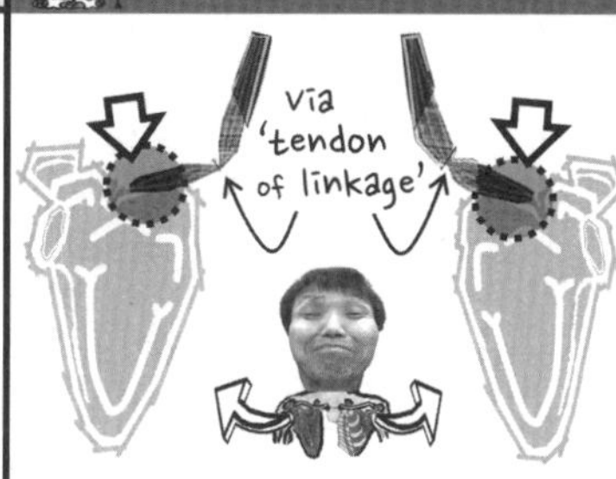

' **Superior border** '
of the **scapula**

insertion 정지 부위

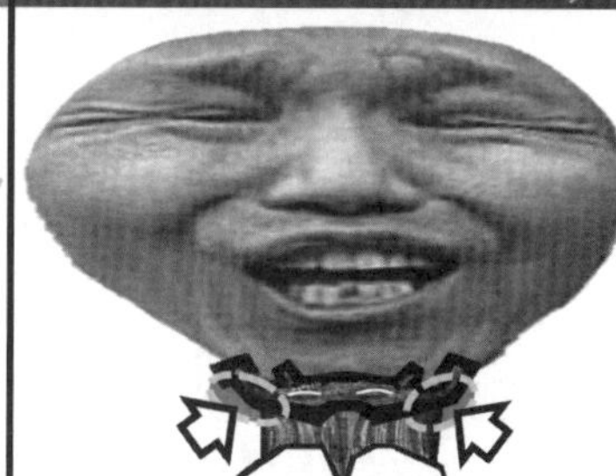

Inferior & lateral side
of the **hyoid bone**

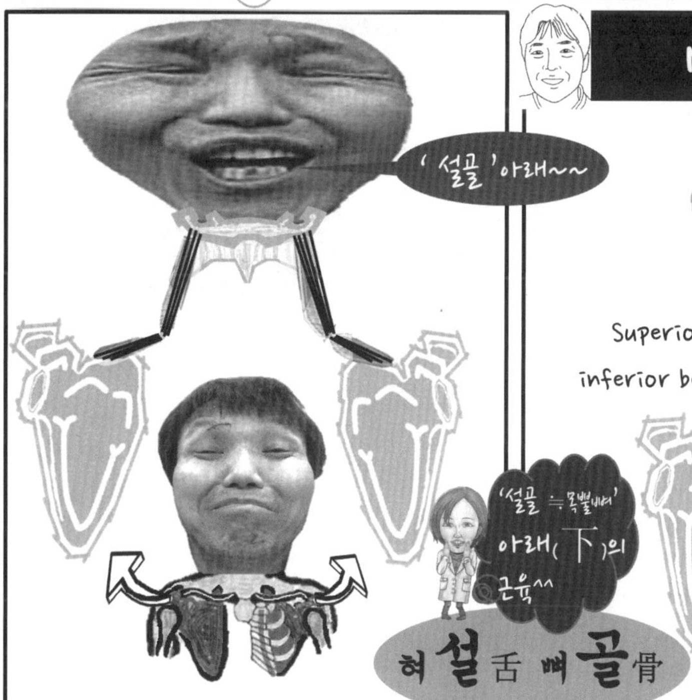

Motion 움직임

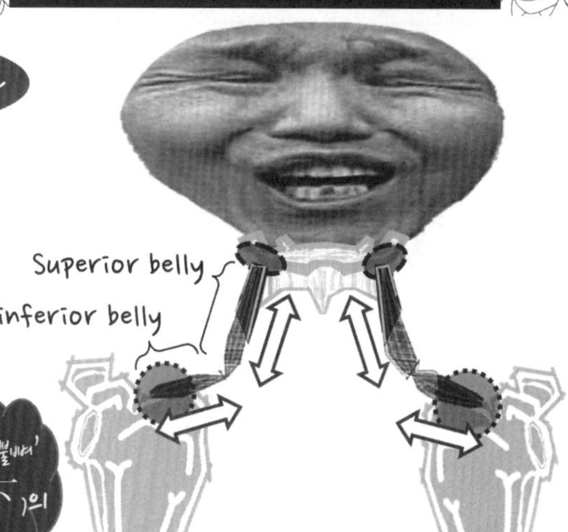

innervation 신경지배
Anterior ramus of the 1st cervical nerve **(C1)** through hypoglossal nerve **(XII)**

Infrahyoid muscles 3-55-3

Thyrohyoid

갑옷 **갑**甲 형상 **상**常 혀 **설**舌 뼈 **골**骨 힘줄 **근**筋

≒ 방패 목뿔근

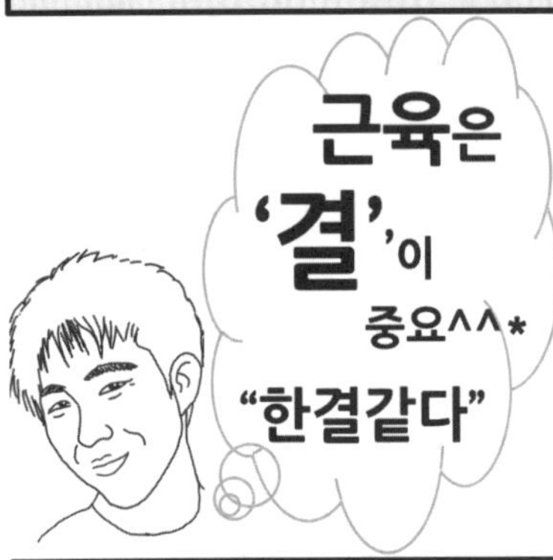

Origin 시작 부위	insertion 정지 부위
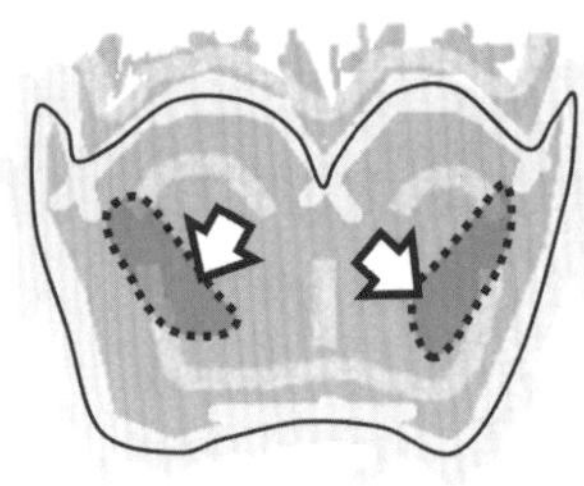 ' **Thyroid cartilage** ' of the **larynx**	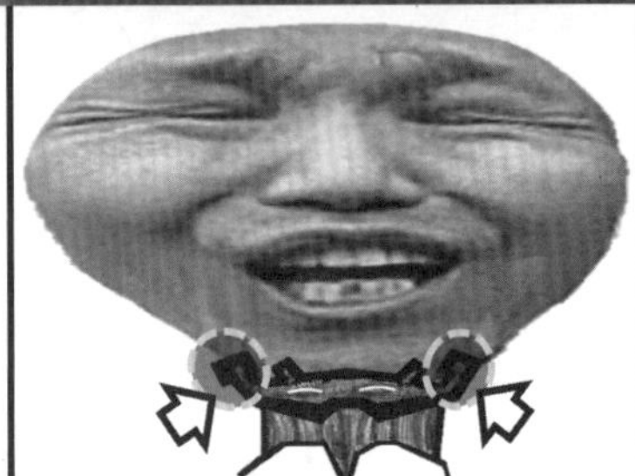 ' **Greater horn** ' of the **hyoid bone**

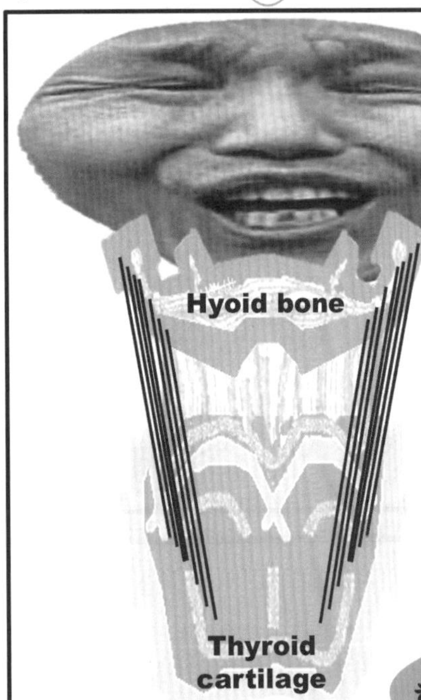

Motion 움직임

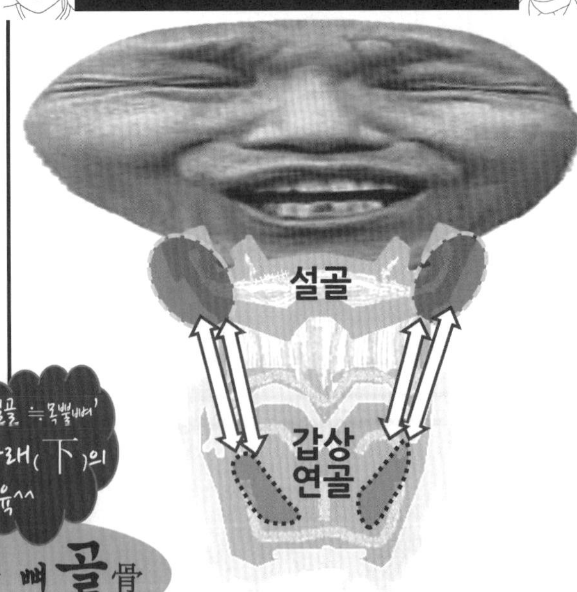

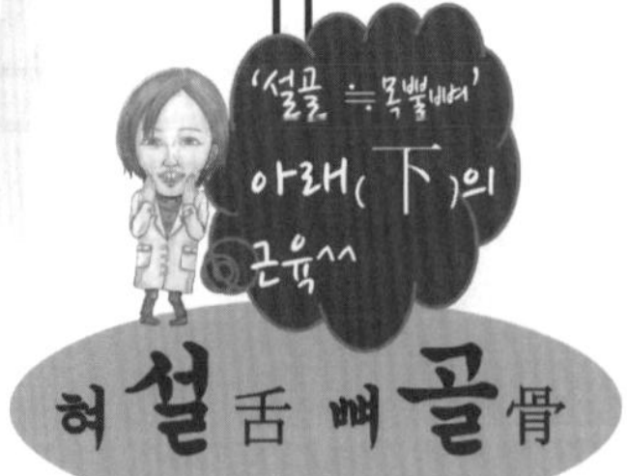

Infrahyoid muscles

3-55-4

Sternothyroid

가슴흉胸 뼈골骨 갑옷갑甲 형상상狀 힘줄근筋

≒ 복장 방패근

innervation 신경지배

Anterior rami of the 1st, 2nd, 3rd cervical nerves **(C1~C3)**

[☜ cervical plexus]

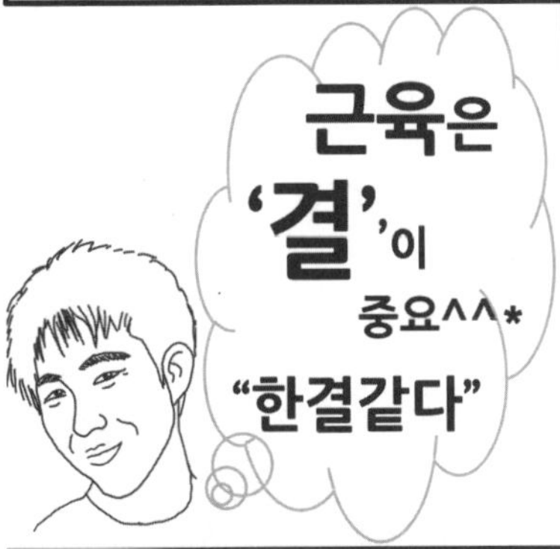

Origin 시작 부위

Manubrium of sternum

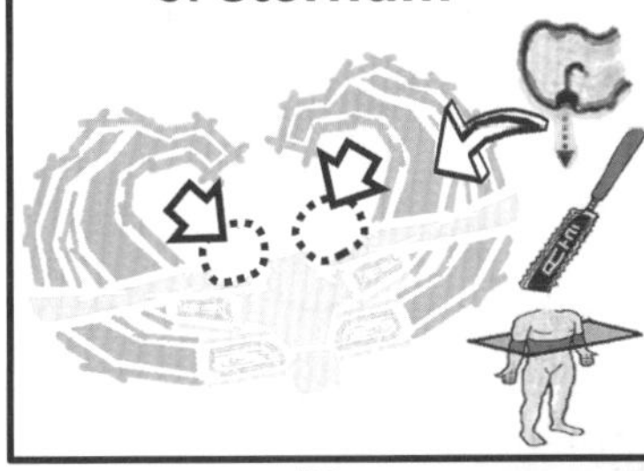

Insertion 정지 부위

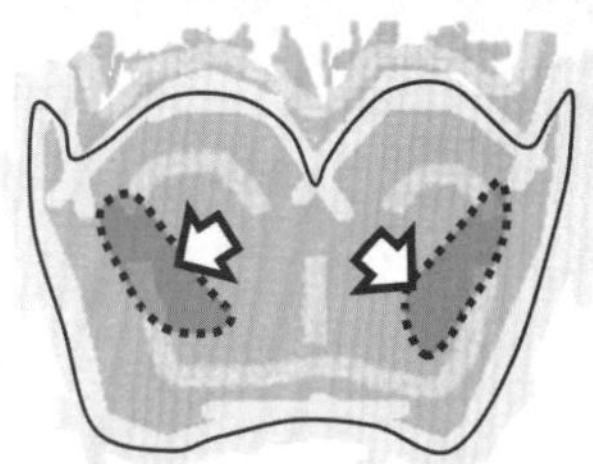

'Thyroid cartilage' of the **larynx**

Motion 움직임

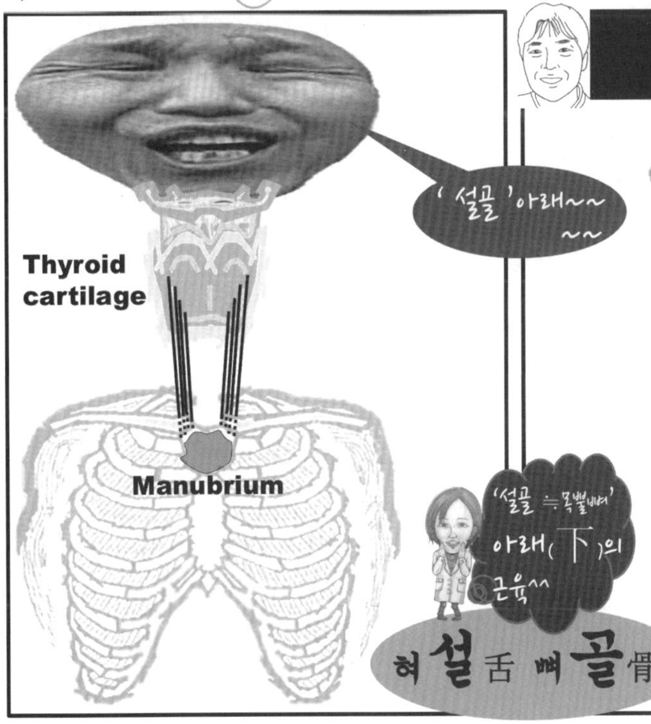

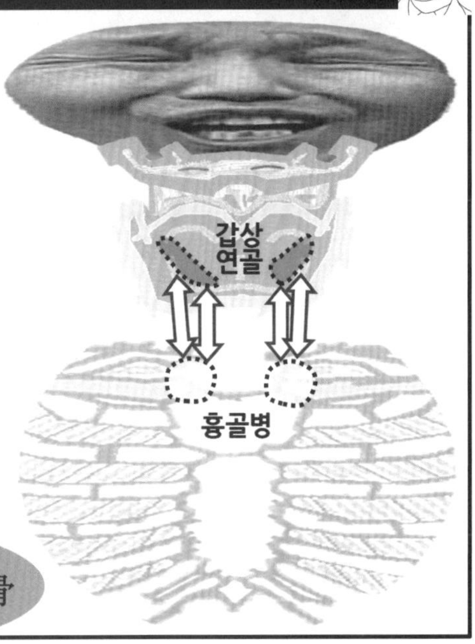

3-55-5

간여(방패간干 더불여與 : 어떤 일에 간섭하여 참여함)할 참參
상고(자세할상詳 생각할고考 : 꼼꼼하게 따져서 검토하거나 참고함)할 고考

Hyoid bone 혀설舌 뼈골骨 (≒ 목뿔뼈)

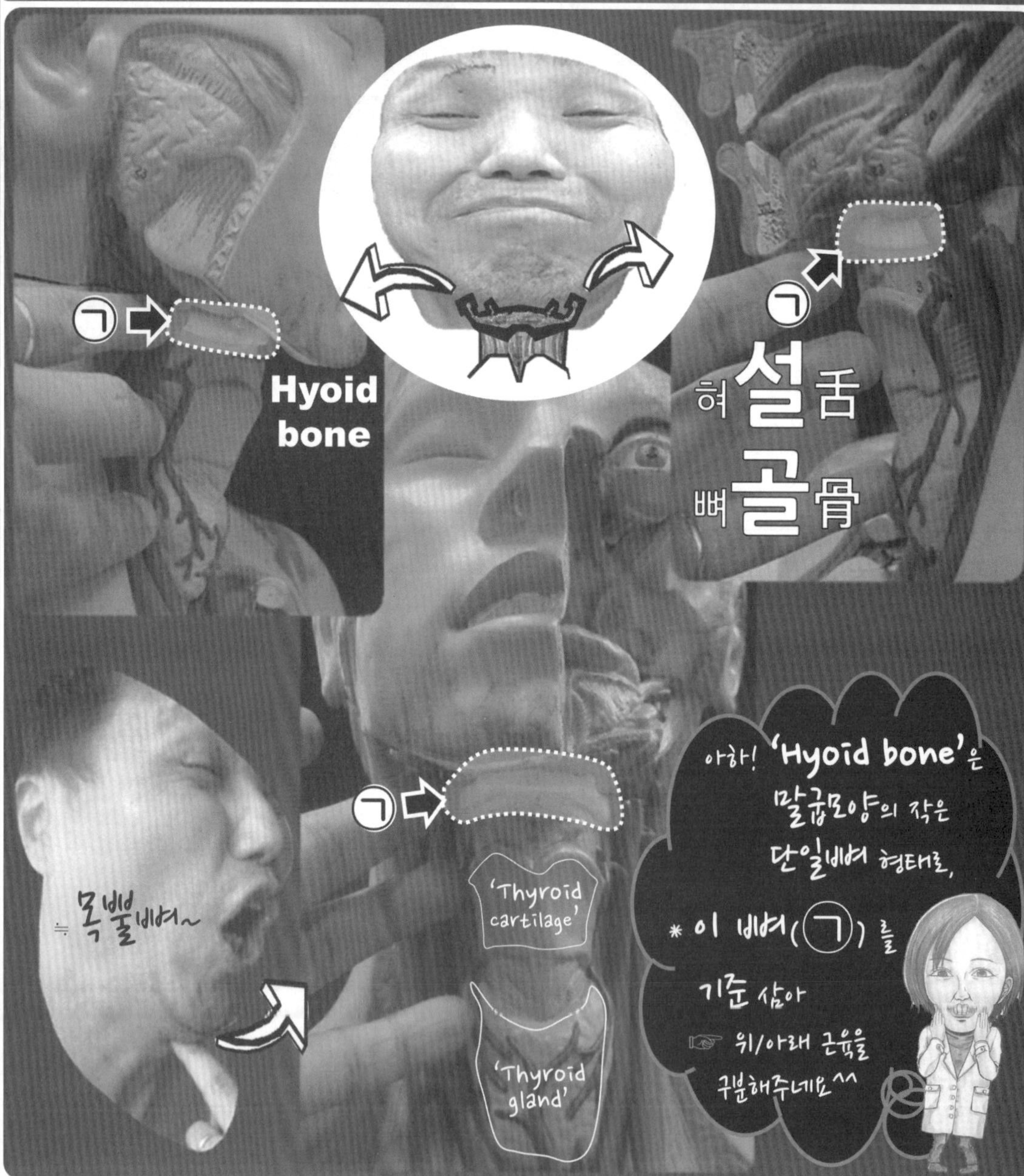

3-56

응답하라

Anterior, middle, & posterior Scalene muscle

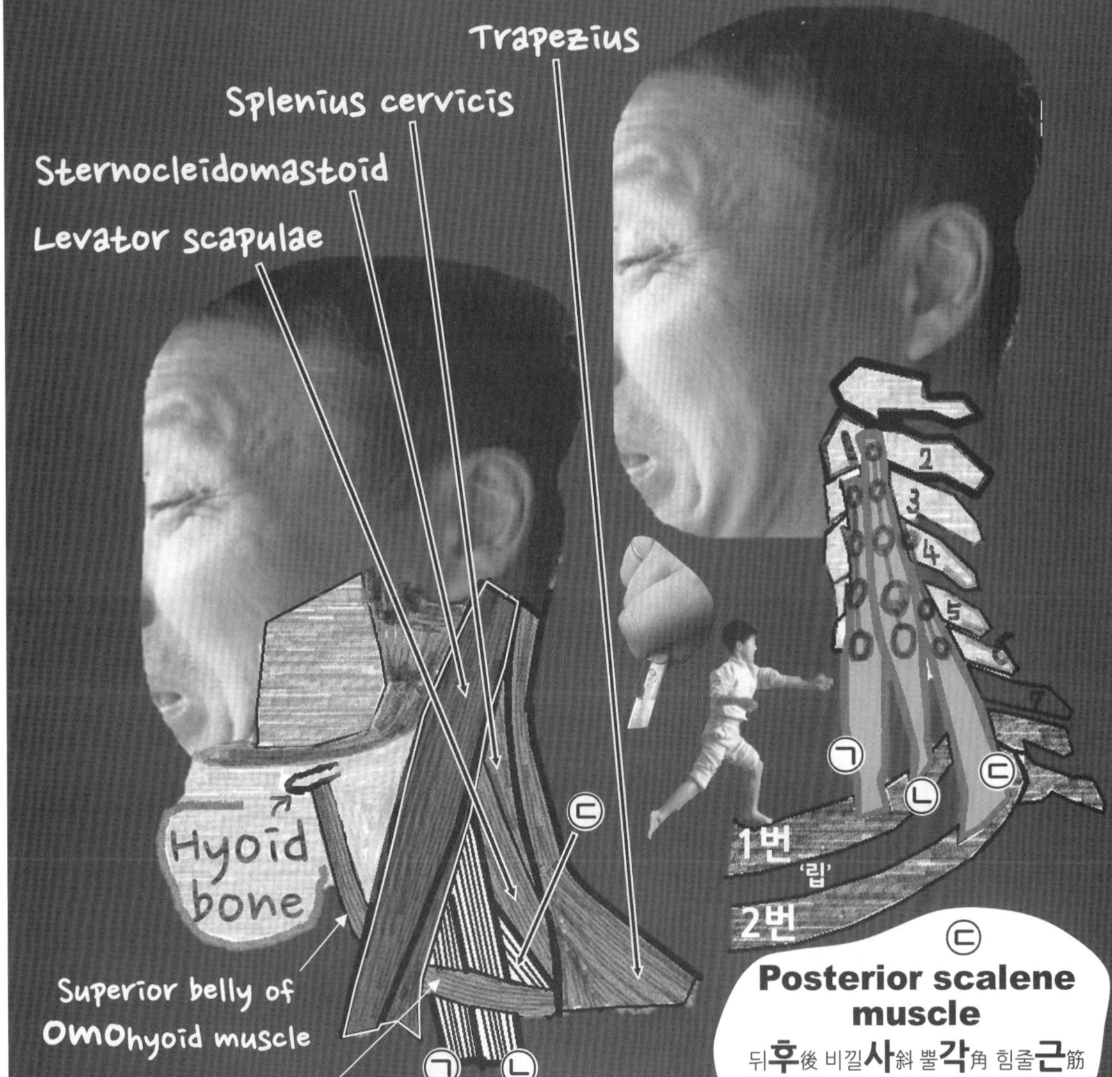

ㄷ **Posterior scalene muscle**
뒤**후**後 비낄**사**斜 뿔**각**角 힘줄**근**筋 ≒ 뒤목갈비근육

ㄴ **Middle scalene muscle**
가운데**중**中 비낄**사**斜 뿔**각**角 힘줄**근**筋 ≒ 중간목갈비근육

ㄱ **Anterior scalene muscle** 앞**전**前 비낄**사**斜 뿔**각**角 힘줄**근**筋 ≒ 앞목갈비근육

innervation 신경지배

Cervical spinal nerve (C3 ~ C8)

[☜ Brachial plexus]

3-57

Scalene muscles

비낄 **사** 斜 뿔 **각** 角 힘줄 **근** 筋

≒ 목갈비근

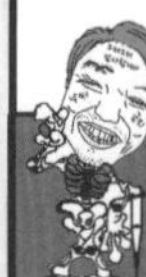

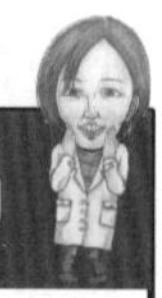

Origin 시작 부위	insertion 정지 부위
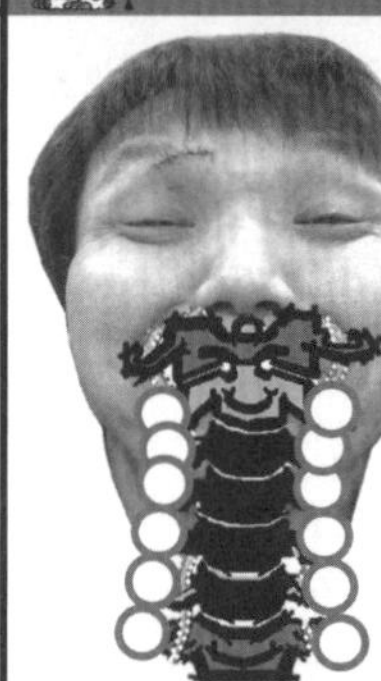 2nd ~ 7th Cervical vertebrae	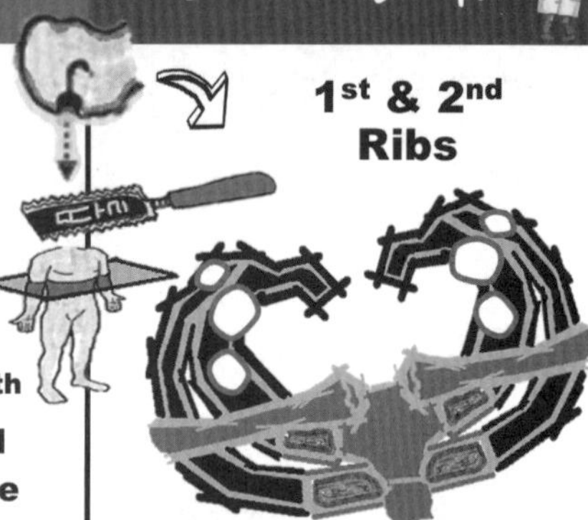 1st & 2nd Ribs

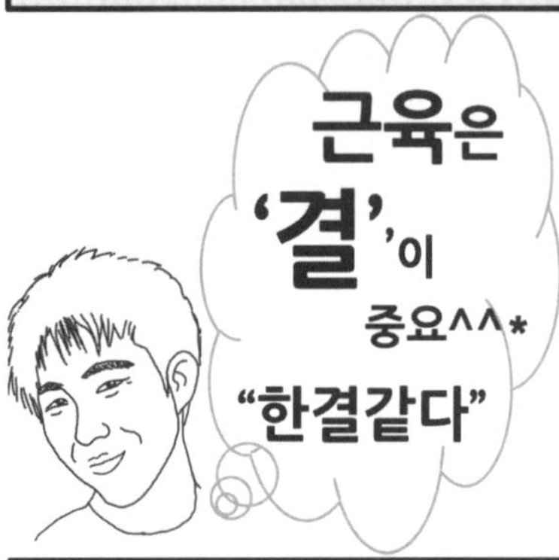

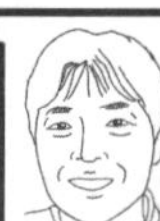

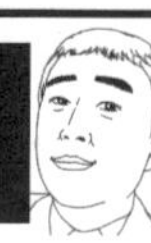

Motion 움직임

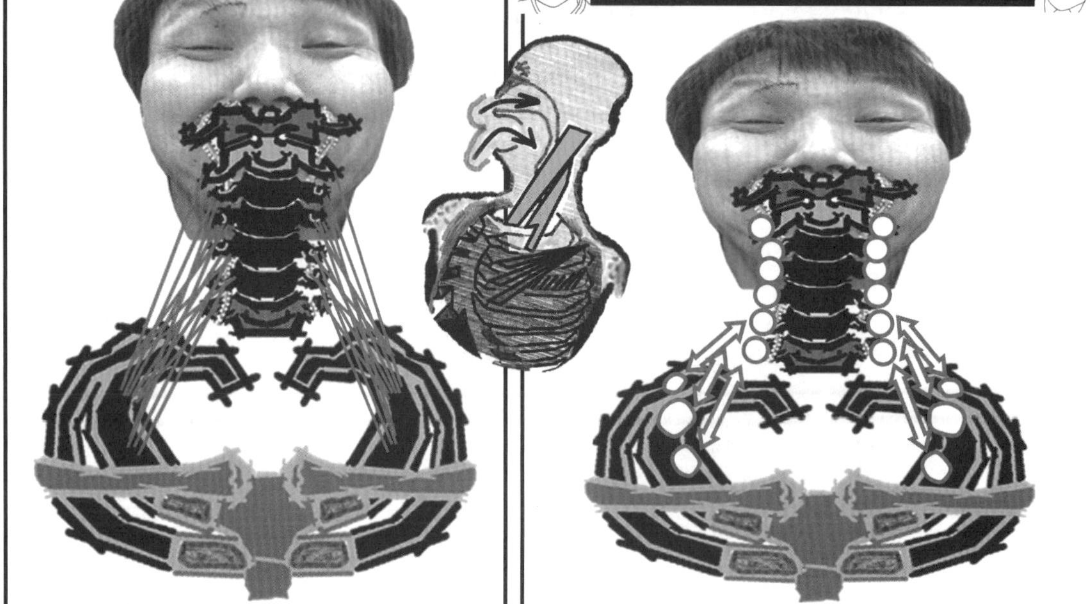

3-57-1

앞**전**前
비스듬할,비낄**사**斜
뿔**각**角
힘줄**근**筋

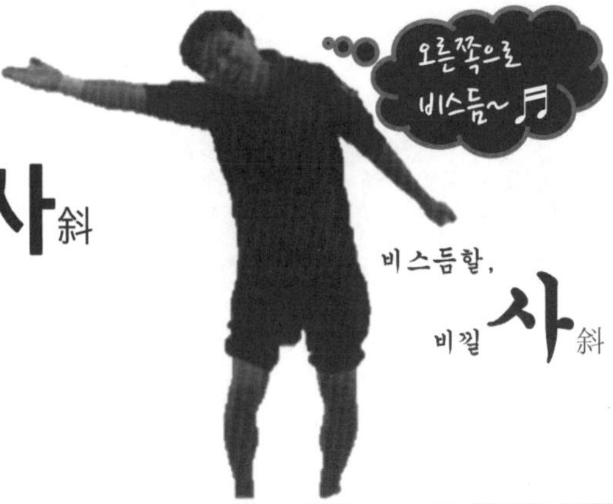

응답하라

기시
정지

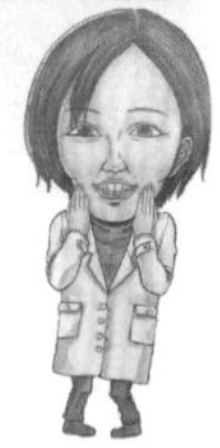

Anterior scalene muscle

Origin

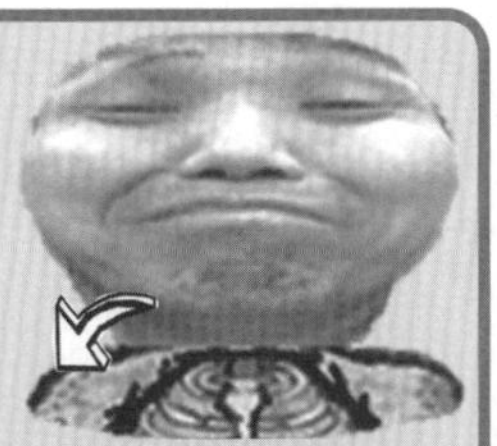

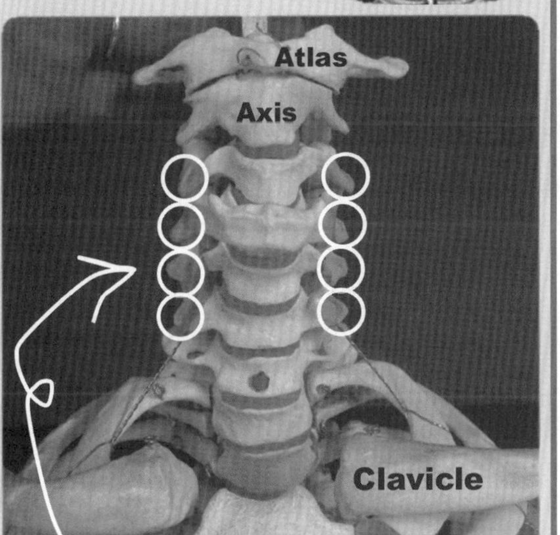

☺ **제 3 번**에서~ **제 6 번**
목**경**頸 쇠몽둥이**추**椎 (≒ 목뼈)의
가로**횡**橫 부딪칠**돌**突 일어날**기**起 (≒ 가로돌기)

☺ **Transverse processes** of
(3rd ~ 6th) **Cervical vertebrae**

insertion

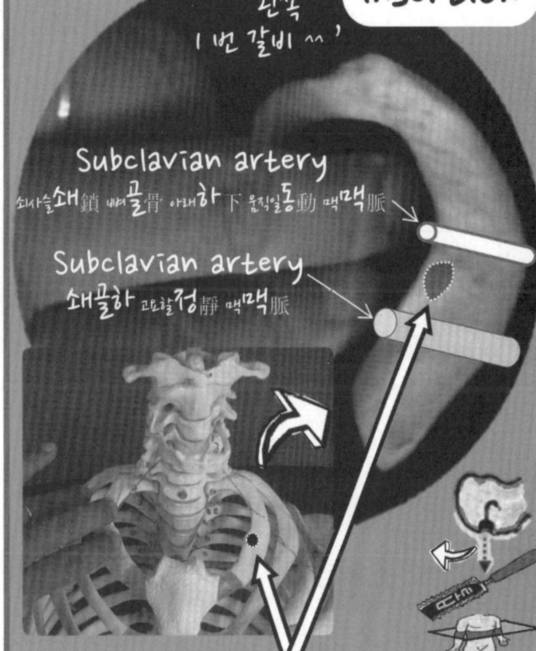

☻ **제 1 번** 갈비**늑**肋 뼈**골**骨의
(≒ 갈비뼈) 위**상**上 낯**면**面

(☞ 흔히, '쇄골하동맥'과 '쇄골하정맥'사이)

☻ **Upper surface** (☞ between the subclavian artery and the vein) of the **1st rib**

3-57-2

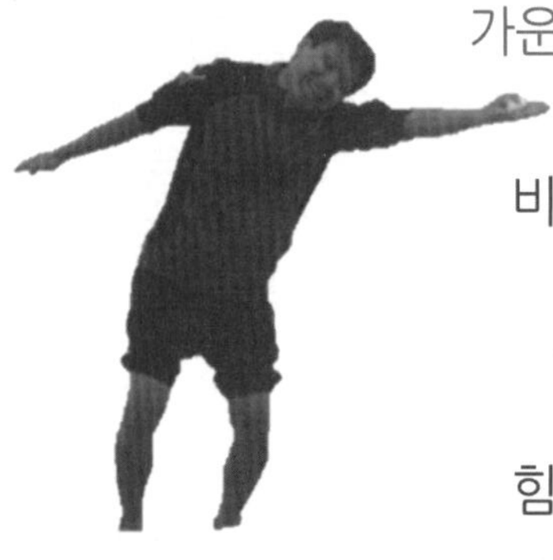

가운데**중**中
비낄**사**斜
뿔**각**角
힘줄**근**筋

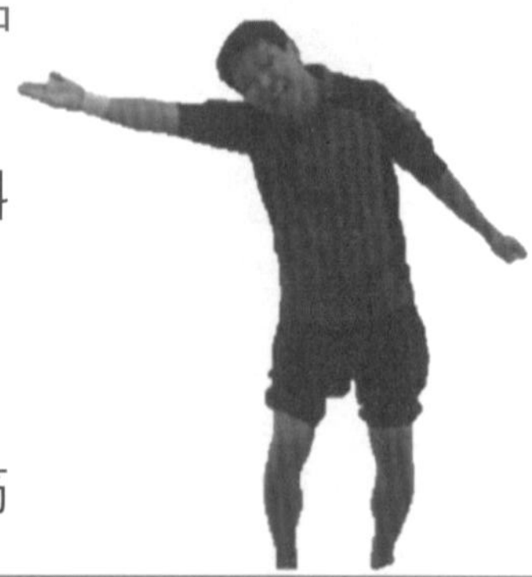

응답하라
기시 정지

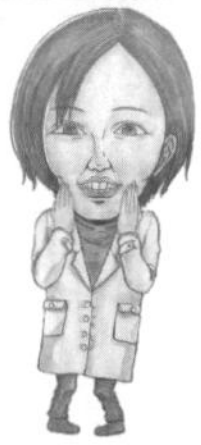

Middle scalene muscle

Origin

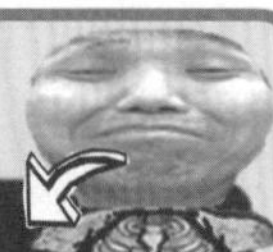

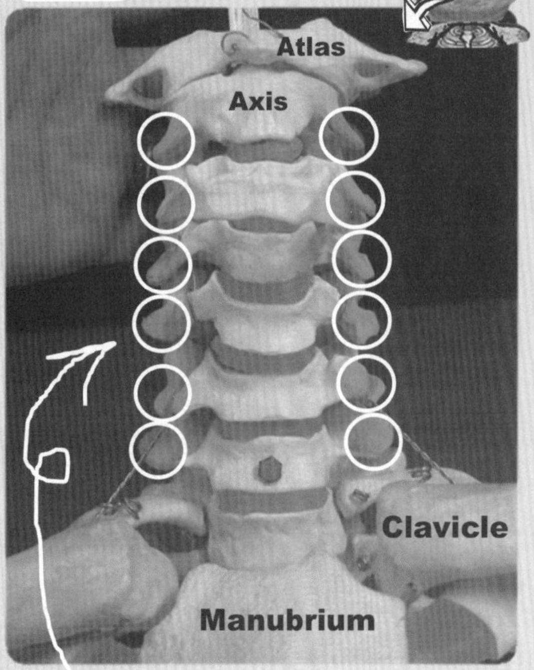

☺ **제 2 번**에서~ **제 7 번**
목**경**頸 쇠몽둥이**추**椎 (≒ 목뼈)의
가로**횡**橫 부딪칠**돌**突 일어날**기**起 (≒ 가로돌기)

☺ **Transverse processes** of **(2nd ~ 7th) Cervical vertebrae**

insertion

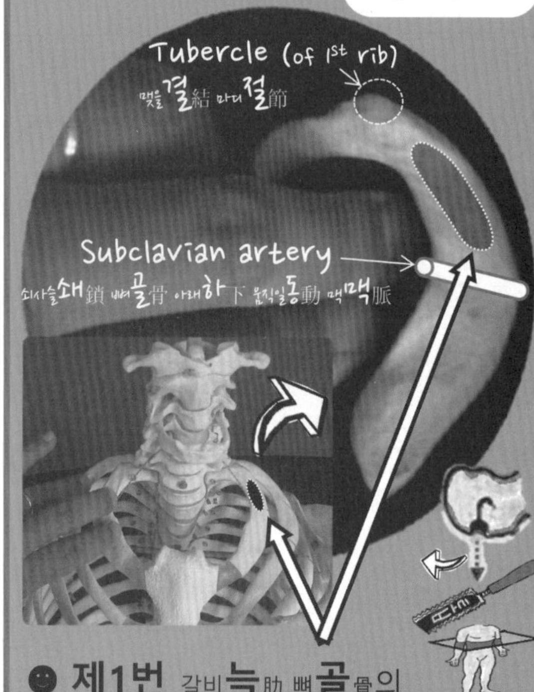

☻ **제1번** 갈비**늑**肋 뼈**골**骨의
(≒ 갈비뼈) 위**상**上 낯**면**面

(☞ 흔히, '쇄골하동맥'과 '늑골결절'사이)

☻ **Upper surface** (☞ between the subclavian artery and the tubercle) of the **1st rib**

뒤**후**後 비스듬할,비낄**사**斜 뿔**각**角 힘줄**근**筋

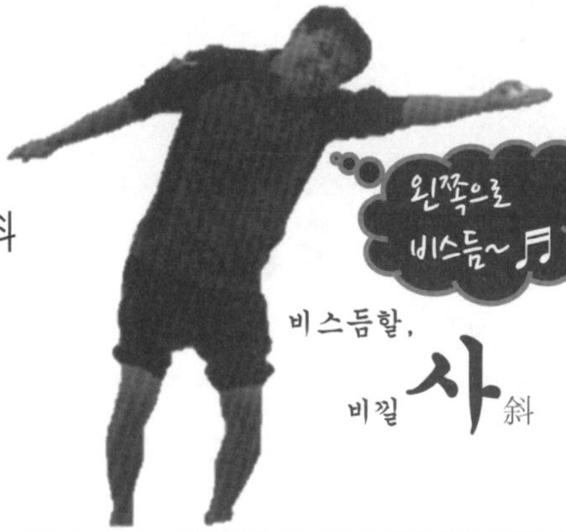

3-57-3

응답하라 기시 정지

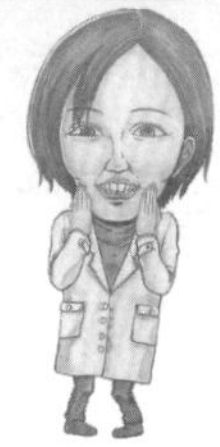

Posterior scalene muscle

origin

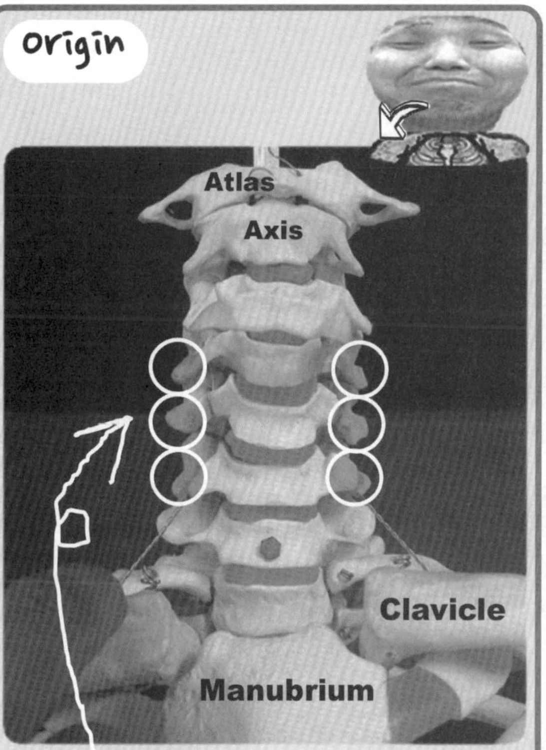

☺ **제 4 번**에서~ **제 6 번**
목**경**頸 쇠몽둥이**추**椎 (≒ 목뼈)의
가로**횡**橫 부딪칠**돌**突 일어날**기**起 (≒ 가로돌기)

☺ **Transverse processes** of
(4th ~ 6th) Cervical vertebrae

insertion

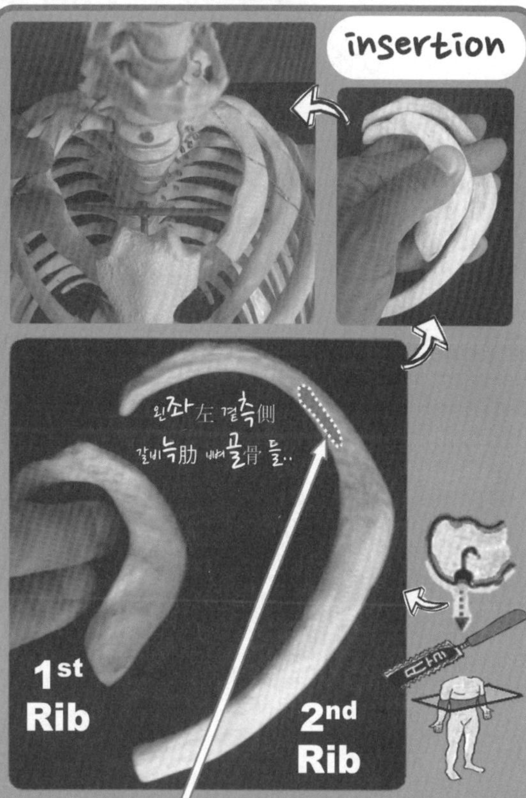

☻ **제2번** 갈비**늑**肋 뼈**골**骨 (≒ 갈비뼈) 의
뒤**후**後 바깥**외**外 곁**측**側 낯**면**面

☻ **Posterolateral surface** of
the **2nd rib**

3-57-4

간여(방패간干 더불여與 : 어떤 일에 간섭하여 참여함)할 참參

상고(자세할상詳 생각할고考 : 꼼꼼하게 따져서 검토하거나 참고함)할 고考

1st Rib

차례제第 1 차례번番 갈비늑肋 뼈골骨 (≒ 갈비뼈)

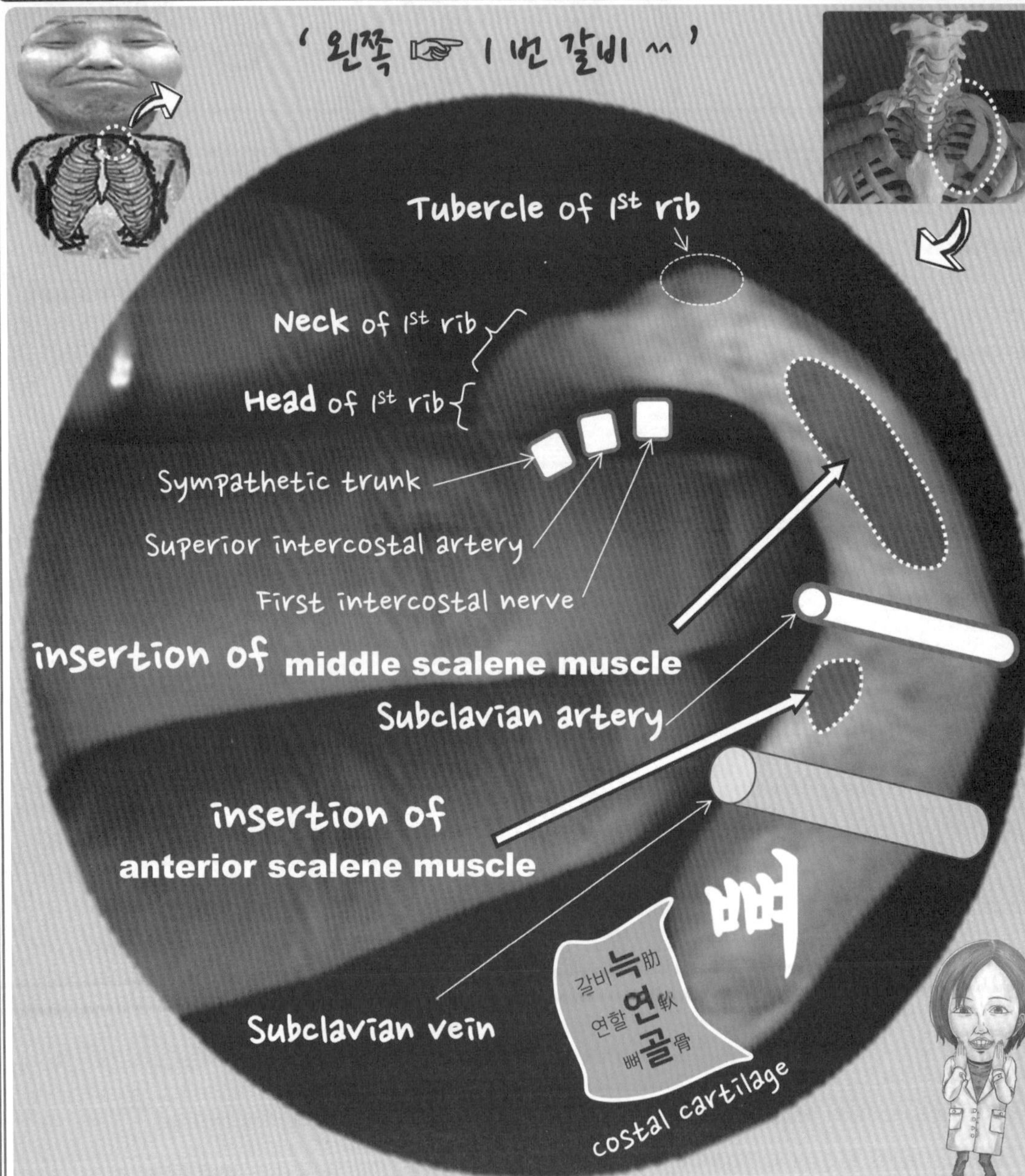

3-57-5

웃어 봐요.

간여(방패간干 더불여與 : 어떤 일에 간섭하여 참여함)할 참參
상고(자세할상詳 생각할고考 : 꼼꼼하게 따져서 검토하거나 참고함)할 고考

Scalene triangle

비낄사斜 뿔각角 힘줄근筋 석삼三 뿔각角 (≒ 목갈비근삼각)

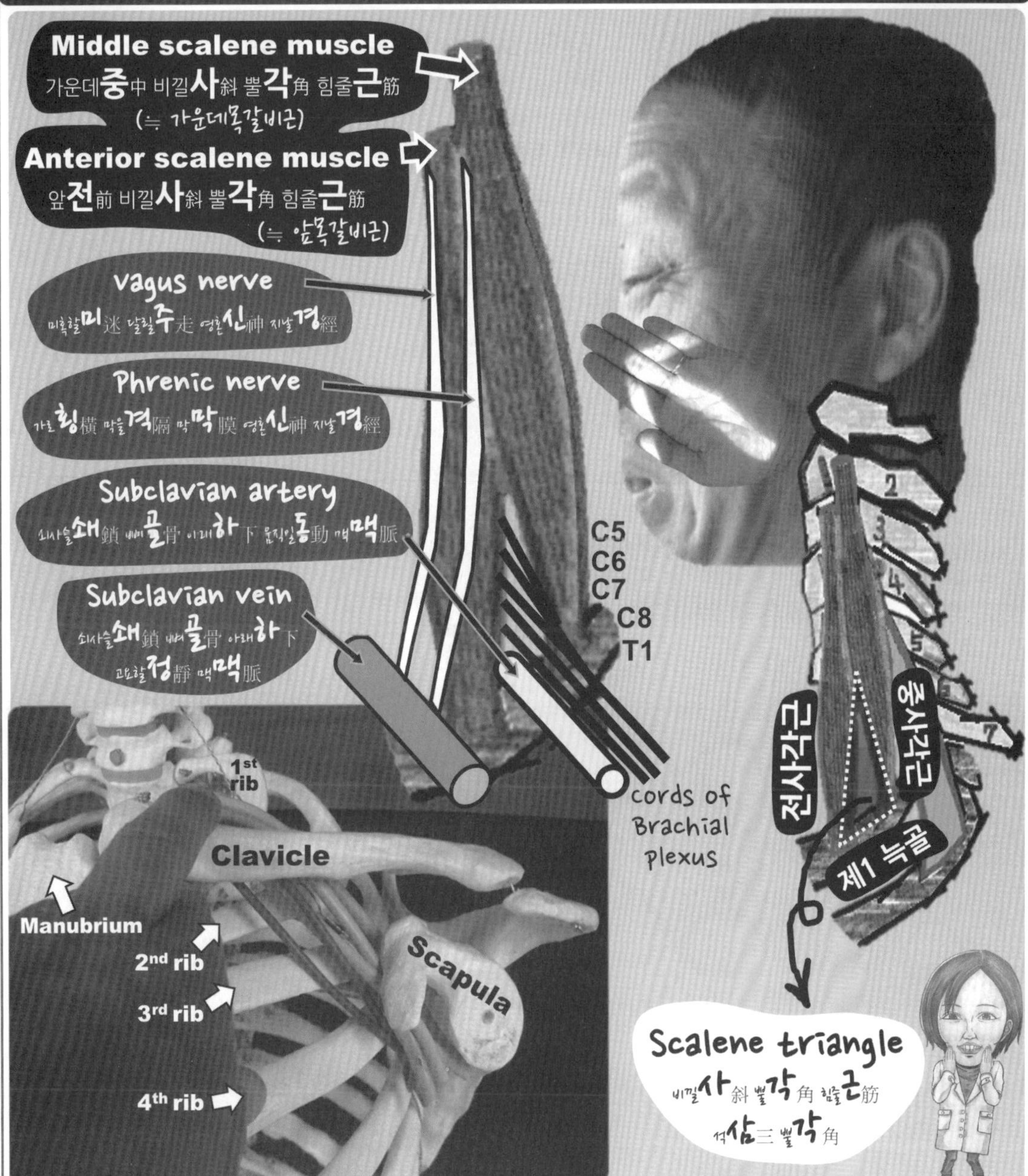

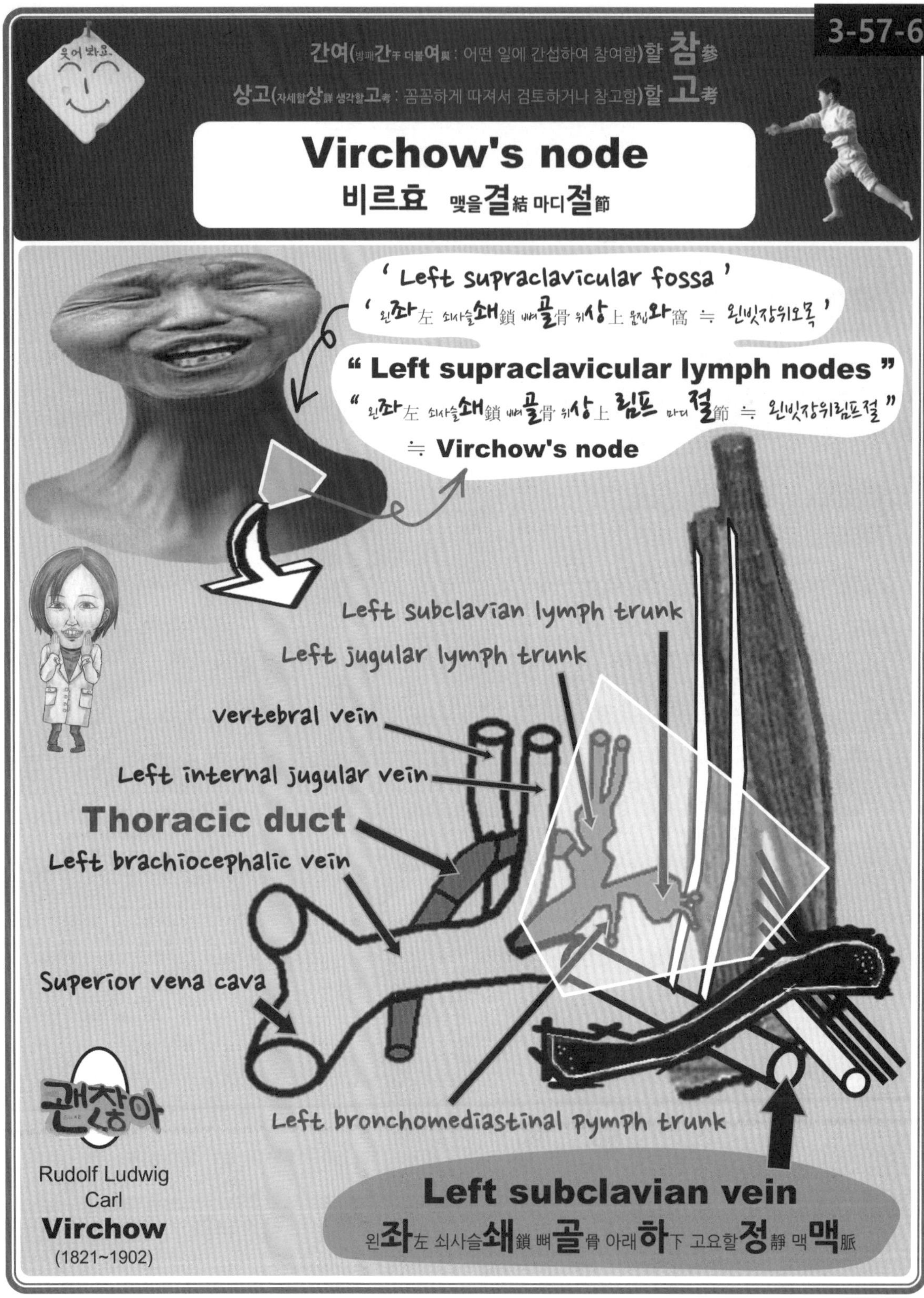
3-57-6
웃어 봐요.
간여(방패간干 더불여與 : 어떤 일에 간섭하여 참여함)할 참參
상고(자세할상詳 생각할고考 : 꼼꼼하게 따져서 검토하거나 참고함)할 고考
Virchow's node
비르효 맺을결結 마디절節
' Left supraclavicular fossa '
' 왼좌左 쇠사슬쇄鎖 뼈골骨 위상上 움집와窩 ≒ 왼빗장위오목 '
" Left supraclavicular lymph nodes "
" 왼좌左 쇠사슬쇄鎖 뼈골骨 위상上 림프 마디절節 ≒ 왼빗장위림프절 "
≒ Virchow's node
Left subclavian lymph trunk
Left jugular lymph trunk
Vertebral vein
Left internal jugular vein
Thoracic duct
Left brachiocephalic vein
Superior vena cava
괜찮아
Left bronchomediastinal pymph trunk
Rudolf Ludwig
Carl
Virchow
(1821~1902)
Left subclavian vein
왼좌左 쇠사슬쇄鎖 뼈골骨 아래하下 고요할정靜 맥맥脈

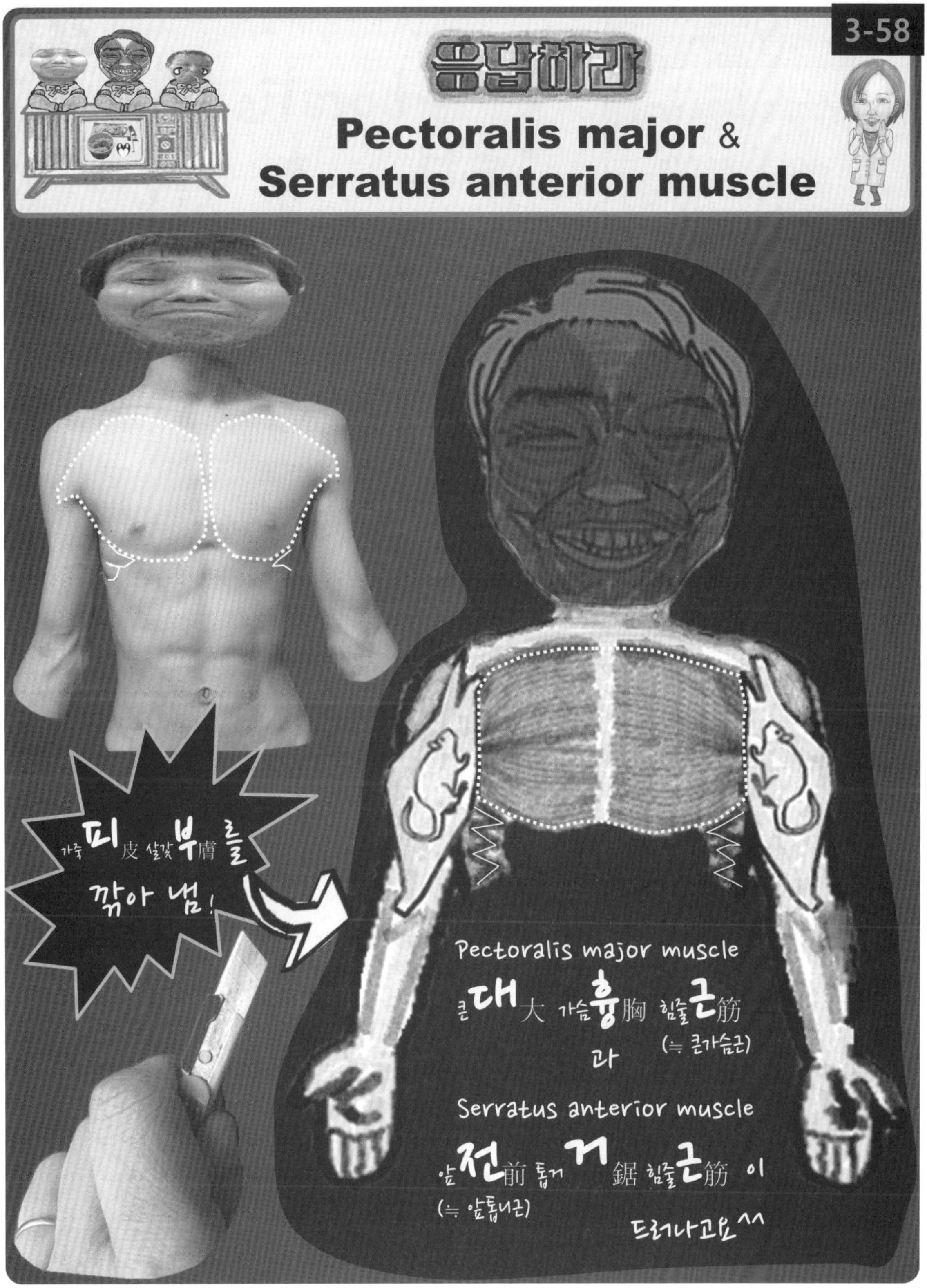
3-58
응답하라
Pectoralis major &
Serratus anterior muscle
가죽 피皮 살갗 부膚 를
깎아 냄!
Pectoralis major muscle
큰 대大 가슴 흉胸 힘줄 근筋
(≒ 큰가슴근)
과
Serratus anterior muscle
앞 전前 톱 거鋸 힘줄 근筋 이
(≒ 앞톱니근)
드러나고요^^

3-59

Pectoralis Major

큰 대大 가슴 흉胸 힘줄 근筋

≒ 큰 가슴 근

innervation 신경지배

Medial & Lateral Pectoral nerve

(clavicular part: C5, C6)

(Sternocostal part: C7, C8, T1)

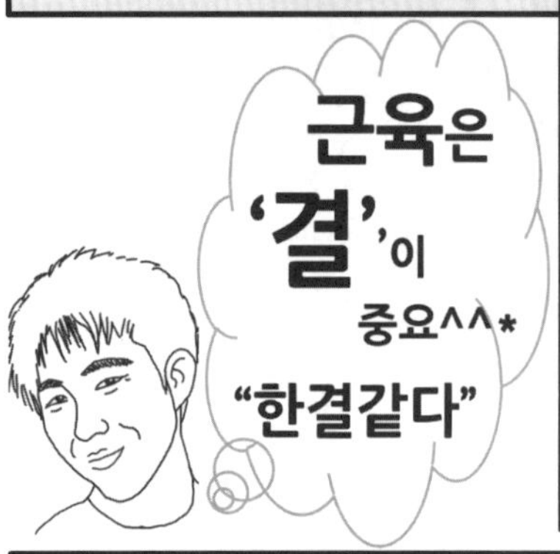

origin 시작 부위

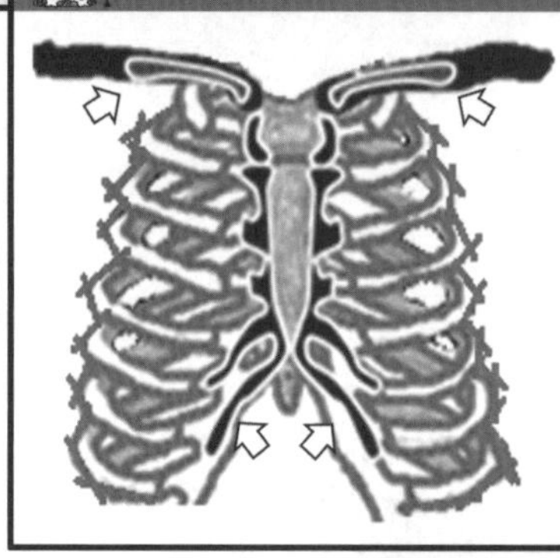

insertion 정지 부위

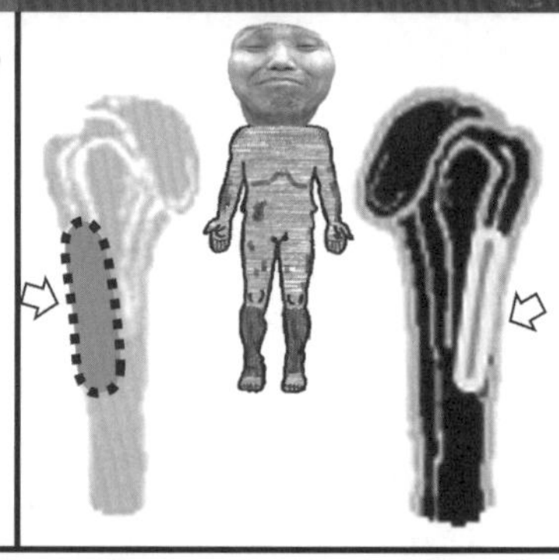

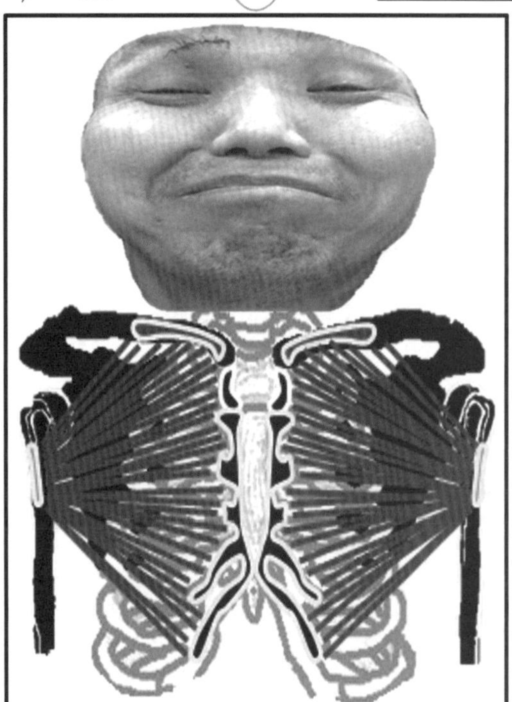

Motion 움직임

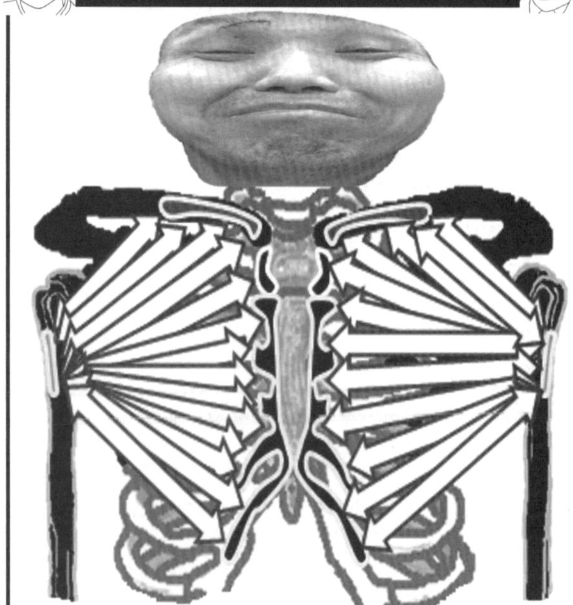

3-59-1

큰 **대** 大
가슴 **흉** 胸
힘줄 **근** 筋

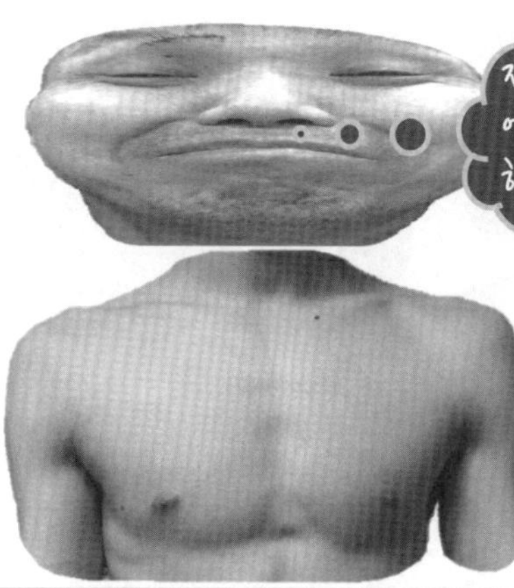

응답하라

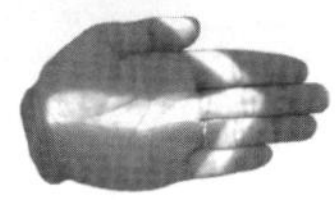

기시

정지

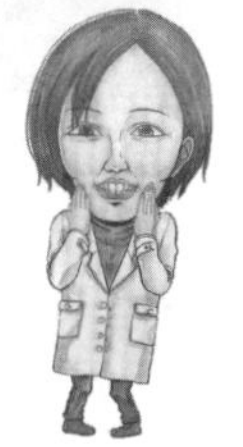

Pectoralis major muscle

Origin

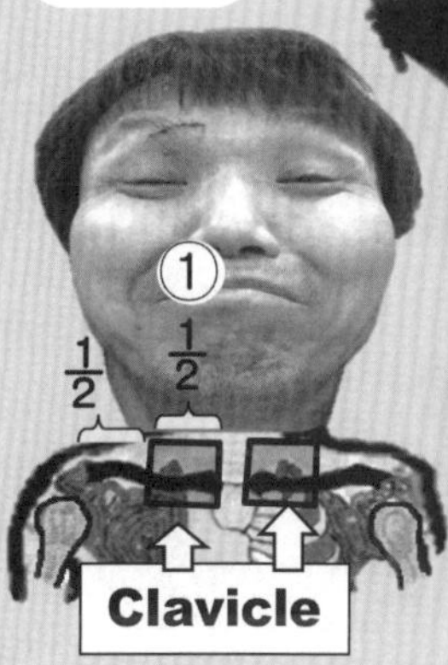

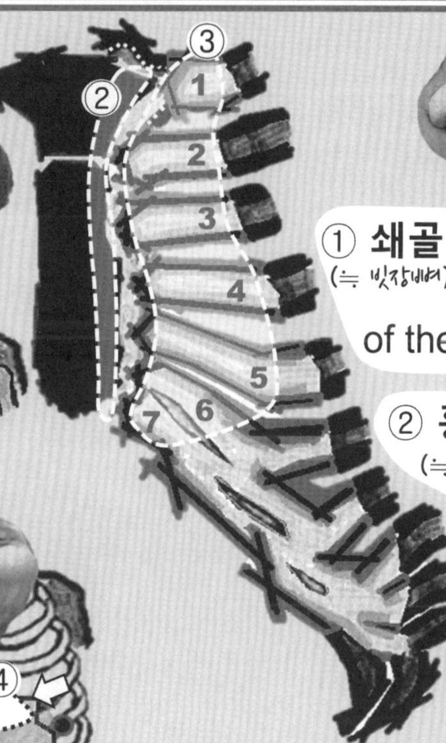

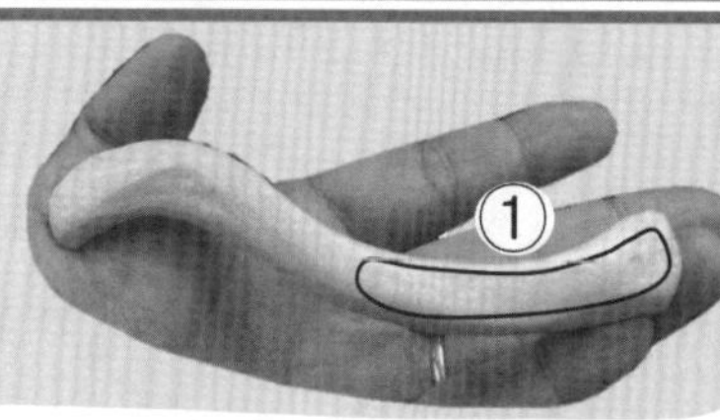

① **쇄골** 앞**전**前-안**내**內곁**측**側의 ½
(≒ 빗장뼈)
anterior surface
of the medial half of **clavicle**

② **흉골**의 **외측** 가장자리**연**緣 과
(≒ 복장뼈)
Lateral border
of the **sternum**

③ 제1 ~ 6 (혹은 7)
갈비**늑**肋 연할**연**軟 뼈**골**骨
(≒ 갈비뼈연골)
From the 1st ~ 6th (or 7th)
costal cartilages

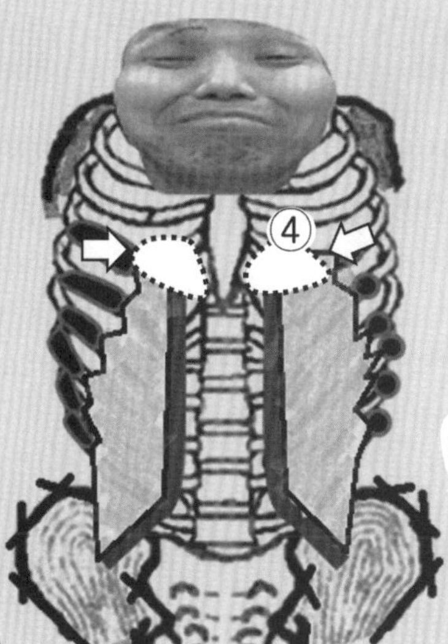

④ 바깥**외**外 배**복**腹 비낄**사**斜 힘줄**근**筋
(≒ 배바깥빗근)
힘줄밑둥**건**腱 막**막**膜 의 일부
A part of the **aponeurosis**
of **external abdominal oblique muscle**

3-59-2

큰대大
가슴흉胸
힘줄근筋

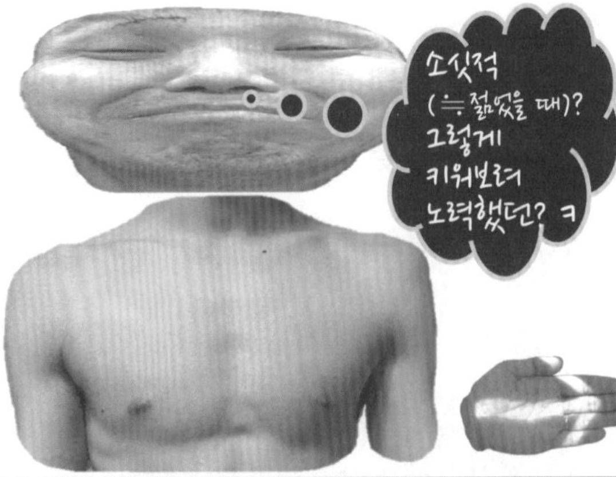

응답하라

기시
정지

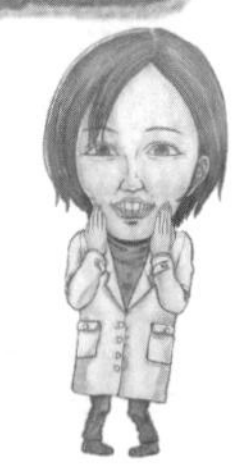

Pectoralis major muscle

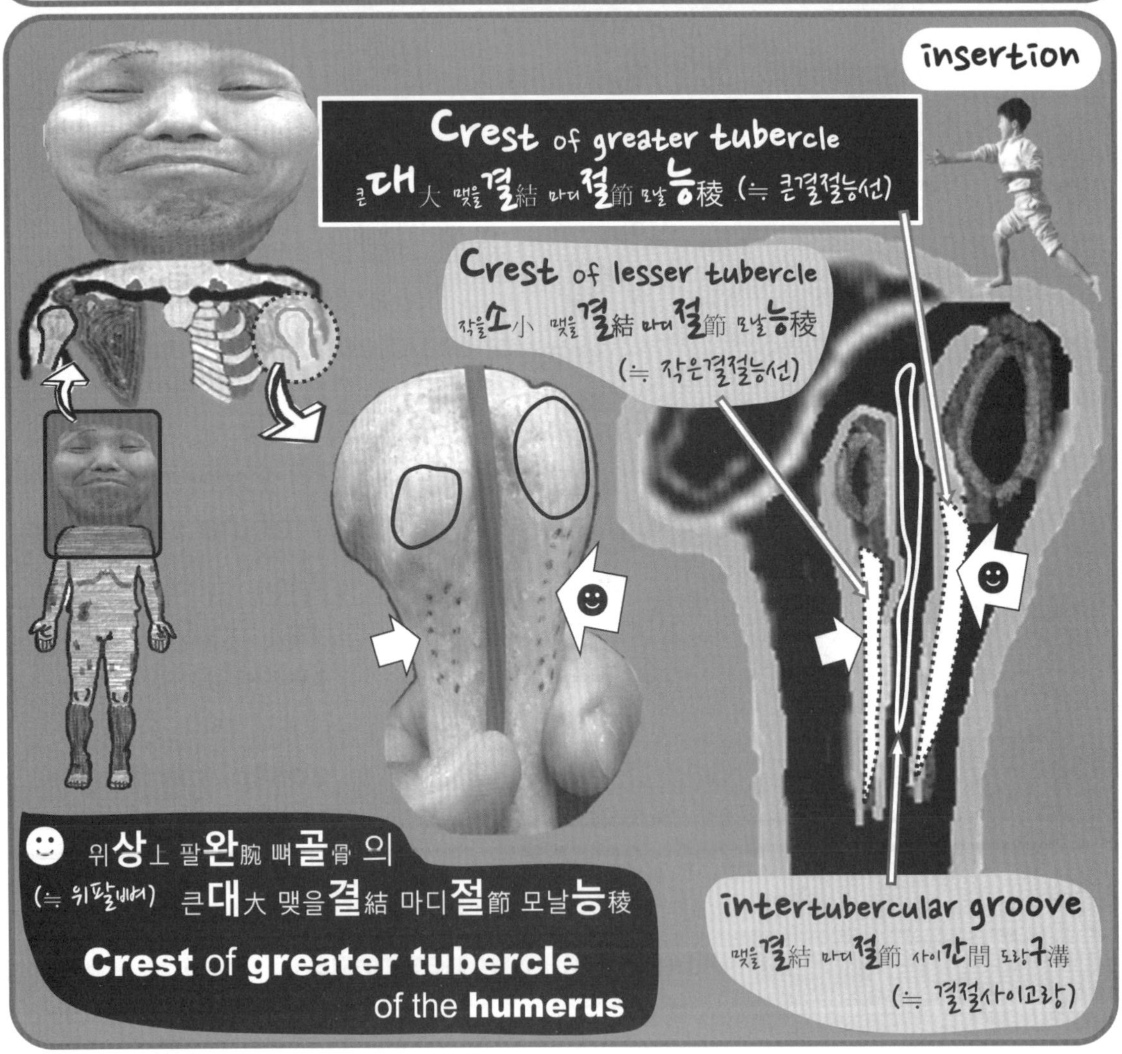

3-60

Serratus anterior

앞 **전**前 톱 **거**鋸 힘줄 **근**筋

≒ 앞 톱니근

innervation 신경지배

Long thoracic nerve

(C5, C6, C7)

[☜ Brachial plexus]

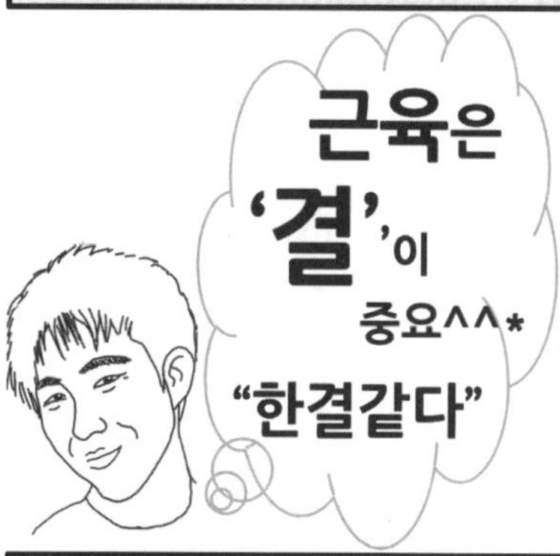

Origin 시작 부위

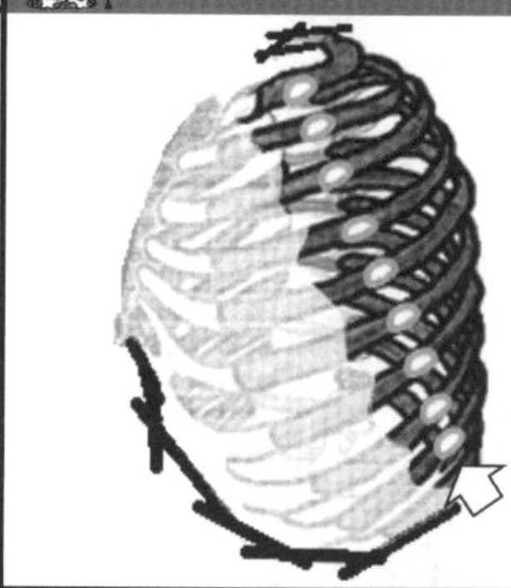

insertion 정지 부위

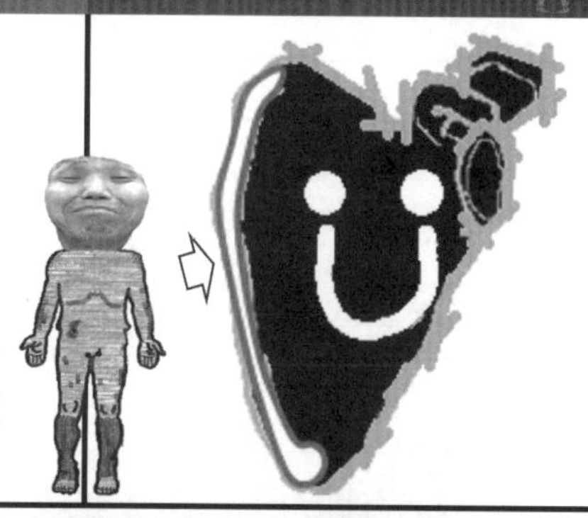

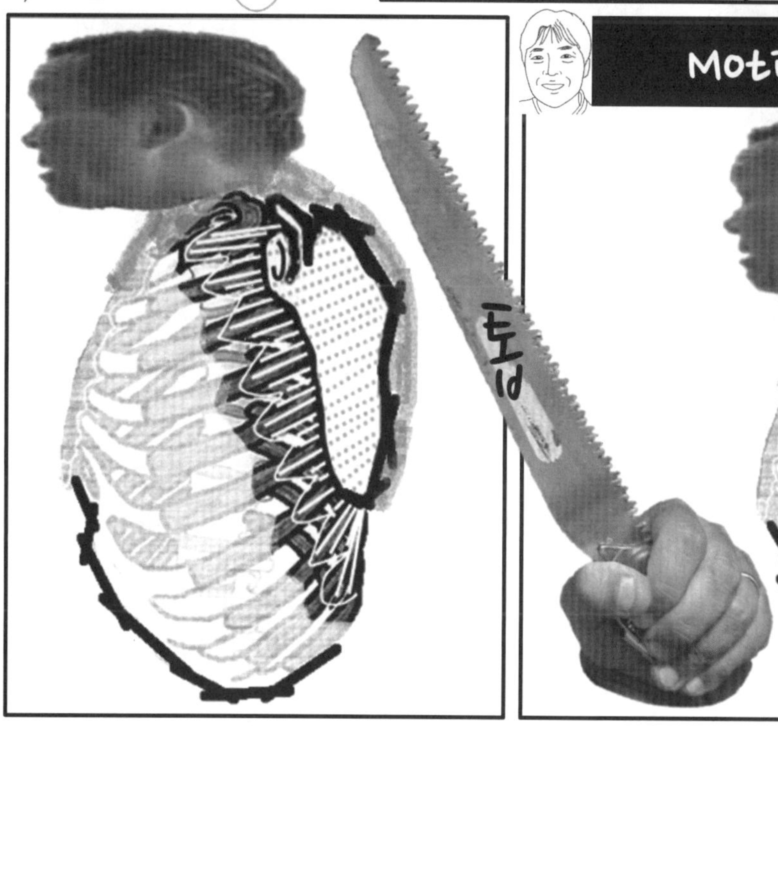

Motion 움직임

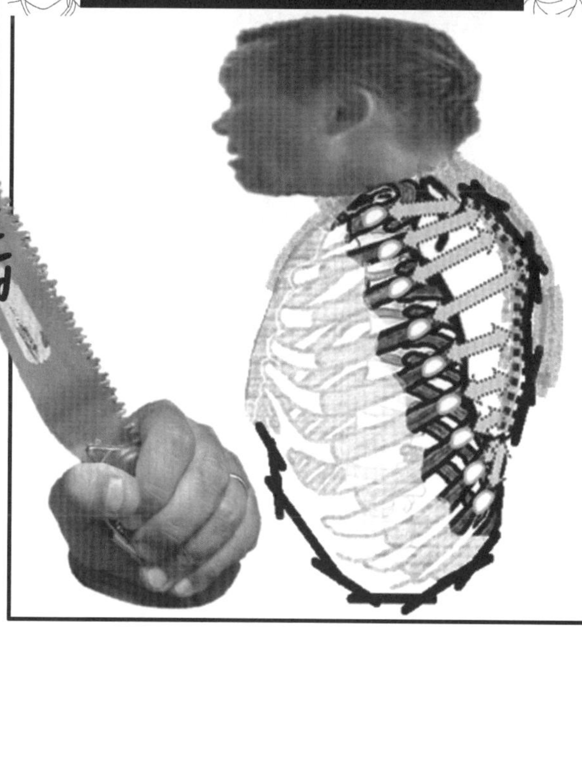

3-60-1

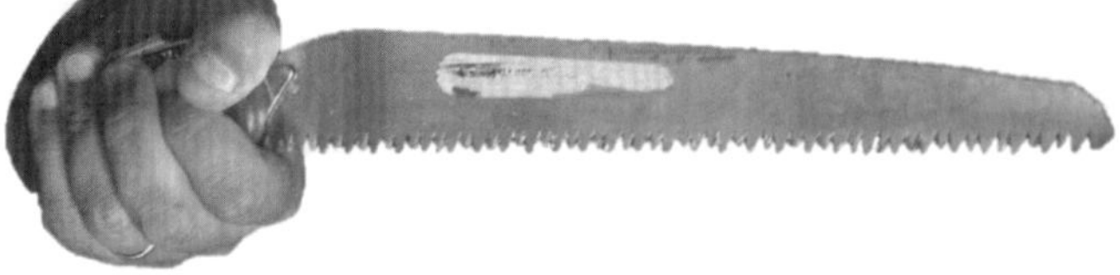

응답하라

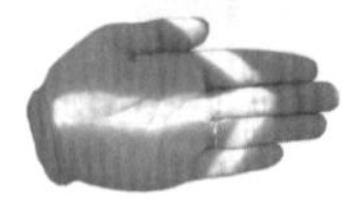

기시

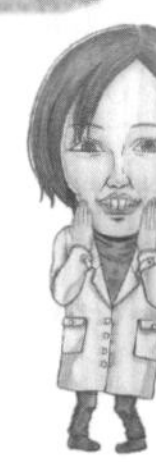

앞전前 톱거鋸 힘줄근筋

정지

Serratus anterior muscle

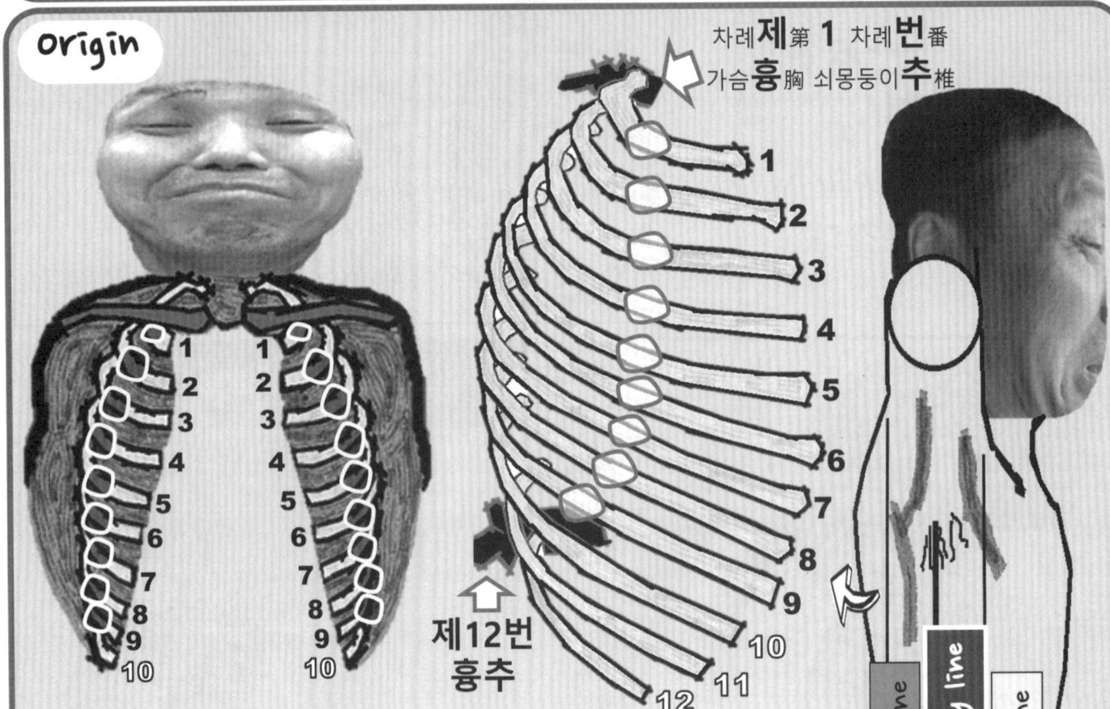

☺ 제 1 번에서

~ 제8번 혹은 제9번 갈비늑肋 뼈골骨 (≒ 갈비뼈) 의

앞전前 바깥외外 곁측側 떼부部

(► '중간 겨드랑이액腋 움집와窩 줄선線'에 가까운 부위)

Anterolateral surfaces of the **ribs 1~ 8 or 9** near the **'middle axillary line'**

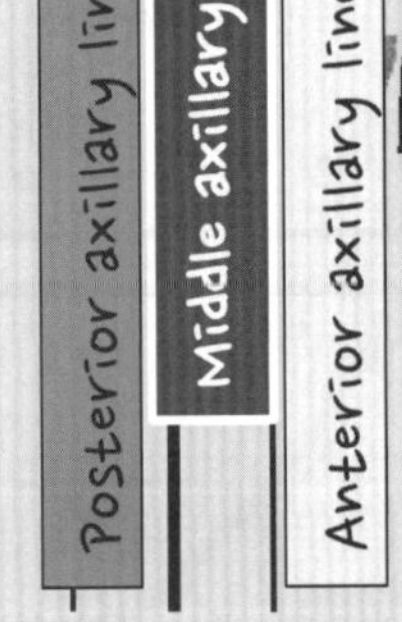

3-60-2

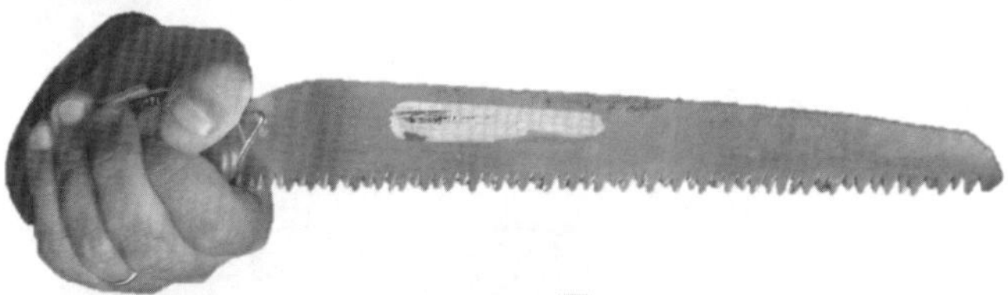

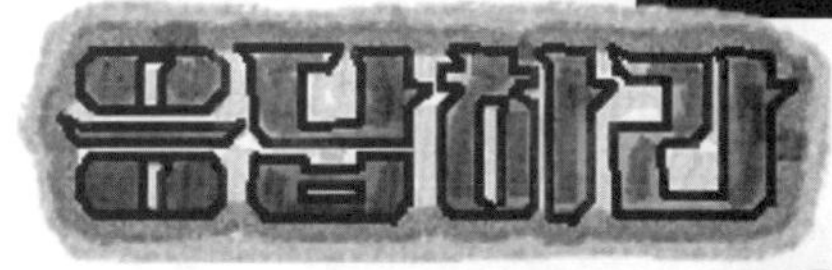

앞**전**前 톱**거**鋸 힘줄**근**筋

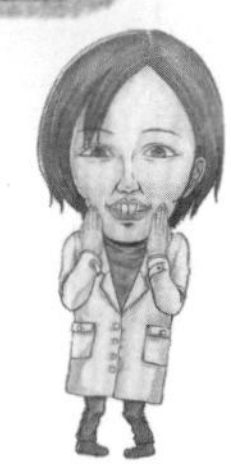

기시 ➡ **정지**

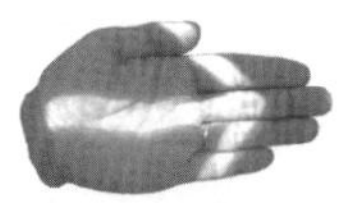

Serratus anterior muscle

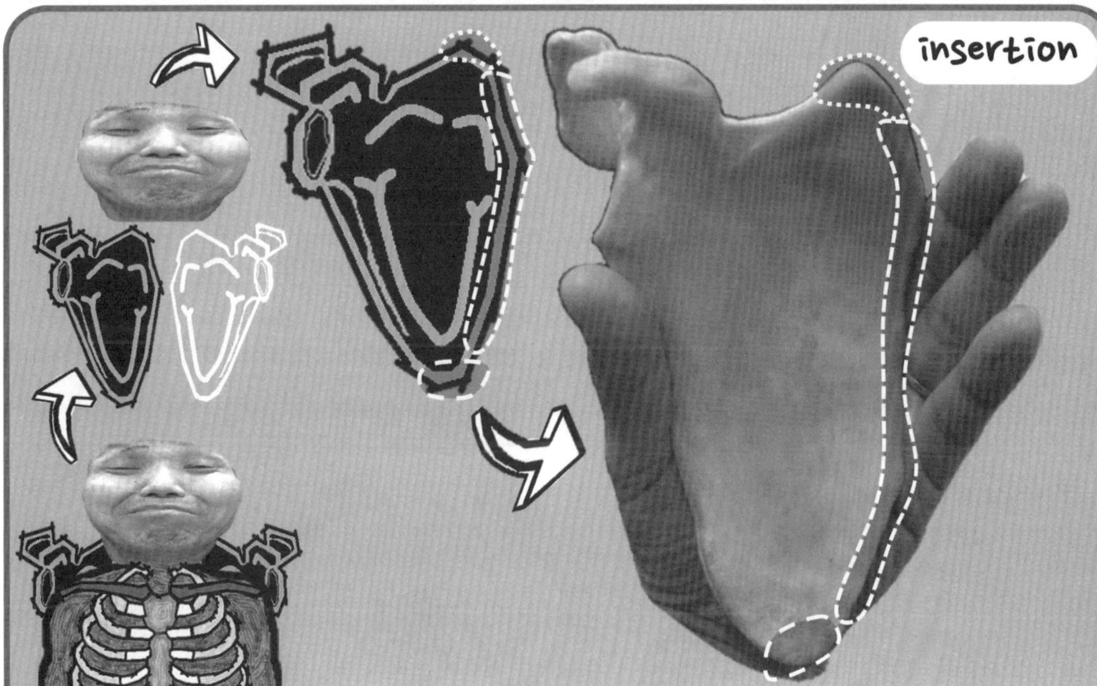

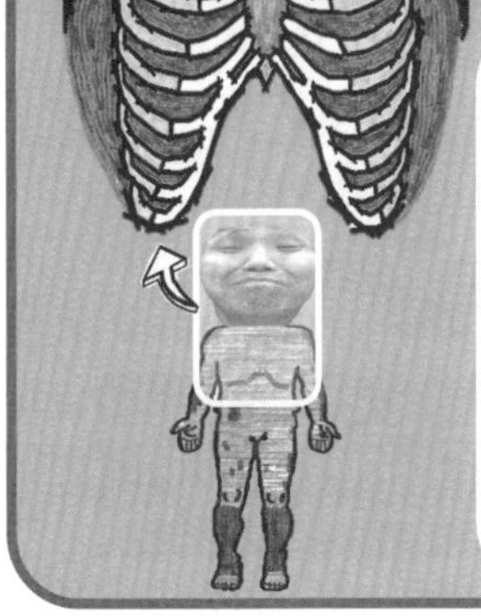

● 어깨**견**肩 어깻죽지**갑**胛 뼈**골**骨 (≒ 어깨뼈) 의
위**상**上 뿔**각**角 (≒ 위각) 과 안**내**內 곁**측**側 가장자리**연**緣 (≒ 안쪽모서리)
및 아래**하**下 뿔**각**角 (≒ 아래각) 의 앞**전**前 낯**면**面 (≒ 앞면)

Anterior surface of superior angle,
medial border(also called vertebral margin),
& inferior angle in **scapula**

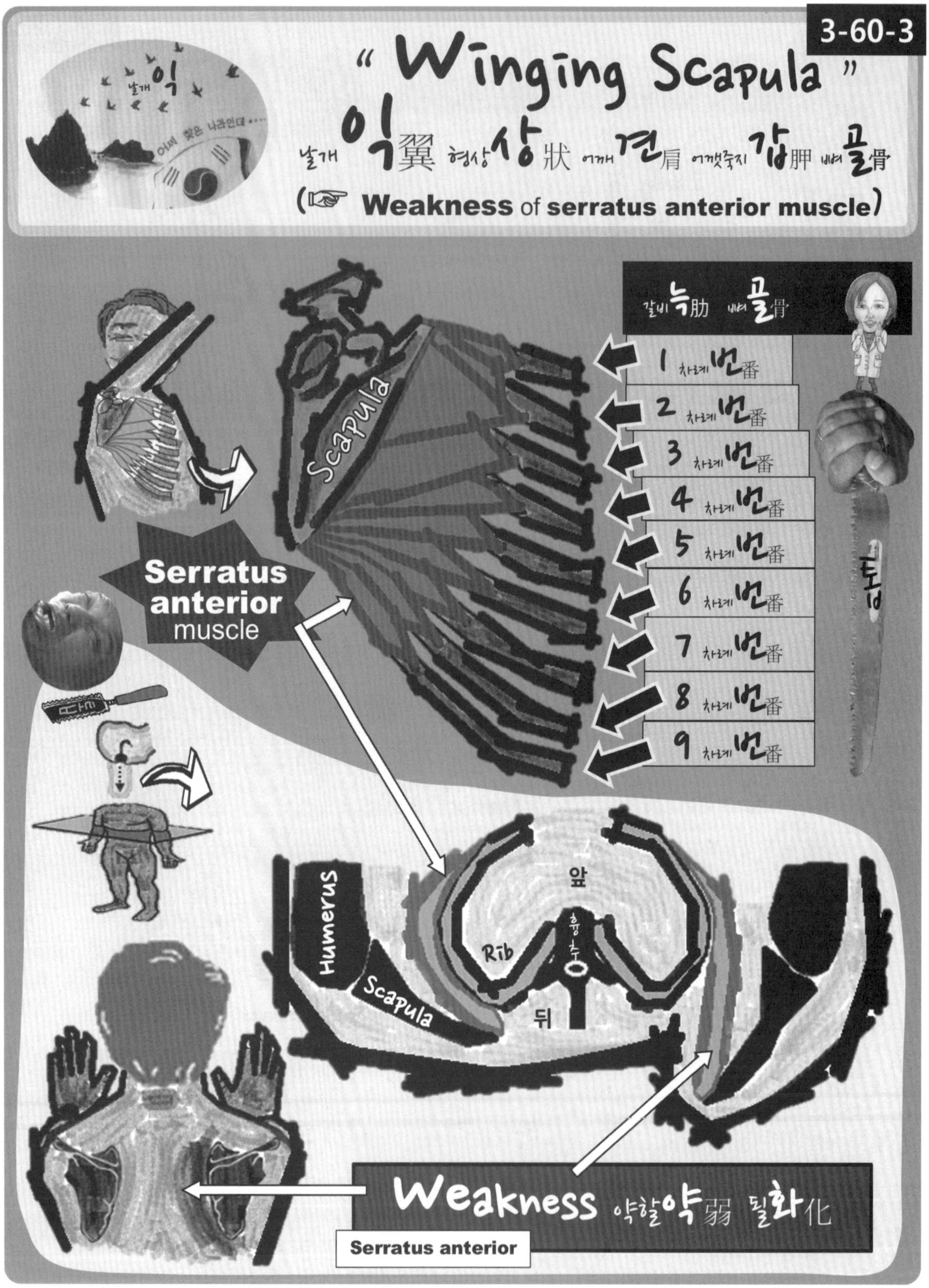
3-60-3
" Winging Scapula "
날개 익翼 형상 상狀 어깨 견肩 어깻죽지 갑胛 뼈 골骨
(☞ Weakness of serratus anterior muscle)
갈비 늑肋 뼈 골骨
1 차례 번番
2 차례 번番
3 차례 번番
4 차례 번番
5 차례 번番
6 차례 번番
7 차례 번番
8 차례 번番
9 차례 번番
Scapula
Serratus anterior muscle
앞
Humerus
Rib
Scapula
뒤
Weakness 약할 약弱 될 화化
Serratus anterior

3-60-4

응답하라

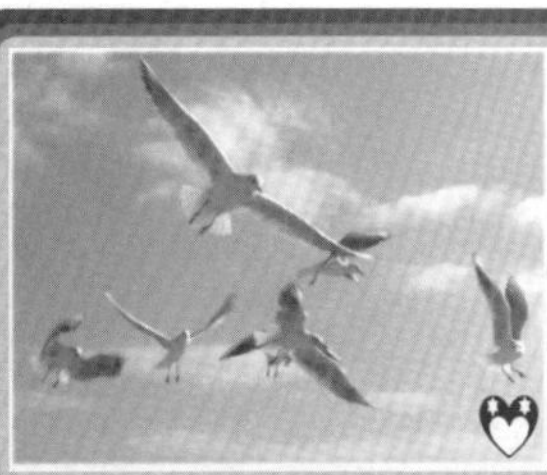

“ Winging scapula ”

“ 날개 익翼 형상 상狀 어깨 견肩 어깻죽지 갑胛 뼈 골骨 ”

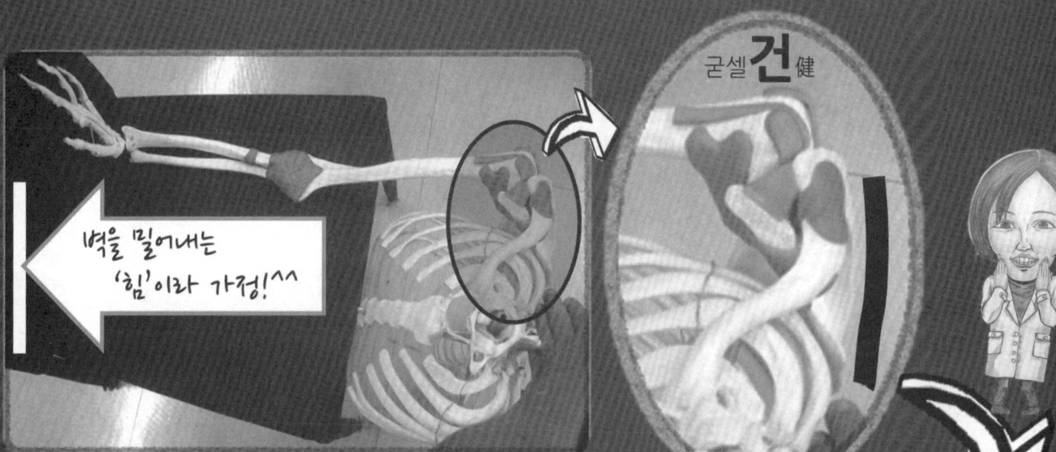

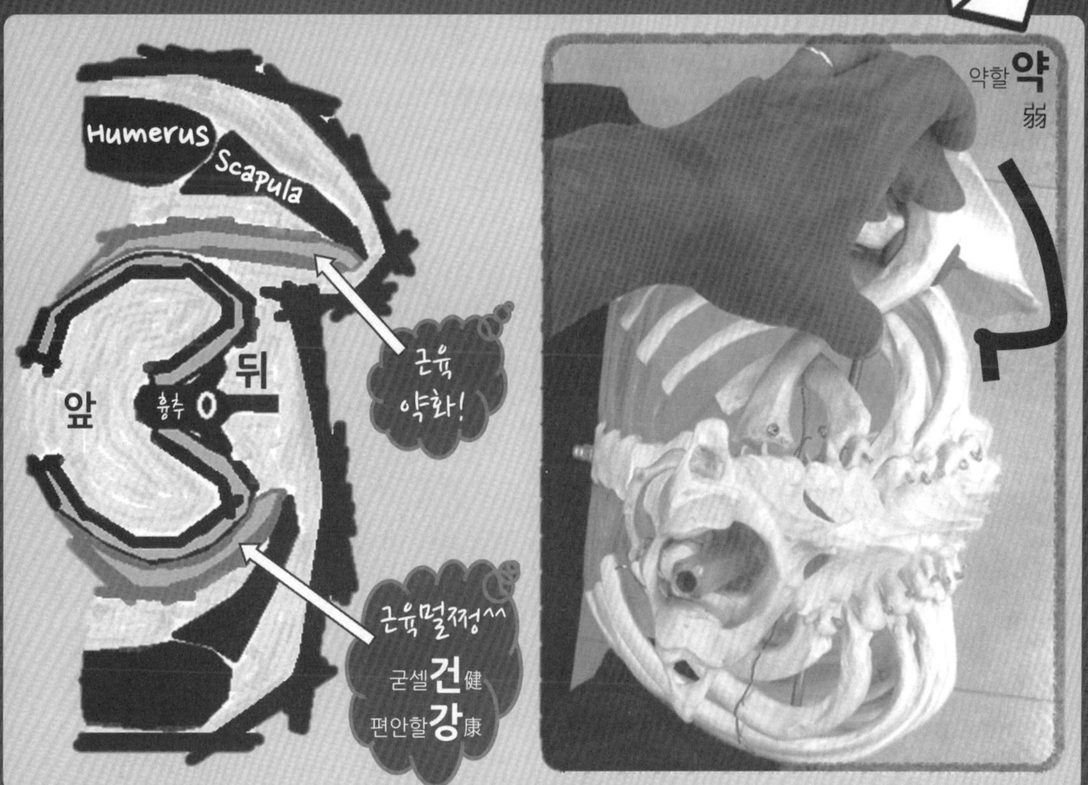

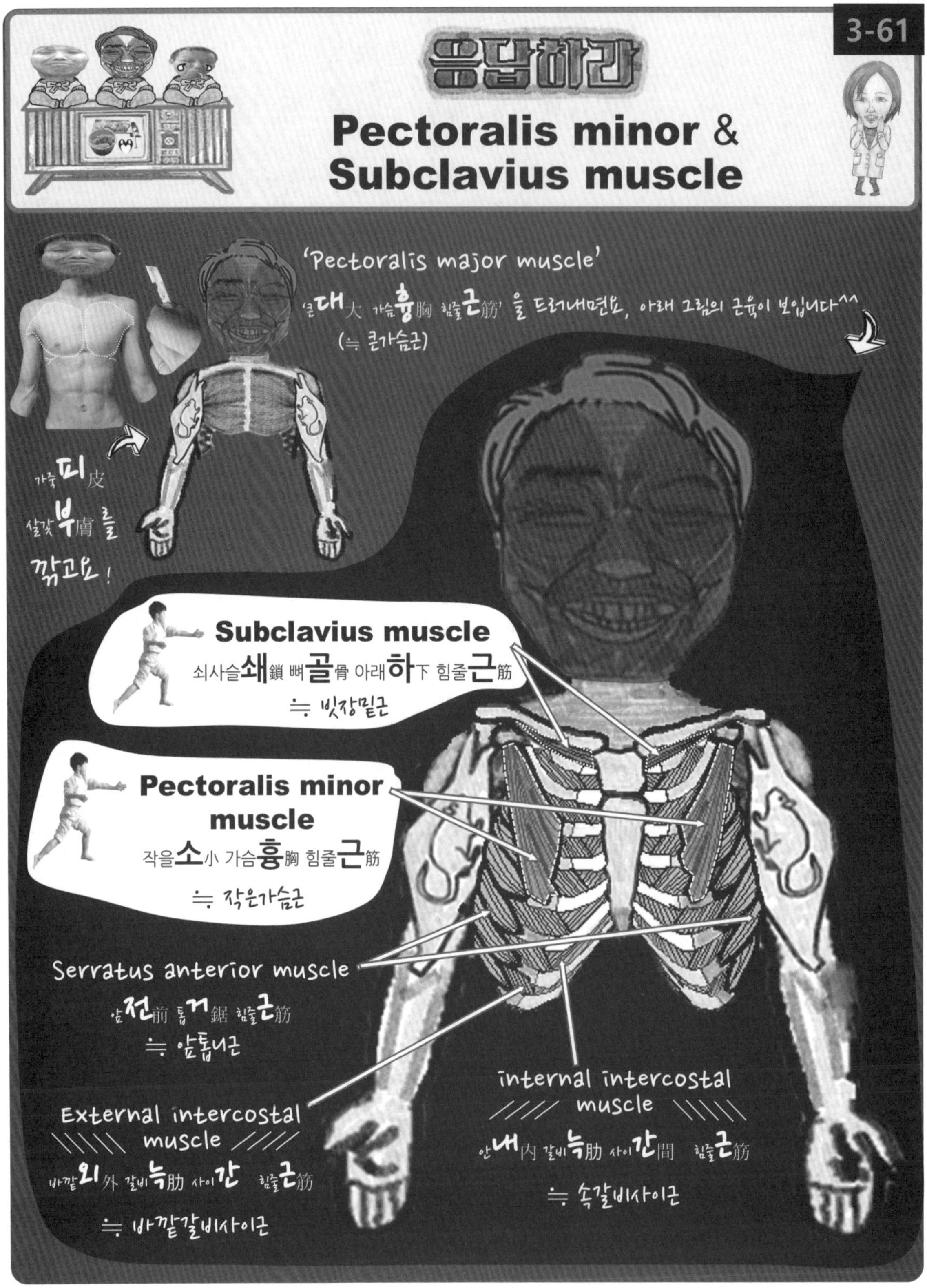
3-61
응답하라
Pectoralis minor &
Subclavius muscle
'Pectoralis major muscle'
'큰대大 가슴흉胸 힘줄근筋' 을 드러내면요, 아래 그림의 근육이 보입니다^^
(≒ 큰가슴근)
가죽피皮
살갗부膚 를
깎고요 !
Subclavius muscle
쇠사슬쇄鎖 뼈골骨 아래하下 힘줄근筋
≒ 빗장밑근
Pectoralis minor
muscle
작을소小 가슴흉胸 힘줄근筋
≒ 작은가슴근
Serratus anterior muscle
앞전前 톱거鋸 힘줄근筋
≒ 앞톱니근
External intercostal
muscle
바깥외外 갈비늑肋 사이간間 힘줄근筋
≒ 바깥갈비사이근
internal intercostal
muscle
안내內 갈비늑肋 사이간間 힘줄근筋
≒ 속갈비사이근

3-62

Pectoralis minor

작을 소小 가슴 흉胸 힘줄 근筋

≒ 작은 가슴 근

innervation 신경지배

Medial Pectoral nerve
(☞ C8)

(► C8, T1 으로 보는 경향도 있음을 말씀드립니다^^;)

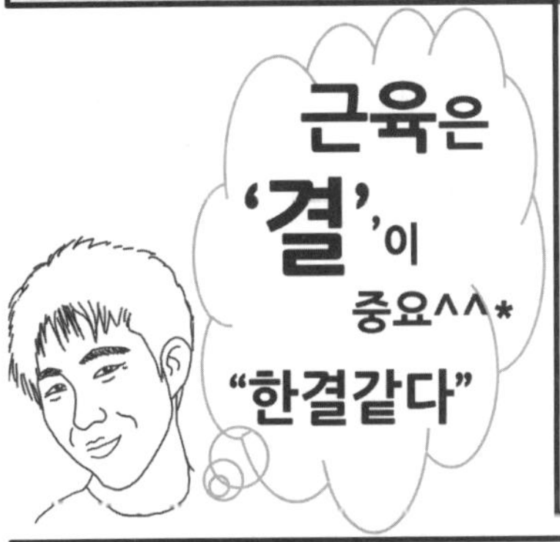

Origin 시작 부위

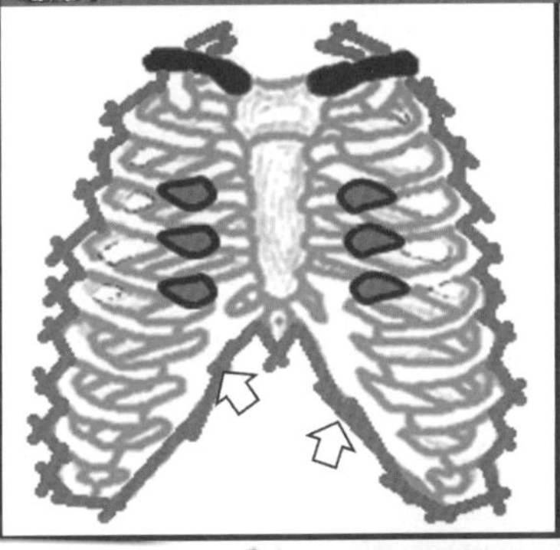

insertion 정지 부위

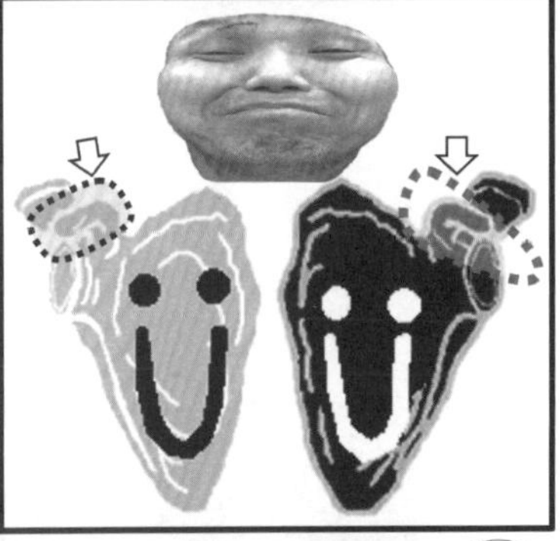

Motion 움직임

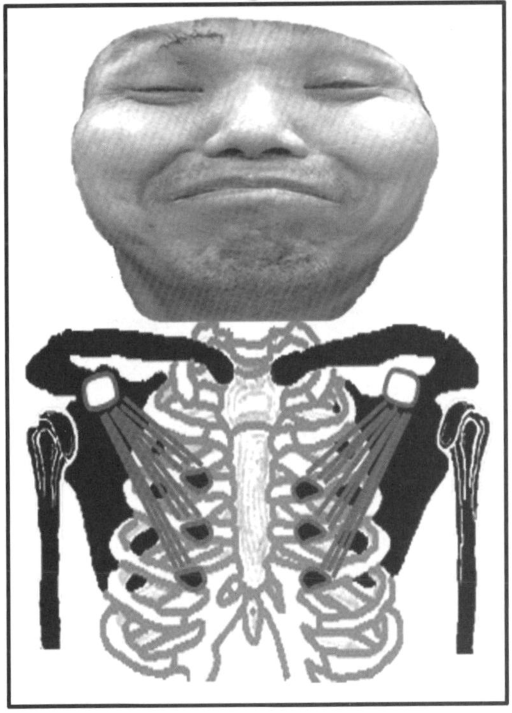

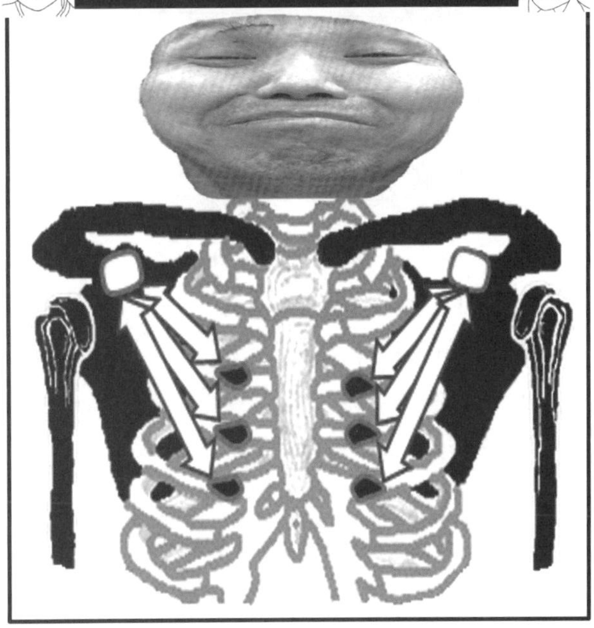

작을**소**小

가슴**흉**胸

힘줄**근**筋

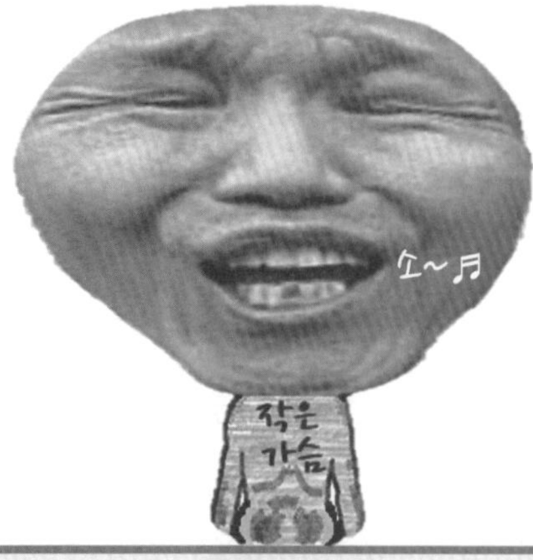

3-62-1

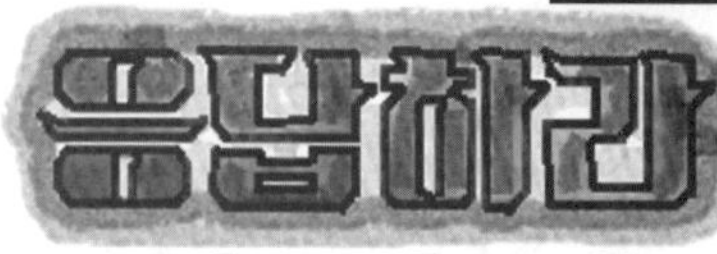

기시 정지

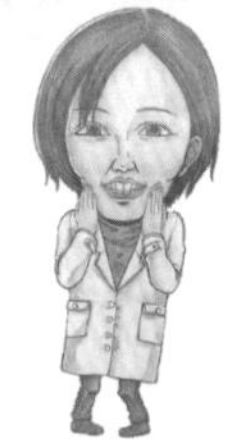

Pectoralis minor muscle

origin

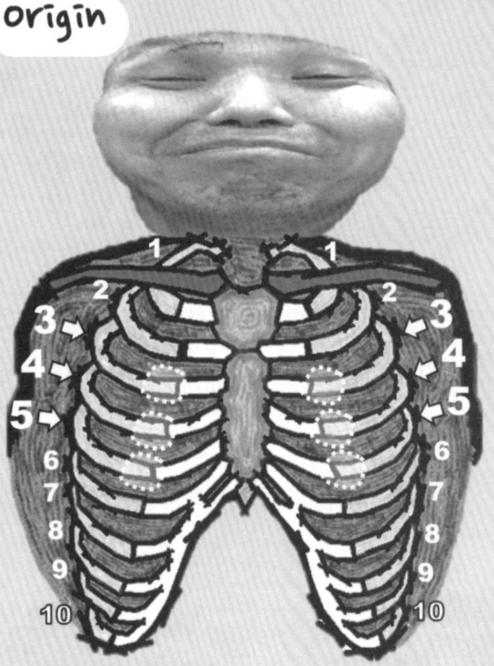

☺ 차례**제**第 3, 4, 5 차례**번**番 갈비**늑**肋 뼈**골**骨 (≒ 갈비뼈) 의 앞**전**前 낯**면**面 과

갈비**늑**肋 연할**연**軟 뼈**골**骨 (≒갈비뼈연골) 의 연결할**연**連 맺을**결**結 떼**부**部

Anterior surfaces of the **ribs 3~ 5**, near the **costal cartilages**

insertion

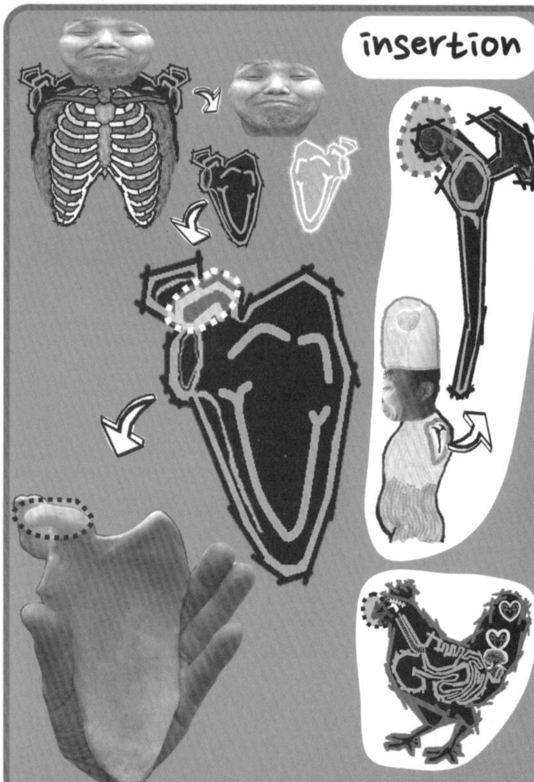

☻ 어깨**견**肩 어깻죽지**갑**胛 뼈**골**骨 의 (≒ 어깨뼈) '까마귀**오**烏 부리**훼**喙 부딪칠**돌**突 일어날**기**起 (≒ 부리돌기)'

' Coracoid process ' of **scapula**

3-63

Subclavius

쇠사슬 **쇄**鎖 뼈 **골**骨 아래 **하**下 힘줄 **근**筋

≒ 빗장 밑근

innervation 신경지배

Subclavian nerve (C5, C6)

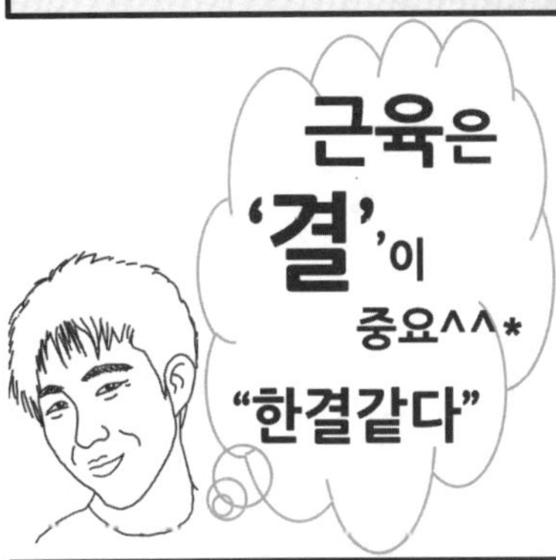

Origin 시작 부위

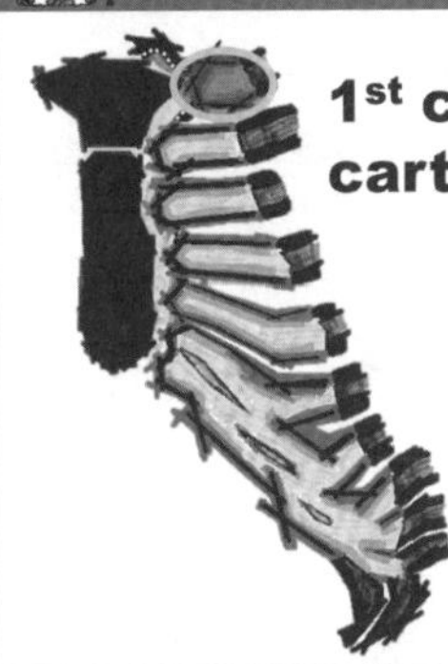

insertion 정지 부위

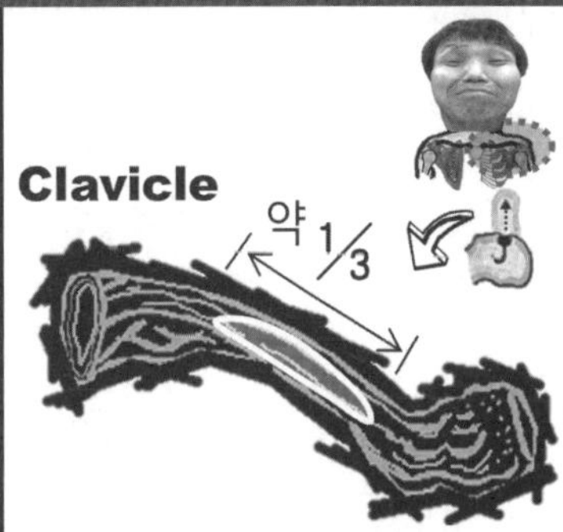

Motion 움직임

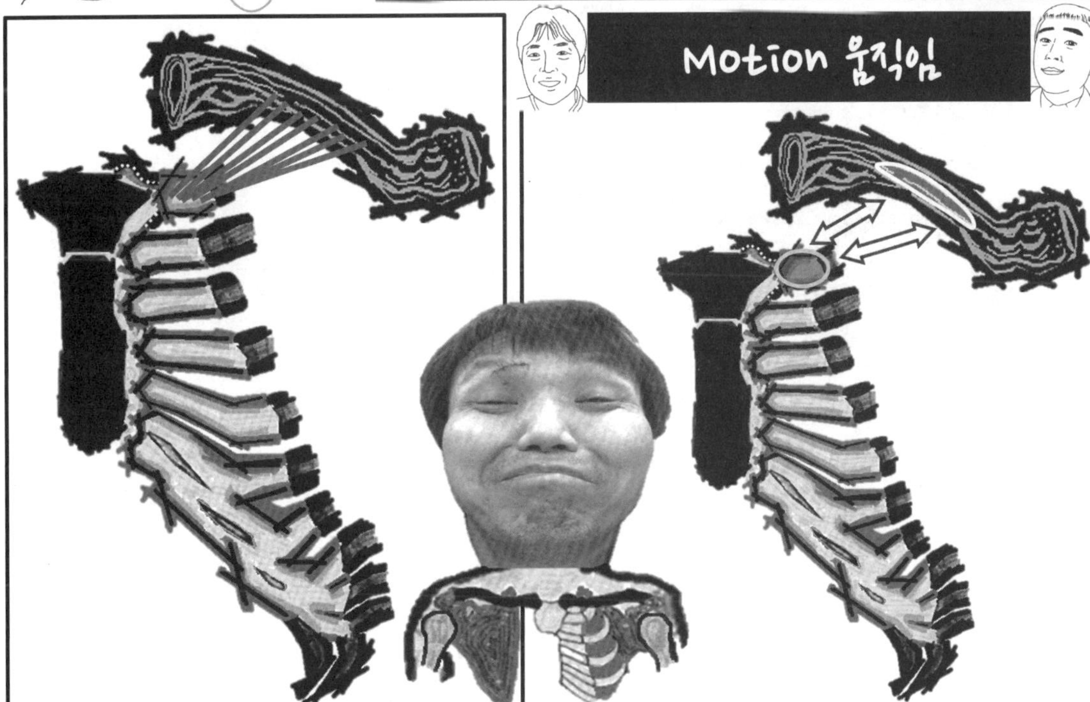

쇄사슬**쇄**鎖
뼈**골**骨
아래**하**下
힘줄**근**筋

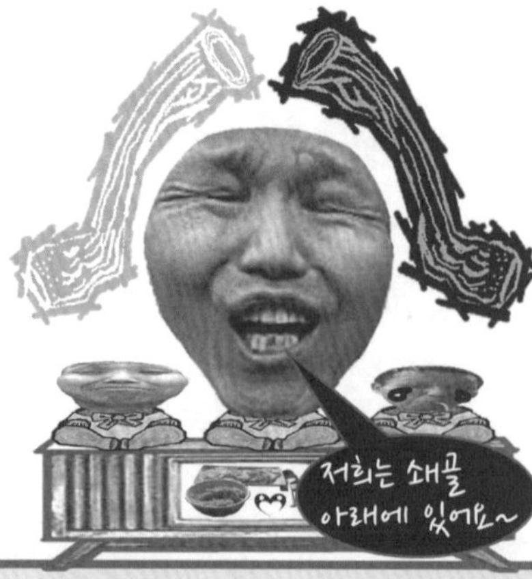

3-63-1

응답하라

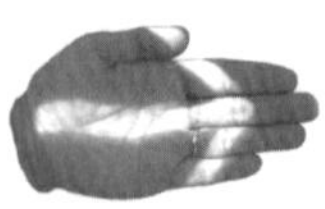

기시

정지

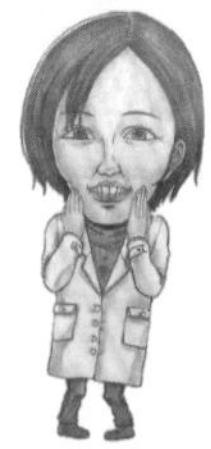

Subclavius muscle

Origin

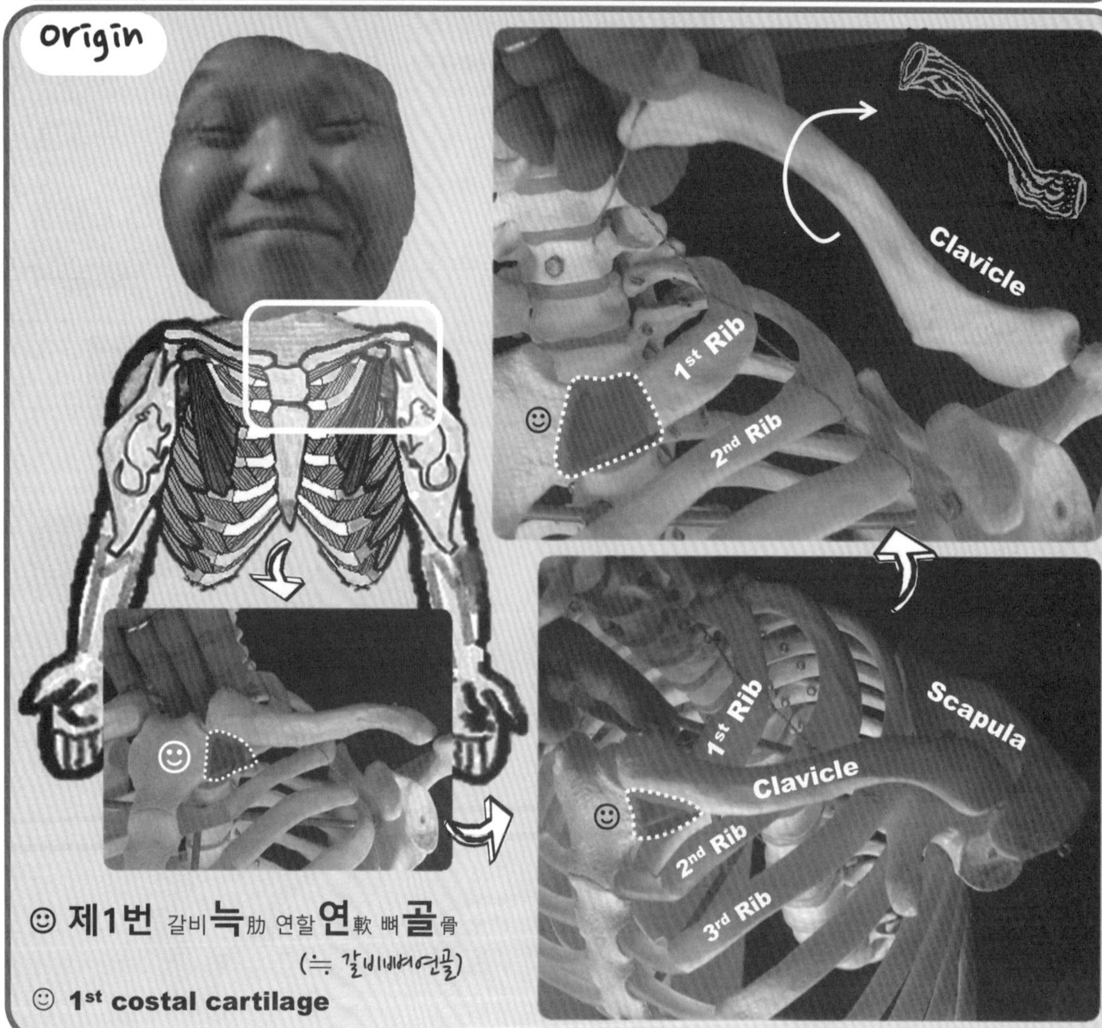

☺ **제1번** 갈비**늑**肋 연할**연**軟 뼈**골**骨
(≒ 갈비뼈연골)

☺ **1st costal cartilage**

3-63-2

쇠사슬 **쇄** 鎖
뼈 **골** 骨
아래 **하** 下
힘줄 **근** 筋

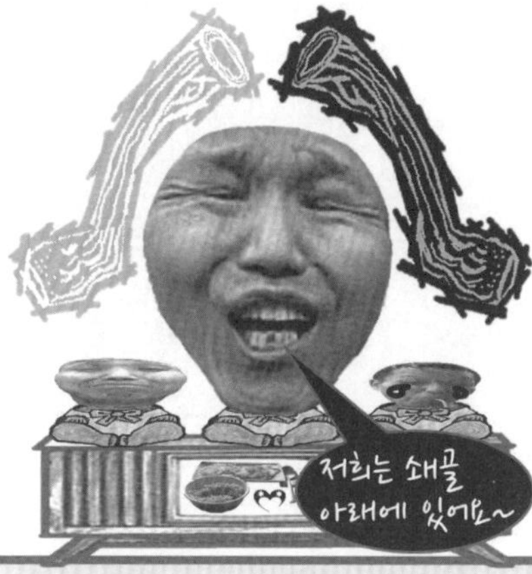

응답하라

기시 → **정지**

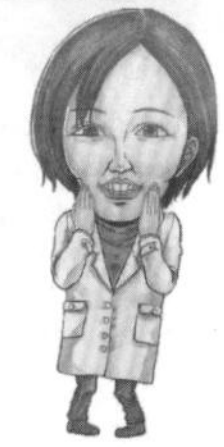

Subclavius muscle

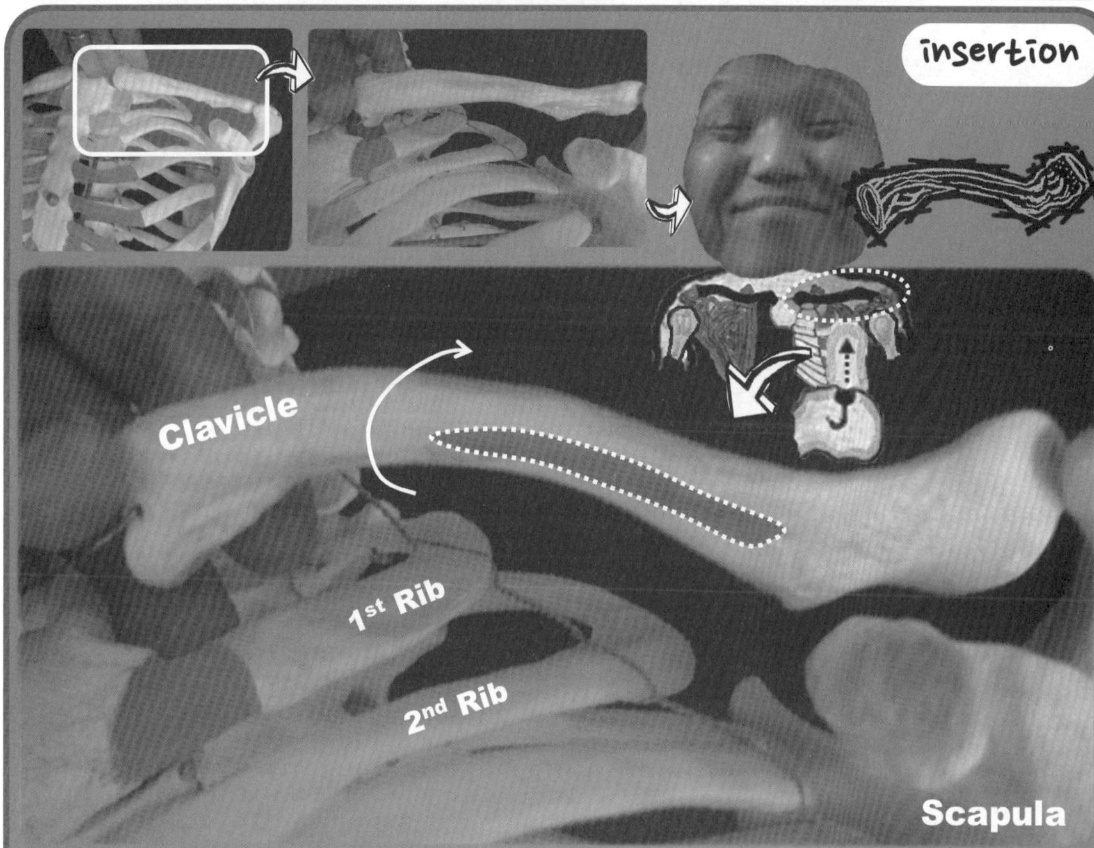

● 쇠사슬**쇄**鎖 뼈**골**骨 (≒ 빗장뼈) 의 아래**하**下 낯**면**面 (≒ 아래면)

☞ 바를**정**正 가운데**중**中 가운데**앙**央 ⅓ 떼**부**部 자리**위**位

● **Inferior surface of median** ⅓ of the **clavicle**

3-64

Forced breathing
힘쓸노努 힘력力 성품성性 ► 숨들이 쉴흡吸!

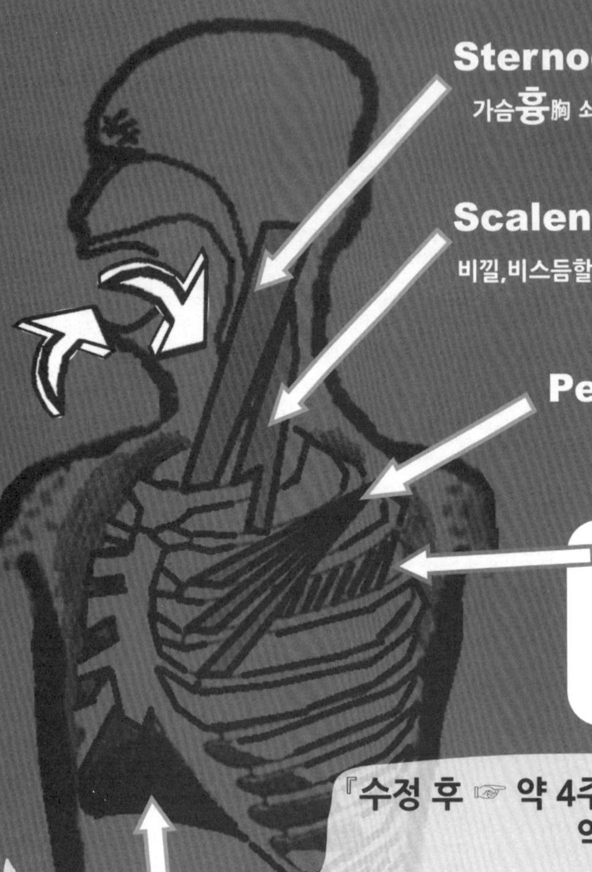

Sternocleidomastoid muscle
가슴흉胸 쇠사슬쇄鎖 젖유乳 부딪칠돌突 힘줄근筋
≒ 목빗근

Scalene muscles
비낄,비스듬할사斜 뿔각角 힘줄근筋 (들)
≒ 목갈비근

Pectoralis minor muscle
작을소小 가슴흉胸 힘줄근筋
≒ 작은 가슴근

External intercostal muscle
바깥외外 갈비늑肋 사이간間 힘줄근筋
≒ 바깥 갈비 사이근

Diaphragm

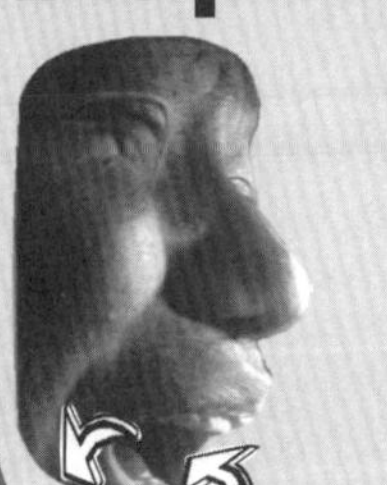

가로횡橫
막을격隔
막막膜
≒ 가로막

『수정 후 ☞ 약 4주경부터 시작되어~
약 8주에 이르러 완성되는
"횡격막"!^^, 동시에요,
☞ 약 5주경에
목경頸 골수수髓 나눌분分 마디절節
(cervical spinal segments), 즉
► C3, C4, C5가 성장(grow)!
► '가로횡橫 막을격隔 영혼신神 지날경經
(phrenic nerve)'이 형성(form)되어
막을 지배하는구나!^^』

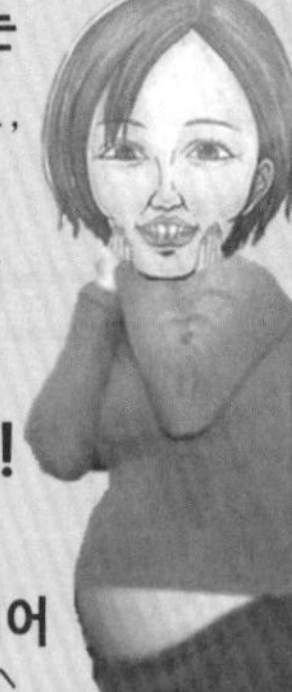

3-65

External intercostal muscle

바깥외外 갈비늑肋 사이간間 힘줄근筋

≒ 바깥 갈비 사이근

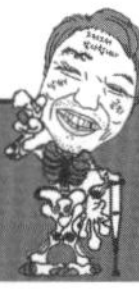

innervation 신경지배

intercostal nerves (T1 ~ T11)

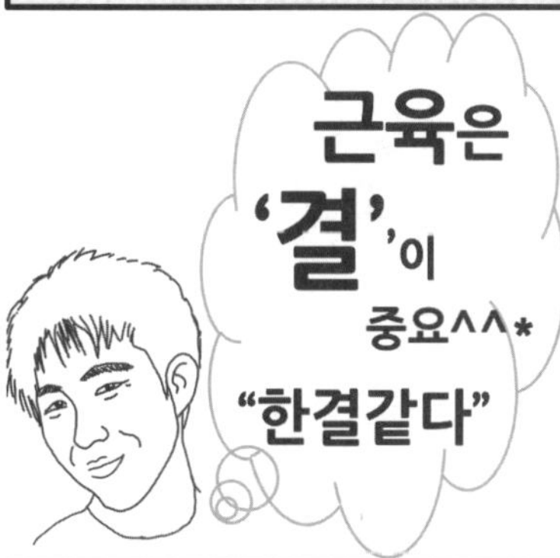

Origin 시작 부위

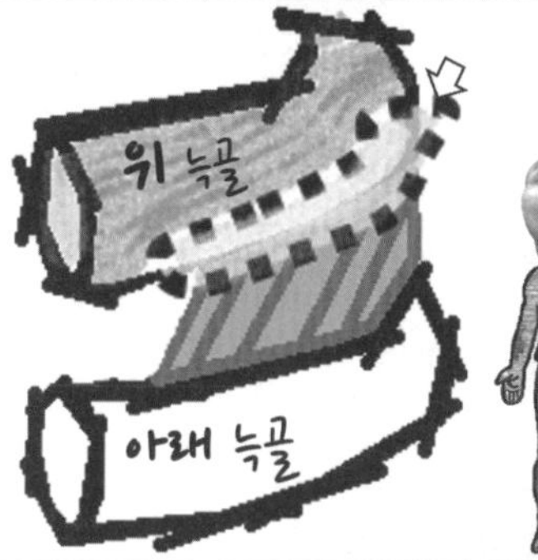

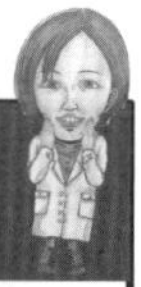

insertion 정지 부위

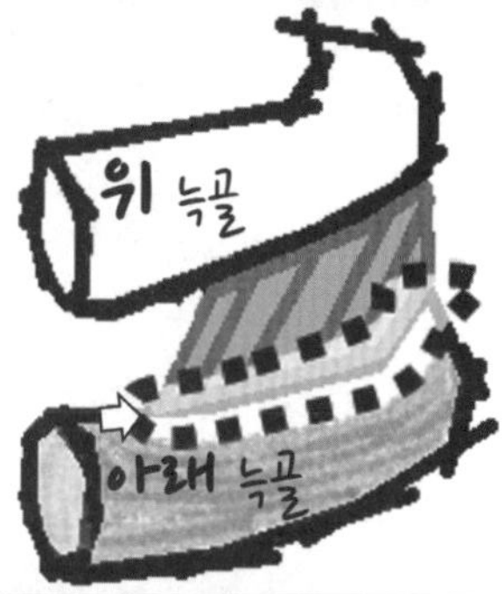

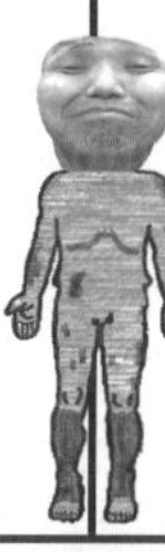

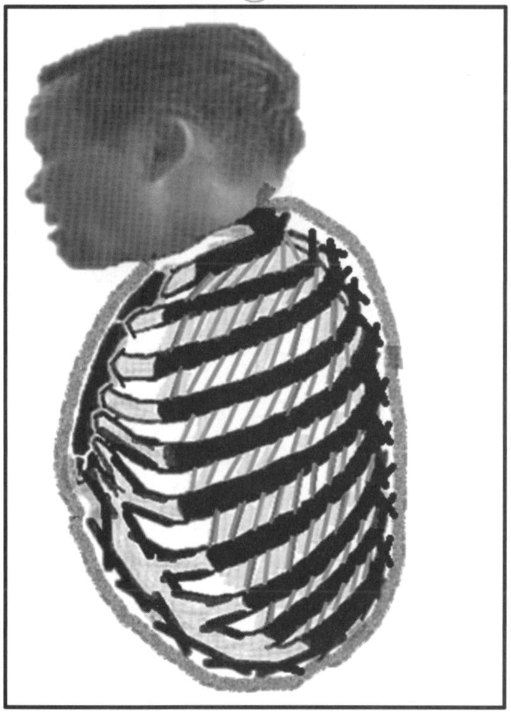

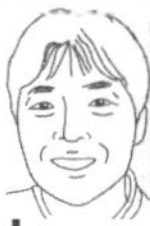

Motion 움직임

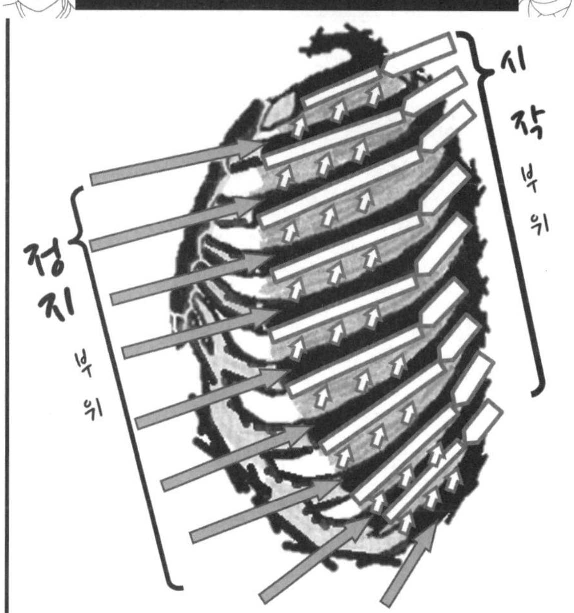

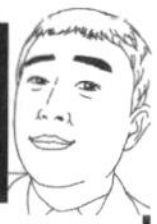

3-65-1

바깥외外
갈비늑肋
사이간間
힘줄근筋

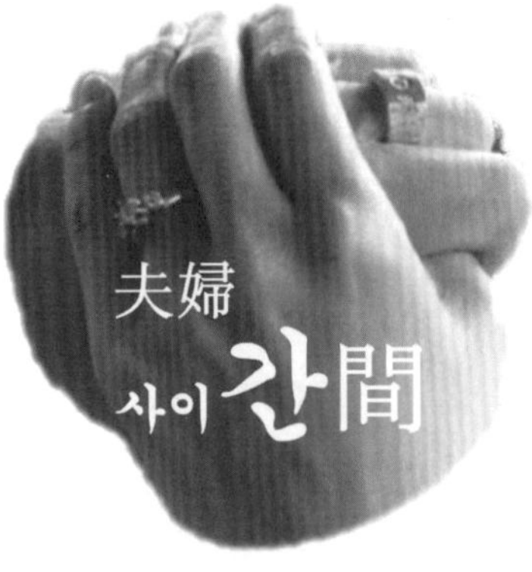

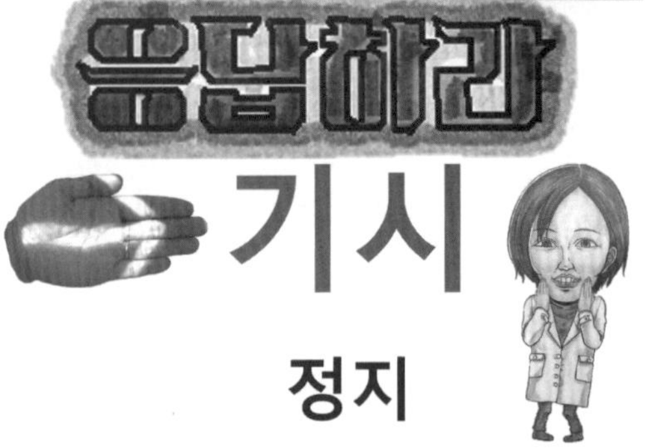

External intercostal muscle

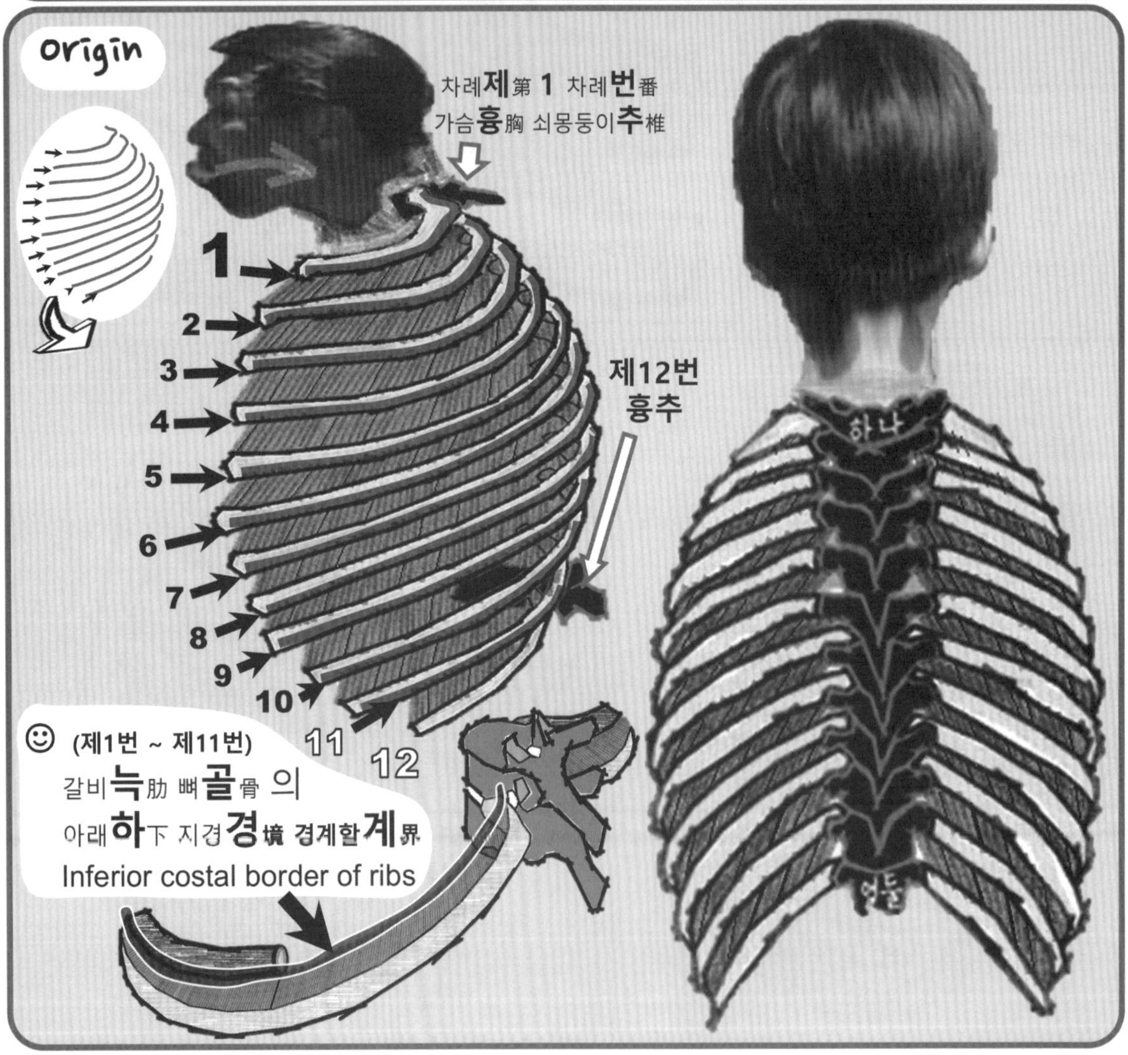

☺ (제1번 ~ 제11번)
갈비늑肋 뼈골骨 의
아래하下 지경경境 경계할계界
Inferior costal border of ribs

3-65-2

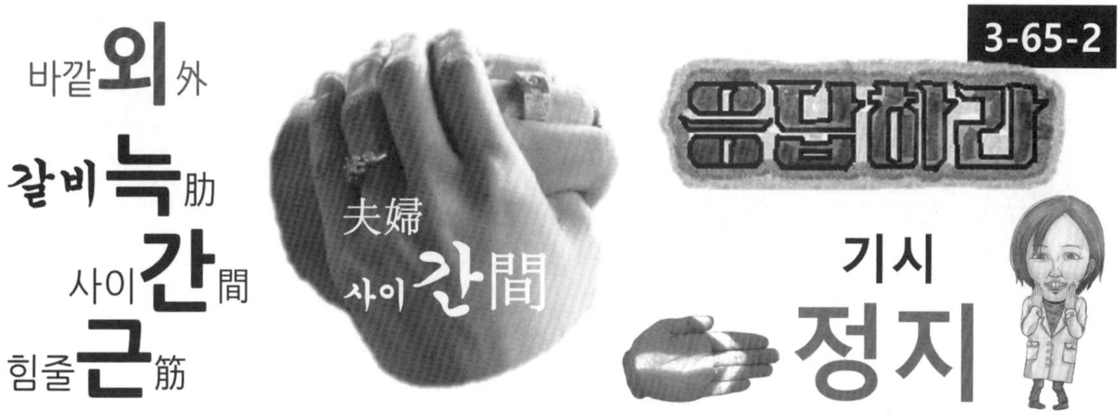

External intercostal muscle

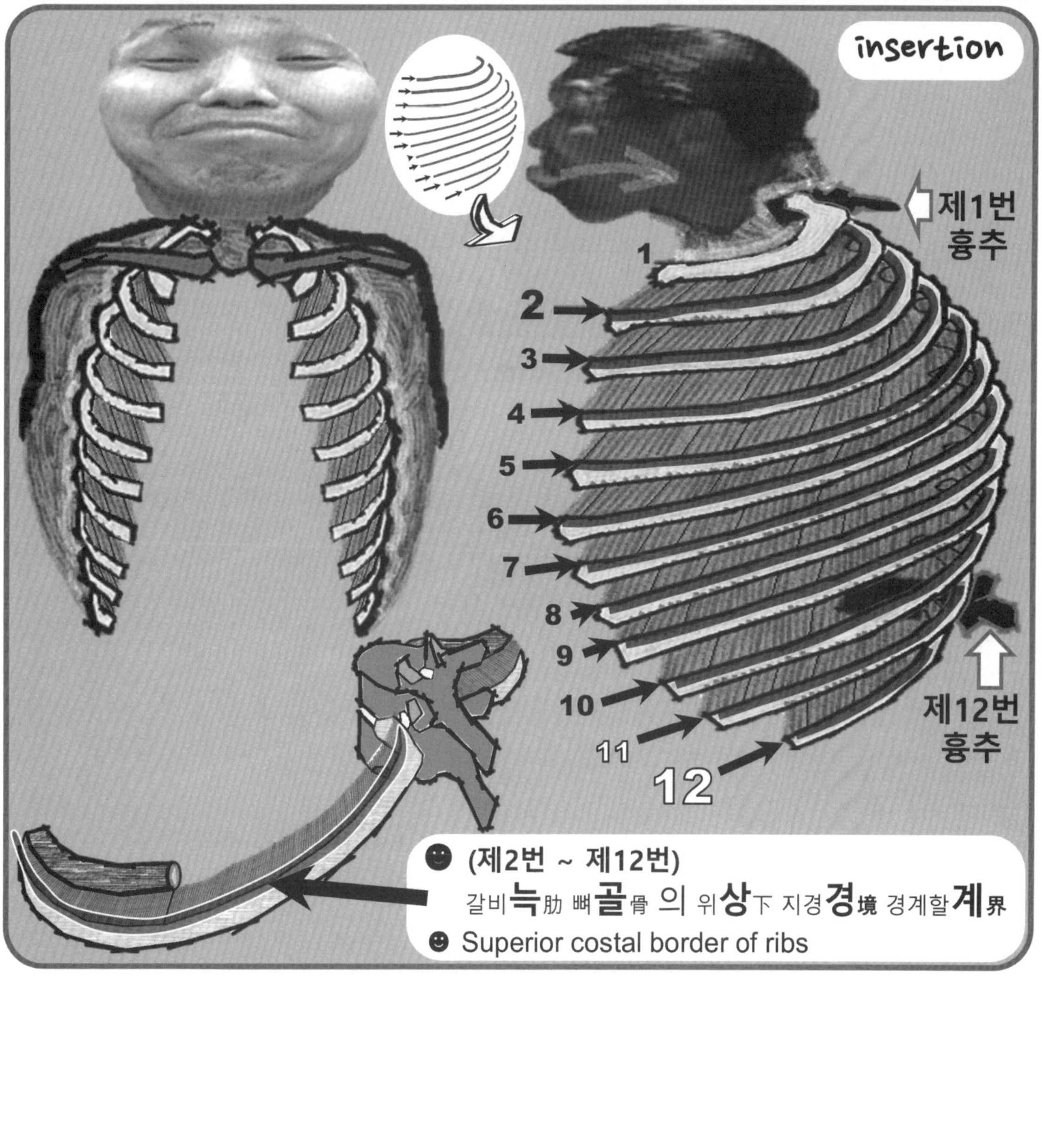

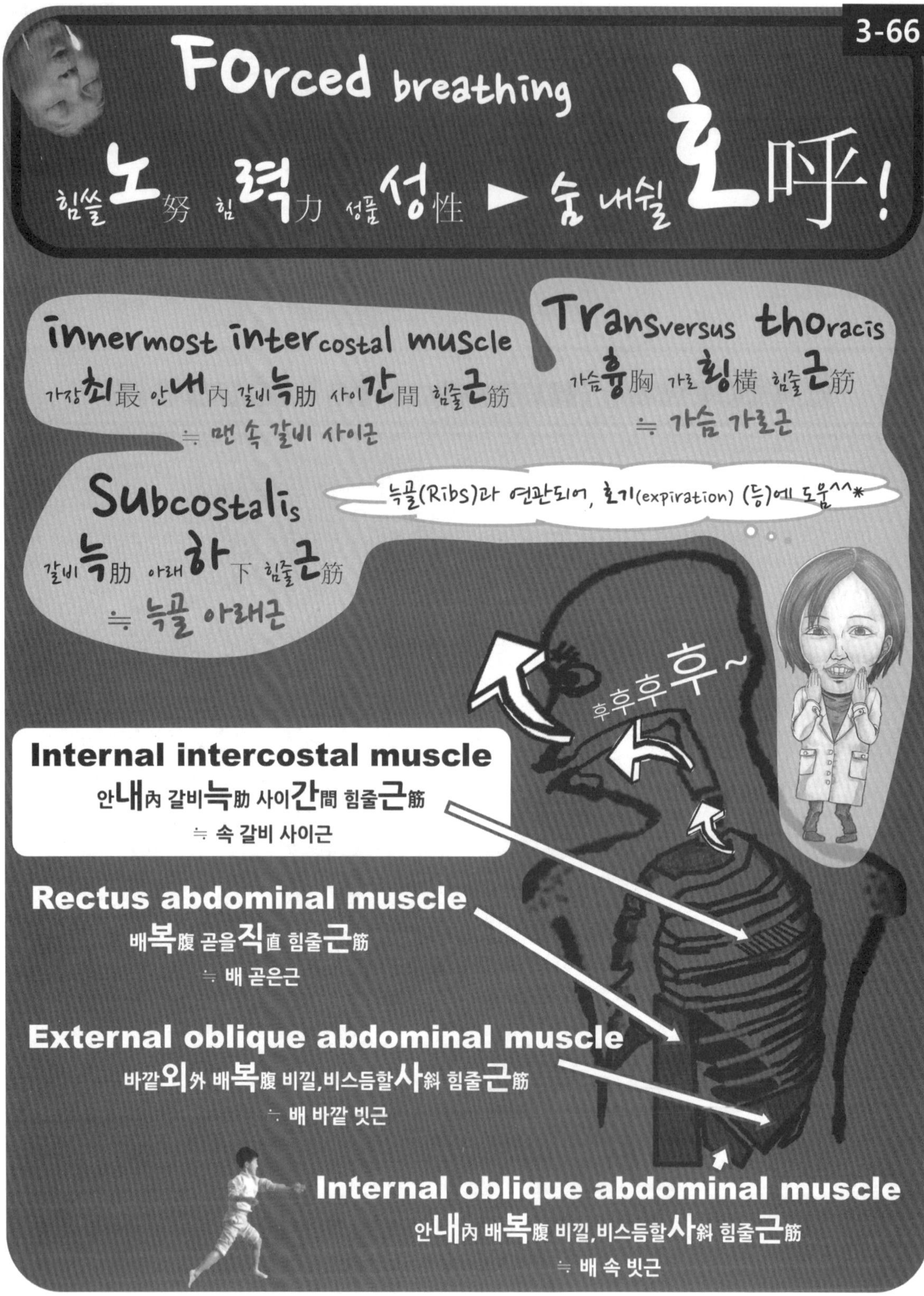
3-66
Forced breathing
힘쓸 노 努 힘 력 力 성품 성 性 ► 숨 내쉴 호 呼!
Innermost intercostal muscle
가장 최 最 안 내 內 갈비 늑 肋 사이 간 間 힘줄 근 筋
≒ 맨 속 갈비 사이근
Transversus thoracis
가슴 흉 胸 가로 횡 橫 힘줄 근 筋
≒ 가슴 가로근
Subcostalis
갈비 늑 肋 아래 하 下 힘줄 근 筋
≒ 늑골 아래근
늑골(Ribs)과 연관되어, 호기(expiration) (등)에 도움^^*
후후후후~
Internal intercostal muscle
안내內 갈비늑肋 사이간間 힘줄근筋
≒ 속 갈비 사이근
Rectus abdominal muscle
배복腹 곧을직直 힘줄근筋
≒ 배 곧은근
External oblique abdominal muscle
바깥외外 배복腹 비낄,비스듬할사斜 힘줄근筋
≒ 배 바깥 빗근
Internal oblique abdominal muscle
안내內 배복腹 비낄,비스듬할사斜 힘줄근筋
≒ 배 속 빗근

3-67

Internal intercostal muscle

안내內 갈비늑肋 사이간間 힘줄근筋

≒ 속 갈비 사이근

innervation 신경지배

Intercostal nerves (T1 ~ T11)

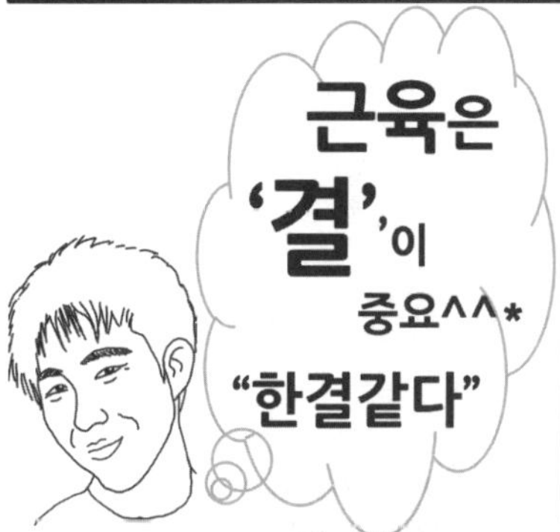

Origin 시작 부위

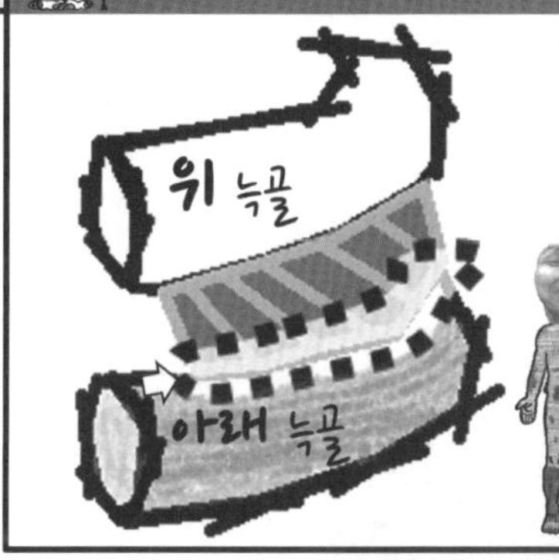

insertion 정지 부위

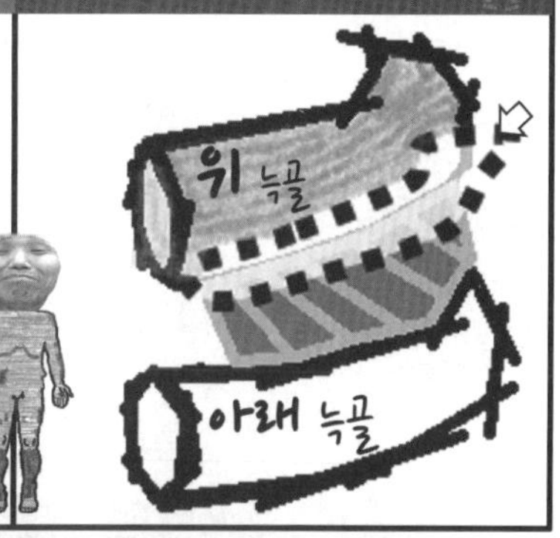

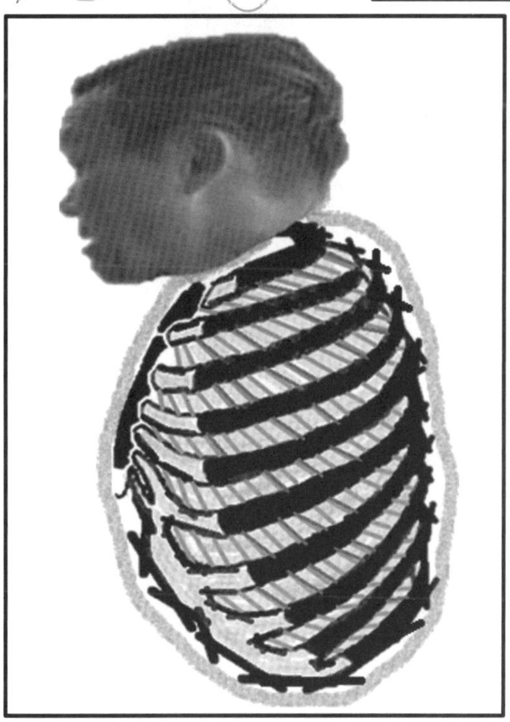

Motion 움직임

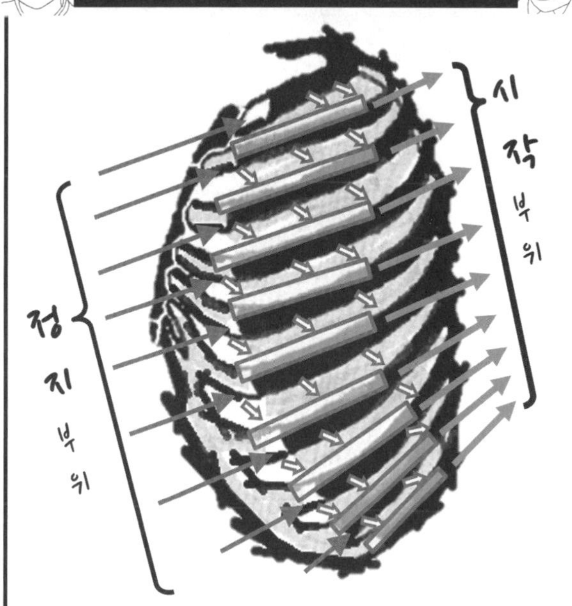

안**내**內
갈비**늑**肋
사이**간**間
힘줄**근**筋

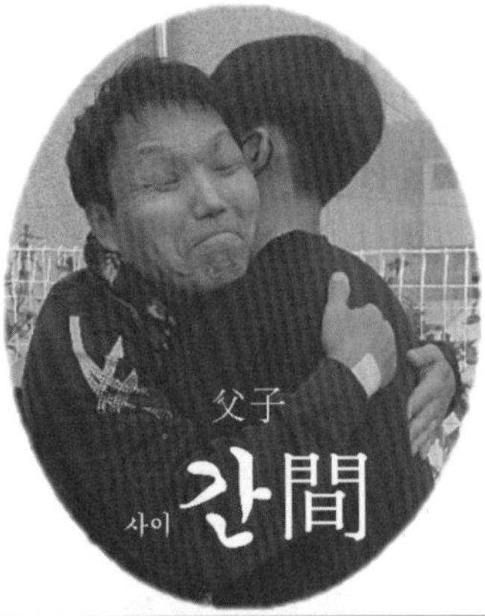

3-67-1

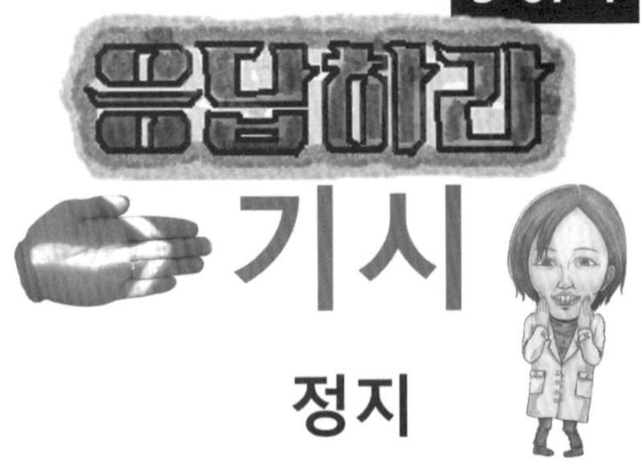

Internal intercostal muscle

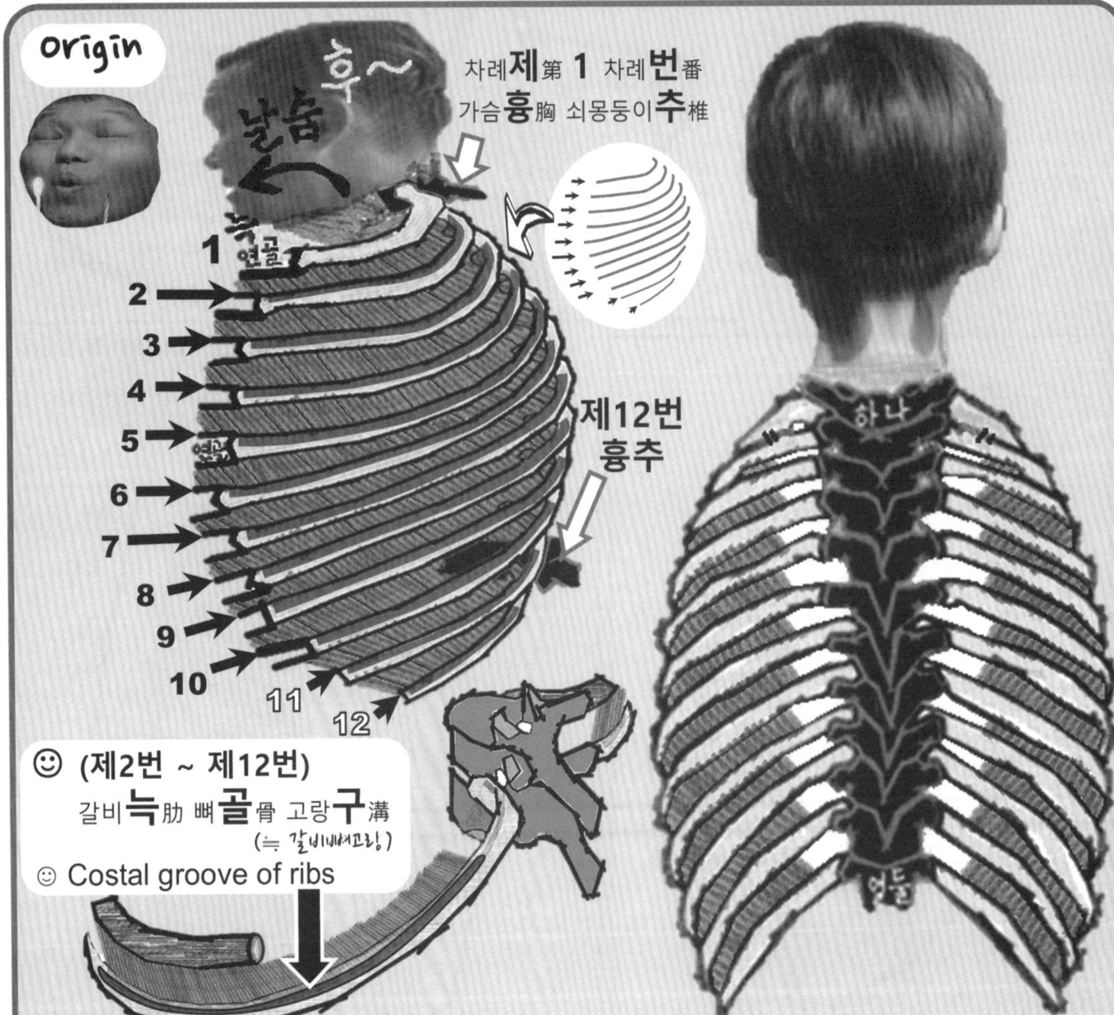

안**내**內
갈비**늑**肋
사이**간**間
힘줄**근**筋

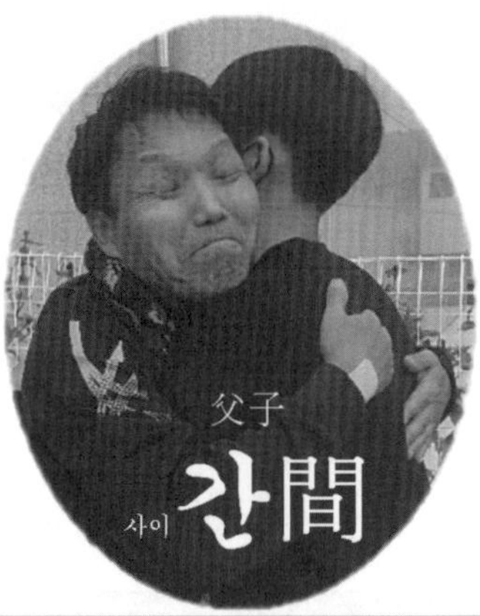

3-67-2

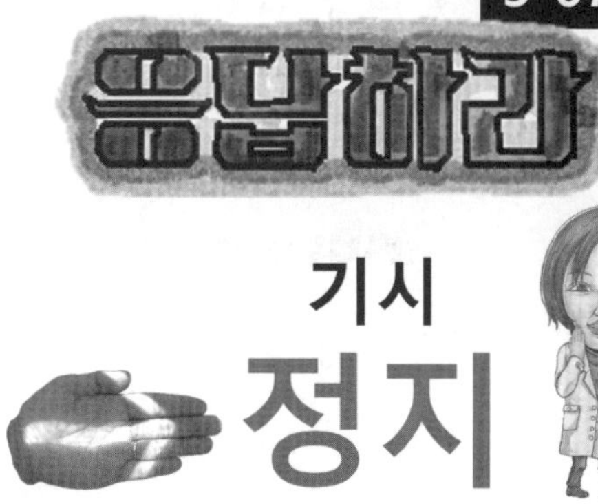

Internal intercostal muscle

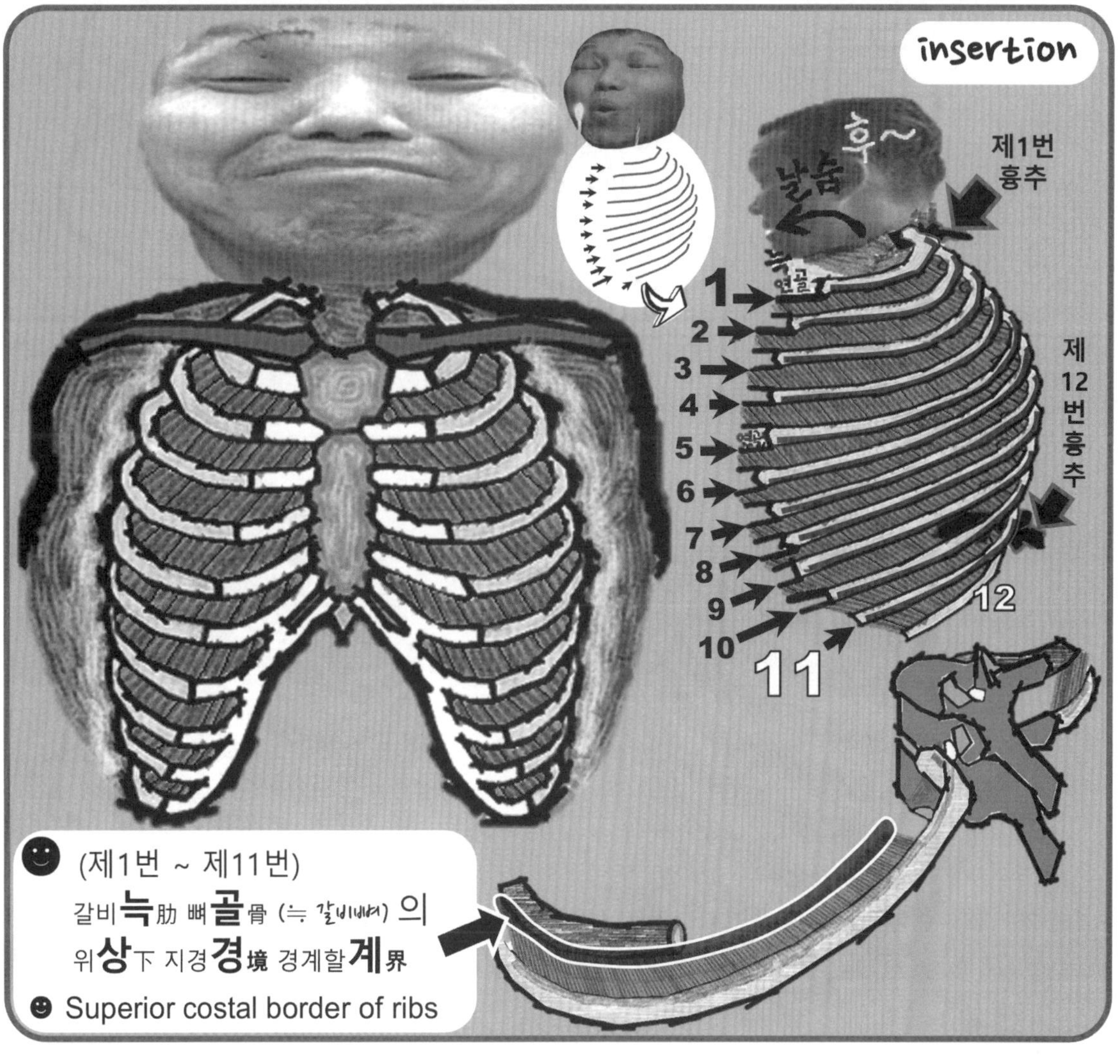

☻ (제1번 ~ 제11번)
갈비**늑**肋 뼈**골**骨 (≒ 갈비뼈) 의
위**상**下 지경**경**境 경계할**계**界

☻ Superior costal border of ribs

3-68

innermost intercostal muscle

가장 최最 안 내內
갈비 늑肋 사이 간間 힘줄 근筋

≒ 맨 속 갈비 사이근

innervation 신경지배

intercostal nerves
(T1 ~ T11)

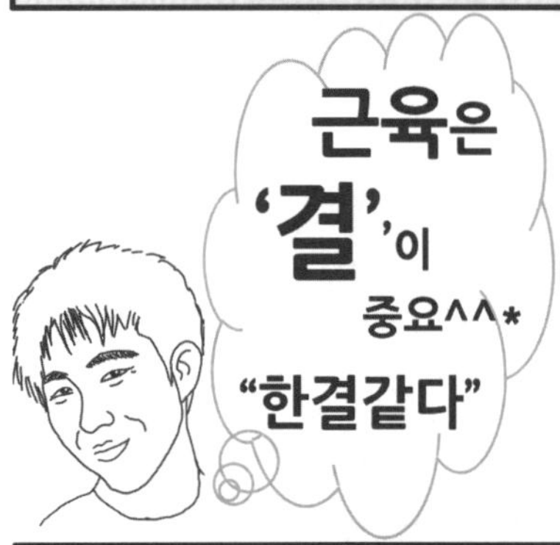

Origin 시작 부위 | **insertion 정지 부위**

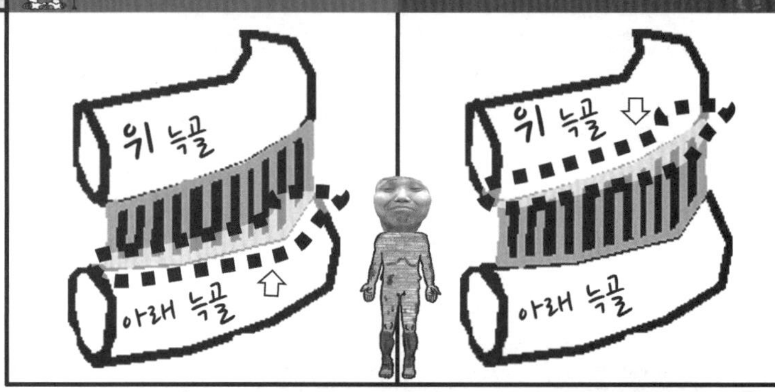

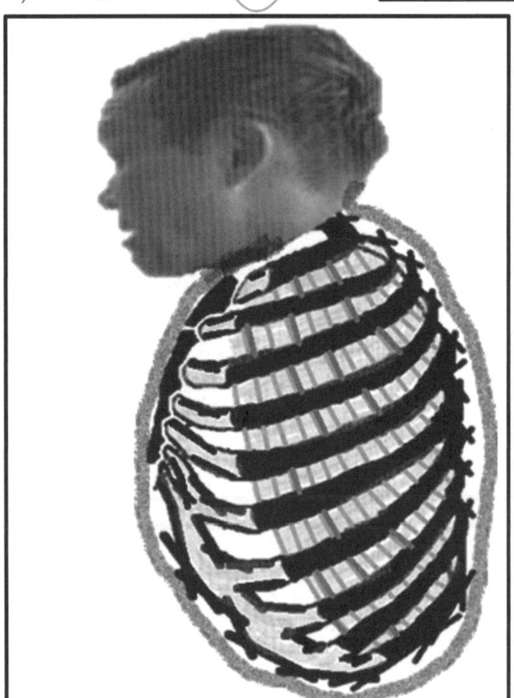

Motion 움직임

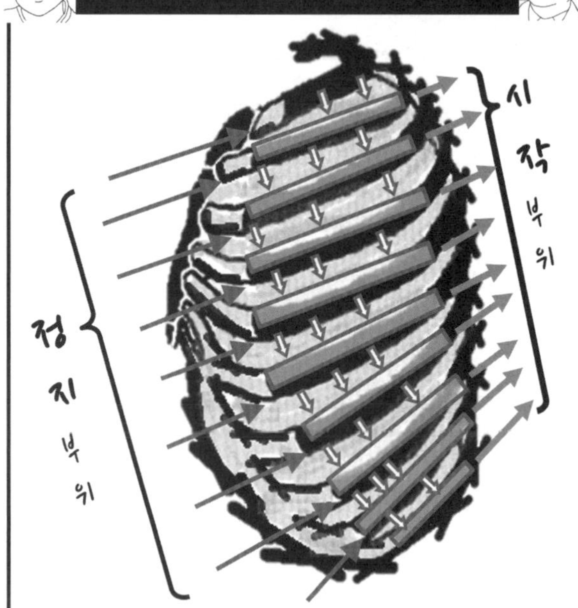

3-68-1

가장**최**最 안**내**內 갈비**늑**肋 사이**간**間 힘줄**근**筋

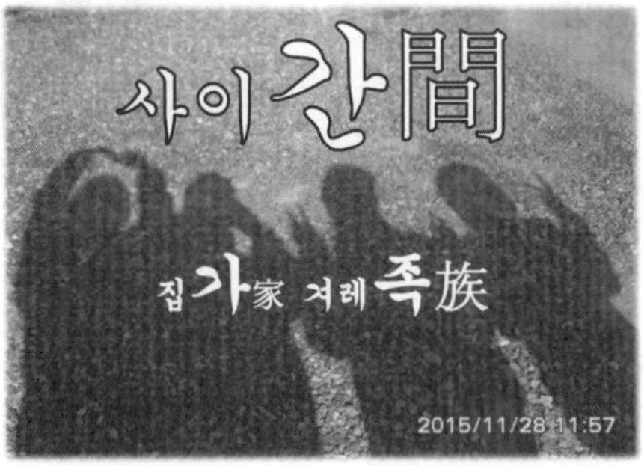

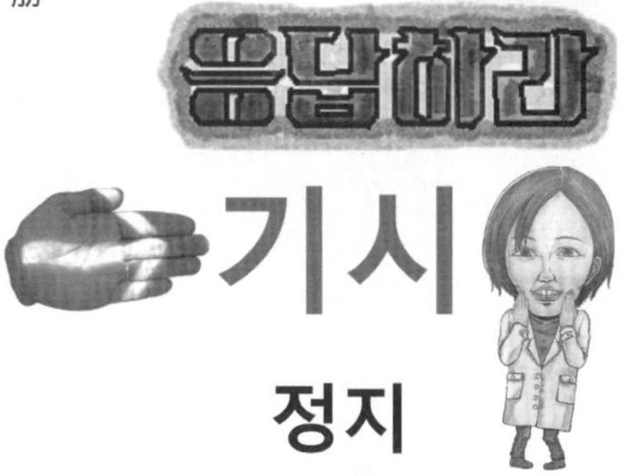

Innermost intercostal muscle

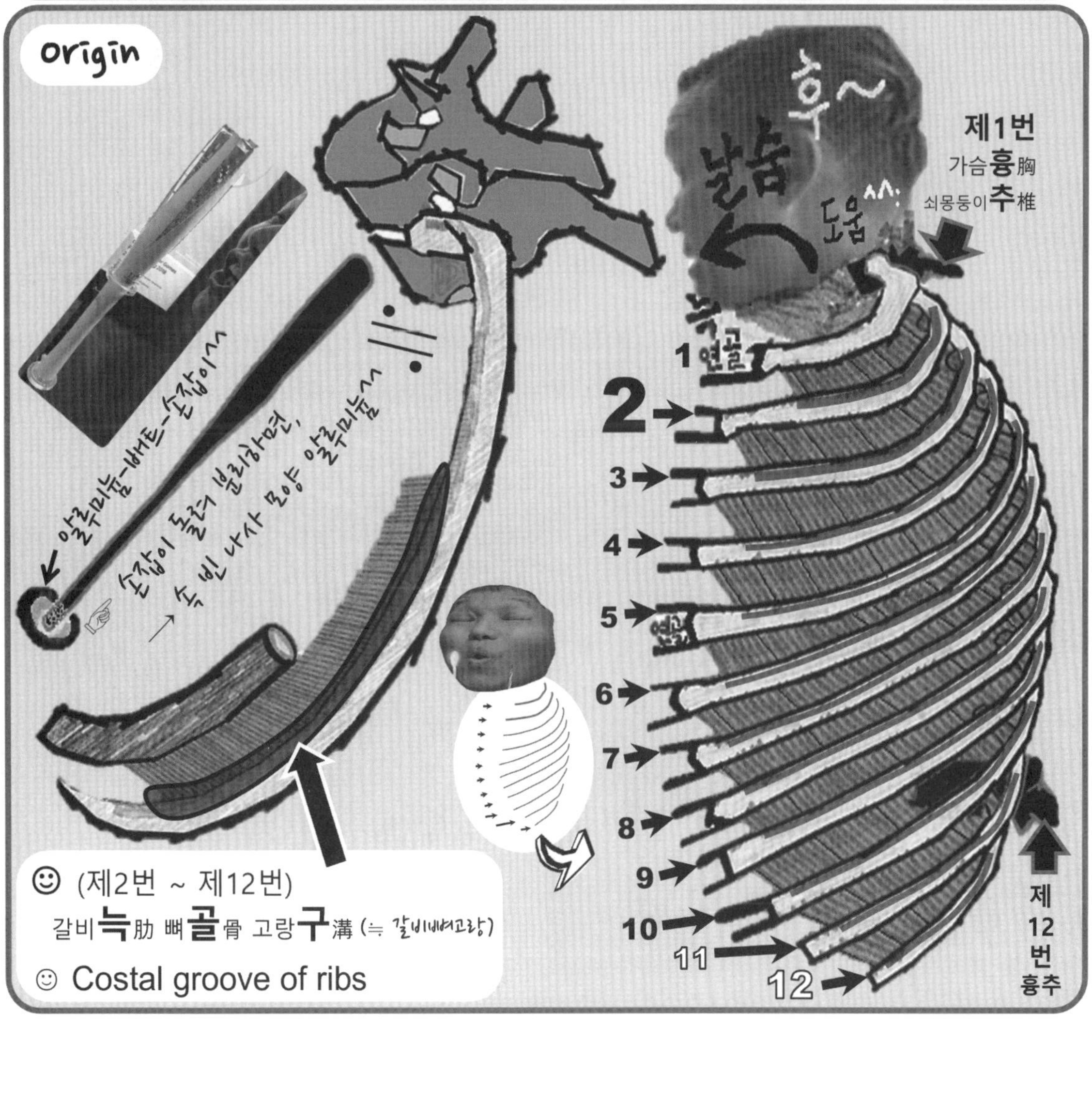

☺ (제2번 ~ 제12번)
갈비**늑**肋 뼈**골**骨 고랑**구**溝 (≒ 갈비뼈고랑)

☺ Costal groove of ribs

가장 최最 안 내內 갈비 늑肋 사이 간間 힘줄 근筋

3-68-2

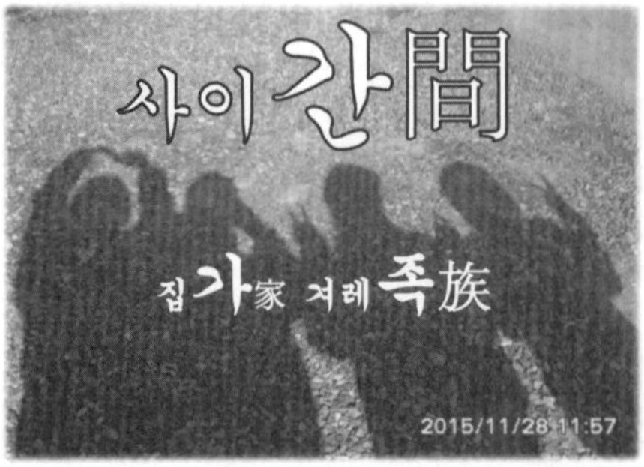

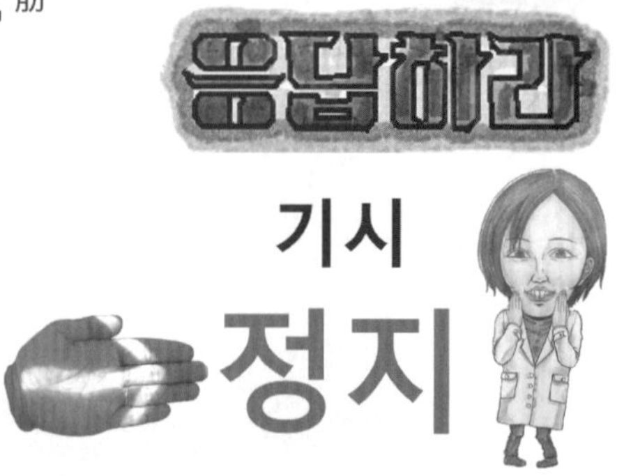

Innermost intercostal muscle

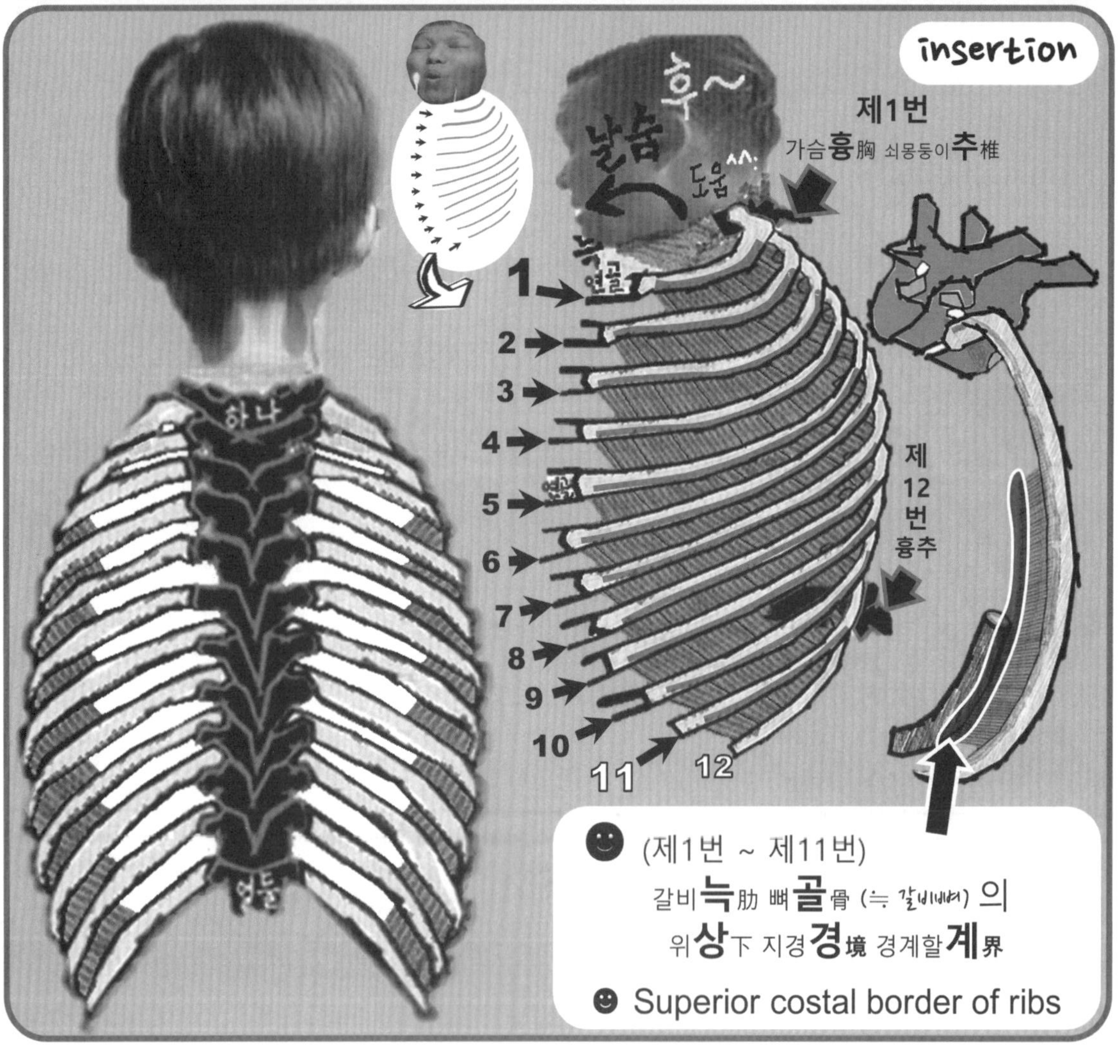

(제1번 ~ 제11번)
갈비 늑肋 뼈 골骨 (= 갈비뼈) 의
위 상上 下 지경 경境 경계할 계界

Superior costal border of ribs

3-68-3

innermost intercostal muscle

가장최最 안내內 갈비늑肋 사이간間 힘줄근筋

≒ 맨속갈비 사이근

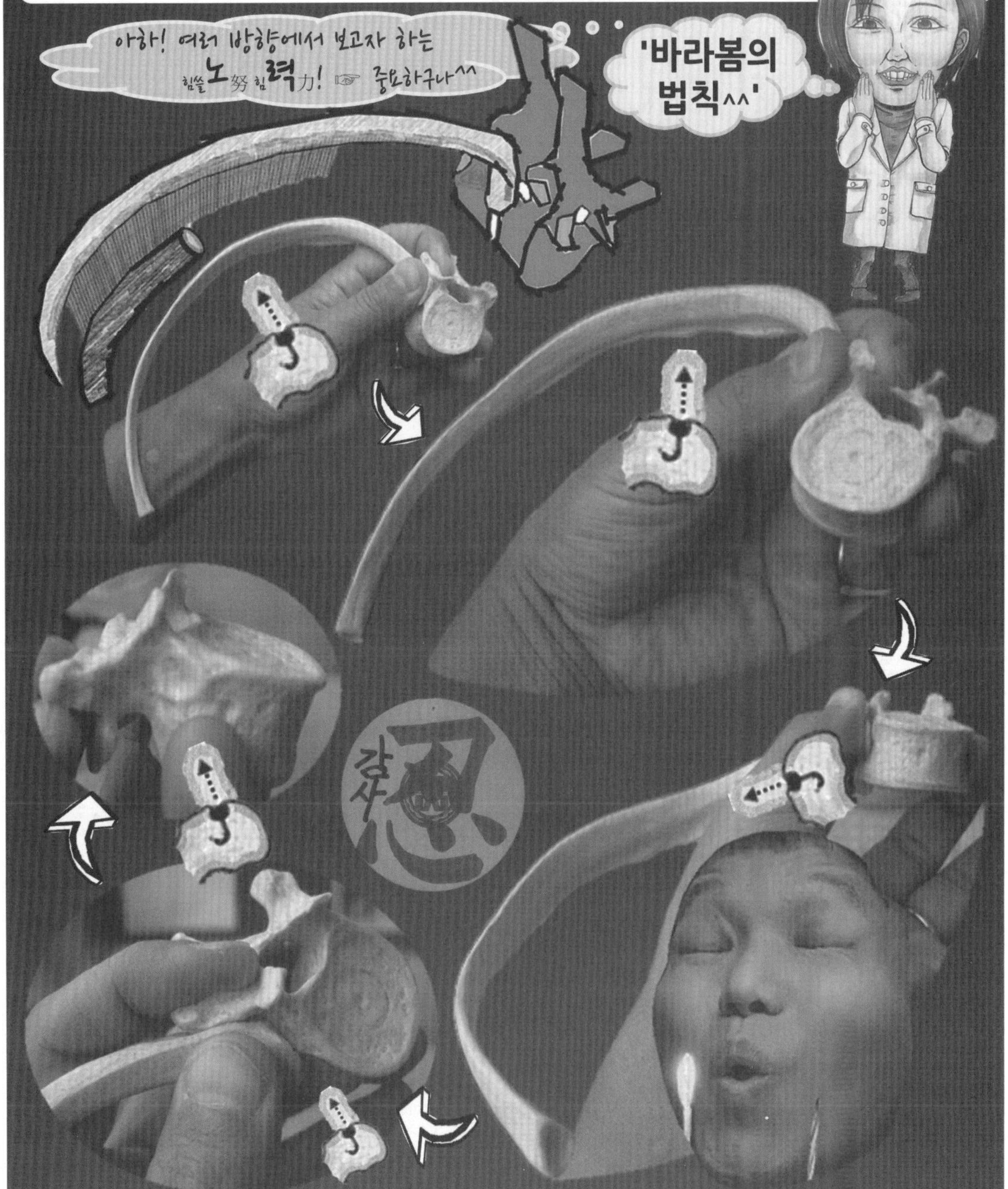

3-69

Transversus thoracis

가슴흉胸 가로횡橫 힘줄근筋

≒ 가슴 가로근

innervation 신경지배

intercostal nerves (T1 ~ T11)

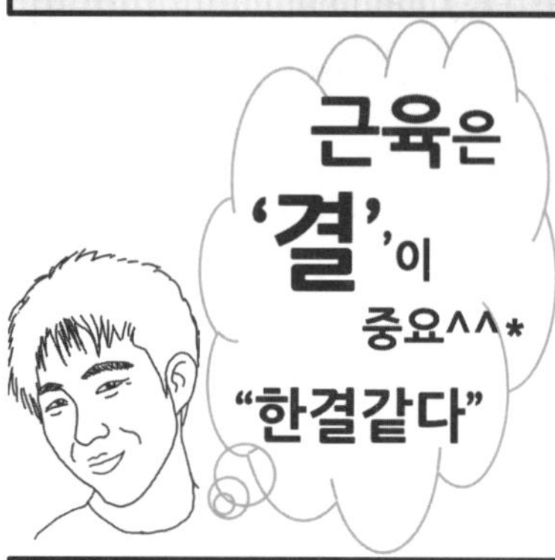

Origin 시작 부위

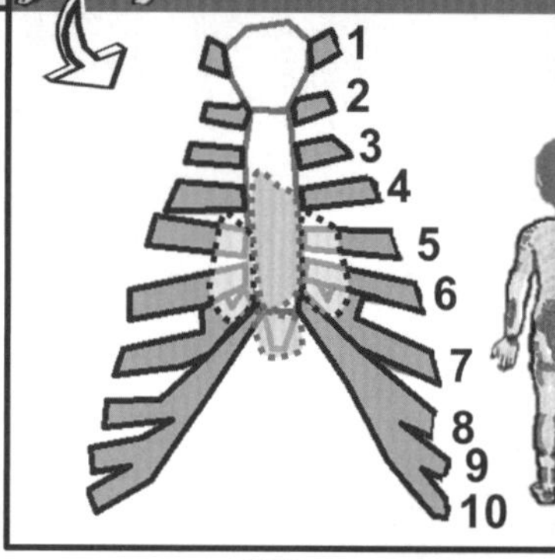

insertion 정지 부위

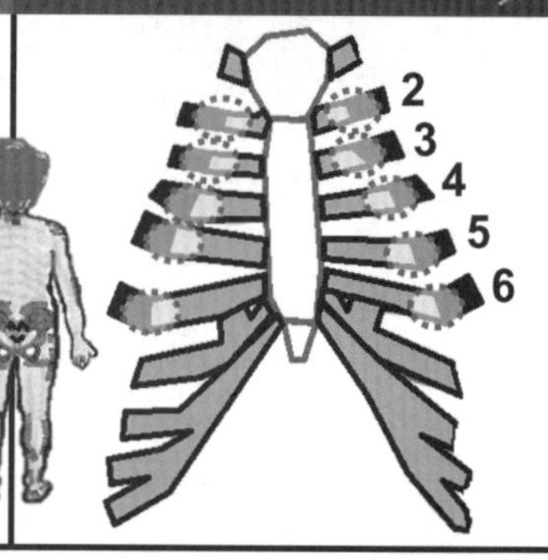

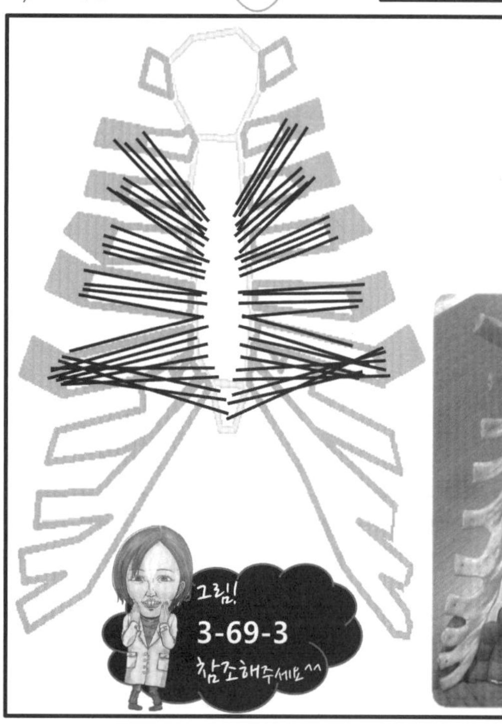

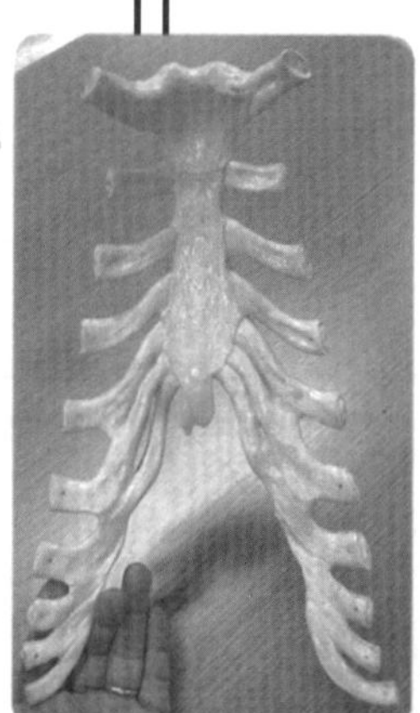

Motion 움직임

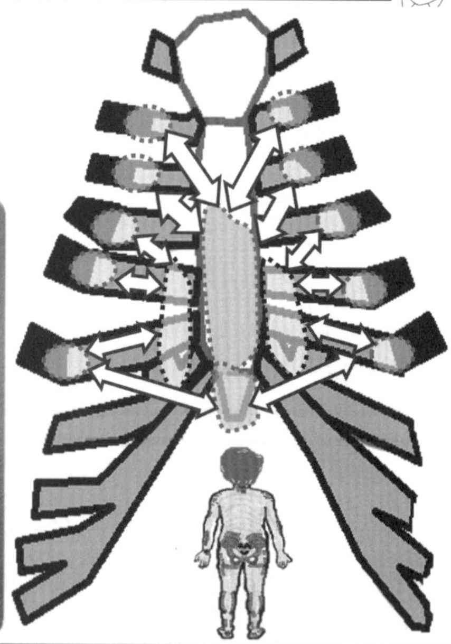

가슴**흉**胸
가로**횡**橫
힘줄**근**筋

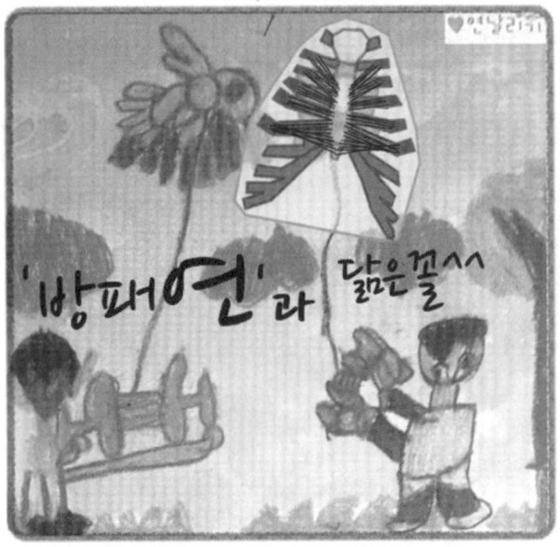

3-69-1

응답하라

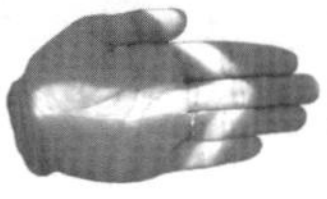

기시
정지

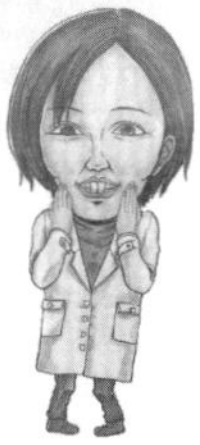

Transversus thoracis muscle

Origin

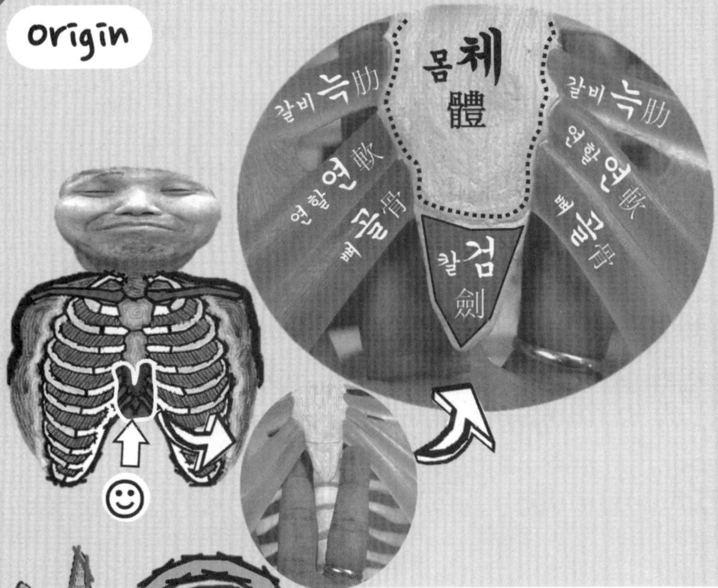

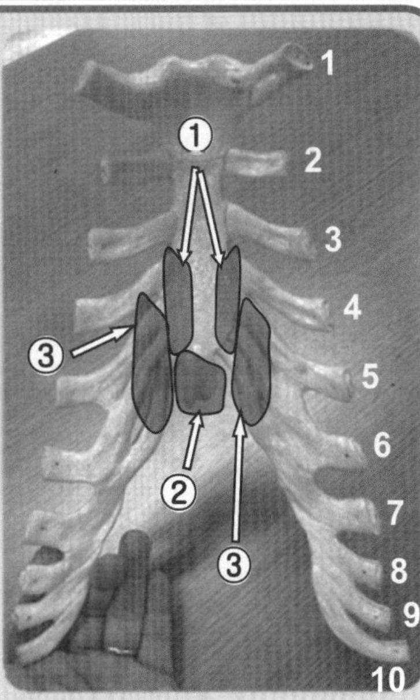

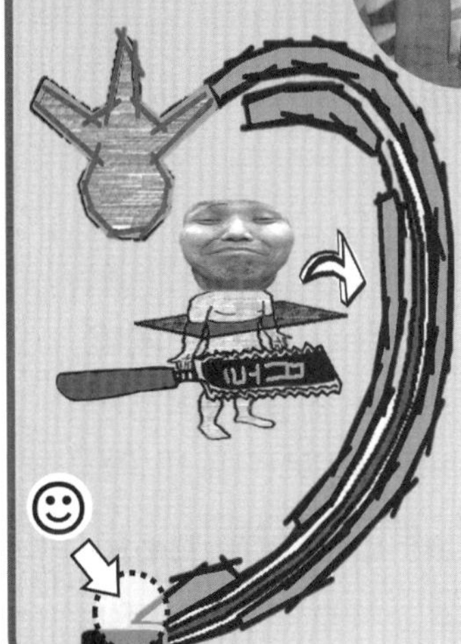

☺ ① 가슴**흉**胸 뼈**골**骨 (≒ 복장뼈) 의 **뒤**(≒ 심장과 접하는 면)**쪽** ☞ **아래부분**과

② 칼**검**劍 형상**상**狀 부딪칠**돌**突 일어날**기**起 (≒ 칼돌기) 의 ☞ **뒤쪽,** 그리고

③ 갈비**늑**肋 연할**연**軟 뼈**골**骨 (≒ 갈비뼈연골) (← **4번** 혹은 **5번~7번**과 연결된)의 ☞ 가슴**흉**胸 뼈**골**骨 끝**단**端 부분

Inferior portion with inner side of the **sternum** (①) & **xiphoid process** (②), and sternal ends of **costal cartilages** (③) of ribs (4)5~7

3-69-2

가슴**흉**胸
가로**횡**橫
힘줄**근**筋

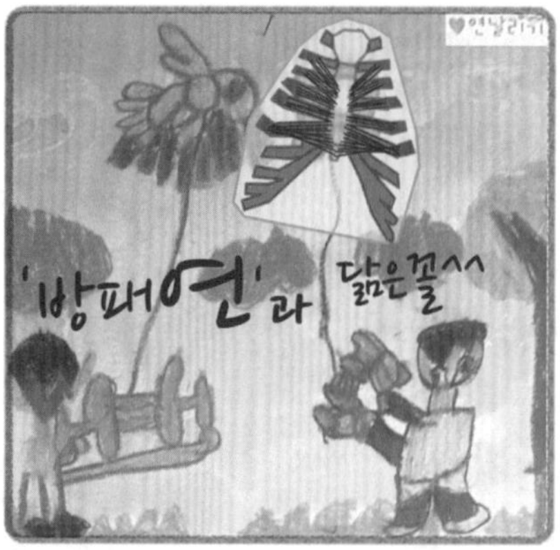

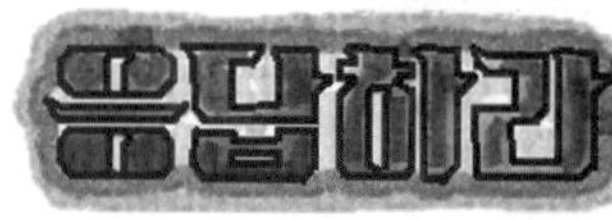

기시

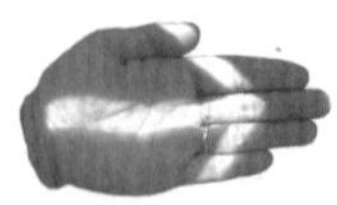

정지

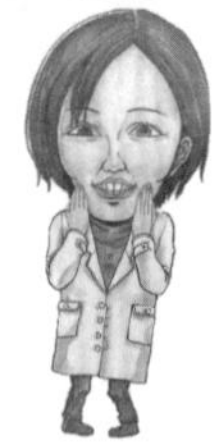

Transversus thoracis muscle

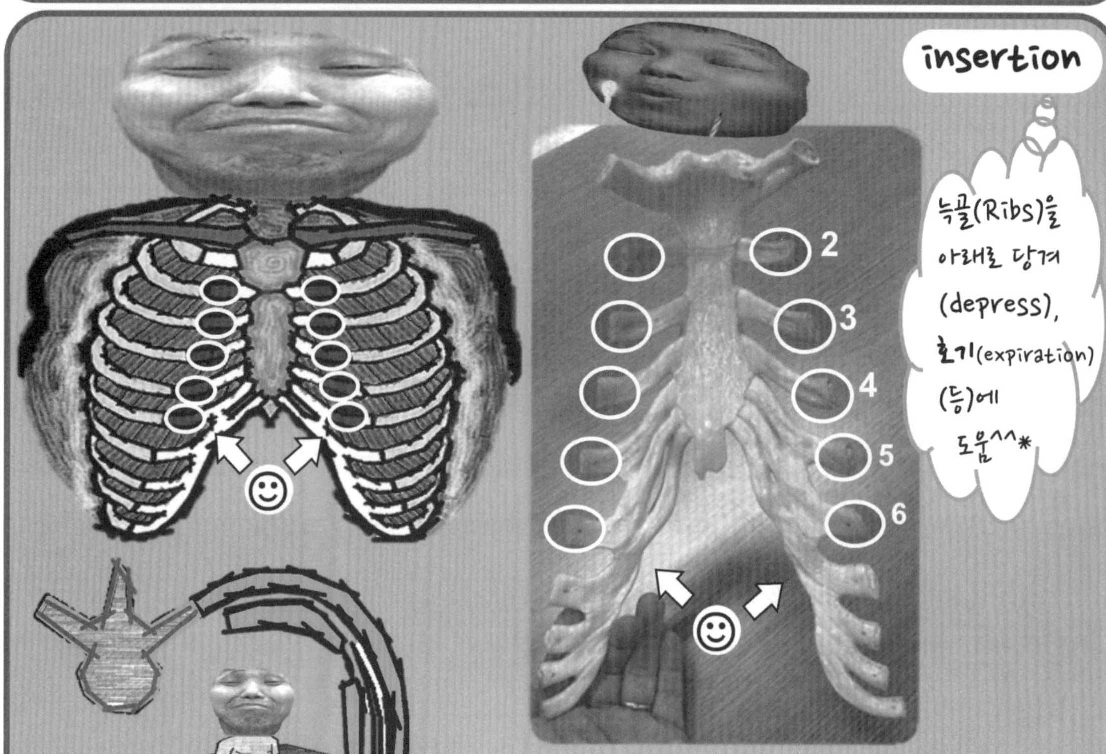

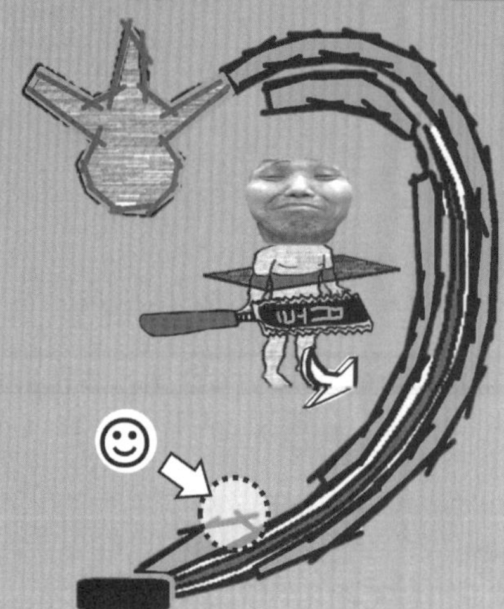

☺ 갈비**늑**肋 연할**연**軟 뼈**골**骨 (≒ 갈비뼈연골) 의 **뒤쪽**
(≒ **심장과 접하는 면**)
[← **2번째 ~ 6번째** 갈비**늑**肋 뼈**골**骨 (≒ 갈비뼈) 과 연결된]

Inner side of **costal cartilages**
(2nd ~ 6th of ribs)

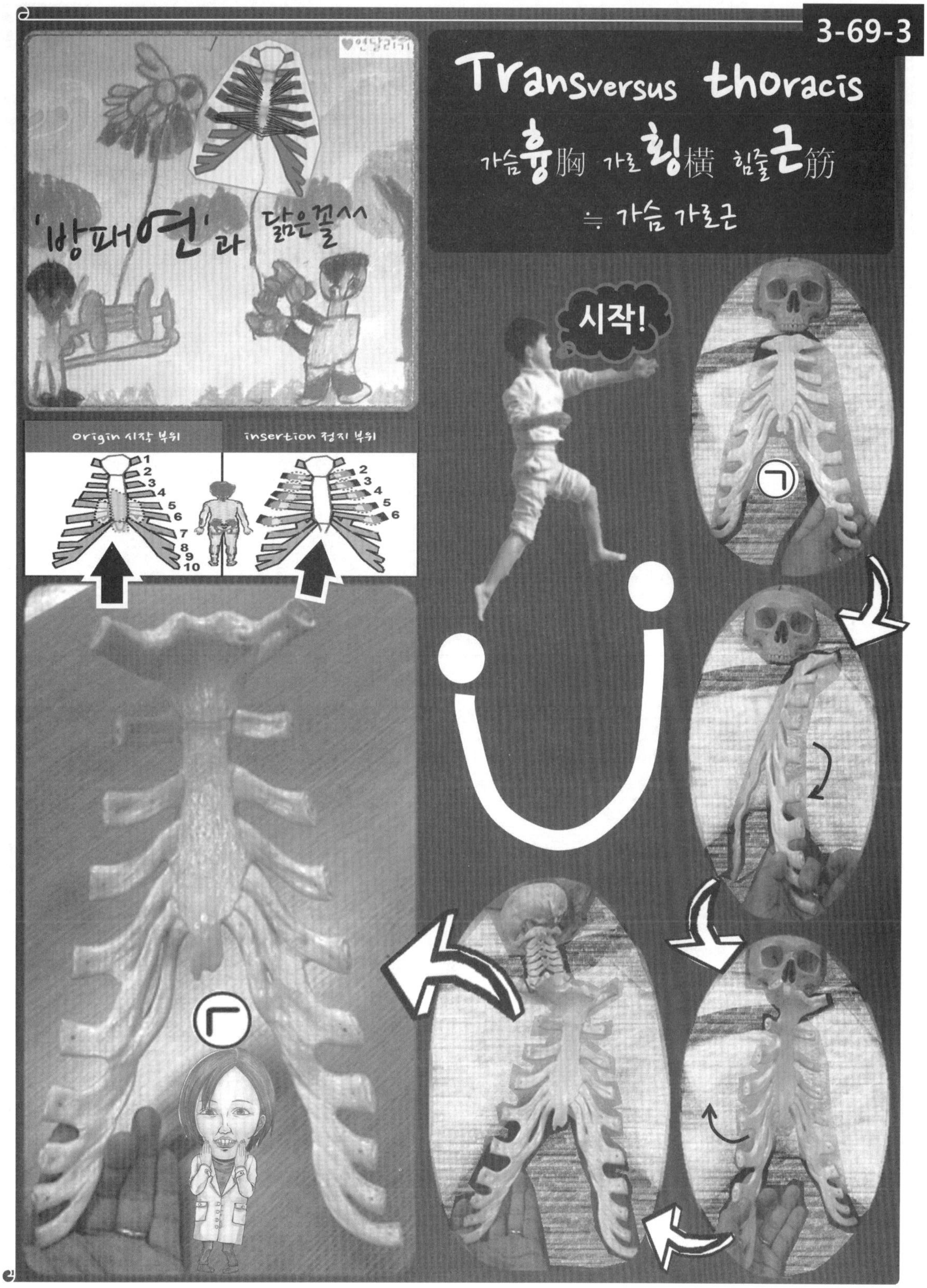
3-69-3
Transversus thoracis
가슴흉胸 가로횡橫 힘줄근筋
≒ 가슴 가로근
'방패연'과 닮은꼴ㅅㅅ
Origin 시작 부위
insertion 정지 부위
시작!

3-70

Subcostalis

갈비늑肋 아래하下 힘줄근筋

≒ 늑골 아래근

innervation 신경지배
intercostal nerves (T1 ~ T11)

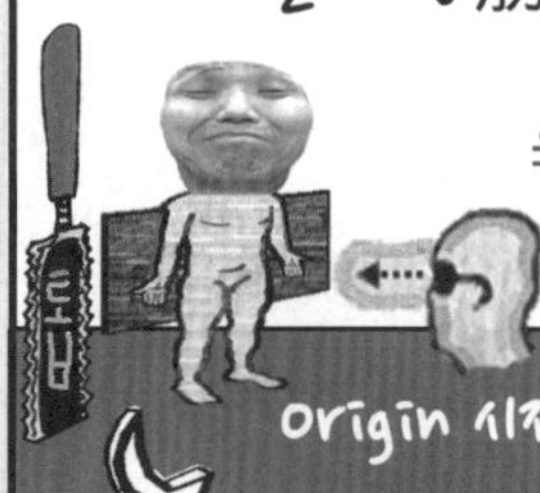

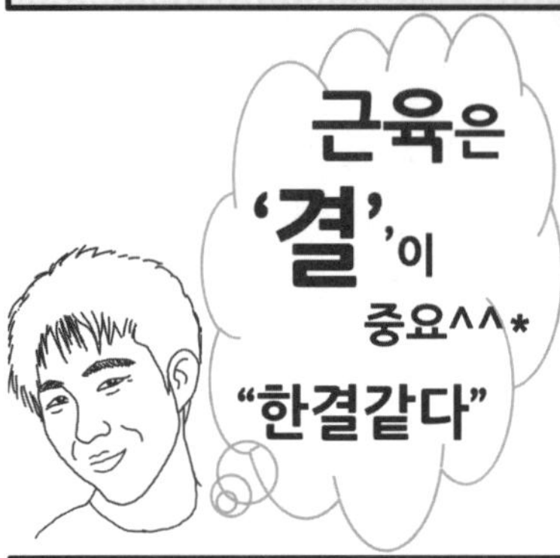

Origin 시작 부위	insertion 정지 부위

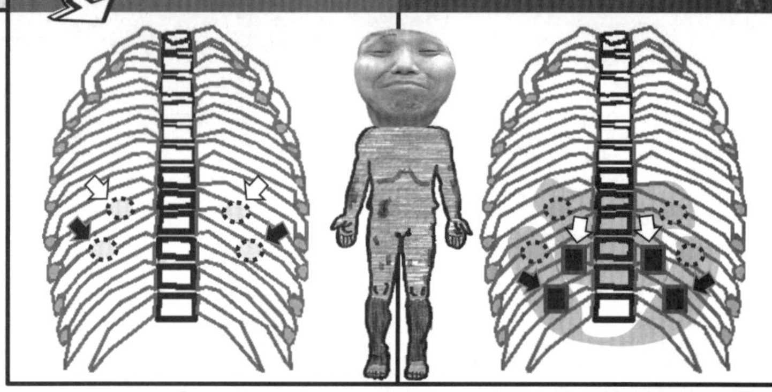

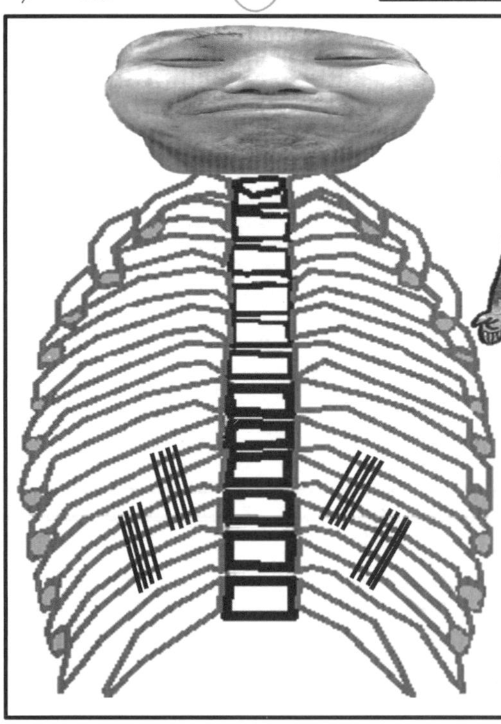

Motion 움직임

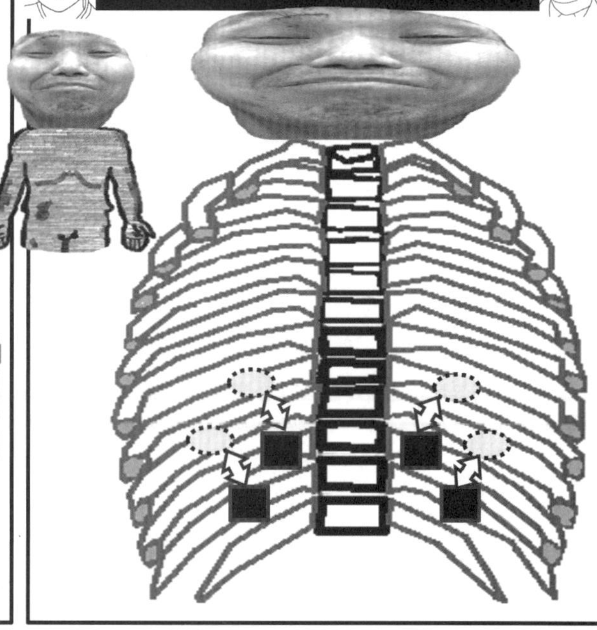

갈비**늑**肋
아래**하**下
힘줄**근**筋

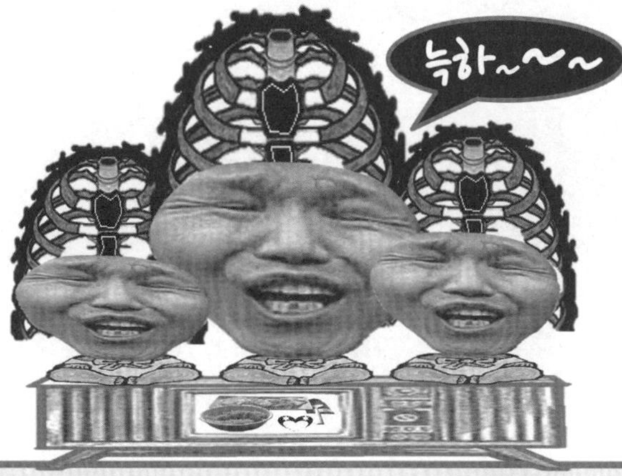

3-70-1

응답하라

기시
정지

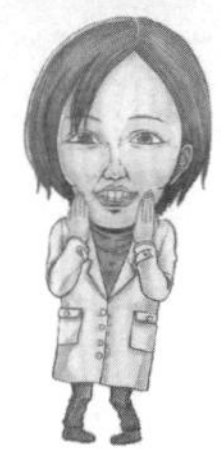

Subcostalis muscle

Origin

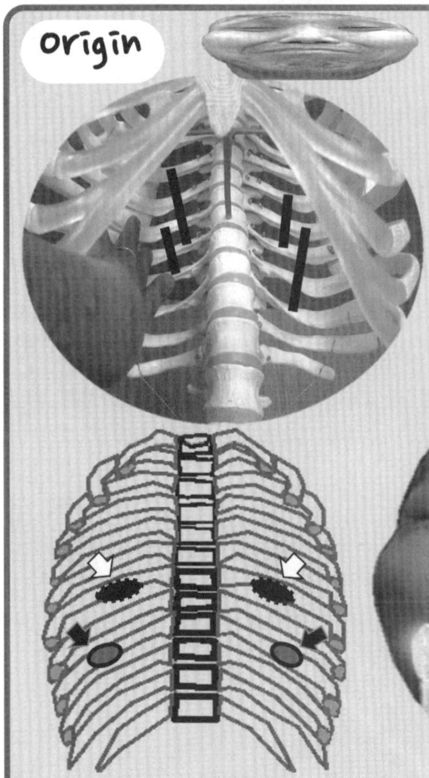

늑골(Ribs)을
아래로 당겨
(depress),
호기(expiration)
(등)에
도움^^*

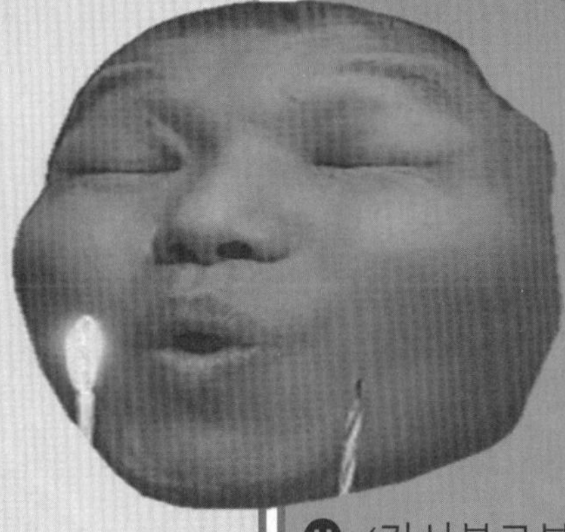

insertion

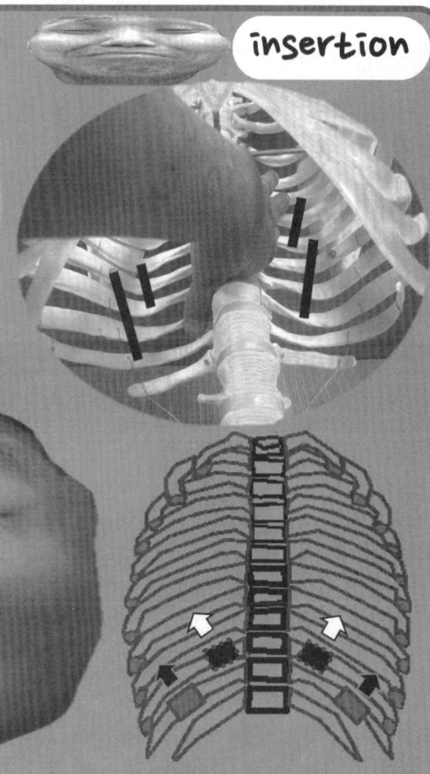

☺ 갈비**늑**肋 뼈**골**骨 (≒ 갈비뼈) 의
안**내**內 곁**측**側 낯**면**面
(다양한 숫자의 근육으로 존재합니다^^)
(Any of a variable number of muscles)

Internal surface of **ribs**

☻ (기시부로부터 2 혹은 3개
늑골 아래의 ►)
갈비**늑**肋 뼈**골**骨 (≒ 갈비뼈) 의
안**내**內 곁**측**側 낯**면**面

Internal surface of **ribs**
(► 2 or 3 levels below)

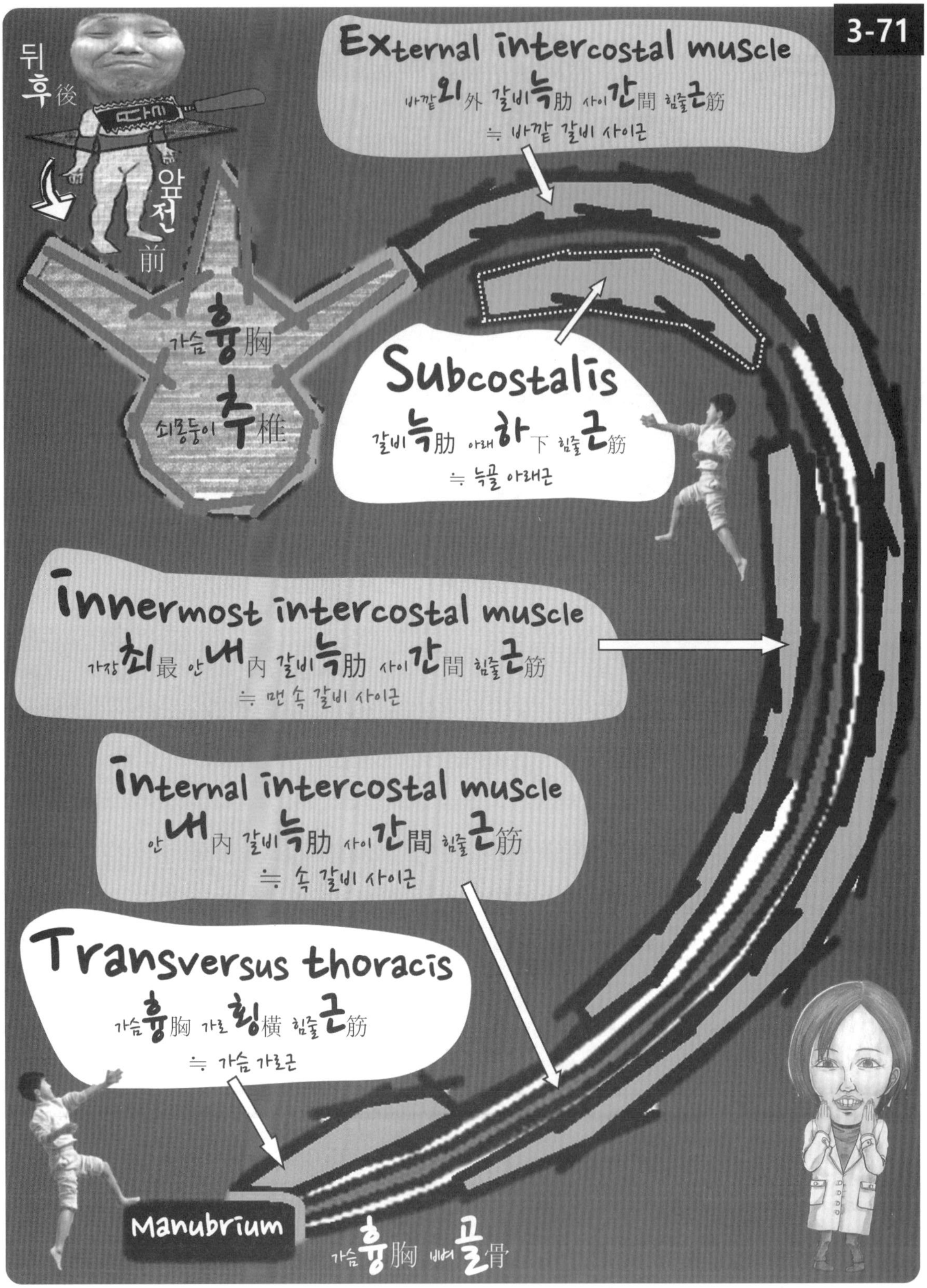
3-71
뒤 후後
앞 전 前
가슴 흉胸
쇠몽둥이 추椎
External intercostal muscle
바깥 외外 갈비 늑肋 사이 간間 힘줄 근筋
≒ 바깥 갈비 사이근
Subcostalis
갈비 늑肋 아래 하下 힘줄 근筋
≒ 늑골 아래근
Innermost intercostal muscle
가장 최最 안 내內 갈비 늑肋 사이 간間 힘줄 근筋
≒ 맨 속 갈비 사이근
Internal intercostal muscle
안 내內 갈비 늑肋 사이 간間 힘줄 근筋
≒ 속 갈비 사이근
Transversus thoracis
가슴 흉胸 가로 횡橫 힘줄 근筋
≒ 가슴 가로근
Manubrium
가슴 흉胸 뼈 골骨

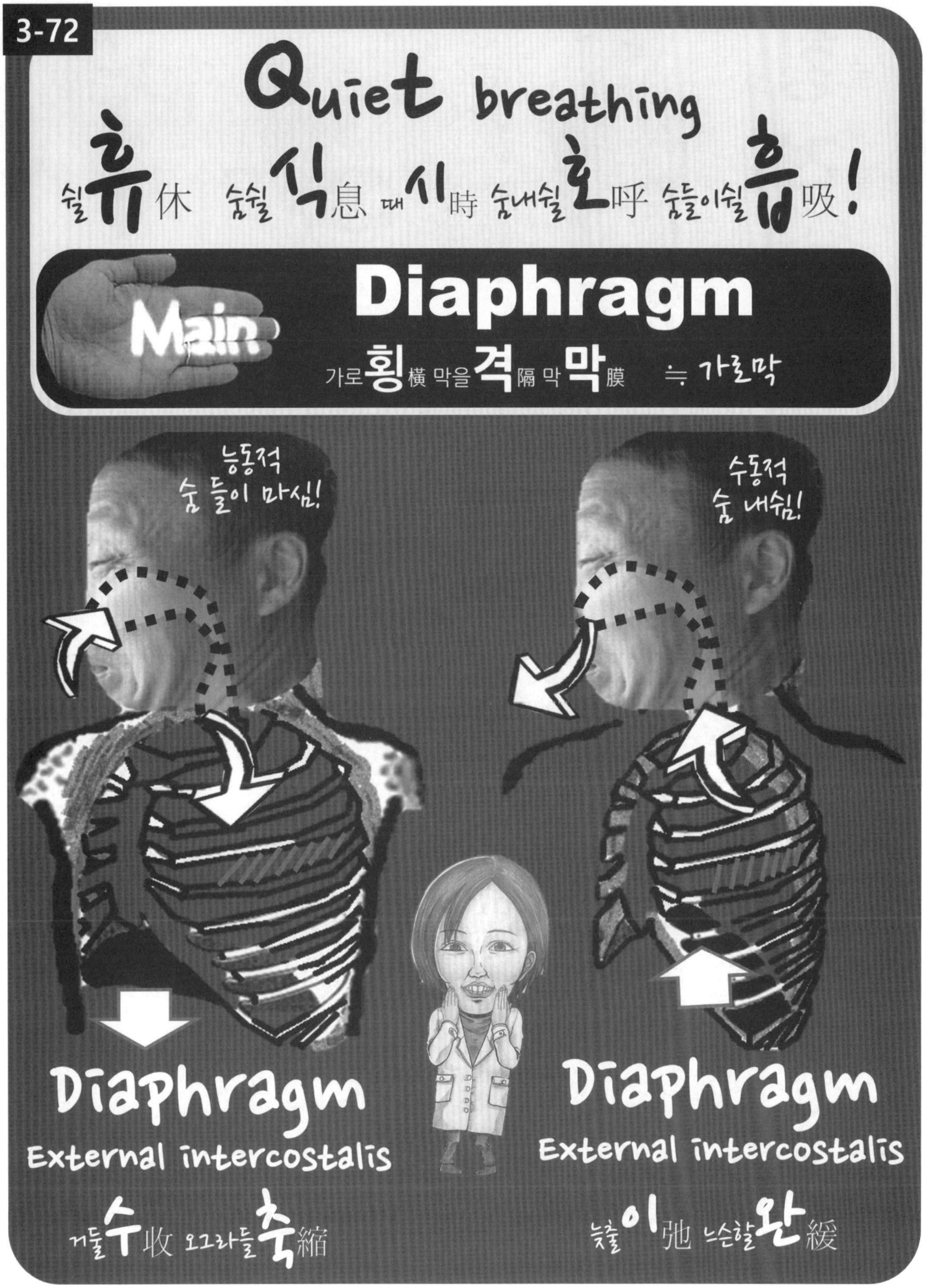
3-72
Quiet breathing
쉴 휴 休 숨쉴 식 息 때 시 時 숨내쉴 호 呼 숨들이쉴 흡 吸!
Main
Diaphragm
가로 횡 橫 막을 격 隔 막 막 膜 ≒ 가로막
능동적
숨 들이 마심!
수동적
숨 내쉼!
Diaphragm
External intercostalis
거둘 수 收 오그라들 축 縮
Diaphragm
External intercostalis
늦출 이 弛 느슨할 완 緩

가로 **횡** 橫
막을 **격** 隔
막 **막** 膜

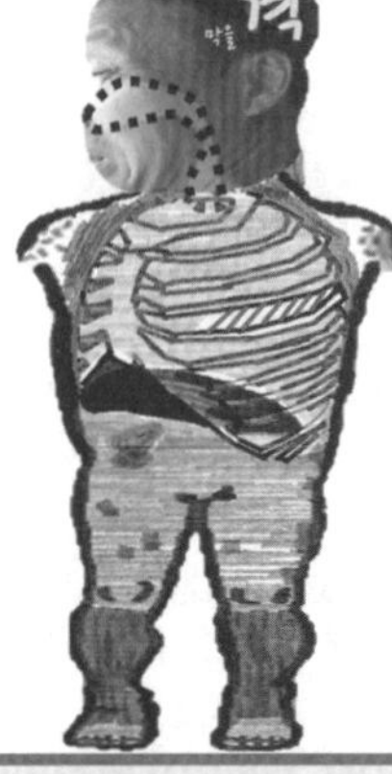

橫隔

3-72-1

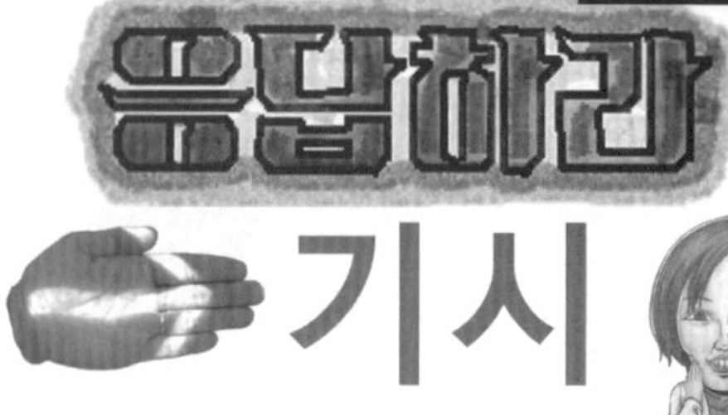

기시

정지

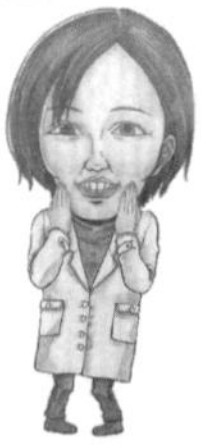

Diaphragm [☞ ㄱㄴㄷ(등)에서 기시^^]

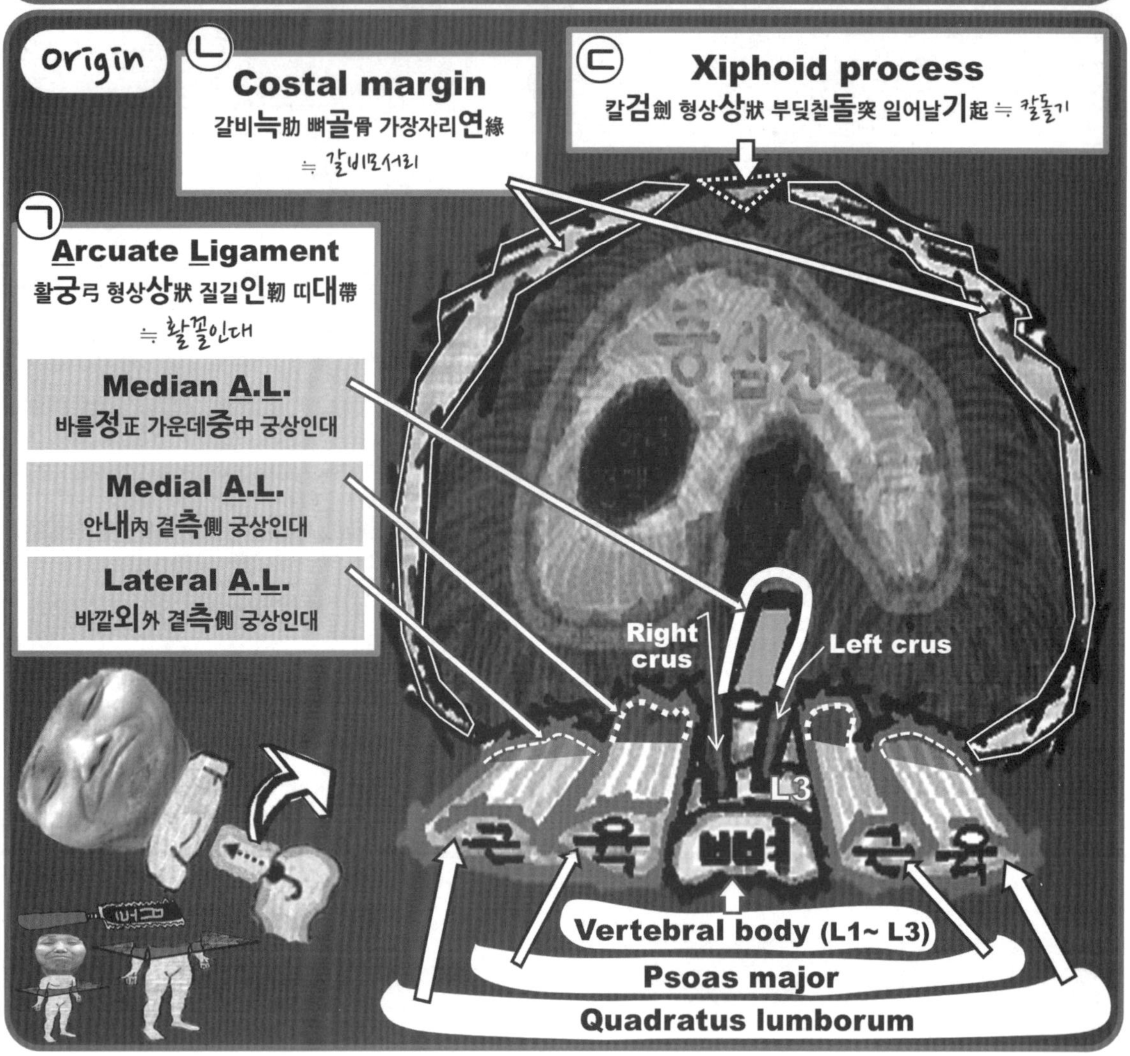

가로 **횡** 橫

막을 **격** 隔

막 **막** 膜

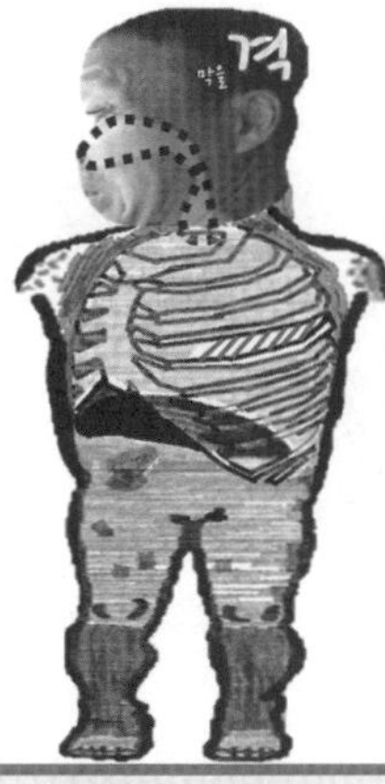

橫隔

3-72-2

응답하라

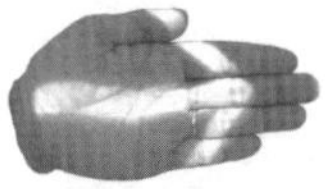

기시

정지

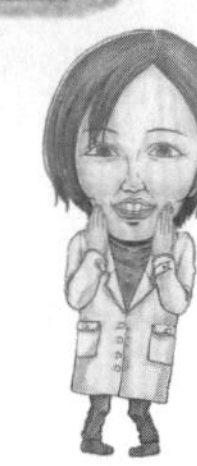

Diaphragm [☞ '중심건'에 정지^^]

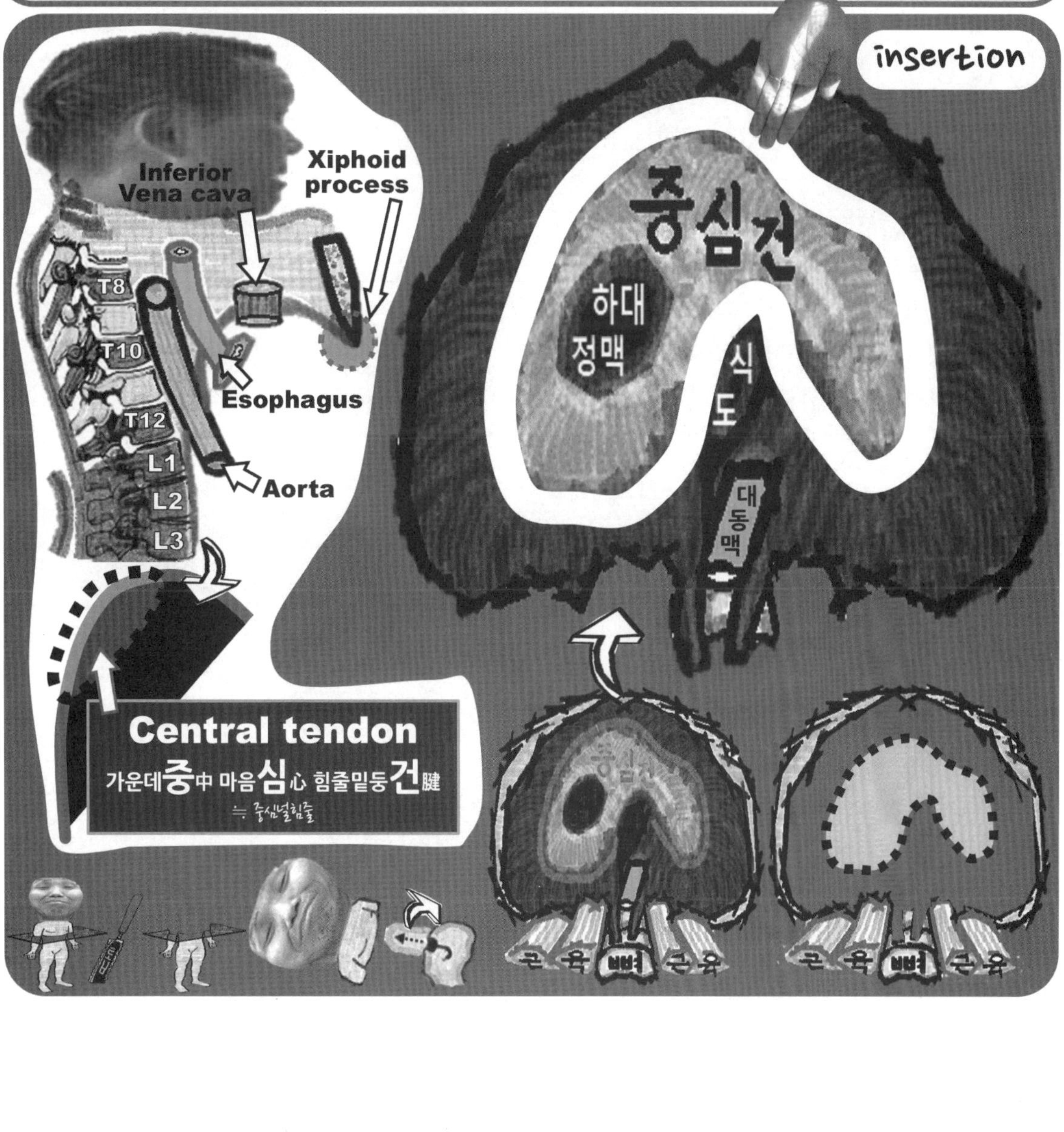

3-72-3

응답하라

기시

정지

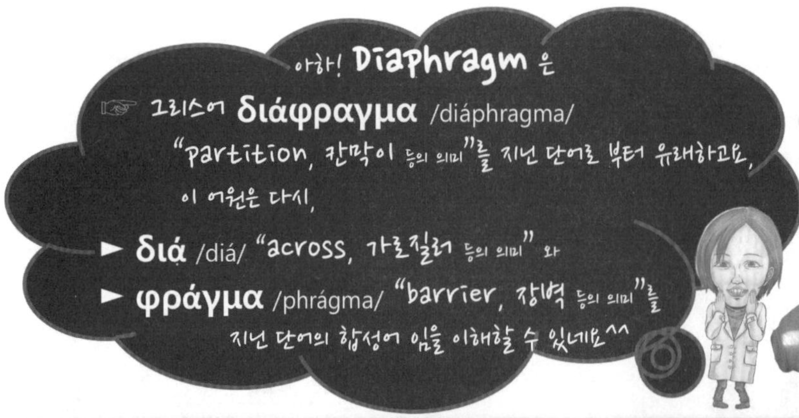

Diaphragm [☞ '중심건'에 정지^^]

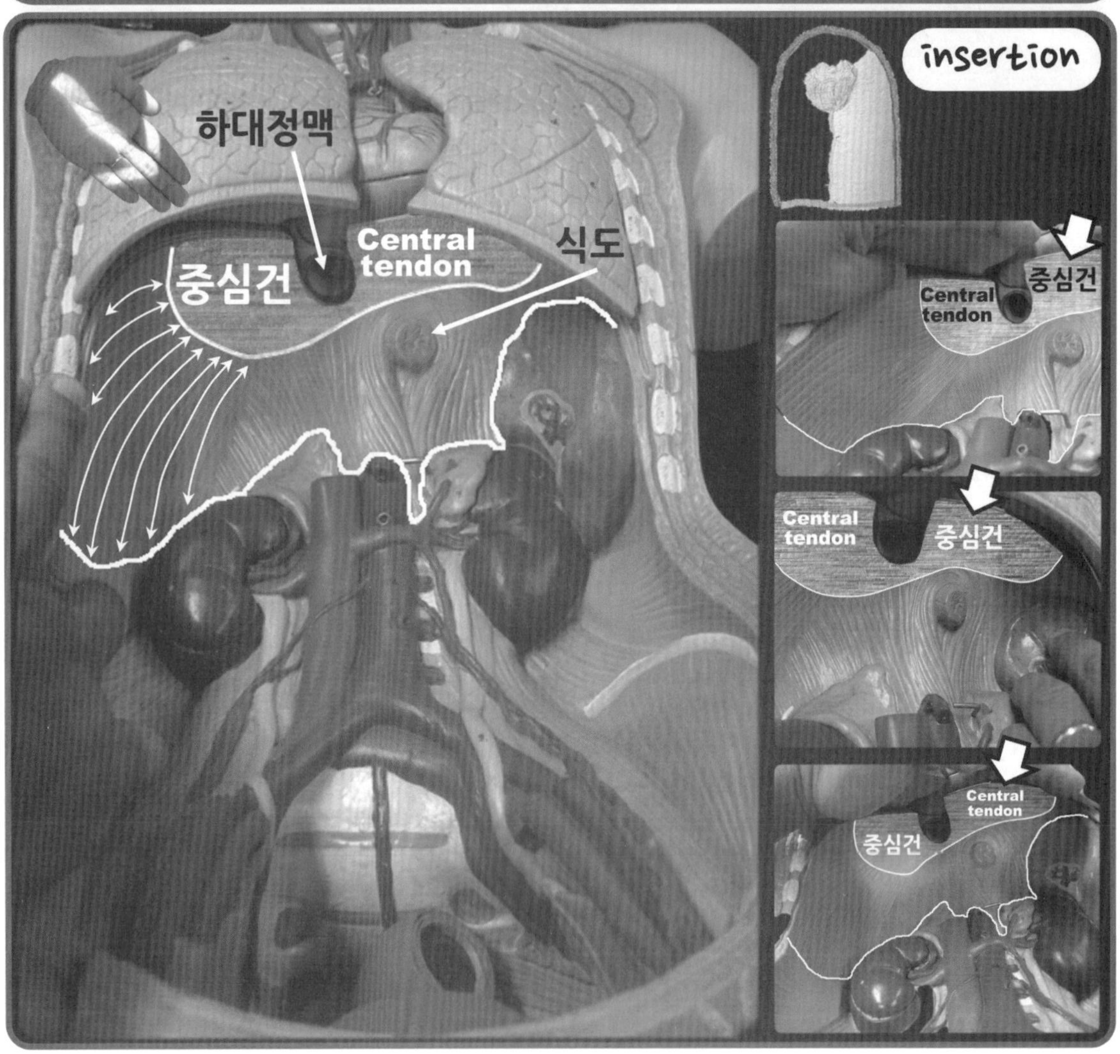

엄마!

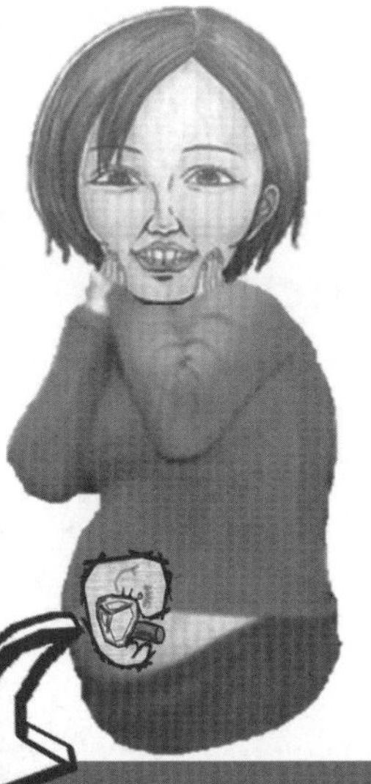

3-72-4

橫隔膜

가로횡 막을격 막막

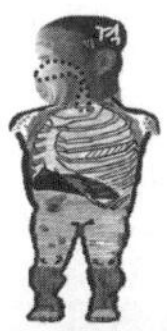

Diaphragm

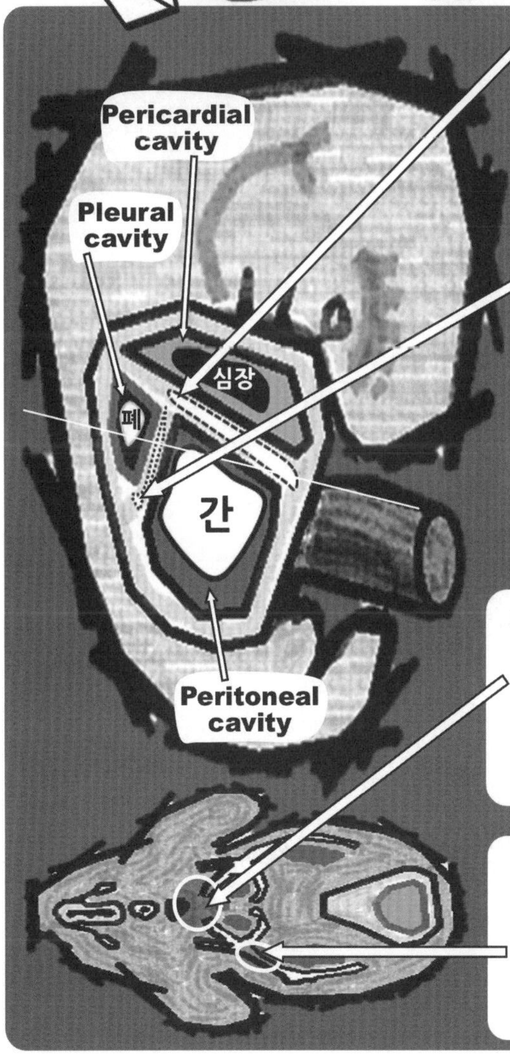

Septum transversum
가로횡橫 가운데중中 막을격隔
► **central tendon**
(가운데중中 마음심心 힘줄밑둥건腱)으로 발달!

Pleuroperitoneal membrane
가슴흉胸 배복腹 막막膜 막막膜
► **'primitive diaphragm**
근원원原 처음시始
가로횡橫 막을격隔 막막膜'을 형성!
(← dorsal mesentery of esophagus
와 septum transversum이 융합이 관여!)

' Dorsal esophageal mesentery
등배背 곁측側 밥식食 길도道
창자장腸 사이간間 막막膜 '
► **crus** (다리각脚)으로 발달!

Body wall 몸체體 울타리벽壁
► 횡격막 바깥쪽의 말초 부분
(peripheral portions
of the diaphragm outside layer)을 형성!

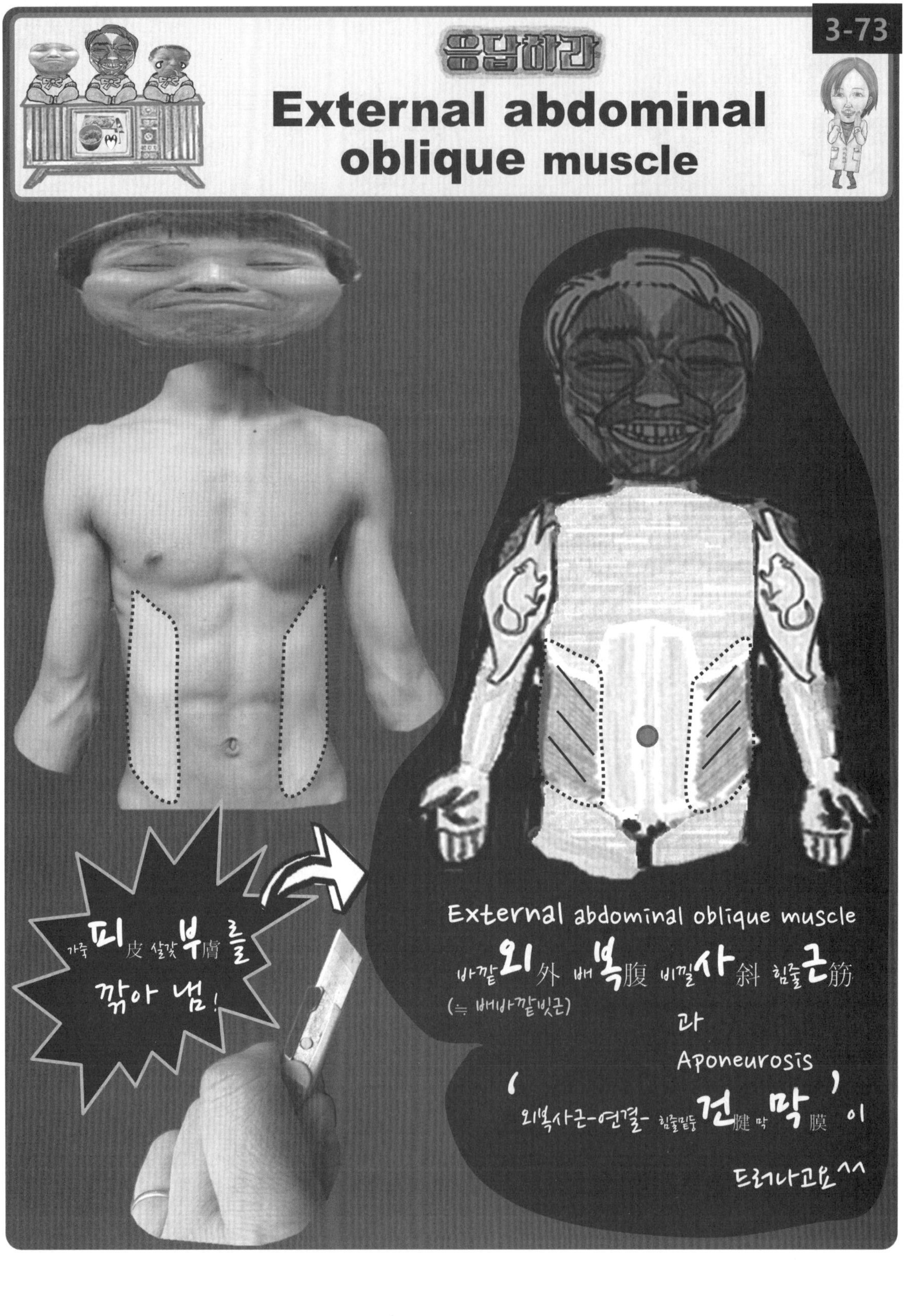
3-73
응답하라
External abdominal oblique muscle
가죽 피皮 살갗 부膚 를
깎아 냄!
External abdominal oblique muscle
바깥 외外 배 복腹 비낄 사斜 힘줄 근筋
(≒ 배바깥빗근)
과
Aponeurosis
'외복사근-연결- 힘줄밑둥 건腱 막 막膜' 이
드러나고요^^

3-73-1

External abdominal oblique

바깥 **외** 外 배 **복** 腹 비낄 **사** 斜 힘줄 **근** 筋

≒ 배 바깥 빗근

innervation 신경지배

intercostal nerves (T7 ~ T11)

Subcostal nerve (T12)

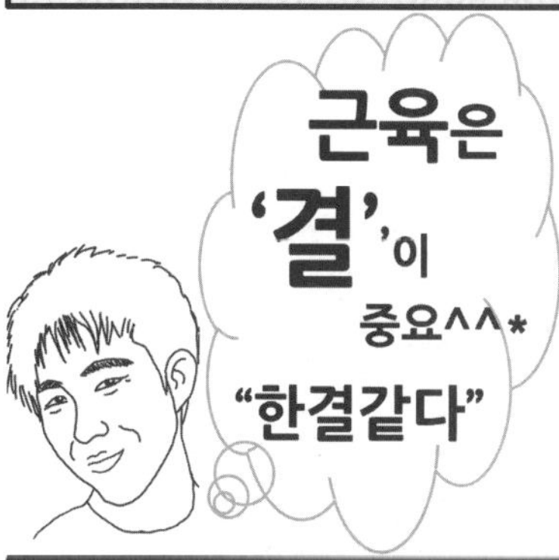

Origin 시작 부위

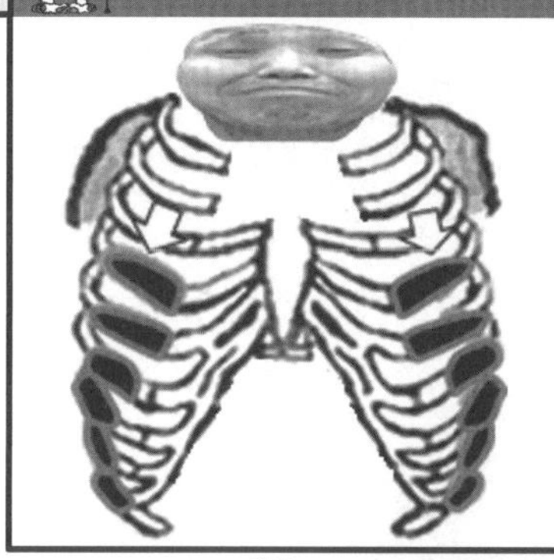

insertion 정지 부위

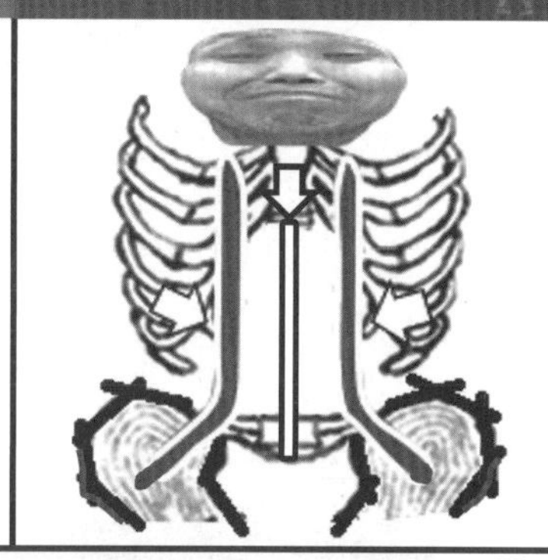

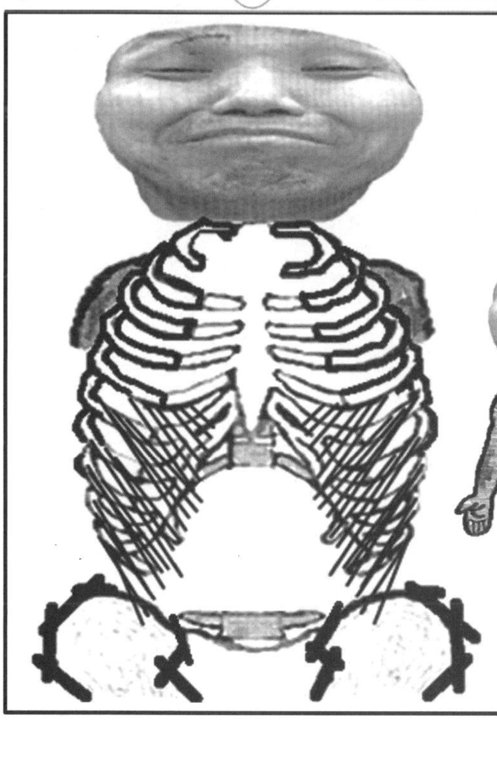

Motion 움직임

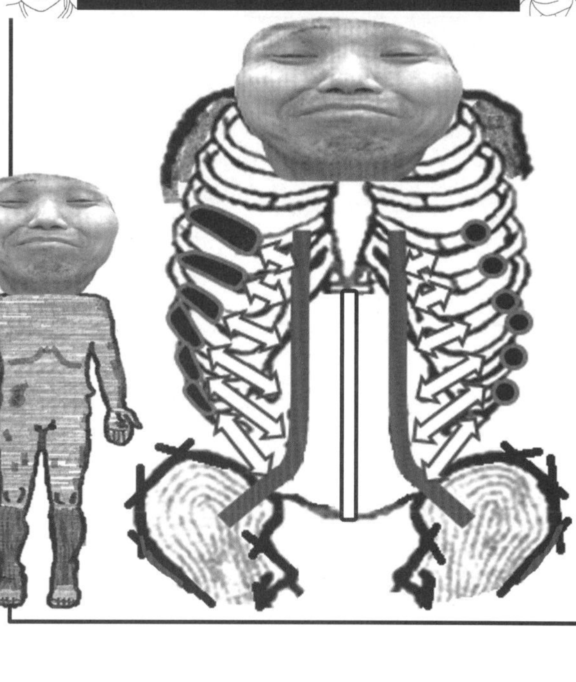

3-73-2

바깥**외**外
배**복**腹
비낄**사**斜
힘줄**근**筋

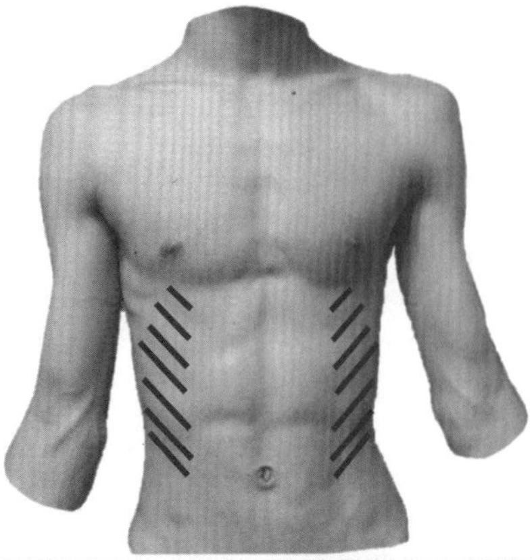

응답하라
기시
정지

External abdominal oblique muscle

Origin

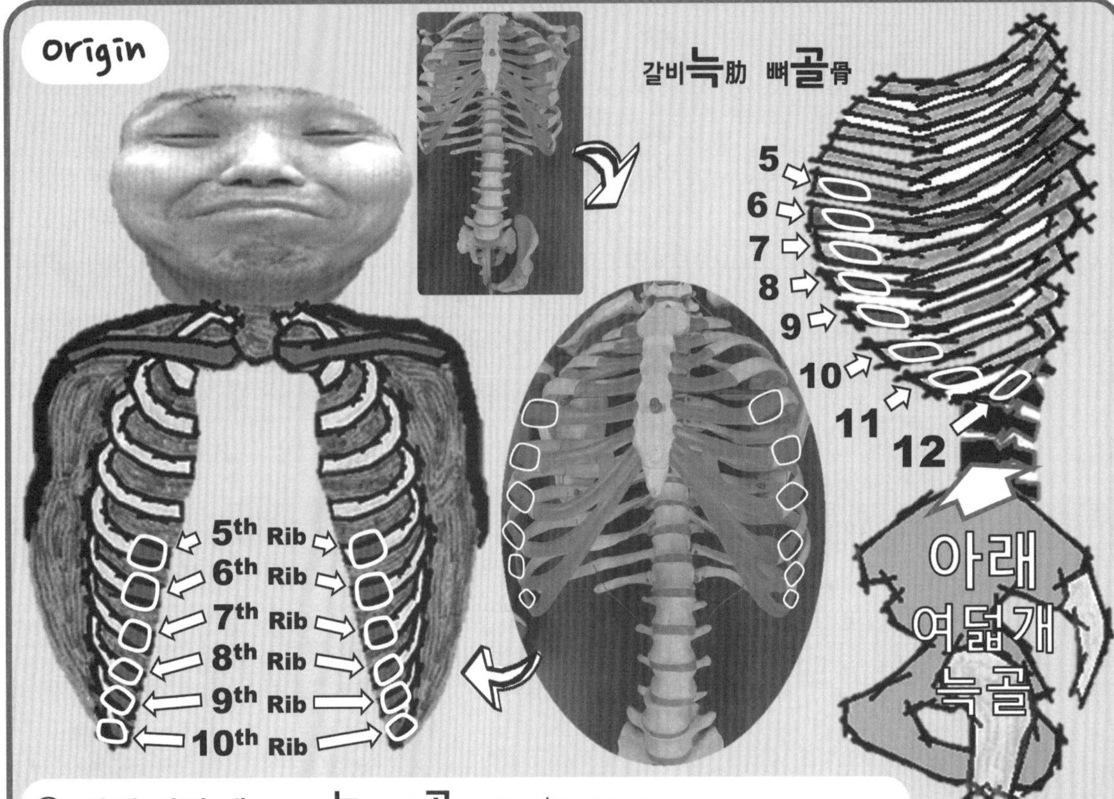

☺ **아래 여덟 개** ► 갈비**늑**肋 뼈**골**骨 (≒ 갈비뼈), 즉

☞ 차례**제**第 **5** 차례**번**番 **늑골~ 제 12 번 늑골**의

바깥**외**外 곁**측**側 낯**면**面

External surfaces of the lower eight **ribs**

(☞ **5th ~ 12th Rib**)

바깥**외**外
배**복**腹
비낄**사**斜
힘줄**근**筋

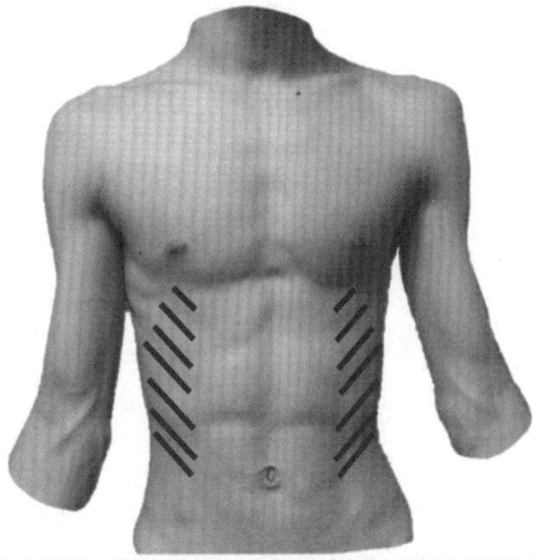

3-73-3

응답하라

기시

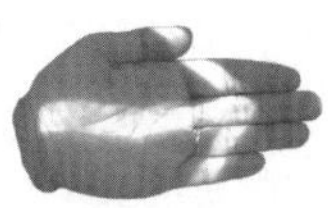

정지

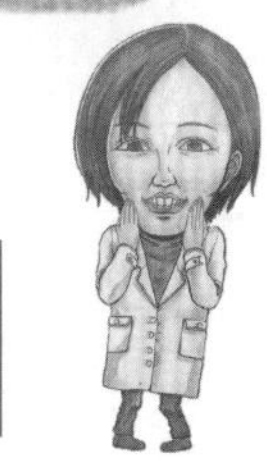

External abdominal oblique muscle

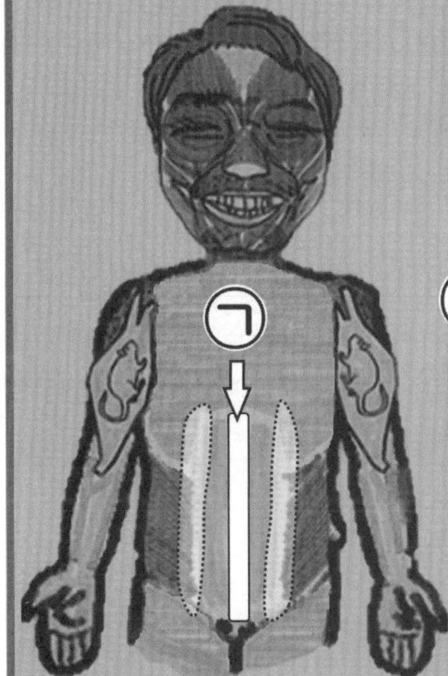

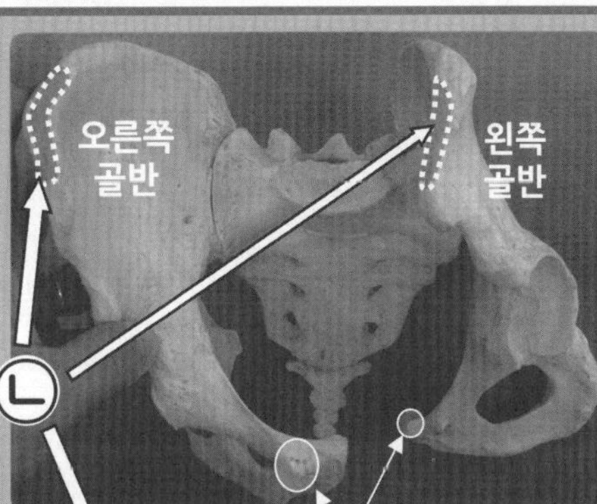

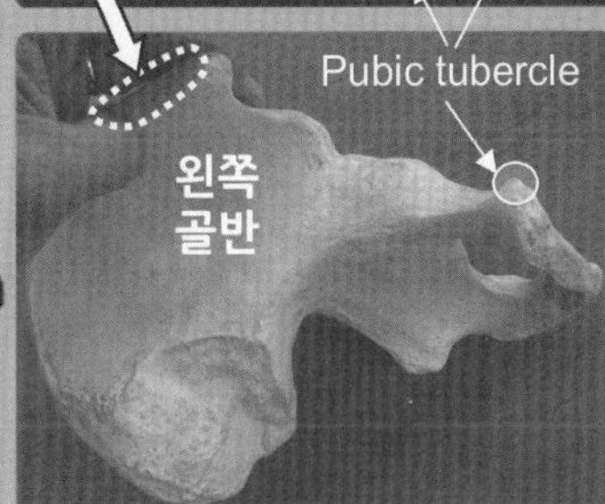

insertion

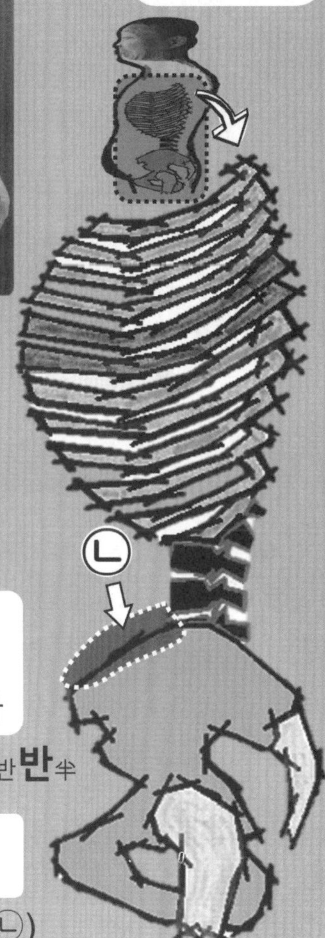

㉠ 흰**백**白 줄**선**線 (≒ 백색선)
(☞ 부끄러울**치**恥 뼈**골**骨 맺을**결**結 마디**절**節 (등) 까지
(≒ 두덩뼈결절) **연장**된 힘줄밑둥**건**腱 막**막**膜) 과

㉡ 창자**장**腸 뼈**골**骨 모**능**稜 (≒ 엉덩뼈능선) 의 **앞쪽** 꺾을**절**折 절반**반**半

Linea alba (㉠) (≒ aponeurosis)
(☞ extends to the **pubic tubercle** and others)

& the anterior half of **iliac crest** (㉡)

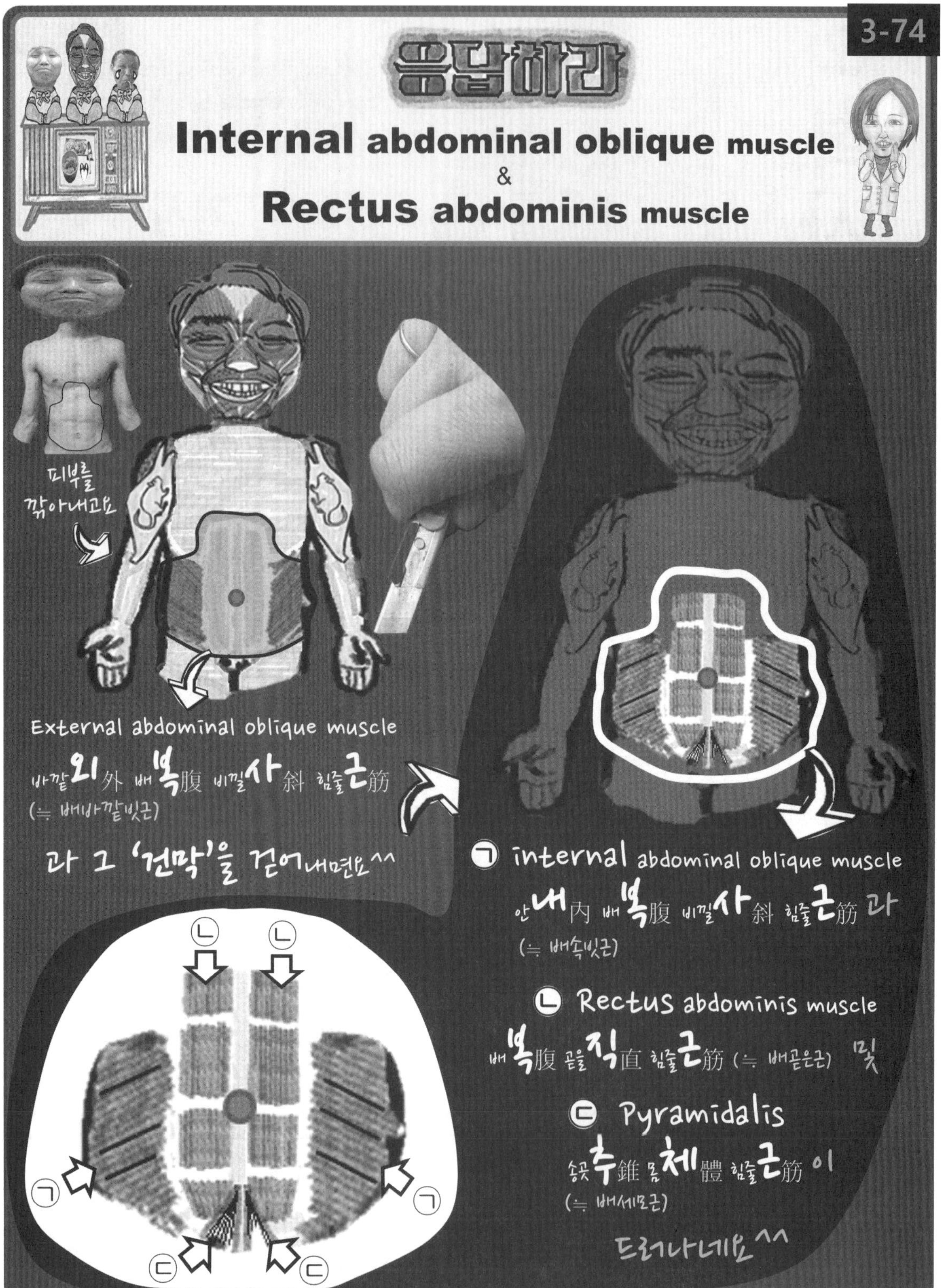
3-74
응답하라
Internal abdominal oblique muscle
&
Rectus abdominis muscle
피부를 깎아내고요
External abdominal oblique muscle
바깥외外 배복腹 비낄사斜 힘줄근筋
(≒ 배바깥빗근)
과 그 '건막'을 걷어내면요^^
ㄱ internal abdominal oblique muscle
안내內 배복腹 비낄사斜 힘줄근筋 과
(≒ 배속빗근)
ㄴ Rectus abdominis muscle
배복腹 곧을직直 힘줄근筋 (≒ 배곧은근) 및
ㄷ Pyramidalis
송곳추錐 몸체體 힘줄근筋 이
(≒ 배세모근)
드러나네요^^

3-75

Internal abdominal oblique

안 **내** 內 배 **복** 腹 비낄 **사** 斜 힘줄 **근** 筋

≒ 배속빗근

innervation 신경지배
intercostal nerve (T7 – T11)
Subcostal nerve (T12)
iliohypogastric nerve (L1)
ilioinguinal nerve (L1)

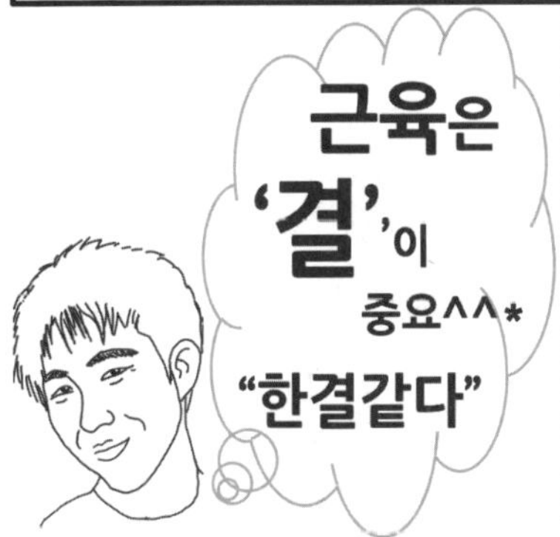

Origin 시작 부위

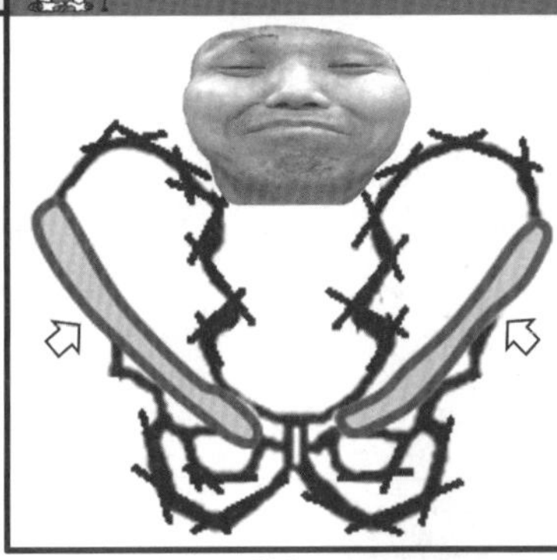

insertion 정지 부위

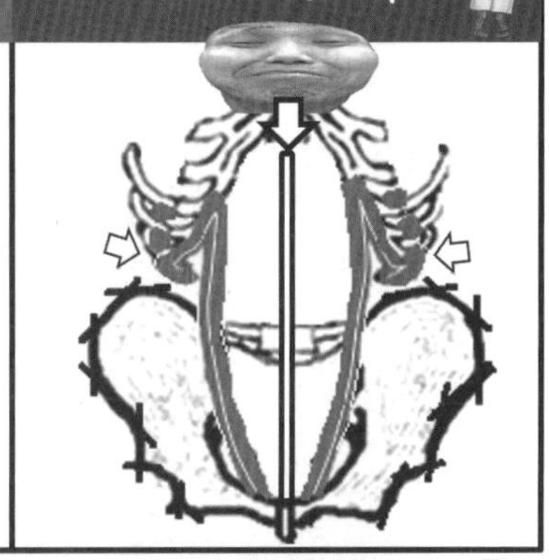

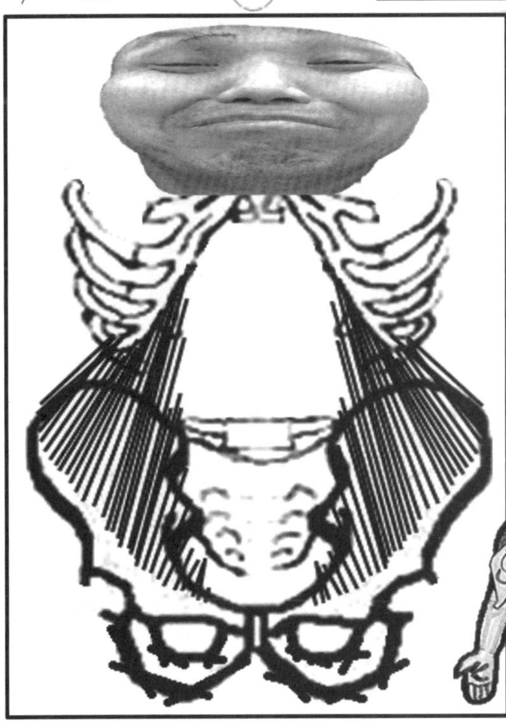

Motion 움직임

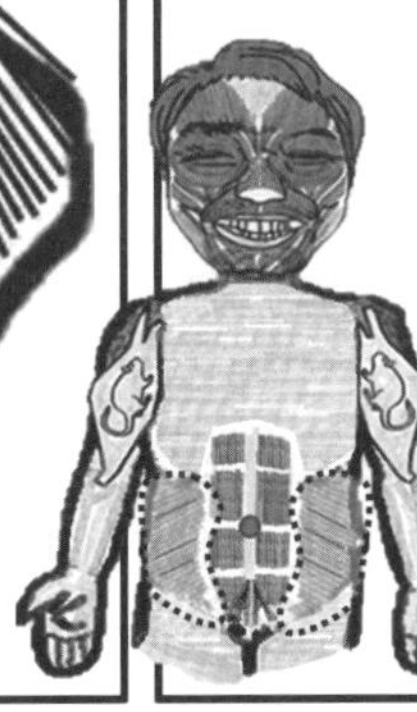

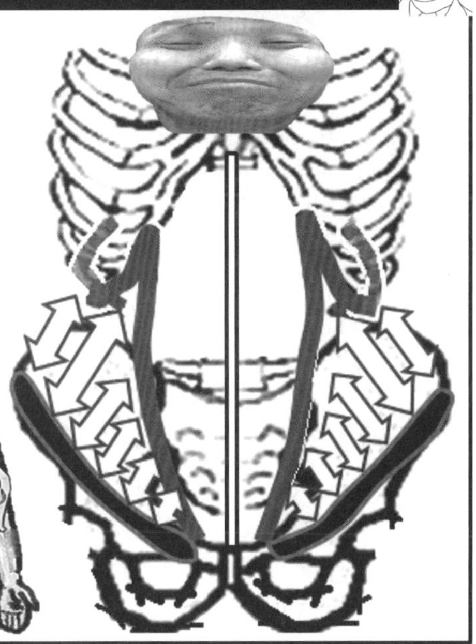

안**내**內
배**복**腹
비낄**사**斜
힘줄**근**筋

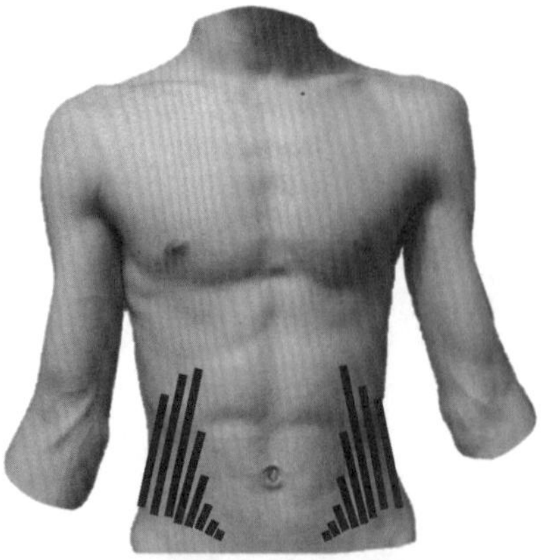

3-75-1

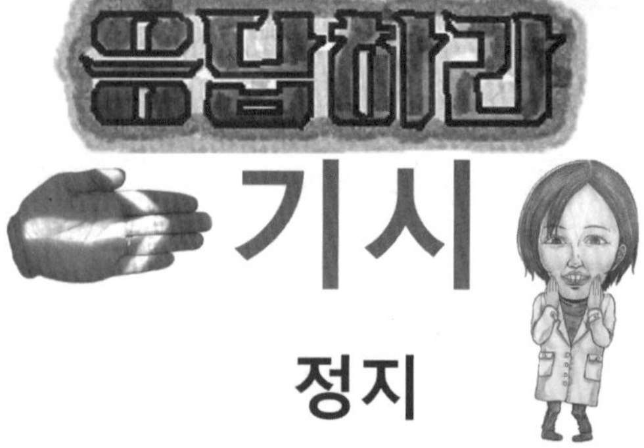

Internal abdominal oblique muscle

Origin

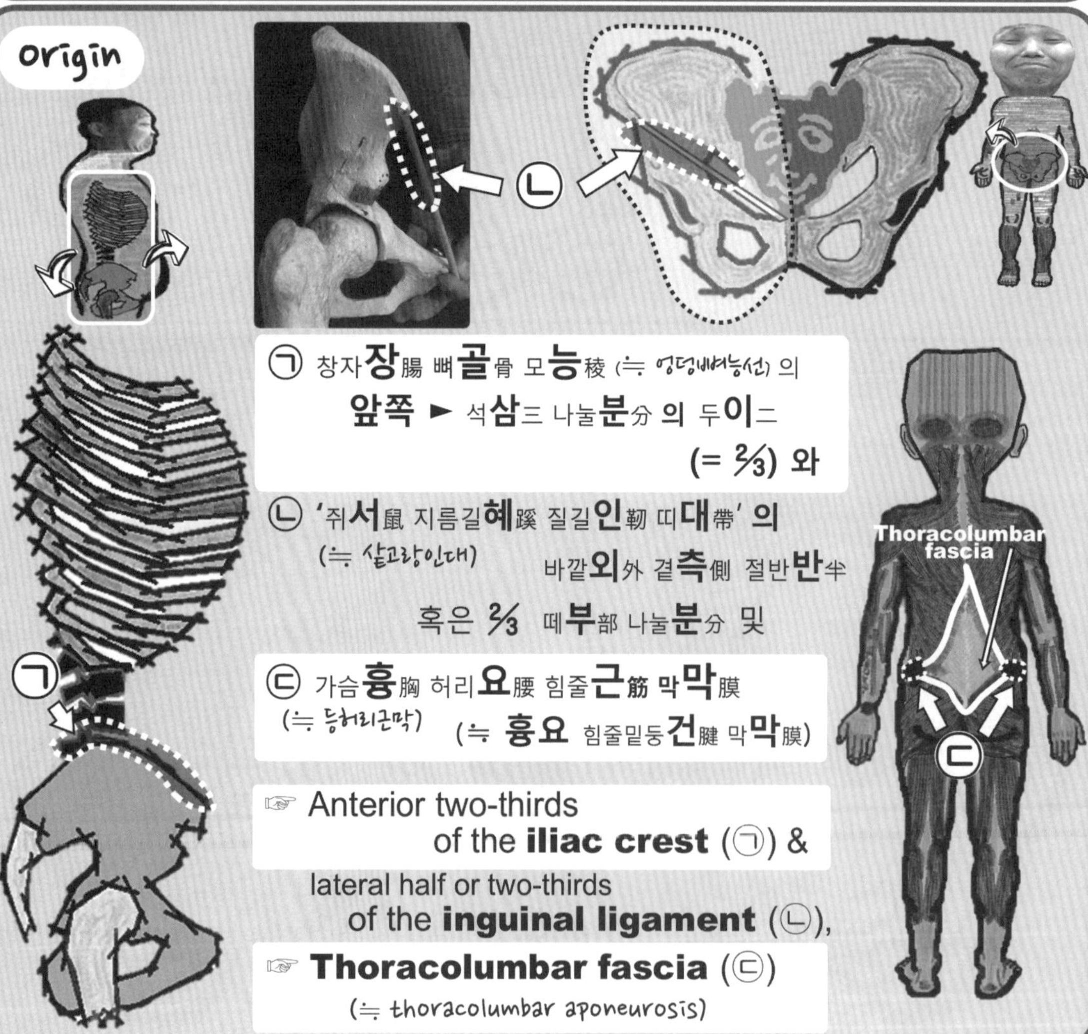

ㄱ 창자**장**腸 뼈**골**骨 모**능**稜 (≒ 엉덩뼈능선) 의 **앞쪽** ► 석**삼**三 나눌**분**分 의 두**이**二 (= ⅔) 와

ㄴ '쥐**서**鼠 지름길**혜**蹊 질길**인**靭 띠**대**帶' 의 (≒ 샅고랑인대) 바깥**외**外 곁**측**側 절반**반**半 혹은 ⅔ 떼**부**部 나눌**분**分 및

ㄷ 가슴**흉**胸 허리**요**腰 힘줄**근**筋 막**막**膜 (≒ 등허리근막) (≒ **흉요** 힘줄밑동**건**腱 막**막**膜)

☞ Anterior two-thirds of the **iliac crest** (ㄱ) &
lateral half or two-thirds of the **inguinal ligament** (ㄴ),

☞ **Thoracolumbar fascia** (ㄷ)
(≒ thoracolumbar aponeurosis)

안**내**內
배**복**腹
비낄**사**斜
힘줄**근**筋

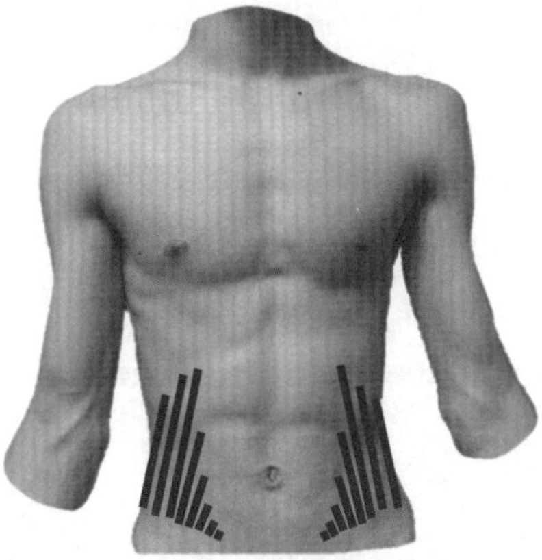

3-75-2

응답하라

기시

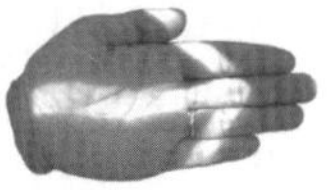

정지

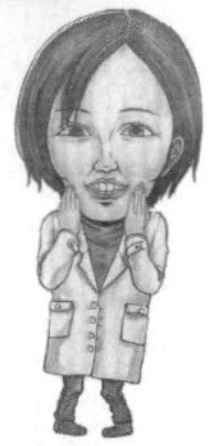

Internal abdominal oblique muscle

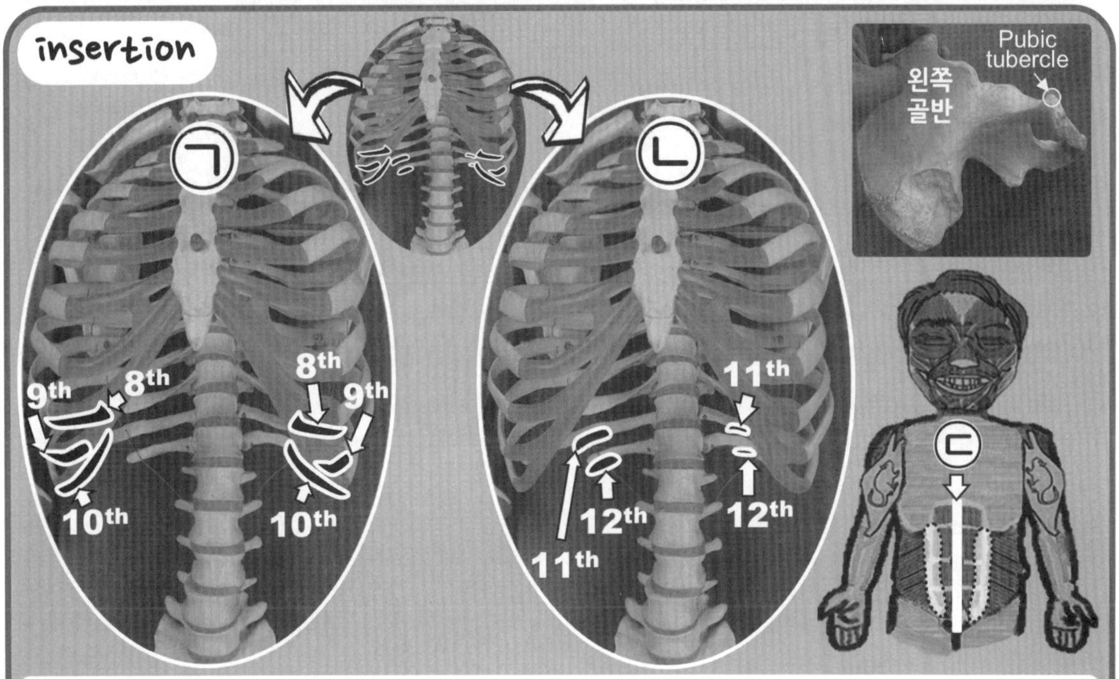

㉠ **제8번 늑골~ 제10번 늑골**에 연결된 갈비**늑**肋 연할**연**軟 뼈**골**骨 (≒ 갈비뼈연골) 과
㉡ **제11, 12번 늑골**(≒ 갈비뼈)의 아래**하**下 가장자리**연**緣 (≒ 아래모서리) 그리고,

㉢ 부끄러울**치**恥 뼈**골**骨 맺을**결**結 마디**절**節 (≒ 두덩뼈결절) (등)을
포함한 흰**백**白 줄**선**線 (≒ 백색선) (까지 연장)

☞ Inferior border of the **costal cartilages** (㉠)
of the 8th through 10th ribs & **11th** and **12th ribs** (㉡)

☞ **Linea alba** (㉢) (including of pubic tubercle and others)

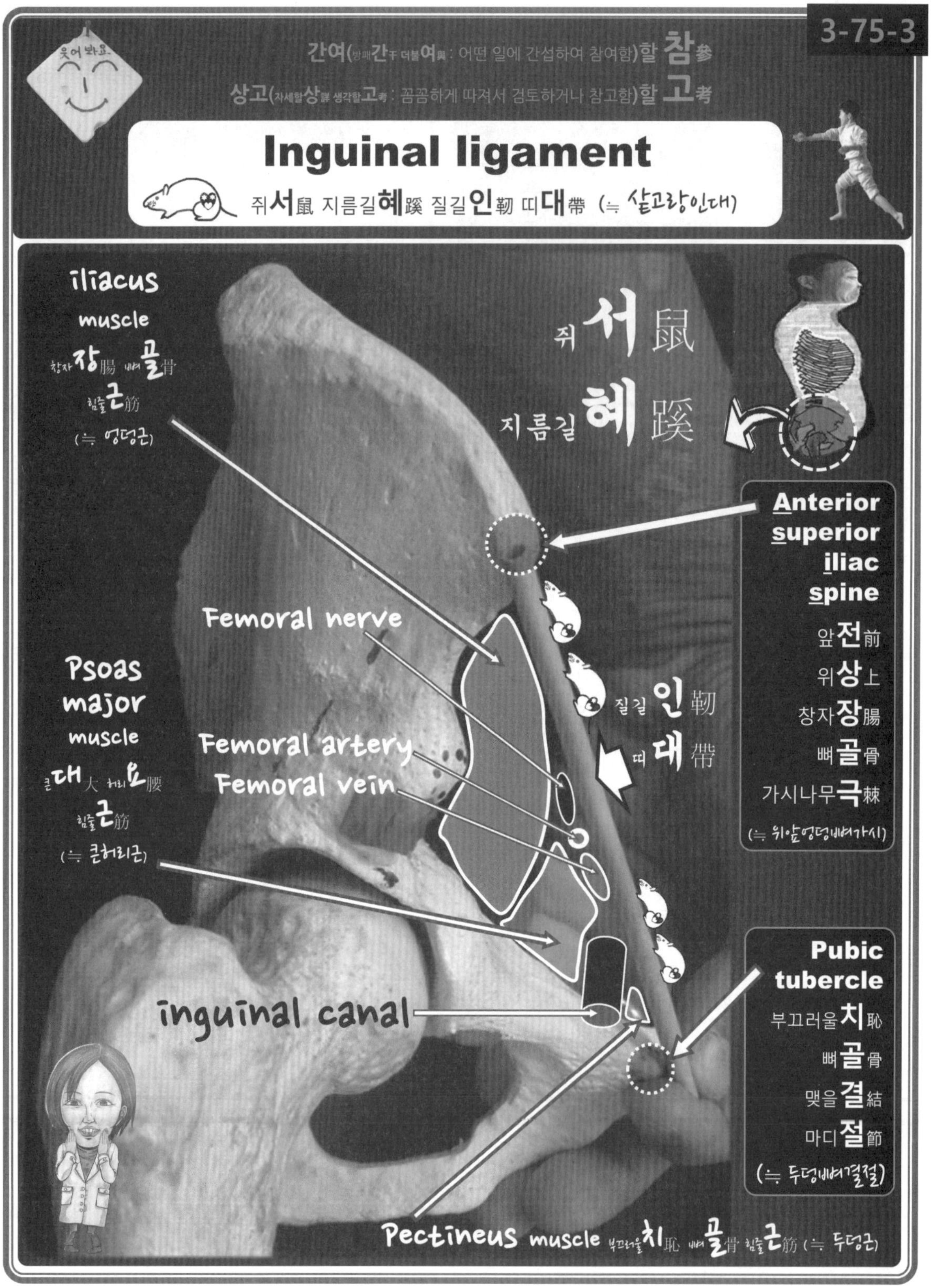
3-75-3
웃어 봐요.
간여(방패간干 더불여與 : 어떤 일에 간섭하여 참여함)할 참參
상고(자세할상詳 생각할고考 : 꼼꼼하게 따져서 검토하거나 참고함)할 고考
Inguinal ligament
쥐서鼠 지름길혜蹊 질길인靭 띠대帶 (≒ 샅고랑인대)
iliacus muscle
창자장腸 뼈골骨 힘줄근筋
(≒ 엉덩근)
쥐 서 鼠
지름길 혜 蹊
Anterior superior iliac spine
앞전前
위상上
창자장腸
뼈골骨
가시나무극棘
(≒ 위앞엉덩뼈가시)
Femoral nerve
Psoas major muscle
큰대大 허리요腰
힘줄근筋
(≒ 큰허리근)
질길 인 靭
띠 대 帶
Femoral artery
Femoral vein
inguinal canal
Pubic tubercle
부끄러울치恥
뼈골骨
맺을결結
마디절節
(≒ 두덩뼈결절)
Pectineus muscle 부끄러울치恥 뼈골骨 힘줄근筋 (≒ 두덩근)

3-76

Rectus abdominis

배 복腹 곧을 직直 힘줄 근筋

≒ 배 곧은근

innervation 신경지배

Intercostal nerves (T7 ~ T11)

Subcostal nerve (T12)

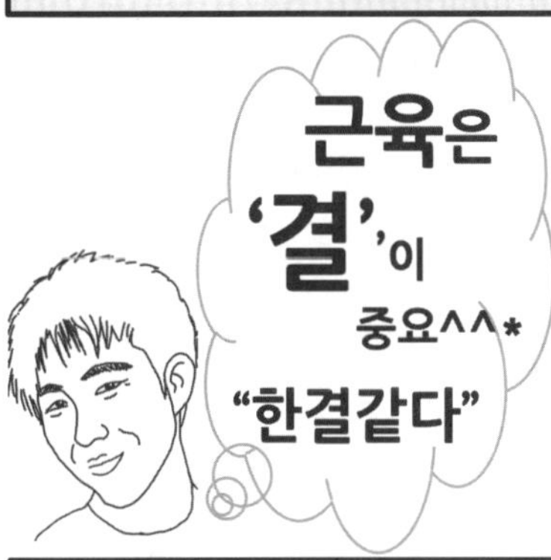

Origin 시작 부위	insertion 정지 부위
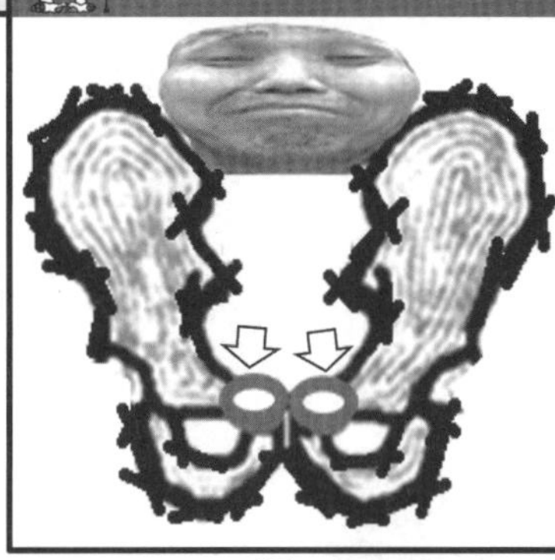	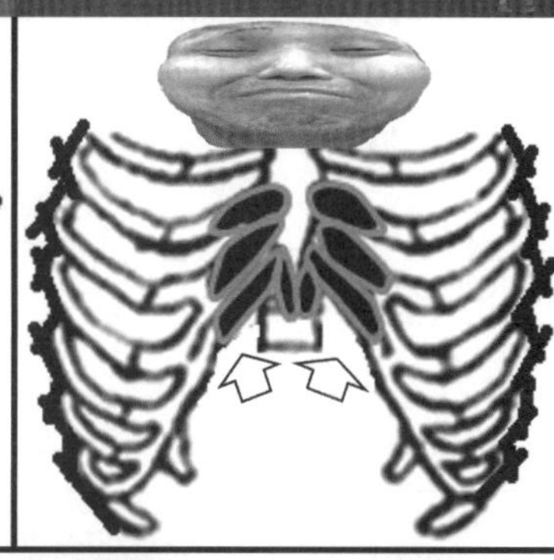

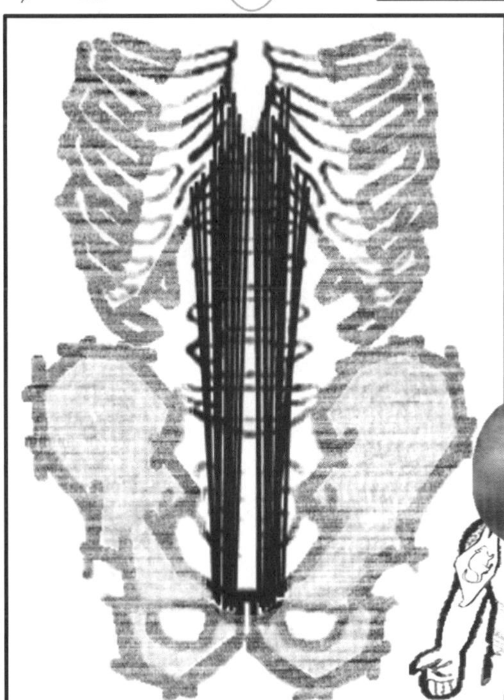

Motion 움직임

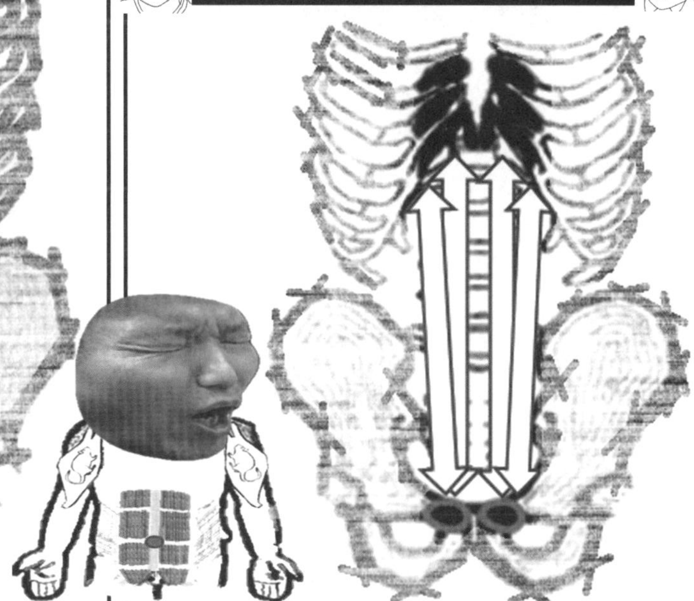

3-76-1

배**복**腹
곧을**직**直
힘줄**근**筋

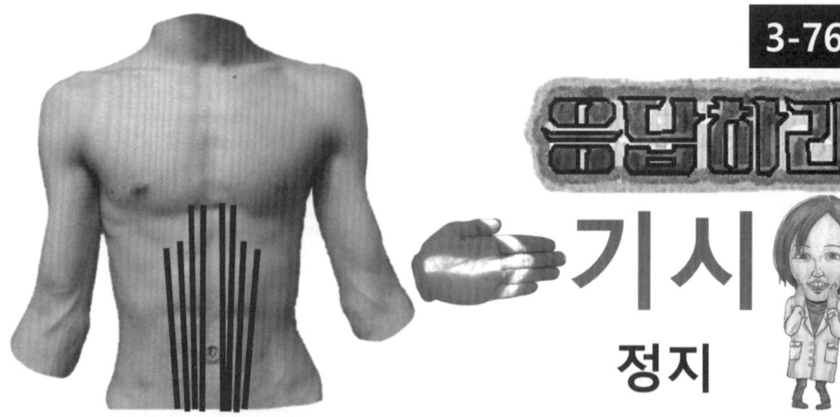

Rectus abdominis muscle

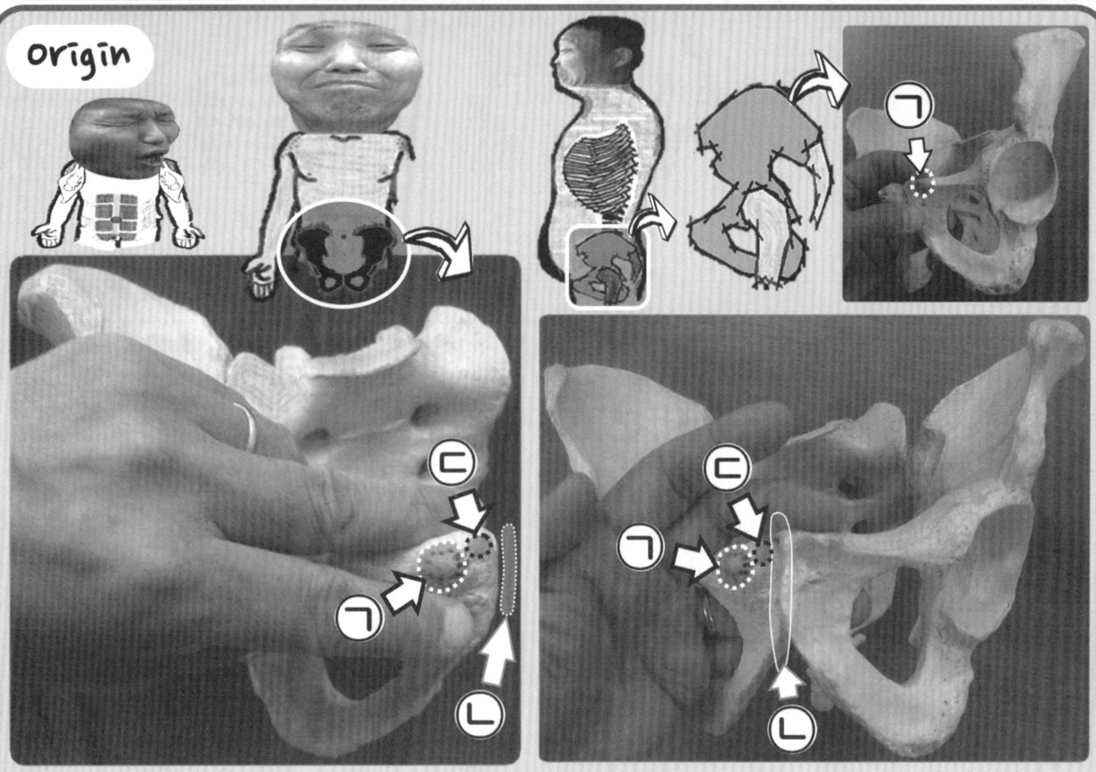

㉠ 부끄러울**치**恥 뼈**골**骨 맺을**결**結 마디**절**節 (≒ 두덩뼈결절) 과
㉡ 부끄러울**치**恥 뼈**골** 맺을**결**決 합할**합**合 (≒ 두덩결합) 및
㉢ 부끄러울**치**恥 뼈**골**骨 모날**능**稜 (≒ 두덩뼈능선) (☞ **'치골결절'** 과 **'치골결합'** 사이에 존재하는 부분^^)

☞ **Pubic tubercle** (㉠), **pubic symphysis** (㉡), and
Pubic crest (㉢) (☞ between pubic tubercle and symphysis)

3-76-2

배**복**腹
곧을**직**直
힘줄**근**筋

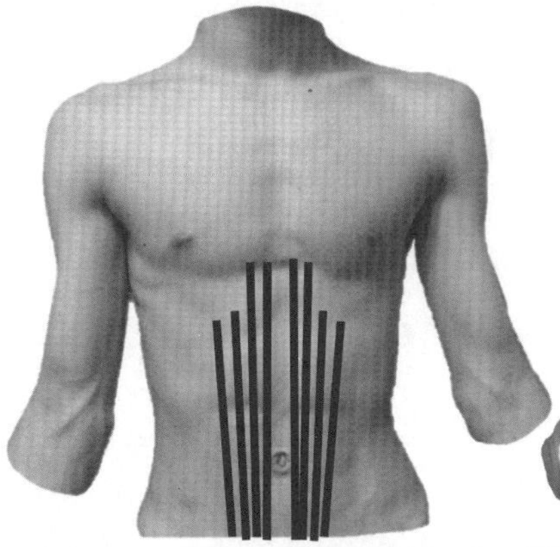

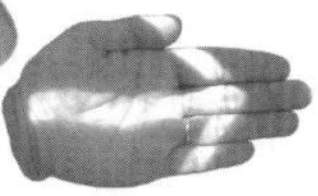

응답하라

기시
정지

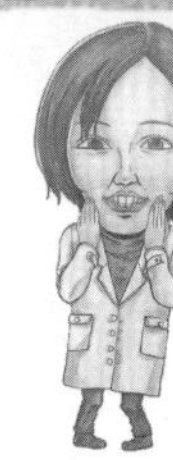

Rectus abdominis muscle

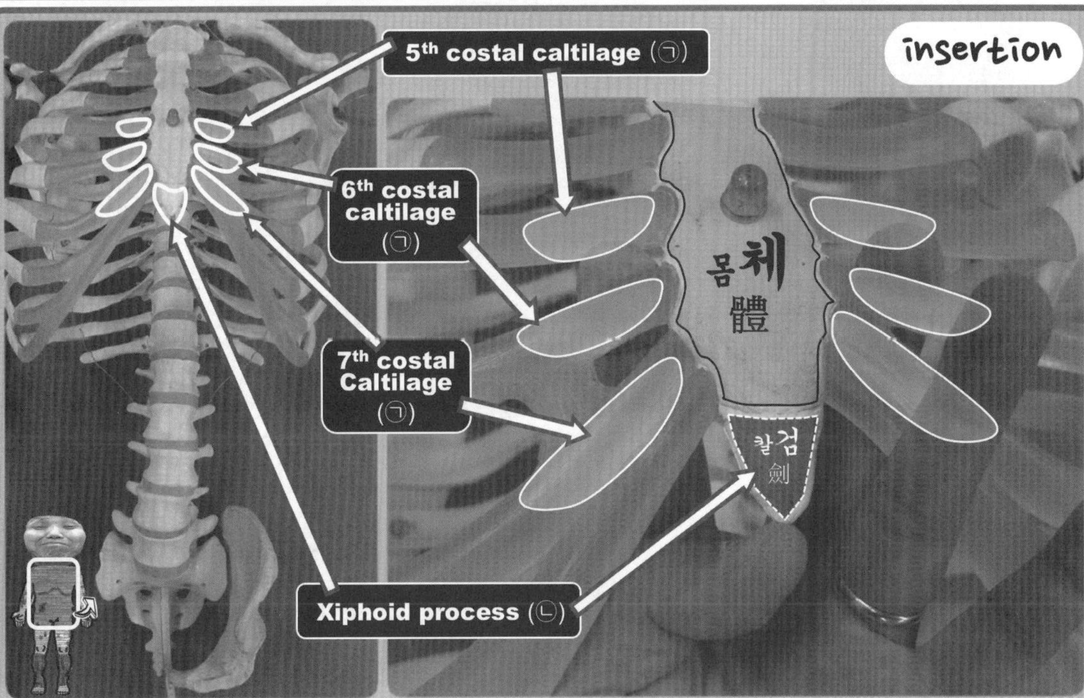

[차례**제**第 5 차례**번**番, 제 6 번, 제 7 번 '늑골(≒ 갈비뼈)' 과 연결된 ☞]
㉠ 갈비**늑**肋 연할**연**軟 뼈**골**骨 (≒ 갈비뼈연골) 과

[가슴**흉**胸 뼈**골**骨 (≒ 복장뼈) 의]
㉡ 칼**검**劍 형상**상**狀 부딪칠**돌**突 일어날**기**起 (≒ 칼돌기)

☞ **Costal cartilages** (㉠) of ribs 5th, 6th and -7th
& **Xiphoid process** (㉡) of sternum

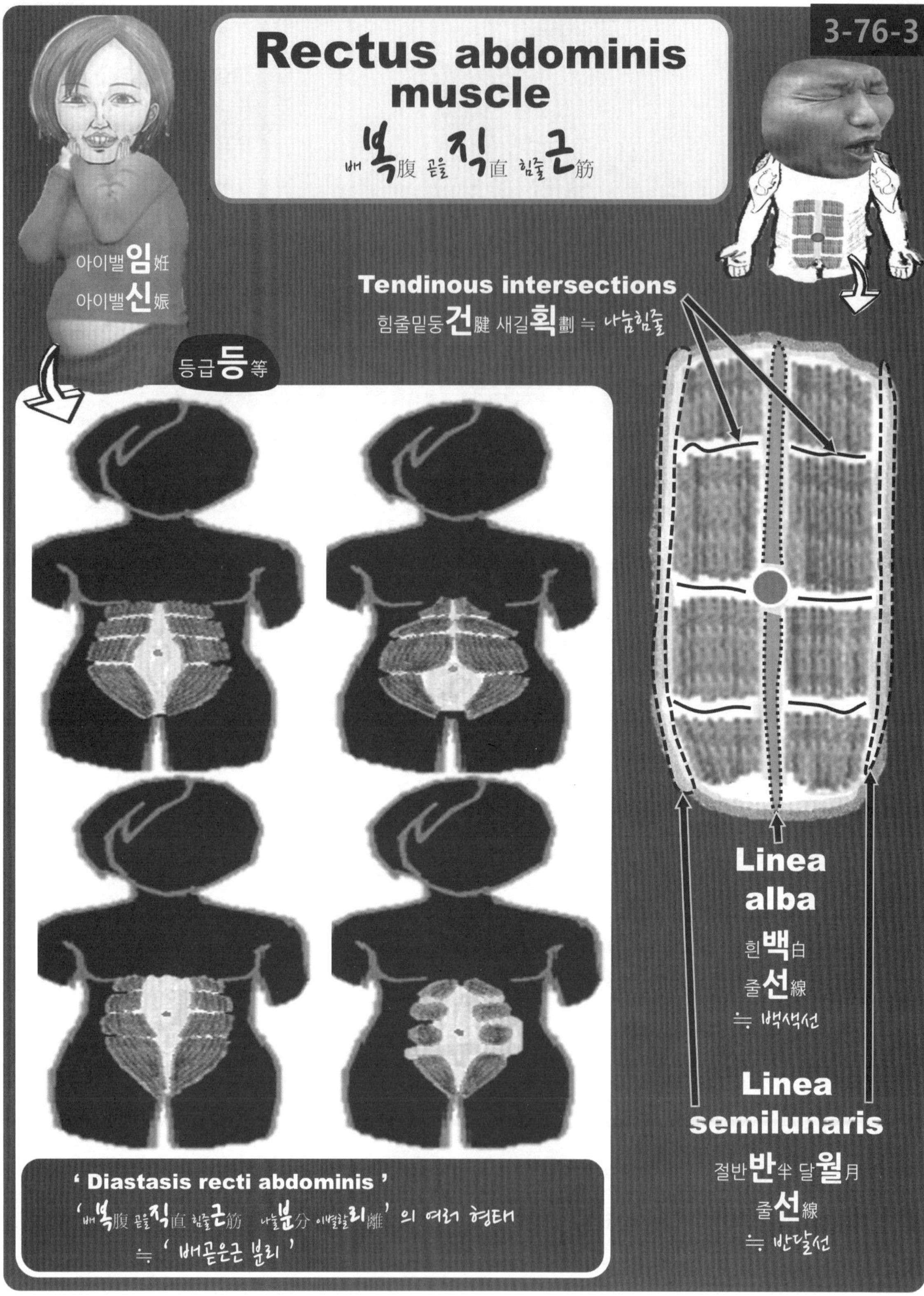
Rectus abdominis muscle
배 복腹 곧을 직直 힘줄 근筋
3-76-3
아이밸 임妊
아이밸 신娠
등급 등等
Tendinous intersections
힘줄밑둥 건腱 새길 획劃 ≒ 나눔힘줄
Linea alba
흰 백白
줄 선線
≒ 백색선
Linea semilunaris
절반 반半 달 월月
줄 선線
≒ 반달선
' Diastasis recti abdominis '
'배 복腹 곧을 직直 힘줄 근筋 나눌 분分 이별할 리離' 의 여러 형태
≒ '배곧은근 분리'

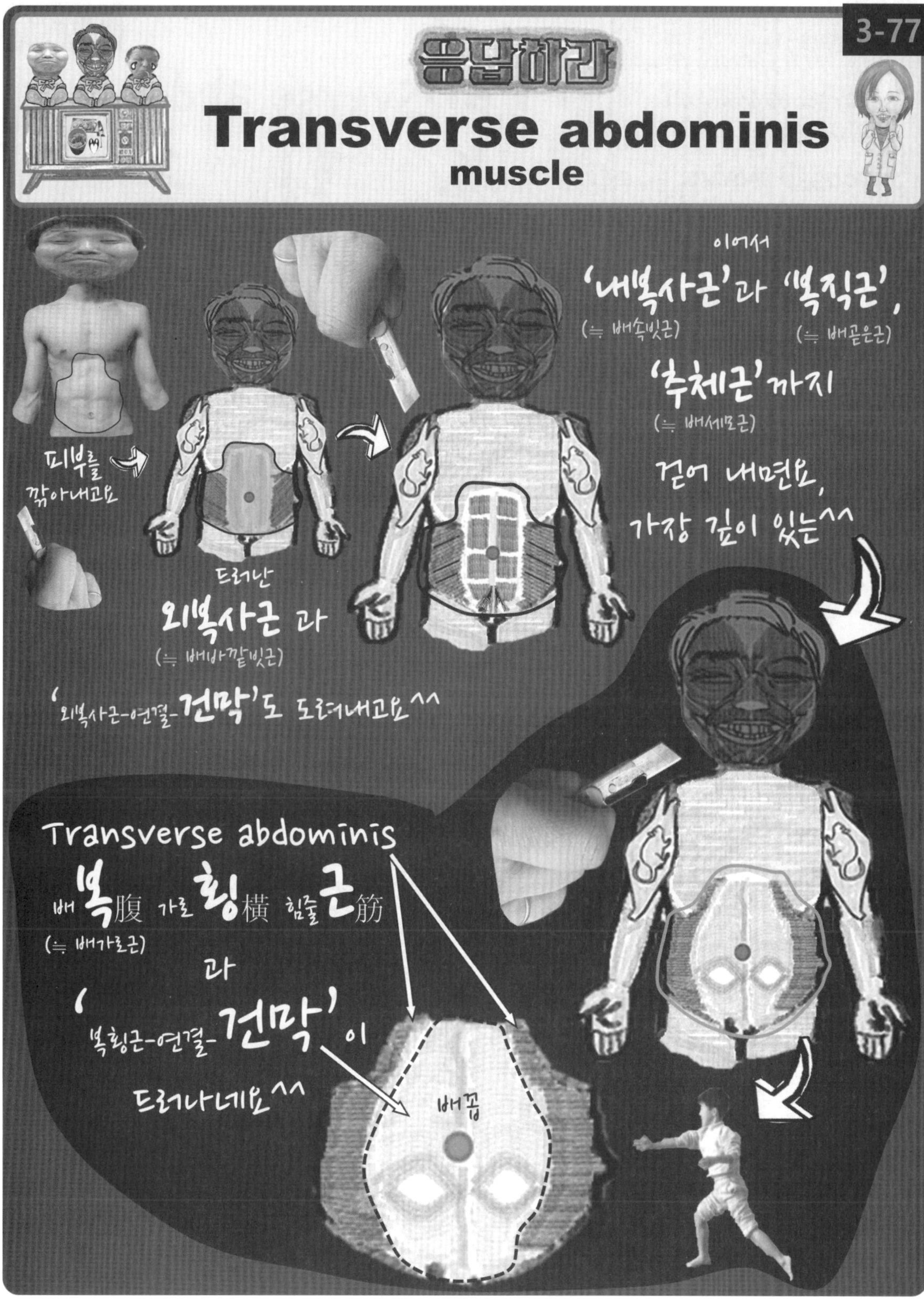
3-77
응답하라
Transverse abdominis
muscle
피부를 깎아내고요
드러난
외복사근 과
(≒ 배바깥빗근)
'외복사근-연결-건막'도 도려내고요^^
이어서
'내복사근'과 '복직근',
(≒ 배속빗근)
(≒ 배곧은근)
'추체근'까지
(≒ 배세모근)
걷어 내면요,
가장 깊이 있는^^
Transverse abdominis
배 복 腹 가로 횡 橫 힘줄 근 筋
(≒ 배가로근)
과
'복횡근-연결-건막'이
드러나네요^^
배꼽

3-77-1

Transverse abdominis

배 복腹 가로 횡橫 힘줄 근筋

≒ 배 가로근

innervation 신경지배

Thoracoabdominal nerve (T6 ~ T11)
Subcostal nerve (T12)
iliohypogastric nerve (L1)
ilioinguinal nerve (L1)

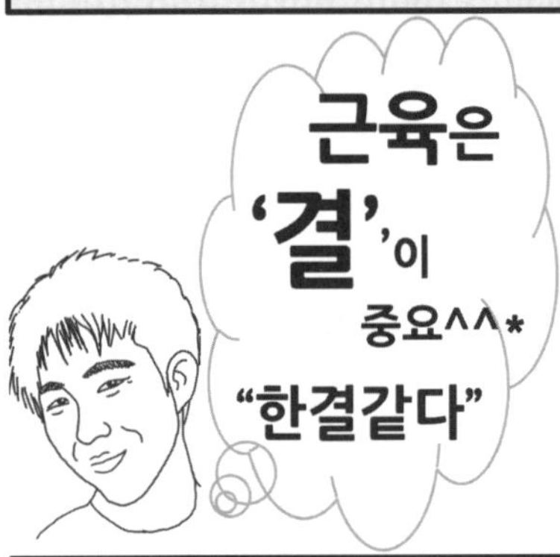

Origin 시작 부위

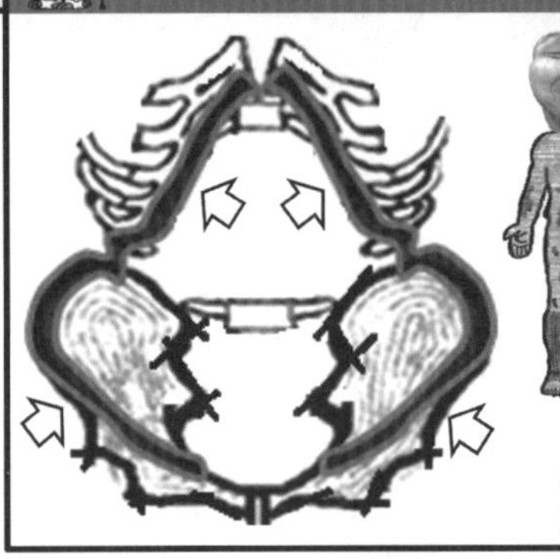

insertion 정지 부위

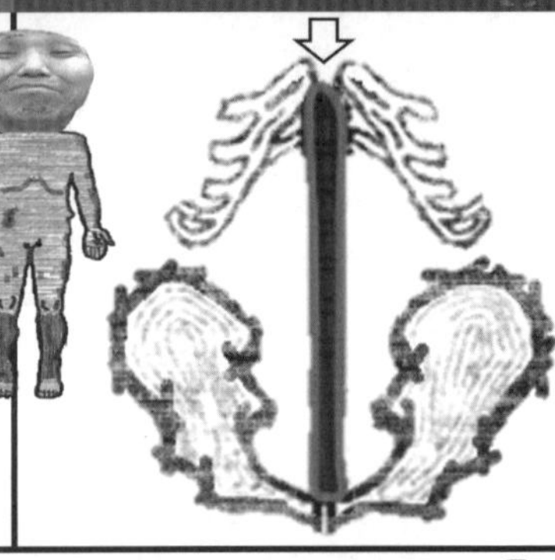

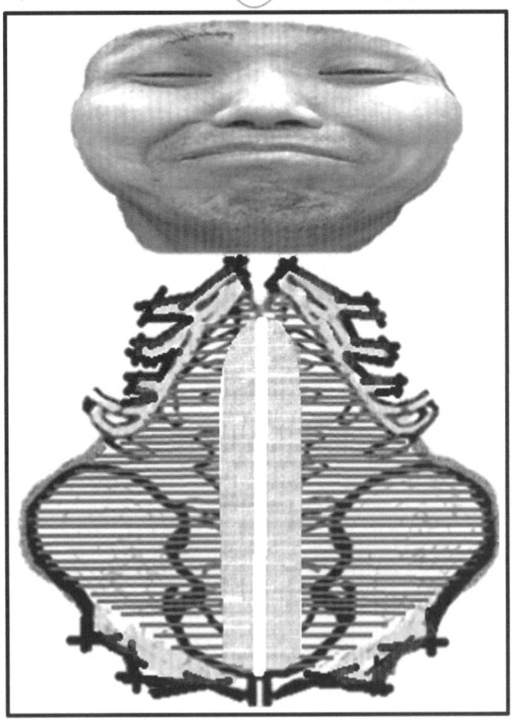

Motion 움직임

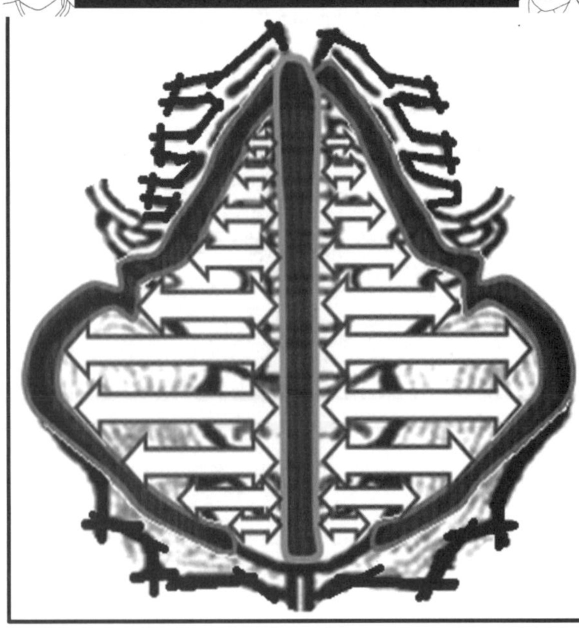

3-77-2

배**복**腹

가로**횡**橫

힘줄**근**筋

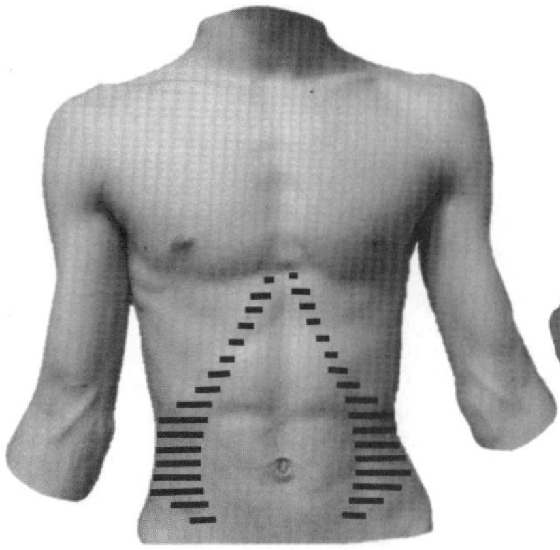

응답하라

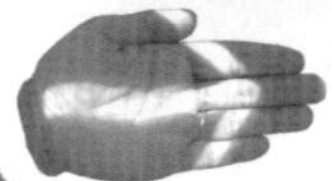

기시

정지

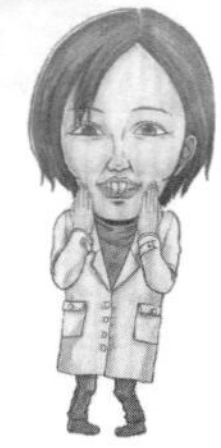

Transverse abdominis muscle

Origin

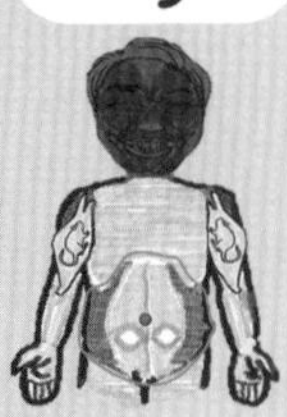

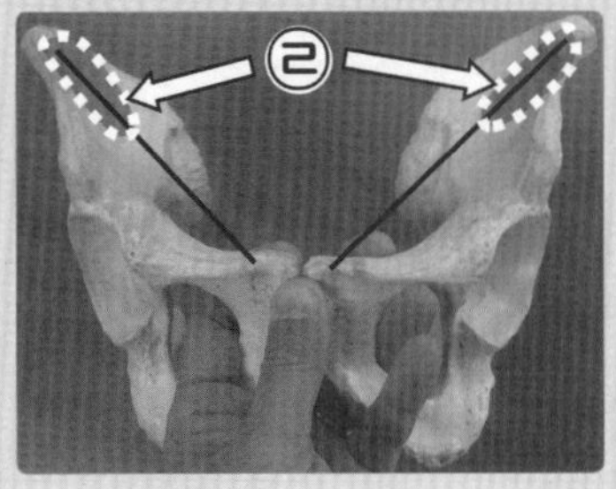

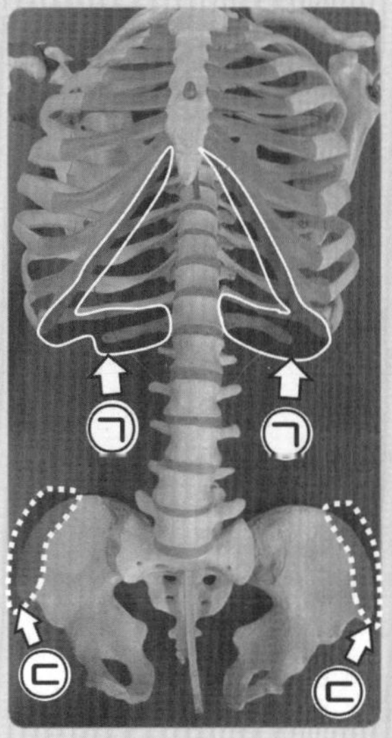

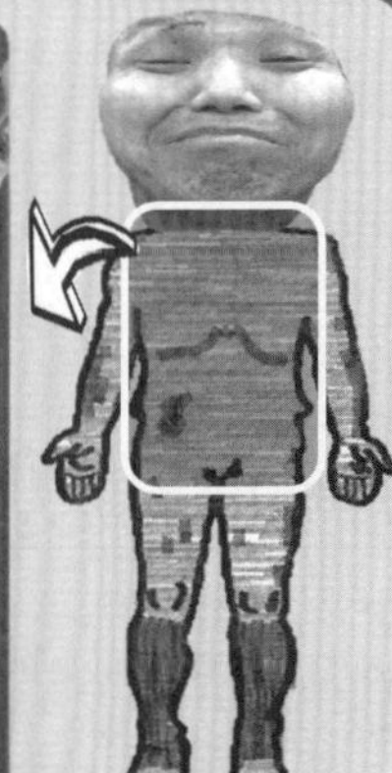

ㄱ **제7번 늑골~ 제12번 늑골**(≒갈비뼈)에
연결된 (≒ 아래 6개의 늑골)
☞ 갈비**늑**肋 연할**연**軟 뼈**골**骨 (≒ 갈비뼈연골) 및
(늑골의☞) 아래**하**下 가장자리**연**緣 (≒ 아래모서리)

ㄴ 가슴**흉**胸 허리**요**腰 힘줄**근**筋 막**막**膜
(≒ 등허리근막)
(≒ 흉요 힘줄밑둥**건**腱 막**막**膜)

ㄷ 창자**장**腸 뼈**골**骨 모날**능**稜 (≒ 엉덩뼈능선) ☞ **안쪽/앞쪽**의
► 석**삼**三 나눌**분**分 의 두**이**二 (= ⅔) 와

ㄹ '쥐**서**鼠 지름길**혜**蹊 질길**인**靭 띠**대**帶' 의
바깥**외**外 곁**측**側 ⅓ 떼**부**部 나눌**분**分

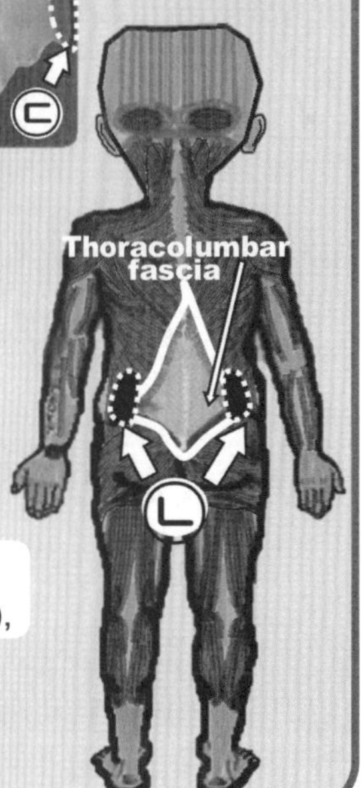

☞ Internal (≒ inner) surfaces of
costal cartilages (ㄱ) of ribs 7~12 (≒ lower six ribs),
☞ **Thoracolumbar fascia** (ㄴ),
☞ Anterior ⅔ of internal lip of **iliac crest** (ㄷ),
☞ Lateral ⅓ of the **inguinal ligament** (ㄹ)

배복腹
가로횡橫
힘줄근筋

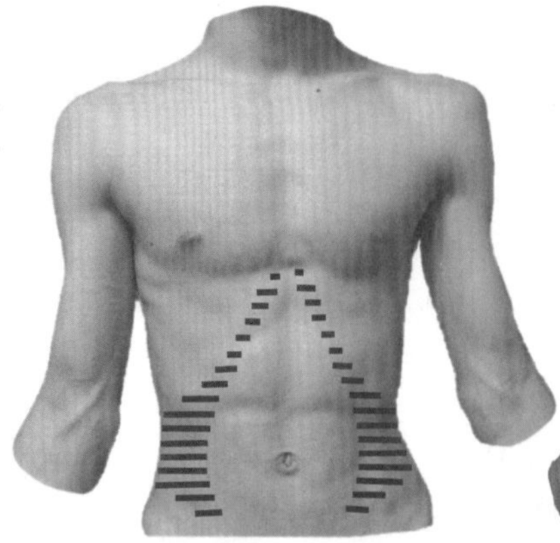

3-77-3

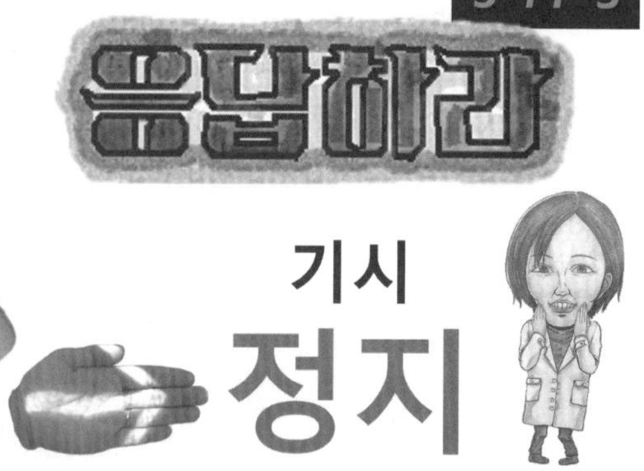

Transverse abdominis muscle

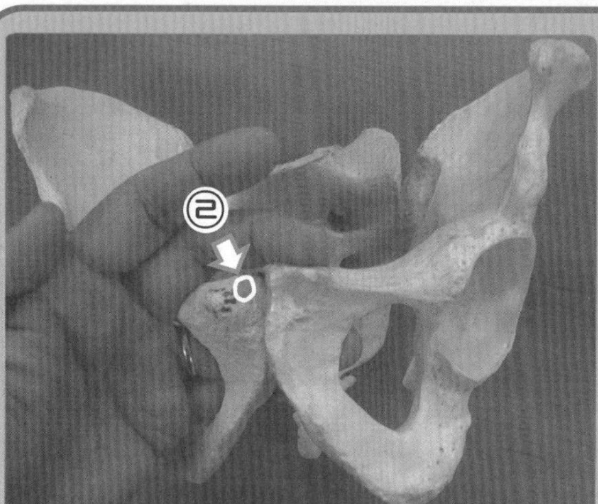

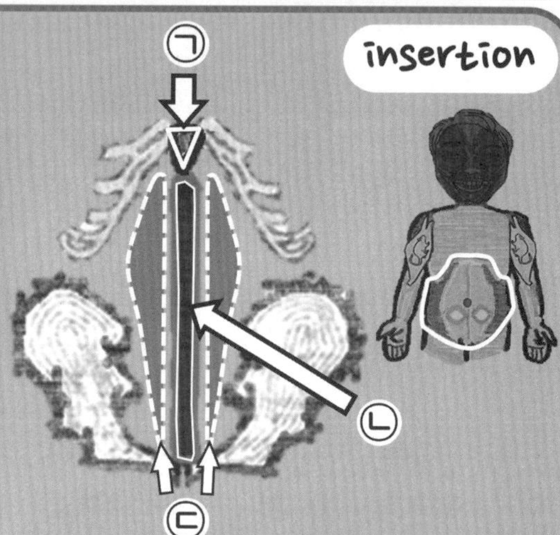

ㄱ 칼검劍 형상상狀 부딪칠돌突 일어날기起 (≒ 칼돌기)

ㄴ 흰백白 줄선線 (≒ 백색선) 및 백선-연결✓

ㄷ ☞ 배복腹 떼부部 힘줄밑둥건腱 막막膜, (≒ 배널힘줄)

ㄹ 부끄러울치恥 뼈골骨 모날능稜 (≒ 두덩뼈능선) 과

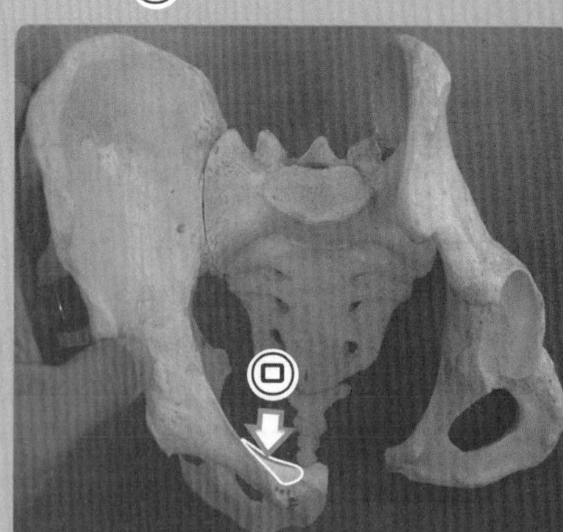

ㅁ 부끄러울치恥 뼈골骨 힘줄근筋 줄선線 (≒ 두덩근선)

☞ **Xiphoid process** (ㄱ) &
☞ **Abdominal aponeurosis** (ㄷ) to **linea alba** (ㄴ),
☞ **pubic crest** (ㄹ) & **pectineal line** (ㅁ) of pubis

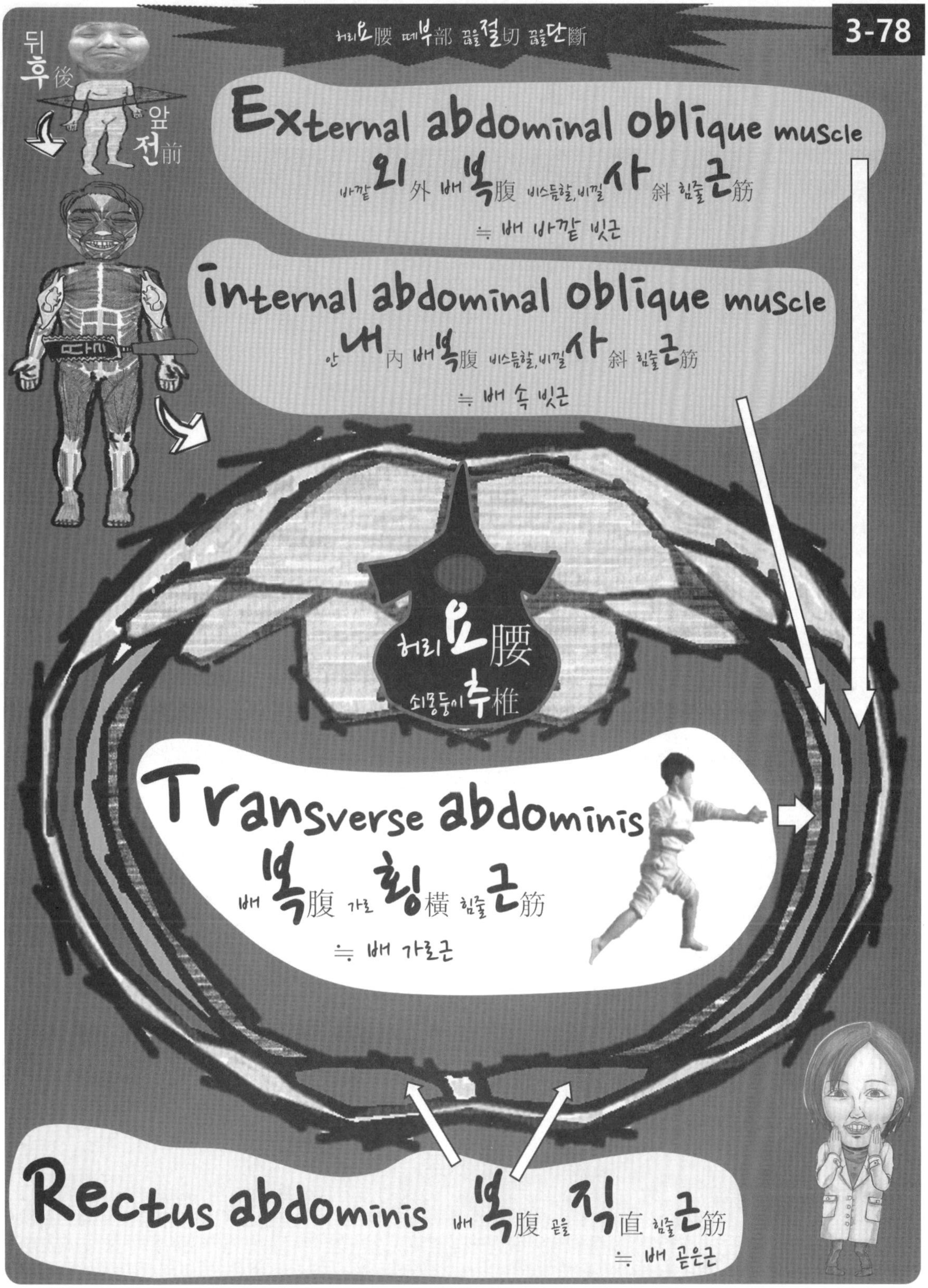
허리요腰 떼부部 끊을절切 끊을단斷
3-78
뒤 후後
앞 전前
External abdominal oblique muscle
바깥외外 배복腹 비스듬할,비낄사斜 힘줄근筋
≒ 배 바깥 빗근
Internal abdominal oblique muscle
안내內 배복腹 비스듬할,비낄사斜 힘줄근筋
≒ 배 속 빗근
허리요腰
쇠몽둥이추椎
Transverse abdominis
배복腹 가로횡橫 힘줄근筋
≒ 배 가로근
Rectus abdominis 배복腹 곧을직直 힘줄근筋
≒ 배 곧은근

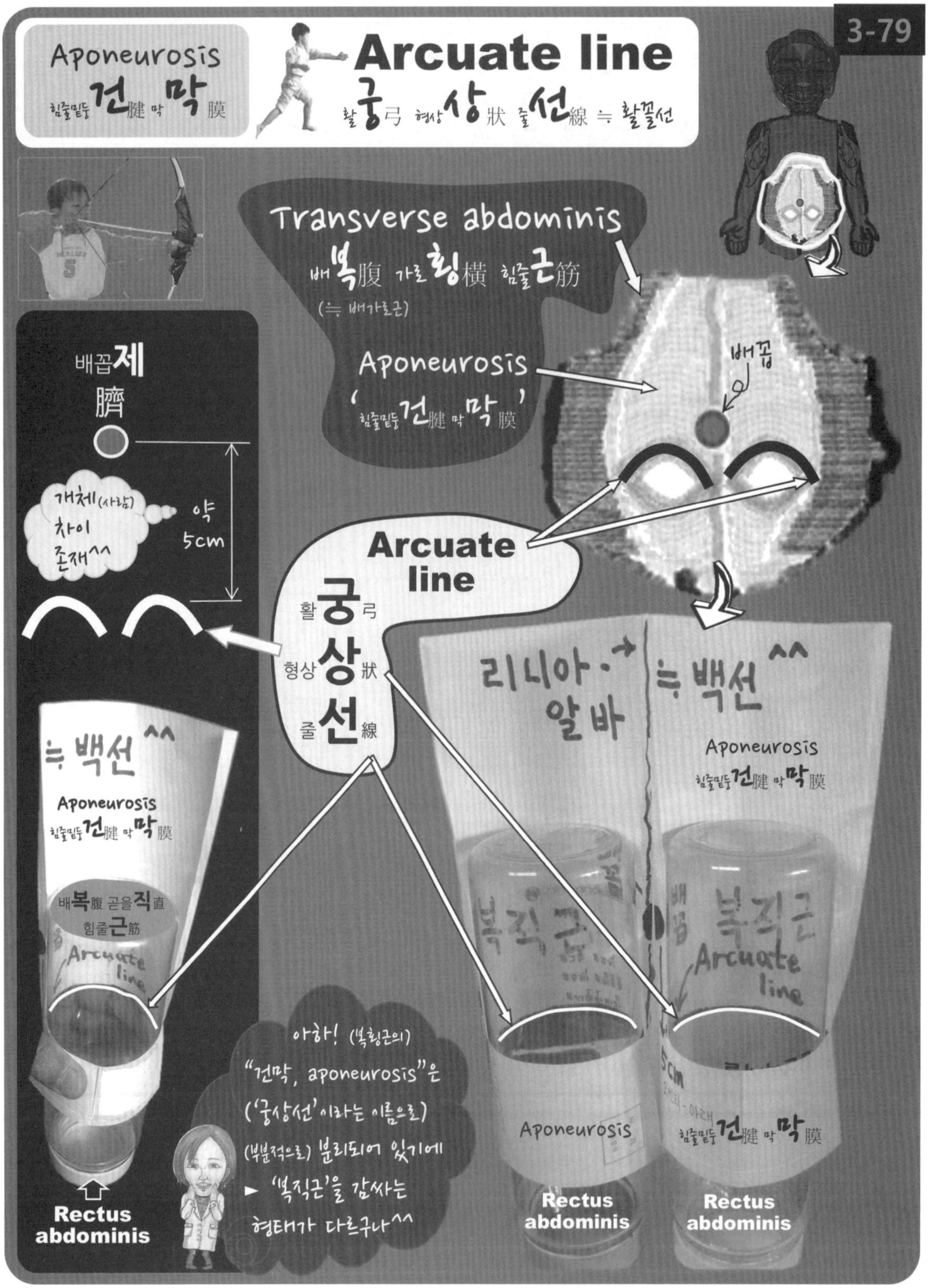
3-79
Aponeurosis
힘줄밑동 건腱 막 막膜
Arcuate line
활 궁弓 형상 상狀 줄 선線 ≒ 활꼴선
Transverse abdominis
배 복腹 가로 횡橫 힘줄 근筋
(≒ 배가로근)
Aponeurosis
'힘줄밑동 건腱 막 막膜'
배꼽
배꼽 제
臍
개체(사람)
차이
존재^^
약
5cm
Arcuate
line
활 궁 弓
형상 상 狀
줄 선 線
리니아·
알바
≒ 백선^^
Aponeurosis
힘줄밑동 건腱 막 막膜
≒ 백선^^
Aponeurosis
힘줄밑동 건腱 막 막膜
배 복腹 곧을 직直
힘줄 근筋
Arcuate line
복직근
Arcuate line
Aponeurosis
힘줄밑동 건腱 막 막膜
Rectus abdominis
Rectus abdominis
Rectus abdominis
아하! (복횡근의)
"건막, aponeurosis"은
('궁상선'이라는 이름으로)
(부분적으로) 분리되어 있기에
► '복직근'을 감싸는
형태가 다르구나^^

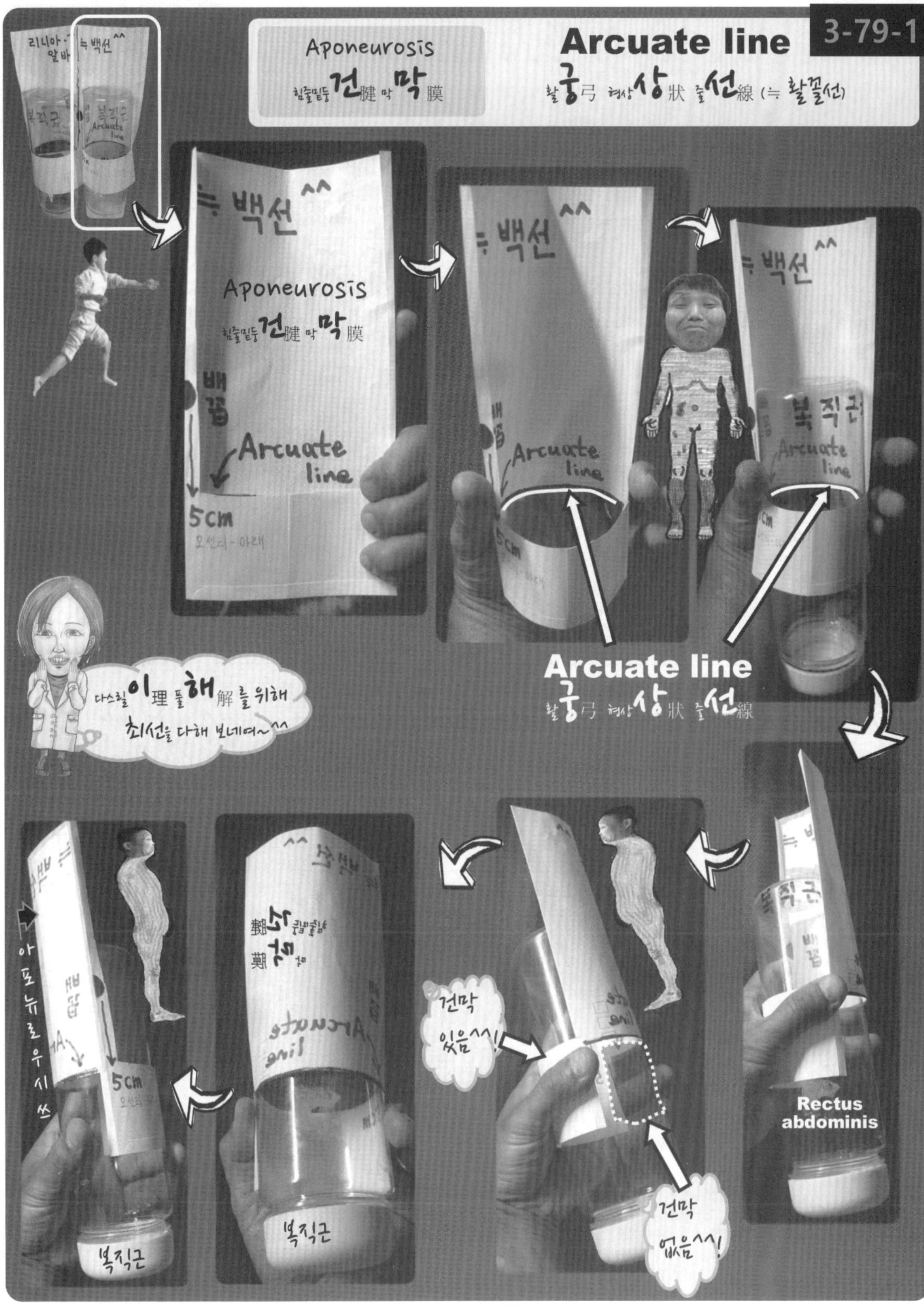
3-79-1
Aponeurosis
힘줄밑등 건腱 막 막膜
Arcuate line
활 궁弓 형상 상狀 줄 선線 (≒ 활꼴선)
≒ 백선^^
배꼽
Arcuate line
5cm
Arcuate line
활 궁弓 형상 상狀 줄 선線
다스릴 이理 풀 해解 를 위해
최선을 다해 보네여~^^
Rectus abdominis
건막 있음^^!
건막 없음^^!
복직근
아포뉴로우시쓰

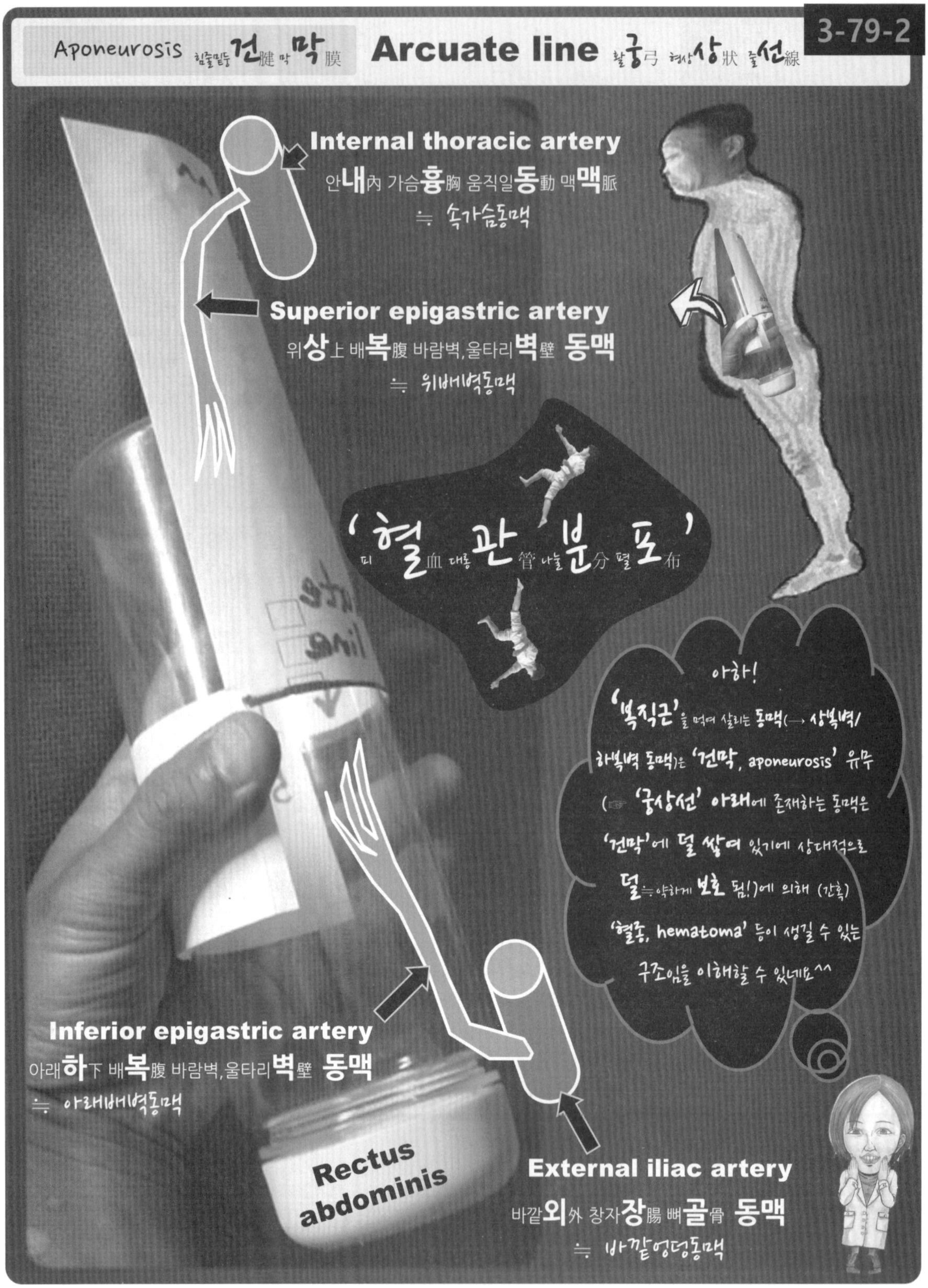
3-79-2
Aponeurosis 힘줄밑동 건腱 막 막膜
Arcuate line 활 궁弓 형상 상狀 줄 선線
Internal thoracic artery
안 내內 가슴 흉胸 움직일 동動 맥 맥脈
≒ 속가슴동맥
Superior epigastric artery
위 상上 배 복腹 바람벽, 울타리 벽壁 동맥
≒ 위배벽동맥
'피 혈血 대롱 관管 나눌 분分 펼 포布'
아하!
'복직근'을 먹여 살리는 동맥(→ 상복벽/
하복벽 동맥)은 '건막, aponeurosis' 유무
(☞ '궁상선' 아래에 존재하는 동맥은
'건막'에 덜 싸여 있기에 상대적으로
덜 ≒ 약하게 보호 됨!)에 의해 (간혹)
'혈종, hematoma' 등이 생길 수 있는
구조임을 이해할 수 있네요^^
Inferior epigastric artery
아래 하下 배 복腹 바람벽, 울타리 벽壁 동맥
≒ 아래배벽동맥
Rectus abdominis
External iliac artery
바깥 외外 창자 장腸 뼈 골骨 동맥
≒ 바깥엉덩동맥

Aponeurosis 힘줄밑등 건腱 막 막膜 Arcuate line 활 궁弓 형상 상狀 줄 선線 3-79-3

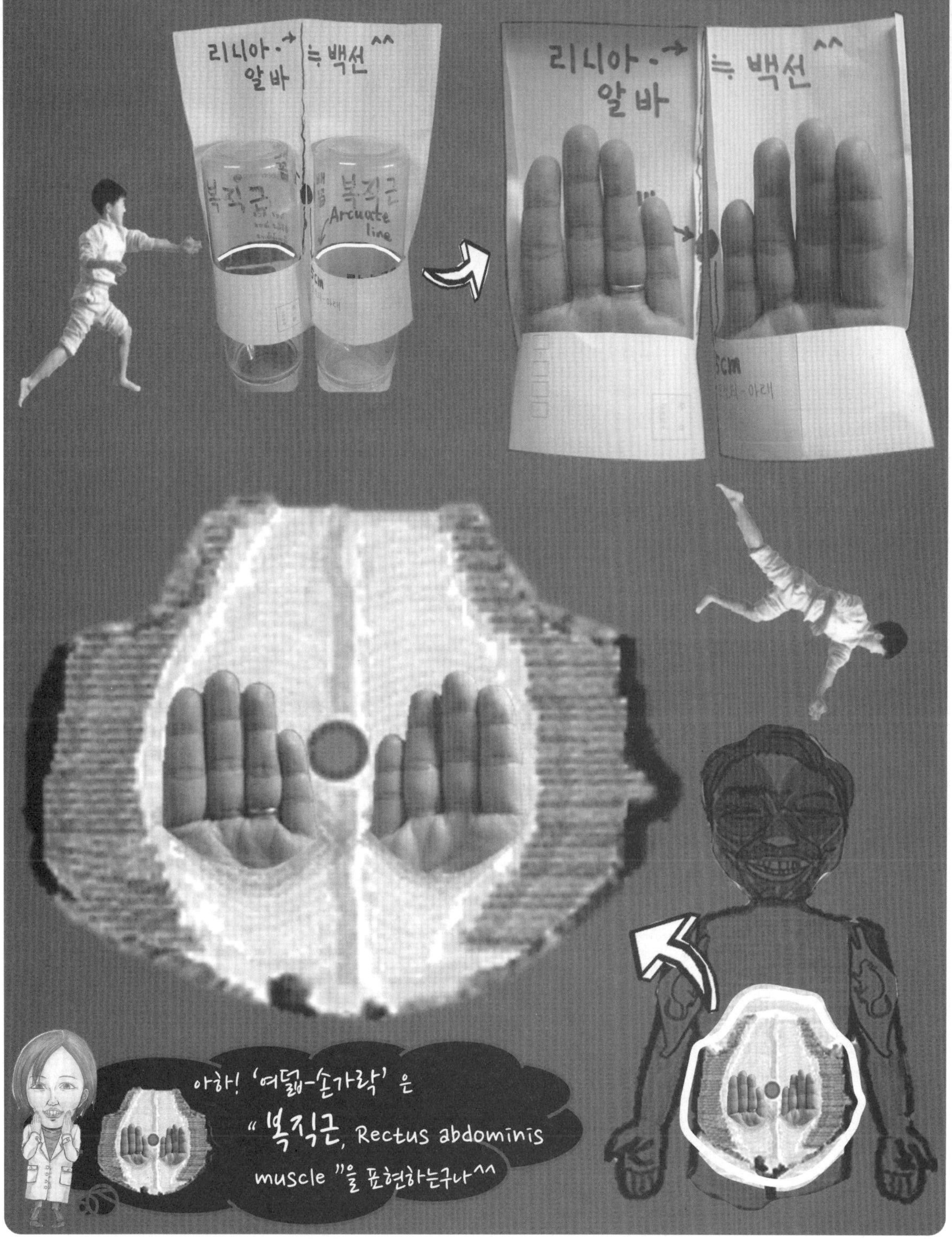

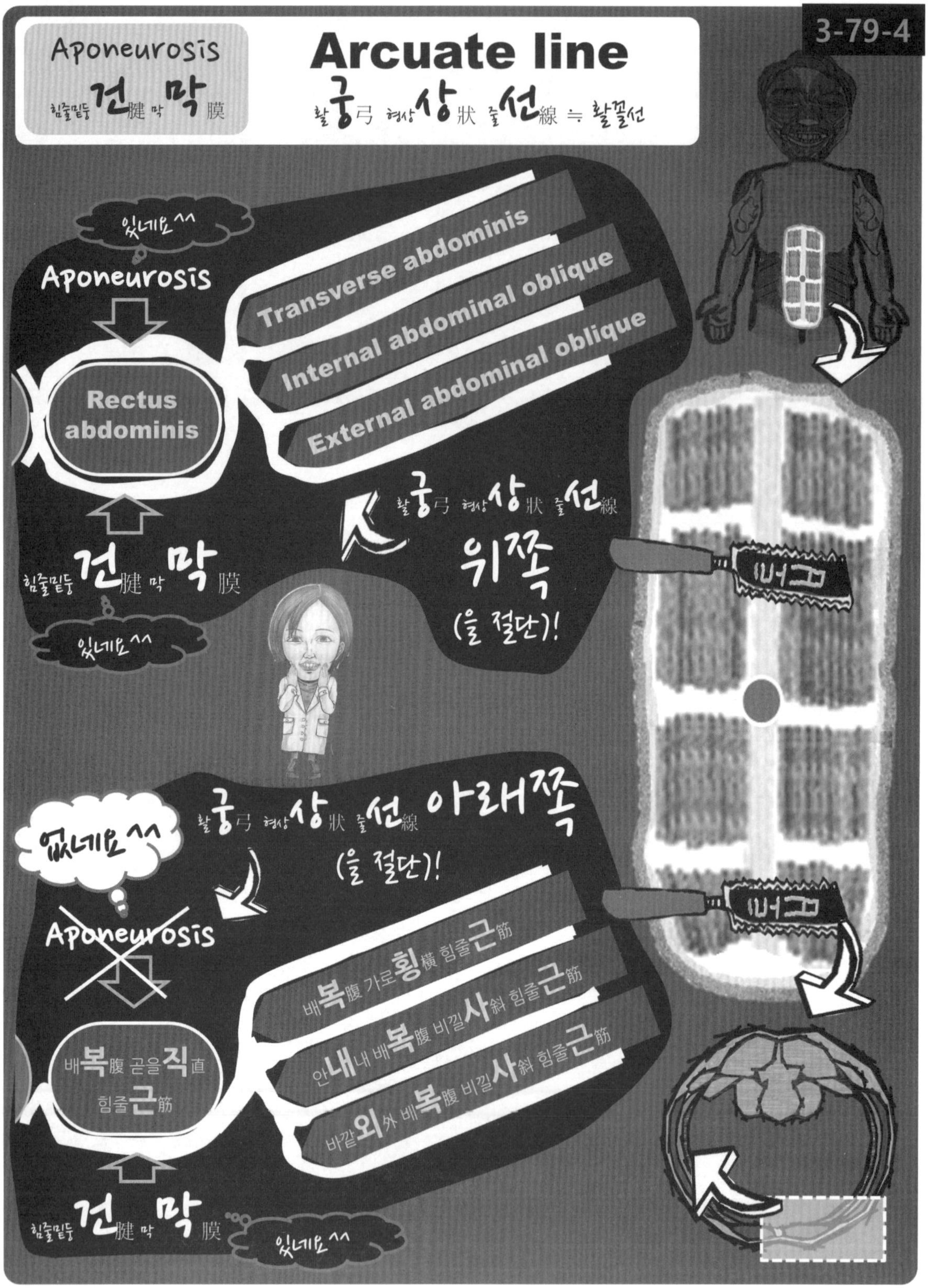
3-79-4
Aponeurosis
힘줄밑둥 건腱 막 막膜
Arcuate line
활궁弓 형상상狀 줄선線 ≒ 활꼴선
있네요^^
Aponeurosis
Transverse abdominis
Internal abdominal oblique
External abdominal oblique
Rectus abdominis
활궁弓 형상상狀 줄선線
위쪽
(을 절단)!
힘줄밑둥 건腱 막 막膜
있네요^^
없네요^^
활궁弓 형상상狀 줄선線 아래쪽
(을 절단)!
Aponeurosis
배복腹 가로횡橫 힘줄근筋
안내內 배복腹 비낄사斜 힘줄근筋
바깥외外 배복腹 비낄사斜 힘줄근筋
배복腹 곧을직直 힘줄근筋
힘줄밑둥 건腱 막 막膜
있네요^^

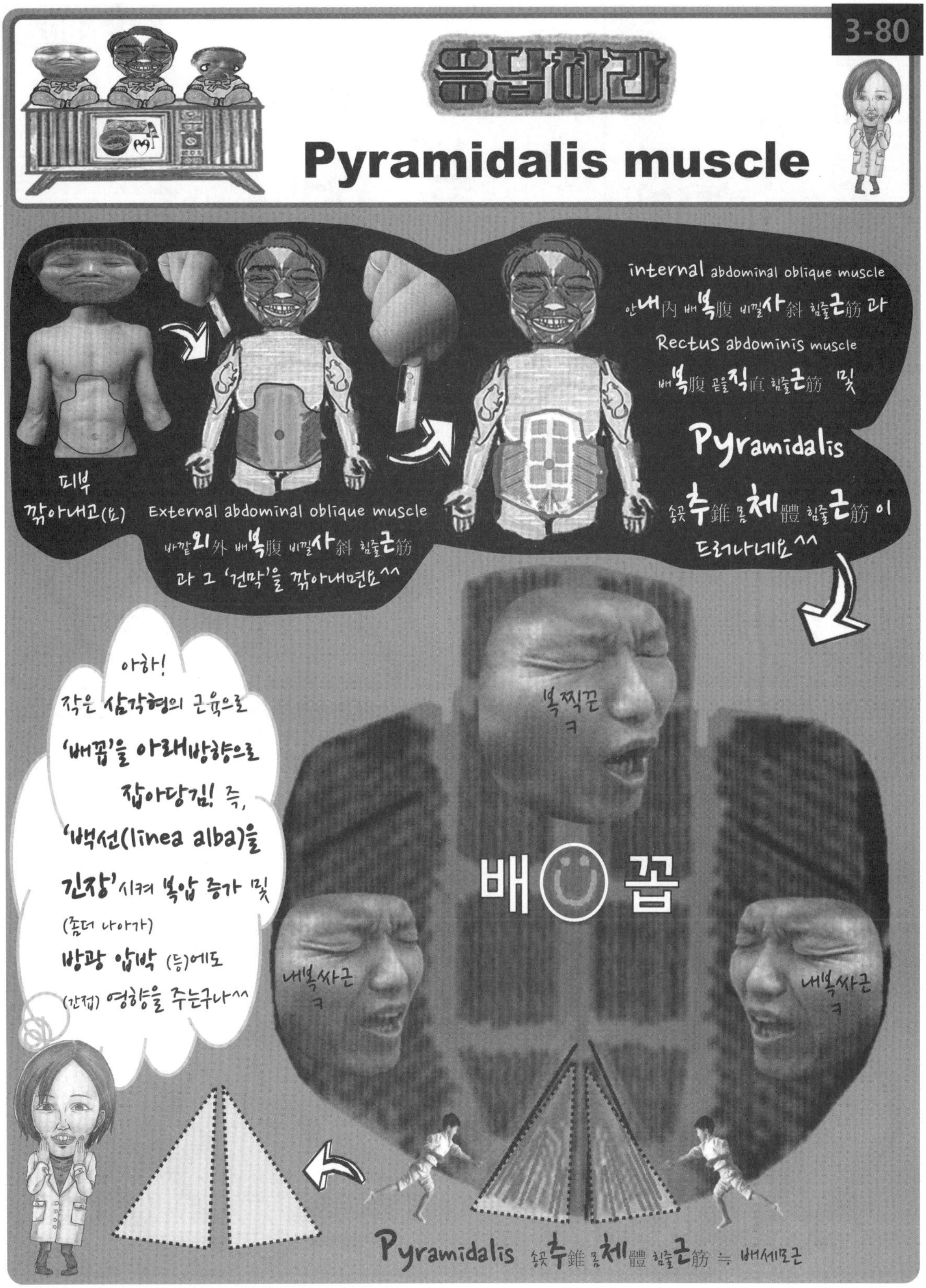
3-80
응답하라
Pyramidalis muscle
피부
깎아내고(요)
External abdominal oblique muscle
바깥외外 배복腹 비낄사斜 힘줄근筋
과 그 '건막'을 깎아내면요^^
internal abdominal oblique muscle
안내內 배복腹 비낄사斜 힘줄근筋 과
Rectus abdominis muscle
배복腹 곧을직直 힘줄근筋 및
Pyramidalis
송곳추錐 몸체體 힘줄근筋 이
드러나네요^^
아하!
작은 삼각형의 근육으로
'배꼽'을 아래방향으로
잡아당김! 즉,
'백선(linea alba)을
긴장'시켜 복압 증가 및
(좀더 나아가)
방광 압박 (등)에도
(간접) 영향을 주는구나^^
복직근
배 꼽
내복사근
내복사근
Pyramidalis 송곳추錐 몸체體 힘줄근筋 ≒ 배세모근

3-80-1

Pyramidalis

송곳 추 錐 몸 체 體 힘줄 근 筋

≒ 배 세모근

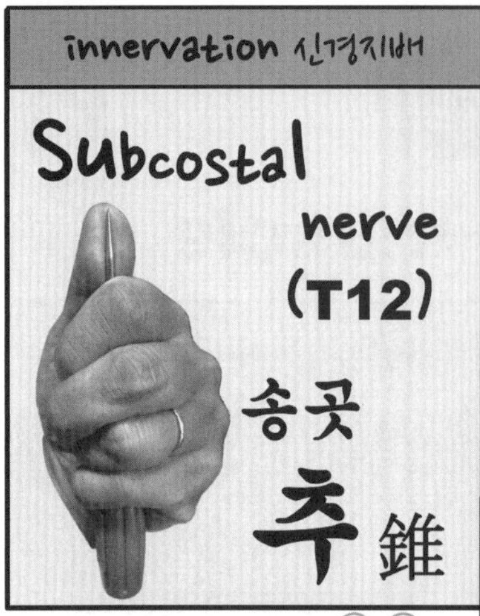

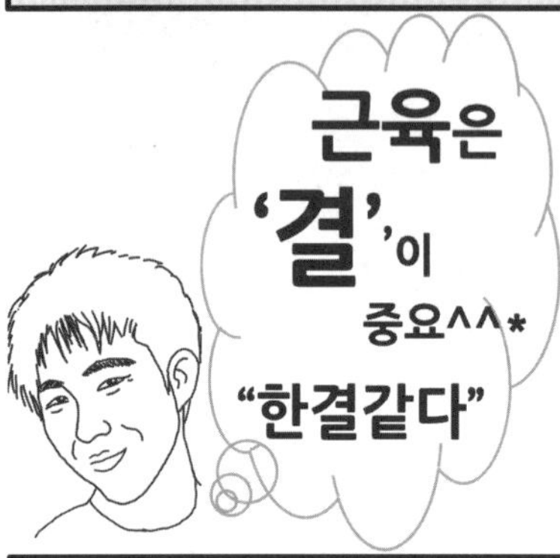

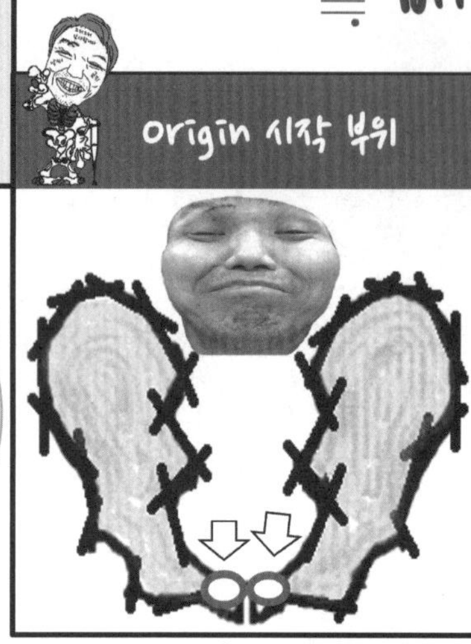

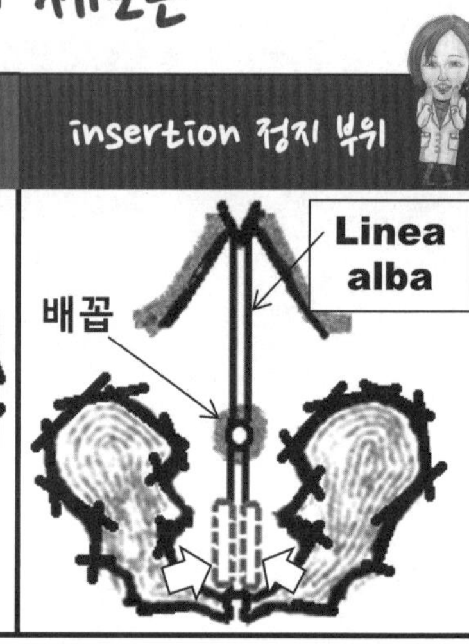

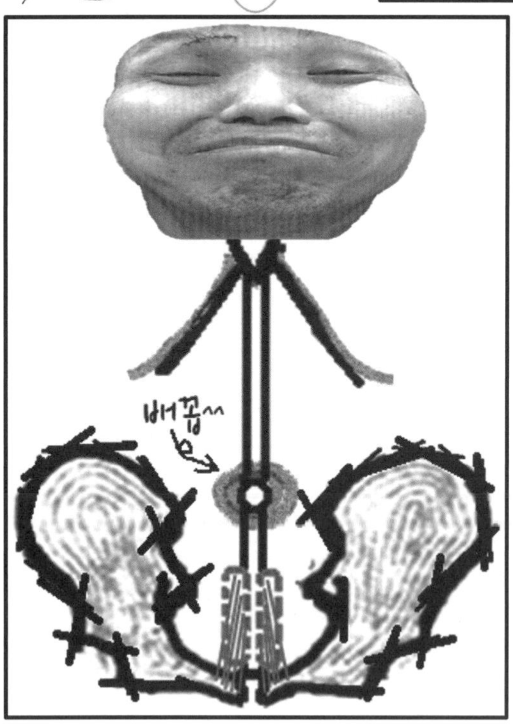

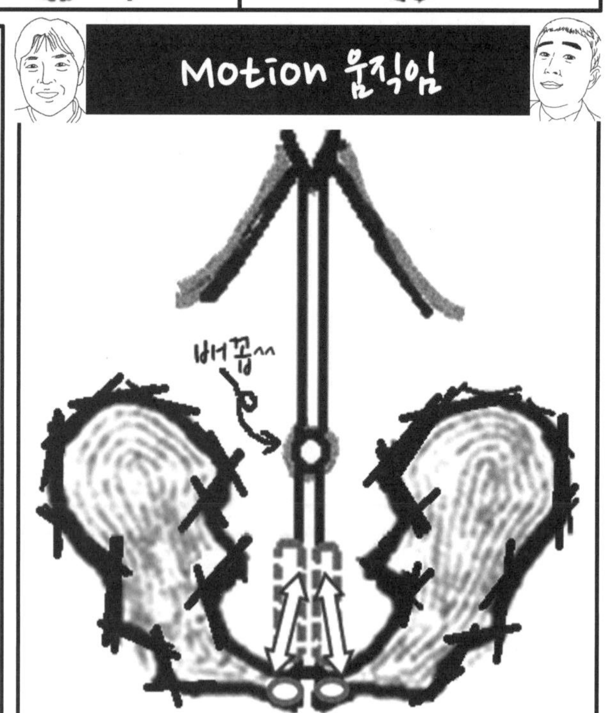

송곳 **추** 錐
몸 **체** 體
힘줄 **근** 筋

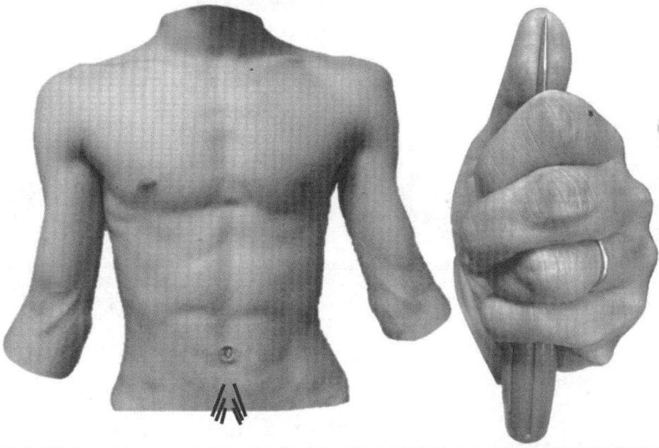

3-80-2

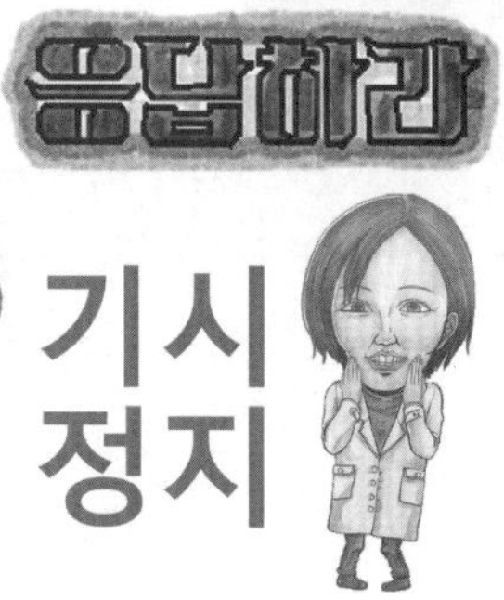

Pyramidalis muscle

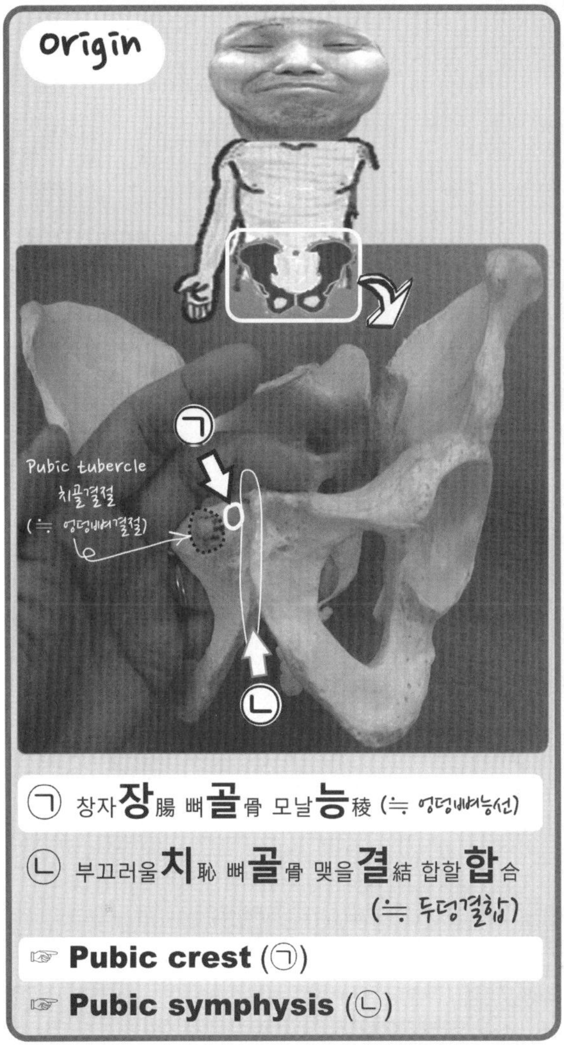

ㄱ 창자**장**腸 뼈**골**骨 모날**능**稜 (≒ 엉덩뼈능선)

ㄴ 부끄러울**치**恥 뼈**골**骨 맺을**결**結 합할**합**合 (≒ 두덩결합)

☞ **Pubic crest** (ㄱ)

☞ **Pubic symphysis** (ㄴ)

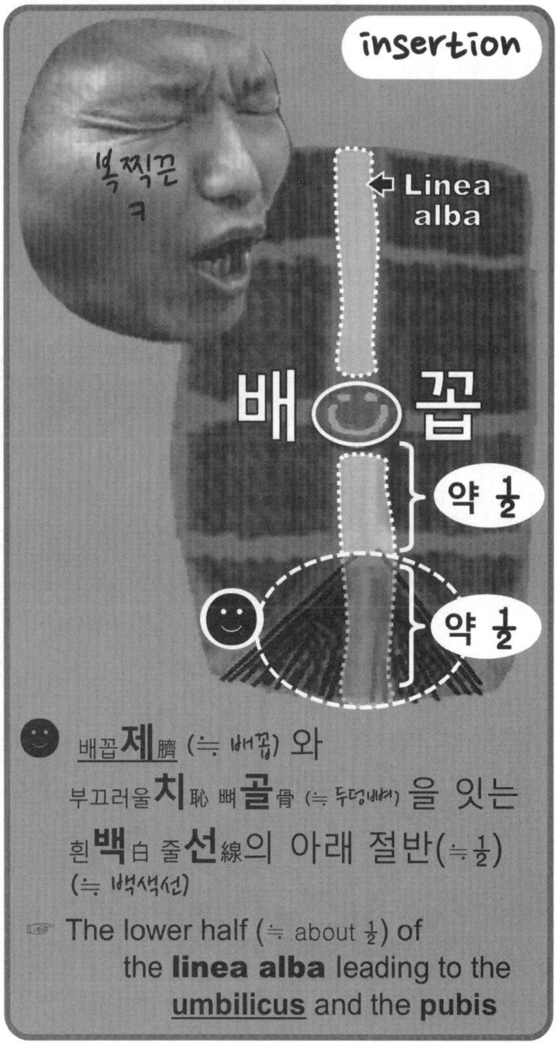

☻ 배꼽**제**臍 (≒ 배꼽) 와 부끄러울**치**恥 뼈**골**骨 (≒ 두덩뼈) 을 잇는 흰**백**白 줄**선**線의 아래 절반(≒½) (≒ 백색선)

☞ The lower half (≒ about ½) of the **linea alba** leading to the <u>umbilicus</u> and the **pubis**

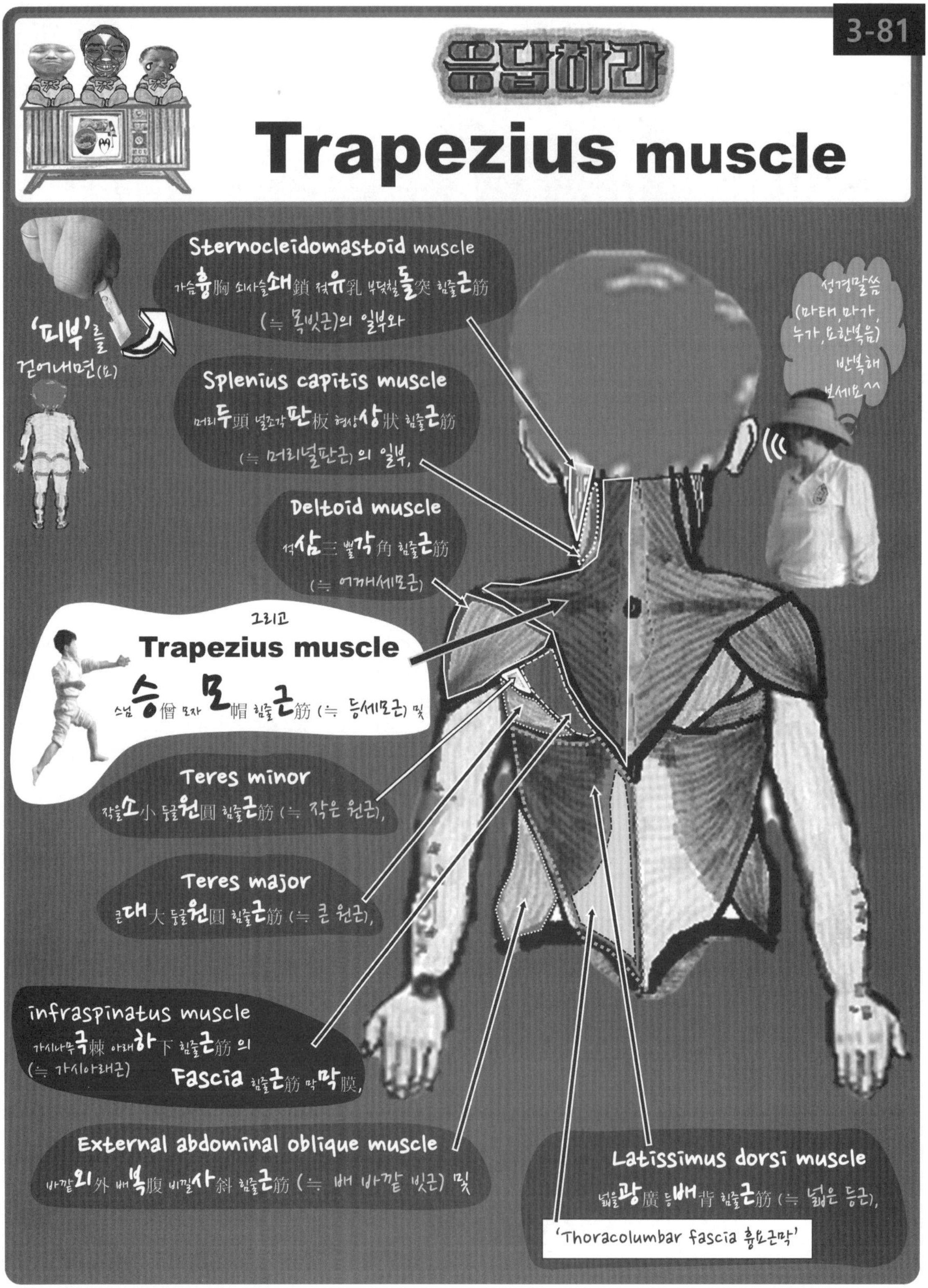

3-81
응답하라
Trapezius muscle
'피부'를 걷어내면(요)
Sternocleidomastoid muscle
가슴흉胸 쇠사슬쇄鎖 젖유乳 부딪칠돌突 힘줄근筋
(≒ 목빗근)의 일부와
Splenius capitis muscle
머리두頭 널조각판板 형상상狀 힘줄근筋
(≒ 머리널판근)의 일부,
Deltoid muscle
석삼三 뿔각角 힘줄근筋
(≒ 어깨세모근)
그리고
Trapezius muscle
스님승僧 모자모帽 힘줄근筋 (≒ 등세모근) 및
Teres minor
작을소小 둥글원圓 힘줄근筋 (≒ 작은 원근),
Teres major
큰대大 둥글원圓 힘줄근筋 (≒ 큰 원근),
infraspinatus muscle
가시나무극棘 아래하下 힘줄근筋 의
(≒ 가시아래근)
Fascia 힘줄근筋 막막膜,
External abdominal oblique muscle
바깥외外 배복腹 비낄사斜 힘줄근筋 (≒ 배 바깥 빗근) 및
Latissimus dorsi muscle
넓을광廣 등배背 힘줄근筋 (≒ 넓은 등근),
'Thoracolumbar fascia 흉요근막'
성경말씀
(마태,마가,
누가,요한복음)
반복해
보세요^^

3-81-1

Trapezius

스님 승 僧 모자 모 帽 힘줄 근 筋

≒ 등 세모근

innervation 신경지배

Accessory nerve
(≒ cranial nerve XI)
&
Cervical spinal nerves
(C3, C4)

근육은 '결'이 중요^^*
"한결같다"

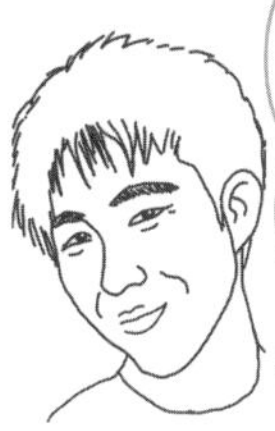

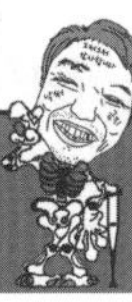

origin 시작 부위

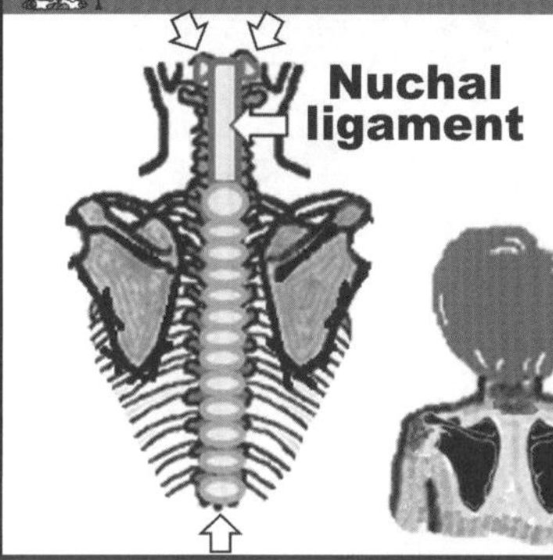

insertion 정지 부위

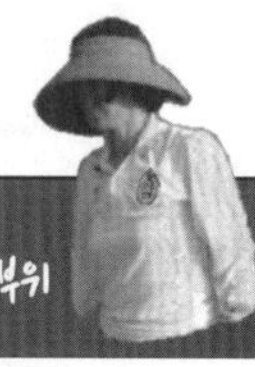

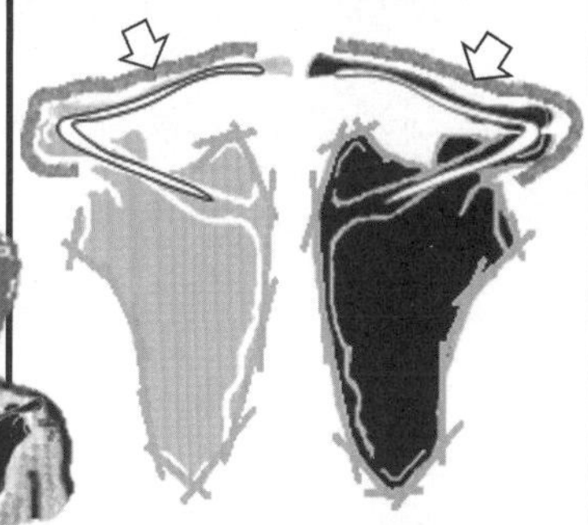

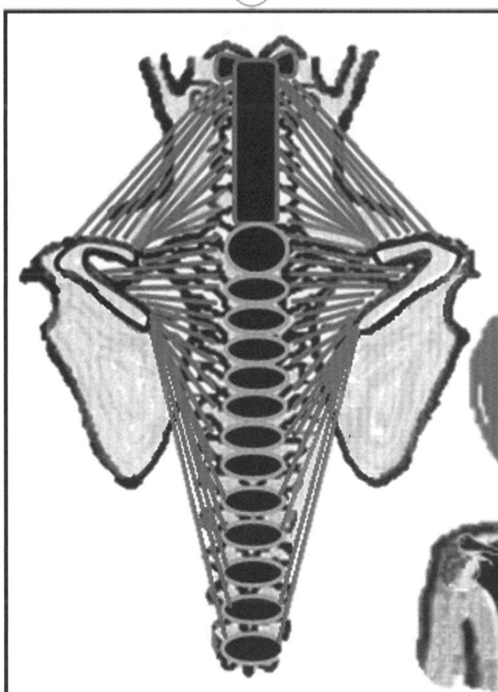

Motion 움직임

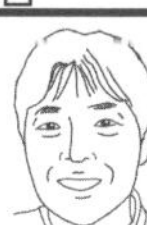

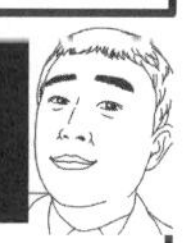

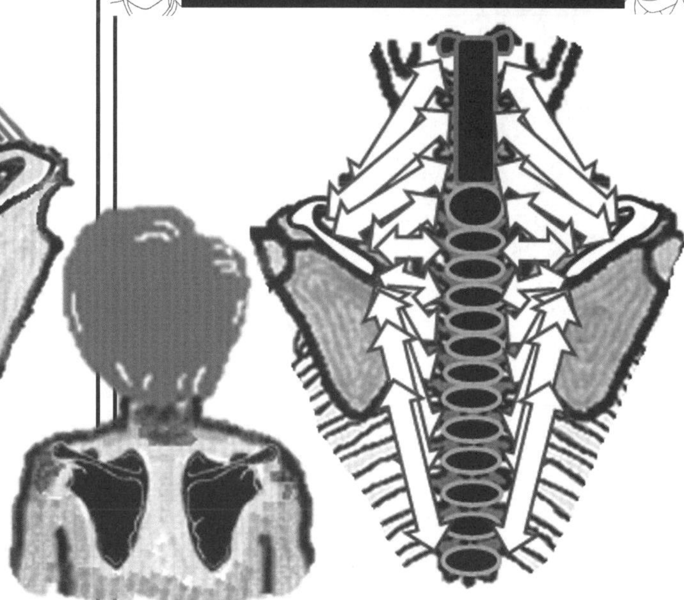

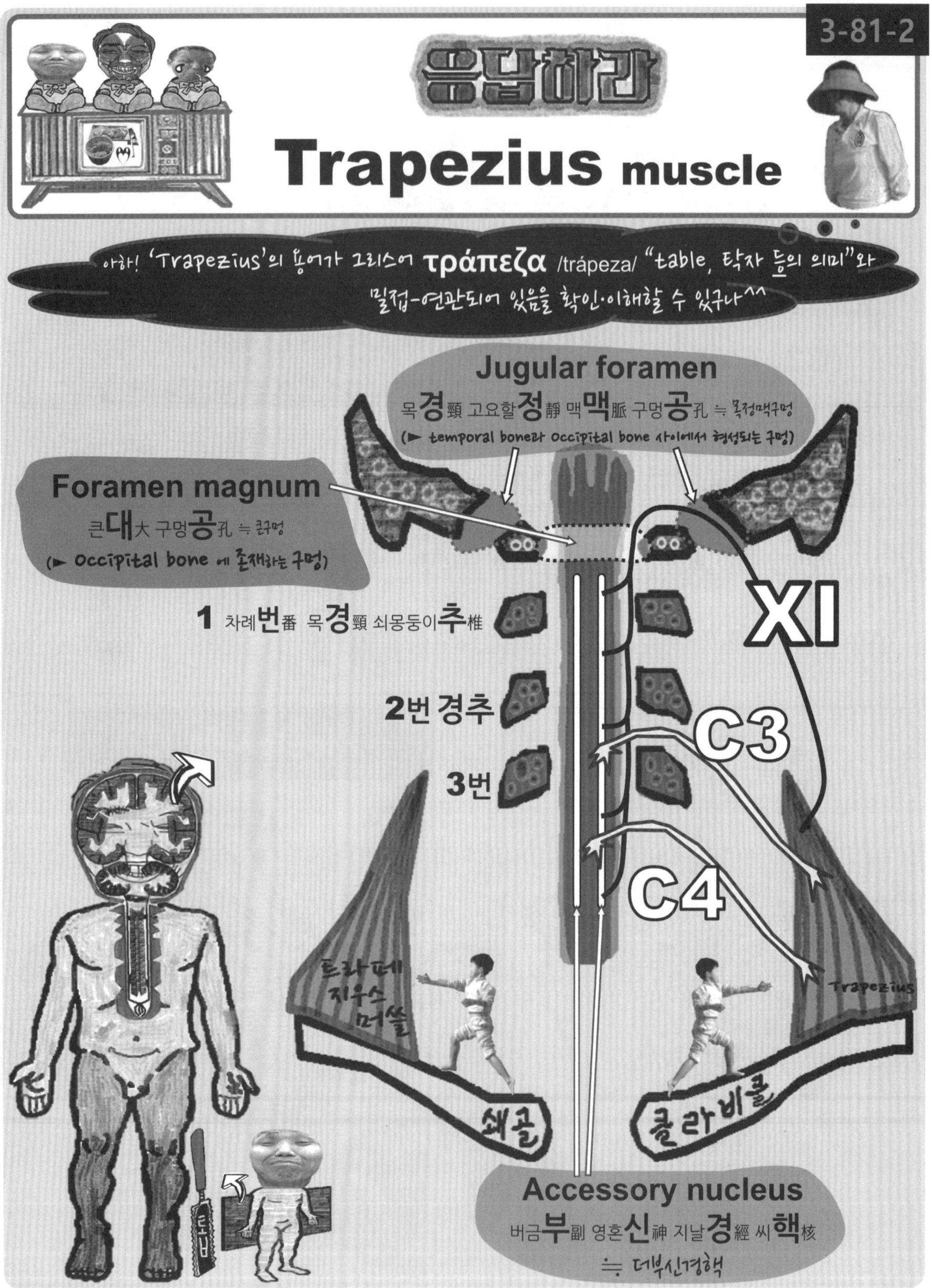
3-81-2
응답하라
Trapezius muscle
아하! 'Trapezius'의 용어가 그리스어 τράπεζα /trápeza/ "table, 탁자 등의 의미"와
밀접-연관되어 있음을 확인·이해할 수 있구나^^
Jugular foramen
목경頸 고요할정靜 맥맥脈 구멍공孔 ≒ 목정맥구멍
(► temporal bone과 occipital bone 사이에서 형성되는 구멍)
Foramen magnum
큰대大 구멍공孔 ≒ 큰구멍
(► occipital bone 에 존재하는 구멍)
1 차례번番 목경頸 쇠몽둥이추椎
2번 경추
3번
XI
C3
C4
트라페지우스 머쓸
Trapezius
쇄골
클라비클
Accessory nucleus
버금부副 영혼신神 지날경經 씨핵核
≒ 더부신경핵

3-81-3

응답하라

위**상**上
스님**승**僧
모자**모**帽
힘줄**근**筋

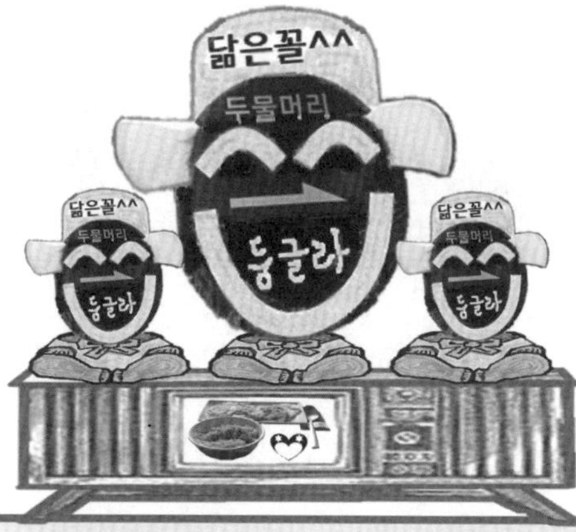

기시 정지

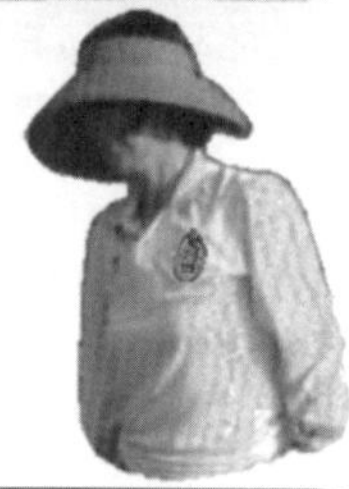

Upper fiber of trapezius muscle

origin

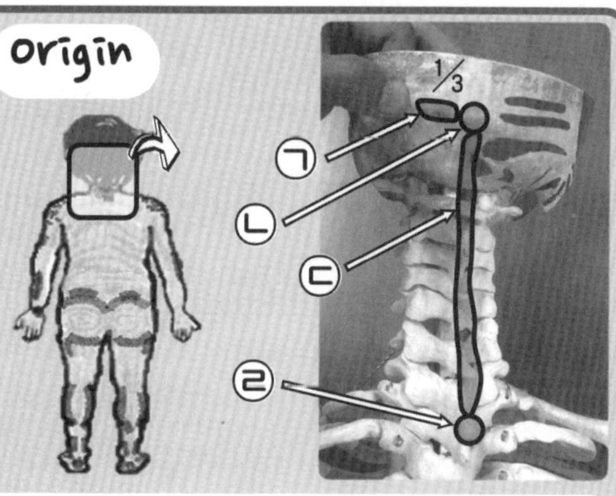

㉠ 위**상**上 목덜미**항**項 줄**선**線 (≒ 위목덜미선) 의 안**내**內 곁**측**側 (≒ 안쪽) ⅓ 과

㉡ 바깥**외**外 뒤**후**後 머리**두**頭 높을**융**隆 일어날**기**起 (≒ 바깥뒤통수뼈융기),

㉢ 목덜미**항**項 질길**인**靭 띠**대**帶 (≒목덜미인대) 및

㉣ **제7번** 목**경**頸 쇠뭉둥이**추**椎 (≒ 목뼈) 의 가시나무**극**棘 부딪칠**돌**突 일어날**기**起 (≒ 가시돌기)

► Medial one-third of **superior nuchal line** (㉠)

► **External occipital protuberance** (㉡)

► **Nuchal ligament** (㉢)

► **Spinous process** (㉣) of the 7th **cervical vertebra**

insertion

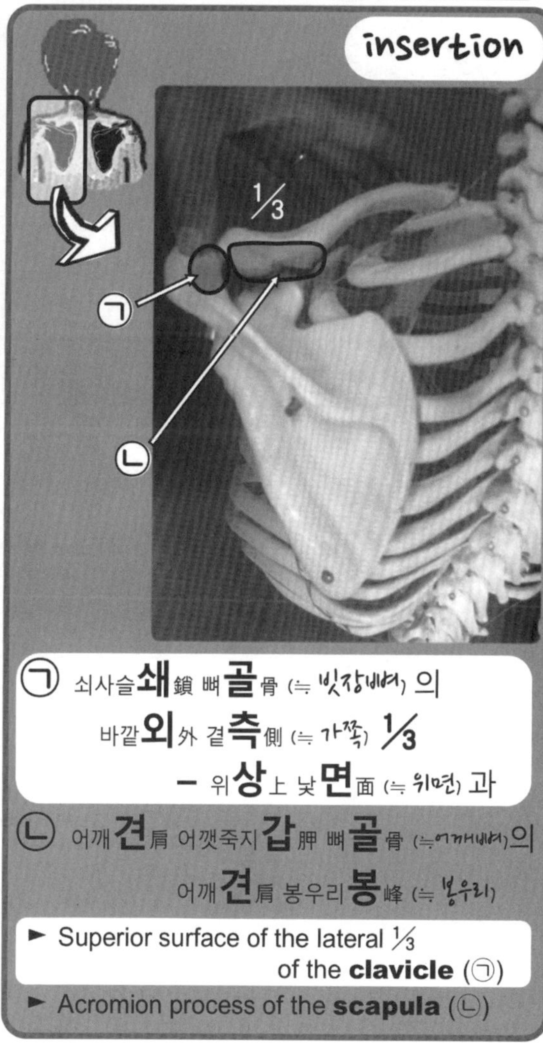

㉠ 쇠사슬**쇄**鎖 뼈**골**骨 (≒ 빗장뼈) 의 바깥**외**外 곁**측**側 (≒ 가쪽) ⅓ – 위**상**上 낯**면**面 (≒ 위면) 과

㉡ 어깨**견**肩 어깻죽지**갑**胛 뼈**골**骨 (≒어깨뼈)의 어깨**견**肩 봉우리**봉**峰 (≒ 봉우리)

► Superior surface of the lateral ⅓ of the **clavicle** (㉠)

► Acromion process of the **scapula** (㉡)

가운데**중**中
스님**승**僧
모자**모**帽
힘줄**근**筋

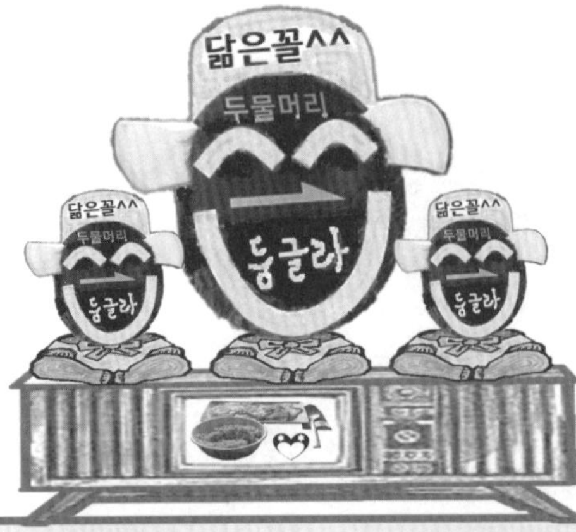

3-81-4

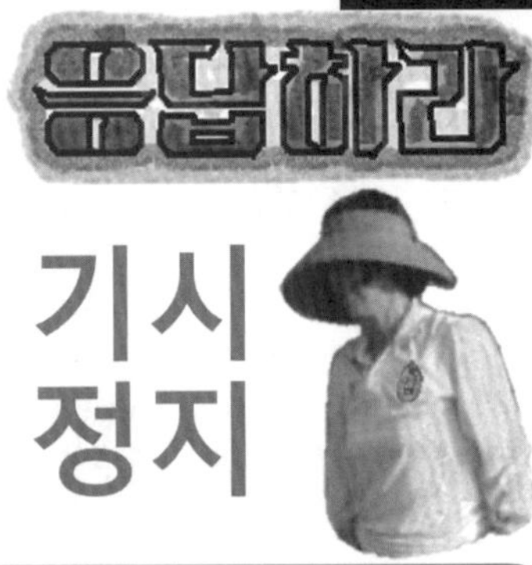

Middle fiber of trapezius muscle

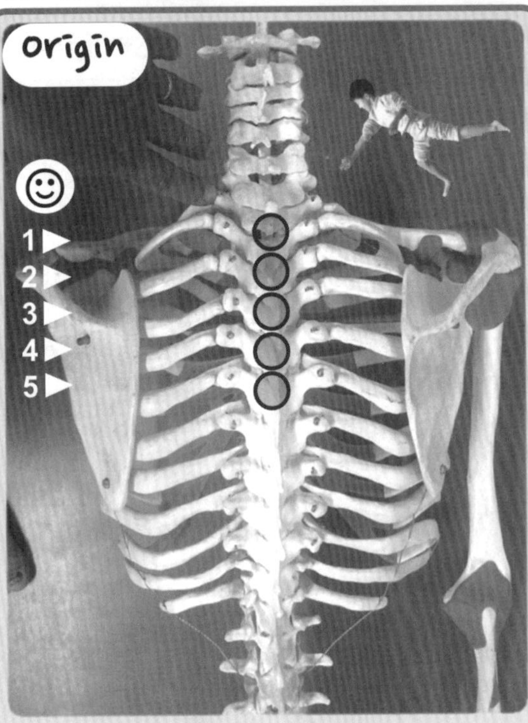

☺ **제 1 번에서~ 제 5 번**
가슴**흉**胸 쇠뭉둥이**추**椎 (≒ 등뼈) 의
가시나무**극**棘 부딪칠**돌**突 일어날**기**起
(≒ 가시돌기)

☺ **Spinous processes**
of the **1st to 5th**
thoracic vertebrae

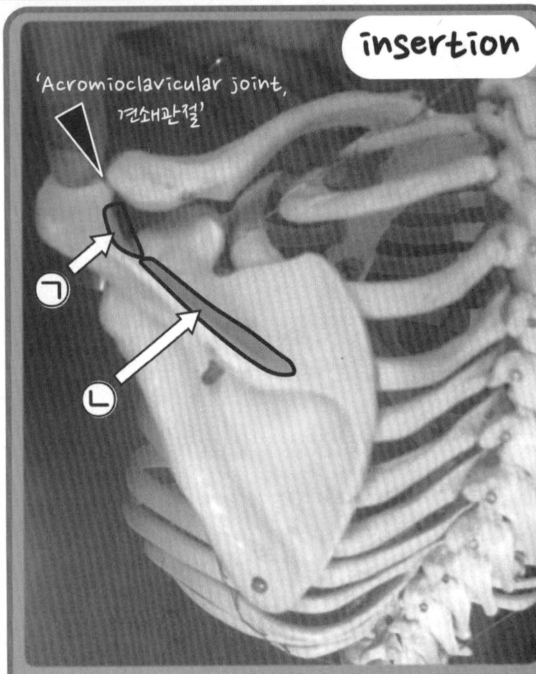

㉠ (견갑골-구조☞) 어깨**견**肩 봉우리**봉**峰 (≒ 봉우리) 의
어깨**견**肩 쇠사슬**쇄**鎖 빗장**관**關 마디**절**節 →
(≒ 봉우리빗장관절) ☞ **연결부 모서리**

㉡ 어깨**견**肩 어깻죽지**갑**胛 가시나무**극**棘
(≒ 어깨뼈가시)

► **Acromioclavicular joint** connection **edge** of **acromion** (㉠) of the **scapula**

► **Scapular spine** (㉡)

아래**하**下
스님**승**僧
모자**모**帽
힘줄**근**筋

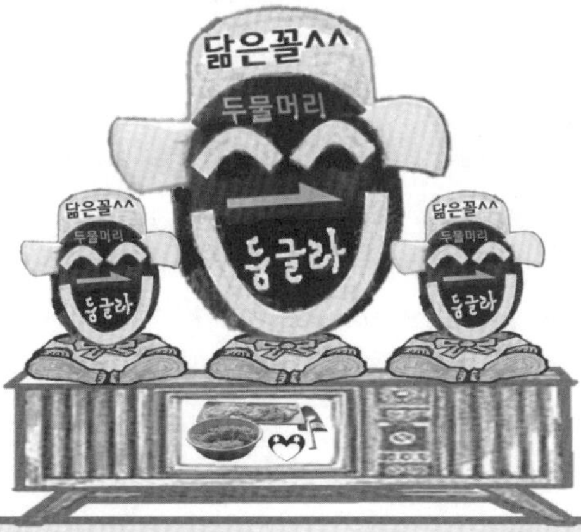

3-81-5

응답하라

기시
정지

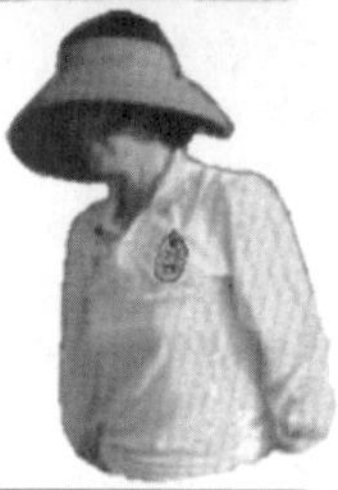

Lower fiber of trapezius muscle

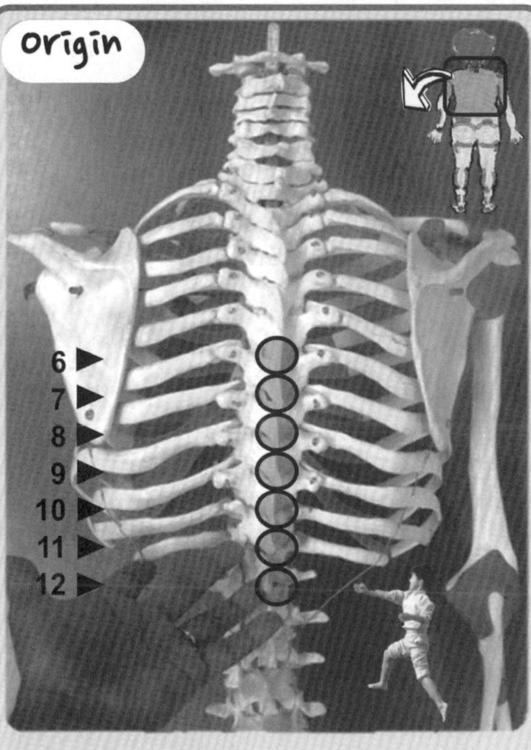

☺ **제 6 번에서~ 제 12 번**

가슴**흉**胸 쇠뭉둥이**추**椎 (≒ 등뼈) 의
가시나무**극**棘 부딪칠**돌**突 일어날**기**起 (≒ 가시돌기)

☺ **Spinous processes**
of the **6th to 12th**
thoracic vertebrae

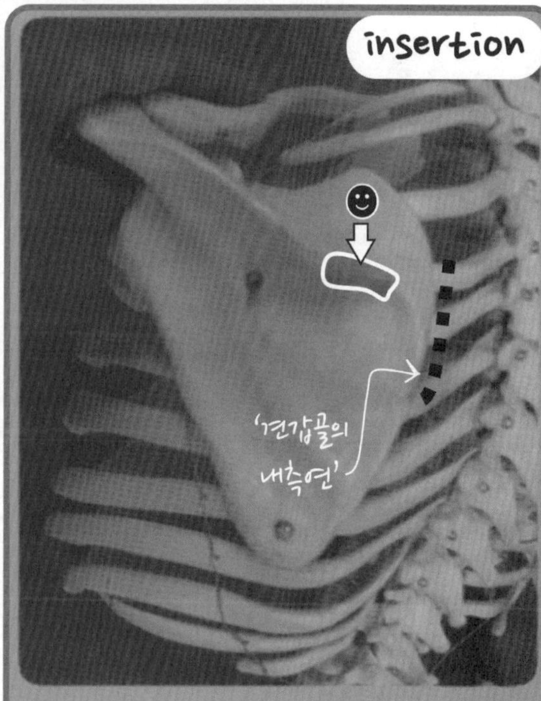

☻ 어깨**견**肩 어깻죽지**갑**胛 뼈**골**骨 (≒ 어깨뼈)
→ 안**내**內 곁**측**側 가장자리**연**緣에 인접한
(≒ 안쪽모서리)

☞ 어깨**견**肩 어깻죽지**갑**胛 가시나무**극**棘의
(≒ 어깨뼈가시)
한**일**一 떼**부**部

☻ Part of the **scapular spine**
adjacent to the **medial border**
of **scapula**

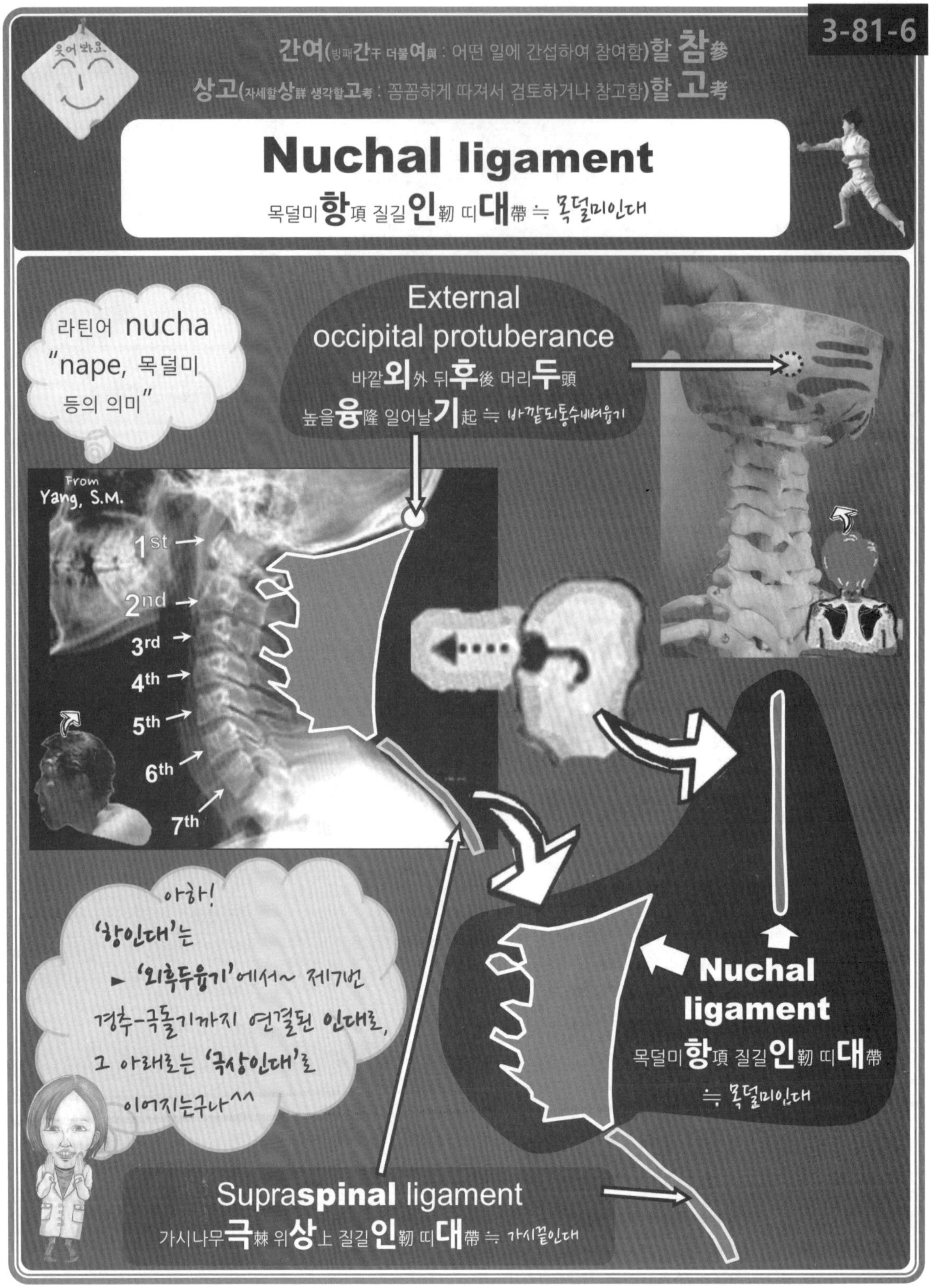
3-81-6
웃어 봐요.
간여(방패간干 더불여與 : 어떤 일에 간섭하여 참여함)할 참參
상고(자세할상詳 생각할고考 : 꼼꼼하게 따져서 검토하거나 참고함)할 고考
Nuchal ligament
목덜미항項 질길인靭 띠대帶 ≒ 목덜미인대
라틴어 nucha "nape, 목덜미 등의 의미"
External occipital protuberance
바깥외外 뒤후後 머리두頭
높을융隆 일어날기起 ≒ 바깥뒤통수뼈융기
From Yang, S.M.
1st
2nd
3rd
4th
5th
6th
7th
아하!
'항인대'는
► '외후두융기'에서~ 제7번 경추-극돌기까지 연결된 인대로,
그 아래로는 '극상인대'로 이어지는구나^^
Nuchal ligament
목덜미항項 질길인靭 띠대帶
≒ 목덜미인대
Supraspinal ligament
가시나무극棘 위상上 질길인靭 띠대帶 ≒ 가시끝인대

3-81-7

간여(방패간干 더불여與 : 어떤 일에 간섭하여 참여함)할 참參
상고(자세할상詳 생각할고考 : 꼼꼼하게 따져서 검토하거나 참고함)할 고考

Supra**spinal** ligament

가시나무**극**棘 위**상**上 질길**인**靭 띠**대**帶 ≒ 가시끝인대

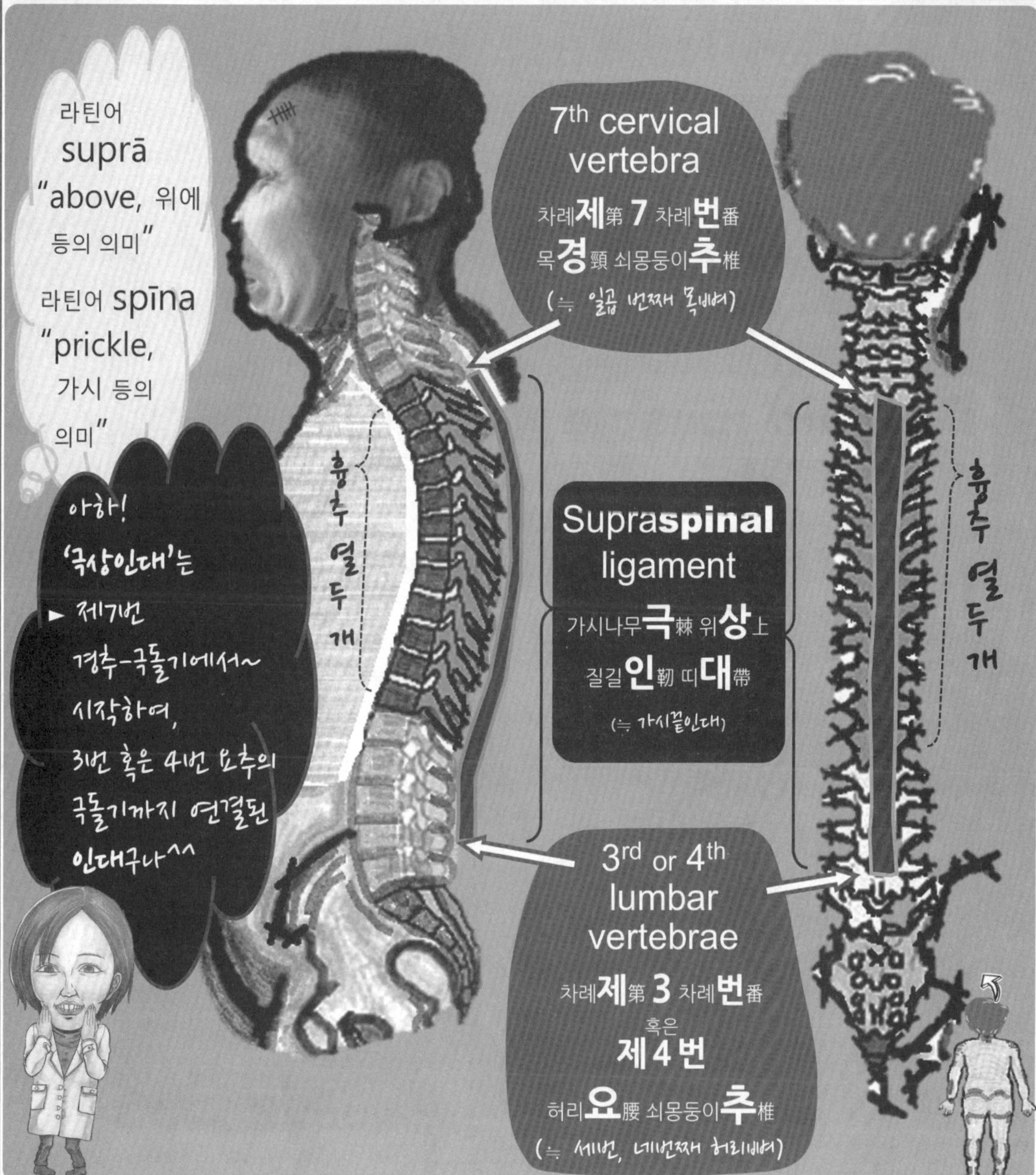

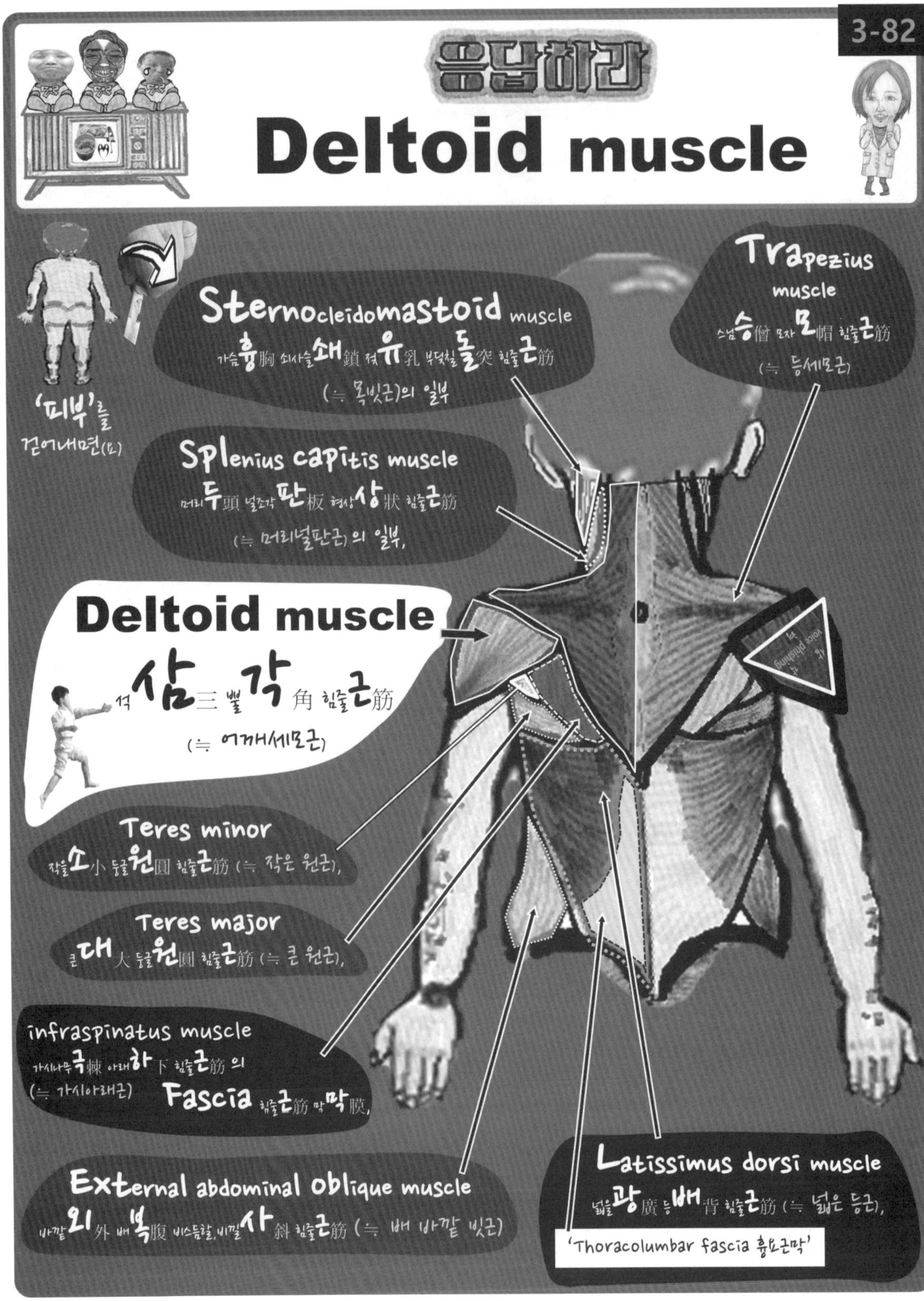
3-82
응답하라
Deltoid muscle
'피부'를 걷어내면(요)
Sternocleidomastoid muscle
가슴흉胸 쇠사슬쇄鎖 젖유乳 부딪칠돌突 힘줄근筋
(≒ 목빗근)의 일부
Splenius capitis muscle
머리두頭 널조각판板 형상상狀 힘줄근筋
(≒ 머리널판근) 의 일부,
Trapezius muscle
스님승僧 모자모帽 힘줄근筋
(≒ 등세모근)
Deltoid muscle
석삼三 뿔각角 힘줄근筋
(≒ 어깨세모근)
Teres minor
작을소小 둥글원圓 힘줄근筋 (≒ 작은 원근),
Teres major
큰대大 둥글원圓 힘줄근筋 (≒ 큰 원근),
infraspinatus muscle
가시나무극棘 아래하下 힘줄근筋 의
(≒ 가시아래근) Fascia 힘줄근筋 막막膜,
External abdominal oblique muscle
바깥외外 배복腹 비스듬할,비낄사斜 힘줄근筋 (≒ 배 바깥 빗근)
Latissimus dorsi muscle
넓을광廣 등배背 힘줄근筋 (≒ 넓은 등근),
'Thoracolumbar fascia 흉요근막'

3-82-1

Deltoid

석삼三 뿔각角 힘줄근筋

≒ 어깨 세모근

innervation 신경지배

Axillary nerve (C5, C6)

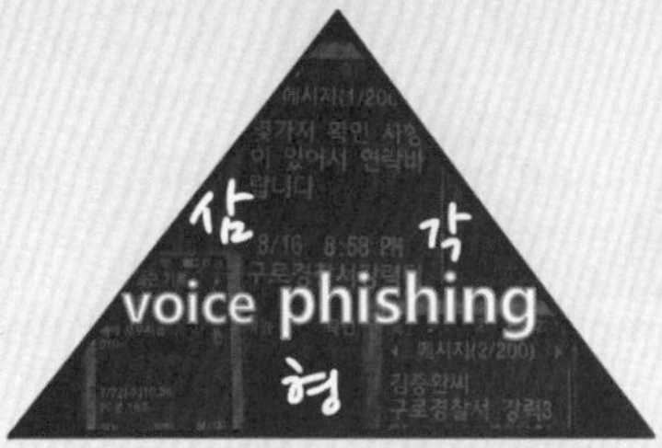

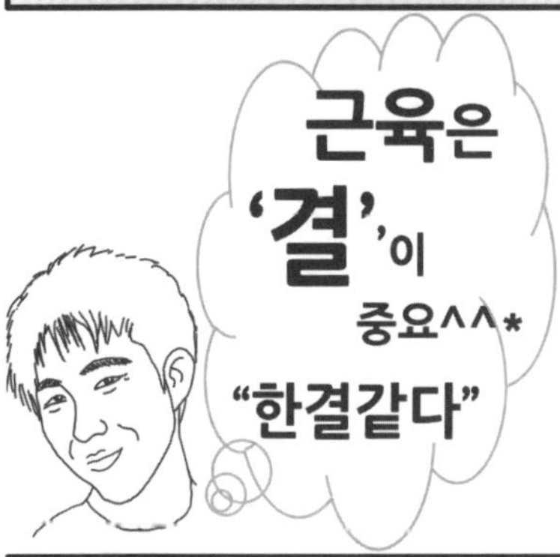

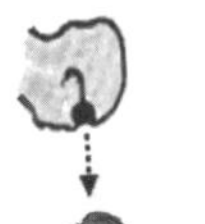

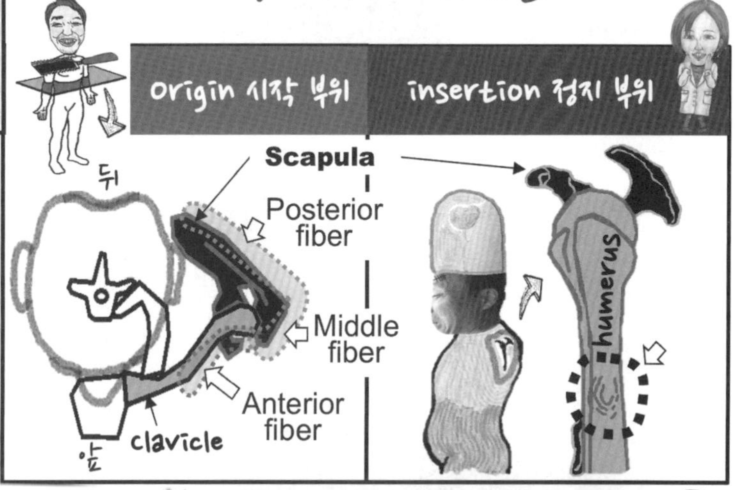

Motion 움직임

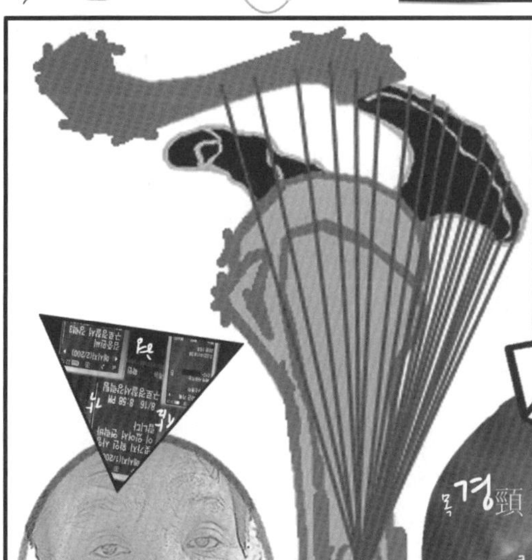

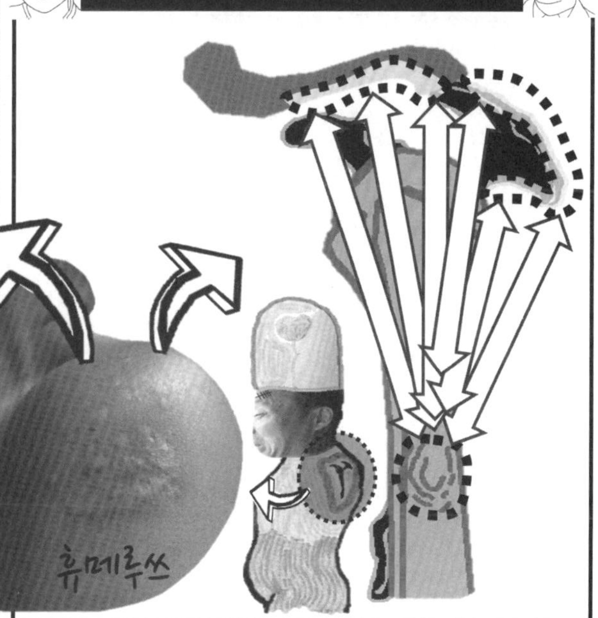

3-82-2

앞**전**前
석**삼**三
뿔**각**角
힘줄**근**筋

前

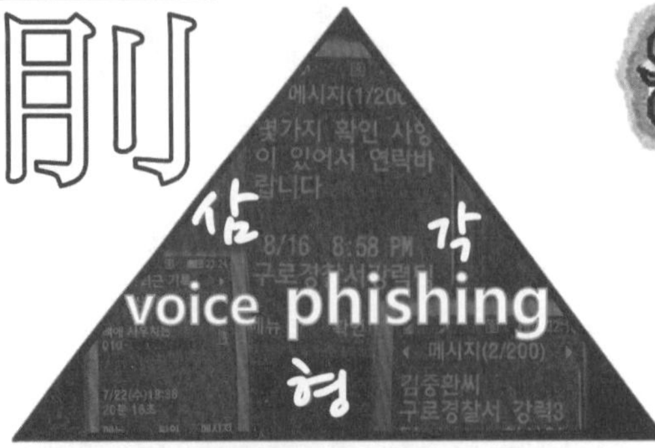

응답하라

기시
정지

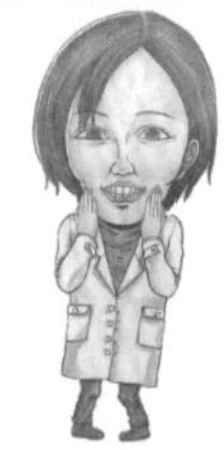

Anterior fiber of deltoid muscle

origin

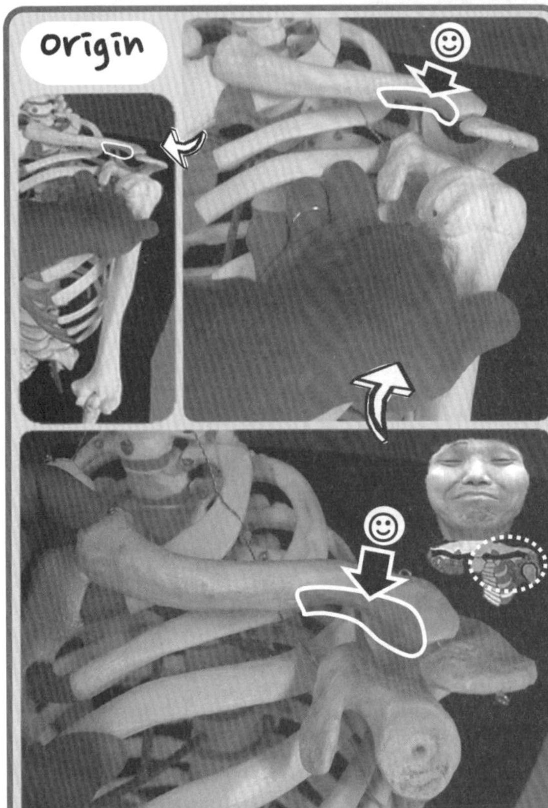

☺ 쇄사슬**쇄**鎖 뼈**골**骨 (≒ 빗장뼈) 의
바깥**외**外 곁**측**側 ⅓ – 앞**전**前 낯**면**面
(≒ 가쪽) (≒ 앞면)

☺ Anterior surface of the lateral ⅓ of the **clavicle**

insertion

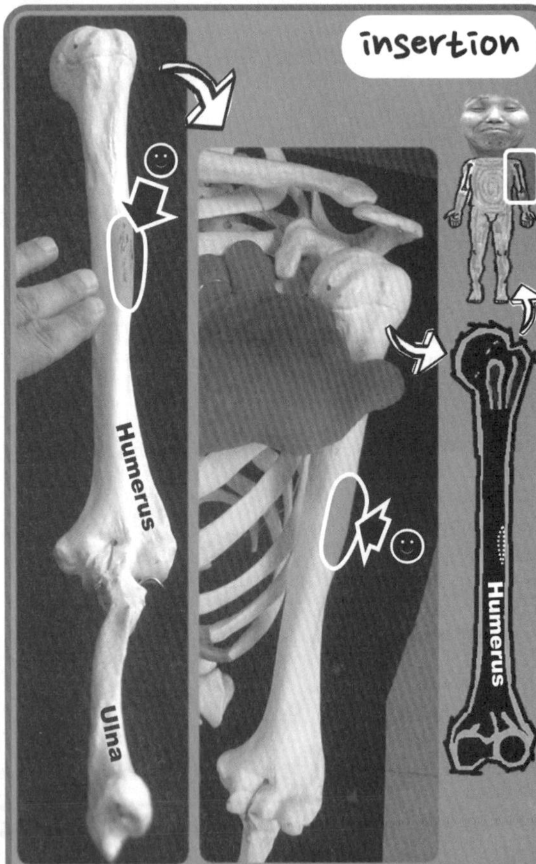

☻ 위**상**上 팔**완**腕 뼈**골**骨 (≒ 위팔뼈) 의
석**삼**三 뿔**각**角 힘줄**근**筋 거칠**조**粗 낯**면**面
(≒ 세모근거친면)

☻ **Deltoid tuberosity** of humerus

가운데**중**中
석**삼**三
뿔**각**角
힘줄**근**筋

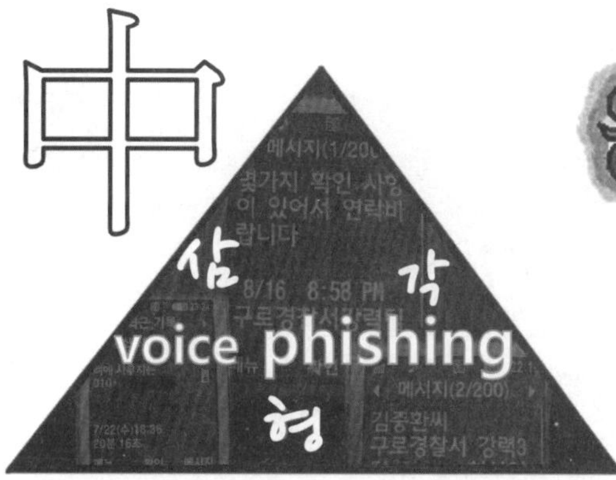

3-82-3

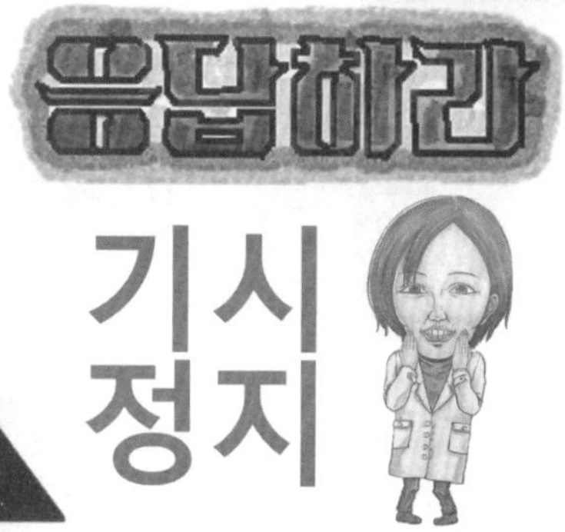

Middle fiber of deltoid muscle

Origin

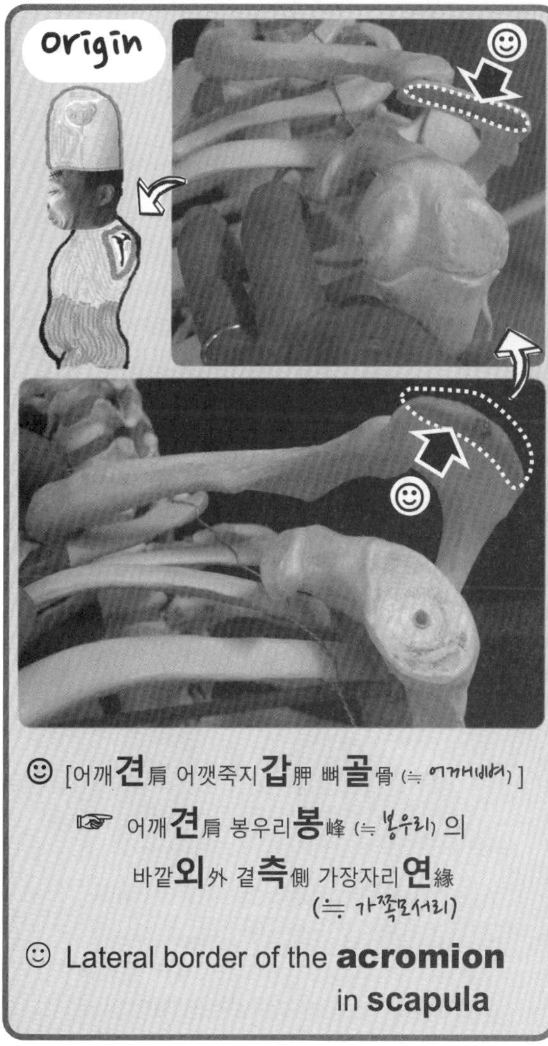

☺ [어깨**견**肩 어깻죽지**갑**胛 뼈**골**骨 (≒ 어깨뼈)]

☞ 어깨**견**肩 봉우리**봉**峰 (≒ 봉우리) 의 바깥**외**外 곁**측**側 가장자리**연**緣 (≒ 가쪽모서리)

☺ Lateral border of the **acromion** in **scapula**

insertion

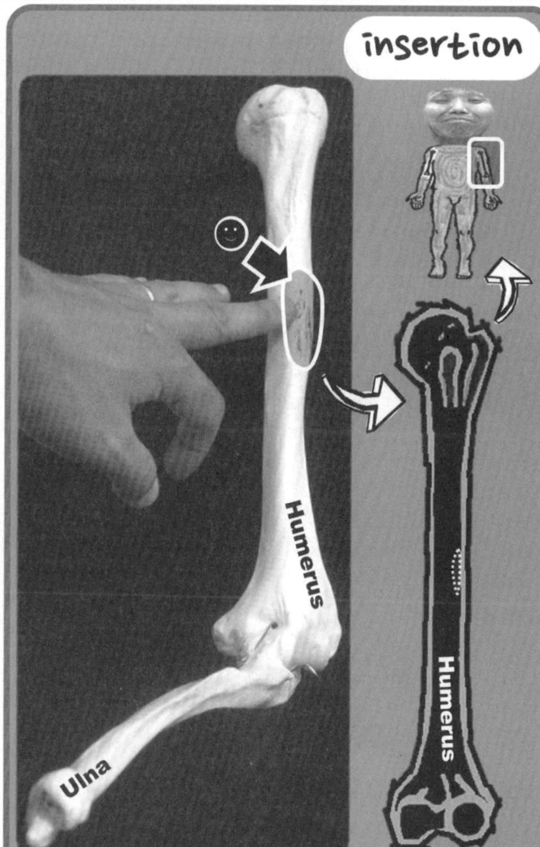

☻ 위**상**上 팔**완**腕 뼈**골**骨 (≒ 위팔뼈) 의 석**삼**三 뿔**각**角 힘줄**근**筋 거칠**조**粗 낯**면**面 (≒ 세모근거친면)

☻ **Deltoid tuberosity** of humerus

뒤**후**後
석**삼**三
뿔**각**角
힘줄**근**筋

後

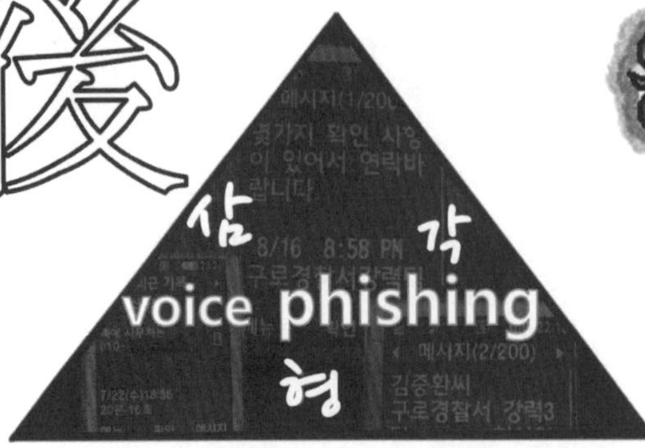

3-82-4

응답하라

기시
정지

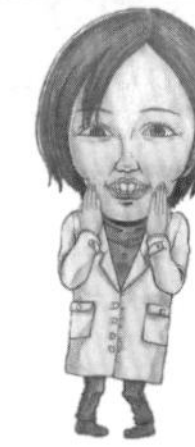

Posterior fiber of deltoid muscle

origin

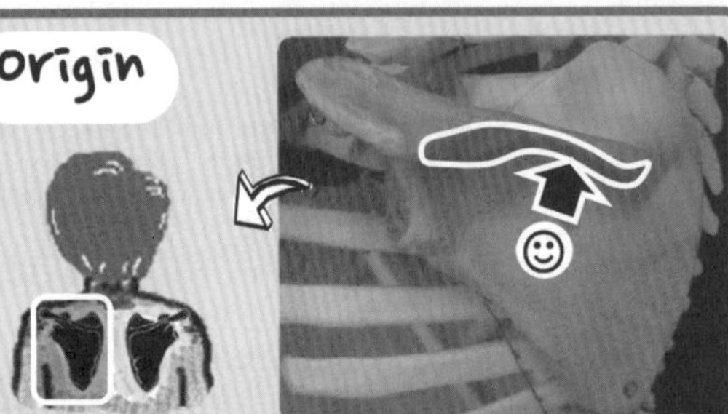

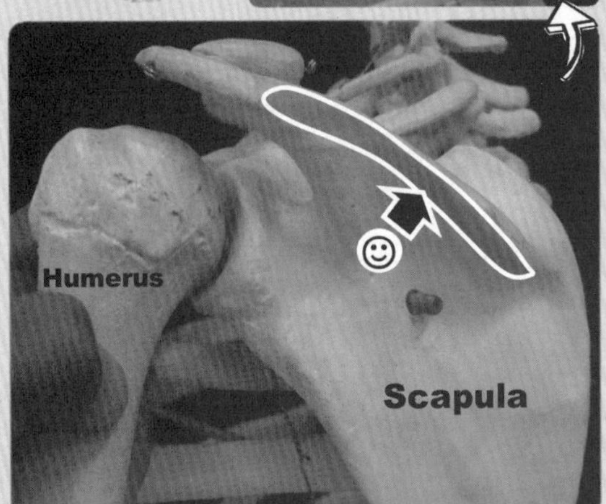

☺ [어깨**견**肩 어깻죽지**갑**胛 뼈**골**骨 (≒ 어깨뼈)]

☞ 어깨**견**肩 어깻죽지**갑**胛 가시나무**극**棘 의
(≒ 어깨뼈가시)

뒤**후**後 가장자리**연**緣 (≒ 뒤쪽모서리)

☺ **Posterior border of scapular spine** (in scapula)

insertion

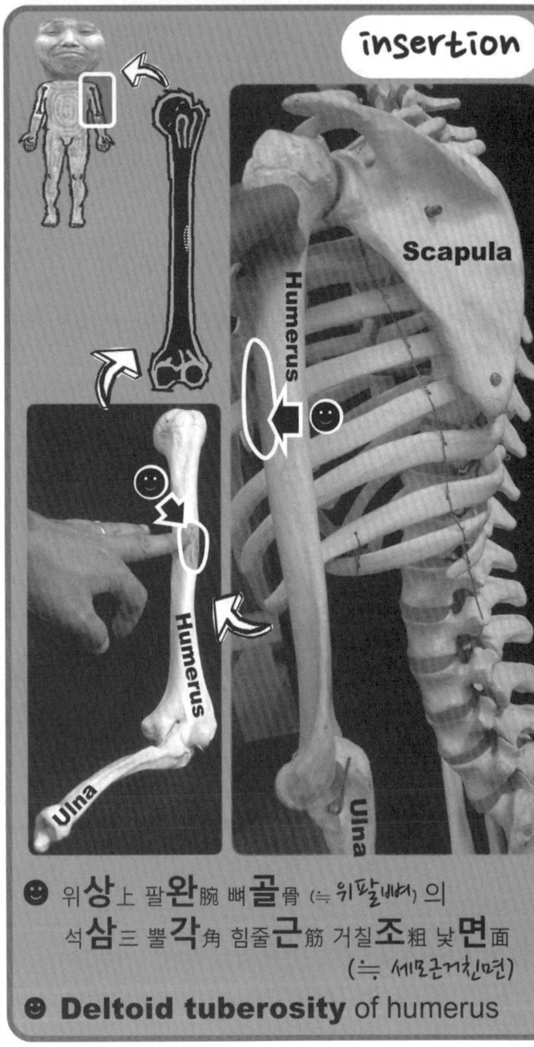

☻ 위**상**上 팔**완**腕 뼈**골**骨 (≒ 위팔뼈) 의
석**삼**三 뿔**각**角 힘줄**근**筋 거칠**조**粗 낯**면**面
(≒ 세모근거친면)

☻ **Deltoid tuberosity** of humerus

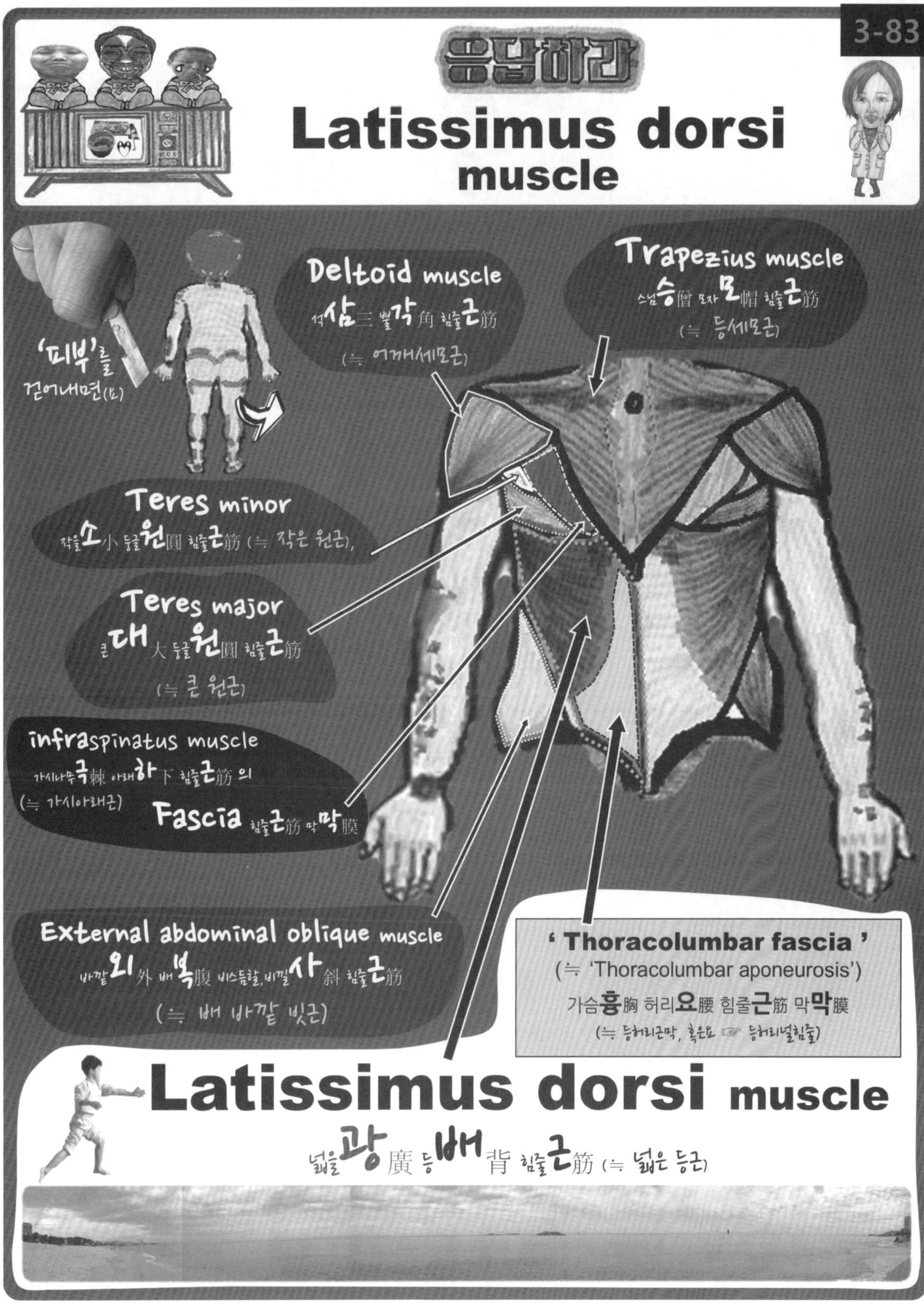
3-83
응답하라
Latissimus dorsi muscle
'피부'를 걷어내면(요)
Deltoid muscle
석삼三 뿔각角 힘줄근筋
(≒ 어깨세모근)
Trapezius muscle
스님승僧 모자모帽 힘줄근筋
(≒ 등세모근)
Teres minor
작을소小 둥글원圓 힘줄근筋 (≒ 작은 원근),
Teres major
큰대大 둥글원圓 힘줄근筋
(≒ 큰 원근)
infraspinatus muscle
가시나무극棘 아래하下 힘줄근筋 의
(≒ 가시아래근)
Fascia 힘줄근筋 막막膜
External abdominal oblique muscle
바깥외外 배복腹 비스듬할,비낄사斜 힘줄근筋
(≒ 배 바깥 빗근)
' Thoracolumbar fascia '
(≒ 'Thoracolumbar aponeurosis')
가슴흉胸 허리요腰 힘줄근筋 막막膜
(≒ 등허리근막, 혹은요 ☞ 등허리널힘줄)
Latissimus dorsi muscle
넓을광廣 등배背 힘줄근筋 (≒ 넓은 등근)

3-83-1

Latissimus dorsi

넓을 광 廣 등 배 背 힘줄 근 筋

≒ 넓은 등근

innervation 신경지배

Thoracodorsal nerve

(C6, C7, C8)

[☜ Brachial plexus]

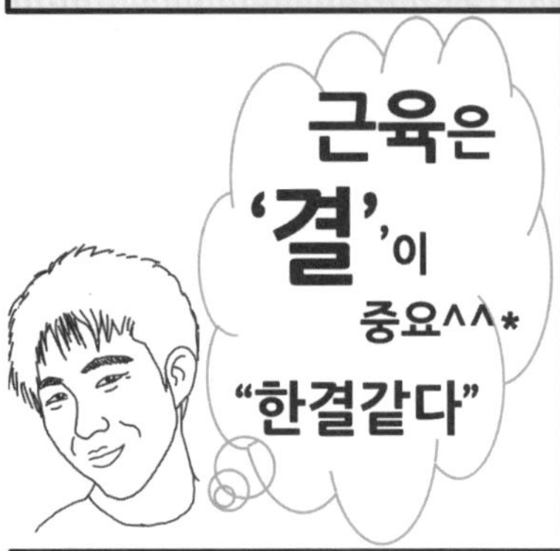

origin 시작 부위	insertion 정지 부위
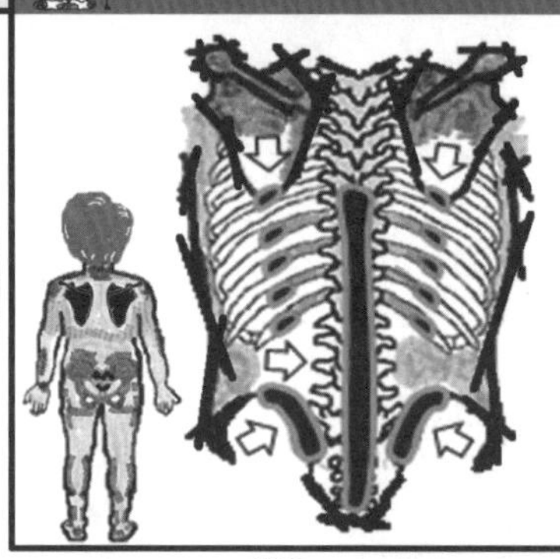	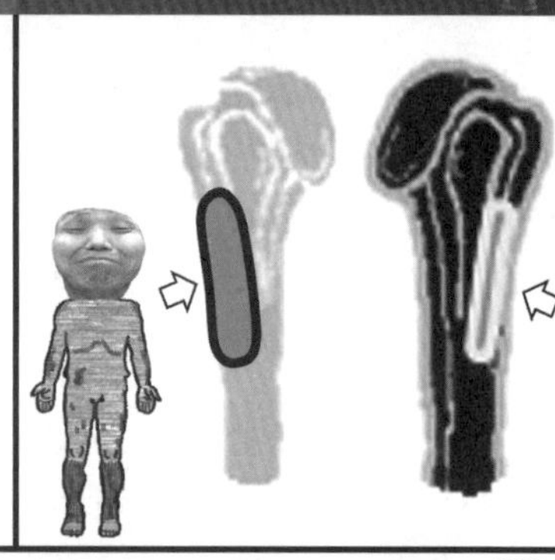

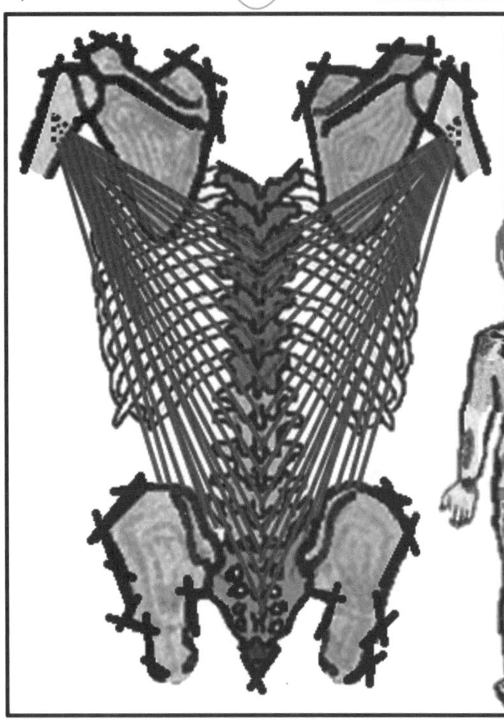

Motion 움직임

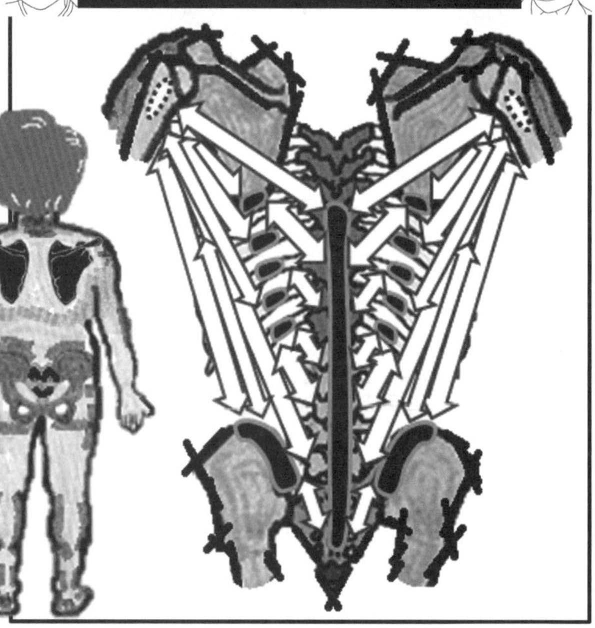

3-83-2

넓을**광**廣 등**배**背 힘줄**근**筋

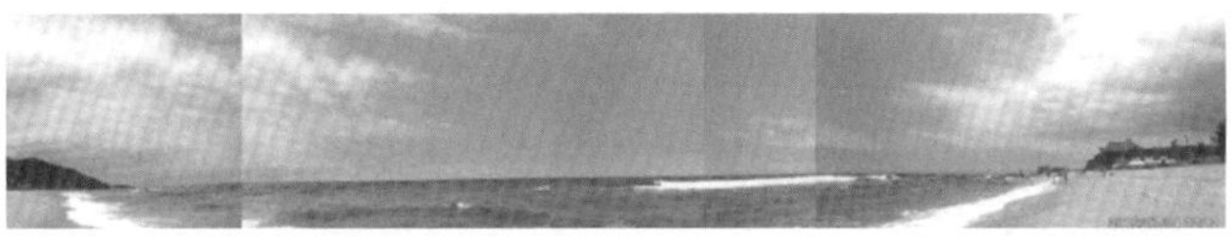

응답하라

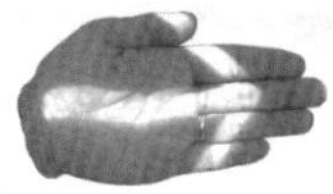

기시

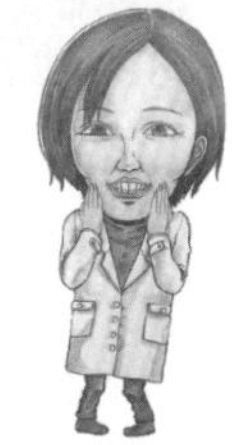

정지

Latissimus dorsi muscle

Origin

㉠ 어깨**견**肩 어깻죽지**갑**胛 뼈**골**骨 의 아래**하**下뿔**각**角
(≒ 어깨뼈) (≒ 아래각)

㉡ (제9번 혹은) **제10번~ 제12번** 갈비**늑**肋 뼈**골**骨
(≒ 갈비뼈)

㉢ **제7번~ 제12번** 가슴**흉**胸 쇠몽둥이**추**椎 (≒ 등뼈) 와
제1번~ 제5번 허리**요**腰 쇠몽둥이**추**椎 (≒ 허리뼈) 의
가시나무**극**棘 부딪칠**돌**突 일어날**기**起 (≒ 가시돌기)

㉣ 창자**장**腸 뼈**골**骨 모날**능**稜 (≒ 엉덩뼈능선) 의
뒤**후**後 사방,모**방**方 (≒ 뒤쪽) ⅓ 과

㉤ [깔개**천**薦 뼈**골**骨 (≒ 엉치뼈) 의]
'바를**정**正 가운데**중**中 깔개**천**薦 뼈**골**骨모날**능**稜'
(≒ 정중엉치뼈능선)

- **Inferior angle** (㉠) of scapula
- **(9th) 10th ~ 12th Ribs** (㉡)
- Spinous process (㉢) of **thoracic (T7~T12)** & of **lumbar vertebrae (L1~L5)**
- Posterior ⅓ of **iliac crest** (㉣) &
- **median sacral crest** (㉤) of sacrum (including **'thoracolumbar fascia'**)

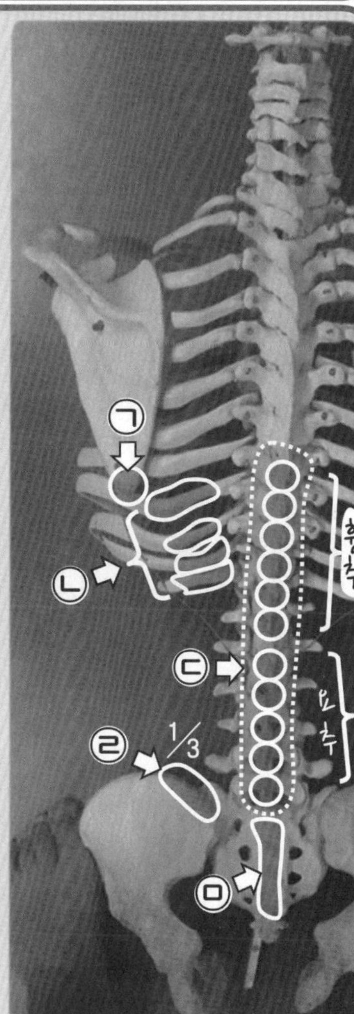

3-83-3

넓을광廣 등배背 힘줄근筋

응답하라

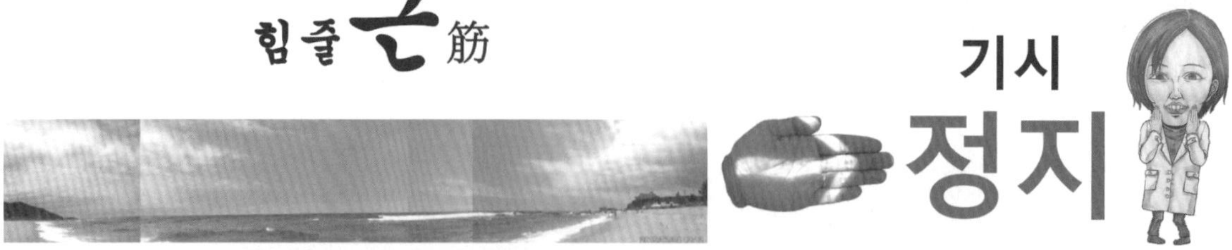

기시 정지

Latissimus dorsi muscle

insertion

● 위상上 팔완腕 뼈골骨 (≒ 위팔뼈)의 맺을결結 마디절節 사이간間 도랑구溝 (≒ 결절사이고랑)

● **Intertubercular groove** of humerus

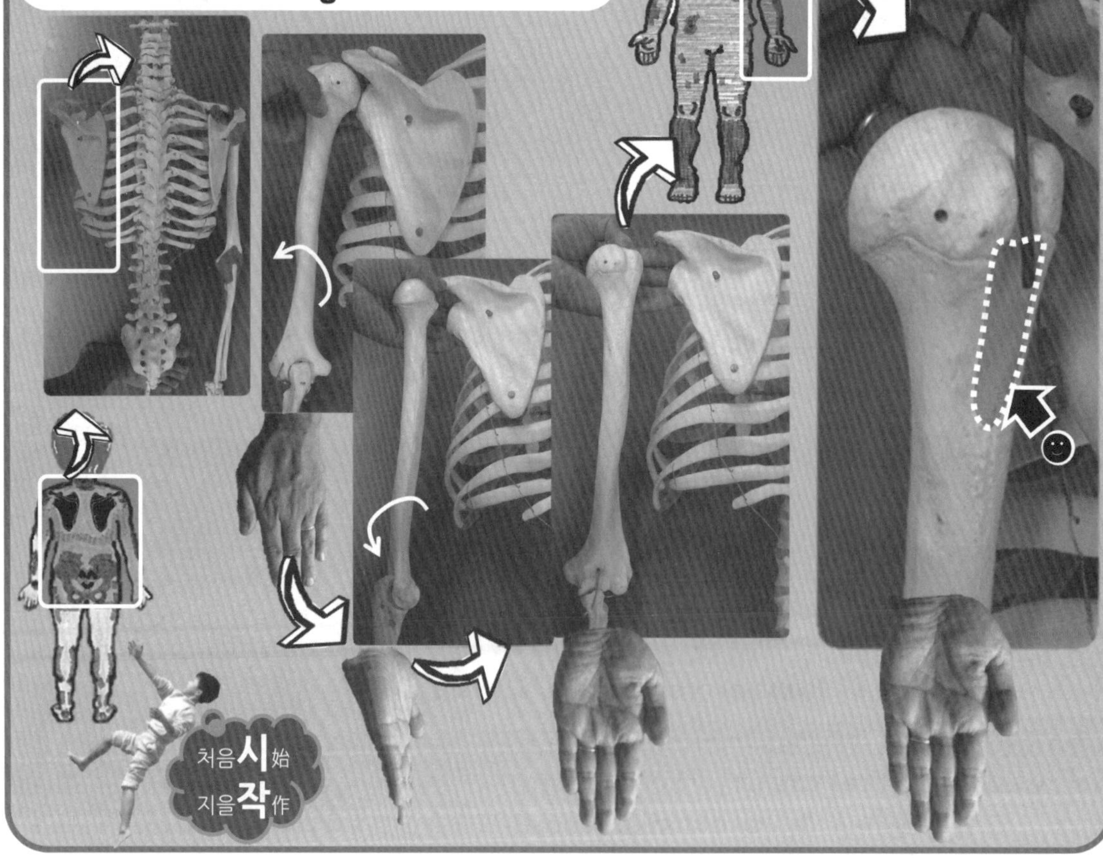

3-84

응답하라

' Inferior lumbar triangle '

'아래**하**下 허리**요**腰 떼**부**部 석**삼**三 뿔**각**角' (≒ 아래허리삼각)

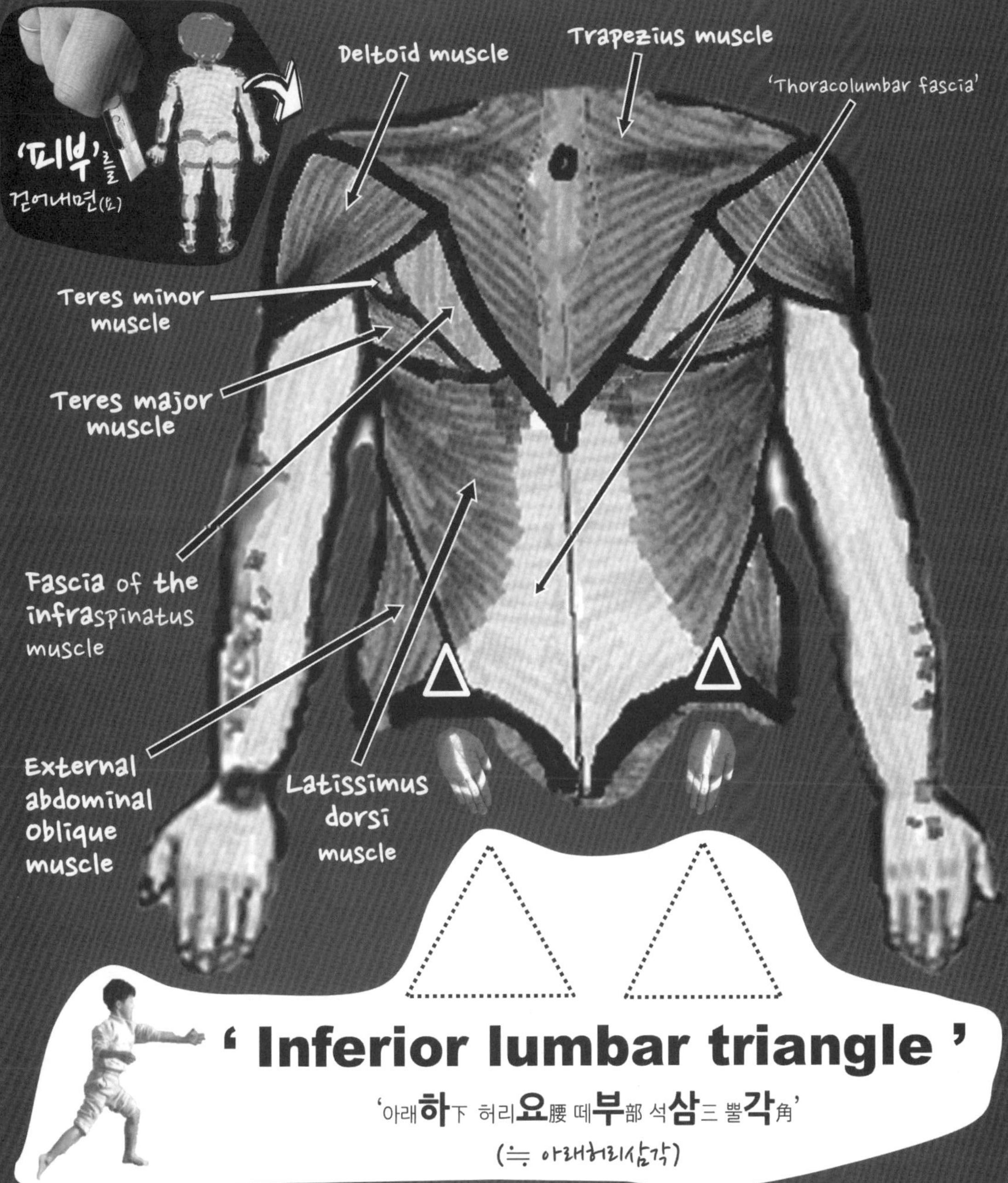

' Inferior lumbar triangle '

'아래**하**下 허리**요**腰 떼**부**部 석**삼**三 뿔**각**角'

(≒ 아래허리삼각)

3-84-1

간여(방패간干 더불여與 : 어떤 일에 간섭하여 참여함)할 참參

상고(자세할상詳 생각할고考 : 꼼꼼하게 따져서 검토하거나 참고함)할 고考

‘ Inferior Lumbar Triangle ’

아래하下 허리요腰 떼부部 석삼三 뿔각角

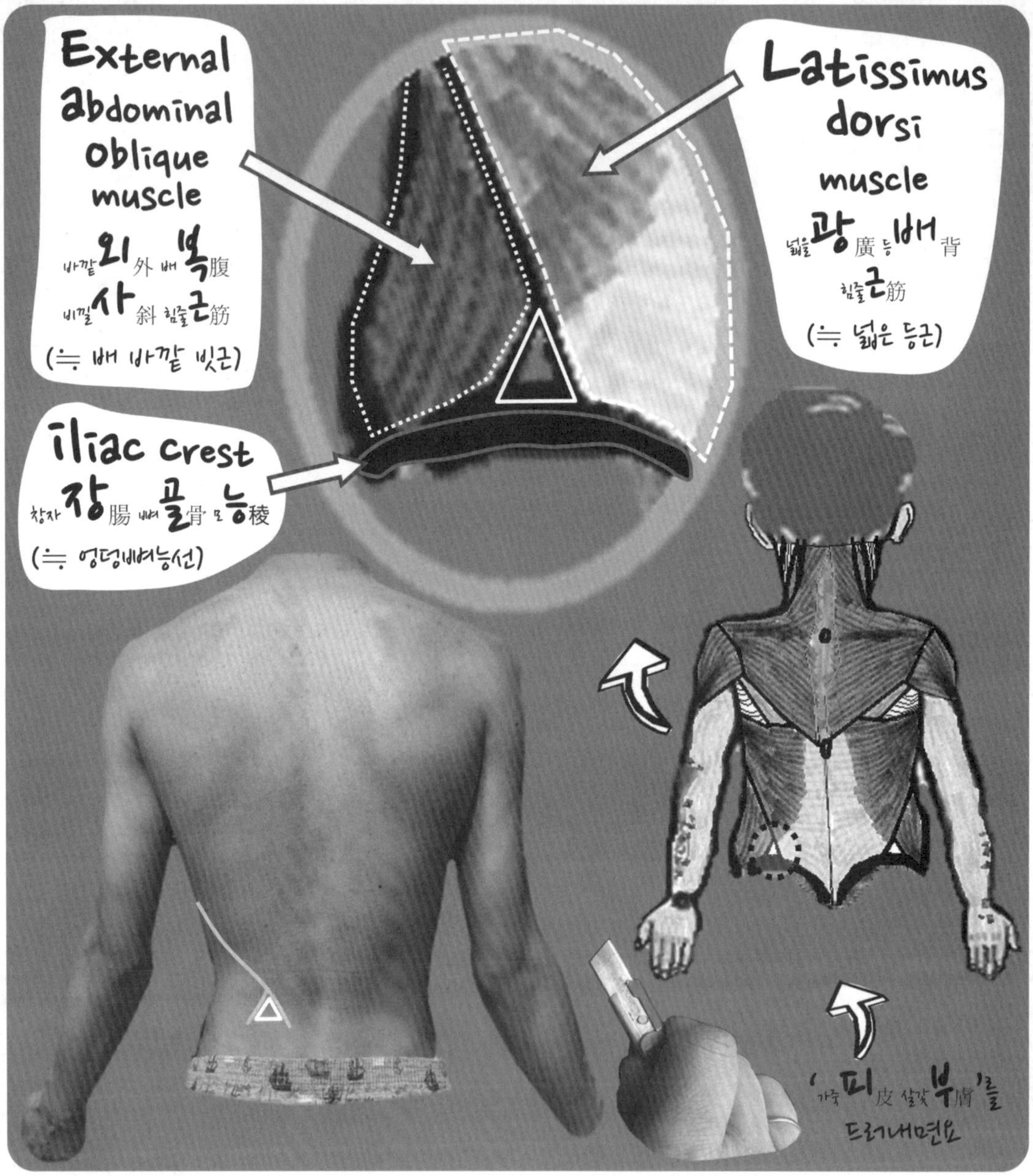

3-85

웃어봐요.

간여(방패간干 더불여與 : 어떤 일에 간섭하여 참여함)할 참參
상고(자세할상詳 생각할고考 : 꼼꼼하게 따져서 검토하거나 참고함)할 고考

' Superior Lumbar Triangle '

위상上 허리요腰 떼부部 석삼三 뿔각角

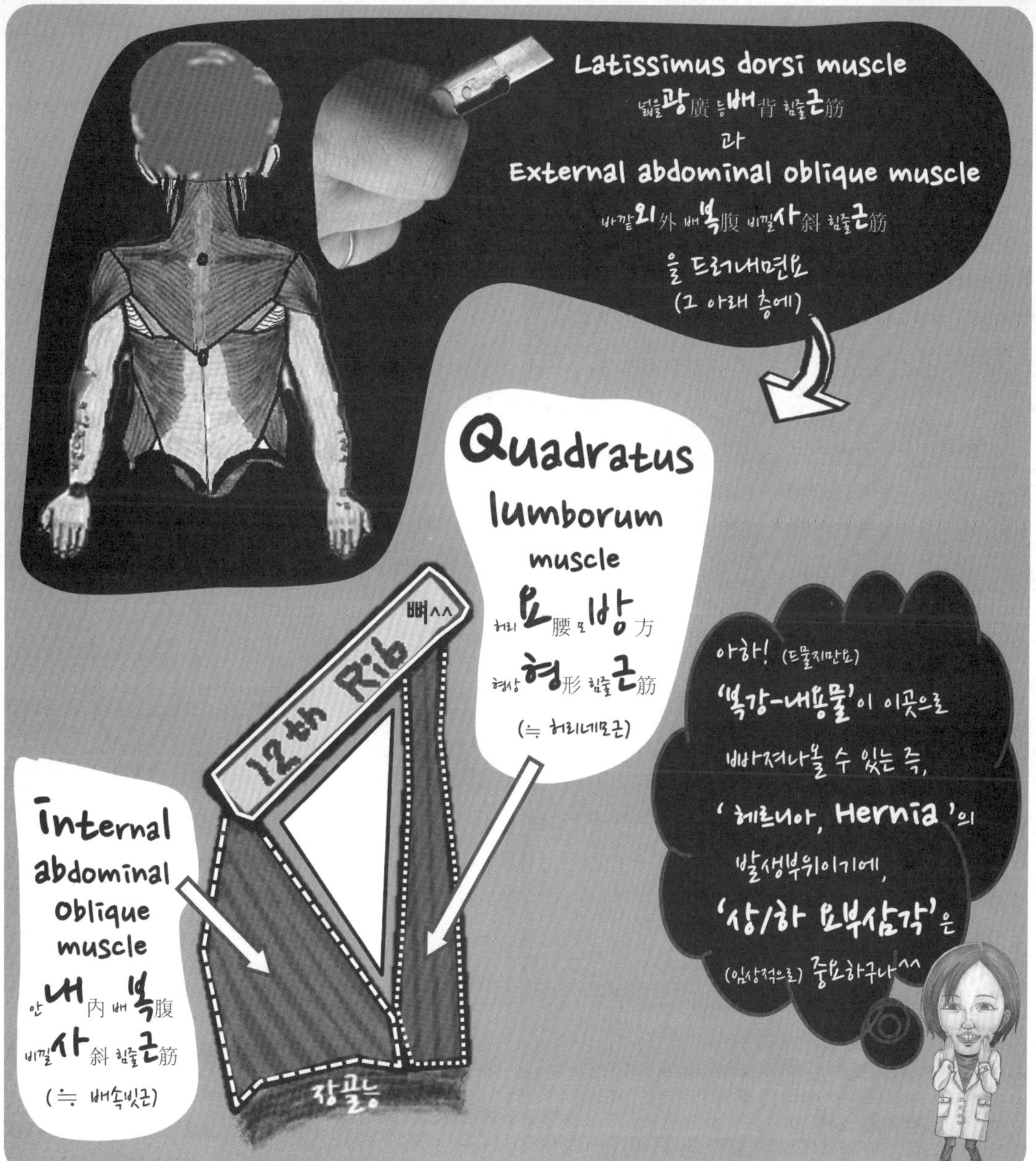

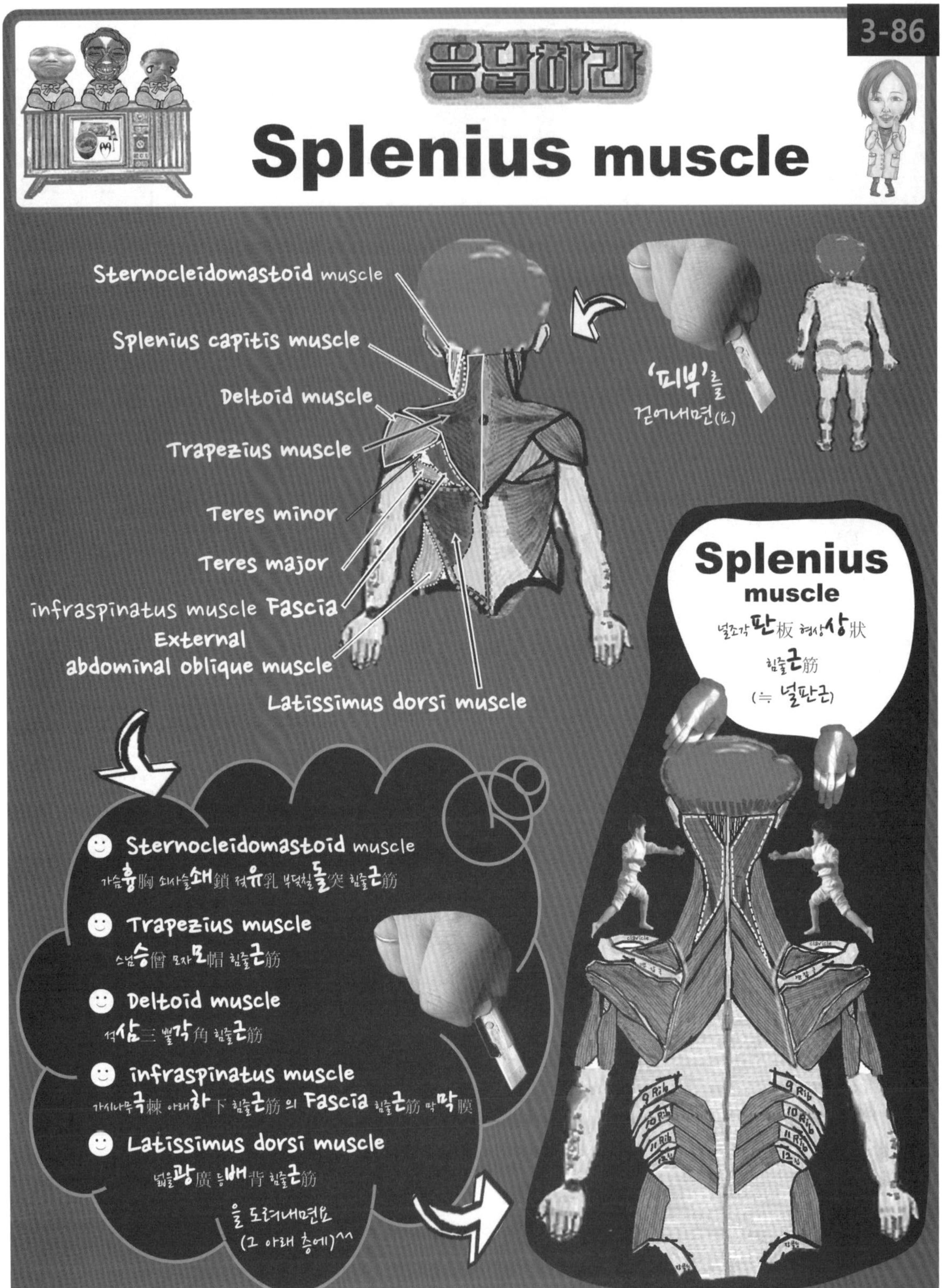
3-86
응답하라
Splenius muscle
Sternocleidomastoid muscle
Splenius capitis muscle
Deltoid muscle
Trapezius muscle
Teres minor
Teres major
infraspinatus muscle Fascia
External abdominal oblique muscle
Latissimus dorsi muscle
'피부'를 걷어내면요
Splenius muscle
널조각 판板 형상 상狀
힘줄 근筋
(≒ 널판근)
Sternocleidomastoid muscle
가슴 흉胸 쇠사슬 쇄鎖 젖 유乳 부딪칠 돌突 힘줄 근筋
Trapezius muscle
스님 승僧 모자 모帽 힘줄 근筋
Deltoid muscle
석 삼三 뿔 각角 힘줄 근筋
infraspinatus muscle
가시나무 극棘 아래 하下 힘줄 근筋 의 Fascia 힘줄 근筋 막 막膜
Latissimus dorsi muscle
넓을 광廣 등 배背 힘줄 근筋
을 도려내면요
(그 아래 층에)^^

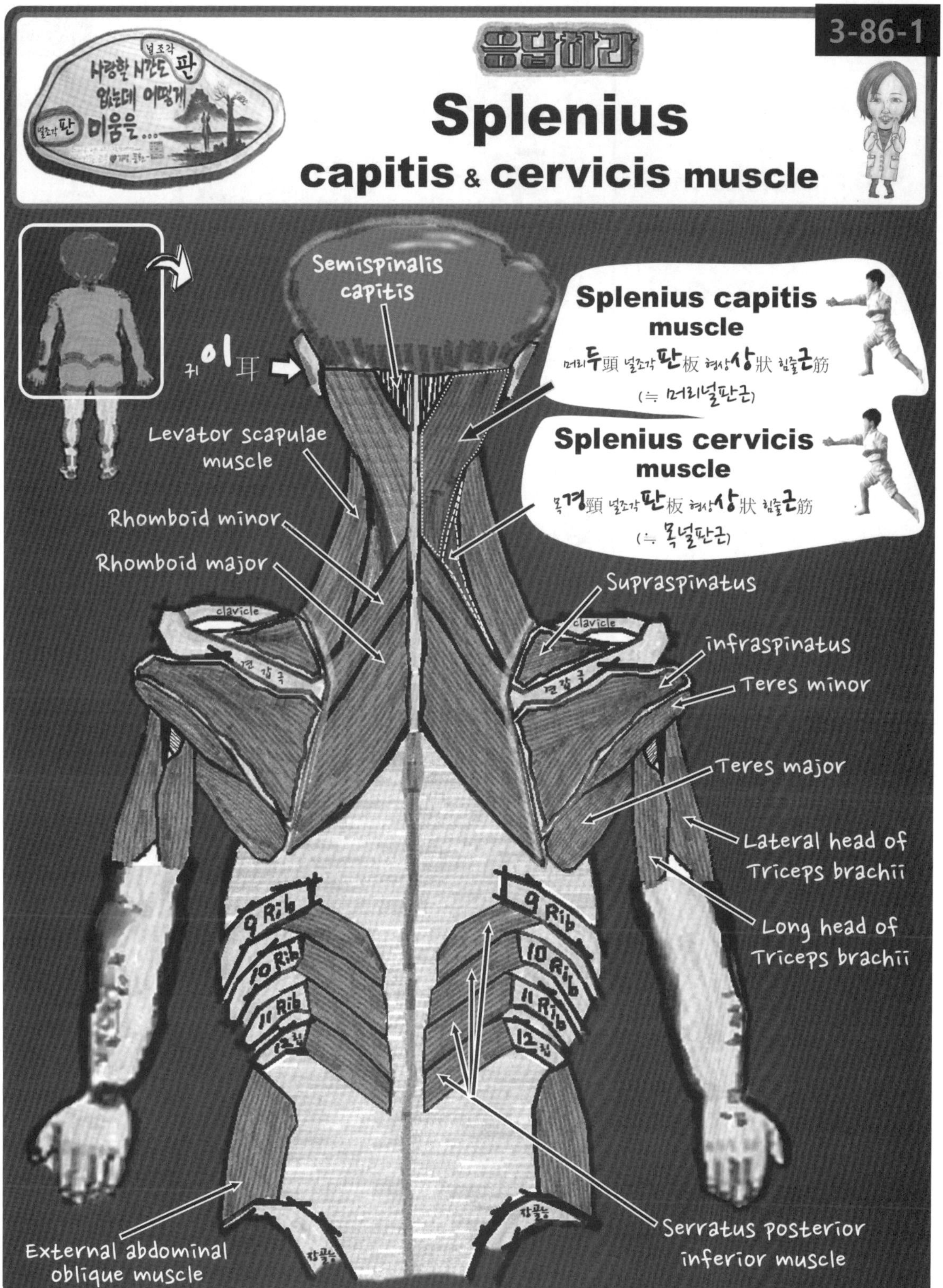
3-86-1
응답하라
Splenius
capitis & cervicis muscle
Semispinalis capitis
귀 이 耳
Levator scapulae muscle
Rhomboid minor
Rhomboid major
Splenius capitis muscle
머리 두 頭 널조각 판 板 형상 상 狀 힘줄 근 筋
(≒ 머리널판근)
Splenius cervicis muscle
목 경 頸 널조각 판 板 형상 상 狀 힘줄 근 筋
(≒ 목널판근)
Supraspinatus
infraspinatus
Teres minor
Teres major
Lateral head of Triceps brachii
Long head of Triceps brachii
clavicle
9 Rib
10 Rib
11 Rib
External abdominal oblique muscle
Serratus posterior inferior muscle

3-87

Splenius capitis

머리 두頭 널조각 판版 형상 상狀 힘줄 근筋

≒ 머리널판근

innervation 신경지배

(Dorsal rami of)
Cervical
spinal nerves
(C3, C4)

[☜ cervical plexus]

Origin 시작 부위

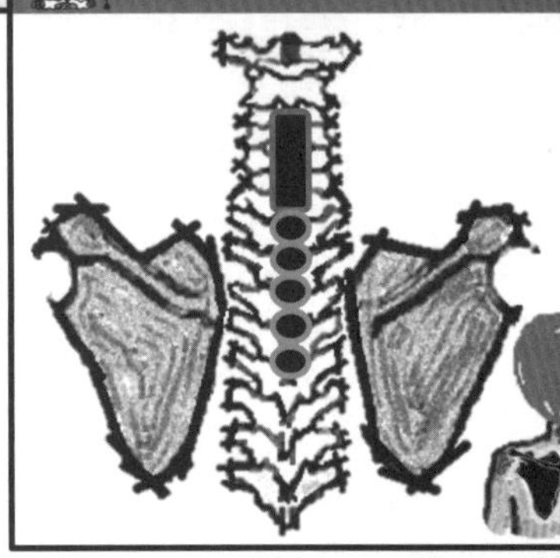

insertion 정지 부위

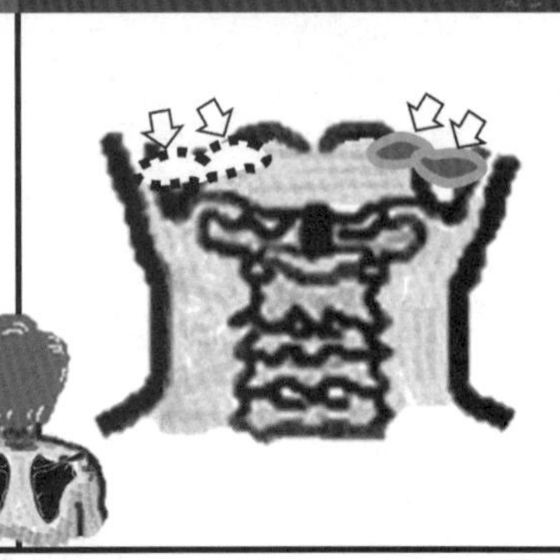

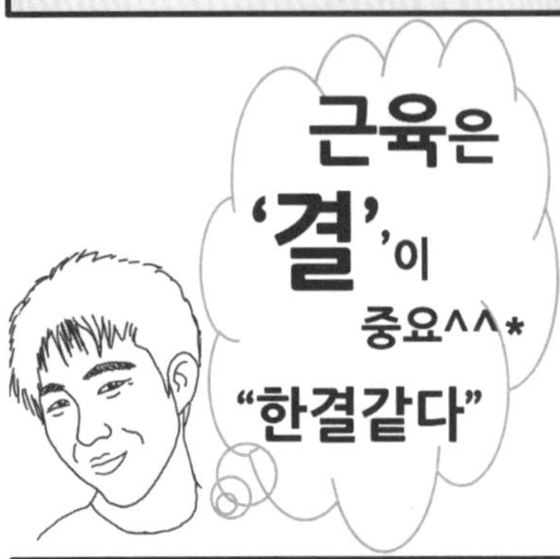

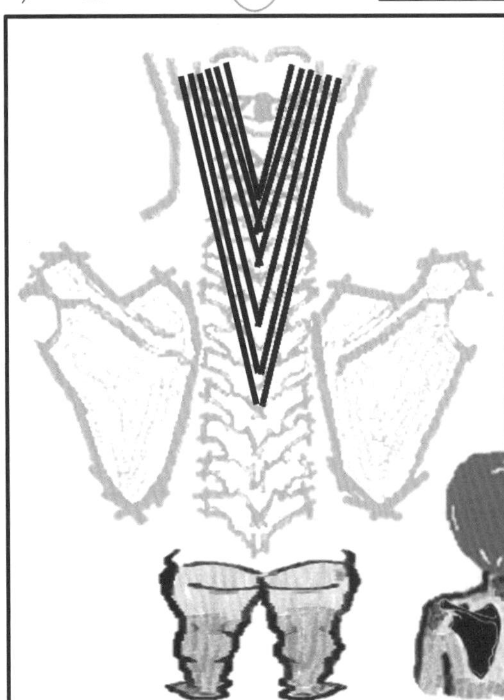

Motion 움직임

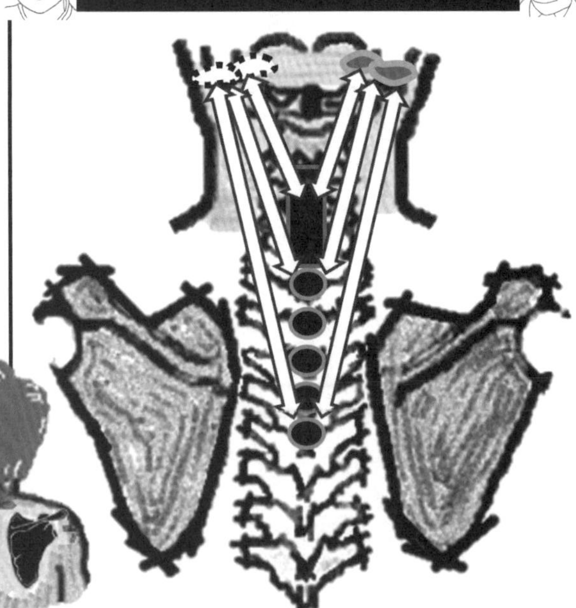

머리**두**頭
널조각**판**板
형상**상**狀
힘줄**근**筋

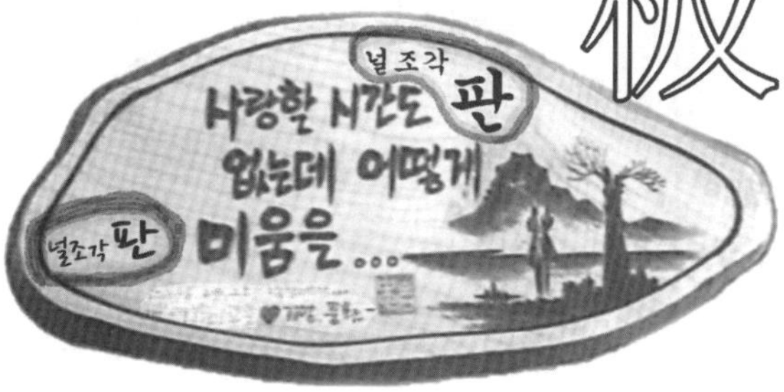

板

3-87-1

응답하라

기시
정지

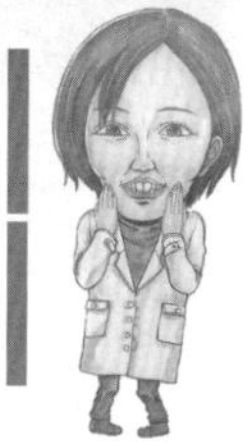

Splenius capitis muscle

Origin

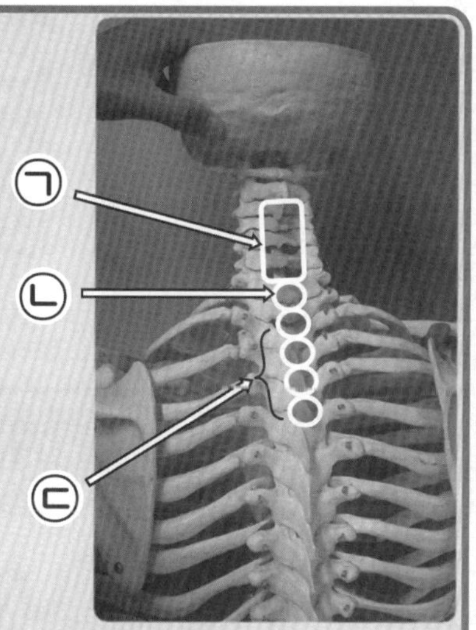

㉠ 목덜미**항**項 질길**인**韌 띠**대**帶 (≒ 목덜미인대) 의 **아래쪽** 꺾을**절**折 반**반**半 (≒ ½)

㉡ **제 7 번** 목**경**頸 쇠몽둥이**추**椎 **극돌기**와 (≒ 목뼈)

㉢ **제 1 번에서~ 제 3(4) 번** 가슴**흉**胸 쇠몽둥이**추**椎 (≒ 등뼈) 의 가시나무**극**棘 부딪칠**돌**突 일어날**기**起 (≒ 가시돌기)

► Lower ½ of **nuchal ligament** (㉠)

► **Spinous process** of 7th cervical vertebra (㉡) & of 1st ~3rd (4th) thoracic vertebrae (㉢)

insertion

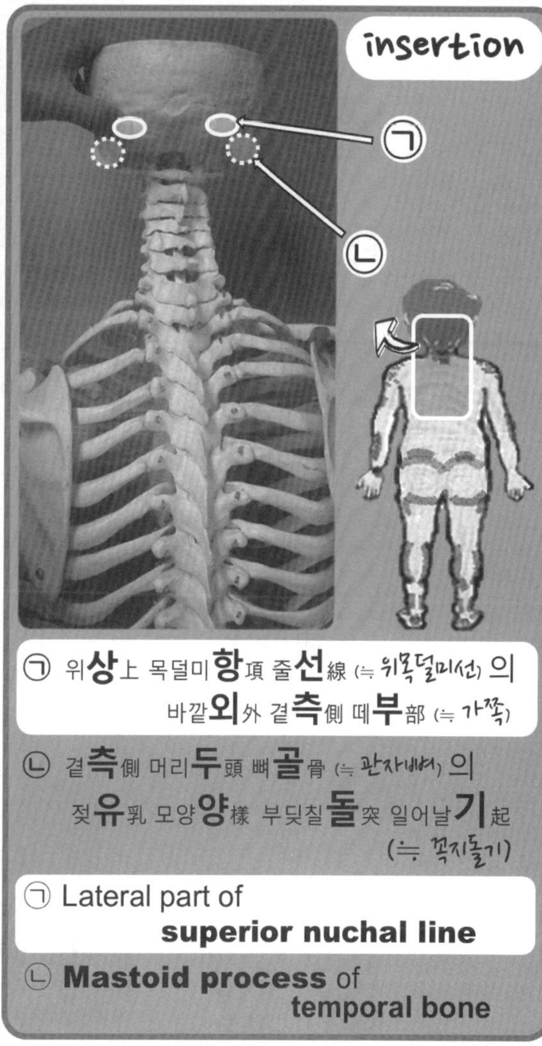

㉠ 위**상**上 목덜미**항**項 줄**선**線 (≒ 위목덜미선) 의 바깥**외**外 곁**측**側 떼**부**部 (≒ 가쪽)

㉡ 곁**측**側 머리**두**頭 뼈**골**骨 (≒ 관자뼈) 의 젖**유**乳 모양**양**樣 부딪칠**돌**突 일어날**기**起 (≒ 꼭지돌기)

㉠ Lateral part of **superior nuchal line**

㉡ **Mastoid process** of **temporal bone**

3-88

Splenius cervicis

목 경 頸 널조각 판 版 형상 상 狀 힘줄 근 筋

≒ 목널판근

innervation 신경지배

(Dorsal rami of)

Cervical

spinal nerves

(C5~ C8)

[☞ cervical plexus]

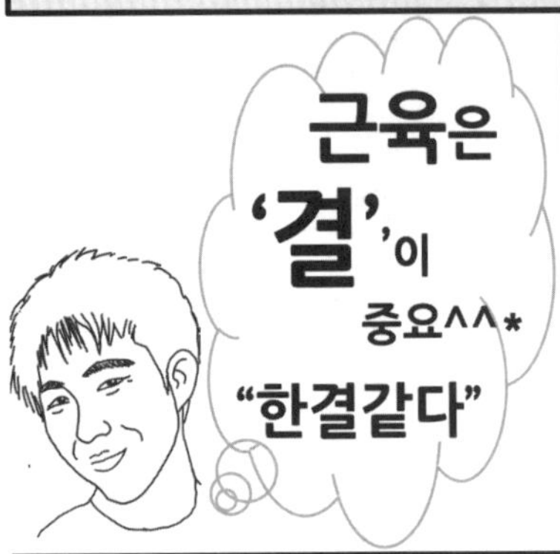

Origin 시작 부위

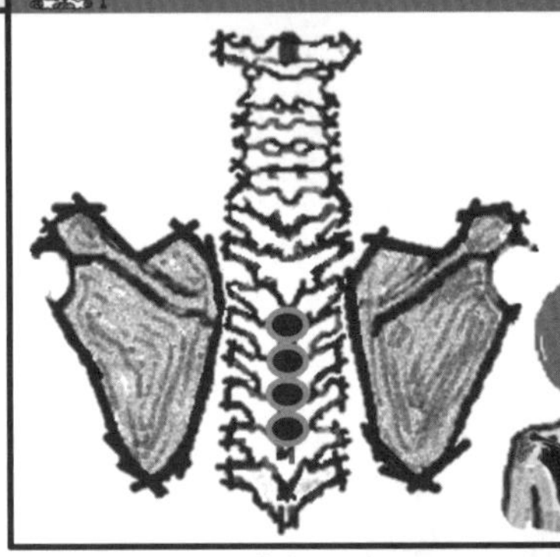

insertion 정지 부위

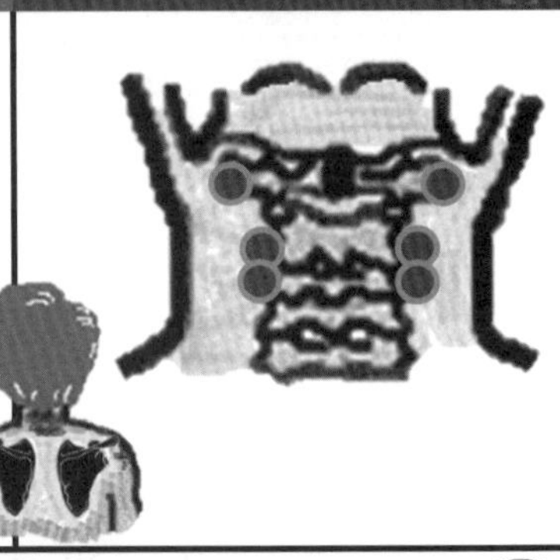

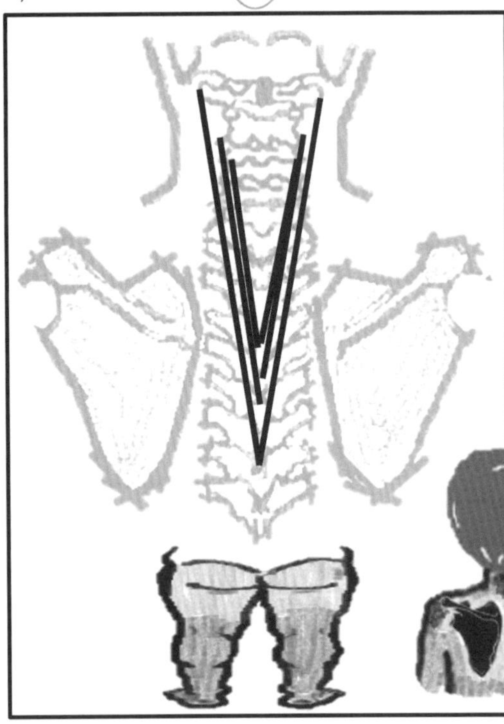

Motion 움직임

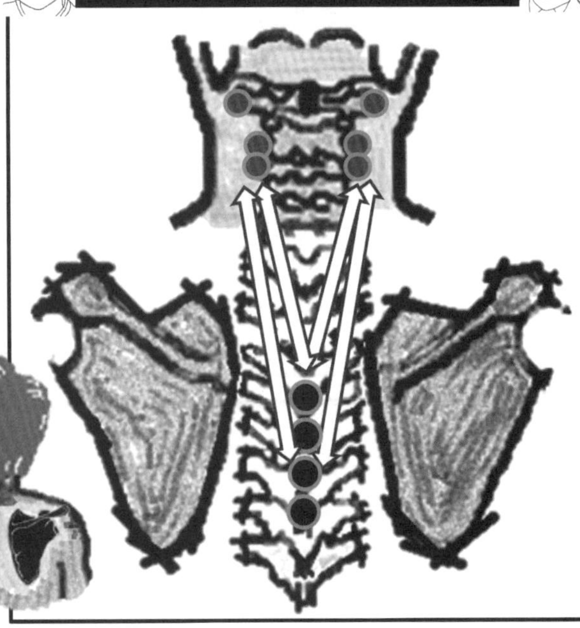

목**경**頸
널조각**판**板
형상**상**狀
힘줄**근**筋

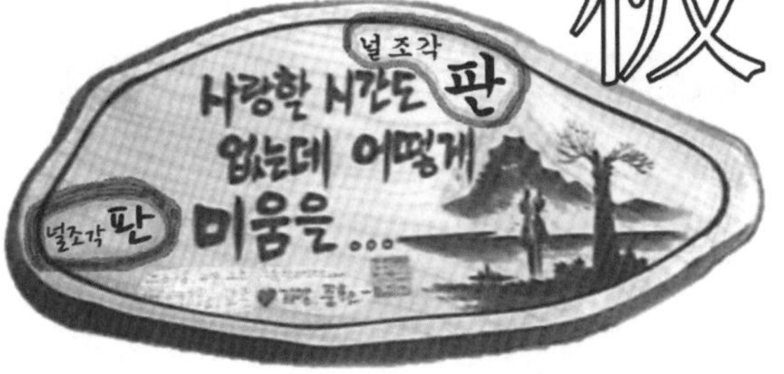
널조각
사랑할 시간도 판
없는데 어떻게
널조각 판
미움을...

板

3-88-1

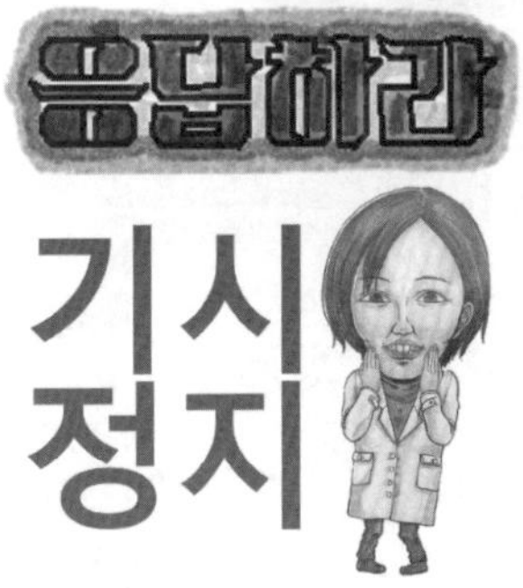
응답하라
기시
정지

Splenius cervicis muscle

Origin

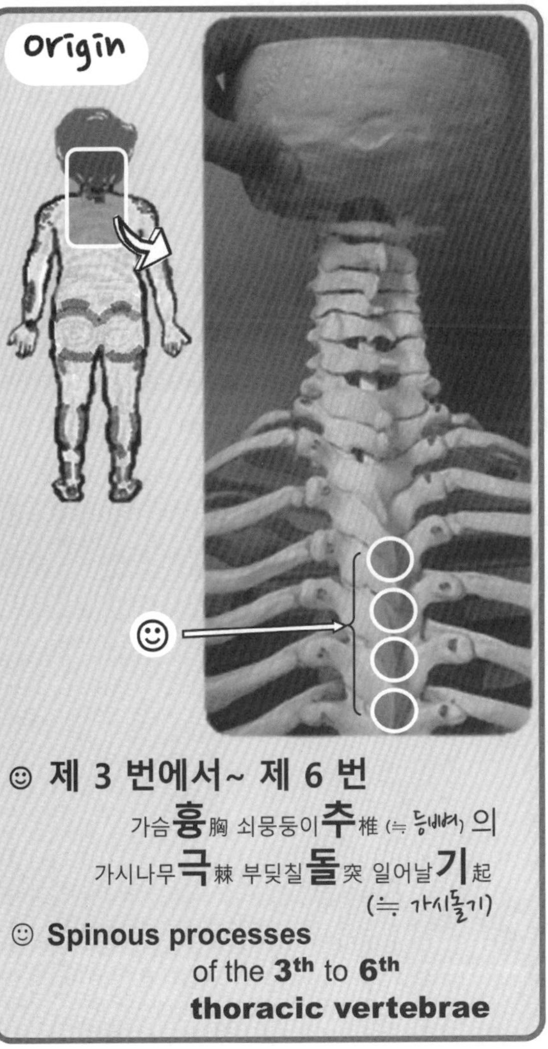

☺ 제 3 번에서~ 제 6 번
가슴**흉**胸 쇠뭉둥이**추**椎 (≒ 등뼈) 의
가시나무**극**棘 부딪칠**돌**突 일어날**기**起
(≒ 가시돌기)

☺ Spinous processes
of the 3th to 6th
thoracic vertebrae

insertion

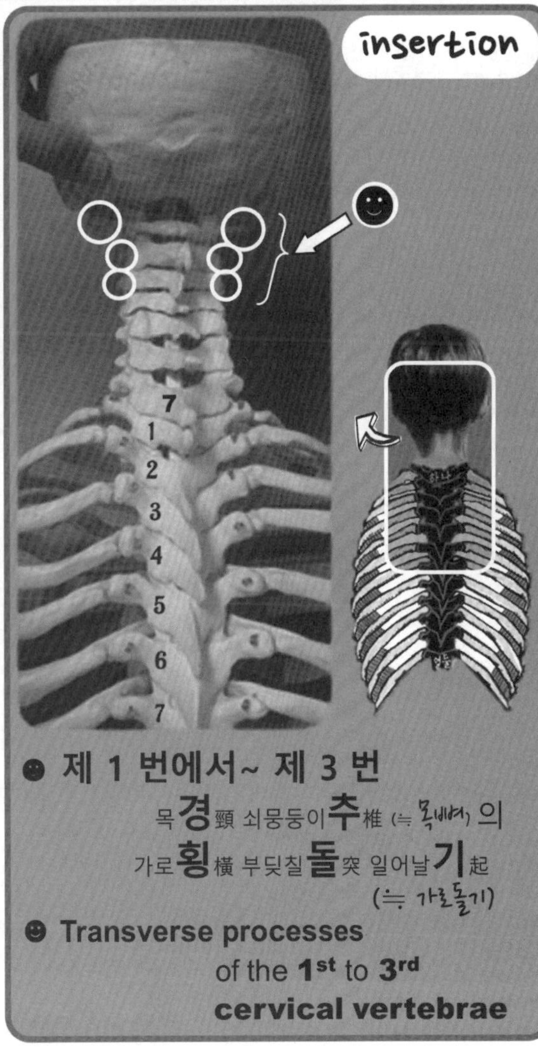

☻ 제 1 번에서~ 제 3 번
목**경**頸 쇠뭉둥이**추**椎 (≒ 목뼈) 의
가로**횡**橫 부딪칠**돌**突 일어날**기**起
(≒ 가로돌기)

☻ Transverse processes
of the 1st to 3rd
cervical vertebrae

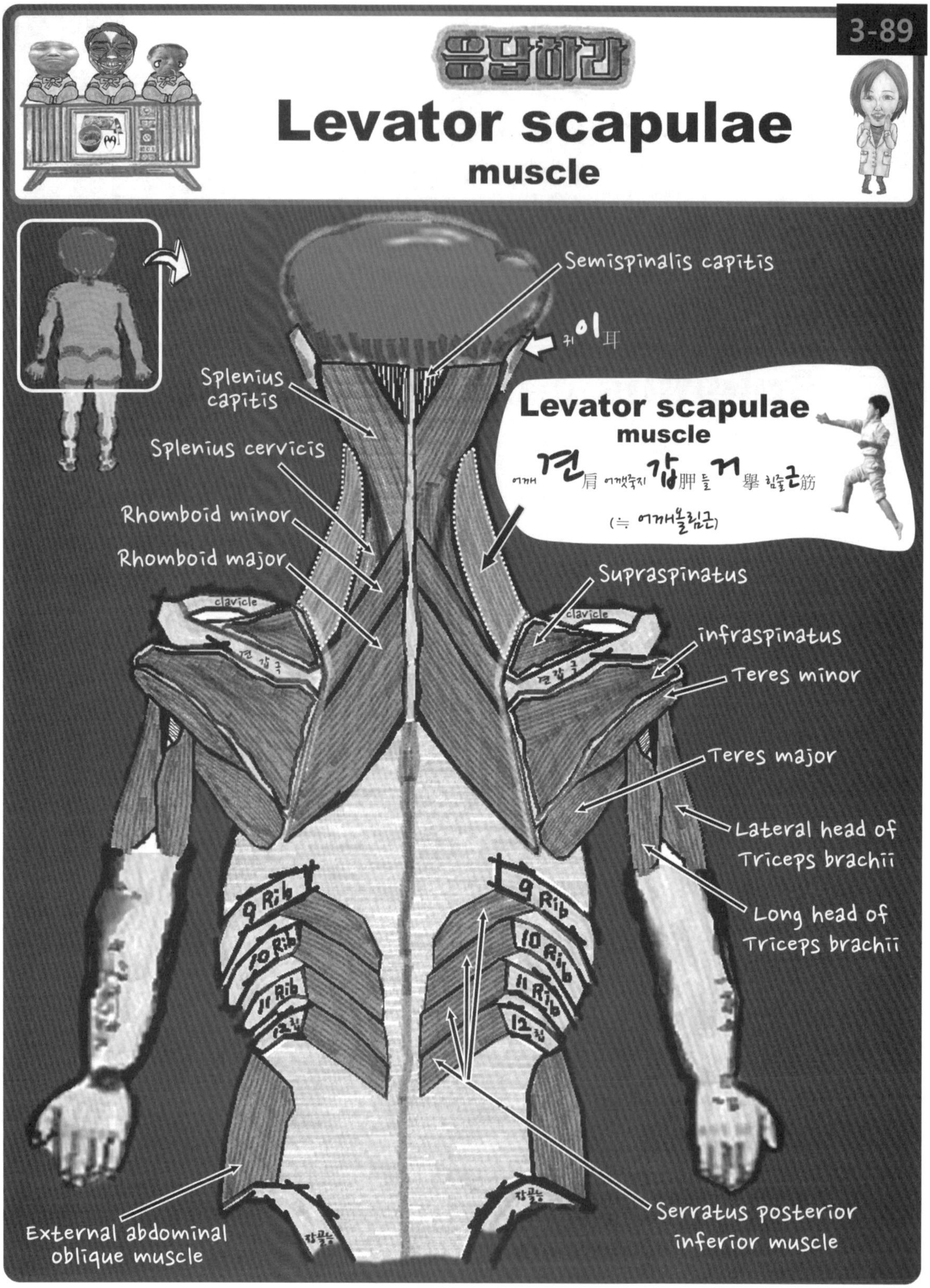
3-89
응답하라
Levator scapulae
muscle
Semispinalis capitis
귀 이 耳
Splenius capitis
Splenius cervicis
Rhomboid minor
Rhomboid major
Levator scapulae
muscle
어깨 견 肩 어깻죽지 갑 胛 들 거 擧 힘줄 근 筋
(≒ 어깨올림근)
Supraspinatus
clavicle
clavicle
Infraspinatus
Teres minor
Teres major
Lateral head of
Triceps brachii
Long head of
Triceps brachii
9 Rib
10 Rib
11 Rib
9 Rib
10 Rib
11 Rib
External abdominal
oblique muscle
Serratus posterior
inferior muscle

3-89-1

Levator Scapulae

어깨 견肩 어깻죽지 갑胛 들 거擧 힘줄 근筋

≒ 어깨올림근

innervation 신경지배

Cervical nerve (C3, C4)

Dorsal scapular nerve (C5)

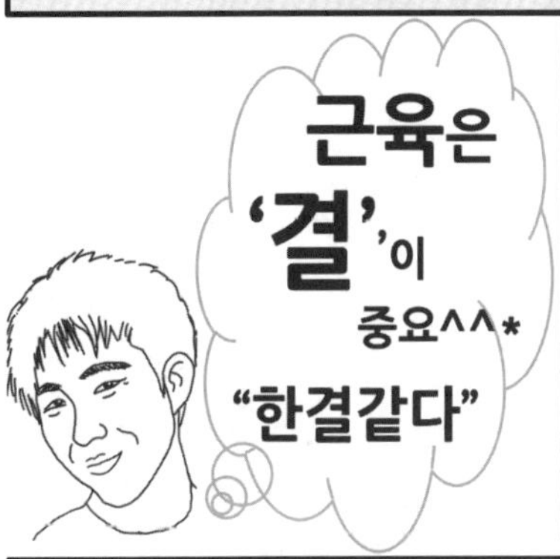

Origin 시작 부위

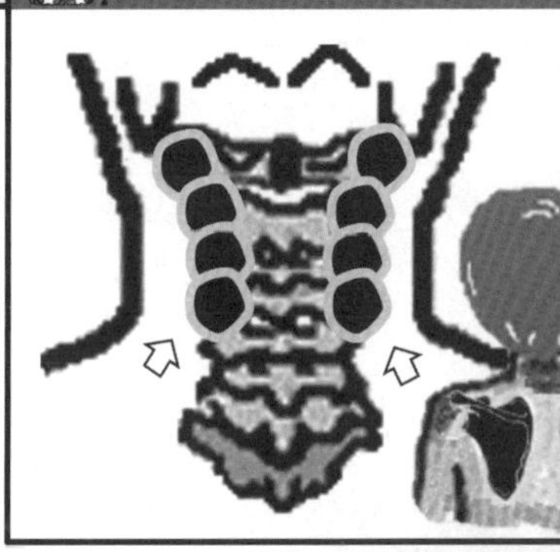

Insertion 정지 부위

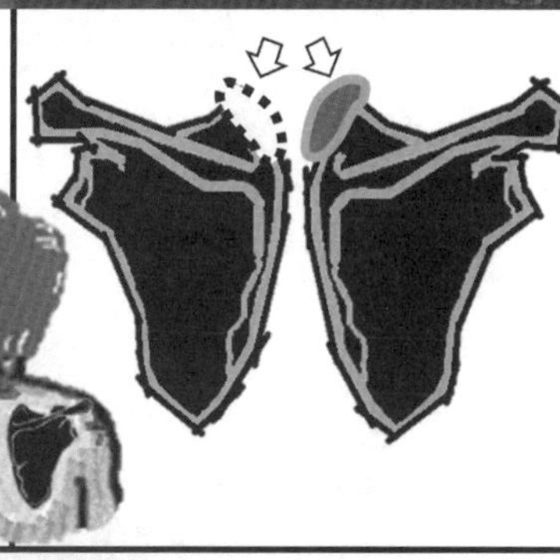

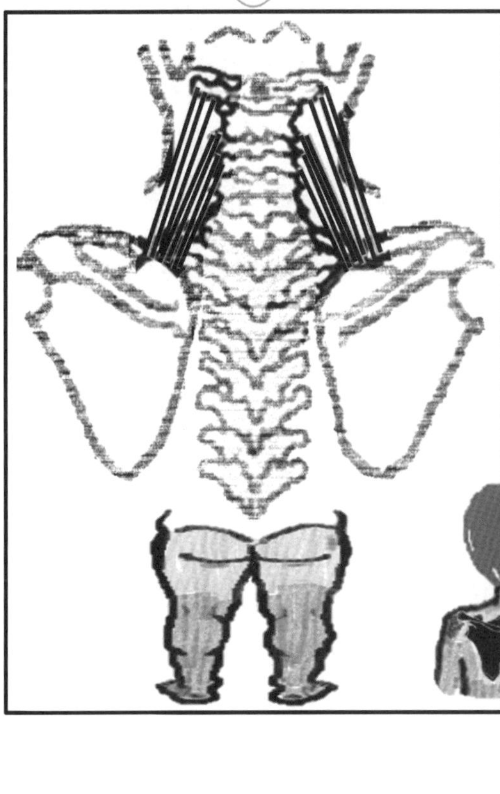

Motion 움직임

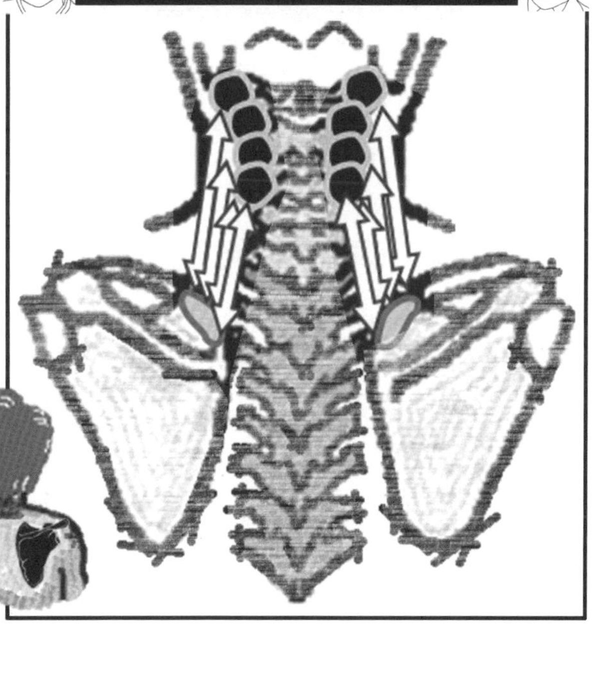

3-89-2

어깨 **견** 肩
어깻죽지 **갑** 胛
들 **거** 擧
힘줄 **근** 筋

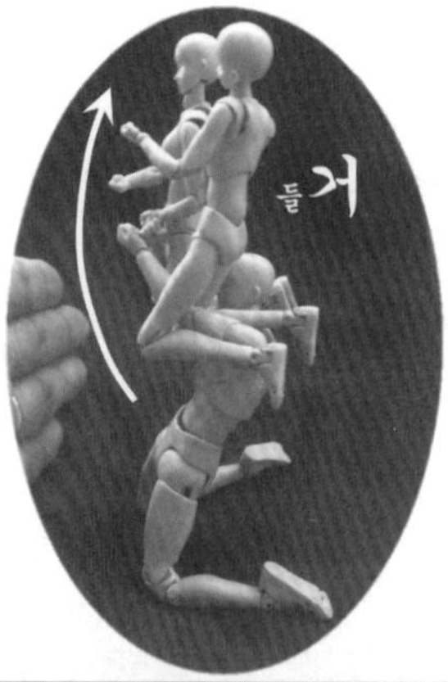

擧

응답하라

기시
정지

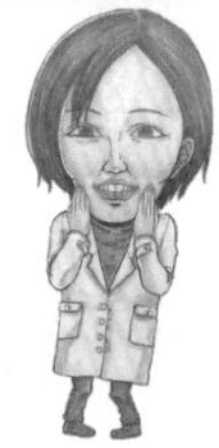

Levator scapulae muscle

origin

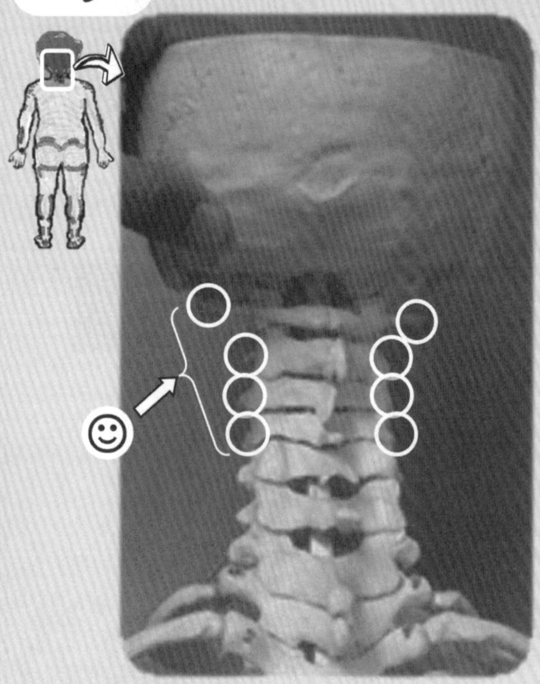

☺ **제 1 번에서~ 제 4 번**

목 **경** 頸 쇠뭉둥이 **추** 椎 (≒ 목뼈) 의

가로 **횡** 橫 부딪칠 **돌** 突 일어날 **기** 起 (≒ 가로돌기)

☺ **Transverse processes of the 1st to 4th cervical vertebrae**

insertion

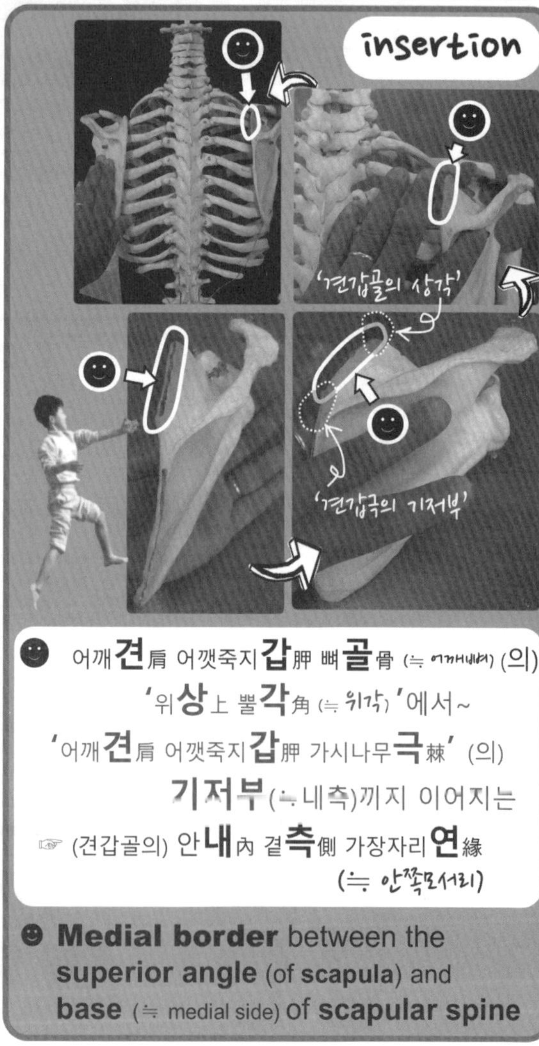

☻ 어깨 **견** 肩 어깻죽지 **갑** 胛 뼈 **골** 骨 (≒ 어깨뼈) (의)
'위 **상** 上 뿔 **각** 角 (≒ 위각)'에서~
'어깨 **견** 肩 어깻죽지 **갑** 胛 가시나무 **극** 棘' (의)
기저부(≒ 내측)끼지 이어지는
☞ (견갑골의) 안 **내** 內 곁 **측** 側 가장자리 **연** 緣
(≒ 안쪽모서리)

☻ **Medial border** between the **superior angle** (of **scapula**) and **base** (≒ medial side) of **scapular spine**

3-90

Rhomboid minor & major muscle

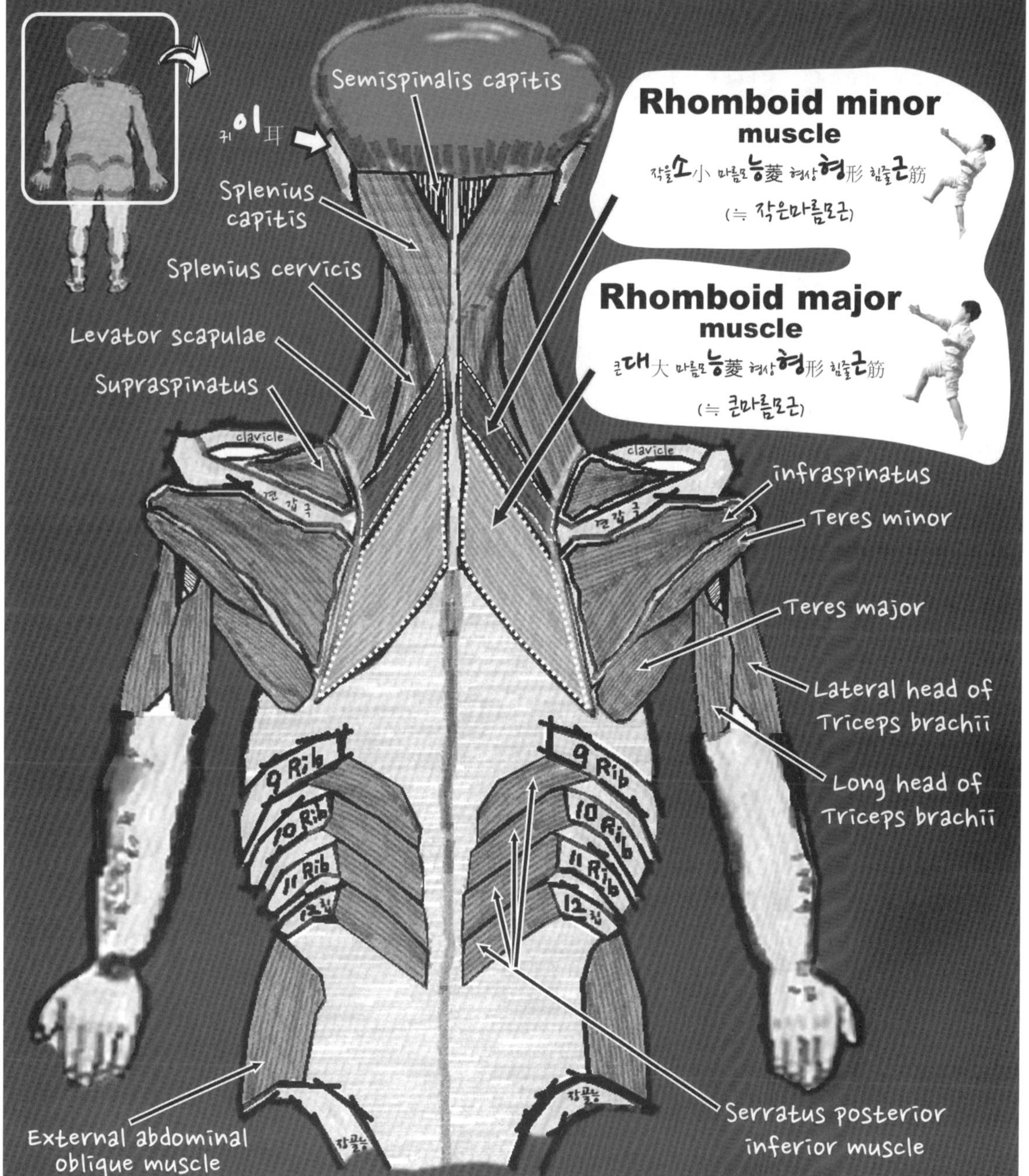

3-91

Rhomboid minor

작을 소小 마름모 능菱 형상 형形 힘줄 근筋

≒ 작은 마름모근

innervation 신경지배

Dorsal Scapular nerve (C4, C5)

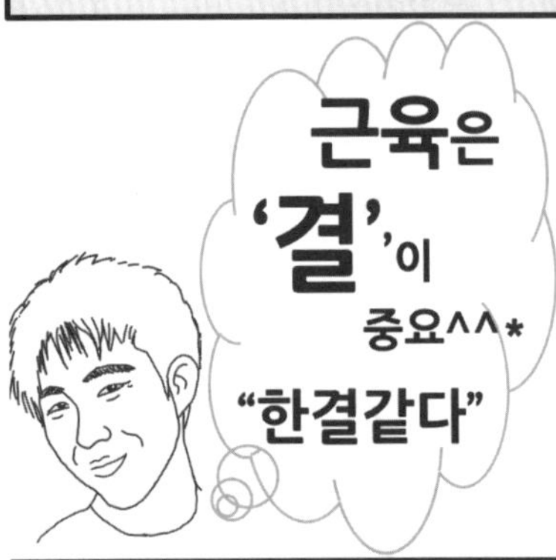

origin 시작 부위

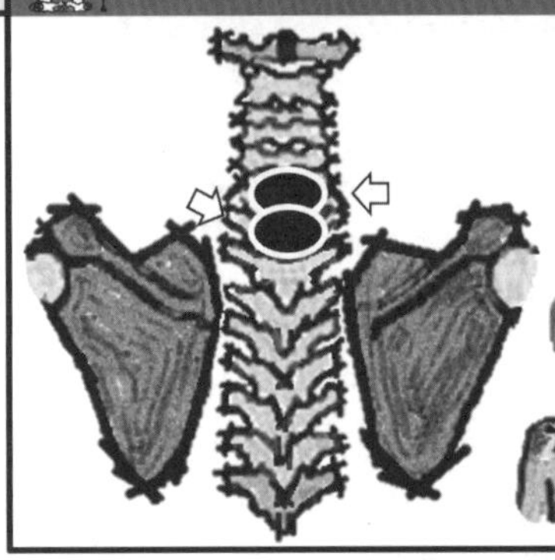

insertion 정지 부위

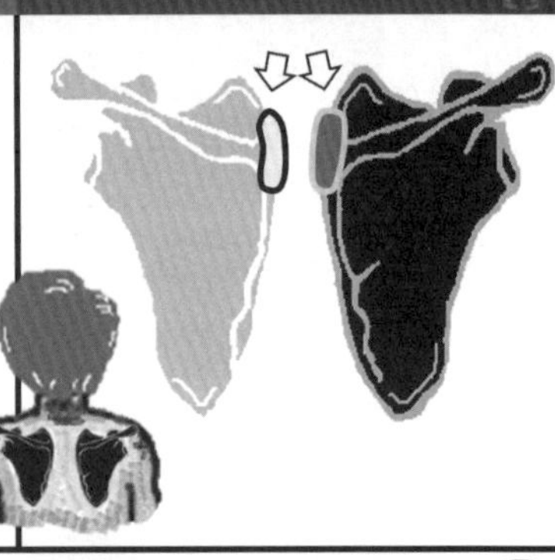

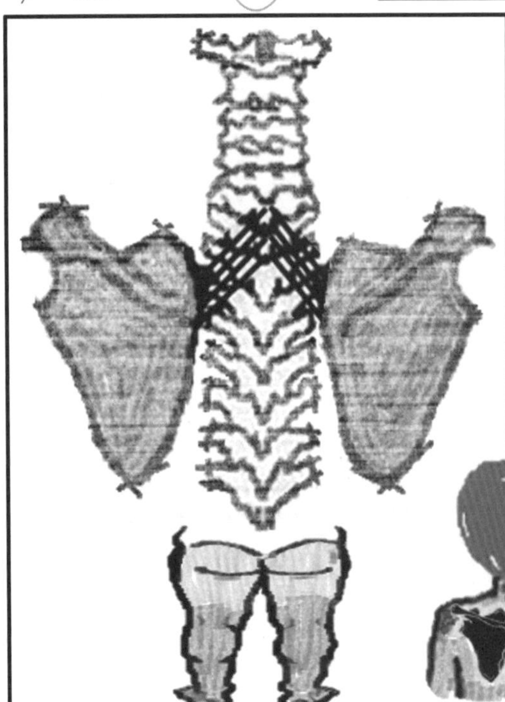

Motion 움직임

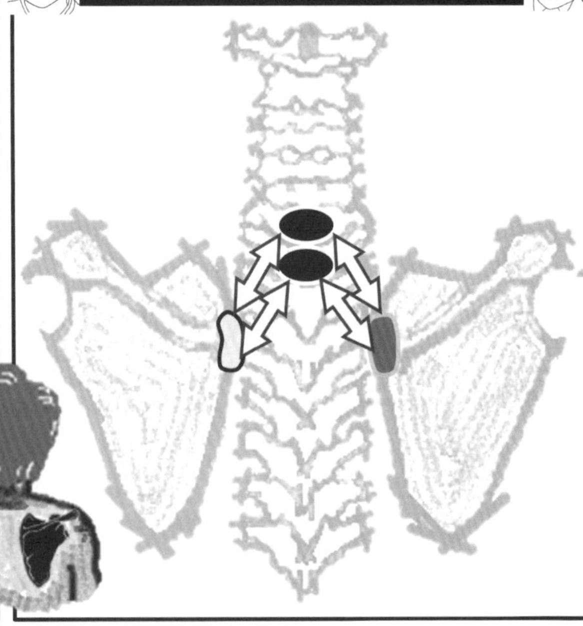

작을**소**小
마름모**능**菱
형상**형**形
힘줄**근**근

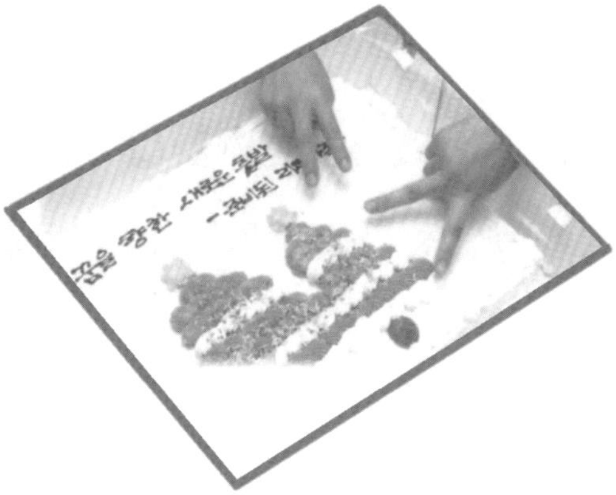

3-91-1

응답하라

기시 정지

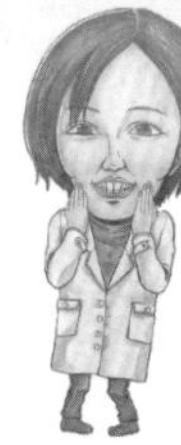

Rhomboid minor muscle

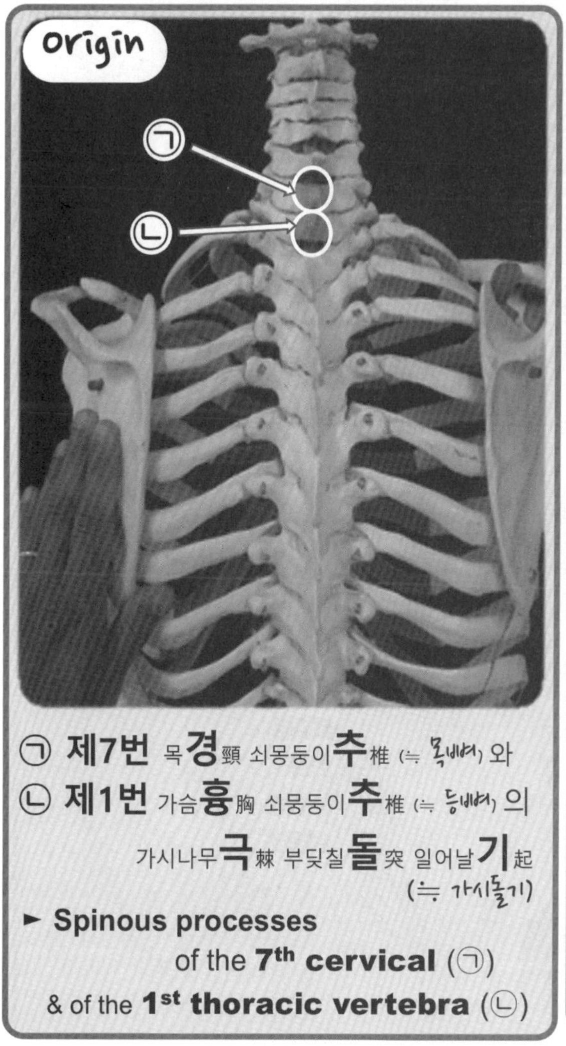

㉠ **제7번** 목**경**頸 쇠몽둥이**추**椎 (≒ 목뼈) 와
㉡ **제1번** 가슴**흉**胸 쇠몽둥이**추**椎 (≒ 등뼈) 의
가시나무**극**棘 부딪칠**돌**突 일어날**기**起
(≒ 가시돌기)

► **Spinous processes**
of the **7th cervical** (㉠)
& of the **1st thoracic vertebra** (㉡)

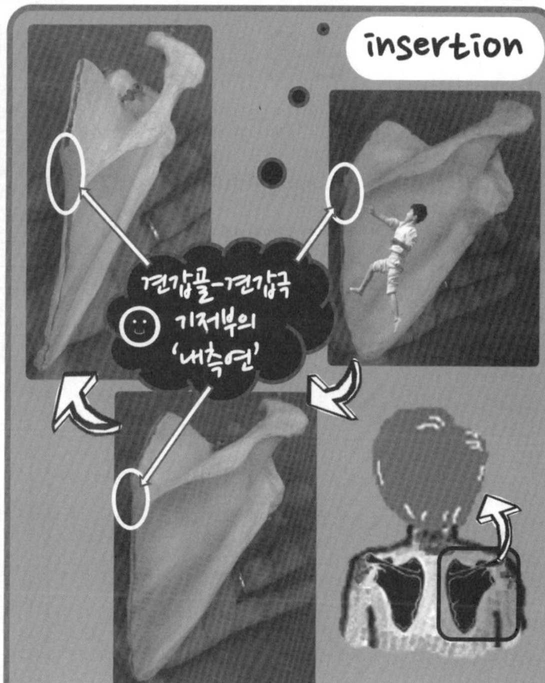

☻ 어깨**견**肩 어깻죽지**갑**胛 뼈**골**骨 (≒ 어깨뼈) (의)
'어깨**견**肩 어깻죽지**갑**胛 가시나무**극**棘'
(≒ 어깨뼈가시)
☞ 터**기**基 밑**저**底 떼**부**部(≒내측) 의
안**내**內 곁**측**側 가장자리**연**緣 (≒ 안쪽모서리)

☻ **Medial border** of
☞ **base** (≒ medial side) of
scapular spine (in scapula)

3-92

Rhomboid Major

큰 대大 마름모 능菱 형상 형形 힘줄 근筋

≒ 큰 마름모근

innervation 신경지배

Dorsal Scapular nerve (C4, C5)

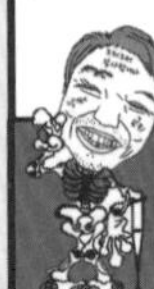

Origin 시작 부위

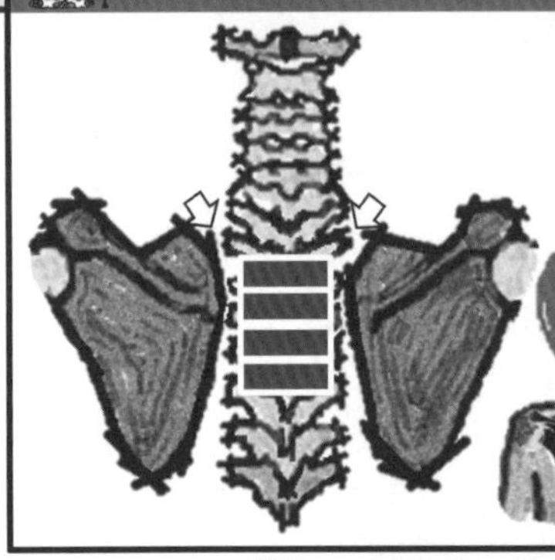

insertion 정지 부위

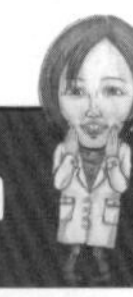

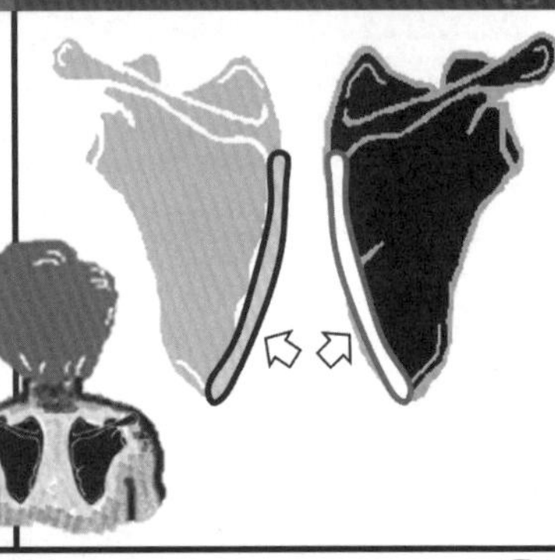

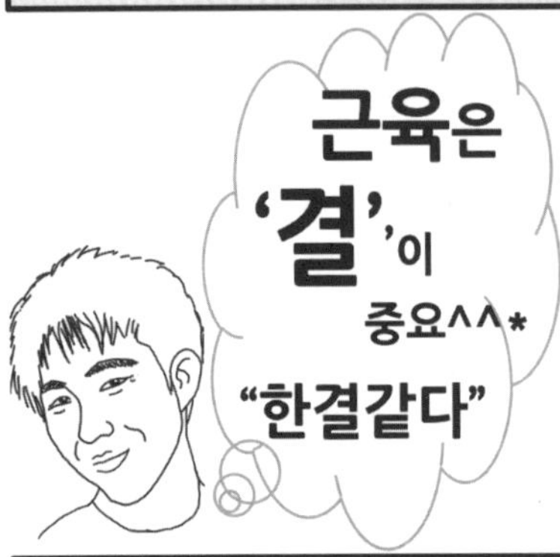

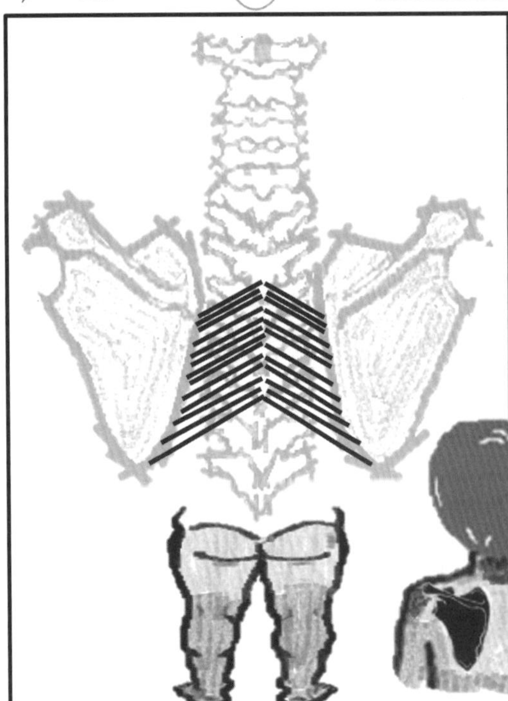

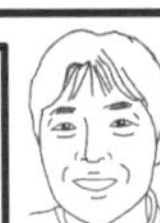

Motion 움직임

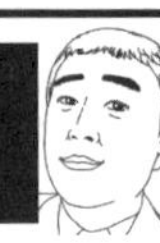

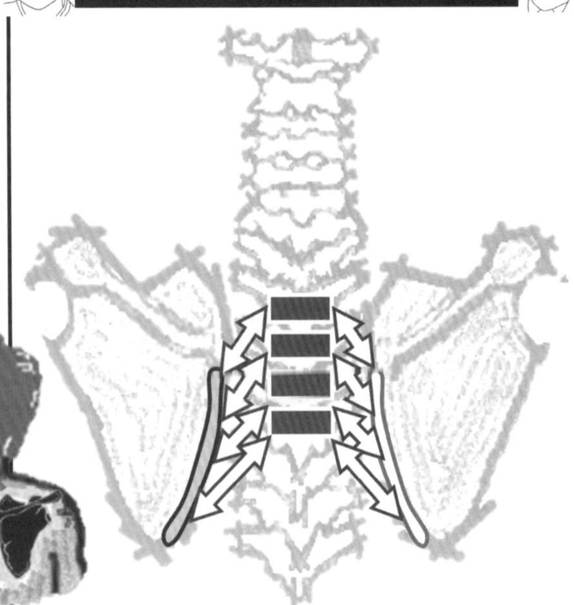

큰 **대** 大
마름모 **능** 菱
형상 **형** 形
힘줄 **근** 근

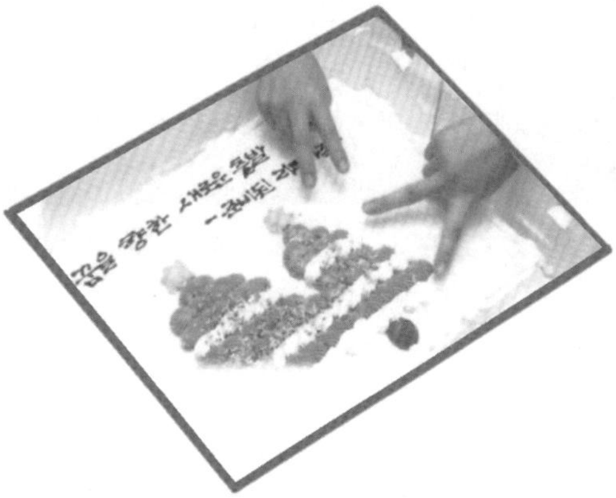

3-92-1

응답하라

기시 정지

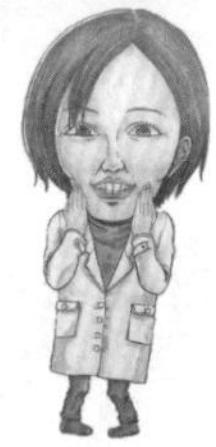

Rhomboid major muscle

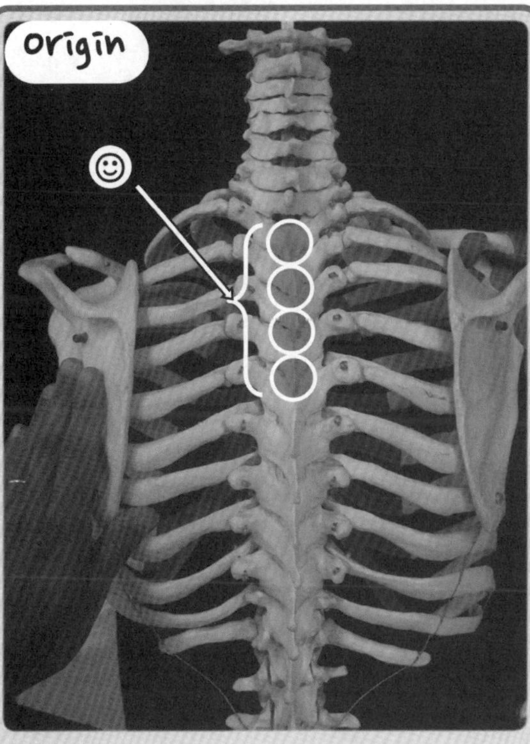

☺ 제 2 번에서~ 제 5 번
가슴**흉**胸 쇠뭉둥이**추**椎 (≒ 등뼈) 의
가시나무**극**棘 부딪칠**돌**突 일어날**기**起
(≒ 가시돌기)

☺ **Spinous processes**
of the **2nd** to **5th**
thoracic vertebrae

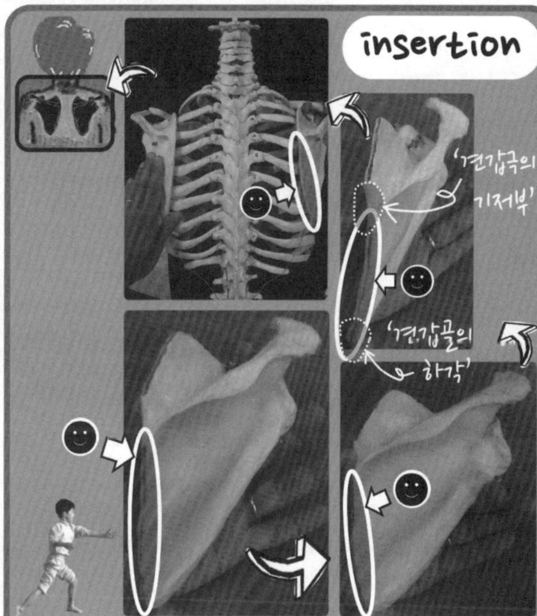

☻ '어깨**견**肩 어깻죽지**갑**胛 가시나무**극**棘'(의)
(≒ 어깨뼈가시)
기저부(≒내측)에서~
어깨**견**肩 어깻죽지**갑**胛 뼈**골**骨 (≒ 어깨뼈) (의)
'위**상**上 뿔**각**角 (≒ 위각)'까지 이어지는
(견갑골의☞) 안**내**內 곁**측**側 가장자리**연**緣
(≒ 안쪽모서리)

☻ **Medial border** between
superior angle (of scapula)
and **base** (≒ medial side)
of **scapular spine**

3-92-2

간여(방패간干 더불여與 : 어떤 일에 간섭하여 참여함)할 참參

상고(자세할상詳 생각할고考 : 꼼꼼하게 따져서 검토하거나 참고함)할 고考

Thoracic vertebrae 가슴흉胸 쇠몽둥이추椎 (≒ 등뼈)

Spinous process 가시나무극棘 부딪칠돌突 일어날기起 (≒ 가시돌기)

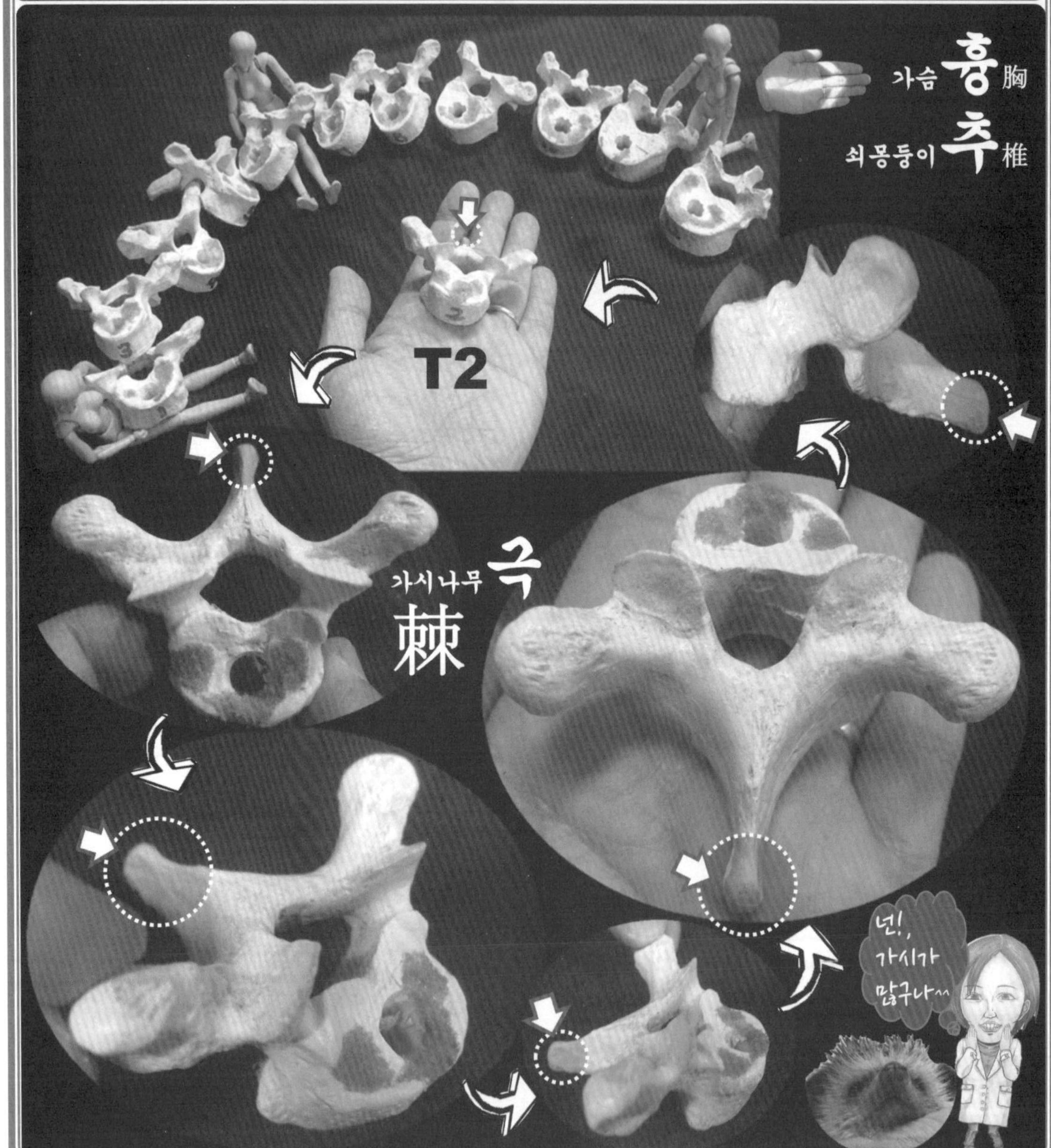

응답하라 3-93

Supraspinatus & Infraspinatus muscle

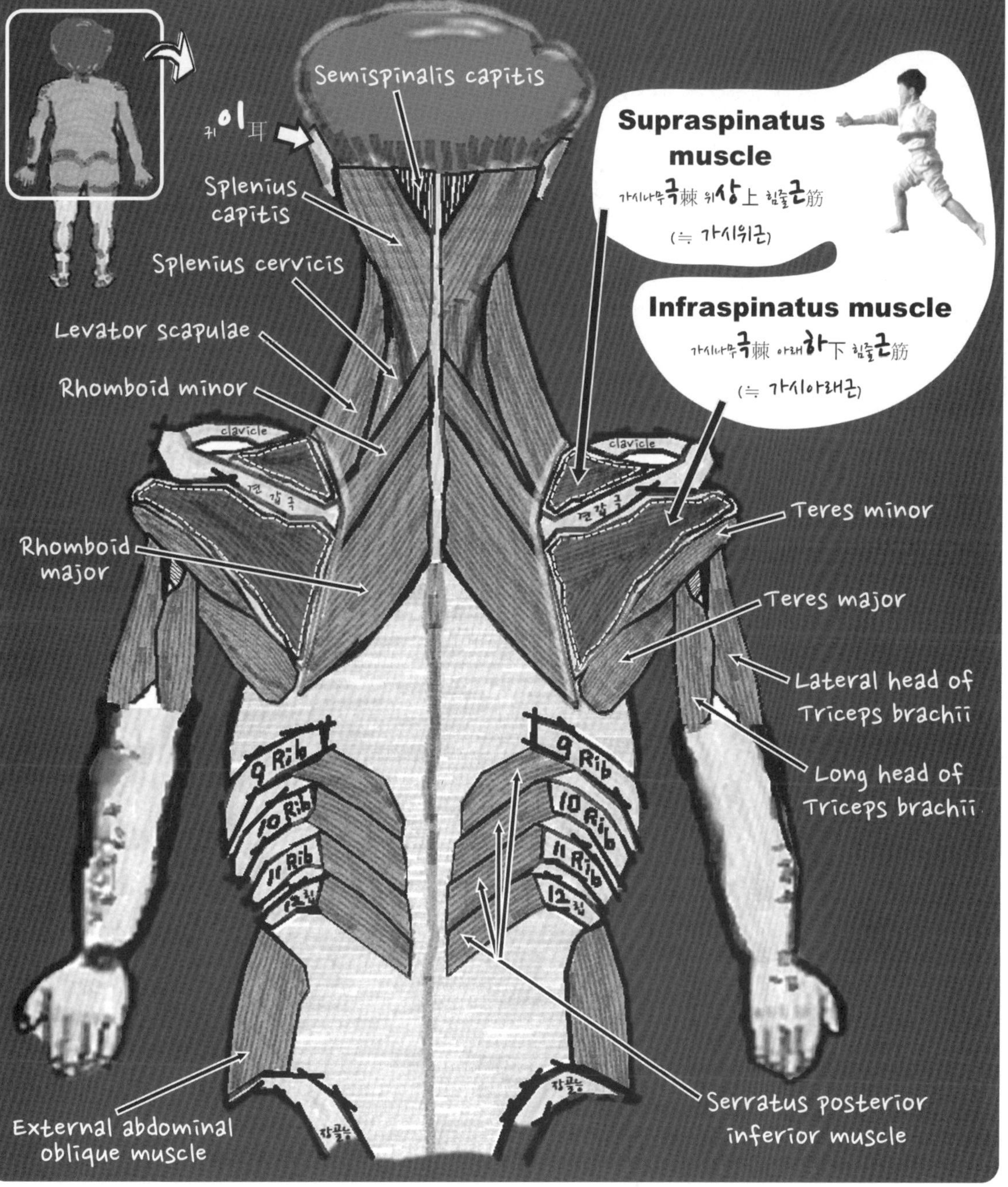

3-94

Supraspinatus

가시나무 극棘 위 상上 힘줄 근筋

≒ 가시 위근

innervation 신경지배

Suprascapular nerve (C5, C6)

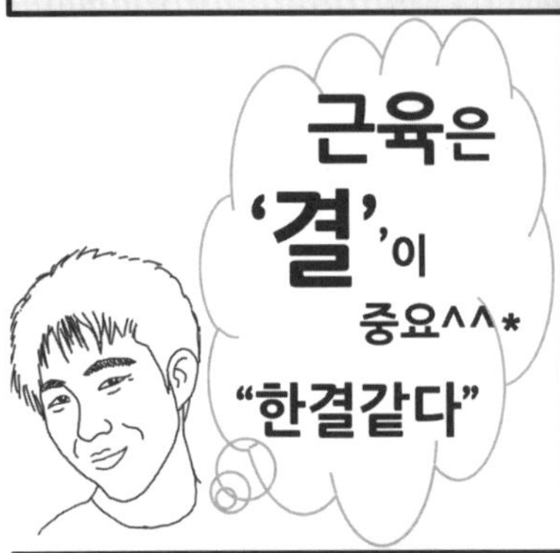

origin 시작 부위

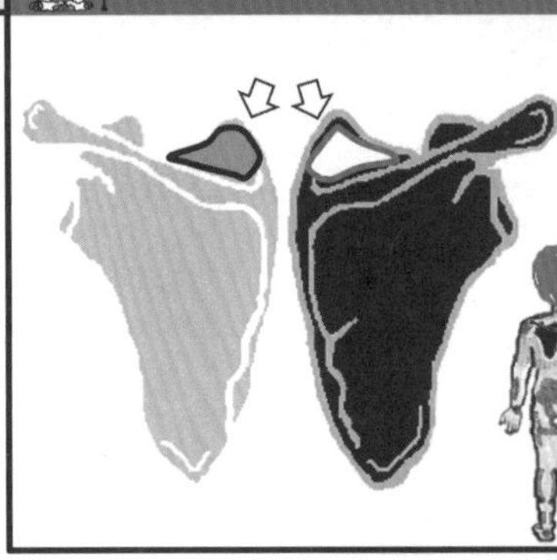

insertion 정지 부위

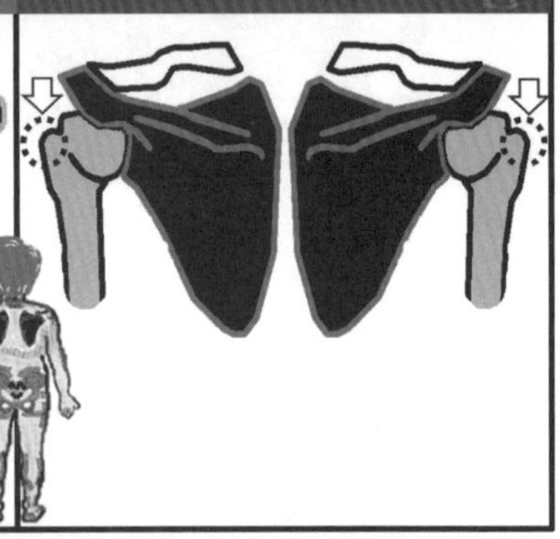

Motion 움직임

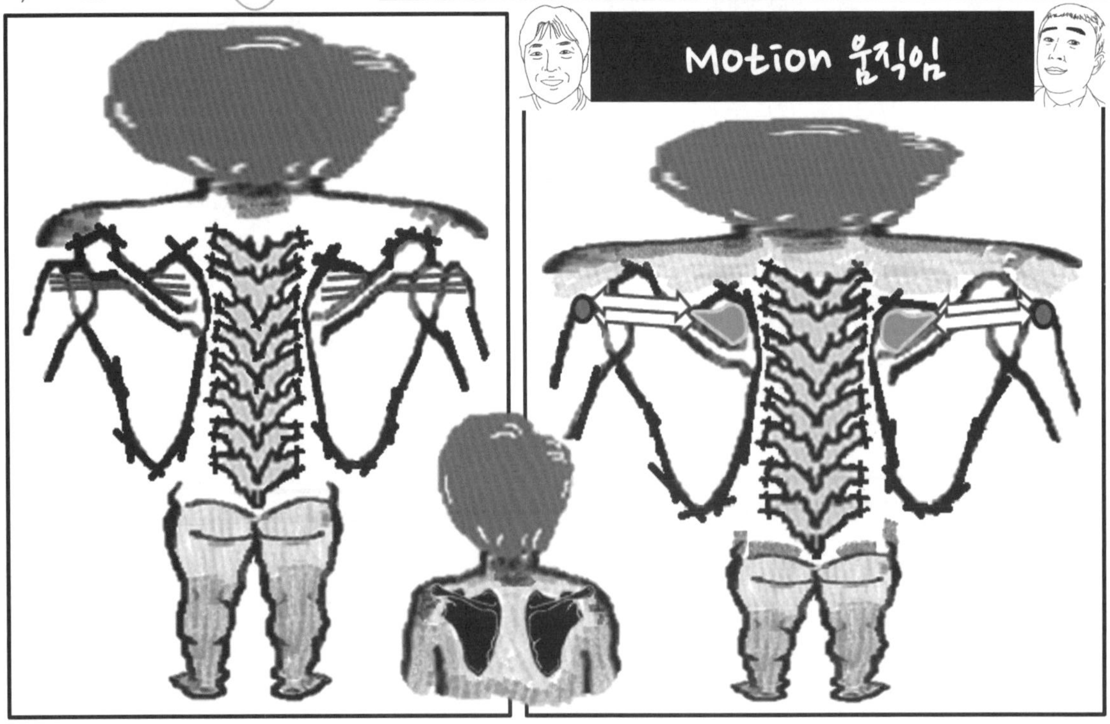

가시나무**극**棘 위**상**上 힘줄**근**筋

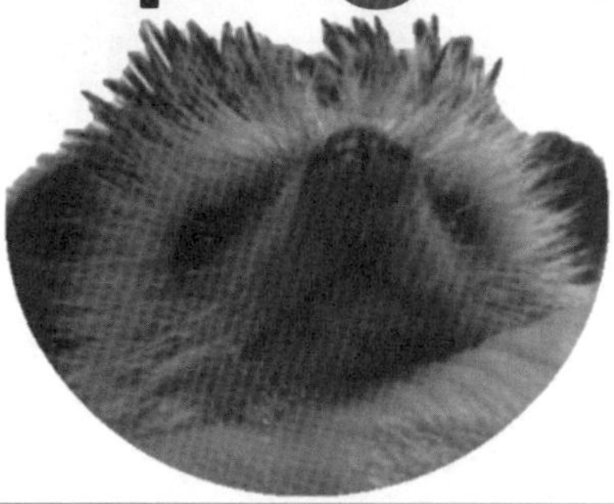

3-94-1

응답하라

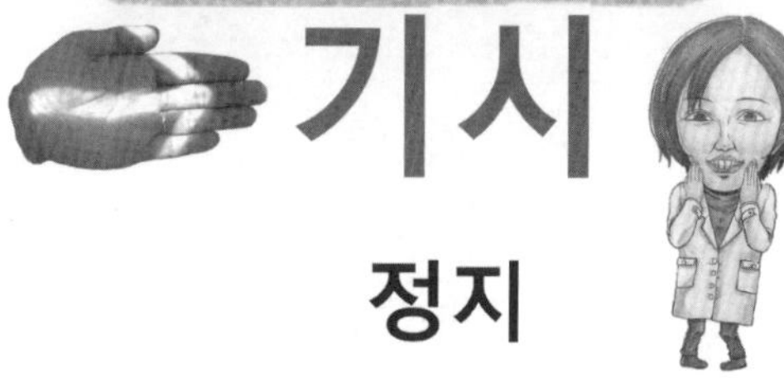

기시

정지

Supraspinatus muscle

Origin

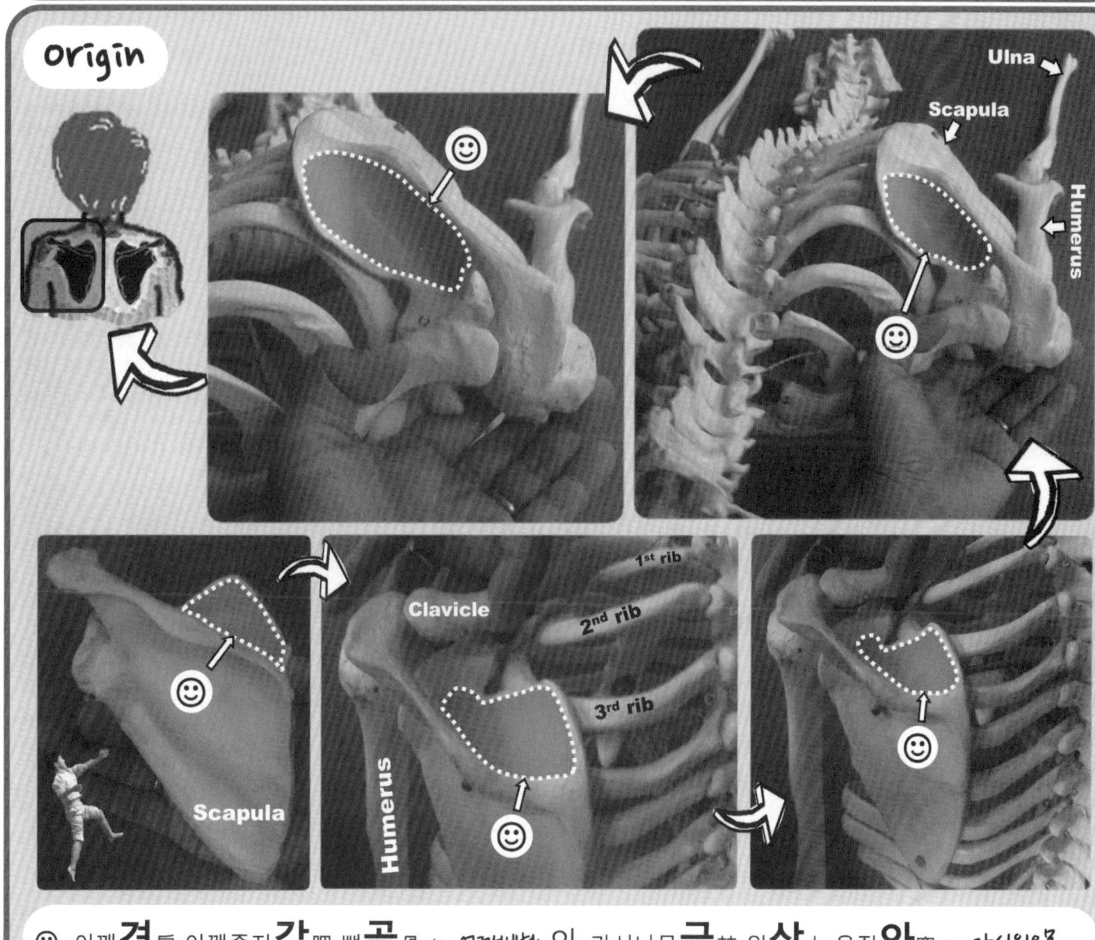

☺ 어깨**견**肩 어깻죽지**갑**胛 뼈**골**骨 (≒ 어깨뼈) 의 가시나무**극**棘 위**상**上 움집**와**窩 (≒ 가시위오목)

☺ **Supraspinous fossa** of scapula

3-94-2

가시나무**극**棘 위**상**上 힘줄**근**筋

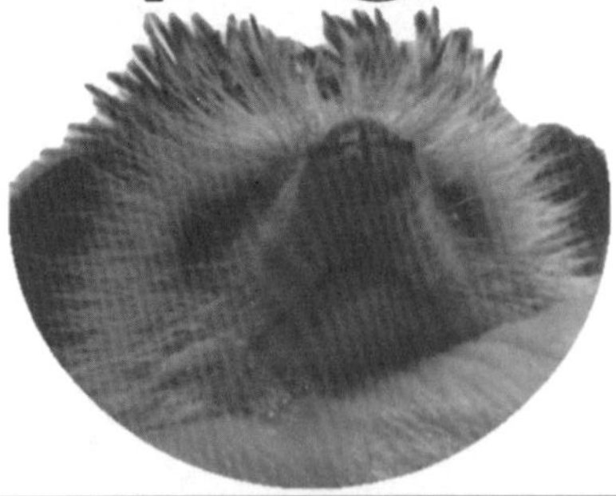

응답하라

기시

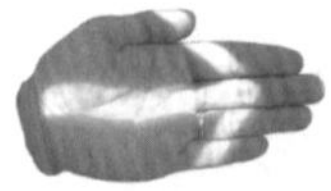

정지

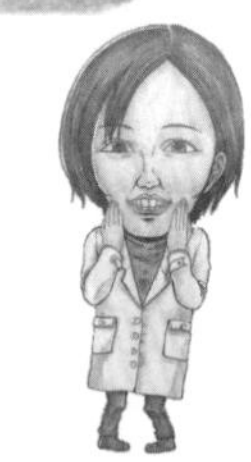

Supraspinatus muscle

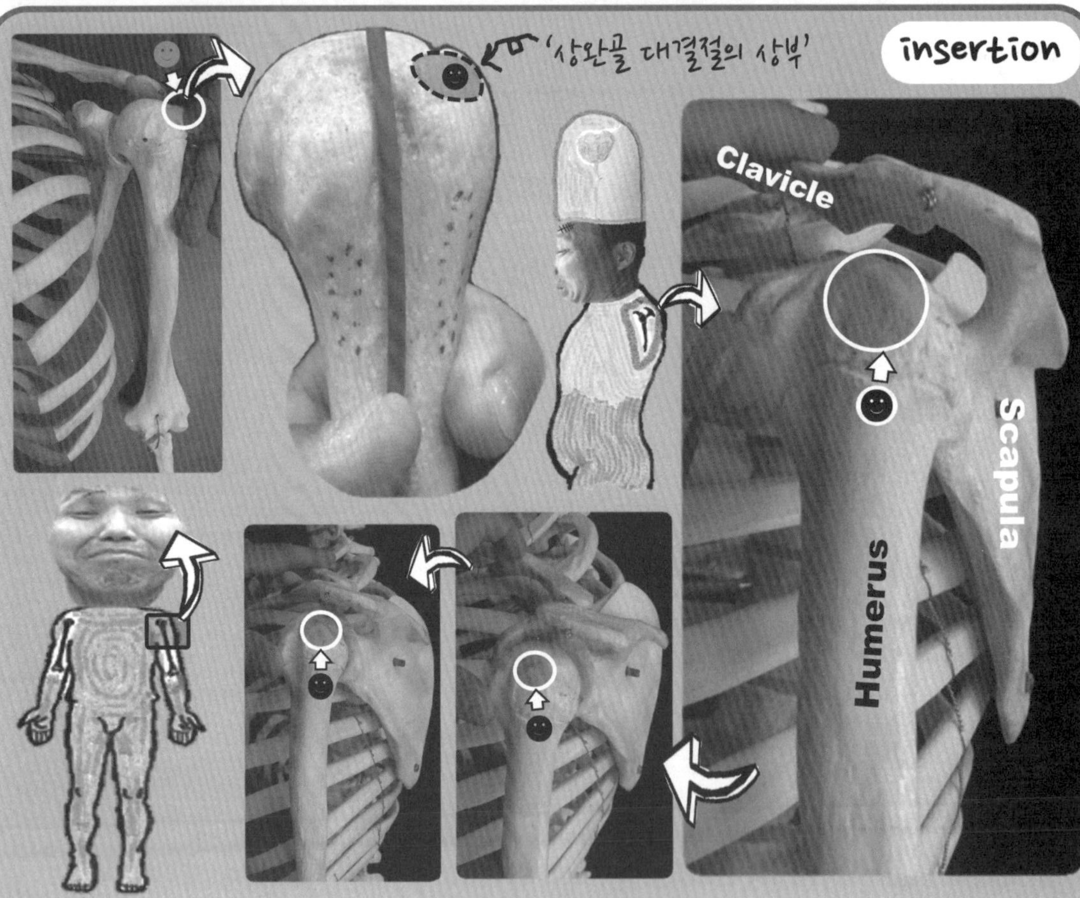

● [위**상**上 팔**완**腕 뼈**골**骨 (≒위팔뼈)] 큰**대**大 맺을**결**結 마디**절**節 (≒큰결절) 의 위**상**上 떼**부**部

● The upper part of **greater tubercle** of humerus

3-95

Infraspinatus

가시나무 극棘 아래 하下 힘줄 근筋

≒ 가시 아래근

innervation 신경지배

Suprascapular nerve (C5, C6)

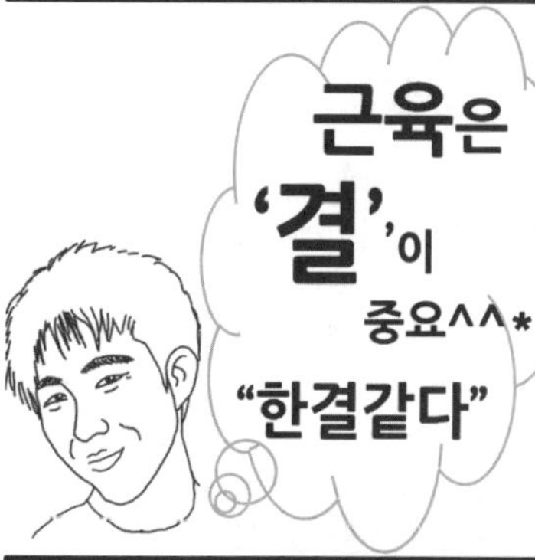

Origin 시작 부위

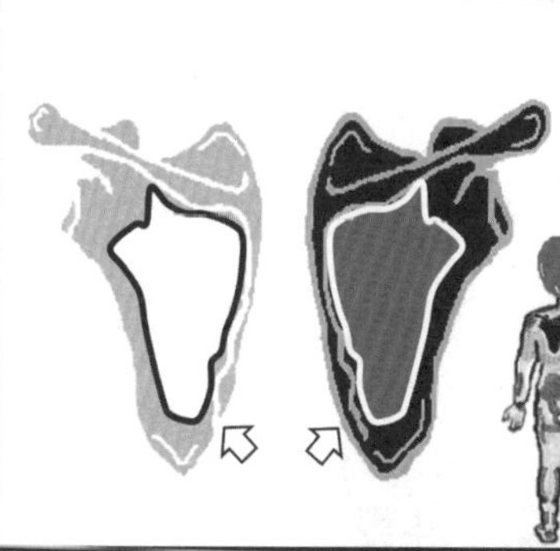

insertion 정지 부위

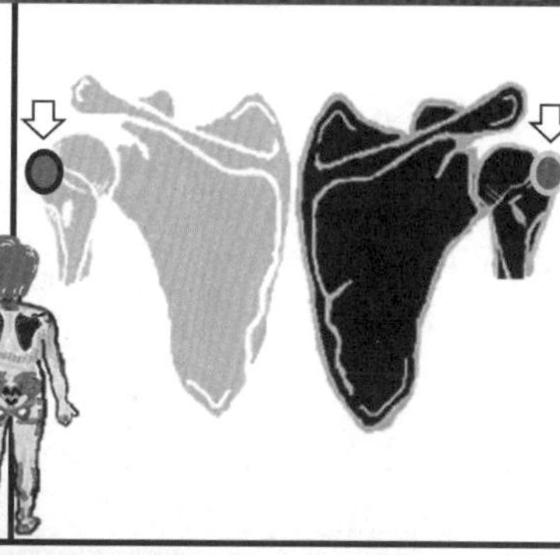

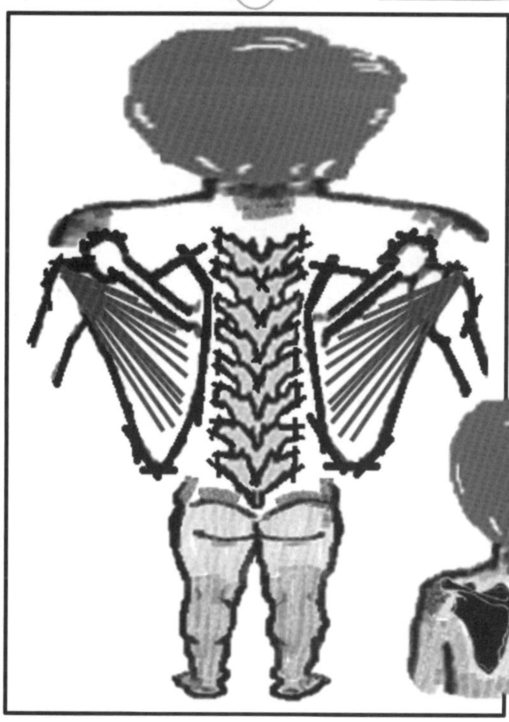

Motion 움직임

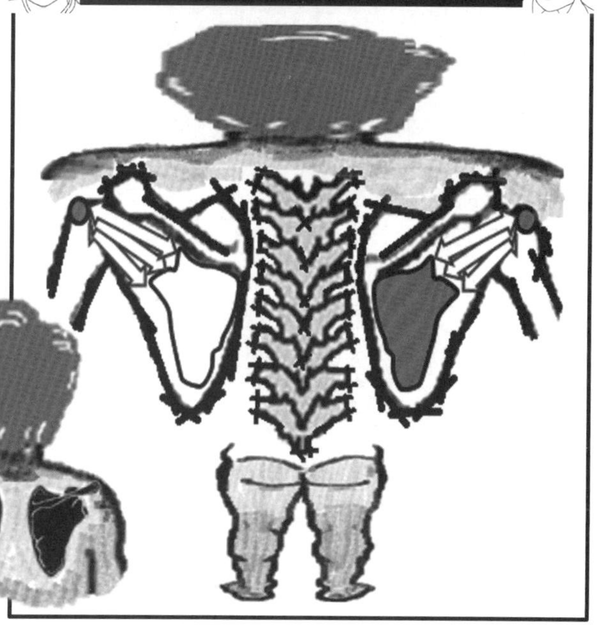

3-95-1

가시나무**극**棘 아래**하**下 힘줄**근**筋

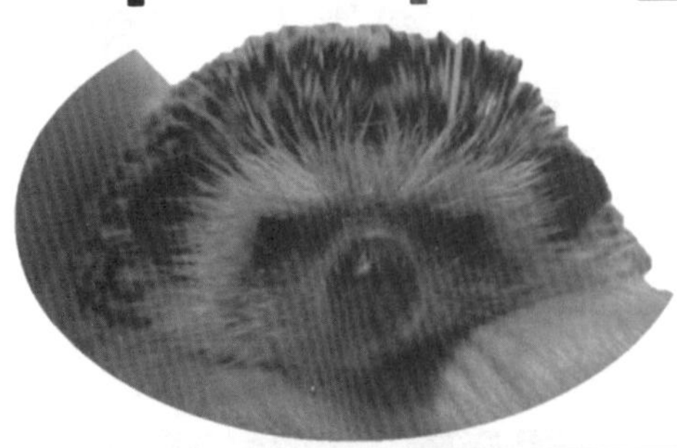

응답하라 기시정지

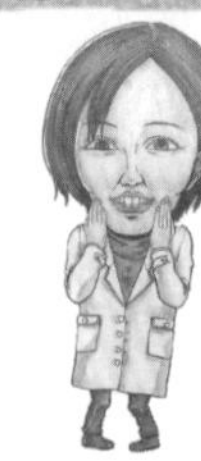

Infraspinatus muscle

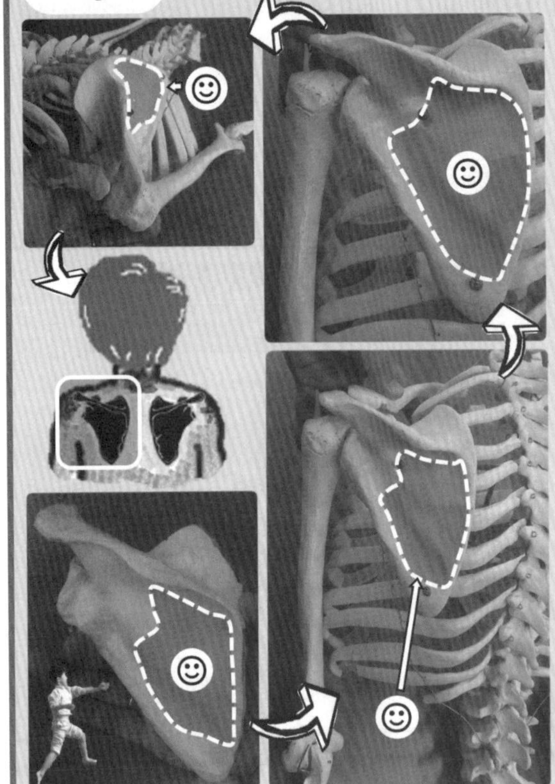

☺ 가시나무**극**棘 아래**하**下 움집**와**窩
(≒ 가시아래오목)
☞ [안**내**內 곁**측**側 (≒ 안쪽) 2/3]

☺ **Infraspinous fossa** (medial 2/3)

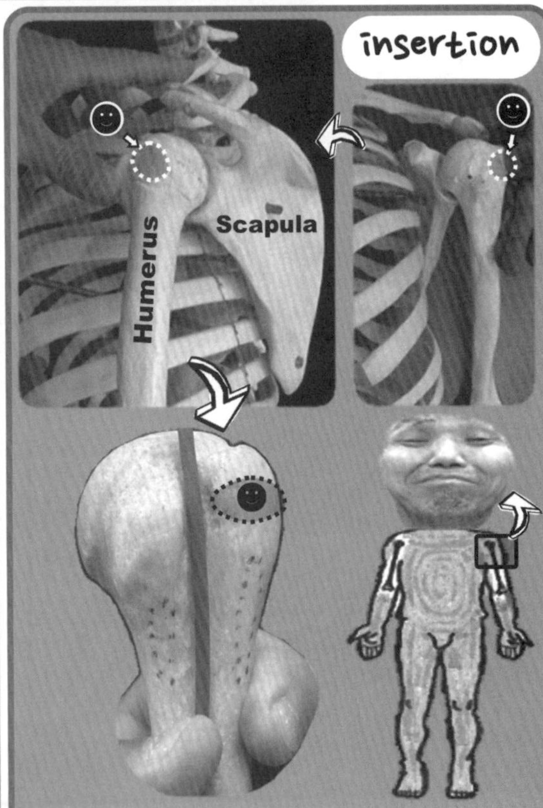

☻ [위**상**上 팔**완**腕 뼈**골**骨 (≒ 위팔뼈)]
큰**대**大 맺을**결**結 마디**절**節 (≒ 큰결절) 의
☞ 가운데**중**中 떼**부**部

☻ The middle part of
greater tubercle of **humerus**

3-96

Teres minor & major muscle

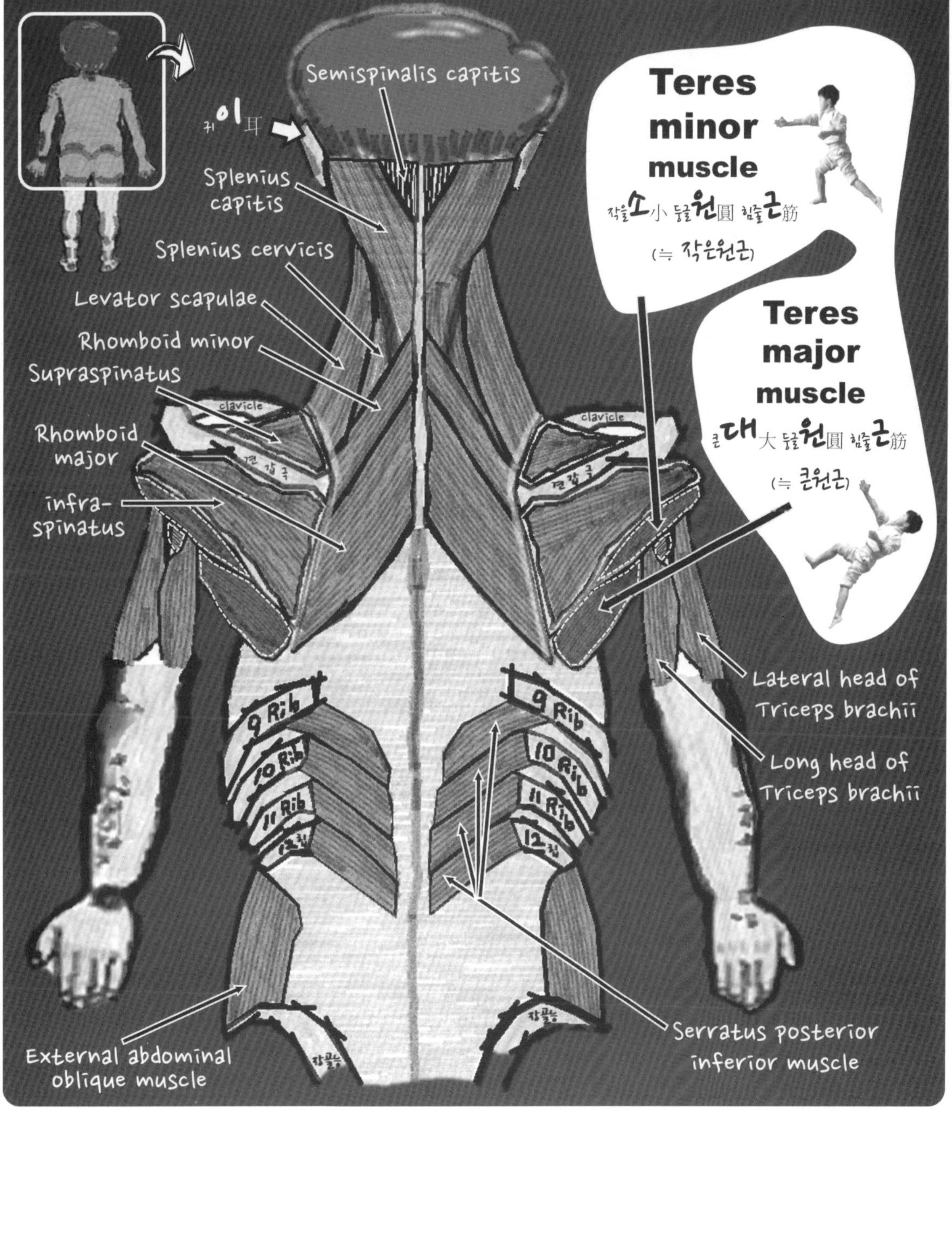

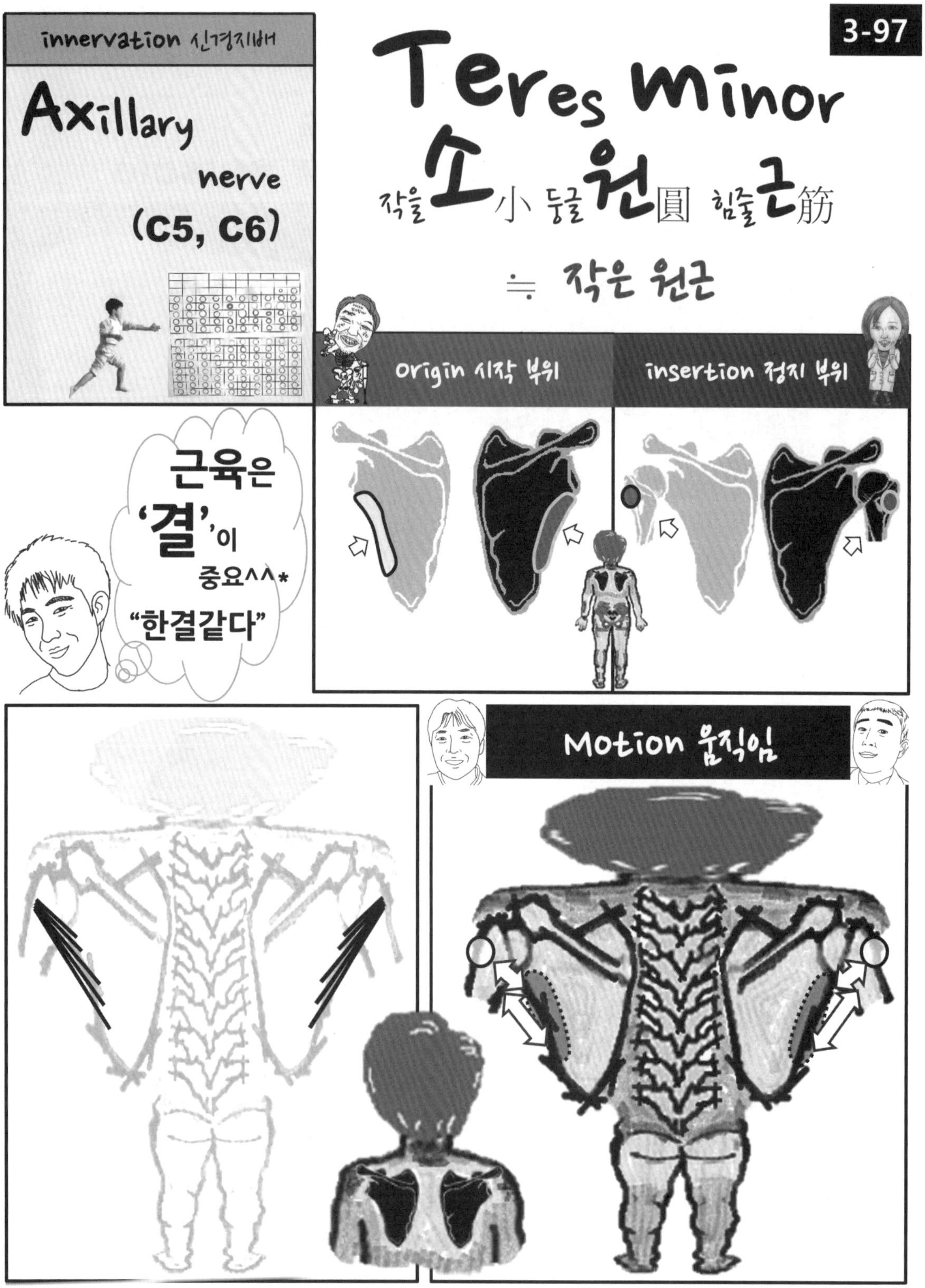
3-97
Teres minor
작을 소小 둥글 원圓 힘줄 근筋
≒ 작은 원근
innervation 신경지배
Axillary nerve (C5, C6)
Origin 시작 부위
insertion 정지 부위
근육은 '결'이 중요^^*
"한결같다"
Motion 움직임

작을 **소** 小
둥글 **원** 圓
힘줄 **근** 筋

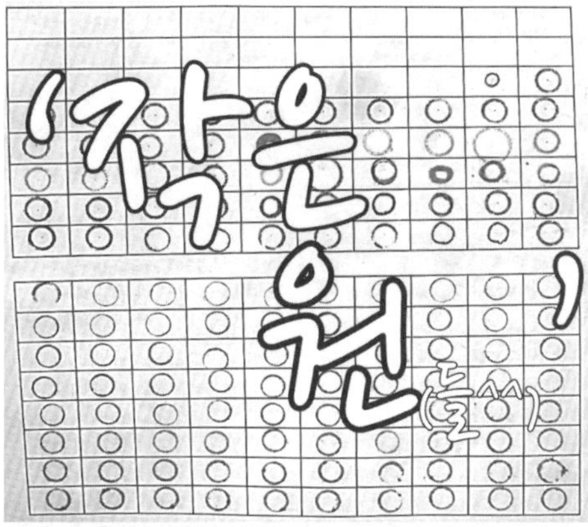

3-97-1

응답하라

기시 정지

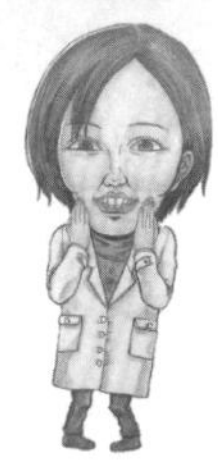

Teres minor muscle

Origin

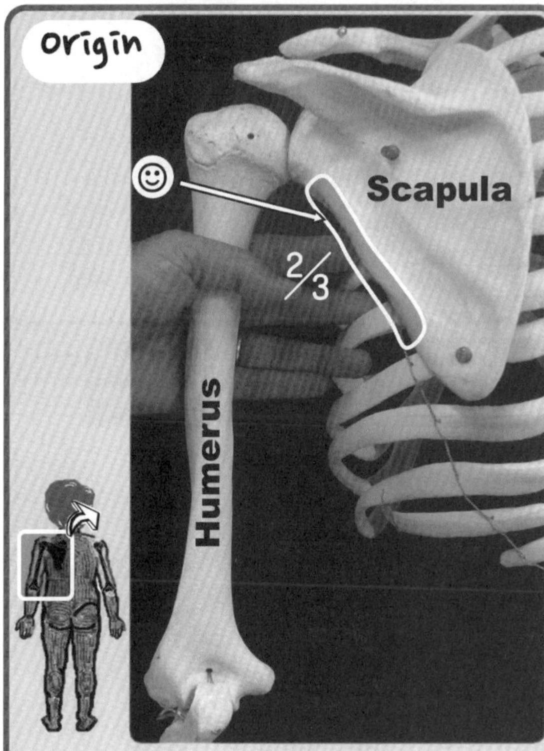

☺ [어깨 **견** 肩 어깻죽지 **갑** 胛 뼈 **골** 骨 (≒ 어깨뼈)]
바깥 **외** 外 곁 **측** 側 가장자리 **연** 緣 (≒ 가쪽모서리) 의
☞ ⅔ 위 **상** 上 떼 **부** 部 –
등 **배** 背 곁 **측** 側 낯 **면** 面 (≒ 등쪽면)

☺ **Dorsal surface** of the **upper** ⅔ of the **lateral border** (in **scapula**)

insertion

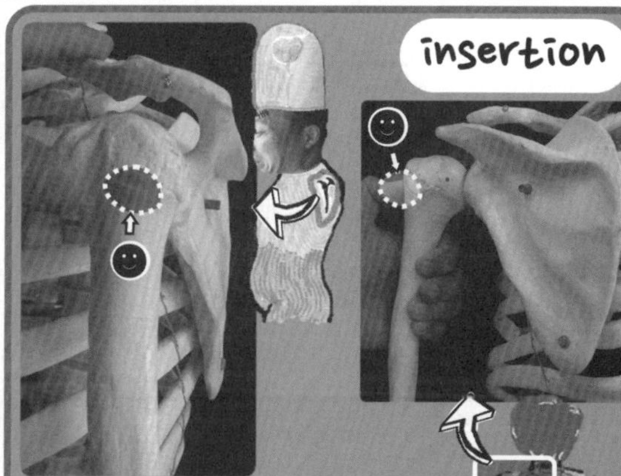

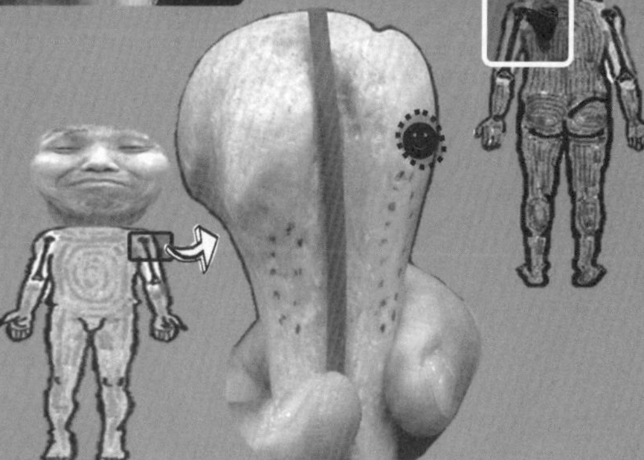

☻ [위 **상** 上 팔 **완** 腕 뼈 **골** 骨 (≒ 위팔뼈)]
큰 **대** 大 맺을 **결** 結 마디 **절** 節 (≒ 큰결절) 의
밑 **저** 底 떼 **부** 部

☻ The lower part of **greater tubercle** of humerus

3-98

Teres Major

큰 대 大 둥글 원 圓 힘줄 근 筋

≒ 큰 원근

innervation 신경지배

inferior Subscapular nerve (C5, C6)

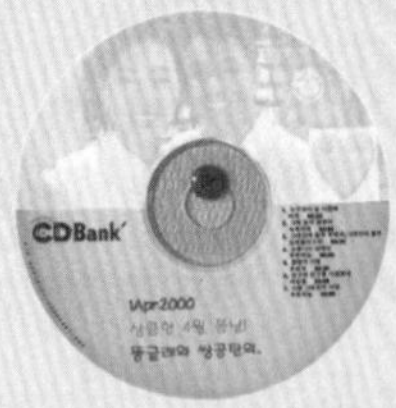

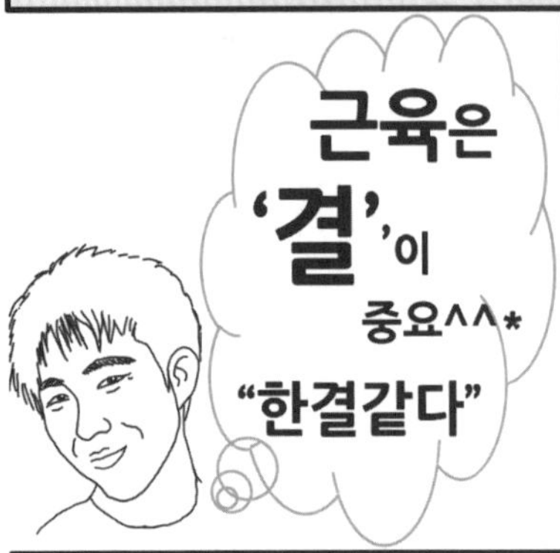

Origin 시작 부위

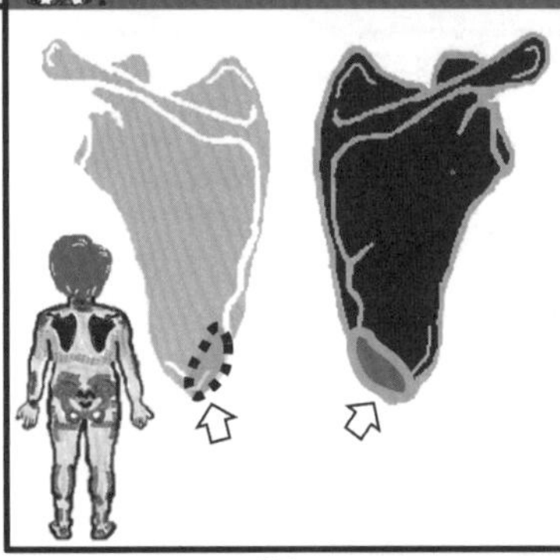

insertion 정지 부위

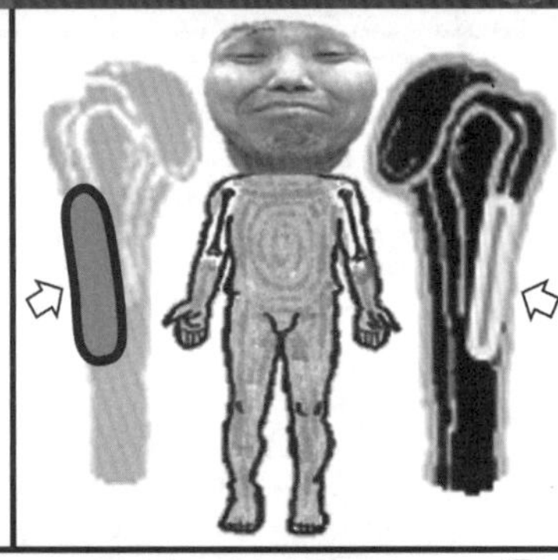

Motion 움직임

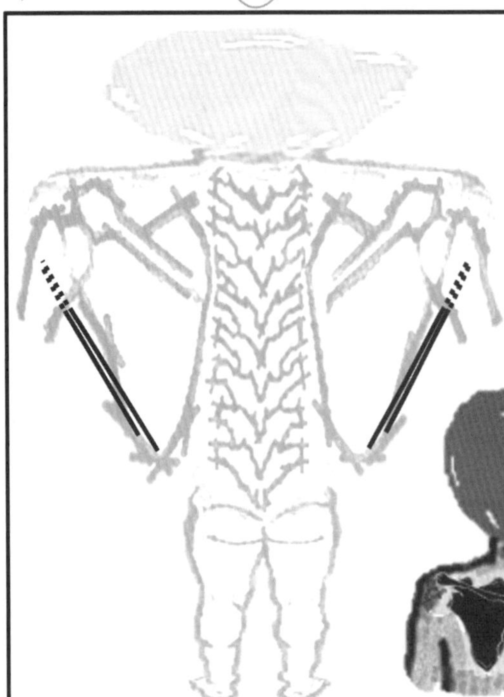

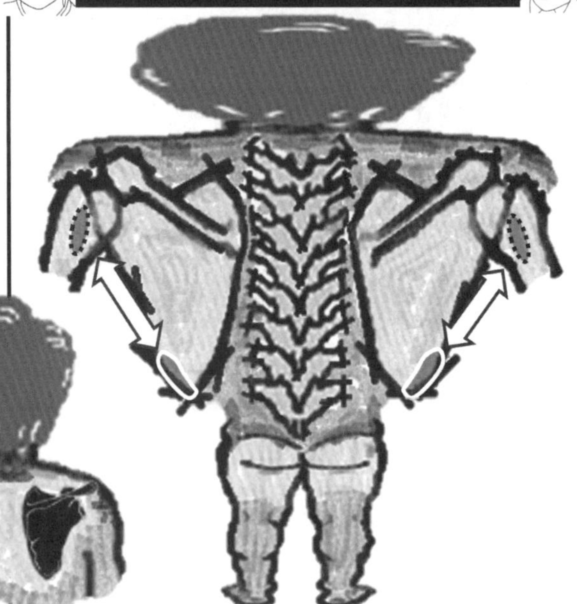

3-98-1

큰대大
둥글원圓
힘줄근筋

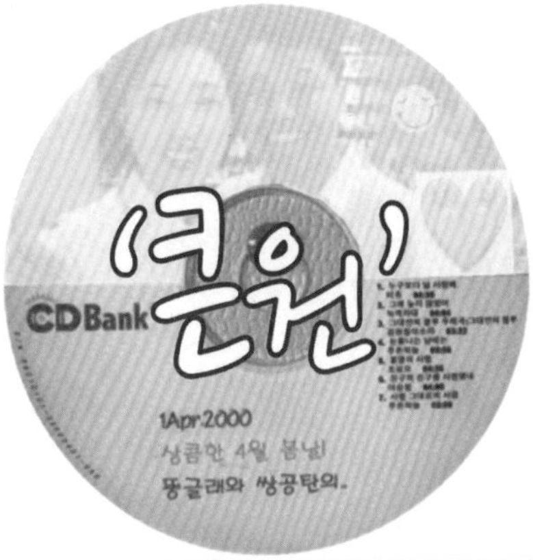

응답하라

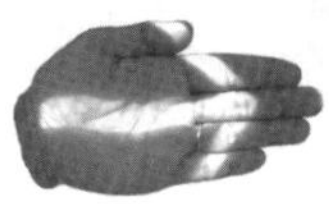

기시

정지

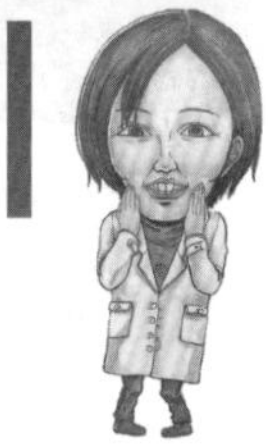

Teres major muscle

Origin

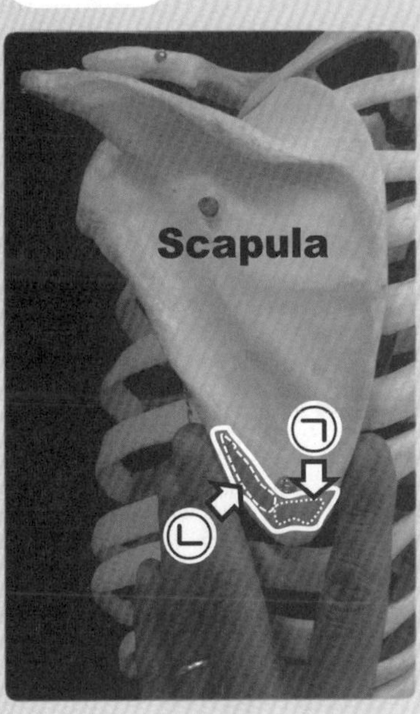

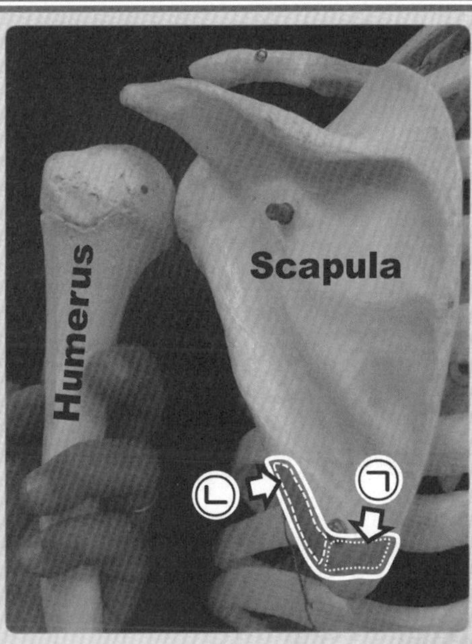

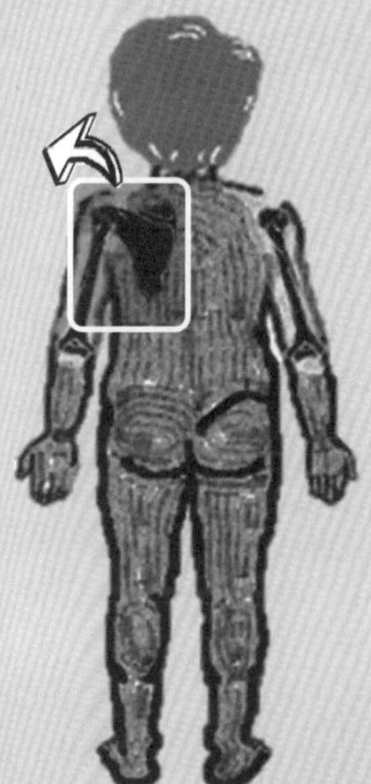

㉠ 견肩 갑胛 골骨의 아래하下 뿔각角 (≒ 아래각)

㉡ [어깨견肩 어깻죽지갑胛 뼈골骨 (≒ 어깨뼈)]
바깥외外 곁측側 가장자리연緣 (≒ 가쪽모서리) 의
☞ 1/3 아래하下 떼부部 – 등배背 곁측側 낯면面
(≒ 등쪽면)

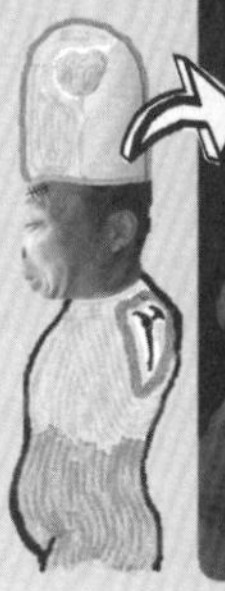

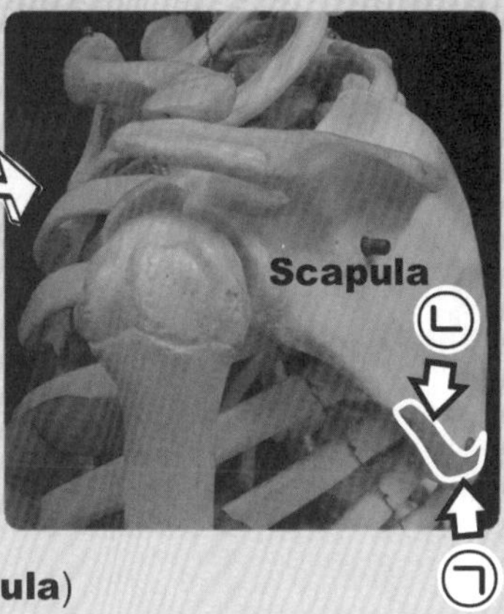

㉠ **Inferior angle** of the **scapula**

㉡ **Dorsal surface** of the **lower** ⅓ of the **lateral border** (in **scapula**)

3-98-2

큰대大
둥글원圓
힘줄근筋

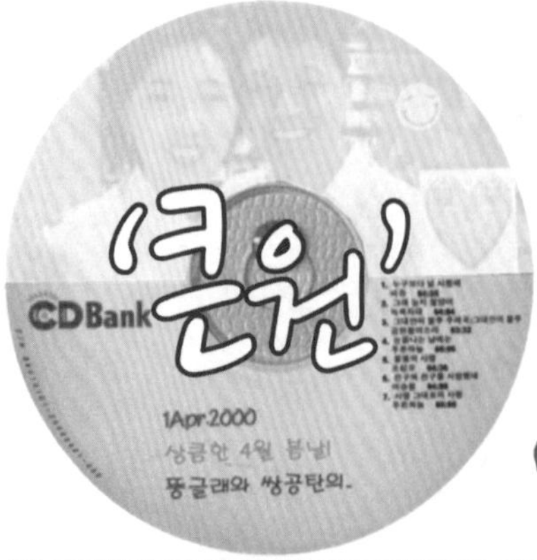

응답하라

기시

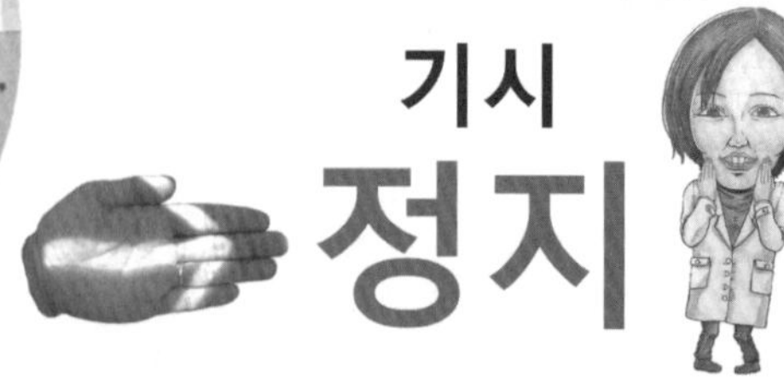

정지

Teres major muscle

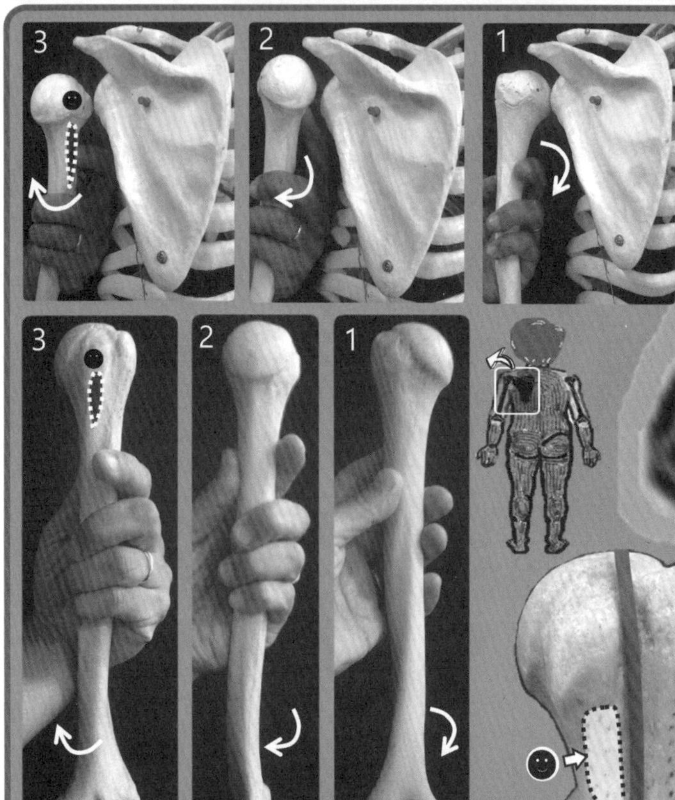

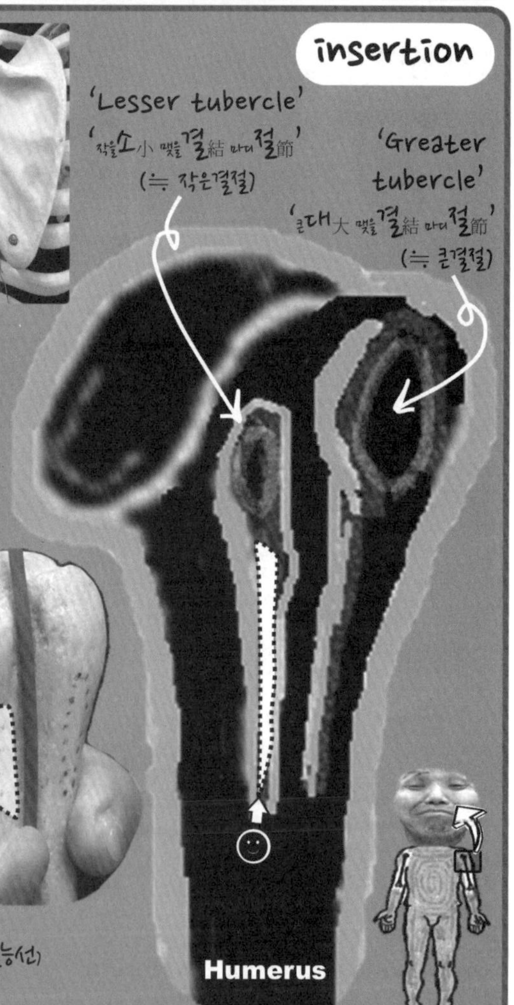

☻ [위상上 팔완腕 뼈골骨 (≒ 위팔뼈)] 의 작을소小 맺을결結 마디절節 모날능稜 (≒ 작은결절능선)

☻ **Crest** of the **lesser tubercle** (in humerus)

응답하라

3-99

Serratus posterior inferior muscle

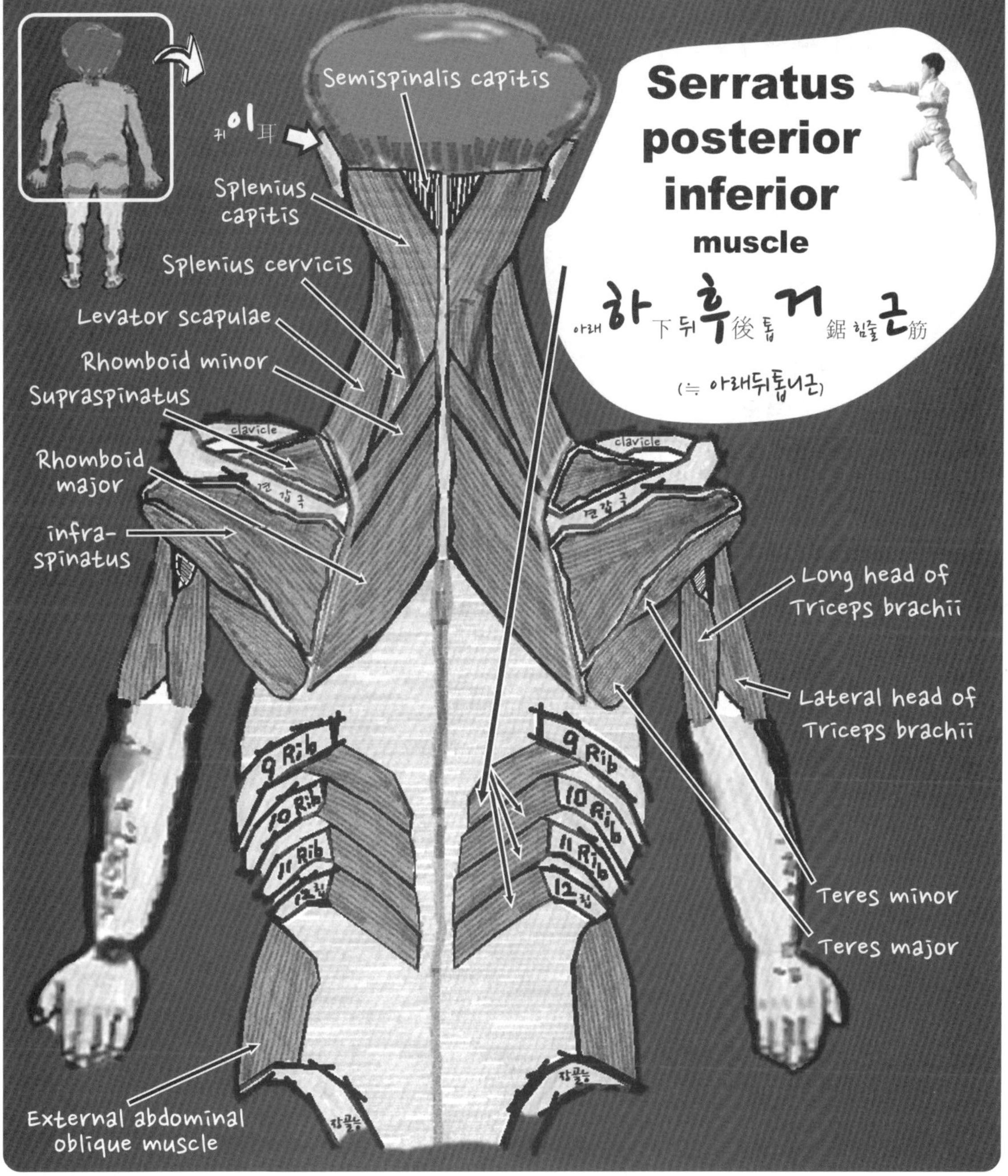

3-99-1

Serratus posterior inferior

아래 하 下 뒤 후 後 톱 거 鋸 힘줄 근 筋

≒ 아래뒤톱니근

innervation 신경지배

Intercostal nerves (T9 ~ T12)

Origin 시작 부위	insertion 정지 부위
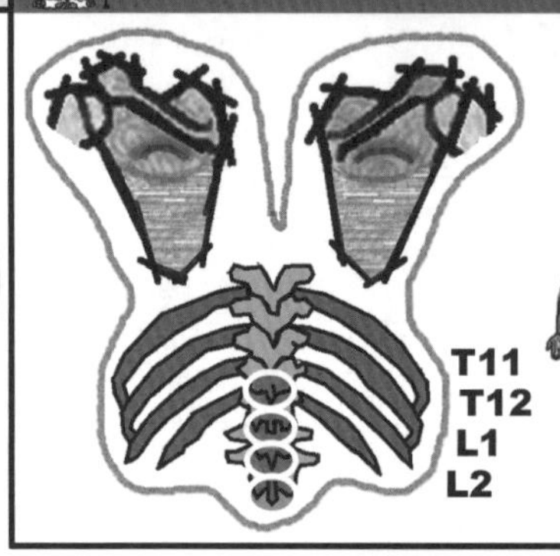	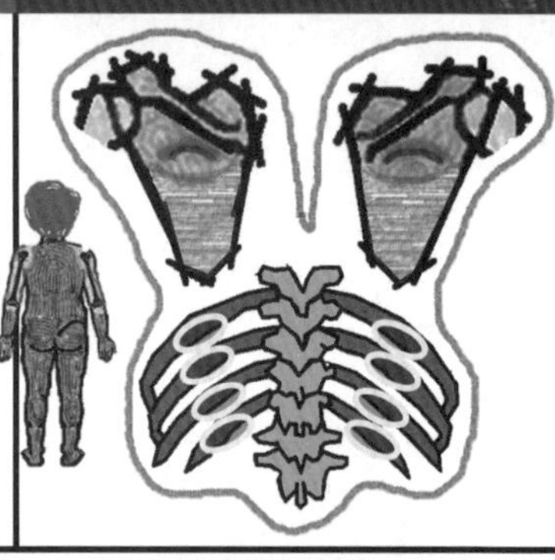

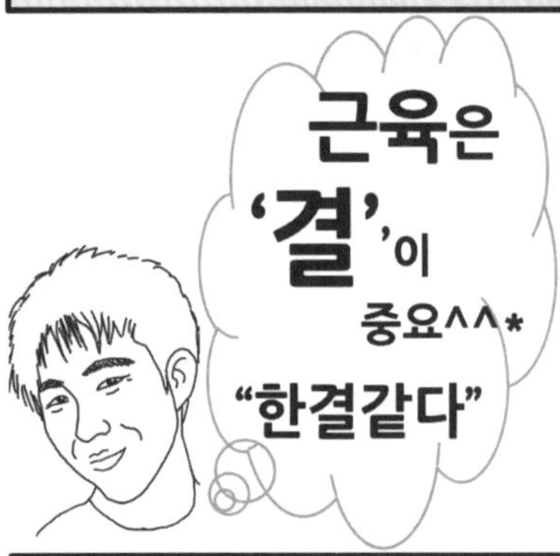

Motion 움직임

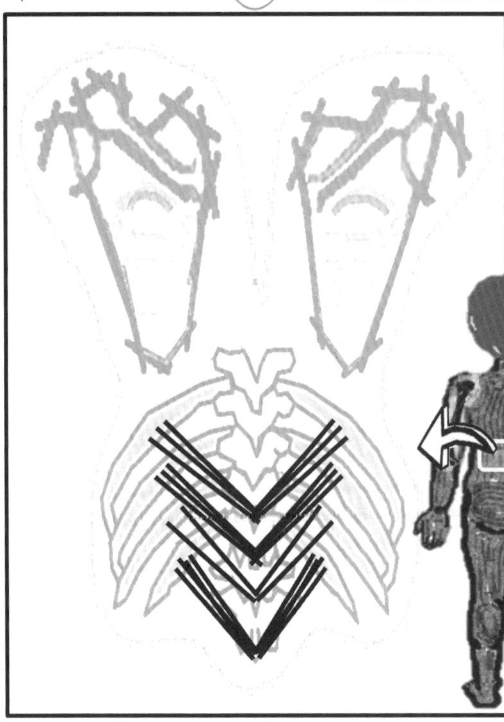

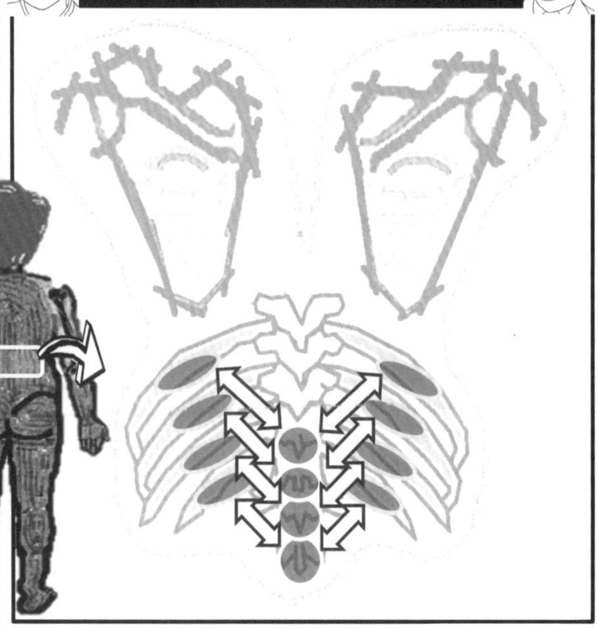

근육계

3-99-2

아래**하**下 뒤**후**後 톱**거**鋸 힘줄**근**筋

응답하라 기시 정지

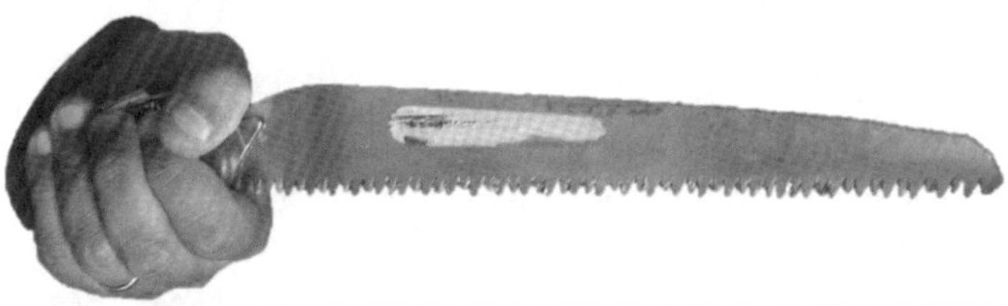

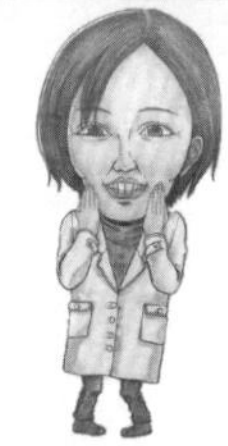

Serratus posterior inferior muscle

origin

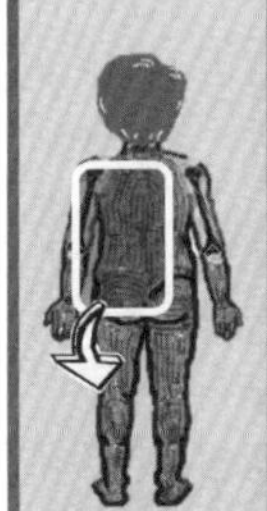

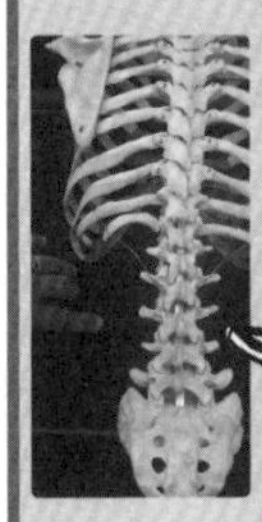

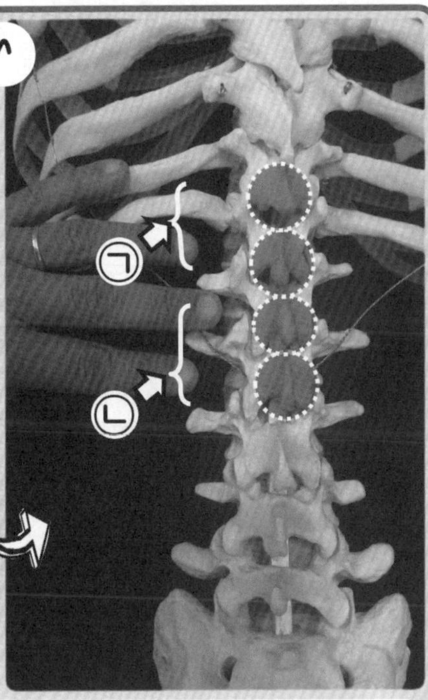

㉠ **제11, 12번** 가슴**흉**胸 쇠뭉둥이**추**椎 와 (≒ 등뼈)
㉡ **제1, 2번** 허리**요**腰 쇠뭉둥이**추**椎 의 (≒ 허리뼈)

가시나무**극**棘 부딪칠**돌**突 일어날**기**起 (≒ 가시돌기)

☺ **Spinous processes** of **thoracic (11th and 12th) & lumbar (1st and 2nd) vertebrae**

insertion

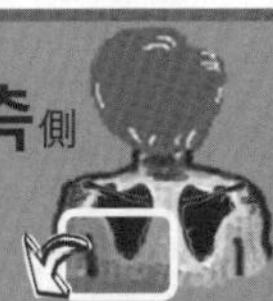

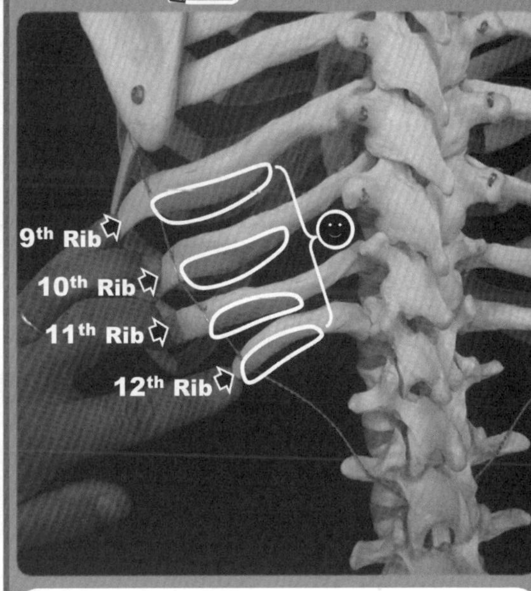

☻ **'제 9 번'**에서~ **'제 12 번'** 갈비**늑**肋 뼈**골**骨 (≒ 갈비뼈) 의 뒤**후**後 낯**면**面 (≒ 뒤면) 과 (≒동시에) 아래**하**下 가장자리**연**緣 (≒ 아래모서리)

☻ **Posterior surface** and **inferior border** of **ribs 9~ 12**

3-100

응답하라

Serratus posterior superior muscle

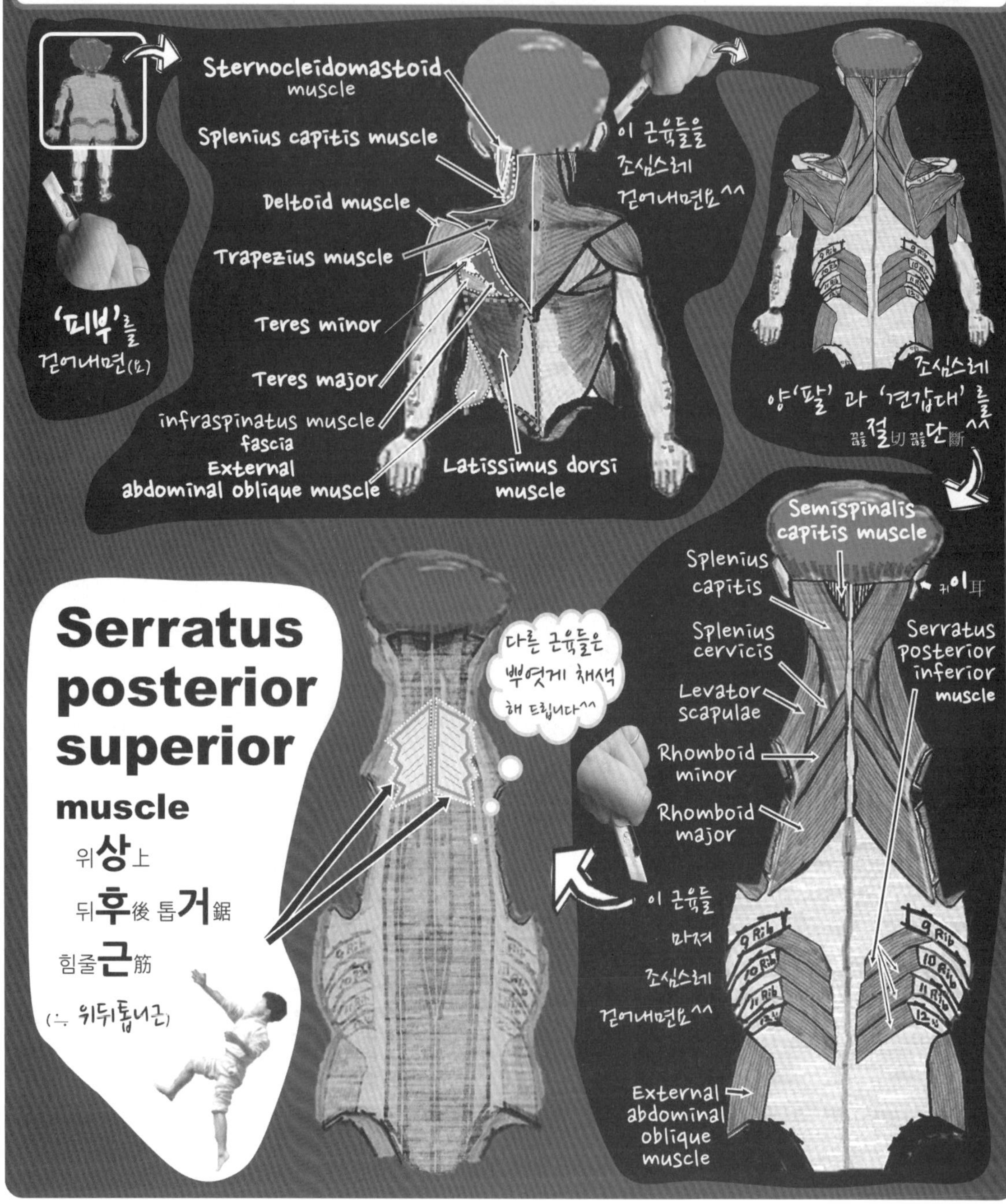

3-100-1

Serratus posterior Superior

위 **상** 上 뒤 **후** 後 톱 **거** 鋸 힘줄 **근** 筋

≒ 위뒤톱니근

innervation 신경지배

Intercostal nerves (T2 ~ T5)

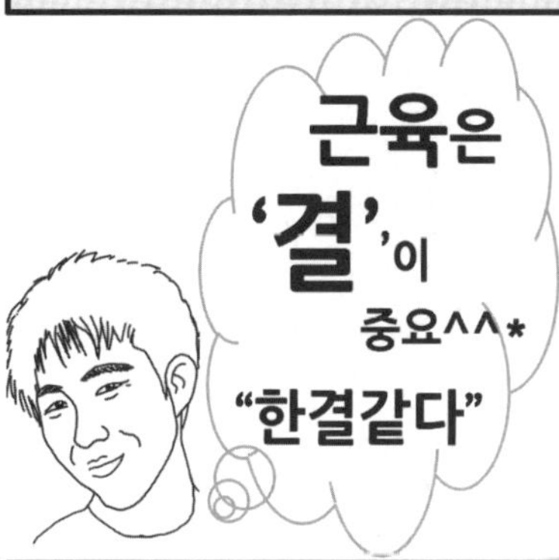

Origin 시작 부위

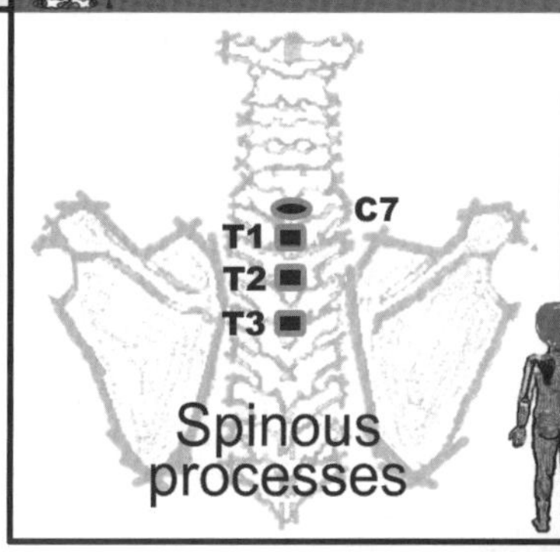

insertion 정지 부위

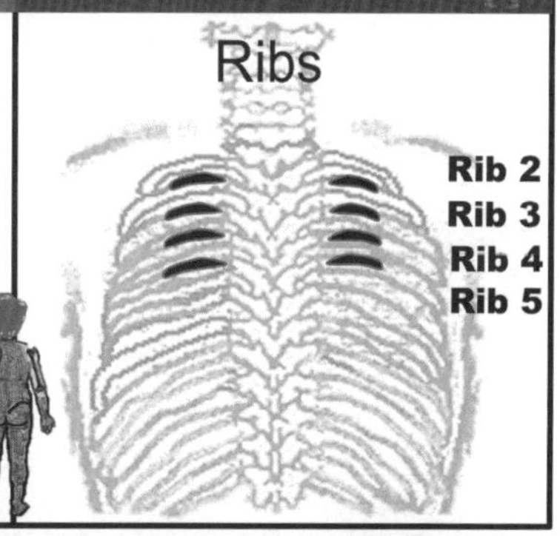

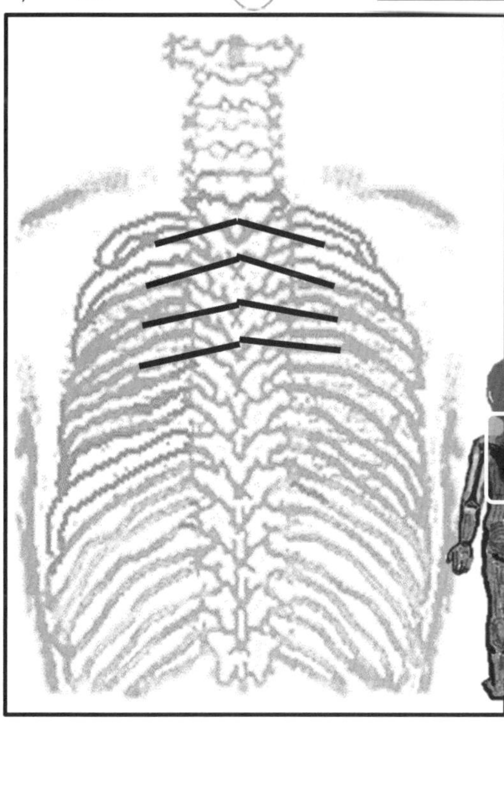

Motion 움직임

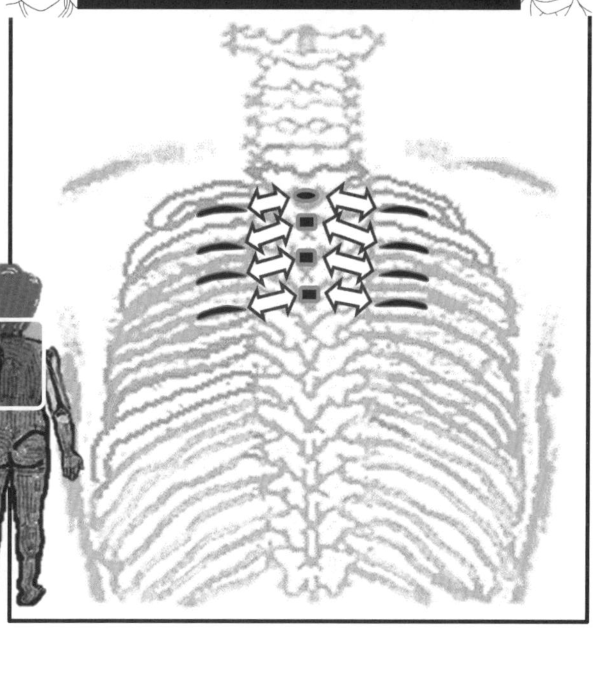

3-100-2

응답하라 기시 정지

위**상**上
뒤**후**後 톱**거**鋸 힘줄**근**筋

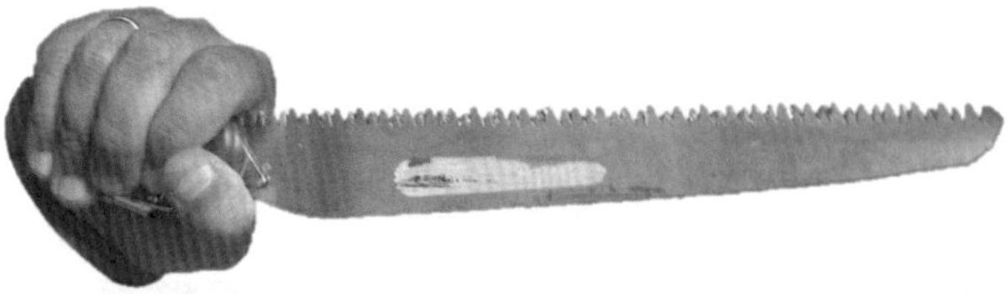

Serratus posterior superior muscle

Origin

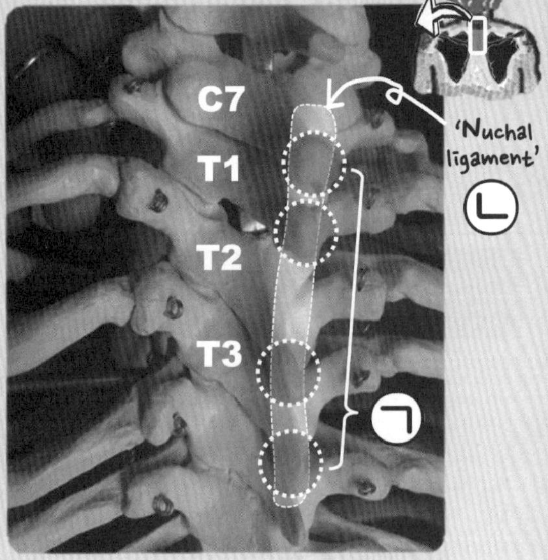

㉠ **제 7 번** 목**경**頸 쇠몽둥이**추**椎 와
제 1,2,3 번 가슴**흉**胸 쇠몽둥이**추**椎 의
가시나무**극**棘 부딪칠**돌**突 일어날**기**起 및
(≒ 가시돌기)

㉡ 목덜미**항**項 질길**인**靭 띠**대**帶 (≒ 목덜미인대)

㉠ **Spinous processes** of
7th cervical &
1st, 2nd, 3rd thoracic vertebrae

㉡ **Nuchal ligament**

Insertion

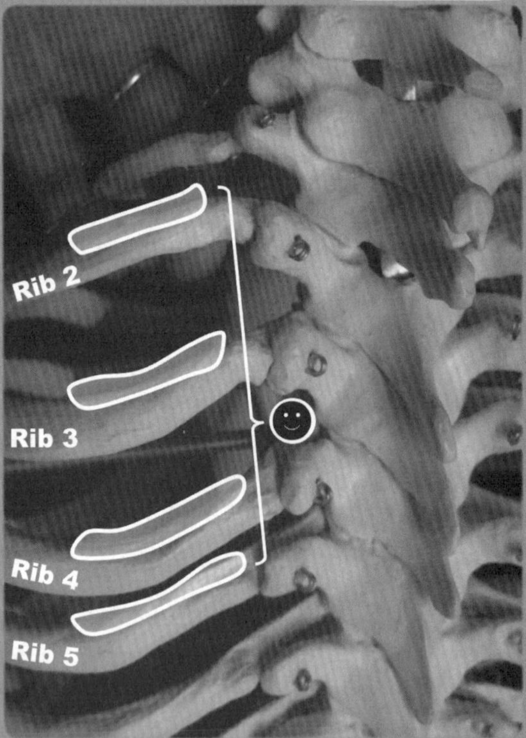

☻ **'제 2 번'**에서 **'제 5 번'**
갈비**늑**肋 뼈**골**骨 (≒ 갈비뼈) 의
위**상**上 가장자리**연**緣 (≒ 위모서리)

☻ Superior border of **ribs 2~ 5**

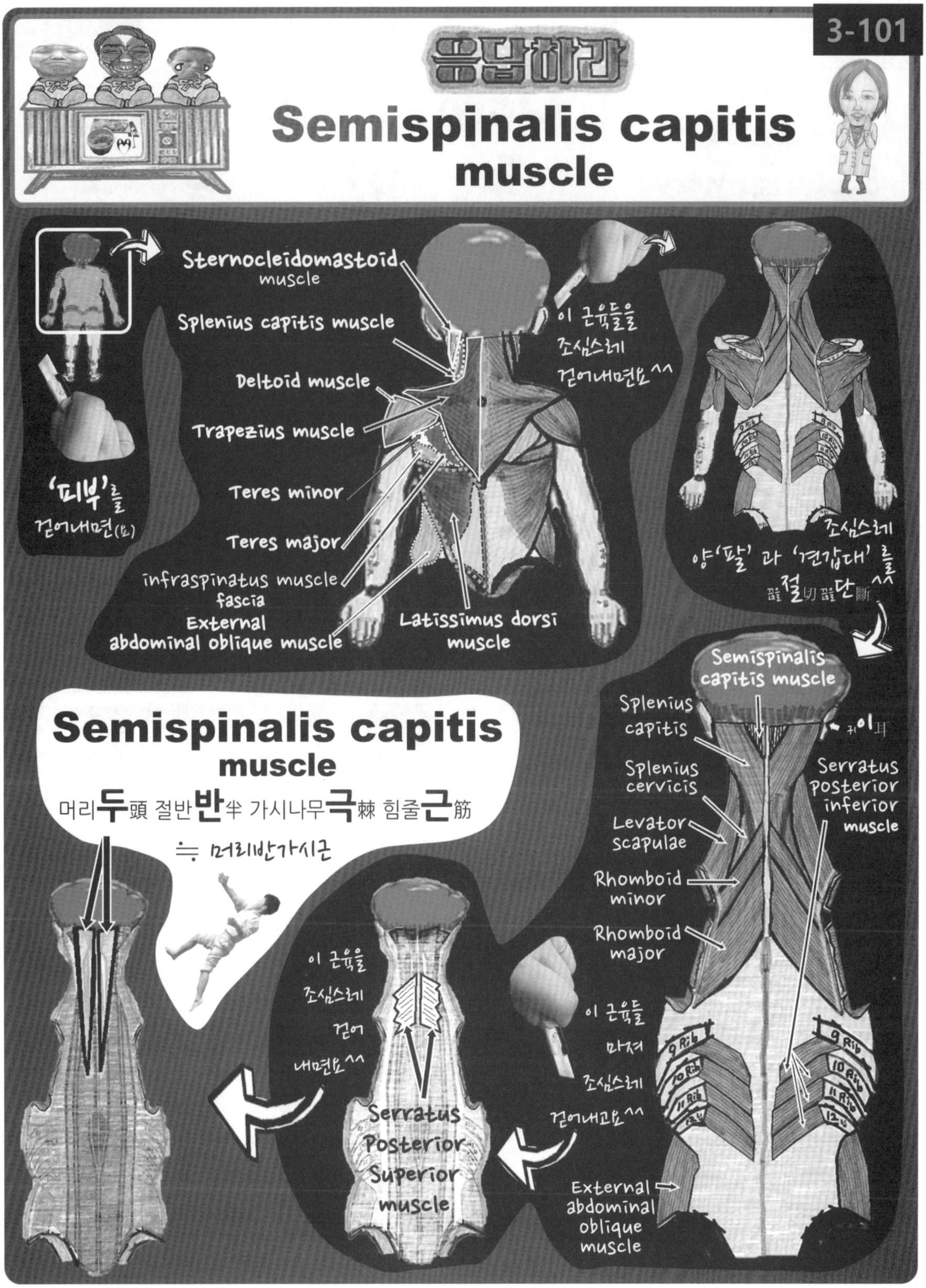

3-101
응답하라
Semispinalis capitis muscle
'피부'를 걷어내면(요)
Sternocleidomastoid muscle
Splenius capitis muscle
Deltoid muscle
Trapezius muscle
Teres minor
Teres major
infraspinatus muscle fascia
External abdominal oblique muscle
Latissimus dorsi muscle
이 근육들을 조심스레 걷어내면요^^
조심스레 양'팔'과 '견갑대'를 끊을 절切 끊을 단斷^^
Semispinalis capitis muscle
Splenius capitis
Splenius cervicis
Levator scapulae
Rhomboid minor
Rhomboid major
귀 이耳
Serratus posterior inferior muscle
이 근육들 마저 조심스레 걷어내고요^^
9 Rib
10 Rib
11 Rib
12
External abdominal oblique muscle
Serratus Posterior Superior muscle
이 근육을 조심스레 걷어 내면요^^
Semispinalis capitis muscle
머리두頭 절반반半 가시나무극棘 힘줄근筋
≒ 머리반가시근

3-101-1

innervation 신경지배

Greater occipital nerve (C2)

Cervical Spinal nerve (C3)

Semispinalis Capitis

머리 두頭 절반 반半 가시나무 극棘 힘줄 근筋

≒ 머리반가시근

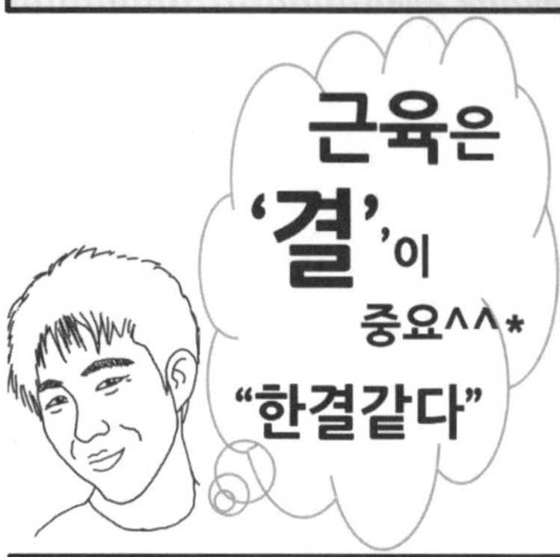

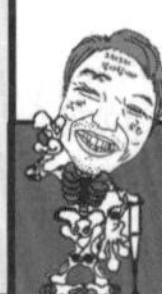

Origin 시작 부위

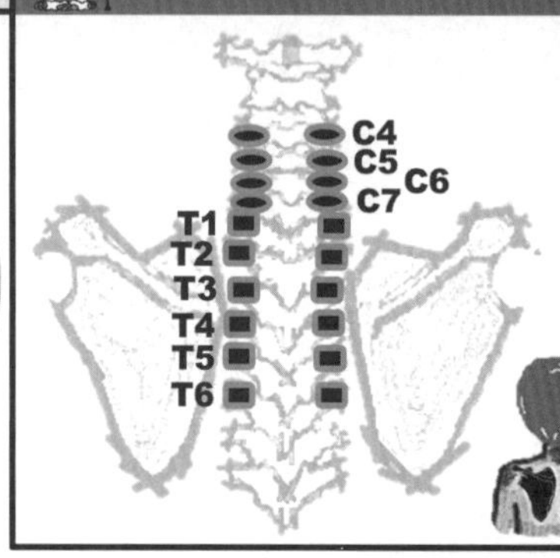

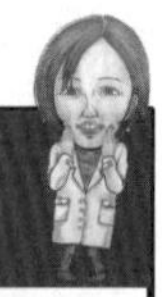

insertion 정지 부위

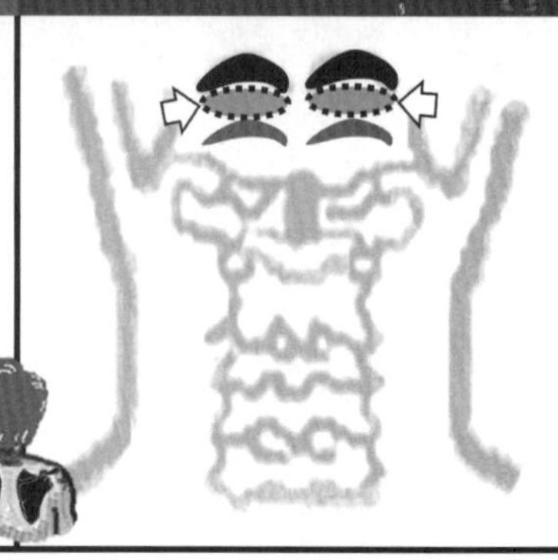

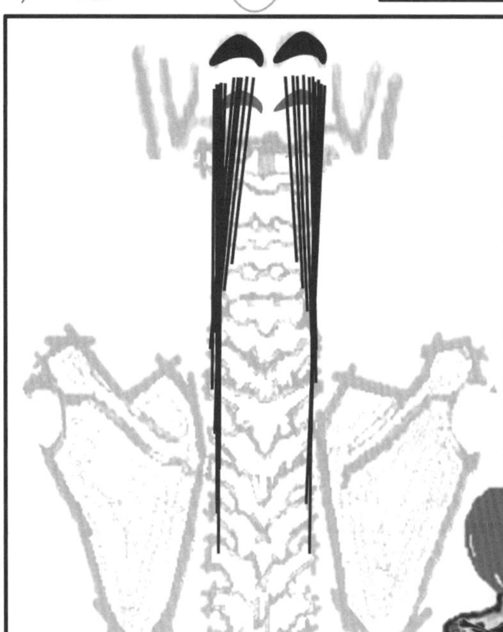

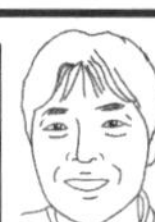

Motion 움직임

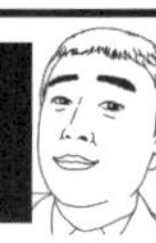

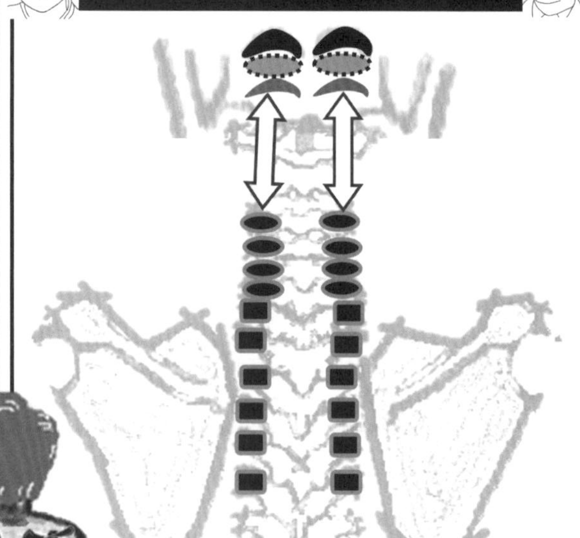

3-101-2

머리**두**頭
절반**반**半
가시나무**극**棘
힘줄**근**筋

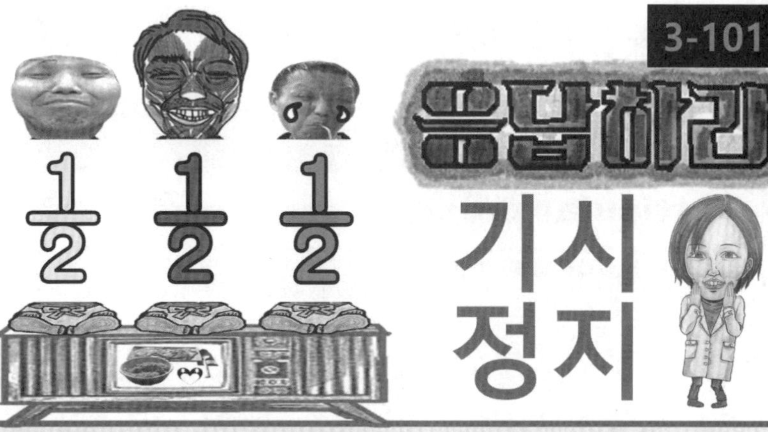

<u>Semi</u>spinalis capitis muscle

Origin

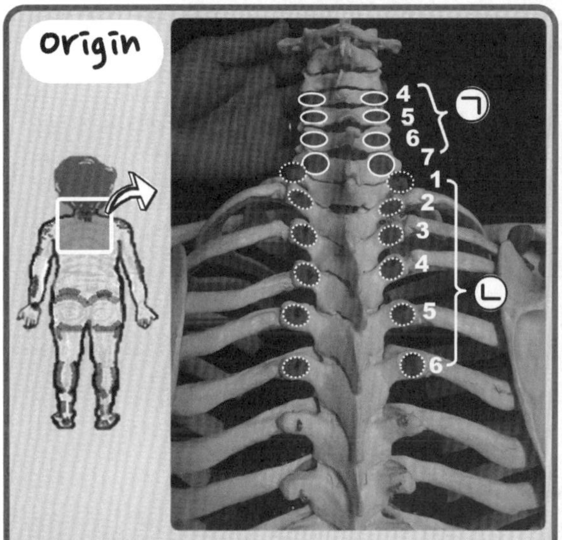

ㄱ **제 4 번, 5번, 6번, 7번**
목**경**頸 쇠몽둥이**추**椎 (≒ 목뼈) 의
빗장**관**關 마디**절**節 부딪칠**돌**突 일어날**기**起
(≒ 관절돌기) 와

ㄴ **제 1 번에서 ~ 제 6 번**
가슴**흉**胸 쇠몽둥이**추**椎 (≒ 등뼈) 의
가로**횡**橫 부딪칠**돌**突 일어날**기**起 (≒ 가로돌기)

ㄱ **Articular processes** of
4th, 5th, 6th, 7th **cervical vertebrae** &
ㄴ **Transverse processes** of
1st ~ 6th **thoracic vertebrae**

insertion

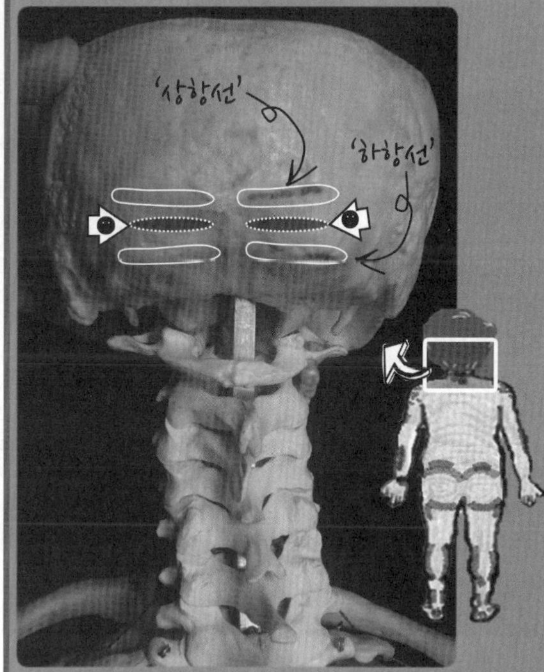

● [뒤**후**後 머리**두**頭 뼈**골**骨 (≒ 뒤통수뼈)]
위**상**上 목덜미**항**項 줄**선**線 (≒ 위목덜미선) 과
아래**하**下 목덜미**항**項 줄**선**線 (≒ 아래목덜미선)
사이에 붙을**부**附 붙을**착**着!

● Attach to the occipital bone between
superior & inferior nuchal lines

3-101-3

간여(방패간干 더불여與 : 어떤 일에 간섭하여 참여함)할 참參
상고(자세할상詳 생각할고考 : 꼼꼼하게 따져서 검토하거나 참고함)할 고考

Articular process 빗장관關 마디절節 부딪칠돌突 일어날기起

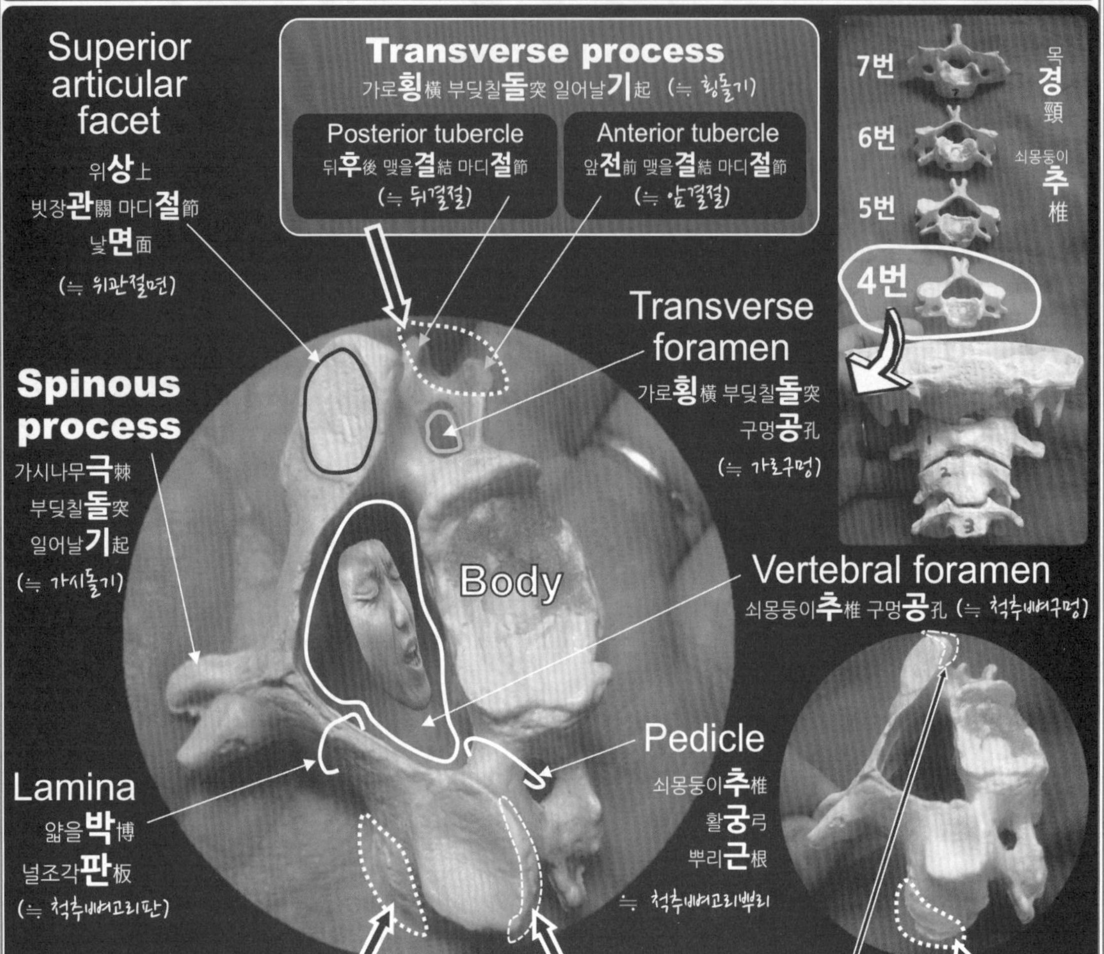

Articular process
관關 절節 돌突 기起
(≒ 관절돌기)

Superior articular process
위상上 빗장관關 마디절節 부딪칠돌突 일어날기起
(≒ 위관절돌기)

Inferior articular process
아래하上 빗장관關 마디절節 부딪칠돌突 일어날기起 (≒ 아래관절돌기)

3-102

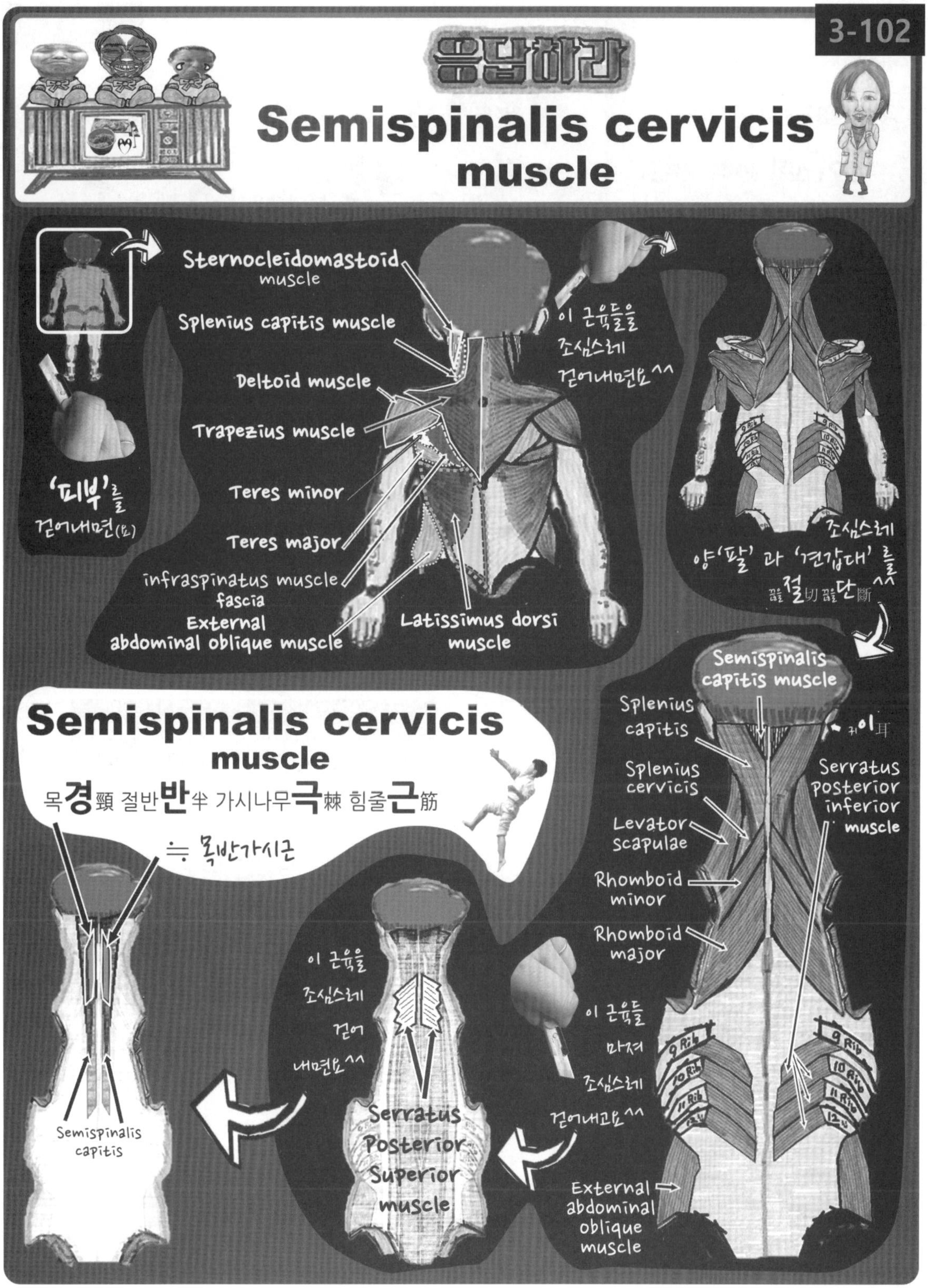

응답하라
Semispinalis cervicis muscle
'피부'를 걷어내면(요)
Sternocleidomastoid muscle
Splenius capitis muscle
Deltoid muscle
Trapezius muscle
Teres minor
Teres major
infraspinatus muscle fascia
External abdominal oblique muscle
Latissimus dorsi muscle
이 근육들을 조심스레 걷어내면요^^
조심스레 양'팔'과 '견갑대'를 끊을 절切 끊을 단斷^^
Semispinalis capitis muscle
Splenius capitis
귀 이耳
Splenius cervicis
Levator scapulae
Rhomboid minor
Rhomboid major
Serratus posterior inferior muscle
9 Rib
10 Rib
11 Rib
12
External abdominal oblique muscle
이 근육들 마저 조심스레 걷어내고요^^
이 근육을 조심스레 걷어 내면요^^
Serratus Posterior Superior muscle
Semispinalis cervicis muscle
목경頸 절반반半 가시나무극棘 힘줄근筋
≒ 목반가시근
Semispinalis capitis

3-102-1

Semispinalis Cervicis

목 경頸 절반 반半 가시나무 극棘 힘줄 근筋

≒ 목반가시근

innervation 신경지배

Dorsal rami of spinal nerves (C3 ~ T5)

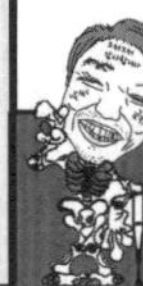

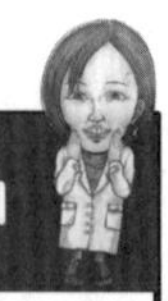

Origin 시작 부위

insertion 정지 부위

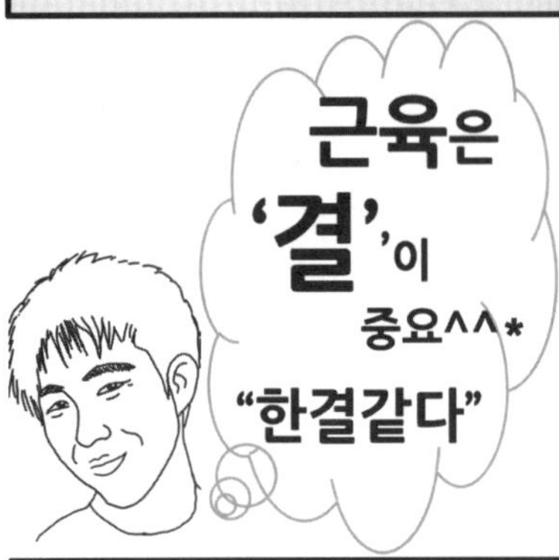

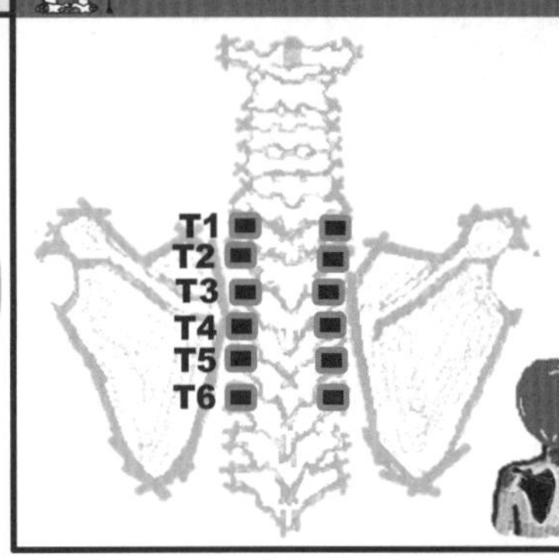

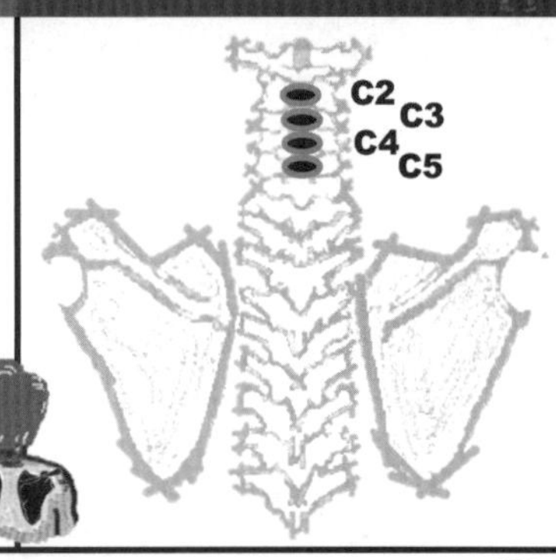

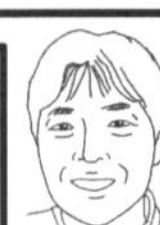

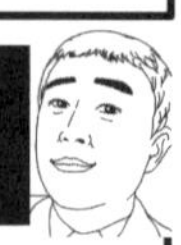

Motion 움직임

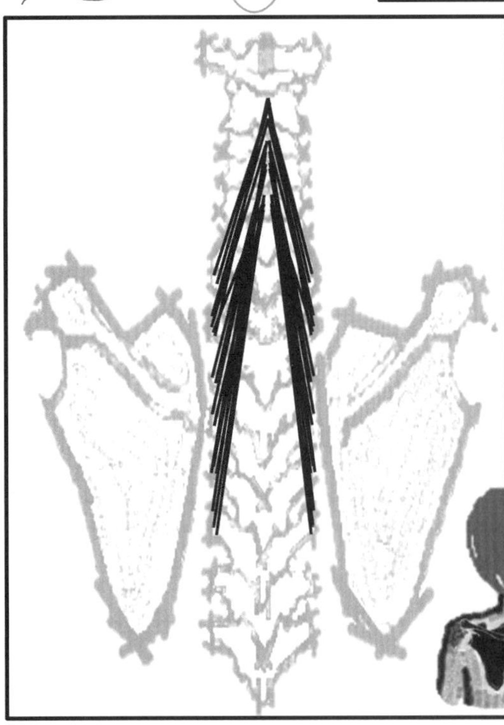

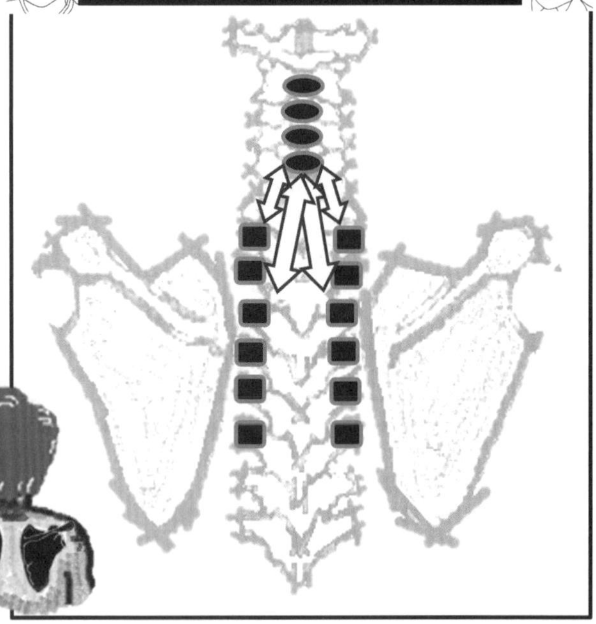

목**경**頸
절반**반**半
가시나무**극**棘
힘줄**근**筋

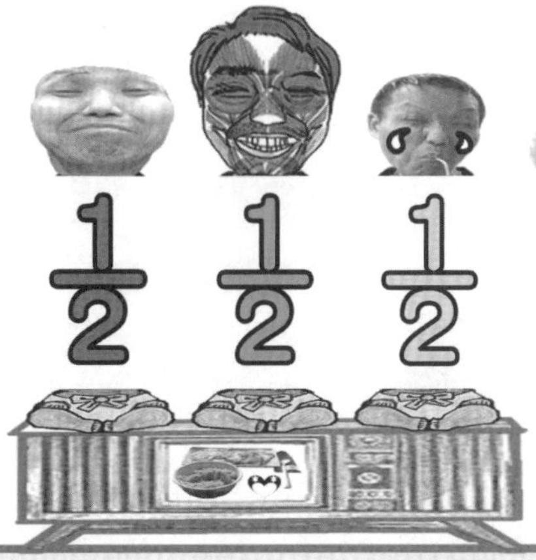

3-102-2

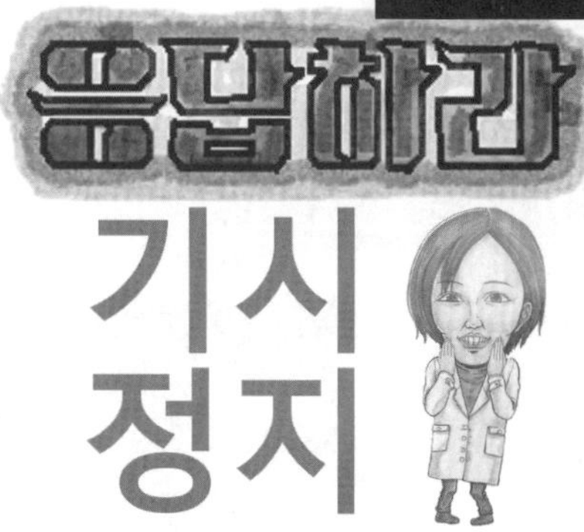

Semispinalis cervicis muscle

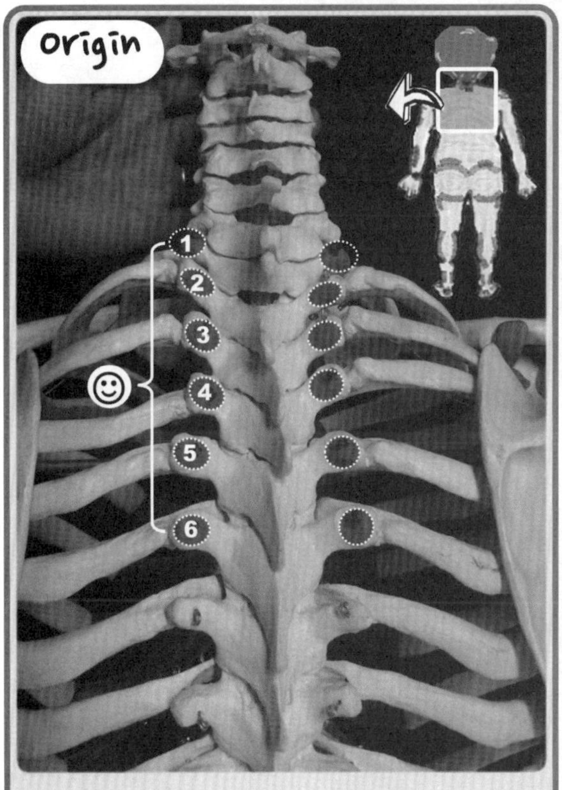

☺ **제 1 번에서 ~ 제 6 번**
가슴**흉**胸 쇠뭉둥이**추**椎 (≒ 등뼈) 의
가로**횡**橫 부딪칠**돌**突 일어날**기**起 (≒ 가로돌기)

☺ **Transverse processes** of the 1st ~ 6th **thoracic vertebrae**

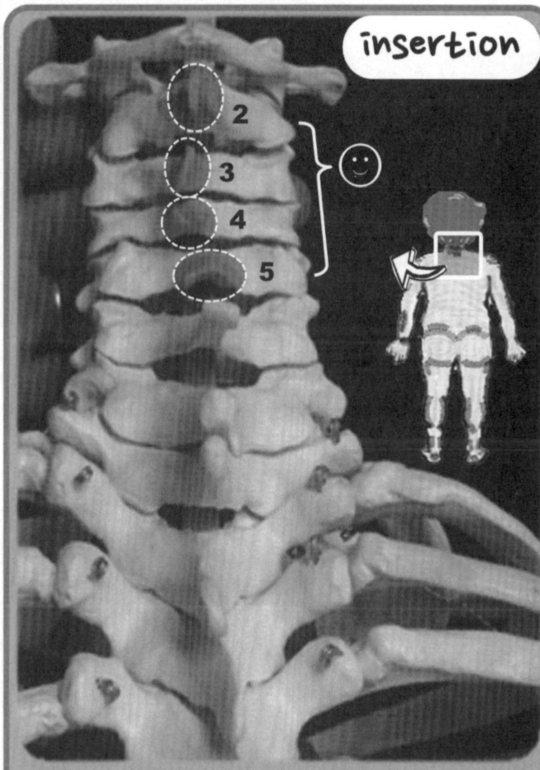

☻ **제 2 번, 3번, 4번, 5번**
목**경**頸 쇠뭉둥이**추**椎 (≒ 목뼈) 의
가시나무**극**棘 부딪칠**돌**突 일어날**기**起
(≒ 가시돌기)

☻ **Spinous processes** of the 2nd, 3rd, 4th, 5th **cervical vertebrae**

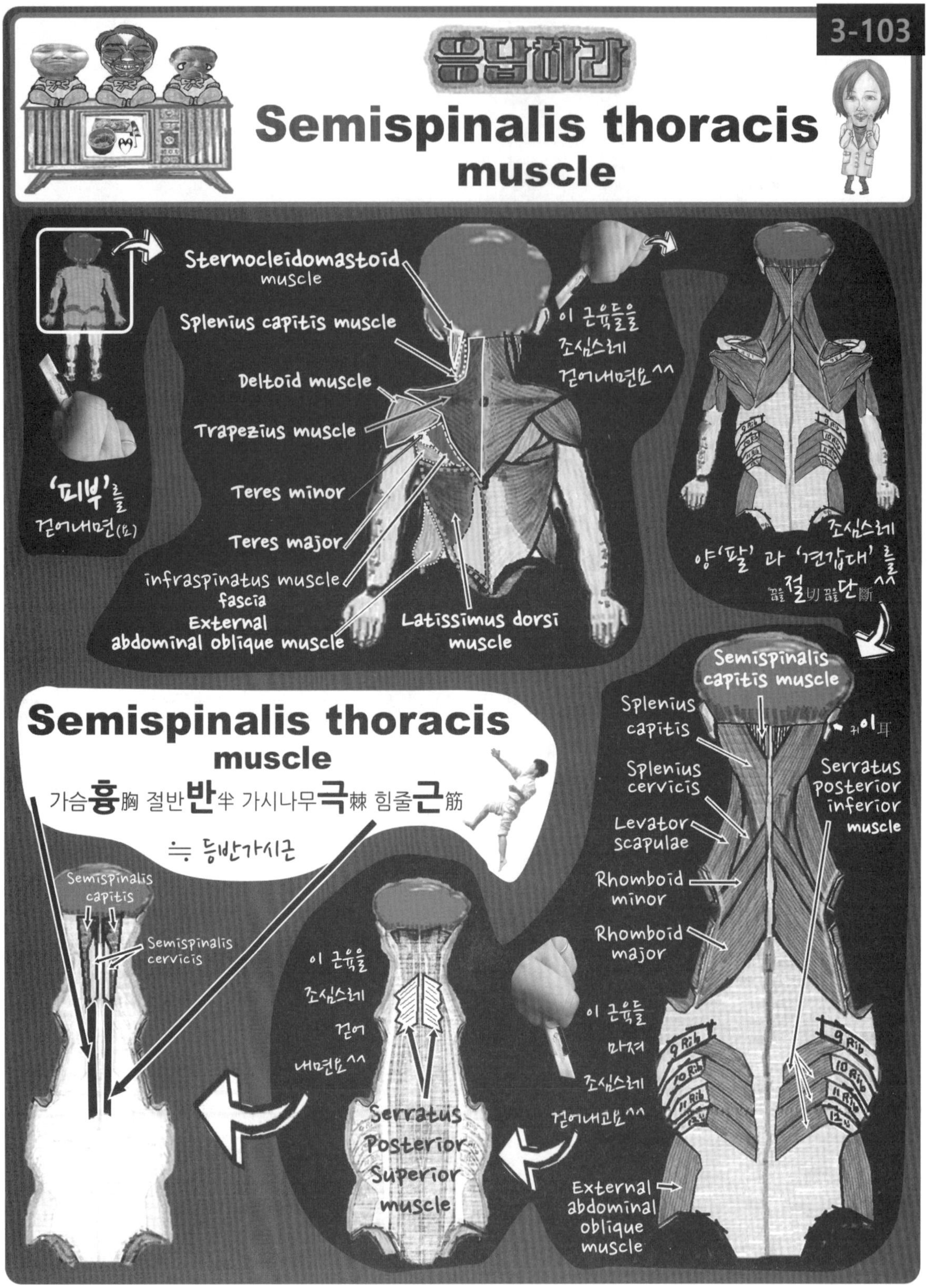
3-103
응답하라
Semispinalis thoracis muscle
Sternocleidomastoid muscle
Splenius capitis muscle
Deltoid muscle
Trapezius muscle
Teres minor
Teres major
infraspinatus muscle fascia
External abdominal oblique muscle
Latissimus dorsi muscle
'피부'를 걷어내면(요)
이 근육들을 조심스레 걷어내면요^^
조심스레 양'팔'과 '견갑대'를 절단^^
Semispinalis capitis muscle
Splenius capitis
귀이耳
Splenius cervicis
Serratus posterior inferior muscle
Levator scapulae
Rhomboid minor
Rhomboid major
9 Rib
10 Rib
11 Rib
12
External abdominal oblique muscle
이 근육들 마저 조심스레 걷어내고요^^
Semispinalis thoracis muscle
가슴흉胸 절반반半 가시나무극棘 힘줄근筋
≒ 등반가시근
Semispinalis capitis
Semispinalis cervicis
이 근육을 조심스레 걷어 내면요^^
Serratus Posterior Superior muscle

3-103-1

Semispinalis thoracis

가슴 **흉**胸 절반 **반**半 가시나무 **극**棘 힘줄 **근**筋

≒ 등반가시근

innervation 신경지배

Dorsal rami of spinal nerves (T1 ~ T9)

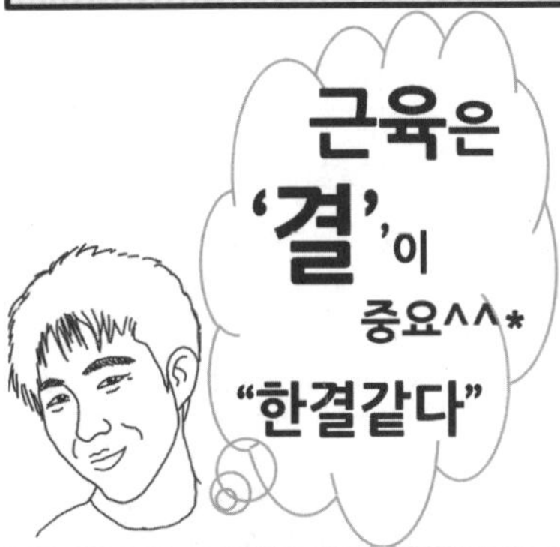

Origin 시작 부위

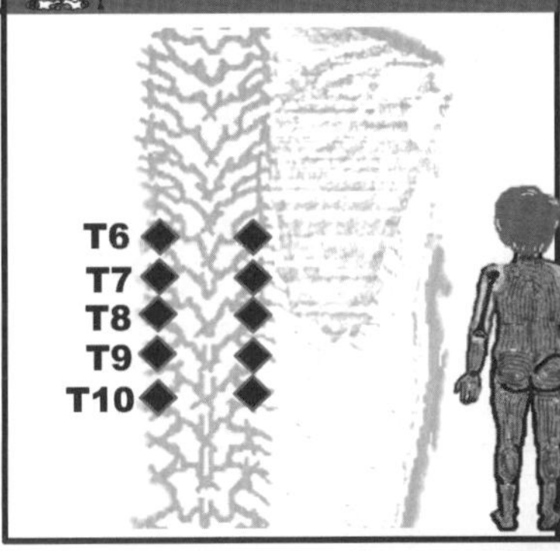

insertion 정지 부위

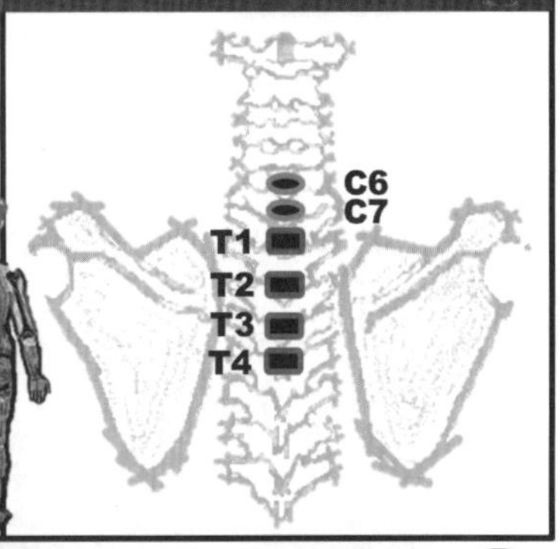

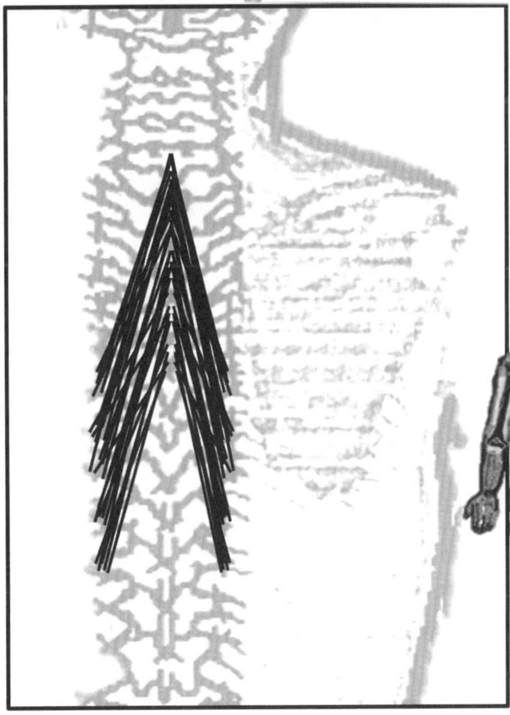

Motion 움직임

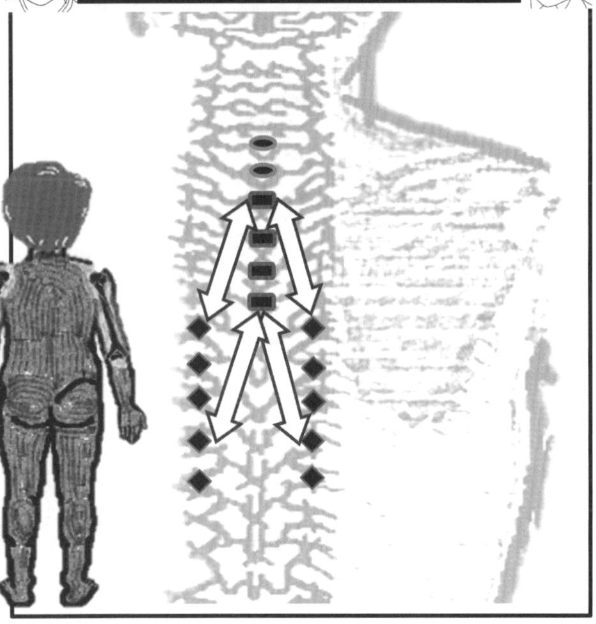

3-103-2

가슴**흉**胸
절반**반**半
가시나무**극**棘
힘줄**근**筋

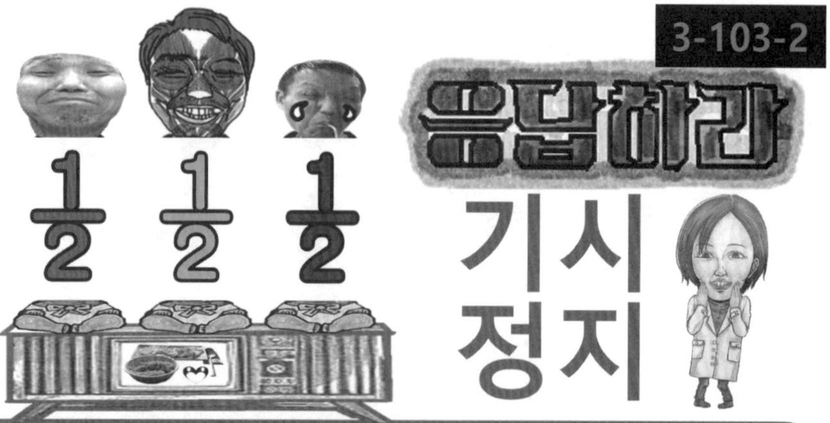

<u>Semi</u>spinalis thoracis muscle

origin

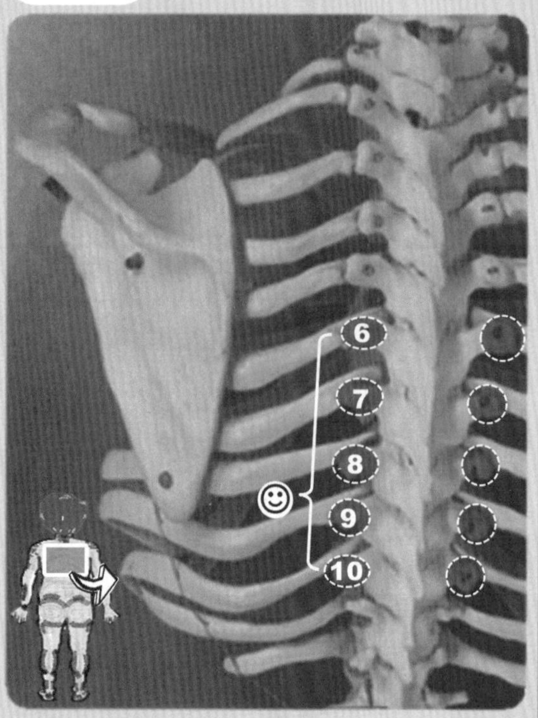

☺ **제 6 번에서 ~ 제 10 번**
가슴**흉**胸 쇠뭉둥이**추**椎 (≒ 등뼈) 의
가로**횡**橫 부딪칠**돌**突 일어날**기**起 (≒ 가로돌기)

☺ **Transverse processes** of the 6th ~ 10th **thoracic vertebrae**

insertion

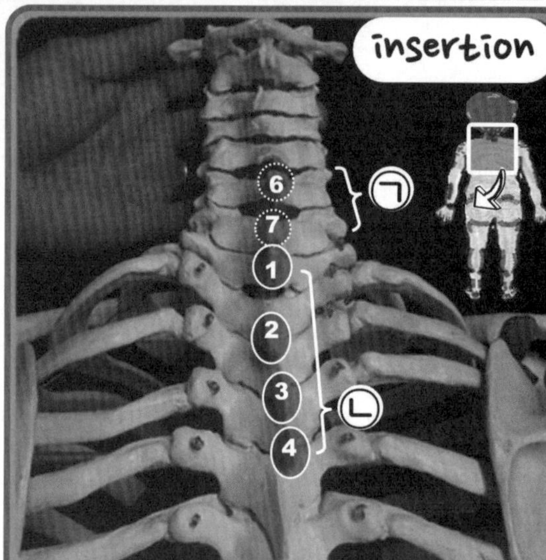

ㄱ **제 6 번** 과 **제 7 번**
목**경**頸 쇠뭉둥이**추**椎 (≒ 목뼈) 의
가시나무**극**棘 부딪칠**돌**突 일어날**기**起
(≒ 가시돌기) 와

ㄴ **제 1 번에서 ~ 제 4 번**
가슴**흉**胸 쇠뭉둥이**추**椎 (≒ 등뼈) 의
극棘 **돌**突 **기**起

ㄱ **Spinous processes** of 6th and 7th **cervical vertebrae** &

ㄴ **Spinous processes** of 1st ~ 4th **thoracic vertebrae**

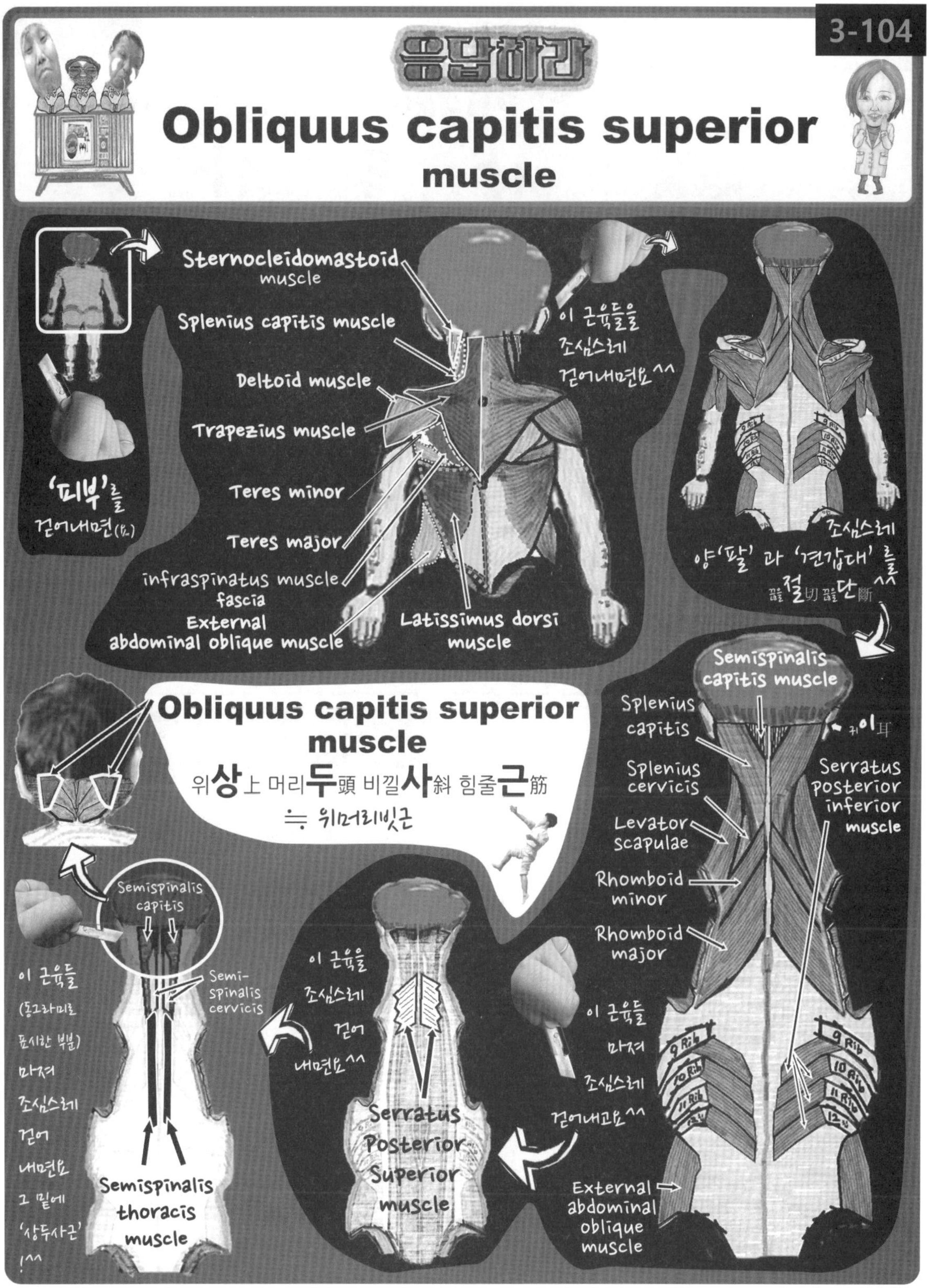

3-104
응답하라
Obliquus capitis superior muscle
'피부'를 걷어내면(요)
Sternocleidomastoid muscle
Splenius capitis muscle
Deltoid muscle
Trapezius muscle
Teres minor
Teres major
infraspinatus muscle fascia
External abdominal oblique muscle
Latissimus dorsi muscle
이 근육들을 조심스레 걷어내면요^^
조심스레 양'팔'과 '견갑대'를 끊을 절切 끊을 단斷^^
Semispinalis capitis muscle
Splenius capitis
Splenius cervicis
Levator scapulae
Rhomboid minor
Rhomboid major
Serratus posterior inferior muscle
External abdominal oblique muscle
이 근육들 마저 조심스레 걷어내고요^^
Obliquus capitis superior muscle
위상上 머리두頭 비낄사斜 힘줄근筋
≒ 위머리빗근
이 근육을 조심스레 걷어 내면요^^
Serratus Posterior Superior muscle
Semispinalis capitis
Semi-spinalis cervicis
Semispinalis thoracis muscle
이 근육들 (동그라미로 표시한 부분) 마저 조심스레 걷어 내면요 그 밑에 '상두사근'!^^

3-104-1

Obliquus Capitis Superior

위 상上 머리 두頭 비낄 사斜 힘줄 근筋

≒ 위머리빗근

innervation 신경지배

Suboccipital nerve (C1)

Origin 시작 부위

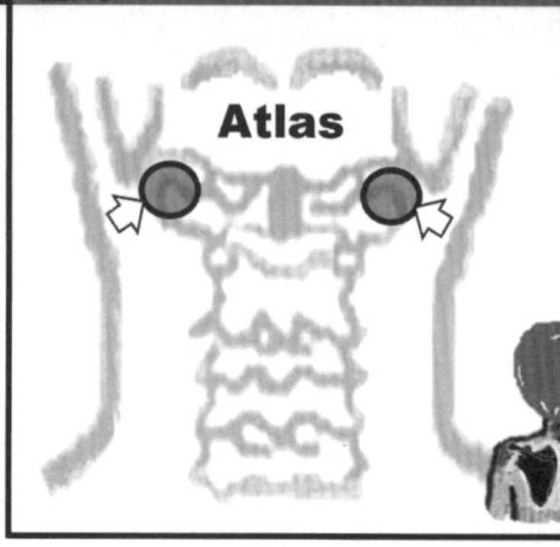

insertion 정지 부위

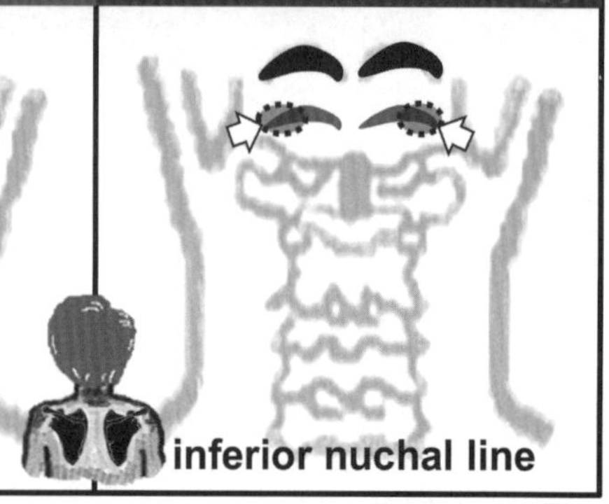

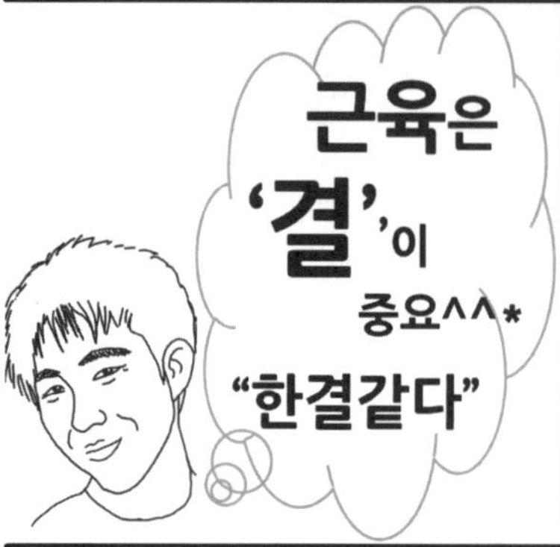

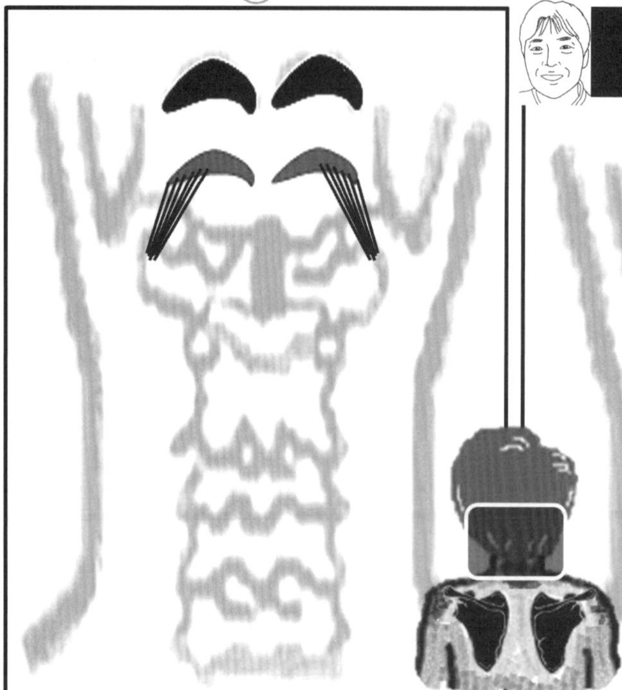

Motion 움직임

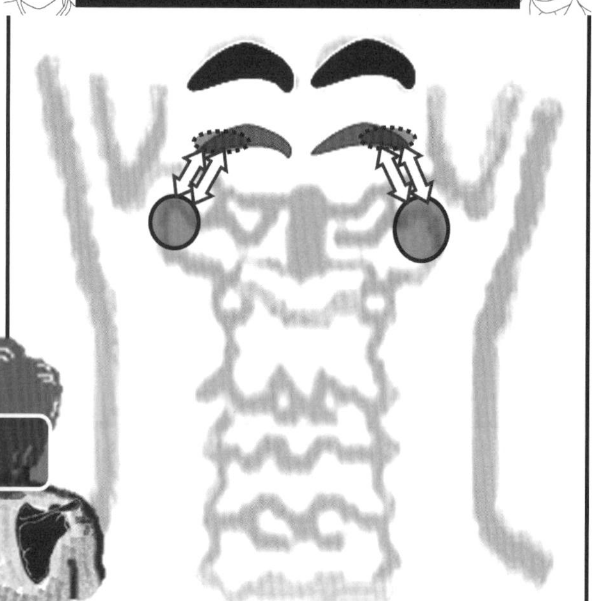

위**상**上
머리**두**頭
비낄,비스듬할**사**斜
힘줄**근**筋

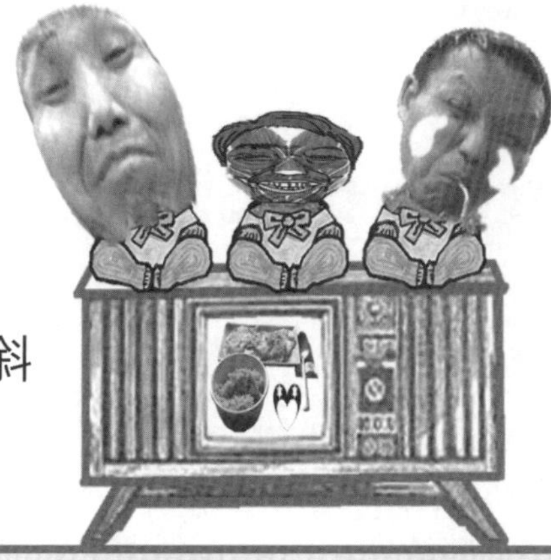

3-104-2

응답하라 기시 정지

Obliquus capitis superior muscle

Origin

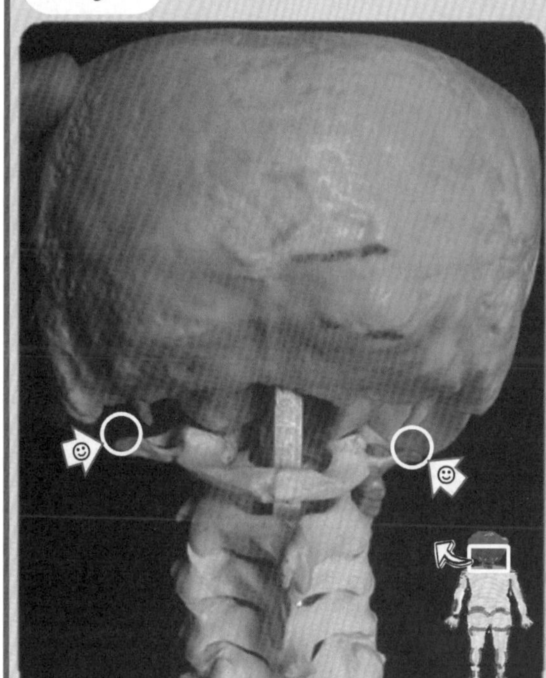

☺ **제 1 번** 목**경**頸 쇠몽둥이**추**椎 (≒ 목뼈)
(= 고리**환**環 쇠몽둥이**추**椎 ≒ 고리뼈)의
가로**횡**橫 부딪칠**돌**突 일어날**기**起
(≒ 가로돌기)

☺ **Transverse process** of the 1st **cervical vertebra (= atlas)**

Insertion

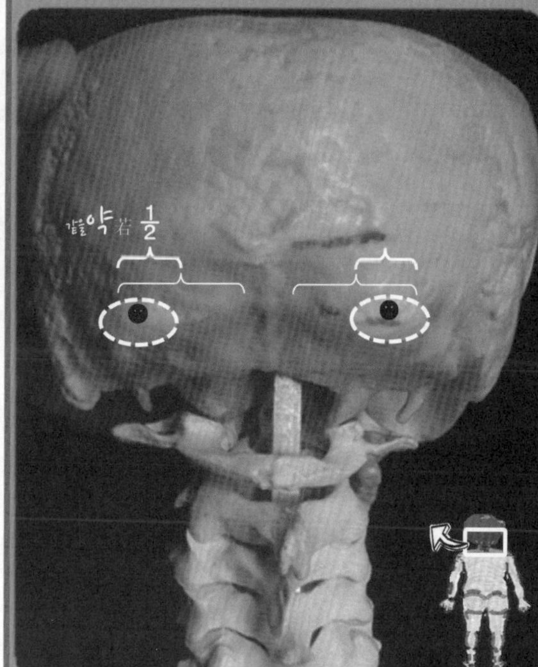

● [뒤**후**後 머리**두**頭 뼈**골**骨 (≒ 뒤통수뼈)]
아래**하**下 목덜미**항**項 줄**선**線 (≒ 아래목덜미선) 의
바깥**외**外 곁**측**側 꺾을**절**折 절반**반**半

● Lateral $\frac{1}{2}$ of the **inferior nuchal line** (in **occipital bone**)

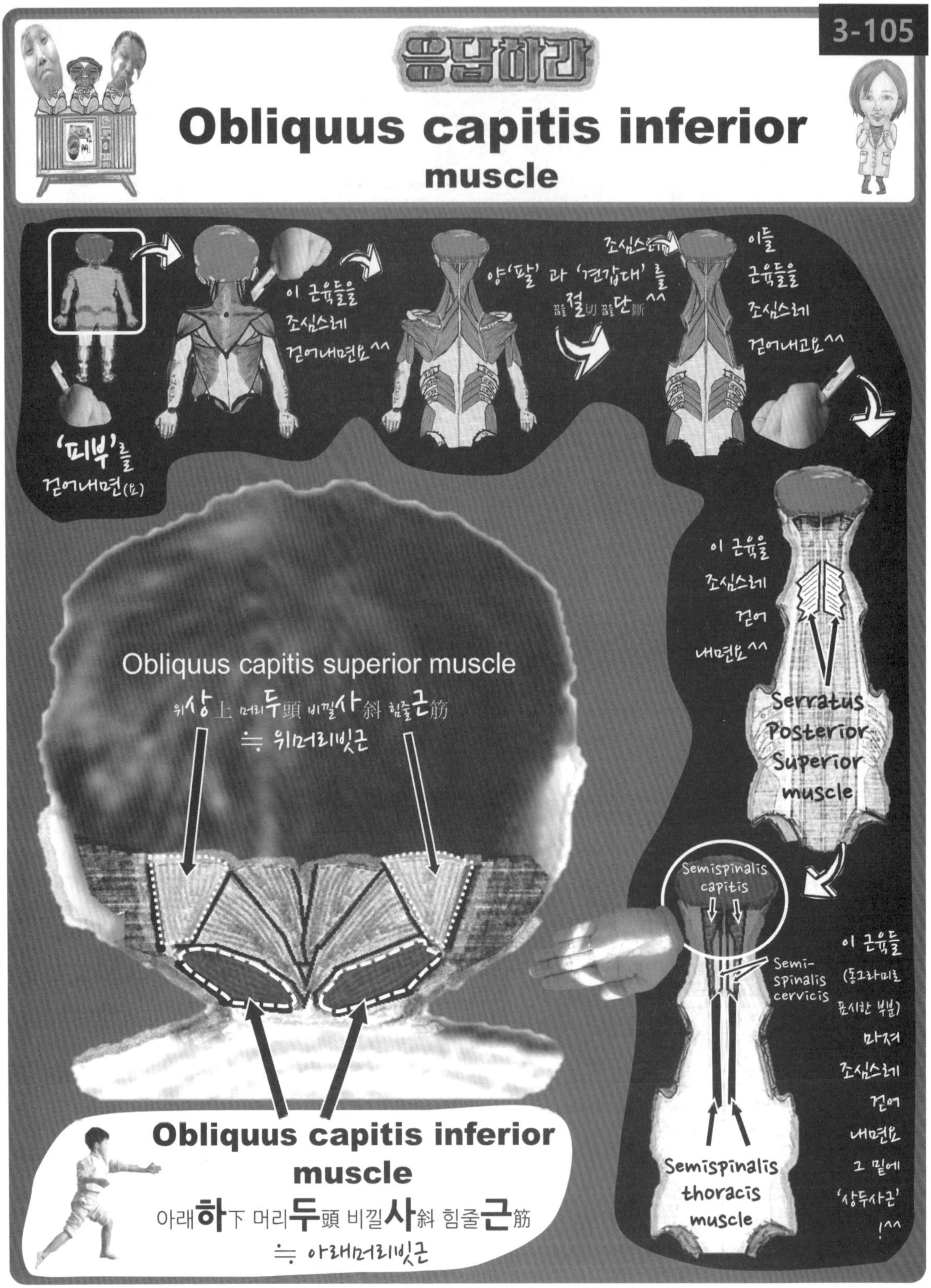
3-105
응답하라
Obliquus capitis inferior muscle
'피부'를 걷어내면(요)
이 근육들을 조심스레 걷어내면요^^
양'팔'과 '견갑대'를 끊을 절切 끊을 단斷^^
조심스레
이들 근육들을 조심스레 걷어내고요^^
이 근육을 조심스레 걷어 내면요^^
Serratus Posterior Superior muscle
Semispinalis capitis
Semi-spinalis cervicis
이 근육들(동그라미로 표시한 부분) 마저 조심스레 걷어 내면요 그 밑에 '상두사근'!^^
Semispinalis thoracis muscle
Obliquus capitis superior muscle
위상上 머리두頭 비낄사斜 힘줄근筋
≒ 위머리빗근
Obliquus capitis inferior muscle
아래하下 머리두頭 비낄사斜 힘줄근筋
≒ 아래머리빗근

3-105-1

Obliquus Capitis Inferior

아래 하 下 머리 두 頭 비낄 사 斜 힘줄 근 筋

≒ 아래머리빗근

innervation 신경지배

Suboccipital nerve (C1)

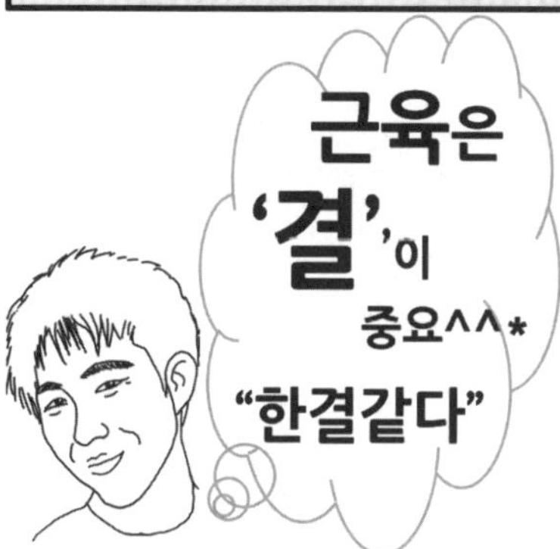

Origin 시작 부위

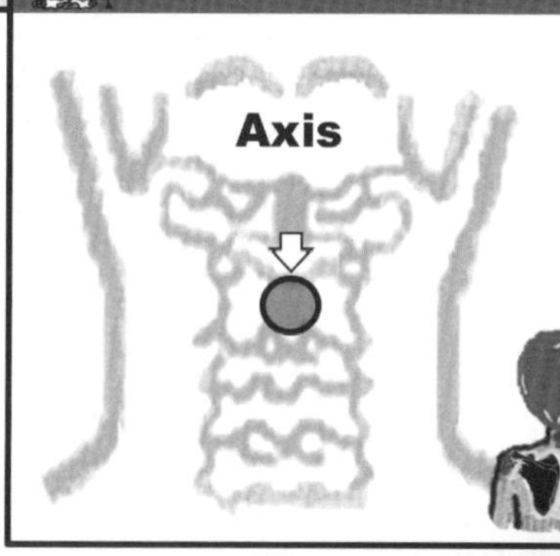

insertion 정지 부위

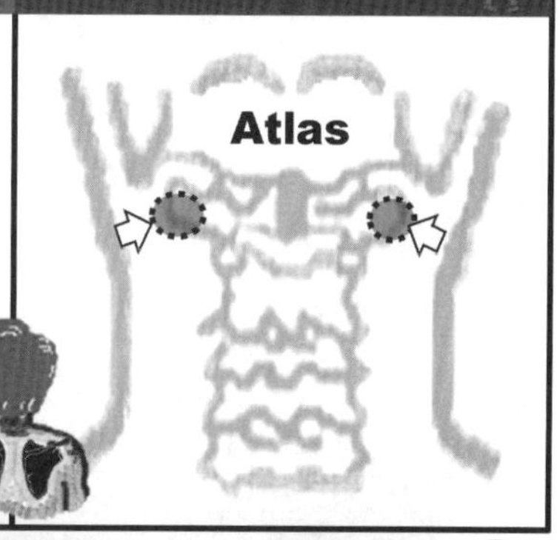

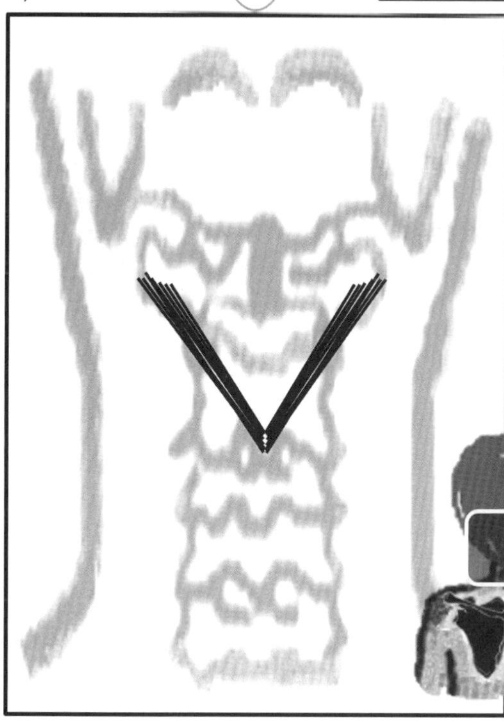

Motion 움직임

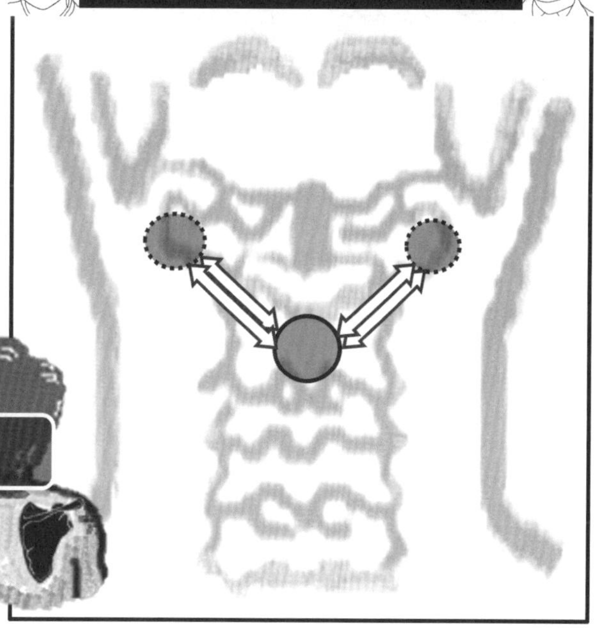

아래**하**下
머리**두**頭
비낄,비스듬할**사**斜
힘줄**근**筋

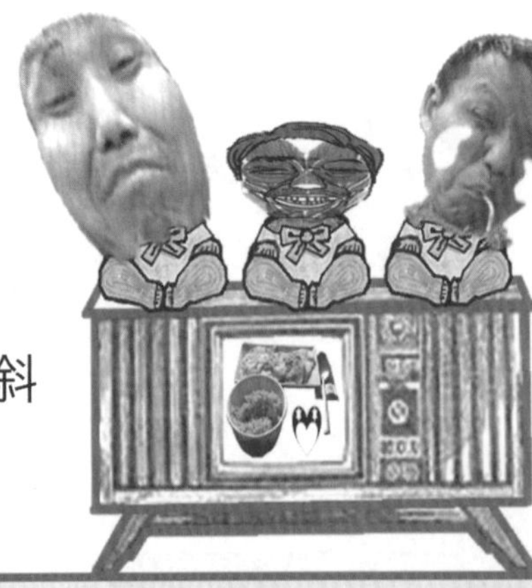

3-105-2

응답하라

기시
정지

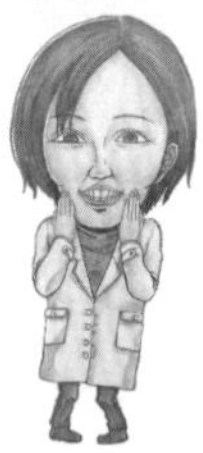

Obliquus capitis inferior muscle

origin

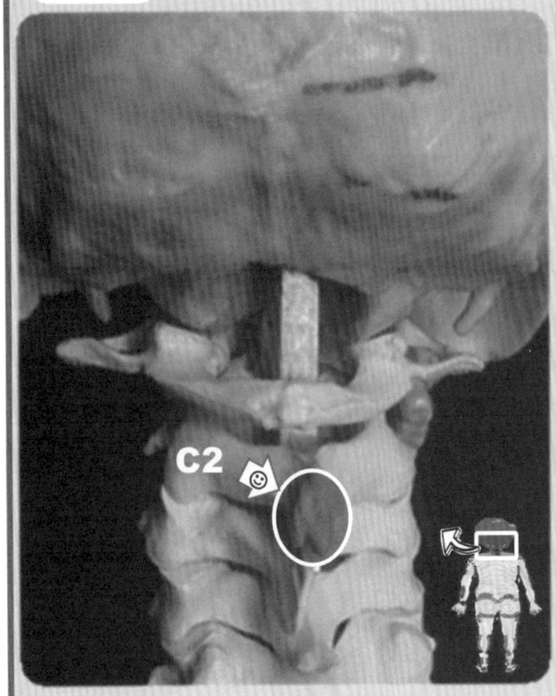

☺ **제 2 번** 목**경**頸 쇠몽둥이**추**椎 (≒ 목뼈)
(= 굴대**축**軸 쇠몽둥이**추**椎 ≒ 중쇠뼈)의
가시나무**극**棘 부딪칠**돌**突 일어날**기**起
(≒ 가시돌기)

☺ **Spinous process** of the 2nd **cervical vertebra (= axis)**

insertion

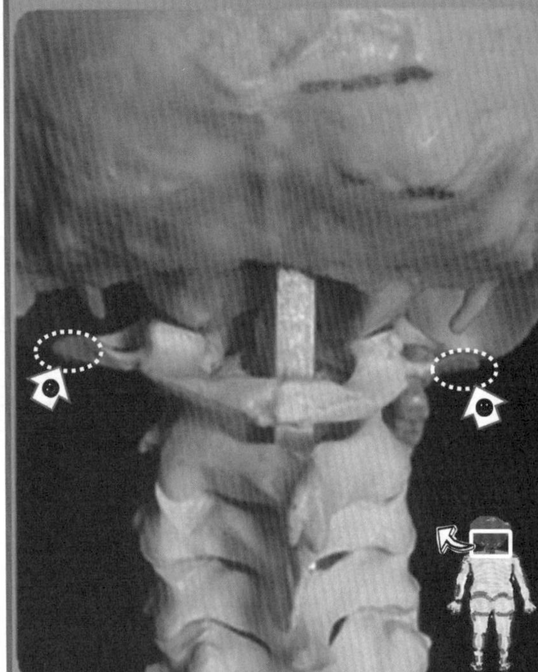

☻ **제 1 번** 목**경**頸 쇠몽둥이**추**椎 (≒ 목뼈)
(= 고리**환**環 쇠몽둥이**추**椎 ≒ 고리뼈)의
가로**횡**橫 부딪칠**돌**突 일어날**기**起
(≒ 가로돌기)

☻ **Transverse process** of the 1st **cervical vertebra (= atlas)**

3-106

응답하라

Rectus capitis posterior minor muscle & Rectus capitis posterior major muscle

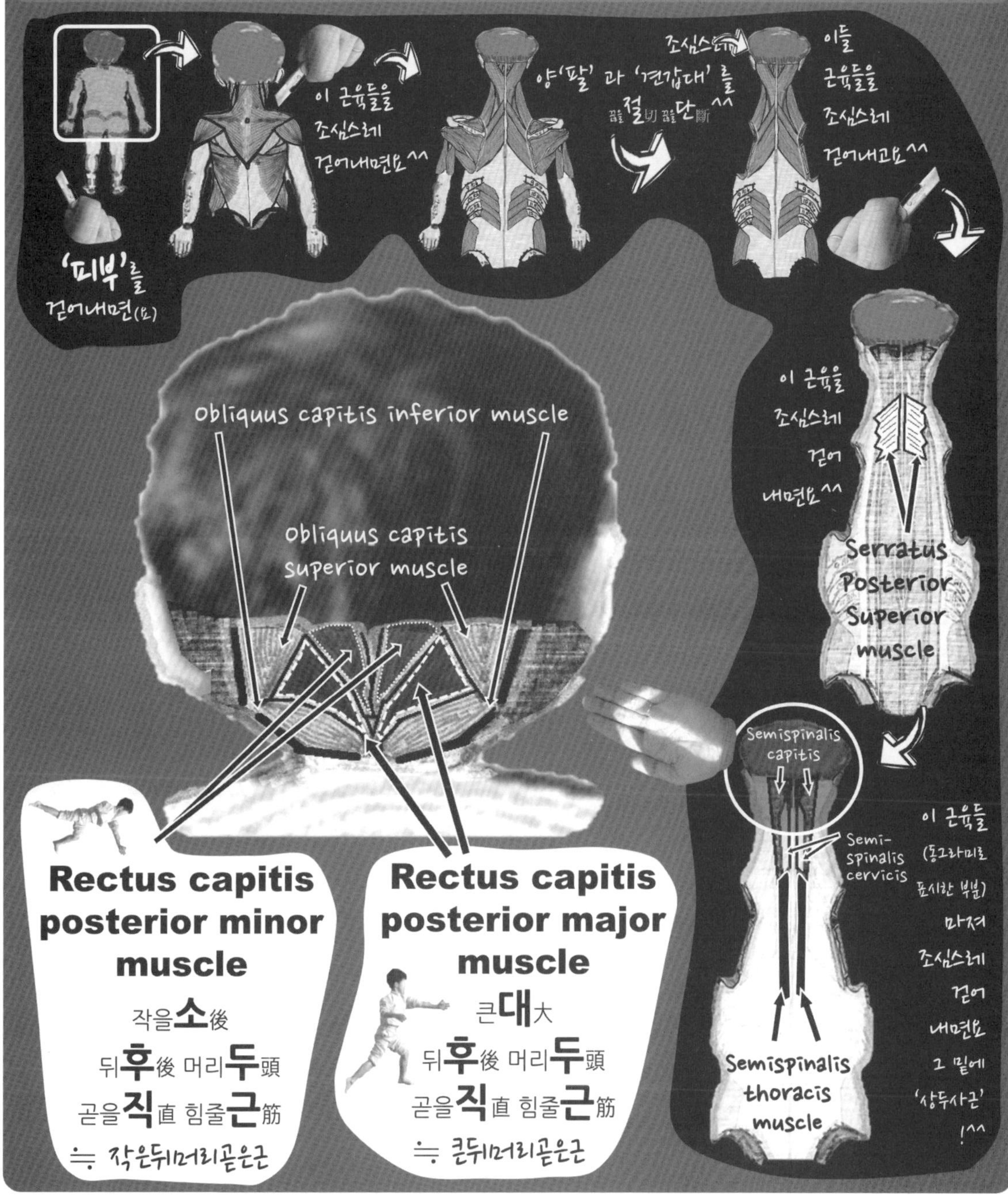

3-107

Rectus Capitis Posterior Minor

작을 소小 뒤 후後 머리 두頭 곧을 직直 힘줄 근筋

≒ 작은 뒤머리 곧은근

innervation 신경지배

Suboccipital nerve (C1)

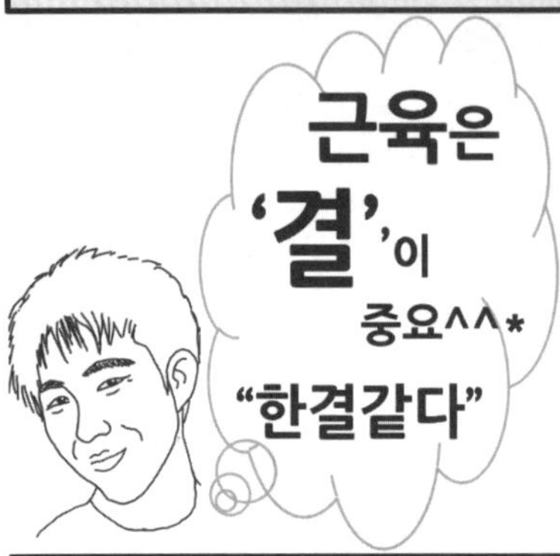

Origin 시작 부위 | **insertion 정지 부위**

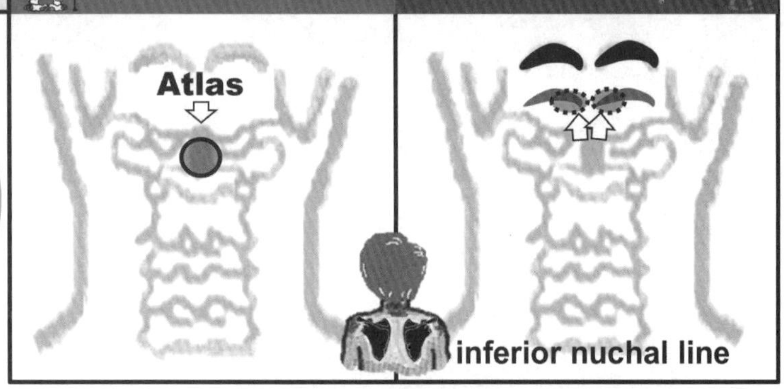

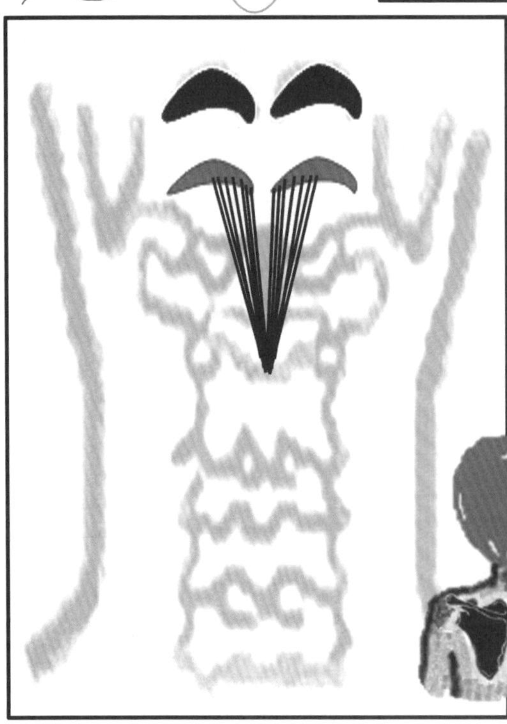

Motion 움직임

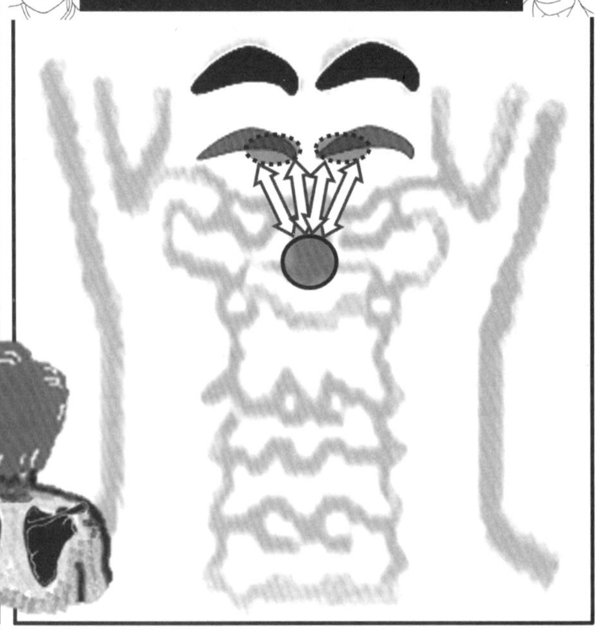

3-107-1

작을**소**小
뒤**후**後
머리**두**頭
곧을**직**直
힘줄**근**筋

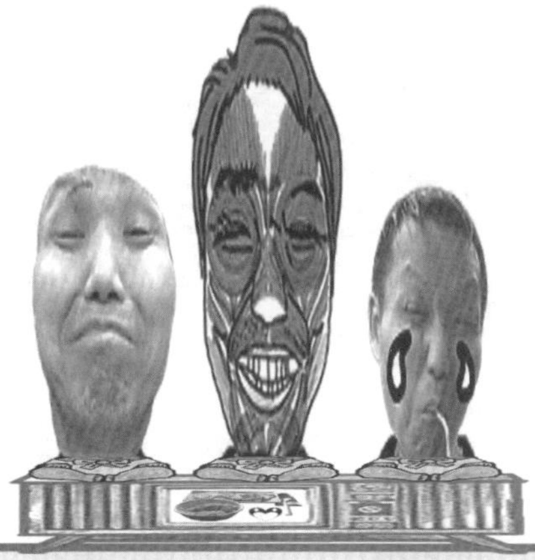

응답하라

기시 정지

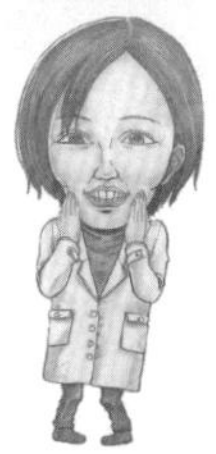

Rectus capitis posterior minor muscle

origin

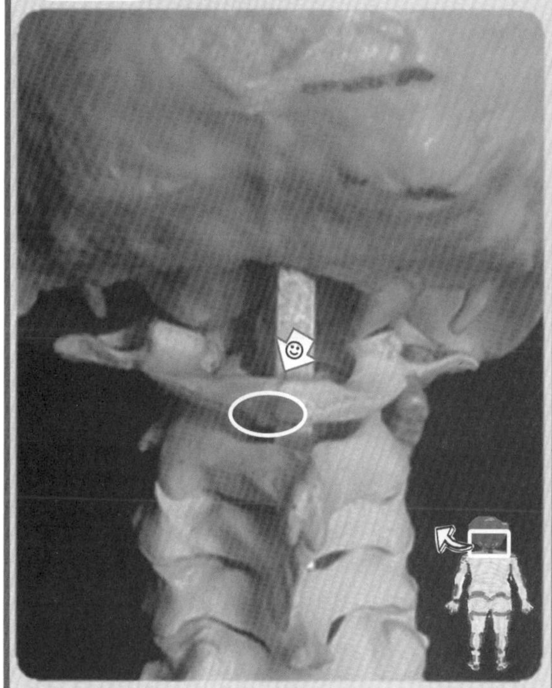

☺ **제 1 번** 목**경**頸 쇠몽둥이**추**椎 (≒ 목뼈)
(= 고리**환**環 쇠몽둥이**추**椎 ≒ 고리뼈)의
뒤**후**後 맺을**결**結 마디**절**節 (≒ 뒤결절)

☺ **Posterior tubercle** of the 1st **cervical vertebra (= atlas)**

insertion

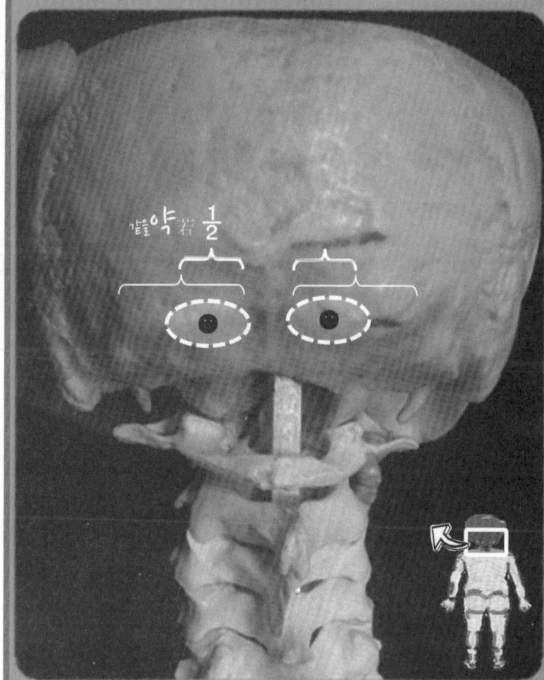

☻ [뒤**후**後 머리**두**頭 뼈**골**骨 (≒ 뒤통수뼈)]
아래**하**下 목덜미**항**項 줄**선**線 (≒ 아래목덜미선) 의
안**내**內 곁**측**側 꺾을**절**折 절반**반**半

☻ Medial $\frac{1}{2}$ of the **inferior nuchal line** (in **occipital bone**)

3-108

Rectus Capitis Posterior Major

큰 대大 뒤 후後 머리 두頭 곧을 직直 힘줄 근筋

≒ 큰 뒤머리 곧은근

innervation 신경지배

Suboccipital nerve (C1)

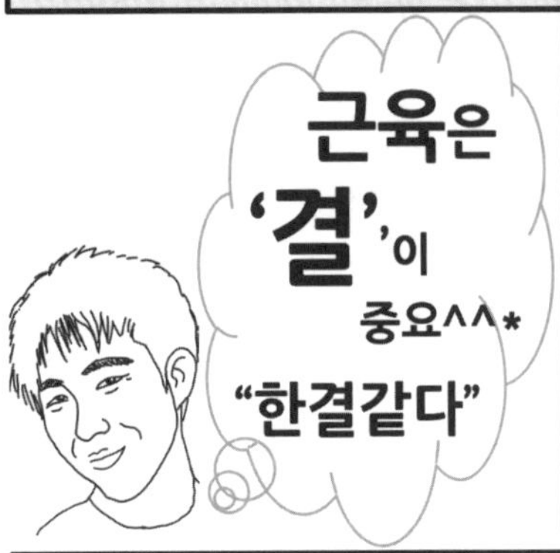

origin 시작 부위

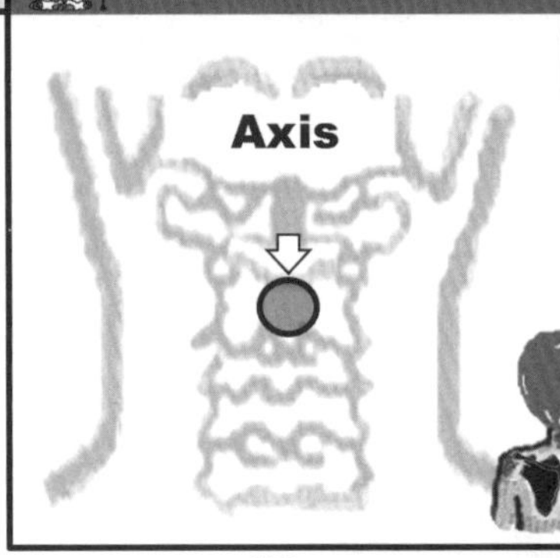

insertion 정지 부위

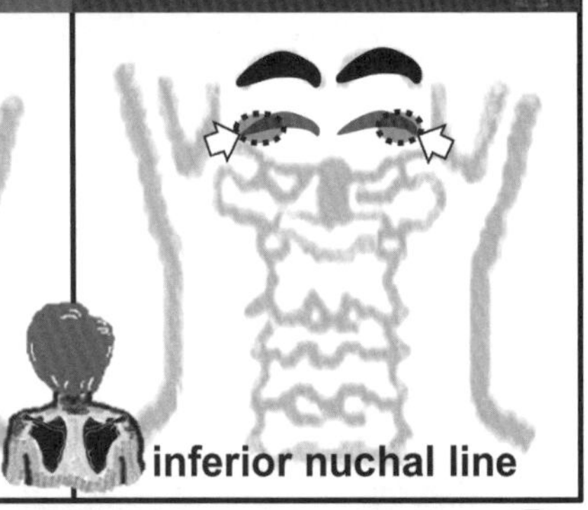

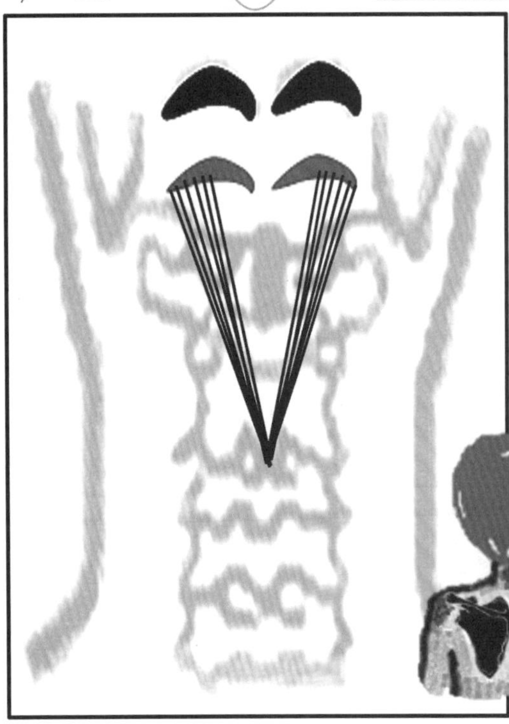

Motion 움직임

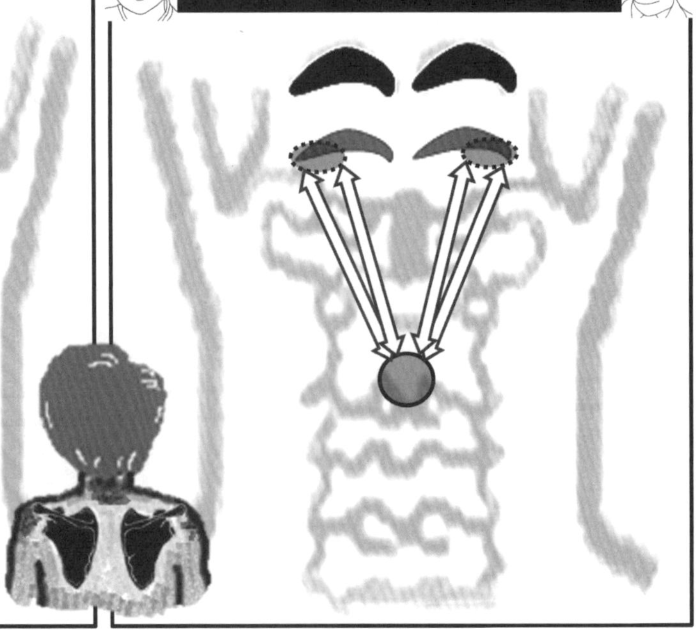

큰**대**大
뒤**후**後
머리**두**頭
곧을**직**直
힘줄**근**筋

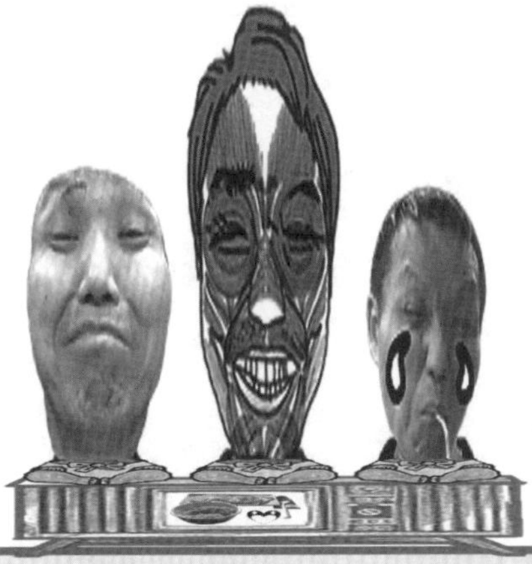

3-108-1

응답하라 기시 정지

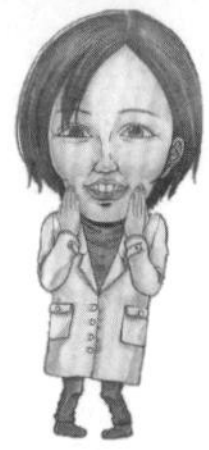

Rectus capitis posterior major muscle

origin

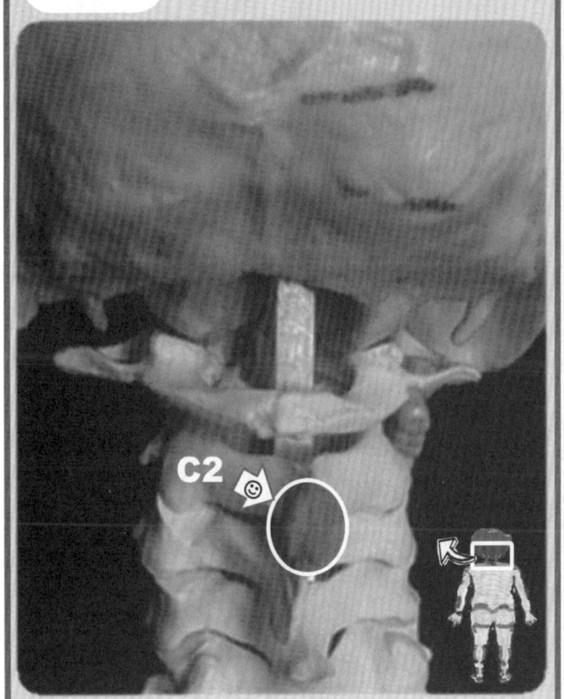

☺ **제 2 번** 목**경**頸 쇠몽둥이**추**椎 (≒ 목뼈)
(= 굴대**축**軸 쇠몽둥이**추**椎 ≒ 중쇠뼈)의
가시나무**극**棘 부딪칠**돌**突 일어날**기**起
(≒ 가시돌기)

☺ **Spinous process** of the 2nd **cervical vertebra (= axis)**

insertion

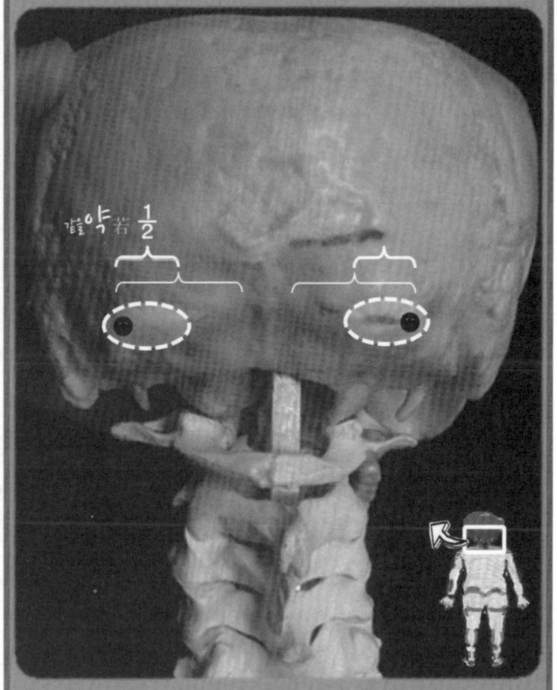

● [뒤**후**後 머리**두**頭 뼈**골**骨 (≒ 뒤통수뼈)]
아래**하**下 목덜미**항**項 줄**선**線 (≒ 아래목덜미선) 의
바깥**외**外 곁**측**側 꺾을**절**折 절반**반**半

● Lateral ½ of the **inferior nuchal line** (in **occipital bone**)

3-109

일어날 기 起
설 립 立

응답하라

Erector spinae muscle - 1

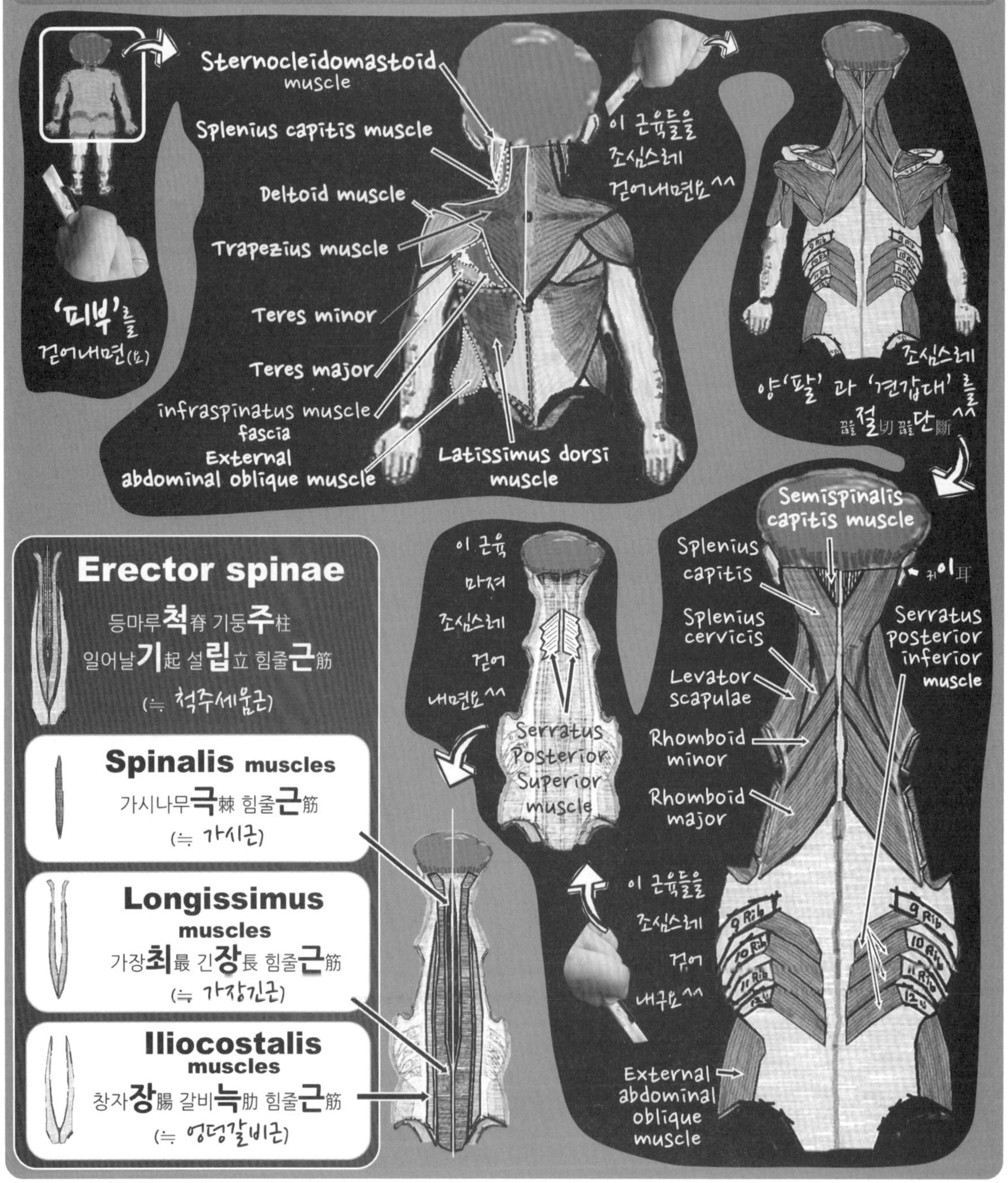

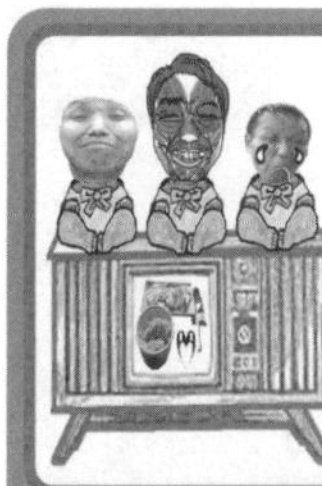

일어날 **기** 起
설 **립** 立

응답하라

3-109-1

Erector spinae muscle - 2

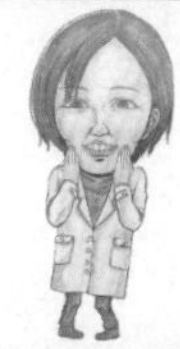

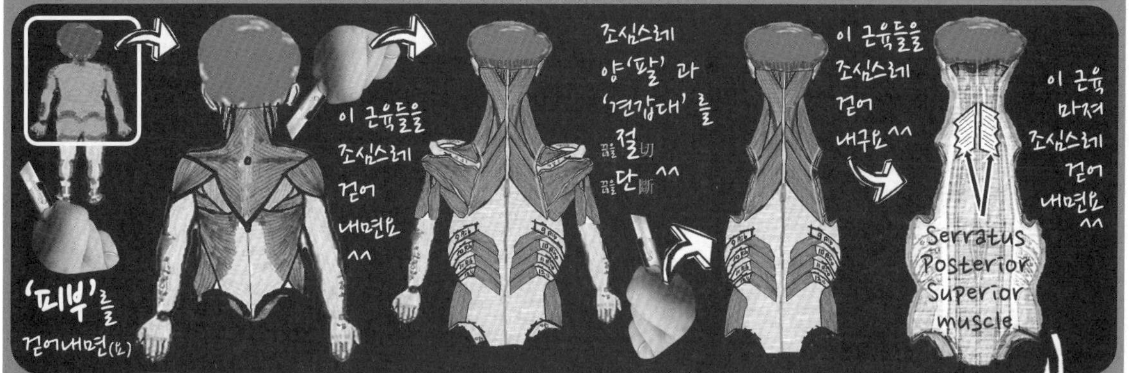

Erector spinae

등마루 **척**脊 기둥 **주**柱 일어날 **기**起 설 **립**立 힘줄 **근**筋 (≒ 척주세움근)

Spinalis 가시나무 **극**棘 힘줄 **근**筋 (≒ 가시근)

- Spinalis **capitis** ☞ 머리 **두**頭
- Spinalis **cervicis** ☞ 목 **경**頸
- Spinalis **thoracis** ☞ 가슴 **흉**胸

Longissimus 가장 **최**最 긴 **장**長 힘줄 **근**筋 (≒ 가장긴근)

- Longissimus **capitis** ☞ 머리 **두**頭
- Longissimus **cervicis** ☞ 목 **경**頸
- Longissimus **thoracis** ☞ 가슴 **흉**胸

Iliocostalis 창자 **장**腸 갈비 **늑**肋 힘줄 **근**筋 (≒ 엉덩갈비근)

- Iliocostalis **cervicis** ☞ 목 **경**頸
- Iliocostalis **thoracis** ☞ 가슴 **흉**胸
- Iliocostalis **lumborum** ☞ 허리 **요**腰

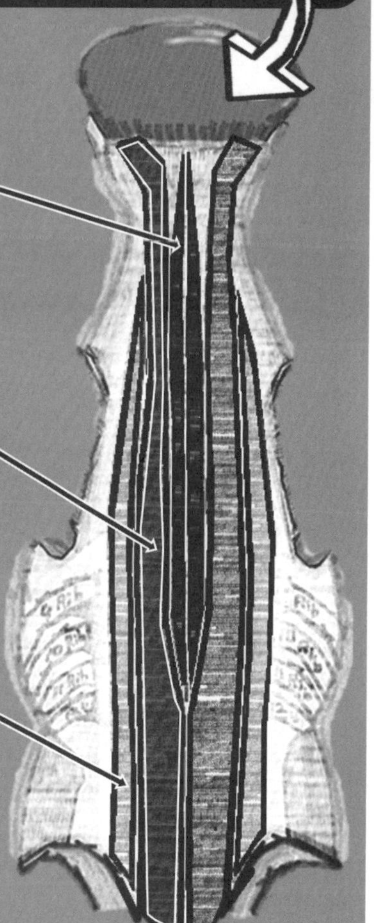

3-110

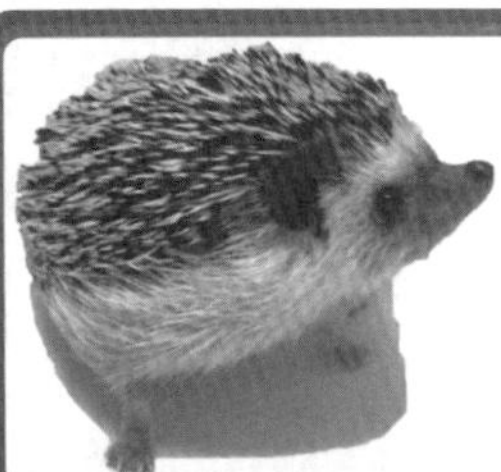

가시나무 극 棘

응답하라

Spinalis **capitis**
Spinalis **cervicis** &
Spinalis **thoracis muscle**

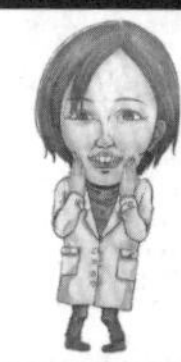

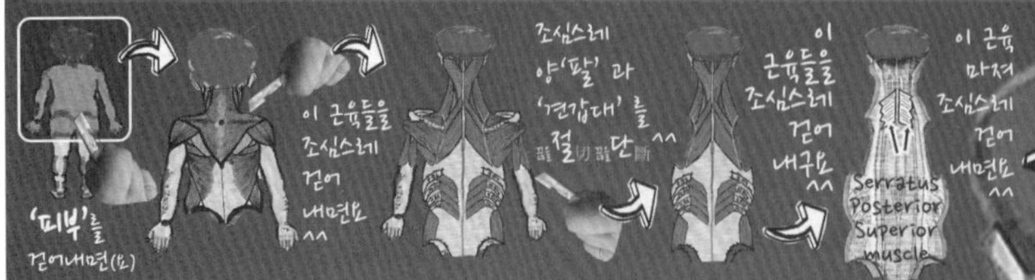

Erector spinae

등마루**척**脊 기둥**주**柱 일어날**기**起 설**립**立 힘줄**근**筋
(≒ 척주세움근)

Spinalis muscle

가시나무**극**棘 힘줄**근**筋 (≒ 가시근)

Spinalis **capitis** muscle

머리**두**頭 가시나무**극**棘 힘줄**근**筋
(≒ 머리가시근)

Spinalis **cervicis** muscle

목**경**頸 가시나무**극**棘 힘줄**근**筋
(≒ 목가시근)

Spinalis **thoracis** muscle

가슴**흉**胸 가시나무**극**棘 힘줄**근**筋
(≒ 등가시근)

Longissimus

Iliocostalis

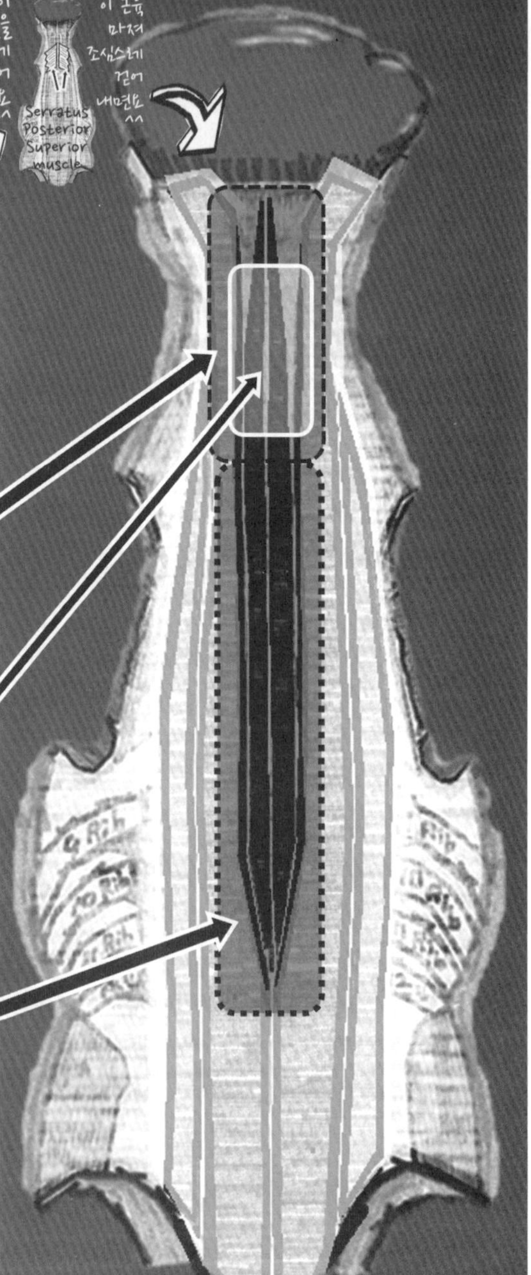

Erector spinae muscles

3-111

Spinalis Capitis

머리 **두**頭 가시나무 **극**棘 힘줄 **근**筋

≒ **머리가시근**

innervation 신경지배

Cervical Spinal Nerve (C1, C2, C3)

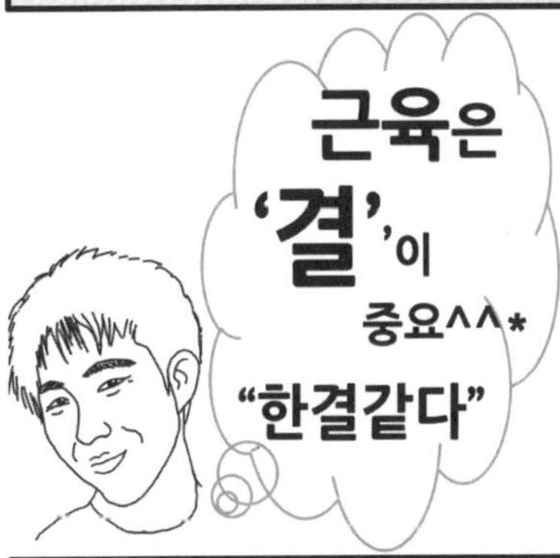

Origin 시작 부위

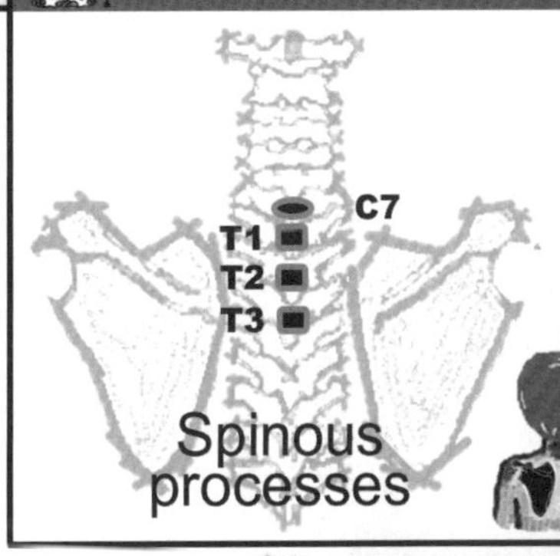

insertion 정지 부위

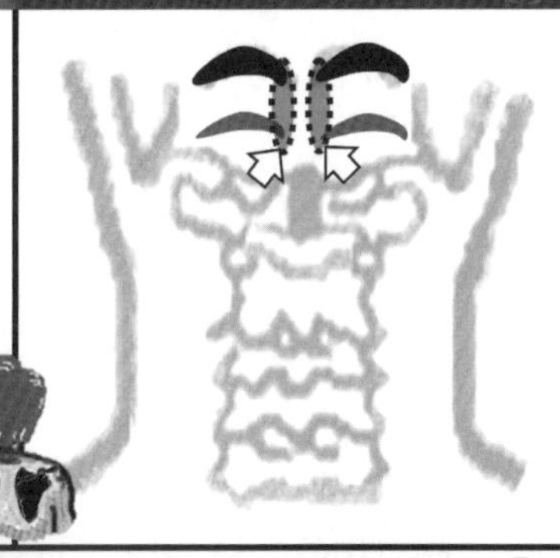

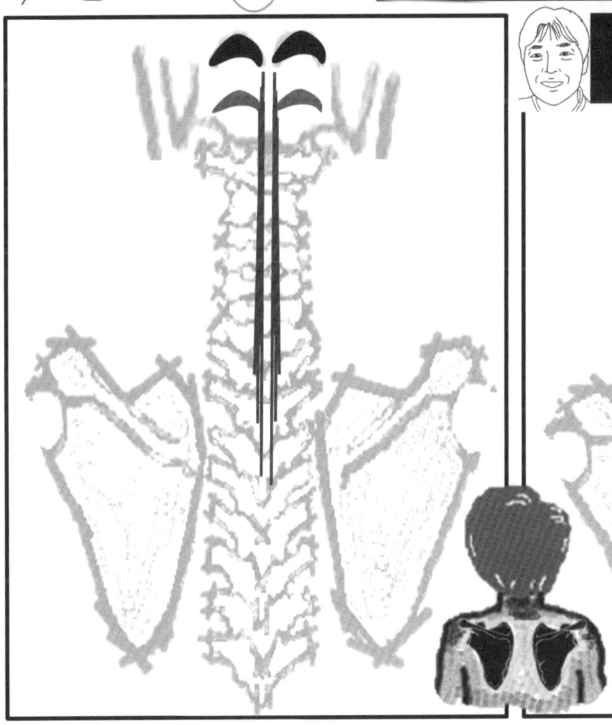

Motion 움직임

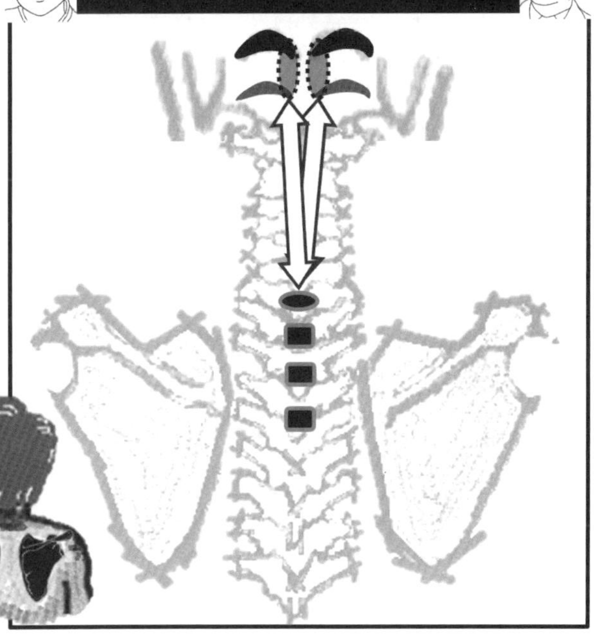

머리**두**頭
가시나무**극**棘
힘줄**근**筋

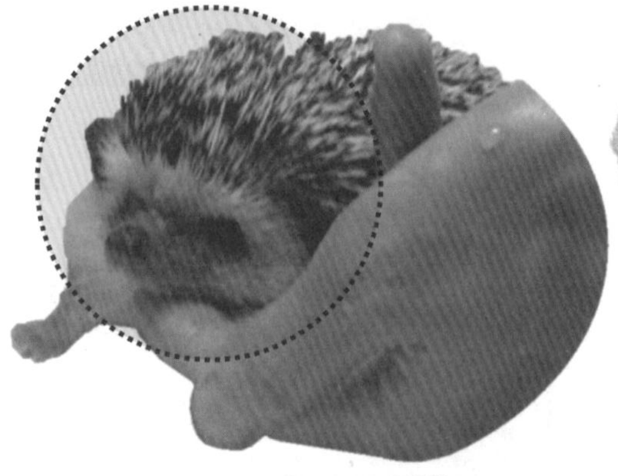

3-111-1

응답하라 기시정지

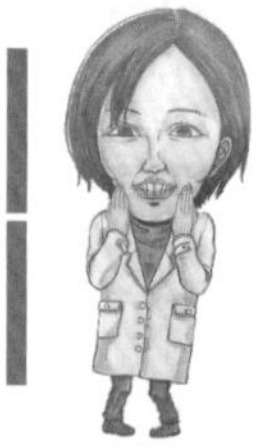

Spinalis capitis muscle

Origin

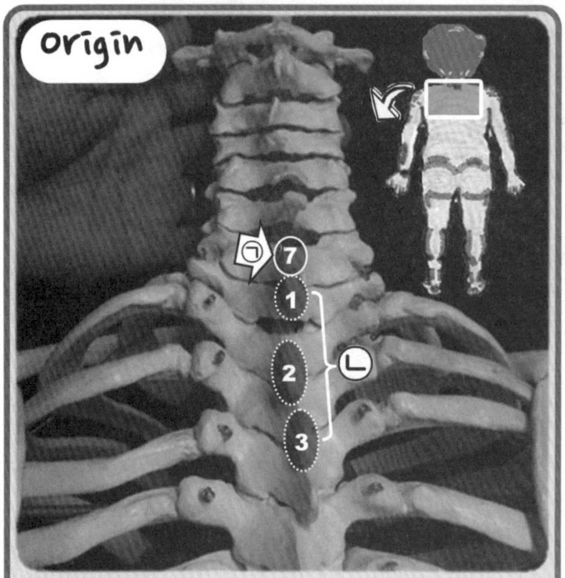

㉠ **제7번** 목**경**頸 쇠몽둥이**추**椎 (≒ 목뼈) 의 가시나무**극**棘 부딪칠**돌**突 일어날**기**起 (≒ 가시돌기) 와

㉡ **제 1 번에서 ~ 제 3 번** 가슴**흉**胸 쇠몽둥이**추**椎 (≒ 등뼈) 의 **극**棘 **돌**突 **기**起

㉠ **Spinous processes** of 7th **cervical vertebra** &
㉡ **Transverse processes** of 1st ~ 3rd **thoracic vertebrae**

insertion

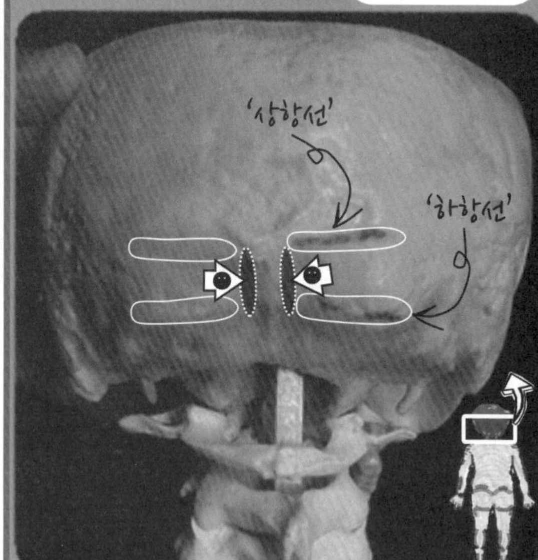

☻ [뒤**후**後 머리**두**頭 뼈**골**骨 (≒ 뒤통수뼈)] 위**상**上 목덜미**항**項 줄**선**線 (≒ 위목덜미선) 과 아래**하**下 목덜미**항**項 줄**선**線 (≒ 아래목덜미선) 사이 가운데**중**中 가운데**앙**央 떼**부**部 에 붙을**부**附 붙을**착**着!

☻ Attach to the midline between **superior & inferior nuchal lines** (in occipital bone)

innervation 신경지배

Cervical & thoracic Spinal nerve (C4 ~ T1)

Erector spinae muscles

3-112

Spinalis Cervicis

목 경頸 가시나무 극棘 힘줄 근筋

≒ 목가시근

Origin 시작 부위

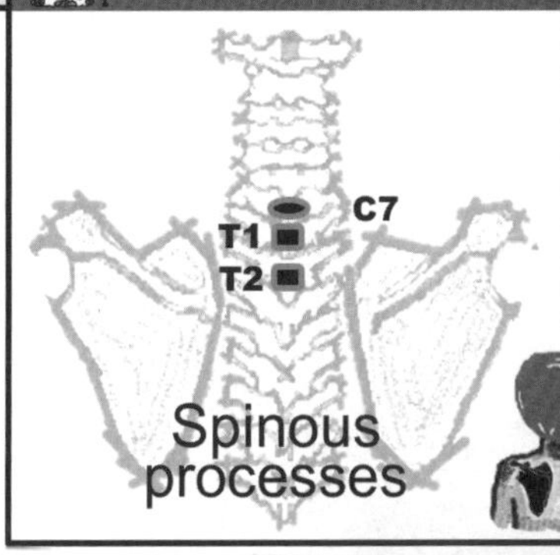

insertion 정지 부위

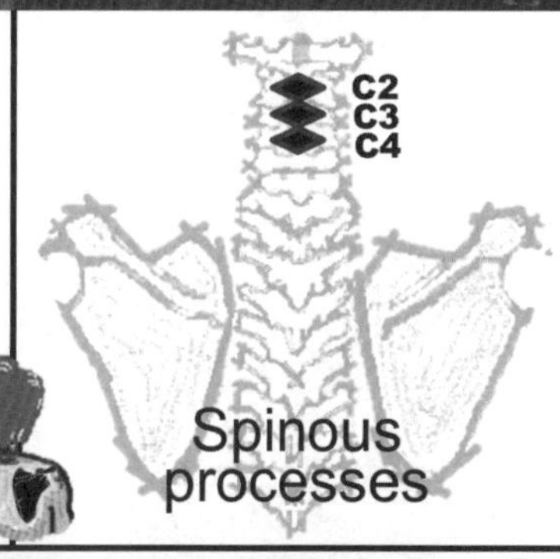

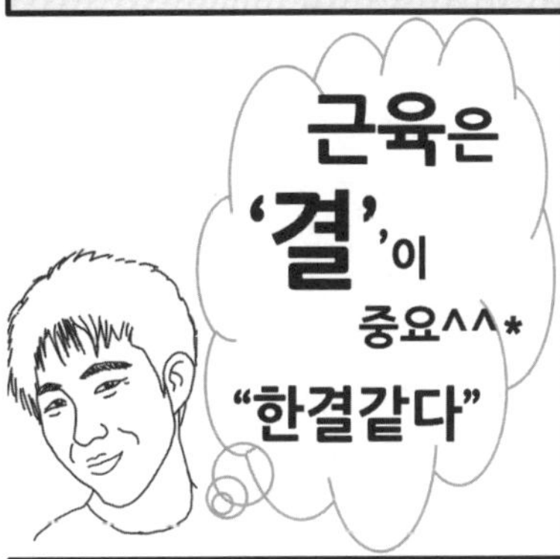

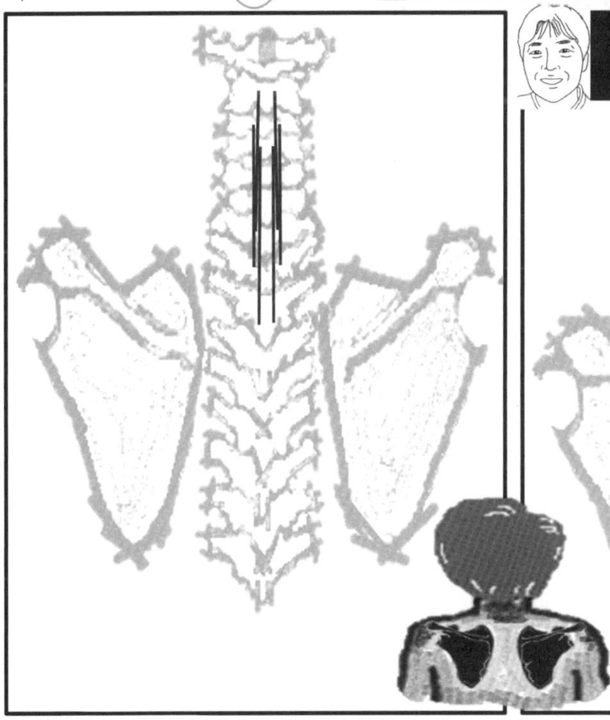

Motion 움직임

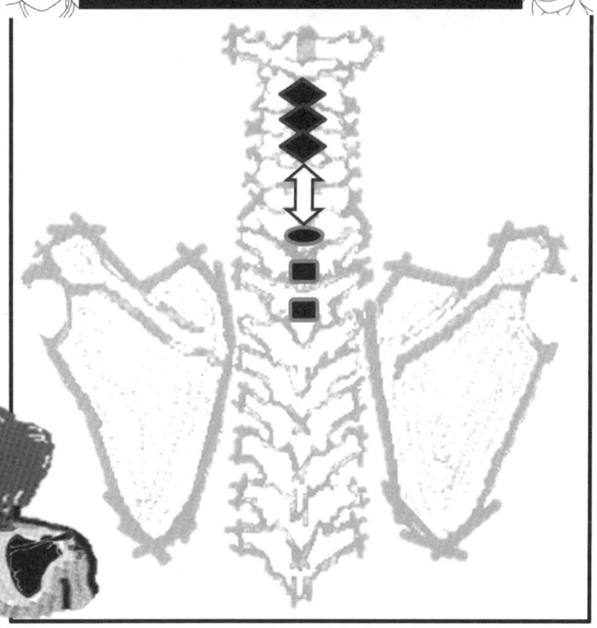

3-112-1

목 경 頸
가시나무 극 棘
힘줄 근 筋

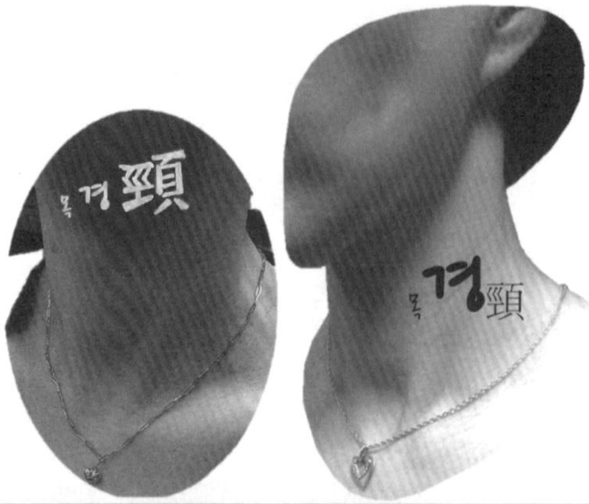

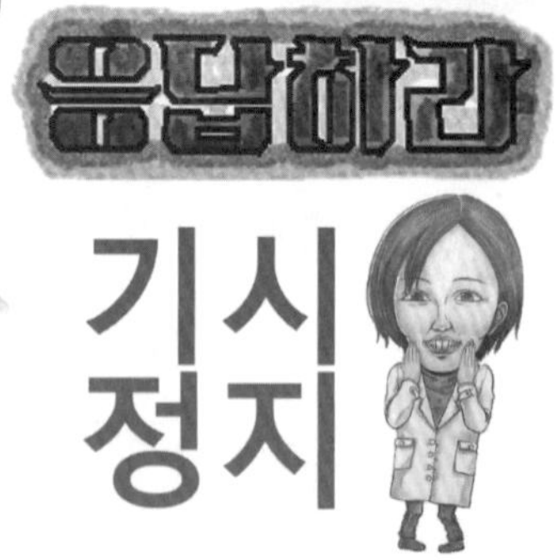

Spinalis cervicis muscle

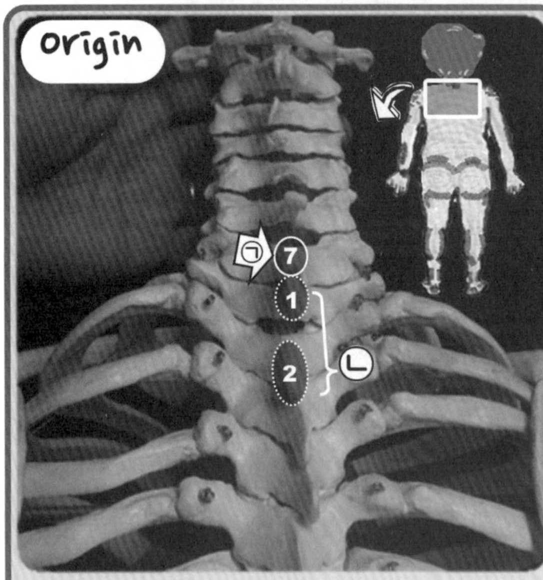

㉠ **제7번** 목**경**頸 쇠몽둥이**추**椎 (≒ 목뼈) 의 가시나무**극**棘 부딪칠**돌**突 일어날**기**起 (≒ 가시돌기) 와

㉡ **제 1 번 과 제 2 번** 가슴**흉**胸 쇠몽둥이**추**椎 (≒ 등뼈) 의 **극**棘 **돌**突 **기**起

㉠ **Spinous processes** of 7th **cervical vertebra** &

㉡ **Transverse processes** of 1st & 2nd **thoracic vertebrae**

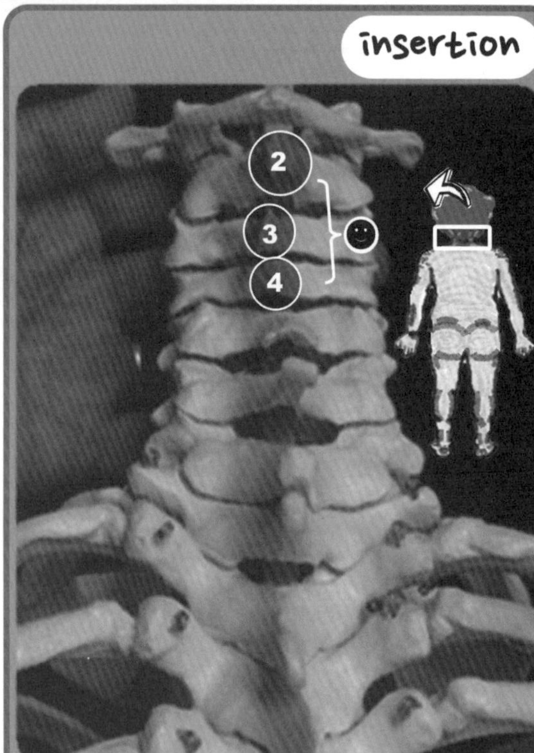

☻ **제 2 번, 3번, 4번** 목**경**頸 쇠몽둥이**추**椎 (≒ 목뼈) 의 가시나무**극**棘 부딪칠**돌**突 일어날**기**起 (≒ 가시돌기)

☻ **Spinous processes** of **C2, C3, & C4 cervical vertebrae**

innervation 신경지배

Thoracic & lumbar Spinal nerve (T4 ~ L1)

Erector spinae muscles

3-113

Spinalis thoracis

가슴 **흉** 胸 가시나무 **극** 棘 힘줄 **근** 筋

≒ 등가시근

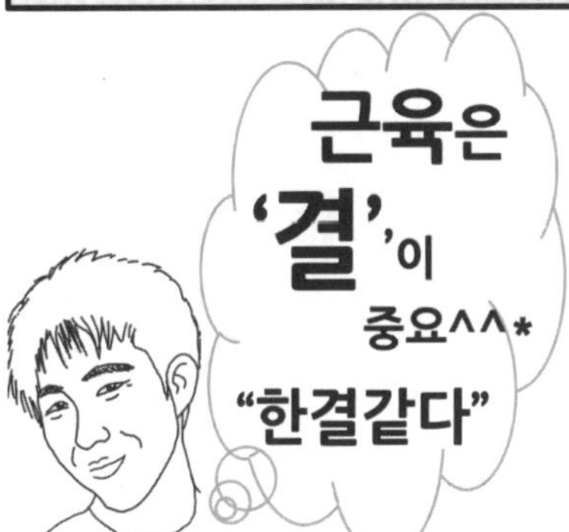

Origin 시작 부위	insertion 정지 부위
Spinous processes	Spinous processes

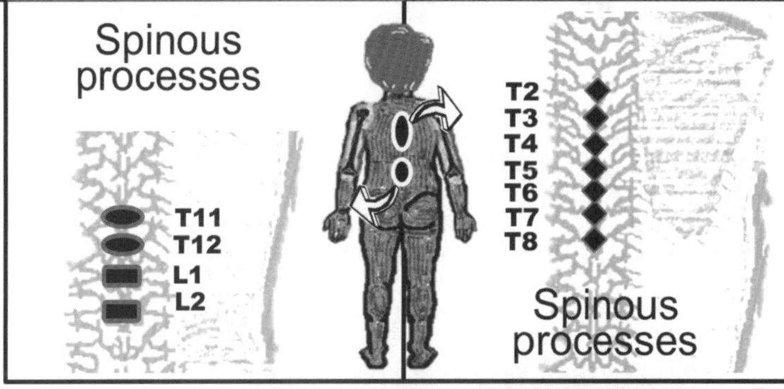

Motion 움직임

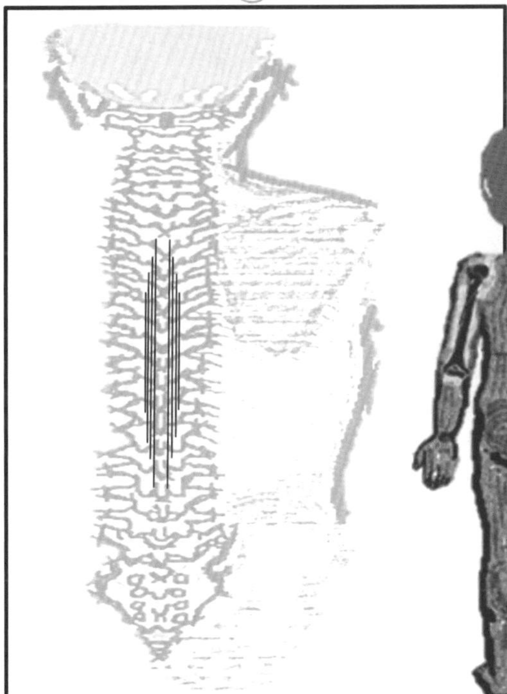

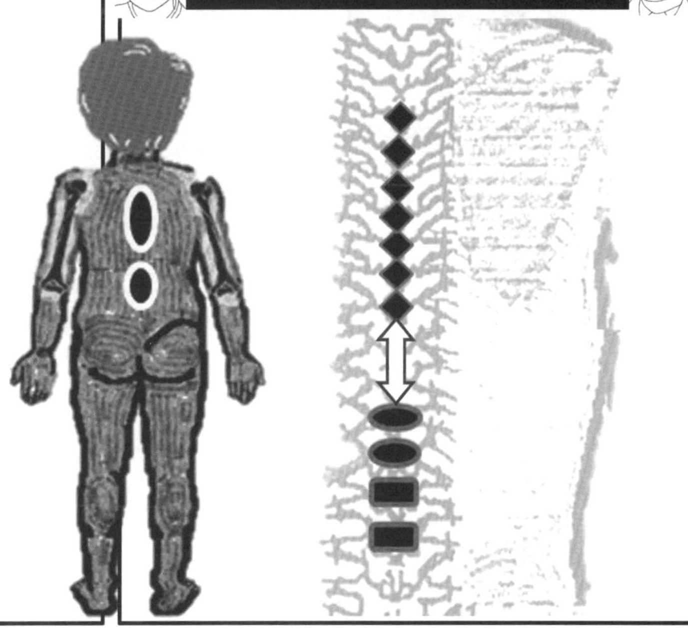

3-113-1

가슴**흉**胸
가시나무**극**棘
힘줄**근**筋

등: (사전적의미) 사람이나 동물의 몸통에서 가슴과 배의 반대쪽 부분

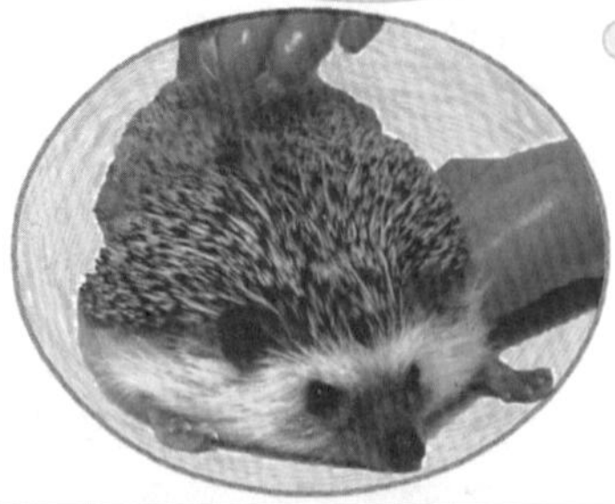

응답하라

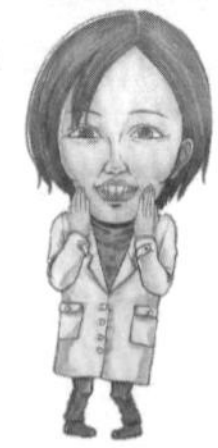

기시 정지

Spinalis thoracis muscle

origin

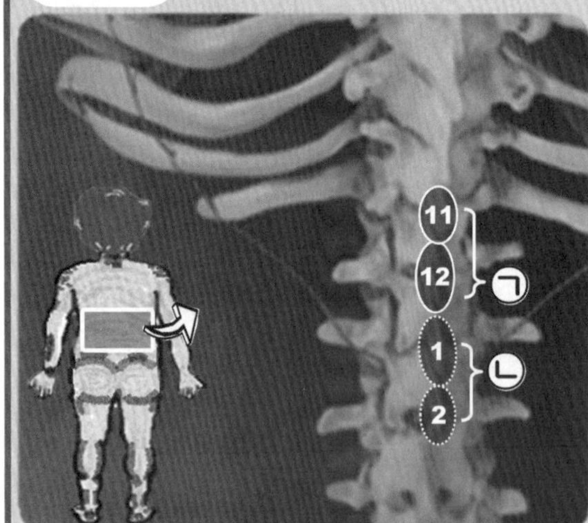

ㄱ **제 11 번** 과 **제 12 번**
가슴**흉**胸 쇠몽둥이**추**椎 (≒ 등뼈) 의
가시나무**극**棘 부딪칠**돌**突 일어날**기**起 와
(≒ 가시돌기)

ㄴ **제 1번** 과 **제 2번**
허리**요**腰 쇠몽둥이**추**椎 (≒ 허리뼈) 의
극棘 **돌**突 **기**起

ㄱ **Spinous processes** of
11th & 12th **thoracic vertebrae** &

ㄴ **Spinous processes** of
1st & 2nd **lumbar vertebrae**

insertion

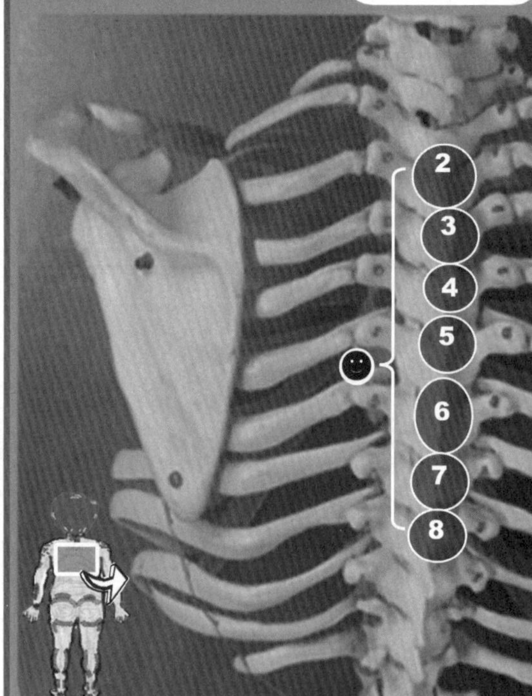

☻ **제 2 번**에서 **제 8 번**
가슴**흉**胸 쇠몽둥이**추**椎 (≒ 등뼈) 의
극棘 **돌**突 **기**起

☻ **Spinous processes** of
T2 ~ T8 thoracic vertebrae

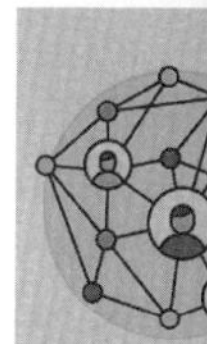

3-114

가장 최最 긴 장長

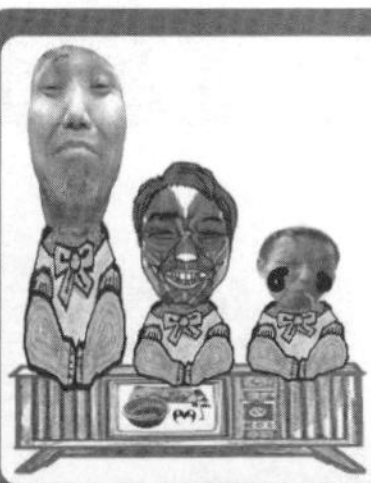

Longissimus **capitis**
Longissimus **cervicis** &
Longissimus **thoracis muscle**

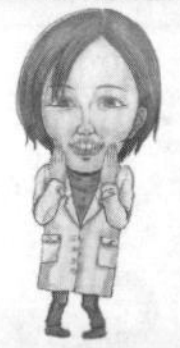

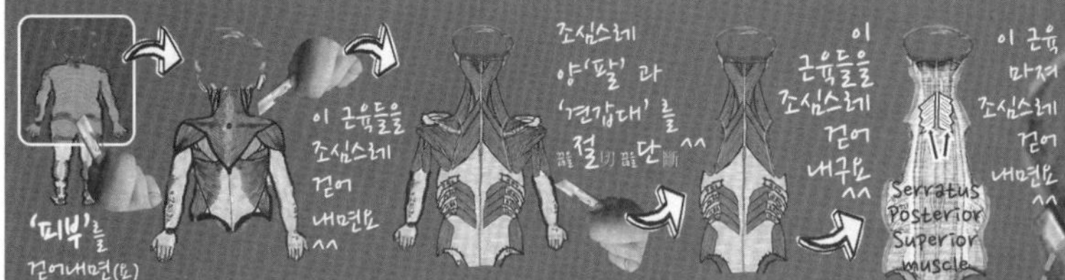

Erector spinae

등마루**척**脊 기둥**주**柱 일어날**기**起 설**립**立 힘줄**근**筋

(≒ 척주세움근)

Spinalis

Longissimus muscles

가장**최**最 긴**장**長 힘줄**근**筋 (≒ 가장긴근)

Longissimus **capitis** muscle

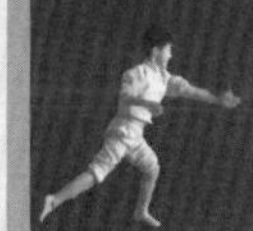

머리**두**頭 가장**최**最 긴**장**長 힘줄**근**筋

(≒ 머리가장긴근)

Longissimus **cervicis** muscle

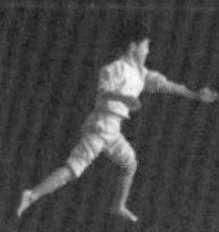

목**경**頸 가장**최**最 긴**장**長 힘줄**근**筋

(≒ 목가장긴근)

Longissimus **thoracis** muscle

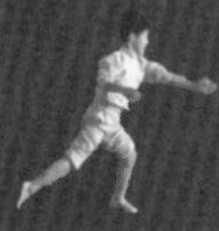

가슴**흉**胸 가장**최**最 긴**장**長 힘줄**근**筋

(≒ 등가장긴근)

Iliocostalis

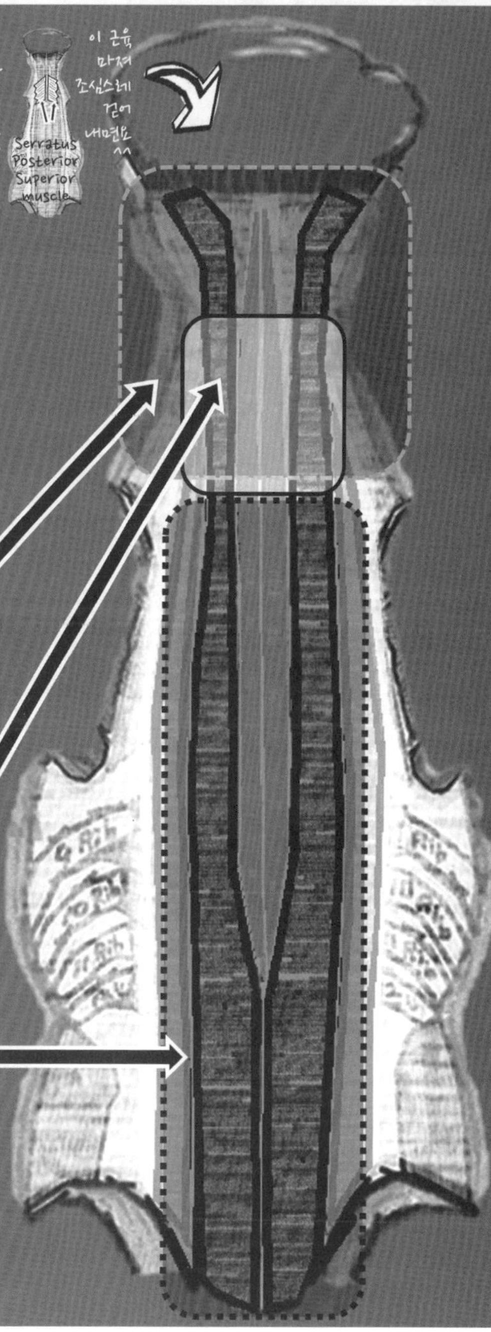

innervation 신경지배

☞ (C6~T4)로 보는 경향도 있지만, 저희는요...^^

Cervical & thoracic Spinal nerve (C2 ~ T3)

Erector spinae muscles

3-115

Longissimus Capitis

머리 두頭 가장 최最 긴 장長 힘줄 근筋

≒ 머리 가장 긴 근

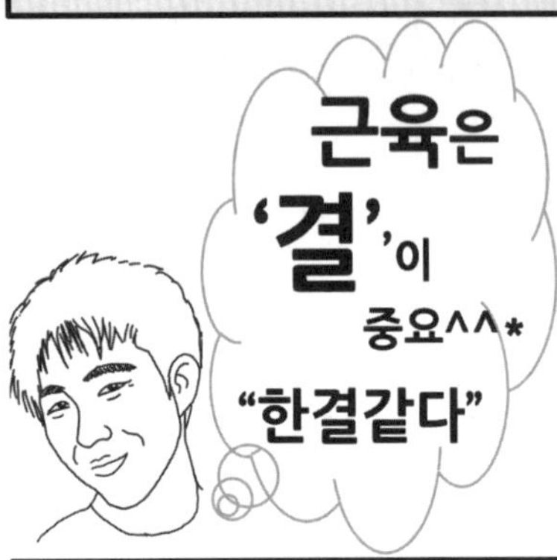

Origin 시작 부위

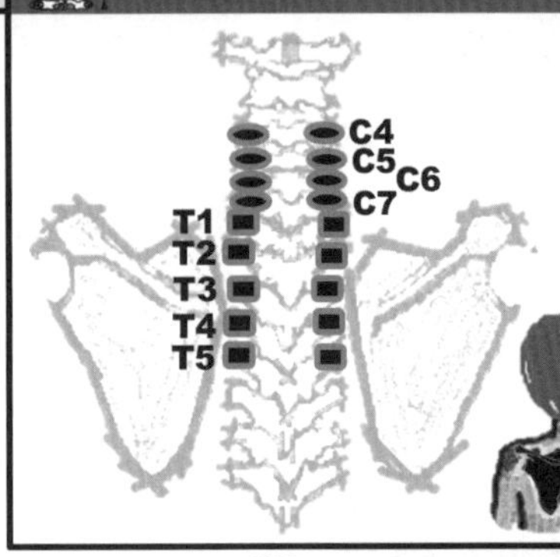

insertion 정지 부위

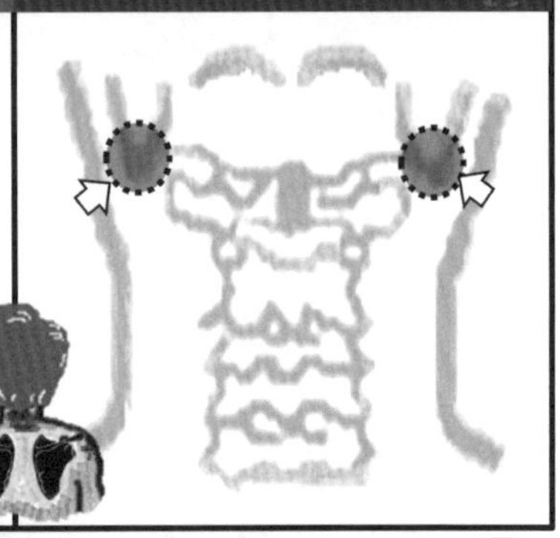

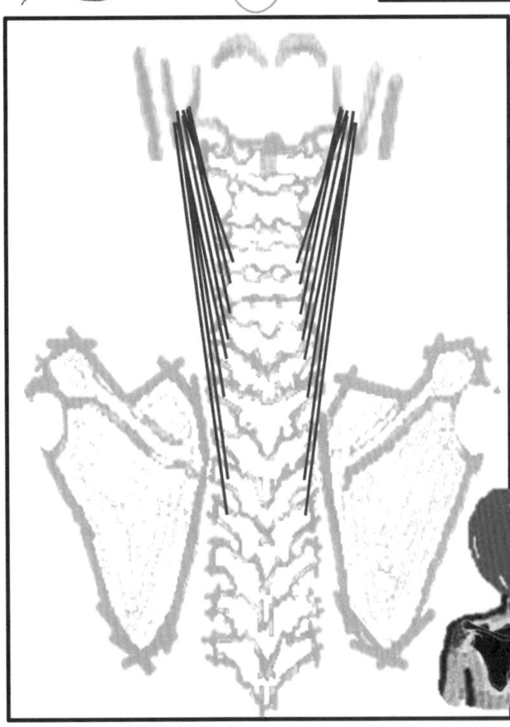

Motion 움직임

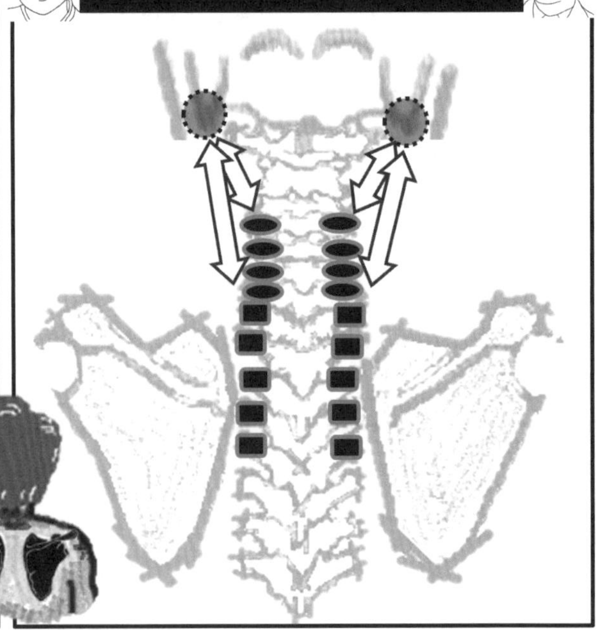

3-115-1

머리**두**頭
가장**최**最
긴**장**長
힘줄**근**筋

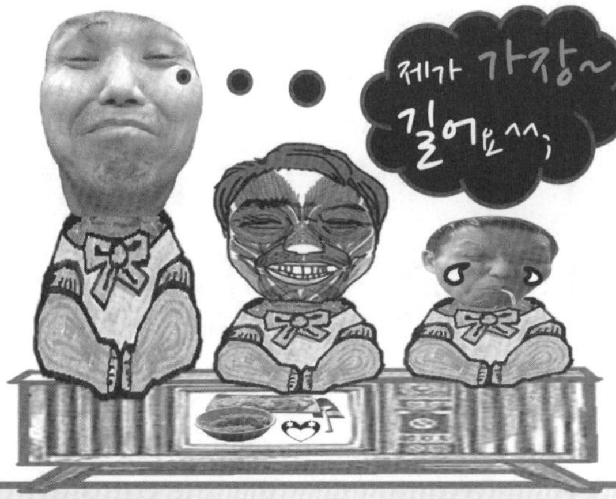

응답하라

기시
정지

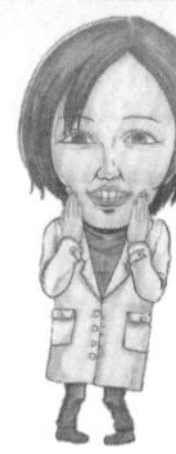

Longissimus capitis muscle

origin

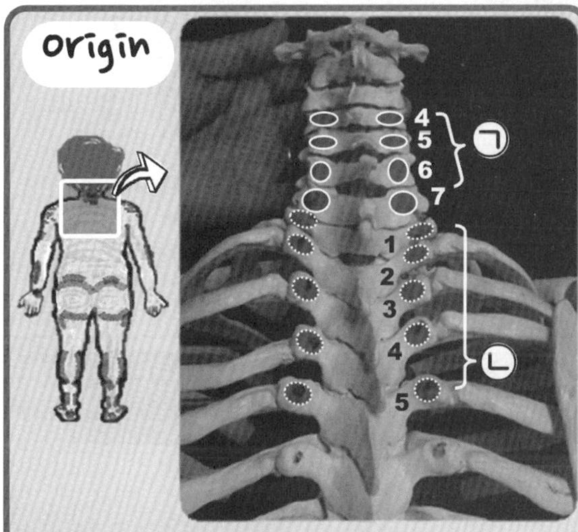

ㄱ **제 4 번**에서 ~ **제 7 번**

목**경**頸 쇠몽둥이**추**椎 (≒ 목뼈) 의
빗장**관**關 마디**절**節 부딪칠**돌**突 일어날**기**起
(≒ 관절돌기) 와

ㄴ **제 1 번**에서 ~ **제 5 번**

가슴**흉**胸 쇠몽둥이**추**椎 (≒ 등뼈) 의
가로**횡**橫 부딪칠**돌**突 일어날**기**起 (≒ 가로돌기)

ㄱ **Articular processes** of
4th ~ 7th **cervical vertebrae** &
ㄴ **Transverse processes** of
1st ~ 5th **thoracic vertebrae**

insertion

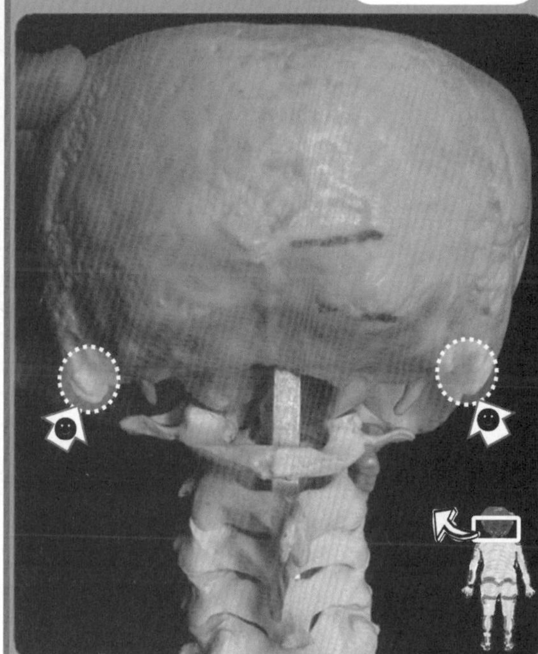

● [곁**측**側 머리**두**頭 뼈**골**骨 (≒ 관자뼈)]
젖**유**乳 모양**양**樣 부딪칠**돌**突 일어날**기**起
(≒ 꼭지돌기) 의 뒤**후**後 낯**면**面

● Posterior aspect
of the **mastoid process**
(in temporal bone)

innervation 신경지배

☞ (C2~T6)로 보는 경향도 있지만, 저희는요…^^

Cervical & thoracic Spinal nerve (C4 ~ T4)

Erector spinae muscles 3-116

Longissimus Cervicis

목 **경**頸 가장 **최**最 긴 **장**長 힘줄 **근**筋

≒ 목 가장 긴 근

origin 시작 부위

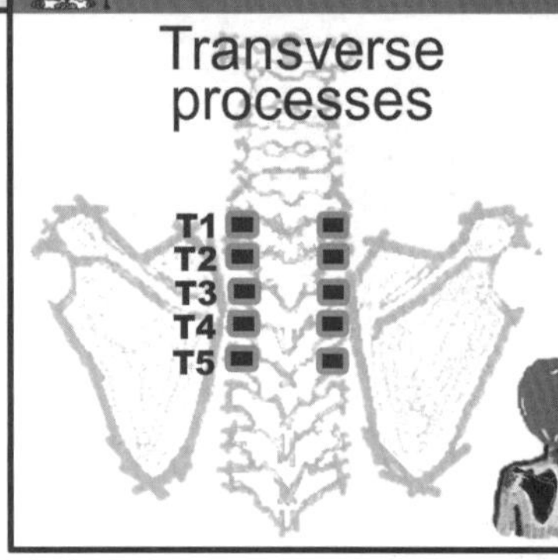

insertion 정지 부위

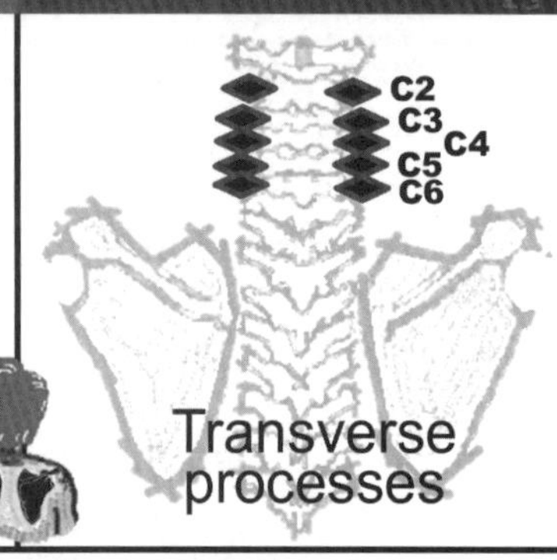

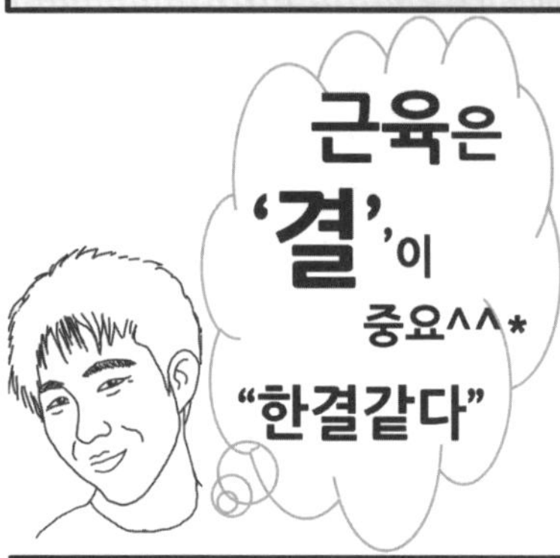

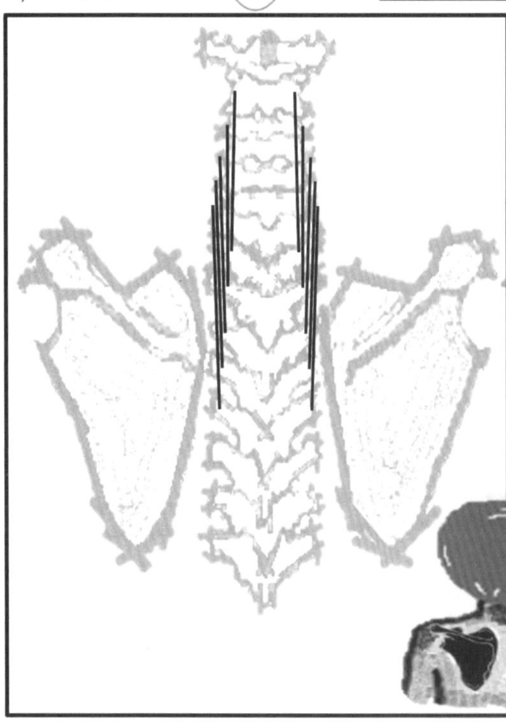

Motion 움직임

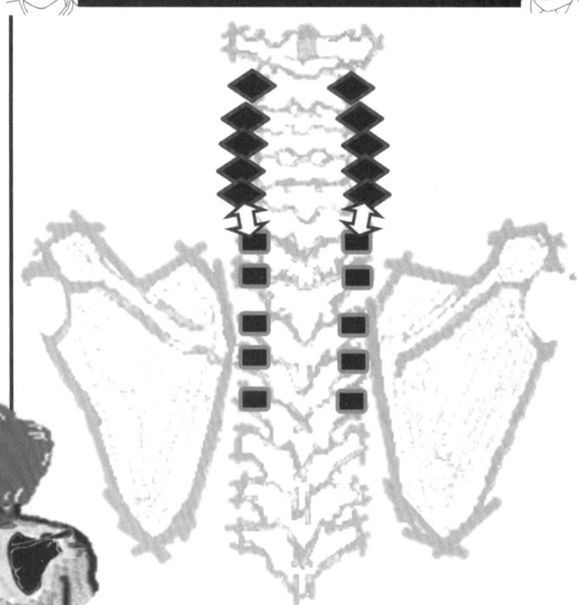

목**경**頸
가장**최**最
긴**장**長
힘줄**근**筋

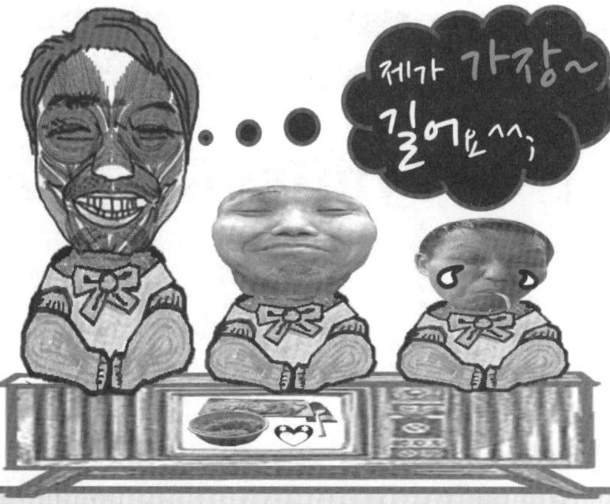

3-116-1

응답하라

기시 정지

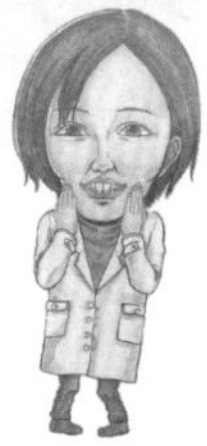

Longissimus cervicis muscle

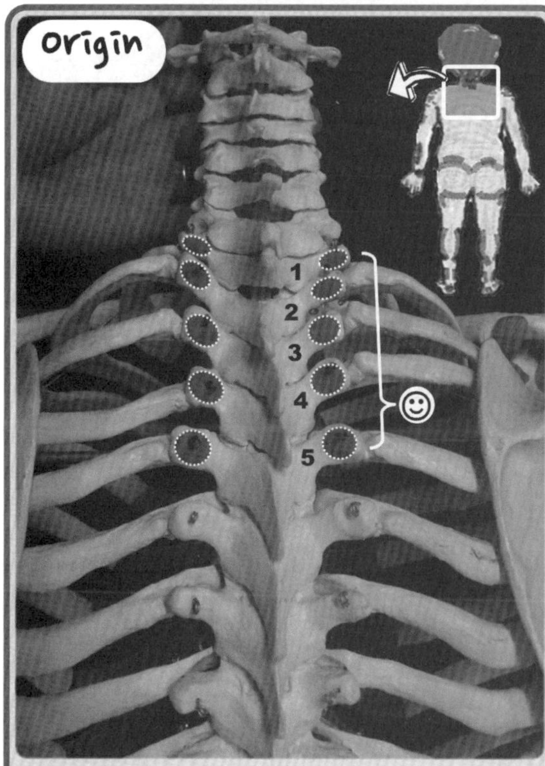

☺ **제 1 번**에서 ~ **제 5 번**

가슴**흉**胸 쇠뭉둥이**추**椎 (≒ 등뼈) 의

가로**횡**橫 부딪칠**돌**突 일어날**기**起 (≒ 가로돌기)

☺ **Transverse processes of 1st ~ 5th thoracic vertebrae**

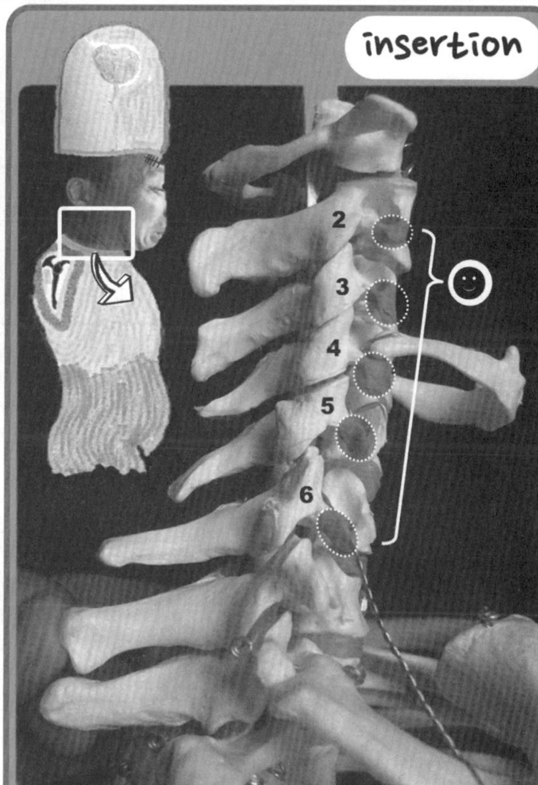

☻ **제 2 번**에서 ~ **제 6 번**

목**경**頸 쇠뭉둥이**추**椎 (≒ 목뼈) 의

가로**횡**橫 부딪칠**돌**突 일어날**기**起 (≒ 가로돌기)

☻ **Transverse processes of 2nd ~ 6th cervical vertebrae**

Erector spinae muscles

3-117

Longissimus thoracis

가슴 흉 胸 가장 최 最 긴 장 長 힘줄 근 筋

≒ 등 가장 긴 근

innervation 신경지배

Thoracic & lumbar Spinal nerve (T7 ~ L5)

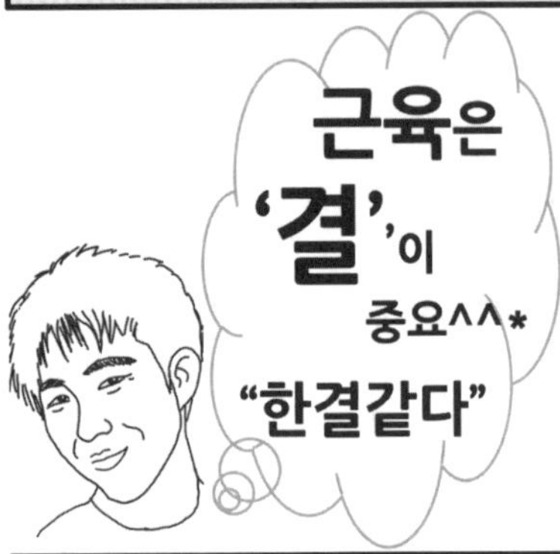

Origin 시작 부위

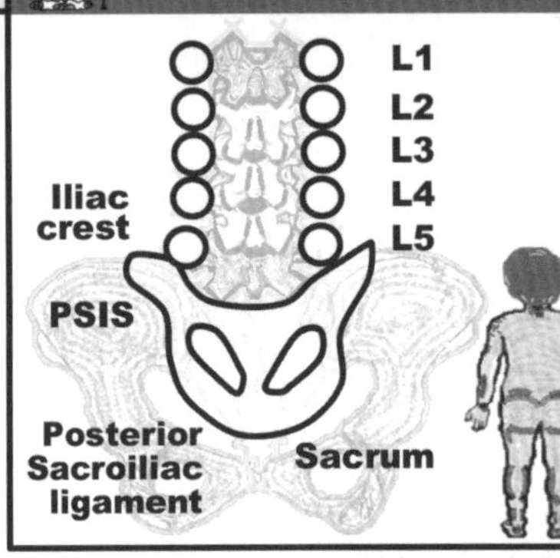

insertion 정지 부위

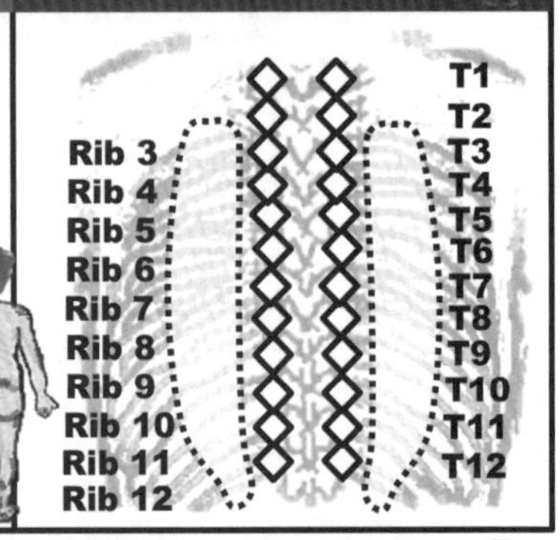

Motion 움직임

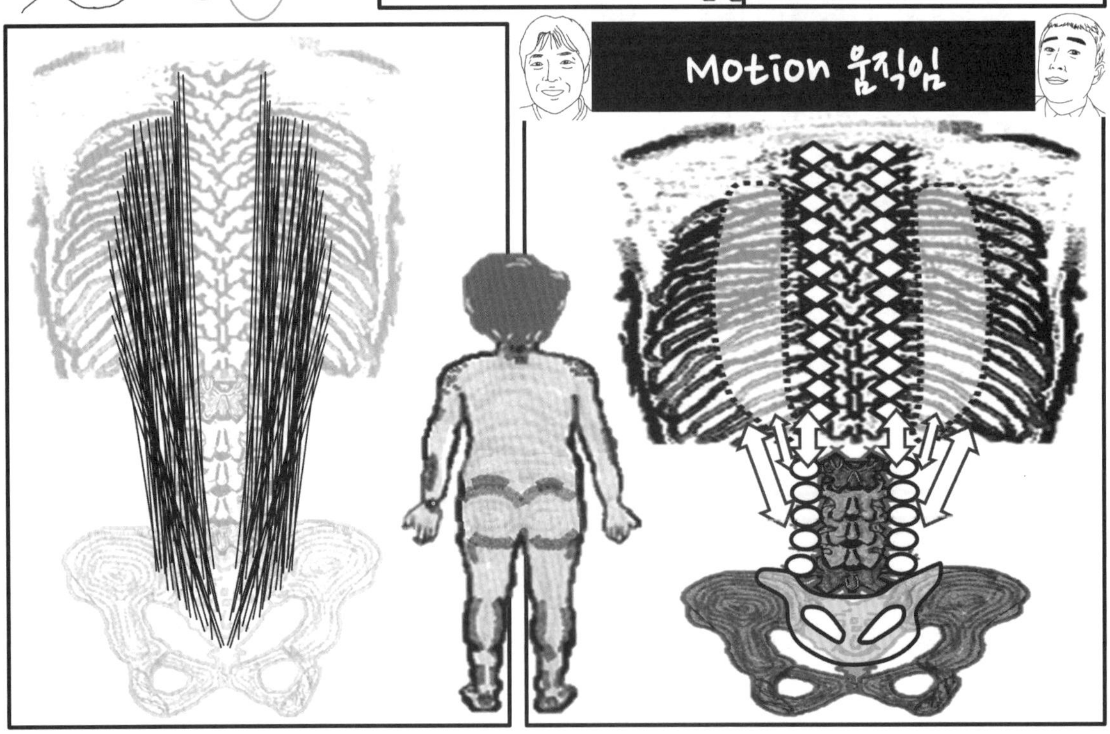

3-117-1

가슴**흉**胸
가장**최**最
긴**장**長
힘줄**근**筋

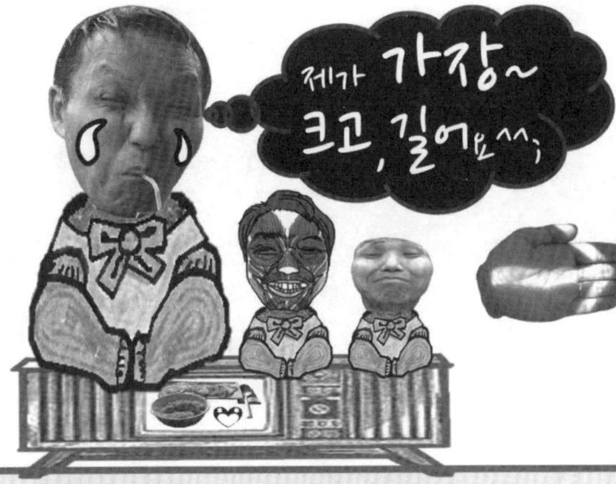

응답하라

기시

정지

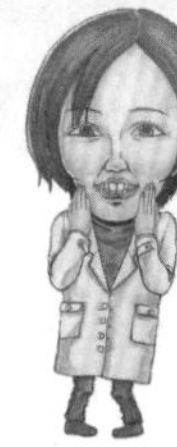

Longissimus thoracis muscle

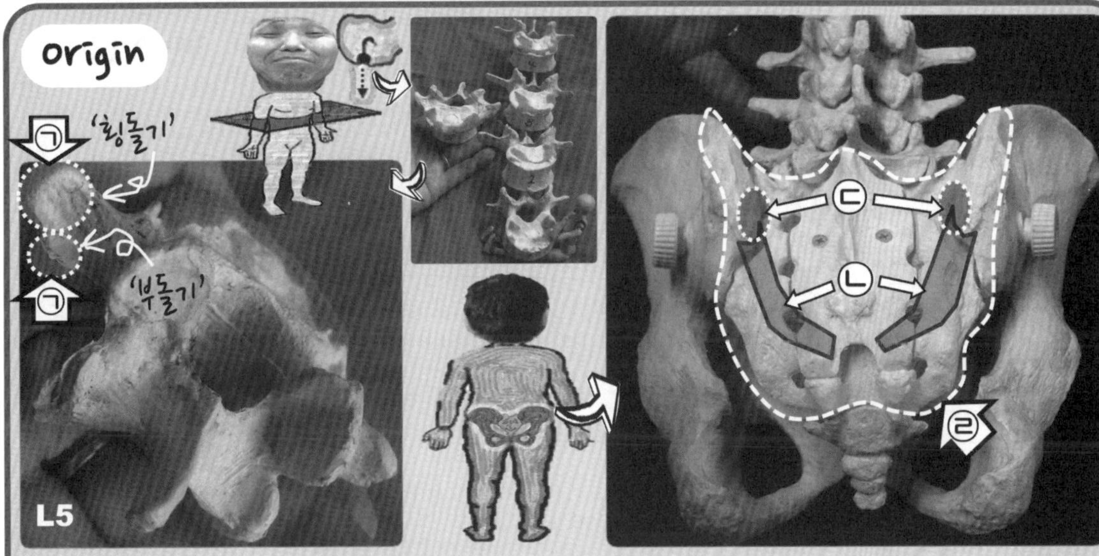

㉠ **제 1 번에서 ~ 제 5 번** 허리**요**腰 쇠몽둥이**추**椎 (≒ 허리뼈) 의
가로**횡**橫 부딪칠**돌**突 일어날**기**起 (≒ 가로돌기) 와 버금**부**副 **돌**突 **기**起 (≒ 덧돌기)

㉡ '뒤**후**後 깔개**천**薦 창자**장**腸 질길**인**靭 띠**대**帶 (≒ 뒤엉치엉덩인대) '

㉢ 뒤**후**後 위**상**上 창자**장**腸 뼈**골**骨 가시나무**극**棘 (≒ 위뒤엉덩뼈가시) 의 안**내**內 곁**측**側 낯**면**面

㉣ ('가슴**흉**胸 허리**요**腰 힘줄**근**筋 막**막**膜 ≒ 등허리널힘줄' 과 연결된)
☞ 깔개**천**薦 뼈**골**骨 (≒ 엉치뼈) 과 창자**장**腸 뼈**골**骨 모날**능**稜 (≒ 엉덩뼈능선) 의 뒤**후**後 낯**면**面

㉠ Transverse & accessory processes of the **lumbar vertebrae (L1~L5)** &

㉡ **' Posterior sacroiliac ligament '**

㉢ Medial surface of the **' posterior superior iliac spine '**

㉣ Posterior surface of **sacrum** and **iliac crest** (linked to 'thoracolumbar fascia')

3-117-2

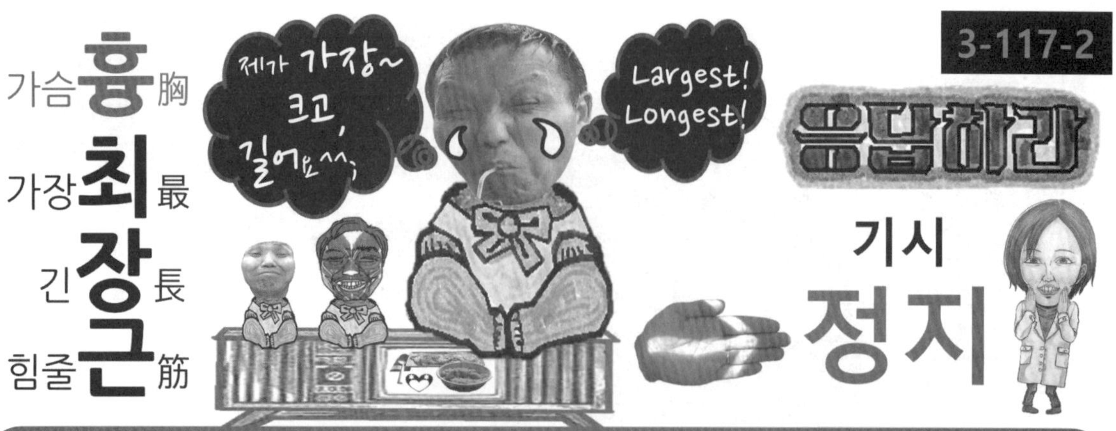

Longissimus thoracis muscle

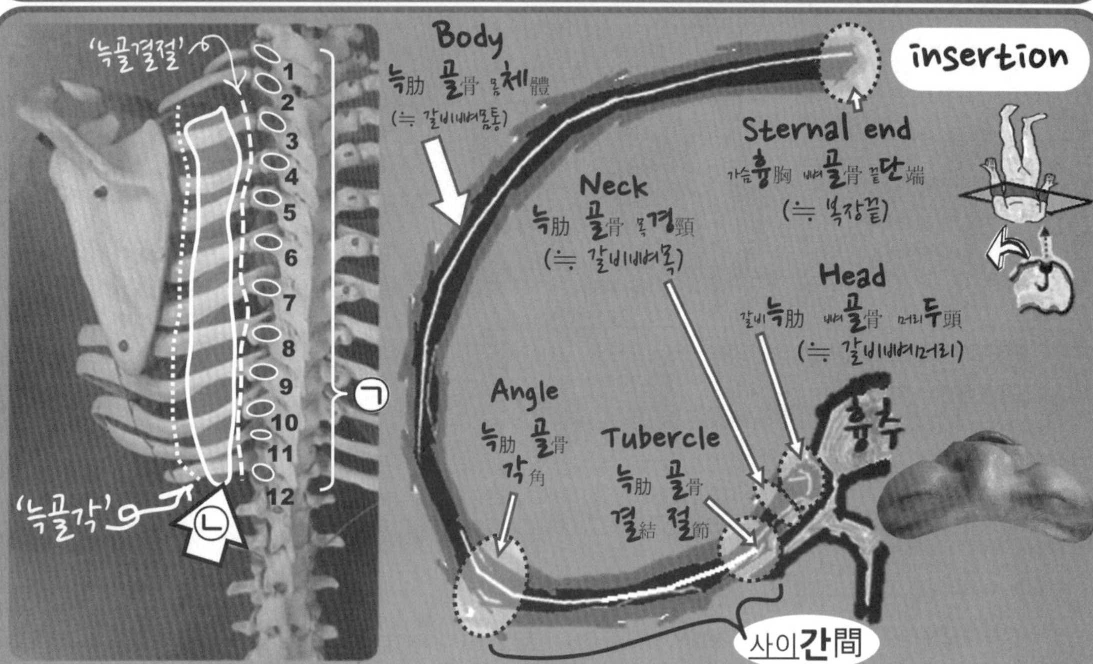

㉠ 제 1 번에서 ~ 제 12 번 가슴흉胸 쇠몽둥이추椎 (≒ 등뼈) 의
☞ 가로횡橫 부딪칠돌突 일어날기起 (≒ 가로돌기) 와

㉡ 제 3 번에서 ~ 제 12 번 갈비늑肋 뼈골骨 (≒ 갈비뼈) 의
☞ '갈비늑肋 뼈골骨 맺을결結 마디절節 (≒ 갈비뼈결절)' 과
'갈비늑肋 뼈골骨 뿔각角 (≒ 갈비뼈각)' 사이에 ☞ 붙을부附 붙을착着!

㉠ **Transverse processes** of **thoracic vertebrae (T1 ~ T12)**

㉡ Attach to the **3rd ~ 12th ribs** between their **'tubercles'** and **'angles'**

3-117-3

간여(방패간干 더불여與 : 어떤 일에 간섭하여 참여함)할 참參

상고(자세할상詳 생각할고考 : 꼼꼼하게 따져서 검토하거나 참고함)할 고考

Transverse – (ㄱ) & Accessory process (ㄴ)

가로횡橫 부딪칠돌突 일어날기起 (≒ 가로돌기) 와 버금부副 부딪칠돌突 일어날기起 (≒ 덧돌기)

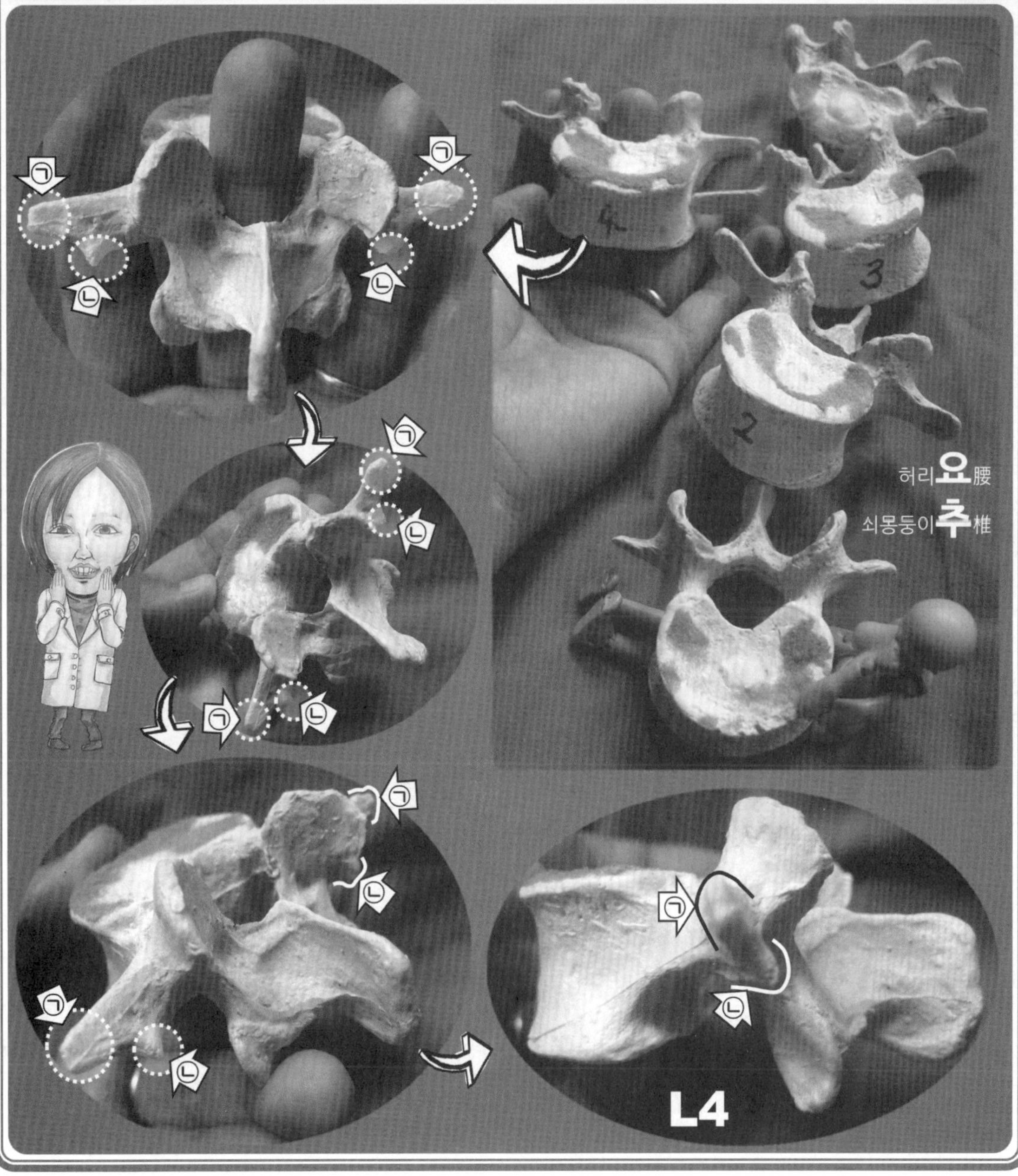

3-117-4

웃어 봐요.

간여(방패간干 더불여與 : 어떤 일에 간섭하여 참여함)할 참參
상고(자세할상詳 생각할고考 : 꼼꼼하게 따져서 검토하거나 참고함)할 고考

Thoracolumbar fascia

'가슴흉胸 허리요腰 힘줄근筋 막막膜 (≒ 등허리널힘줄)

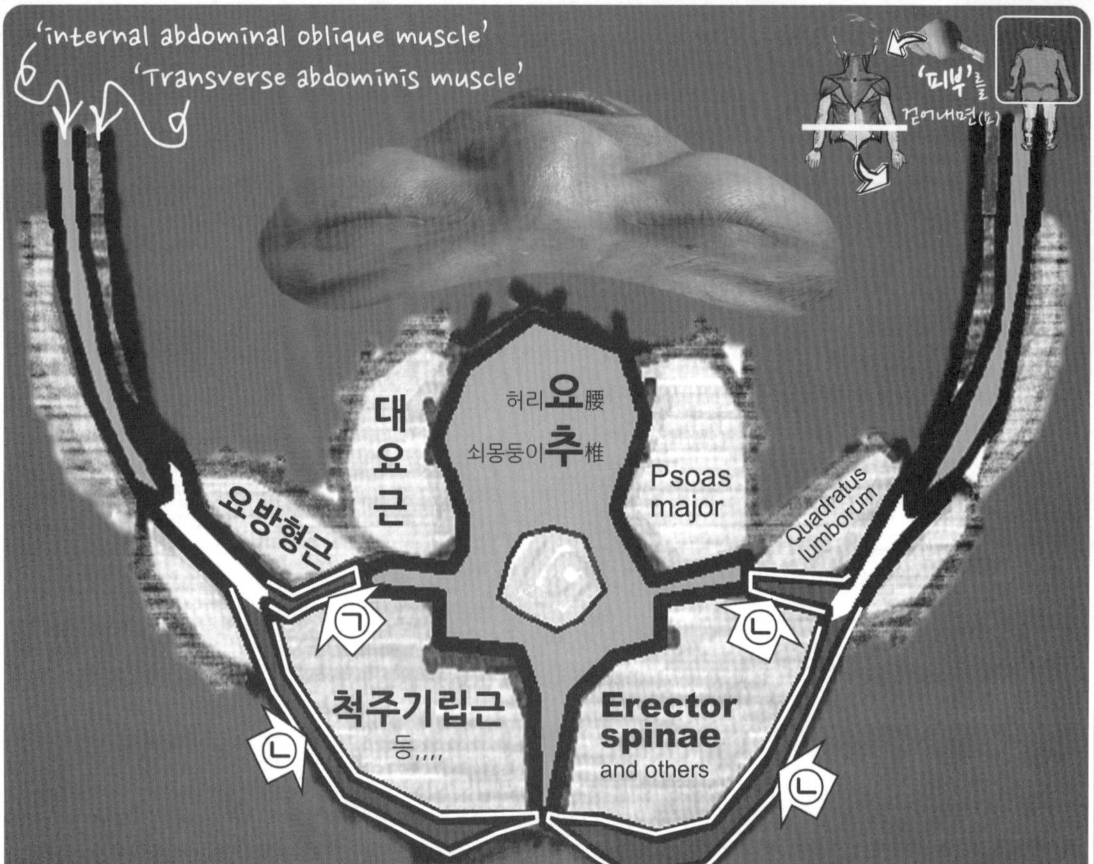

Thoracolumbar fascia

'가슴흉胸 허리요腰 힘줄근筋 막막膜

ㄱ	Anterior layer 앞전前 입엽葉 (≒ 앞층)
ㄴ	Posterior layer 뒤후後 입엽葉 (≒ 뒤층)

아하!
Anterior / middle / posterior layer로 (≒ 3 엽으로) 구분하는 경향도 보이지만, 저희는요 ^^;

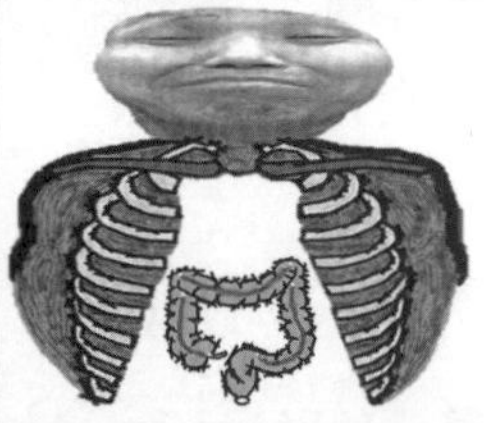

창자 **장** 腸
갈비 **늑** 肋

응답하라 3-118

Spinalis **capitis**
Spinalis **cervicis** &
Spinalis **thoracis muscle**

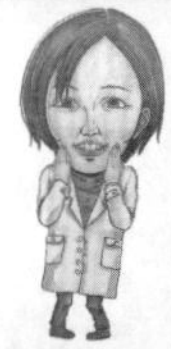

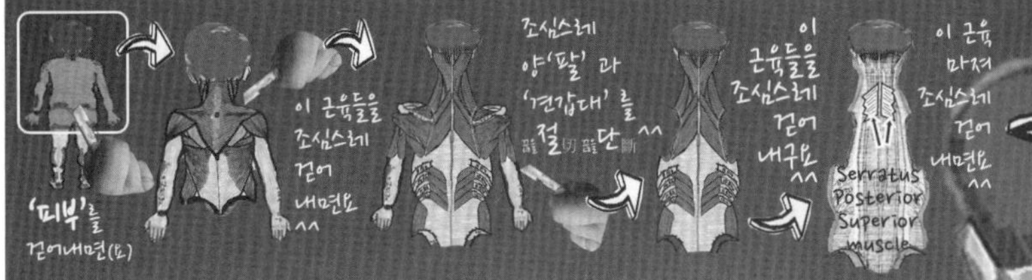

Erector spinae

등마루 **척** 脊 기둥 **주** 柱 일어날 **기** 起 설 **립** 立 힘줄 **근** 筋

(≒ 척주세움근)

Spinalis

Longissimus

Iliocostalis muscles

창자 **장** 腸 갈비 **늑** 肋 힘줄 **근** 筋 (≒ 엉덩갈비근)

Iliocostalis **cervicis** muscle

목 **경** 頸 창자 **장** 腸 갈비 **늑** 肋 힘줄 **근** 筋

(≒ 목엉덩갈비근)

Iliocostalis **thoracis** muscle

가슴 **흉** 胸 창자 **장** 腸 갈비 **늑** 肋 힘줄 **근** 筋

(≒ 등엉덩갈비근)

Iliocostalis **lumborum** muscle

허리 **요** 腰 창자 **장** 腸 갈비 **늑** 肋 힘줄 **근** 筋

(≒ 허리엉덩갈비근)

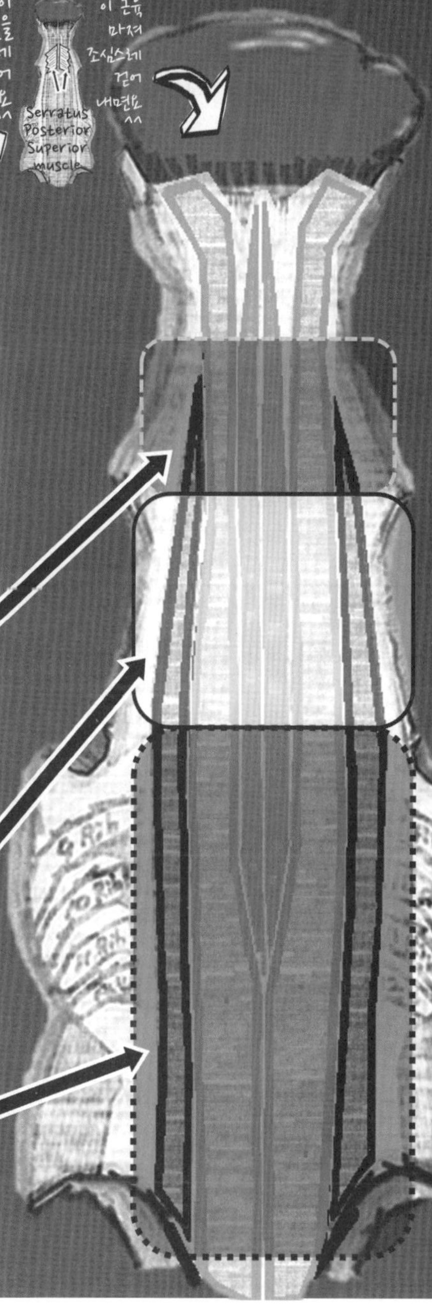

innervation 신경지배

☞ (C6~C8)로 보는 경향도 있지만, 저희는요...^^

Cervical & thoracic Spinal nerve (C4 ~ T6)

Erector spinae muscles **3-119**

Iliocostalis Cervicis

목 경頸 창자 장腸 갈비 늑肋 힘줄 근筋

≒ 목엉덩갈비근

Origin 시작 부위

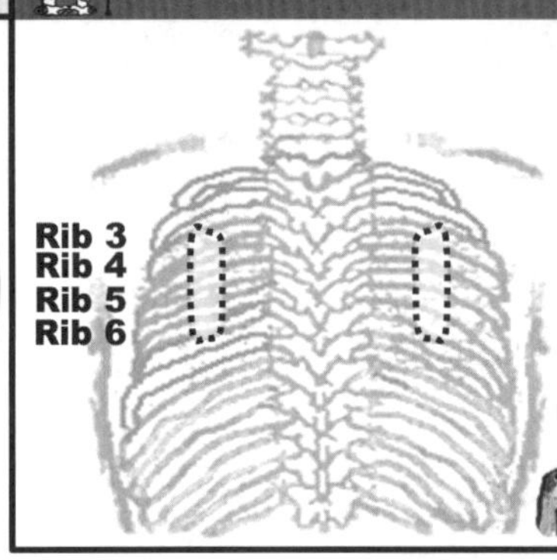

insertion 정지 부위

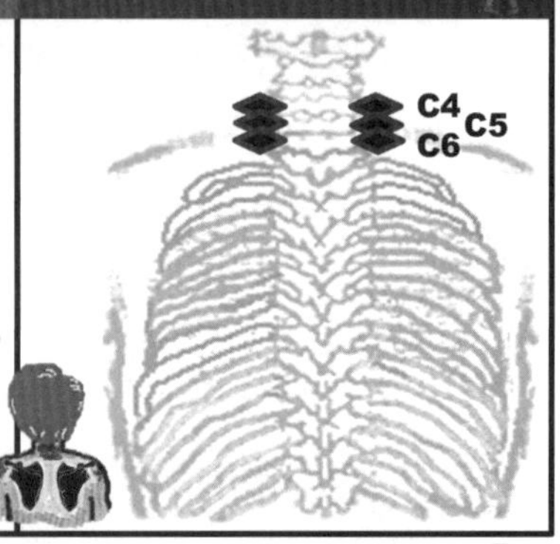

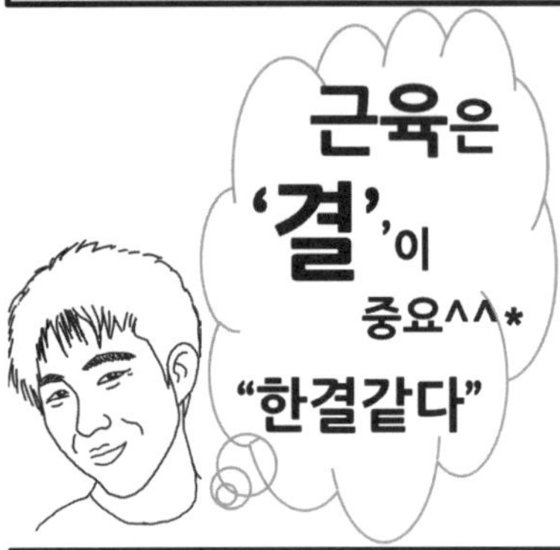

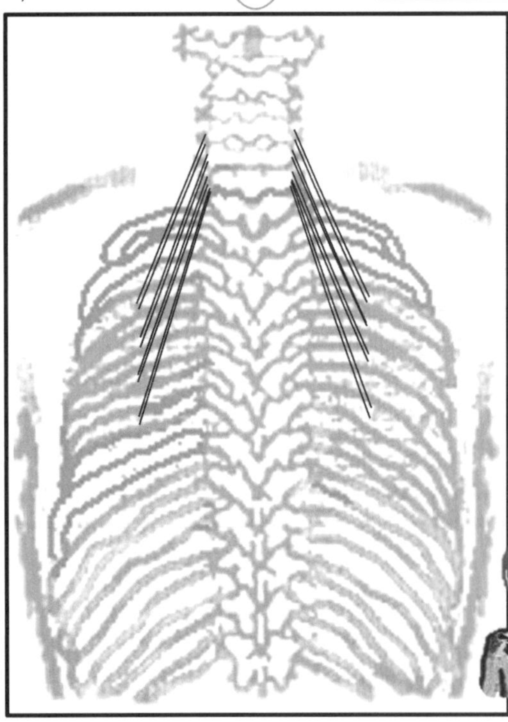

Motion 움직임

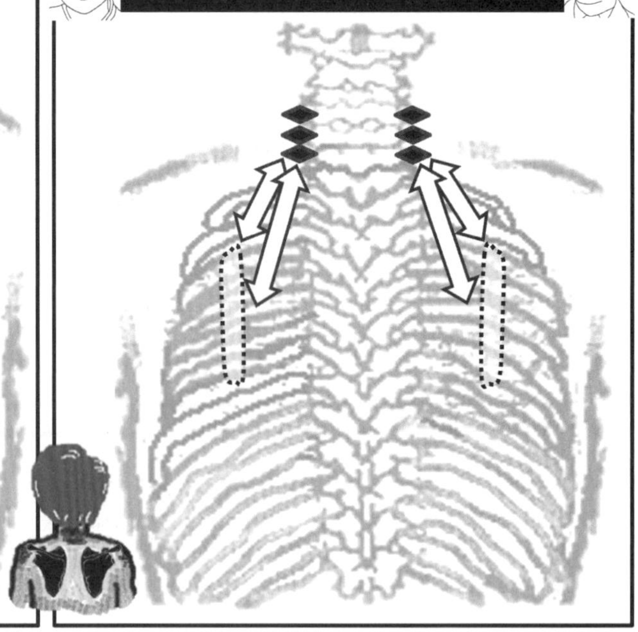

목 **경** 頸
창자 **장** 腸
갈비 **늑** 肋
힘줄 **근** 筋

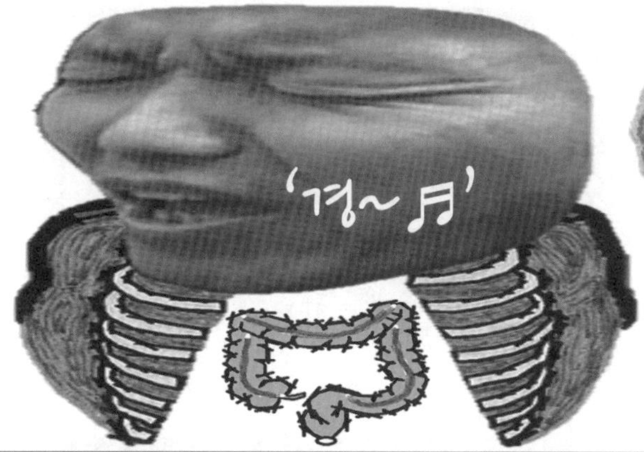

3-119-1

응답하라

기시 정지

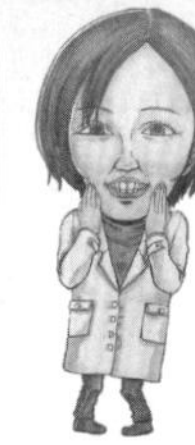

Iliocostalis cervicis muscle

origin

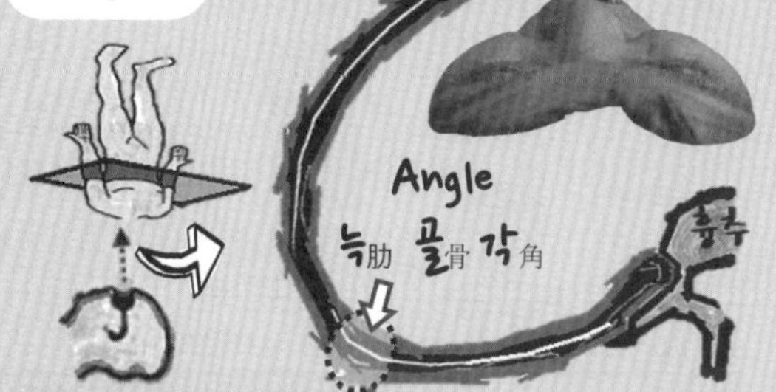

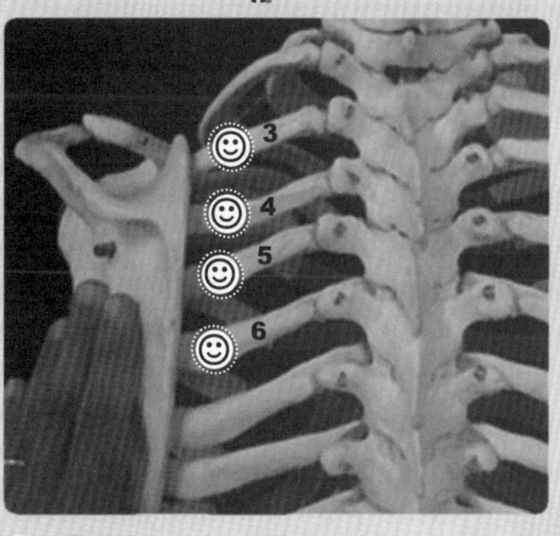

☺ **제3번, 4번, 5번, 6번**
갈비**늑**肋 뼈**골**骨 (≒ 갈비뼈) 의
☞ '갈비**늑**肋 뼈**골**骨 뿔**각**角 (≒ 갈비뼈각)'

☺ **'Angles'** of the 3rd, 4th, 5th, 6th ribs

insertion

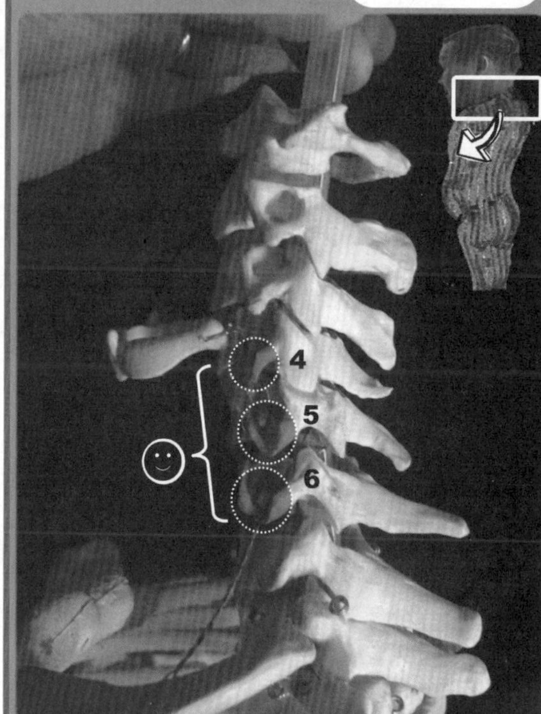

☻ **제4번, 5번, 6번**
목**경**頸 쇠뭉둥이**추**椎 (≒ 목뼈) 의
가로**횡**橫 부딪칠**돌**突 일어날**기**起 (≒ 가로돌기)

☻ **Transverse processes** of 4th, 5th, 6th **cervical vertebrae**

3-120

Erector spinae muscles

Iliocostalis thoracis

가슴 **흉**胸 창자 **장**腸 갈비 **늑**肋 힘줄 **근**筋

≒ 등엉덩갈비근

innervation 신경지배

Thoracic Spinal nerves (T1 ~ T12)

Origin 시작 부위

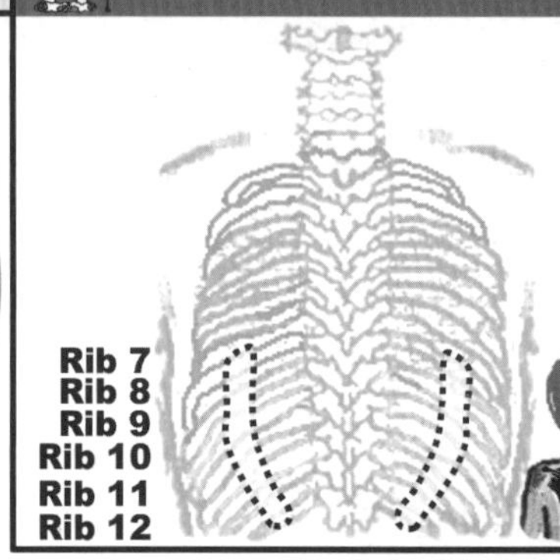

insertion 정지 부위

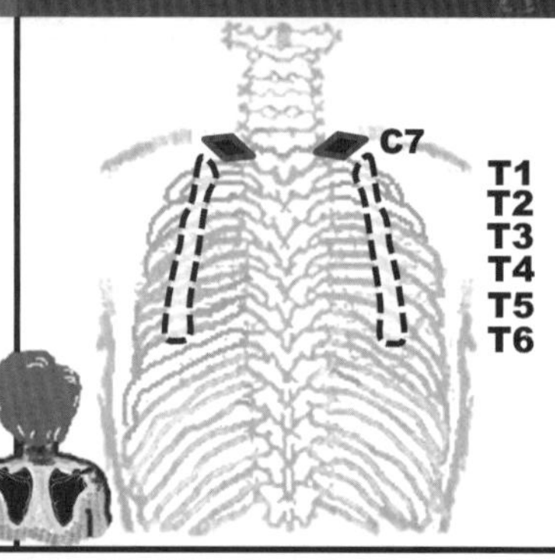

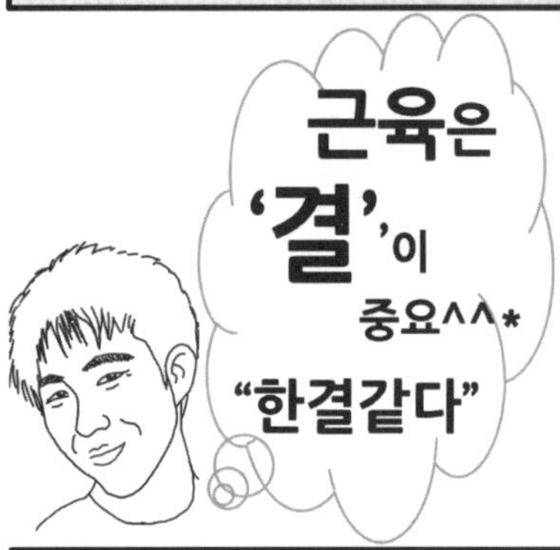

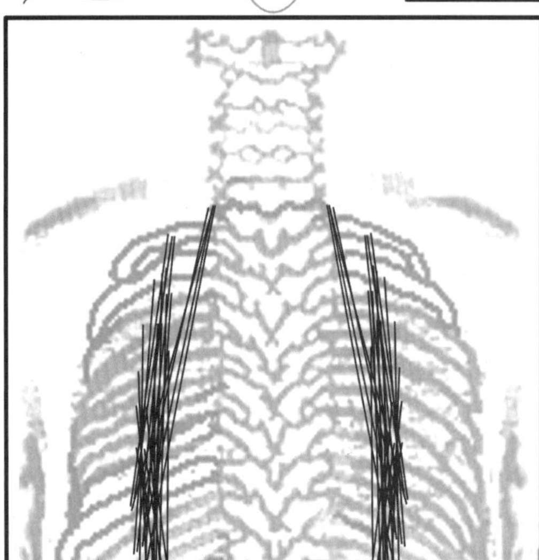

Motion 움직임

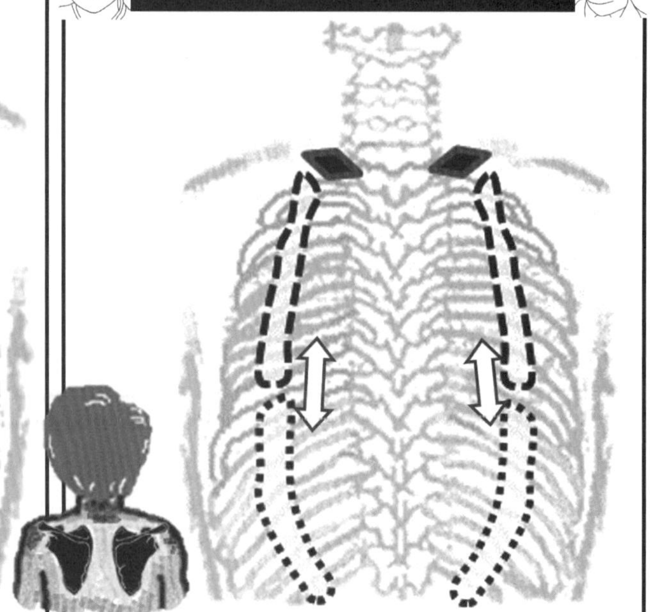

3-120-1

가슴**흉**胸
창자**장**腸
갈비**늑**肋
힘줄**근**筋

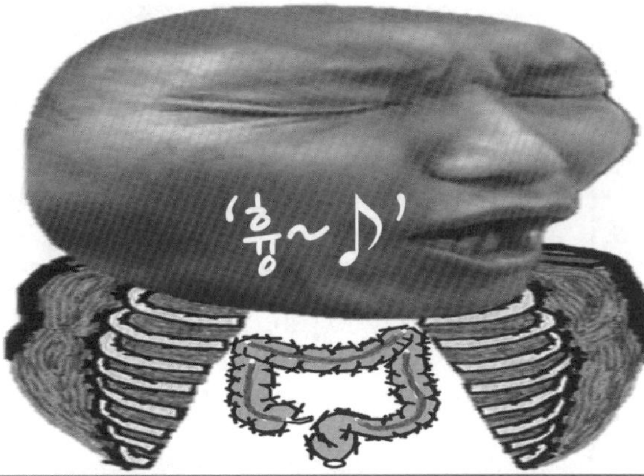

응답하라

기시
정지

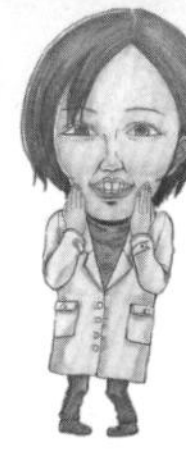

Iliocostalis thoracis muscle

origin

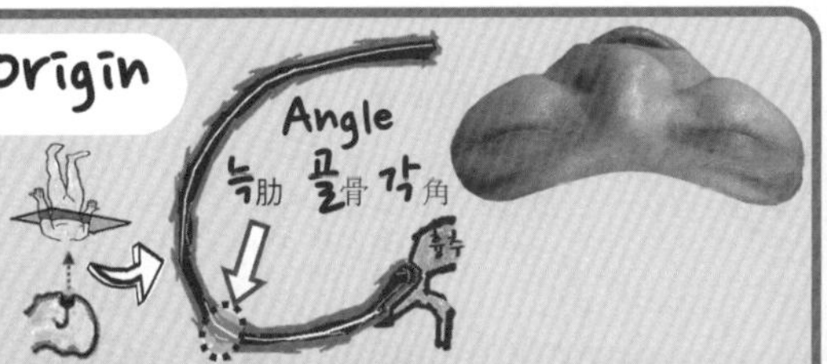

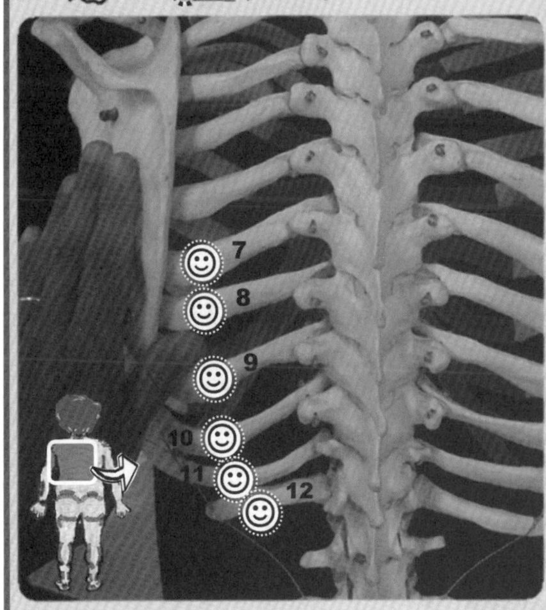

☺ **제 7 번**에서~ **제 12 번**
갈비**늑**肋 뼈**골**骨 (≒ 갈비뼈) 의
☞ '갈비**늑**肋 뼈**골**骨 뿔**각**角 (≒ 갈비뼈각)'

☺ **'Angles'** of the 7th ~ 12th ribs

insertion

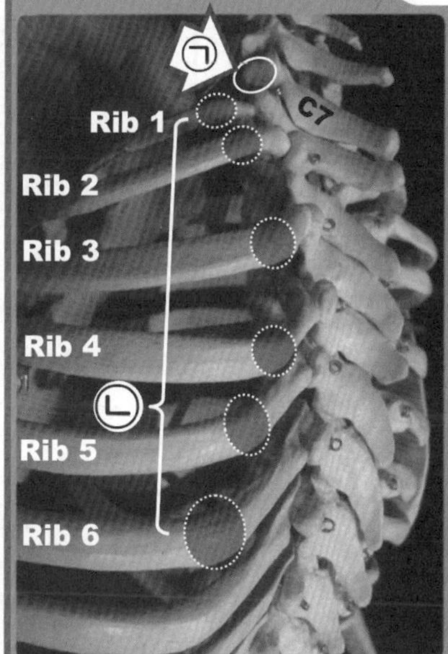

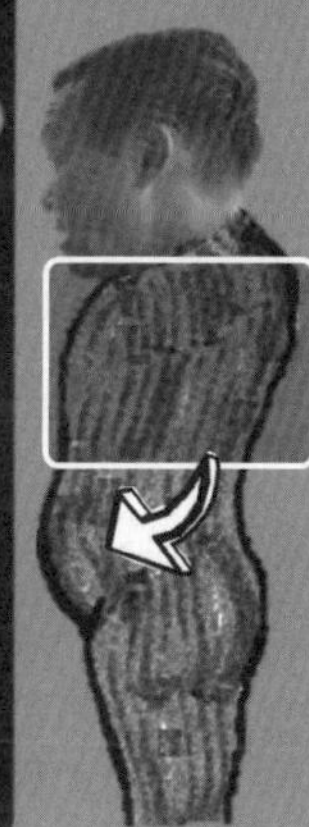

ㄱ **제 7 번** 목**경**頸 쇠뭉둥이**추**椎 (≒ 목뼈) 의
가로**횡**橫 부딪칠**돌**突 일어날**기**起 (≒ 가로돌기)

ㄴ **제 1 번**에서~ **제 6 번**
갈비**늑**肋 뼈**골**骨 (≒ 갈비뼈) 의
☞ '갈비**늑**肋 뼈**골**骨 뿔**각**角 (≒ 갈비뼈각)'

ㄱ **Transverse process** of
7th **cervical vertebra**

ㄴ **'Angles'** of the 1st ~ 6th ribs

Erector spinae muscles 3-121

innervation 신경지배

Thoracic & lumbar Spinal nerve (T7 ~ L3)

Iliocostalis lumborum

허리 **요** 腰 창자 **장** 腸 갈비 **늑** 肋 힘줄 **근** 筋

≒ 허리엉덩갈비근

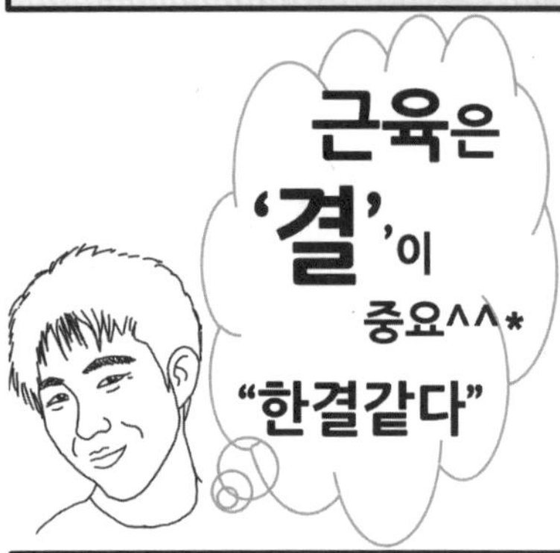

Origin 시작 부위

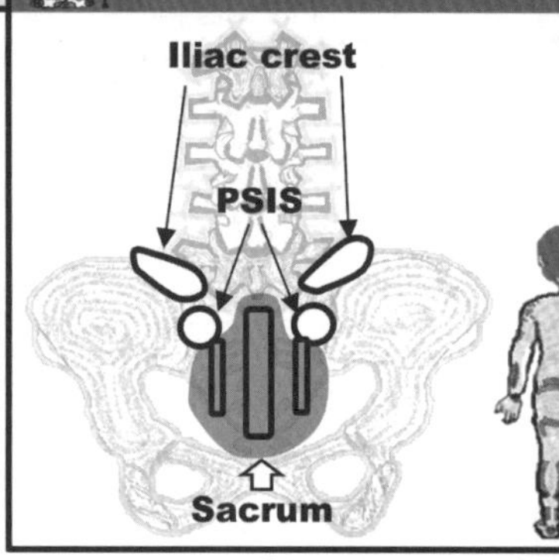

insertion 정지 부위

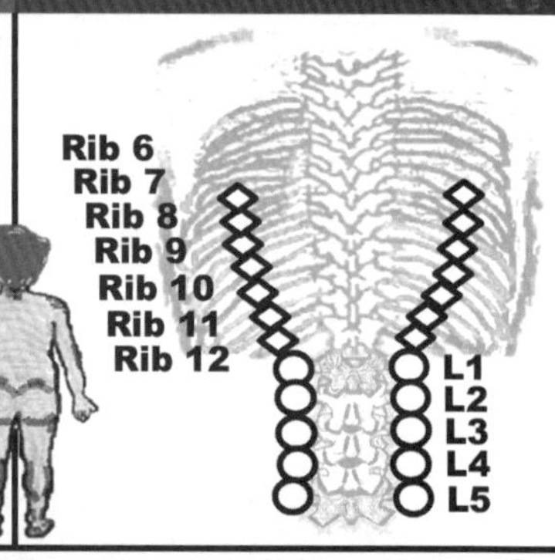

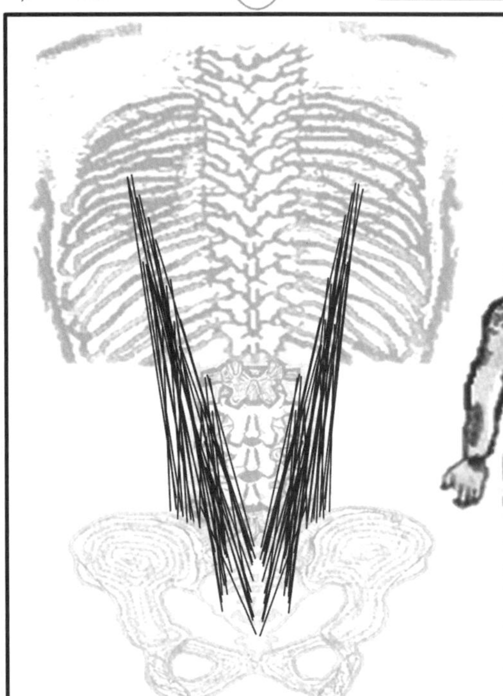

Motion 움직임

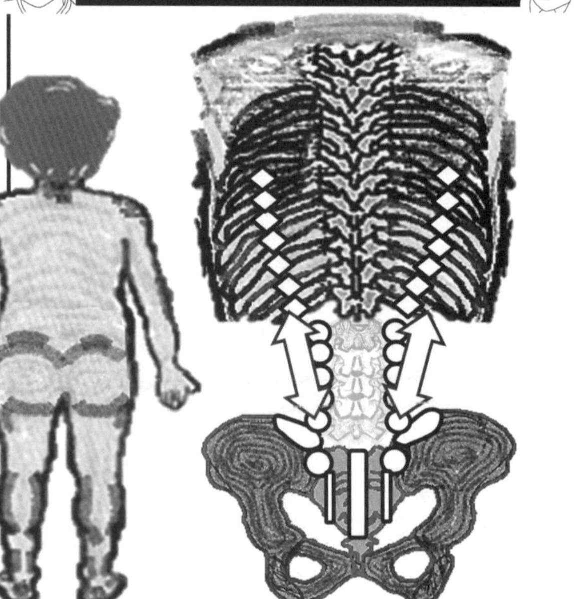

3-121-1

허리**요**腰
창자**장**腸
갈비**늑**肋
힘줄**근**筋

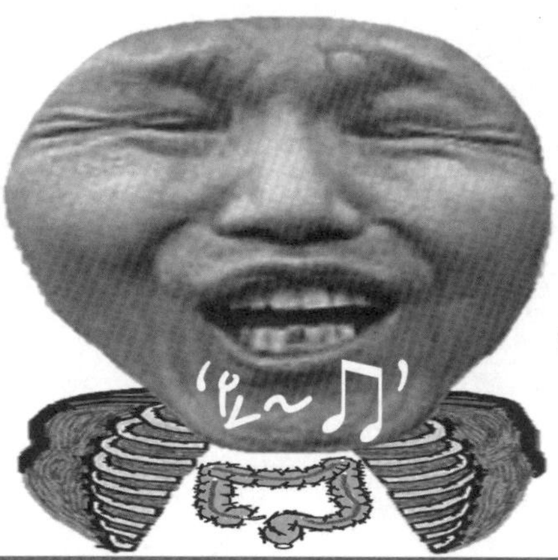

응답하라

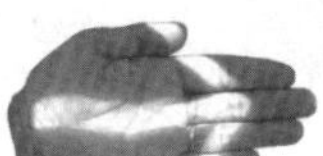

기시

정지

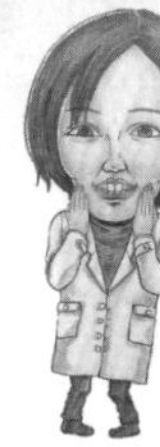

Iliocostalis lumborum muscle

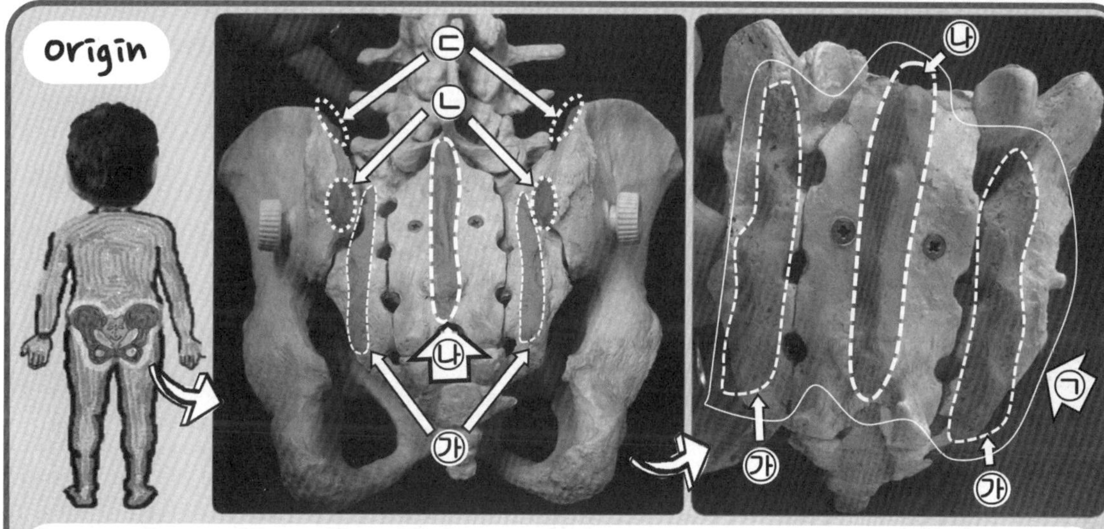

㉠ ('가슴**흉**胸 허리**요**腰 힘줄**근**筋 막**막**膜 ≒ 등허리널힘줄' 과 연결된)

☞ 깔개**천**薦 뼈**골**骨 (≒ 엉치뼈)의

► '㉮ 바깥**외**外 곁**측**側 깔개**천**薦 뼈**골**骨 모날**능**稜 과 ㉯ 바를**정**正 가운데**중**中 **천**薦 **골**骨 **능**稜'
(≒ 가쪽엉치뼈능선) (≒ 정중엉치뼈능선)

㉡ 뒤**후**後 위**상**上 창자**장**腸 뼈**골**骨 가시나무**극**棘 (≒ 위뒤엉덩뼈가시) 의 안**내**內 곁**측**側 낯**면**面

㉢ 창자**장**腸 뼈**골**骨 모날**능**稜 (≒ 엉덩뼈능선) 의 ☞ 뒤**후**後 안**내**內 곁**측**側 낯**면**面 등,,,

[♧ '인대'와 '근막' 등이 겹침을 이해할 수 있기에, 저희는 "등"이라 표현을 해보았습니다^^]

㉠ '㉮**Lateral** & ㉯**Median sacral crest**' of the **sacrum** (linked to 'thoracolumbar fascia')

㉡ Medial surface of the '**posterior superior iliac spine**'

㉢ Posteromedial aspect of the **iliac crest**

3-121-2

허리**요**腰
창자**장**腸
갈비**늑**肋
힘줄**근**筋

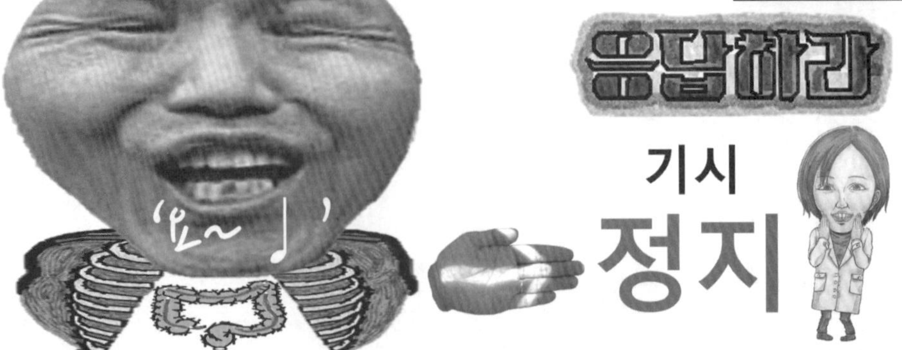

Iliocostalis lumborum muscle

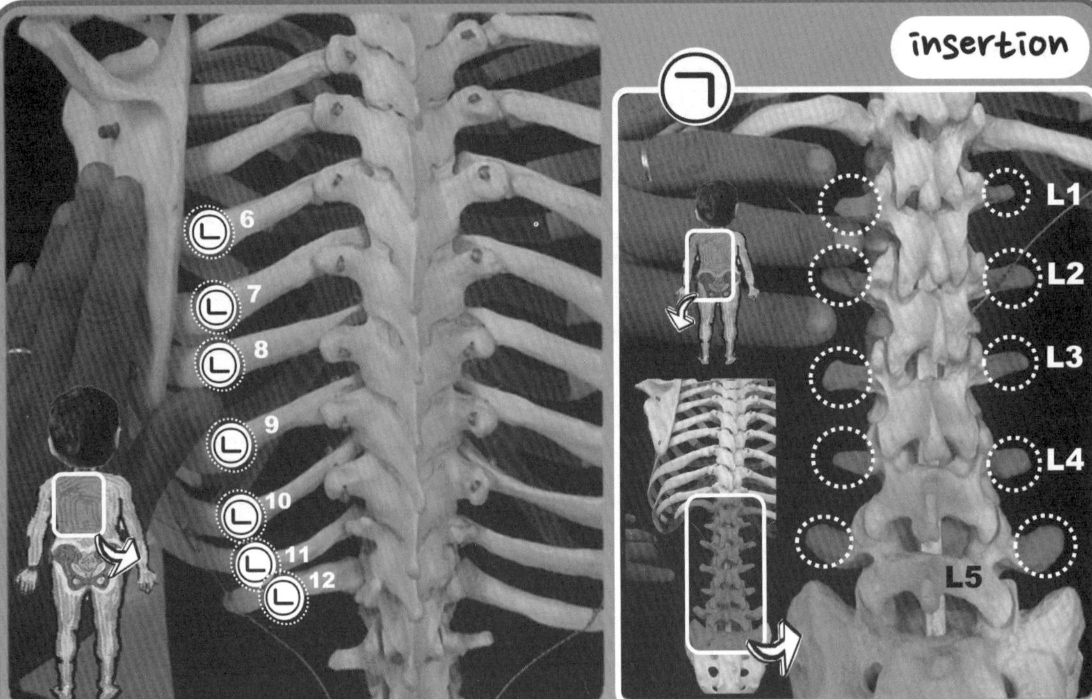

㉠ **제 1 번에서 ~ 제 5 번** 허리**요**腰 쇠몽둥이**추**椎 (≒ 허리뼈) 의
☞ 가로**횡**橫 부딪칠**돌**突 일어날**기**起 (≒ 가로돌기) 와

㉡ **제 6 번에서 ~ 제 12 번** 갈비**늑**肋 뼈**골**骨 (≒ 갈비뼈) 의
'갈비**늑**肋 뼈**골**骨 뿔**각**角 (≒ 갈비뼈각)'

㉠ Transverse processes of **lumbar vertebrae (L1 ~ L5)**

㉡ **'Angles'** of the 6th ~ 12th **ribs**

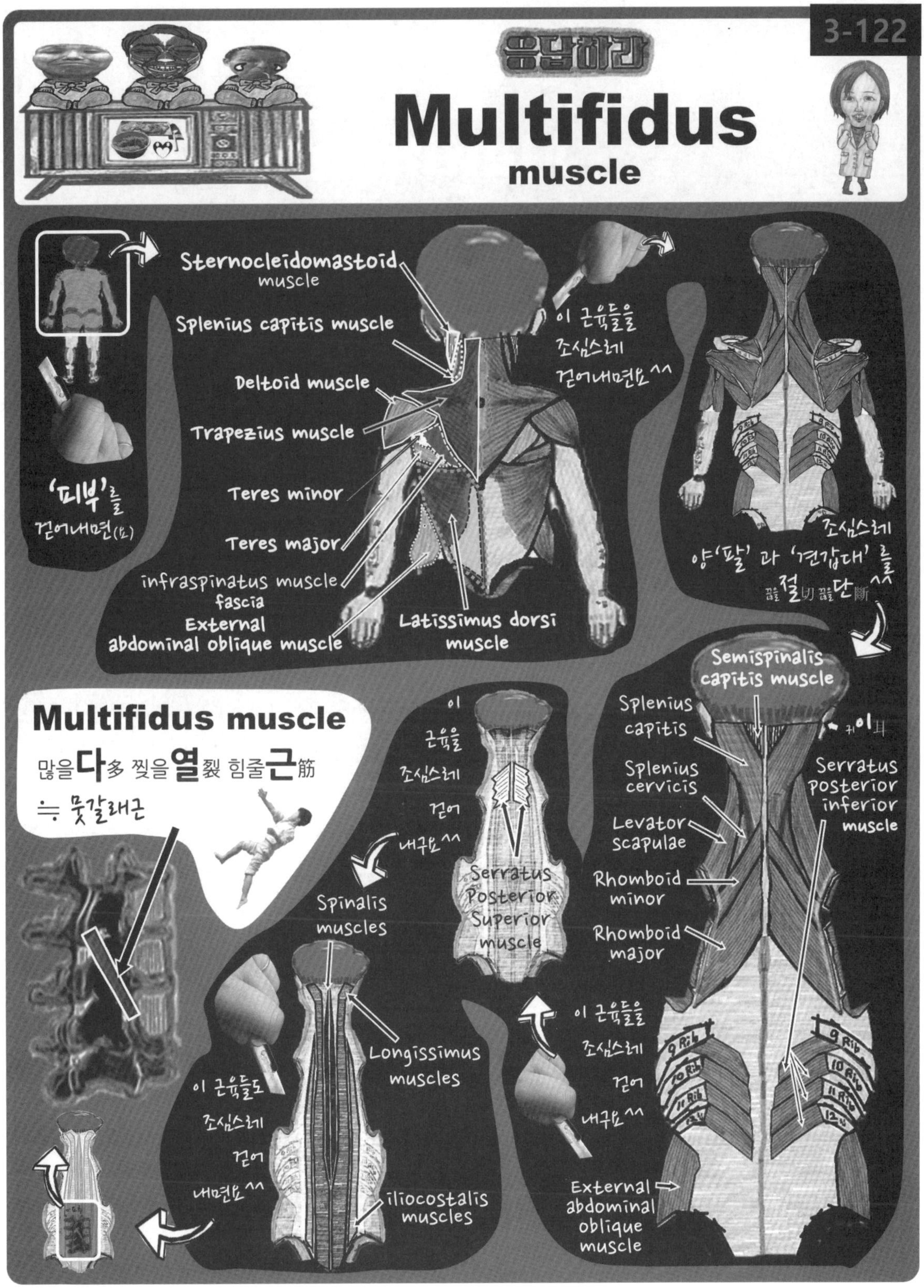
3-122
응답하라
Multifidus
muscle
'피부'를
걷어내면(요)
Sternocleidomastoid
muscle
Splenius capitis muscle
Deltoid muscle
Trapezius muscle
Teres minor
Teres major
infraspinatus muscle
fascia
External
abdominal oblique muscle
Latissimus dorsi
muscle
이 근육들을
조심스레
걷어내면요^^
조심스레
양'팔'과 '견갑대'를
끊을절切 끊을단斷^^
Semispinalis
capitis muscle
Splenius
capitis
귀이耳
Splenius
cervicis
Serratus
posterior
inferior
muscle
Levator
scapulae
Rhomboid
minor
Rhomboid
major
9 Rib
10 Rib
11 Rib
12
External
abdominal
oblique
muscle
이 근육들을
조심스레
걷어
내구요^^
Multifidus muscle
많을다多 찢을열裂 힘줄근筋
≒ 뭇갈래근
이
근육을
조심스레
걷어
내구요^^
Serratus
Posterior
Superior
muscle
Spinalis
muscles
Longissimus
muscles
iliocostalis
muscles
이 근육들도
조심스레
걷어
내면요^^

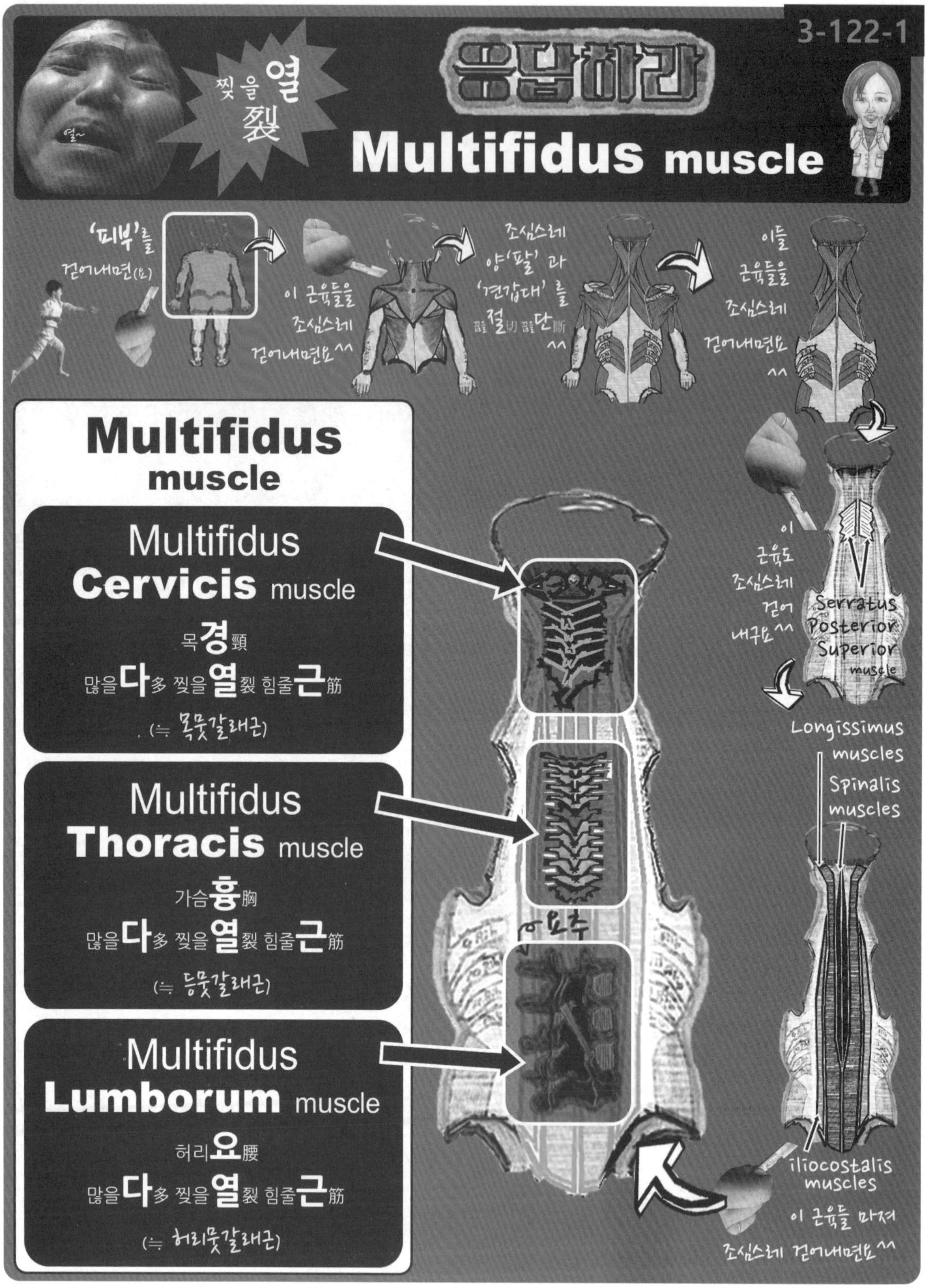

3-122-1
찢을 열
裂
응답하라
Multifidus muscle
'피부'를 걷어내면(요)
이 근육들을 조심스레 걷어내면요^^
조심스레 양'팔'과 '견갑대'를 절(切) 단(斷)^^
이들 근육들을 조심스레 걷어내면요^^
이 근육도 조심스레 걷어내구요^^
Serratus Posterior Superior muscle
Longissimus muscles
Spinalis muscles
iliocostalis muscles
이 근육들 마저 조심스레 걷어내면요^^
요추
Multifidus muscle
Multifidus Cervicis muscle
목 경 頸
많을 다 多 찢을 열 裂 힘줄 근 筋
(≒ 목뭇갈래근)
Multifidus Thoracis muscle
가슴 흉 胸
많을 다 多 찢을 열 裂 힘줄 근 筋
(≒ 등뭇갈래근)
Multifidus Lumborum muscle
허리 요 腰
많을 다 多 찢을 열 裂 힘줄 근 筋
(≒ 허리뭇갈래근)

3-123

Multifidus Cervicis

목 경頸 많을 다多 찢을 열裂 힘줄 근筋

≒ 목뭇갈래근

innervation 신경지배

☞ segmentally by the medial branches of the posterior primary divisions of the spinal nerves

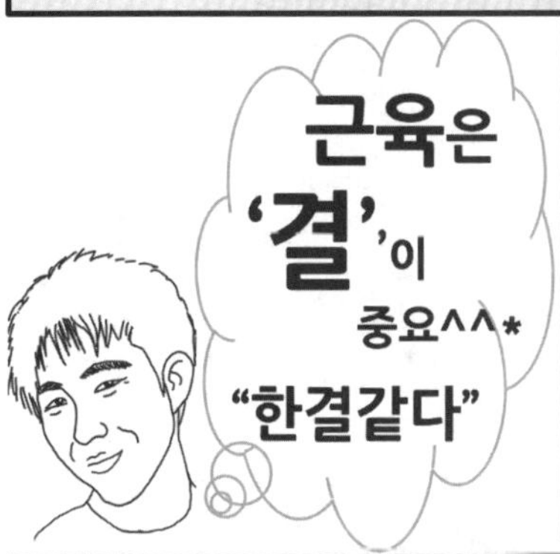

Origin 시작 부위

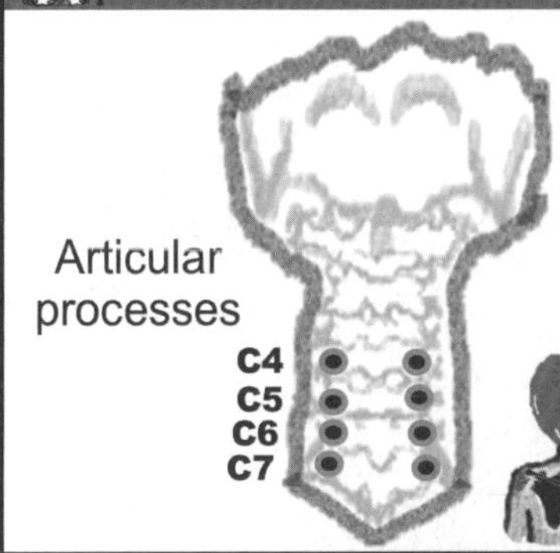

insertion 정지 부위

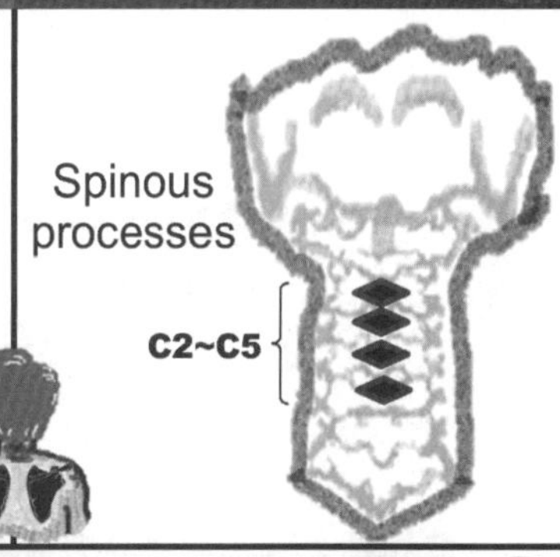

Motion 움직임

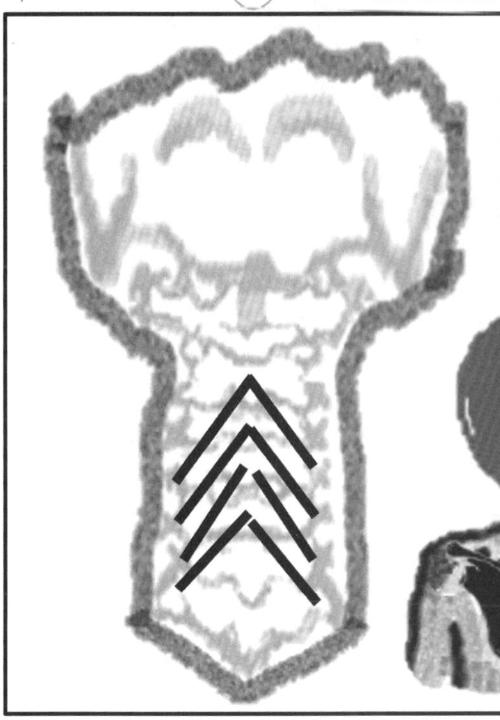

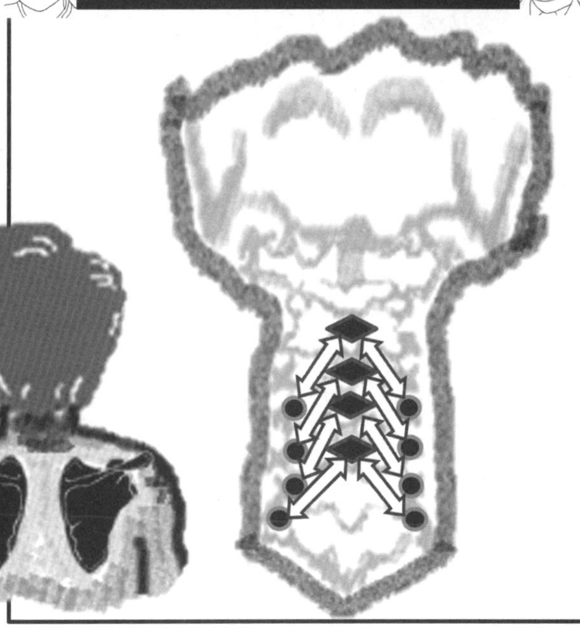

목**경**頸
많을**다**多
찢을**열**裂
힘줄**근**筋

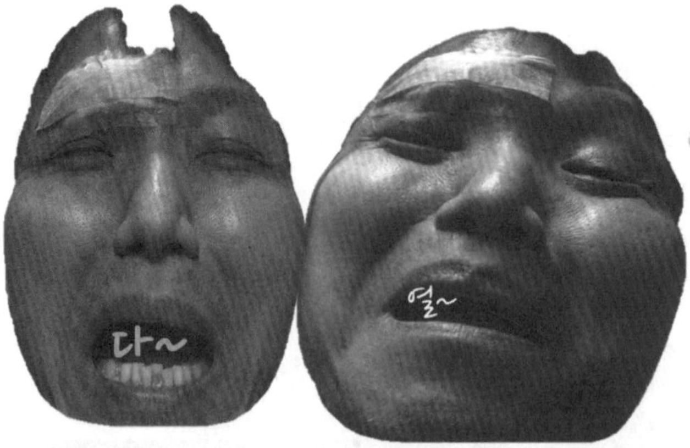

3-123-1

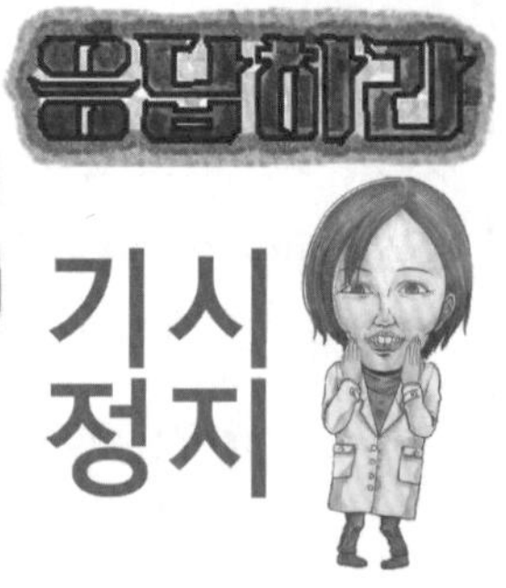

Multifidus cervicis muscle

origin

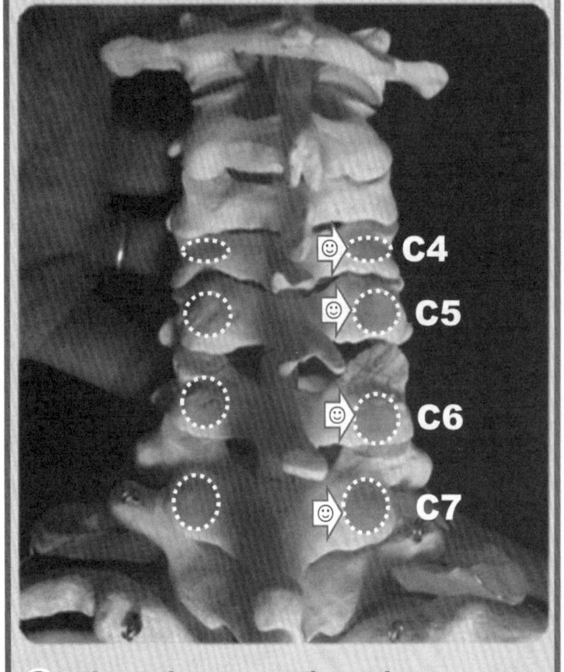

☺ **제 4 번**에서 ~ **제 7 번**
목**경**頸 쇠몽둥이**추**椎 (≒ 목뼈) 의
빗장**관**關 마디**절**節 부딪칠**돌**突 일어날**기**起
(≒ 관절돌기)

☺ **Articular processes** of 4th ~ 7th **cervical vertebrae**

insertion

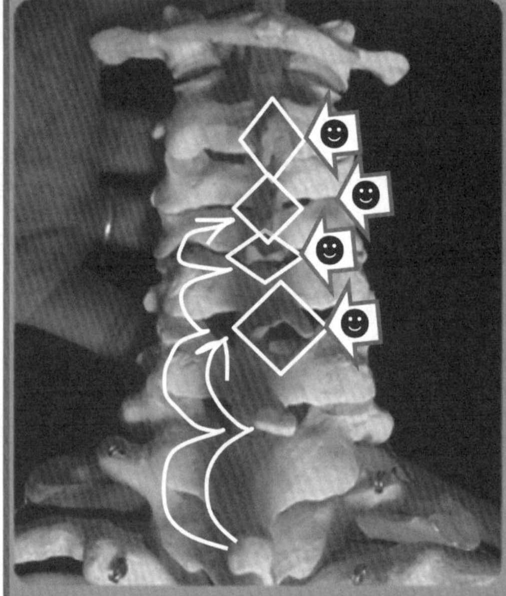

☻ 일어날**기**起 비로소**시**始 떼**부**部로 부터
2~4개 위에 존재하는 (환추제외)
☞ 목**경**頸 쇠몽둥이**추**椎 (≒ 목뼈) 의
가시나무**극**棘 부딪칠**돌**突 일어날**기**起
(≒ 가시돌기)

☻ **Spinous process** of the **cervical vertebrae** (except atlas) 2 ~ 4 levels above **origin**

3-124

Multifidus thoracis

가슴 흉胸 많을 다多 찢을 열裂 힘줄 근筋

≒ 등 뭇갈래근

innervation 신경지배

☞ segmentally by the medial branches of the posterior primary divisions of the spinal nerves

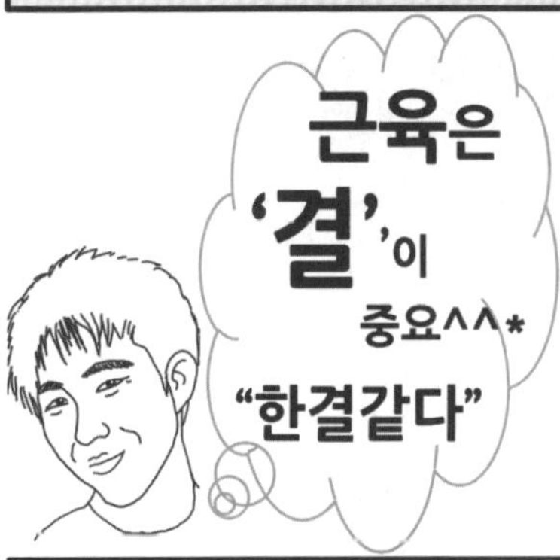

Origin 시작 부위

Transverse processes

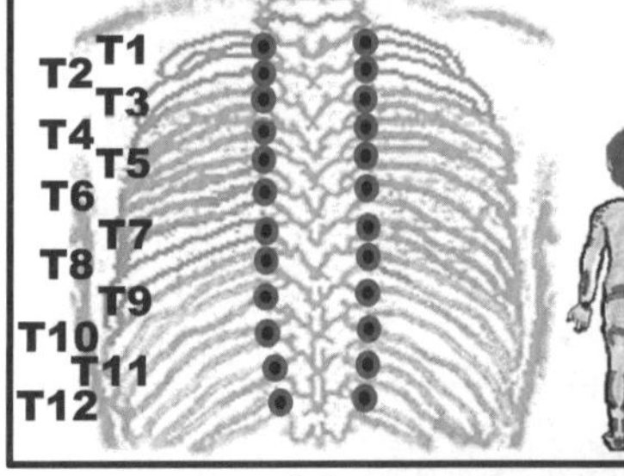

insertion 정지 부위

Spinous processes

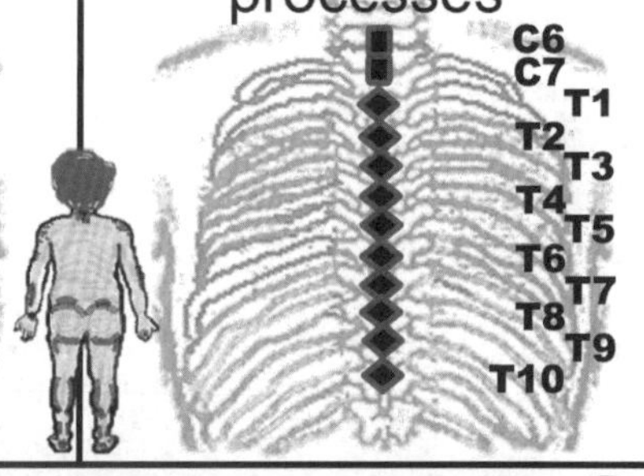

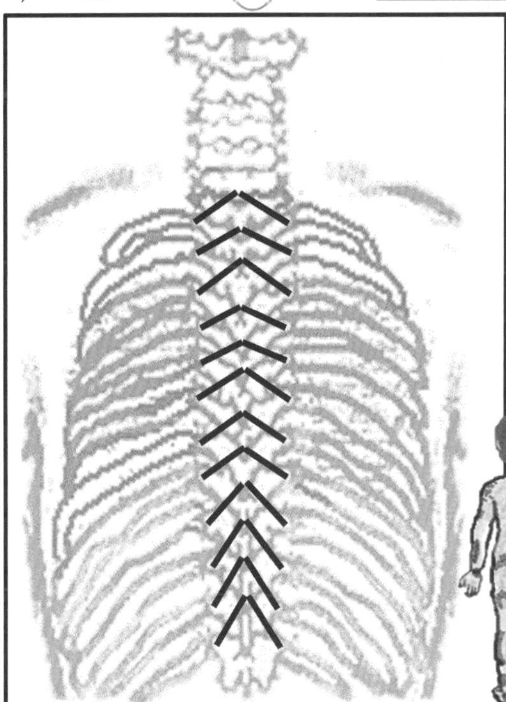

Motion 움직임

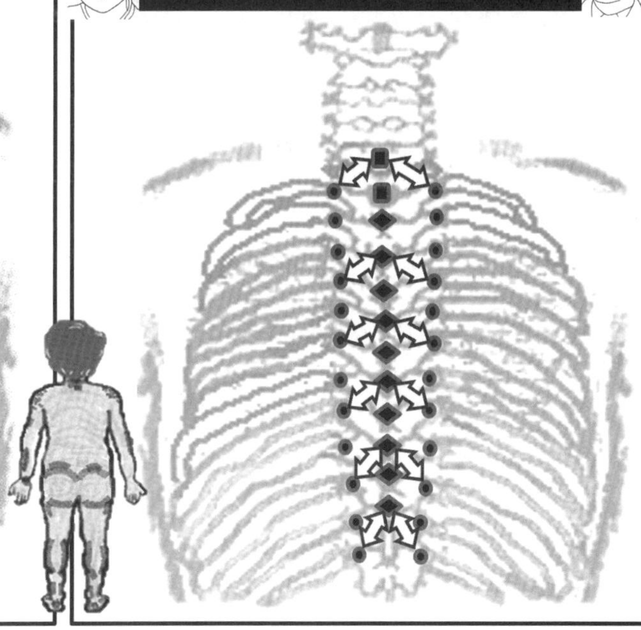

3-124-1

가슴**흉**胸
많을**다**多
찢을**열**裂
힘줄**근**筋

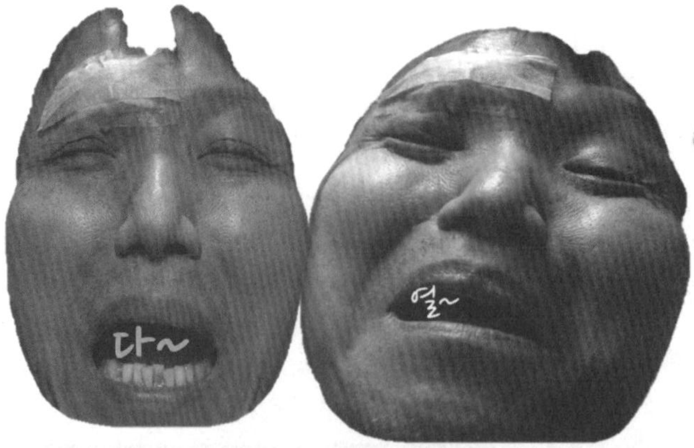

응답하라

기시
정지

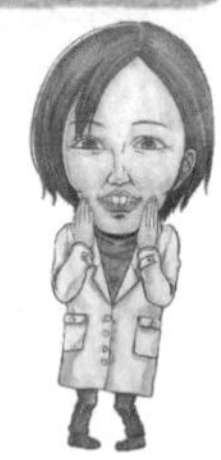

Multifidus thoracis muscle

Origin

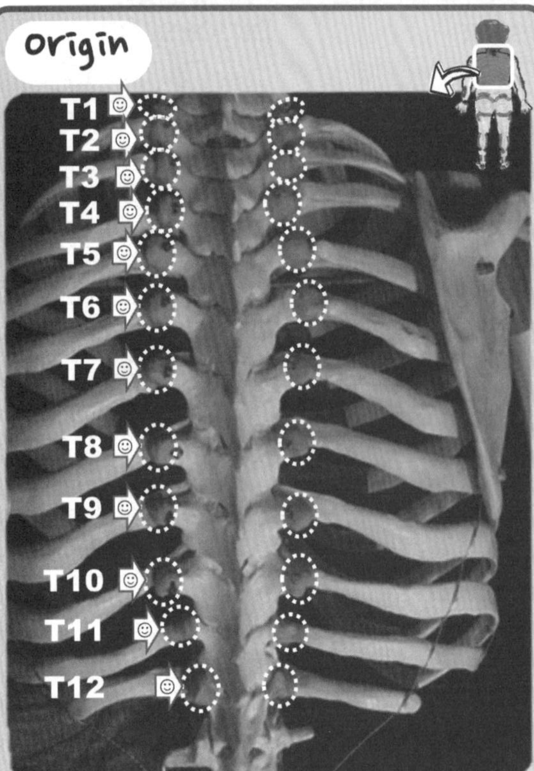

☺ 가슴**흉**胸 쇠몽둥이**추**椎 (≒ 등뼈)
(☜ T1 ~ T12)의
가로**횡**橫 부딪칠**돌**突 일어날**기**起 (≒ 가로돌기)

☺ **Transverse processes** of the
thoracic vertebrae (T1 ~ T12)

insertion

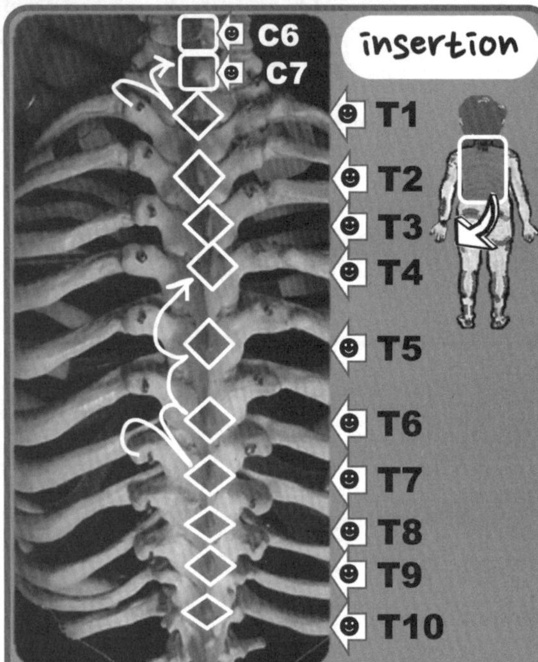

☻ 일어날**기**起 비로소**시**始 떼**부**部로 부터
2~4개 위에 존재하는

☞ 가슴**흉**胸 쇠몽둥이**추**椎 (≒ 등뼈) 의
가시나무**극**棘 부딪칠**돌**突 일어날**기**起
(≒ 가시돌기)

☻ **Spinous process** of the
thoracic vertebrae
2 ~ 4 levels above **origin**

3-125

Multifidus lumborum

허리 요 腰 많을 다 多 찢을 열 裂 힘줄 근 筋

≒ 허리 뭇 갈래근

innervation 신경지배

☞ segmentally by the medial branches of the posterior primary divisions of the spinal nerves

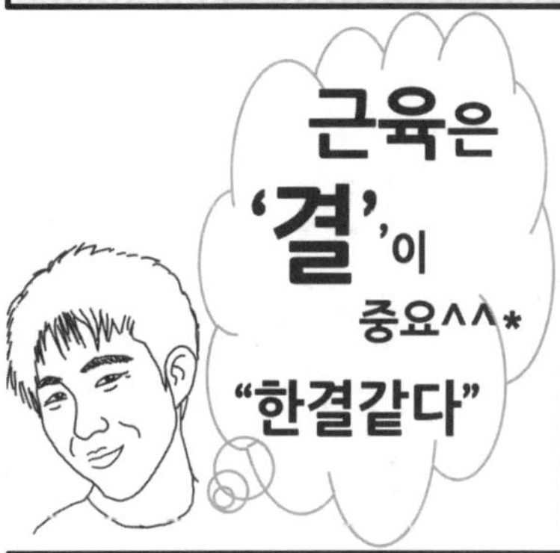

origin 시작 부위

Sacrum
Posterior sacroiliac ligament
Mammillary process

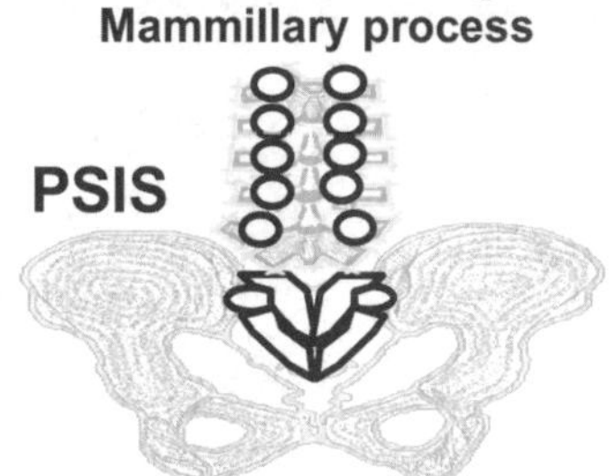

insertion 정지 부위

Spinous process

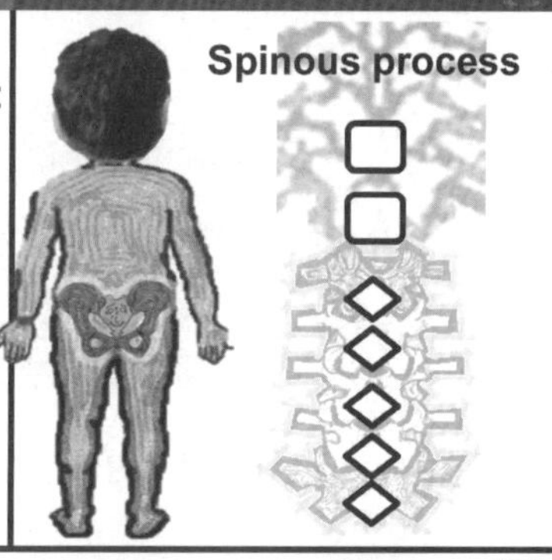

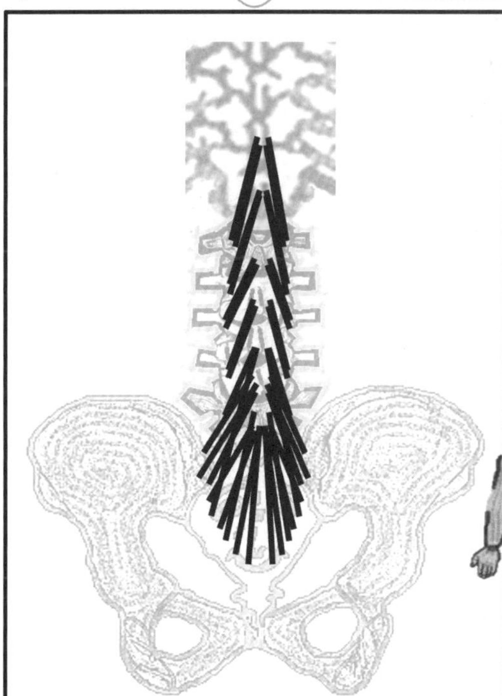

Motion 움직임

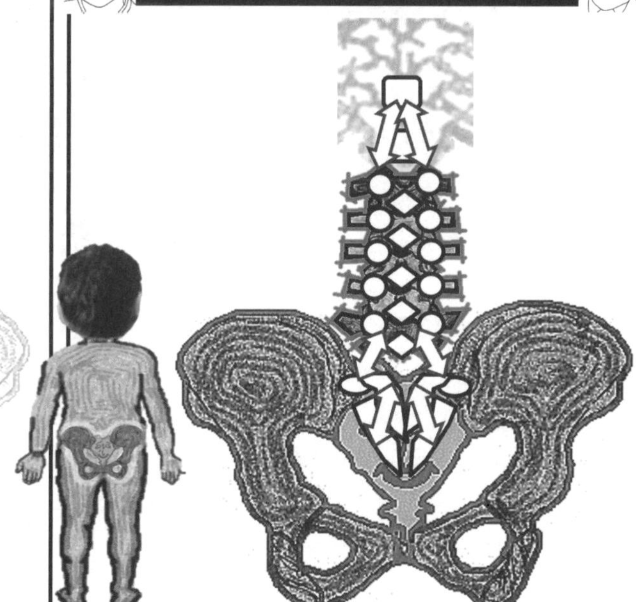

3-125-1

허리**요**腰
많을**다**多
찢을**열**裂
힘줄**근**筋

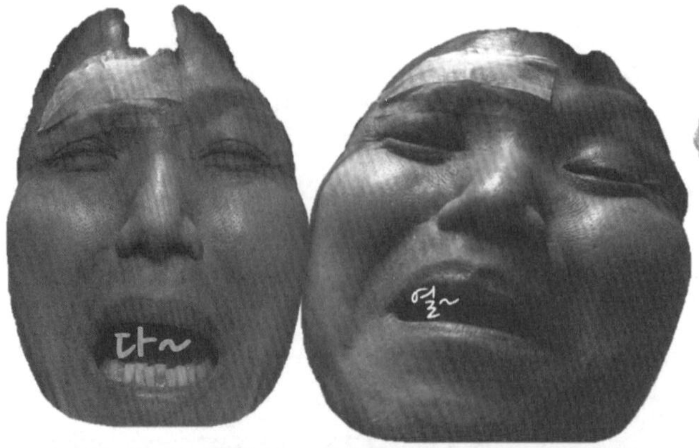

응답하라

기시
정지

Multifidus lumborum muscle

origin

뭇: (사전적의미) 수효가 매우 많은
* 생선을 묶어 세는 단위 등,,,
(한 뭇은 생선 열 마리를 이른다)

㉠ '뒤**후**後 깔개**천**薦 창자**장**腸 질길**인**靭 띠**대**帶'
(≒ 뒤엉치엉덩인대)

㉠ **' Posterior sacroiliac ligament '**

㉡ [넓을**관**寬 뼈**골**骨 (≒ 볼기뼈) 의]
뒤**후**後 위**상**上 창자**장**腸 뼈**골**骨 가시나무**극**棘
(≒ 위뒤엉덩뼈가시)

㉡ **Posterior superior iliac spine (PSIS)** of the hip bone

㉢ 깔개**천**薦 뼈**골**骨 (≒ 엉치뼈) 의
뒤**후**後 낯**면**面

㉢ **Posterior surface** of the **sacrum**

㉣ **(제 1 번에서 ~ 제 5 번)**
허리**요**腰 쇠뭉둥이**추**椎 (≒ 허리뼈) 의
☞ 젖**유**乳 머리**두**頭 부딪칠**돌**突 일어날**기**起
(≒ 꼭지돌기)

㉣ **Mammillary processes of the lumbar vertebrae (L1 ~ L5)**

insertion

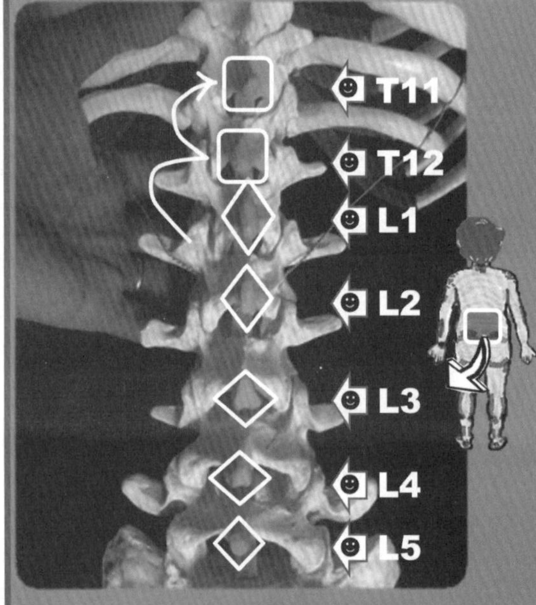

☻ 일어날**기**起 비로소**시**始 떼**부**部로 부터
2~4개 위에 존재하는
☞ 허리**요**腰 쇠뭉둥이**추**椎 (≒ 허리뼈) 의
가시나무**극**棘 부딪칠**돌**突 일어날**기**起
(≒ 가시돌기)

☻ **Spinous process** of the **lumbar vertebrae**
2 ~ 4 levels above **origin**

3-125-2

허리**요**腰
많을**다**多
찢을**열**裂
힘줄**근**筋

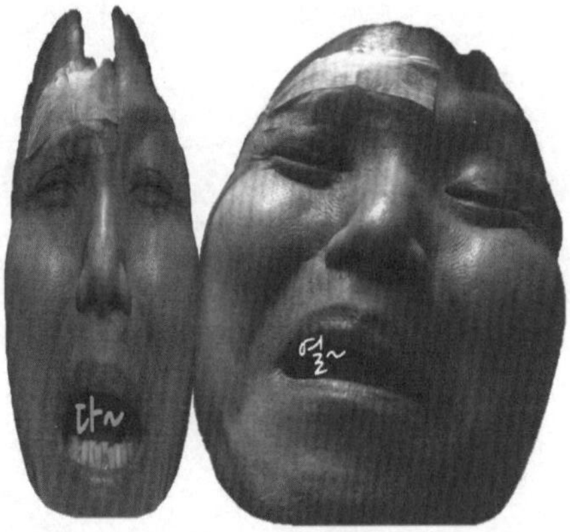

응답하라 기시 정지

Multifidus lumborum muscle

Origin

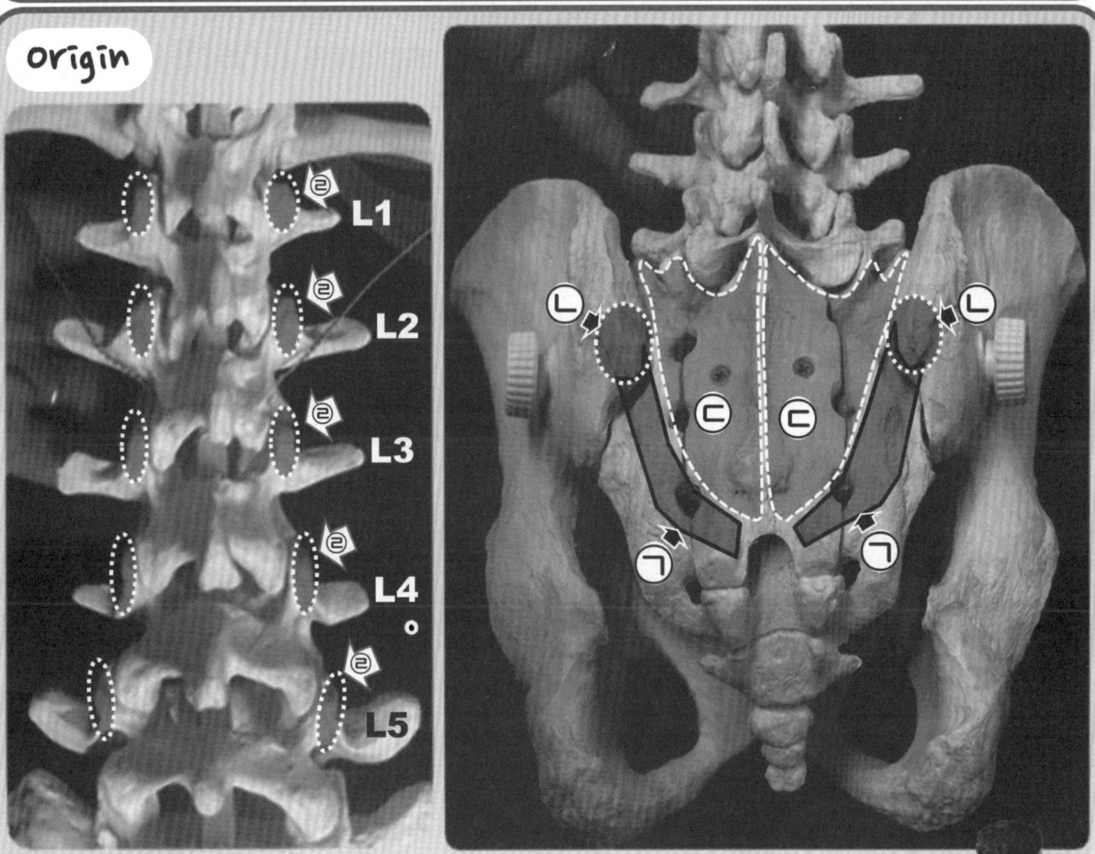

㉠ '**후천장인대**, posterior sacroiliac ligament'
㉡ **후상장골극** posterior superior iliac spine
㉢ **천골**의 후면 posterior surface of the sacrum
㉣ **요추**의 **유두돌기** Mammillary processes of the lumbar vertebrae (L1 ~ L5)

3-125-3

간여(방패간干 더불여與 : 어떤 일에 간섭하여 참여함)할 참參
상고(자세할상詳 생각할고考 : 꼼꼼하게 따져서 검토하거나 참고함)할 고考

Posterior superior iliac spine (PSIS)
뒤후後 위상上 창자장腸 뼈골骨 가시나무극棘 ≒ 위뒤엉덩뼈가시

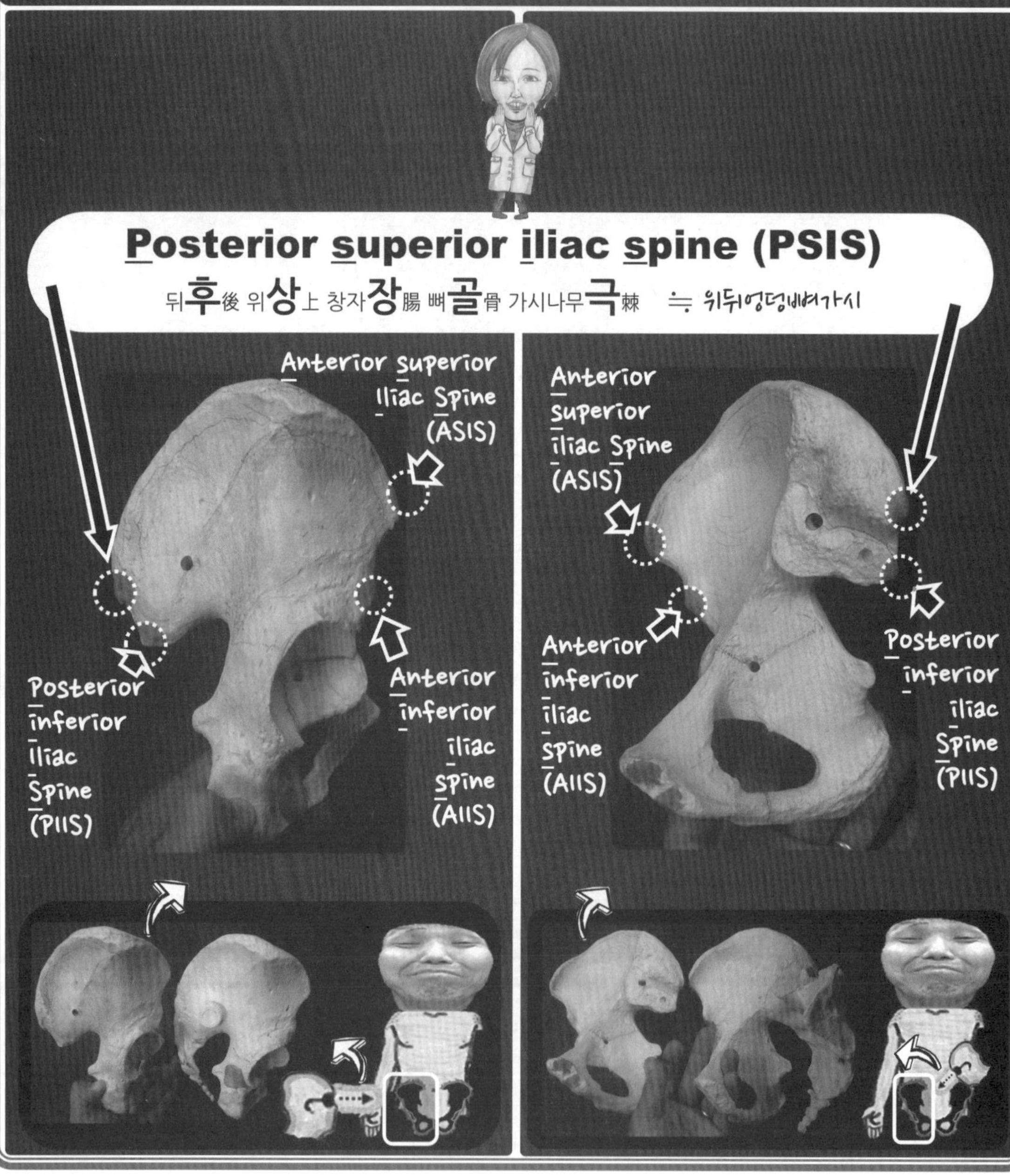

3-125-4

간여(방패간干 더불여與 : 어떤 일에 간섭하여 참여함)할 참參

상고(자세할상詳 생각할고考 : 꼼꼼하게 따져서 검토하거나 참고함)할 고考

Mammillary process

젖유乳 머리두頭 부딪칠돌突 일어날기起 (≒ 꼭지돌기)

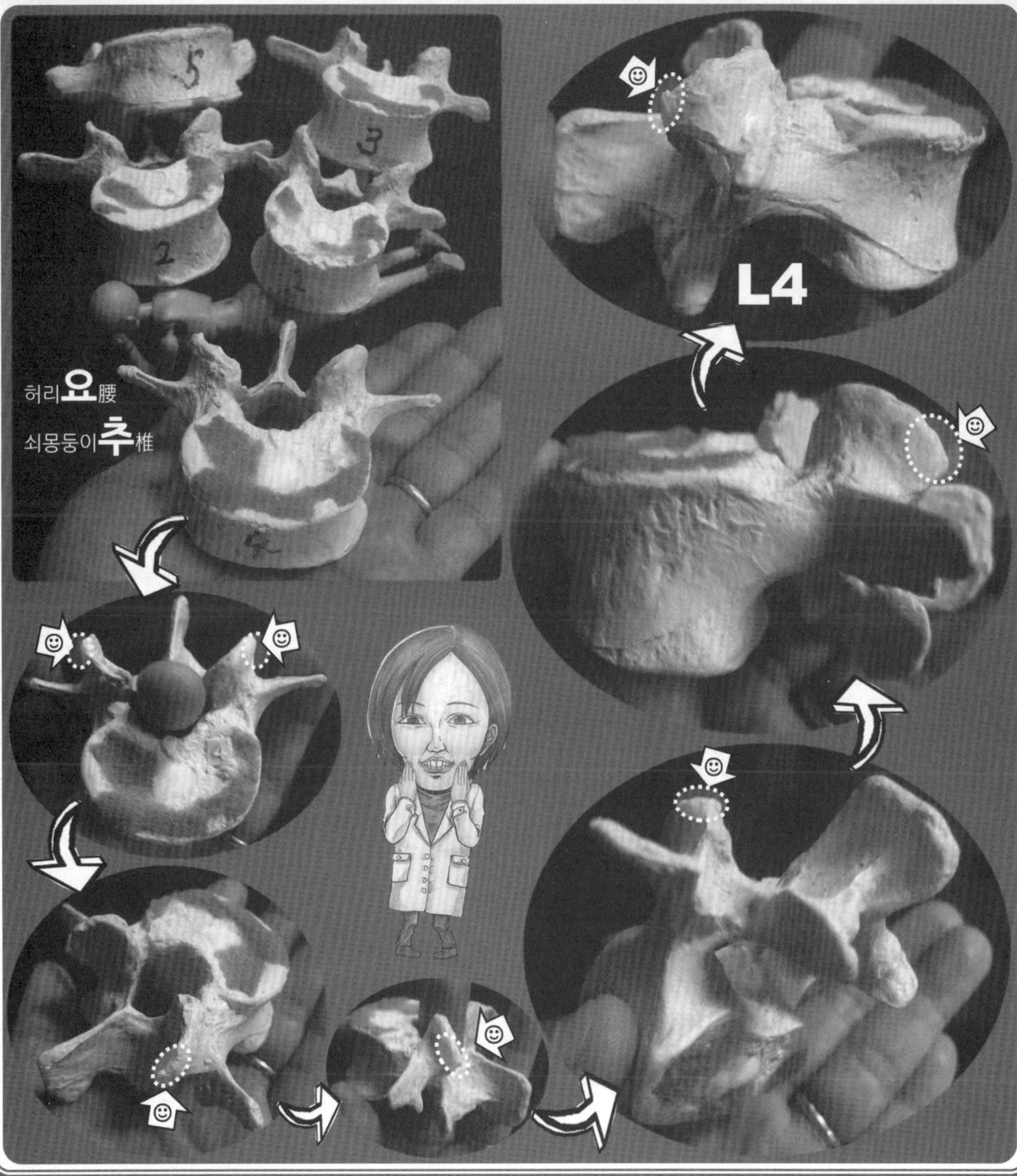

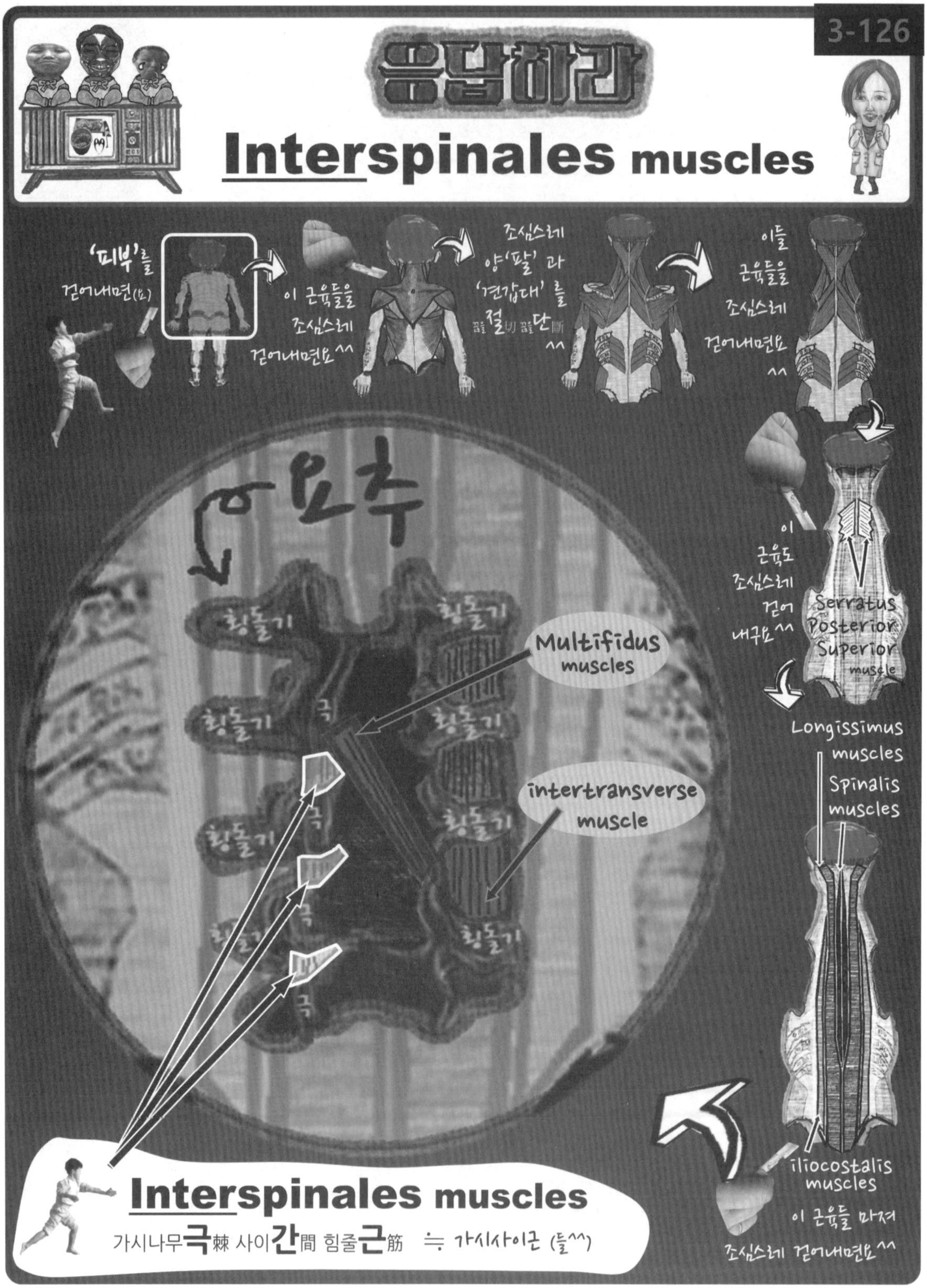
3-126
응답하라
Interspinales muscles
'피부'를 걷어내면(요)
이 근육들을 조심스레 걷어내면요^^
조심스레 양'팔'과 '견갑대'를 절단^^
이들 근육들을 조심스레 걷어내면요^^
이 근육도 조심스레 걷어내구요^^
Serratus Posterior Superior muscle
Longissimus muscles
Spinalis muscles
iliocostalis muscles
이 근육들 마저 조심스레 걷어내면요^^
요추
횡돌기
극
Multifidus muscles
intertransverse muscle
Interspinales muscles
가시나무극棘 사이간間 힘줄근筋 ≒ 가시사이근 (들^^)

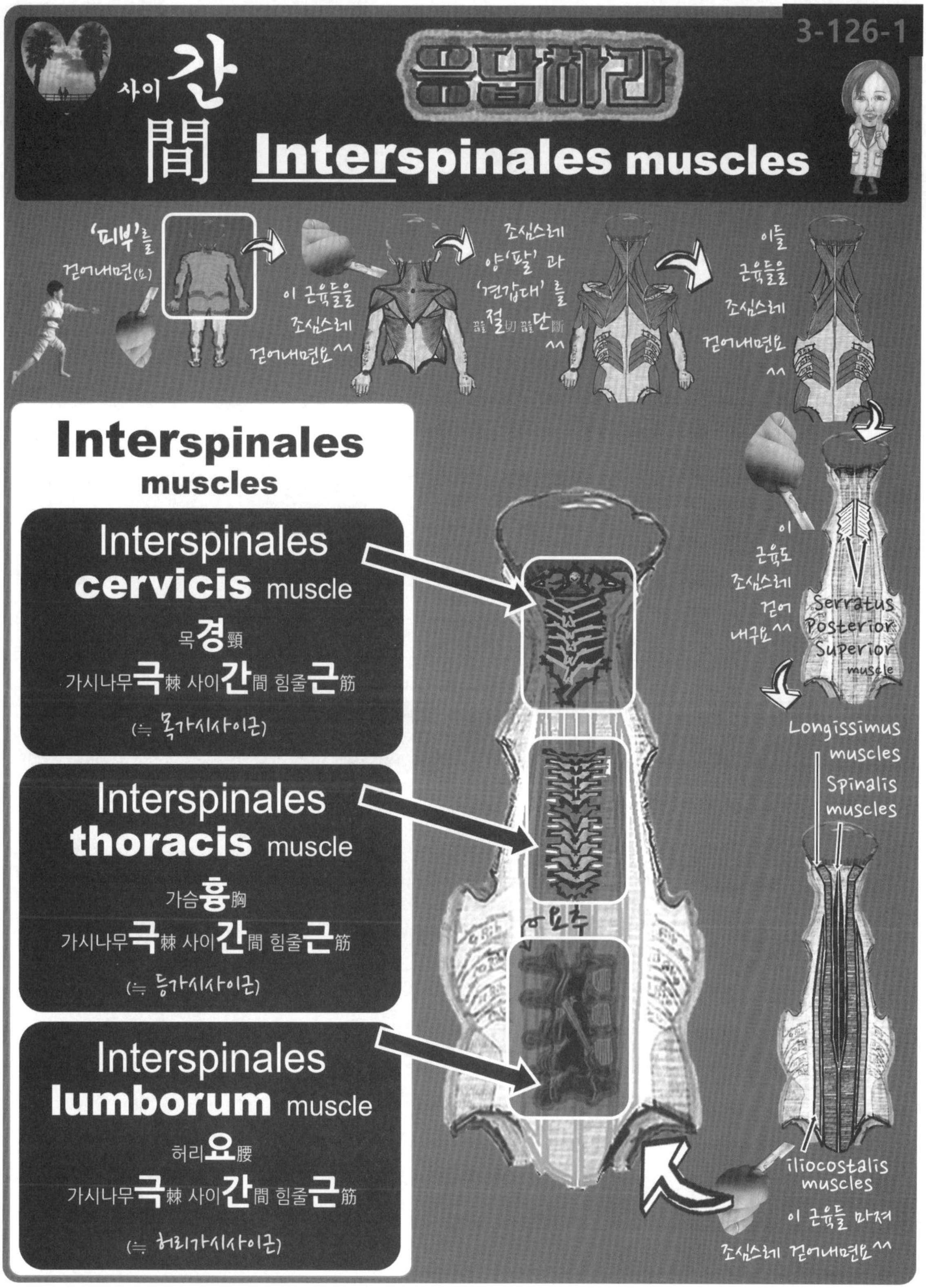
3-126-1
사이 간
間
응답하라
Interspinales muscles
'피부'를 걷어내면(요)
이 근육들을 조심스레 걷어내면요 ^^
조심스레 양'팔'과 '견갑대'를 끊을 절切 끊을 단斷 ^^
이들 근육들을 조심스레 걷어내면요 ^^
이 근육도 조심스레 걷어 내구요 ^^
Serratus Posterior Superior muscle
Longissimus muscles
Spinalis muscles
iliocostalis muscles
이 근육들 마저 조심스레 걷어내면요 ^^
요추
Interspinales muscles
Interspinales cervicis muscle
목경頸
가시나무극棘 사이간間 힘줄근筋
(≒ 목가시사이근)
Interspinales thoracis muscle
가슴흉胸
가시나무극棘 사이간間 힘줄근筋
(≒ 등가시사이근)
Interspinales lumborum muscle
허리요腰
가시나무극棘 사이간間 힘줄근筋
(≒ 허리가시사이근)

3-127

Interspinales Cervicis

목 경 頸 가시나무 극 棘 사이 간 間 힘줄 근 筋

≒ 목 가시사이근

innervation 신경지배

☞ segmentally by the medial branches of the posterior primary divisions of the spinal nerves

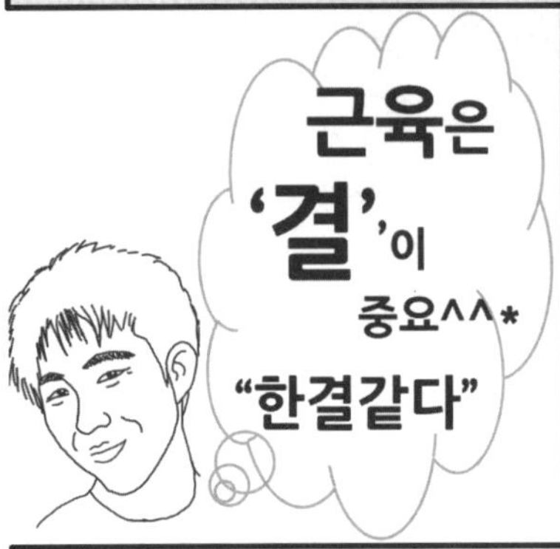

origin 시작 부위

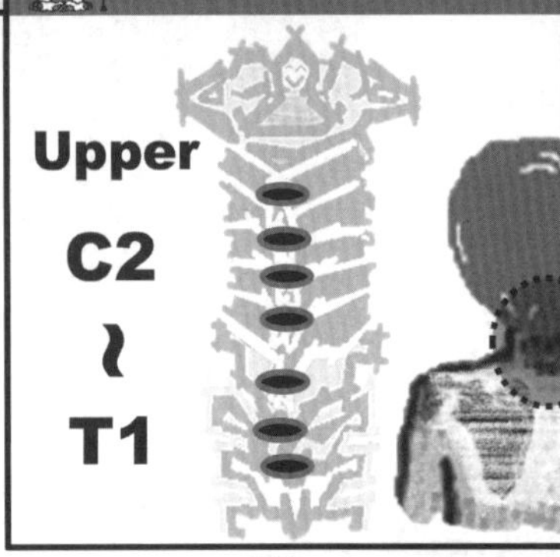

insertion 정지 부위

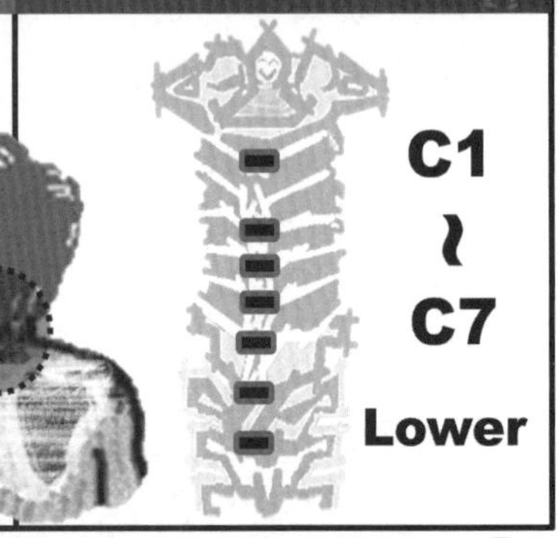

Motion 움직임

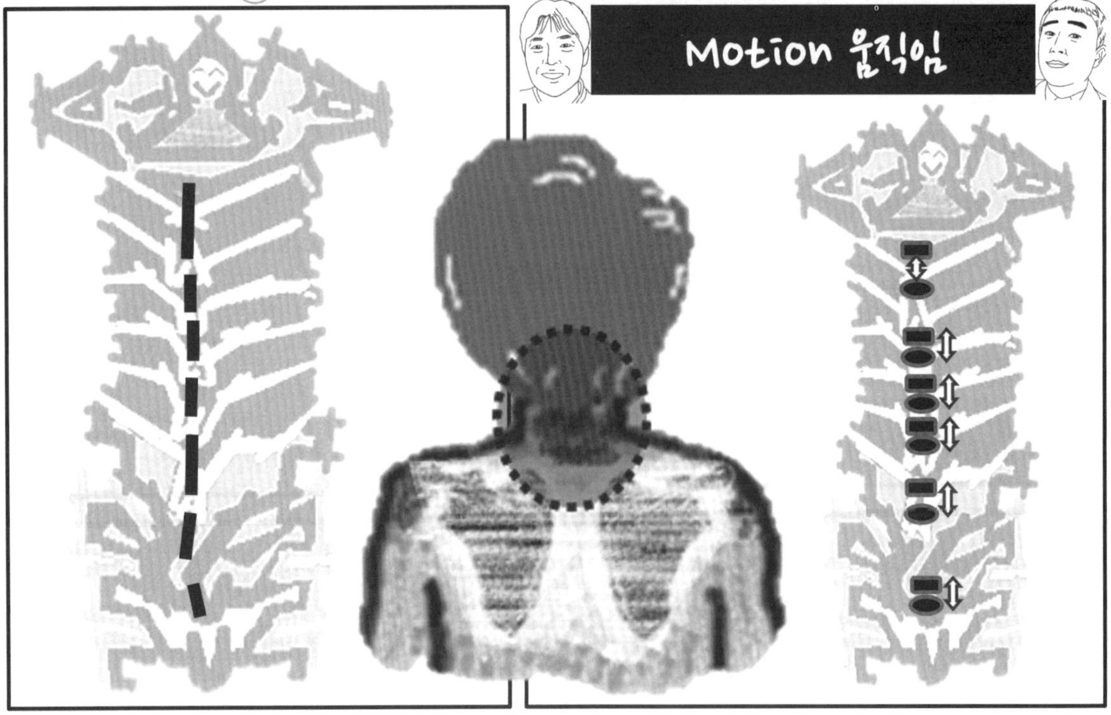

3-127-1

응답하라

기시 정지

목**경**頸
가시나무**극**棘
사이**간**間
힘줄**근**筋

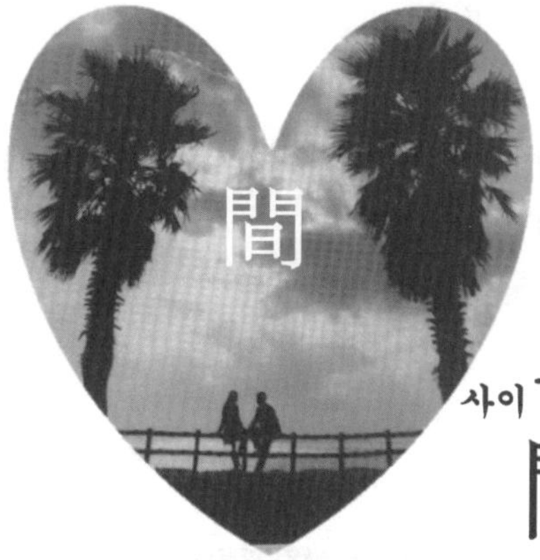

사이 **간** 間

<u>Inter</u>spinales cervicis muscle

origin

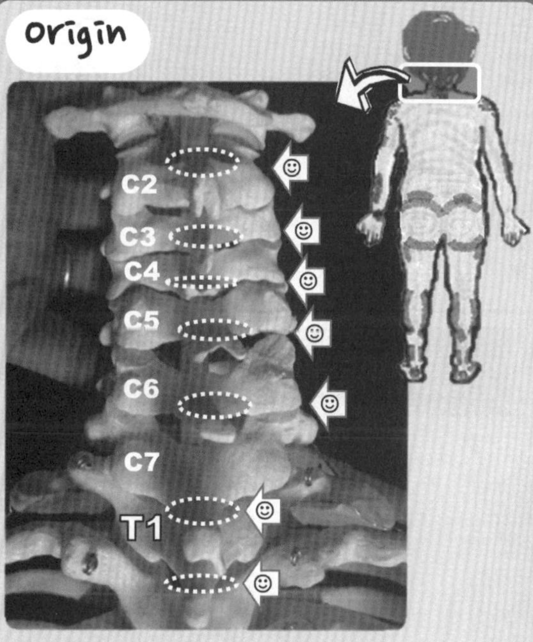

☺ 등마루**척**脊 쇠몽둥이**추**椎 뼈**골**骨
(☞ **제 2 번** 목**경**頸 **추**椎 에서~
제 1 번 가슴**흉**胸 **추**椎) 의
가시나무**극**棘 부딪칠**돌**突 일어날**기**起
(≒ 가시돌기) ► 위**상**上 떼**부**部

☺ **Upper part** of the
spinous processes
of spinal vertebrae (C2 ~ T1)

insertion

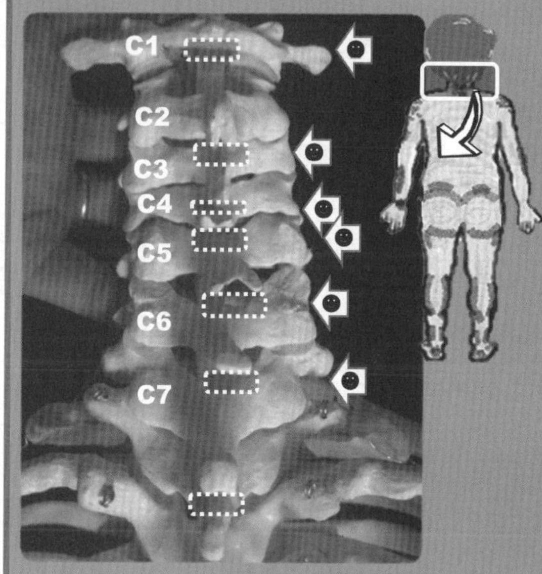

☻ 등마루**척**脊 쇠몽둥이**추**椎 뼈**골**骨
(☞ **제 1 번** 목**경**頸 **추**椎 에서~
제 7 번 목**경**頸 **추**椎) 의
가시나무**극**棘 부딪칠**돌**突 일어날**기**起
(≒ 가시돌기) ► 아래**하**下 떼**부**部

☻ **Lower part** of the
spinous processes
of spinal vertebrae (C1 ~ C7)

3-128

Interspinales thoracis

가슴 흉胸 가시나무 극棘 사이 간間 힘줄 근筋

≒ 등 가시사이근

innervation 신경지배

☞ segmentally by the medial branches of the posterior primary divisions of the spinal nerves

Origin 시작 부위

Upper T2 ~ L1

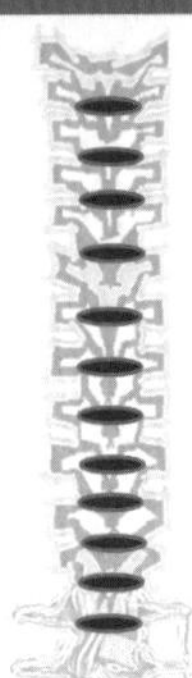

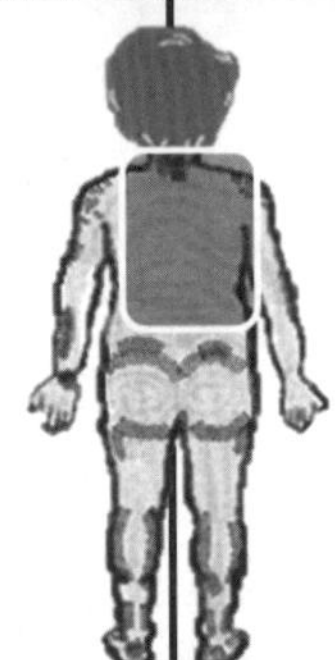

insertion 정지 부위

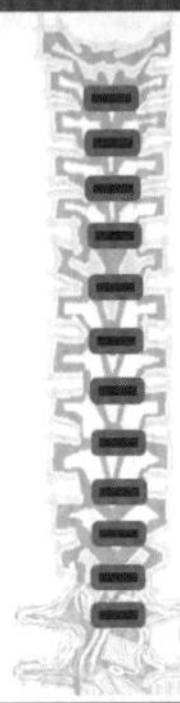

T1 ~ T12 Lower

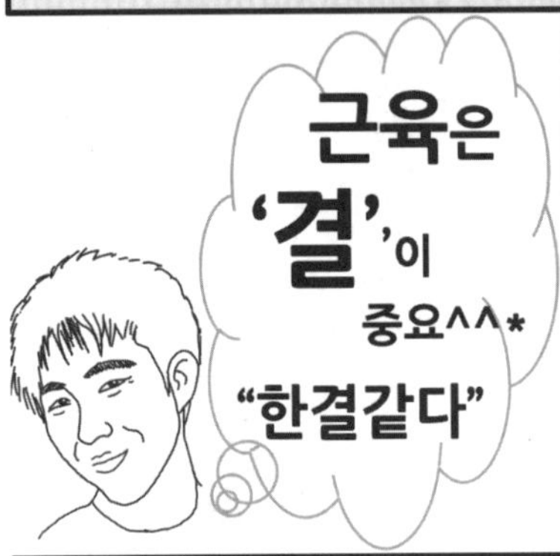

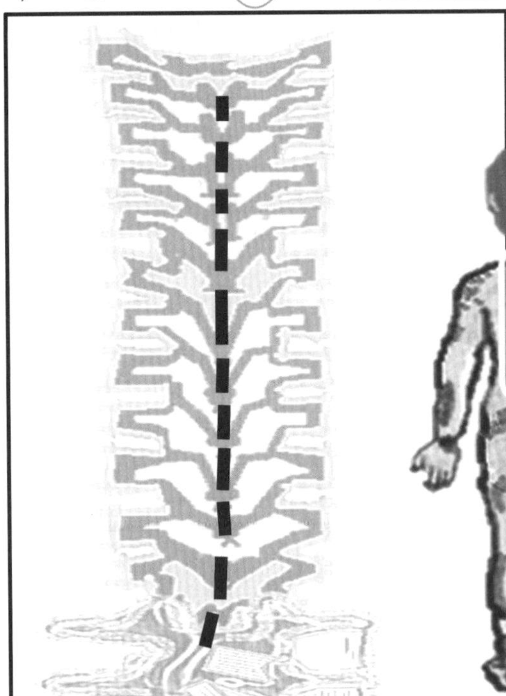

Motion 움직임

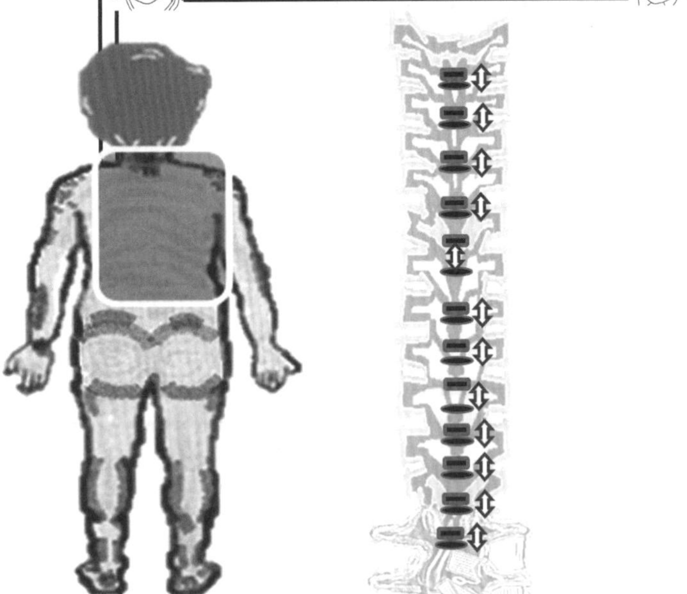

3-128-1

가슴**흉**胸
가시나무**극**棘
사이**간**間
힘줄**근**筋

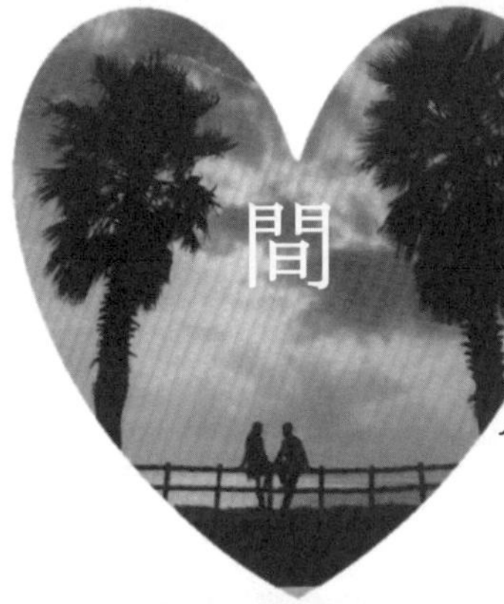

사이 **간** 間

응답하라

기시
정지

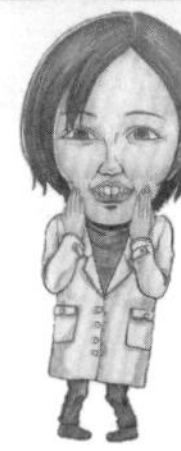

<u>Inter</u>spinales thoracis muscle

origin

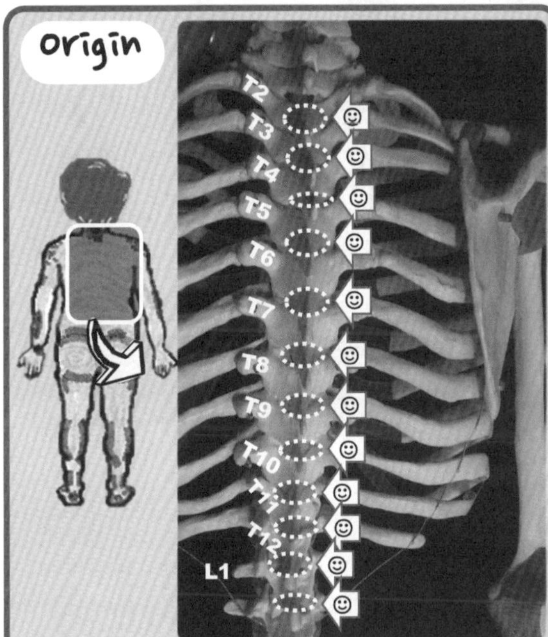

☺ 등마루**척**脊 쇠몽둥이**추**椎 뼈**골**骨
(☞ **제 2 번** 가슴**흉**胸 **추**椎 에서~
제 1 번 허리**요**腰 **추**椎) 의
가시나무**극**棘 부딪칠**돌**突 일어날**기**起
(≒ 가시돌기) ► 위**상**上 떼**부**部

☺ **Upper part** of the
spinous processes
of spinal vertebrae (T2 ~ L1)

insertion

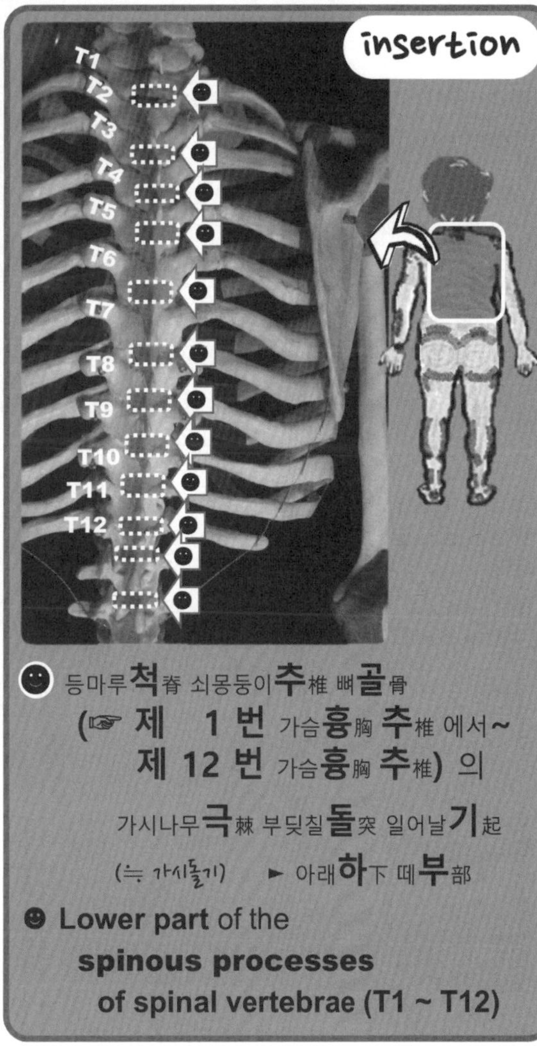

☻ 등마루**척**脊 쇠몽둥이**추**椎 뼈**골**骨
(☞ **제 1 번** 가슴**흉**胸 **추**椎 에서~
제 12 번 가슴**흉**胸 **추**椎) 의
가시나무**극**棘 부딪칠**돌**突 일어날**기**起
(≒ 가시돌기) ► 아래**하**下 떼**부**部

☻ **Lower part** of the
spinous processes
of spinal vertebrae (T1 ~ T12)

3-129

Interspinales lumborum

허리 요腰 가시나무 극棘 사이 간間 힘줄 근筋

≒ 허리 가시사이근

innervation 신경지배

☞ segmentally by the medial branches of the posterior primary divisions of the spinal nerves

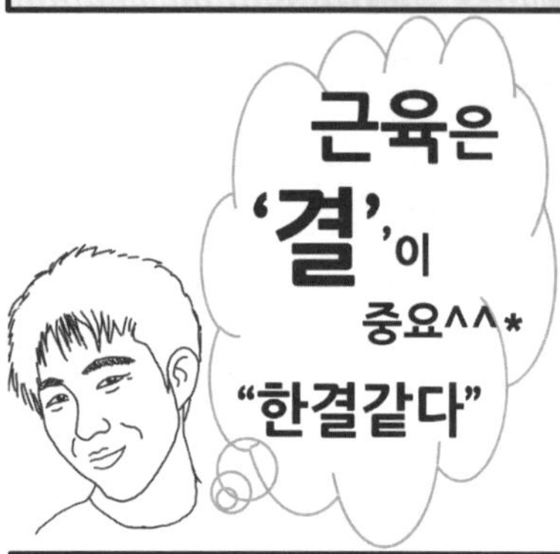

Origin 시작 부위

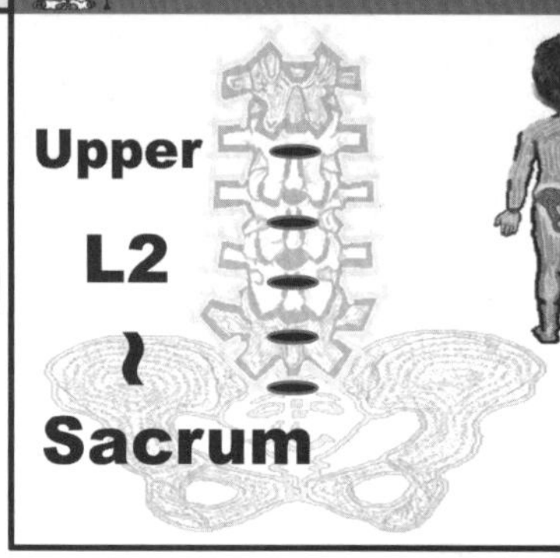

insertion 정지 부위

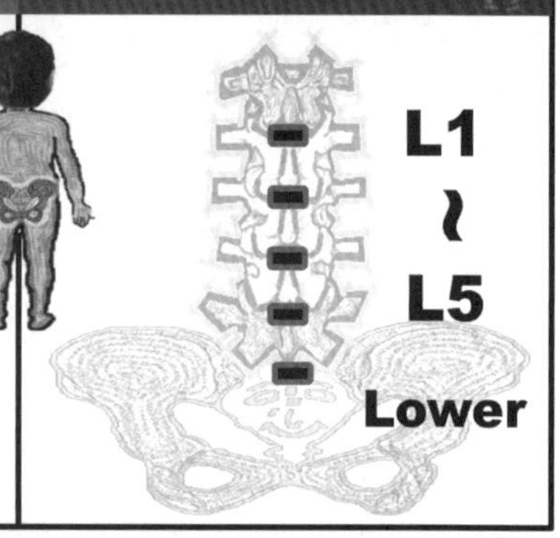

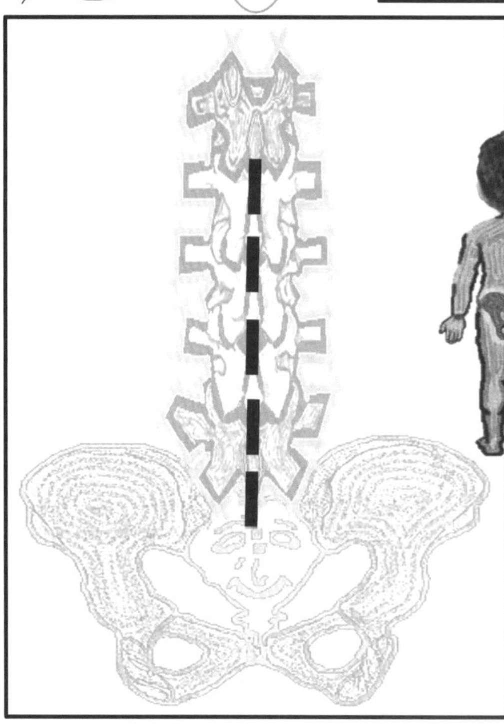

Motion 움직임

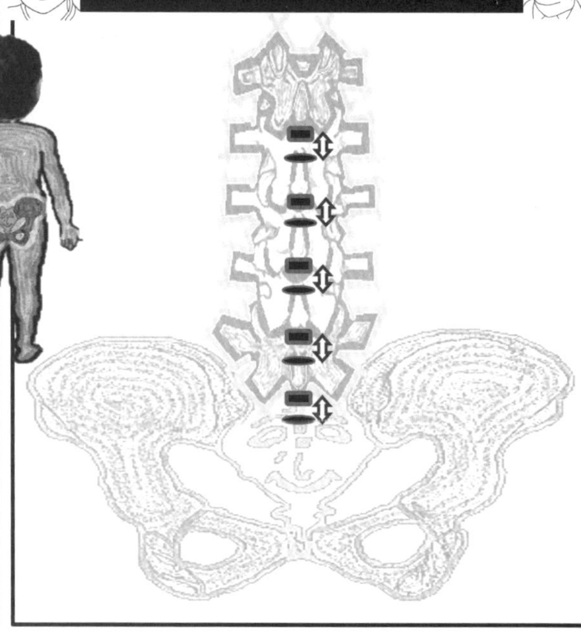

3-129-1

허리**요**腰
가시나무**극**棘
사이**간**間
힘줄**근**筋

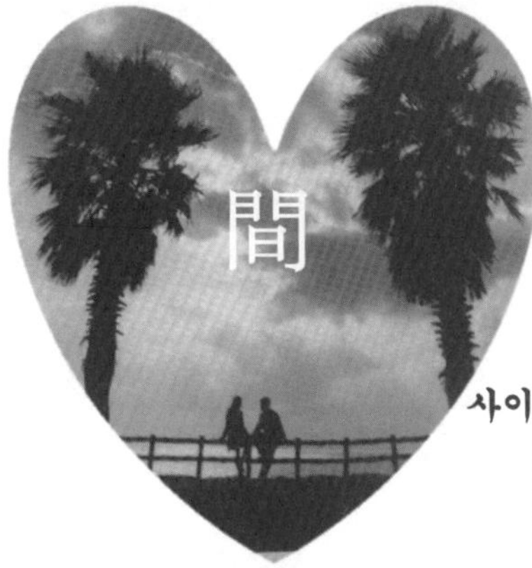

사이 **간**
間

응답하라

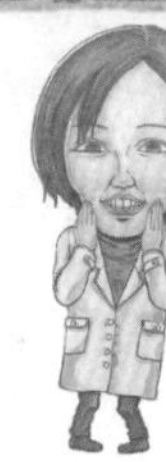

기시
정지

<u>Inter</u>spinales lumborum muscle

origin

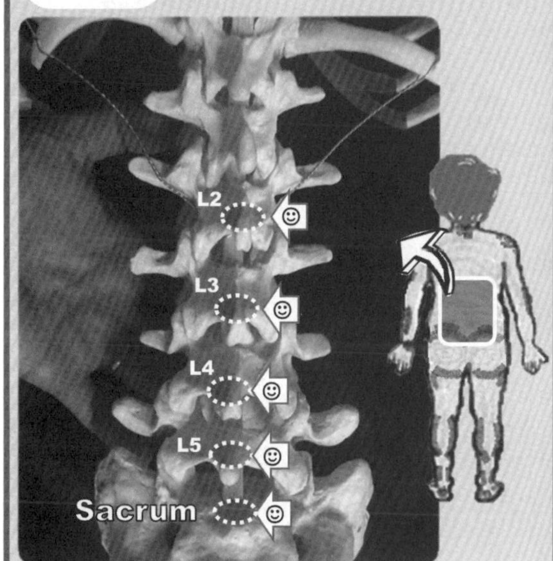

☺ 등마루**척**脊 쇠몽둥이**추**椎 뼈**골**骨
(☞ **제 2 번** 허리**요**腰 **추**椎 에서~
깔개**천**薦 뼈**골**骨) 의

가시나무**극**棘 부딪칠**돌**突 일어날**기**起
(≒ 가시돌기) ► 위**상**上 떼**부**部

☺ **Upper part** of the
spinous processes
of **spinal vertebrae (L2 ~ sacrum)**

insertion

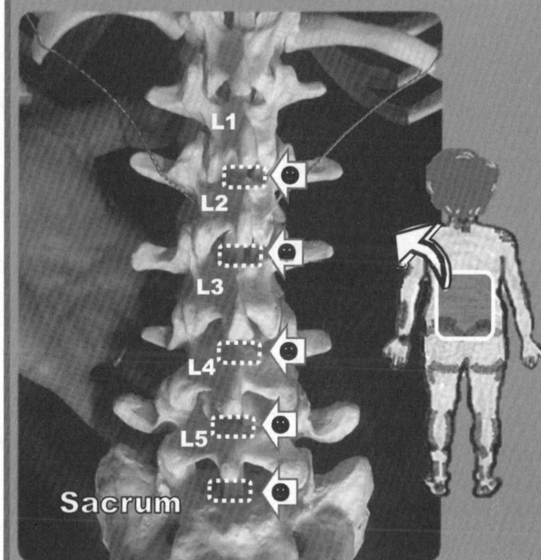

☻ 등마루**척**脊 쇠몽둥이**추**椎 뼈**골**骨
(☞ **제 1 번** 허리**요**腰 **추**椎 에서~
제 5 번 허리**요**腰 **추**椎) 의

가시나무**극**棘 부딪칠**돌**突 일어날**기**起
(≒ 가시돌기) ► 아래**하**下 떼**부**部

☻ **Lower part** of the
spinous processes
of **spinal vertebrae (L1 ~ L5)**

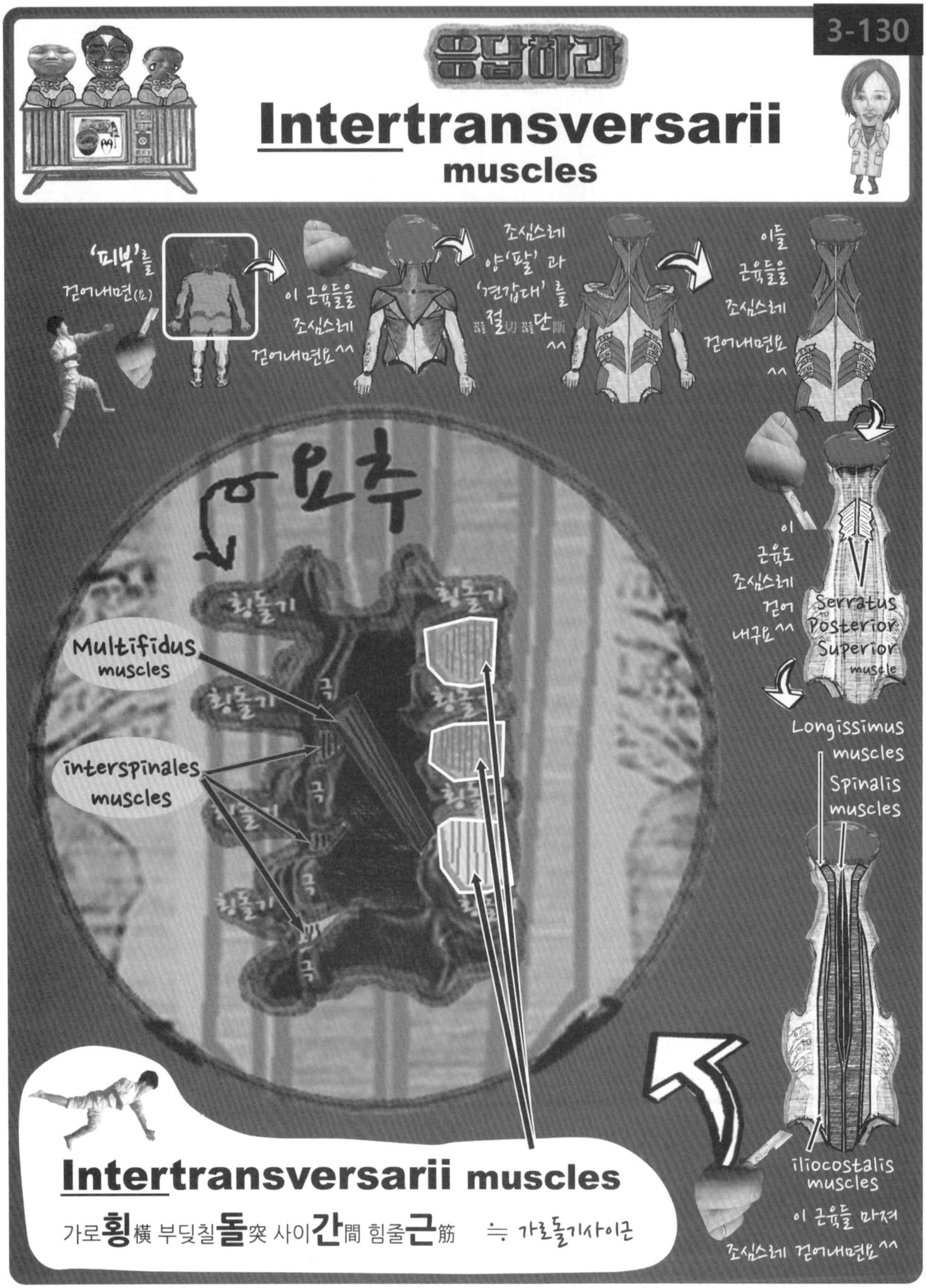
3-130
응답하라
Intertransversarii muscles
'피부'를 걷어내면(요)
이 근육들을 조심스레 걷어내면요 ^^
조심스레 양'팔'과 '견갑대'를 절切 단斷 ^^
이들 근육들을 조심스레 걷어내면요 ^^
이 근육도 조심스레 걷어내구요 ^^
Serratus Posterior Superior muscle
Longissimus muscles
Spinalis muscles
iliocostalis muscles
이 근육들 마저 조심스레 걷어내면요 ^^
요추
횡돌기
극
Multifidus muscles
interspinales muscles
Intertransversarii muscles
가로횡橫 부딪칠돌突 사이간間 힘줄근筋 ≒ 가로돌기사이근

Intertransversarii muscles

Cervical Intertransversarii muscle

목**경**頸 가로**횡**橫 부딪칠**돌**돌
사이**간**間 힘줄**근**筋 (≒ 목가로돌기사이근)

Anterior CIT

앞**전**前 목**경**頸
횡돌간근
(≒ 앞목 가로돌기사이근)

Posterior CIT

뒤**후**後 목**경**頸
횡돌간근
(≒ 뒤목가로돌기사이근)

- **Lateral** 바깥**외**外 Posterior CIT
- **Medial** 안**내**內 Posterior CIT

Thoracic intertransversarii muscle

가슴**흉**胸 가로**횡**橫 부딪칠**돌**돌
사이**간**間 힘줄**근**筋 (≒ 등가로돌기사이근)

Lumbar Intertransversarii muscle

허리**요**腰 가로**횡**橫 부딪칠**돌**돌
사이**간**間 힘줄**근**筋 (≒ 허리가로돌기사이근)

Lateral CIT

바깥**외**外 허리**요**腰
횡돌간근
(≒ 가쪽허리가로돌기사이근)

- **Anterior** 앞**전**前 Lateral CIT
- **Posterior** 뒤**후**後 Lateral CIT

Medial CIT

안**내**內 허리**요**腰
횡돌간근
(≒ 안쪽허리 가로돌기사이근)

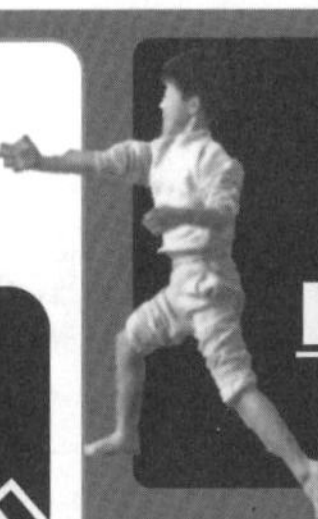

3-130-1

유답하라

Intertransversarii muscles

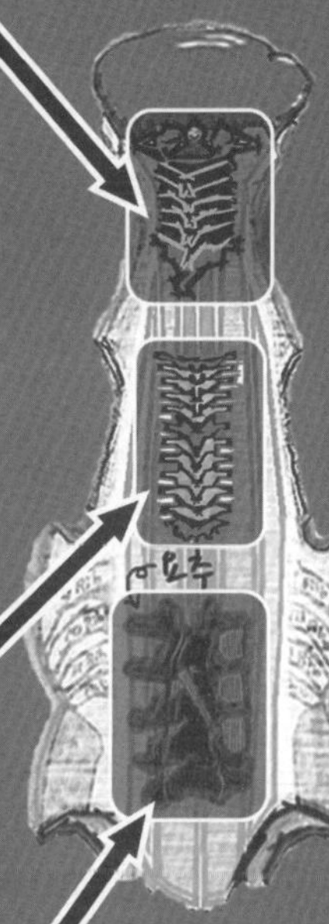

가로**횡**橫
부딪칠**돌**돌
사이**간**間
힘줄**근**筋

아하!
☞ "횡돌간근, intertransversarii muscle"은(요)
'목' 부분에서 가장, ☞ 발달해 있구요,
'가슴(thorax)'은 아래 부분에만 존재할
만큼 그 발달이 풍성하지 않구요,
'허리' 부분은 그 중간에 해당하는
발달을 확인·이해 하실
수 있습니다^^

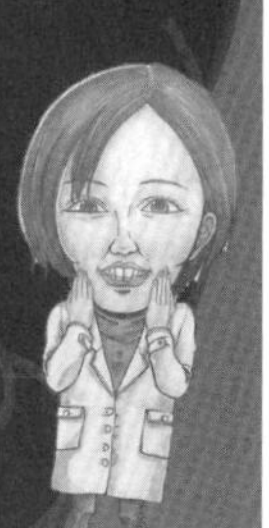

3-131

Cervical Intertransversarii

목 경頸 가로 횡橫 부딪칠 돌突 사이 간間 힘줄 근筋

≒ 목 가로돌기 사이근

innervation 신경지배

☞ Anterior (≒ ventral) & posterior (≒ vdorsal) rami of the spinal nerves

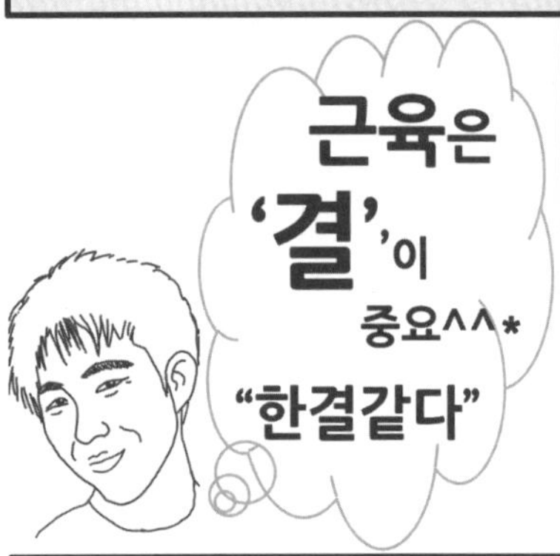

Origin 시작 부위

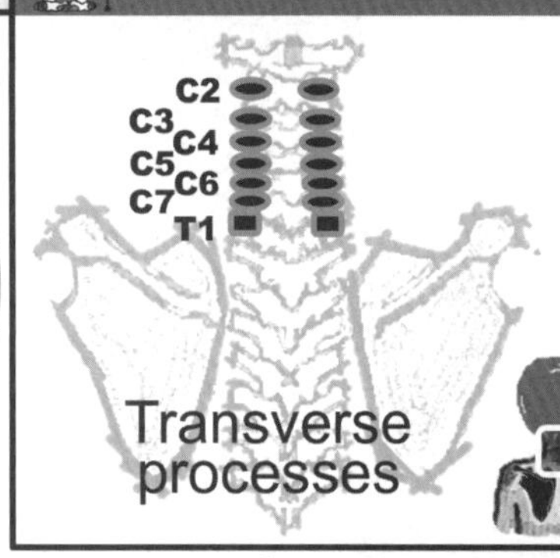

insertion 정지 부위

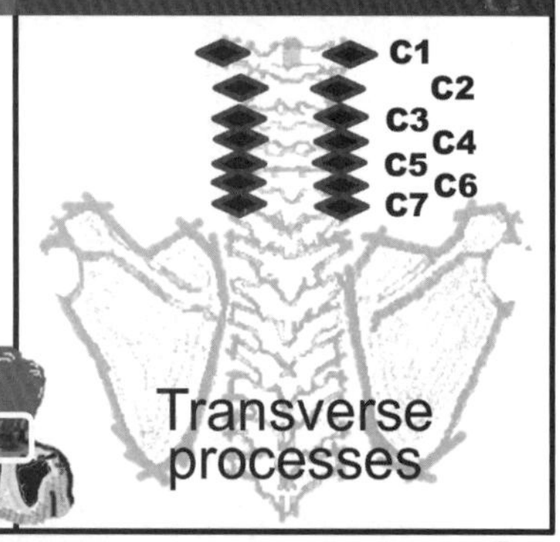

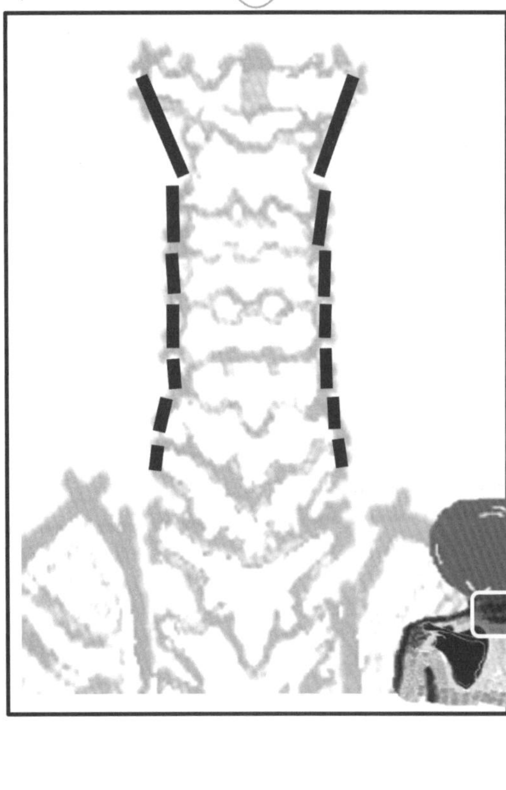

Motion 움직임

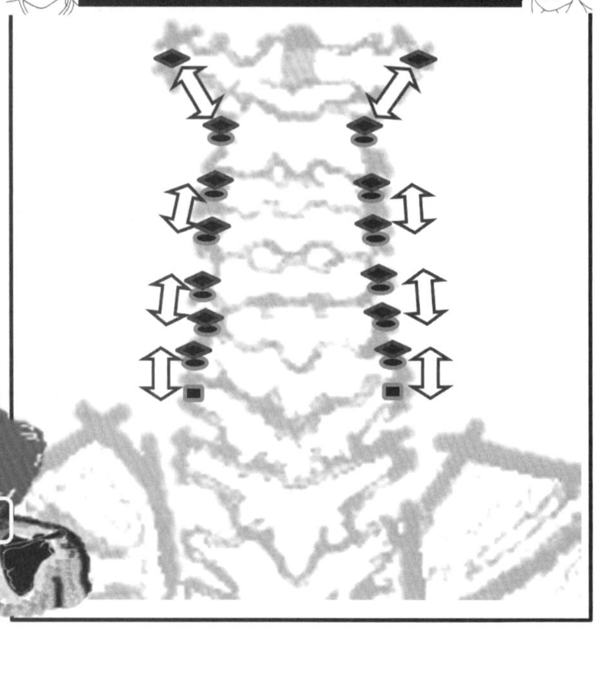

목**경**頸
가로**횡**橫
부딪칠**돌**突
사이**간**間
힘줄**근**筋

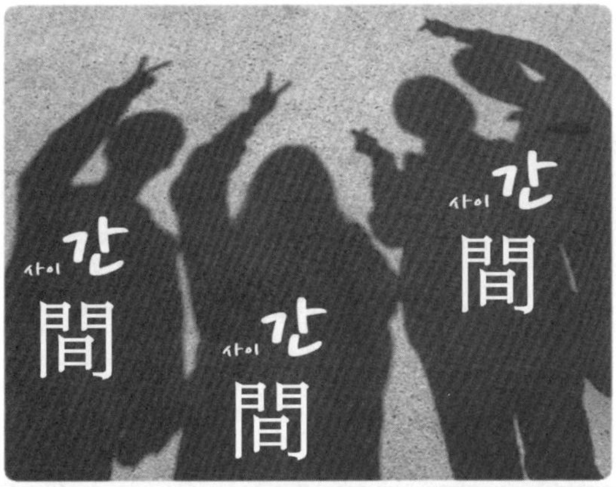

3-131-1

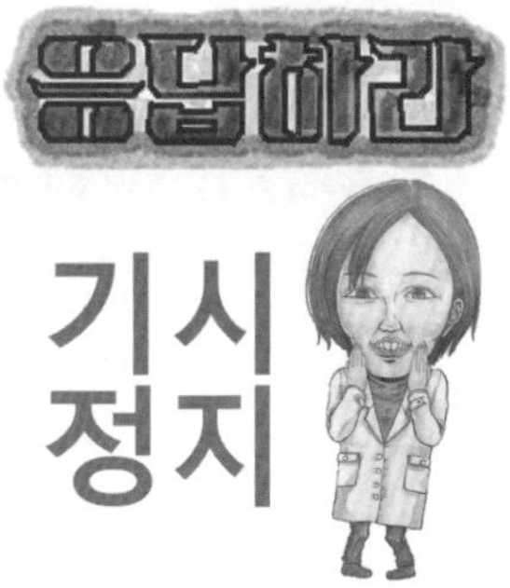

Cervical intertransversarii muscle

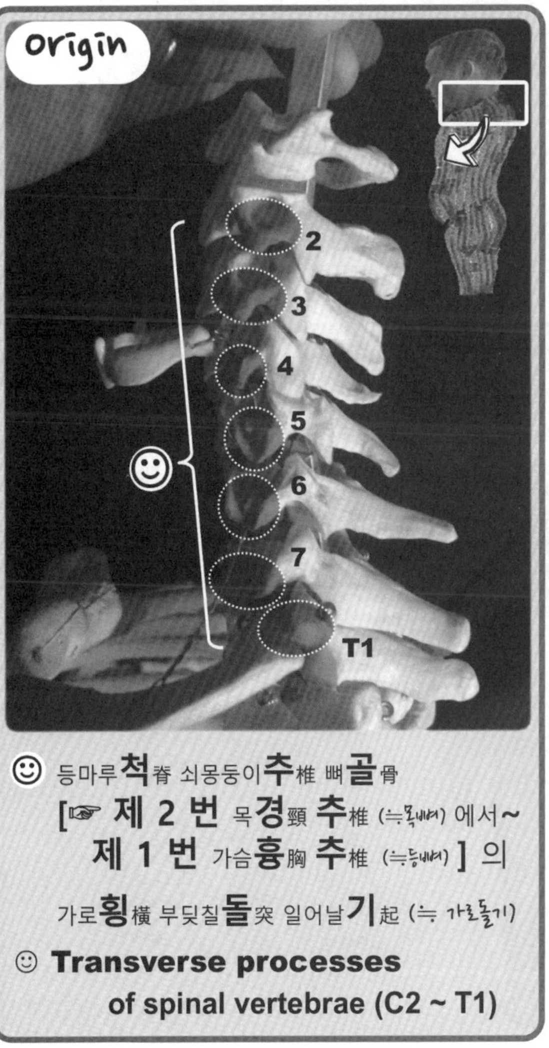

☺ 등마루**척**脊 쇠몽둥이**추**椎 뼈**골**骨
[☞ **제 2 번** 목**경**頸 **추**椎 (≒목뼈) 에서~
제 1 번 가슴**흉**胸 **추**椎 (≒등뼈)] 의
가로**횡**橫 부딪칠**돌**突 일어날**기**起 (≒ 가로돌기)

☺ **Transverse processes**
of spinal vertebrae (C2 ~ T1)

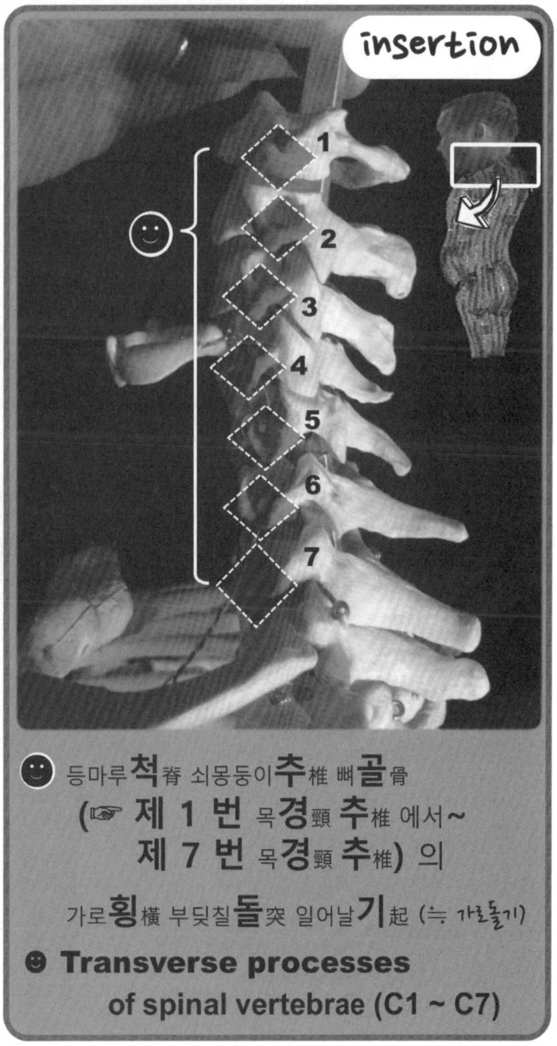

☻ 등마루**척**脊 쇠몽둥이**추**椎 뼈**골**骨
(☞ **제 1 번** 목**경**頸 **추**椎 에서~
제 7 번 목**경**頸 **추**椎) 의
가로**횡**橫 부딪칠**돌**突 일어날**기**起 (≒ 가로돌기)

☻ **Transverse processes**
of spinal vertebrae (C1 ~ C7)

3-132

Thoracic Intertransversarii

가슴 흉胸 가로 횡橫 부딪칠 돌突 사이 간間 힘줄 근筋

≒ 등 가로돌기 사이근

innervation 신경지배

☞ Posterior rami of the spinal nerves

Origin 시작 부위 | **insertion 정지 부위**

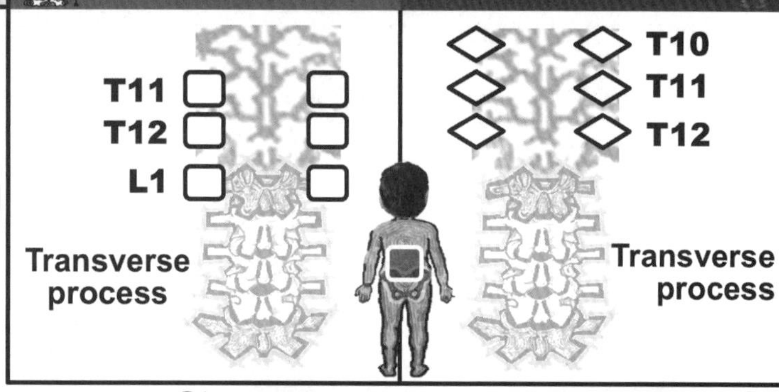

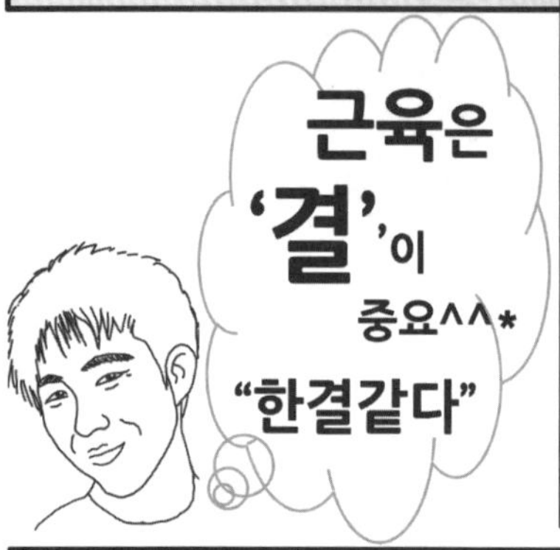

Motion 움직임

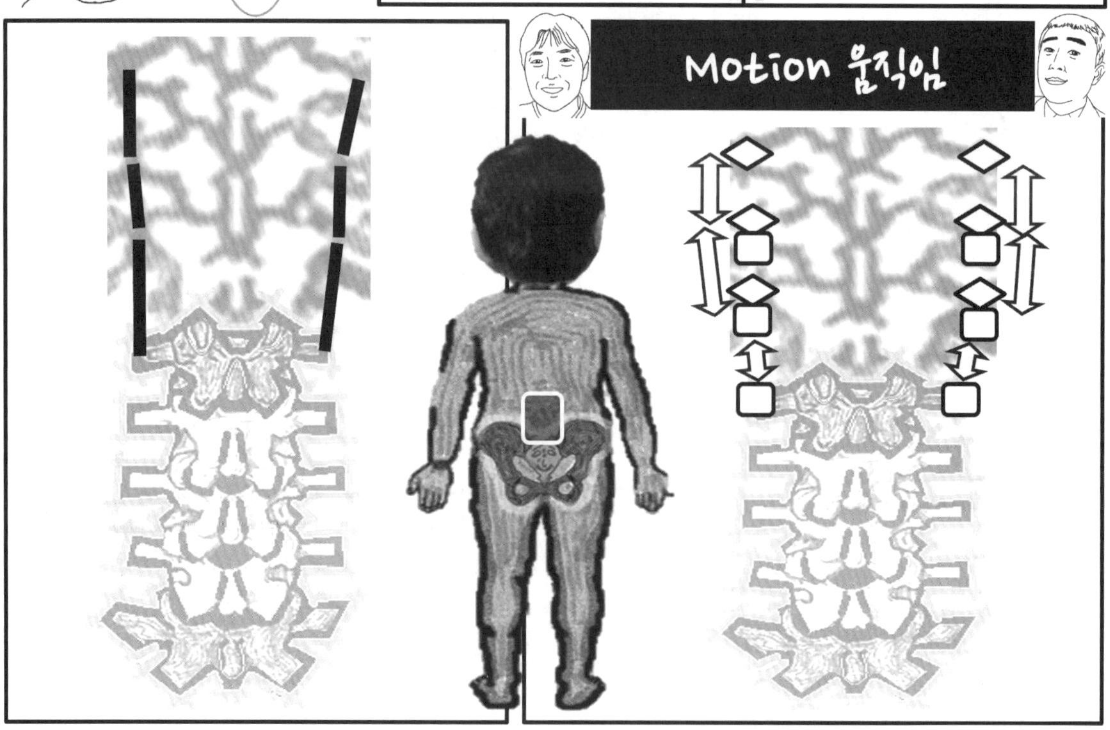

근육계

가슴**흉**頸
가로**횡**橫
부딪칠**돌**突
사이**간**間
힘줄**근**筋

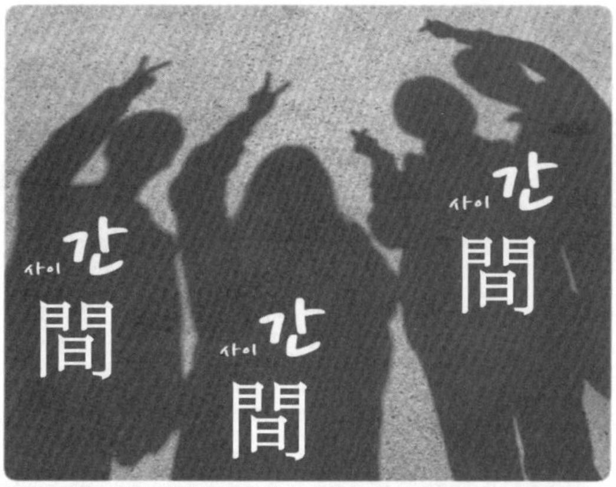

3-132-1

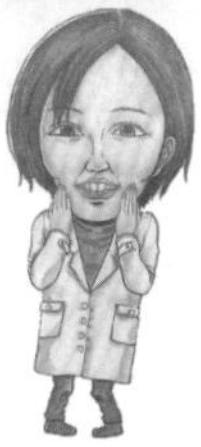

Thoracic intertransversarii muscle

origin

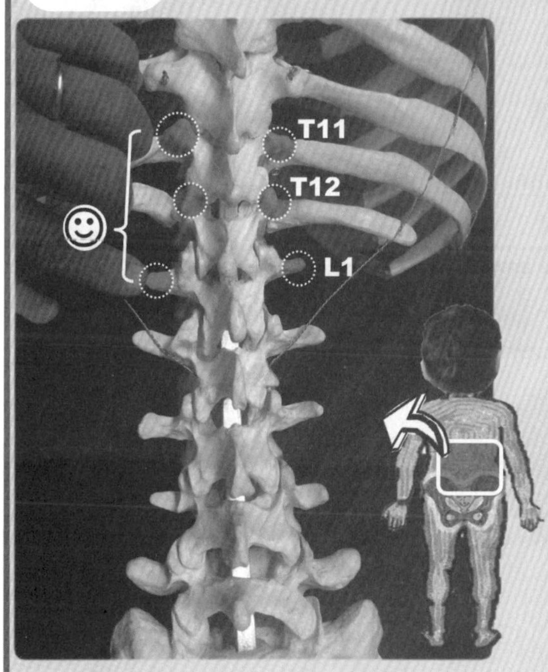

☺ 등마루**척**脊 쇠몽둥이**추**椎 뼈**골**骨
(☞ **제 11 번** 가슴**흉**胸 **추**椎 에서~
제 1 번 허리**요**腰 **추**椎) 의
가로**횡**橫 부딪칠**돌**突 일어날**기**起 (≒ 가로돌기)

☺ **Transverse processes of spinal vertebrae (T11 ~ L1)**

insertion

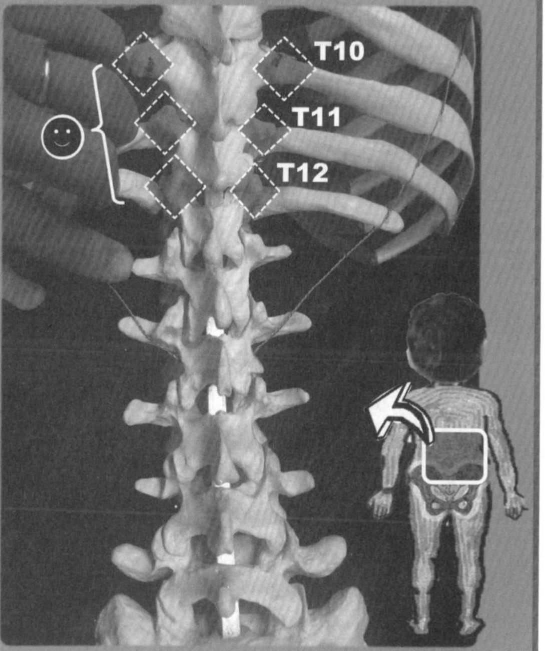

☻ 등마루**척**脊 쇠몽둥이**추**椎 뼈**골**骨
(☞ **제 10 번** 가슴**흉**胸 **추**椎 에서~
제 12 번 가슴**흉**胸 **추**椎) 의
가로**횡**橫 부딪칠**돌**突 일어날**기**起 (≒ 가로돌기)

☻ **Transverse processes of spinal vertebrae (T10 ~ T12)**

3-133

Lumbar Intertransversarii

허리 요 腰 가로 횡 橫 부딪칠 돌 突 사이 간 間 힘줄 근 筋

≒ 허리 가로돌기 사이근

innervation 신경지배

☞ Anterior & posterior rami of the spinal nerves

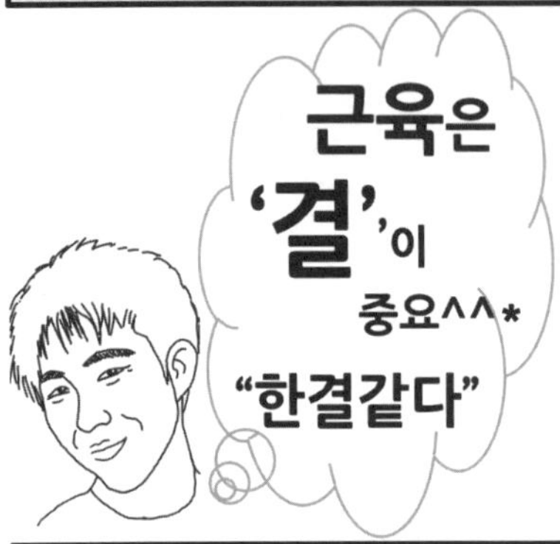

Origin 시작 부위

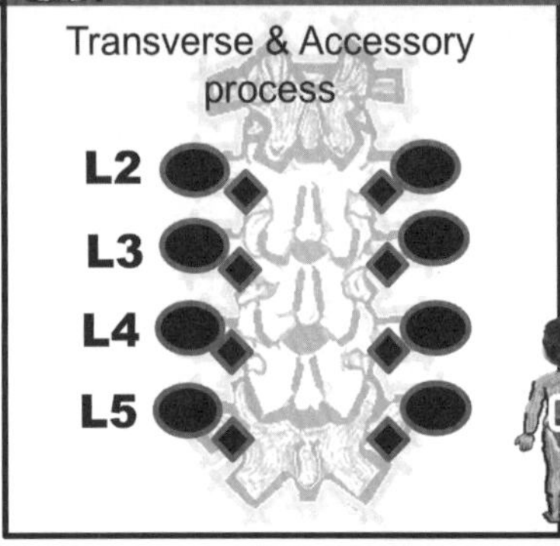

insertion 정지 부위

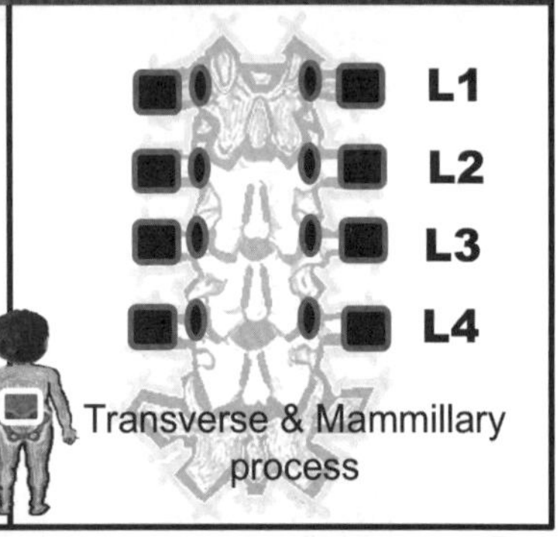

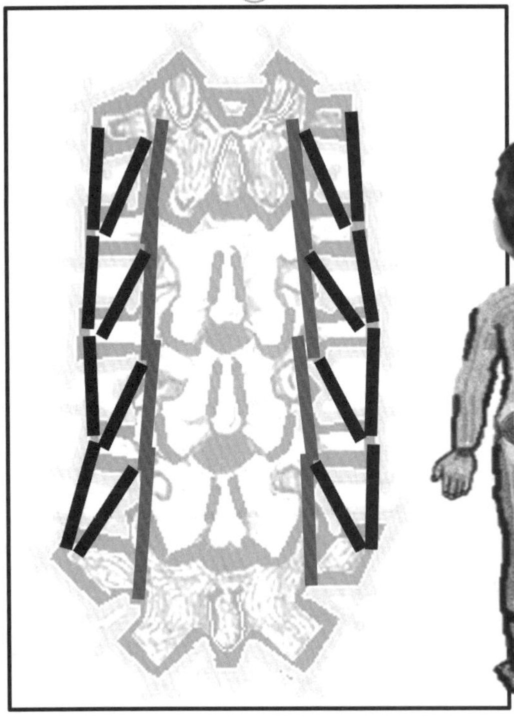

Motion 움직임

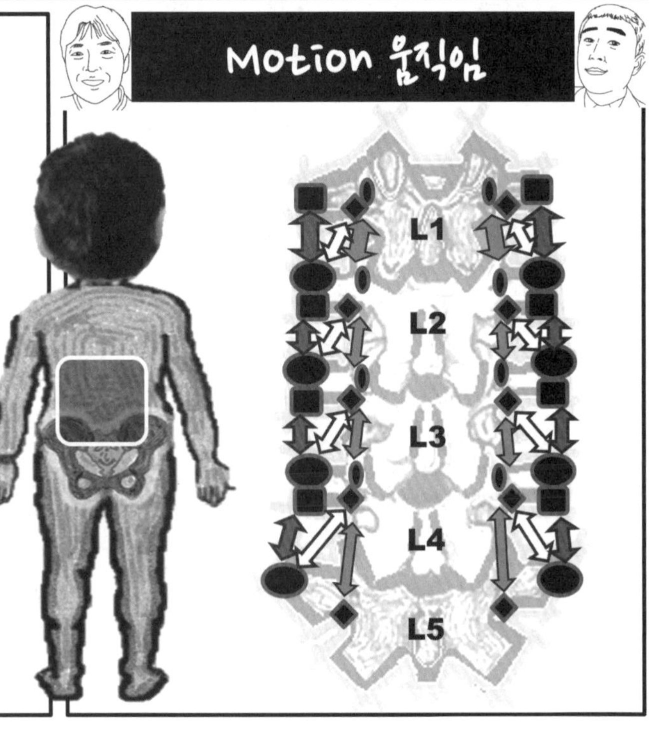

허리**요**腰
가로**횡**橫
부딪칠**돌**突
사이**간**間
힘줄**근**筋

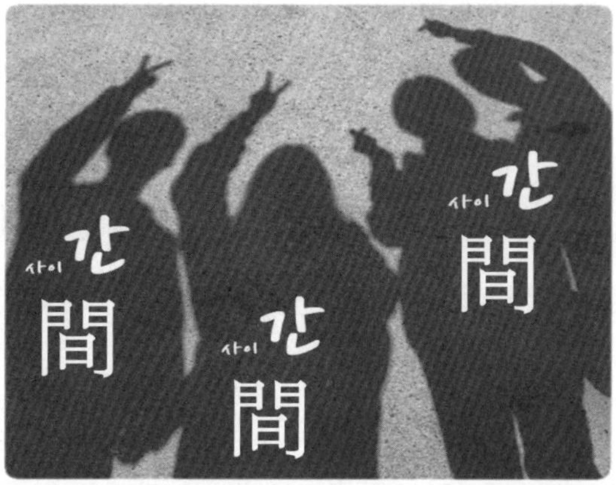

3-133-1

응답하라

기시
정지

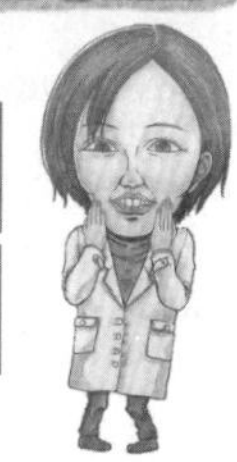

Lumbar intertransversarii muscle

origin

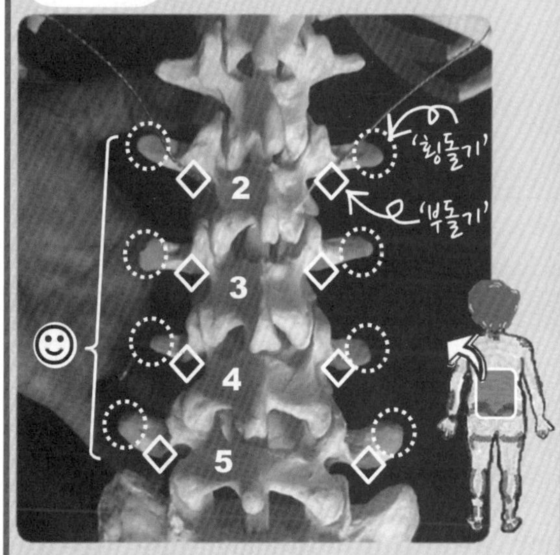

☺ 등마루**척**脊 쇠몽둥이**추**椎 뼈**골**骨
(☞ **제 2 번** 허리**요**腰 **추**椎 에서~
제 5 번 허리**요**腰 **추**椎) 의
가로**횡**橫 부딪칠**돌**突 일어날**기**起 (≒ 가로돌기)
및
버금**부**副 부딪칠**돌**突 일어날**기**起 (≒ 덧돌기)

☺ **Transverse & accessory processes** of spinal vertebrae (L2 ~ L5)

insertion

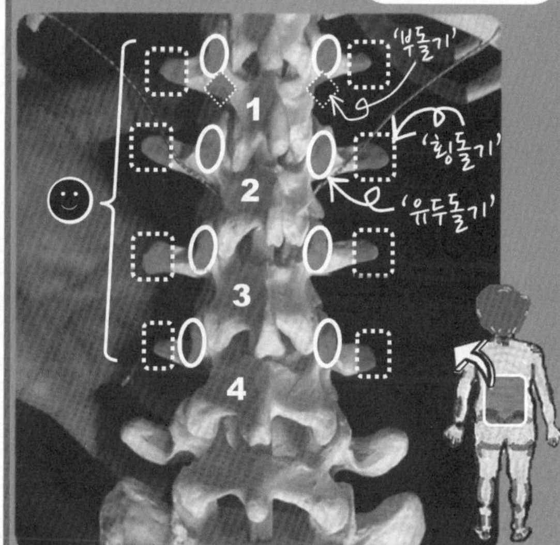

☻ 등마루**척**脊 쇠몽둥이**추**椎 뼈**골**骨
(☞ **제 1 번** 허리**요**腰 **추**椎 에서~
제 4 번 허리**요**腰 **추**椎) 의
가로**횡**橫 부딪칠**돌**突 일어날**기**起
및 젖**유**乳 머리**두**頭 **돌기** (≒ 꼭지돌기),
부돌기

☺ **Transverse & mammillary,** accessory **processes** of spinal vertebrae (L1 ~ L4)

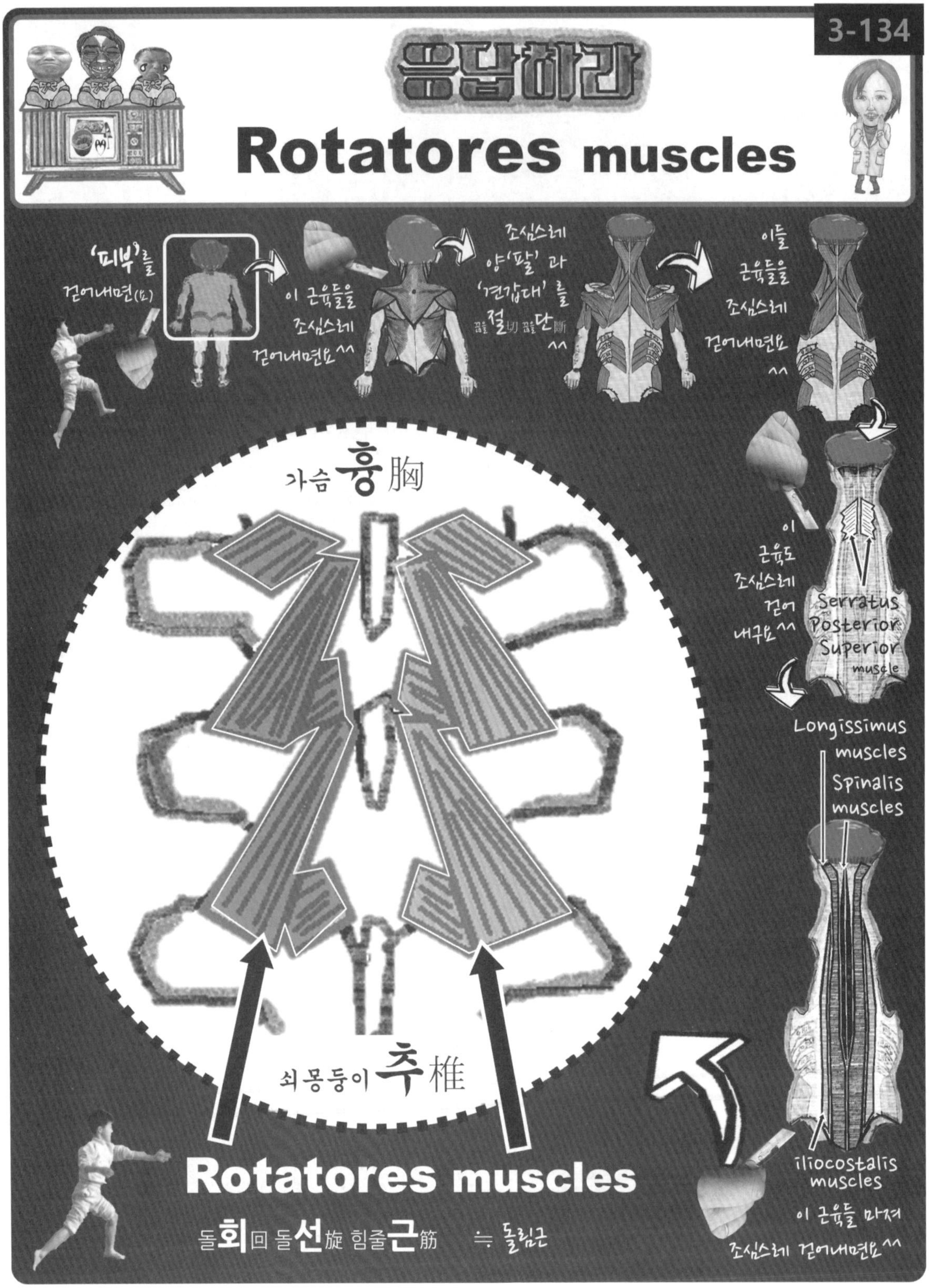
3-134
응답하라
Rotatores muscles
'피부'를 걷어내면(요)
이 근육들을 조심스레 걷어내면요 ^^
조심스레 양'팔'과 '견갑대'를 끊을 절切 끊을 단斷 ^^
이들 근육들을 조심스레 걷어내면요 ^^
이 근육도 조심스레 걷어 내구요 ^^
Serratus Posterior Superior muscle
Longissimus muscles
Spinalis muscles
iliocostalis muscles
이 근육들 마저 조심스레 걷어내면요 ^^
가슴 흉胸
쇠몽둥이 추椎
Rotatores muscles
돌 회回 돌 선旋 힘줄 근筋 ≒ 돌림근

3-134-1

응답하라

Rotatores muscles

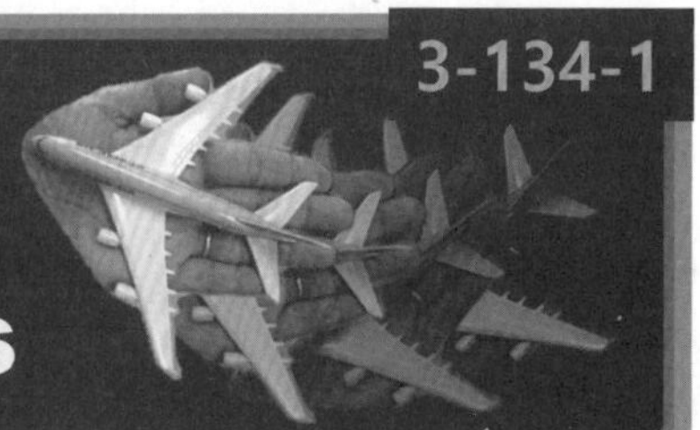

Rotatores muscles

Rotatores **cervicis** muscle
목**경**頸 돌**회**回 돌**선**旋 힘줄**근**筋
(≒ 목돌림근)

Rotatores **thoracis** muscle
가슴**흉**胸
돌**회**回 돌**선**旋 힘줄**근**筋
(≒ 등돌림근)

Interspinales **lumborum** muscle
허리**요**腰 돌**회**回 돌**선**旋 힘줄**근**筋
(≒ 허리돌림근)

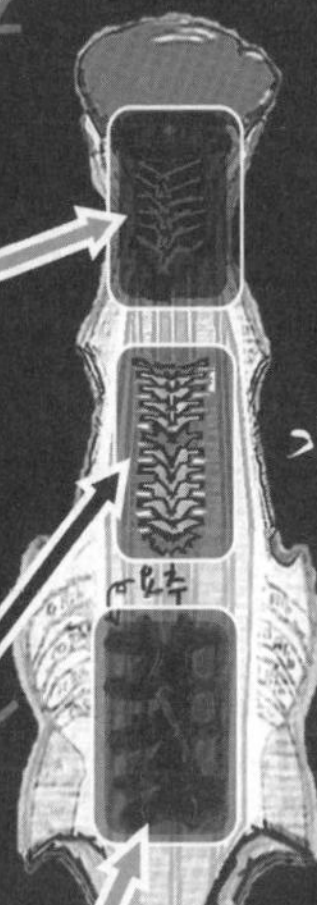

가슴**흉**胸
돌**회**回
돌**선**旋

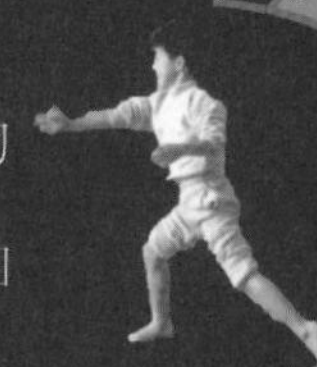

아하!

☞ '목'과 '허리'에 존재하는
"회선근, rotatores muscle"은(는)
☺ 매우 불규칙(irregular)하고,
☺ 변수가 있는(variable) 근육!
특히,
"다열근, multifidus"으로
대체(replace)되는 경향(등)에
저희도 숟가락 하나 더
보태드립니다^^

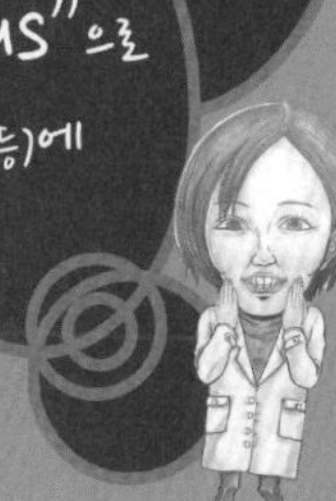

3-134-2

Rotatores thoracis

가슴 흉 胸 돌 회 回 돌 선 旋 힘줄 근 筋

≒ 등 돌림근

innervation 신경지배

☞ medial branches of the posterior primary divisions of the (associated) spinal nerves

origin 시작 부위

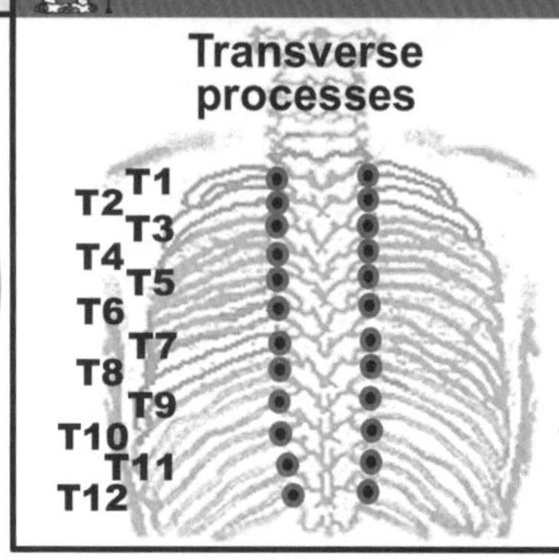

insertion 정지 부위

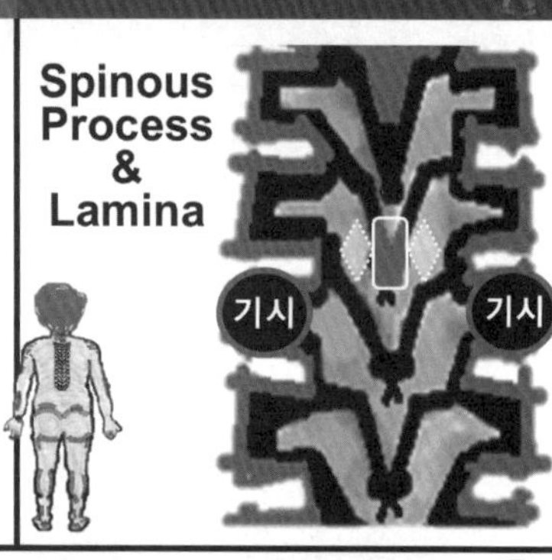

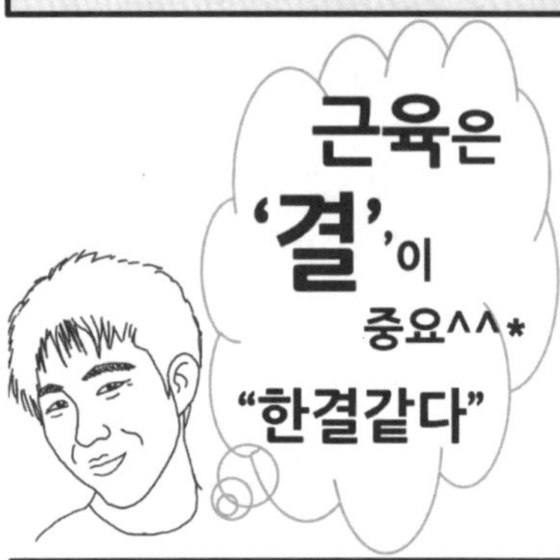

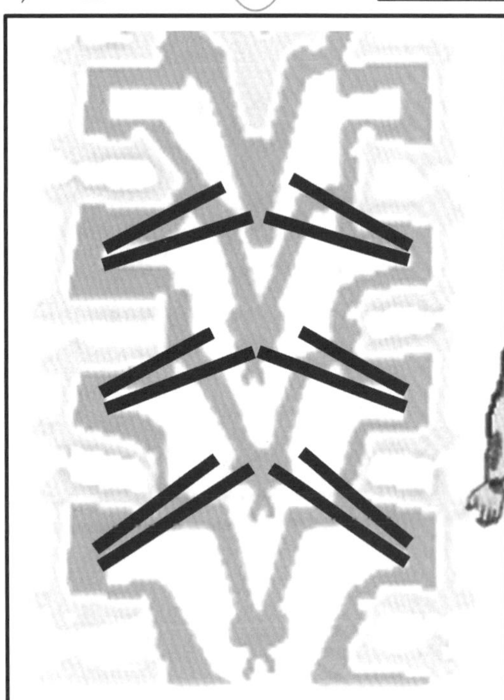

Motion 움직임

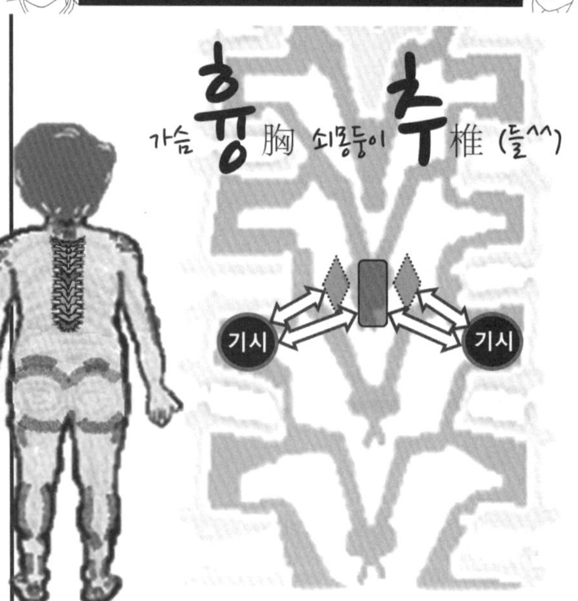

3-134-3

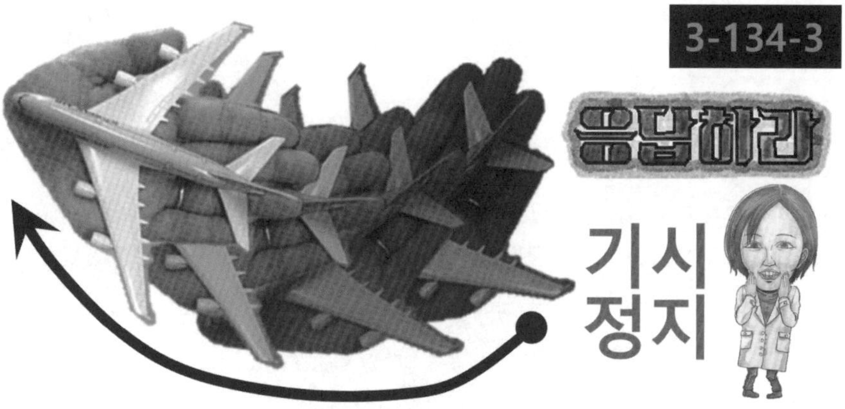

가슴**흉**胸
돌아올,돌**회**回
돌**선**旋
힘줄**근**筋

Rotatores thoracis muscle

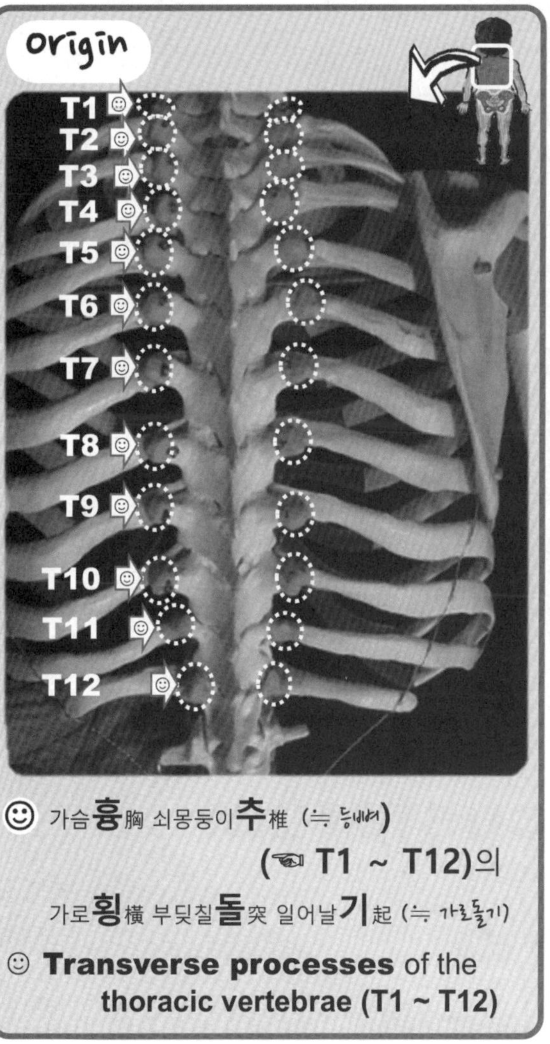

☺ 가슴**흉**胸 쇠뭉둥이**추**椎 (≒ 등뼈)
(☜ T1 ~ T12)의
가로**횡**橫 부딪칠**돌**突 일어날**기**起 (≒ 가로돌기)

☺ **Transverse processes** of the thoracic vertebrae (T1 ~ T12)

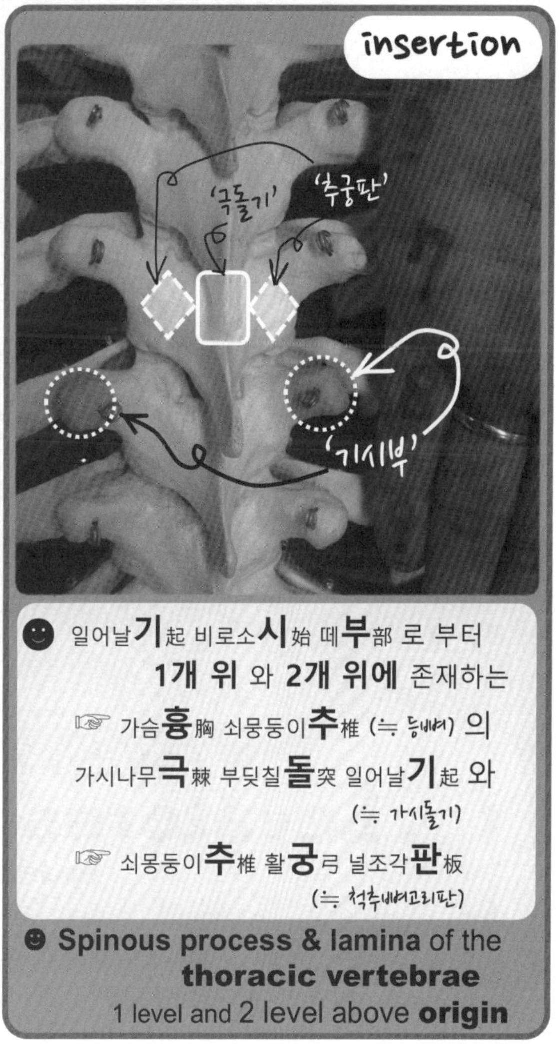

☻ 일어날**기**起 비로소**시**始 떼**부**部 로 부터
1개 위 와 **2개 위에** 존재하는

☞ 가슴**흉**胸 쇠뭉둥이**추**椎 (≒ 등뼈) 의
가시나무**극**棘 부딪칠**돌**突 일어날**기**起 와
(≒ 가시돌기)

☞ 쇠뭉둥이**추**椎 활**궁**弓 널조각**판**板
(≒ 척추뼈고리판)

☻ **Spinous process & lamina** of the **thoracic vertebrae**
1 level and 2 level above **origin**

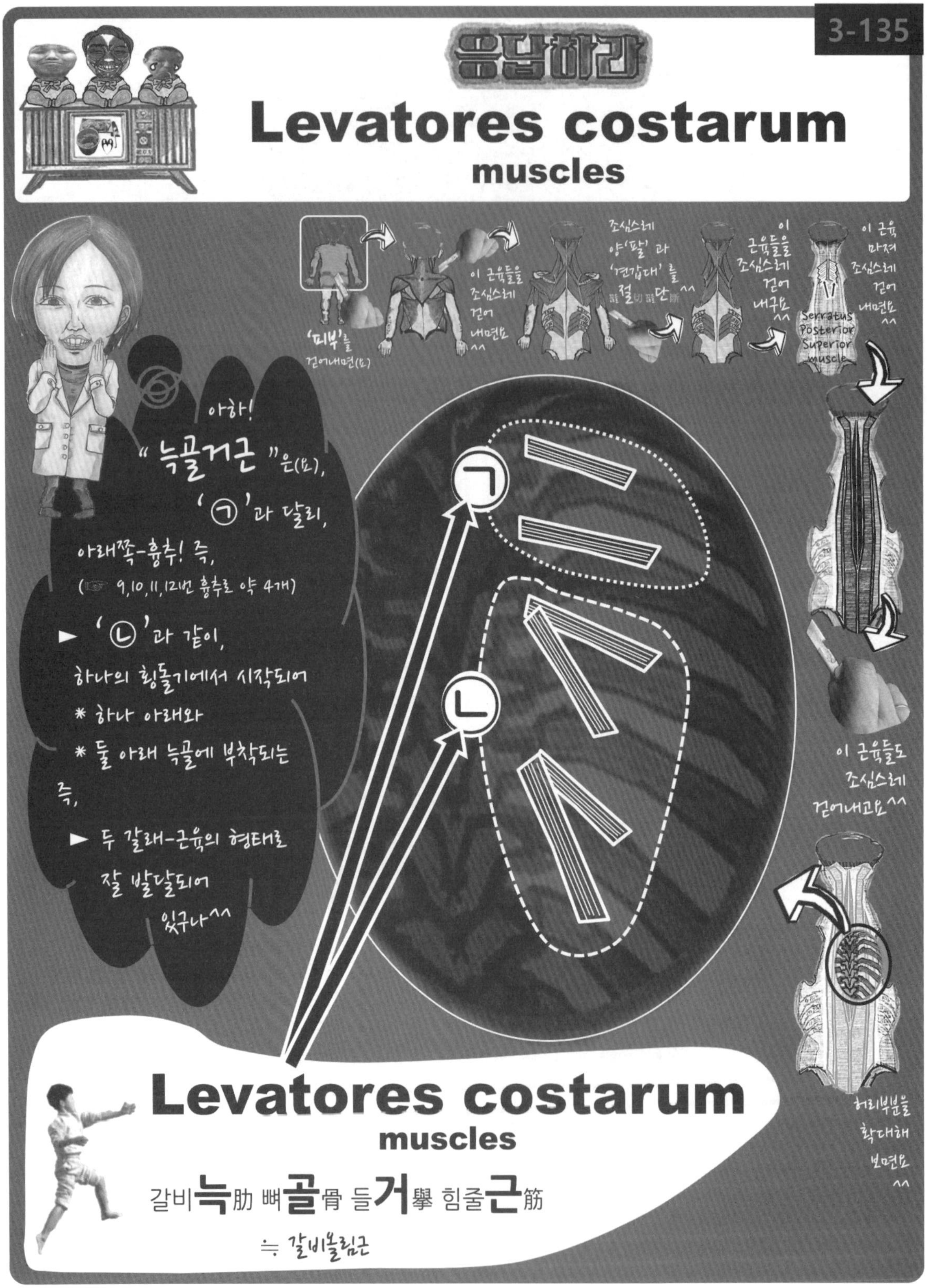

3-135
응답하라
Levatores costarum
muscles
'피부'를
걷어내면(요)
이 근육들을
조심스레
걷어
내면요
^^
조심스레
양'팔'과
'견갑대'를
절단^^
이
근육들을
조심스레
걷어
내구요
^^
이 근육
마저
조심스레
걷어
내면요
^^
Serratus
Posterior
Superior
muscle
아하!
"늑골거근"은(요),
'ㄱ'과 달리,
아래쪽-흉추! 즉,
(☞ 9,10,11,12번 흉추로 약 4개)
► 'ㄴ'과 같이,
하나의 횡돌기에서 시작되어
* 하나 아래와
* 둘 아래 늑골에 부착되는
즉,
► 두 갈래-근육의 형태로
잘 발달되어
있구나^^
ㄱ
ㄴ
이 근육들도
조심스레
걷어내고요^^
허리부분을
확대해
보면요
^^
Levatores costarum
muscles
갈비늑肋 뼈골骨 들거擧 힘줄근筋
≒ 갈비올림근

3-135-1

Levatores Costarum

갈비 늑肋 뼈 골骨 들 거擧 힘줄 근筋

≒ 갈비올림근

innervation 신경지배

☞ (T1~T12)로 보는 경향도 있지만, 저희는요...^^

☞ intercostal nerves (C8 ~ T11)

(≒ dorsal rami of the spinal nerves)

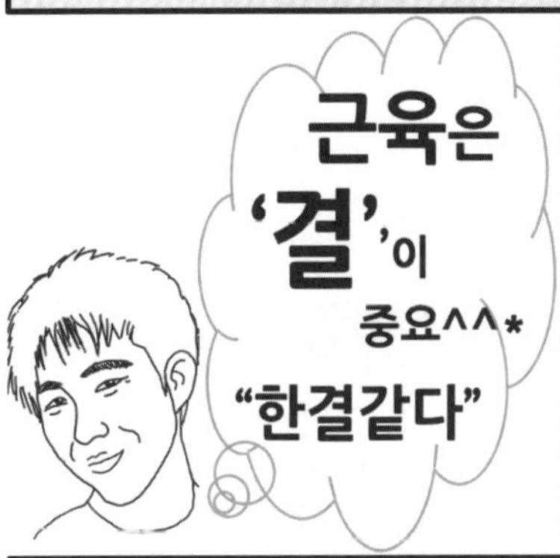

Origin 시작 부위

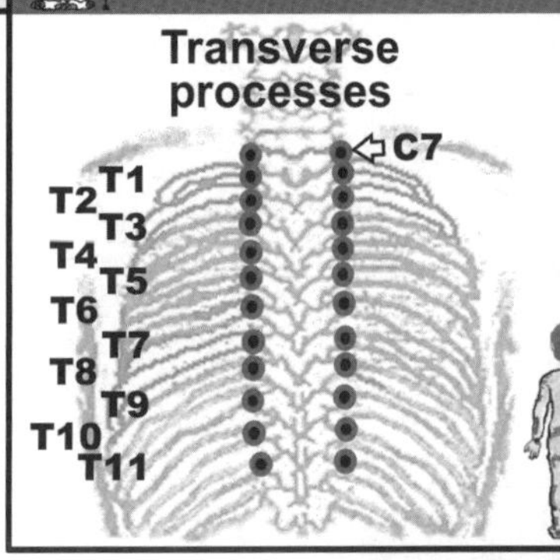

insertion 정지 부위

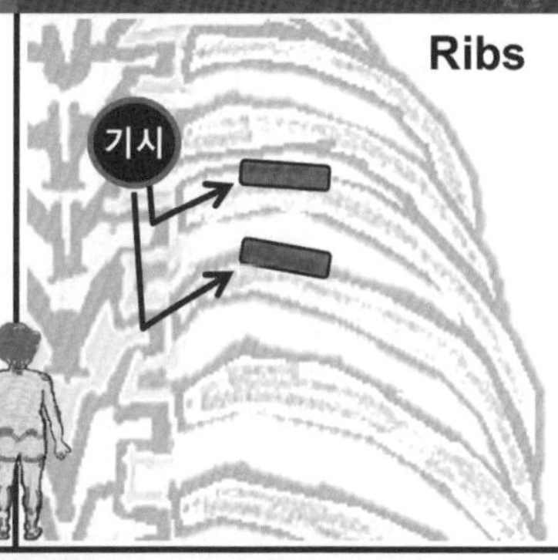

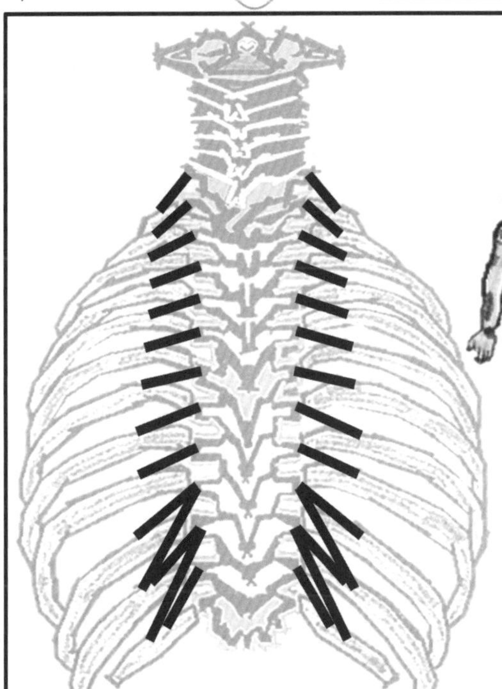

Motion 움직임

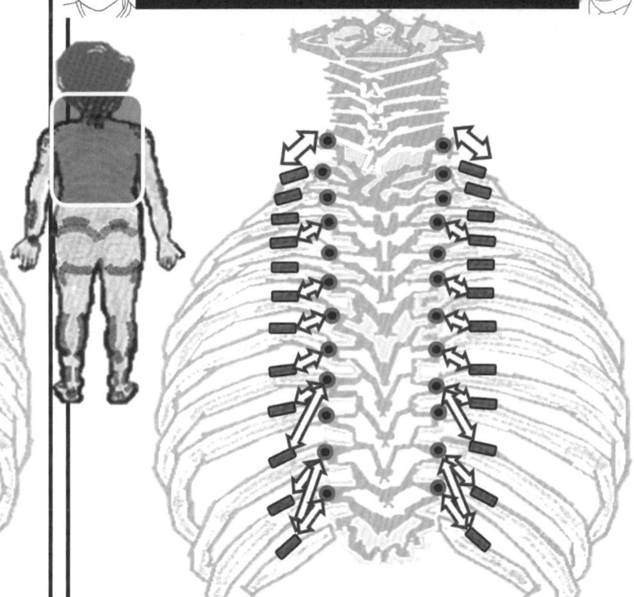

갈비늑肋
뼈골骨
들거擧
힘줄근筋

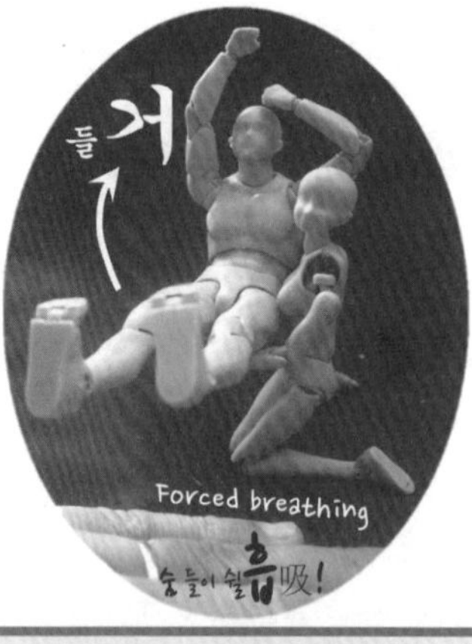

擧 응답하라

3-135-2

기시
정지

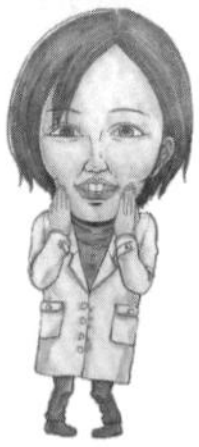

Levatores costarum muscle

origin

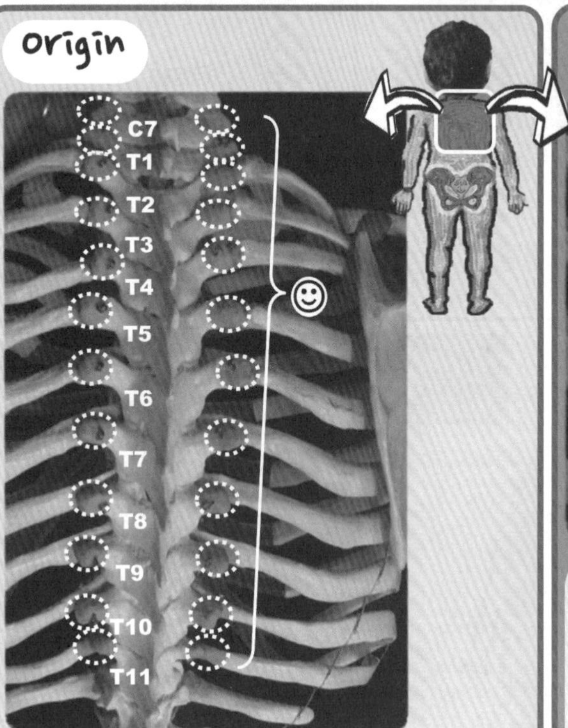

☺ 등마루척脊 쇠몽둥이추椎 뼈골骨
(☞ 제 7 번 목경頸 추椎 에서~
제 11 번 가슴흉胸 추椎) 의
가로횡橫 부딪칠돌突 일어날기起 (≒ 가로돌기)

☺ **Transverse processes** of the **spinal vertebrae (C7 ~ T11)**

insertion

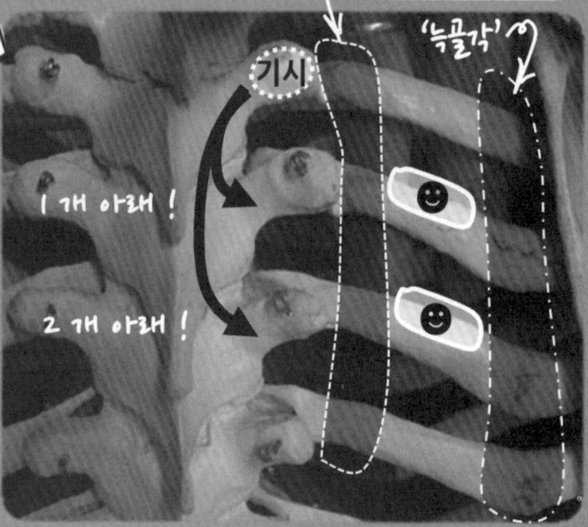

☻ 일어날기起 비로소시始 떼부部 로부터,
1개 혹은 2개 아래에 존재하는
► 갈비늑肋 뼈골骨 (≒ 갈비뼈) 에서,
☞ '갈비늑肋 뼈골骨 맺을결結 마디절節 (≒ 갈비뼈결절)' 과
'갈비늑肋 뼈골骨 뿔각角 (≒ 갈비뼈각)'
► 사이의 위상上 가장자리연緣 에 부착!

☻ **Superior edge** of **rib** between their **'tubercles'** and **'angles'** **one level below** the **origin**

3-136

응답하라

Triceps brachii muscle

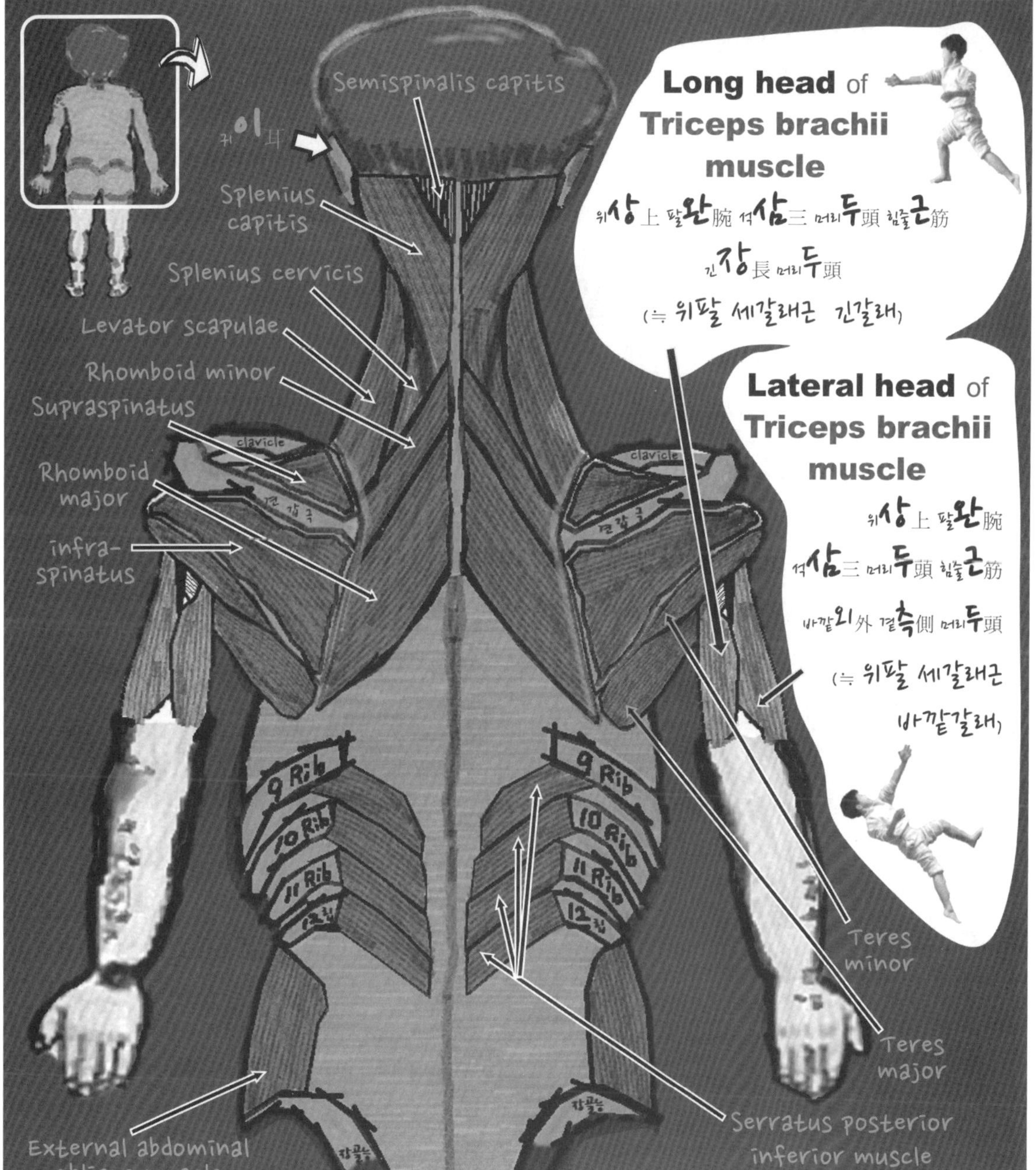

3-136-1

Triceps Brachii (muscle)

위상上 팔완腕 석삼三 머리두頭 힘줄근筋

≒ 위팔 세 갈래근

'갈래': (사전적의미) 하나에서 둘 이상으로 갈라져 나간 낱낱의 부분이나 계통 (등..)

innervation 신경지배

Radial nerve (C6, C7, C8)

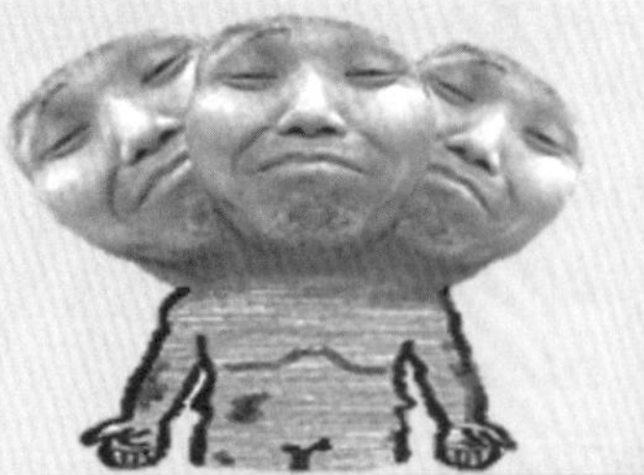

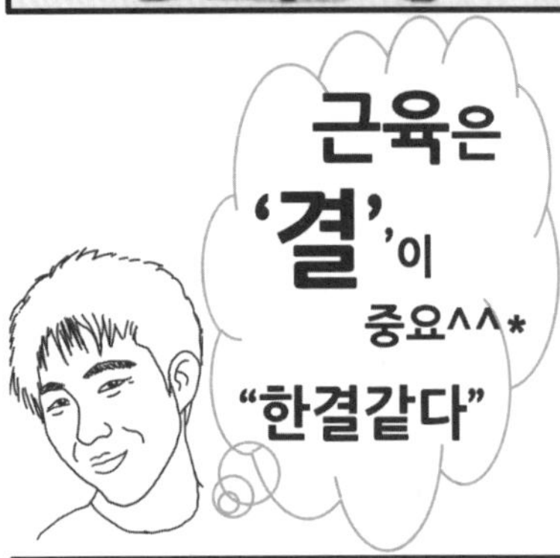

Origin 시작 부위

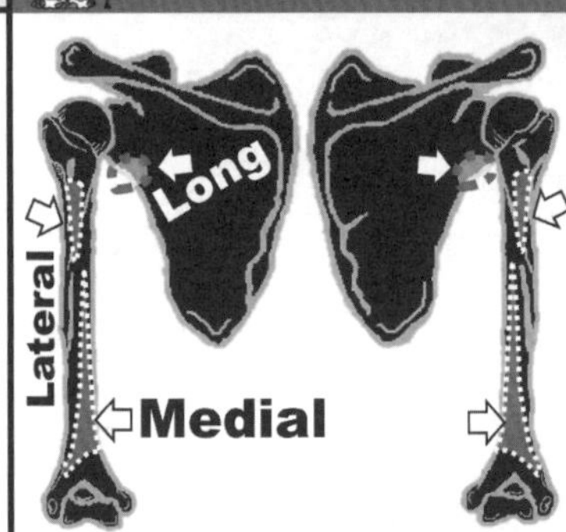

insertion 정지 부위

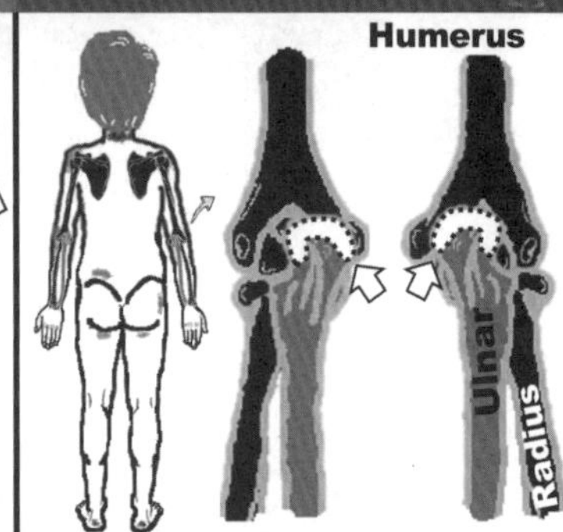

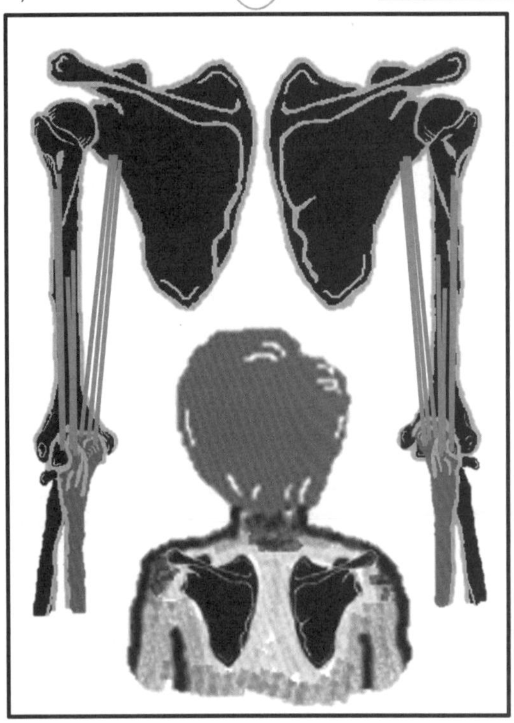

Motion 움직임

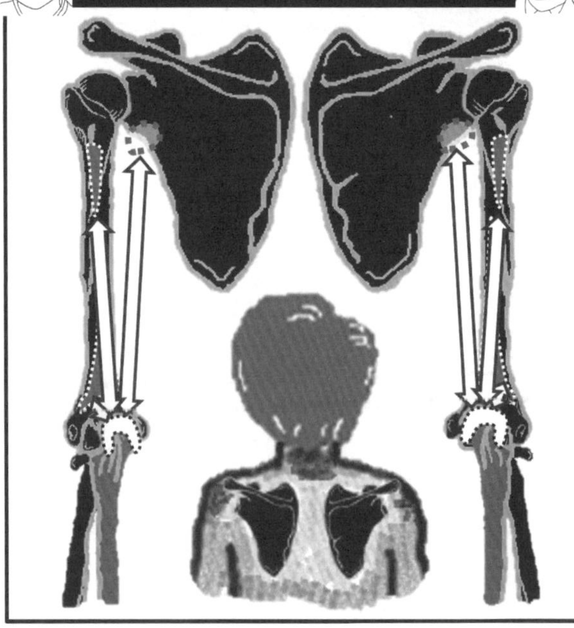

위**상**上 팔**완**腕 석**삼**三 머리**두**頭 힘줄**근**筋 ☞ 긴**장**長 머리**두**頭 **3-136-2**

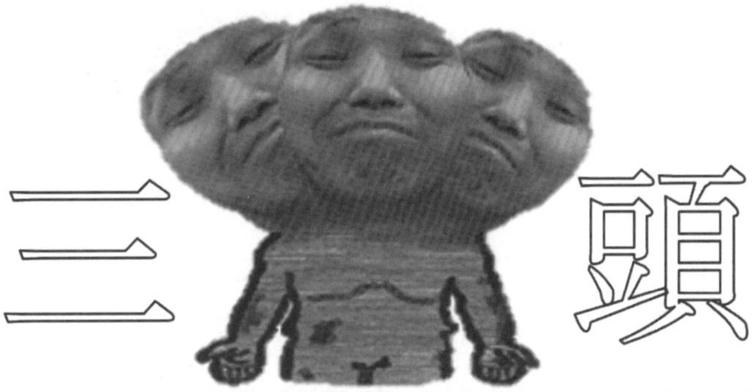

응답하라

기시 정지

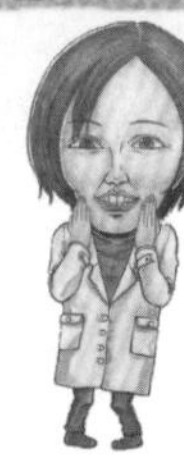

Long head (긴**장**長 머리**두**頭, ≒ 긴갈래) of triceps brachii

origin

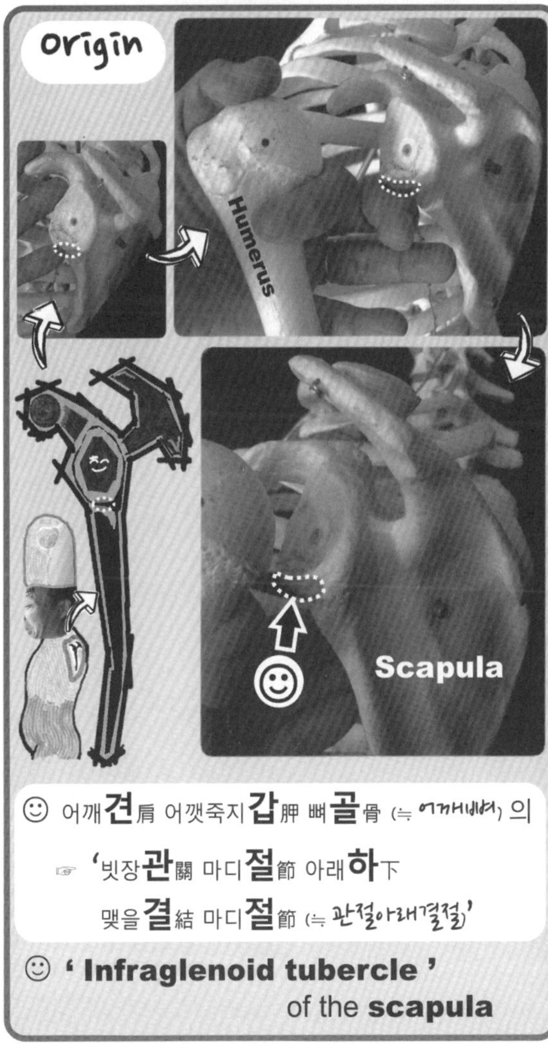

☺ 어깨**견**肩 어깻죽지**갑**胛 뼈**골**骨 (≒ 어깨뼈) 의
☞ '빗장**관**關 마디**절**節 아래**하**下
맺을**결**結 마디**절**節 (≒ 관절아래결절)'

☺ **' Infraglenoid tubercle '** of the **scapula**

insertion

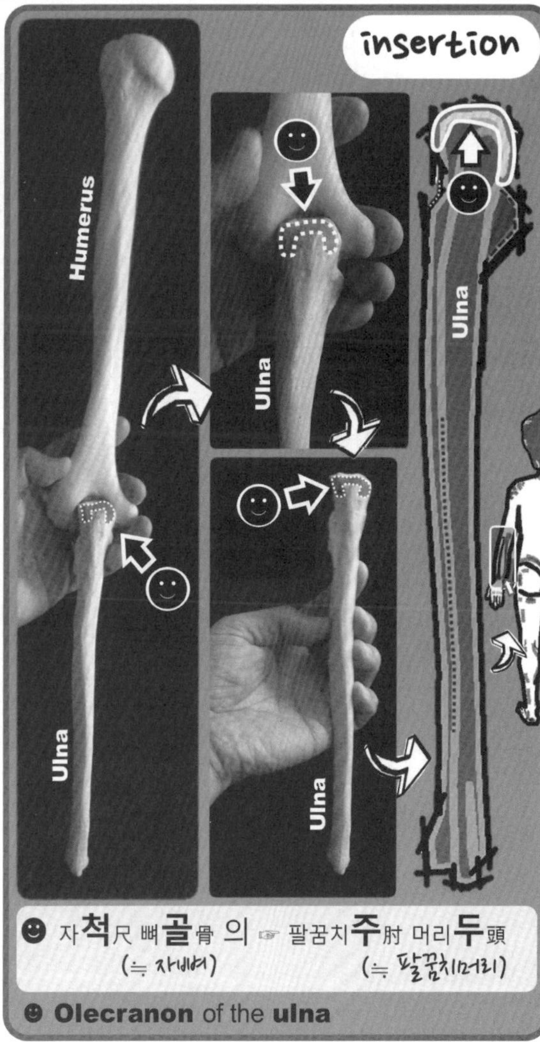

☻ 자**척**尺 뼈**골**骨 의 ☞ 팔꿈치**주**肘 머리**두**頭
(≒ 자뼈) (≒ 팔꿈치머리)

☻ **Olecranon** of the **ulna**

위상上 팔완腕 석삼三 머리두頭 힘줄근筋 ☞ 바깥외外 곁측측 머리두頭 **3-136-3**

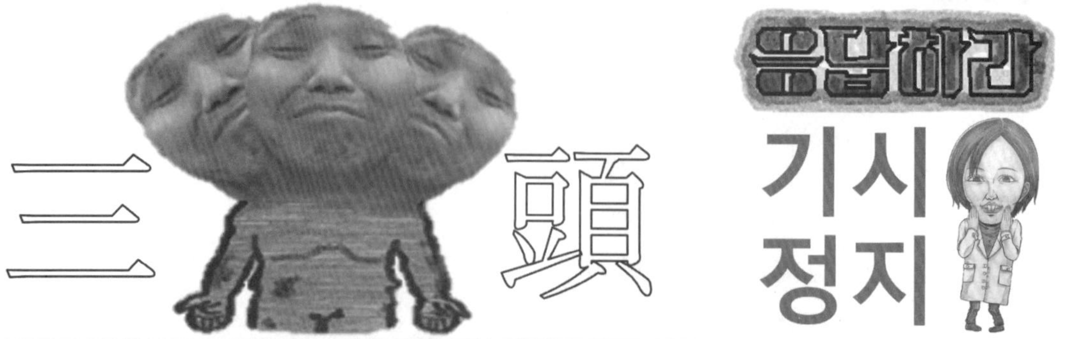

Lateral head (바깥외外 곁측側 머리두頭, ≒ 바깥갈래) **of triceps brachii**

Origin

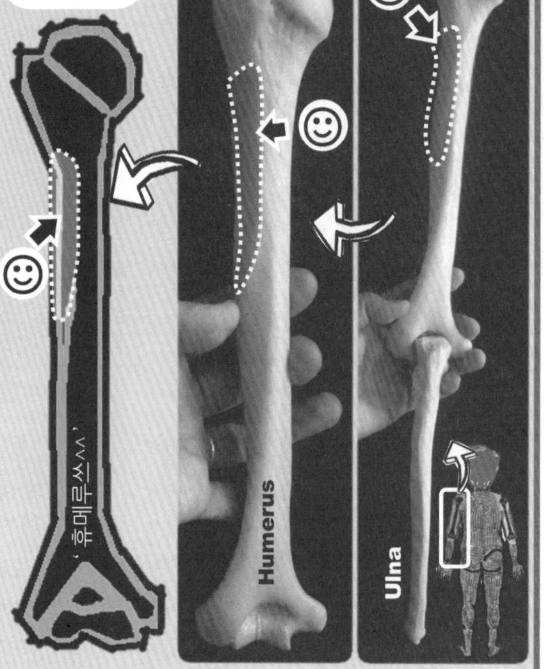

☺ 위상上 팔완腕 뼈골骨 (≒ 위팔뼈)
☞ 뒤후後 바깥외外 곁측側 낯면面 의
위상上 떼부部
(≒ 가까울근近 자리위位 떼부部) $\frac{1}{2}$

☺ **Posterolateral surface** of the upper (≒ proximal) $\frac{1}{2}$ of the **humerus**

insertion

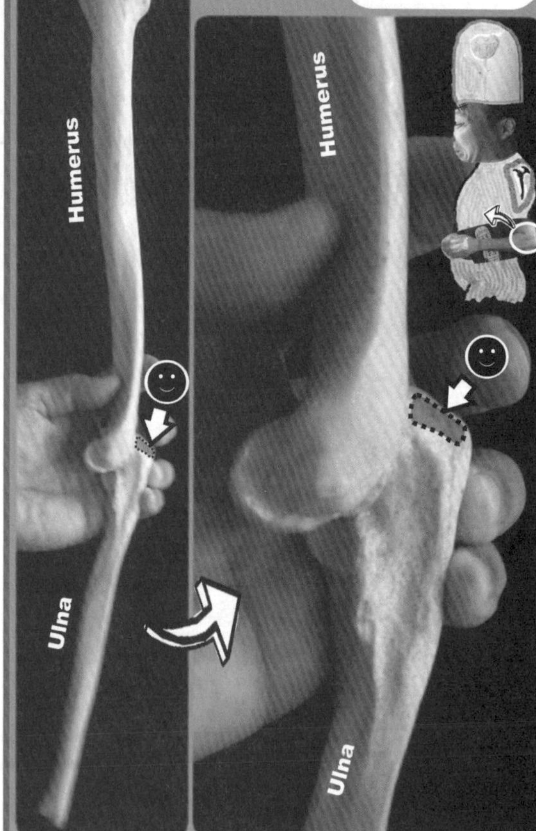

☻ 자척尺 뼈골骨 의 ☞ 팔꿈치주肘 머리두頭
(≒ 자뼈) (≒ 팔꿈치머리)

☻ **Olecranon** of the **ulna**

위**상**上 팔**완**腕 석**삼**三 머리**두**頭 힘줄**근**筋 ☞ 안**내**內 곁**측**측 머리**두**頭 **3-136-4**

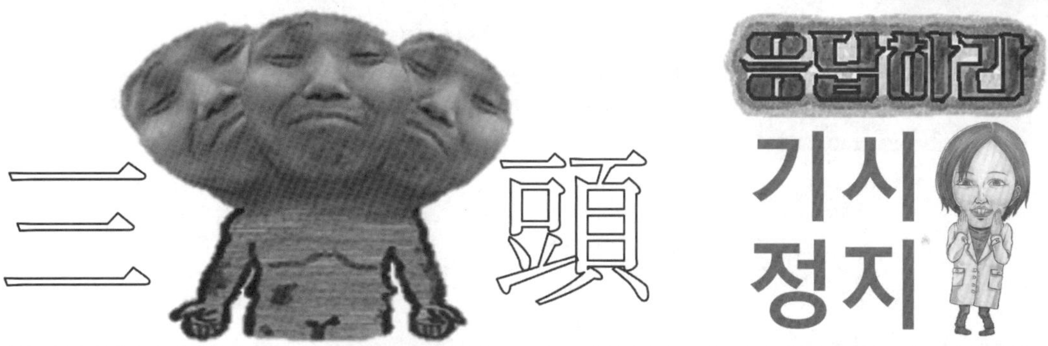

Medial head (안**내**內 곁**측**側 머리**두**頭, ≒ 안쪽갈래) **of triceps brachii**

Origin

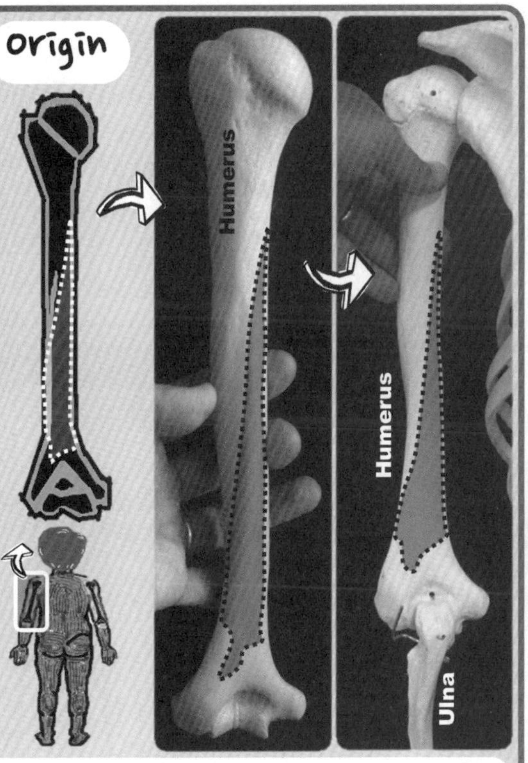

☺ [위**상**上 팔**완**腕 뼈**골**骨 (≒ 위팔뼈)]
☞ 뒤**후**後 안**내**內 곁**측**側 낯**면**面 의
아래**하**下 떼**부**部
(≒ 멀**원**遠 자리**위**位 떼**부**部) 2/3

☺ **Posteromedial surface** of the lower (≒ distal) ⅔ of the **humerus**

insertion

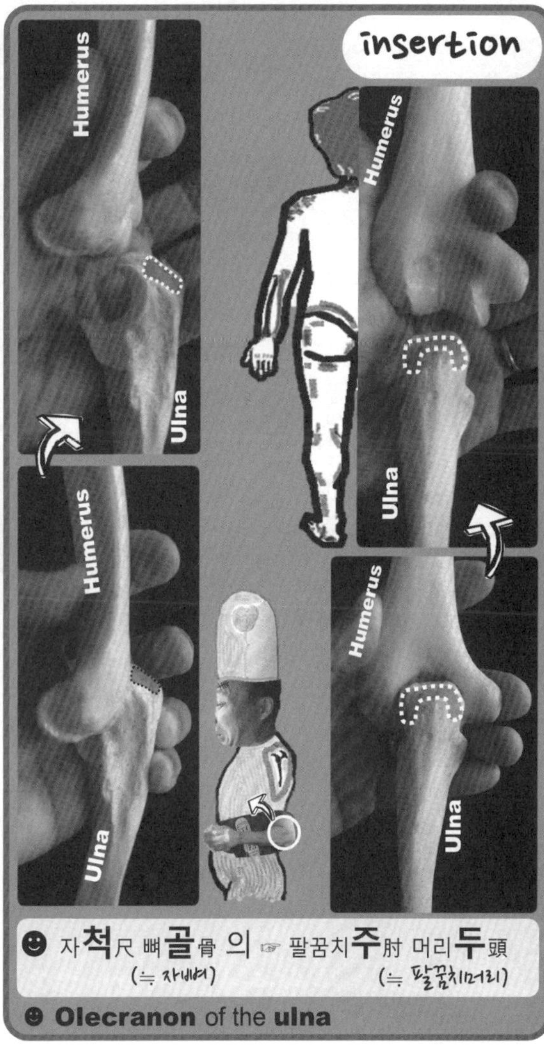

☻ 자**척**尺 뼈**골**骨 의 ☞ 팔꿈치**주**肘 머리**두**頭
(≒ 자뼈) (≒ 팔꿈치머리)

☻ **Olecranon** of the **ulna**

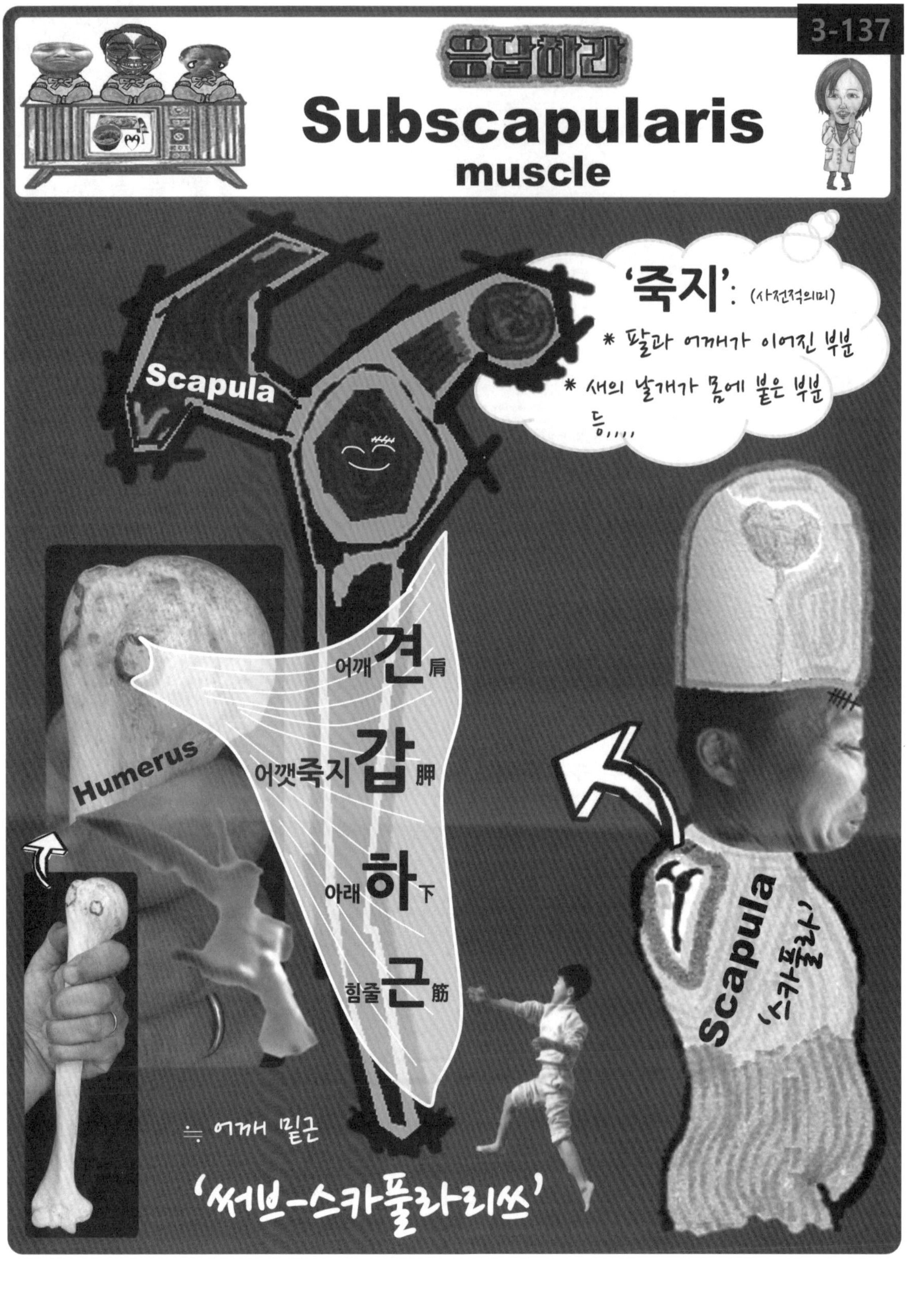
3-137
응답하라
Subscapularis
muscle
'죽지': (사전적의미)
* 팔과 어깨가 이어진 부분
* 새의 날개가 몸에 붙은 부분
등,,,,
Scapula
Humerus
어깨 견 肩
어깻죽지 갑 胛
아래 하 下
힘줄 근 筋
≒ 어깨 밑근
'써브-스카퓰라리쓰'
Scapula
'스카퓰라'

3-137-1

Subscapularis

어깨 견肩 어깻죽지 갑胛 아래 하下 힘줄 근筋

≒ 어깨 밑근

innervation 신경지배

Superior & inferior Subscapular nerve (C5, C6)

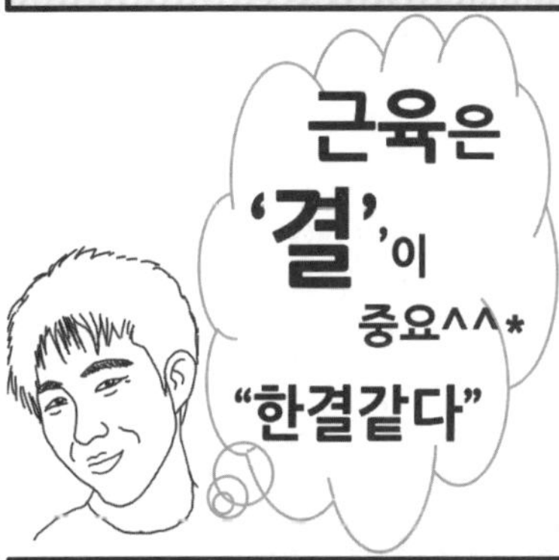

Origin 시작 부위

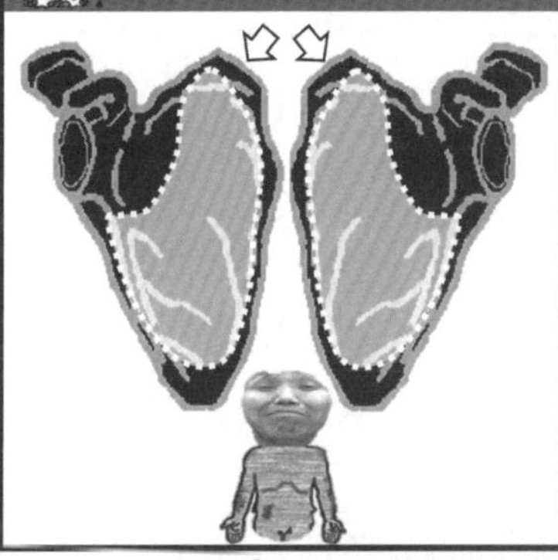

insertion 정지 부위

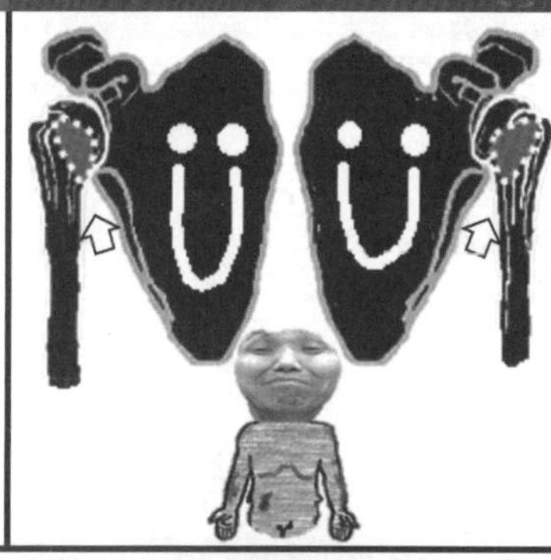

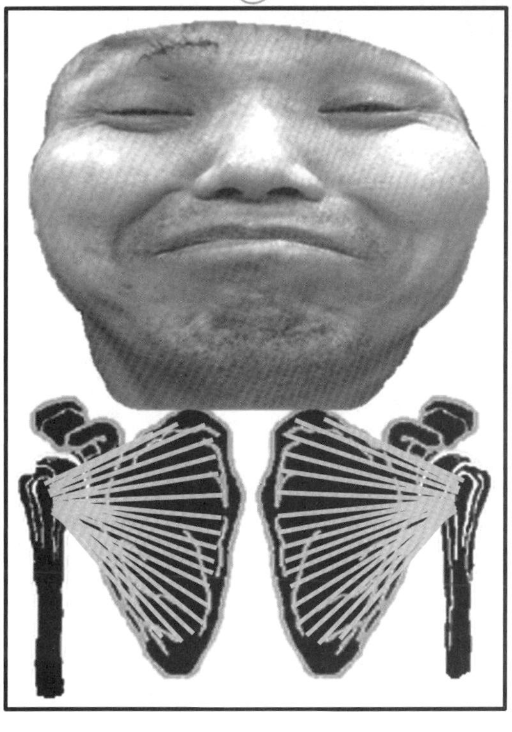

Motion 움직임

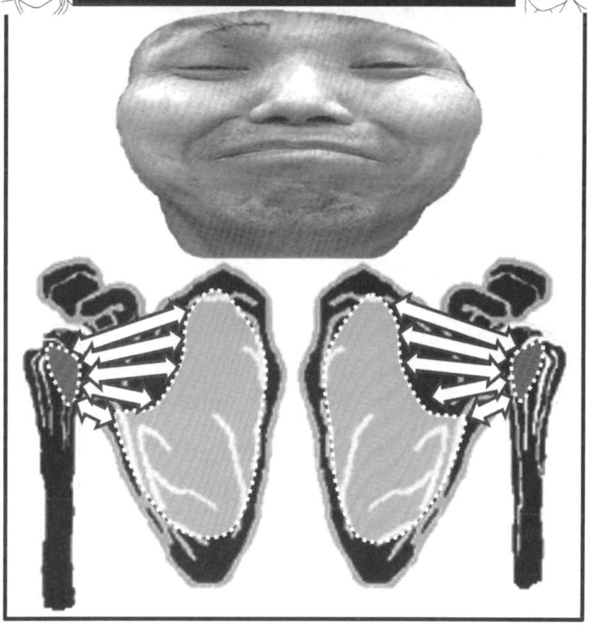

어깨**견**肩
어깻죽지**갑**胛
아래**하**下
힘줄**근**筋

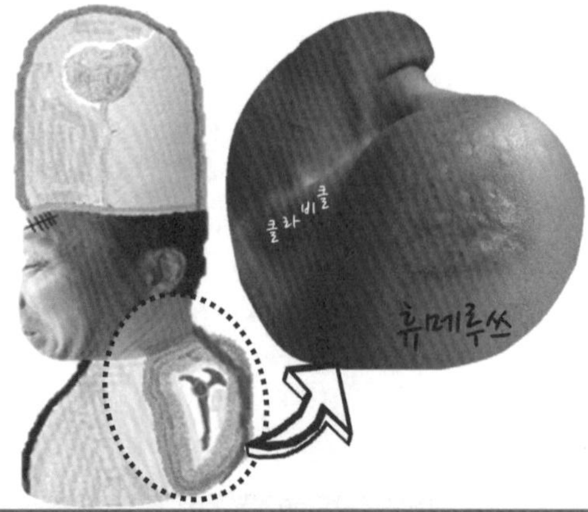

3-137-2

응답하라

기시
정지

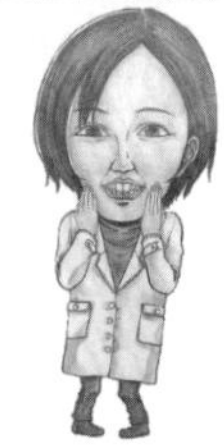

Subscapularis muscle

origin

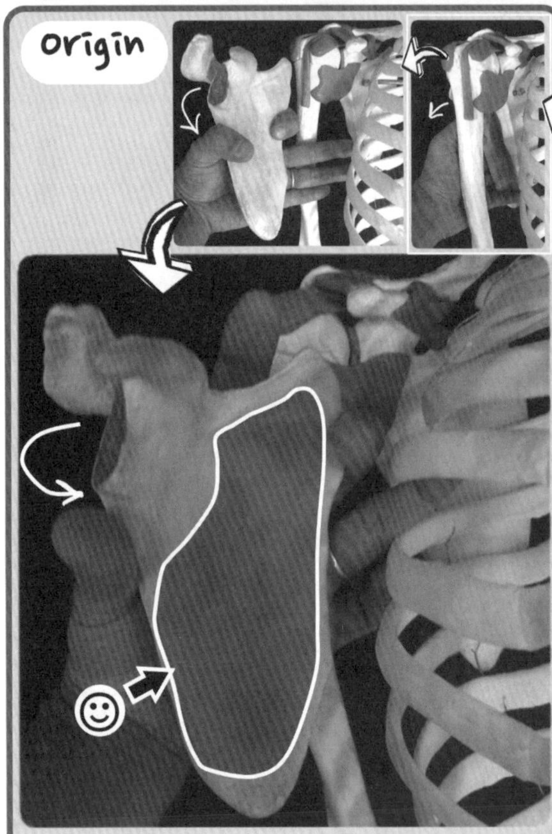

☺ 어깨**견**肩 어깻죽지**갑**胛 뼈**골**骨 (≒ 어깨뼈) 의
'어깨**견**肩 어깻죽지**갑**胛 아래**하**下 움집**와**窩'
(≒ 어깨뼈밑오목)

☺ **'Subscapular fossa'** of the **scapula**

insertion

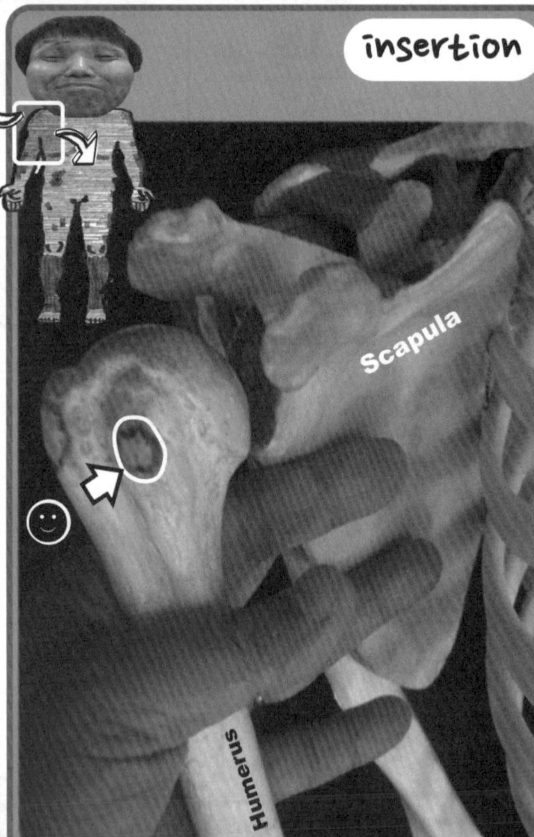

☻ 위**상**上 팔**완**腕 뼈**골**骨 (≒ 위팔뼈) 의
작을**소**小 맺을**결**結 마디**절**節 (≒ 작은결절)

☻ **Lesser tubercle** of the **humerus**

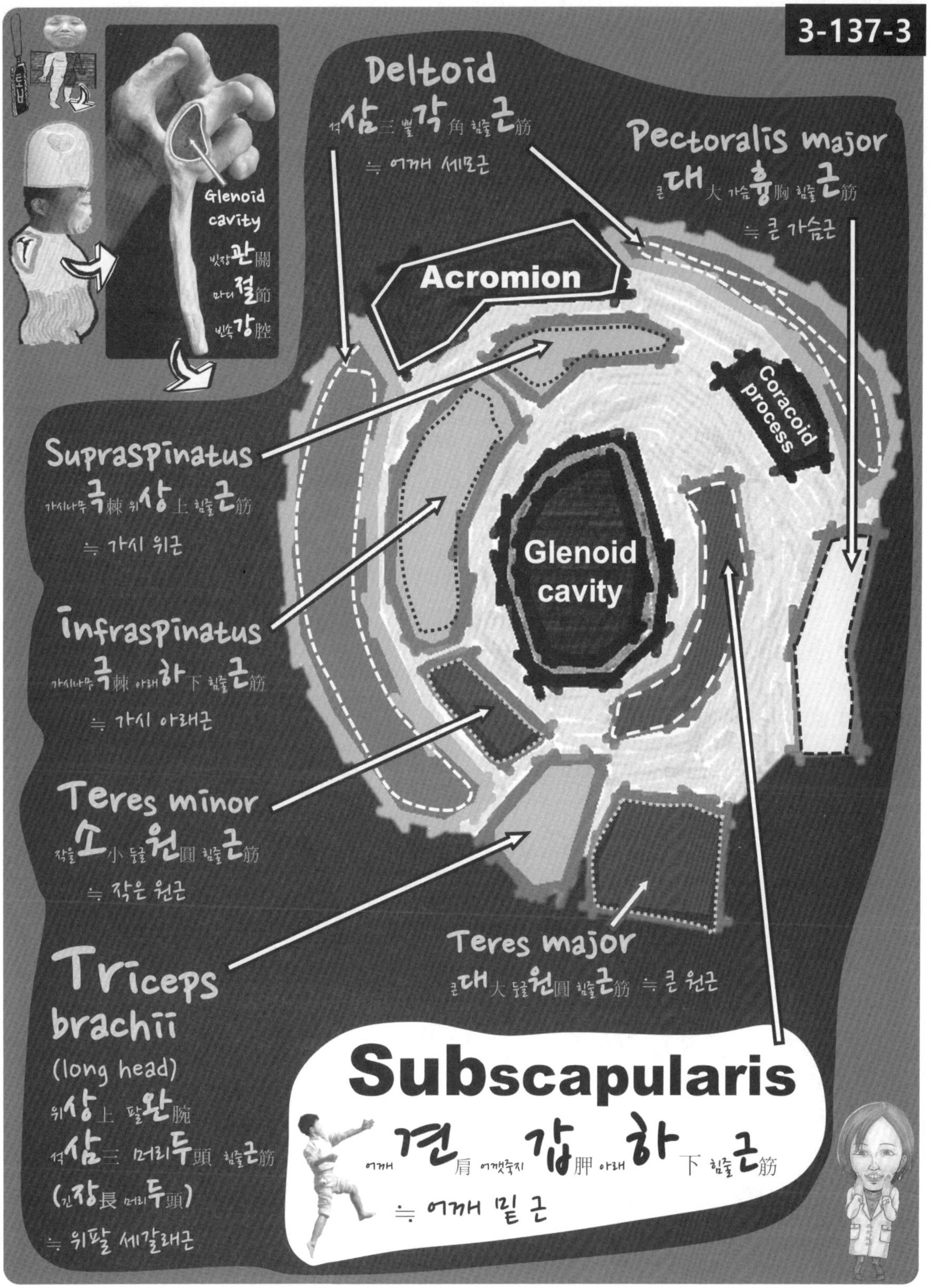
3-137-3
Glenoid cavity
관關 절節 강腔
Deltoid
삼三 각角 근筋
≒ 어깨 세모근
Pectoralis major
대大 흉胸 근筋
≒ 큰 가슴근
Acromion
Coracoid process
Glenoid cavity
Supraspinatus
극棘 상上 근筋
≒ 가시 위근
Infraspinatus
극棘 하下 근筋
≒ 가시 아래근
Teres minor
소小 원圓 근筋
≒ 작은 원근
Teres major
대大 원圓 근筋 ≒ 큰 원근
Triceps brachii
(long head)
상上 완腕
삼三 두頭 근筋
(장長 두頭)
≒ 위팔 세갈래근
Subscapularis
견肩 갑胛 하下 근筋
≒ 어깨 밑 근

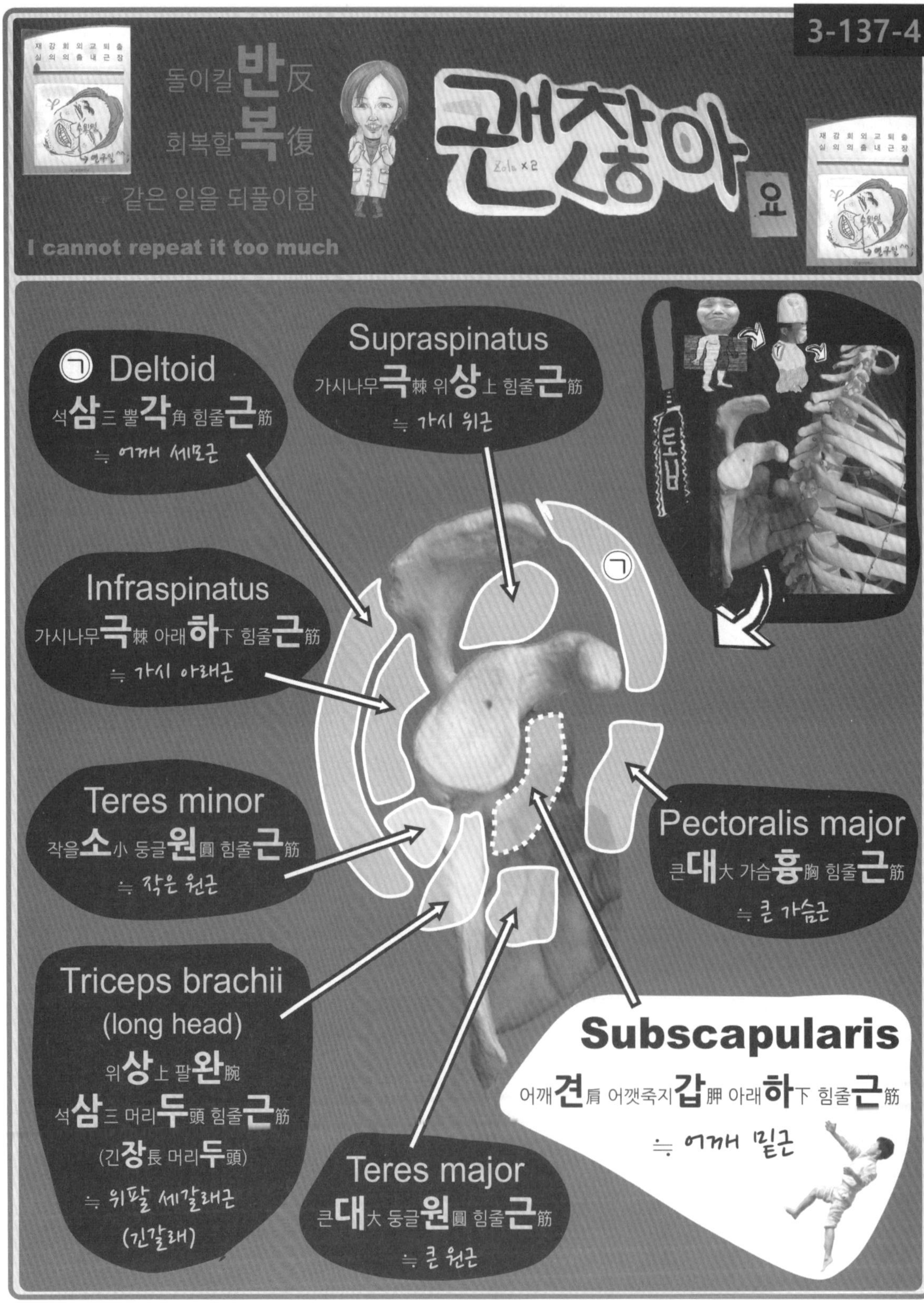
3-137-4
돌이킬 반 反
회복할 복 復
☞ 같은 일을 되풀이함
I cannot repeat it too much
괜찮아 요
㉠ Deltoid
석삼 三 뿔각 角 힘줄근 筋
≒ 어깨 세모근
Supraspinatus
가시나무극 棘 위상 上 힘줄근 筋
≒ 가시 위근
Infraspinatus
가시나무극 棘 아래하 下 힘줄근 筋
≒ 가시 아래근
Teres minor
작을소 小 둥글원 圓 힘줄근 筋
≒ 작은 원근
Pectoralis major
큰대 大 가슴흉 胸 힘줄근 筋
≒ 큰 가슴근
Triceps brachii
(long head)
위상 上 팔완 腕
석삼 三 머리두 頭 힘줄근 筋
(긴장 長 머리두 頭)
≒ 위팔 세갈래근
(긴갈래)
Subscapularis
어깨견 肩 어깻죽지갑 胛 아래하 下 힘줄근 筋
≒ 어깨 밑근
Teres major
큰대 大 둥글원 圓 힘줄근 筋
≒ 큰 원근

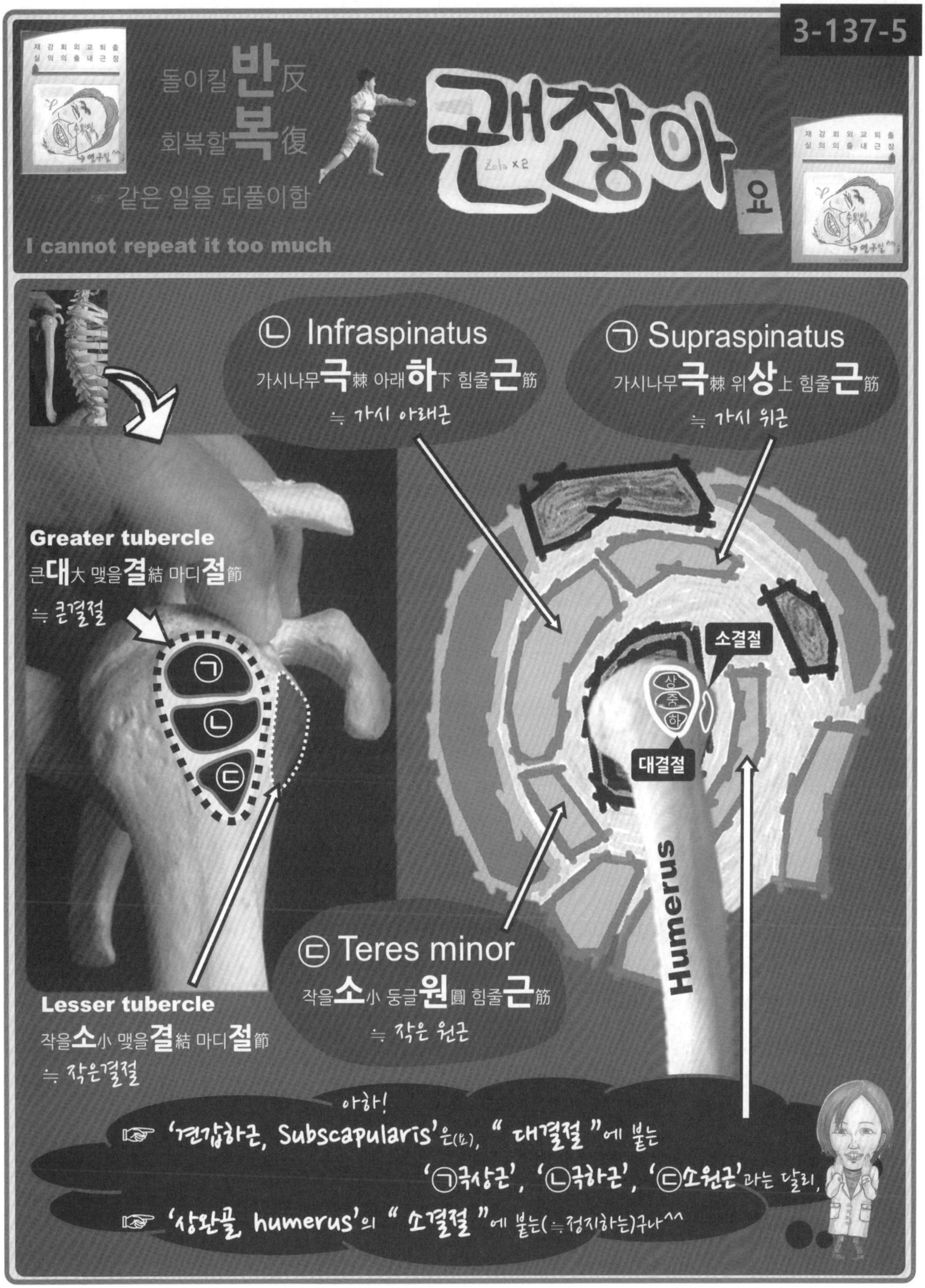
3-137-5
돌이킬 반 反
회복할 복 復
≒ 같은 일을 되풀이함
I cannot repeat it too much
괜찮아 요
ㄴ Infraspinatus
가시나무 극 棘 아래 하 下 힘줄 근 筋
≒ 가시 아래근
ㄱ Supraspinatus
가시나무 극 棘 위 상 上 힘줄 근 筋
≒ 가시 위근
Greater tubercle
큰 대 大 맺을 결 結 마디 절 節
≒ 큰결절
소결절
상
중
하
대결절
Humerus
ㄷ Teres minor
작을 소 小 둥글 원 圓 힘줄 근 筋
≒ 작은 원근
Lesser tubercle
작을 소 小 맺을 결 結 마디 절 節
≒ 작은결절
아하!
☞ '견갑하근, Subscapularis'은(요), " 대결절 "에 붙는
'ㄱ극상근', 'ㄴ극하근', 'ㄷ소원근'과는 달리,
☞ '상완골, humerus'의 " 소결절 "에 붙는(≒정지하는)구나^^

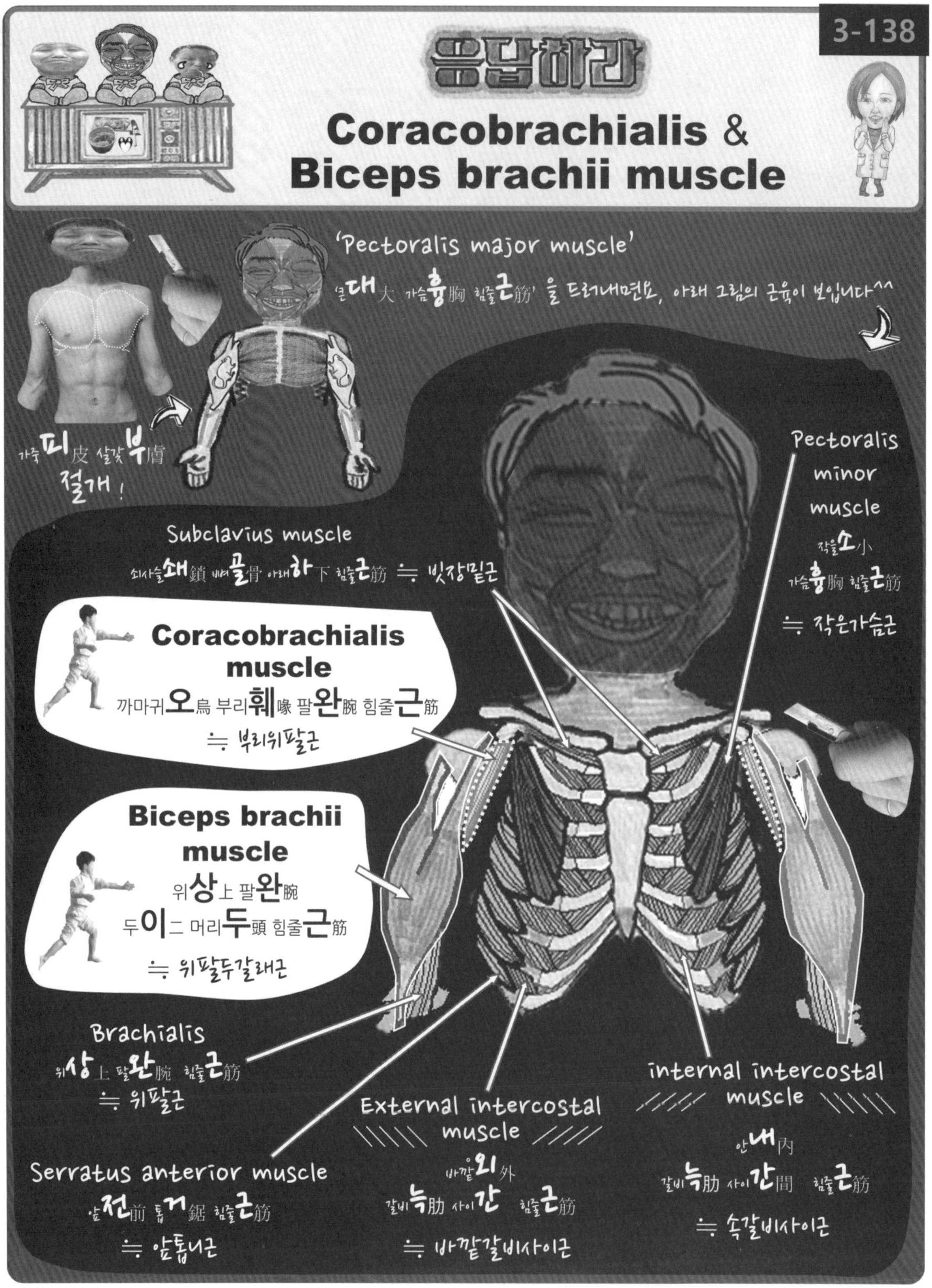
3-138
응답하라
Coracobrachialis &
Biceps brachii muscle
'Pectoralis major muscle'
'큰대大 가슴흉胸 힘줄근筋' 을 드러내면요, 아래 그림의 근육이 보입니다^^
가죽피皮 살갗부膚
절개!
Subclavius muscle
쇠사슬쇄鎖 뼈골骨 아래하下 힘줄근筋 ≒ 빗장밑근
Pectoralis minor muscle
작을소小 가슴흉胸 힘줄근筋
≒ 작은가슴근
Coracobrachialis muscle
까마귀오烏 부리훼喙 팔완腕 힘줄근筋
≒ 부리위팔근
Biceps brachii muscle
위상上 팔완腕
두이二 머리두頭 힘줄근筋
≒ 위팔두갈래근
Brachialis
위상上 팔완腕 힘줄근筋
≒ 위팔근
Serratus anterior muscle
앞전前 톱거鋸 힘줄근筋
≒ 앞톱니근
External intercostal muscle
바깥외外 갈비늑肋 사이간間 힘줄근筋
≒ 바깥갈비사이근
internal intercostal muscle
안내內 갈비늑肋 사이간間 힘줄근筋
≒ 속갈비사이근

3-139

Coracobrachialis

까마귀 오烏 부리 훼喙 팔 완腕 힘줄 근筋

≒ 부리 위 팔 근

innervation 신경지배

Musculocutaneous nerve (C5, C6, C7)

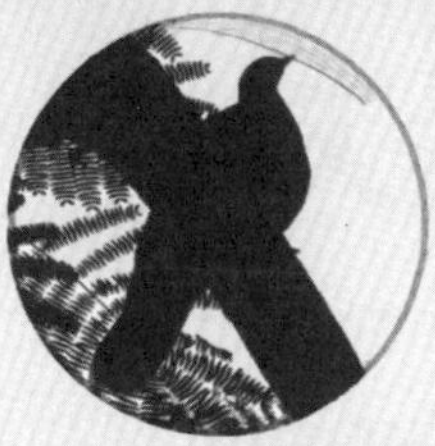

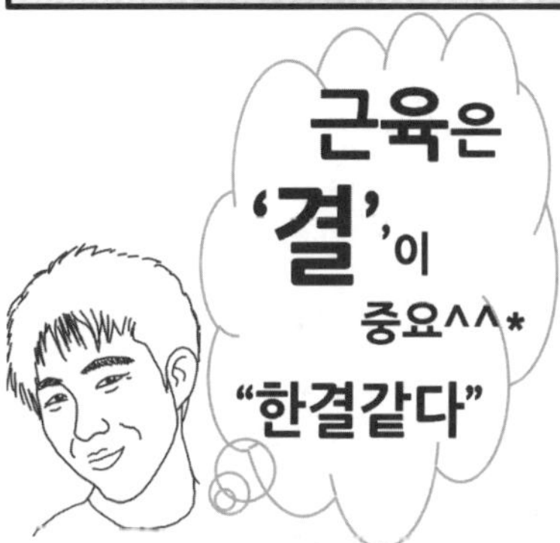

Origin 시작 부위 | **insertion 정지 부위**

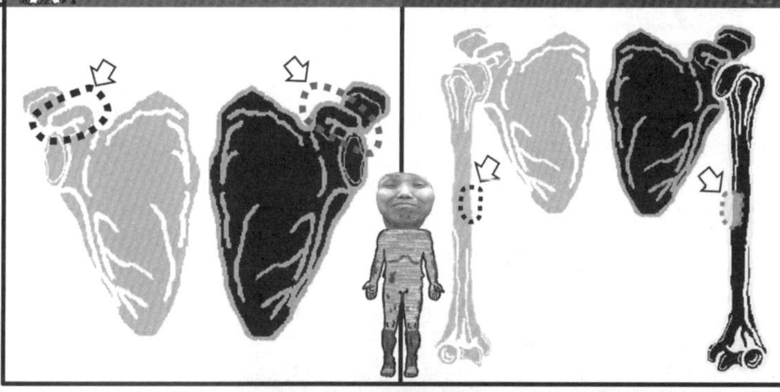

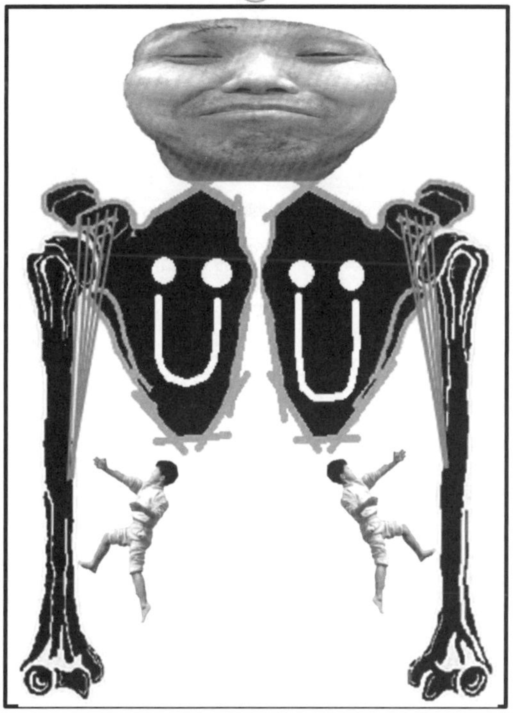

Motion 움직임

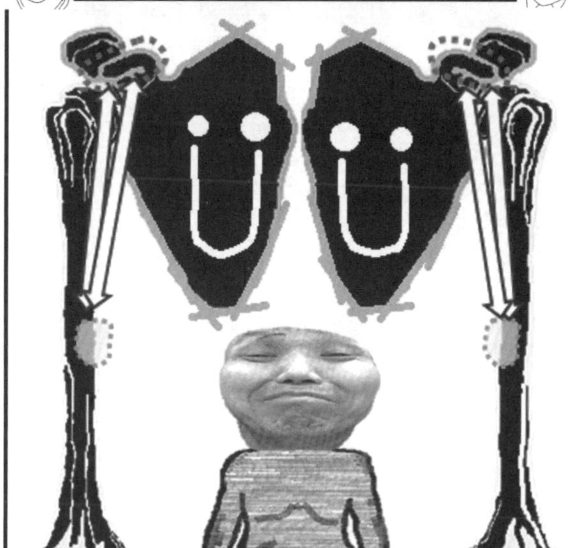

3-139-1

까마귀오烏
부리훼喙
팔완腕
힘줄근筋

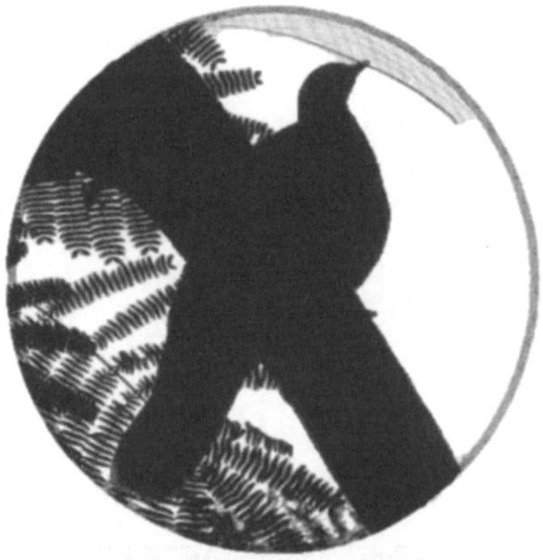

응답하라

기시
정지

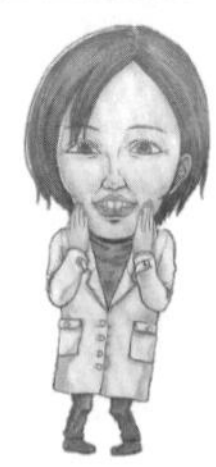

Coracobrachialis muscle

origin

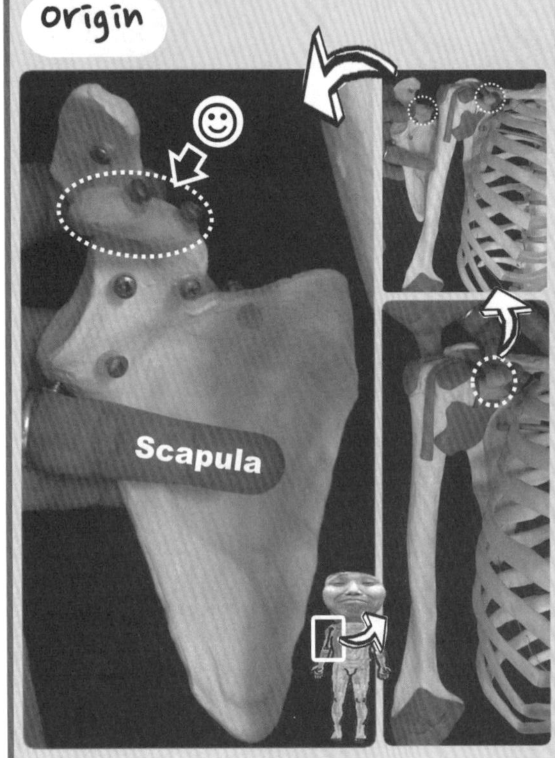

☺ 어깨견肩 어깻죽지갑胛 뼈골骨 (≒ 어깨뼈) 의

‘ 까마귀오烏 부리훼喙 (≒ 입구口)
부딪칠돌突 일어날기起 (≒ 부리돌기) ’

☺ **‘ Coracoid process ’** of the **scapula**

insertion

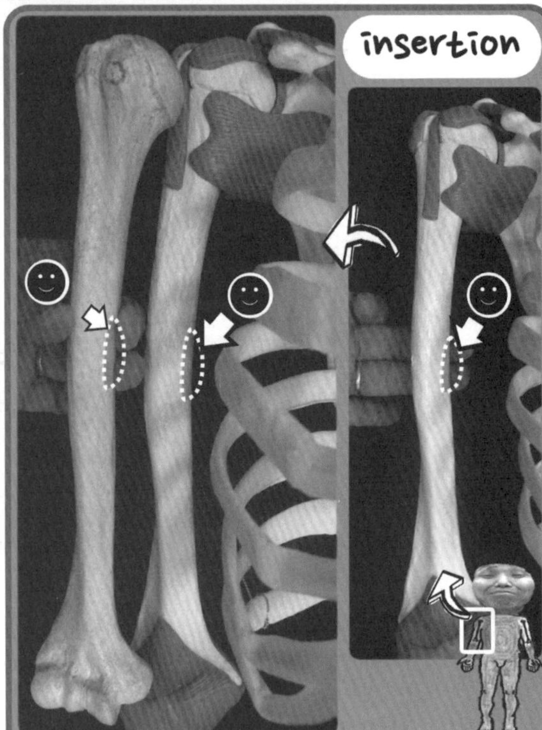

☻ 위상上 팔완腕 뼈골骨 (≒ 위팔뼈) (의)

☞ 뼈골骨 줄기간幹 (≒ 뼈몸통)

☞ 가운데중中 가운데앙央 떼부部 의
앞전前 안내內 곁측側

☻ Anteromedial side of the **midshaft** of the **humerus**

웃어봐요.

간여(방패간干 더불여與 : 어떤 일에 간섭하여 참여함)할 참參

상고(자세할상詳 생각할고考 : 꼼꼼하게 따져서 검토하거나 참고함)할 고考

3-139-2

Coracoid process

까마귀오烏 부리훼喙 (≒ 입구口) 부딪칠돌突 일어날기起

Biceps brachii muscle

㉠ 위상上 팔완腕 두이二 머리두頭 힘줄근筋

≒ 위팔두갈래근

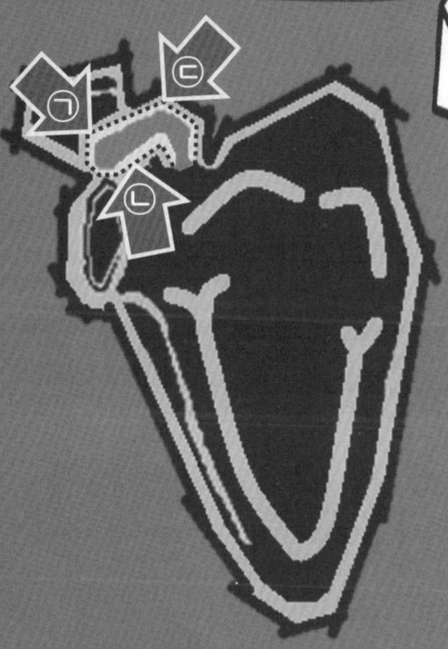

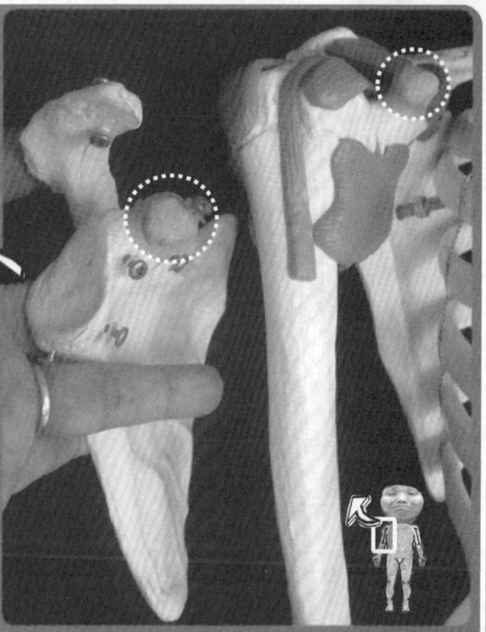

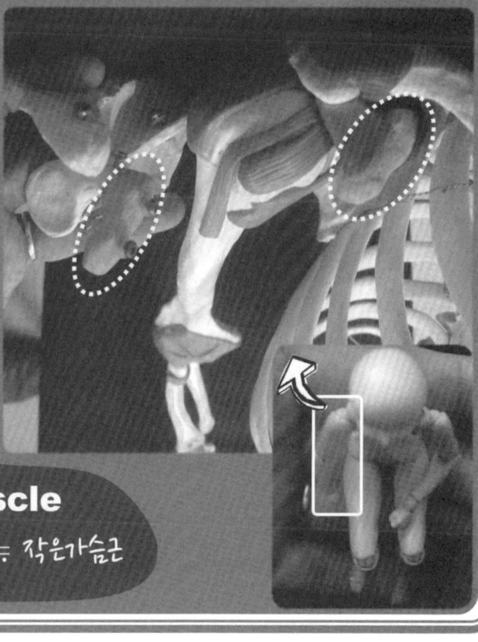

Coracobrachialis muscle

㉡ 까마귀오烏 부리훼喙 팔완腕 힘줄근筋

≒ 부리위팔근

Pectoralis minor muscle

㉢ 작을소小 가슴흉胸 힘줄근筋 ≒ 작은가슴근

3-140

Biceps Brachii (muscle)

위상上 팔뚝완腕
두이二 머리두頭 힘줄근筋
≒ 위팔 두 갈래근

innervation 신경지배

Musculocutaneous nerve (C5, C6, C7)

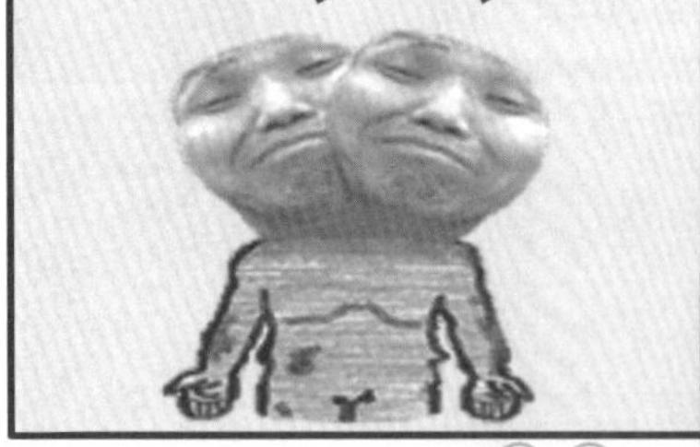

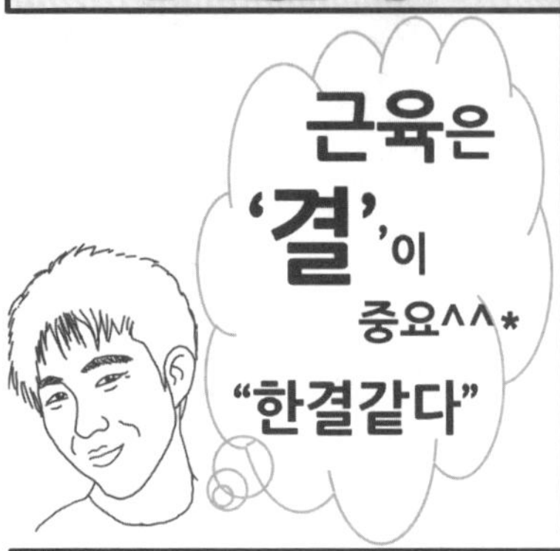

Origin 시작 부위

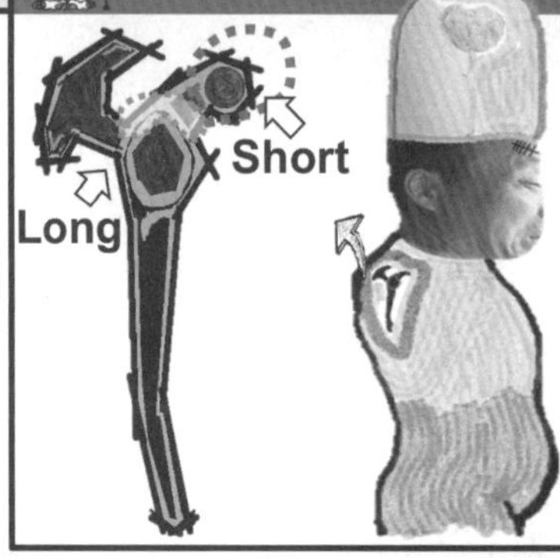

insertion 정지 부위

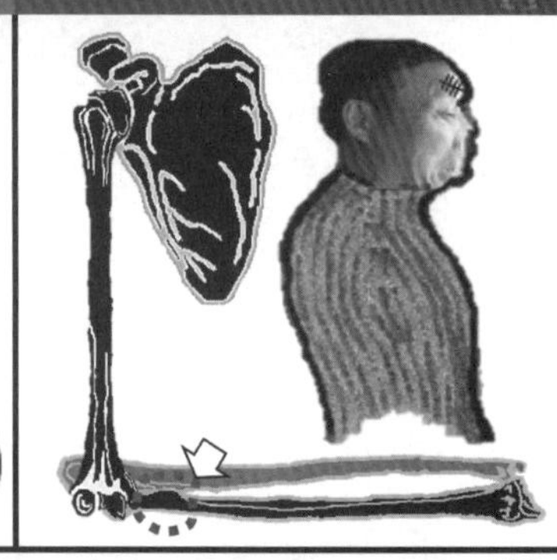

Motion 움직임

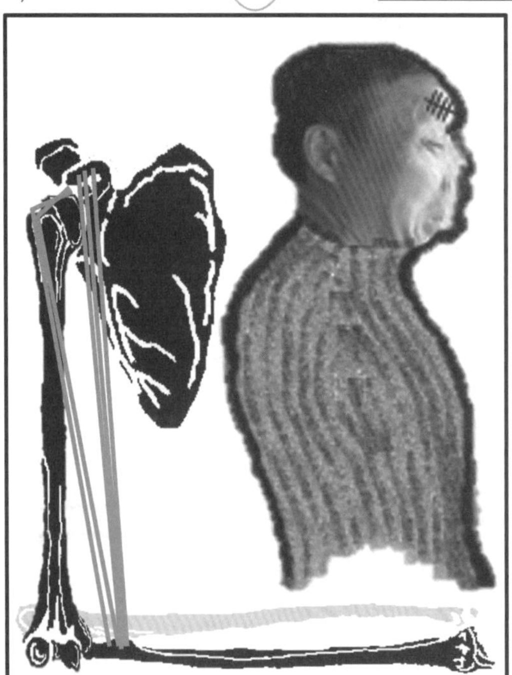

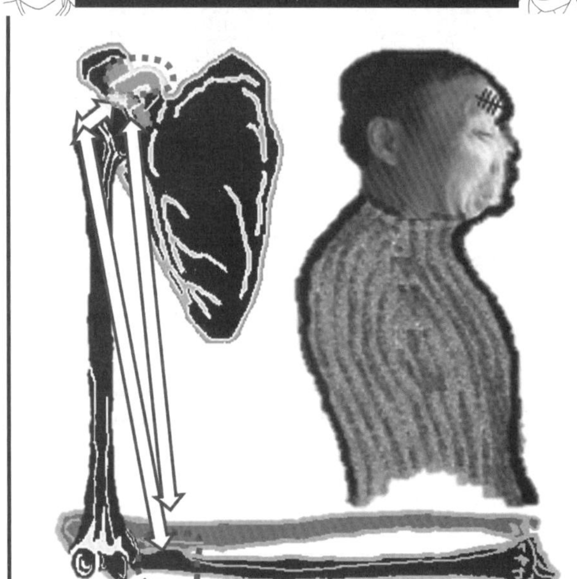

위**상**上 팔**완**腕 두**이**二 머리**두**頭 힘줄**근**筋 ☞ 긴**장**長 머리**두**頭

3-140-1

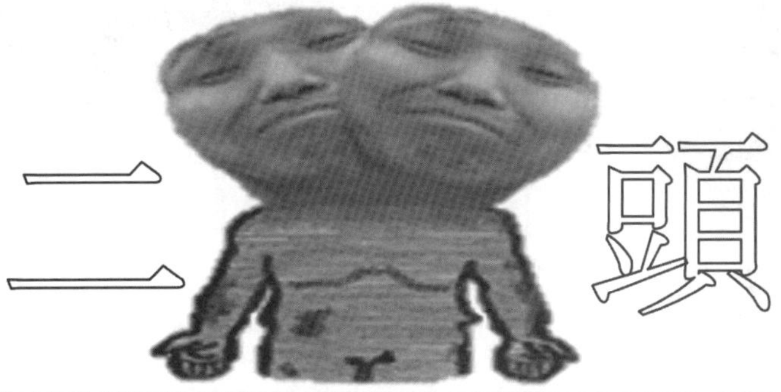

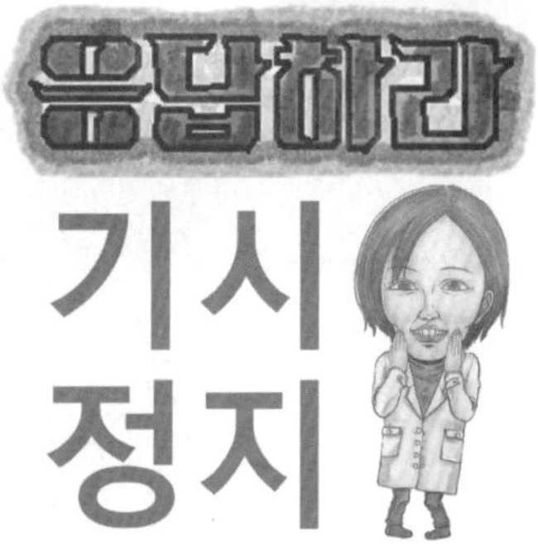

Long head (긴**장**長 머리**두**頭, ≒ 긴갈래) of biceps brachii

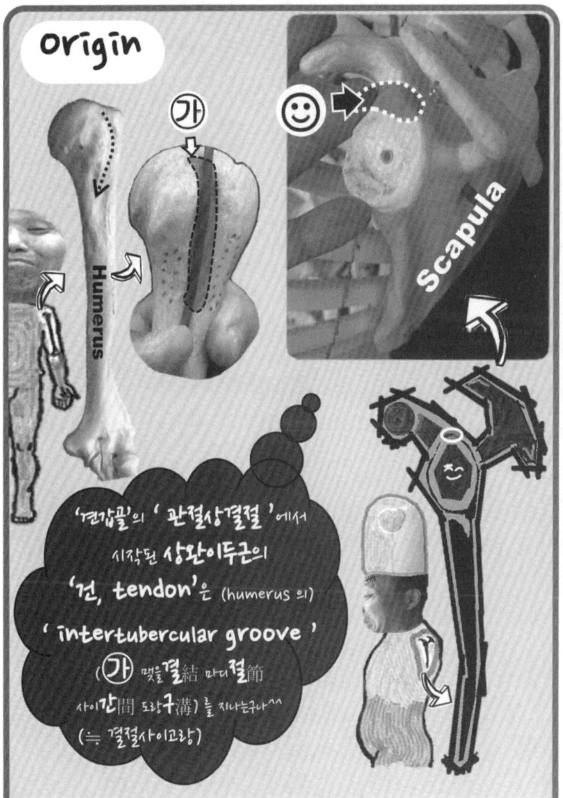

☺ 어깨**견**肩 어깻죽지**갑**胛 뼈**골**骨 (≒ 어깨뼈) 의

☞ '빗장**관**關 마디**절**節 위**상**上 맺을**결**結 마디**절**節 (≒ 관절위결절)'

☺ '**Supraglenoid tubercle**' of the **scapula**

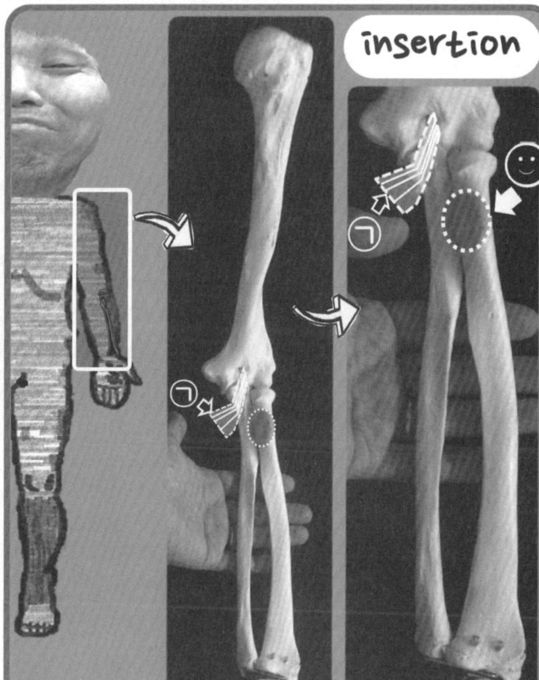

☻ 위**상**上 팔**완**腕 뼈**골**骨 (≒ 위팔뼈) 의 굽을**요**橈 뼈**골**骨 거칠**조**粗 낯**면**面 과 (≒ 노뼈거친면)

'위**상**上 팔**완**腕 두**이**二 머리**두**頭 힘줄**근**筋 힘줄밑둥**건**腱 막**막**膜 (ㄱ)'

☻ **Radial tuberosity** of the **humerus** & '**bicipital aponeurosis** (ㄱ)'

위**상**上 팔**완**腕 두**이**二 머리**두**頭 힘줄**근**筋 ☞ 짧을**단**短 머리**두**頭

3-140-2

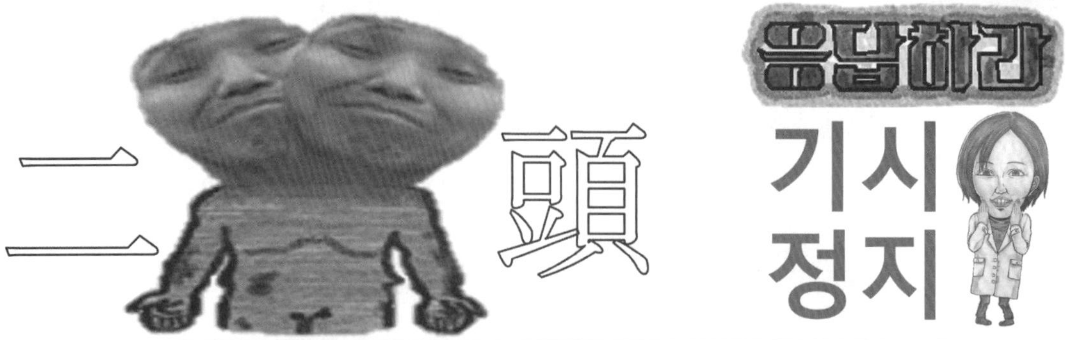

Short head (짧을단短 머리두頭, ≒ 짧은갈래) **of biceps brachii**

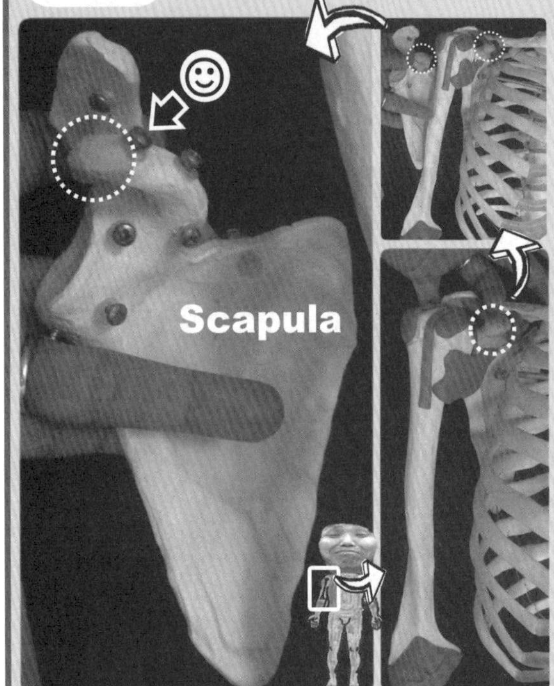

☺ 어깨**견**肩 어깻죽지**갑**胛 뼈**골**骨 (≒ 어깨뼈) 의
' 까마귀**오**烏 부리**훼**喙 (≒ 입**구**口)
부딪칠**돌**突 일어날**기**起 (≒ 부리돌기) '

☺ **' Coracoid process '** of the **scapula**

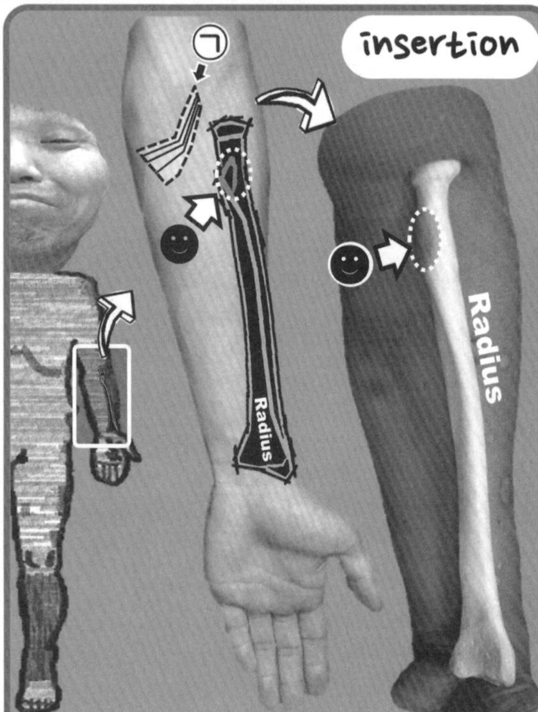

☻ 위**상**上 팔**완**腕 뼈**골**骨 (≒ 위팔뼈) 의
굽을**요**橈 뼈**골**骨 거칠**조**粗 낯**면**面 과
(≒ 노뼈거친면)

'위**상**上 팔**완**腕 두**이**二 머리**두**頭 힘줄**근**筋
힘줄밑둥**건**腱 막**막**膜 (㉠) '

☻ **Radial tuberosity** of the humerus
& **' bicipital aponeurosis** (㉠) **'**

3-140-3

간여(방패간干 더불여與 : 어떤 일에 간섭하여 참여함)할 참參
상고(자세할상詳 생각할고考 : 꼼꼼하게 따져서 검토하거나 참고함)할 고考

Cubital fossa (혹은 'antecubital fossa' 라고도 명명)

팔꿈치주肘 움집와窩　　앞전前 팔꿈치주肘 움집와窩 ≒ 팔오금

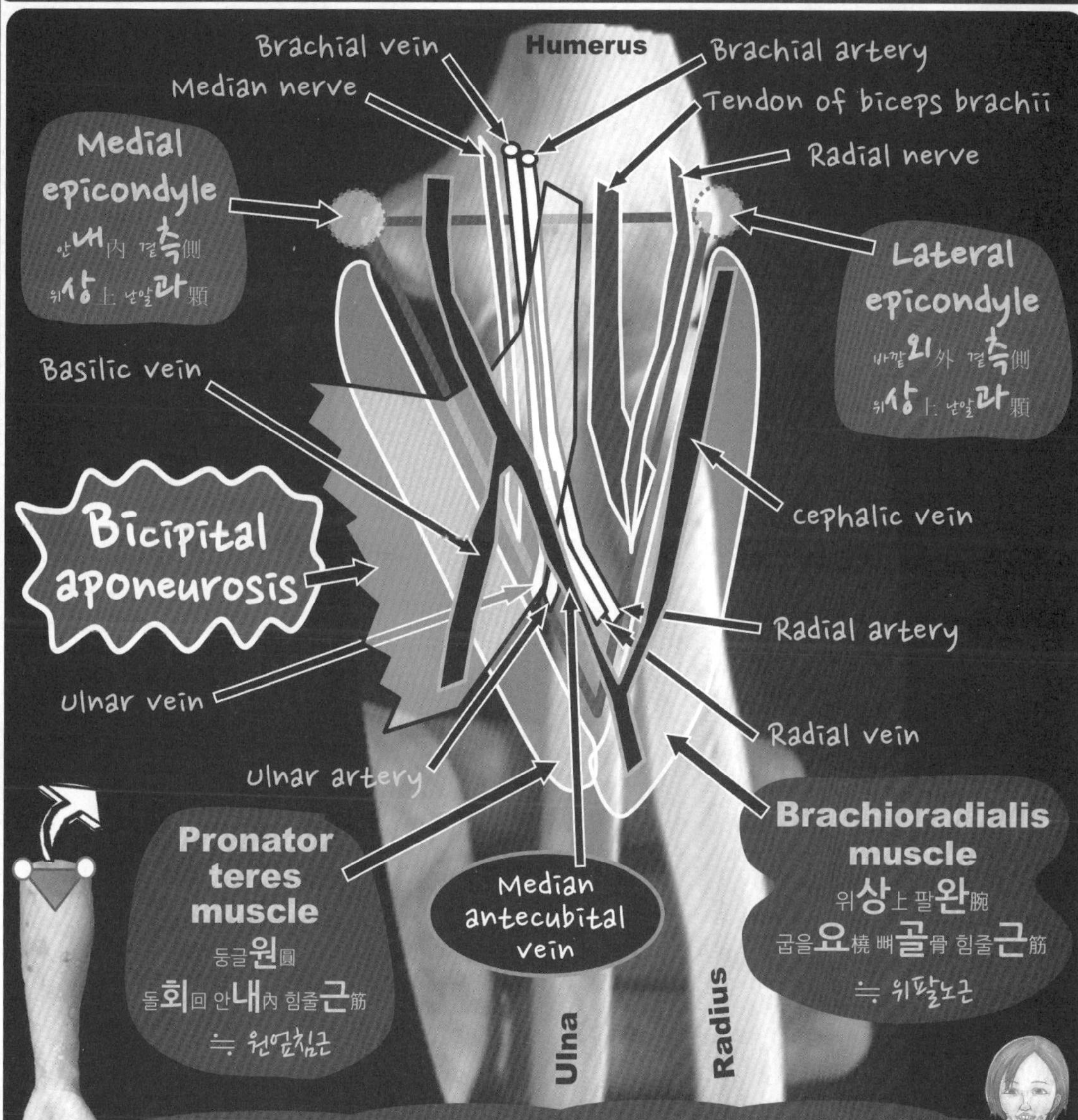

아하! "**Cubital fossa**"는 'humerus, 위상上 팔완腕 뼈골骨'의 '**내측/외측상과**'를 잇는 가상의 선과 '**원회내근**' 및 '**상완요골근**'으로 둘러 쌓인 구조를 의미하는구나^^

3-141

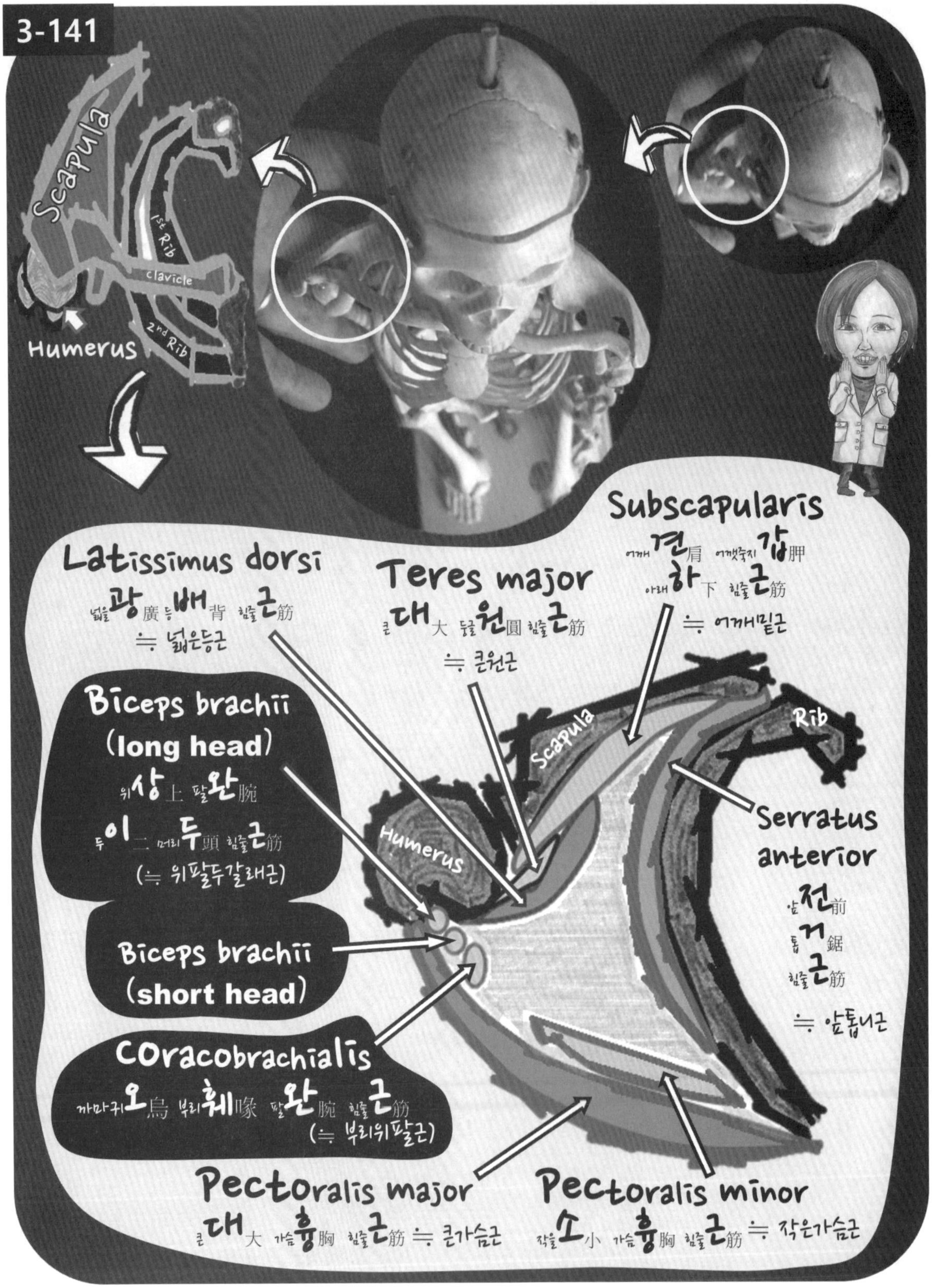
Scapula
1st Rib
clavicle
2nd Rib
Humerus
Latissimus dorsi
넓을 광廣 등 배背 힘줄 근筋
≒ 넓은등근
Teres major
큰 대大 둥글 원圓 힘줄 근筋
≒ 큰원근
Subscapularis
어깨 견肩 어깻죽지 갑胛
아래 하下 힘줄 근筋
≒ 어깨밑근
Biceps brachii
(long head)
위 상上 팔 완腕
두 이二 머리 두頭 힘줄 근筋
(≒ 위팔두갈래근)
Biceps brachii
(short head)
Coracobrachialis
까마귀 오烏 부리 훼喙 팔 완腕 힘줄 근筋
(≒ 부리위팔근)
Scapula
Rib
Humerus
Serratus anterior
앞 전前
톱 거鋸
힘줄 근筋
≒ 앞톱니근
Pectoralis major
큰 대大 가슴 흉胸 힘줄 근筋 ≒ 큰가슴근
Pectoralis minor
작을 소小 가슴 흉胸 힘줄 근筋 ≒ 작은가슴근

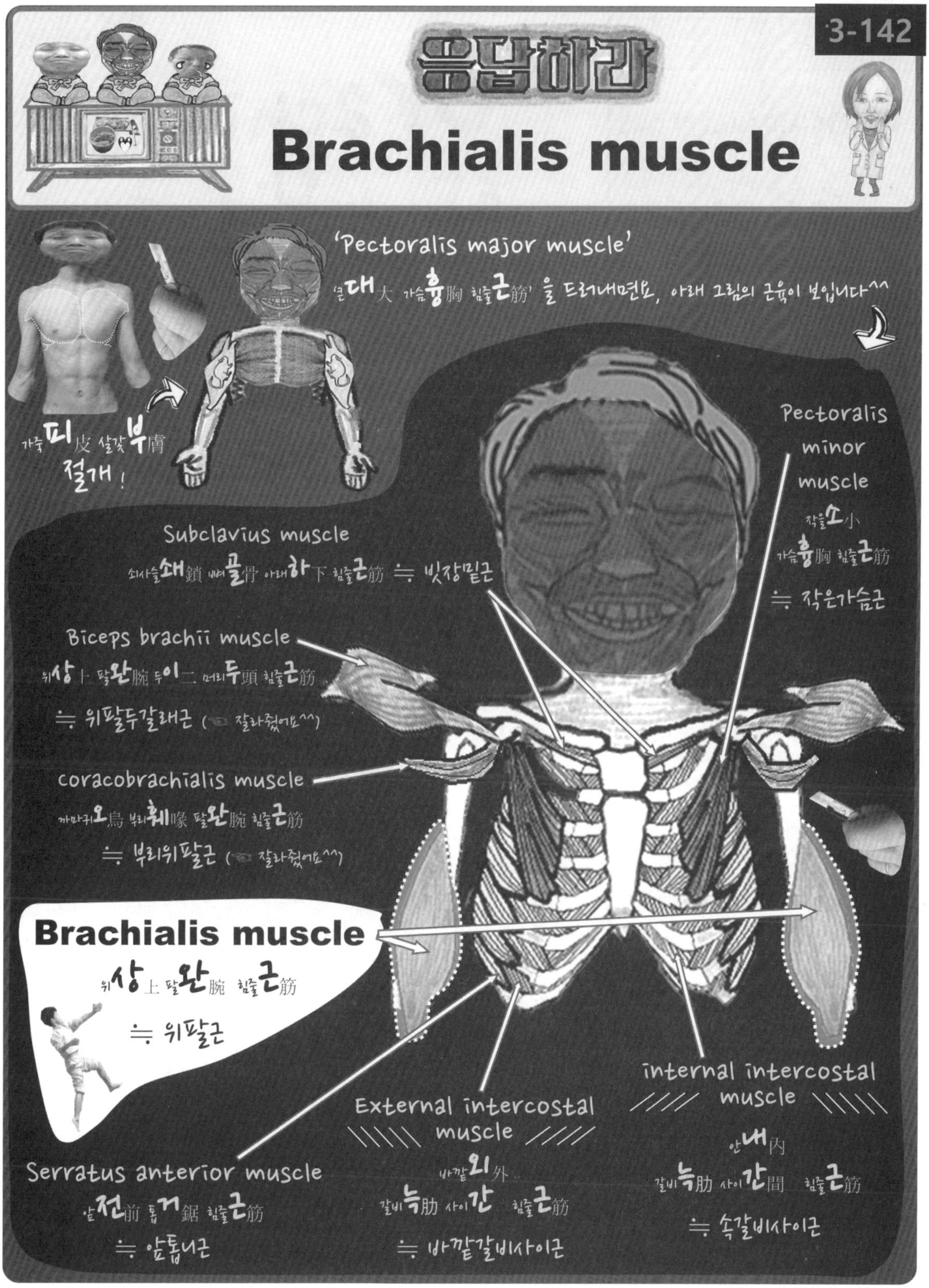

3-142
응답하라
Brachialis muscle
'Pectoralis major muscle'
'큰대大 가슴흉胸 힘줄근筋' 을 드러내면요, 아래 그림의 근육이 보입니다^^
가죽피皮 살갗부膚 절개!
Pectoralis minor muscle
작을소小 가슴흉胸 힘줄근筋
≒ 작은가슴근
Subclavius muscle
쇠사슬쇄鎖 뼈골骨 아래하下 힘줄근筋 ≒ 빗장밑근
Biceps brachii muscle
위상上 팔완腕 두이二 머리두頭 힘줄근筋
≒ 위팔두갈래근 (잘라줬어요^^)
coracobrachialis muscle
까마귀오烏 부리훼喙 팔완腕 힘줄근筋
≒ 부리위팔근 (잘라줬어요^^)
Brachialis muscle
위상上 팔완腕 힘줄근筋
≒ 위팔근
internal intercostal muscle
안내內 갈비늑肋 사이간間 힘줄근筋
≒ 속갈비사이근
External intercostal muscle
바깥외外 갈비늑肋 사이간間 힘줄근筋
≒ 바깥갈비사이근
Serratus anterior muscle
앞전前 톱거鋸 힘줄근筋
≒ 앞톱니근

3-142-1

Brachialis

위 상 上 팔뚝 완 腕 힘줄 근 筋

≒ 위 팔근

innervation 신경지배

Musculocutaneous nerve (C5, C6, C7)

Radial nerve (C5, C6)

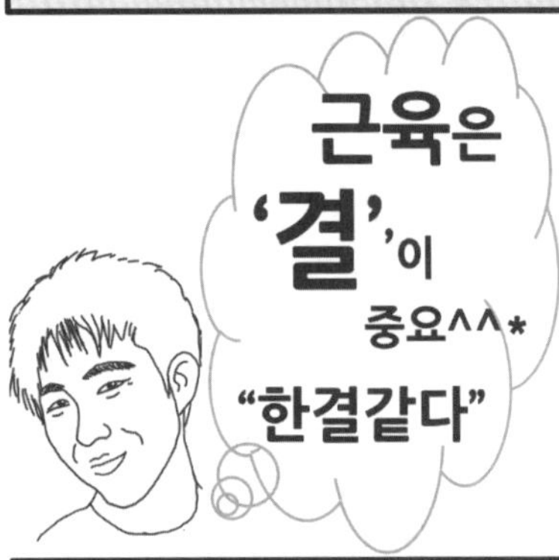

Origin 시작 부위

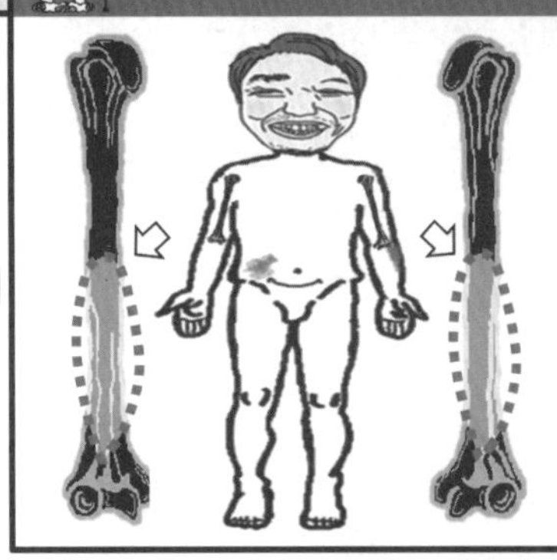

insertion 정지 부위

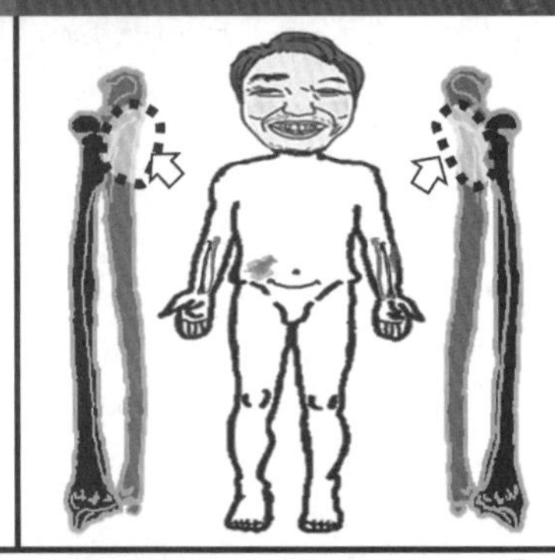

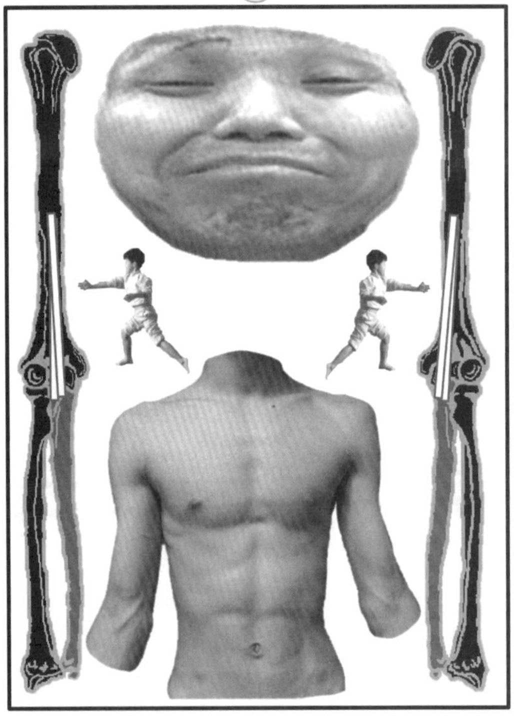

Motion 움직임

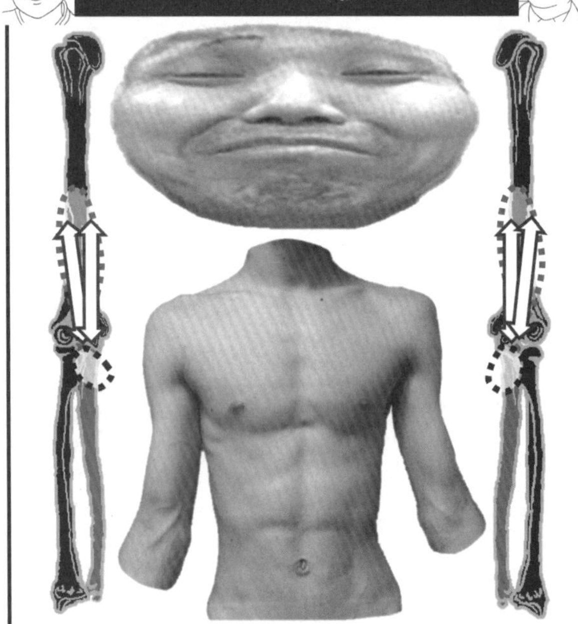

위상上 팔완腕 힘줄근筋

3-142-2

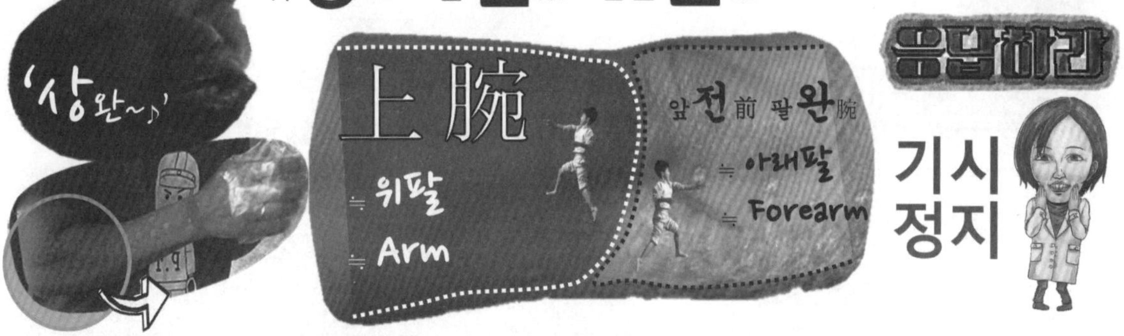

Brachialis muscle

origin

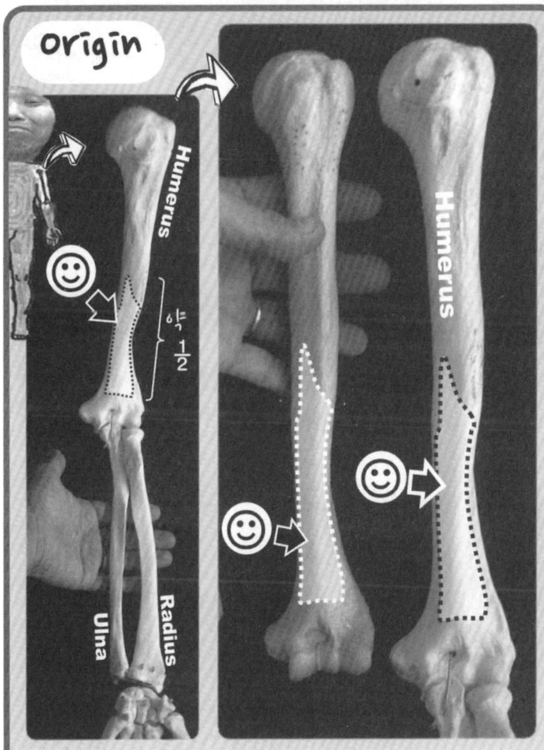

☺ 위상上 팔완腕 뼈골骨 (≒ 위팔뼈)
☞ 앞전前 낯면面 의
아래하下 떼부部
(≒ 멀원遠 자리위位 떼부部) ½

☺ Anterior surface of the lower (≒ distal) ½ of the **humerus**

insertion

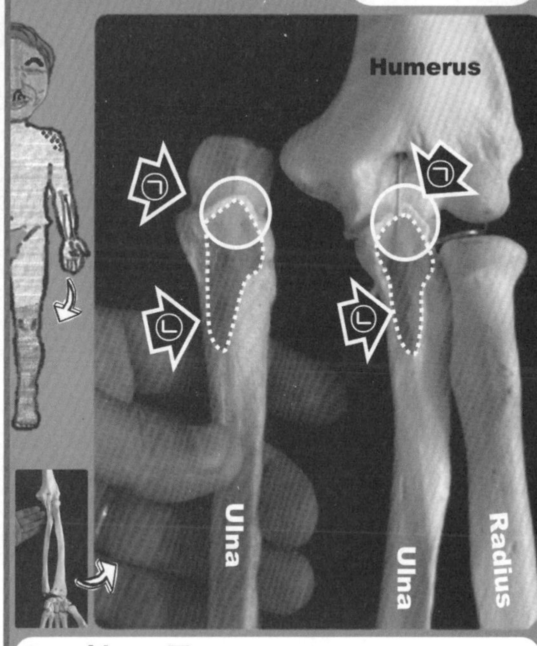

☻ 자척尺 뼈골骨 (≒ 자뼈) 의
갈고리구鉤 형상상狀 부딪칠돌突 일어날기起 (ㄱ) (≒ 갈고리돌기)
와
'자척尺 뼈골骨 거칠조粗 낯면面 (ㄴ)'
(≒ 자뼈거친면)

☻ **Coronoid process** (ㄱ) & '**ulnar tuberosity** (ㄴ)' of the **ulna**

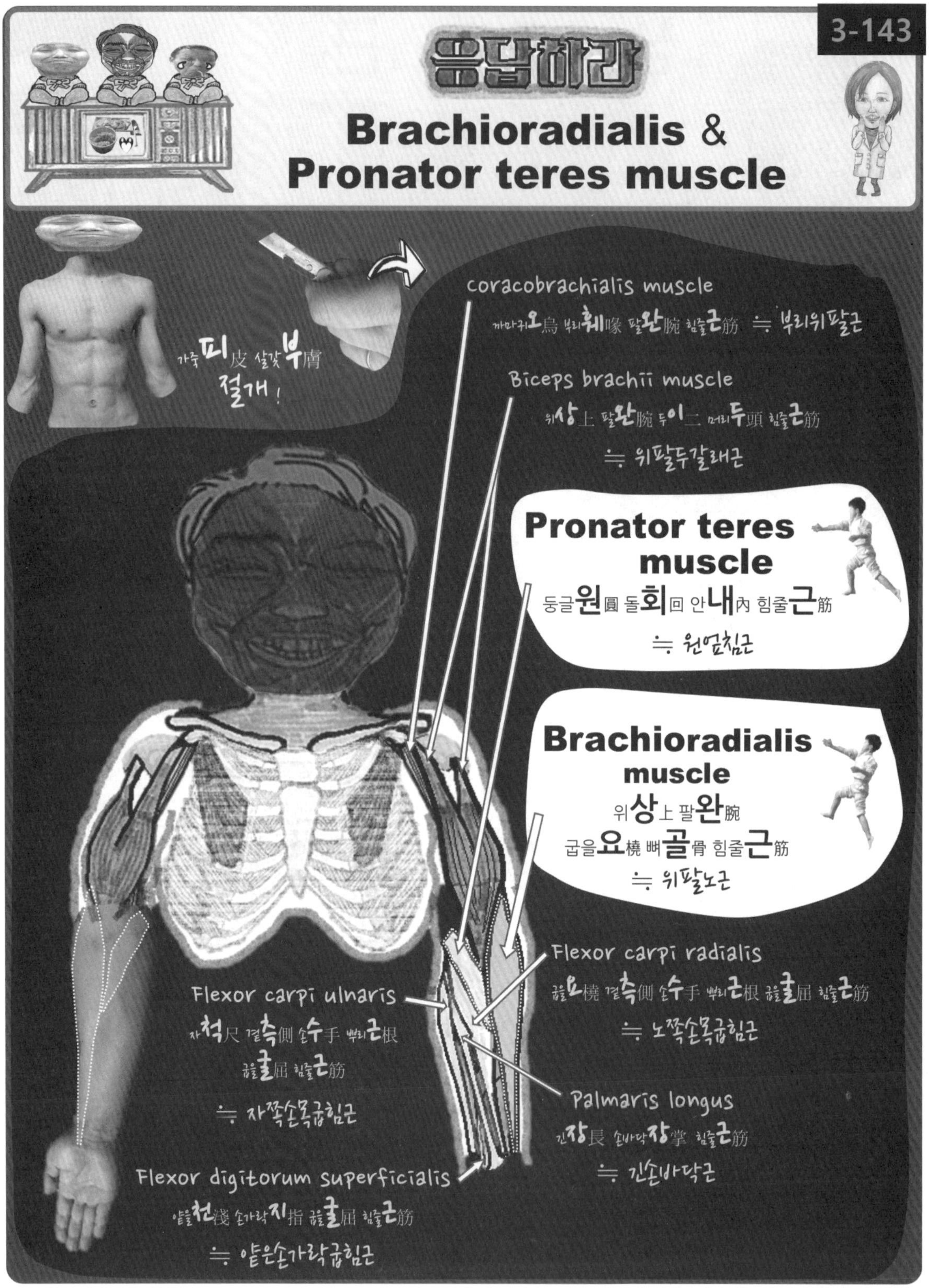
3-143
응답하라
Brachioradialis &
Pronator teres muscle
가죽피皮 살갗부膚
절개!
coracobrachialis muscle
까마귀오烏 부리훼喙 팔완腕 힘줄근筋 ≒ 부리위팔근
Biceps brachii muscle
위상上 팔완腕 두이二 머리두頭 힘줄근筋
≒ 위팔두갈래근
Pronator teres muscle
둥글원圓 돌회回 안내內 힘줄근筋
≒ 원엎침근
Brachioradialis muscle
위상上 팔완腕
굽을요橈 뼈골骨 힘줄근筋
≒ 위팔노근
Flexor carpi radialis
굽을요橈 곁측側 손수手 뿌리근根 굽을굴屈 힘줄근筋
≒ 노쪽손목굽힘근
Flexor carpi ulnaris
자척尺 곁측側 손수手 뿌리근根
굽을굴屈 힘줄근筋
≒ 자쪽손목굽힘근
Palmaris longus
긴장長 손바닥장掌 힘줄근筋
≒ 긴손바닥근
Flexor digitorum superficialis
얕을천淺 손가락지指 굽을굴屈 힘줄근筋
≒ 얕은손가락굽힘근

3-144

Pronator Teres

둥글 원圓 돌 회回 안 내內 힘줄 근筋

≒ 원 엎침근

innervation 신경지배

Median nerve
(C6, C7)

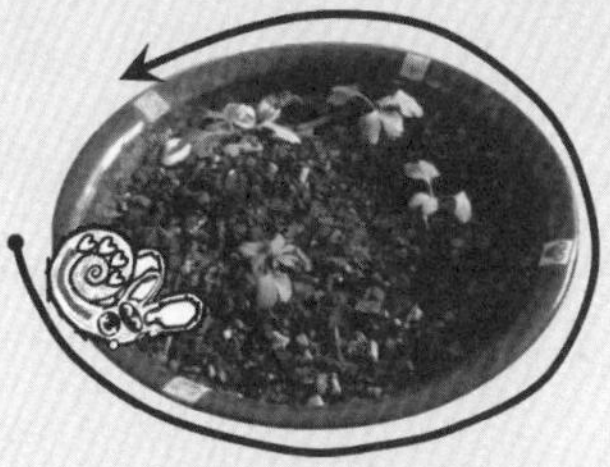

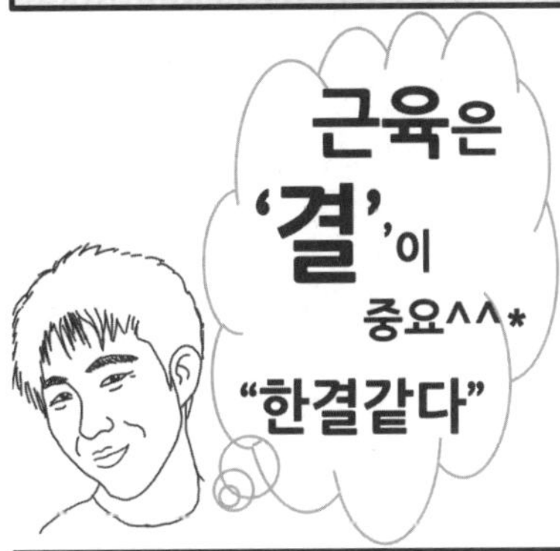

Origin 시작 부위

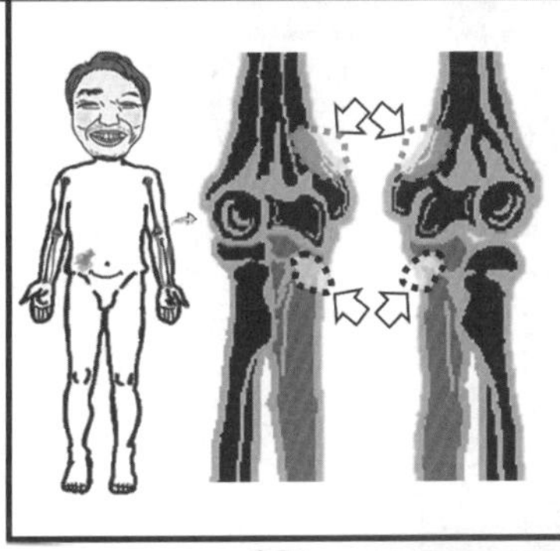

insertion 정지 부위

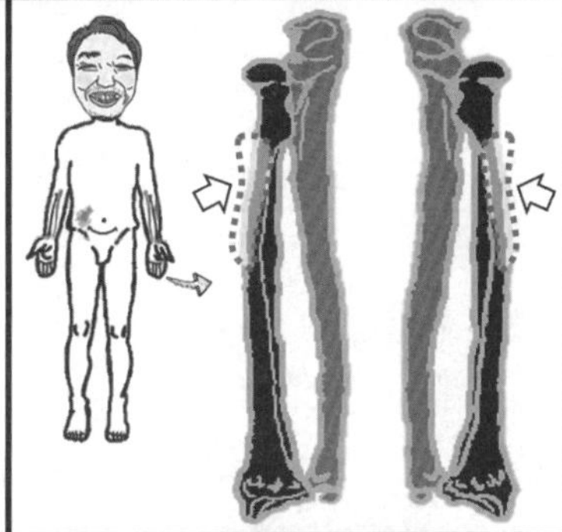

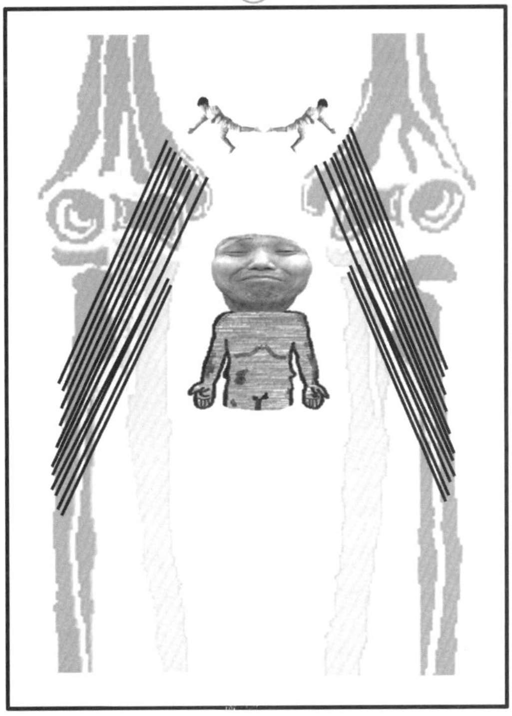

Motion 움직임

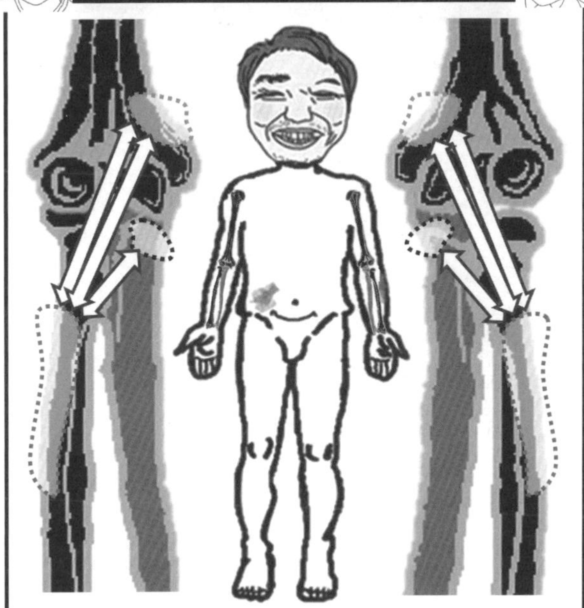

둥글원圓 돌회回 안내內 힘줄근筋 ☞ 위상上 팔완腕 뼈골骨 머리두頭

3-144-1

돌아올, 돌 회 回

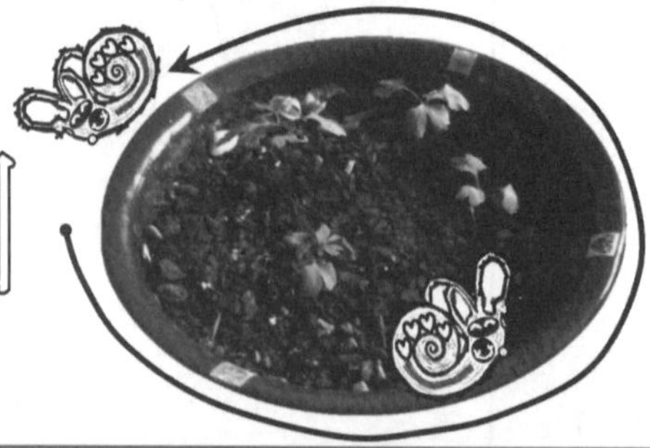

응답하라 기시정지

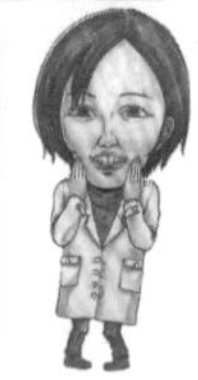

Humeral head (위상上 팔완腕 뼈골骨 머리두頭, ≒ 위팔갈래) of pronator teres

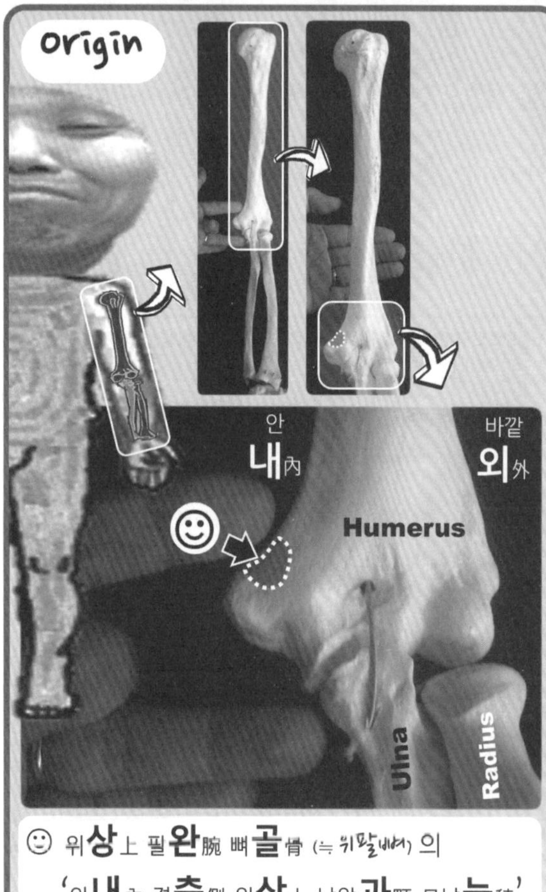

☺ 위상上 팔완腕 뼈골骨 (≒ 위팔뼈) 의
'안내內 곁측側 위상上 낟알과顆 모날능稜'
(≒ 안쪽 위 관절융기 능선)

☺ **'Medial supracondylar crest'** of the **humerus**

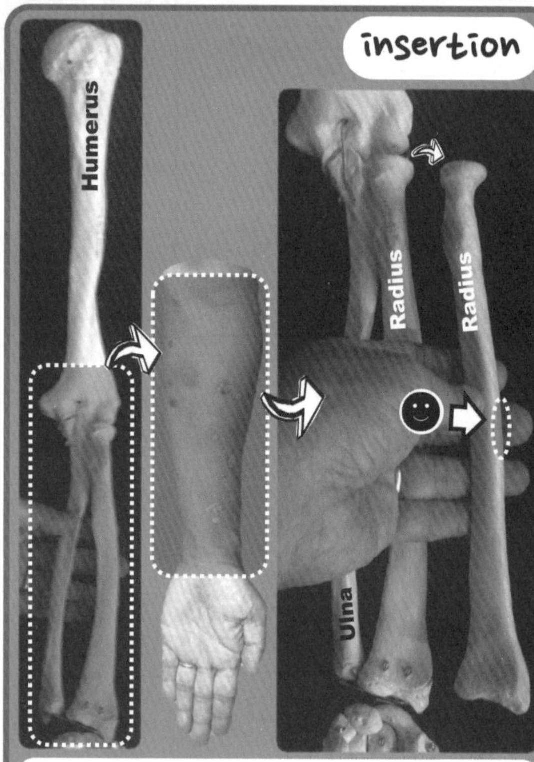

☻ 굽을요橈 뼈골骨 (≒ 노뼈)
☞ 뼈골骨 줄기간幹 (≒ 뼈몸통)
☞ 가운데중中 가운데앙央 떼부部 의
바깥외外 곁측側 (≒ 가쪽)

☻ **Lateral surface** of the midshaft of the **radius**

둥글원圓 돌회回 안내內 힘줄근筋 ☞ 자척尺 뼈골骨 머리두頭

3-144-2

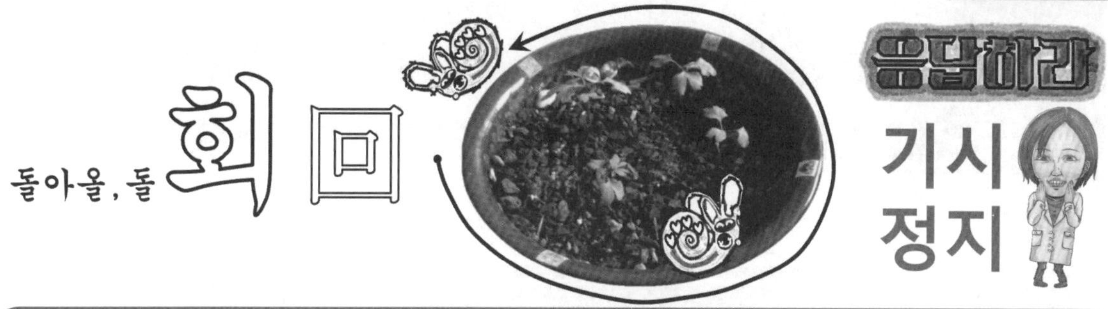

Ulnar head (자척尺 뼈골骨 머리두頭, ≒ 자갈래)
of **pronator teres**

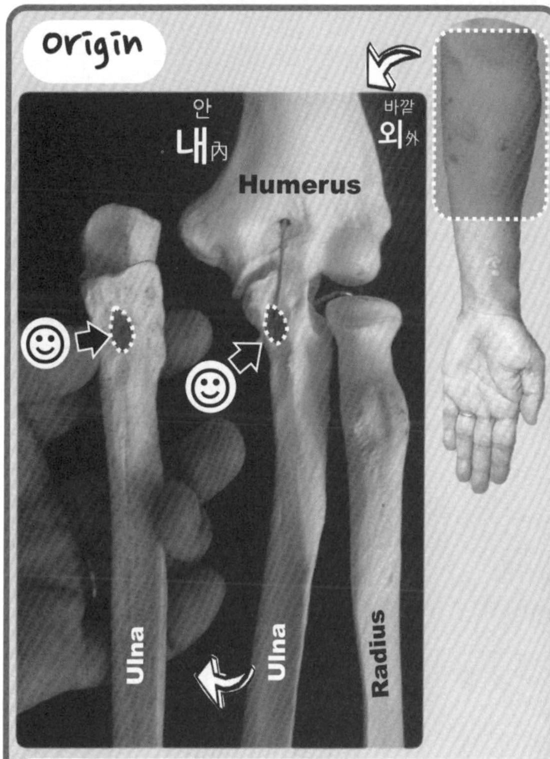

☺ [자척尺 뼈골骨 (≒ 자뼈)]
갈고리구鉤 형상상狀 부딪칠돌突 일어날기起 의
(≒ 갈고리돌기)
☞ 안내내 곁측側 낯면面 (≒ 안쪽면)

☺ **Medial surface** of the
coronoid process (in **ulna**)

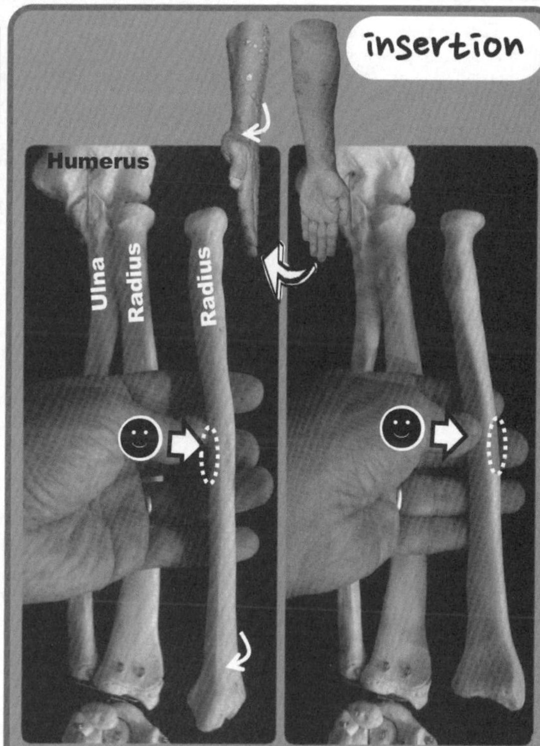

☻ 굽을요橈 뼈골骨 (≒ 노뼈)
☞ 뼈골骨 줄기간幹 (≒ 뼈몸통)
☞ 가운데중中 가운데앙央 떼부部 의
바깥외外 곁측側 (≒ 가쪽)

☻ **Lateral surface** of the midshaft
of the **radius**

3-144-3

간여(방패간干 더불여與 : 어떤 일에 간섭하여 참여함)할 참參
상고(자세할상詳 생각할고考 : 꼼꼼하게 따져서 검토하거나 참고함)할 고考

Supracondylar crest

위상上 낟알과顆 논두렁,서슬(☜ 유리 조각 등의 날카로운 부분),모날능稜 ≒ 위 관절융기 능선

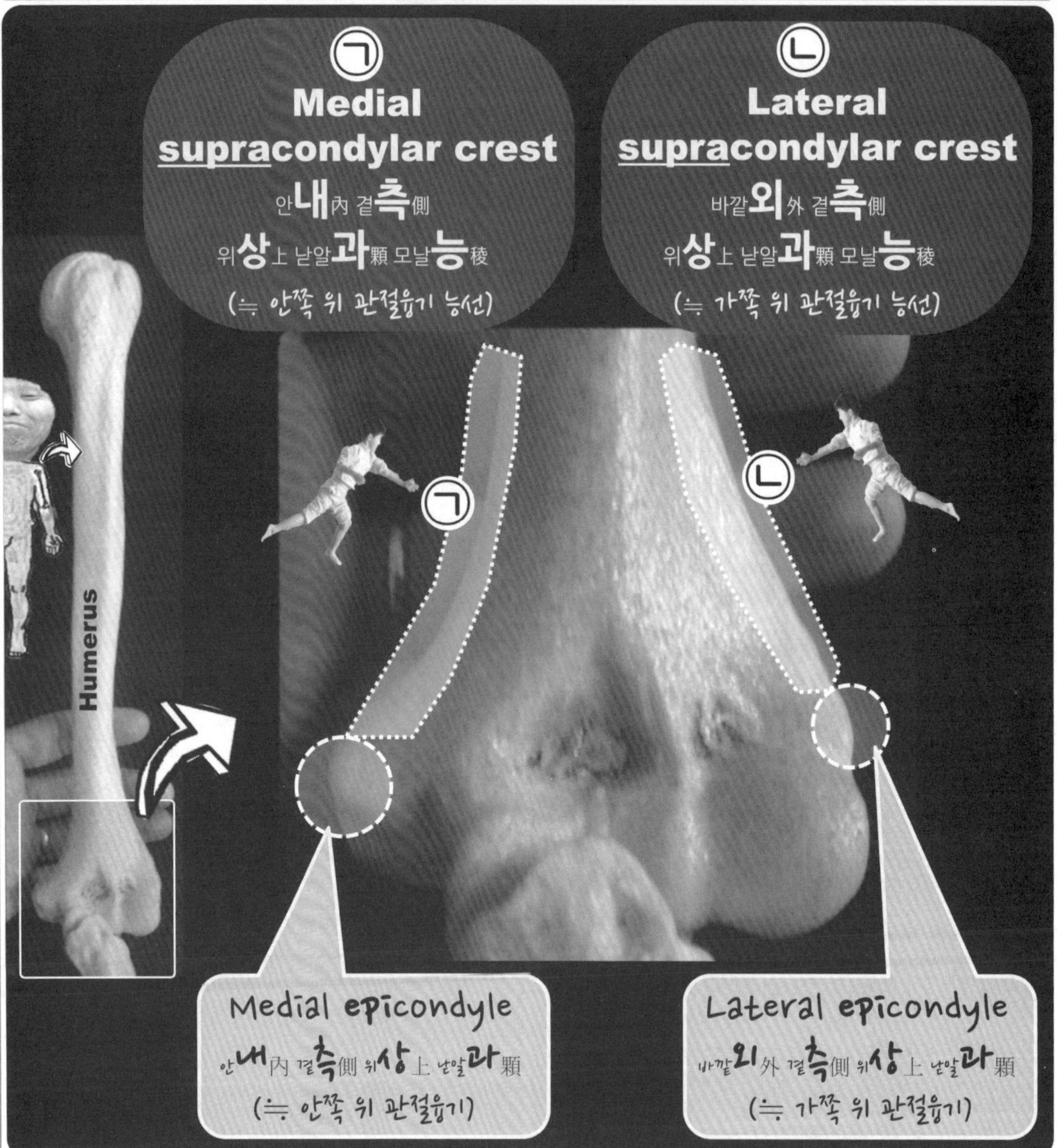

3-145

Brachioradialis

위상上 팔완腕 굽을요橈 뼈골骨 힘줄근筋

≒ 위 팔 노근

innervation 신경지배

Radial nerve (C5, C6)

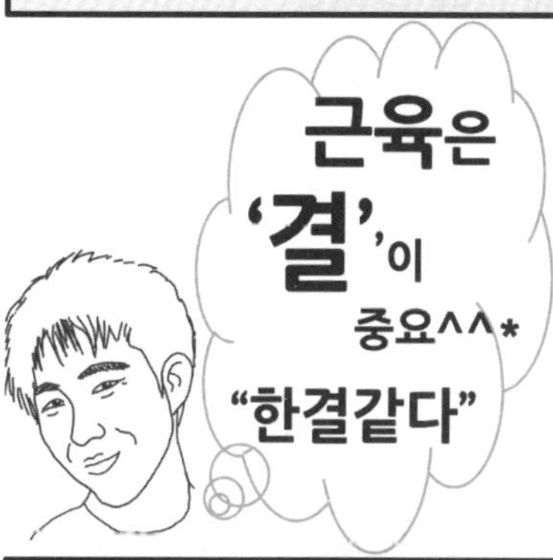

Origin 시작 부위

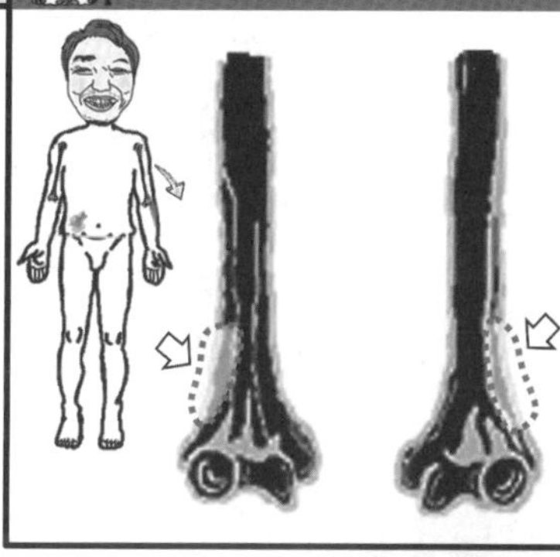

insertion 정지 부위

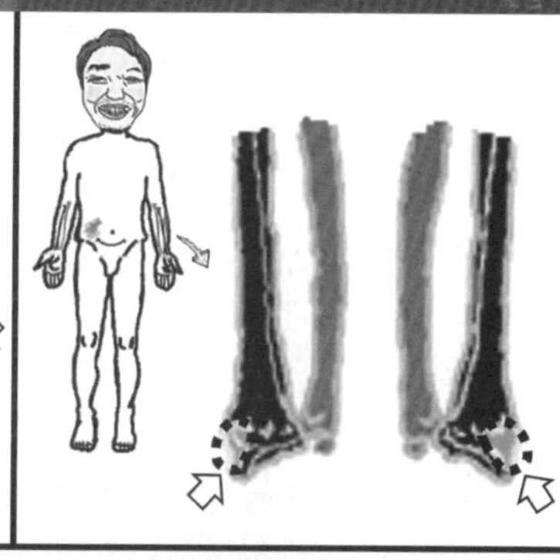

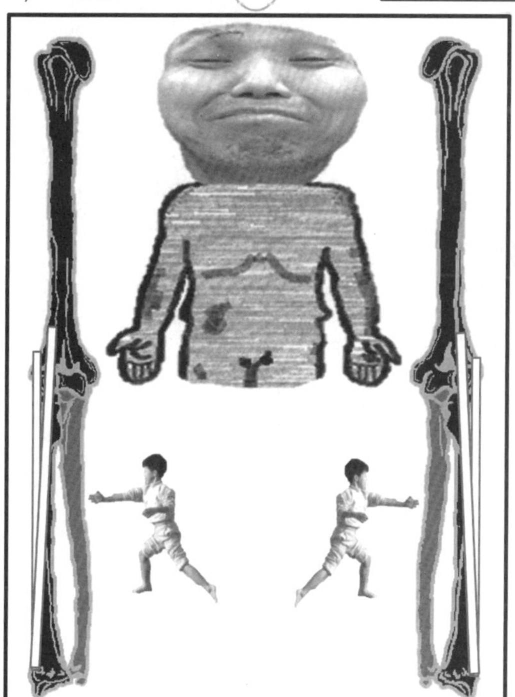

Motion 움직임

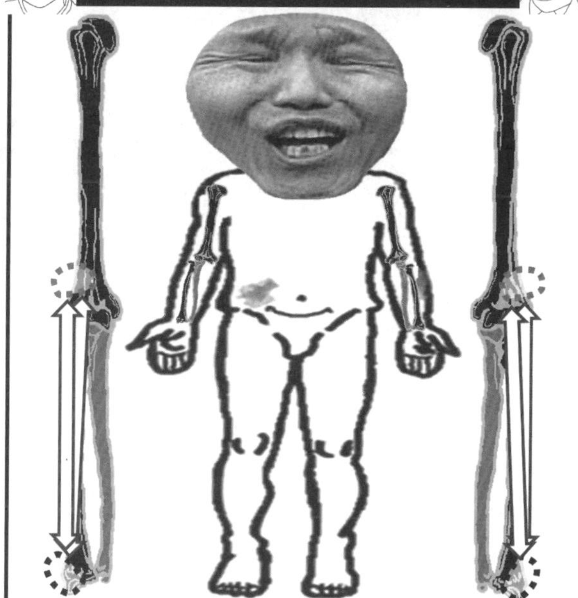

3-145-1

응답하라

위**상**上 팔**완**腕

굽을**요**橈 뼈**골**骨 힘줄**근**筋

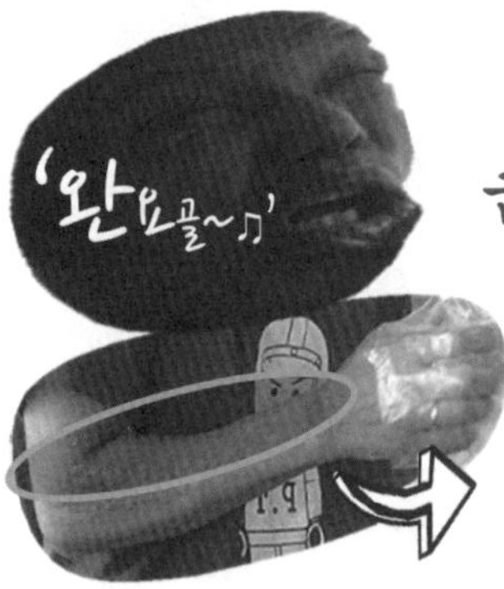

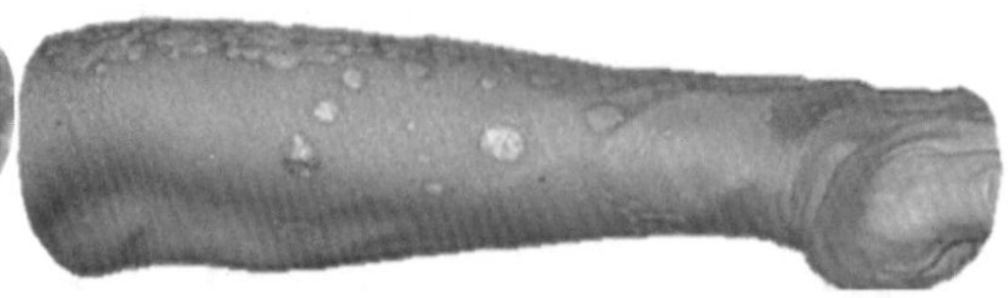

기시 정지

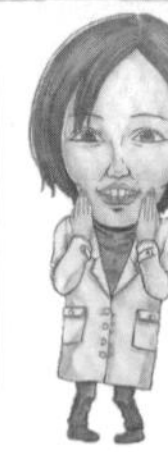

Brachioradialis muscle

Origin

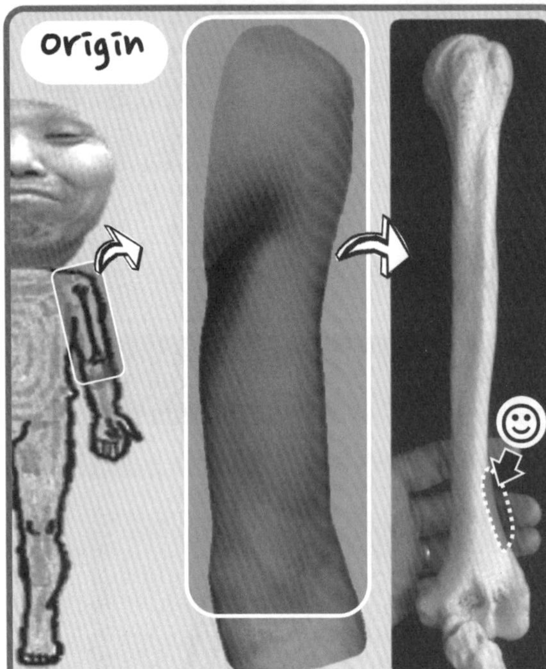

☺ 위**상**上 팔**완**腕 뼈**골**骨 (≒ 위팔뼈)

☞ 바깥**외**外 곁**측**側 위**상**上 낟알**과**顆 모날**능**稜 의 (≒ 가쪽 위 관절융기 능선)

☞ 위**상**上 떼**부**部

(≒ 가까울**근**近 자리**위**位 떼**부**部) 같을**약**若 $\frac{1}{2}$

☺ The upper (≒ proximal) $\frac{1}{2}$ of the **lateral supracondylar crest** of the **humerus**

Insertion

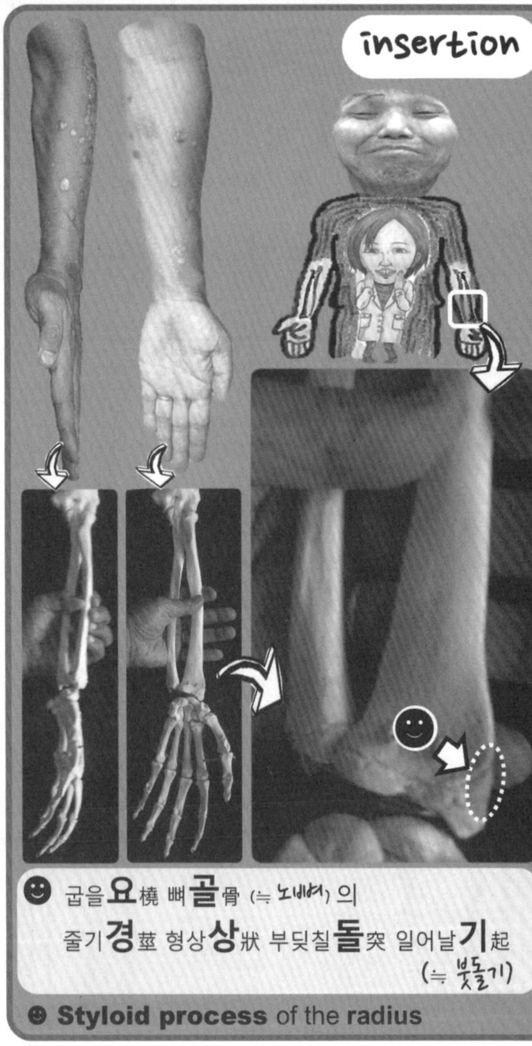

☻ 굽을**요**橈 뼈**골**骨 (≒ 노뼈) 의

줄기**경**莖 형상**상**狀 부딪칠**돌**突 일어날**기**起 (≒ 붓돌기)

☻ **Styloid process** of the **radius**

3-146

응답하라

Flexor carpi radialis & ulnaris Palmaris longus muscle

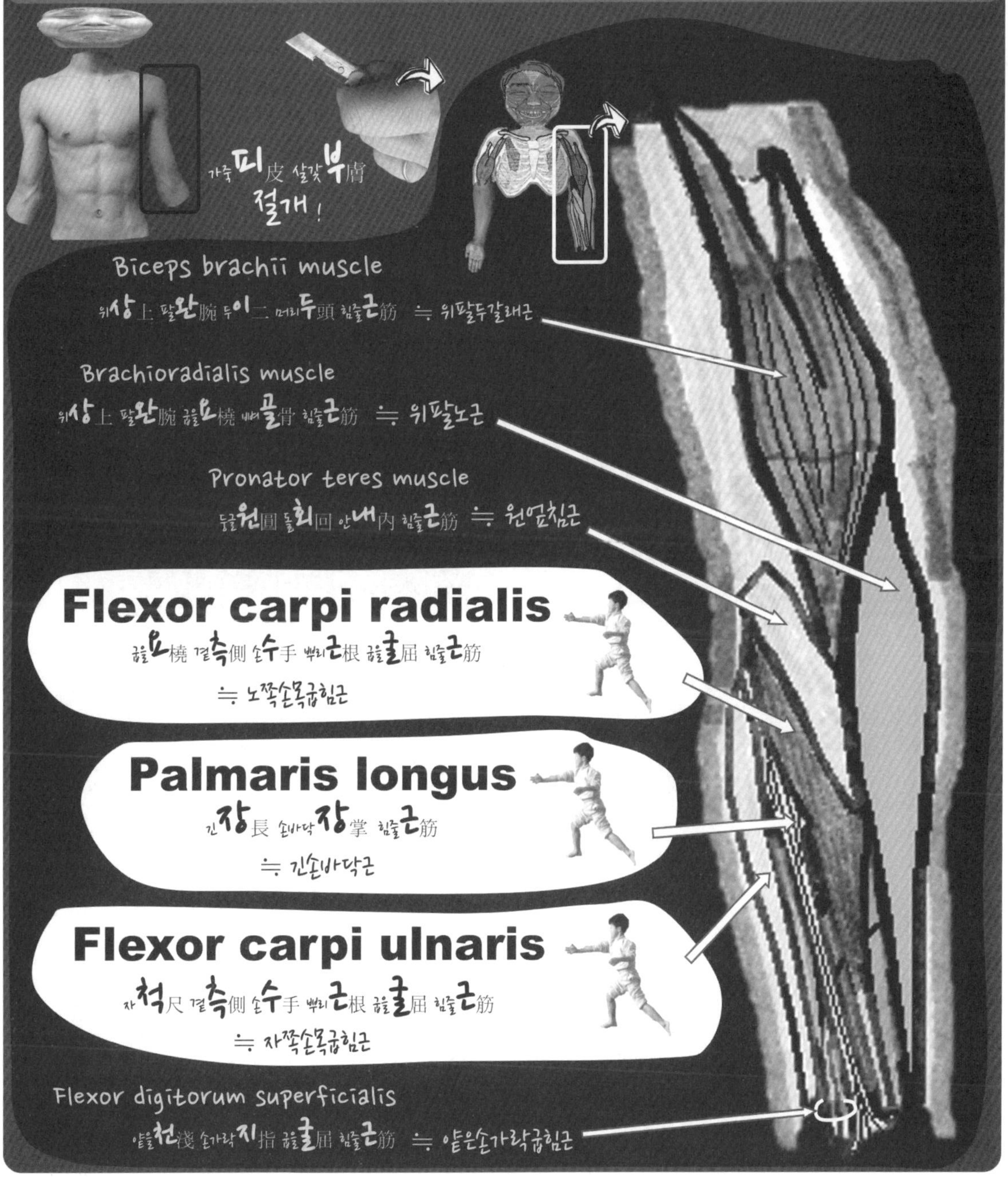

3-147

Flexor carpi radialis

굽을 요橈 곁 측側 손 수手 뿌리 근根

굽을 굴屈 힘줄 근筋

≒ 노쪽 손목 굽힘근

innervation 신경지배

Median nerve (C6, C7)

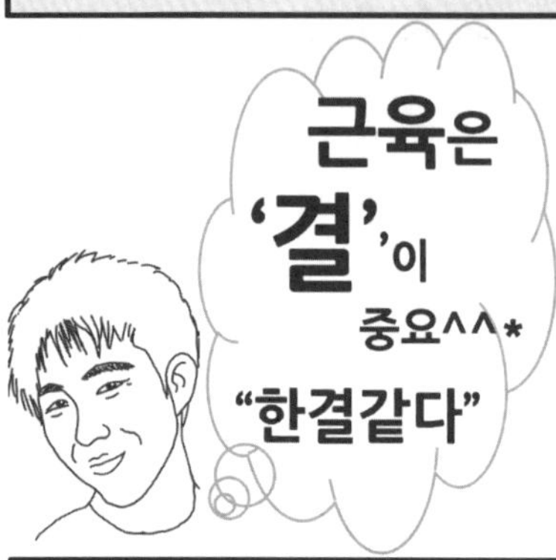

Origin 시작 부위

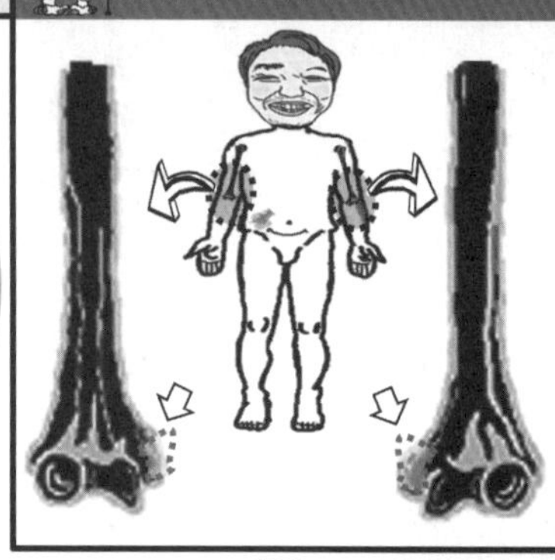

insertion 정지 부위

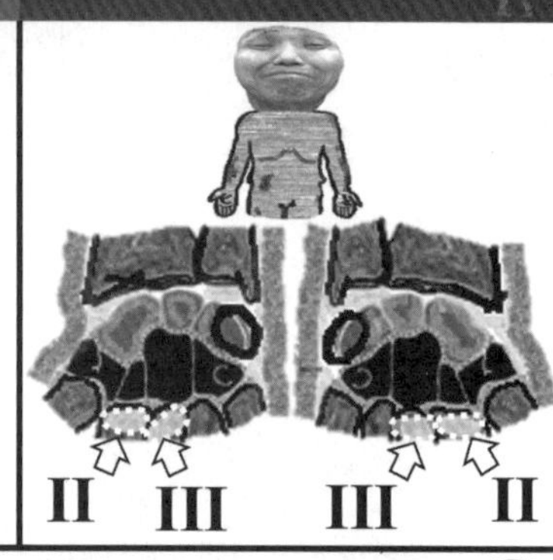

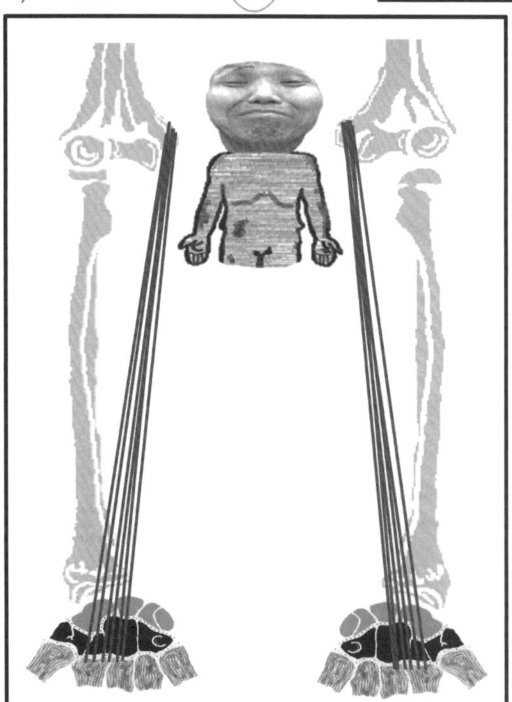

Motion 움직임

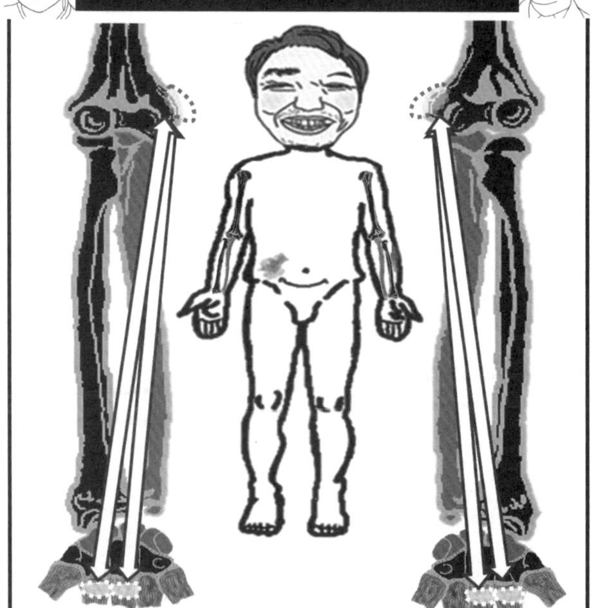

굽을**요**橈 곁**측**側 손**수**手 뿌리**근**根 굽을**굴**屈 힘줄**근**筋

3-147-1

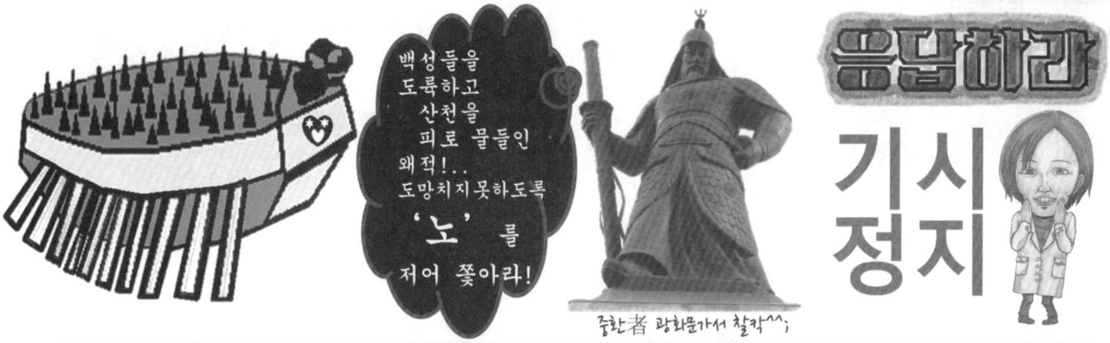
백성들을
도륙하고
산천을
피로 물들인
왜적!..
도망치지못하도록
'노' 를
저어 쫓아라!
응답하라
기시
정지

Flexor carpi radialis muscle

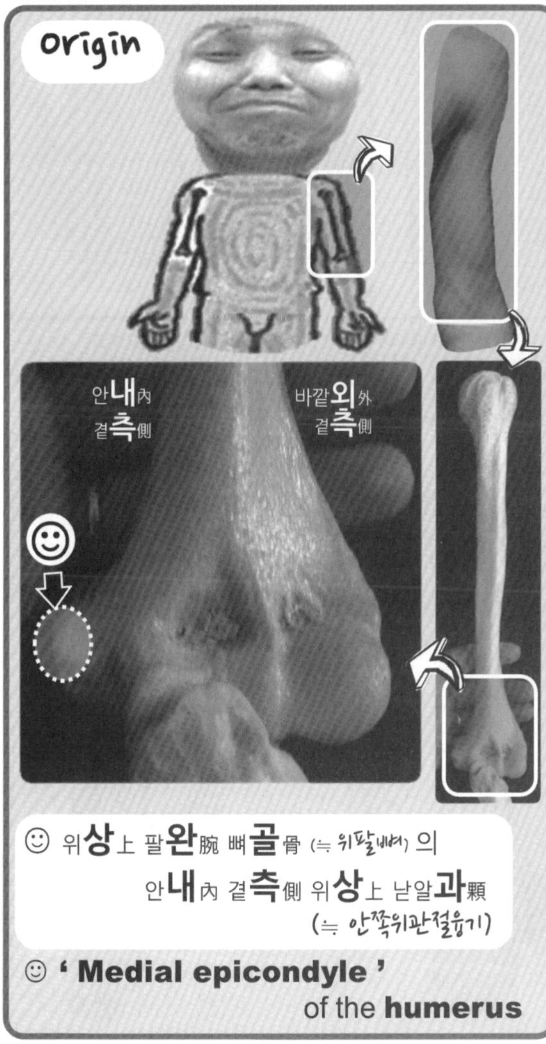

☺ 위**상**上 팔**완**腕 뼈**골**骨 (≒ 위팔뼈) 의
안**내**內 곁**측**側 위**상**上 낟알**과**顆
(≒ 안쪽위관절융기)

☺ **' Medial epicondyle '**
of the **humerus**

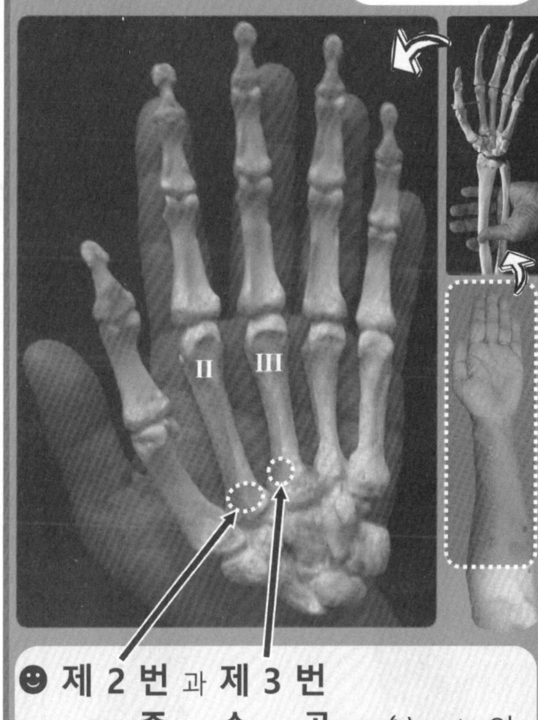

☻ **제 2 번** 과 **제 3 번**
가운데**중**中 손**수**手 뼈**골**骨 (≒ 손허리뼈) 의
손**수**手 손바닥**장**掌 곁**측**側 (≒ 손바닥쪽)
☞ 터**기**基 밑**저**底 떼**부**部

☻ The **palm side** of the **base** of
2nd & 3rd metacarpal bones

3-148

innervation 신경지배

Median nerve (C7, C8)

Palmaris longus

긴 장長 손바닥 장掌 힘줄 근筋

≒ 긴 손바닥근

Origin 시작 부위

insertion 정지 부위

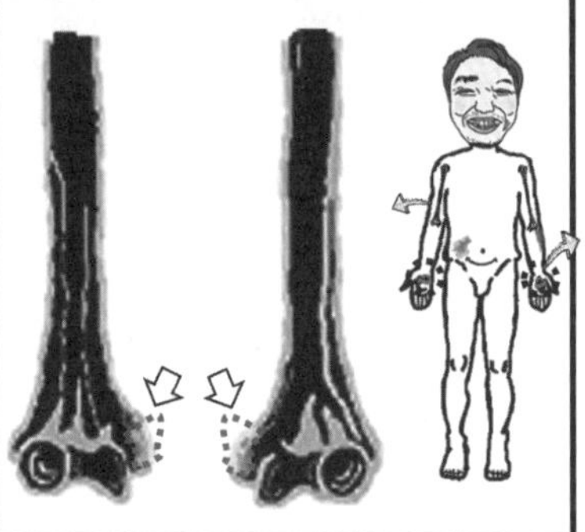

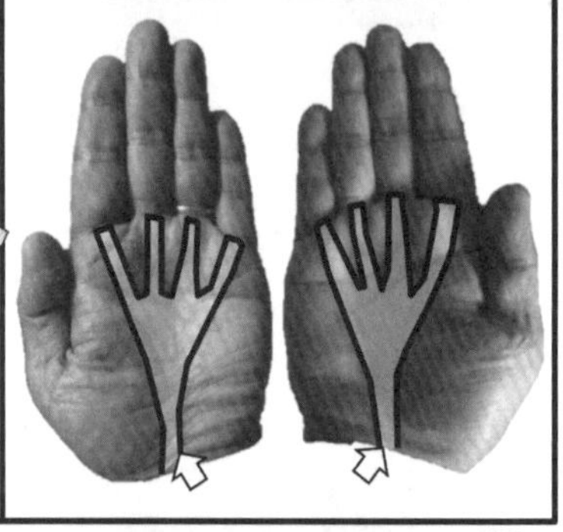

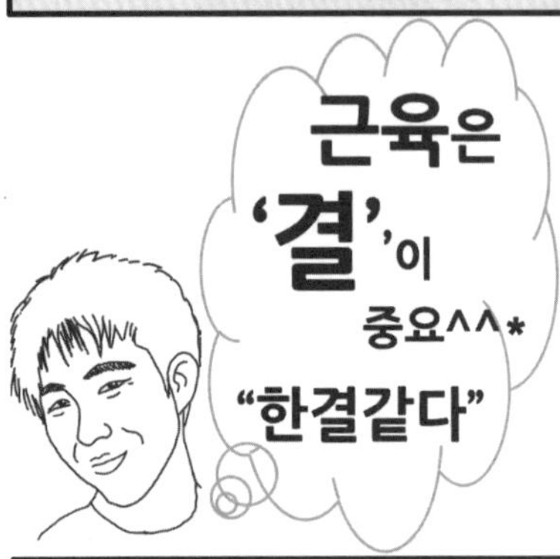

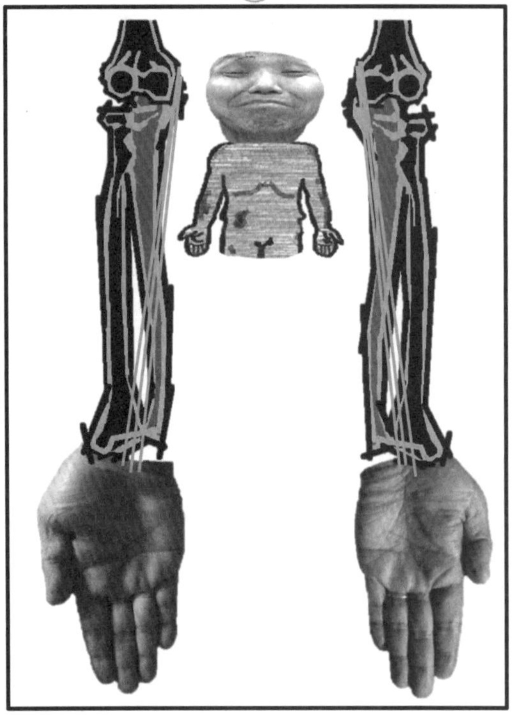

Motion 움직임

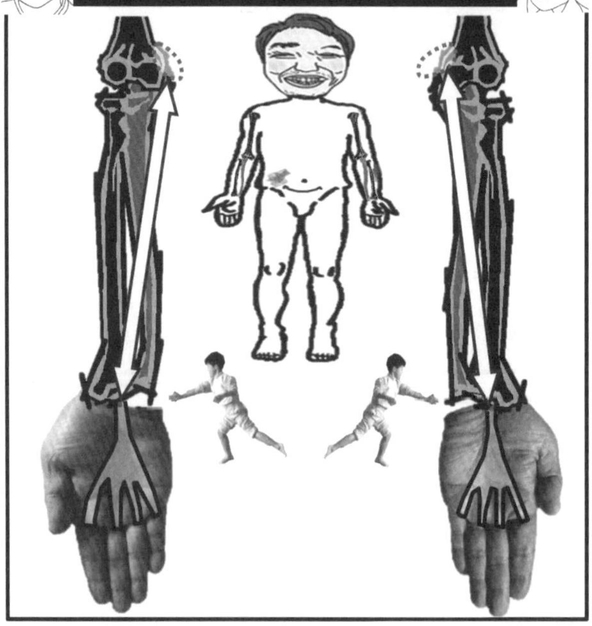

긴장長 손바닥장掌 힘줄근筋

3-148-1

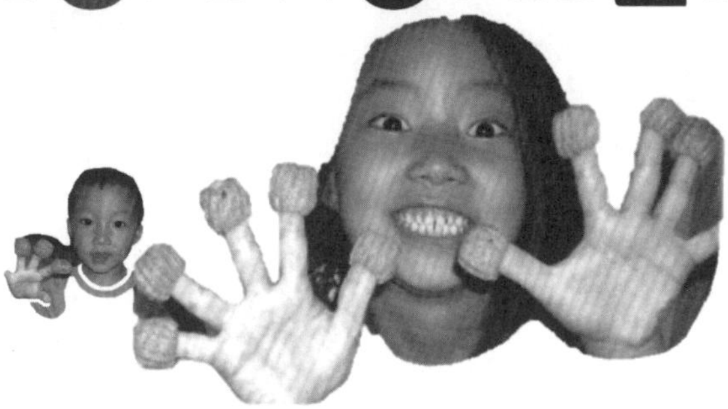

응답하라 기시 정지

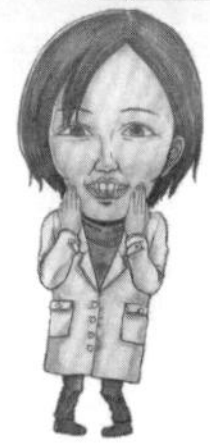

Palmaris longus muscle

origin

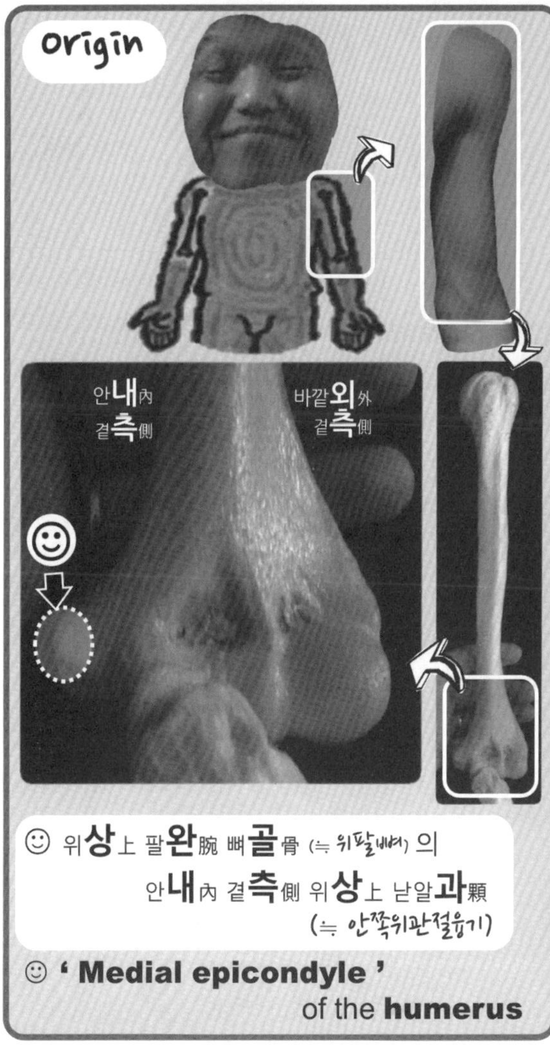

☺ 위상上 팔완腕 뼈골骨 (≒ 위팔뼈) 의 안내內 곁측側 위상上 낟알과顆 (≒ 안쪽위관절융기)

☺ **'Medial epicondyle'** of the **humerus**

insertion

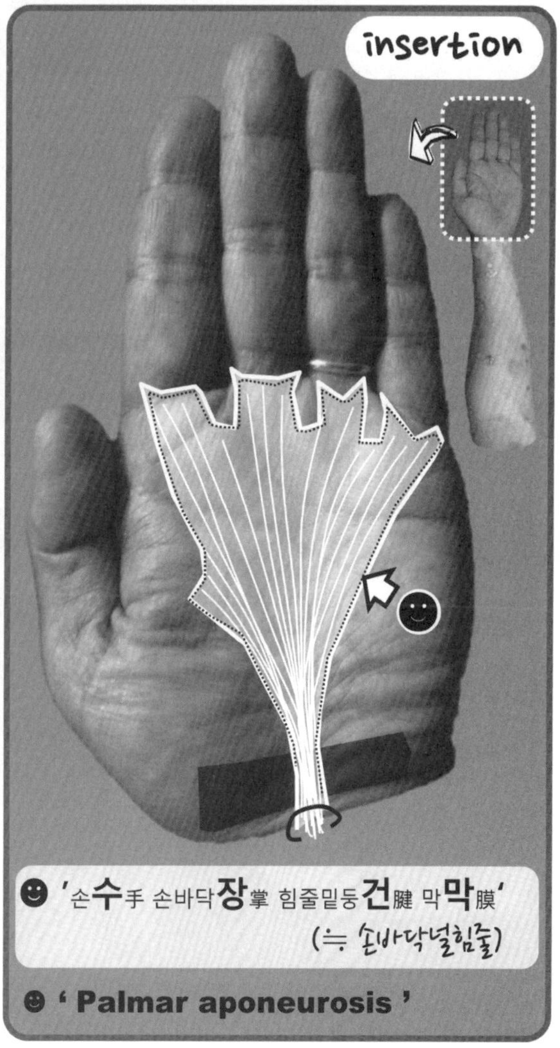

☻ '손수手 손바닥장掌 힘줄밑동건腱 막막膜' (≒ 손바닥널힘줄)

☻ **'Palmar aponeurosis'**

3-149

응답하라

Palmaris brevis muscle

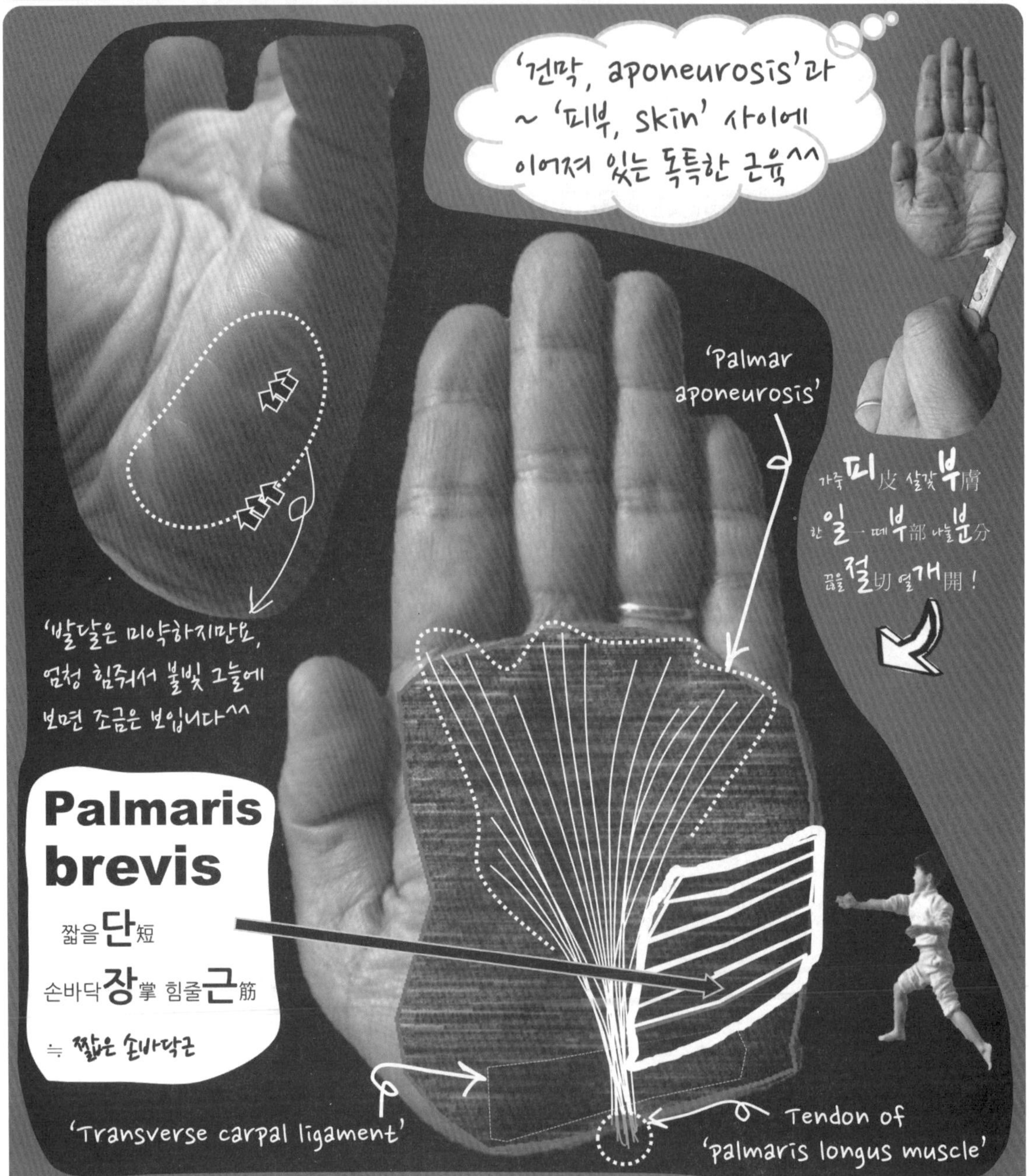

3-149-1

Palmaris Brevis

짧을 단短 손바닥 장掌 힘줄 근筋

≒ 짧은 손바닥근

innervation 신경지배

(Superficial branch of the)

Ulnar nerve

(C8, T1)

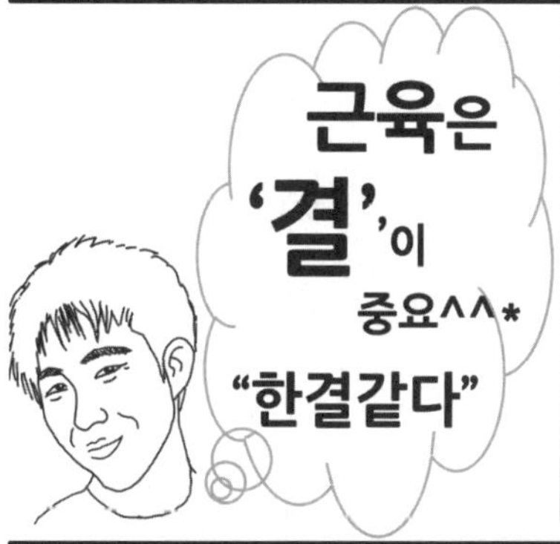

Origin 시작 부위

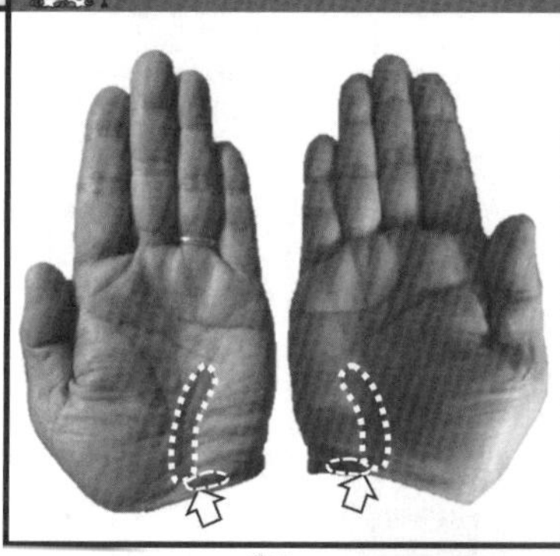

insertion 정지 부위

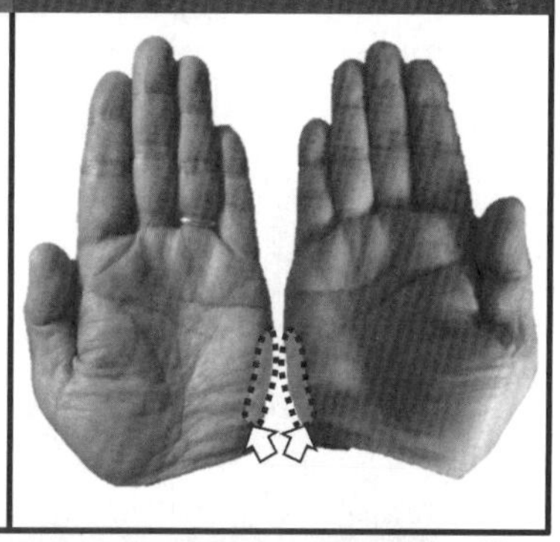

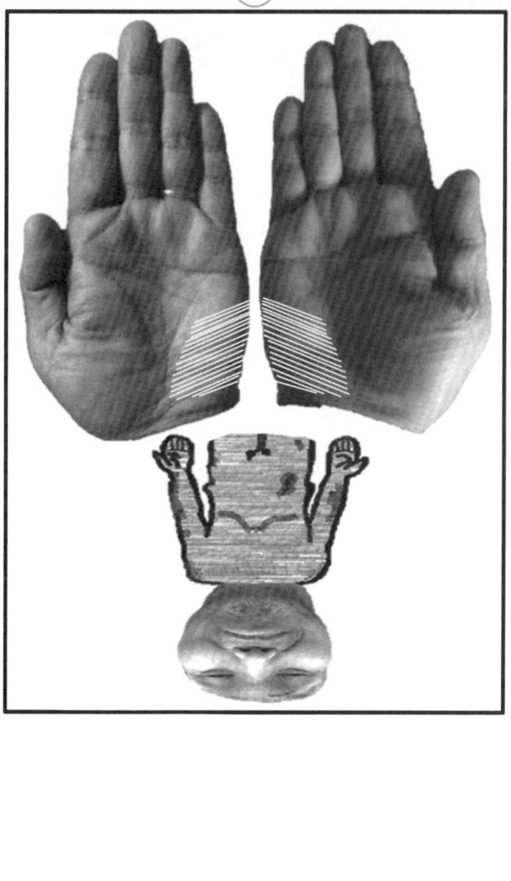

Motion 움직임

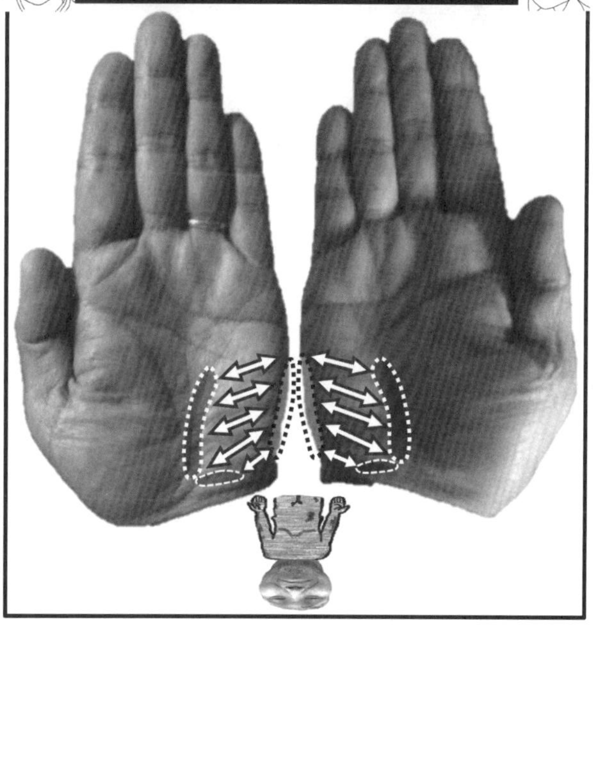

3-149-2

짧을**단**短 손바닥**장**掌 힘줄**근**筋

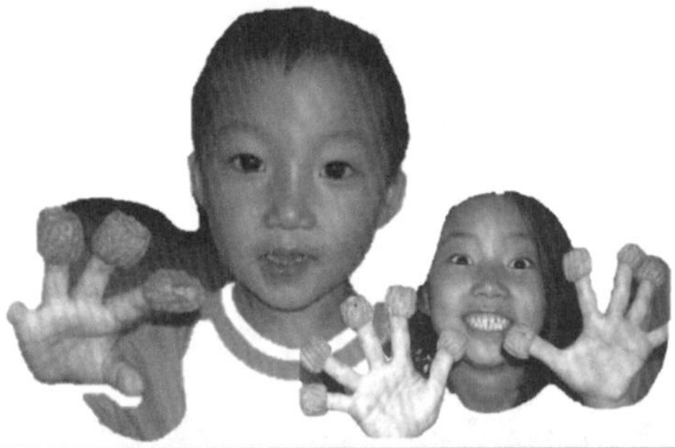

응답하라 기시 정지

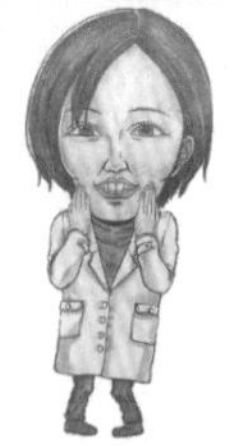

Palmaris brevis muscle

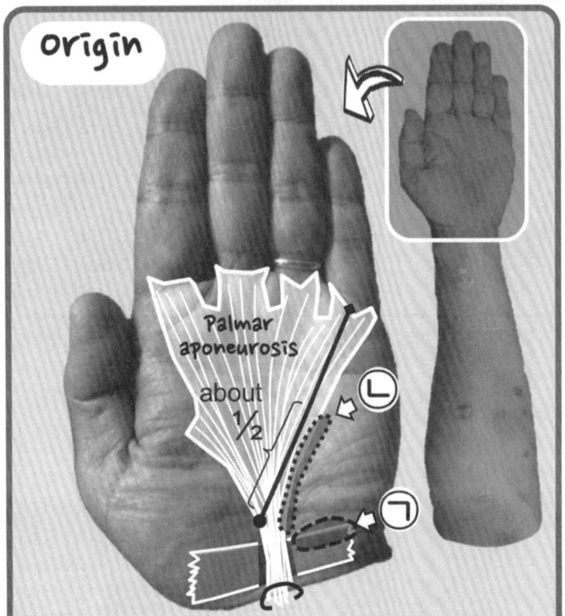

㉠ 가로**횡**橫 손**수**手 뿌리**근**根 질길**인**靭 띠**대**帶
(≒ 가로손목인대)

㉡ '손**수**手 손바닥**장**掌 힘줄밑둥**건**腱 막**막**膜' 의
(≒ 손바닥널힘줄)

☞ 가까울**근**近 자리**위**位 떼**부**部 (≒ 몸쪽)
같을**약**若 $\frac{1}{2}$

㉠ **' Transverse carpal ligament '**

㉡ The proximal $\frac{1}{2}$ of the ulnar side in **' palmar aponeurosis '**

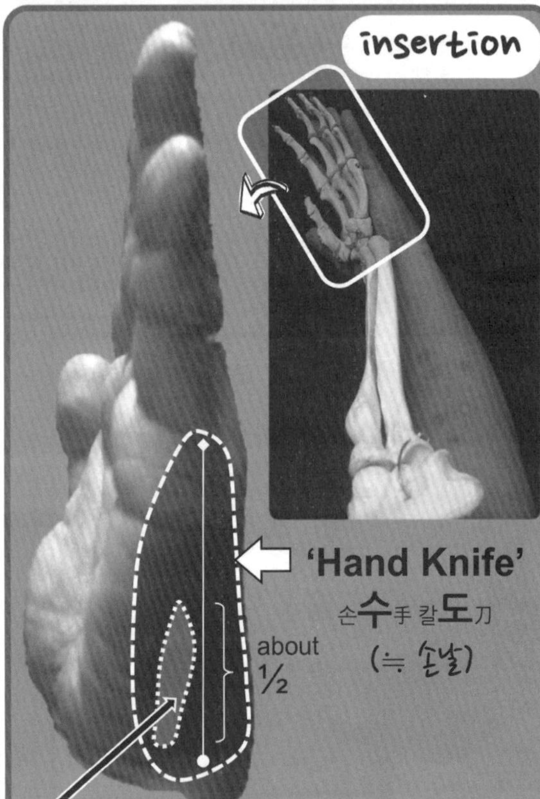

☻ '손**수**手 칼**도**刀' ☞ 가죽**피**皮 살갗**부**膚 의
근近 **위**位 **부**部 ☞ **약**若 $\frac{1}{2}$

☻ The proximal $\frac{1}{2}$ of the **skin** in **' hand knife '**

3-149-3

웃어 봐요.

간여(방패간干 더불여與 : 어떤 일에 간섭하여 참여함)할 참參
상고(자세할상詳 생각할고考 : 꼼꼼하게 따져서 검토하거나 참고함)할 고考

Transverse carpal ligament

가로횡橫 손수手 뿌리근根 질길인靭 띠대帶 ≒ 가로손목인대

혹은

Flexor retinaculum

굽을굴屈 힘줄근筋 가를,지탱할,버틸지支 가질,지속할지持 띠대帶 ≒ 굽힘근지지띠

혹은

Anterior annular ligament

앞전前 바퀴윤輪 형상상狀 질길인靭 띠대帶 ≒ 앞고리인대 등으로 표현!

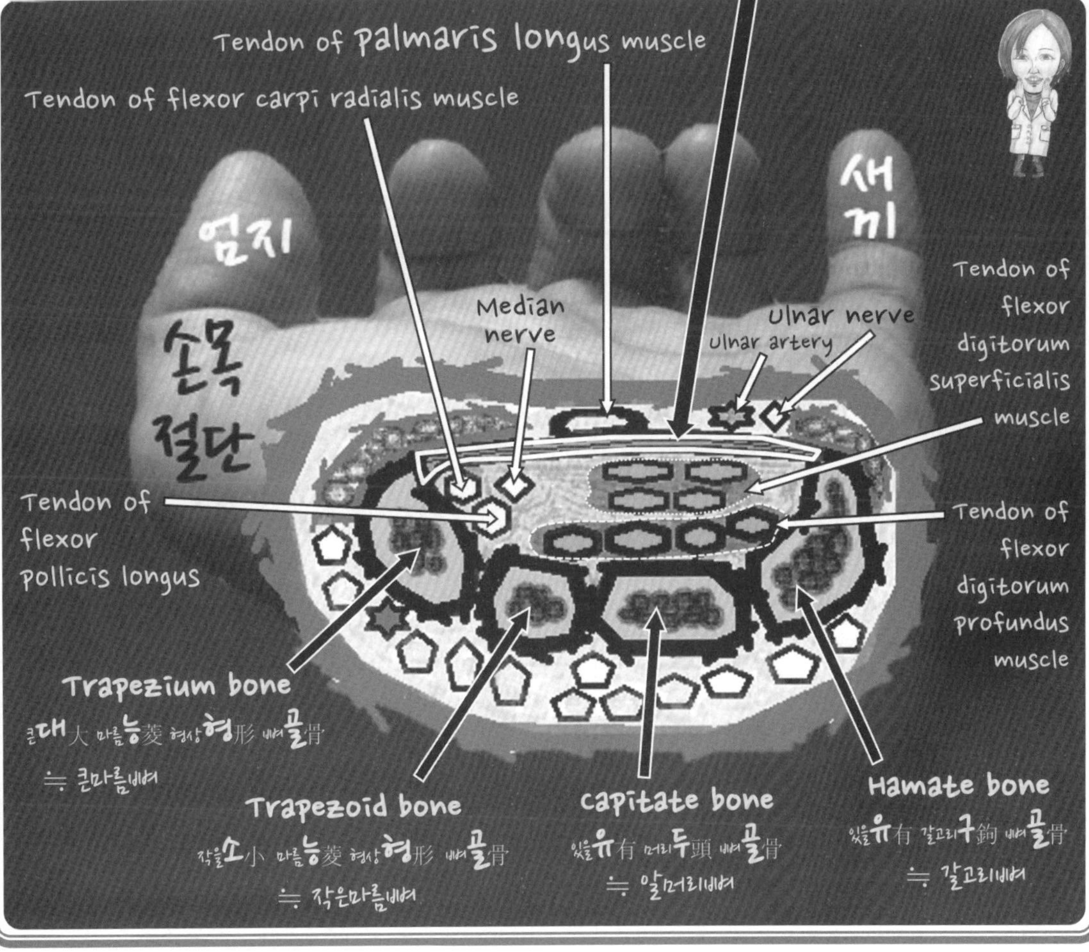

3-150

Flexor carpi ulnaris

자척尺 곁측側 손수手 뿌리근根

굽을굴屈 힘줄근筋

≒ 자쪽 손목 굽힘근

innervation 신경지배

Ulnar nerve (C8, T1)

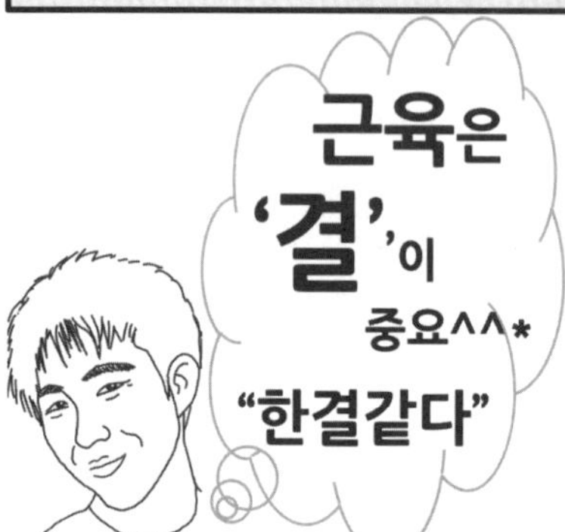

Origin 시작 부위

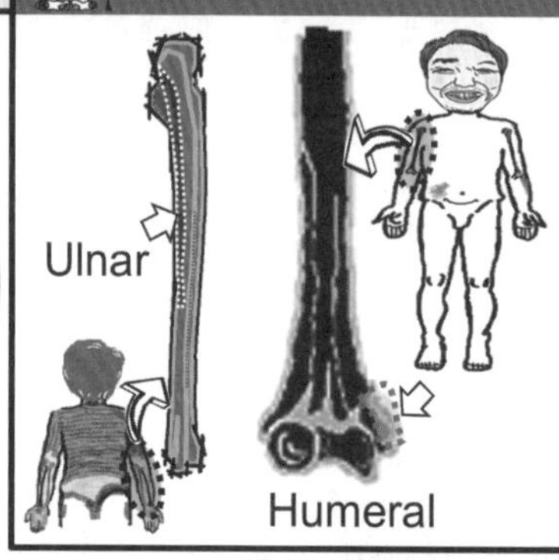

insertion 정지 부위

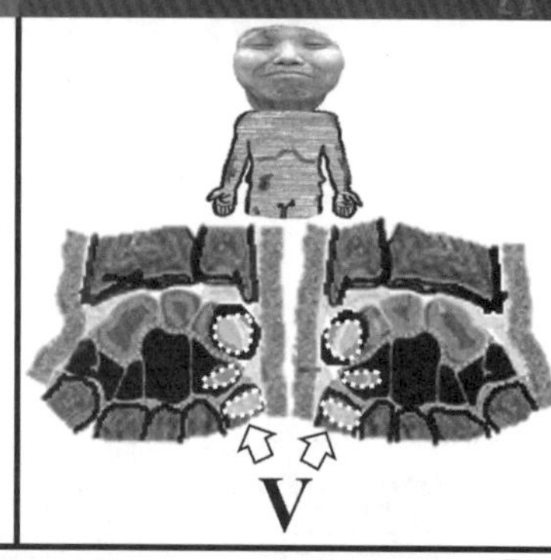

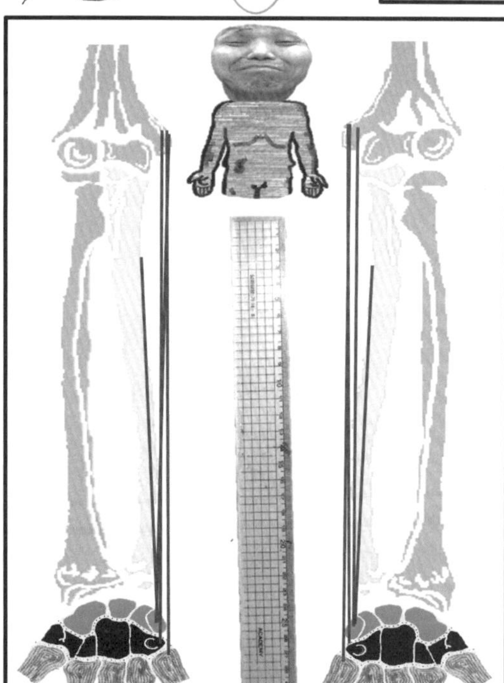

Motion 움직임

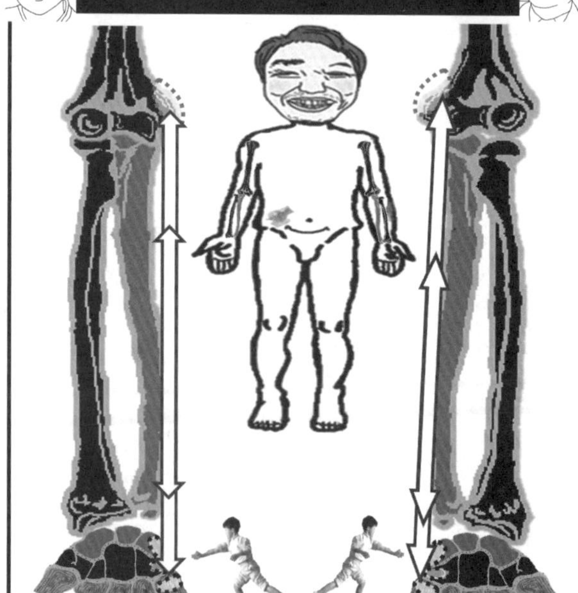

3-150-1

자척尺 곁측側 손수手 뿌리근根 굽을굴屈 힘줄근筋
위상上 팔완腕 뼈골骨 머리두頭

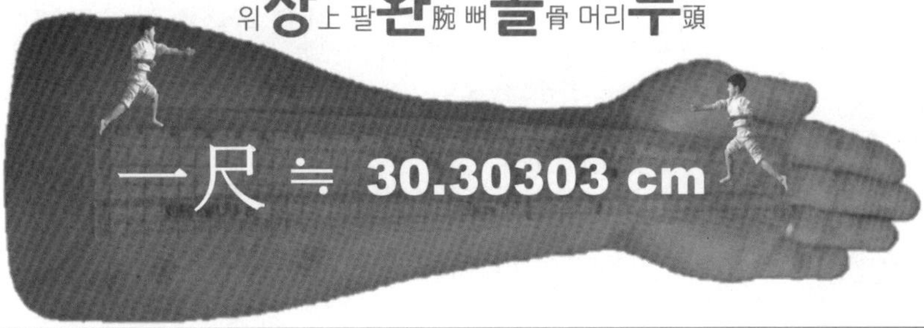

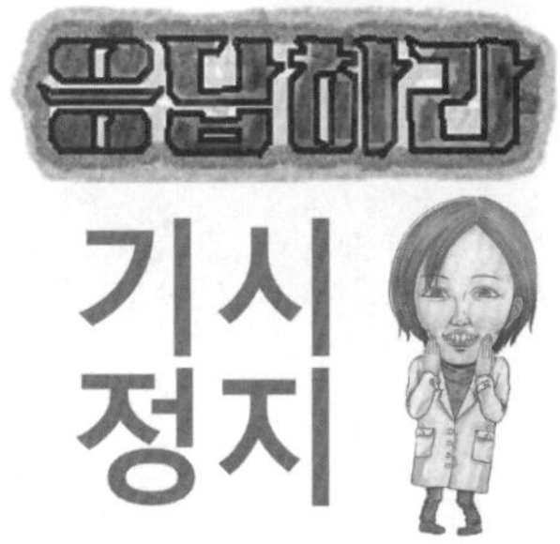

Humeral head (위상上 팔완腕 뼈골骨 머리두頭, ≒ 위팔갈래) of flexor carpi ulnaris muscle

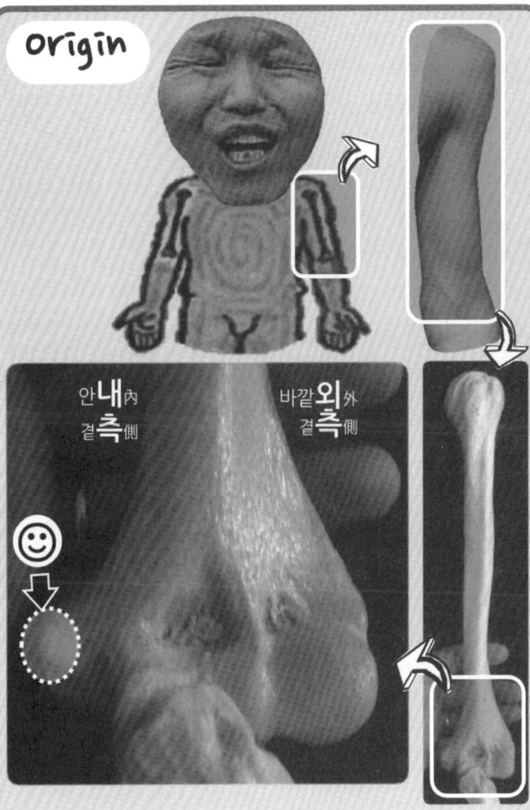

☺ 위상上 팔완腕 뼈골骨 (≒ 위팔뼈) 의 안내內 곁측側 위상上 낟알과顆 (≒ 안쪽위관절융기)

☺ ' Medial epicondyle ' of the **humerus**

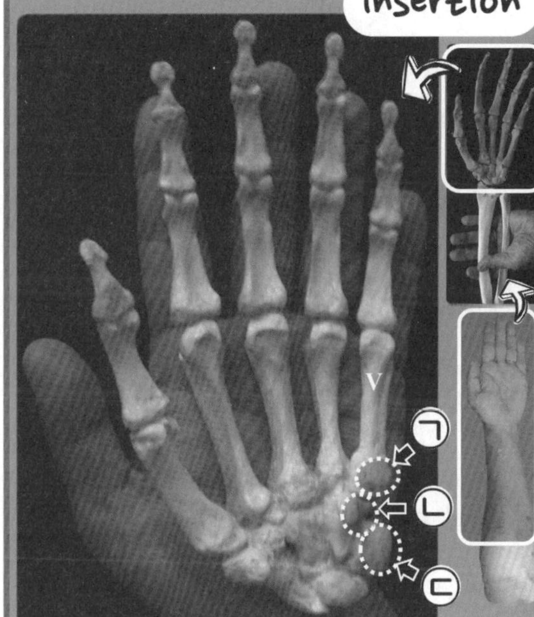

☻ 제 5 번 가운데중中 손수手 뼈골骨 의 (≒ 손허리뼈) 터기基 밑저底 떼부部 (㉠) 와 있을유有 갈고리구鉤 뼈골骨 (㉡) 및 (≒ 갈고리뼈) 콩두豆 형상상狀 뼈골骨 (≒ 콩알뼈) (㉢)

☻ The base of **5th metacarpal bone** (㉠), **hamate** (㉡) & **pisiform bone** (㉢)

3-150-2

자척尺 곁측側 손수手 뿌리근根 굽을굴屈 힘줄근筋

자척尺 뼈골骨 머리두頭

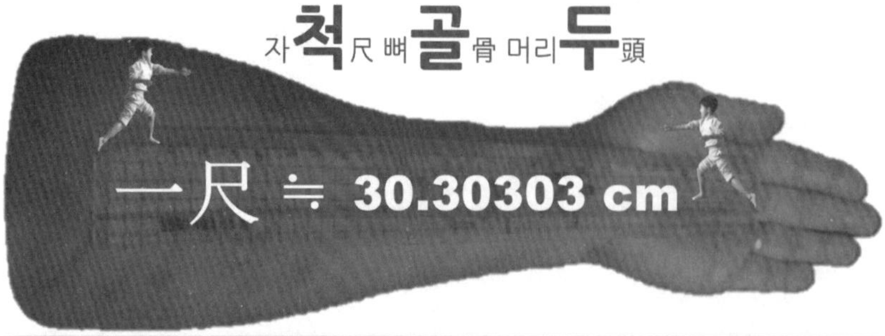

응답하라

기시
정지

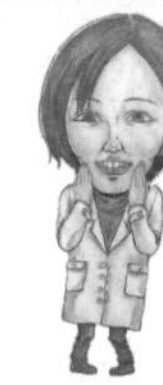

Ulnar head (자척尺 뼈골骨 머리두頭, ≒ 자갈래) of flexor carpi ulnaris muscle

Origin

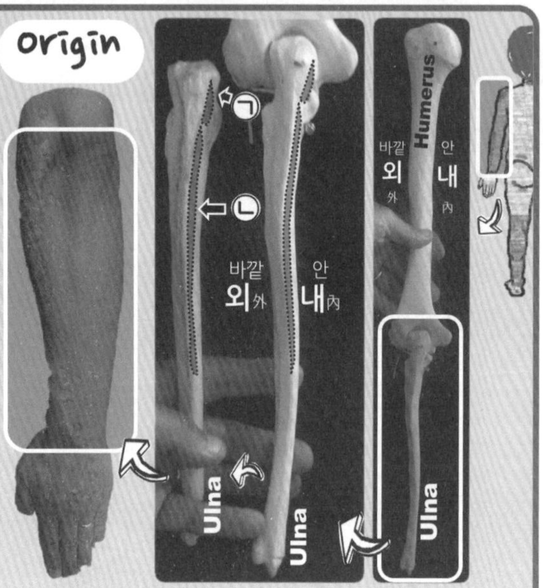

☺ 자척尺 뼈골骨 (≒ 자뼈)

☞ 뒤후後 낯면面 의 위상上 떼부部 (ㄱ)
(≒ 가까울근近 자리위位 떼부部) 같을약若 ⅔ 와

☞ 팔꿈치주肘 머리두頭 (≒ 팔꿈치머리) 의
안내內 곁측側 (ㄴ)

☺ The upper (≒ proximal) ⅔ of the posterior surface (ㄱ) (in **ulna**) &
the inner side of **olecranon** (ㄴ) of the **ulna**

Insertion

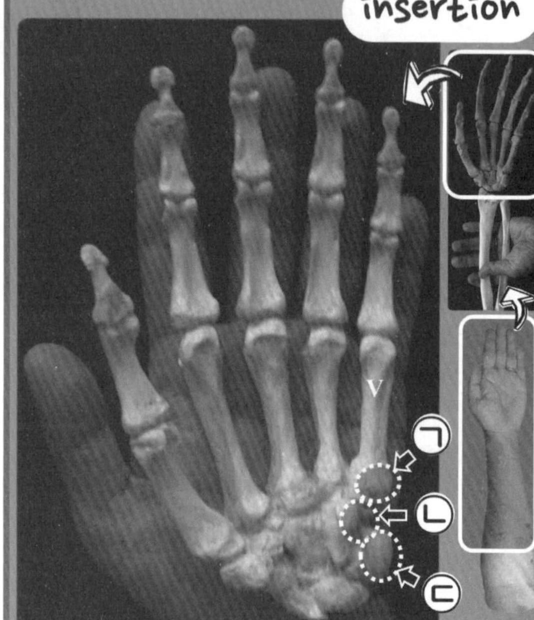

☻ 제 5 번 가운데중中 손수手 뼈골骨 의 (≒ 손허리뼈)
터기基 밑저底 떼부部 (ㄱ) 와
있을유有 갈고리구鉤 뼈골骨 (ㄴ) 및 (≒ 갈고리뼈)
콩두豆 형상상狀 뼈골骨 (≒ 콩알뼈) (ㄷ)

☻ The base of **5th metacarpal bone** (ㄱ), **hamate** (ㄴ) & **pisiform bone** (ㄷ)

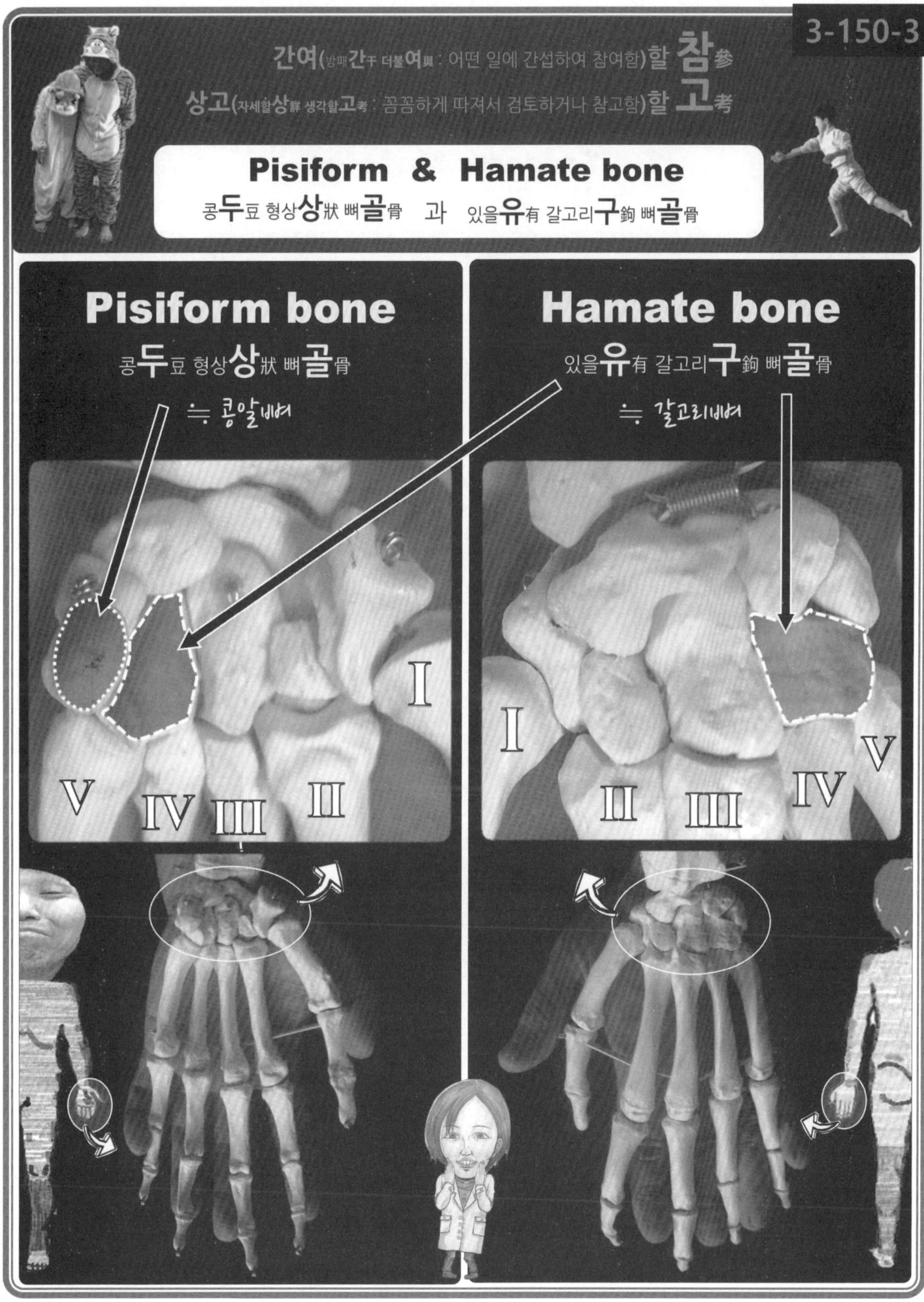
3-150-3
간여(방패간干 더불여與 : 어떤 일에 간섭하여 참여함)할 참參
상고(자세할상詳 생각할고考 : 꼼꼼하게 따져서 검토하거나 참고함)할 고考
Pisiform & Hamate bone
콩두豆 형상상狀 뼈골骨 과 있을유有 갈고리구鉤 뼈골骨
Pisiform bone
콩두豆 형상상狀 뼈골骨
≒ 콩알뼈
Hamate bone
있을유有 갈고리구鉤 뼈골骨
≒ 갈고리뼈
I
V
IV
III
II
I
II
III
IV
V

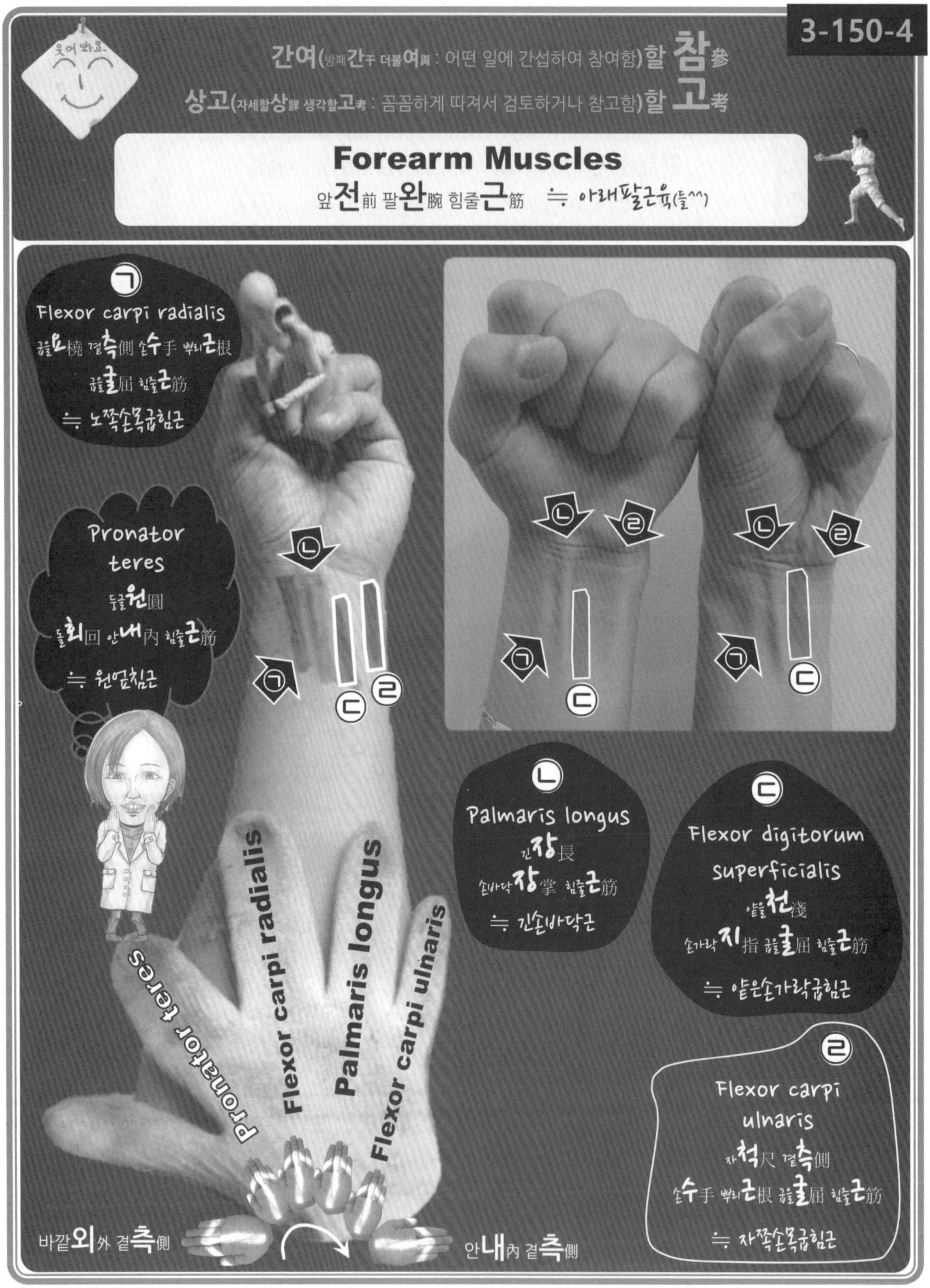
3-150-4
웃어봐요.
간여(방패간干 더불여與 : 어떤 일에 간섭하여 참여함)할 참參
상고(자세할상詳 생각할고考 : 꼼꼼하게 따져서 검토하거나 참고함)할 고考
Forearm Muscles
앞전前 팔완腕 힘줄근筋 ≒ 아래팔근육(들^^)
ㄱ Flexor carpi radialis
굽을요橈 곁측側 손수手 뿌리근根
굽을굴屈 힘줄근筋
≒ 노쪽손목굽힘근
Pronator teres
둥글원圓
돌회回 안내內 힘줄근筋
≒ 원엎침근
ㄴ Palmaris longus
긴장長
손바닥장掌 힘줄근筋
≒ 긴손바닥근
ㄷ Flexor digitorum superficialis
얕을천淺
손가락지指 굽을굴屈 힘줄근筋
≒ 얕은손가락굽힘근
ㄹ Flexor carpi ulnaris
자척尺 곁측側
손수手 뿌리근根 굽을굴屈 힘줄근筋
≒ 자쪽손목굽힘근
Pronator teres
Flexor carpi radialis
Palmaris longus
Flexor carpi ulnaris
바깥외外 곁측側
안내內 곁측側

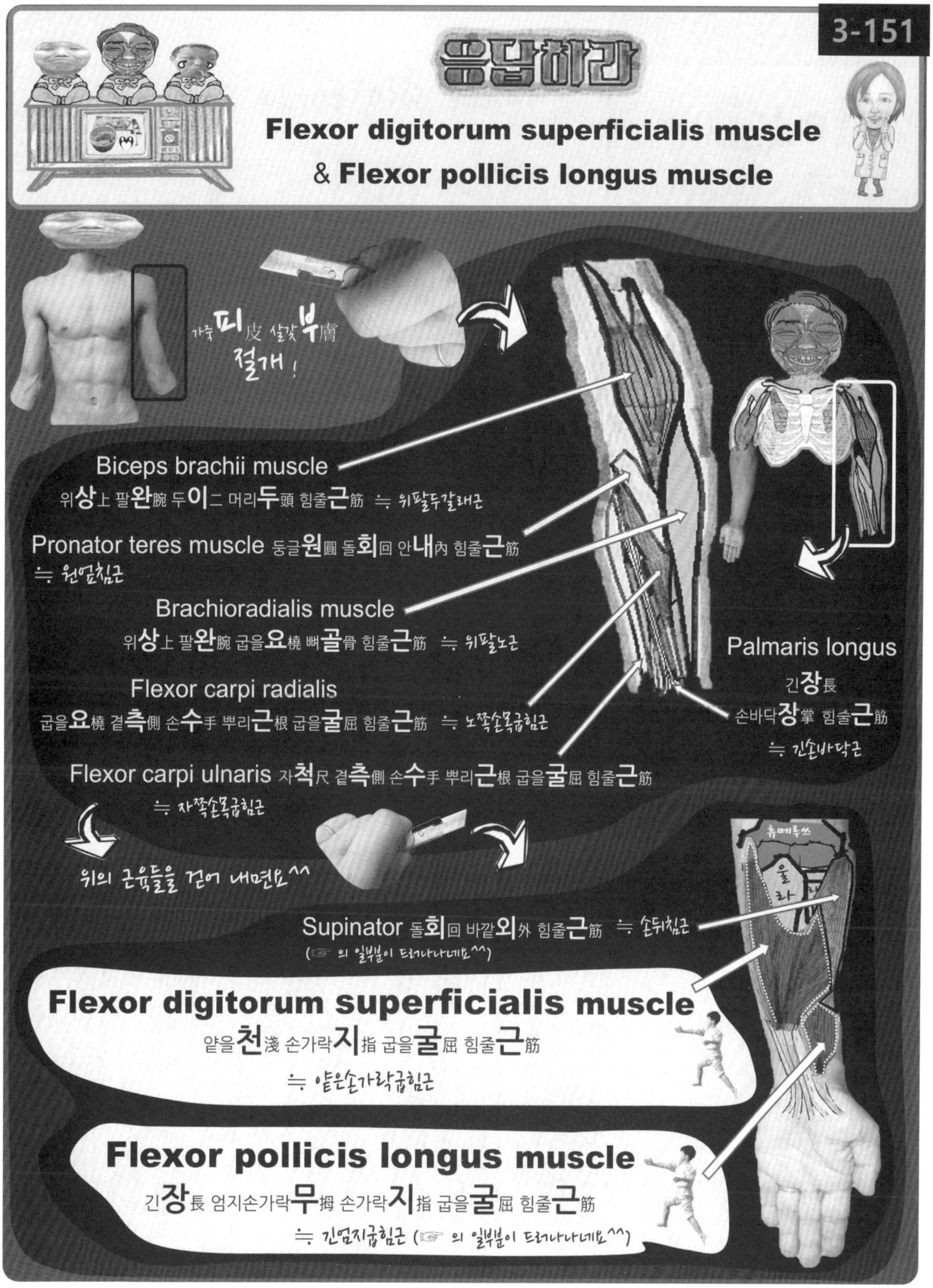
3-151
응답하라
Flexor digitorum superficialis muscle
& Flexor pollicis longus muscle
가죽피皮 살갗부膚
절개!
Biceps brachii muscle
위상上 팔완腕 두이二 머리두頭 힘줄근筋 ≒ 위팔두갈래근
Pronator teres muscle 둥글원圓 돌회回 안내內 힘줄근筋
≒ 원엎침근
Brachioradialis muscle
위상上 팔완腕 굽을요橈 뼈골骨 힘줄근筋 ≒ 위팔노근
Flexor carpi radialis
굽을요橈 곁측側 손수手 뿌리근根 굽을굴屈 힘줄근筋 ≒ 노쪽손목굽힘근
Palmaris longus
긴장長
손바닥장掌 힘줄근筋
≒ 긴손바닥근
Flexor carpi ulnaris 자척尺 곁측側 손수手 뿌리근根 굽을굴屈 힘줄근筋
≒ 자쪽손목굽힘근
위의 근육들을 걷어 내면요^^
Supinator 돌회回 바깥외外 힘줄근筋 ≒ 손뒤침근
(☞ 의 일부분이 드러나나네요^^)
Flexor digitorum superficialis muscle
얕을천淺 손가락지指 굽을굴屈 힘줄근筋
≒ 얕은손가락굽힘근
Flexor pollicis longus muscle
긴장長 엄지손가락무拇 손가락지指 굽을굴屈 힘줄근筋
≒ 긴엄지굽힘근 (☞ 의 일부분이 드러나나네요^^)

3-152

innervation 신경지배

Median nerve (C7, C8, T1)

Flexor digitorum Superficialis

얕을 천淺 손가락 지指 굽을 굴屈 힘줄 근筋

≒ 얕은 손가락 굽힘근

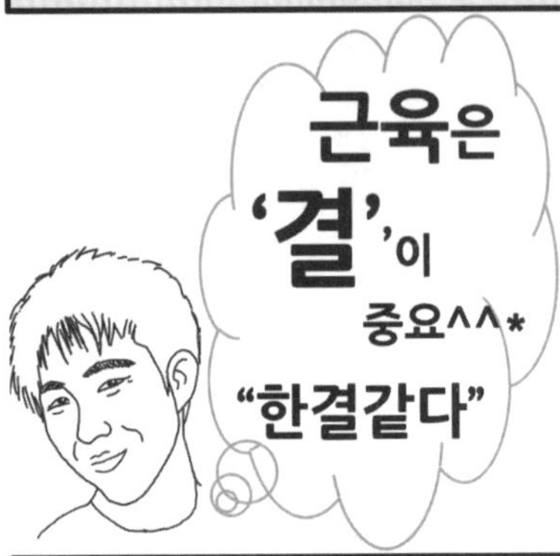

Origin 시작 부위

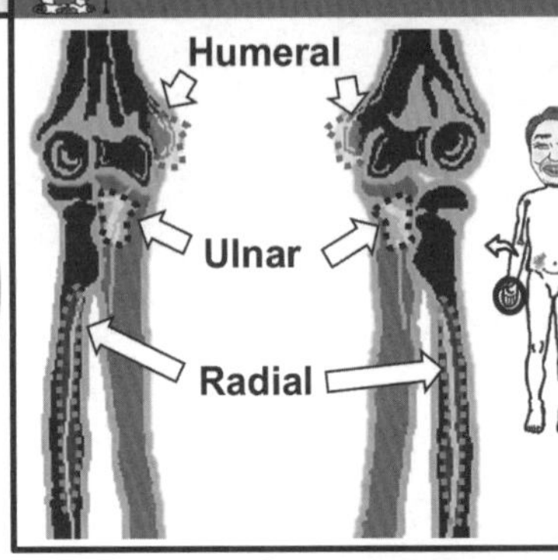

insertion 정지 부위

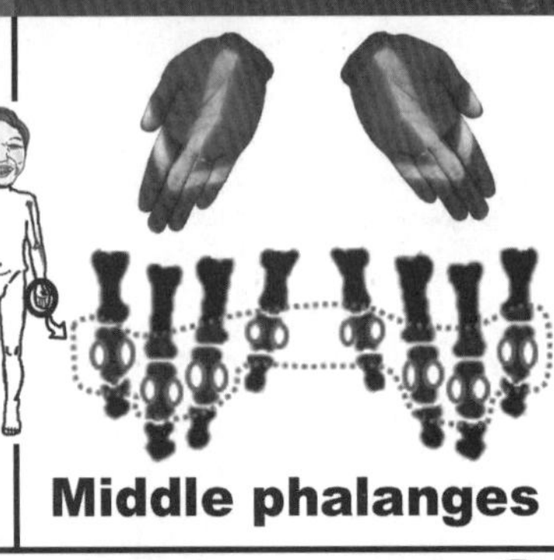

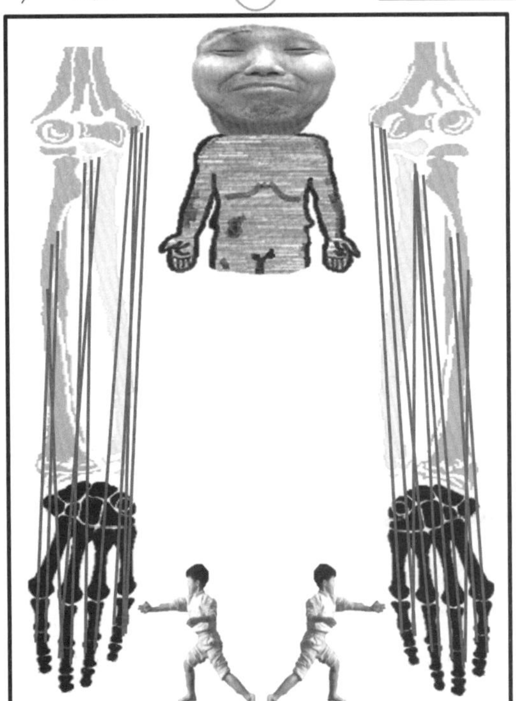

Motion 움직임

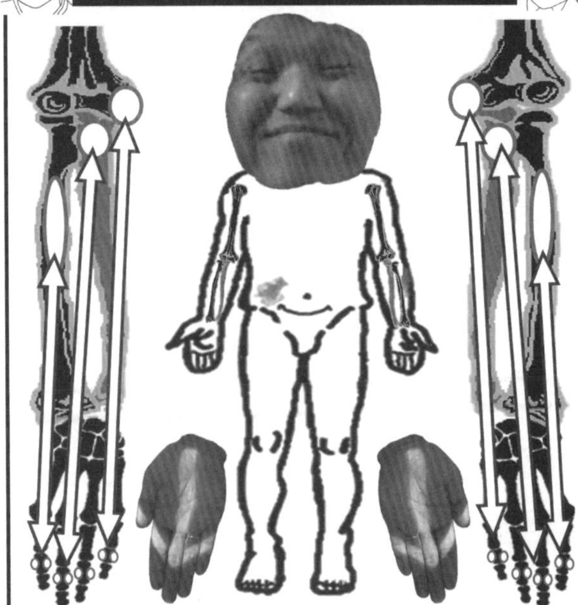

얕을**천**淺 손가락**지**指 굽을**굴**屈 힘줄**근**筋 ☞ 위**상**上 팔**완**腕 뼈**골**骨 머리**두**頭

3-152-1

얕을 천 淺

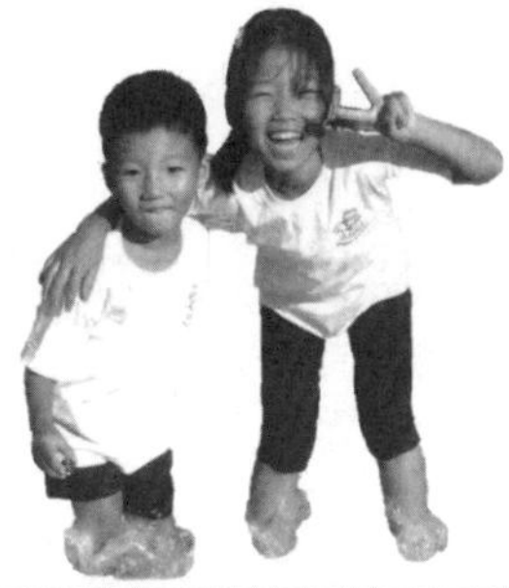

응답하라

기시 정지

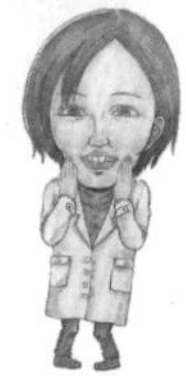

Humeral head (위상上 팔완腕 뼈골骨 머리두頭, ≒ 위팔갈래) of flexor digitorum superficialis

origin

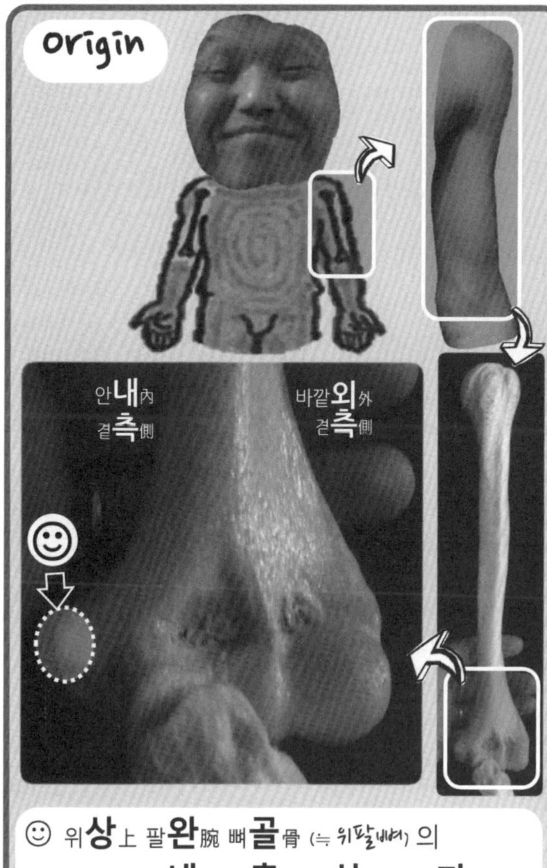

☺ 위**상**上 팔**완**腕 뼈**골**骨 (≒ 위팔뼈) 의 안**내**內 곁**측**側 위**상**上 낟알**과**顆 (≒ 안쪽위관절융기)

☺ **'Medial epicondyle'** of the **humerus**

insertion

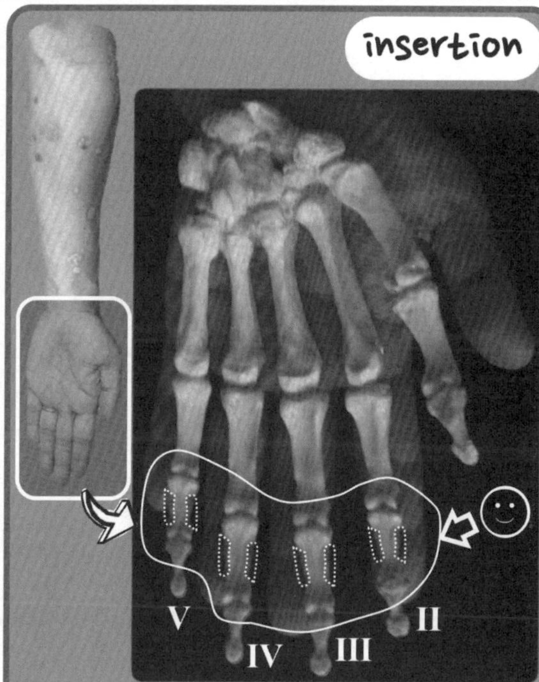

☻ **제 2 번, 제 3 번, 제 4 번** 과 **제 5 번** 가운데**중**中 마디**절**節 뼈**골**骨 (≒ 중간마디뼈) 의 ☞ 손**수**手 손바닥**장**掌 곁**측**側 (≒ 손바닥쪽) 두**양**兩 곁**측**側 낯**면**面

☻ The lateral surface of the both side of **2nd, 3rd, 4th & 5th middle phalanges** (in palmar side)

얕을천淺 손가락지指 굽을굴屈 힘줄근筋 ☞ 굽을요橈 뼈골骨 머리두頭

3-152-2

얕을 천 淺

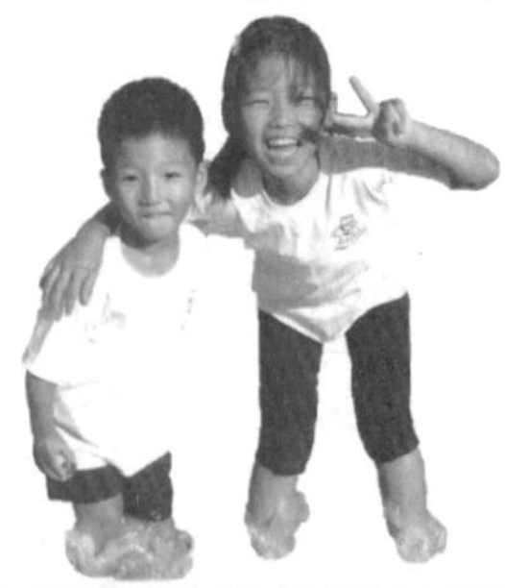

응답하라

기시 정지

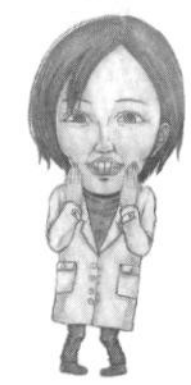

Radial head (굽을요橈 뼈골骨 머리두頭, ≒ 노갈래)
of flexor digitorum superficialis

origin

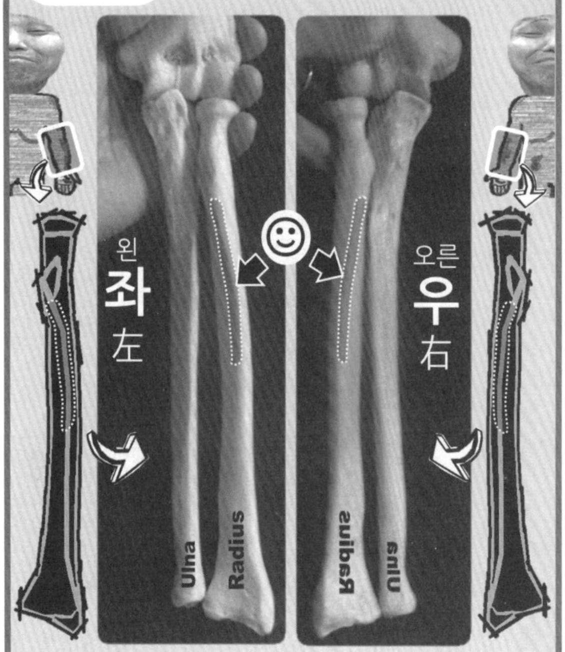

☺ 굽을요橈 뼈골骨 (≒ 노뼈)

► 앞전前 가장자리연緣 (≒ 앞모서리) 의

☞ 위상上 떼부部

(≒ 가까울근近 자리위位 떼부部) 같을약若 $\frac{1}{2}$

☺ The upper (≒ proximal) $\frac{1}{2}$ of the **anterior border** of the **radius**

insertion

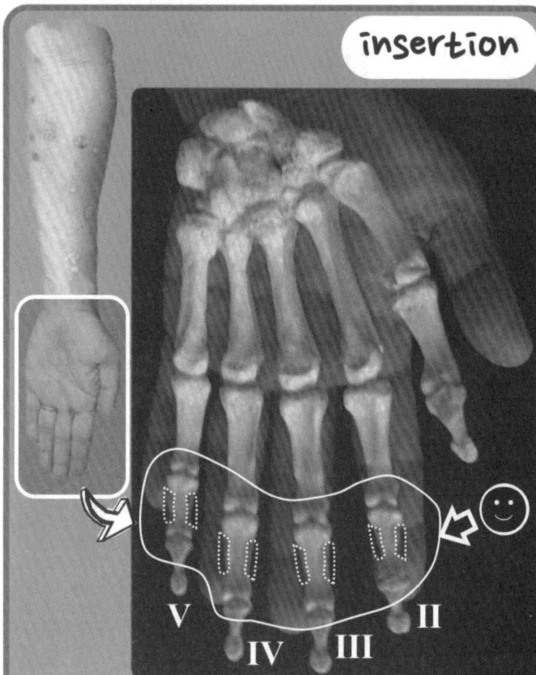

☻ 제 2 번, 제 3 번, 제 4 번 과 제 5 번

가운데중中 마디절節 뼈골骨 (≒ 중간마디뼈) 의

☞ 손수手 손바닥장掌 곁측側 (≒ 손바닥쪽)

두양兩 곁측側 낯면面

☻ The lateral surface of the both side of **2nd, 3rd, 4th & 5th middle phalanges** (in **palmar side**)

얕을천淺 손가락지指 굽을굴屈 힘줄근筋 ☞ 자척尺 뼈골骨 머리두頭

3-152-3

얕을 천 淺

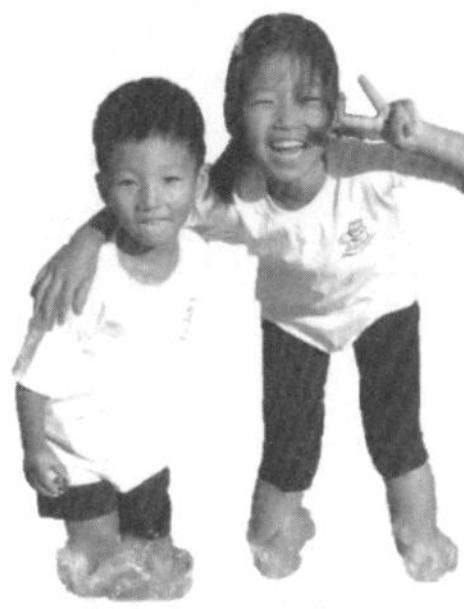

응답하라

기시 정지

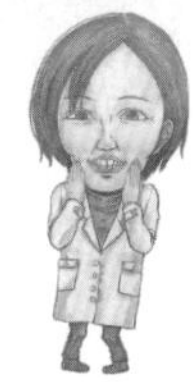

Ulnar head (자척尺 뼈골骨 머리두頭, ≒ 자갈래)
of flexor digitorum superficialis

origin

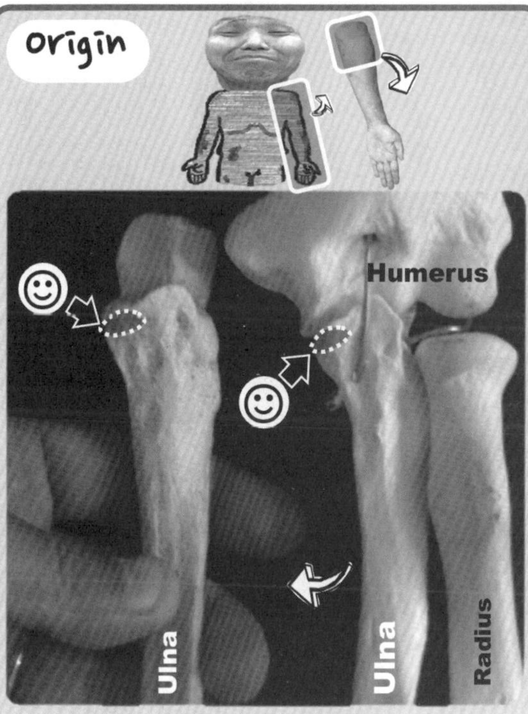

☺ [자척尺 뼈골骨 (≒ 자뼈)]
갈고리구鉤 형상상狀 부딪칠돌突 일어날기起 의 (≒ 갈고리돌기)
☞ 안내내 곁측側 낯면面 ▸ 위상上 떼부部

☺ The upper part of medial surface of the **coronoid process** (in **ulna**)

insertion

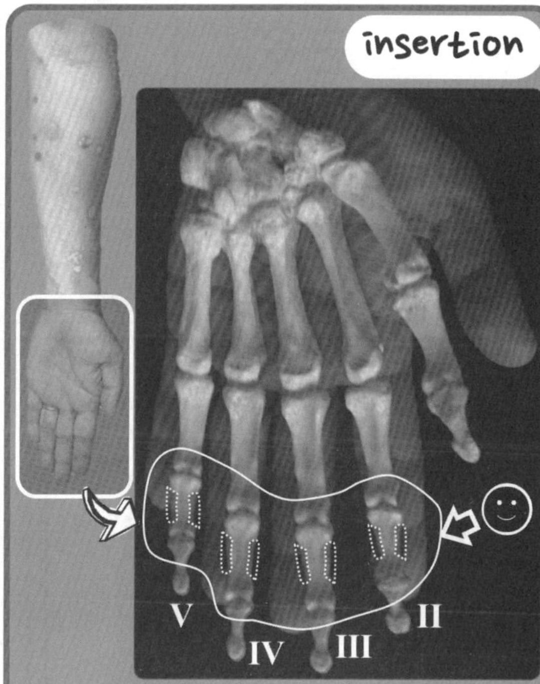

☻ 제 2 번, 제 3 번, 제 4 번 과 제 5 번
가운데중中 마디절節 뼈골骨 (≒ 중간마디뼈) 의
☞ 손수手 손바닥장掌 곁측側 (≒ 손바닥쪽)
두양兩 곁측側 낯면面

☻ The lateral surface of the both side of **2nd, 3rd, 4th & 5th middle phalanges** (in **palmar side**)

3-153

Flexor Pollicis longus

긴 장長 엄지손가락 무拇 손가락 지指
굽을 굴屈 힘줄 근筋

≒ 긴 엄지 굽힘근

innervation 신경지배

Anterior interosseous nerve (C7, C8, T1)

[☜ Median nerve]

근육은 '결'이 중요^^*
"한결같다"

Origin 시작 부위

insertion 정지 부위

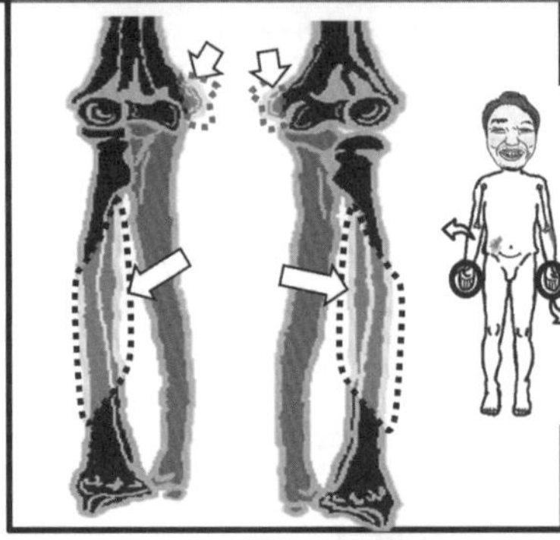

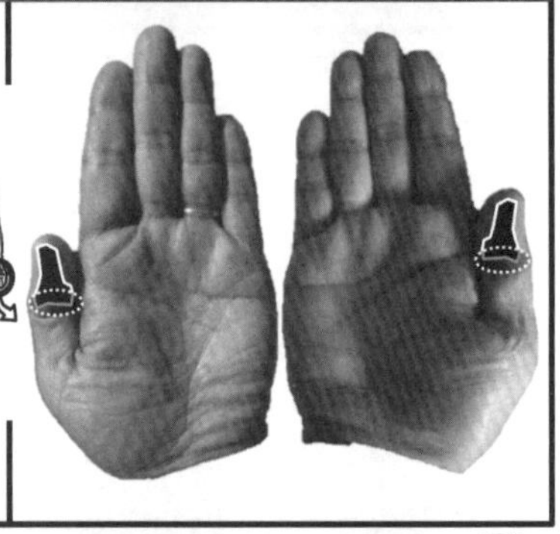

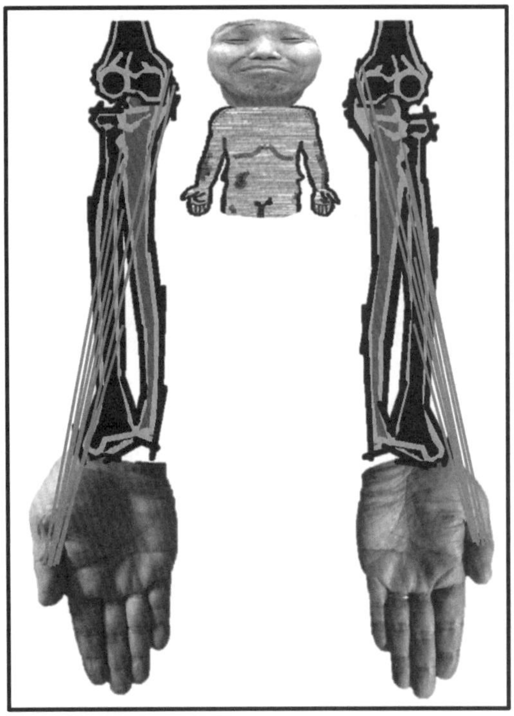

Motion 움직임

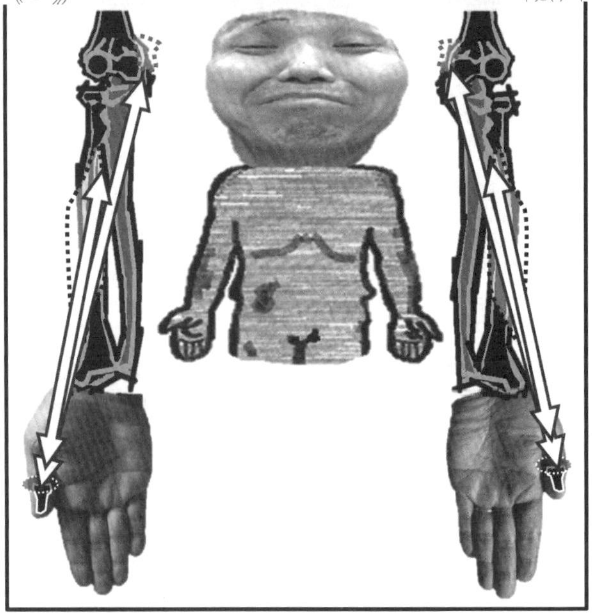

긴**장**長 엄지손가락**무**拇 손가락**지**指 굽을**굴**屈 힘줄**근**筋

3-153-1

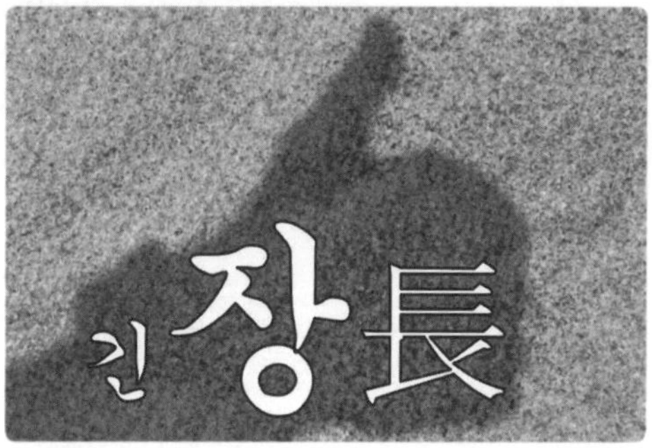

응답하라

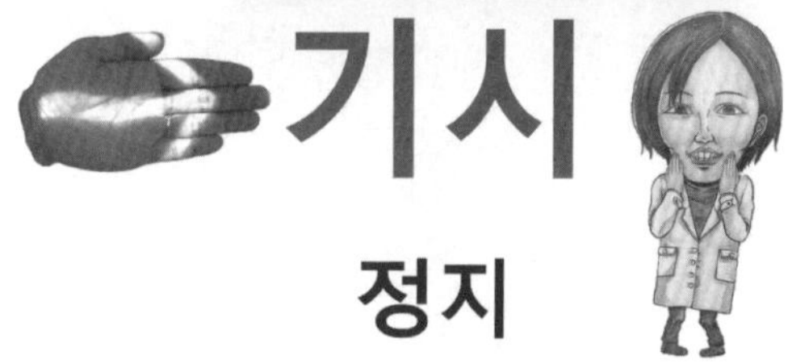

Flexor pollicis longus muscle

Origin

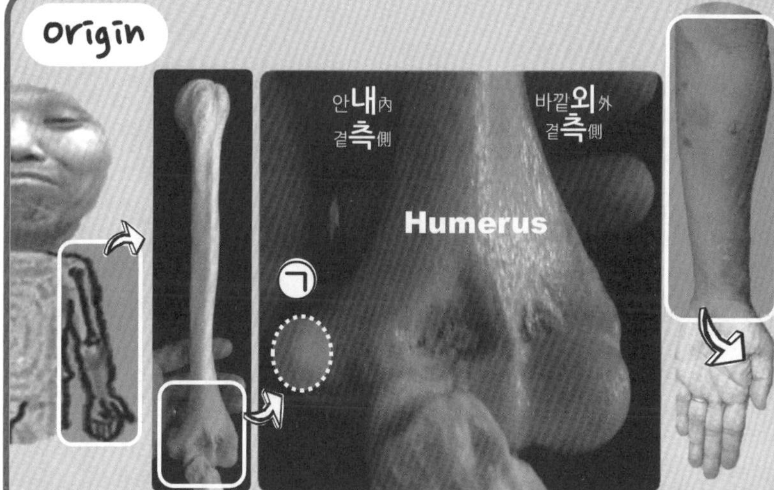

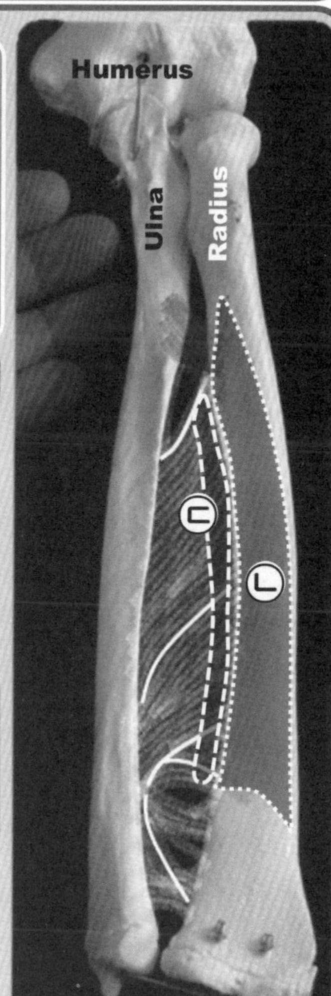

ㄱ 위**상**上 팔**완**腕 뼈**골**骨 의 안**내**內 곁**측**側 위**상**上 낟알**과**顆
(≒ 위팔뼈) (≒ 안쪽위관절융기)

ㄱ **Medial epicondyle** of the **humerus**

ㄴ 굽을**요**橈 뼈**골**骨 (≒ 노뼈) ☞ 앞**전**前 낯**면**面 의
☞ 가운데**중**中 떼**부**部 ▸ 같을**약**若 ⅔

ㄴ Middle ⅔ of the **anterior surface** of the **radius**

ㄷ 'ㄴ'과 연접된 뼈**골**骨 사이**간**間 막**막**膜 (≒ 뼈사이막) 의
한**일**一 떼**부**部

ㄷ A part of the ' **interosseous membrane** '
linked to " ㄴ "

긴장長 엄지손가락무拇 손가락지指 굽을굴屈 힘줄근筋

3-153-2

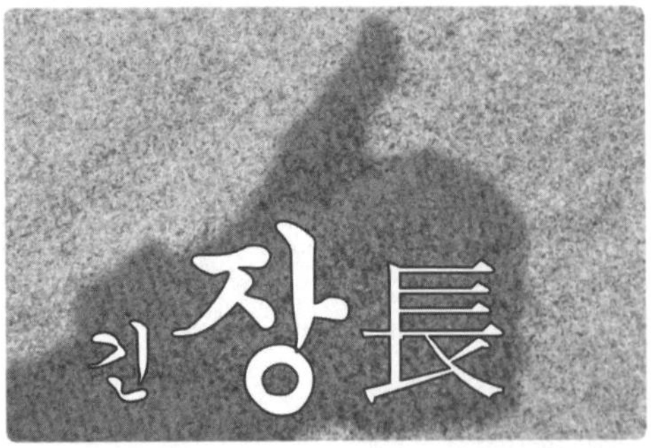

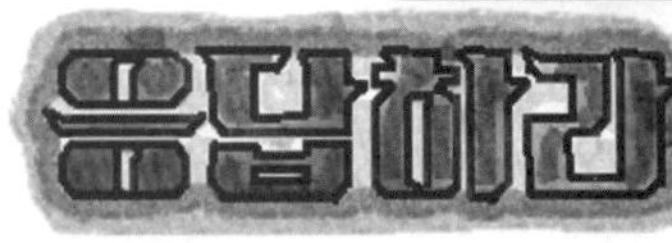

기시

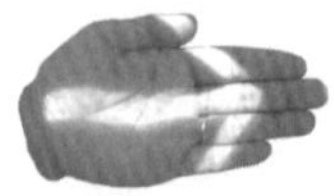

정지

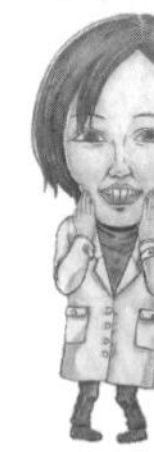

Flexor pollicis longus muscle

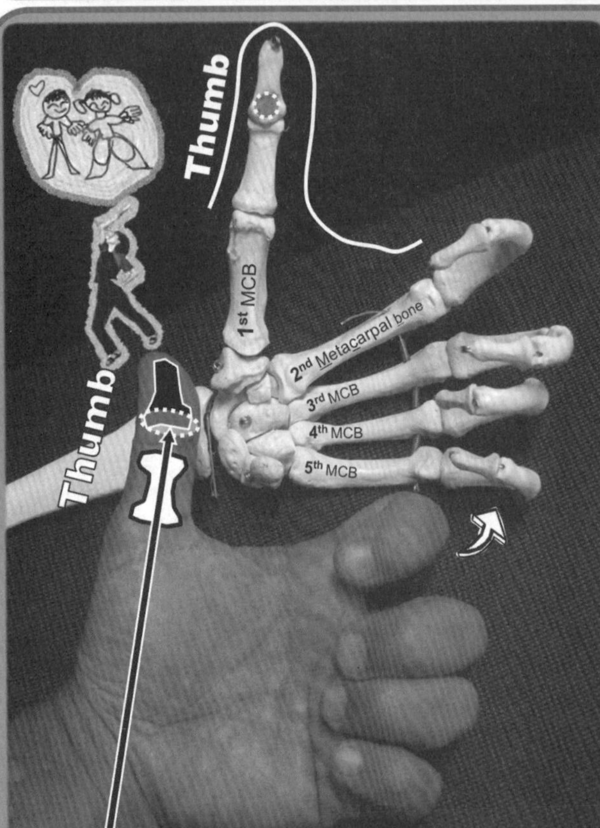

insertion

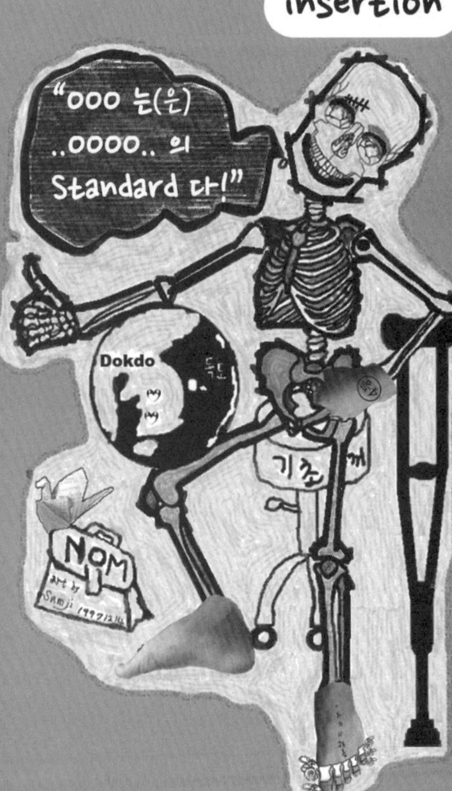

☻ **제 1 번** 끝**말**中 마디**절**節 뼈**골**骨 (혹은 멀**원**原 자리**위**位 손가락**지**指 뼈**골**骨 ≒ 끝마디뼈) 의

☞ 손**수**手 손바닥**장**掌 곁**측**側 (≒ 손바닥쪽) ► 터**기**基 밑**저**底 떼**부**部

☻ Base of the **1st distal phalanx** (in **palmar side**)

3-154

응답하라

Flexor digitorum profundus muscle

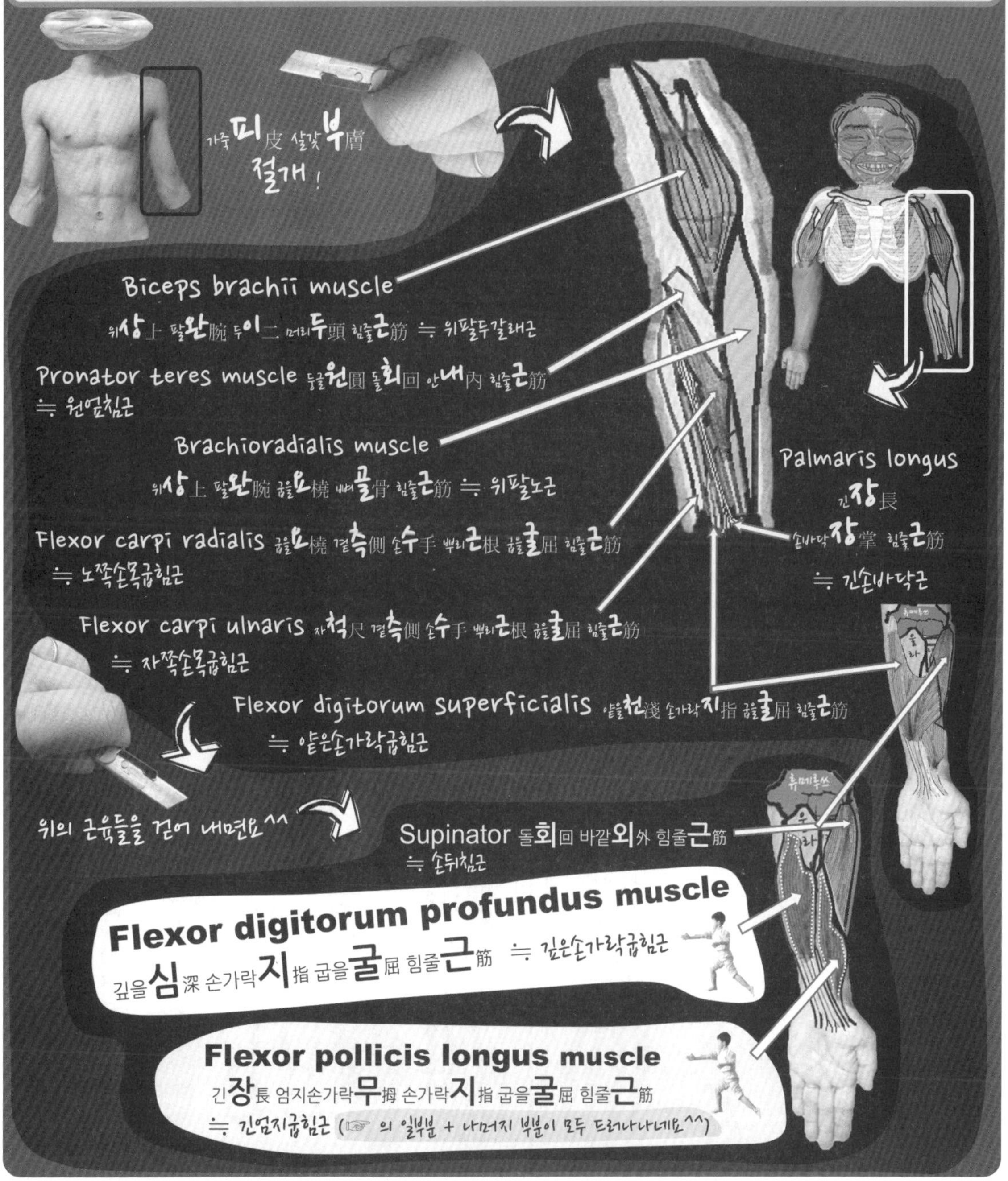

3-154-1

innervation 신경지배

Ulnar nerve (C8, T1)

Anterior interosseous nerve (C8, T1)

[☜ Median nerve]

Flexor digitorum Profundus

깊을 심深 손가락 지指 굽을 굴屈 힘줄 근筋

≒ 깊은 손가락 굽힘근

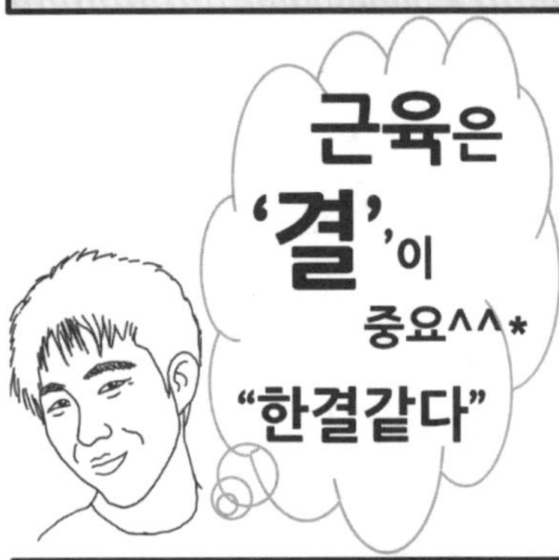

Origin 시작 부위

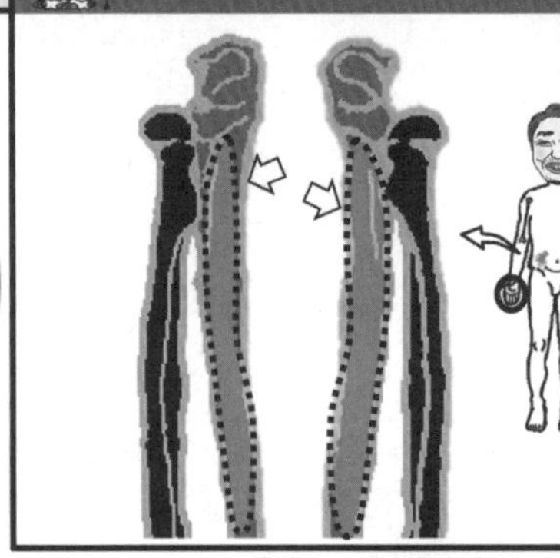

insertion 정지 부위

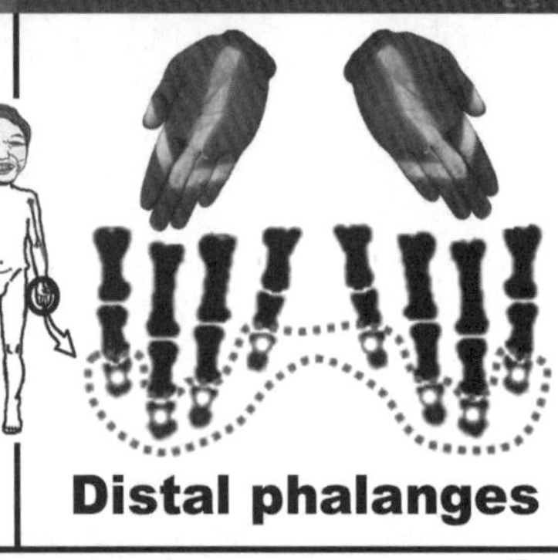

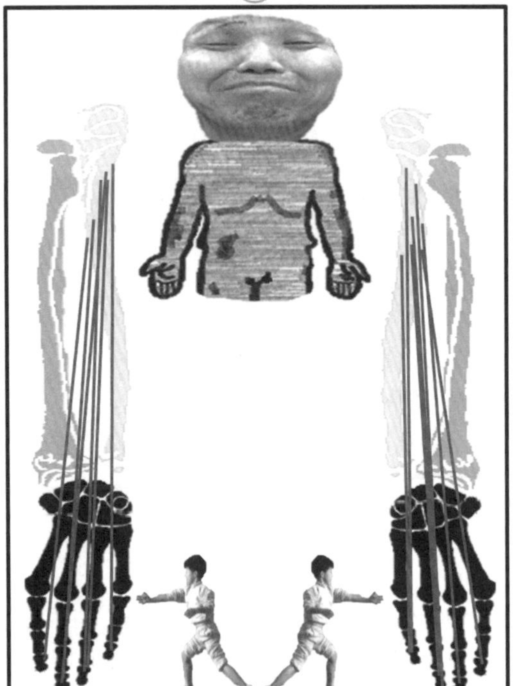

Motion 움직임

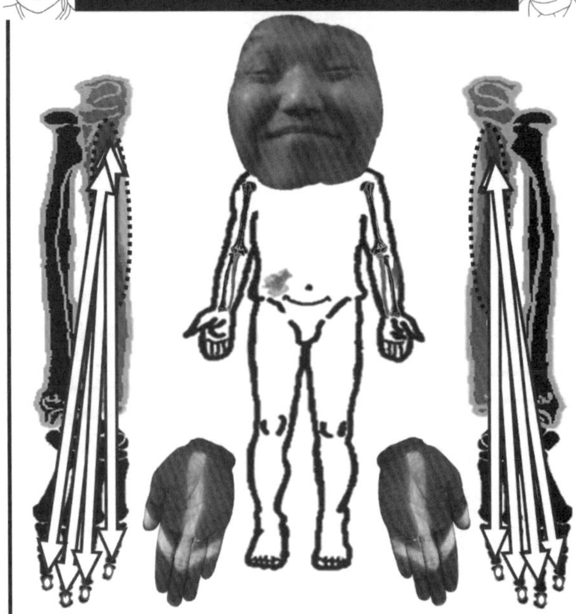

3-154-2

깊을**심**深 손가락**지**指 굽을**굴**屈 힘줄**근**筋

깊을 심 深

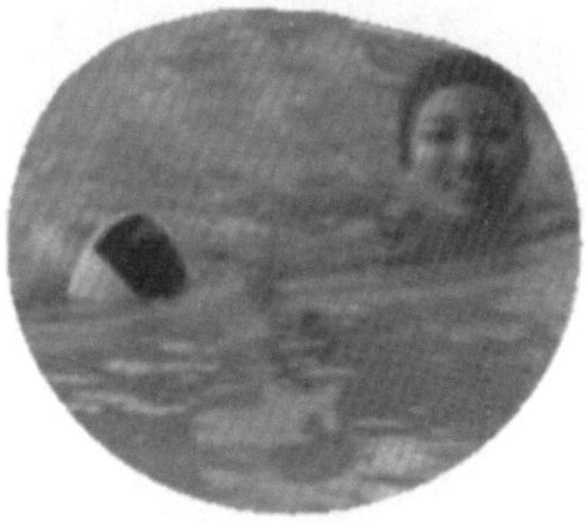

응답하라

기시 정지

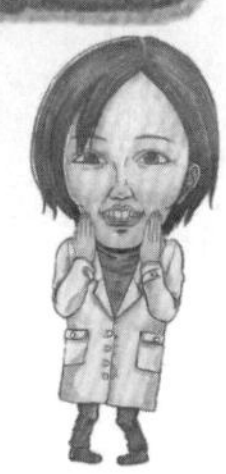

Flexor digitorum profundus muscle

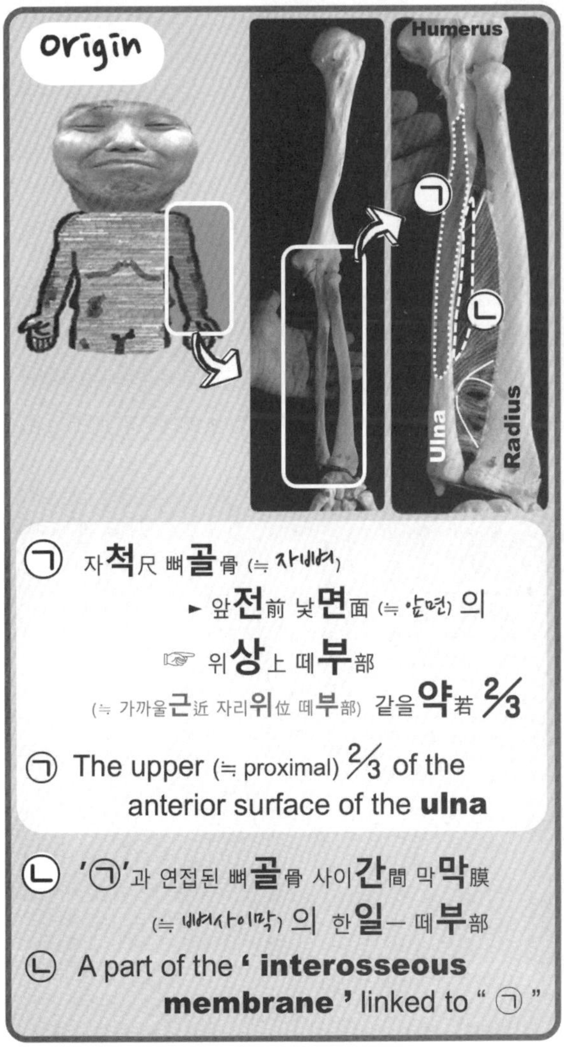

ㄱ 자**척**尺 뼈**골**骨 (≒ 자뼈)
► 앞**전**前 낯**면**面 (≒ 앞면) 의
☞ 위**상**上 떼**부**部
(≒ 가까울**근**近 자리**위**位 떼**부**部) 같을**약**若 2/3

ㄱ The upper (≒ proximal) 2/3 of the anterior surface of the **ulna**

ㄴ 'ㄱ'과 연접된 뼈**골**骨 사이**간**間 막**막**膜 (≒ 뼈사이막) 의 한**일**一 떼**부**部

ㄴ A part of the '**interosseous membrane**' linked to "ㄱ"

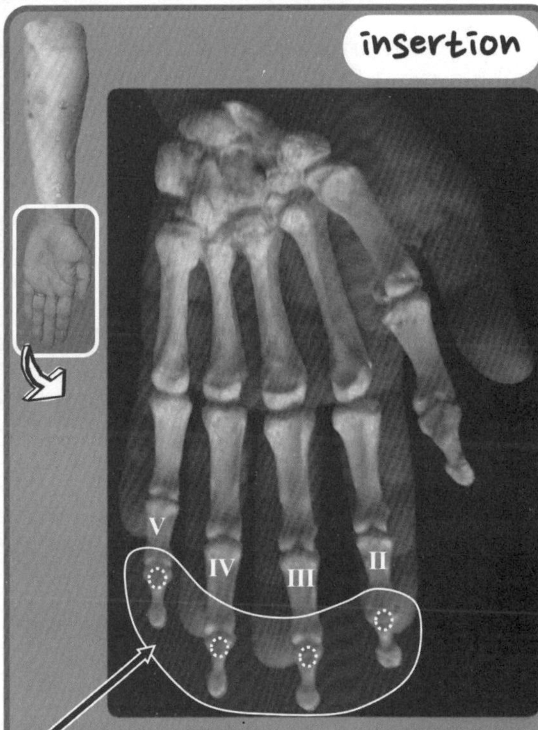

☻ 제2번, 제3번, 제4번 과 제5번 끝**말**中 마디**절**節 뼈**골**骨 의 ☞ 손**수**手 손바닥**장**掌 곁**측**側 터**기**基 밑**저**底 떼**부**部

☻ Base of the **2nd, 3rd, 4th** & **5th distal phalanges** (in palmar side)

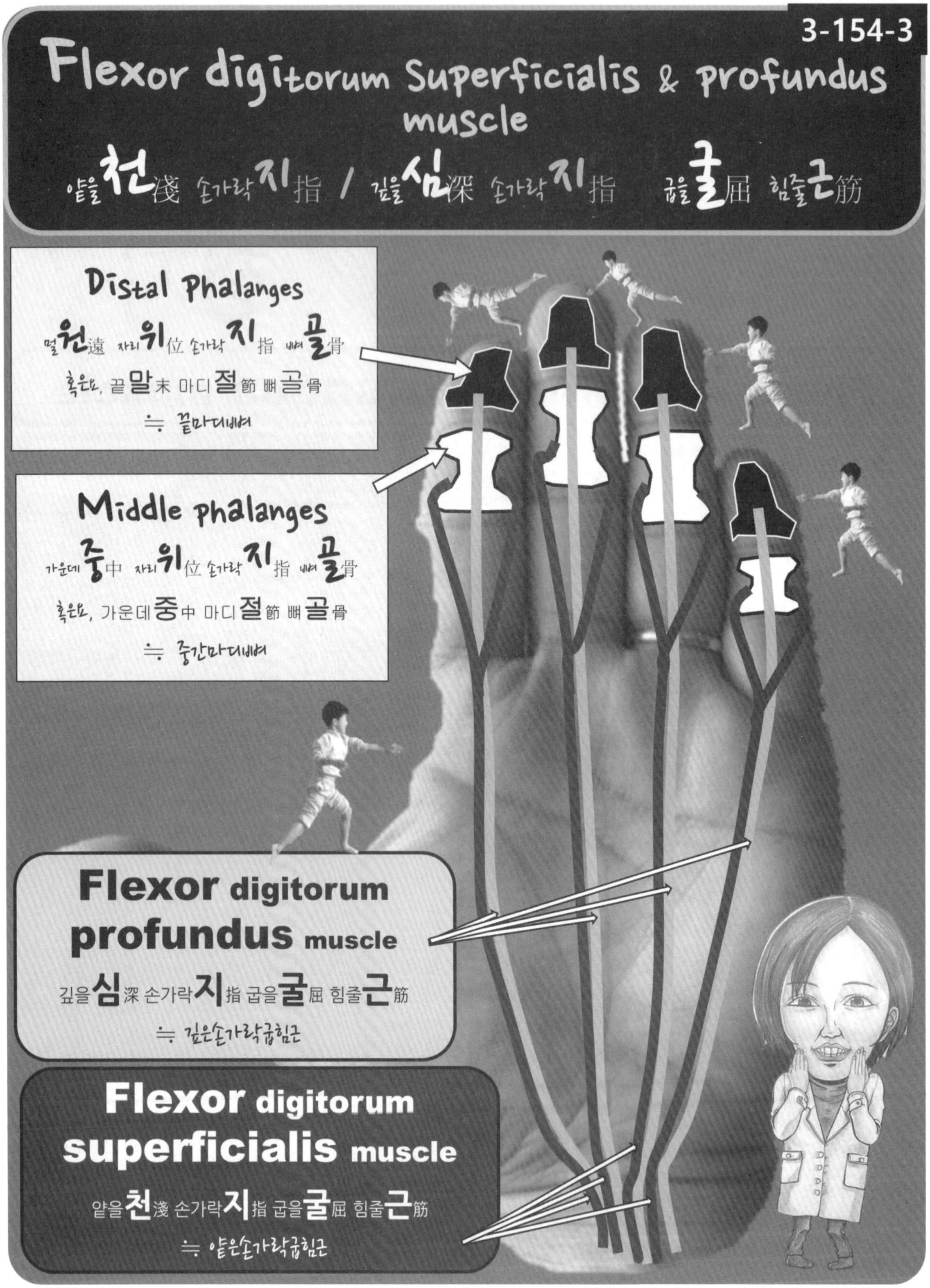
3-154-3
Flexor digitorum Superficialis & profundus muscle
얕을천淺 손가락지指 / 깊을심深 손가락지指 굽을굴屈 힘줄근筋
Distal Phalanges
멀원遠 자리위位 손가락지指 뼈골骨
혹은, 끝말末 마디절節 뼈골骨
≒ 끝마디뼈
Middle phalanges
가운데중中 자리위位 손가락지指 뼈골骨
혹은, 가운데중中 마디절節 뼈골骨
≒ 중간마디뼈
Flexor digitorum profundus muscle
깊을심深 손가락지指 굽을굴屈 힘줄근筋
≒ 깊은손가락굽힘근
Flexor digitorum superficialis muscle
얕을천淺 손가락지指 굽을굴屈 힘줄근筋
≒ 얕은손가락굽힘근

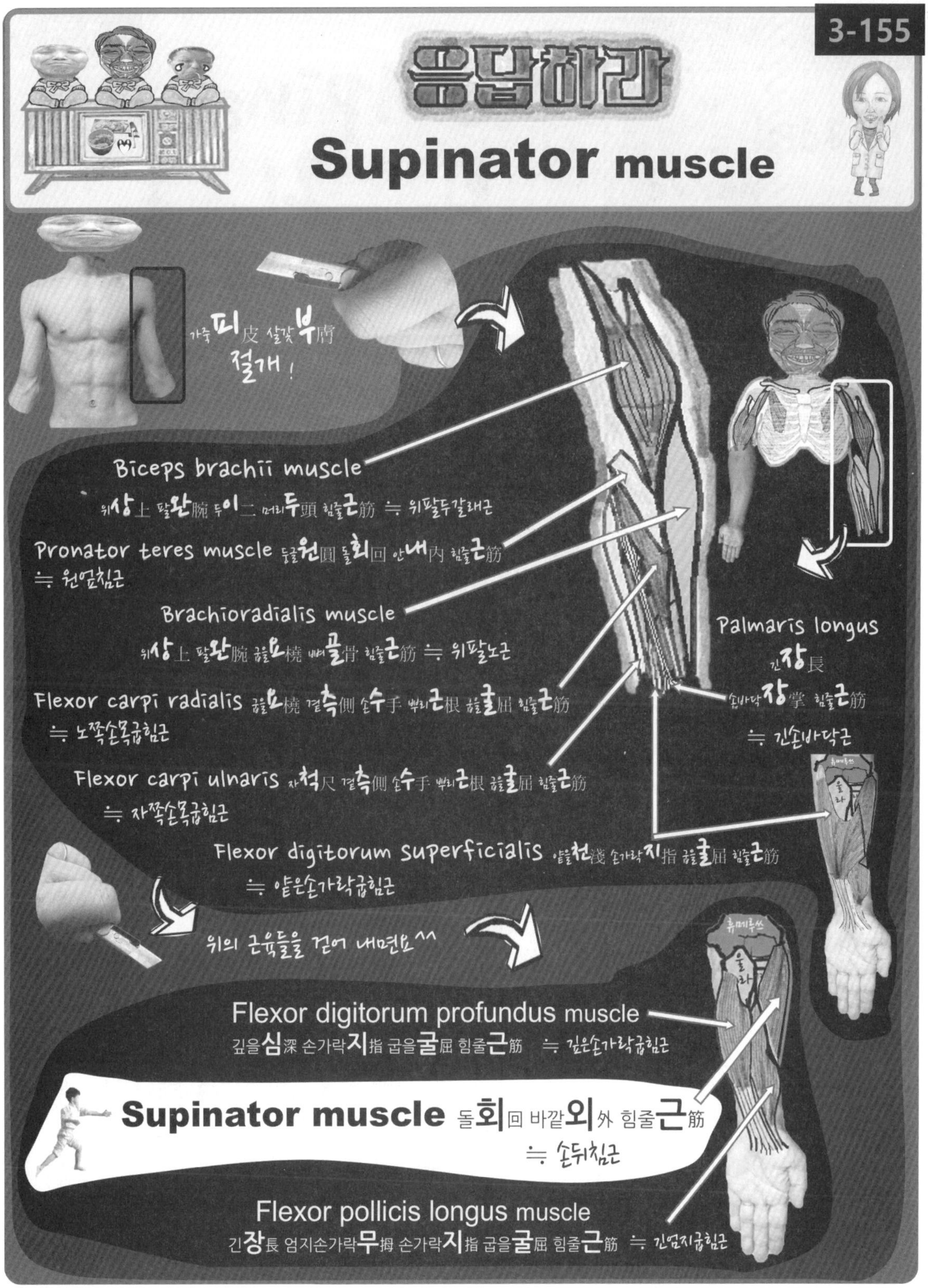
3-155
응답하라
Supinator muscle
가죽피皮 살갗부膚
절개!
Biceps brachii muscle
위상上 팔완腕 두이二 머리두頭 힘줄근筋 ≒ 위팔두갈래근
Pronator teres muscle 둥글원圓 돌회回 안내內 힘줄근筋
≒ 원엎침근
Brachioradialis muscle
위상上 팔완腕 굳을요橈 뼈골骨 힘줄근筋 ≒ 위팔노근
Palmaris longus
긴장長
손바닥장掌 힘줄근筋
≒ 긴손바닥근
Flexor carpi radialis 굳을요橈 곁측側 손수手 뿌리근根 굽을굴屈 힘줄근筋
≒ 노쪽손목굽힘근
Flexor carpi ulnaris 자척尺 곁측側 손수手 뿌리근根 굽을굴屈 힘줄근筋
≒ 자쪽손목굽힘근
Flexor digitorum superficialis 얕을천淺 손가락지指 굽을굴屈 힘줄근筋
≒ 얕은손가락굽힘근
위의 근육들을 걷어 내면요^^
Flexor digitorum profundus muscle
깊을심深 손가락지指 굽을굴屈 힘줄근筋 ≒ 깊은손가락굽힘근
Supinator muscle 돌회回 바깥외外 힘줄근筋
≒ 손뒤침근
Flexor pollicis longus muscle
긴장長 엄지손가락무拇 손가락지指 굽을굴屈 힘줄근筋 ≒ 긴엄지굽힘근

3-155-1

Supinator

돌회回 바깥외外 힘줄근筋

≒ 손 뒤침근

innervation 신경지배

Radial nerve (C5, C6)

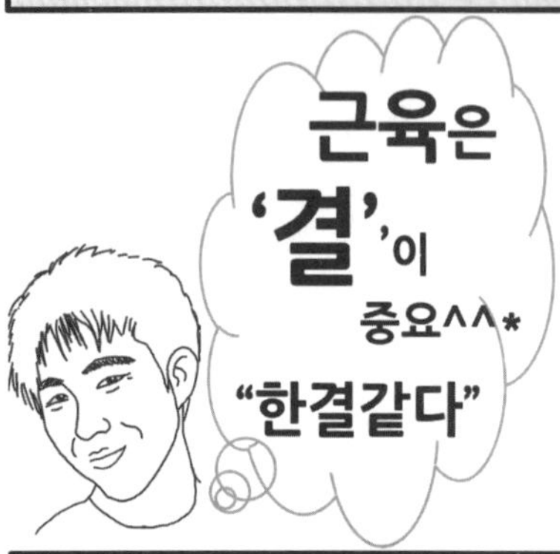

origin 시작 부위

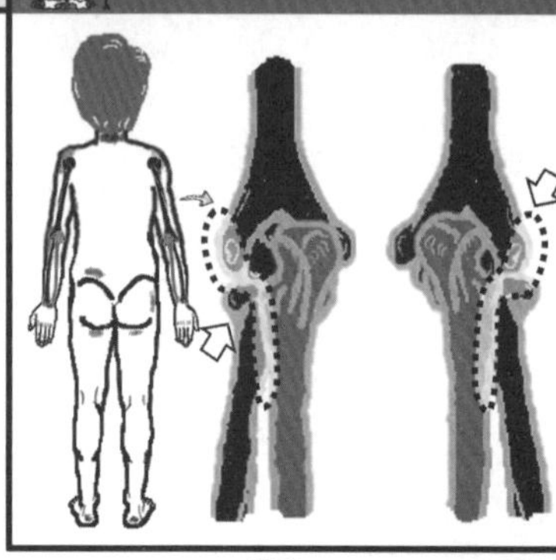

insertion 정지 부위

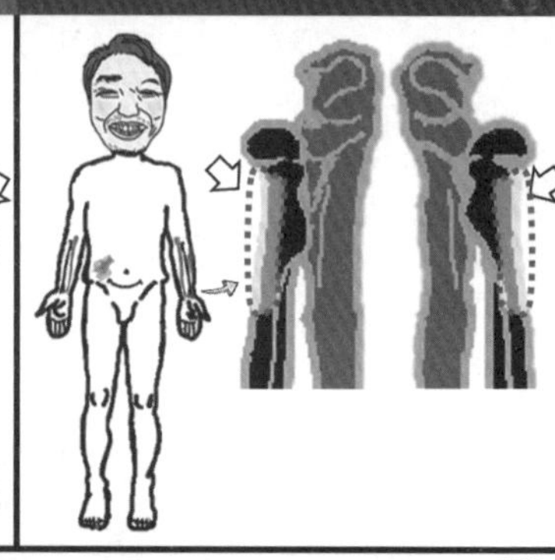

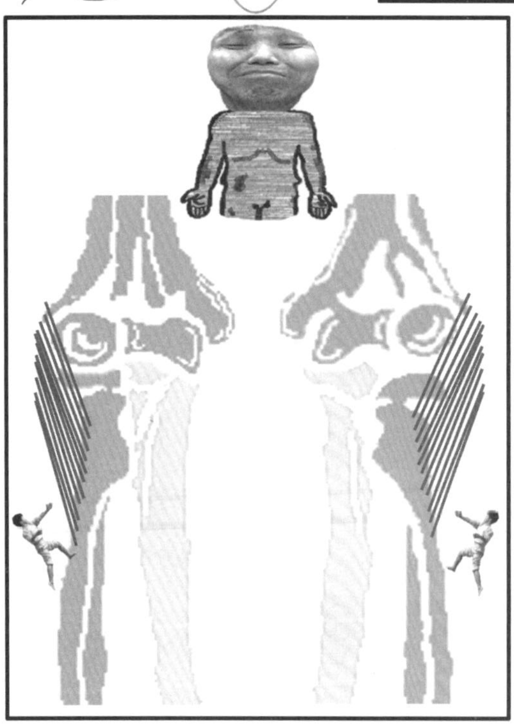

Motion 움직임

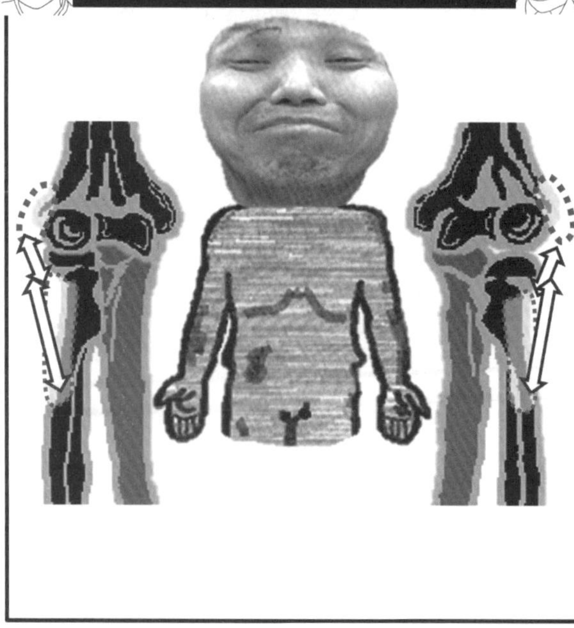

3-155-2

응답하라

기시 정지

돌**회**回
바깥**외**外
힘줄**근**筋

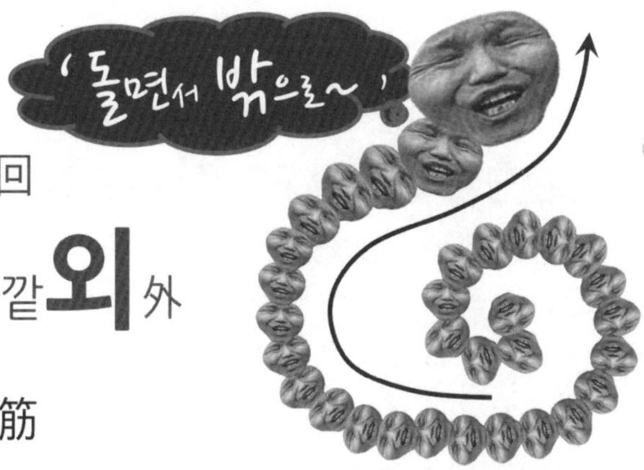

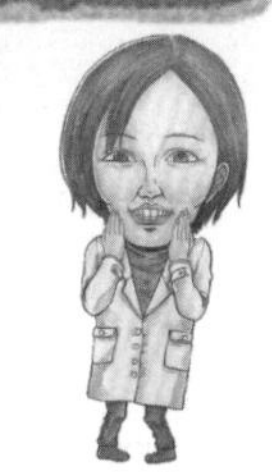

Supinator muscle

origin

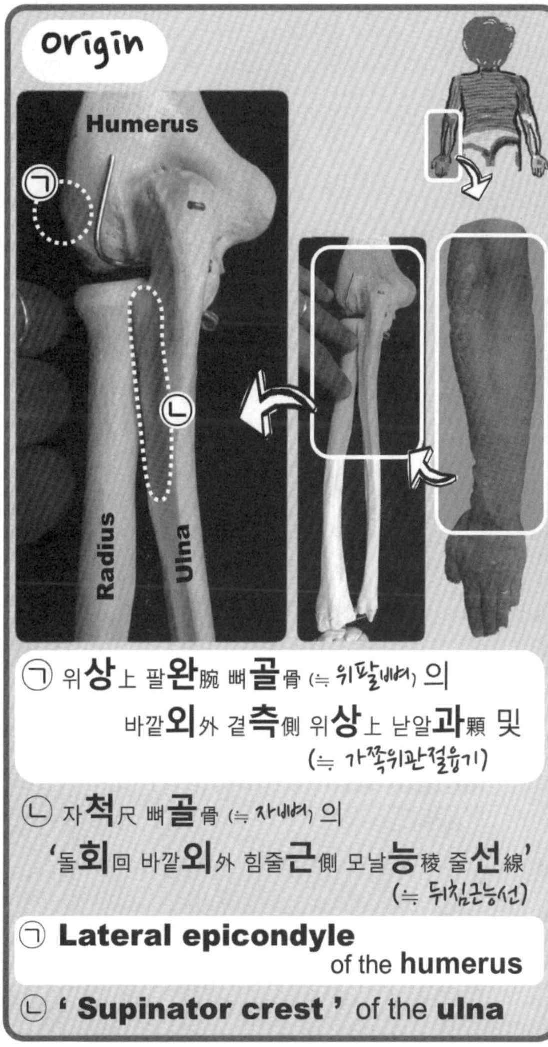

ㄱ 위**상**上 팔**완**腕 뼈**골**骨 (≒ 위팔뼈) 의 바깥**외**外 곁**측**側 위**상**上 낟알**과**顆 및 (≒ 가쪽위관절융기)

ㄴ 자**척**尺 뼈**골**骨 (≒ 자뼈) 의 '돌**회**回 바깥**외**外 힘줄**근**側 모날**능**稜 줄**선**線' (≒ 뒤침근능선)

ㄱ **Lateral epicondyle** of the **humerus**

ㄴ **' Supinator crest '** of the **ulna**

insertion

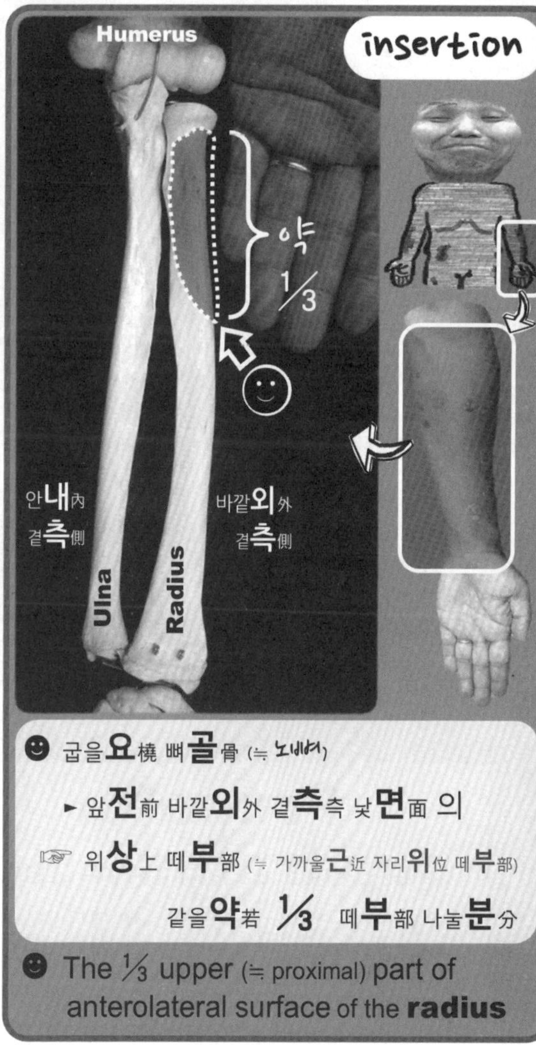

☻ 굽을**요**橈 뼈**골**骨 (≒ 노뼈)

► 앞**전**前 바깥**외**外 곁**측**측 낯**면**面 의

☞ 위**상**上 떼**부**部 (≒ 가까울**근**近 자리**위**位 떼**부**部)

같을**약**若 **1/3** 떼**부**部 나눌**분**分

☻ The 1/3 upper (≒ proximal) part of anterolateral surface of the **radius**

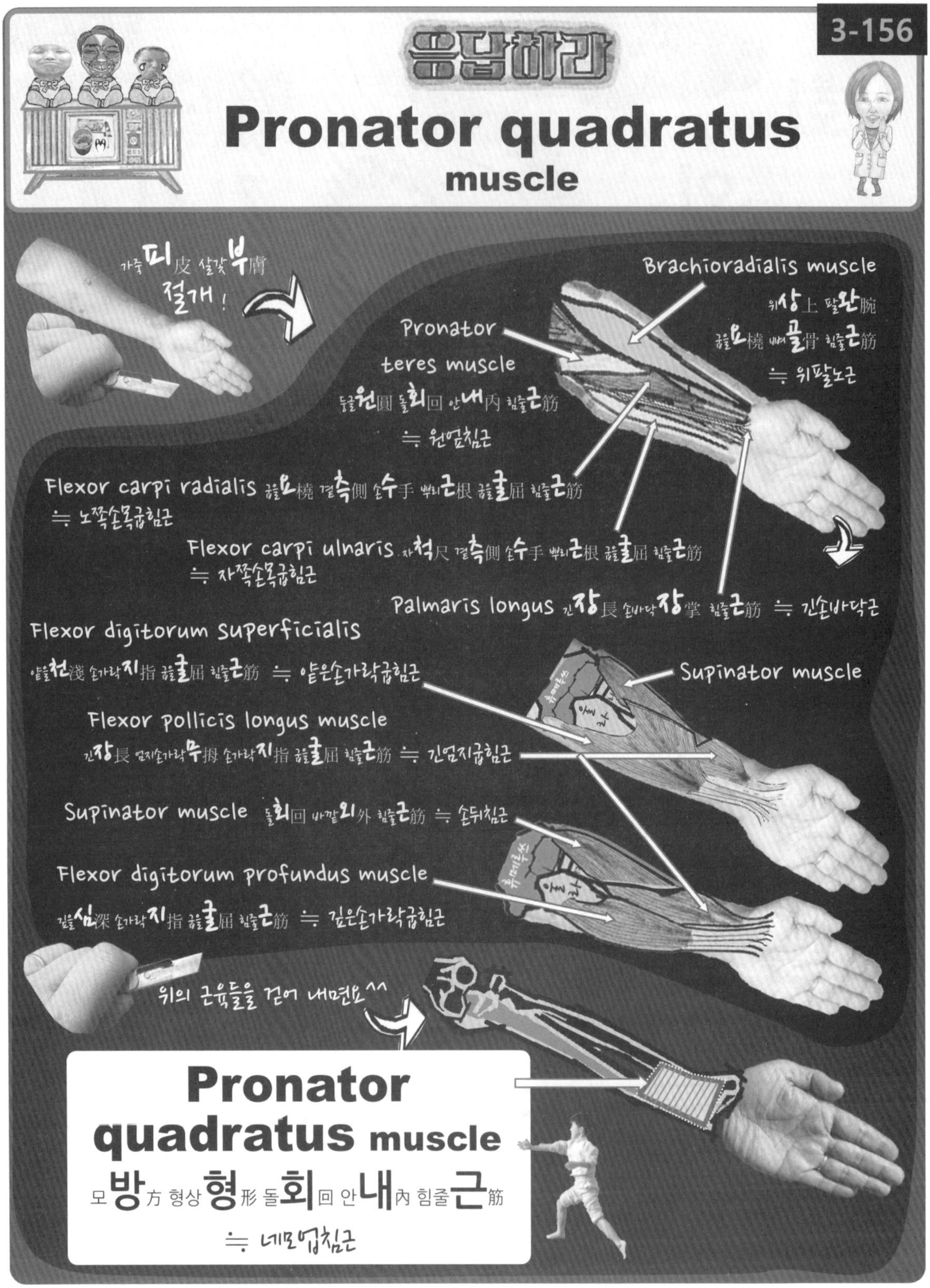
3-156
응답하라
Pronator quadratus muscle
가죽피皮 살갗부膚
절개!
Brachioradialis muscle
위상上 팔완腕 흔들요橈 뼈골骨 힘줄근筋
≒ 위팔노근
Pronator teres muscle
둥글원圓 돌회回 안내內 힘줄근筋
≒ 원엎침근
Flexor carpi radialis 흔들요橈 곁측側 손수手 뿌리근根 굽을굴屈 힘줄근筋
≒ 노쪽손목굽힘근
Flexor carpi ulnaris 자척尺 곁측側 손수手 뿌리근根 굽을굴屈 힘줄근筋
≒ 자쪽손목굽힘근
Palmaris longus 긴장長 손바닥장掌 힘줄근筋 ≒ 긴손바닥근
Flexor digitorum superficialis
얕을천淺 손가락지指 굽을굴屈 힘줄근筋 ≒ 얕은손가락굽힘근
Supinator muscle
Flexor pollicis longus muscle
긴장長 엄지손가락무拇 손가락지指 굽을굴屈 힘줄근筋 ≒ 긴엄지굽힘근
Supinator muscle 돌회回 바깥외外 힘줄근筋 ≒ 손뒤침근
Flexor digitorum profundus muscle
깊을심深 손가락지指 굽을굴屈 힘줄근筋 ≒ 깊은손가락굽힘근
위의 근육들을 걷어 내면요^^
Pronator quadratus muscle
모방方 형상형形 돌회回 안내內 힘줄근筋
≒ 네모엎침근

3-156-1

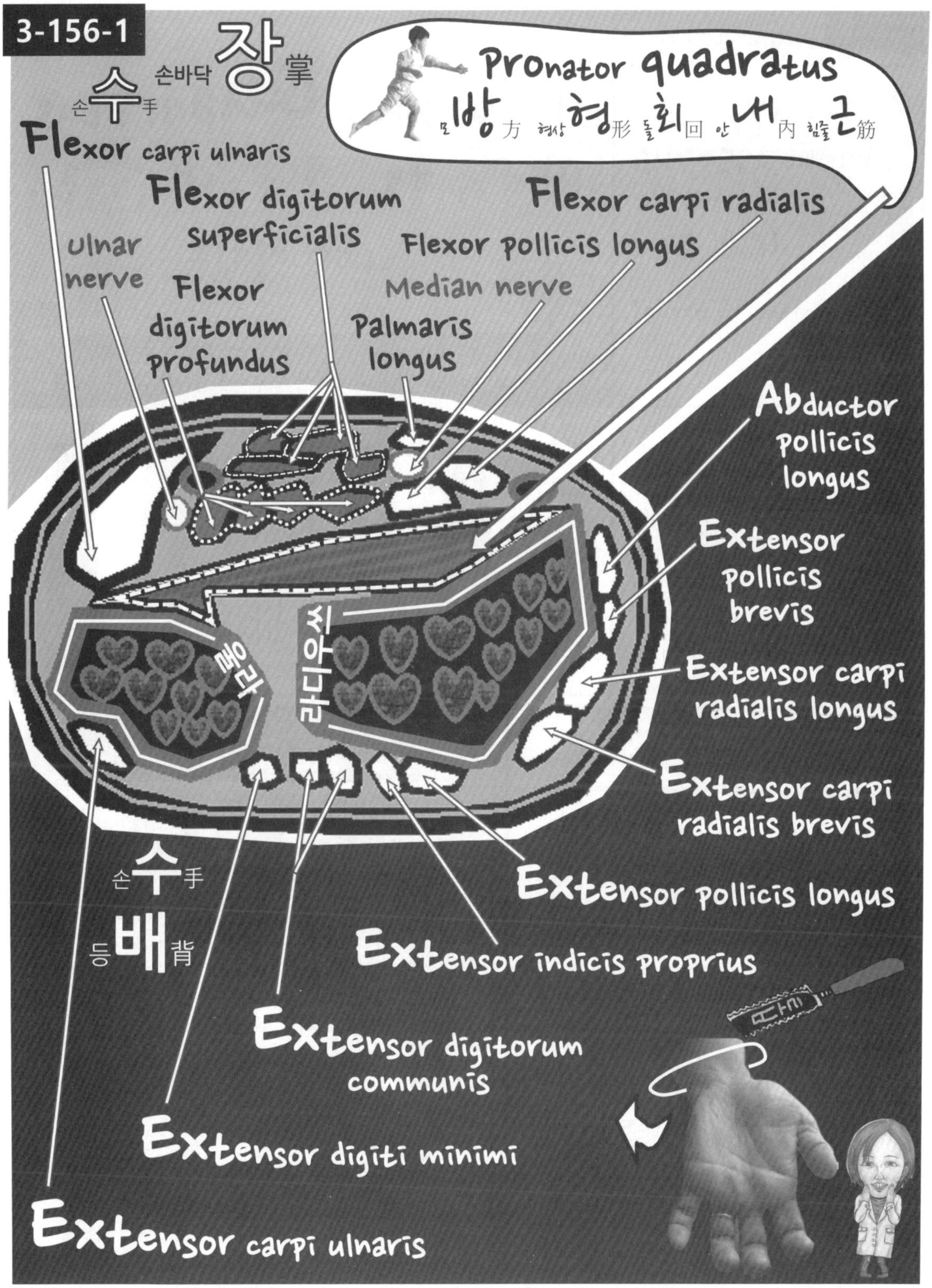

손 수 手 손바닥 장 掌
Pronator quadratus
모 방 方 형상 형 形 돌 회 回 안 내 內 힘줄 근 筋
Flexor carpi ulnaris
Flexor digitorum superficialis
Flexor carpi radialis
Flexor pollicis longus
Ulnar nerve
Flexor digitorum profundus
Median nerve
Palmaris longus
Abductor pollicis longus
Extensor pollicis brevis
울라
라디우스
Extensor carpi radialis longus
Extensor carpi radialis brevis
Extensor pollicis longus
Extensor indicis proprius
손 수 手
등 배 背
Extensor digitorum communis
Extensor digiti minimi
Extensor carpi ulnaris

3-156-2

Pronator Quadratus

모**방**方 형상**형**形 돌**회**回 안**내**內 힘줄**근**筋

≒ **네모 엎침근**

innervation 신경지배

Anterior interosseous nerve (C8, T1)

[☞ Median nerve]

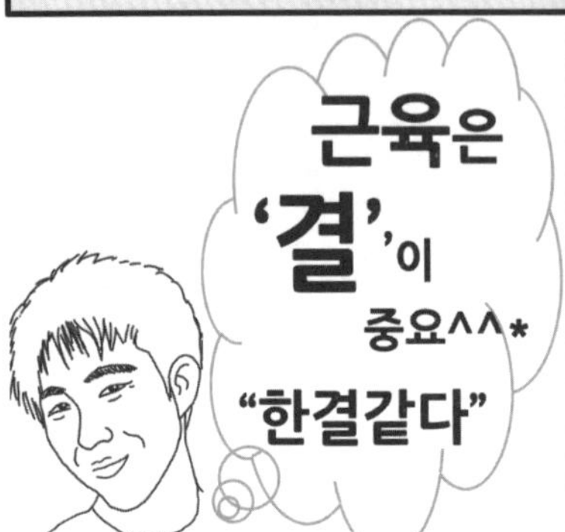

Origin 시작 부위

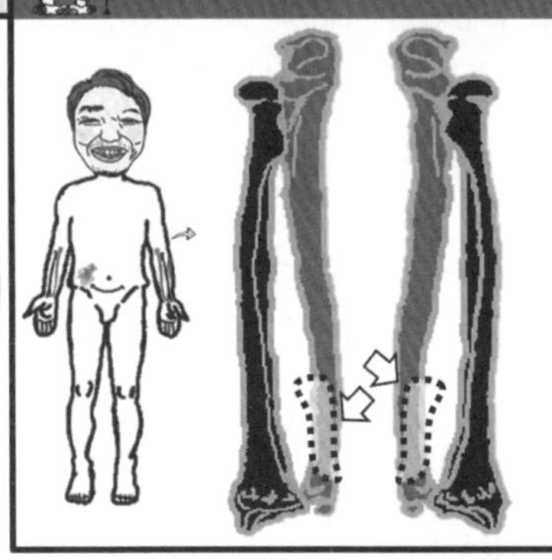

insertion 정지 부위

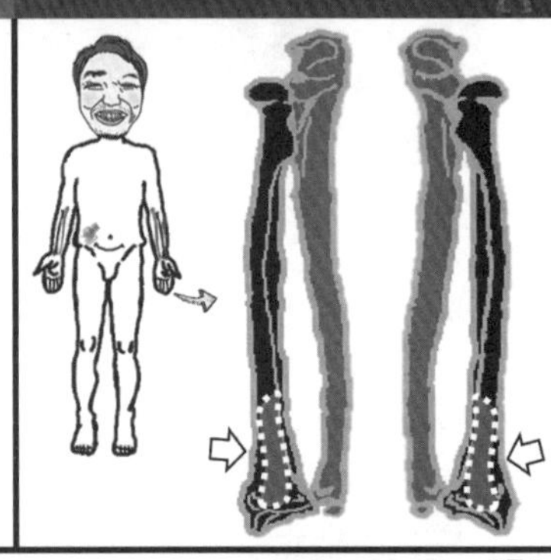

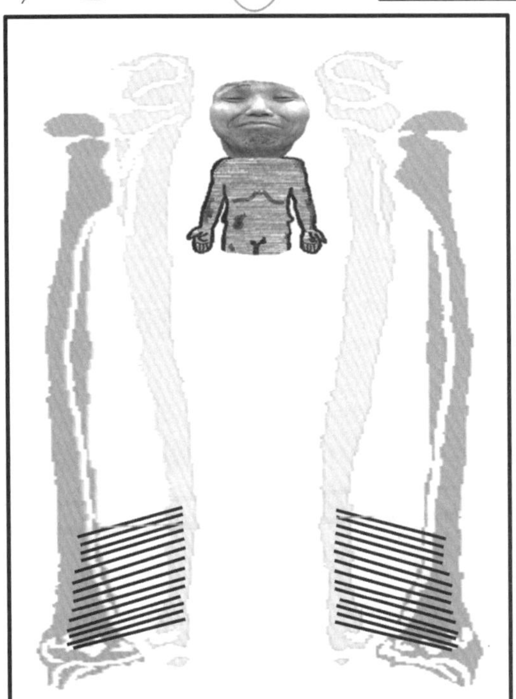

Motion 움직임

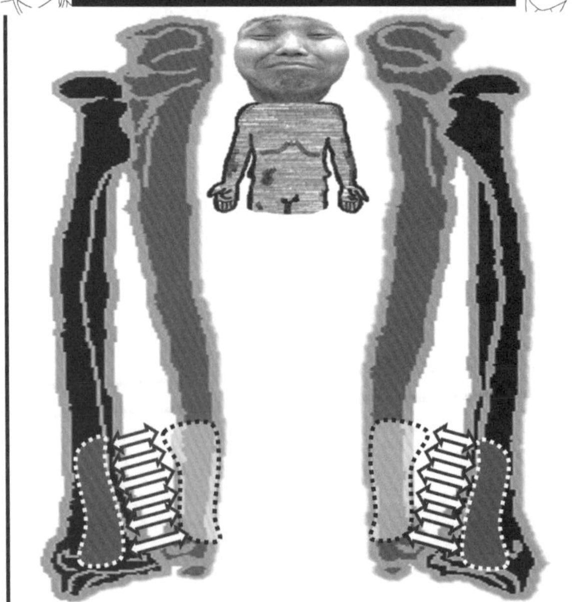

3-156-3

모**방**方 형상**형**形 돌**회**回 안**내**內 힘줄**근**筋

方形

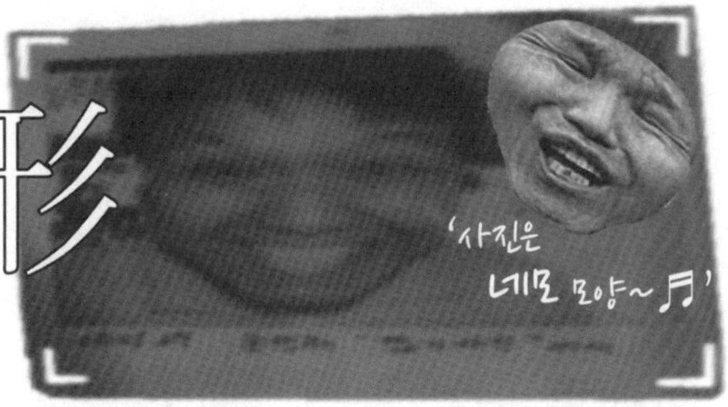

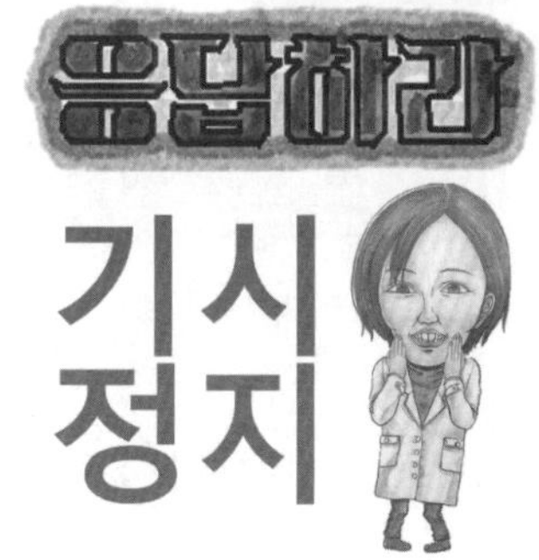

Pronator quadratus muscle

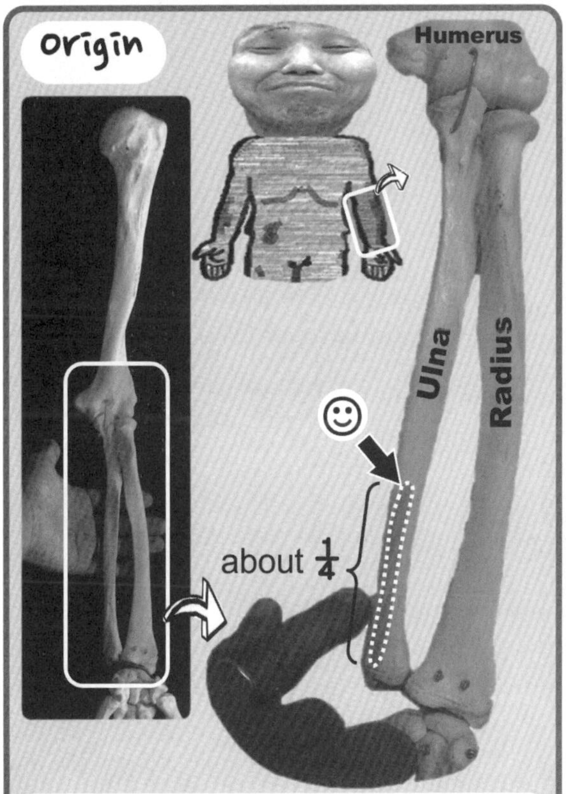

☺ 자**척**尺 뼈**골**骨 (≒ 자뼈) ☞ 앞**전**前 낯**면**面 의 아래**하**下 떼**부**部 (≒ 멀**원**遠 자리**위**位 떼**부**部) ▸ 같을**약**若 ¼ 떼**부**部 자리**위**位

☺ Anterior surface of the lower (≒ distal) ¼ of the **ulna**

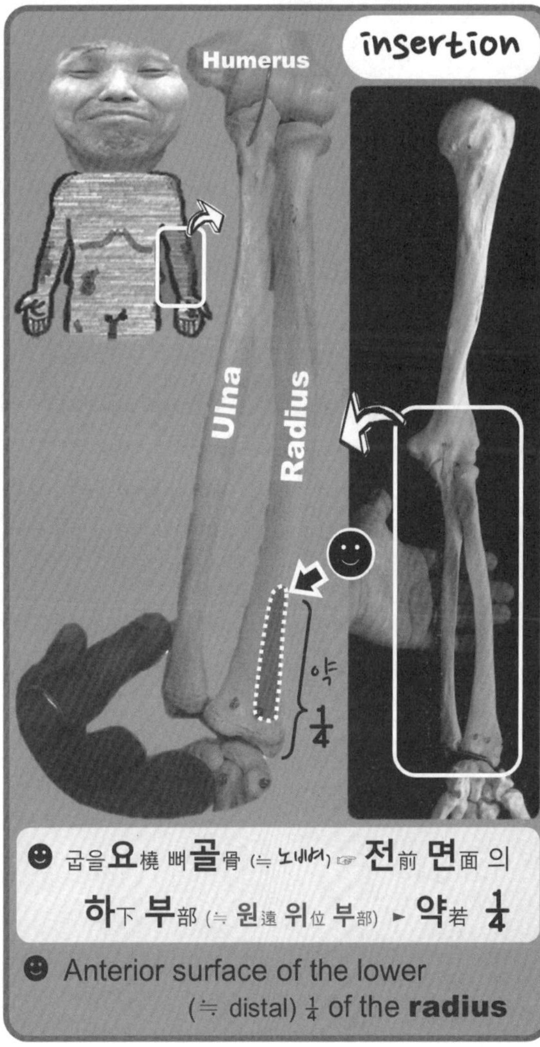

☻ 굽을**요**橈 뼈**골**骨 (≒ 노뼈) ☞ **전**前 **면**面 의 **하**下 **부**部 (≒ **원**遠 **위**位 **부**部) ▸ **약**若 ¼

☻ Anterior surface of the lower (≒ distal) ¼ of the **radius**

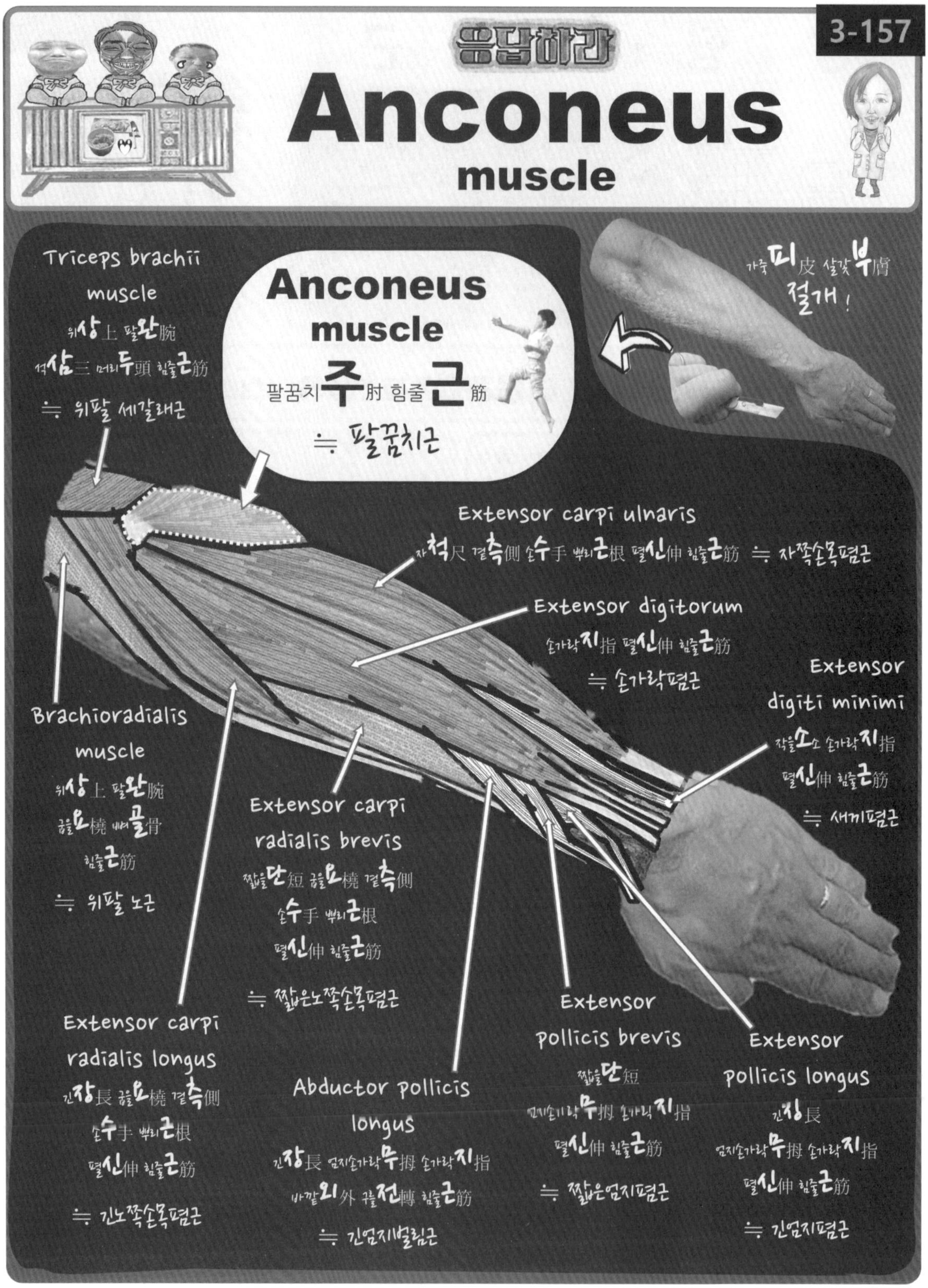

3-157
응답하라
Anconeus muscle
Triceps brachii muscle
위상上 팔완腕 석삼三 머리두頭 힘줄근筋
≒ 위팔 세갈래근
Anconeus muscle
팔꿈치주肘 힘줄근筋
≒ 팔꿈치근
가죽피皮 살갗부膚 절개!
Extensor carpi ulnaris
자척尺 곁측側 손수手 뿌리근根 펼신伸 힘줄근筋 ≒ 자쪽손목폄근
Extensor digitorum
손가락지指 펼신伸 힘줄근筋
≒ 손가락폄근
Extensor digiti minimi
작을소小 손가락지指 펼신伸 힘줄근筋
≒ 새끼폄근
Brachioradialis muscle
위상上 팔완腕 굽을요橈 뼈대골骨 힘줄근筋
≒ 위팔 노근
Extensor carpi radialis brevis
짧을단短 굽을요橈 곁측側 손수手 뿌리근根 펼신伸 힘줄근筋
≒ 짧은노쪽손목폄근
Extensor carpi radialis longus
긴장長 굽을요橈 곁측側 손수手 뿌리근根 펼신伸 힘줄근筋
≒ 긴노쪽손목폄근
Abductor pollicis longus
긴장長 엄지손가락무拇 손가락지指 바깥외外 구를전轉 힘줄근筋
≒ 긴엄지벌림근
Extensor pollicis brevis
짧을단短 엄지손가락무拇 손가락지指 펼신伸 힘줄근筋
≒ 짧은엄지폄근
Extensor pollicis longus
긴장長 엄지손가락무拇 손가락지指 펼신伸 힘줄근筋
≒ 긴엄지폄근

3-157-1

innervation 신경지배

Radial nerve (C7, C8, T1)

Anconeus

팔꿈치 주肘 힘줄 근筋

≒ 팔꿈치근

'꿈치': (사전적의미) 경계에 가까운 바깥쪽 부분 (등)

Origin 시작 부위

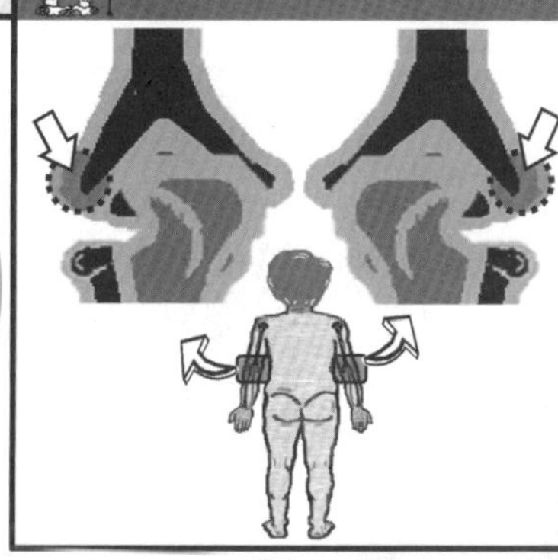

insertion 정지 부위

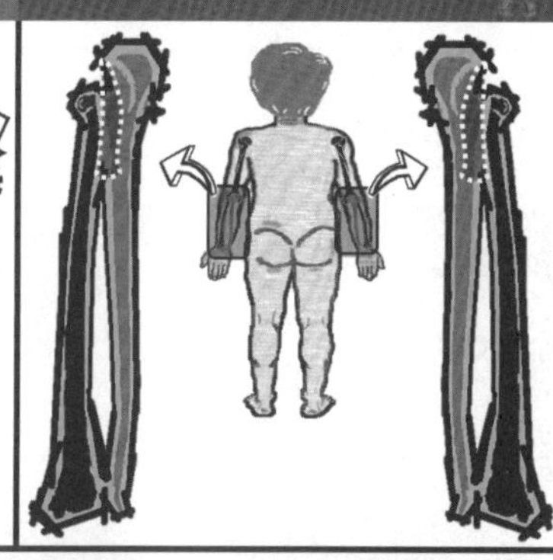

근육은 '결'이 중요^^* "한결같다"

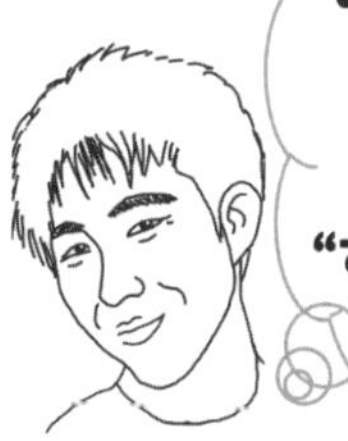

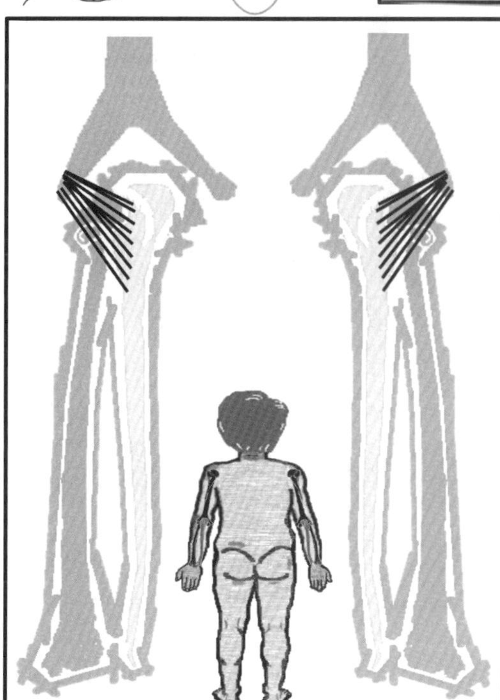

Motion 움직임

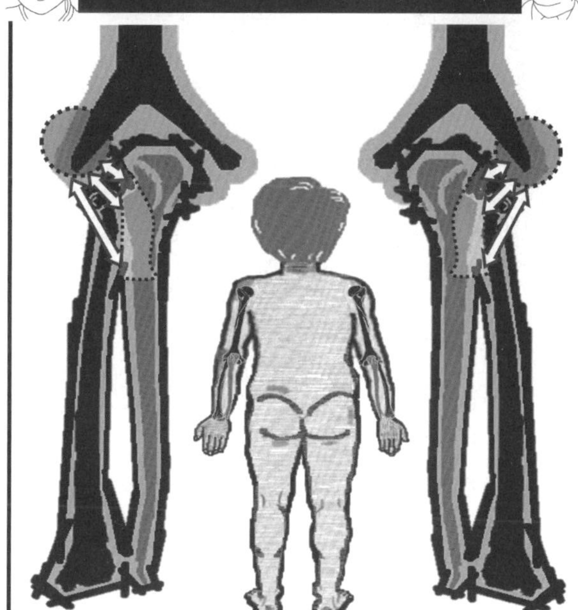

3-157-2

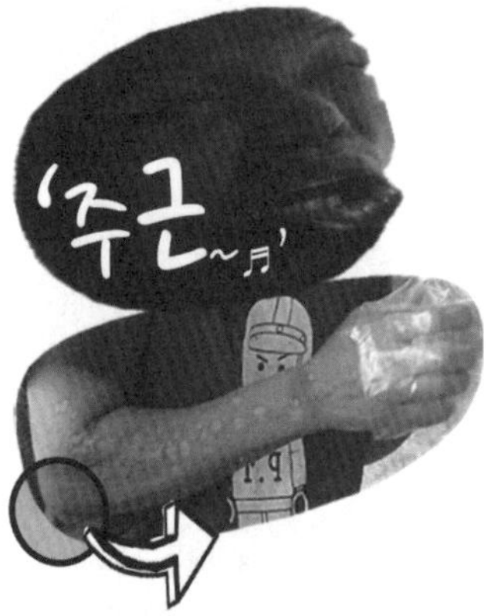

팔꿈치 **주**肘 힘줄 **근**筋

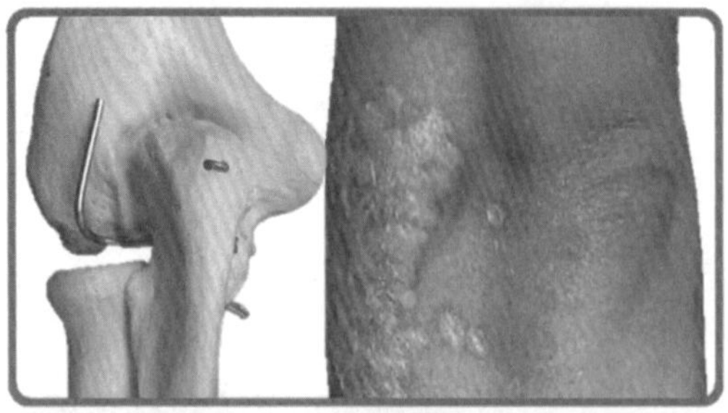

응답하라

기시 정지

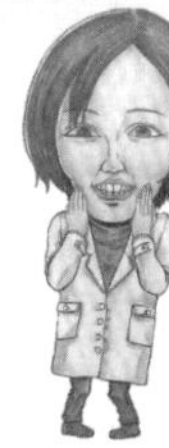

Anconeus muscle

origin

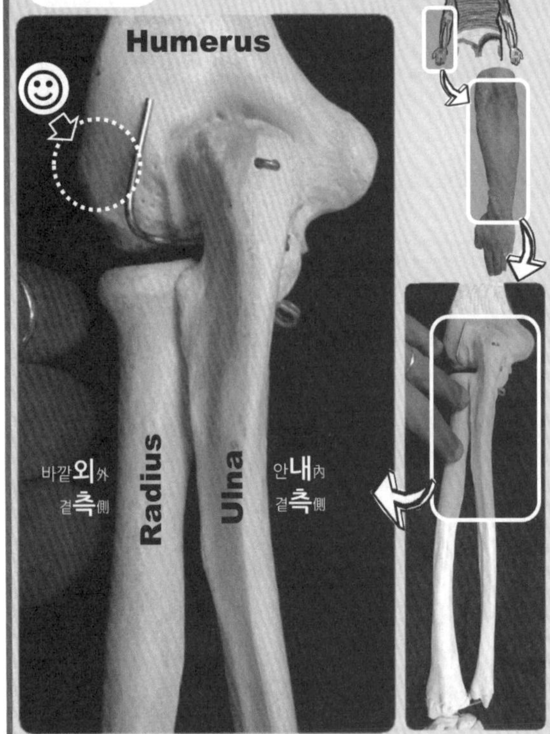

☺ 위**상**上 팔**완**腕 뼈**골**骨 (≒ 위팔뼈) 의 바깥**외**外 곁**측**側 위**상**上 낟알**과**顆 (≒ 가쪽위관절융기)

☺ **Lateral epicondyle** of the **humerus**

insertion

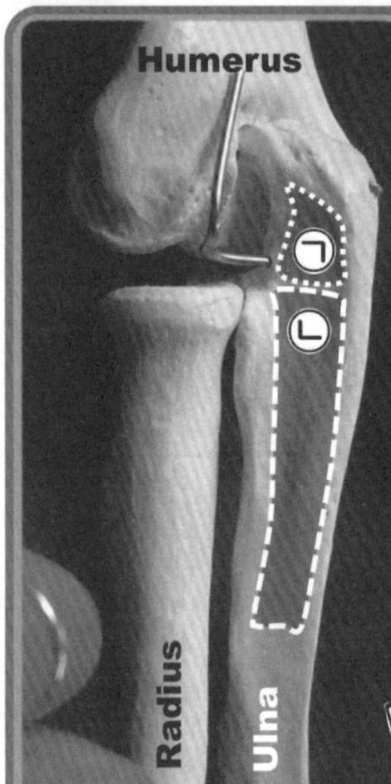

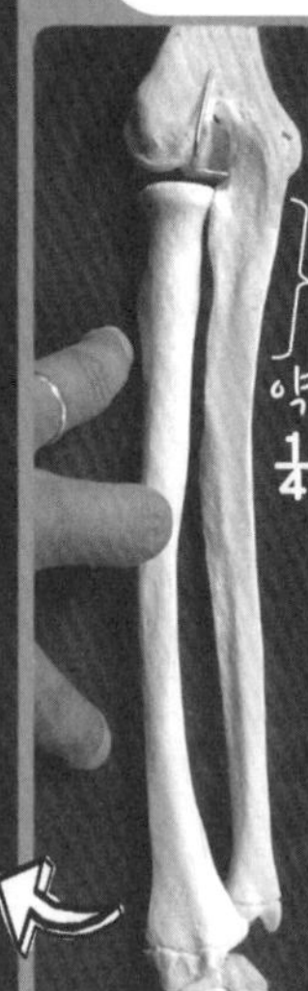

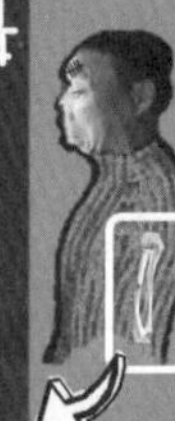

㉠ 자**척**尺 뼈**골**骨 (≒ 자뼈) ☞ 뒤**후**後 낯**면**面 의 위**상**上 떼**부**部 (≒ 가까울**근**近 자리**위**位 떼**부**部) ▸ 같을**약**若 $\frac{1}{4}$ 떼**부**部 자리**위**位 및

㉡ (자**척**尺 뼈**골**骨) 팔꿈치**주**肘 머리**두**頭 의 (≒ 팔꿈치머리) 바깥**외**外 곁**측**側 낯**면**面 (≒ 가쪽면)

㉠ Posterior surface of the upper (≒ proximal) $\frac{1}{4}$ of the **ulna**

㉡ Lateral aspect of the **olecranon**

3-157-3

간여(방패간干 더불여與 : 어떤 일에 간섭하여 참여함)할 참參
상고(자세할상詳 생각할고考 : 꼼꼼하게 따져서 검토하거나 참고함)할 고考

Olecranon (≒ olecranon process)

팔꿈치주肘 머리두頭 ≒ 팔꿈치머리 (㉠㉡㉢㉣㉤)

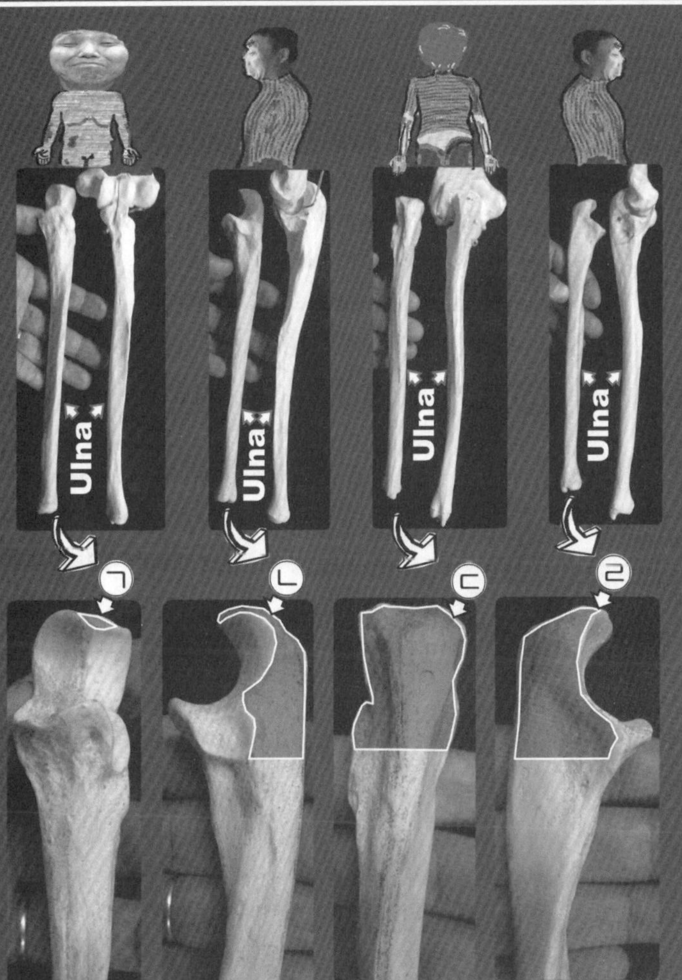

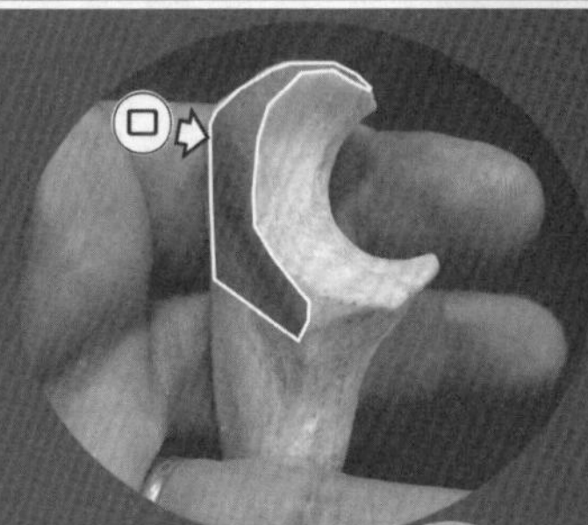

먼저,
'olecranon'과
'olecranon process'를
표현하는 학자분들의
견해를 존중해드립니다.

그렇지만요, 저희는
'olecranon process'를
'olecranon'에
포함시켜(≒) 보는 것으로
의견을 모았습니다^^

저희들의 의견-바탕에는요,
* '정형외과' 선생님들의
'골절'에 대한 분류 및

'올레크라논'의 어원이 그리스어 ὠλένη /ōlénē/ "elbow, 팔꿈치 등의 의미" 와
κρανίον /kraníon/ "head, 머리 등의 의미"
로 이루어진 용어를 대하면서 내린 저희의 작은 믿음입니다. 물론, 보다 명확한 내용이 인정-확인될 경우, 바로 수정하도록 하겠습니다 -감사합니다-

응답하라 3-158

Extensor carpi ulnaris,
Extensor carpi radialis longus & brevis
Extensor digiti minimi, and
Extensor digitorum muscle

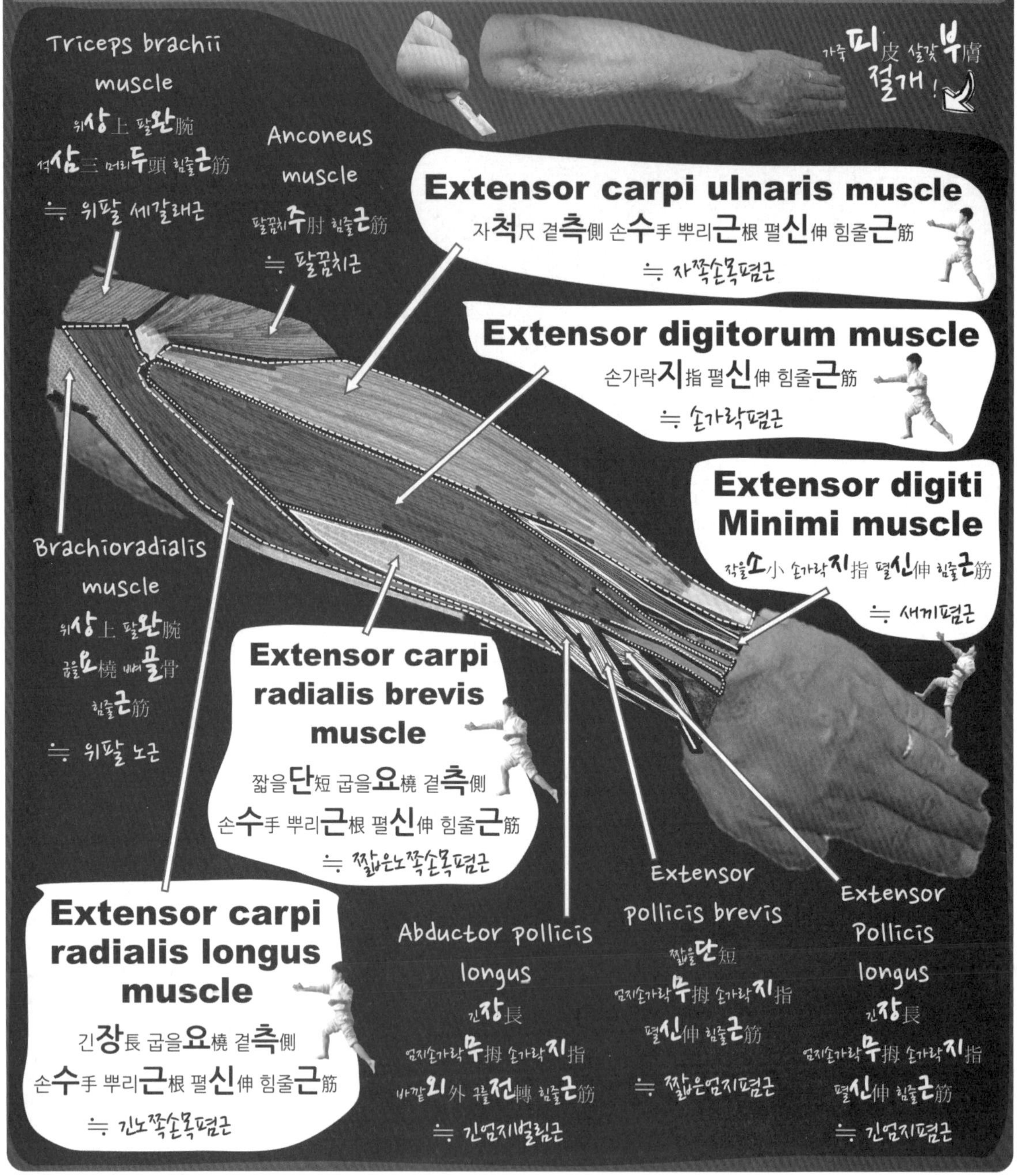

3-159

Extensor carpi ulnaris

자척尺 곁측側 손수手 뿌리근根 펼신伸 힘줄근筋

≒ 자쪽 손목 폄근

innervation 신경지배

Posterior interosseous nerve (C6, C7, C8)

[☜ Radial nerve]

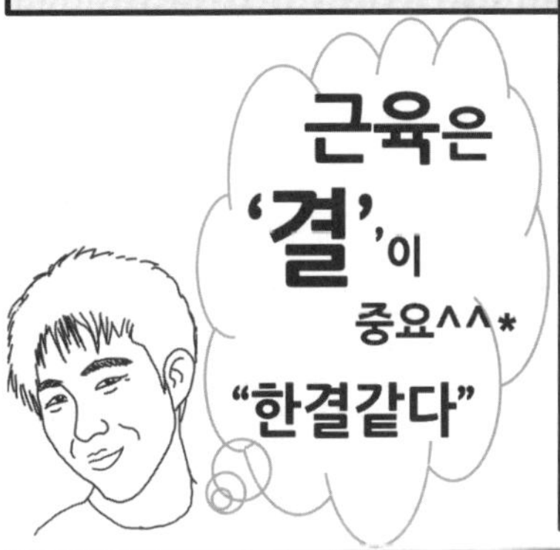

Origin 시작 부위

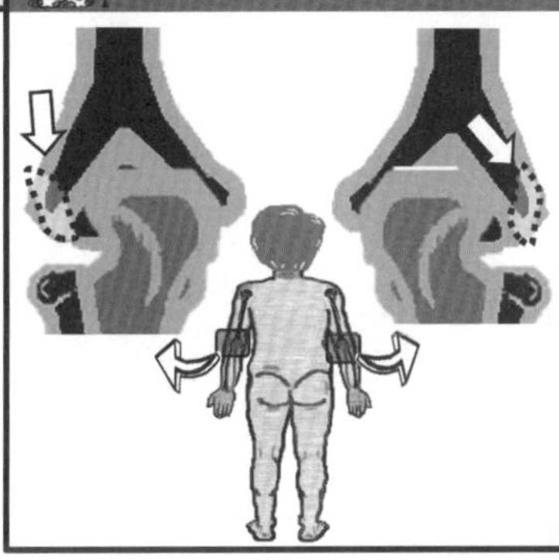

insertion 정지 부위

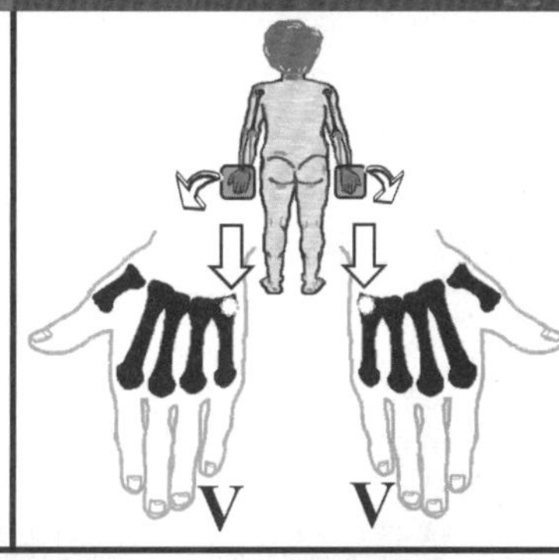

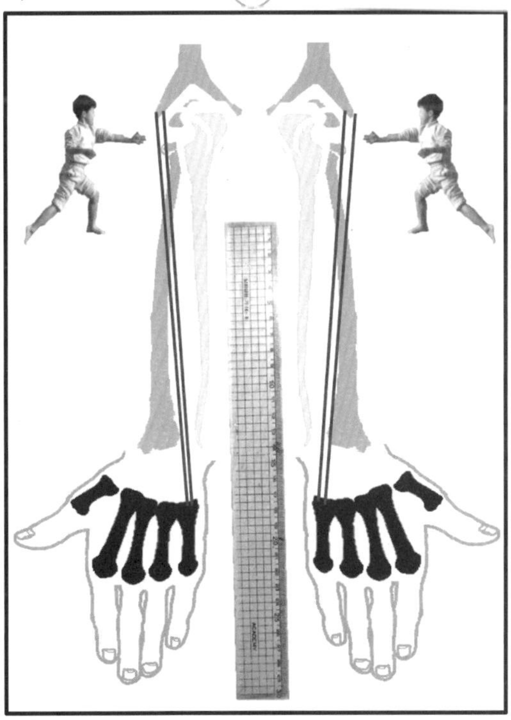

Motion 움직임

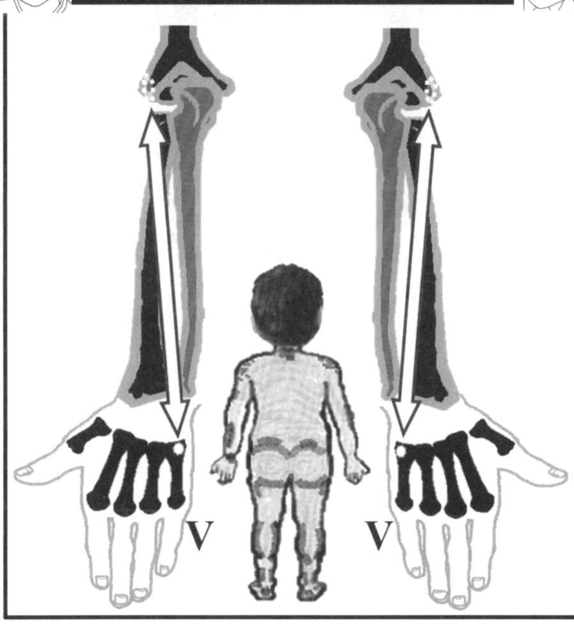

3-159-1

자척尺 곁측側 손수手 뿌리근根 펼신伸 힘줄근筋

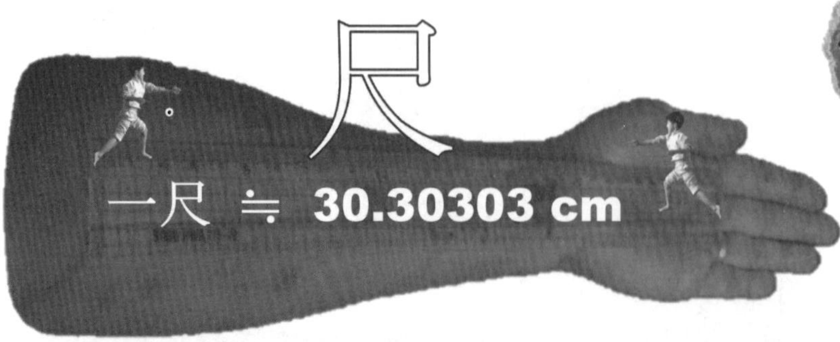

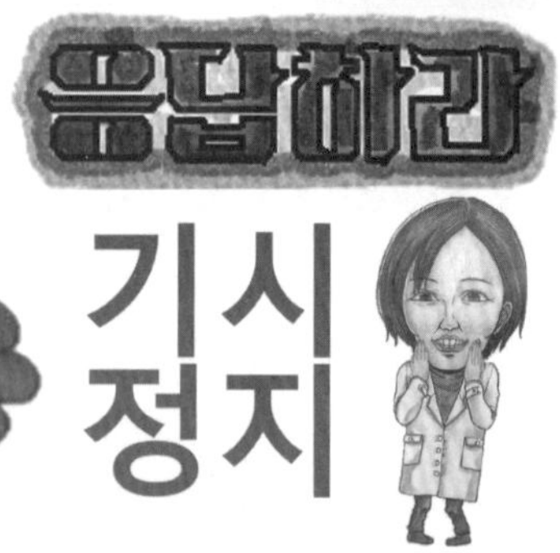

Extensor carpi ulnaris muscle

origin

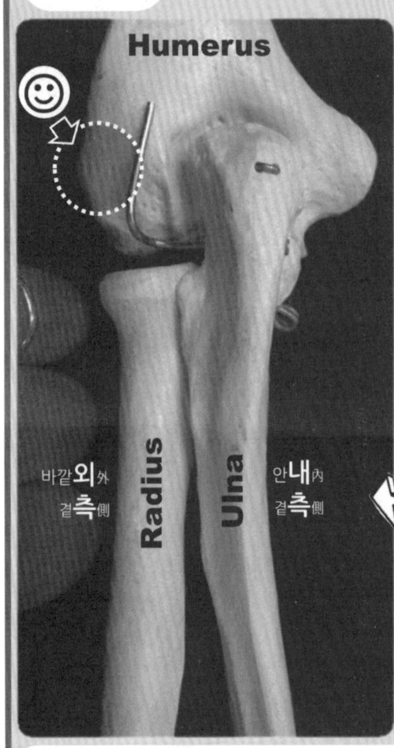

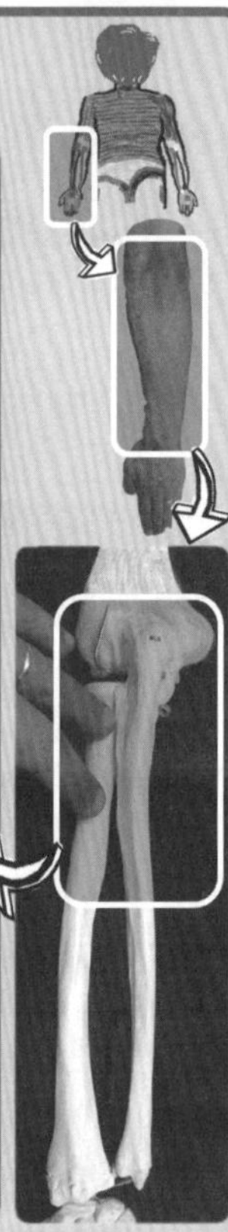

☺ 위상上 팔완腕 뼈골骨 (≒ 위팔뼈) 의
바깥외外 곁측側 위상上 낟알과顆
(≒ 가쪽위관절융기)

☺ **Lateral epicondyle** of the **humerus**

insertion

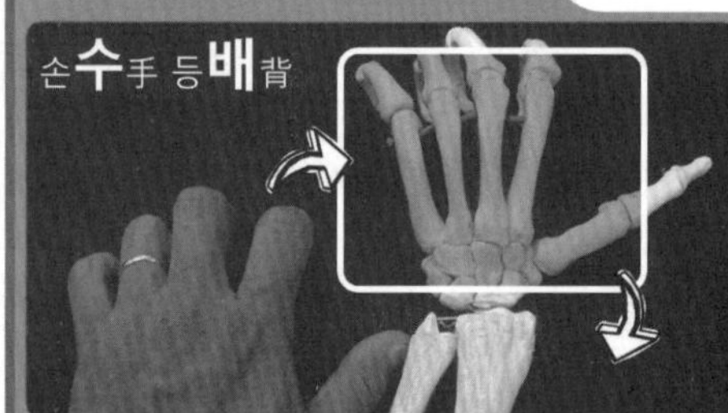

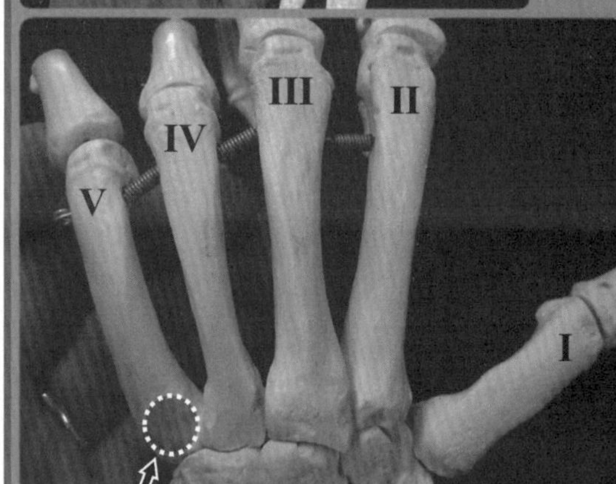

☻ 제 5 번 가운데중中 손수手 뼈골骨 의
(≒ 손허리뼈)
☞ 손수手 등배背 곁측側 (≒ 손등쪽)
► 터기基 밑저底 떼부部

☻ Base of the **5th metacarpal bone** (in dorsal side)

innervation 신경지배

Radial nerve (C6, C7)

Extensor Carpi radialis longus

3-160

긴 장長 굽을 요橈 곁 측側
손 수手 뿌리 근根 펼 신伸 힘줄 근筋
≒ 긴 노쪽 손목 폄근

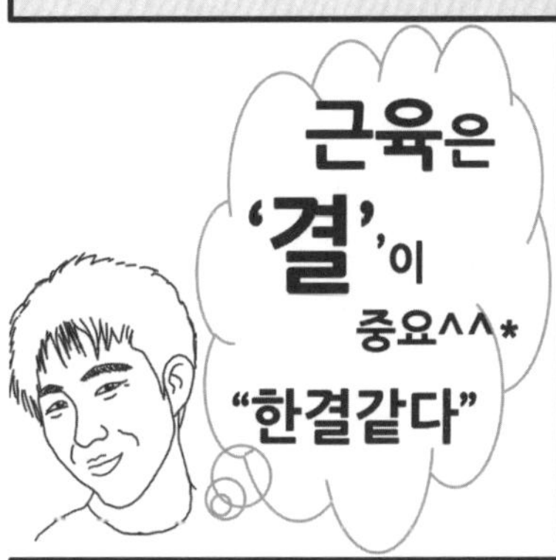

Origin 시작 부위

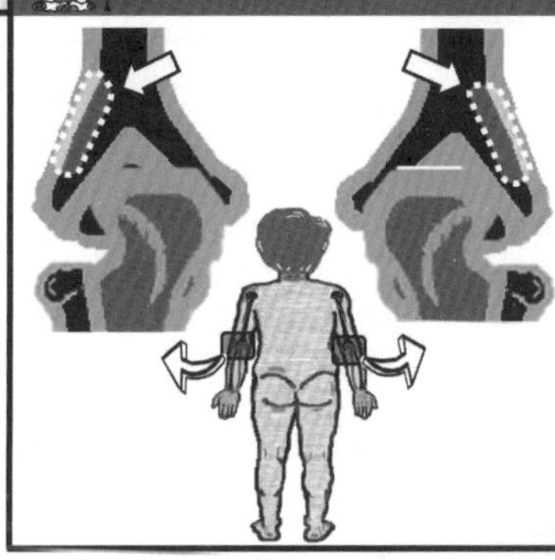

insertion 정지 부위

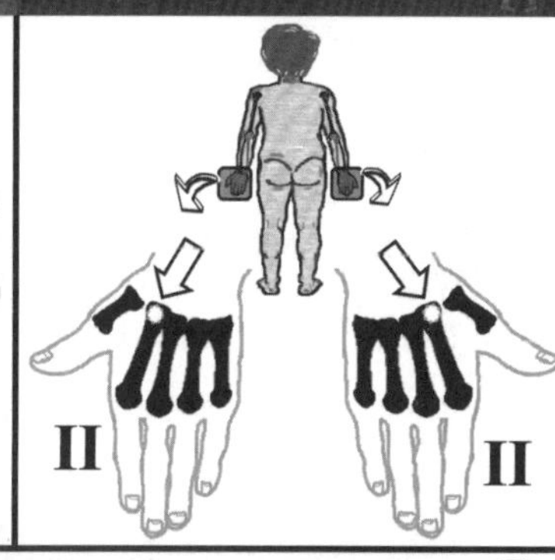

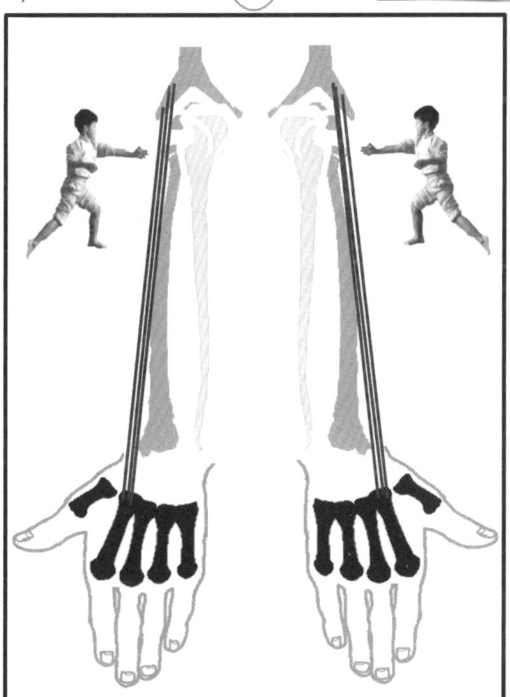

Motion 움직임

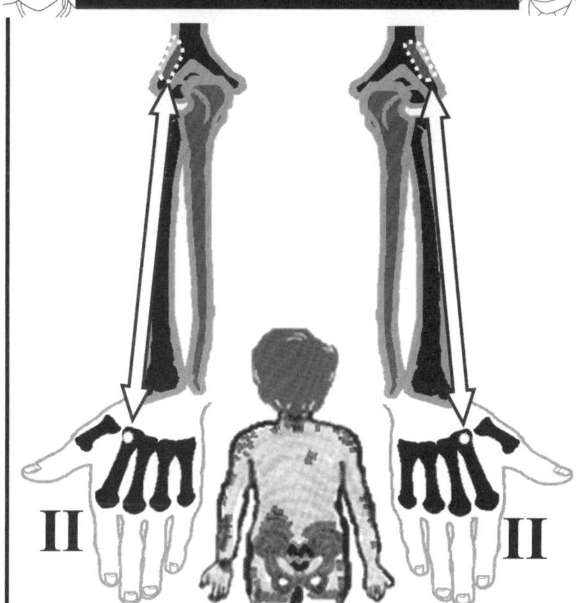

긴**장**長 굽을**요**橈 곁**측**側 손**수**手 뿌리**근**根 펼**신**伸 힘줄**근**筋

3-160-1

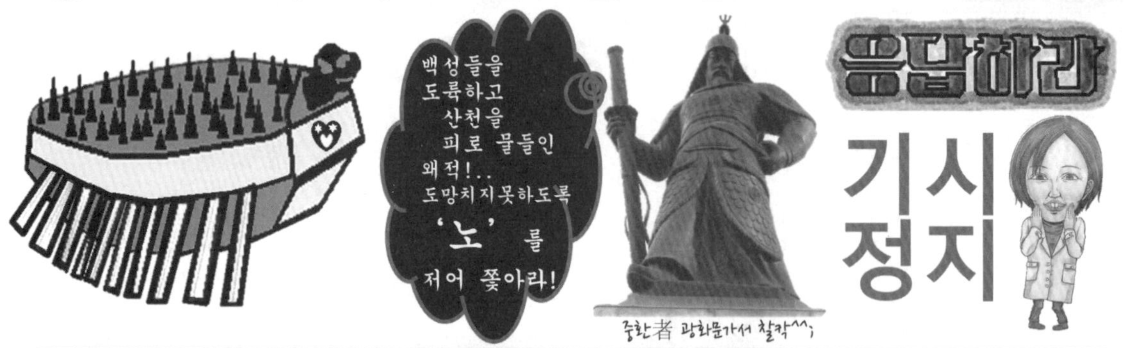

백성들을
도륙하고
산천을
피로 물들인
왜적!..
도망치지못하도록
'노'를
저어 쫓아라!
충환者 광화문가서 찰칵^^;
응답하라
기시
정지

Extensor carpi radialis longus muscle

origin

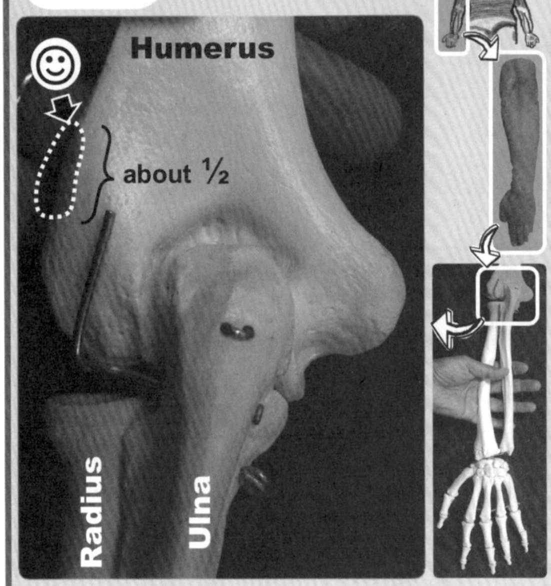

☺ 위**상**上 팔**완**腕 뼈**골**骨 (≒ 위팔뼈)

☞ 바깥**외**外 곁**측**側 위**상**上 낟알**과**顆 모날**능**稜 의 (≒ 가쪽위관절융기능선)

☞ 아래**하**上 떼**부**部

(≒ 멀**원**遠 자리**위**位 떼**부**部) 같을**약**若 $\frac{1}{2}$

☺ The lower (≒ distal) $\frac{1}{2}$ of the **lateral supracondylar crest** of the humerus

insertion

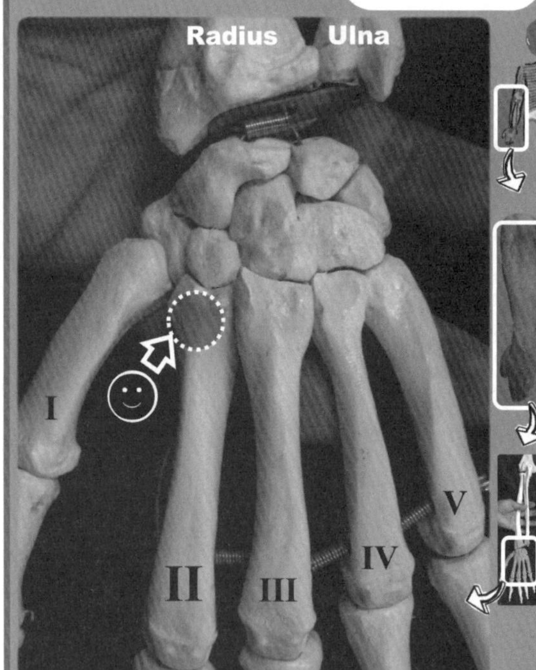

☻ **제 2 번** 가운데**중**中 손**수**手 뼈**골**骨 의 (≒ 손허리뼈)

☞ 손**수**手 등**배**背 곁**측**側 (≒ 손등쪽)

► 터**기**基 밑**저**底 떼**부**部

☻ Base of the **2nd metacarpal bone** (in dorsal side)

innervation 신경지배

Radial nerve (C6, C7)

Extensor Carpi radialis brevis

3-161

짧을 **단**短 굽을 **요**橈 곁 **측**側
손 **수**手 뿌리 **근**根 펼 **신**伸 힘줄 **근**筋

≒ 짧은 노쪽 손목 폄근

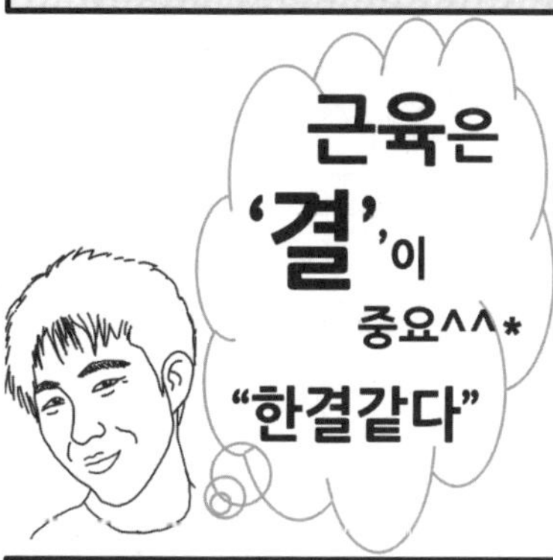

Origin 시작 부위

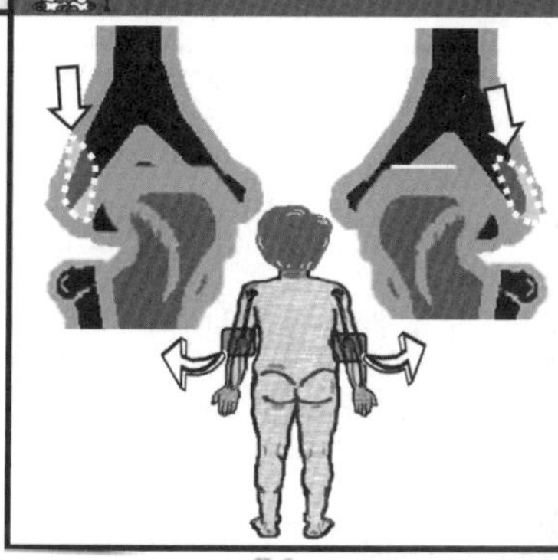

insertion 정지 부위

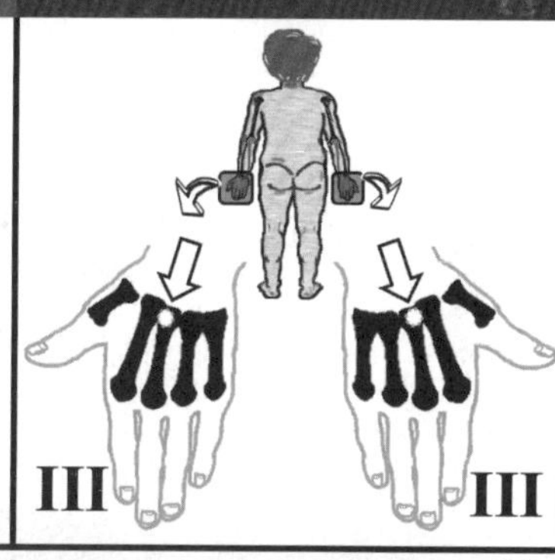

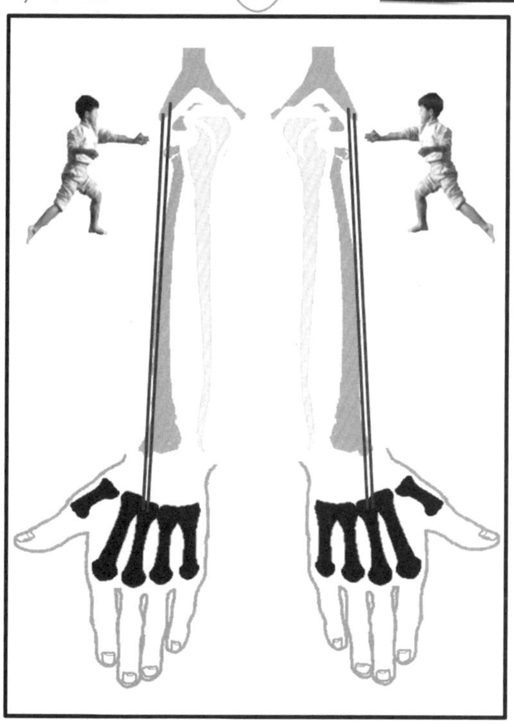

Motion 움직임

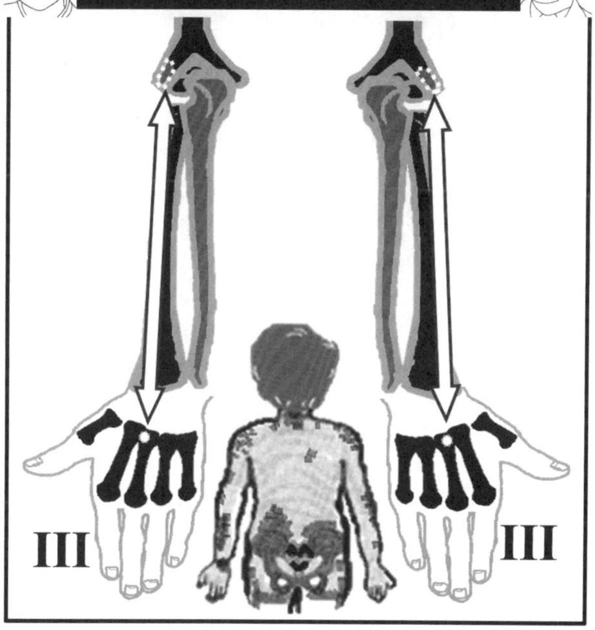

짧을**단**長 굽을**요**橈 곁**측**側 손**수**手 뿌리**근**根 펼**신**伸 힘줄**근**筋

3-161-1

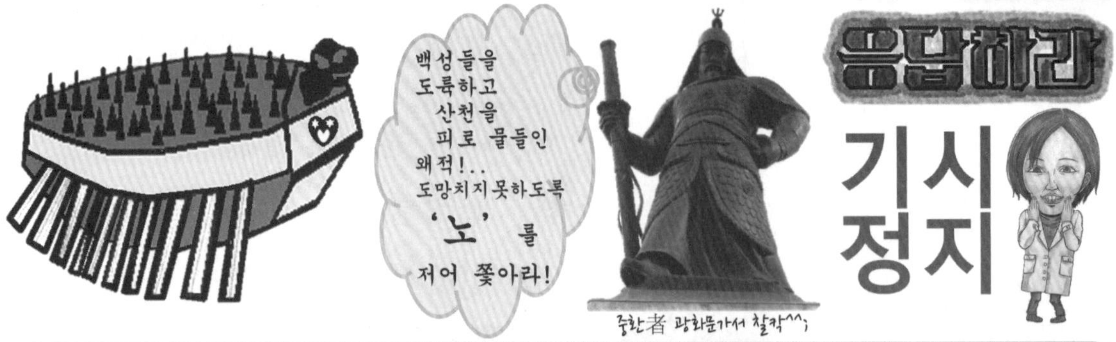
백성들을
도륙하고
산천을
피로 물들인
왜적!..
도망치지 못하도록
'노' 를
저어 쫓아라!
중환者 광화문가서 찰칵^^;
응답하라
기시
정지

Extensor carpi radialis brevis muscle

Origin

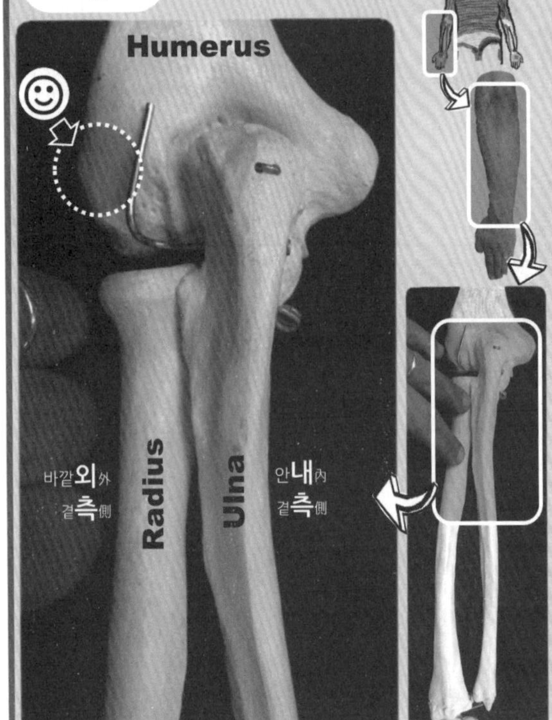

☺ 위**상**上 팔**완**腕 뼈**골**骨 (≒ 위팔뼈) 의
바깥**외**外 곁**측**側 위**상**上 낟알**과**顆
(≒ 가쪽위관절융기)

☺ **Lateral epicondyle** of the **humerus**

Insertion

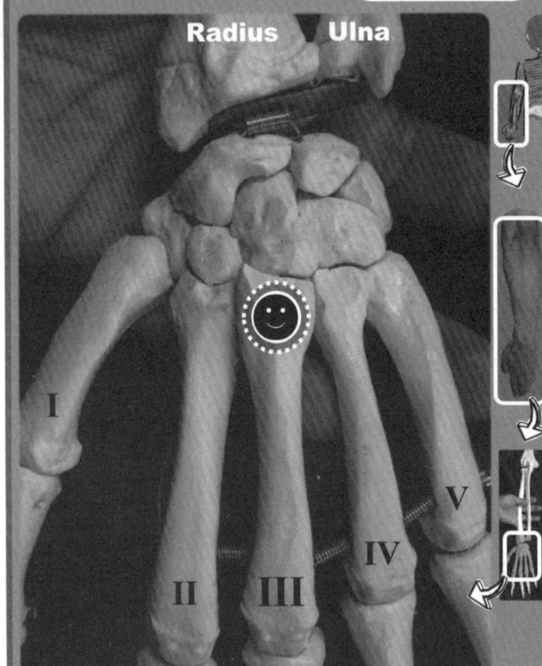

☻ **제 3 번** 가운데**중**中 손**수**手 뼈**골**骨 의
(≒ 손허리뼈)
☞ 손**수**手 등**배**背 곁**측**側 (≒ 손등쪽)
► 터**기**基 밑**저**底 떼**부**部

☻ Base of the **3rd metacarpal bone** (in dorsal side)

3-162

Extensor digitorum

손가락 지 指 펼 신 伸 힘줄 근 筋

≒ 손가락 폄근

innervation 신경지배

Posterior interosseous nerve (C6, C7, C8)

[☞ Radial nerve]

근육은 '결'이 중요^^* "한결같다"

Origin 시작 부위

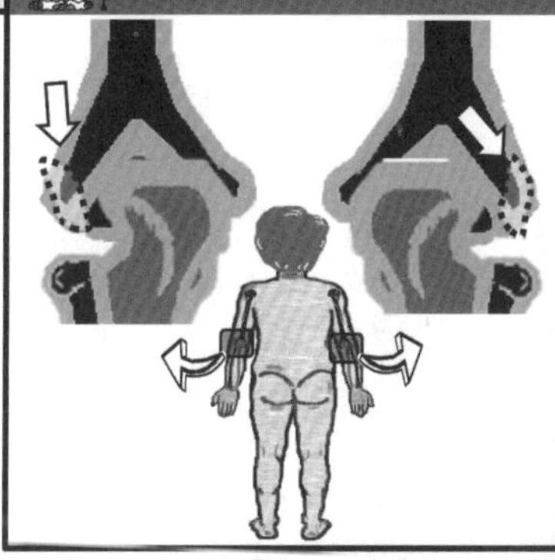

insertion 정지 부위

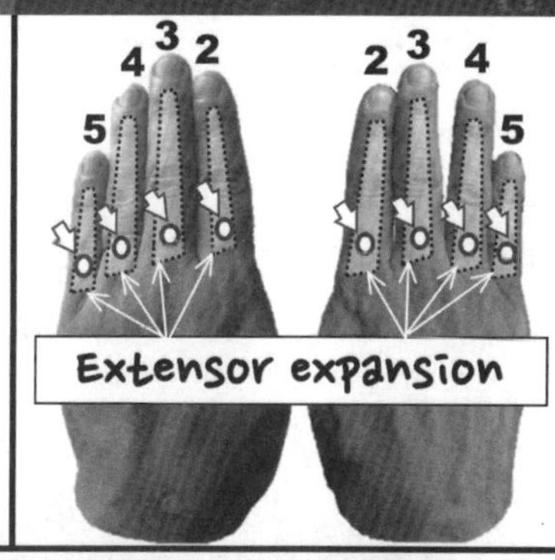

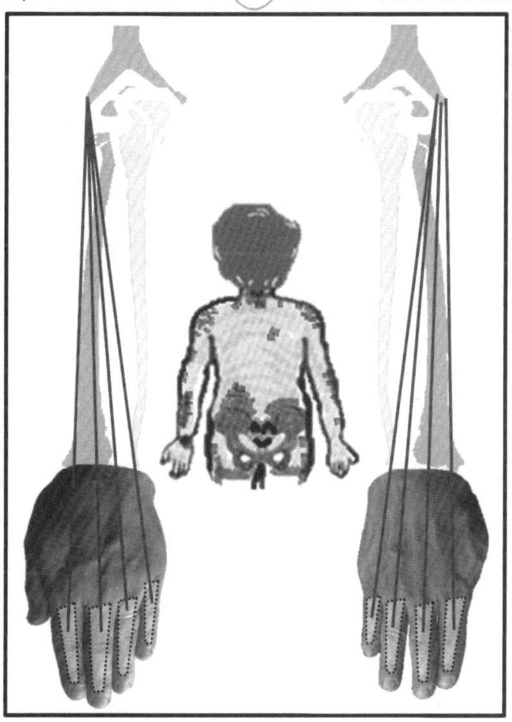

Motion 움직임

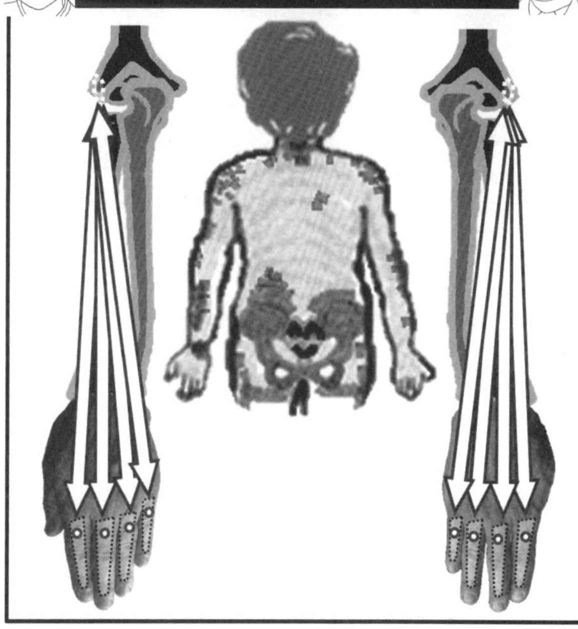

3-162-1

손가락**지**指
펼**신**伸
힘줄**근**筋

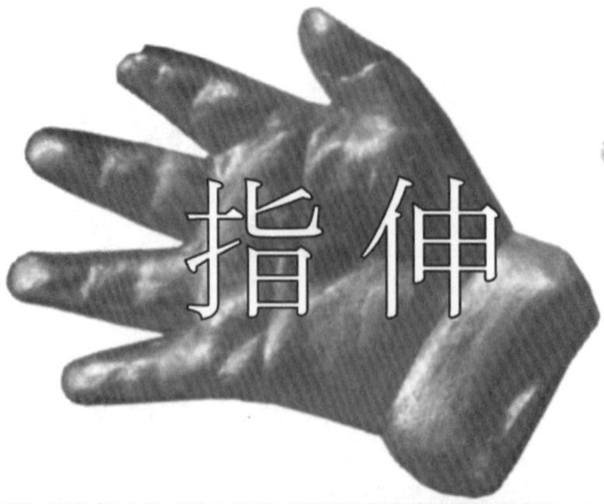

응답하라

기시
정지

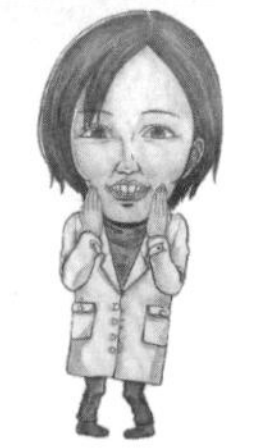

Extensor digitorum muscle

origin

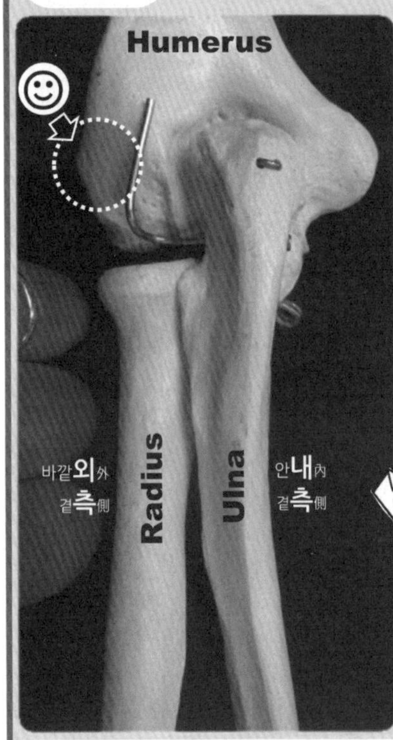

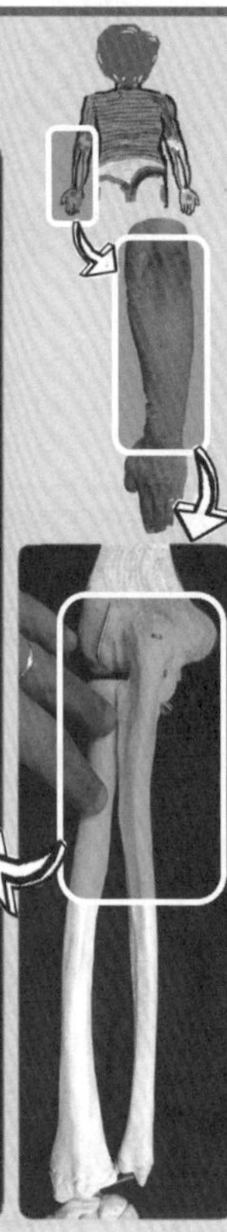

☺ 위**상**上 팔**완**腕 뼈**골**骨 (≒ 위팔뼈) 의
바깥**외**外 곁**측**側 위**상**上 낟알**과**顆
(≒ 가쪽위관절융기)

☺ **Lateral epicondyle**
of the humerus

insertion

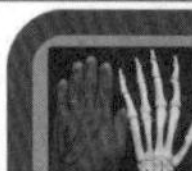

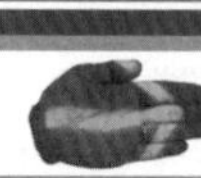

☻ 'Extensor digitorum muscle'의
'tendon, 힘줄밑둥**건**腱' 이
► "힘줄밑둥**건**腱 막**막**膜, aponeurosis"의 형태로
확장된 (손등을 덮는^^) 개념의 구조!,
즉,
"펼**신**伸 힘줄**근**筋 넓힐**확**擴 베풀**장**張,
Extensor expansion"(의 일부)로
머무를**정**停 그칠**지**止(≒ 부착) !

(즉, ㉠ **제2번, 3번, 4번, 제5번**
가운데**중**中 마디**절**節 뼈**골**骨 (≒ 중간마디뼈) 의
터**기**基 밑**저**底 떼**부**部 에
부착되는 부분과
(동시에요)
㉡ 두 줄기로 갈라진 'tendon, 힘줄밑둥**건**腱'이
끝**말**末 마디**절**節 뼈**골**骨 (≒ 끝마디뼈) 의
☞ 손**수**手 등**배**背 곁**측**側 (≒ 손등쪽)
► 터**기**基 밑**저**底 떼**부**部에 정지!)

☻ **' Extensor expansion '**

☞ ㉠ insertion of the base of 2nd ~ 5th middle phalanges (in dorsal side)

☞ ㉡ insertion of the base of 2nd ~ 5th distal phalanges (in dorsal side)

3-162-2

응답하라

손가락 **지** 指
펼 **신** 伸
힘줄 **근** 筋

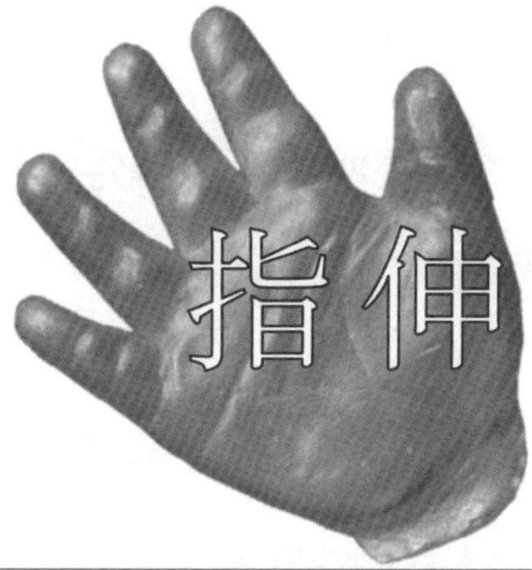

기시
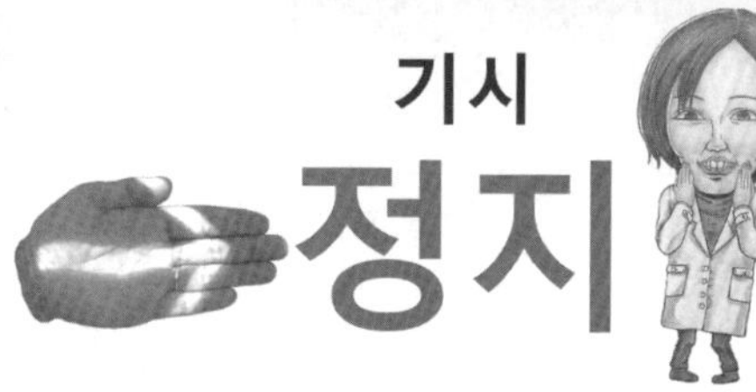
정지

Extensor digitorum muscle

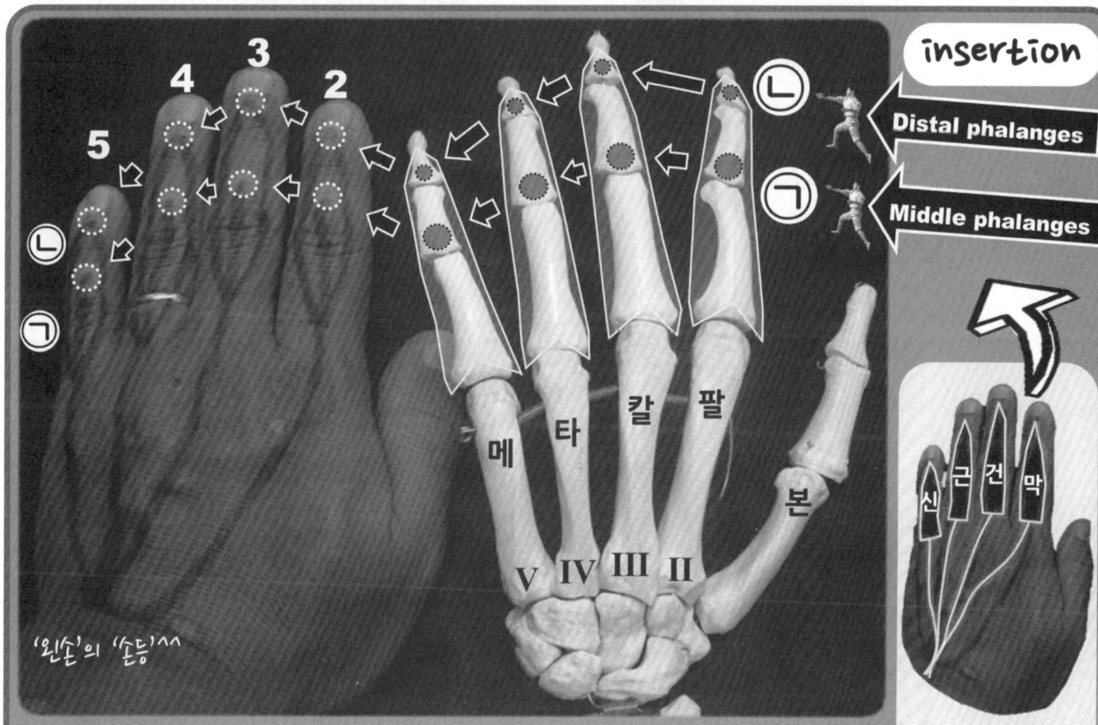

☻ "펼**신**伸 힘줄**근**筋 넓힐**확**擴 베풀**장**張" ☻ " **Extensor expansion** "

"신근확장"은요, "펼**신**伸 힘줄**근**筋 힘줄밑동**건**腱 막**막**膜"
"extensor aponeurosis" 혹은
(≒ 폄근널힘줄)
≒ "extensor hood, 신근 모자^^",
≒ "dorsal aponeurosis, 등배背 곁측側 건막" 등으로 표현되는.^^)

Hood: (사전적의미)
(외투 등에 달린)
모자 등,...

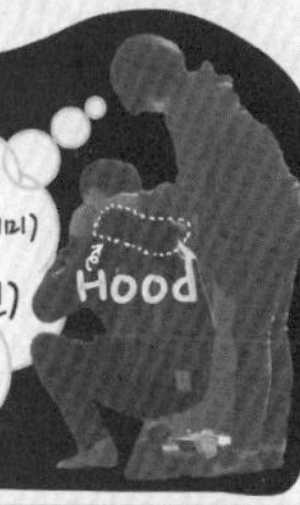

3-163

Extensor digiti minimi

작을 소小 손가락 지指 펼 신伸 힘줄 근筋

≒ 새끼 폄근

innervation 신경지배

Posterior interosseous nerve (C6, C7, C8)

[☞ Radial nerve]

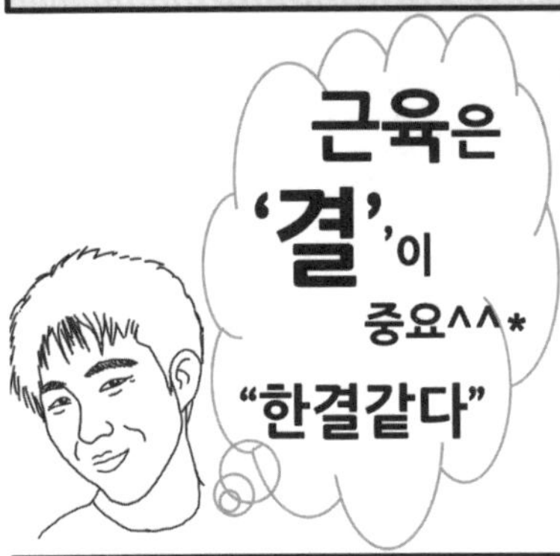

Origin 시작 부위

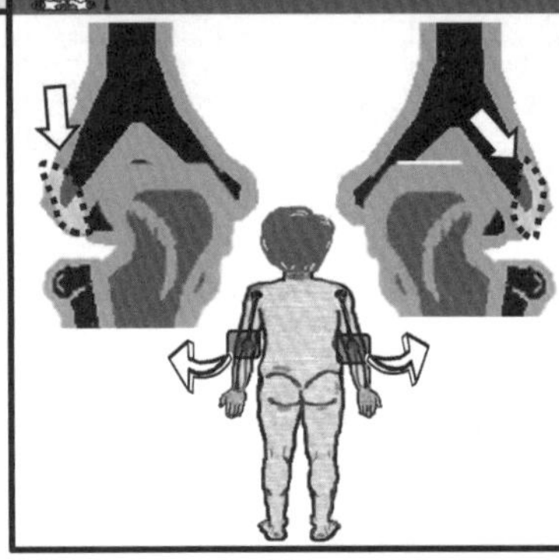

insertion 정지 부위

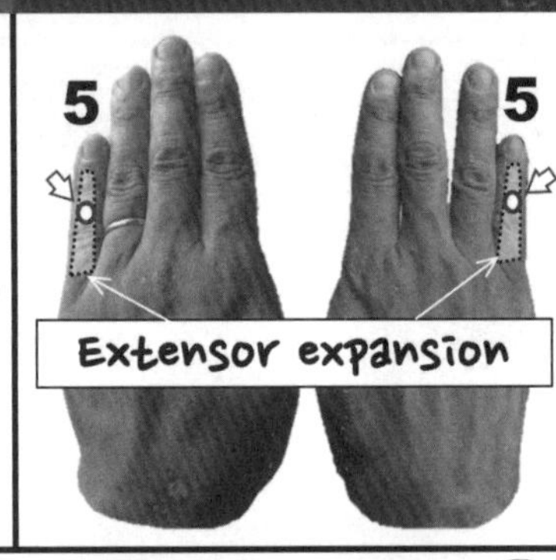

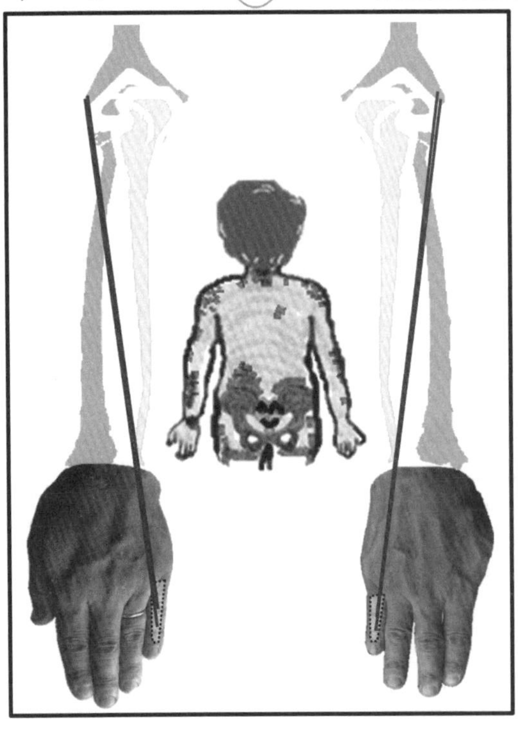

Motion 움직임

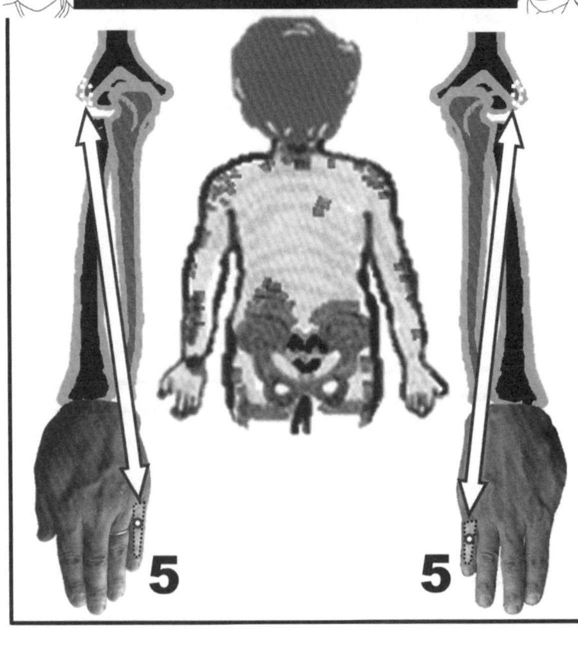

3-163-1

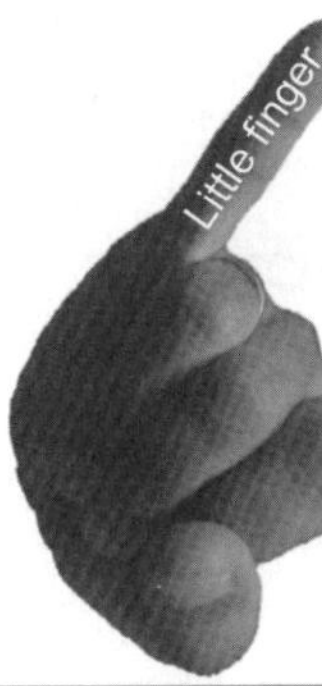

작을**소**小
손가락**지**指
펼**신**伸
힘줄**근**筋

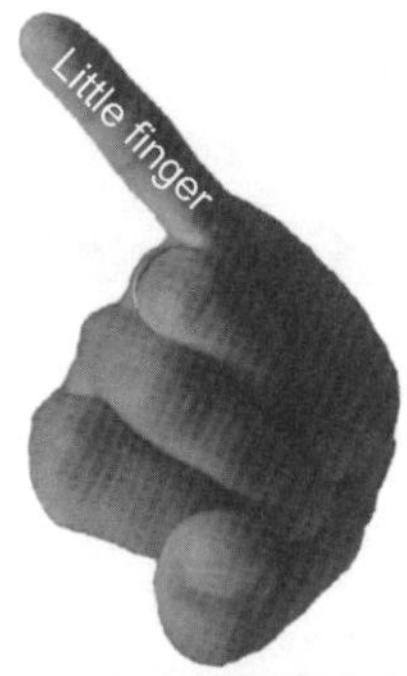

응답하라
기시 정지

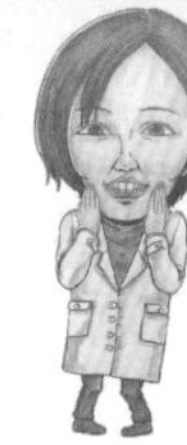

Extensor digiti minimi muscle

origin

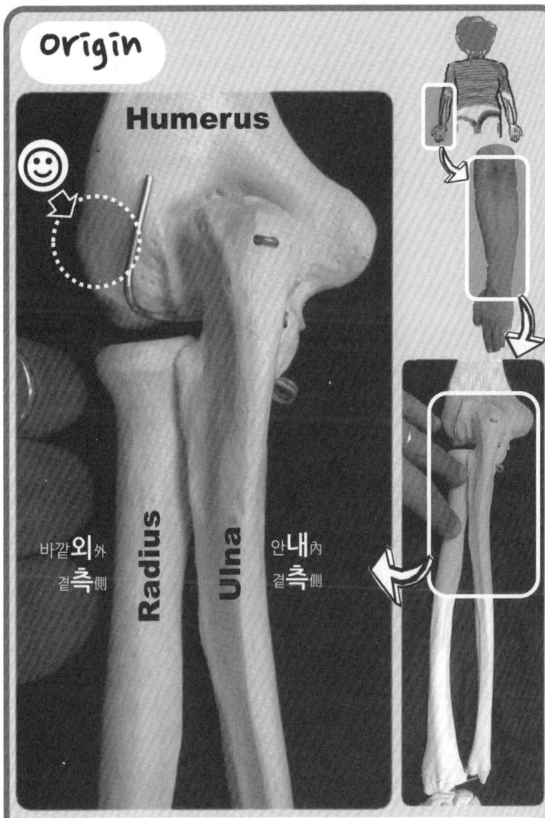

☺ 위**상**上 팔**완**腕 뼈**골**骨 (≒ 위팔뼈) 의
바깥**외**外 곁**측**側 위**상**上 낟알**과**顆
(≒ 가쪽위관절융기)

☺ **Lateral epicondyle**
of the **humerus**

insertion

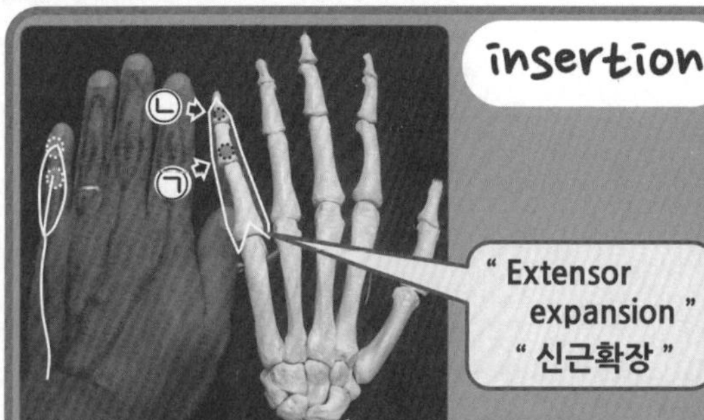

☻ 'Extensor digiti minimi muscle'의
'tendon, 힘줄밑둥**건**腱' 이

♣ 새끼손가락(little finger)의
"펼**신**伸 힘줄**근**筋 넓힐**확**擴 베풀**장**張"에
머무를**정**停 그칠**지**止(≒ 부착) !

(즉, ㉠ **제5번** 가운데**중**中 마디**절**節 뼈**골**骨 의
(≒ 중간마디뼈)
터**기**基 밑**저**底 떼**부**部 에 부착되는 부분과
㉡ 두 줄기로 갈라진 'tendon, 힘줄밑둥**건**腱'이
끝**말**末 마디**절**節 뼈**골**骨 (≒ 끝마디뼈) 의
☞ 손**수**手 등**배**背 곁**측**側 (≒ 손등쪽)
► 터**기**基 밑**저**底 떼**부**部에 정지!)

☻ **'Extensor expansion'** of little finger
☞ ㉠ insertion of the base of 5th
middle phalanges (in dorsal side)
☞ ㉡ insertion of the base of 5th
distal phalanges (in dorsal side)

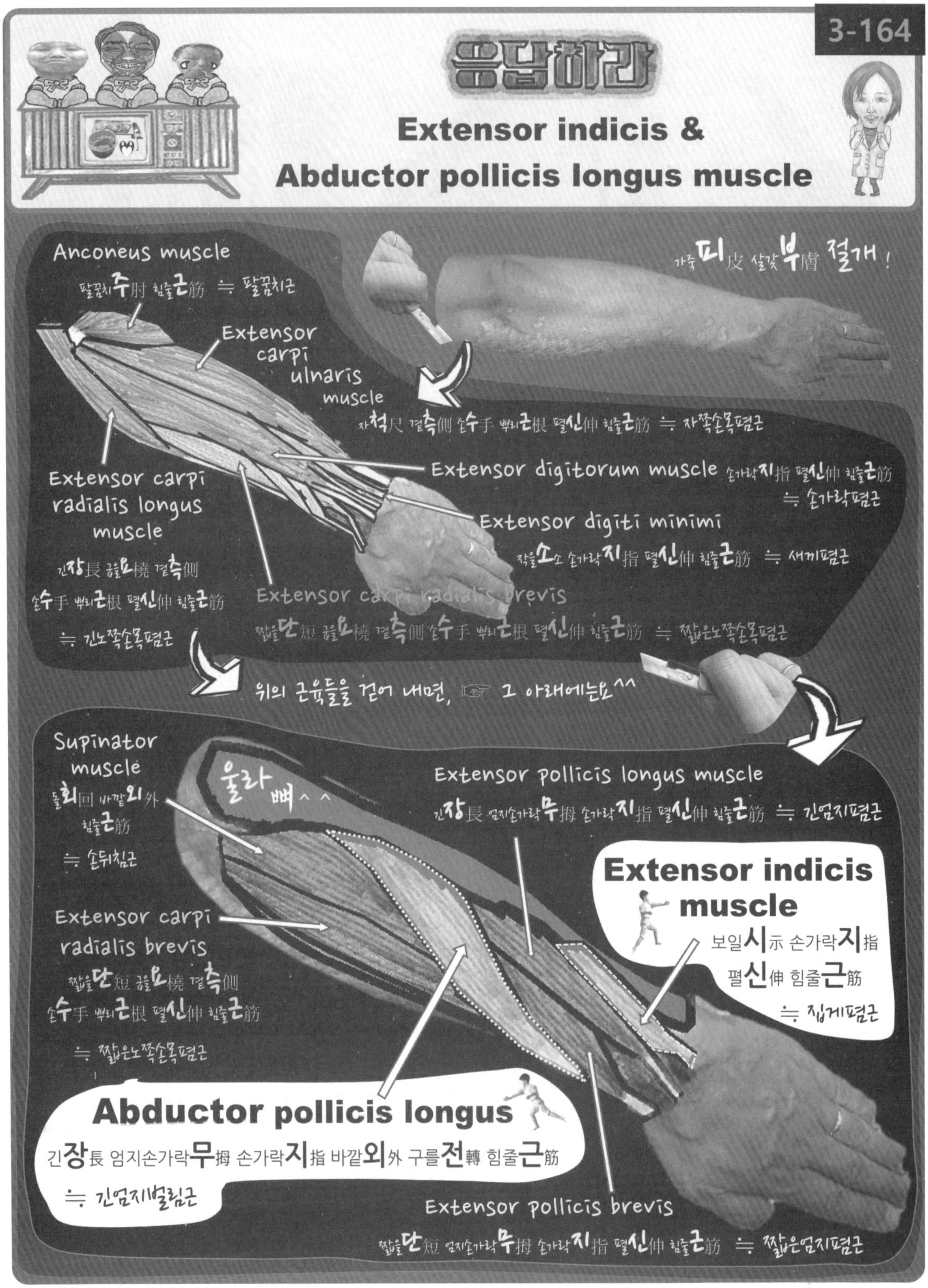

3-164
응답하라
Extensor indicis &
Abductor pollicis longus muscle
가죽피皮 살갗부膚 절개!
Anconeus muscle
팔꿈치주肘 힘줄근筋 ≒ 팔꿈치근
Extensor carpi ulnaris muscle
자척尺 곁측側 손수手 뿌리근根 펼신伸 힘줄근筋 ≒ 자쪽손목폄근
Extensor digitorum muscle 손가락지指 펼신伸 힘줄근筋
≒ 손가락폄근
Extensor digiti minimi
작을소小 손가락지指 펼신伸 힘줄근筋 ≒ 새끼폄근
Extensor carpi radialis longus muscle
긴장長 굽을요橈 곁측側
손수手 뿌리근根 펼신伸 힘줄근筋
≒ 긴노쪽손목폄근
Extensor carpi radialis brevis
짧을단短 굽을요橈 곁측側 손수手 뿌리근根 펼신伸 힘줄근筋 ≒ 짧은노쪽손목폄근
위의 근육들을 걷어 내면, ☞ 그 아래에는요^^
Supinator muscle
돌회回 바깥외外 힘줄근筋
≒ 손뒤침근
울라뼈^ ^
Extensor pollicis longus muscle
긴장長 엄지손가락무拇 손가락지指 펼신伸 힘줄근筋 ≒ 긴엄지폄근
Extensor indicis muscle
보일시示 손가락지指 펼신伸 힘줄근筋
≒ 집게폄근
Extensor carpi radialis brevis
짧을단短 굽을요橈 곁측側
손수手 뿌리근根 펼신伸 힘줄근筋
≒ 짧은노쪽손목폄근
Abductor pollicis longus
긴장長 엄지손가락무拇 손가락지指 바깥외外 구를전轉 힘줄근筋
≒ 긴엄지벌림근
Extensor pollicis brevis
짧을단短 엄지손가락무拇 손가락지指 펼신伸 힘줄근筋 ≒ 짧은엄지폄근

innervation 신경지배

Posterior interosseous nerve (C6, C7, C8)

[☜ Radial nerve]

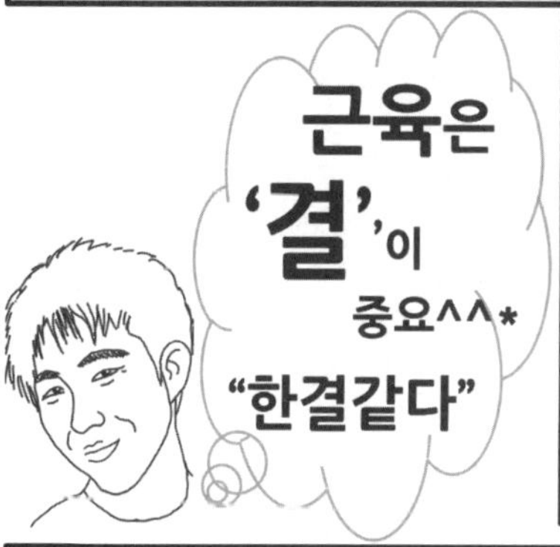

3-165

Extensor indicis

보일 시 示 손가락 지 指 펼 신 伸 힘줄 근 筋

≒ 집게 폄근

근육은 '결'이 중요^^* "한결같다"

Origin 시작 부위

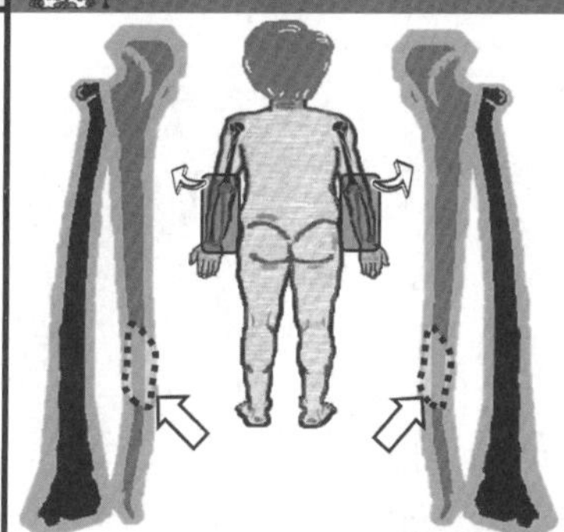

Insertion 정지 부위

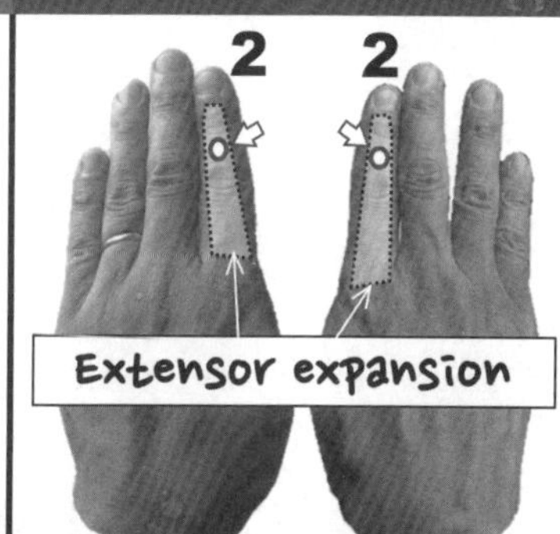

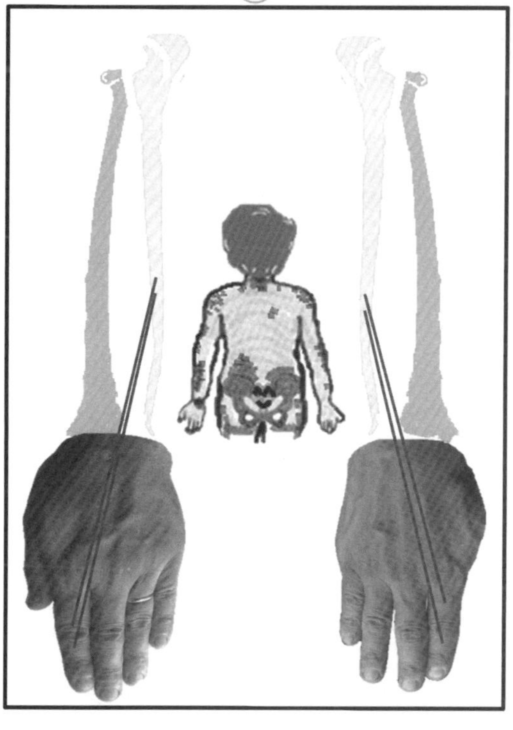

Motion 움직임

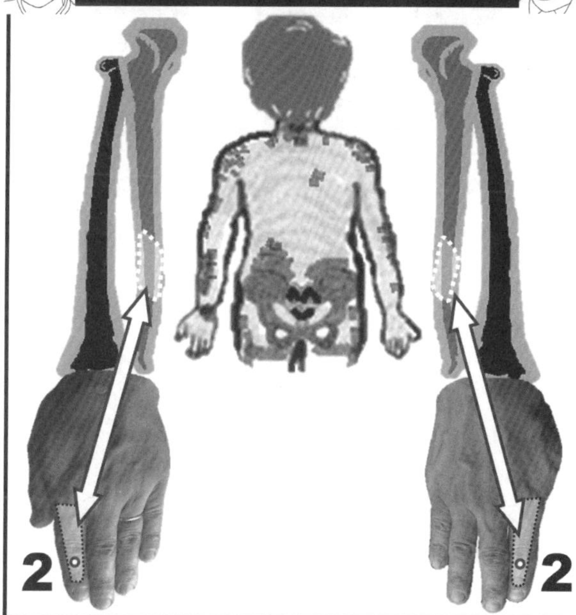

3-165-1

示

☎ 의미:
1. 간주하다
2. 알리다
3. 지시하다
4. 놓아두다
5. 가르치다
6. 보이다 등,,

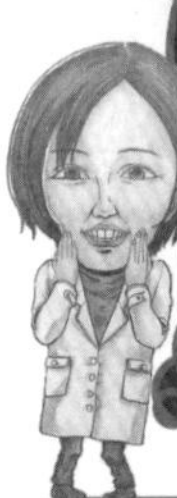

보일**시**示
손가락**지**指
펼**신**伸
힘줄**근**筋

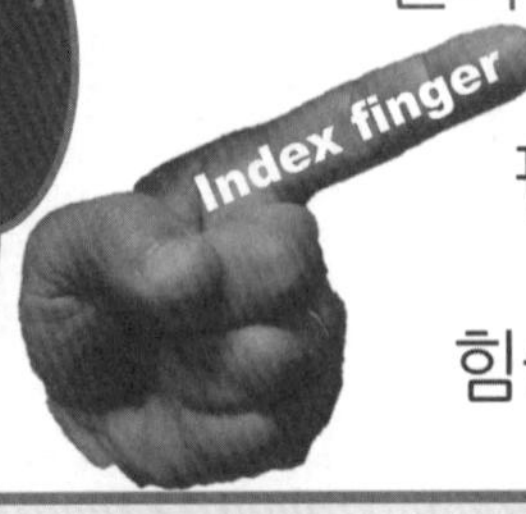

응답하라

기시
정지

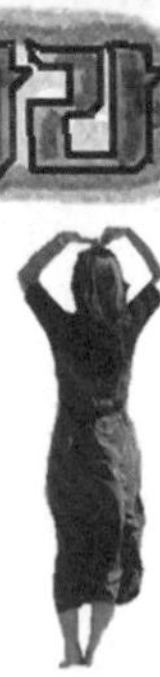

Extensor indicis muscle

origin

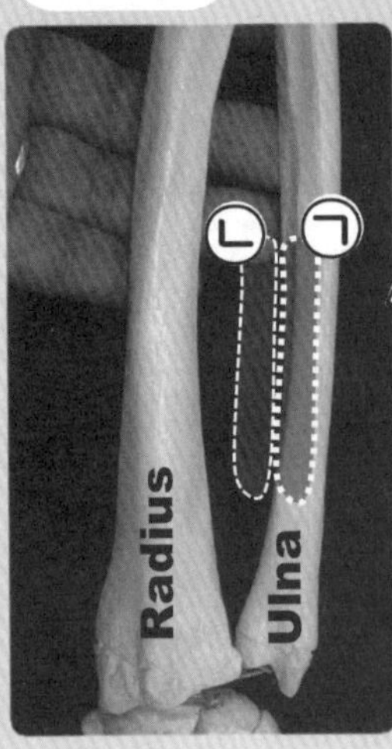

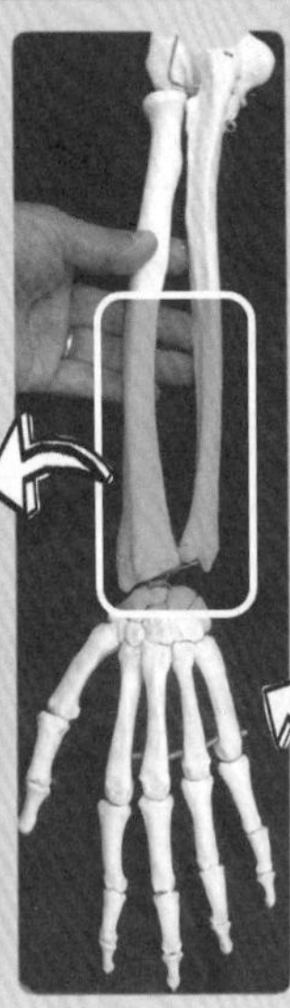

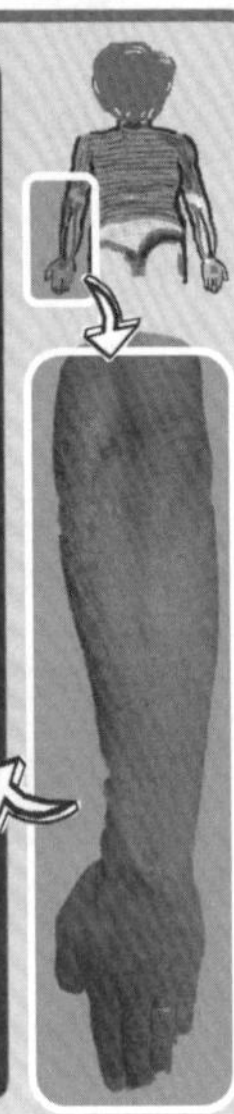

㉠ [자**척**尺 뼈**골**骨(≒ 자뼈)] 뒤**후**後 낯**면**面 의
☞ 멀**원**遠 자리**위**位 떼**부**部
► 같을**약**若 $\frac{1}{4}$

㉠ Distal $\frac{1}{4}$ of posterior surface of the **radius**

㉡ '㉠'과 연접된 뼈**골**骨 사이**간**間 막**막**膜 (≒ 뼈사이막) 의 한**일**一 떼**부**部

㉡ A part of the **' interosseous membrane '** linked to " ㉠ "

insertion

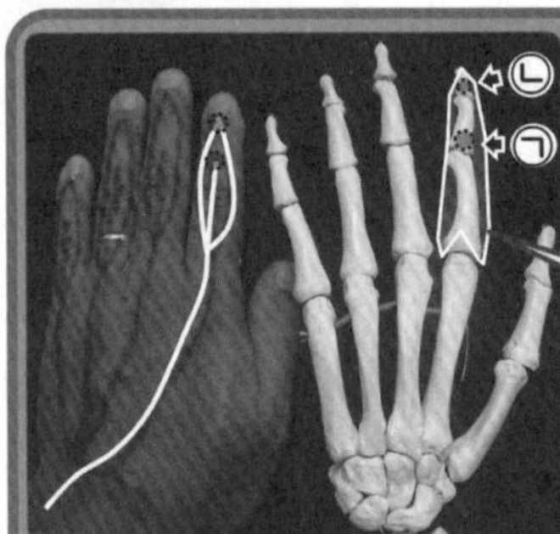

☻ 'Extensor digiti minimi muscle'의 'tendon, 힘줄밑둥**건**腱' 이

☎ 집게손가락(index finger)의
"펼**신**伸 힘줄**근**筋 넓힐**확**擴 베풀**장**張"에
머무를**정**停 그칠**지**止(≒ 부착) !

(즉, ㉠ 제2번 가운데**중**中 마디**절**節 뼈**골**骨 의 (≒ 중간마디뼈)
터**기**基 밑**저**底 떼**부**部 에 부착되는 부분과
㉡ 두 줄기로 갈라진 'tendon, 힘줄밑둥**건**腱'이
끝**말**末 마디**절**節 뼈**골**骨 (≒ 끝마디뼈) 의
☞ 손**수**手 등**배**背 곁**측**側 (≒ 손등쪽)
► 터**기**基 밑**저**底 떼**부**部에 정지!)

☻ **'Extensor expansion'** of index finger
☞ ㉠ insertion of the base of **2nd** middle phalanges (in dorsal side)
☞ ㉡ insertion of the base of **2nd** distal phalanges (in dorsal side)

3-166

Abductor Pollicis longus

긴 장長 엄지손가락 무拇 손가락 지指
바깥 외外 구를 전轉 힘줄 근筋

≒ 긴 엄지 벌림근

innervation 신경지배

Radial nerve (C7, C8)

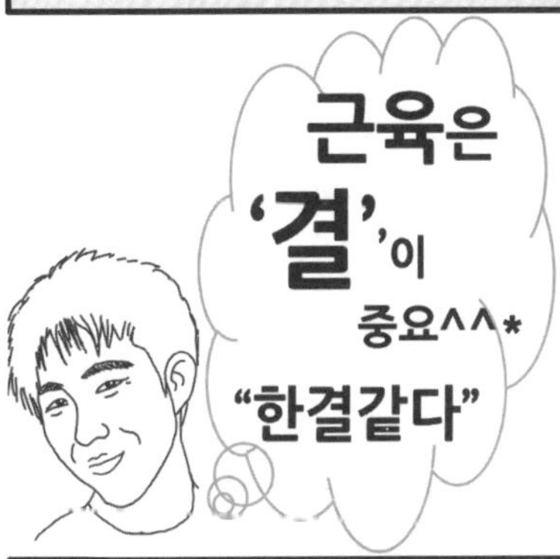

origin 시작 부위

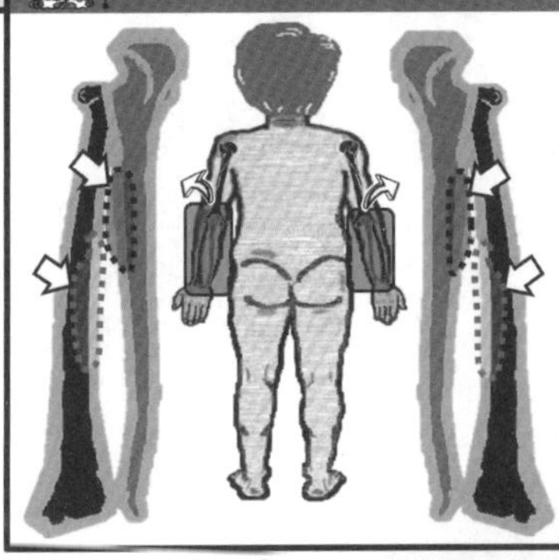

insertion 정지 부위

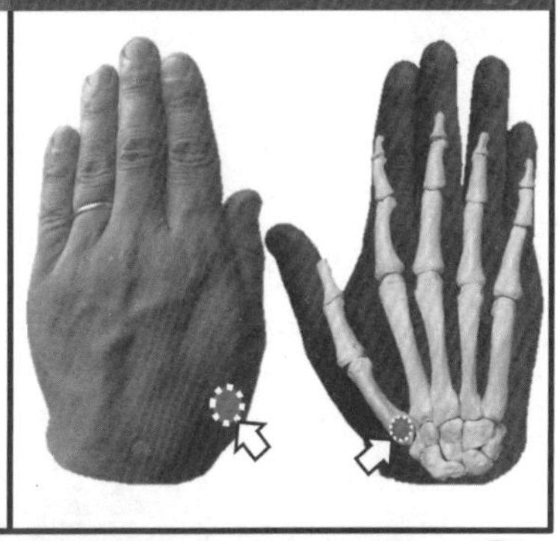

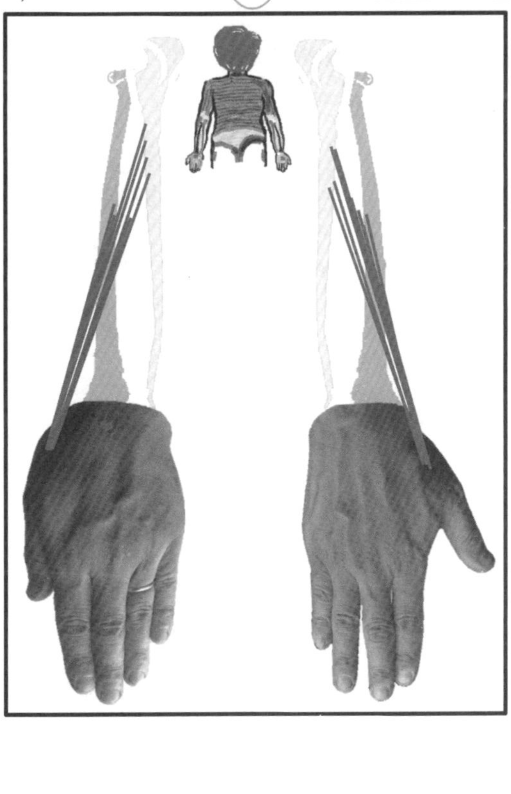

Motion 움직임

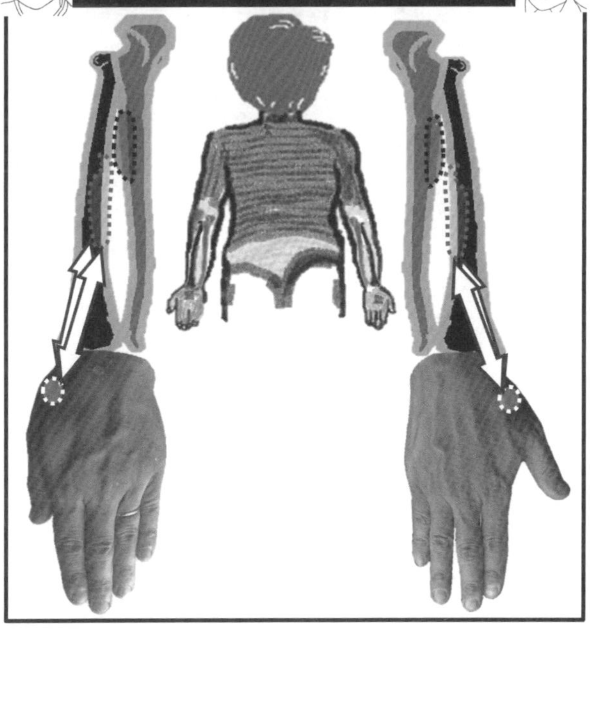

긴**장**長 엄지손가락**무**拇 손가락**지**指 바깥**외**外 구를**전**轉 힘줄**근**筋

3-166-1

엄지손가락 **무拇**

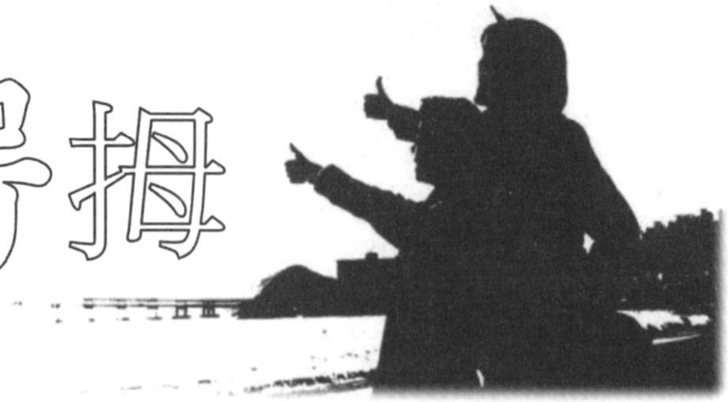

응답하라

기시
정지

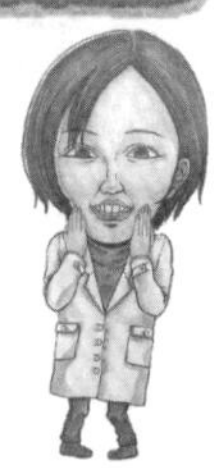

Abductor pollicis longus muscle

origin

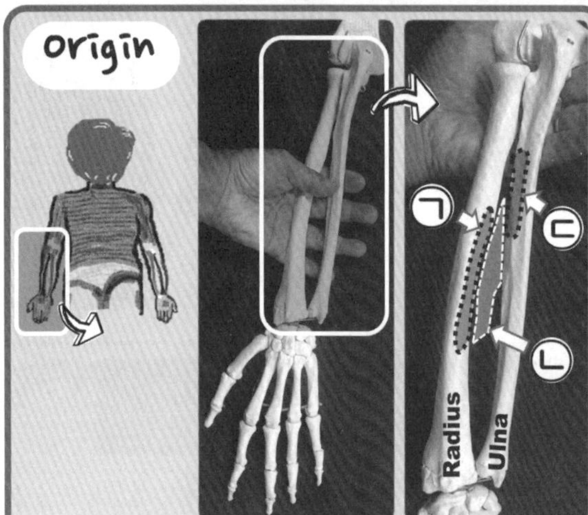

ㄱ [굽을**요**橈 뼈**골**骨(≒ 노뼈)] 뒤**후**後 낯**면**面 의
☞ 가운데**중**中 떼**부**部 ▸ 같을**약**若 ⅓

ㄱ Middle ⅓ of posterior surface of the **radius**

ㄴ 뼈**골**骨 사이**간**間 막**막**膜 (≒ 뼈사이막) 의 한**일**一 떼**부**部

ㄴ A part of the **' interosseous membrane '**

ㄷ [자**척**尺 뼈**골**骨(≒ 자뼈)] 뒤**후**後 낯**면**面 의
☞ 가까울**근**近 자리**위**位 떼**부**部 (≒ 몸쪽) **약**若 1/5

ㄷ Proximal 1/5 of posterior surface of the **ulna**

insertion

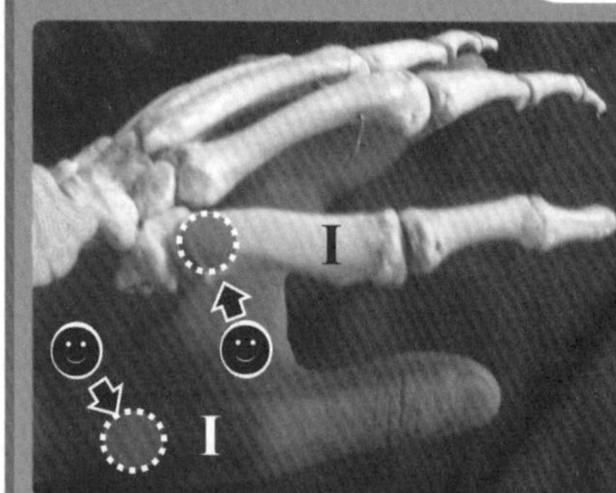

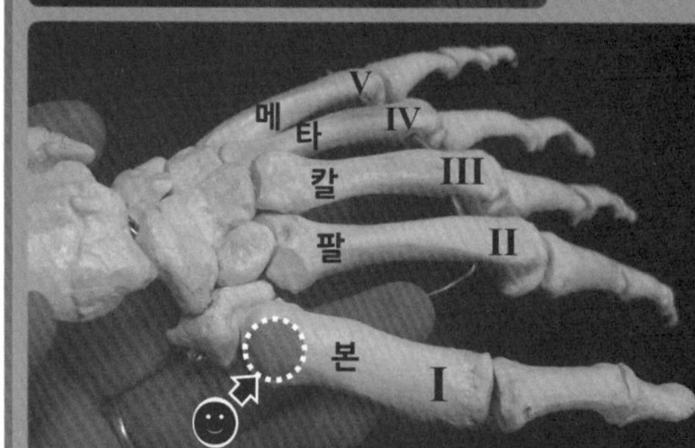

☻ **제 1 번** 가운데**중**中 손**수**手 뼈**골**骨 의
(≒ 손허리뼈)
☞ 손**수**手 등**배**背 곁**측**側 (≒ 손등쪽)
▸ 터**기**基 밑**저**底 떼**부**部

☻ Base of the **1st metacarpal bone** (in dorsal side)

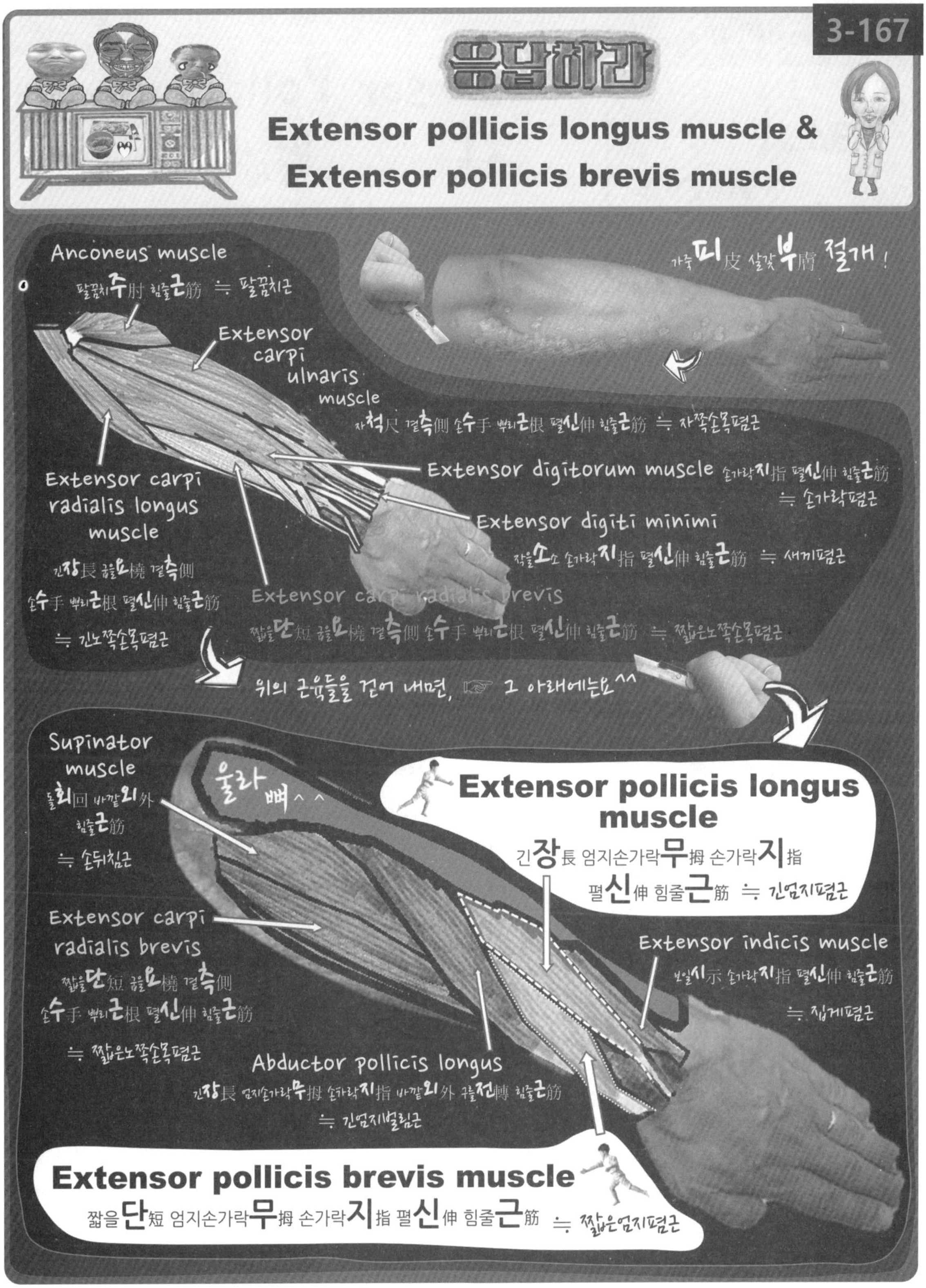
3-167
응답하라
Extensor pollicis longus muscle &
Extensor pollicis brevis muscle
가죽피皮 살갗부膚 절개!
Anconeus muscle
팔꿈치주肘 힘줄근筋 ≒ 팔꿈치근
Extensor carpi ulnaris muscle
자척尺 곁측側 손수手 뿌리근根 펼신伸 힘줄근筋 ≒ 자쪽손목폄근
Extensor digitorum muscle 손가락지指 펼신伸 힘줄근筋 ≒ 손가락폄근
Extensor carpi radialis longus muscle
긴장長 굽을요橈 곁측側 손수手 뿌리근根 펼신伸 힘줄근筋 ≒ 긴노쪽손목폄근
Extensor digiti minimi
작을소小 손가락지指 펼신伸 힘줄근筋 ≒ 새끼폄근
Extensor carpi radialis brevis
짧을단短 굽을요橈 곁측側 손수手 뿌리근根 펼신伸 힘줄근筋 ≒ 짧은노쪽손목폄근
위의 근육들을 걷어 내면, ☞ 그 아래에는요^^
Supinator muscle
돌회回 바깥외外 힘줄근筋 ≒ 손뒤침근
울라 뼈^^
Extensor pollicis longus muscle
긴장長 엄지손가락무拇 손가락지指 펼신伸 힘줄근筋 ≒ 긴엄지폄근
Extensor carpi radialis brevis
짧을단短 굽을요橈 곁측側 손수手 뿌리근根 펼신伸 힘줄근筋 ≒ 짧은노쪽손목폄근
Extensor indicis muscle
보일시示 손가락지指 펼신伸 힘줄근筋 ≒ 집게폄근
Abductor pollicis longus
긴장長 엄지손가락무拇 손가락지指 바깥외外 구를전轉 힘줄근筋 ≒ 긴엄지벌림근
Extensor pollicis brevis muscle
짧을단短 엄지손가락무拇 손가락지指 펼신伸 힘줄근筋 ≒ 짧은엄지폄근

innervation 신경지배

Radial nerve (C7, C8)

3-168

Extensor Pollicis longus

긴 장長 엄지손가락 무拇 손가락 지指 펼 신伸 힘줄 근筋

≒ 긴 엄지 폄근

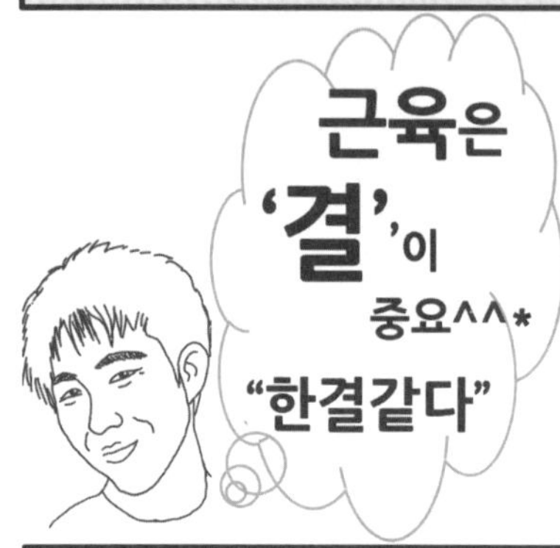

Origin 시작 부위

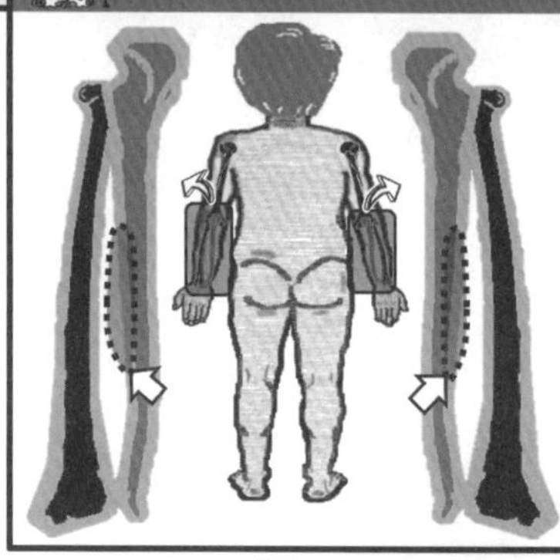

insertion 정지 부위

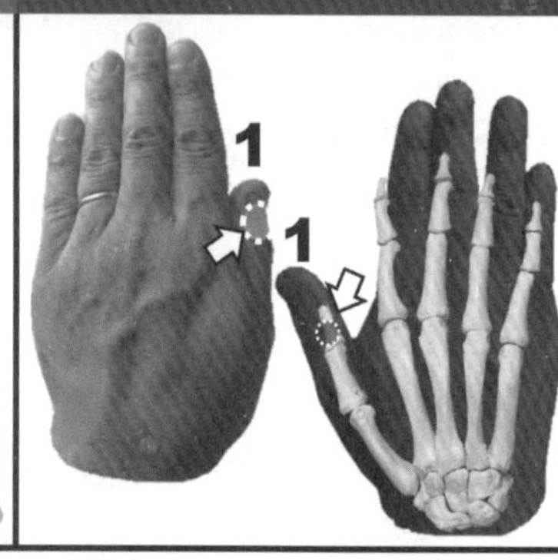

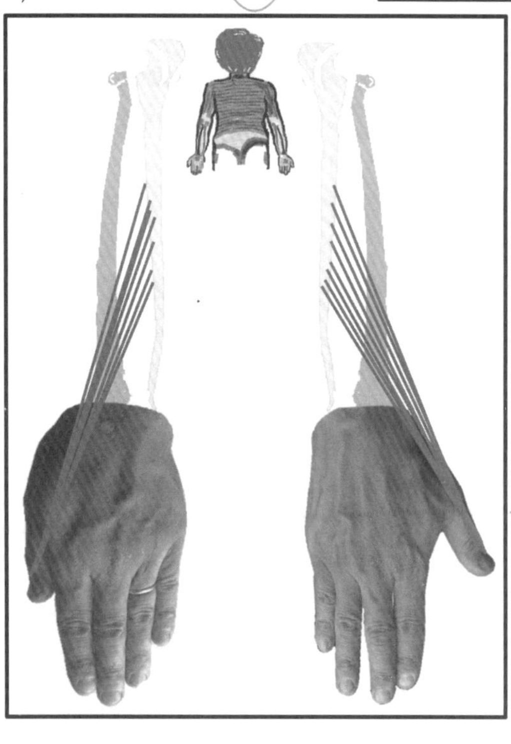

Motion 움직임

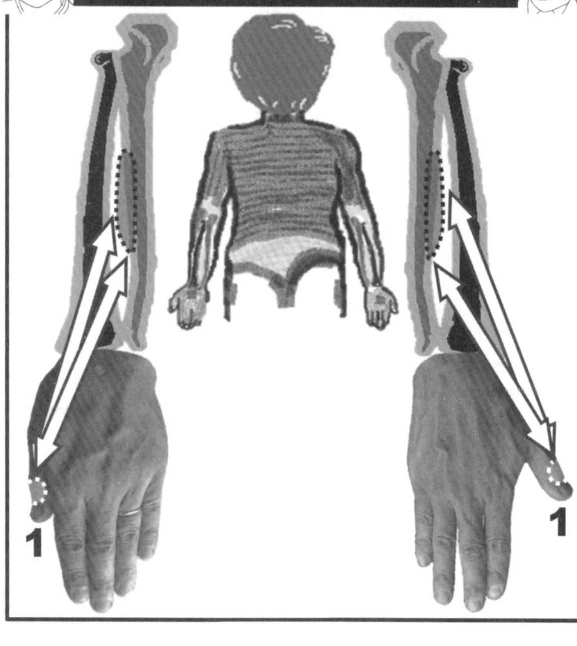

긴장長 엄지손가락무拇 손가락지指 펼신伸 힘줄근筋

3-168-1

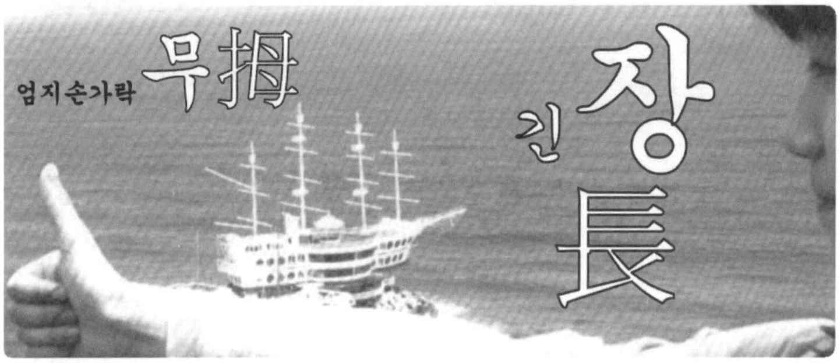

응답하라

기시 정지

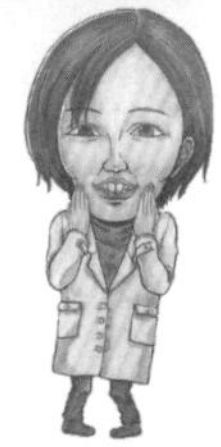

Extensor pollicis longus muscle

origin

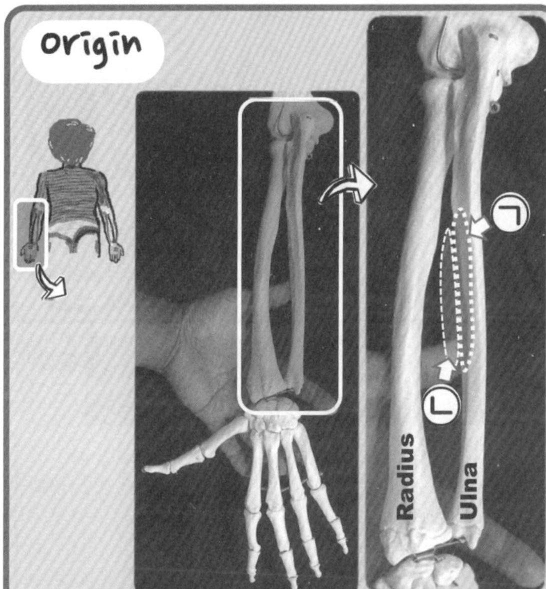

ㄱ [자척尺 뼈골骨(≒ 자뼈)] 뒤후後 낯면面 의
☞ 가운데중中 떼부部 ► 같을약若 1/3

ㄱ Middle 1/3 of posterior surface of the **ulna**

ㄴ 'ㄱ'과 연접된 뼈골骨 사이간間 막막膜 (≒ 뼈사이막) 의 한일一 떼부部

ㄴ A part of the **'interosseous membrane'** linked to "ㄱ"

insertion

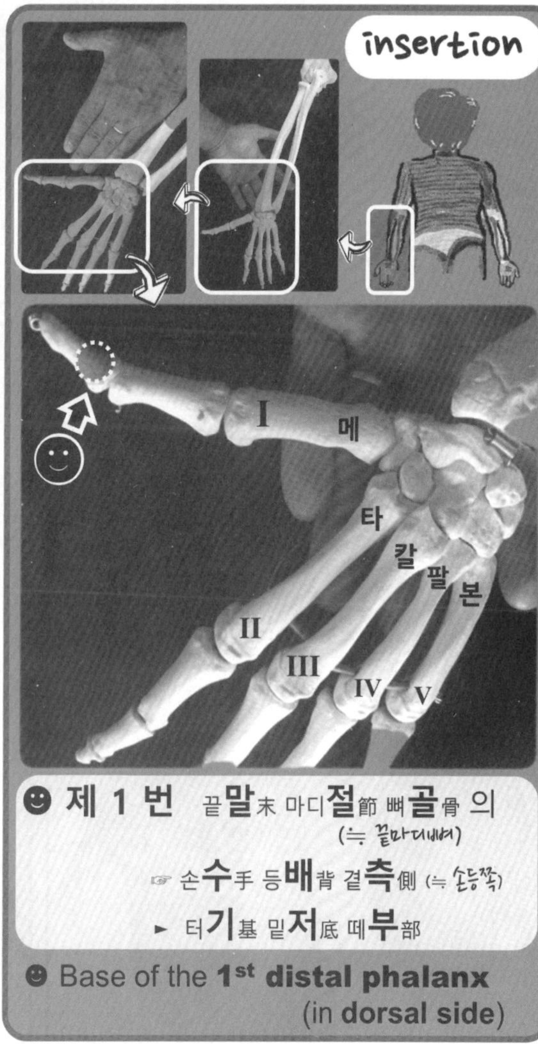

☻ 제 1 번 끝말末 마디절節 뼈골骨 의 (≒ 끝마디뼈)
☞ 손수手 등배背 곁측側 (≒ 손등쪽)
► 터기基 밑저底 떼부部

☻ Base of the **1st distal phalanx** (in **dorsal side**)

3-169

Extensor Pollicis brevis

짧을 **단** 短 엄지손가락 **무** 拇 손가락 **지** 指

펼 **신** 伸 힘줄 **근** 筋

≒ **짧은 엄지 폄근**

innervation 신경지배

Radial nerve (C7, C8)

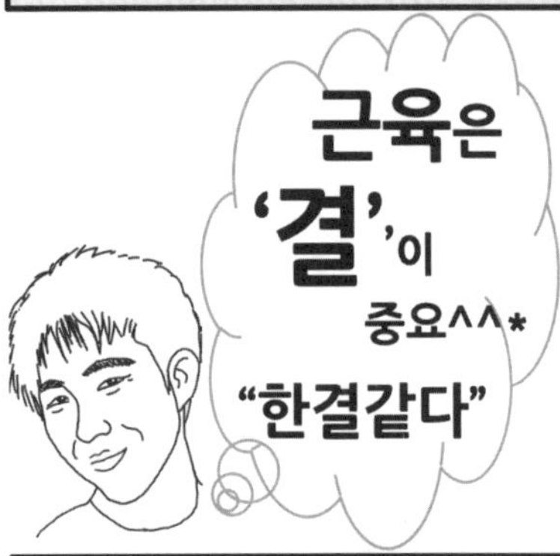

Origin 시작 부위

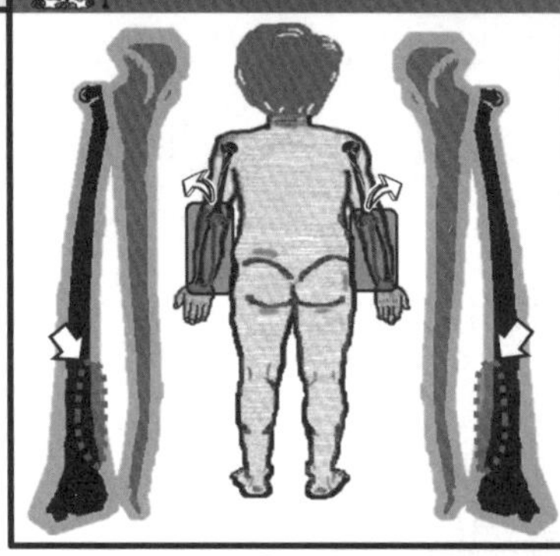

insertion 정지 부위

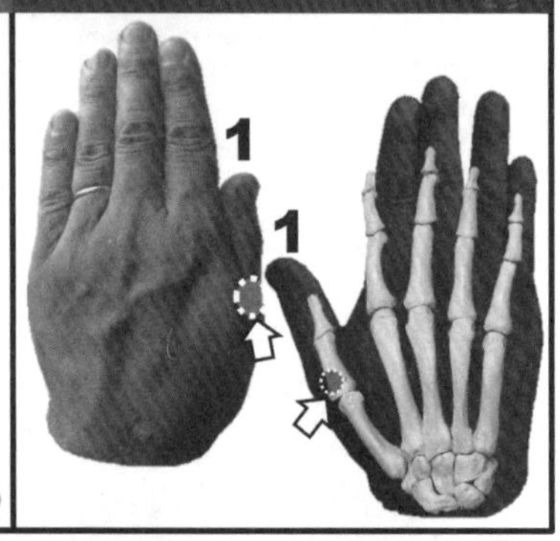

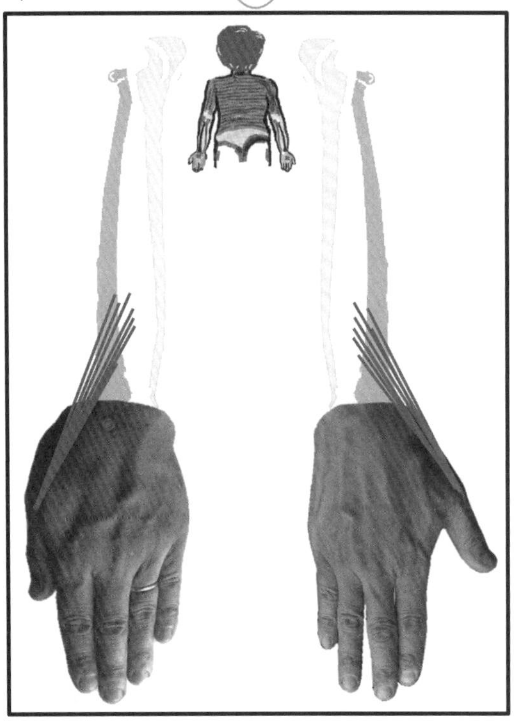

Motion 움직임

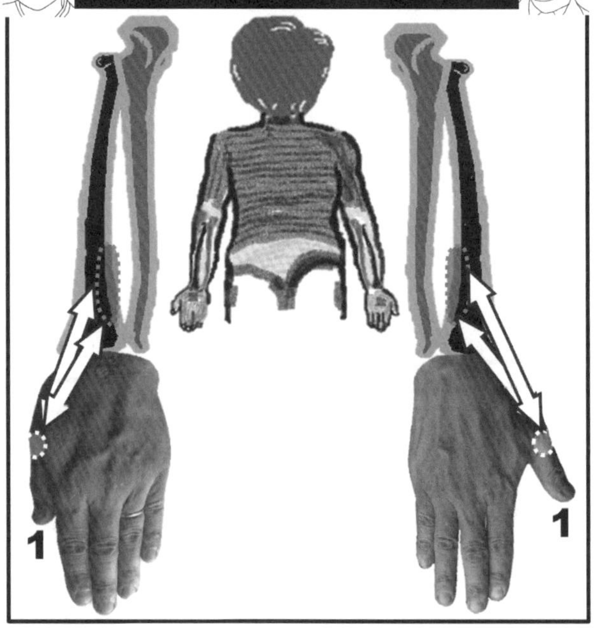

3-169-1

짧을**단**短 엄지손가락**무**拇 손가락**지**指 펼**신**伸 힘줄**근**筋

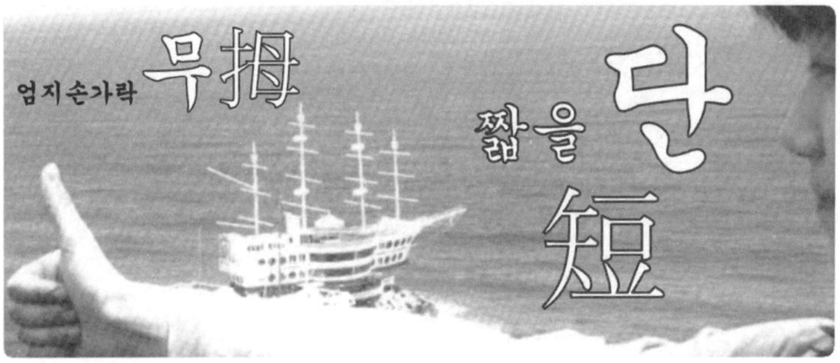

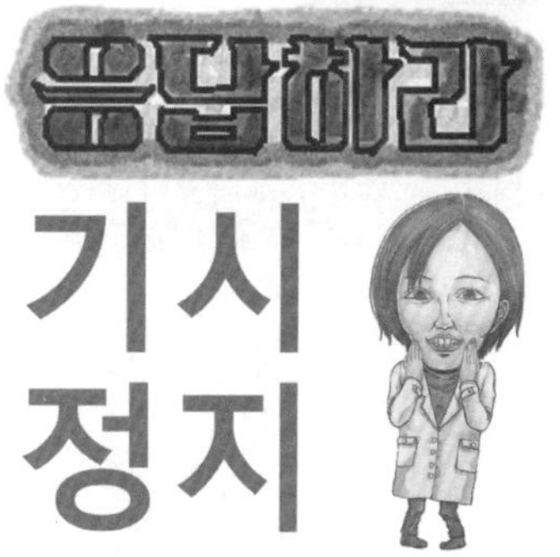

기시
정지

Extensor pollicis brevis muscle

Origin

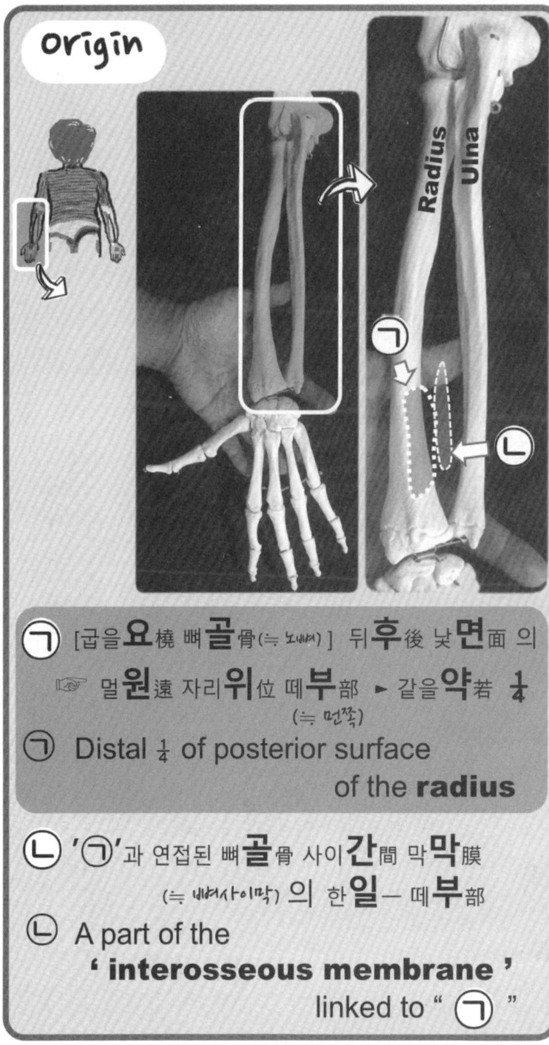

ㄱ [굽을**요**橈 뼈**골**骨(≒ 노뼈)] 뒤**후**後 낯**면**面 의
☞ 멀**원**遠 자리**위**位 떼**부**部 ► 같을**약**若 $\frac{1}{4}$
(≒ 먼쪽)

ㄱ Distal $\frac{1}{4}$ of posterior surface of the **radius**

ㄴ 'ㄱ'과 연접된 뼈**골**骨 사이**간**間 막**막**膜 (≒ 뼈사이막) 의 한**일**一 떼**부**部

ㄴ A part of the '**interosseous membrane**' linked to "ㄱ"

insertion

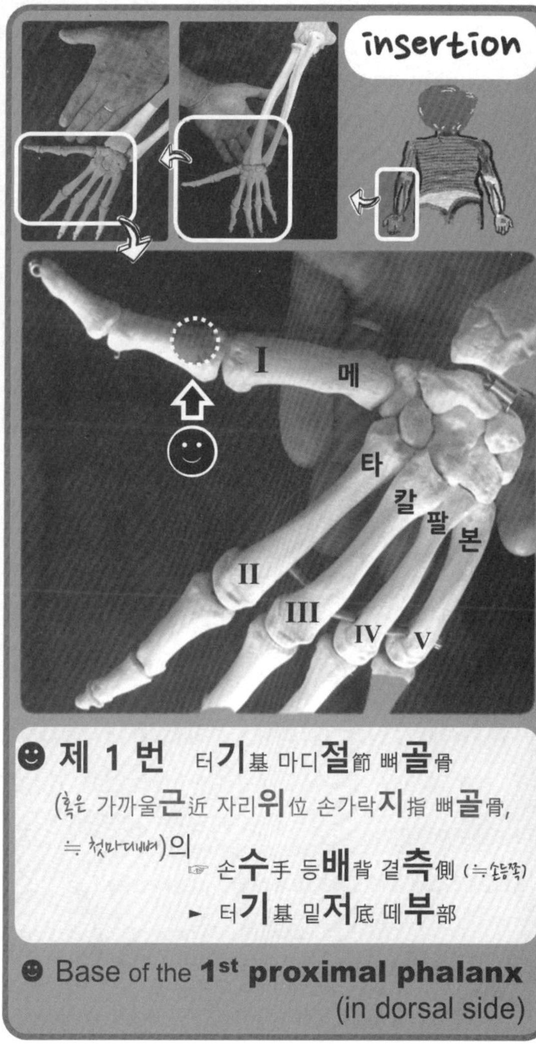

☻ **제 1 번** 터**기**基 마디**절**節 뼈**골**骨
(혹은 가까울**근**近 자리**위**位 손가락**지**指 뼈**골**骨,
≒ 첫마디뼈)의
☞ 손**수**手 등**배**背 곁**측**側 (≒ 손등쪽)
► 터**기**基 밑**저**底 떼**부**部

☻ Base of the 1st **proximal phalanx** (in dorsal side)

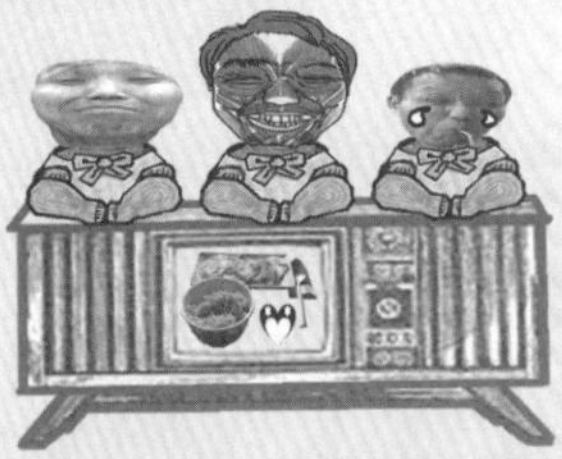

3-170

응답하라

Dorsal interossei & Abductor digiti minimi muscle

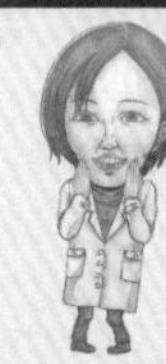

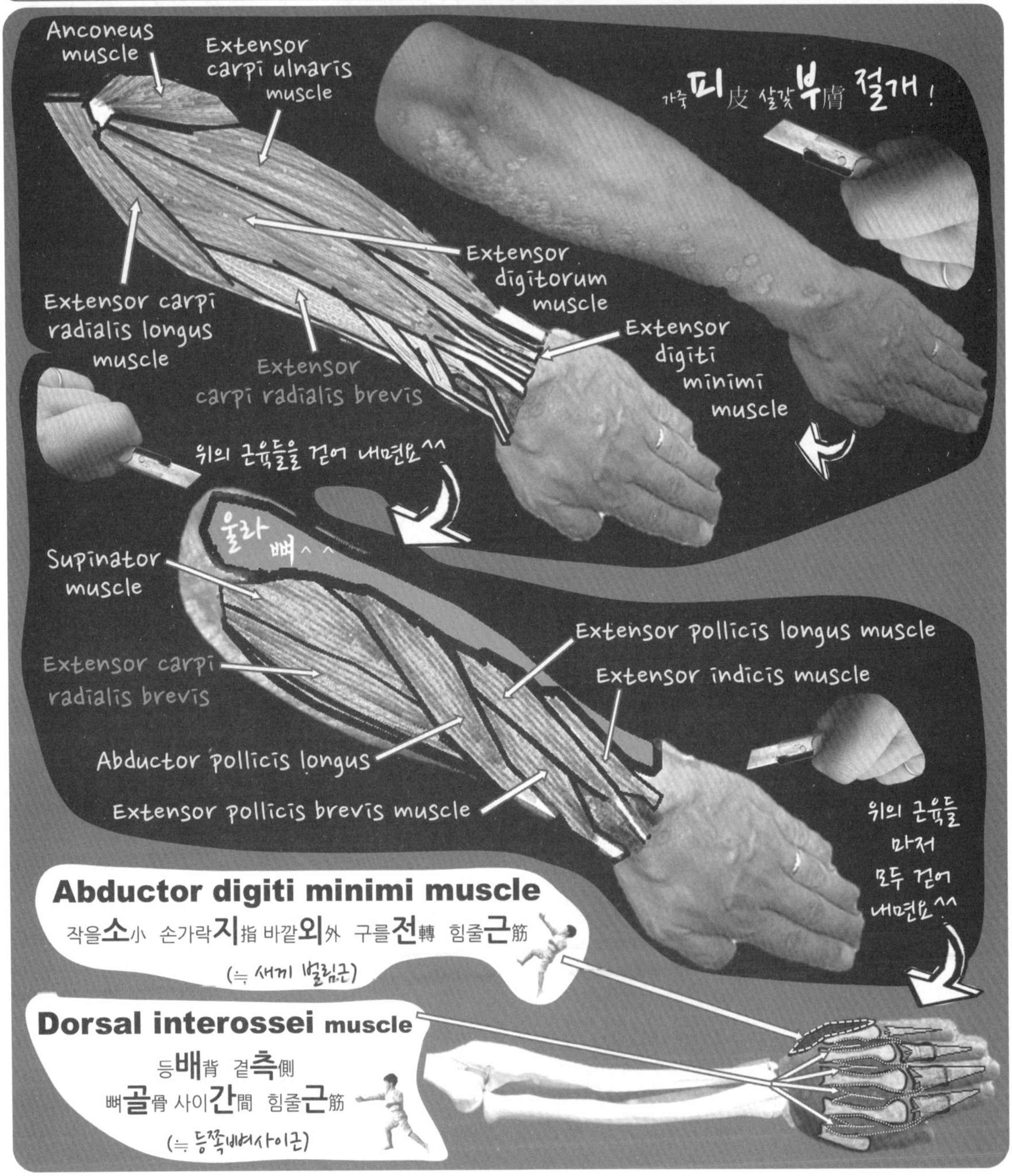

3-171

Abductor digiti minimi

작을 소小 손가락 지指
바깥 외外 구를 전轉 힘줄 근筋

≒ 새끼 벌림근

innervation 신경지배

Ulnar nerve (C8, T1)

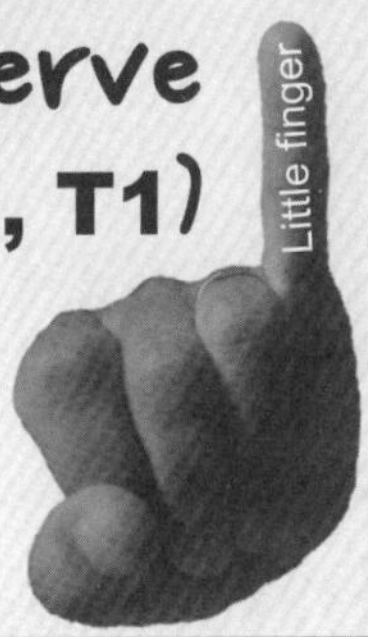

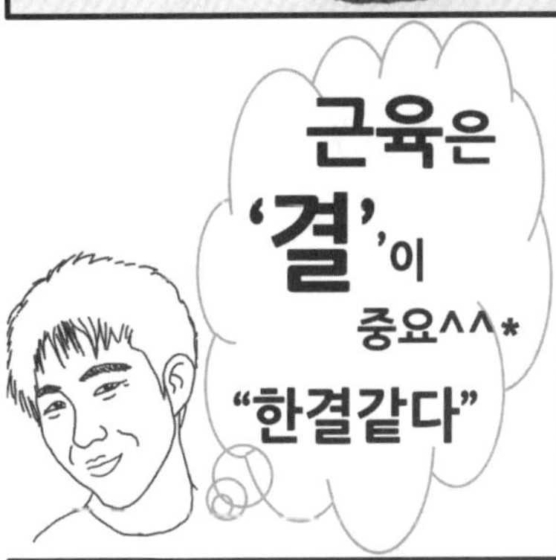

Origin 시작 부위

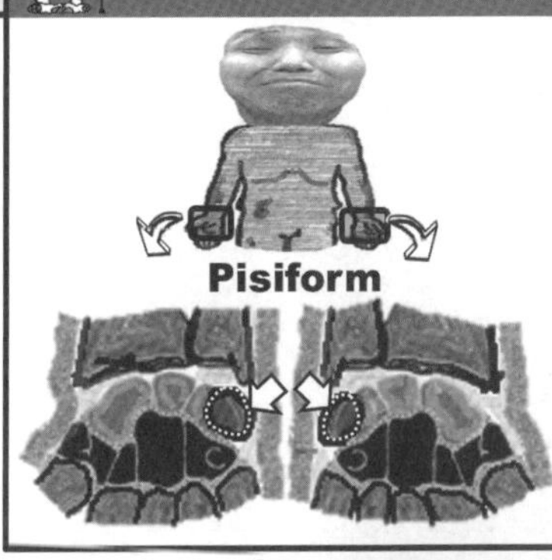

insertion 정지 부위

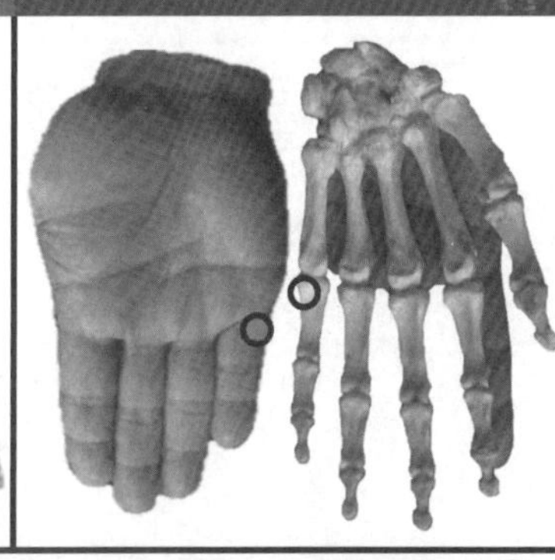

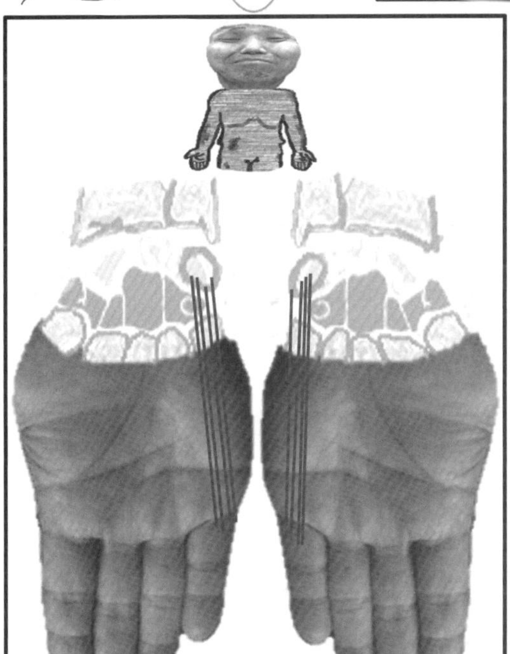

Motion 움직임

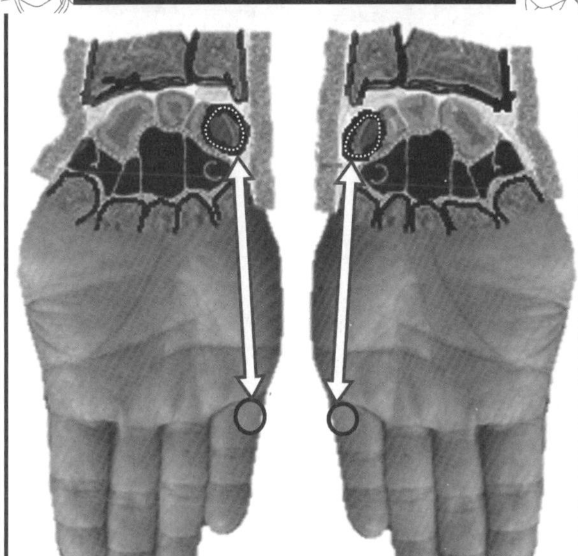

작을소小 손가락지指 바깥외外 구를전轉 힘줄근筋

3-171-1

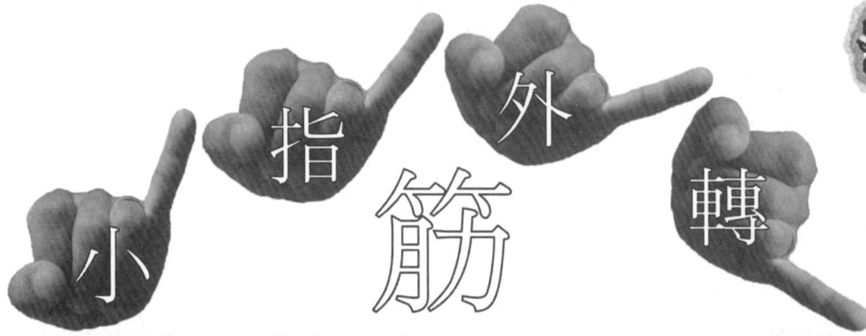

응답하라

기시
정지

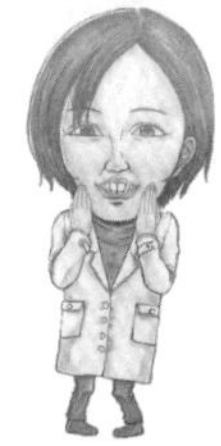

Abductor digiti minimi muscle

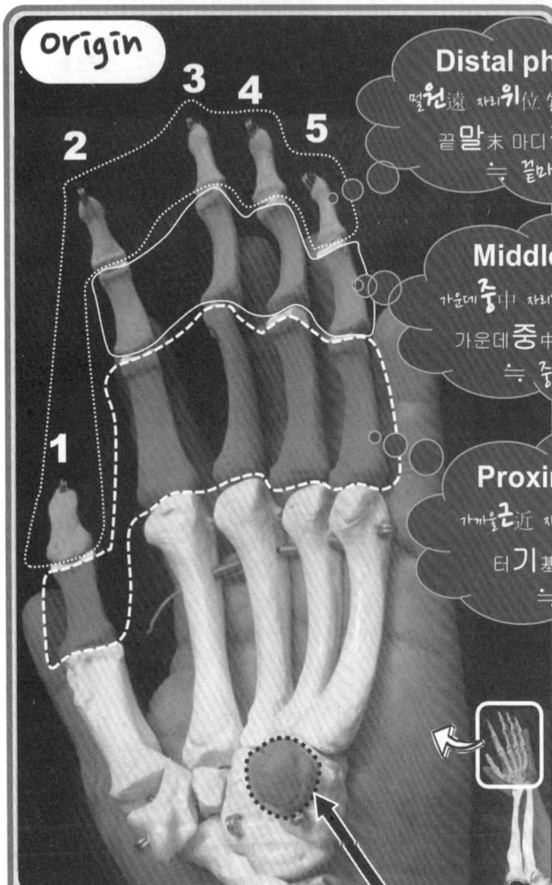

☺ 콩두豆 형상상狀 뼈골骨 (≒ 콩알뼈)

☺ **Pisiform bone**

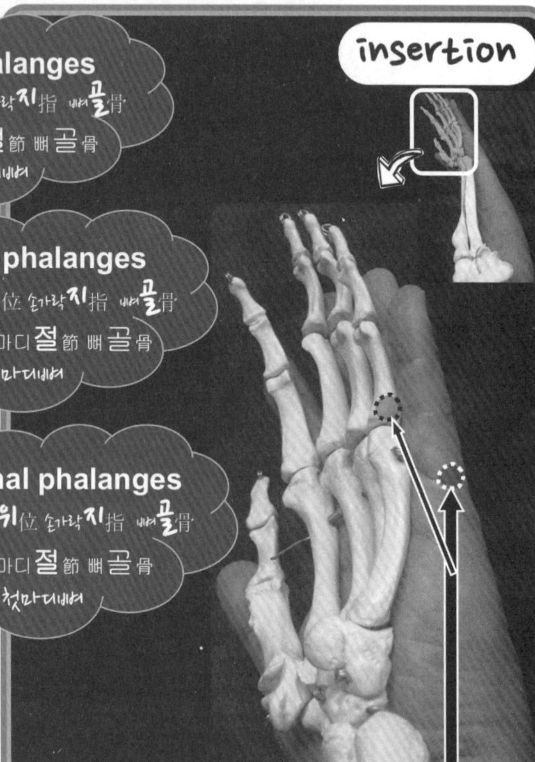

☻ 제 5 번 터기基 마디절節 뼈골骨 의

☞ 안내內 곁측側 (≒자척尺 뼈골骨 곁측側)

► 터기基 밑저底 떼부部

☻ Base of the **5th proximal phalanx** [in medial (≒ulnar) side]

3-172

Dorsal interossei

등배背 곁측側 뼈골骨 사이간間 힘줄근筋

≒ 등쪽 뼈사이근

innervation 신경지배

Ulnar nerve (C8, T1)

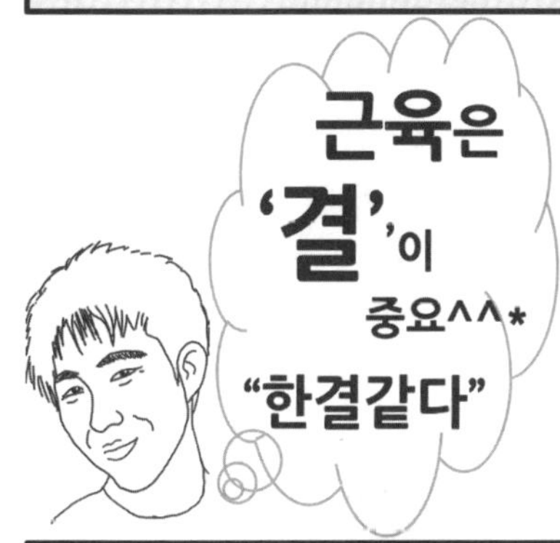

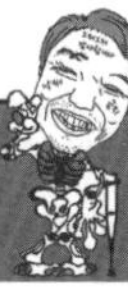

Origin 시작 부위

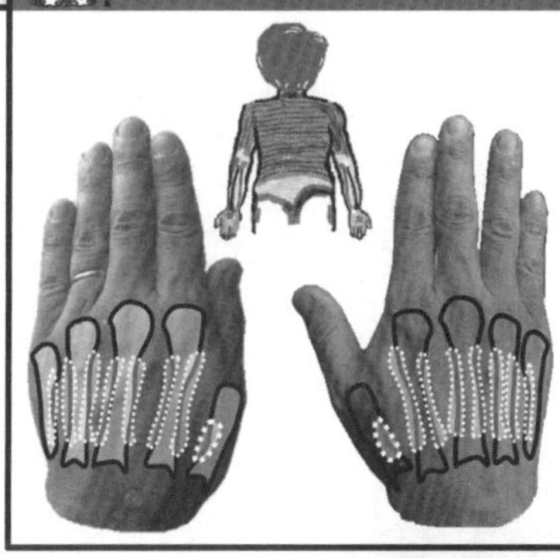

insertion 정지 부위

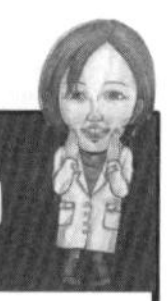

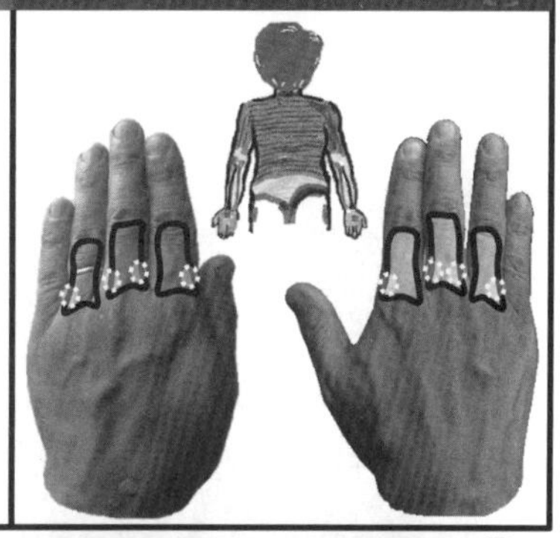

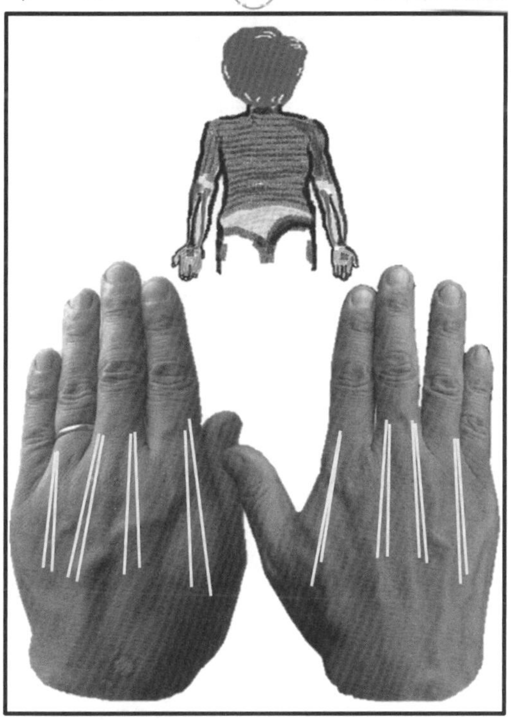

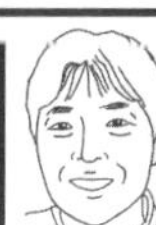

Motion 움직임

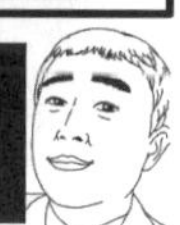

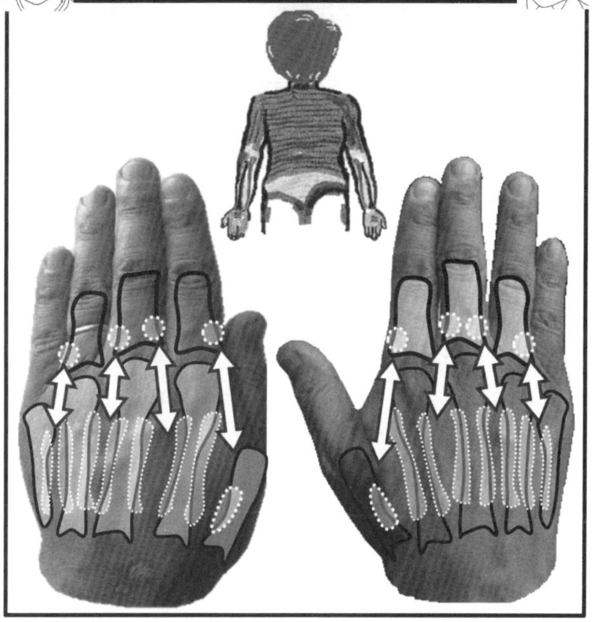

3-172-1

등배背 결측側 뼈골骨 사이간間 힘줄근筋

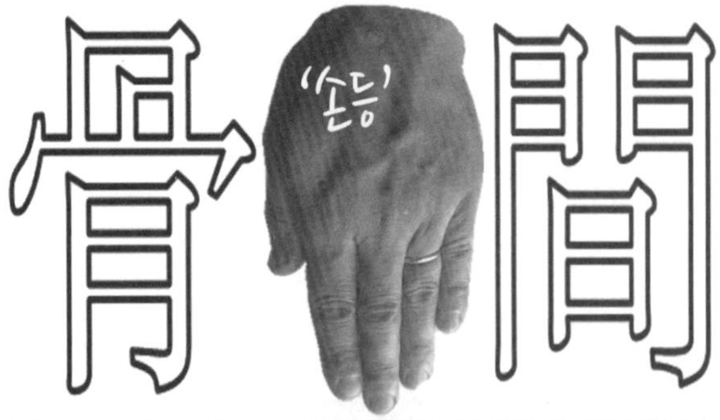

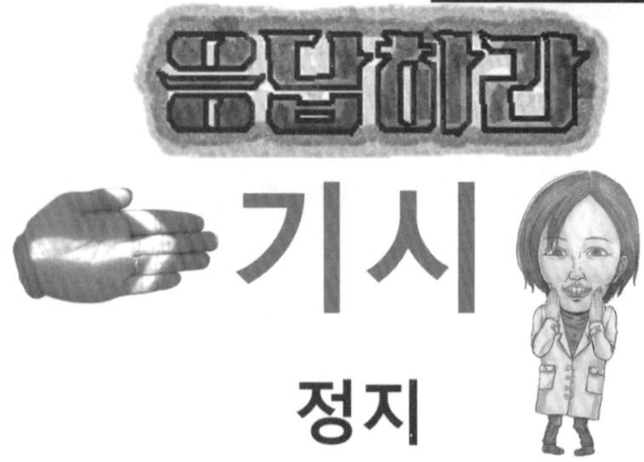

Dorsal interossei muscle

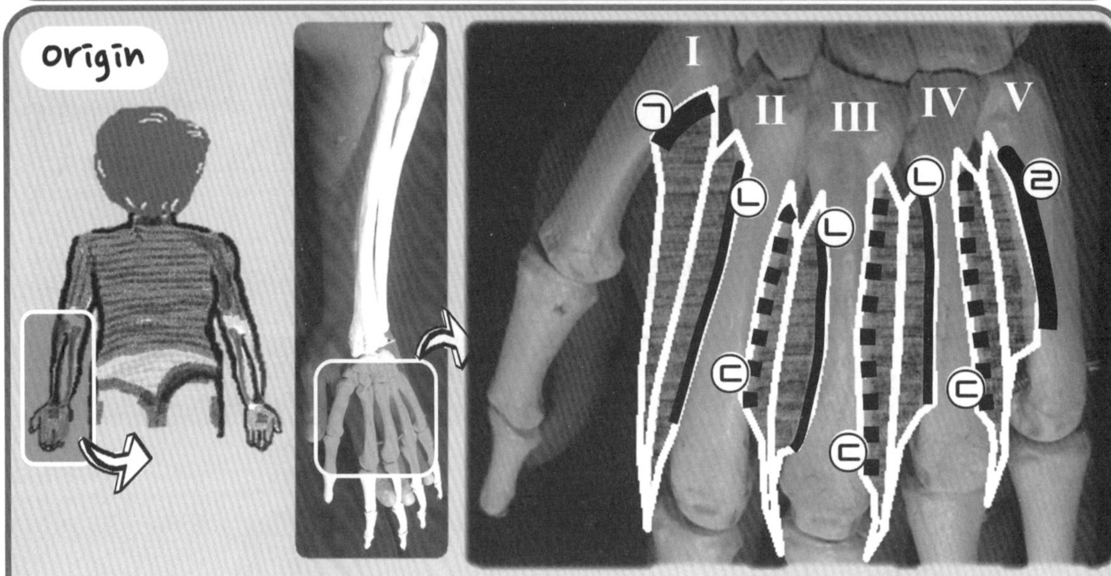

㉠ **제 1 번** 가운데중中 손수手 뼈골骨 (≒ 손허리뼈) 의 ☞ 자척尺 뼈골骨 곁측側 (≒ 자뼈쪽)
► 가까울근近 자리위位 떼부部 (≒ 몸쪽) ► 같을약若 $\frac{1}{2}$

㉠ **Proximal** $\frac{1}{2}$ **of ulnar side** of the **1st metacarpal bone**

☞ **제 2 번, 3번, 4번** 가운데중中 손수手 뼈골骨 의
㉡ 굽을요橈 뼈골骨 곁측側 과 ㉢ 자척尺 뼈골骨 곁측側

☞ Radial side (㉡) & ulnar side (㉢) of the **2nd, 3rd, 4th metacarpal bones**

㉣ **제 5 번** 가운데중中 손수手 뼈골骨 의 굽을요橈 뼈골骨 곁측側 (≒ 노뼈쪽)

㉣ **Radial side** of the **5th metacarpal bone**

등**배**背 곁**측**側 뼈**골**骨 사이**간**間 힘줄**근**筋

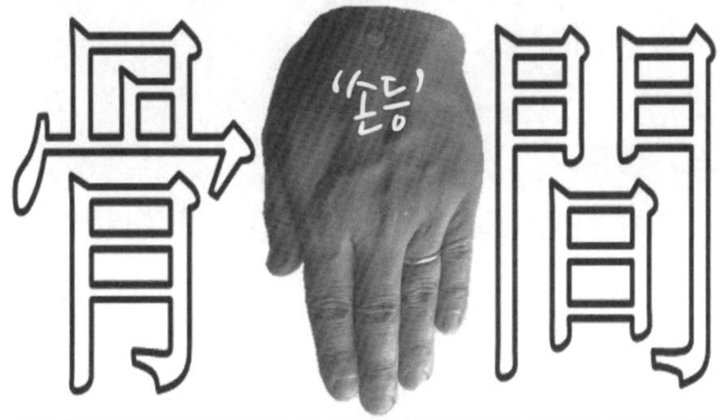

3-172-2

응답하라

기시

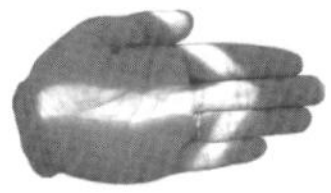

정지

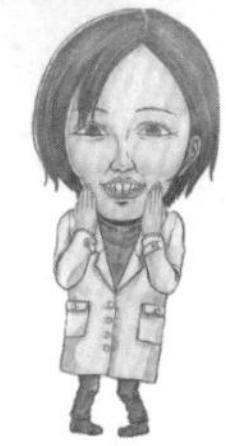

Dorsal interossei muscle

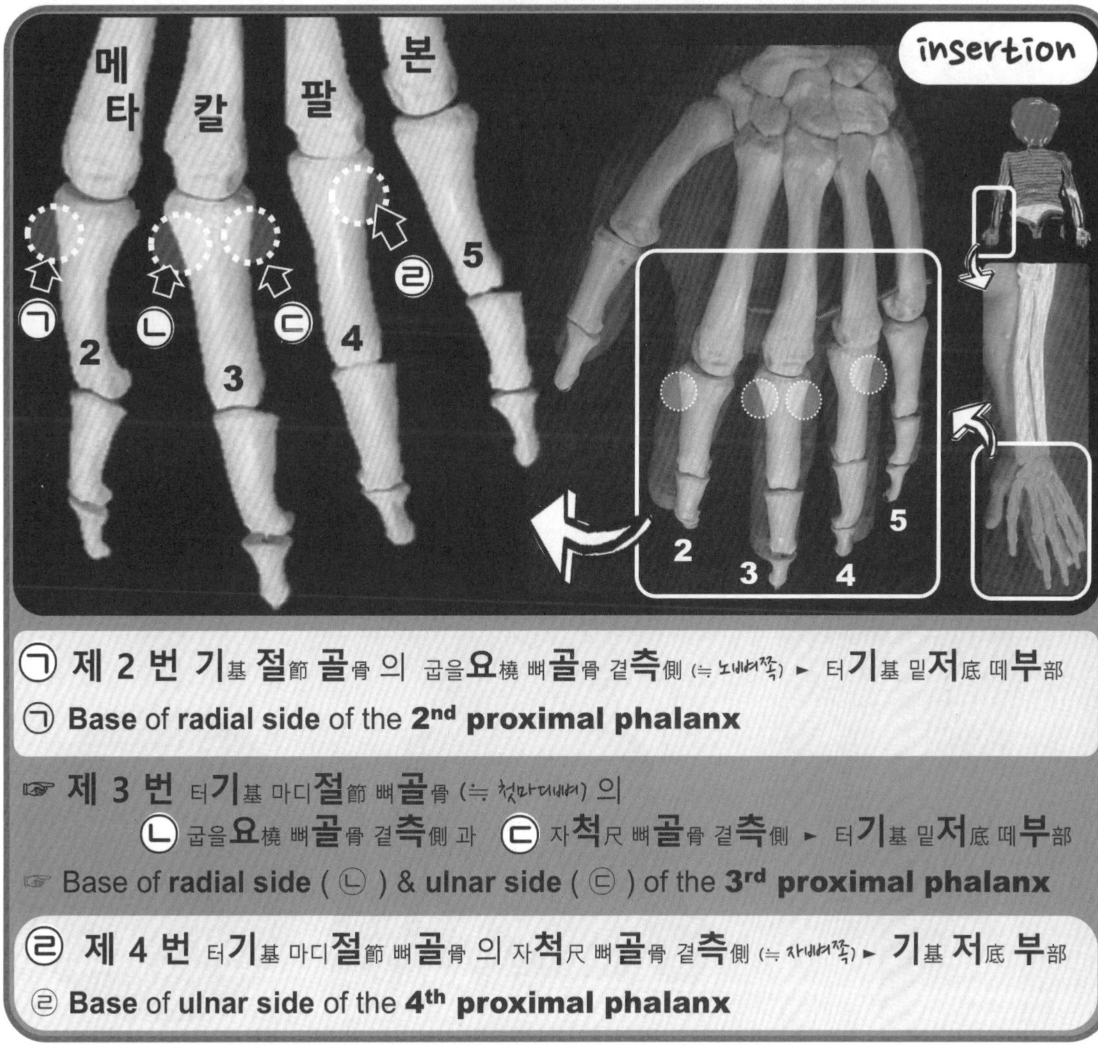

㉠ **제 2 번 기**基 **절**節 **골**骨 의 굽을**요**橈 뼈**골**骨 곁**측**側 (≒ 노뼈쪽) ▸ 터**기**基 밑**저**底 떼**부**部

㉠ **Base** of **radial side** of the **2nd proximal phalanx**

☞ **제 3 번** 터**기**基 마디**절**節 뼈**골**骨 (≒ 첫마디뼈) 의

㉡ 굽을**요**橈 뼈**골**骨 곁**측**側 과 ㉢ 자**척**尺 뼈**골**骨 곁**측**側 ▸ 터**기**基 밑**저**底 떼**부**部

☞ Base of **radial side** (㉡) & **ulnar side** (㉢) of the **3rd proximal phalanx**

㉣ **제 4 번** 터**기**基 마디**절**節 뼈**골**骨 의 자**척**尺 뼈**골**骨 곁**측**側 (≒ 자뼈쪽) ▸ **기**基 **저**底 **부**部

㉣ **Base** of **ulnar side** of the **4th proximal phalanx**

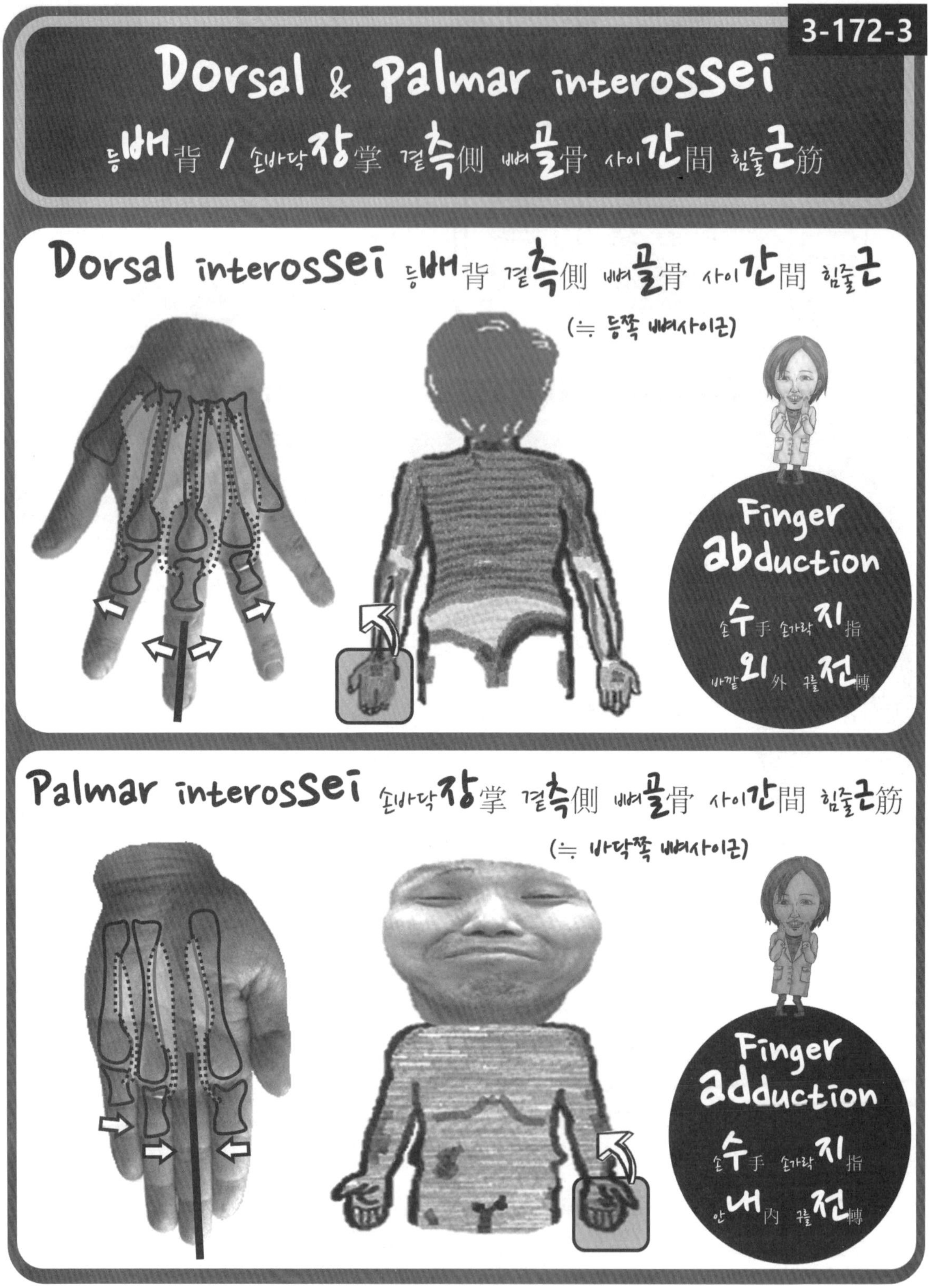
3-172-3
Dorsal & Palmar interossei
등배背 / 손바닥장掌 곁측側 뼈골骨 사이간間 힘줄근筋
Dorsal interossei 등배背 곁측側 뼈골骨 사이간間 힘줄근
(≒ 등쪽 뼈사이근)
Finger abduction
손수手 손가락지指
바깥외外 구를전轉
Palmar interossei 손바닥장掌 곁측側 뼈골骨 사이간間 힘줄근筋
(≒ 바닥쪽 뼈사이근)
Finger adduction
손수手 손가락지指
안내內 구를전轉

3-173

응답하라
Abductor pollicis brevis muscle

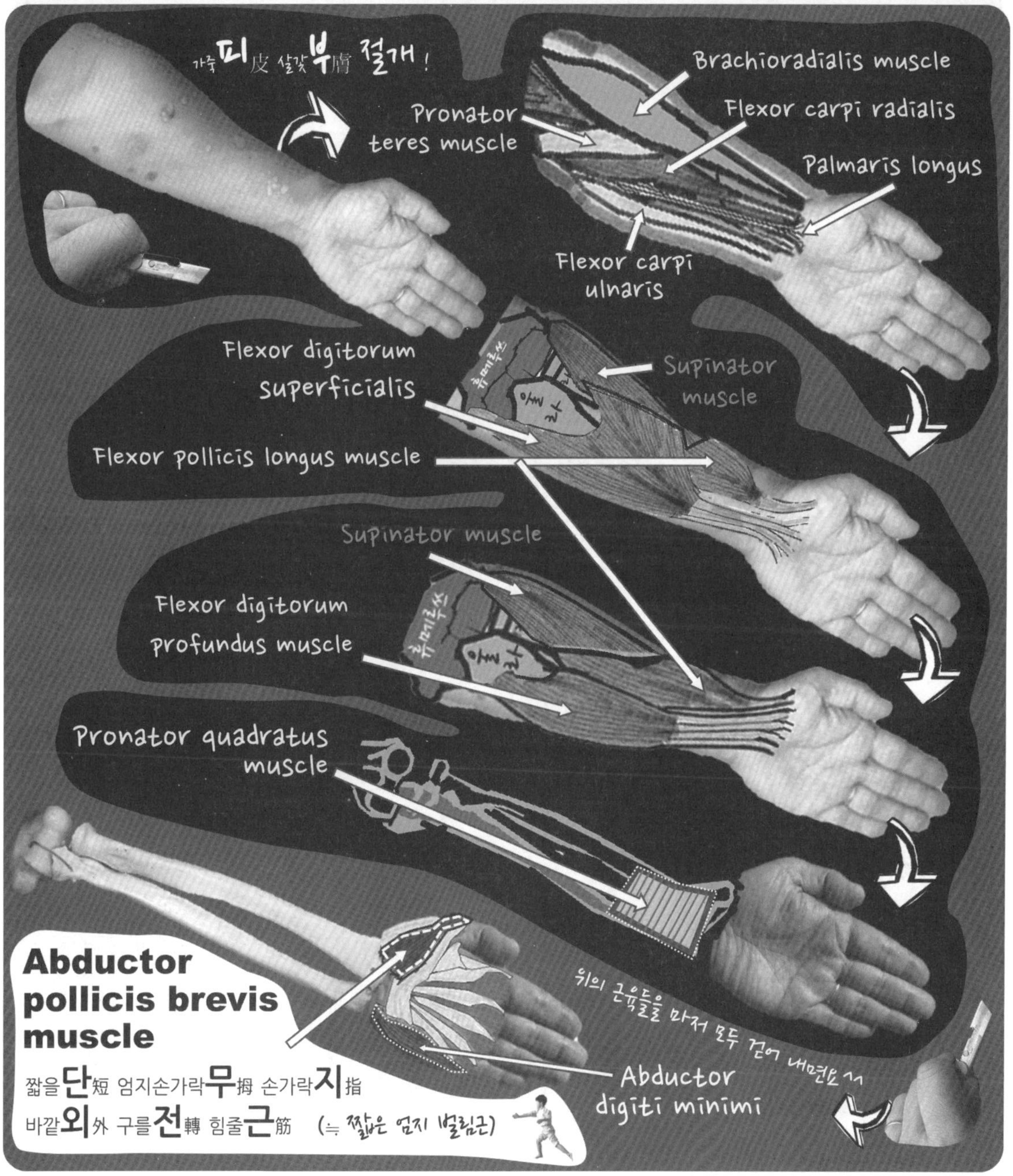

Abductor pollicis brevis muscle

짧을단短 엄지손가락무拇 손가락지指 바깥외外 구를전轉 힘줄근筋 (≒ 짧은 엄지 벌림근)

3-173-1

innervation 신경지배

Median nerve (C8, T1)

Abductor Pollicis brevis

짧을 단 短 엄지손가락 무 拇 손가락 지 指
바깥 외 外 구를 전 轉 힘줄 근 筋

≒ 짧은 엄지 벌림근

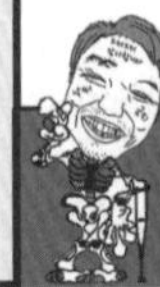

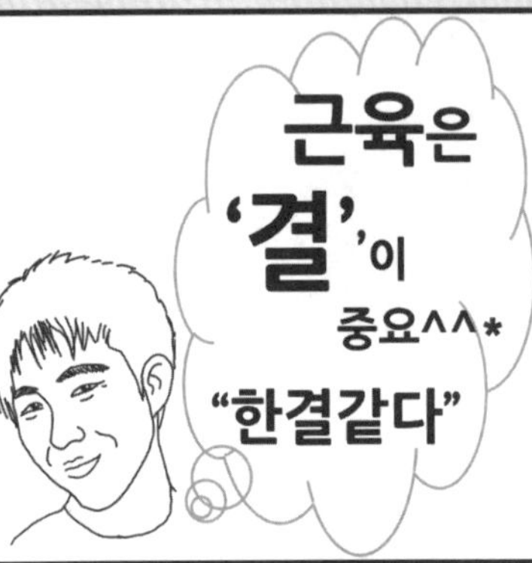

Origin 시작 부위

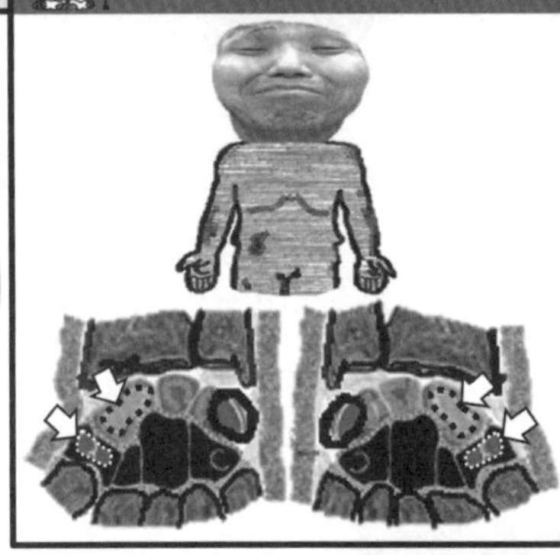

insertion 정지 부위

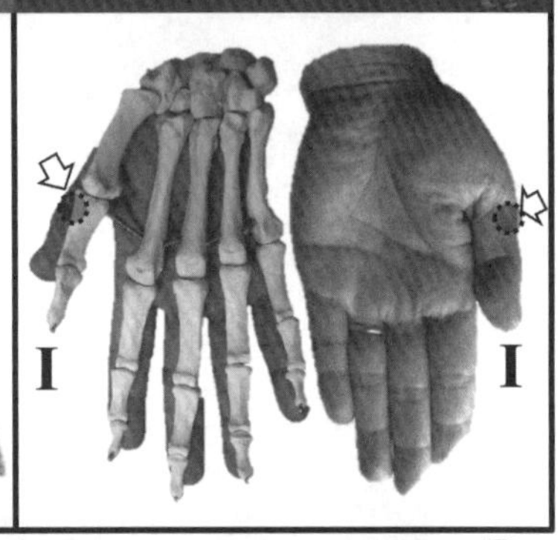

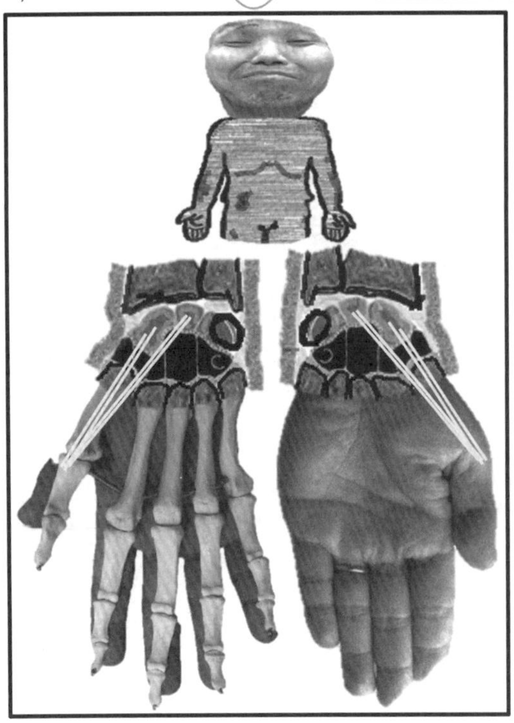

Motion 움직임

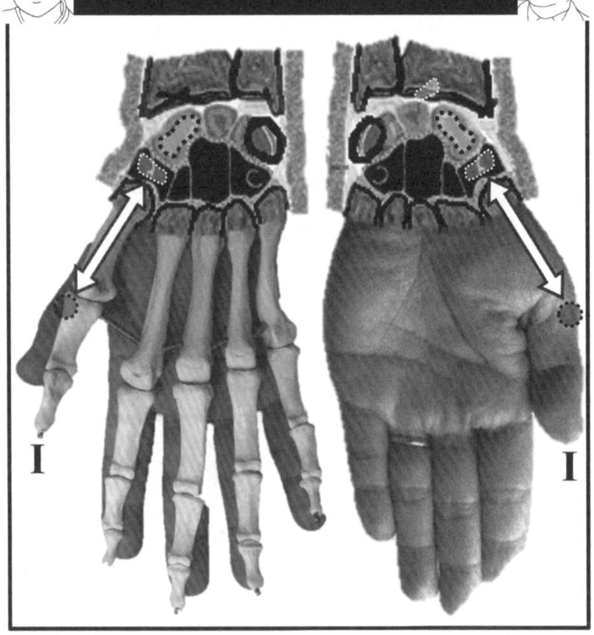

짧을 **단**短 엄지손가락 **무**拇 손가락 **지**指 바깥 **외**外 구를 **전**轉 힘줄 **근**筋

3-173-2

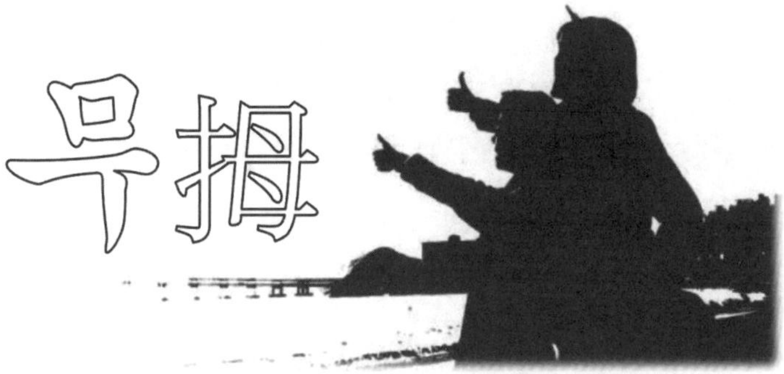

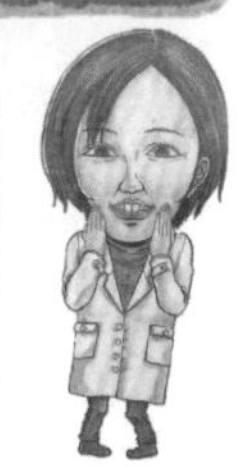

Abductor pollicis brevis muscle

Origin

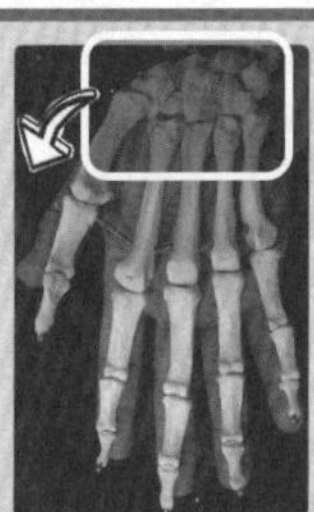

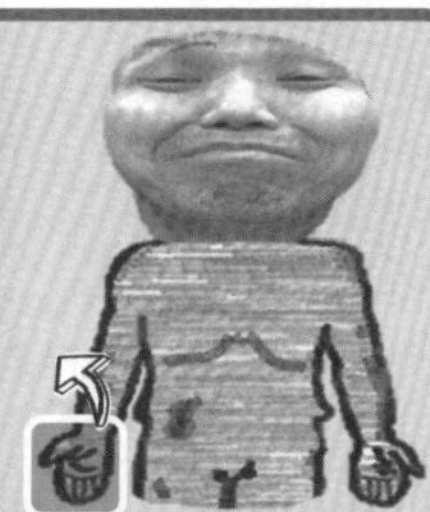

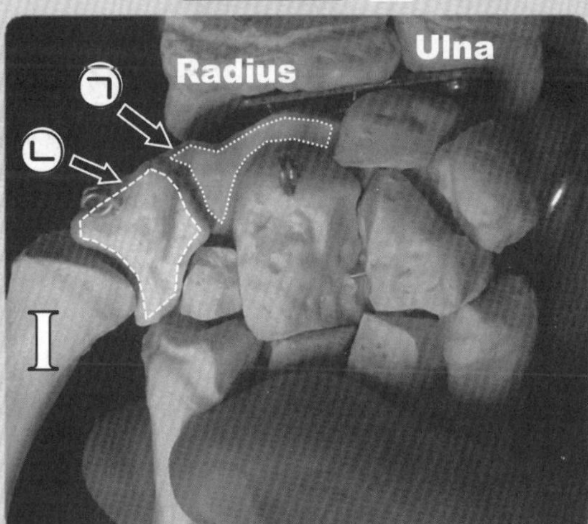

☺ 배**주**舟 형상**상**狀 뼈**골**骨 ≒ 손배뼈 (ㄱ) 및 큰**대**大 마름**능**菱 형상**형**形 뼈**골**骨 (ㄴ) 의
≒ 큰마름뼈
☞ 손**수**手 손바닥**장**掌 곁**측**側 (≒ 손바닥쪽)

☺ The **palmar side** of **scaphoid bone** (ㄱ) & **trapezium bone** (ㄴ)

insertion

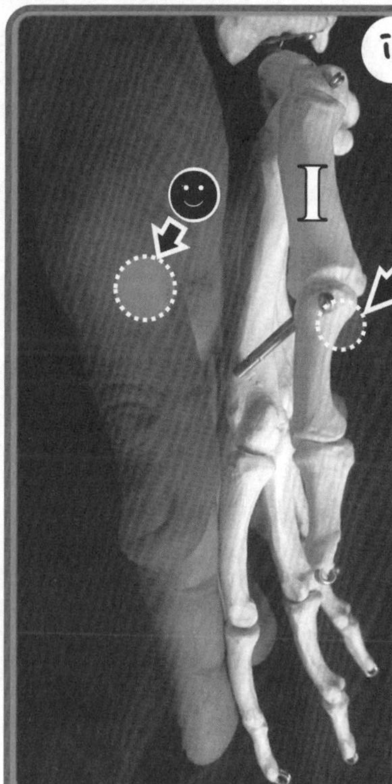

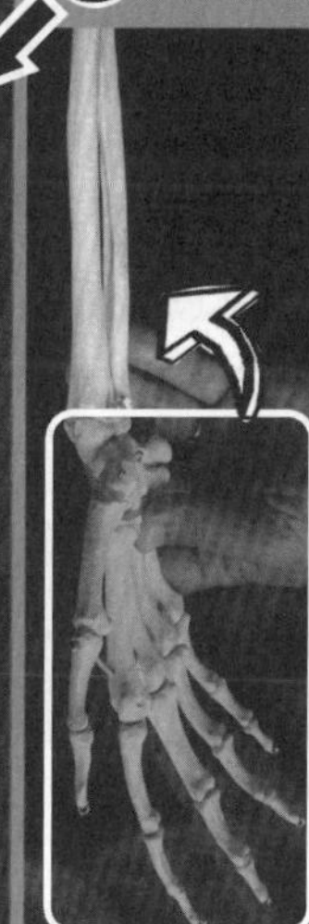

☻ **제 1 번** 터**기**基 마디**절**節 뼈**골**骨 의
(≒ 첫마디뼈)
☞ 굽을**요**橈 뼈**골**骨 곁**측**側 (≒ 노뼈쪽)
► 터**기**基 밑**저**底 떼**부**部

☻ Base of the **1st proximal phalanx** (in radial side)

3-174

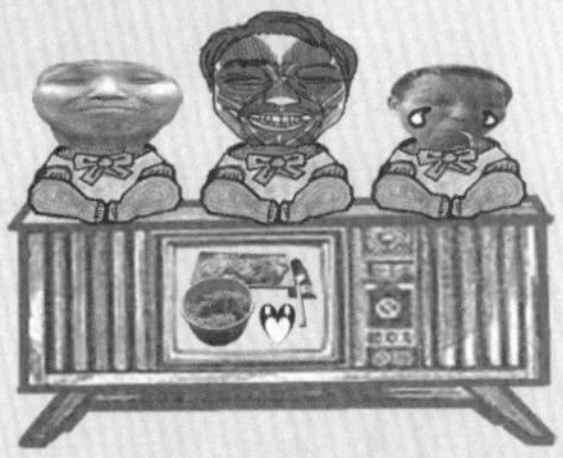

응답하라

Flexor pollicis brevis & Flexor digiti minimi brevis muscle

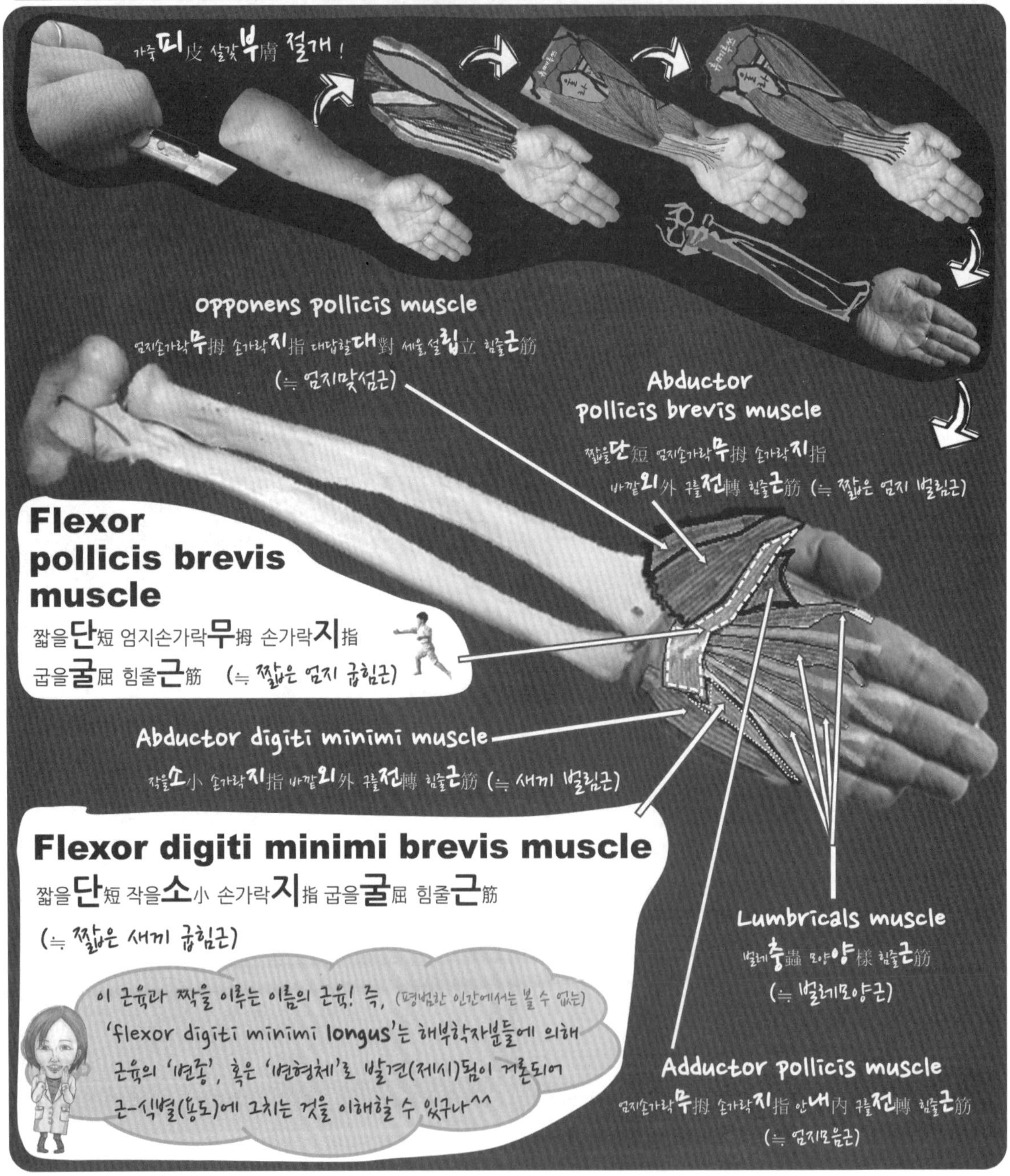

3-175

Flexor Pollicis brevis

짧을 **단**短 엄지손가락 **무**拇 손가락 **지**指

굽을 **굴**屈 힘줄 **근**筋

≒ 짧은 엄지 굽힘근

innervation 신경지배

Median nerve
(C6, C7, C8, T1)

& Ulnar nerve
(C8, T1)

origin 시작 부위

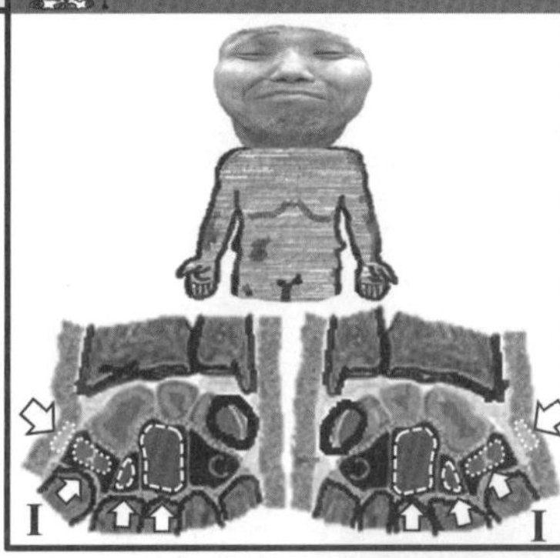

insertion 정지 부위

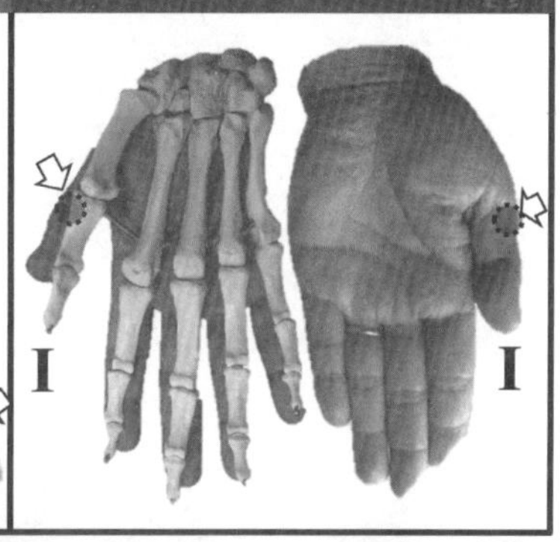

근육은
'결',이
중요^^*
"한결같다"

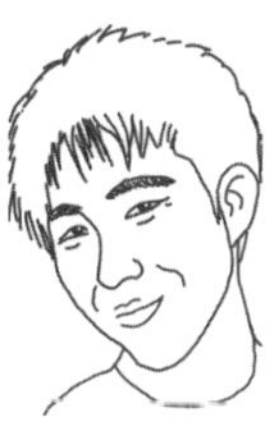

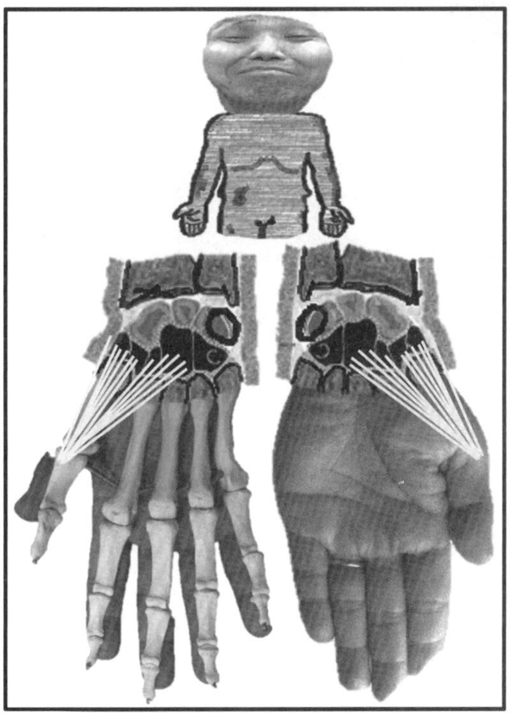

Motion 움직임

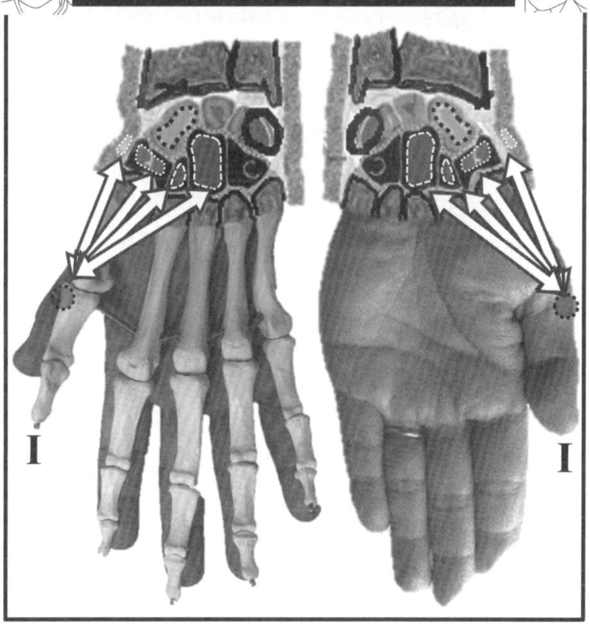

짧을단短 엄지손가락무拇 손가락지指 굽을굴屈 힘줄근筋

3-175-1

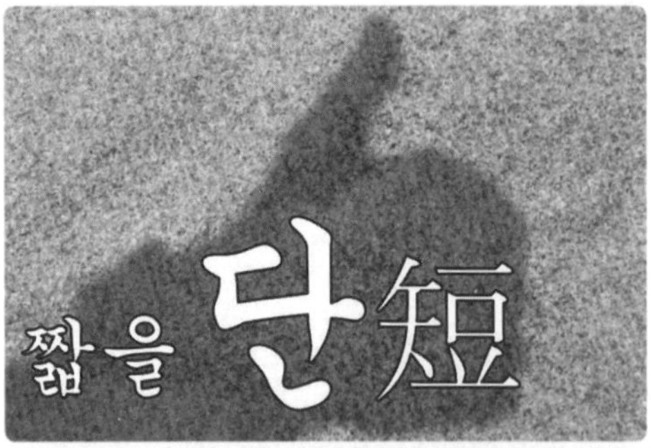

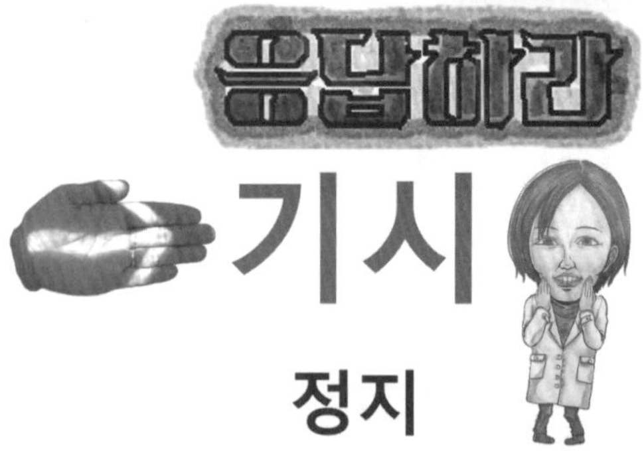

Flexor pollicis brevis muscle

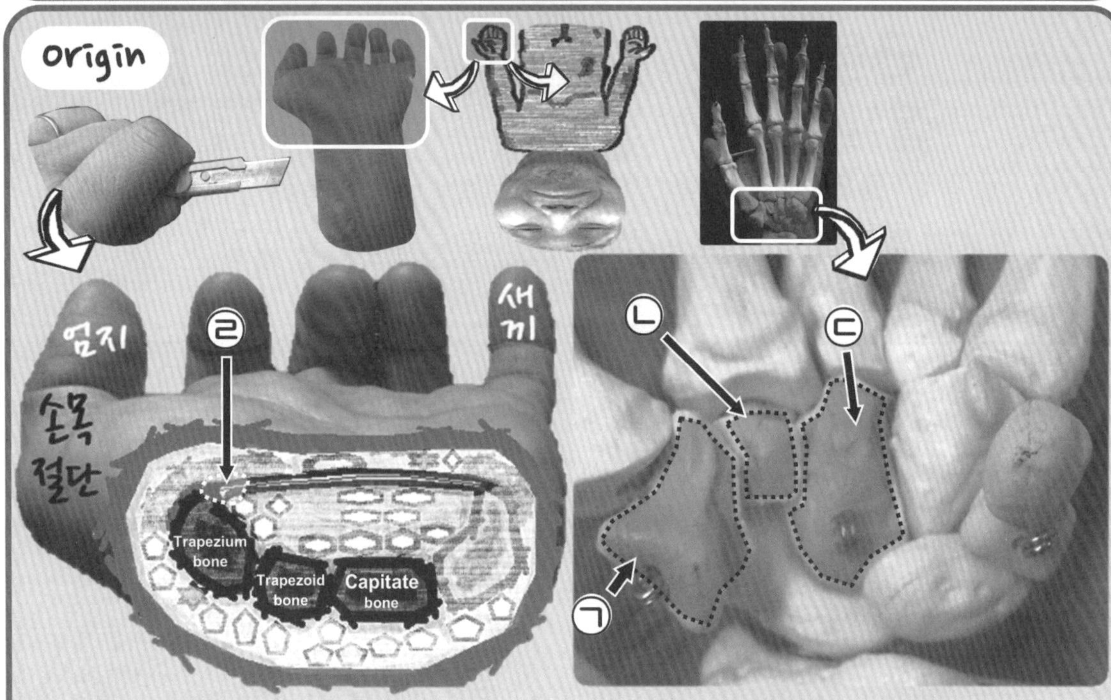

☺ 큰대大 마름능菱 형상형形 뼈골骨 (ㄱ), 작을소小 마름능菱 형상형形 뼈골骨 (ㄴ) 및
≒ 큰마름뼈 ≒ 작은마름뼈
있을유有 머리두頭 뼈골骨 (ㄷ) 의 ☞ 손수手 손바닥장掌 곁측側 (≒ 손바닥쪽)
≒ 알머리뼈

☺ The palmar side of **trapezium bone** (ㄱ), **trapezoid bone** (ㄴ) & **capitate bone** (ㄷ)

ㄹ '굽을굴屈 힘줄근筋 가를지支 가질지持 띠대帶'의 한일一 떼부部 나눌분分

A part of ' Flexor retinaculum (ㄹ) '

짧을**단**短 엄지손가락**무**拇 손가락**지**指 굽을**굴**屈 힘줄**근**筋

3-175-2

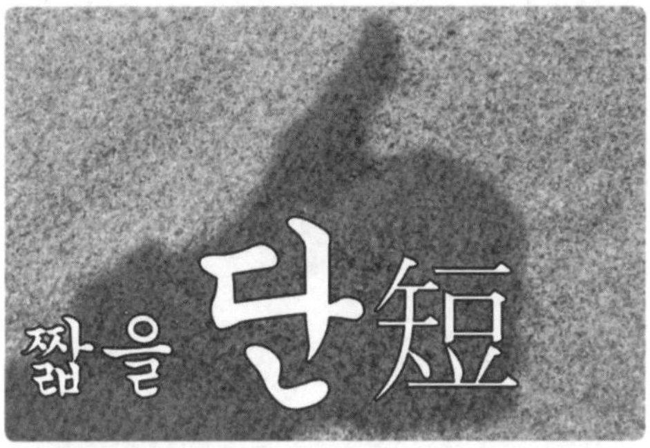

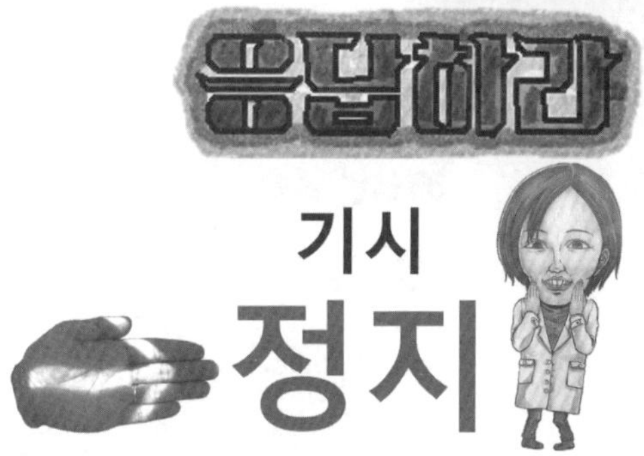

Flexor pollicis brevis muscle

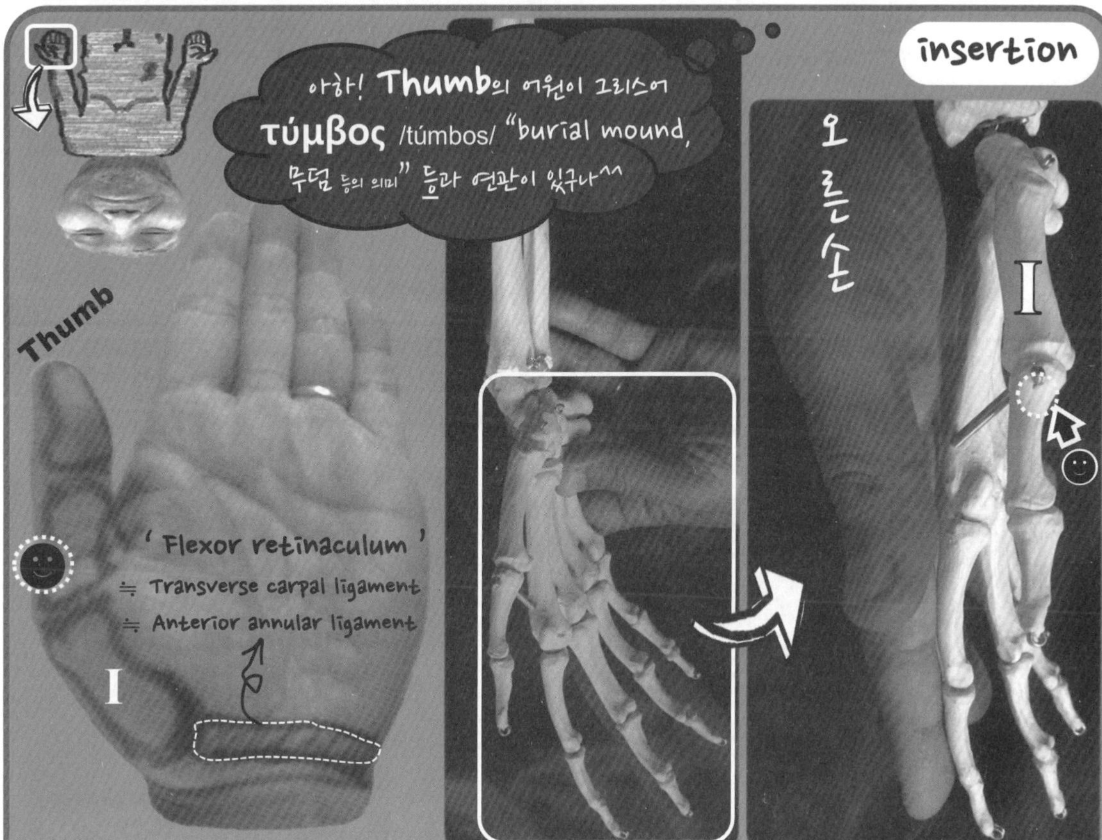

☻ **제 1 번** 터**기**基 마디**절**節 뼈**골**骨 의 (≒ 첫마디뼈) ☞ 굽을**요**橈 뼈**골**骨 곁**측**側 (≒ 노뼈쪽) (≒ 바깥**외**外 곁**측**側)
▸ 터**기**基 밑**저**底 떼**부**部

☻ Base of the **1st proximal phalanx** (in **radial side** also called **lateral side**)

3-176

Flexor digiti minimi brevis

짧을 **단** 短 작을 **소** 小 손가락 **지** 指
굽을 **굴** 屈 힘줄 **근** 筋

≒ 짧은 새끼 굽힘근

innervation 신경지배

Ulnar nerve (C8, T1)

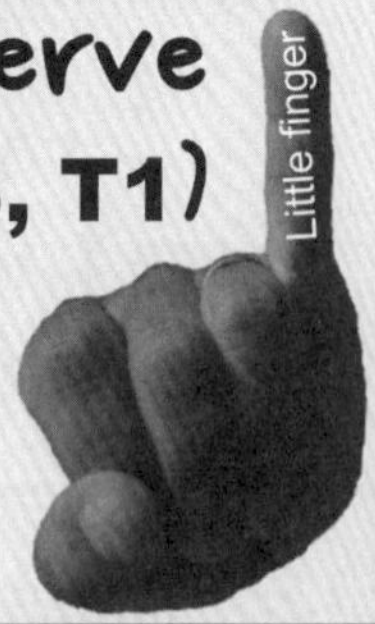

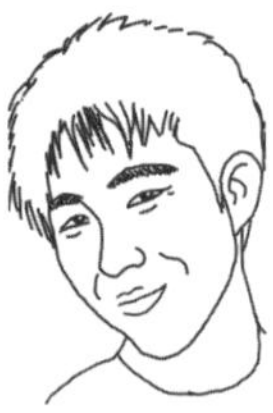

근육은 **'결'**이 중요^^*
"한결같다"

Origin 시작 부위

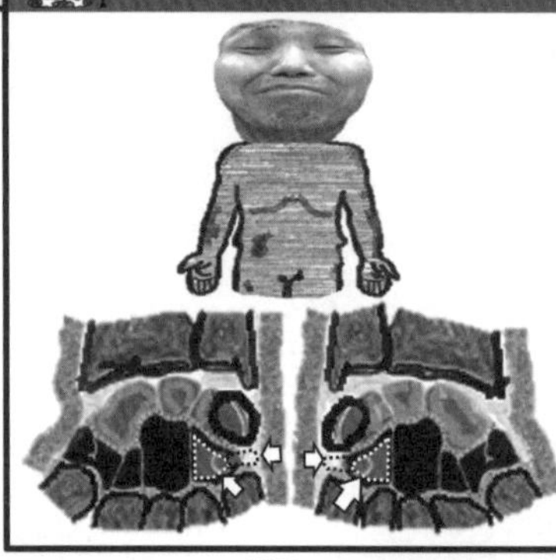

insertion 정지 부위

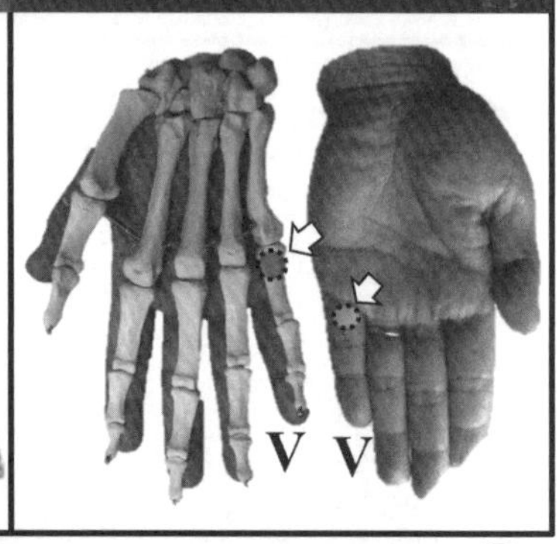

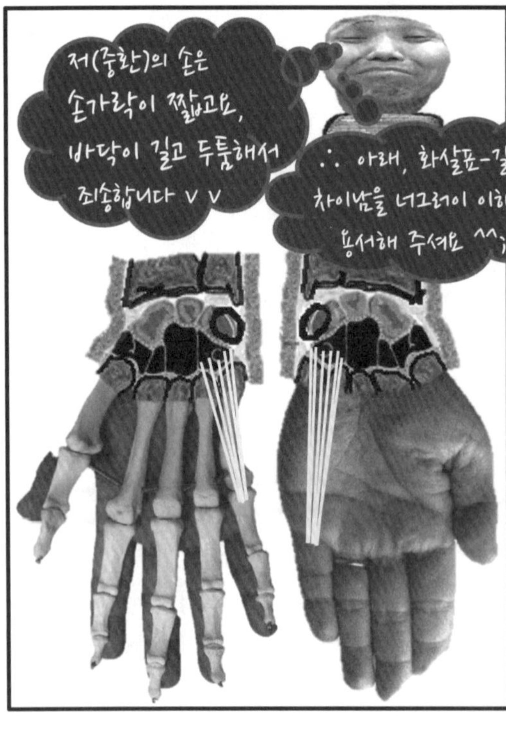

Motion 움직임

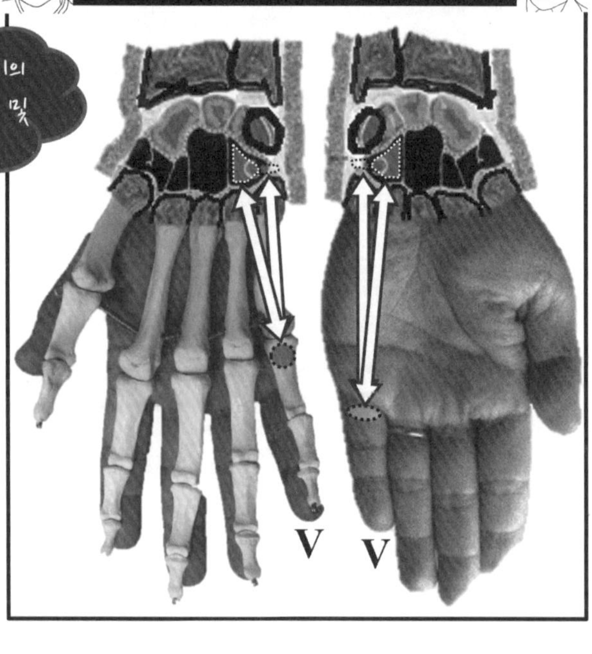

짧을**단**短 작을**소**小 손가락**지**指 굽을**굴**屈 힘줄**근**筋

3-176-1

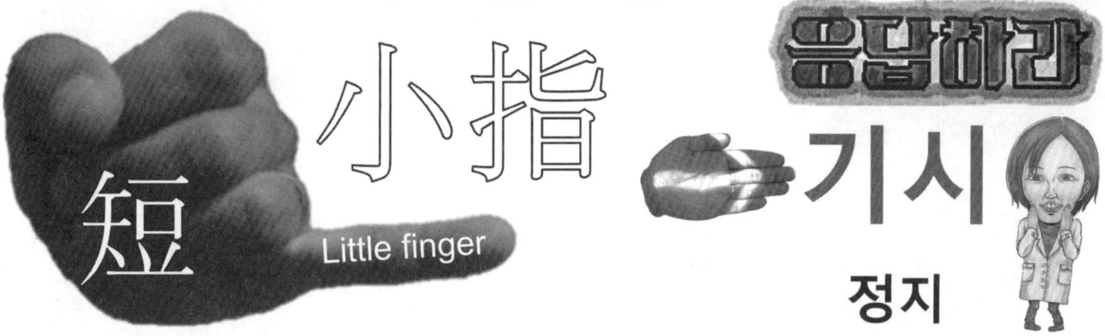

Flexor digiti minimi brevis muscle

Origin

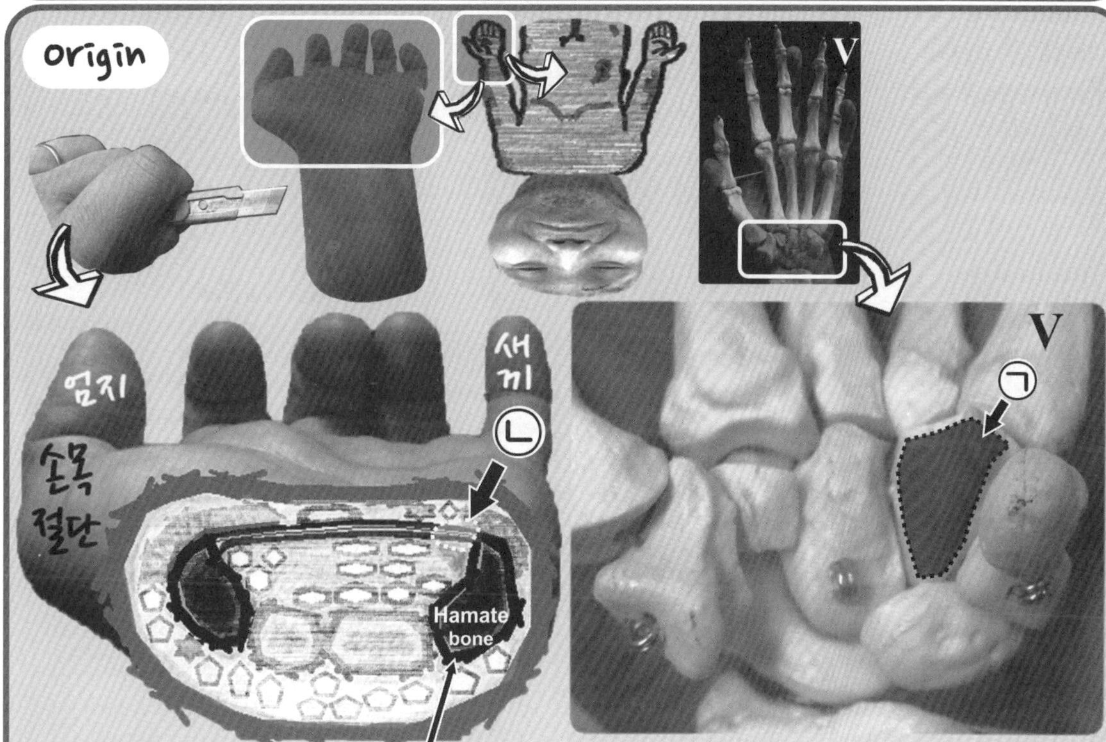

☺ 있을**유**有 갈고리**구**鉤 뼈**골**骨 (㉠) 의 ☞ 손**수**手 손바닥**장**掌 곁**측**側 (≒ 손바닥쪽)
≒ 갈고리뼈

☺ The palmar side of **hamate bone** (㉠)

㉡ '굽을**굴**屈 힘줄**근**筋 가를**지**支 가질**지**持 띠**대**帶 (≒ 굽힘근지지띠)' 의 한**일**一 떼**부**部 나눌**분**分

A part of ' Flexor retinaculum (㉡) '

3-176-2

짧을**단**短 작을**소**小 손가락**지**指 굽을**굴**屈 힘줄**근**筋

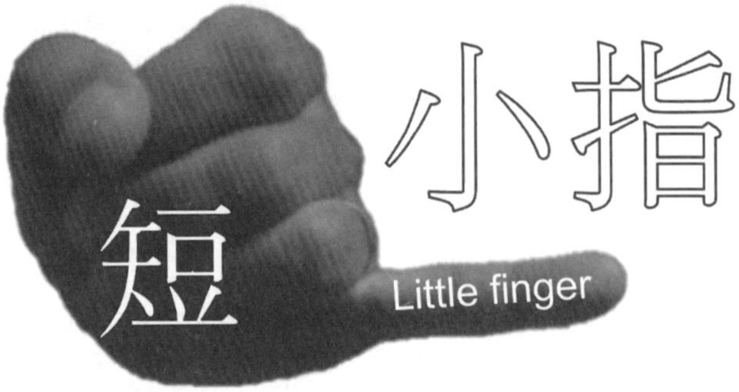

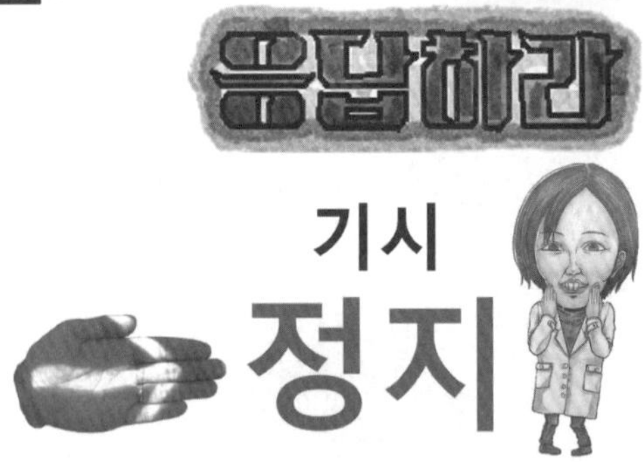

Flexor digiti minimi brevis muscle

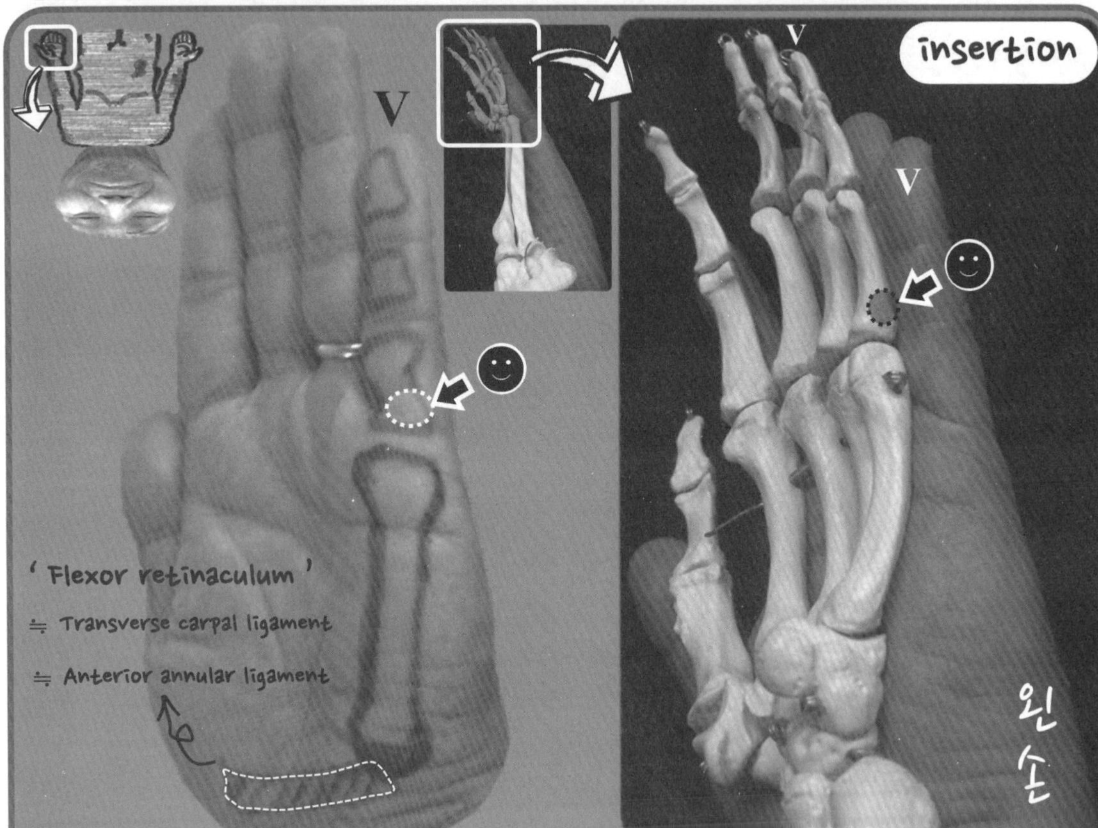

☻ **제 5 번** 터**기**基 마디**절**節 뼈**골**骨 의 ☞ 자**척**尺 뼈**골**骨 곁**측**側 (≒ 안**내**內 곁**측**側)
(≒ 첫마디뼈) (≒ 자뼈쪽) ► 터**기**基 밑**저**底 떼**부**部

☻ Base of the **5th proximal phalanx** (in **ulnar side** also called **medial side**)

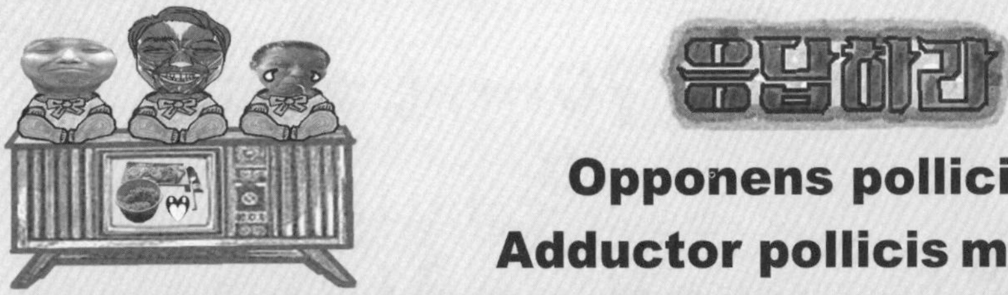

3-177

Opponens pollicis & Adductor pollicis muscle

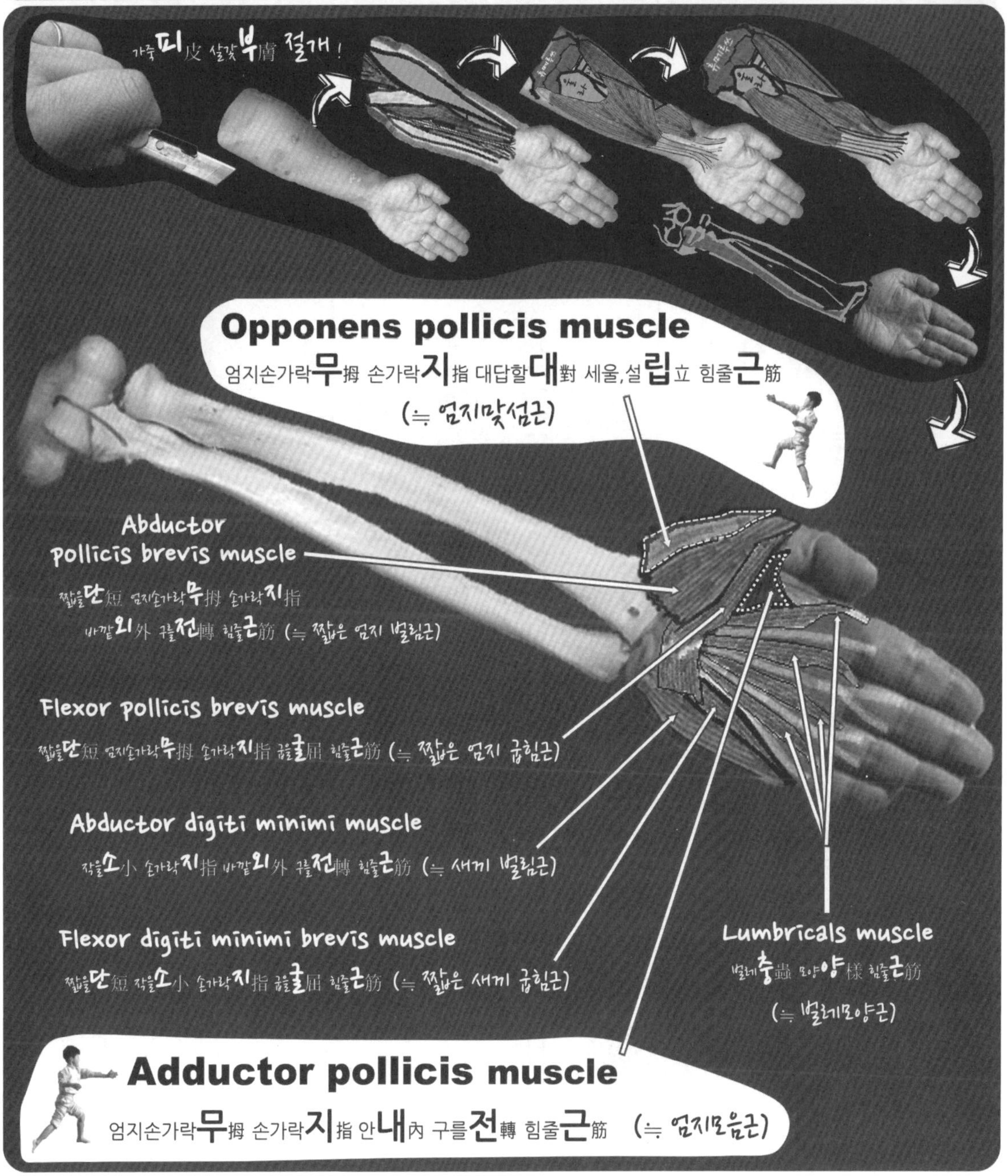

innervation 신경지배

Median nerve (C8, T1)

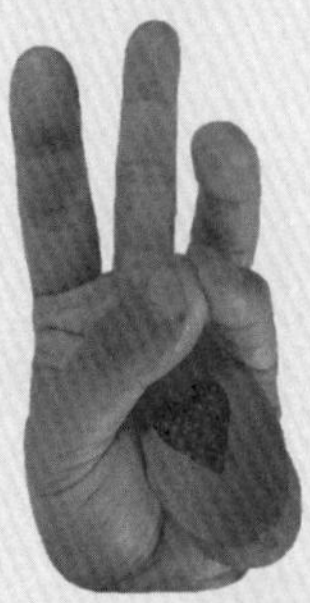

3-178

Opponens pollicis

엄지손가락 **무**拇 손가락 **지**指

대답할 **대**對 세울,설 **립**立 힘줄 **근**筋

≒ 엄지 맞섬근

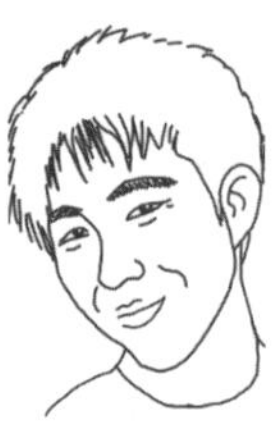

근육은 **'결'**이 중요^^*

"한결같다"

Origin 시작 부위

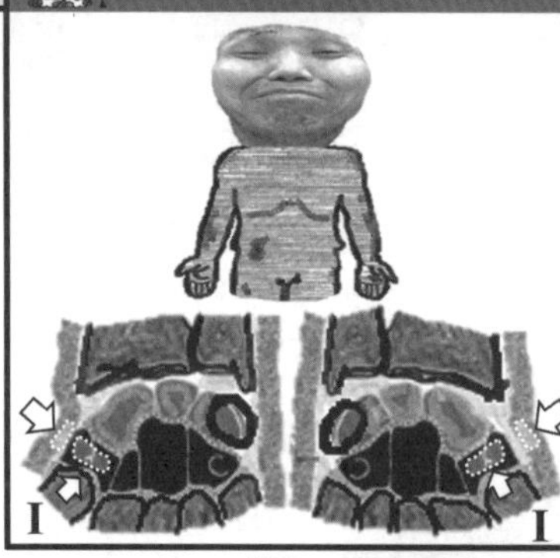

insertion 정지 부위

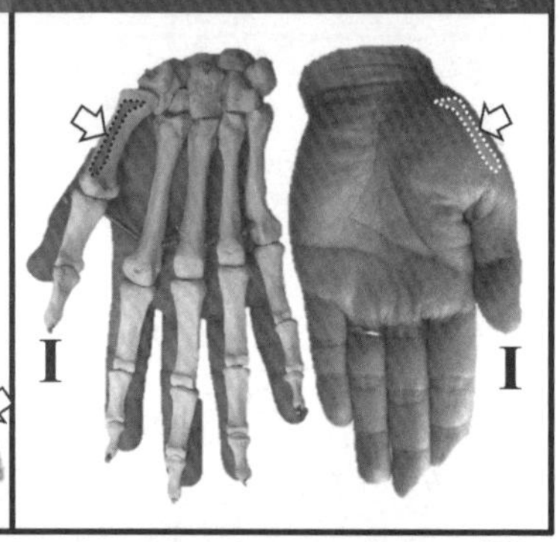

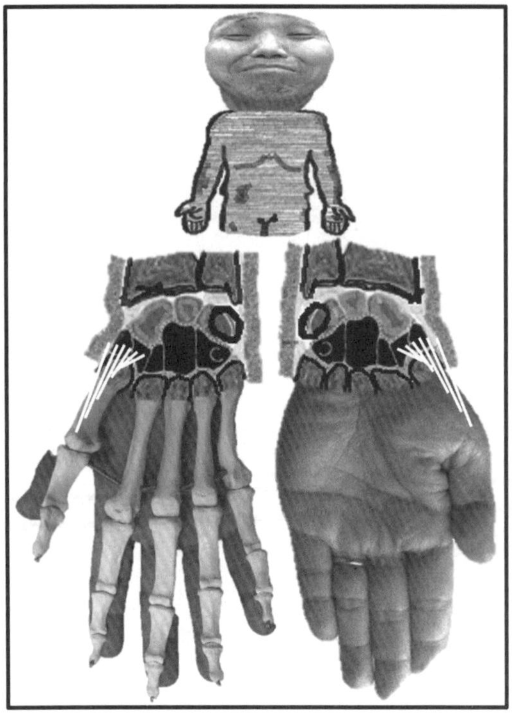

Motion 움직임

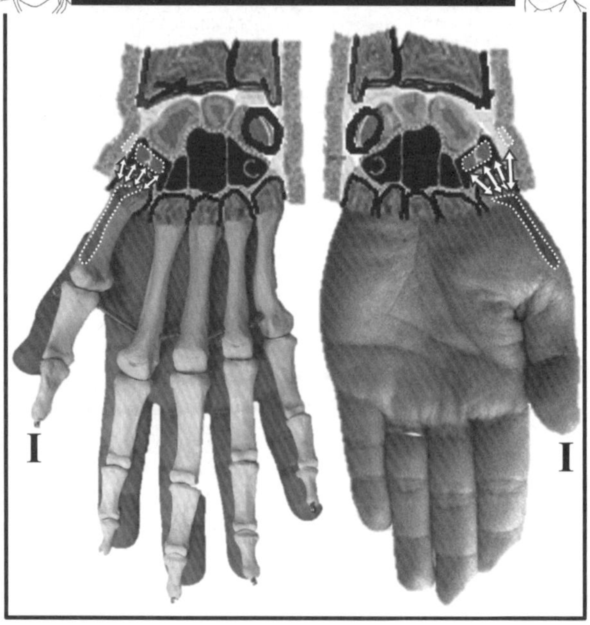

엄지손가락**무**拇
손가락**지**指
대답할**대**對
설**립**立
힘줄**근**筋

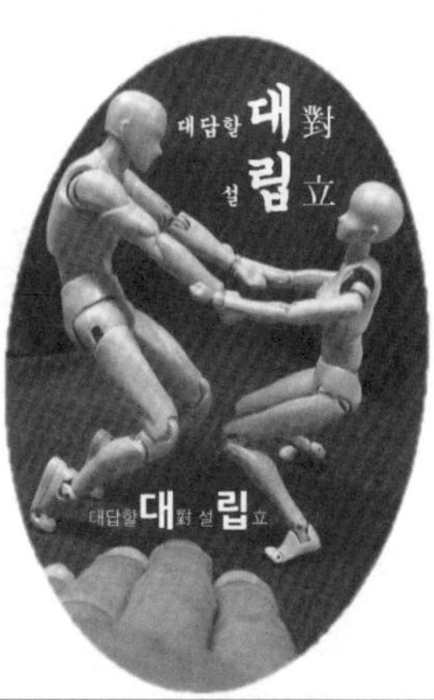

3-178-1

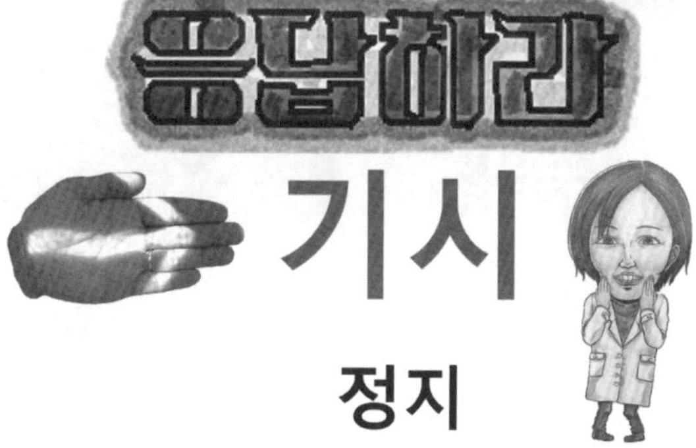

Opponens pollicis muscle

Origin

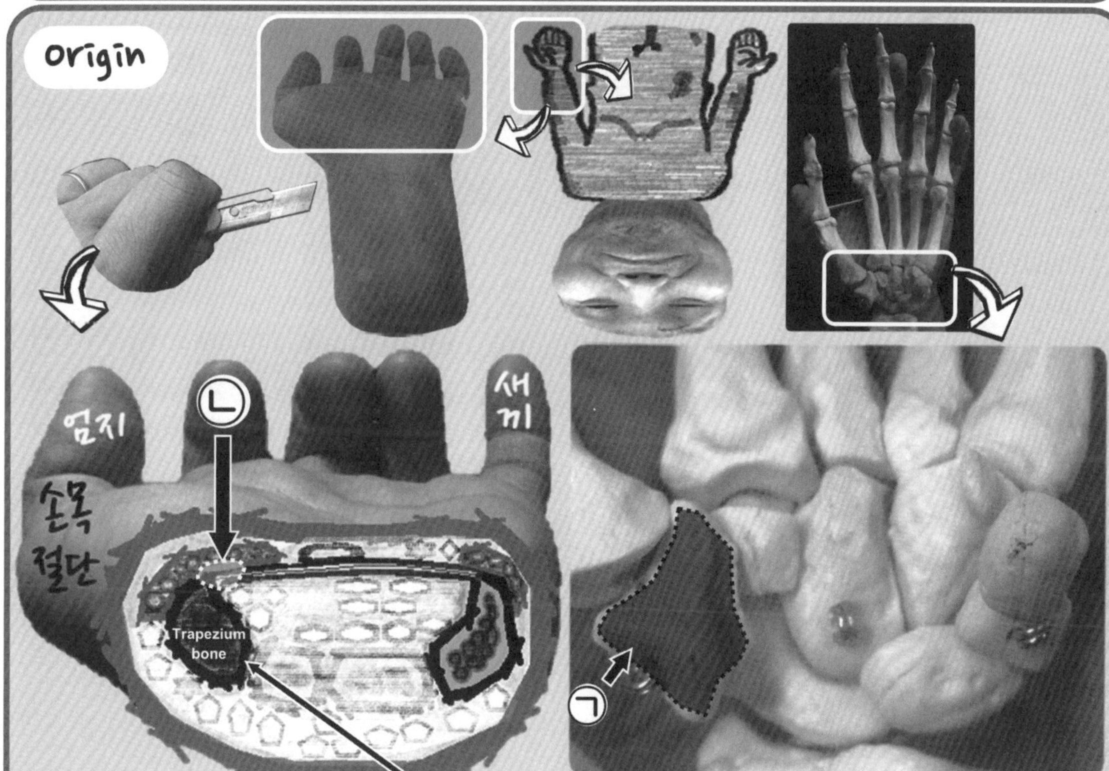

☺ 큰**대**大 마름**능**菱 형상**형**形 뼈**골**骨 (㉠) 의 ☞ 손**수**手 손바닥**장**掌 곁**측**側 (≒ 손바닥쪽)
≒ 큰마름뼈
☺ The palmar side of **trapezium bone** (㉠)

㉡ '굽을**굴**屈 힘줄**근**筋 가를**지**支 가질**지**持 띠**대**帶' 의 한**일**一 떼**부**部 나눌**분**分
A part of ' Flexor retinaculum (㉡) '

엄지손가락 무 拇
손가락 지 指
대답할 대 對
설 립 立
힘줄 근 筋

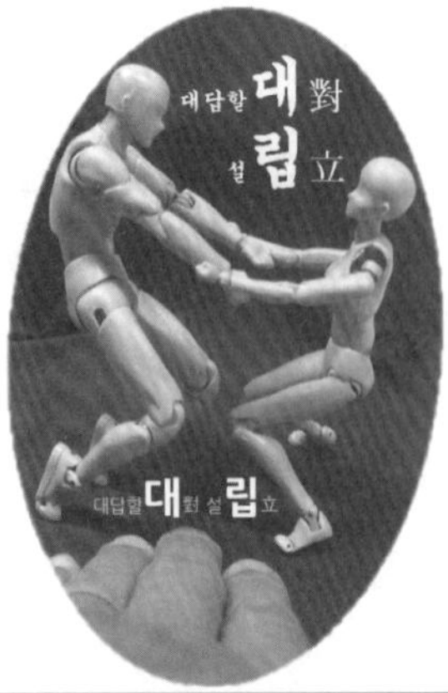

3-178-2

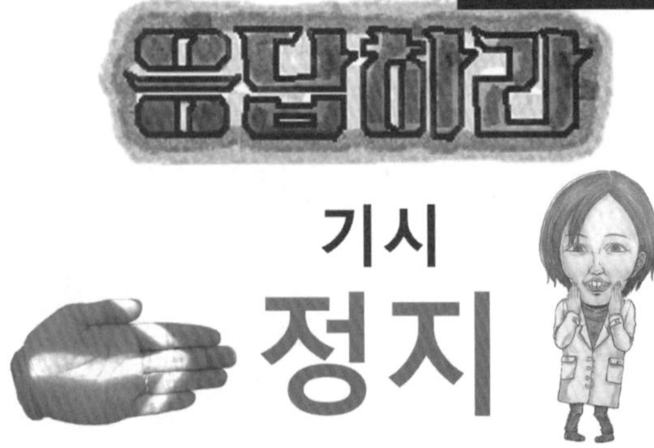

Opponens pollicis muscle

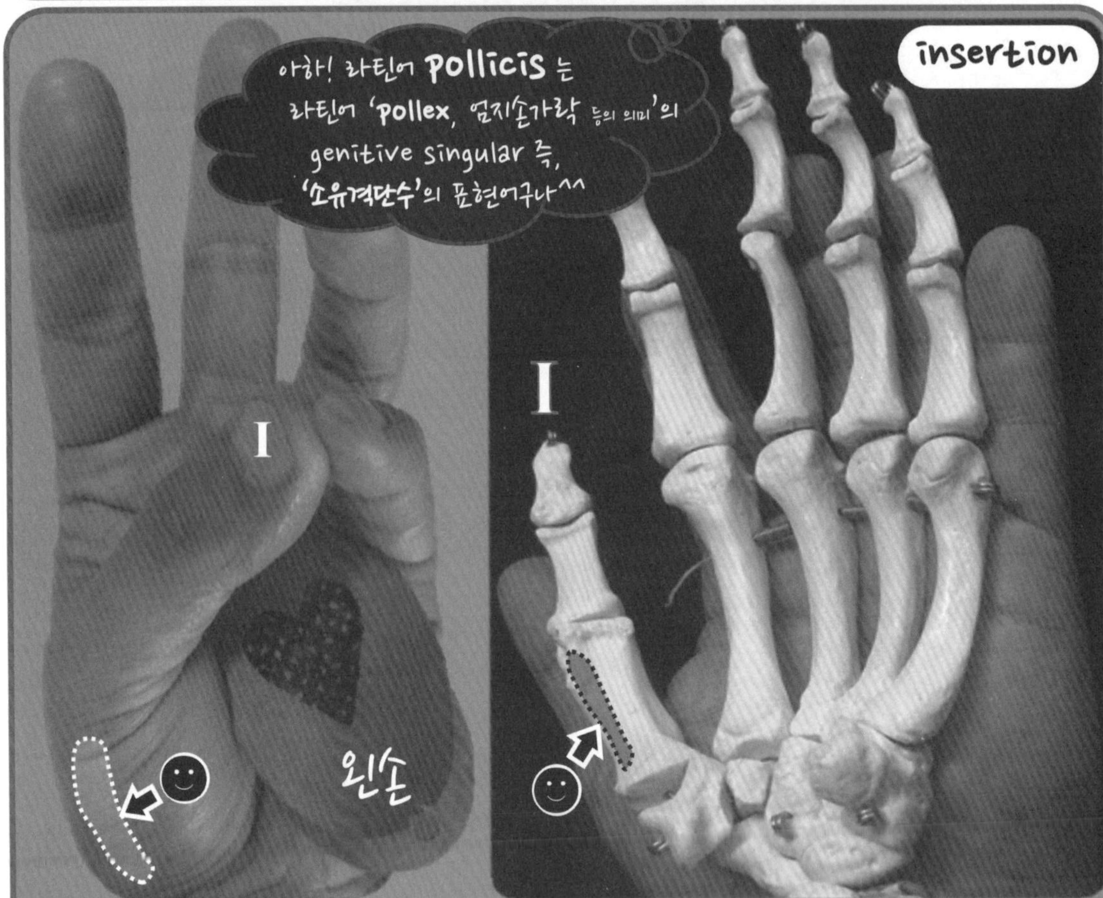

☻ 제 1 번 가운데 중 中 손 수 手 뼈 골 骨 의 (≒ 손허리뼈) ☞ 굽을 요 橈 뼈 골 骨 낯 면 面 (≒ 노뼈쪽) (≒ 바깥 외 外 낯 면 面)

☻ Radial (≒ lateral) aspect of the **1st metacarpal bone**

3-179

Adductor pollicis

엄지손가락 **무**拇 손가락 **지**指

안 **내**內 구를 **전**轉 힘줄 **근**筋

≒ 엄지 모음근

innervation 신경지배

Ulnar nerve (C8, T1)

근육은 '결'이 중요^^*

"한결같다"

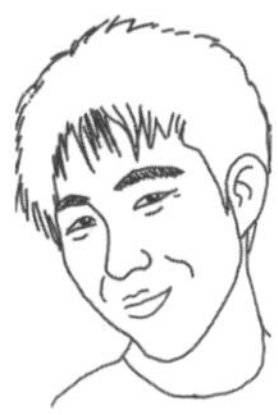

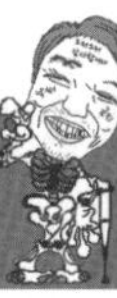

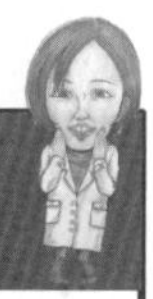

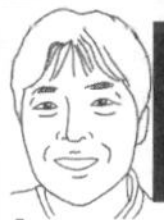

Origin 시작 부위

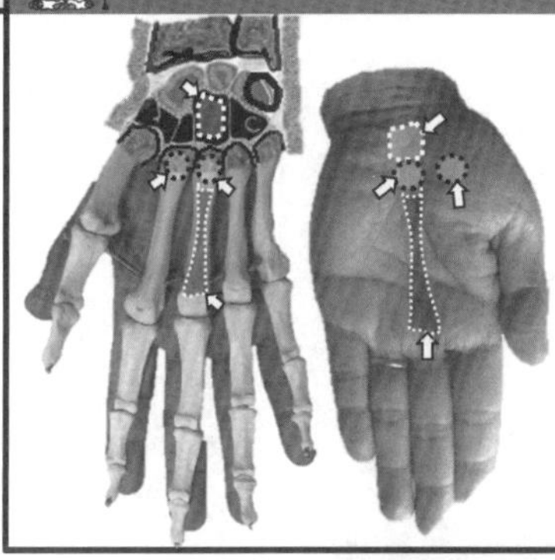

insertion 정지 부위

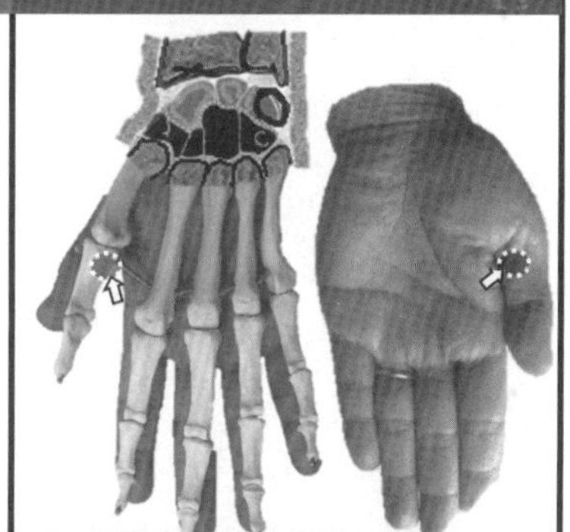

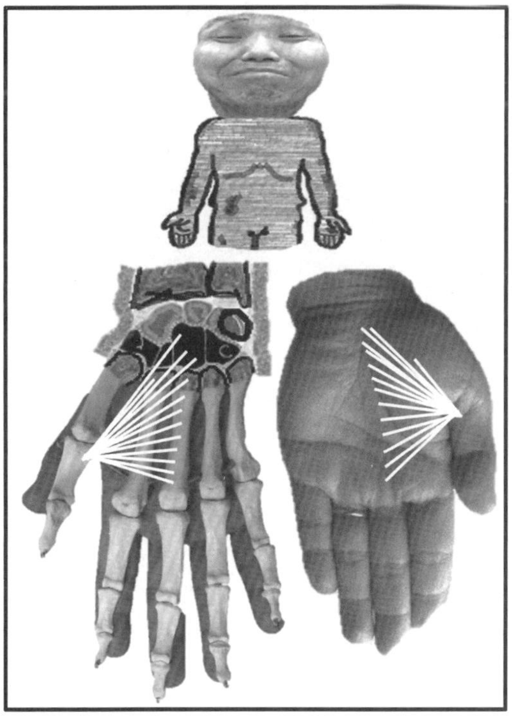

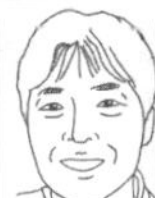

Motion 움직임

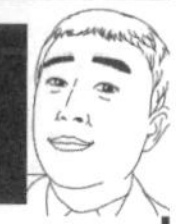

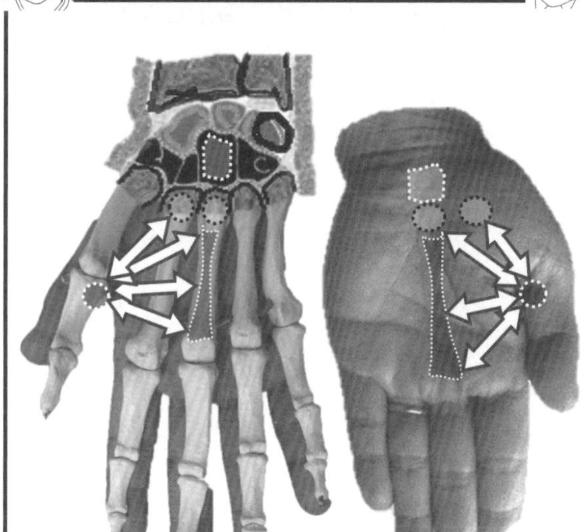

엄지손가락**무**拇 손가락**지**指 안**내**內 구를**전**轉 힘줄**근**筋

3-179-1

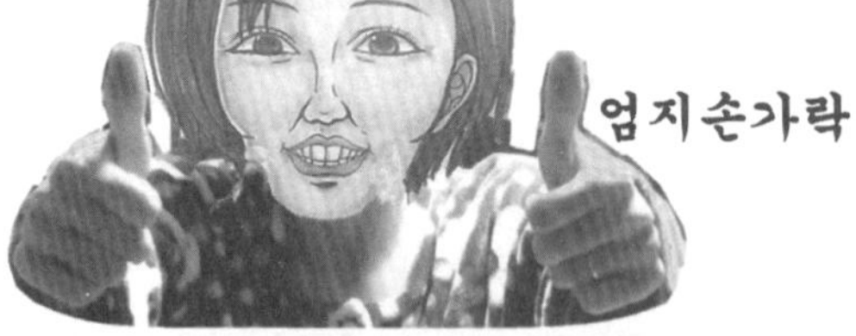

무拇

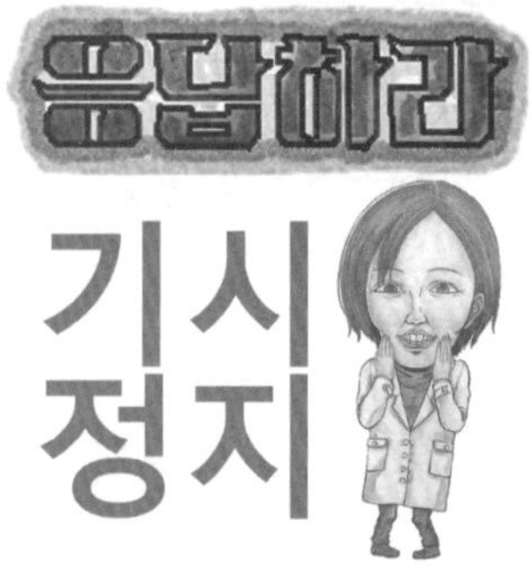

Adductor pollicis muscle

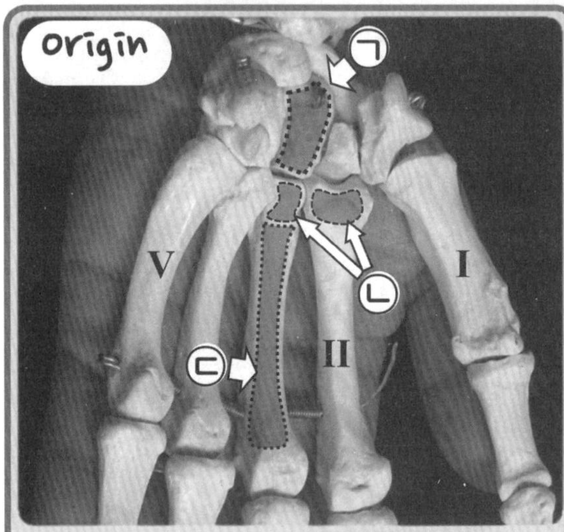

☺ 있을**유**有 머리**두**頭 뼈**골**骨 (ㄱ) 의
≒ 알머리뼈
☞ **수**手 **장**掌 **측**側 (≒ 손바닥쪽)

☺ The palmar side of **capitate bone** (ㄱ)

☺ **제2, 3번 중**中 **수**手 **골**骨 (≒ 손허리뼈) 의
► 터**기**基 밑**저**底 떼**부**部 (ㄴ) 와
ㄷ **제3번** 가운데**중**中 손**수**手 뼈**골**骨 의
☞ 손**수**手 손바닥**장**掌 곁**측**側 ► 뼈**골**骨 줄기**간**幹
(≒ 뼈몸통)

☺ Base of the 2nd, 3rd (ㄴ) **metacarpal bones** & **shaft of 3rd** (ㄷ) **metacarpal bone** (in palmar side)

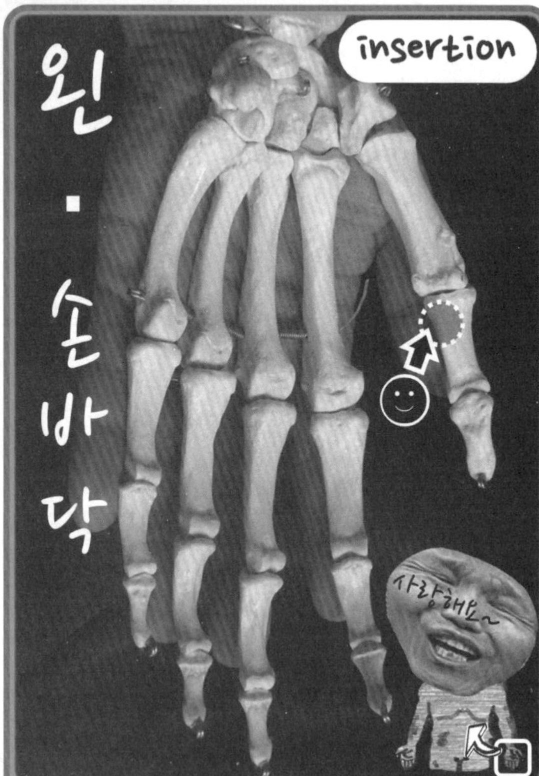

☻ **제 1 번** 터**기**基 마디**절**節 뼈**골**骨 의
(≒ 첫마디뼈)
☞ 자**척**尺 뼈**골**骨 곁**측**側 ► **기**基 **저**底 **부**部
(≒ 자뼈쪽)

☻ Base of the **1st proximal phalanx** (in ulnar side)

Anatomical orientation, directions, & movements 3-179-2

풀해解 쪼갤부剖 배울학學 과녁적的 손가락지指 향할향向, 방위방方 향向 그리고 운전할운運 움직일동動

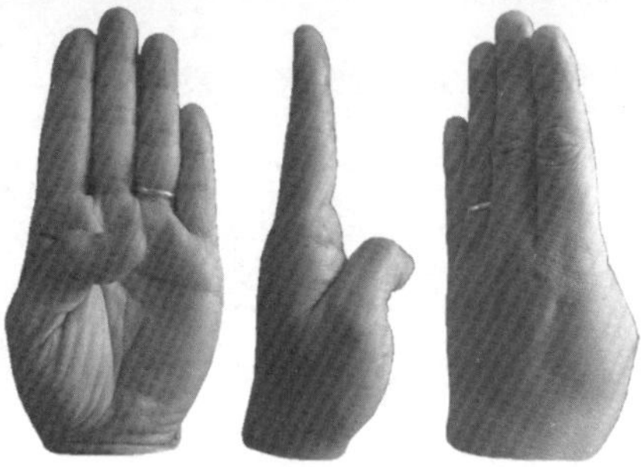

Thumb flexion

엄지손가락무拇 손가락지指
굽을굴屈 굽을곡曲

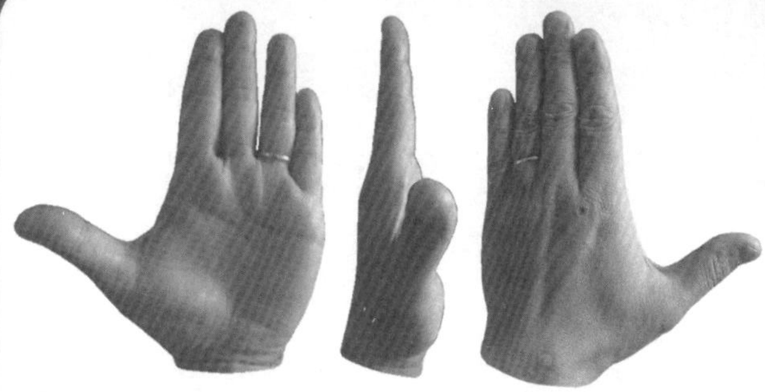

Thumb extension

엄지손가락무拇 손가락지指
펼신伸 펼전展

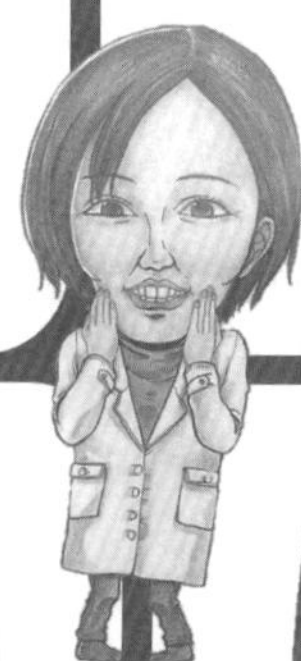

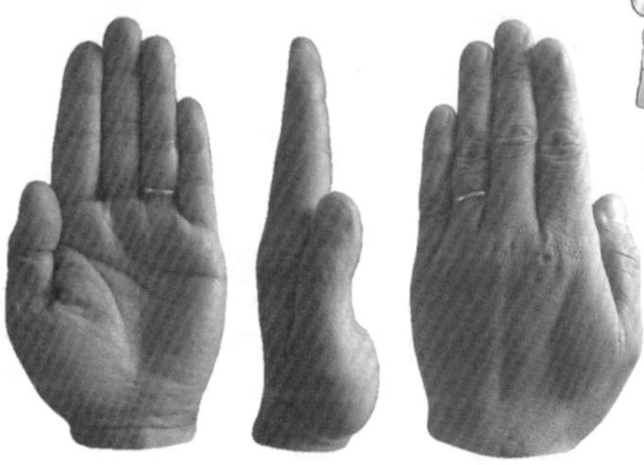

Thumb adduction

엄지손가락무拇 손가락지指
안내內 구를전轉

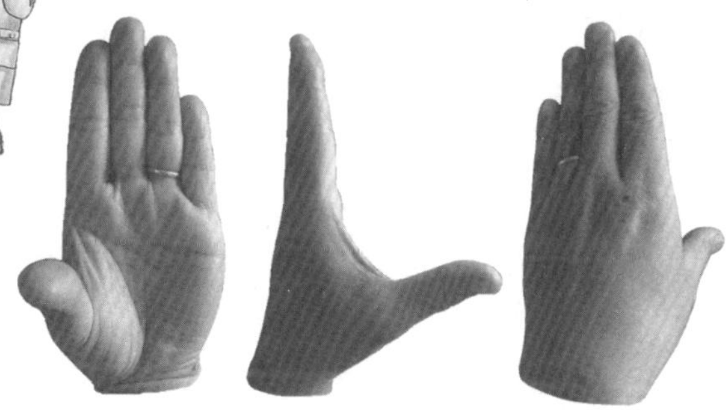

Thumb abduction

엄지손가락무拇 손가락지指
안외外 구를전轉

Thumb opposition

엄지손가락무拇
손가락지指
대답할대對 설립立

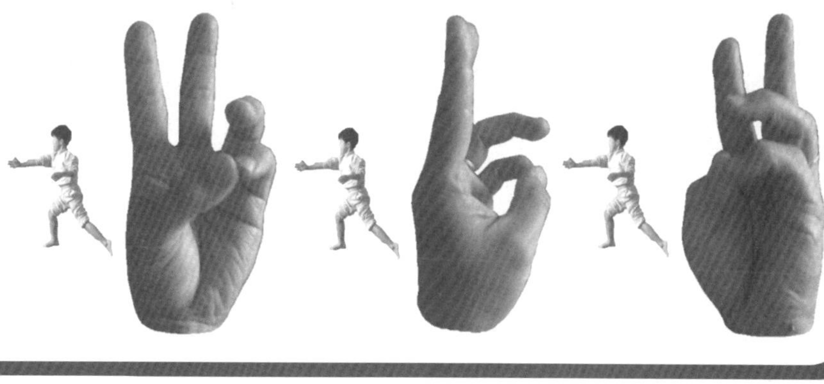

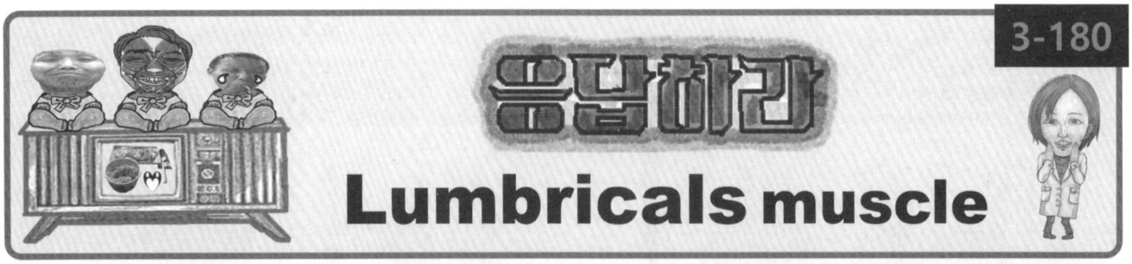
3-180
응답하라
Lumbricals muscle

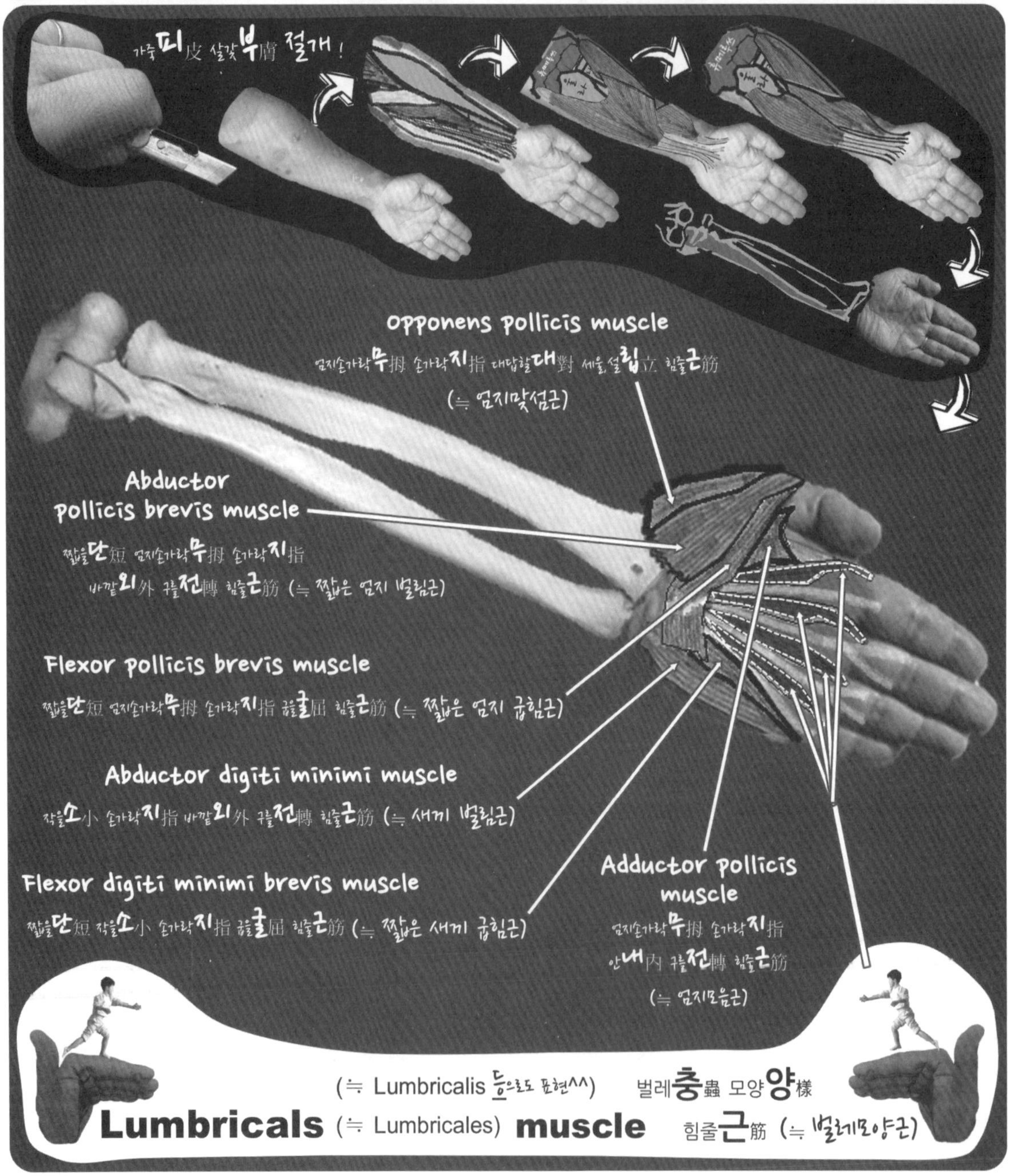
가죽피皮 살갗부膚 절개!
Opponens pollicis muscle
엄지손가락무拇 손가락지指 대답할대對 세울,설립立 힘줄근筋
(≒ 엄지맞섬근)
Abductor pollicis brevis muscle
짧을단短 엄지손가락무拇 손가락지指
바깥외外 구를전轉 힘줄근筋 (≒ 짧은 엄지 벌림근)
Flexor pollicis brevis muscle
짧을단短 엄지손가락무拇 손가락지指 굽을굴屈 힘줄근筋 (≒ 짧은 엄지 굽힘근)
Abductor digiti minimi muscle
작을소小 손가락지指 바깥외外 구를전轉 힘줄근筋 (≒ 새끼 벌림근)
Flexor digiti minimi brevis muscle
짧을단短 작을소小 손가락지指 굽을굴屈 힘줄근筋 (≒ 짧은 새끼 굽힘근)
Adductor pollicis muscle
엄지손가락무拇 손가락지指
안내內 구를전轉 힘줄근筋
(≒ 엄지모음근)
(≒ Lumbricalis 등으로도 표현^^)
벌레충蟲 모양양様
Lumbricals (≒ Lumbricales) muscle
힘줄근筋 (≒ 벌레모양근)

3-180-1

Lumbricals

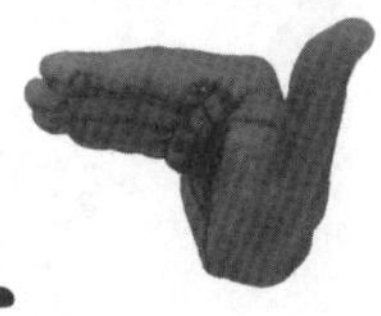

벌레 **충** 蟲 모양 **양** 樣 힘줄 **근** 筋

≒ 벌레모양근

innervation 신경지배

Median nerve
(1st & 2nd lumbricals)
(C6, C7)

Ulnar nerve
(3rd & 4th lumbricals)
(C8)

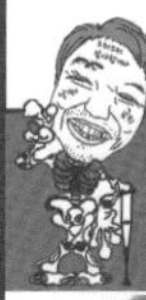

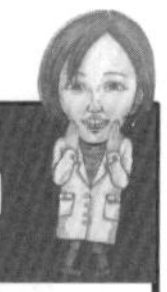

origin 시작 부위 | **insertion 정지 부위**

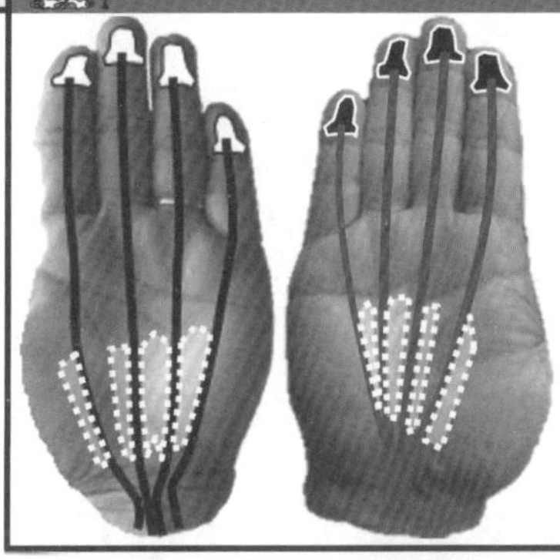

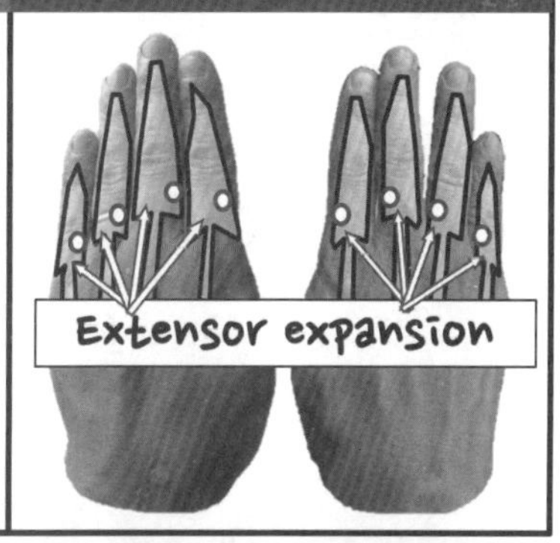

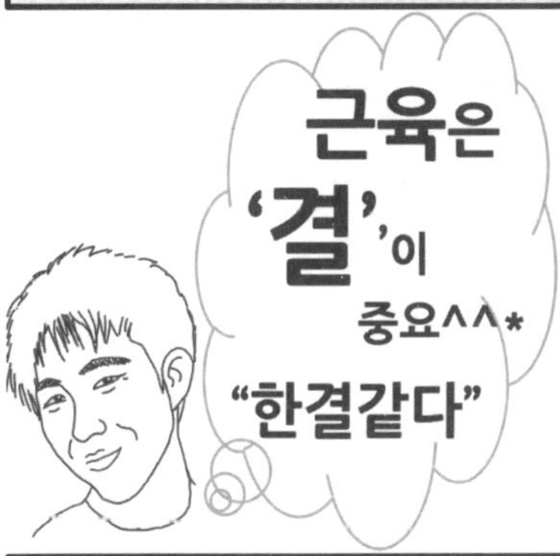

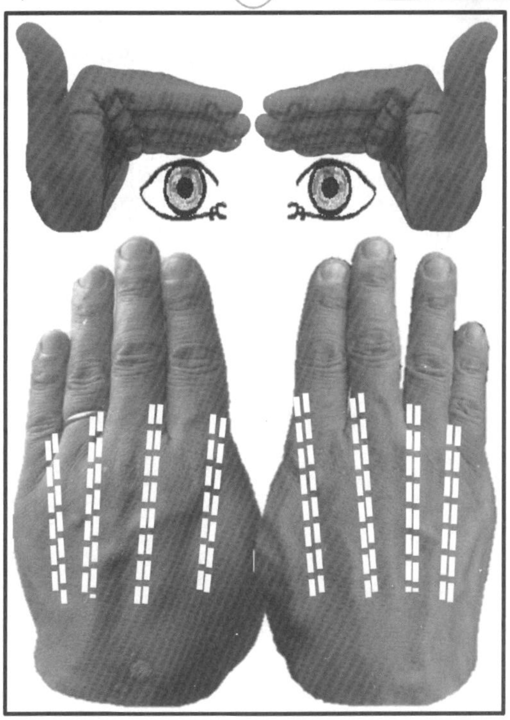

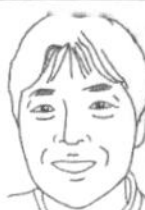

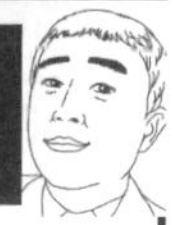

Motion 움직임

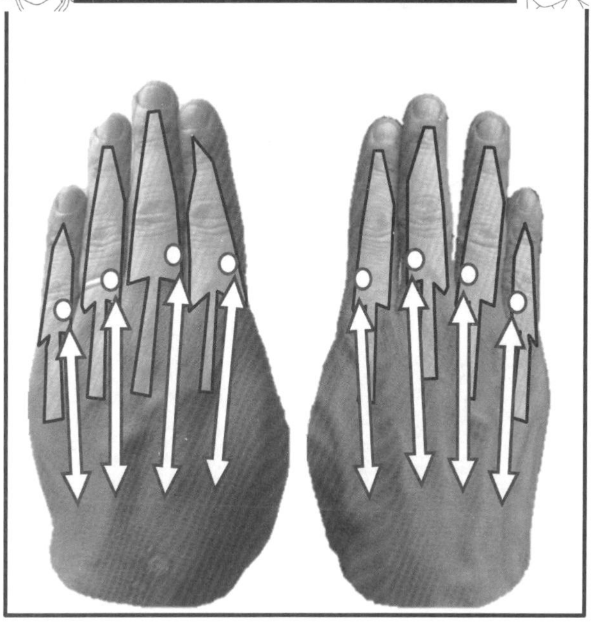

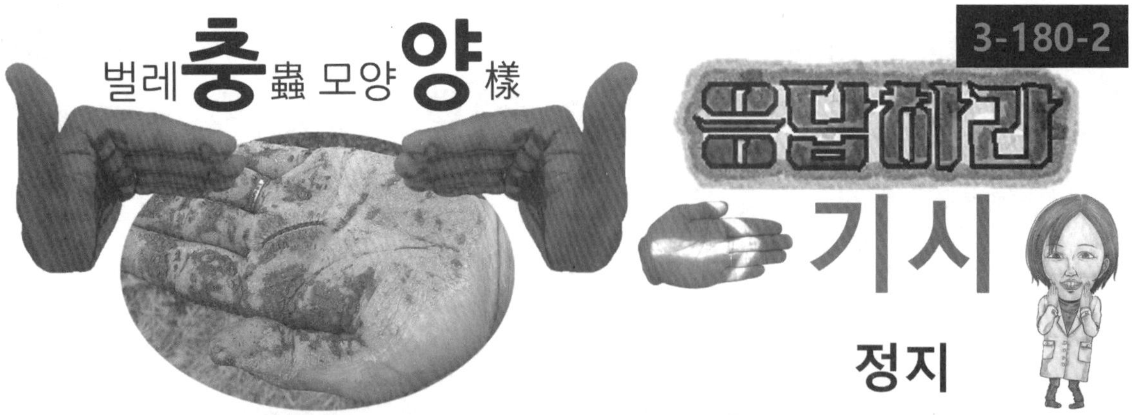

Lumbricals muscle

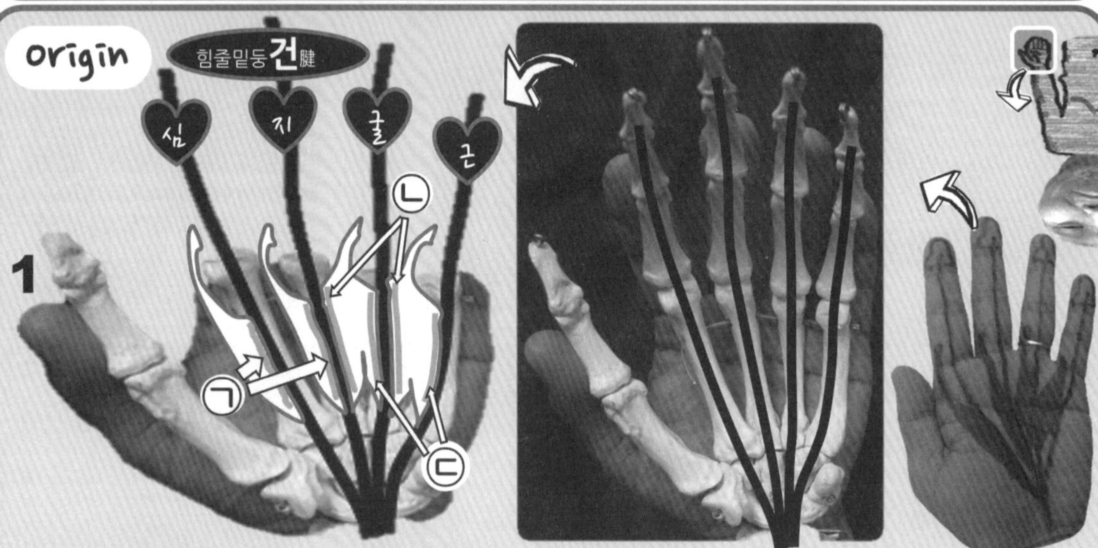

㉠ 깊을심深 손가락지指 굽을굴屈 힘줄근筋 힘줄밑동건腱 의
► 제 2 번 과 제 3 번 가운데중中 손수手 뼈골骨 (≒ 손허리뼈) 때부部 자리위位 (에서)
☞ 굽을요橈 뼈골骨 곁측側 (≒ 노뼈쪽)

㉠ **Radial side** of the area bordering **2nd & 3rd metacarpal bones** of the **' tendon of flexor digitorum profundus '**

☞ 깊을심深 손가락지指 굽을굴屈 힘줄근筋 힘줄밑동건腱 의
► 제 3 번 과 제 4 번 가운데중中 손수手 뼈골骨 때부部 자리위位 (에서)
☞ 자척尺 뼈골骨 곁측側 (≒ 자뼈쪽) (㉡) 과 굽을요橈 뼈골骨 곁측側 (㉢)

☞ Ulnar (㉡) & radial (㉢) side of the area bordering 3rd & 4th metacarpal bones of the **' tendon of flexor digitorum profundus '**

3-180-3

벌레**충**蟲 모양**양**樣

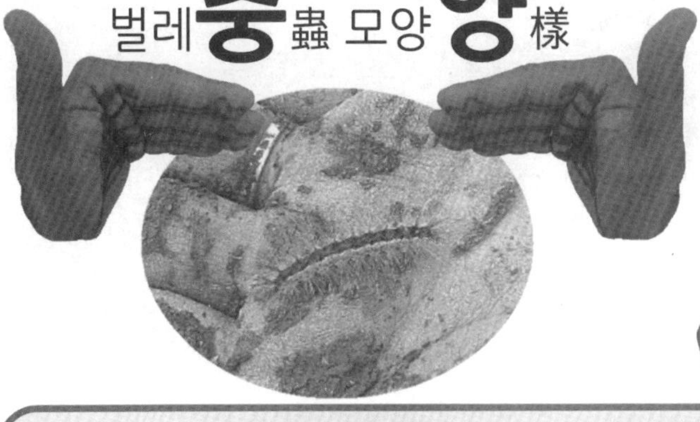

응답하라

기시

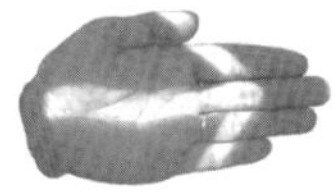

정지

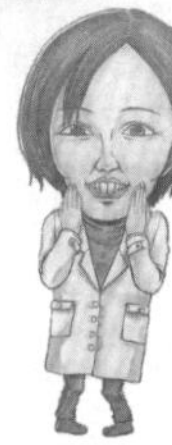

Lumbricals muscle

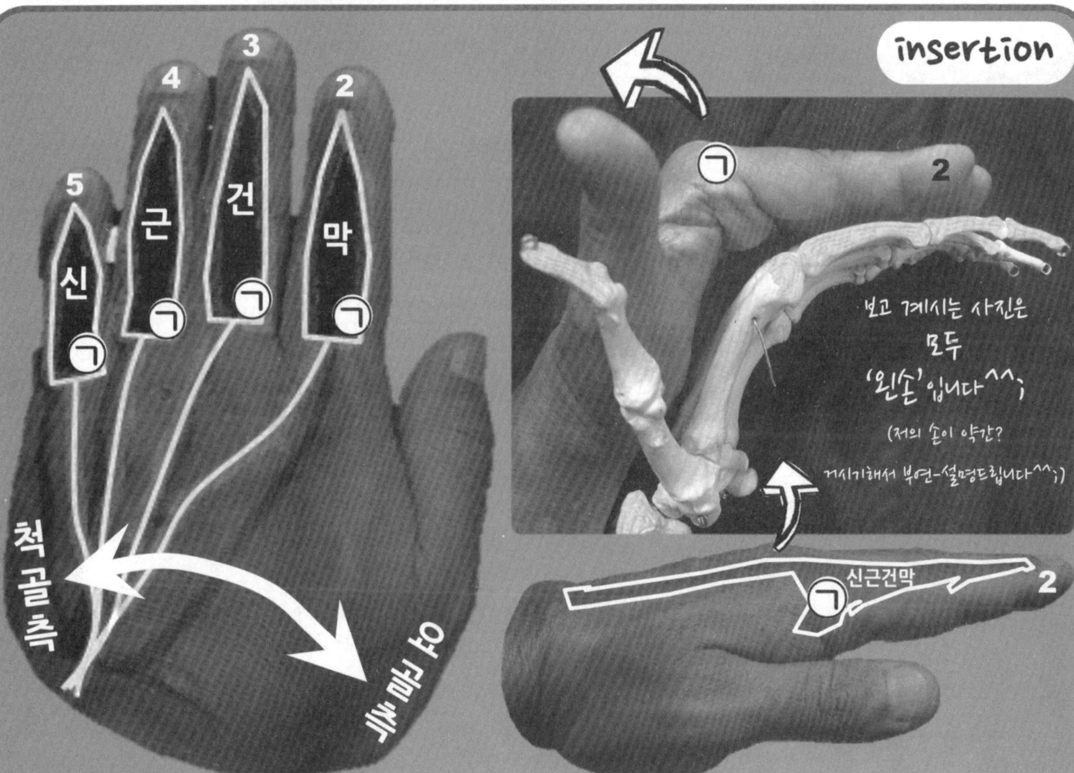

ㄱ " **제2, 3, 4, 5번** 펼**신**伸 힘줄**근**筋 넓힐**확**擴 베풀**장**張 (≒ 신근건막) " 의

► 굽을**요**橈 뼈**골**骨 곁**측**側(≒ 노뼈쪽) ► 손**수**手 등**배**背 떼**부**部(≒ 손등쪽)

ㄱ Radial side on the **dorsum** of the " **2nd, 3rd, 4th, 5th**

extensor expansion (also called extensor aponeurosis) "

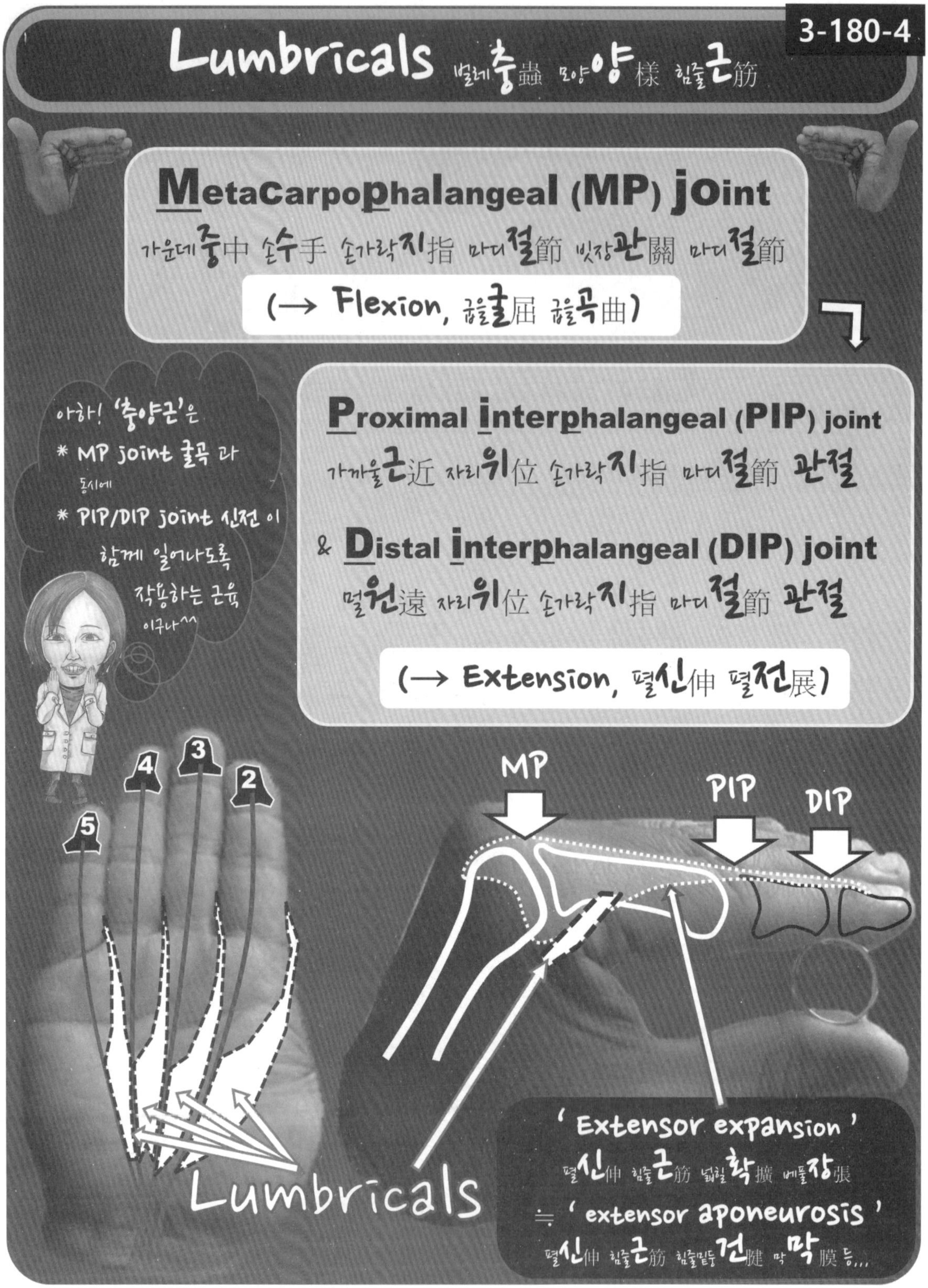
3-180-4
Lumbricals 벌레충蟲 모양양樣 힘줄근筋
Metacarpophalangeal (MP) joint
가운데중中 손수手 손가락지指 마디절節 빗장관關 마디절節
(→ Flexion, 굽을굴屈 굽을곡曲)
Proximal interphalangeal (PIP) joint
가까울근近 자리위位 손가락지指 마디절節 관절
& Distal interphalangeal (DIP) joint
멀원遠 자리위位 손가락지指 마디절節 관절
(→ Extension, 펼신伸 펼전展)
아하! '충양근'은
* MP joint 굴곡 과
동시에
* PIP/DIP joint 신전 이
함께 일어나도록
작용하는 근육
이구나^^
MP
PIP
DIP
Lumbricals
'Extensor expansion'
펼신伸 힘줄근筋 넓힐확擴 베풀장張
≒ 'extensor aponeurosis'
펼신伸 힘줄근筋 힘줄밑둥건腱 막막膜 등...

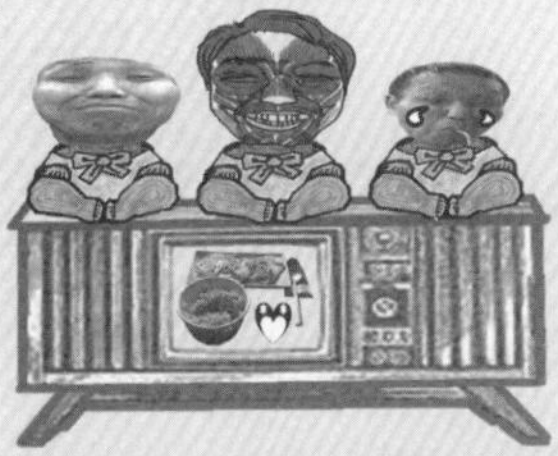

3-181

응답하라

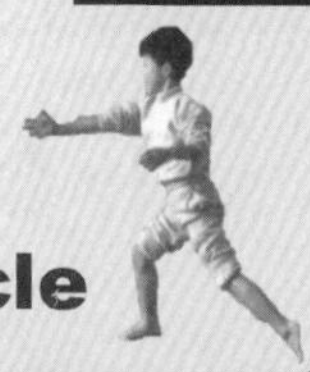

Palmar interossei muscle

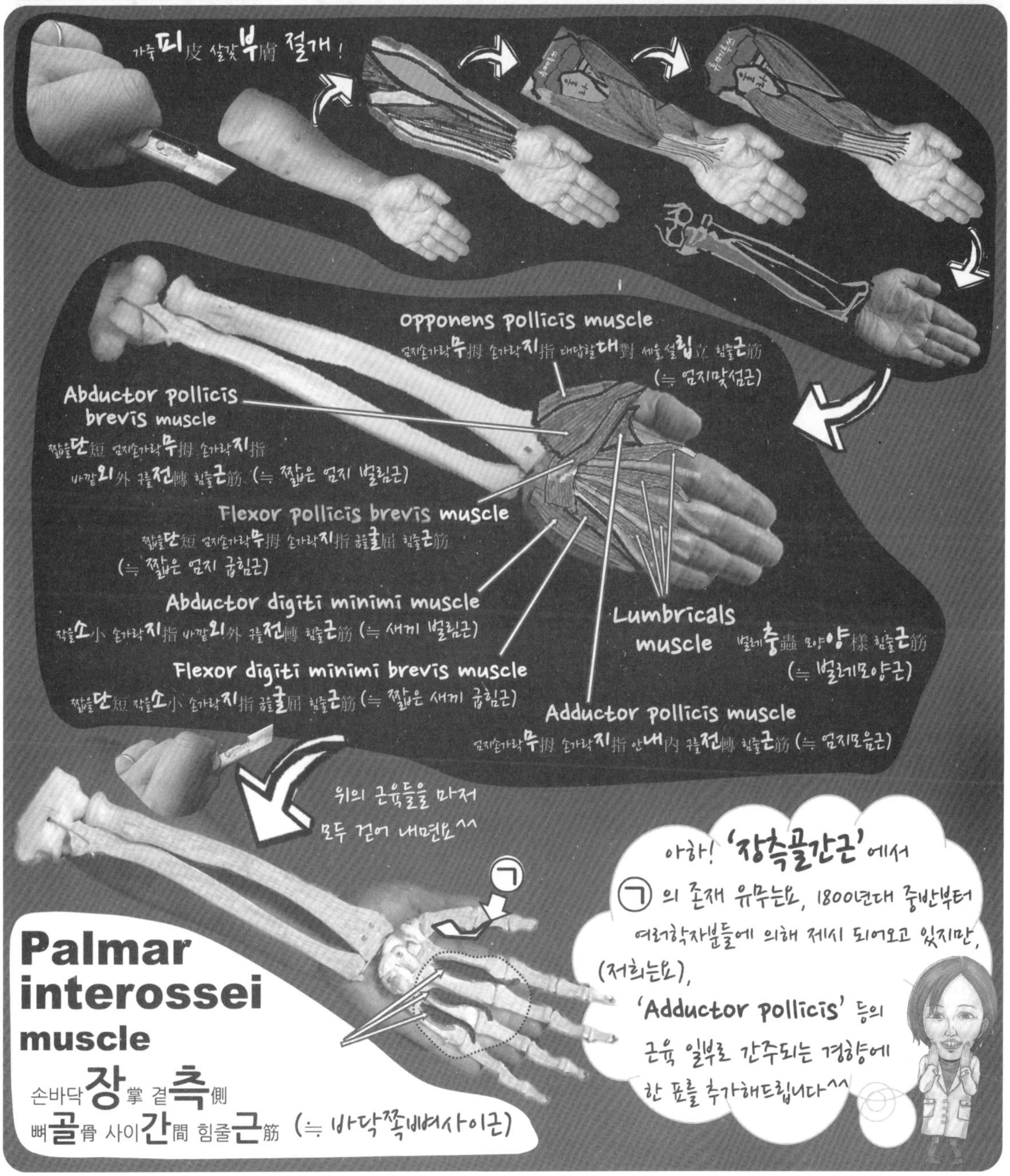

3-181-1

Palmar interossei

손바닥 **장**掌 곁 **측**側
뼈 **골**骨 사이 **간**間 힘줄 **근**筋
≒ 바닥쪽 뼈사이근

innervation 신경지배

Ulnar nerve (C8, T1)

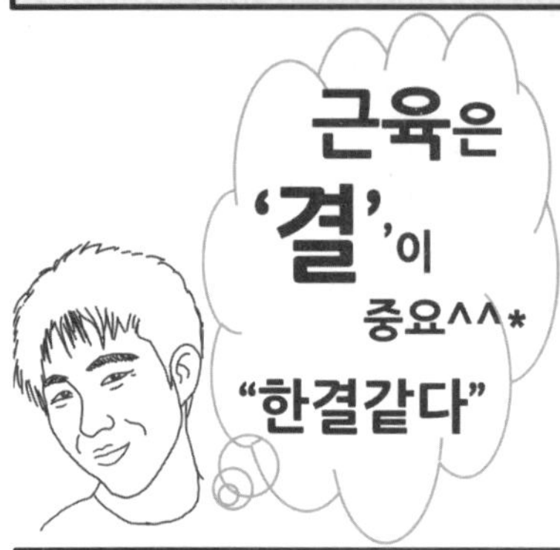

Origin 시작 부위

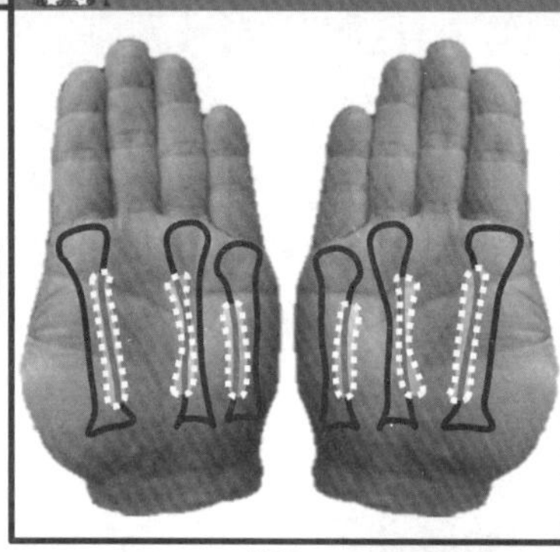

insertion 정지 부위

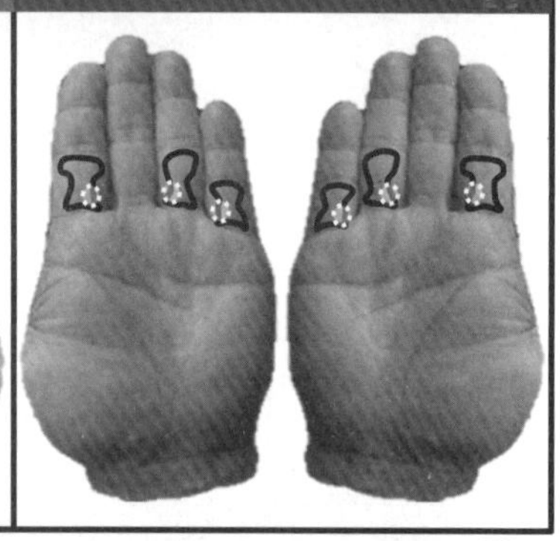

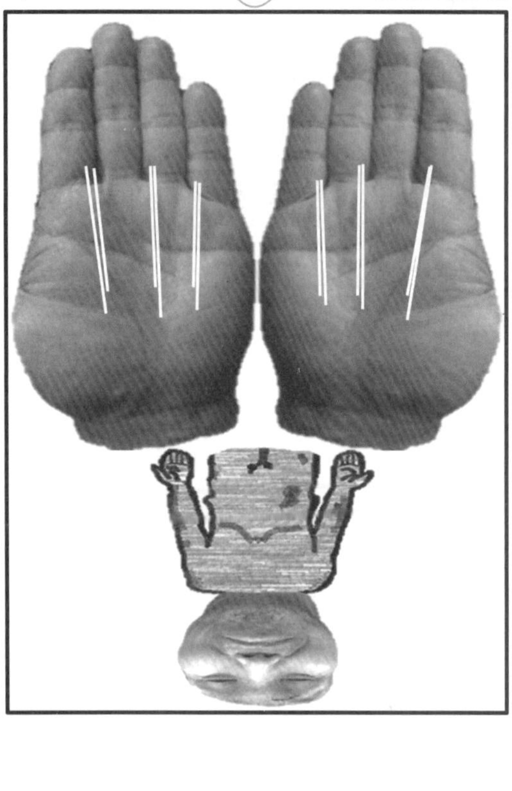

Motion 움직임

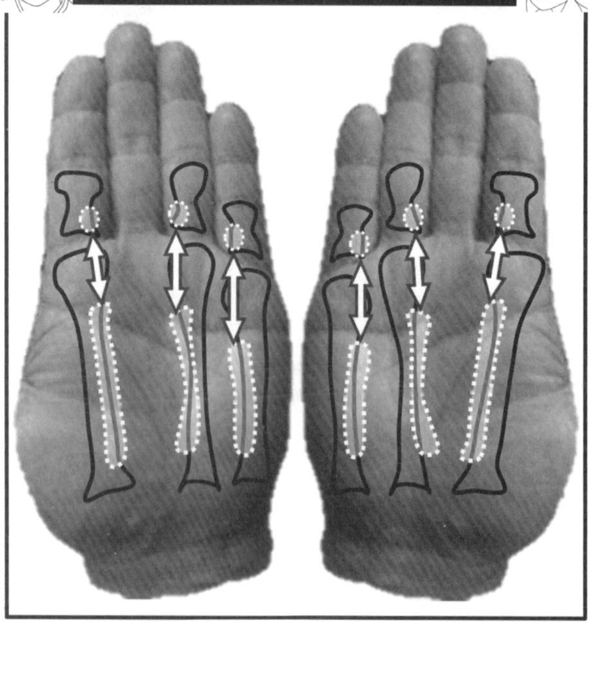

손바닥장掌 곁측側 뼈골骨 사이간間 힘줄근筋

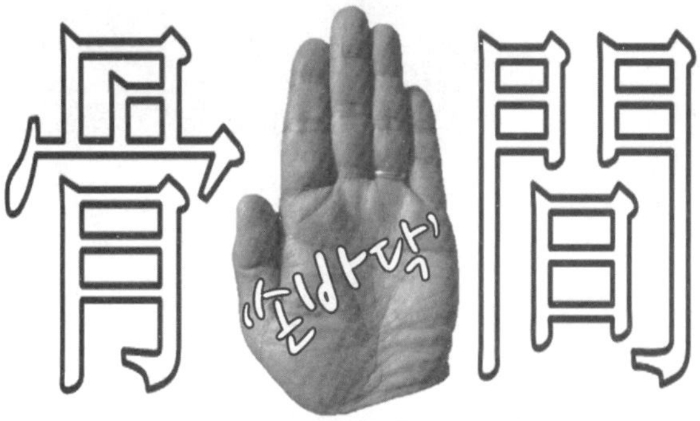

3-181-2

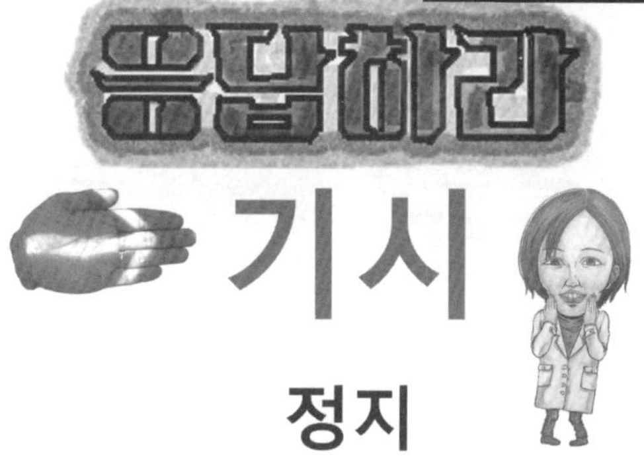

Palmar interossei muscle

Origin

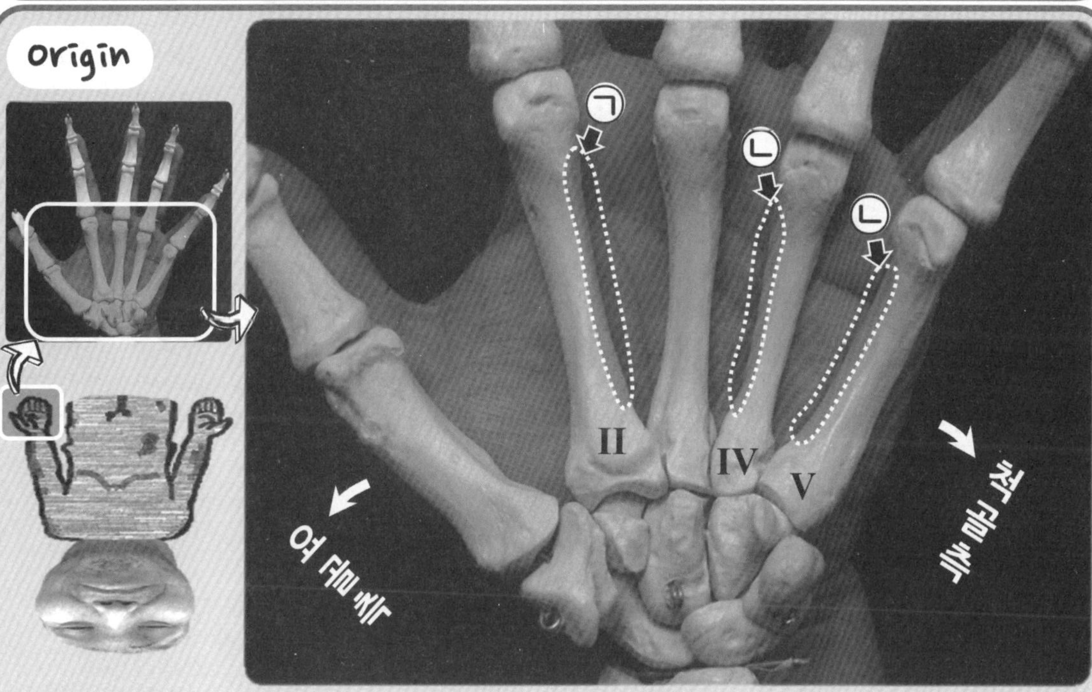

㉠ **제 2 번** 가운데중中 손수手 뼈골骨 (≒ 손허리뼈) ► 뼈골骨 줄기간幹 (≒ 뼈몸통) 의

☞ 자척尺 뼈골骨 곁측側 (≒ 자뼈쪽)

㉠ **Ulnar side** of the shaft of **2nd metacarpal bone**

☞ **제 4 번** 과 **제 5 번** 가운데중中 손수手 뼈골骨 ► 뼈골骨 줄기간幹 의

☞ 굽을요橈 뼈골骨 곁측側 (≒ 노뼈쪽) (㉡)

☞ **Radial side** (㉡) of the shaft of **4th & 5th metacarpal bones**

3-181-3

손바닥**장**掌 곁**측**側 뼈**골**骨 사이**간**間 힘줄**근**筋

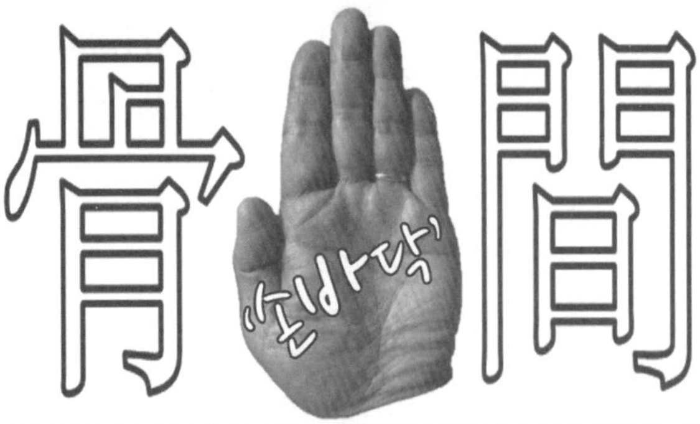

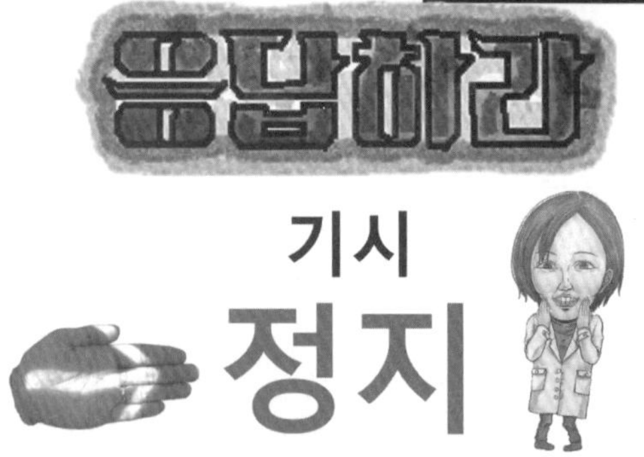

Palmar interossei muscle

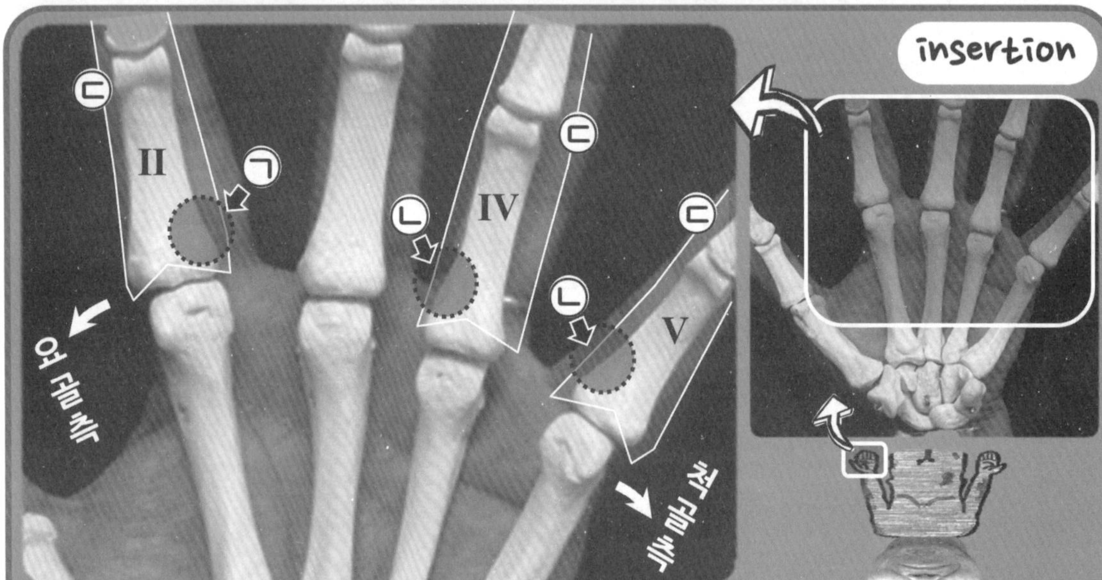

ㄱ **제 2 번 기**基 **절**節 **골**骨 의 ☞ 자**척**尺 뼈**골**骨 곁**측**側 (≒ 자뼈쪽) ▸ **기**基 **저**底 **부**部

ㄱ Base of **ulnar side** of the **2nd proximal phalanx**

☞ **제 4 번** 과 **제 5 번** 터**기**基 마디**절**節 뼈**골**骨 (≒ 첫마디뼈) 의

☞ 굽을**요**橈 뼈**골**骨 곁**측**側 (≒ 노뼈쪽) ▸ 터**기**基 밑**저**底 떼**부**部 (ㄴ)

☞ Base of **radial side** (ㄴ) of the **4th & 5th proximal phalanges**

ㄷ 'ㄱ,ㄴ'과 연접된 " 펼**신**伸 힘줄**근**筋 넓힐**확**擴 베풀**장**張 " 의 한**일**一 떼**부**部

ㄷ A part of the " **extensor expansion** " linked to " ㄱ,ㄴ "

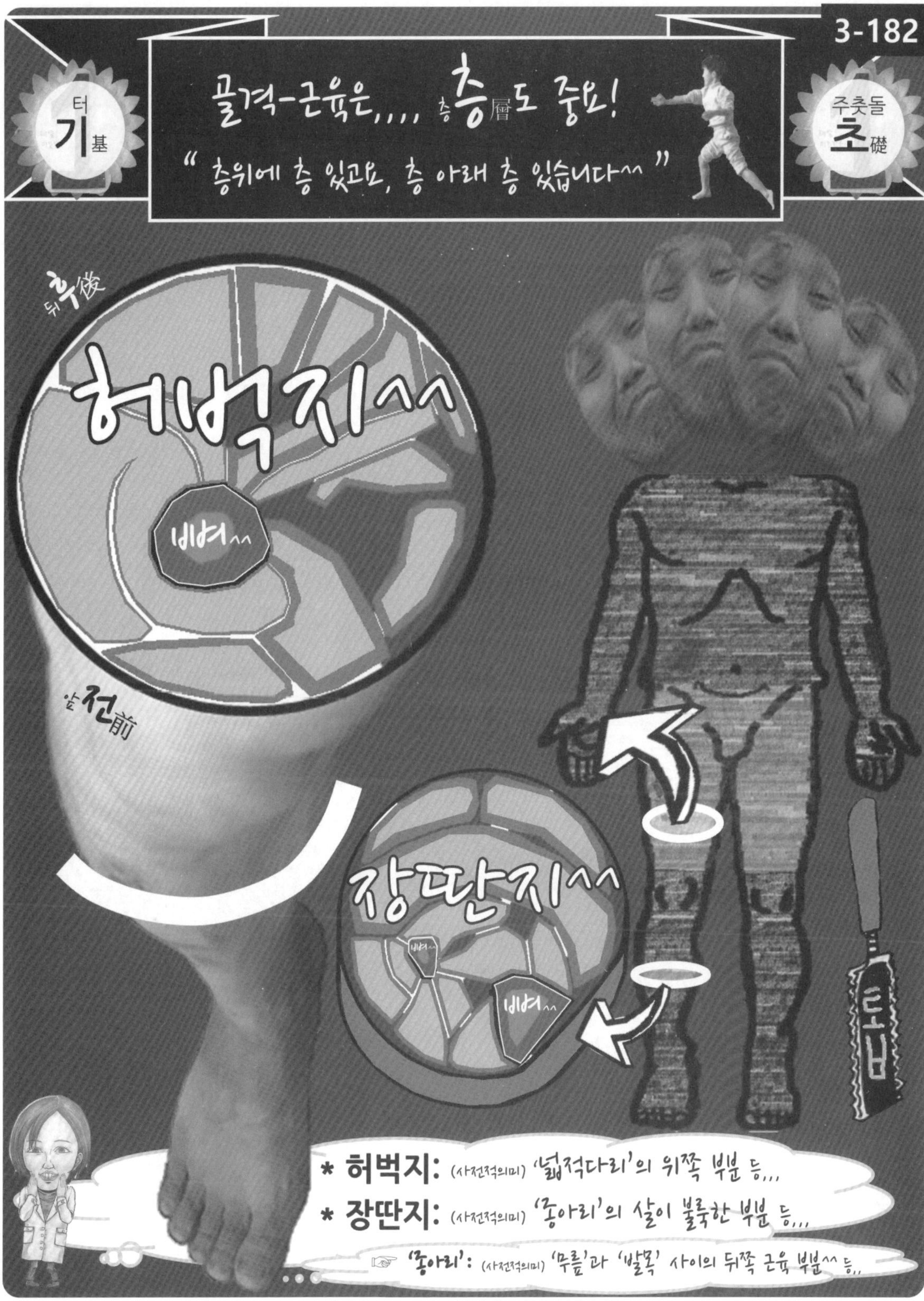
3-182
터
기 基
골격-근육은,,,, 층 층層도 중요!
"층위에 층 있고요, 층 아래 층 있습니다^^"
주춧돌
초 礎
뒤 후後
허벅지^^
뼈^^
앞 전前
장딴지^^
뼈^^
뼈^^
* 허벅지: (사전적의미) '넓적다리'의 위쪽 부분 등,,,
* 장딴지: (사전적의미) '종아리'의 살이 불룩한 부분 등,,,
☞ '종아리': (사전적의미) '무릎'과 '발목' 사이의 뒤쪽 근육 부분^^ 등,,

3-183

응답하라 Iliopsoas & Pectineus muscle

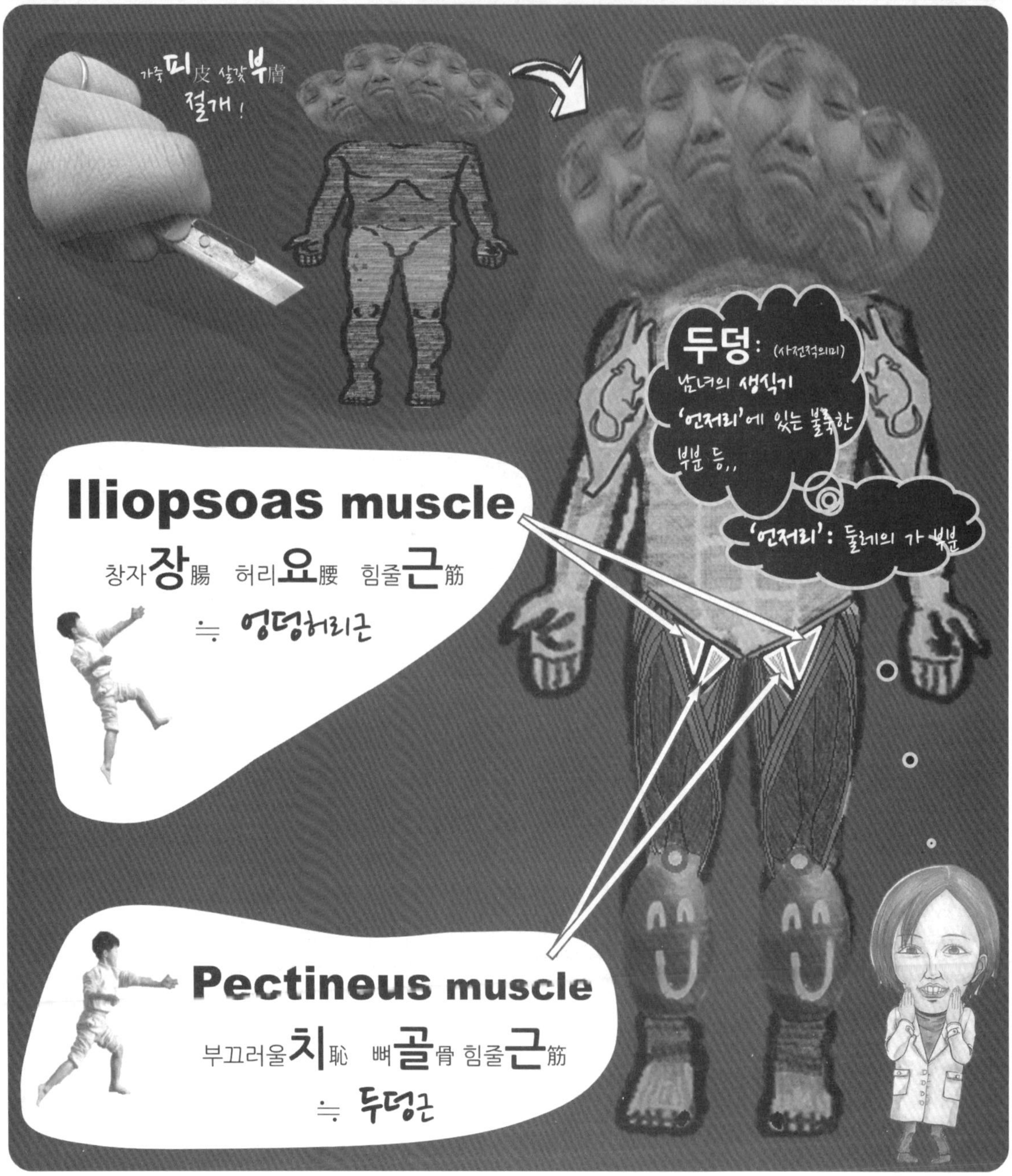

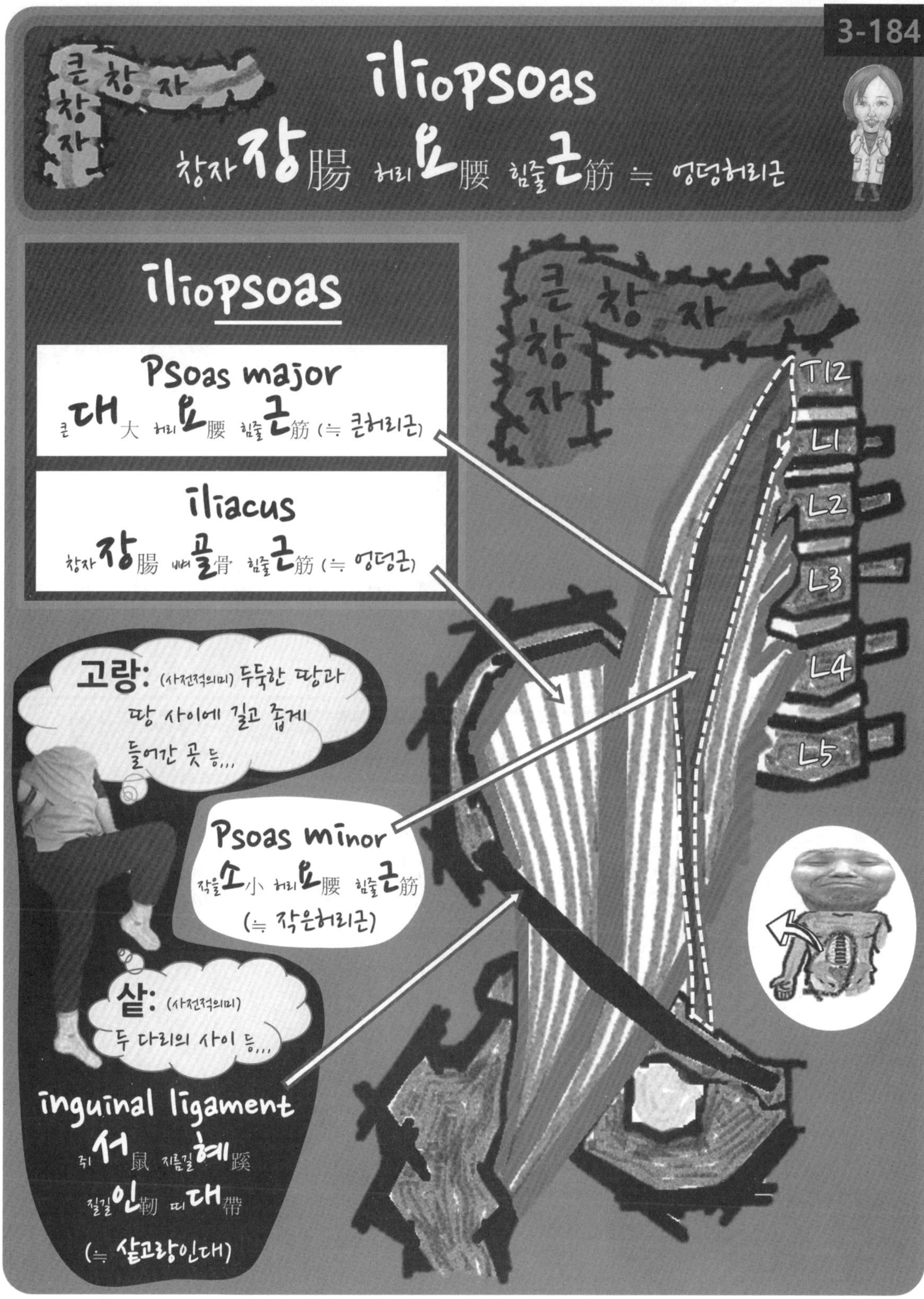
3-184
큰 창자
창자
iliopsoas
창자 장腸 허리 요腰 힘줄 근筋 ≒ 엉덩허리근
iliopsoas
Psoas major
큰 대大 허리 요腰 힘줄 근筋 (≒ 큰허리근)
iliacus
창자 장腸 뼈 골骨 힘줄 근筋 (≒ 엉덩근)
고랑: (사전적의미) 두둑한 땅과 땅 사이에 길고 좁게 들어간 곳 등...
Psoas minor
작을 소小 허리 요腰 힘줄 근筋
(≒ 작은허리근)
샅: (사전적의미) 두 다리의 사이 등...
inguinal ligament
쥐 서鼠 지름길 혜蹊
질길 인靭 띠 대帶
(≒ 샅고랑인대)
큰 창자
창자
T12
L1
L2
L3
L4
L5

3-185

iliacus

창자 장 腸 뼈 골 骨 힘줄 근 筋

≒ 엉덩근

innervation 신경지배

Femoral nerve (L2, L3)

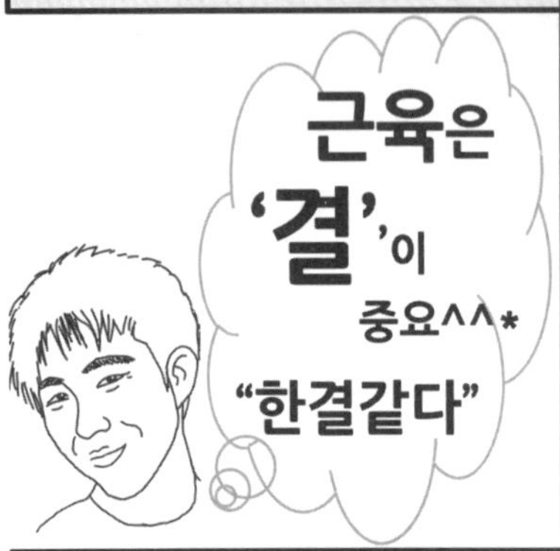

Origin 시작 부위

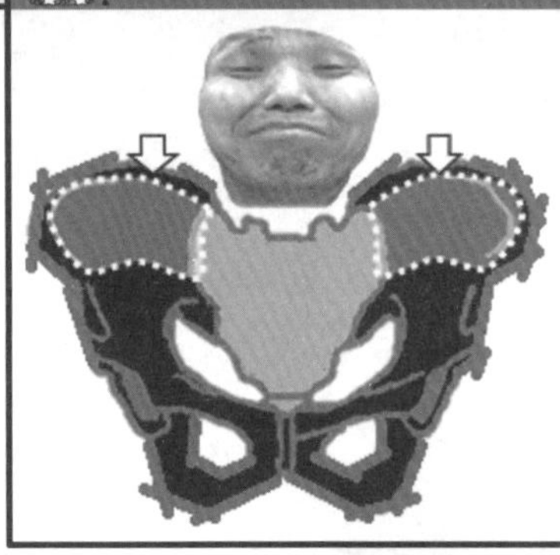

insertion 정지 부위

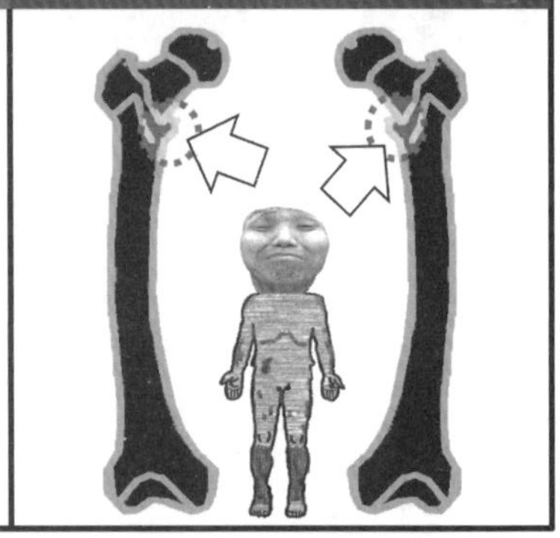

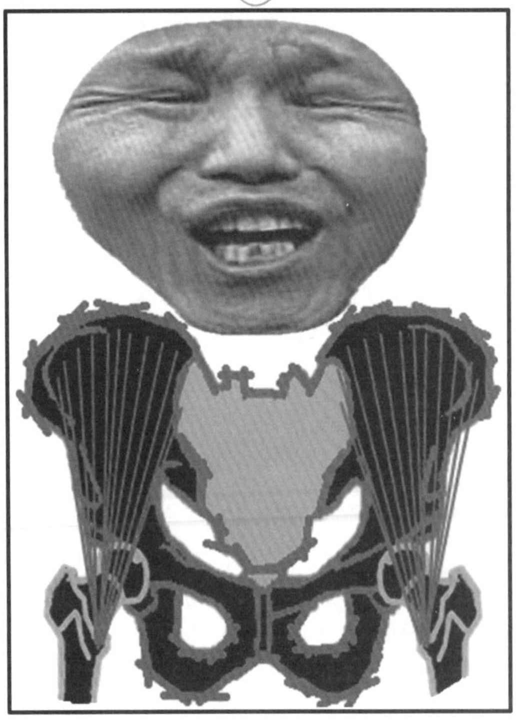

Motion 움직임

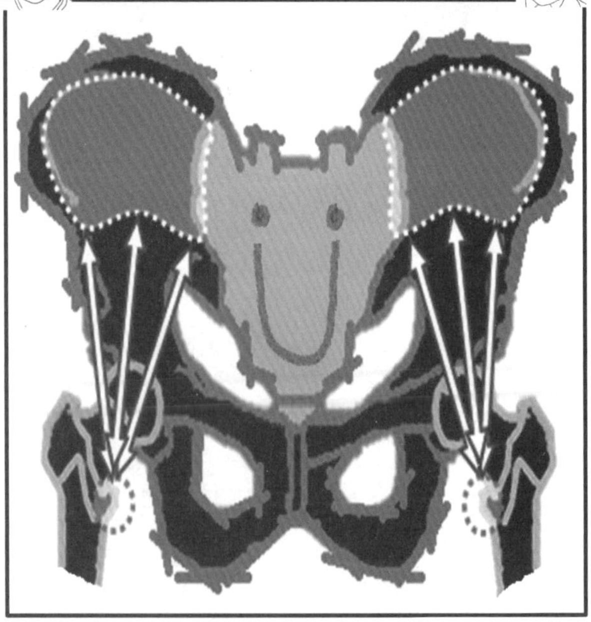

3-185-1

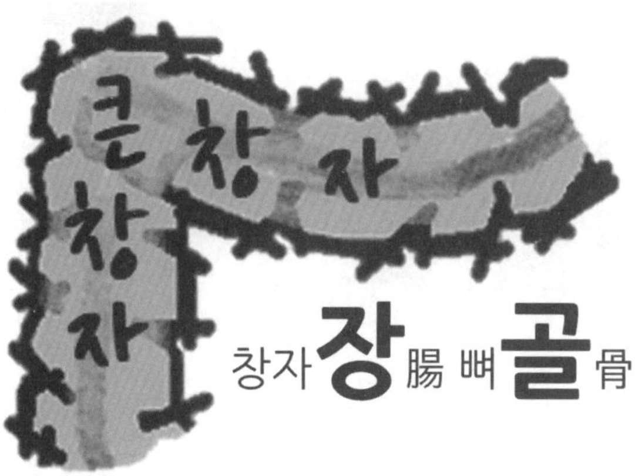

창자**장**腸 뼈**골**骨 힘줄**근**筋

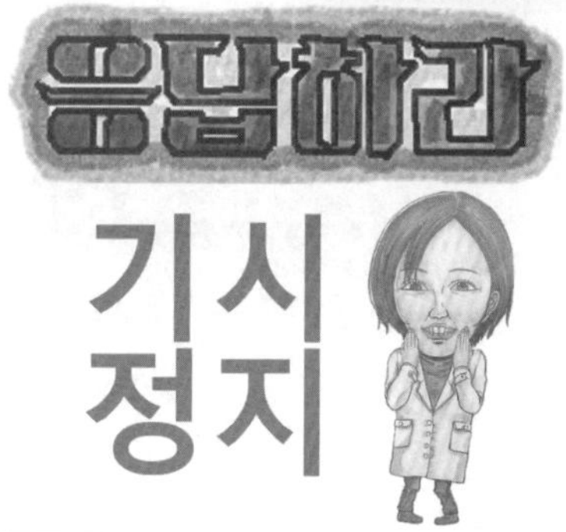

Iliacus muscle

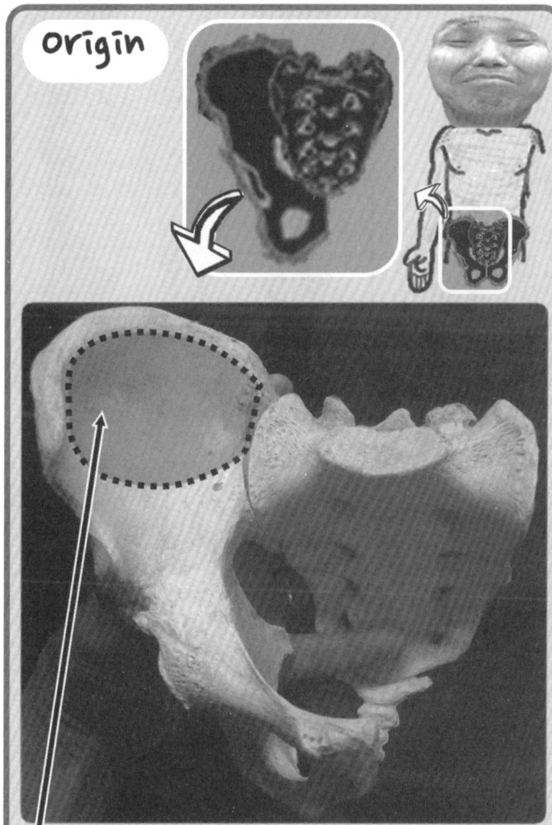

☺ 넓을**관**寬 뼈**골**骨 의 (≒ 볼기뼈)
창자**장**腸 뼈**골**骨 움집**와**窩 (≒ 볼엉덩뼈오목)

☺ **Iliac fossa** of the hip bone

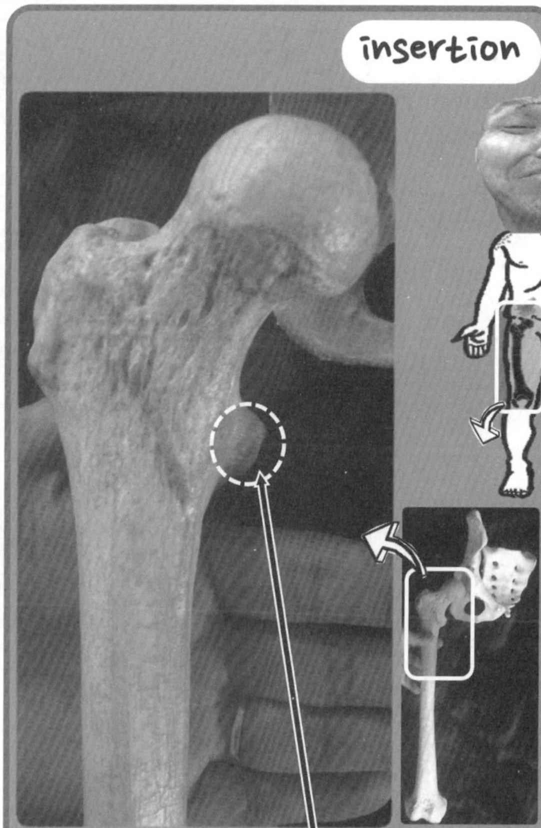

☻ 큰**대**大 넓적다리**퇴**腿 뼈**골**骨 의 [≒ 넙(적)다리]
☞ 작을**소**小 구를**전**轉 자녀**자**子 (≒ 작은돌기)

☻ **Lesser trochanter** of the femur

3-186

Psoas major

큰 대大 허리 요腰 힘줄 근筋

≒ 큰 허리근

innervation 신경지배

Lumbar nerve
(L1, L2, L3)

(► L2, L3 로 보는 경향도 있음을 말씀드립니다^^;)

[☜ Lumbar plexus]

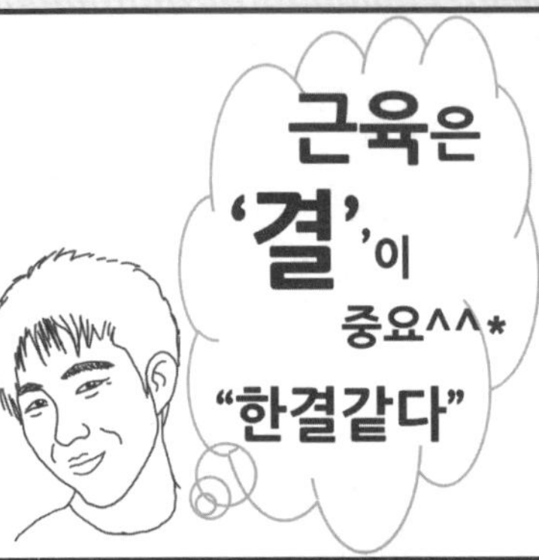

Origin 시작 부위

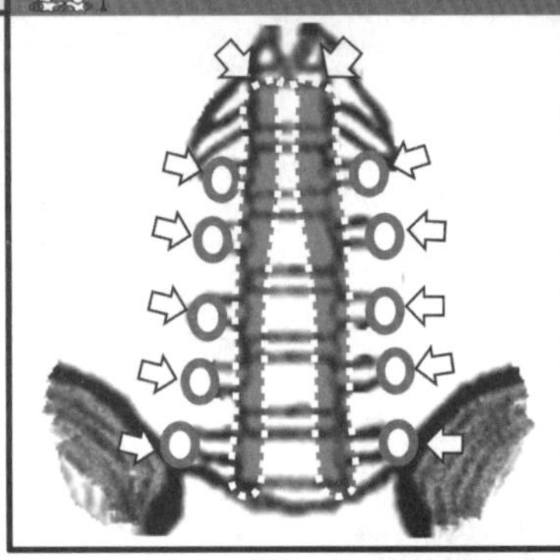

insertion 정지 부위

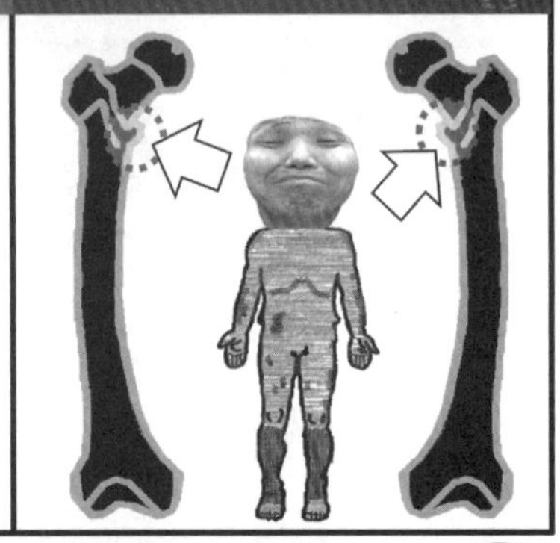

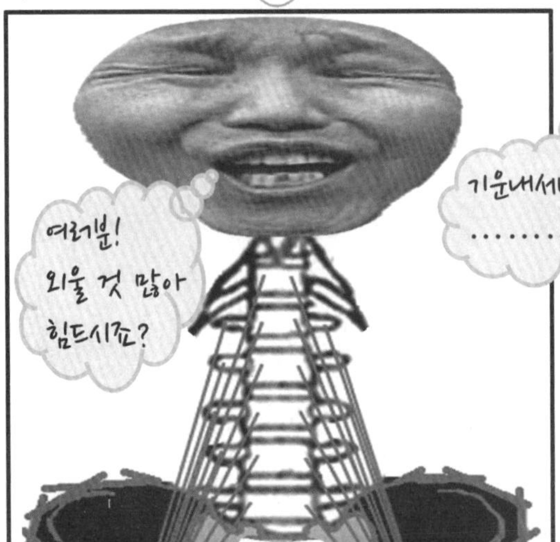

Motion 움직임

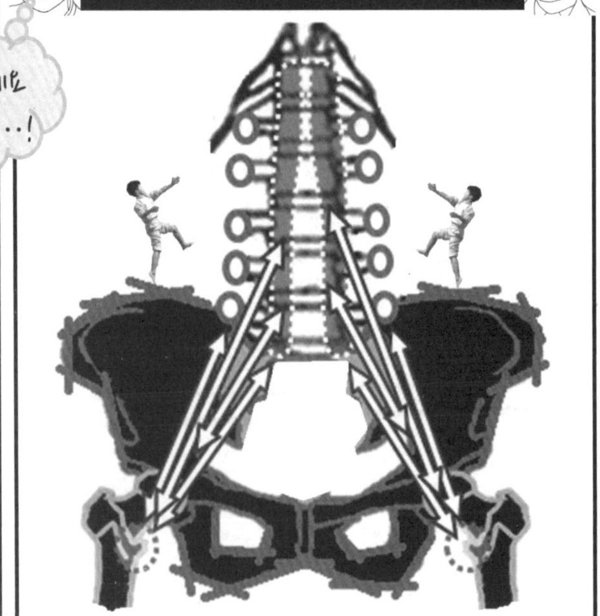

3-186-1

큰**대**大
허리**요**腰
힘줄**근**筋

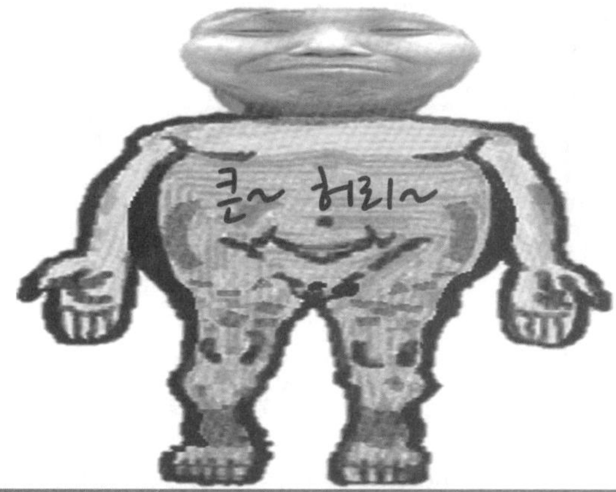

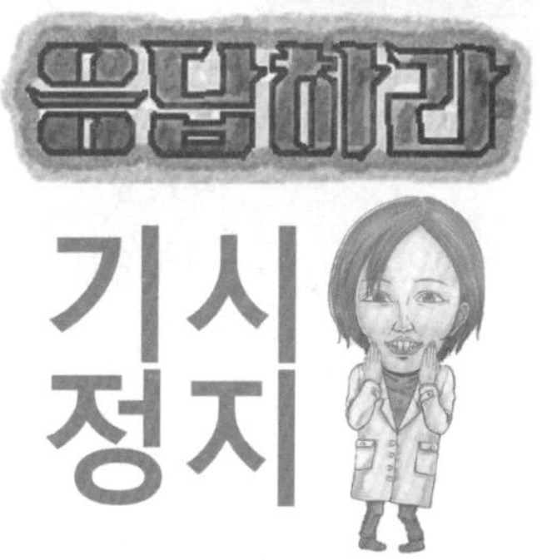

Psoas major muscle

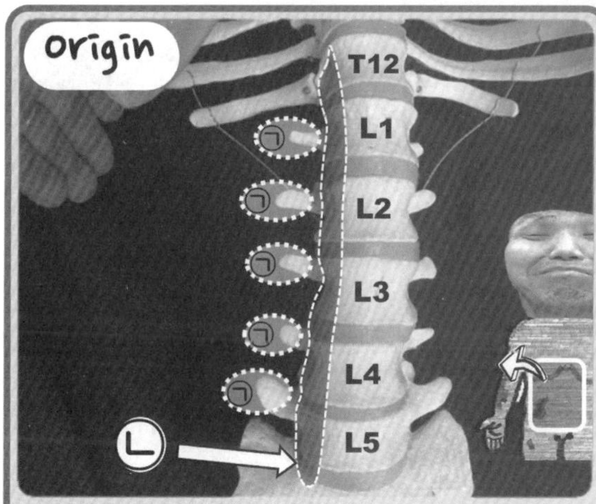

㉠ 허리**요**腰 쇠몽둥이**추**椎 의
► 가로**횡**橫 부딪칠**돌**突 일어날**기**起
(≒ 가로돌기) **(► 제1번~ 제5번 요추)**

Transverse processes (㉠) of
lumbar vertebrae (☞ L1~ L5)

㉡ 쇠몽둥이**추**椎 몸**체**體 의 곁**측**側 낯**면**面
(► 제12번 흉추, 제1번~제5번 요추)
(☜ 쇠몽둥이**추**椎 사이**간**間 널조각**판**板 **포함**)

The lateral sides of the **T12** and
L1 to **L5 vertebral bodies**
including the equivalent
intervertebral discs (㉡)

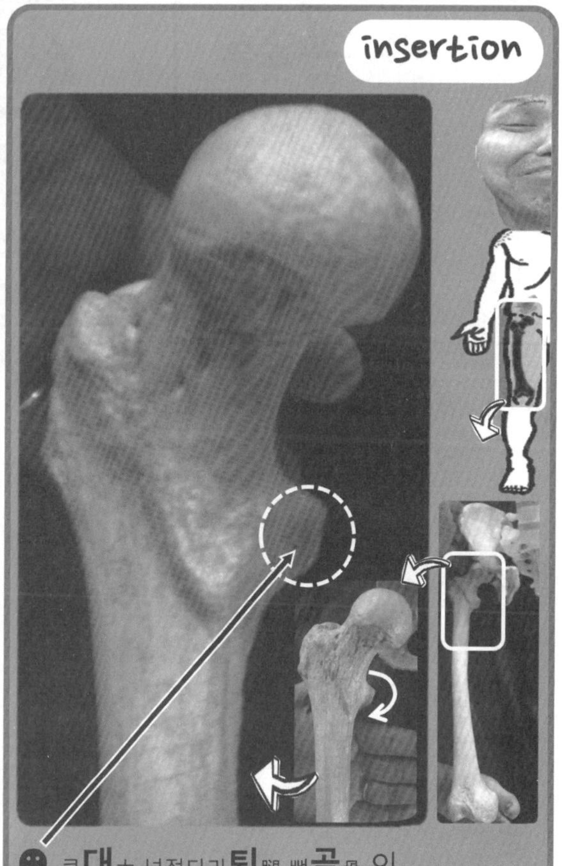

☻ 큰**대**大 넓적다리**퇴**腿 뼈**골**骨 의
[≒ 넙(적)다리]
☞ 작을**소**小 구를**전**轉 자녀**자**子
(≒ 작은돌기)

☻ **Lesser trochanter** of the femur

3-187

Psoas minor

작을 소 小 허리 요 腰 힘줄 근 筋

≒ 작은 허리근

innervation 신경지배

Lumbar nerve (L1)

[☜ Lumbar plexus]

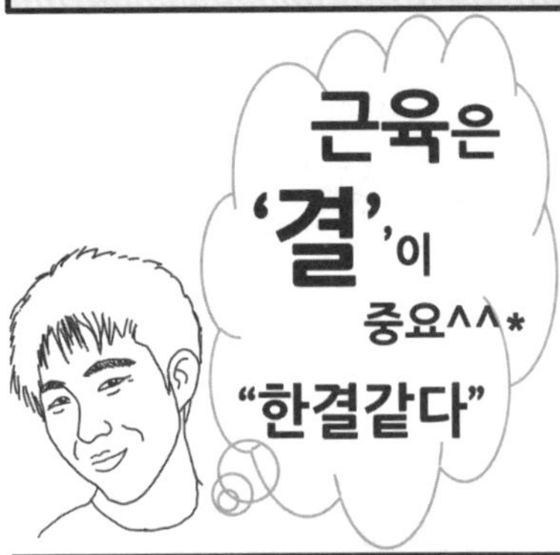

Origin 시작 부위

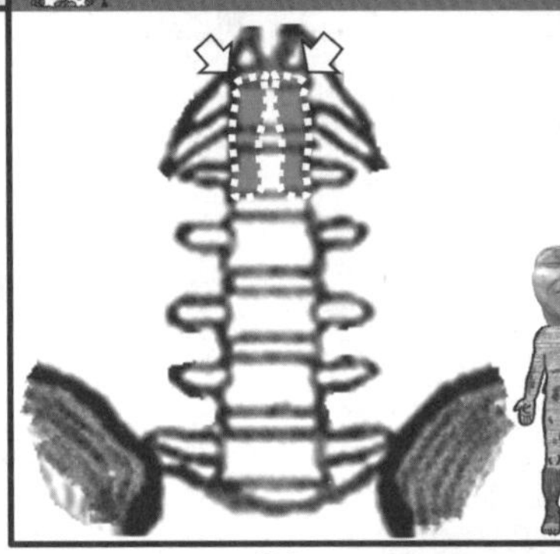

insertion 정지 부위

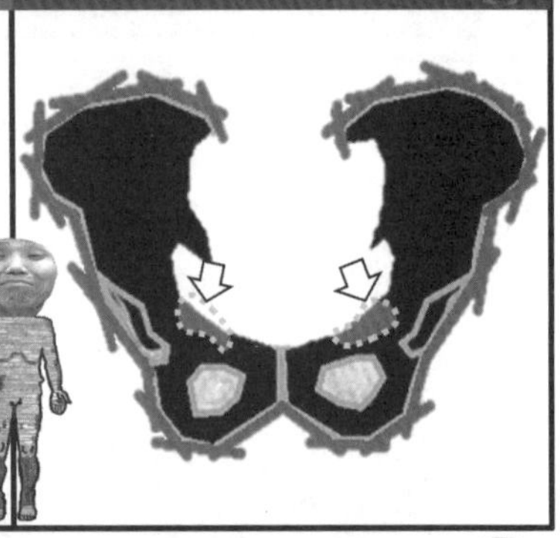

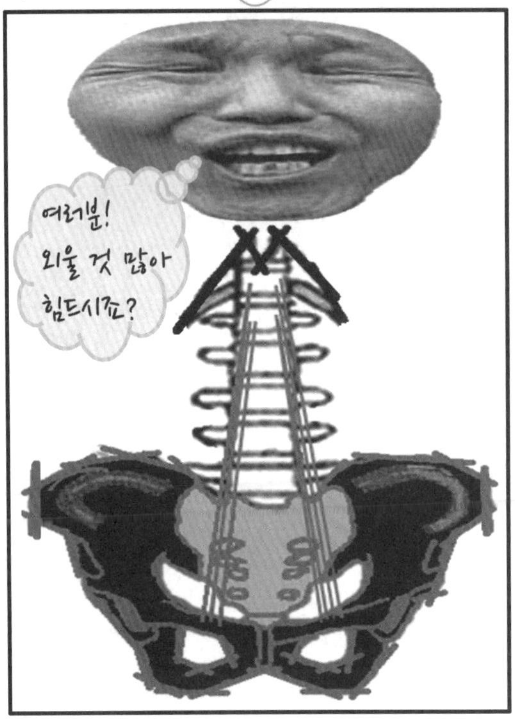

Motion 움직임

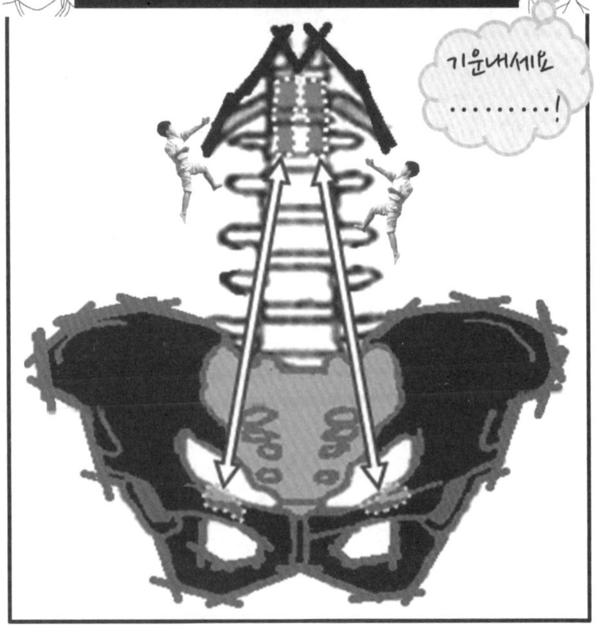

3-187-1

작을**소**小
허리**요**腰
힘줄**근**筋

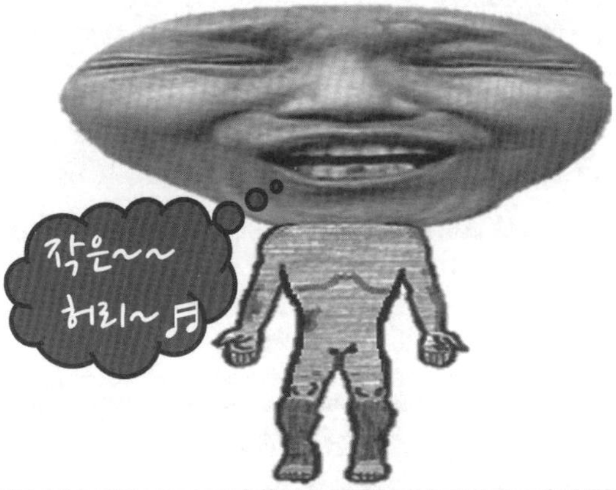

응답하라

기시 정지

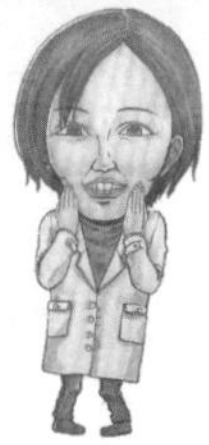

Psoas minor muscle

Origin

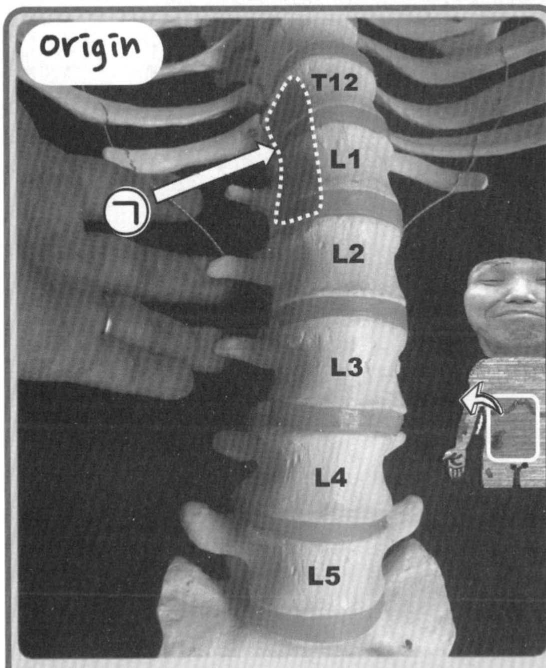

ㄱ 쇠몽둥이**추**椎 몸**체**體 의 곁**측**側 낯**면**面
(► **제12번** 가슴**흉**胸 쇠몽둥이**추**椎 와
► **제 1번** 허리**요**腰 쇠몽둥이**추**椎)
(☜ 쇠몽둥이**추**椎 사이**간**間 널조각**판**板 **포함**)

The lateral sides of the
T12 & **L1 vertebral bodies**
including the equivalent
intervertebral discs (ㄱ)

insertion

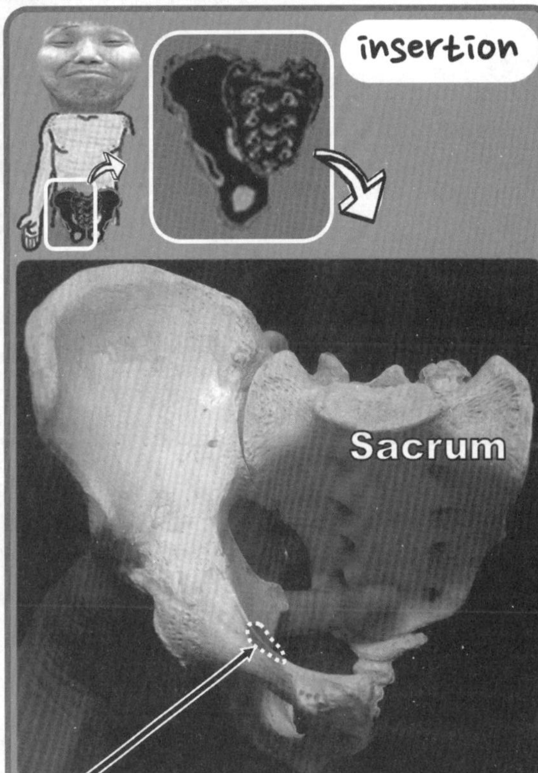

☻ [넓을**관**寬 뼈**골**骨 (≒ 볼기뼈) 의]
☞ 창자**장**腸 부끄러울**치**恥 높을**융**隆 일어날**기**起
(≒ 엉덩두덩융기)

☻ **Iliopectineal eminence**
of the hip bone

3-187-2

웃어 봐요.

간여(방패간干 더불여與 : 어떤 일에 간섭하여 참여함)할 참參

상고(자세할상詳 생각할고考 : 꼼꼼하게 따져서 검토하거나 참고함)할 고考

Iliopsoas muscle (☜ = Psoas major + Iliacus)

창자장腸 허리요腰 힘줄근筋 (☜ = 큰대大 허리요腰 힘줄근筋 + 창자장腸 뼈골骨 힘줄근筋)

≒ 엉덩허리근 ≒ 큰허리근 ≒ 엉덩근

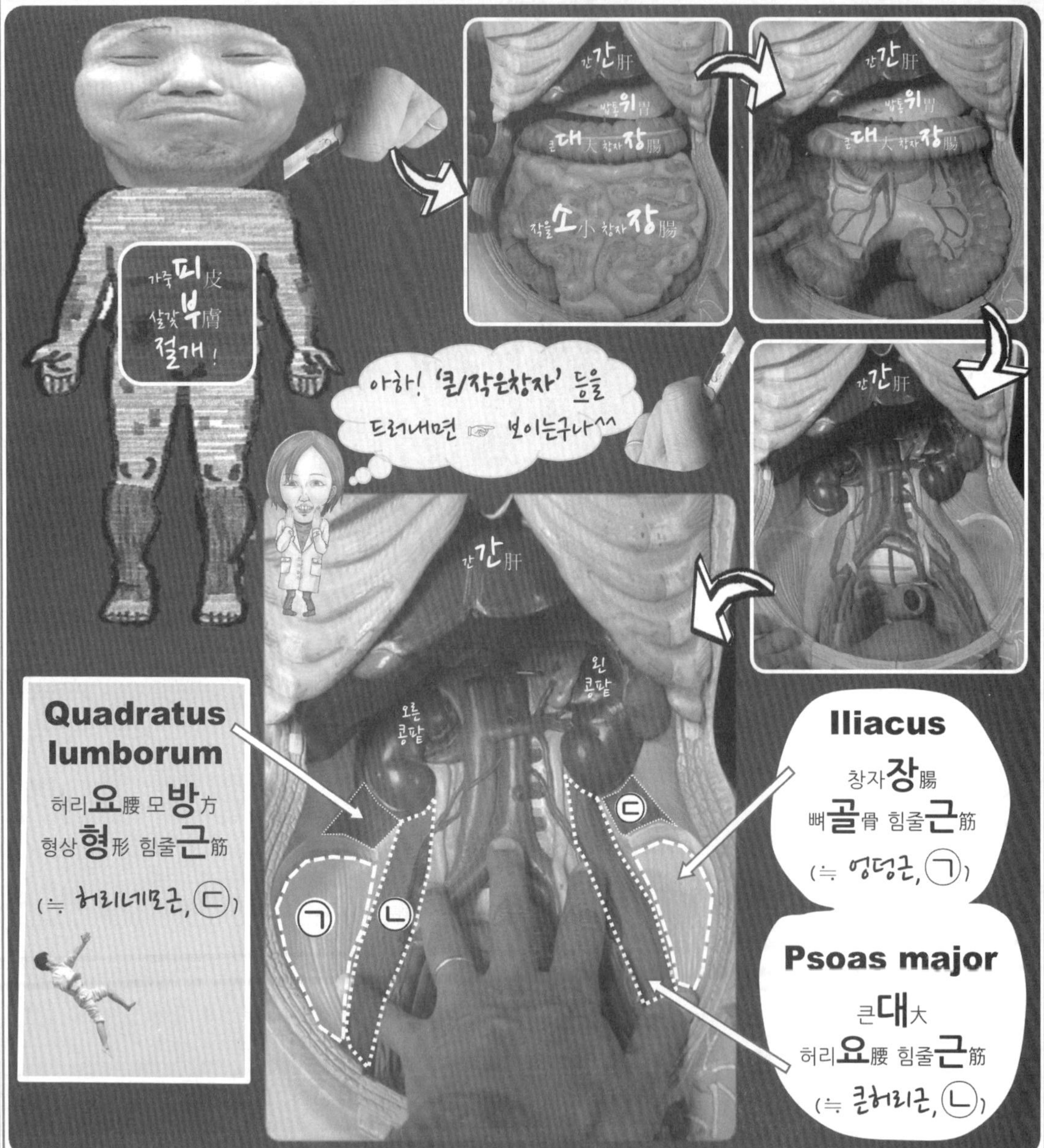

3-188

Quadratus lumborum

허리 요腰 모 방方 형상 형形 힘줄 근筋

≒ 허리 네모근

innervation 신경지배

Subcostal nerve (T12)

Lumbar nerve (L1~ L4)

(► ~ L3 로 보는 경향도 있음을 말씀드립니다^^;)

[☞ Lumbar plexus]

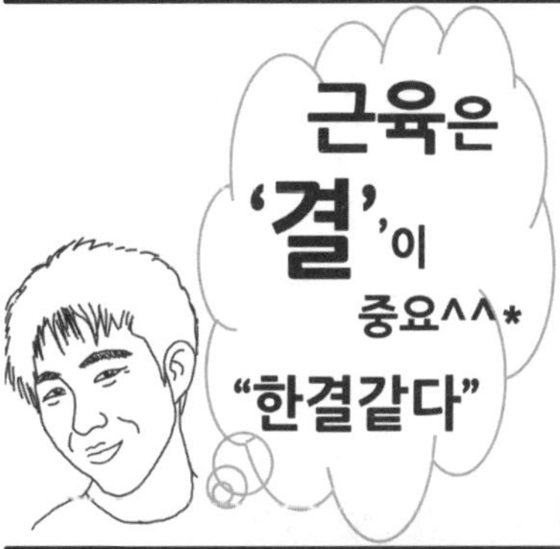

origin 시작 부위

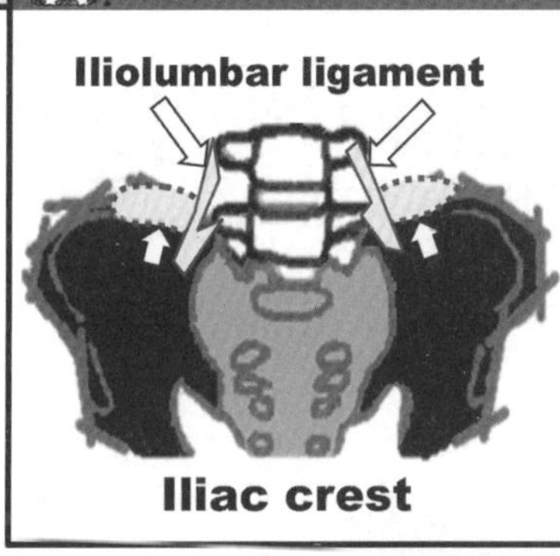

insertion 정지 부위

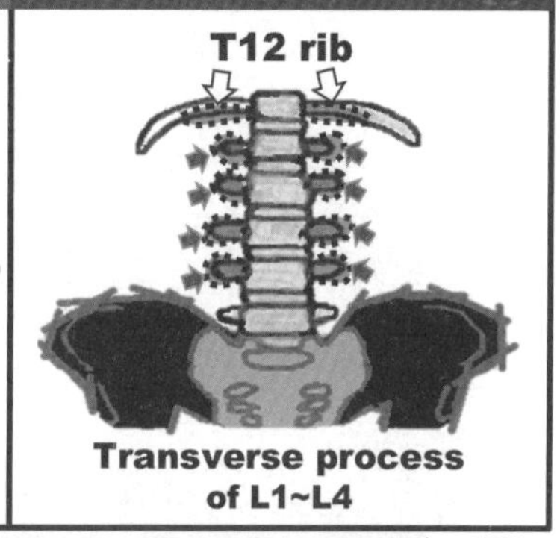

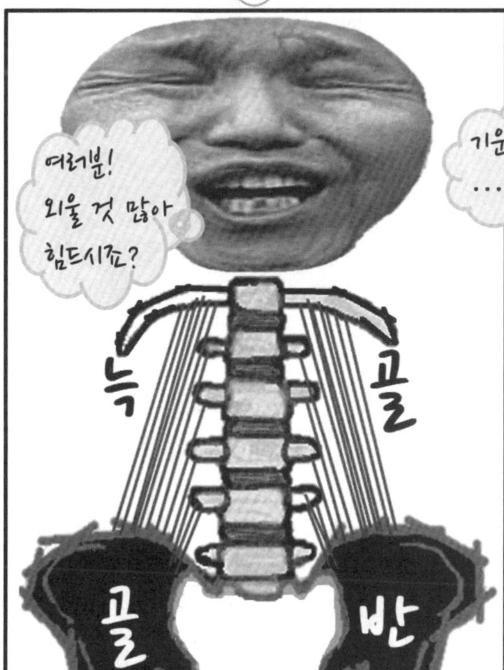

Motion 움직임

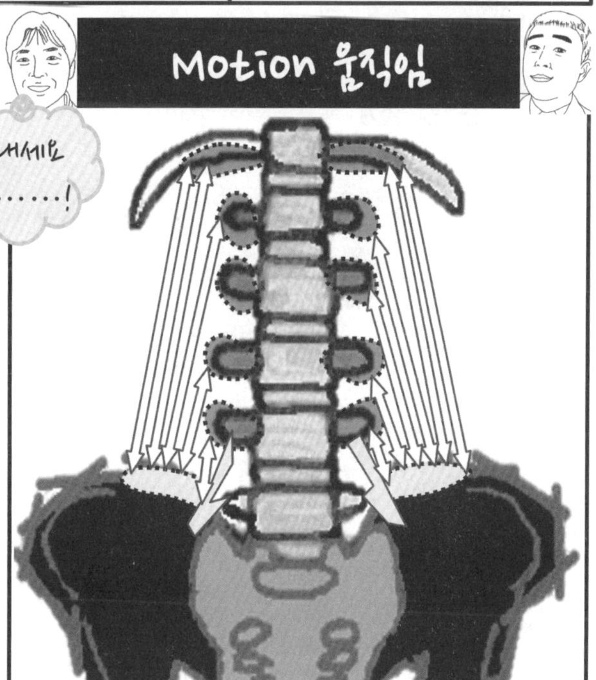

3-188-1

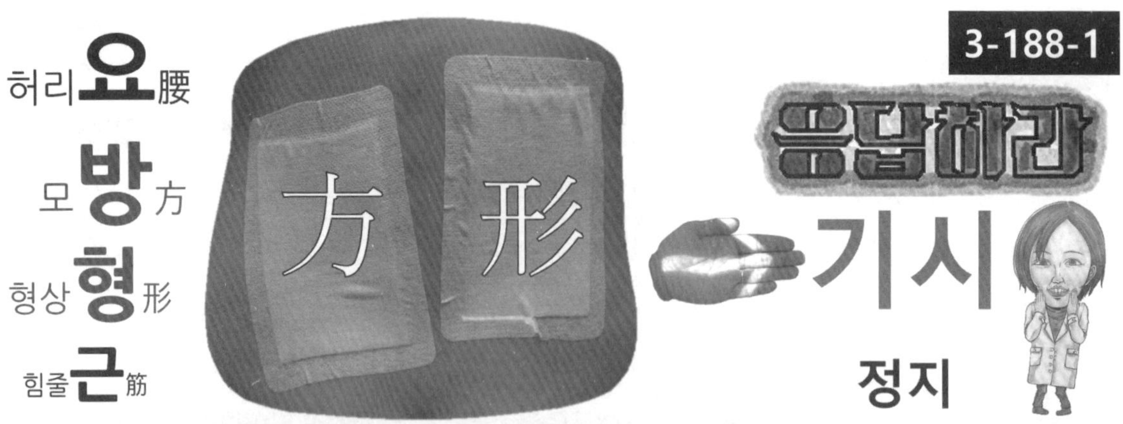

Quadratus lumborum muscle

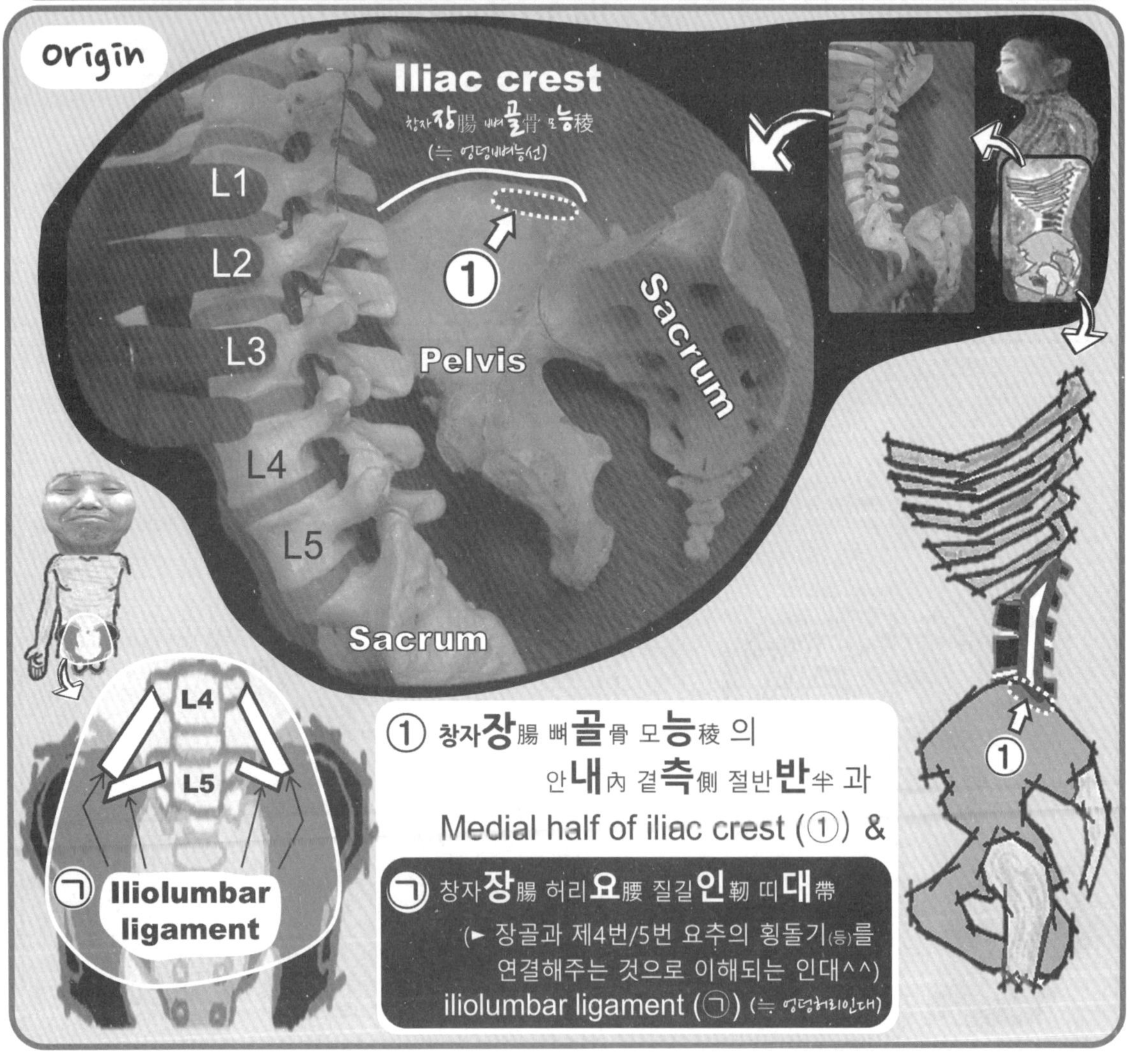

3-188-2

허리**요**腰
모**방**方
형상**형**形
힘줄**근**筋

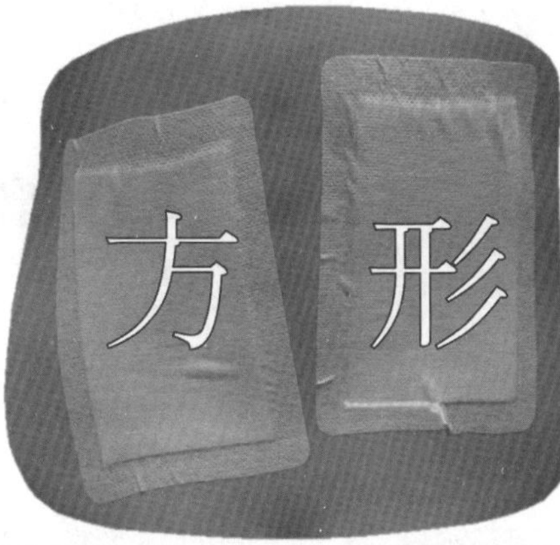

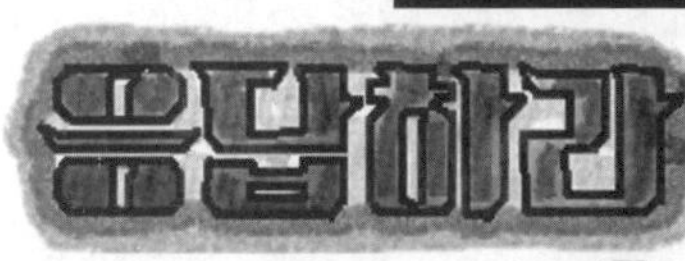

기시

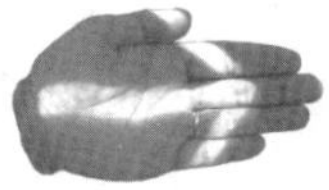

정지

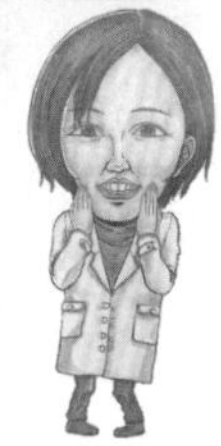

Quadratus lumborum muscle

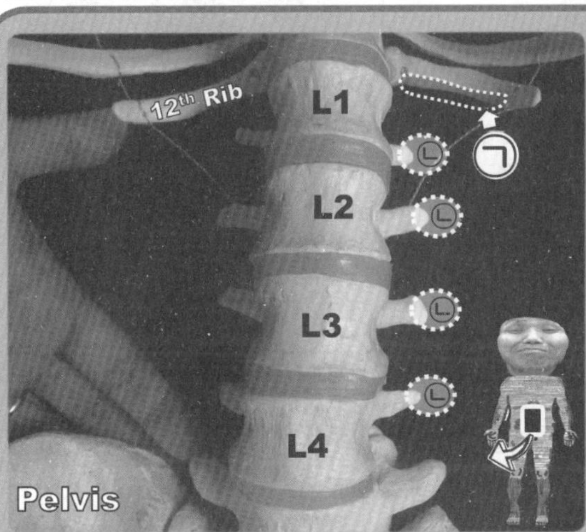

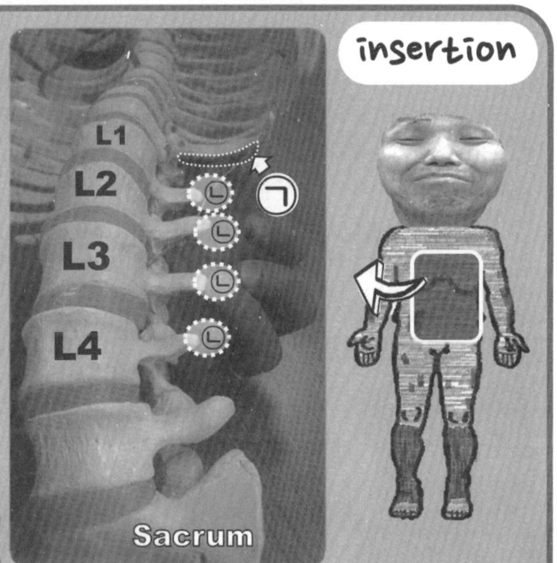

insertion

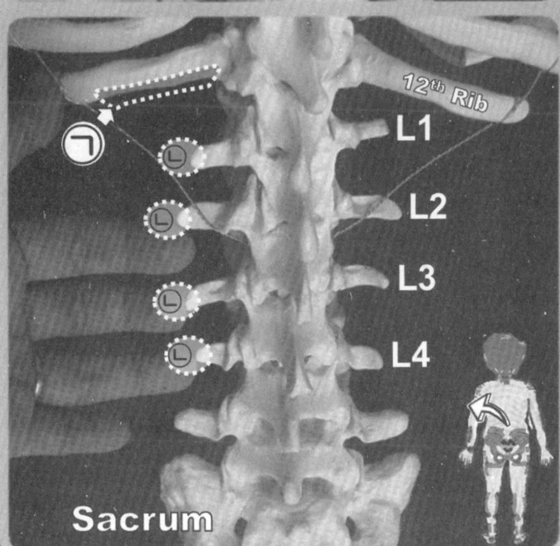

㉠ 차례**제**第 **12** 차례**번**番 갈비**늑**肋 뼈**골**骨 의
► 아래**하**下 가장자리**연**緣 과

㉡ 허리**요**腰 쇠몽둥이**추**椎 의
► 가로**횡**橫 부딪칠**돌**突 일어날**기**起
(► 제1번~ 제4번 요추)

Inferior margin of **12th rib** (㉠) & transverse processes (㉡) of **lumbar vertebrae** (☞ L1~ L4)

3-189

Pectineus

부끄러울 치 恥 뼈 골 骨 힘줄 근 筋

≒ 두덩근

innervation 신경지배

Femoral & Obturator nerve (L2, L3)

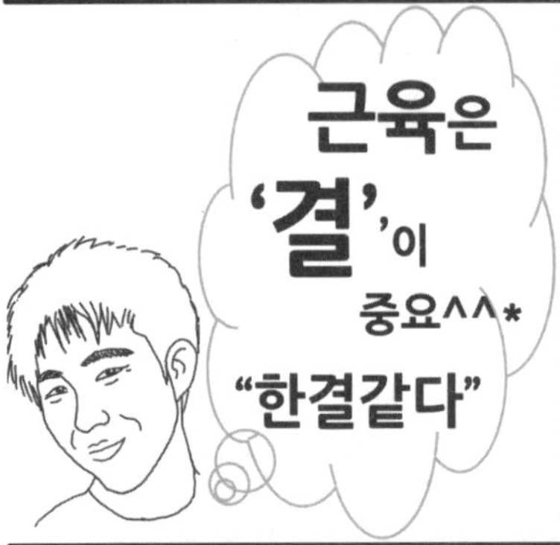

Origin 시작 부위

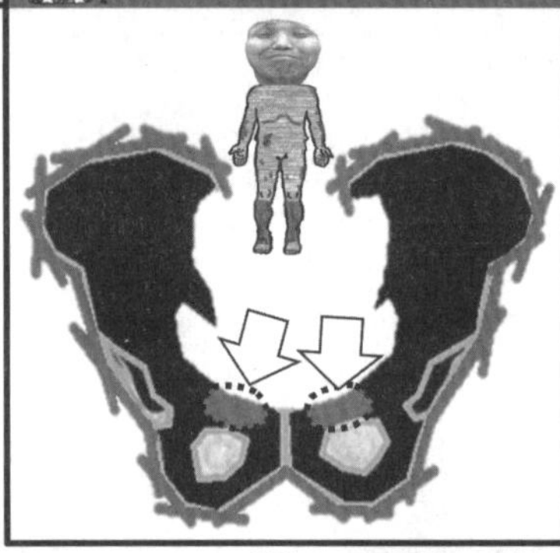

insertion 정지 부위

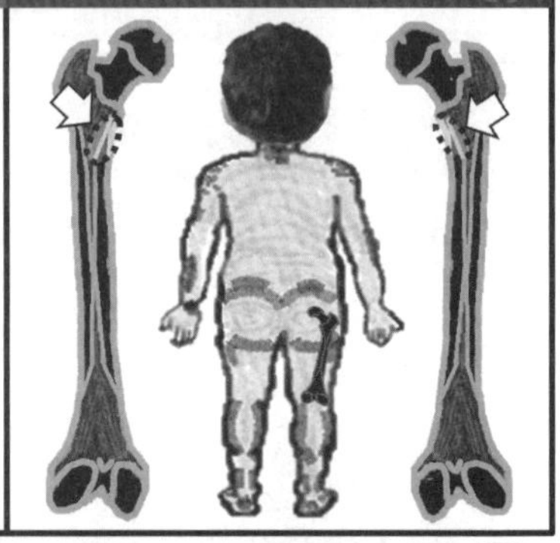

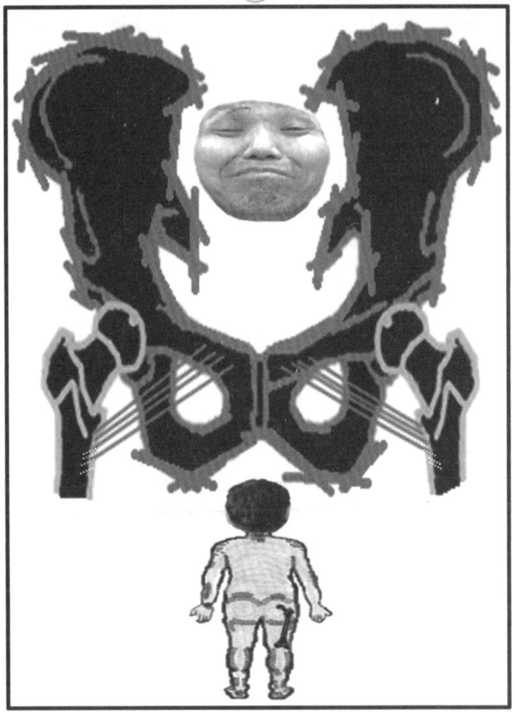

Motion 움직임

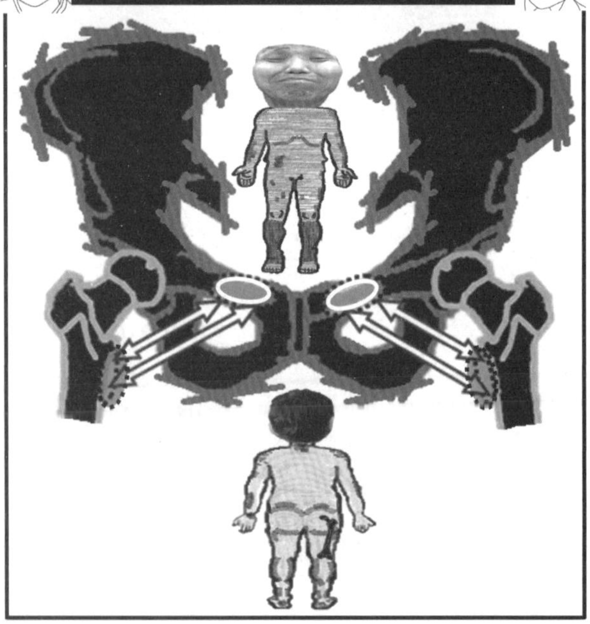

3-189-1

부끄러울**치**恥
뼈**골**骨
힘줄**근**筋

恥

응답하라
기시
정지

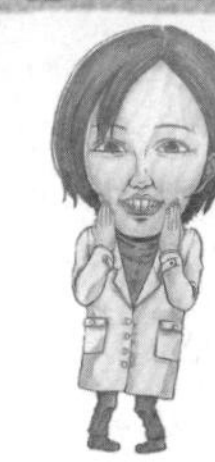

Pectineus muscle

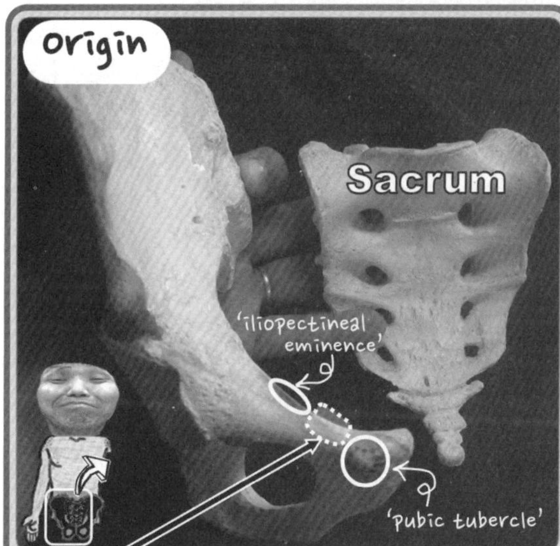

☺ [부끄러울**치**恥 뼈**골**骨 (≒ 두덩뼈)] 의

☞ 창자**장**腸 부끄러울**치**恥 높을**융**隆 일어날**기**起
(≒ 엉덩두덩융기)
와
☞ 부끄러울**치**恥 뼈**골**骨 맺을**결**結 마디**절**節 의
(≒ 두덩뼈결절)
사이**간**間 떼**부**部

☺ Between the **iliopectineal eminence** and the **pubic tubercle** (in pubis)

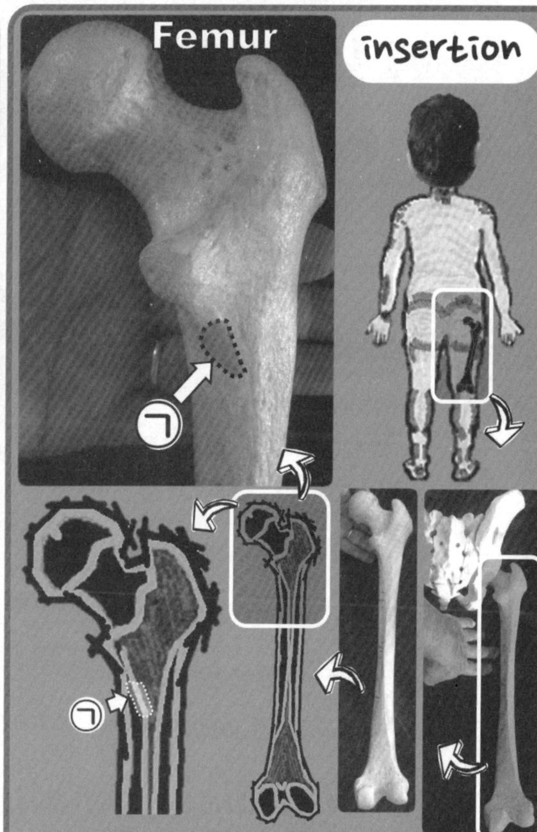

ㄱ 큰**대**大 넓적다리**퇴**腿 뼈**골**骨 의
[≒ 넙(적)다리]
☞ 부끄러울**치**恥 뼈**골**骨 힘줄**근**筋 줄**선**線
(≒ 두덩근선)

☻ **Pectineal line** (ㄱ) of the femur

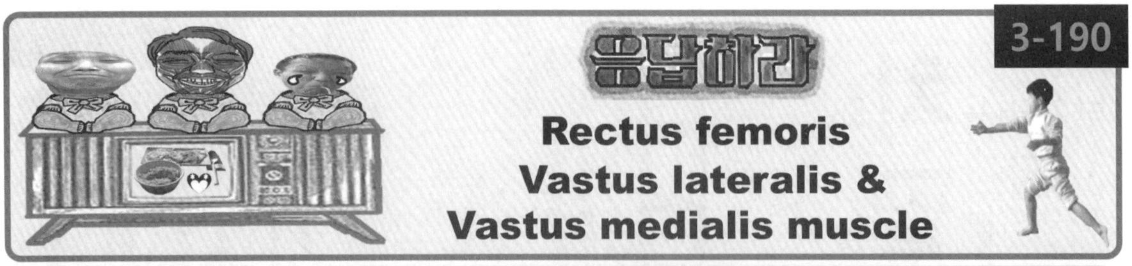

Rectus femoris Vastus lateralis & Vastus medialis muscle

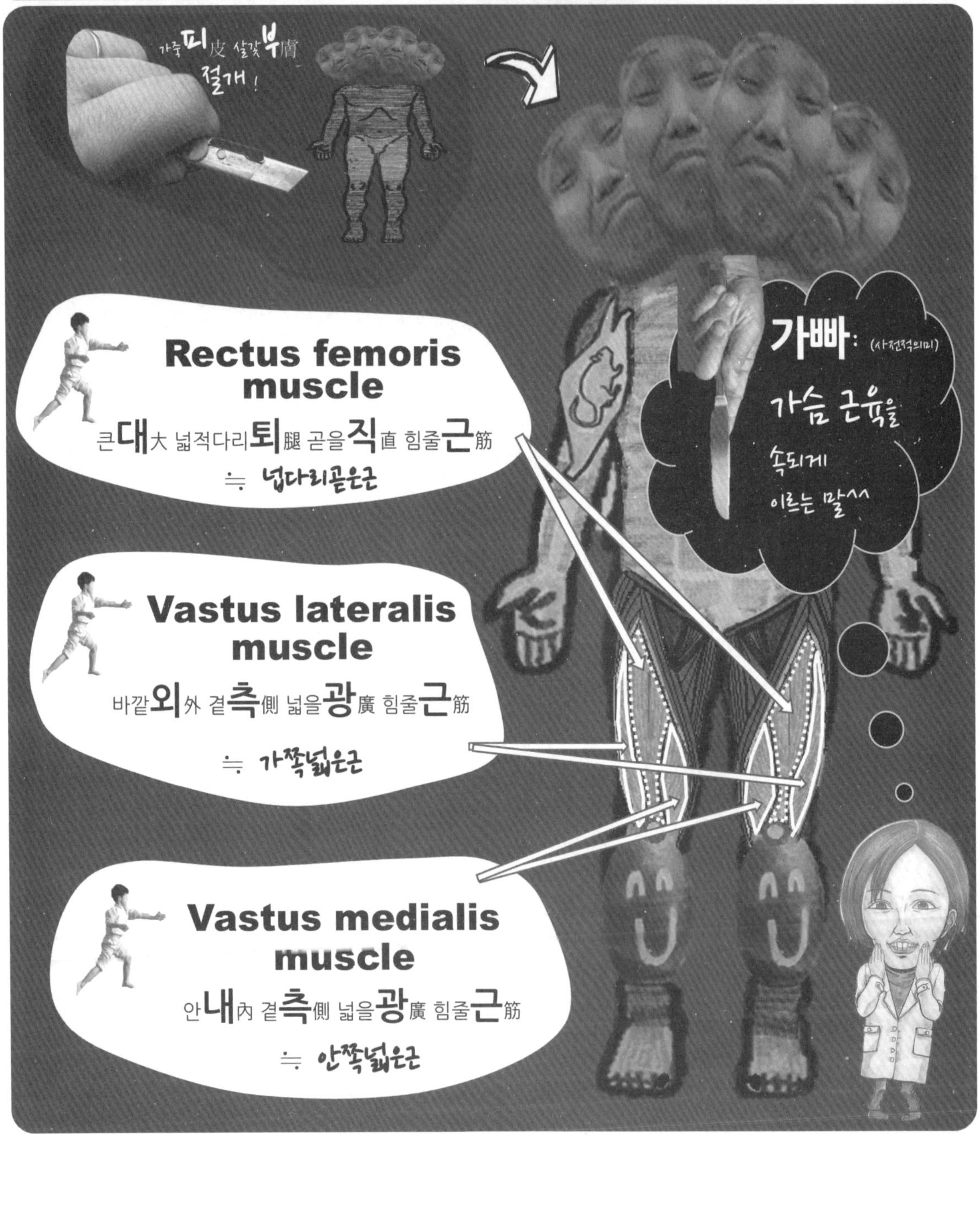

3-191

Rectus femoris

큰 **대**大 넓적다리 **퇴**腿 곧을 **직**直 힘줄 **근**筋

≒ 넙다리곧은근

innervation 신경지배

Femoral nerve
(L2, L3, L4)

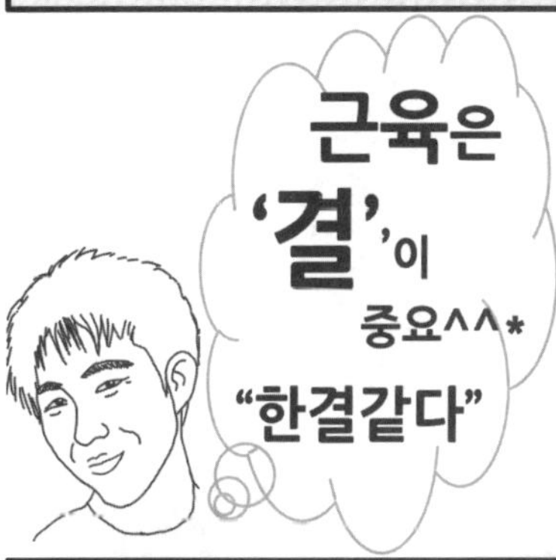

origin 시작 부위

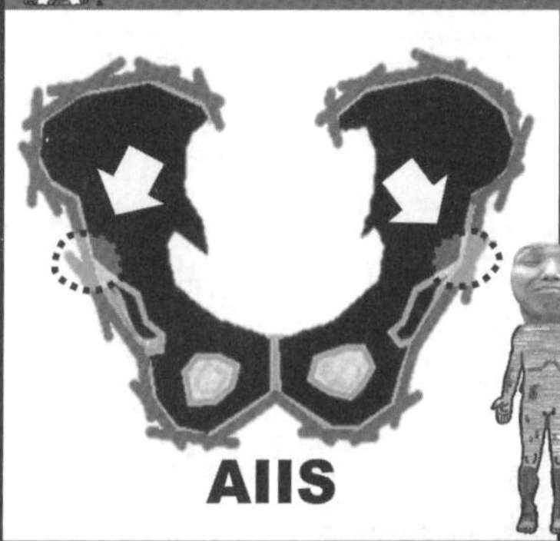

insertion 정지 부위

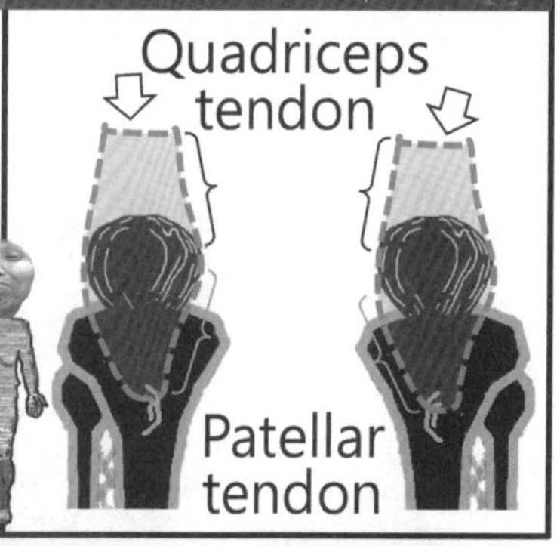

Motion 움직임

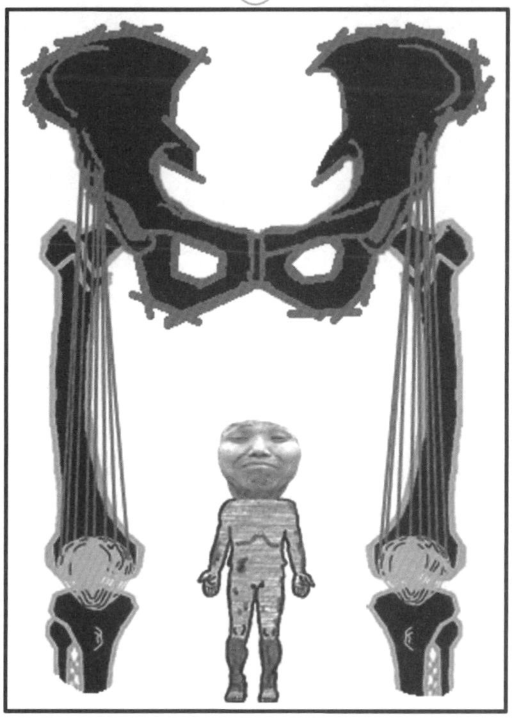

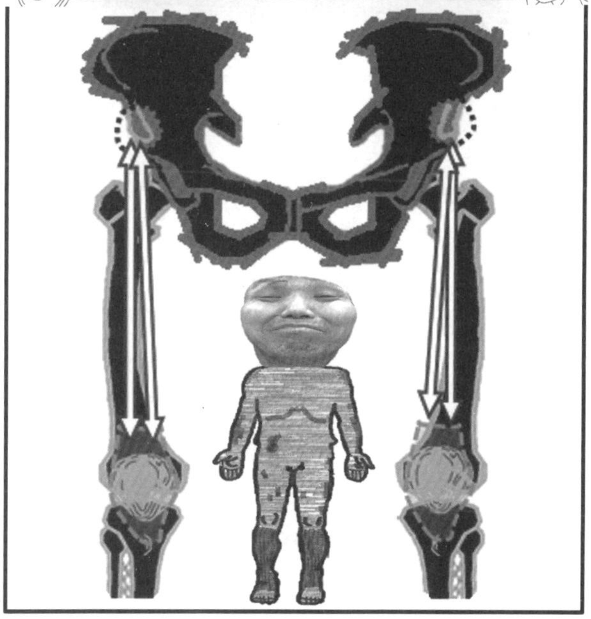

3-191-1

응답하라

큰**대**大
넓적다리**퇴**腿
곧을**직**直
힘줄**근**筋

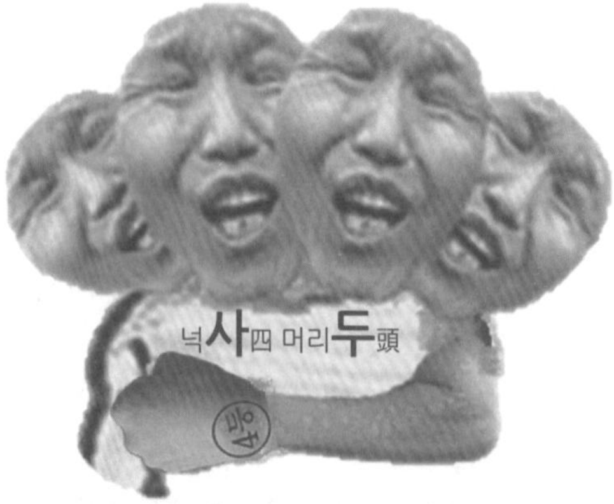

기시 정지

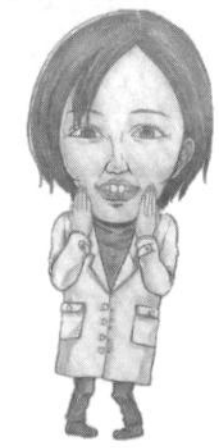

Rectus femoris muscle

origin

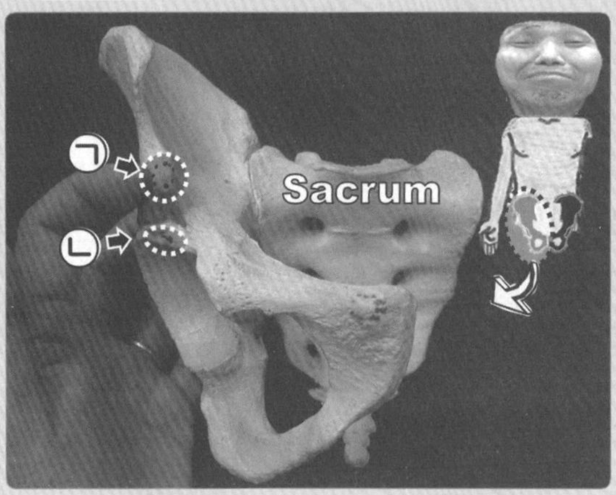

ㄱ [넓을**관**寬 뼈**골**骨 (≒ 볼기뼈) 의]

앞**전**前 아래**하**下 창자**장**腸 뼈**골**骨 가시나무**극**棘
(≒ 아래앞엉덩뼈가시)

ㄱ **Anterior inferior iliac spine (AIIS)** of the hip bone

ㄴ [넓을**관**寬 뼈**골**骨 의]

☞ 넓을**관**寬 뼈**골**骨 절구**구**臼 의 위**상**上 떼**부**部
(≒ 볼기뼈절구)

ㄴ Above the **acetabulum** (in hip bone)

insertion

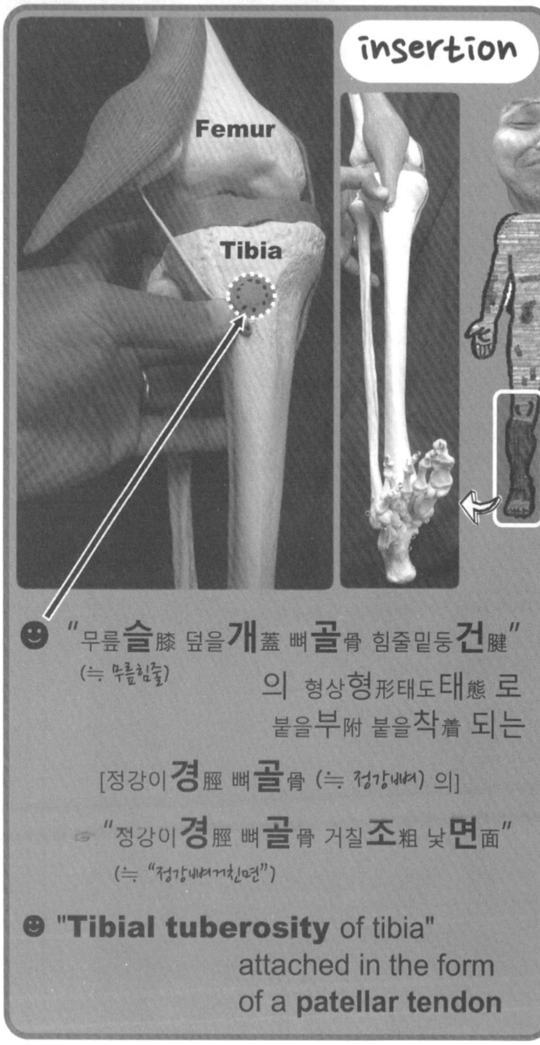

☻ "무릎**슬**膝 덮을**개**蓋 뼈**골**骨 힘줄밑둥**건**腱"
(≒ 무릎힘줄)
의 형상**형**形태도**태**態 로
붙을**부**附 붙을**착**着 되는

[정강이**경**脛 뼈**골**骨 (≒ 정강뼈) 의]

☞ "정강이**경**脛 뼈**골**骨 거칠**조**粗 낯**면**面"
(≒ "정강뼈거친면")

☻ "**Tibial tuberosity** of tibia" attached in the form of a **patellar tendon**

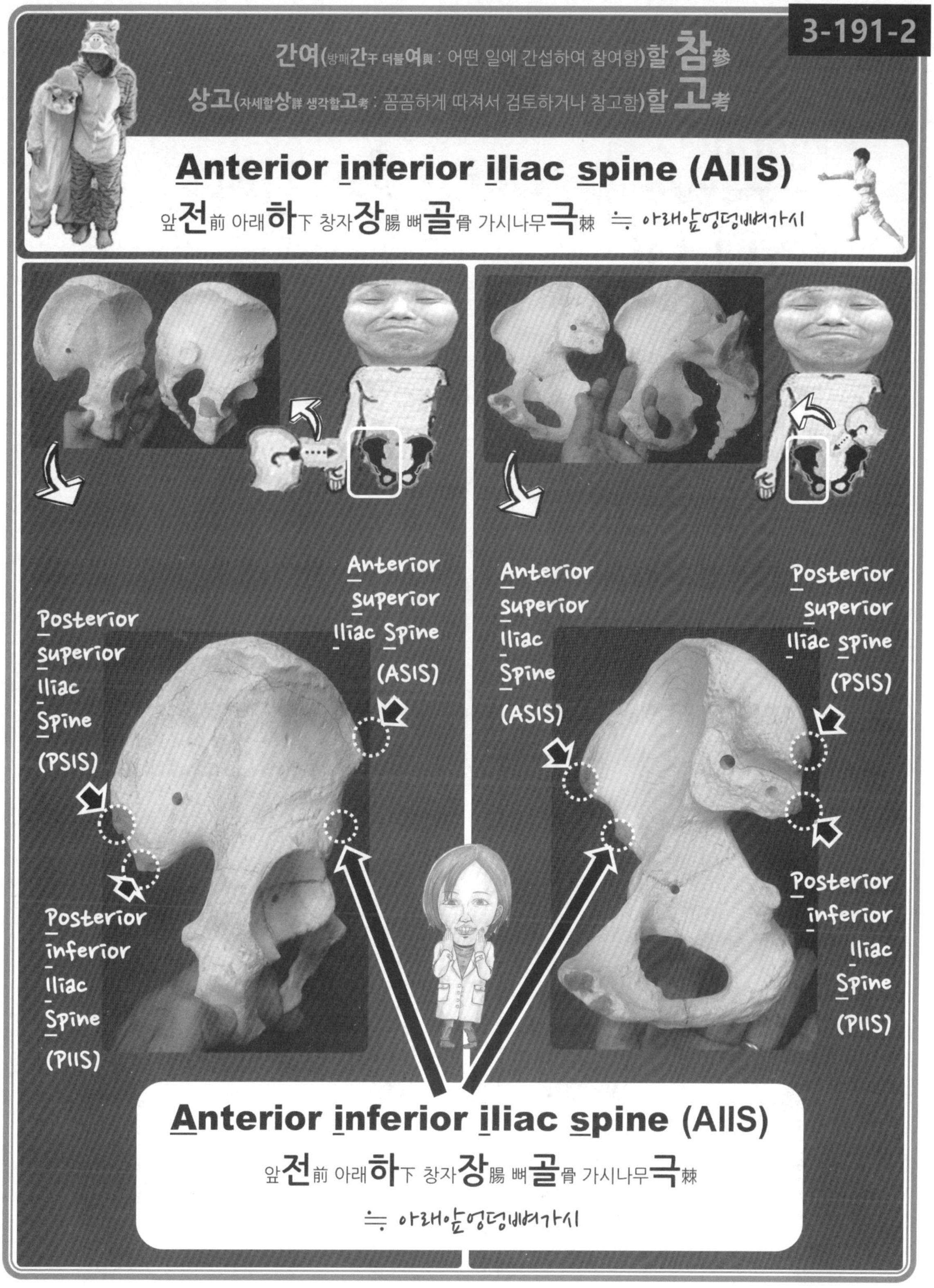

3-191-2
간여(방패간干 더불여與 : 어떤 일에 간섭하여 참여함)할 참參
상고(자세할상詳 생각할고考 : 꼼꼼하게 따져서 검토하거나 참고함)할 고考
Anterior inferior iliac spine (AIIS)
앞전前 아래하下 창자장腸 뼈골骨 가시나무극棘 ≒ 아래앞엉덩뼈가시
Posterior superior Iliac Spine (PSIS)
Anterior superior Iliac Spine (ASIS)
Posterior inferior Iliac Spine (PIIS)
Anterior superior Iliac Spine (ASIS)
Posterior superior Iliac spine (PSIS)
Posterior inferior Iliac Spine (PIIS)
Anterior inferior iliac spine (AIIS)
앞전前 아래하下 창자장腸 뼈골骨 가시나무극棘
≒ 아래앞엉덩뼈가시

근육계

3-192

Vastus lateralis

바깥외外 곁측側 넓을광廣 힘줄근筋

≒ 가쪽 넓은근

innervation 신경지배

Femoral nerve (L2, L3, L4)

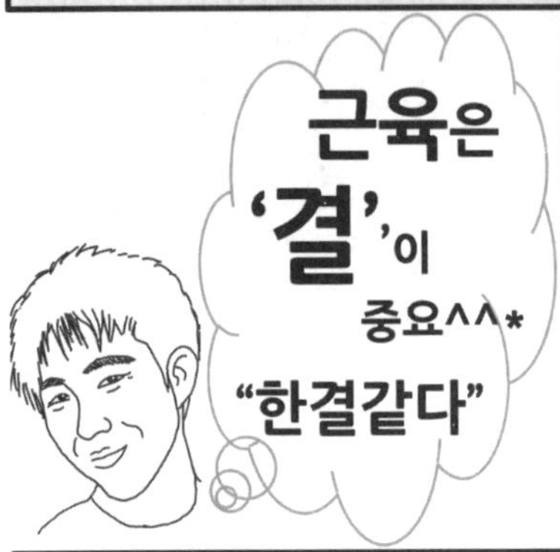

Origin 시작 부위

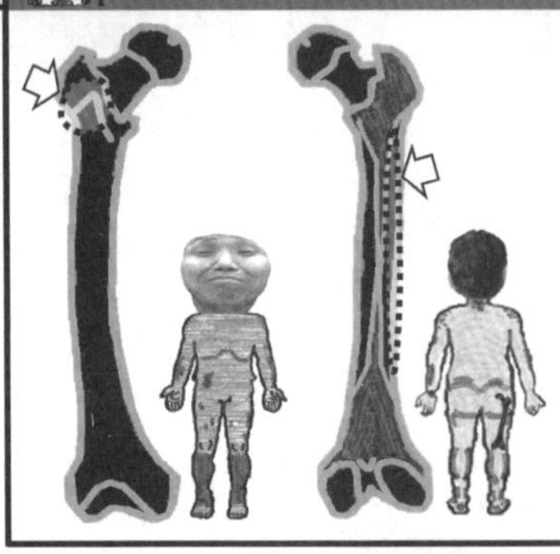

insertion 정지 부위

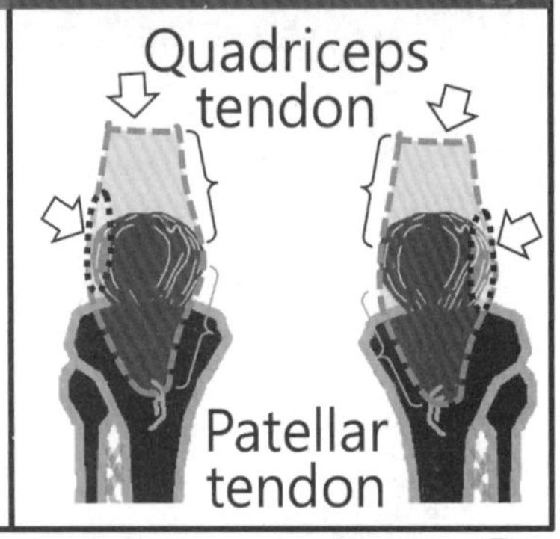

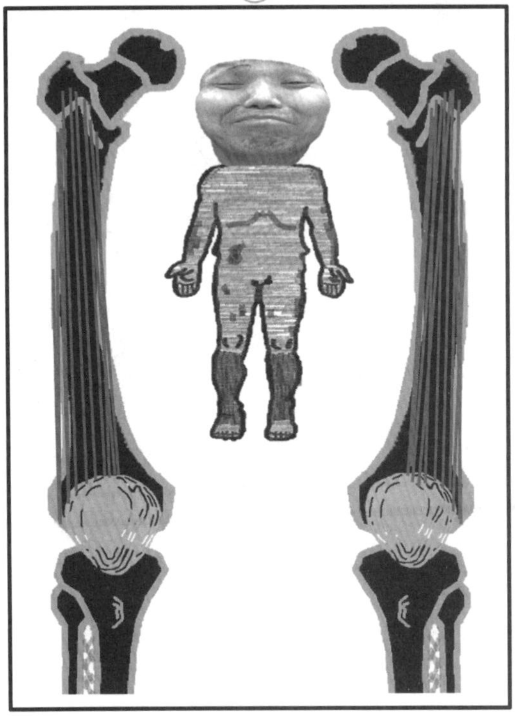

Motion 움직임

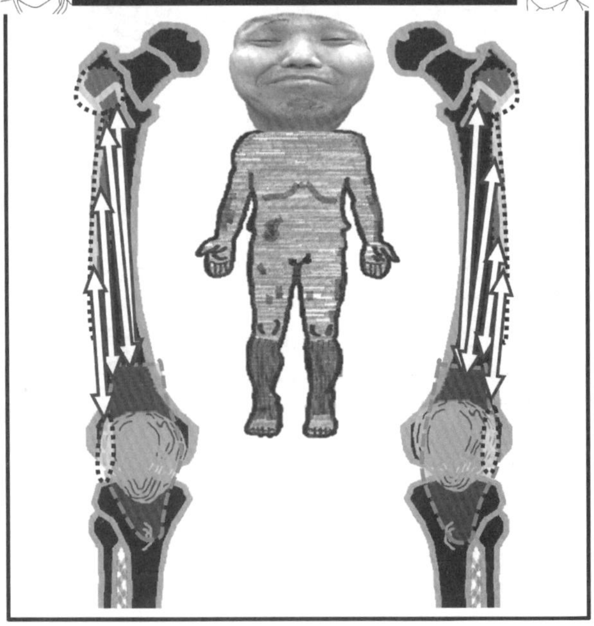

3-192-1

바깥**외**外
곁**측**側
넓을**광**廣
힘줄**근**筋

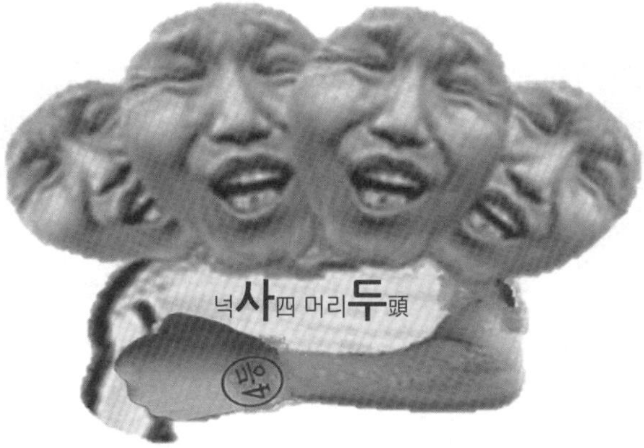

응답하라

기시 정지

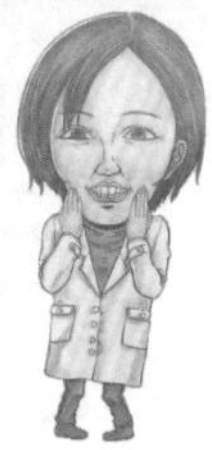

Vastus lateralis muscle

Origin

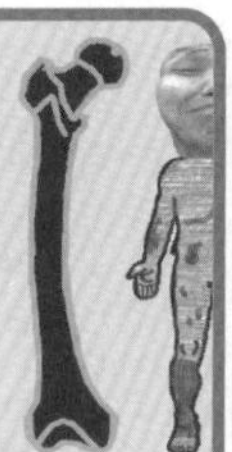

☺ [큰**대**大 넓적다리**퇴**腿 뼈**골**骨 의]
[≒ 넓(적)다리뼈]

㉠ ☞ 구를**전**轉 자녀**자**子 사이**간**間 줄**선**線
(≒ 돌기사이능선) 의 위**상**上 떼**부**部 와

㉡ ☞ 큰**대**大 구를**전**轉 자녀**자**子 (≒ 큰돌기) 의
아래**하**下 가장자리**연**緣 및

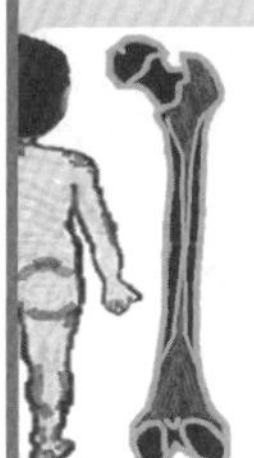

㉢ ☞ 거칠**조**粗 줄**선**線 (≒ 거친선)
► 곁**측**側 떼**부**部 의
► 바깥**외**外 곁**측**側 입술**순**脣
(≒ 가쪽입술)

☺ Upper part of the **Intertrochanteric line** (㉠), inferior border of **greater trochanter** (㉡), and

lateral lip of lateral side of the **linea aspera** (㉢) **(in femur)**

Insertion

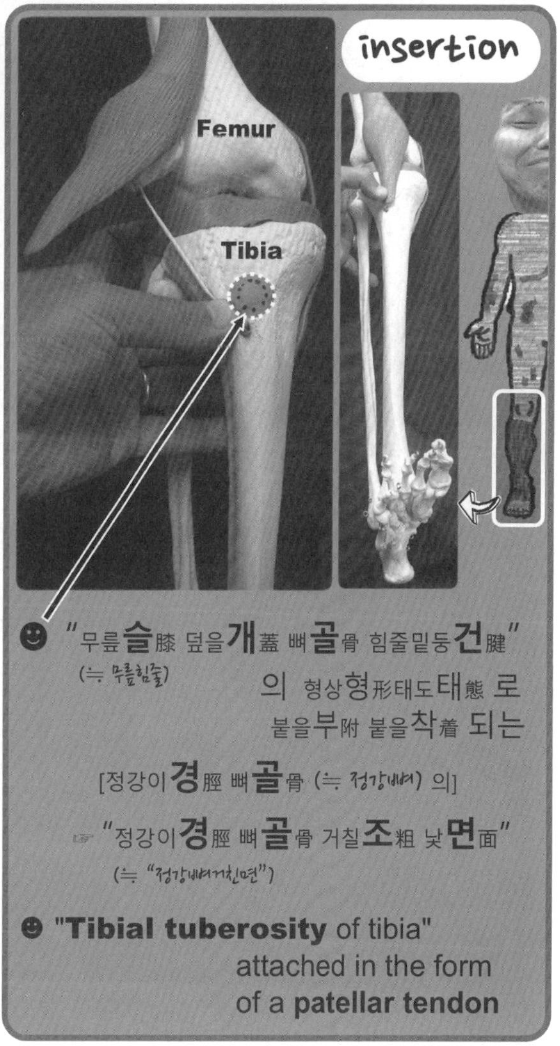

☻ "무릎**슬**膝 덮을**개**蓋 뼈**골**骨 힘줄밑동**건**腱"
(≒ 무릎힘줄)
의 형상**형**形태도**태**態 로
붙을**부**附 붙을**착**着 되는
[정강이**경**脛 뼈**골**骨 (≒ 정강뼈) 의]
☞ "정강이**경**脛 뼈**골**骨 거칠**조**粗 낯**면**面"
(≒ "정강뼈거친면")

☻ "**Tibial tuberosity** of tibia" attached in the form of a **patellar tendon**

바깥**외**外
곁**측**側
넓을**광**廣
힘줄**근**筋

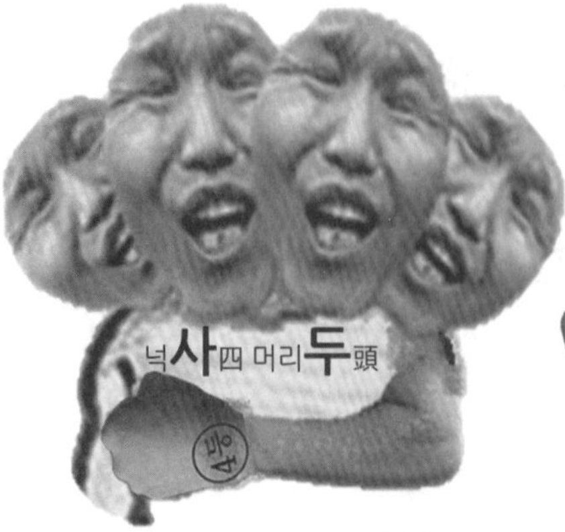

3-192-2

응답하라

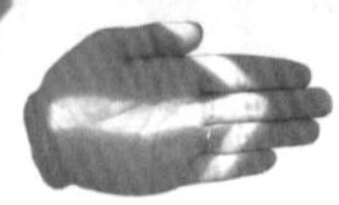

기시

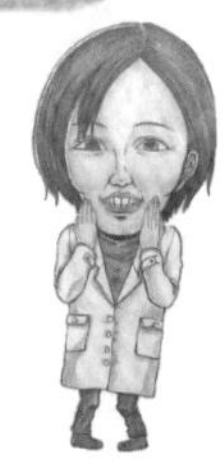

정지

Vastus lateralis muscle

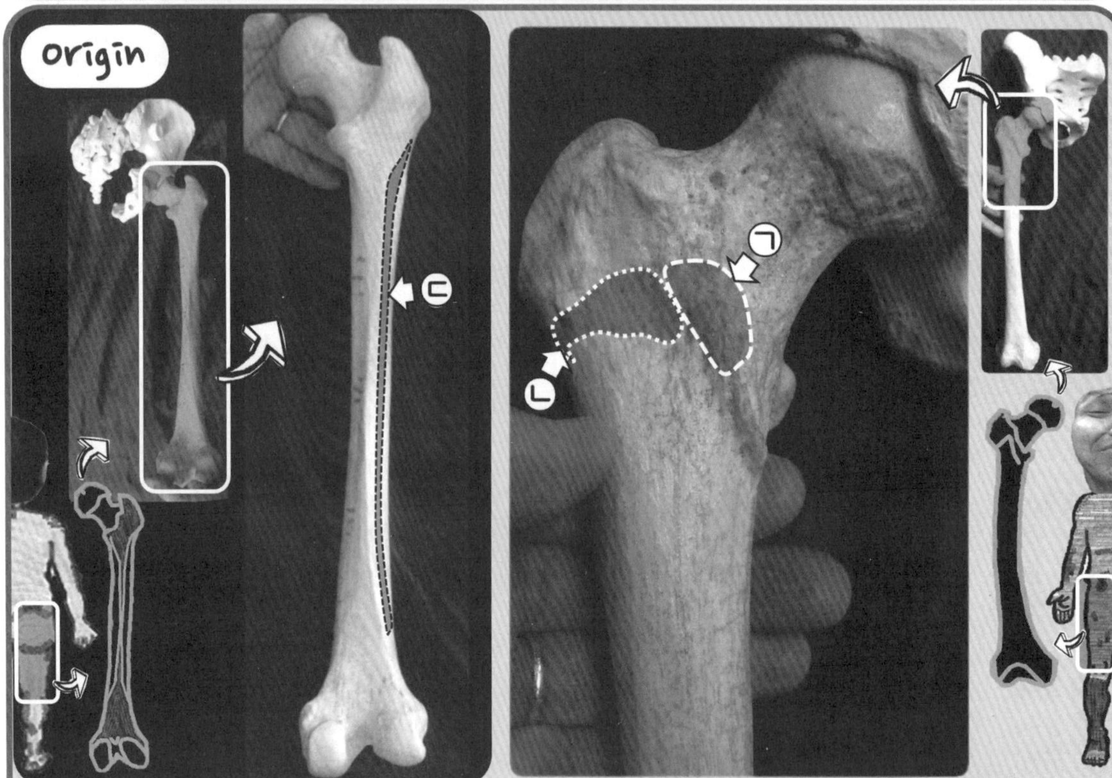

☺ [큰**대**大 넓적다리**퇴**腿 뼈**골**骨 의] ㉠ ☞ 구를**전**轉 자녀**자**子 사이**간**間 줄**선**線 의 위**상**上 떼**부**部 와
㉡ ☞ 큰**대**大 구를**전**轉 자녀**자**子 의 아래**하**下 가장자리**연**緣 및
㉢ ☞ 거칠**조**粗 줄**선**線 ▸ 곁**측**側 떼**부**部 의 ► 바깥**외**外 곁**측**側 입술**순**脣

☺ Upper part of the **Intertrochanteric line** (㉠), inferior border of **greater trochanter** (㉡), and lateral lip of lateral side of the **linea aspera** (㉢) **(in femur)**

3-193

Vastus Medialis

안 내 內 곁 측 側 넓을 광 廣 힘줄 근 筋

≒ 안쪽 넓은근

innervation 신경지배

Femoral nerve (L2, L3, L4)

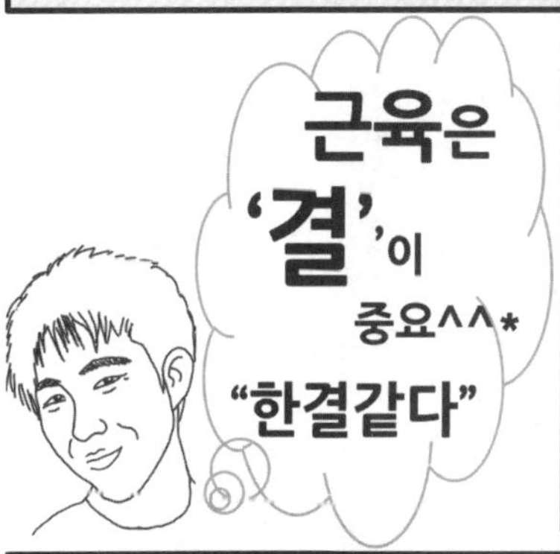

Origin 시작 부위

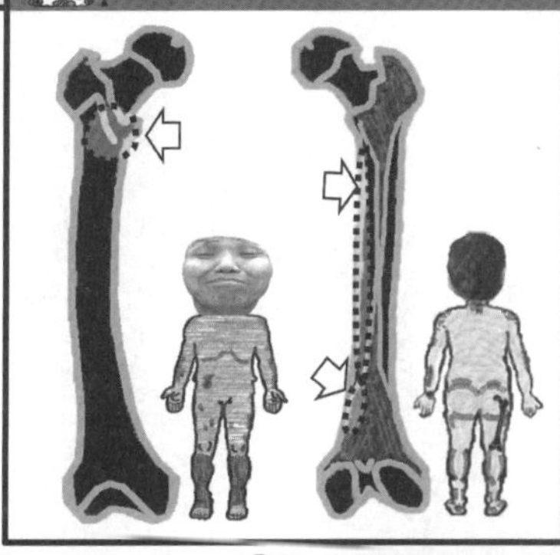

insertion 정지 부위

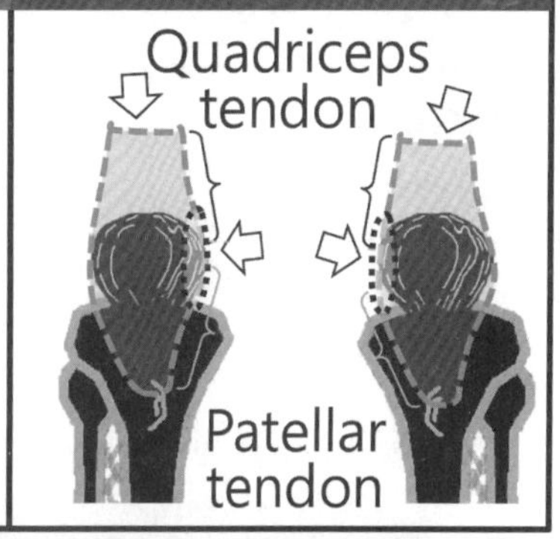

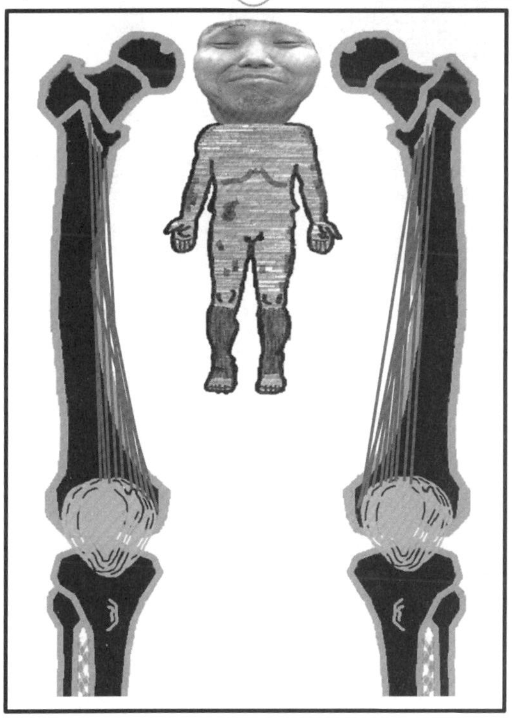

Motion 움직임

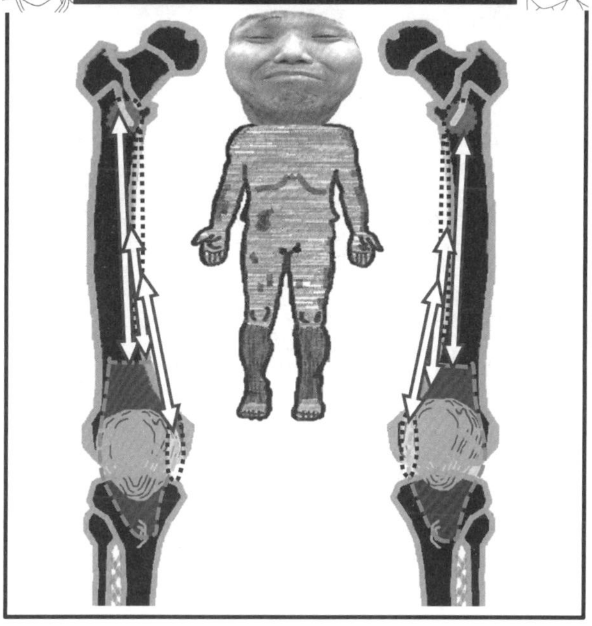

안**내**內 곁**측**側 넓을**광**廣 힘줄**근**筋

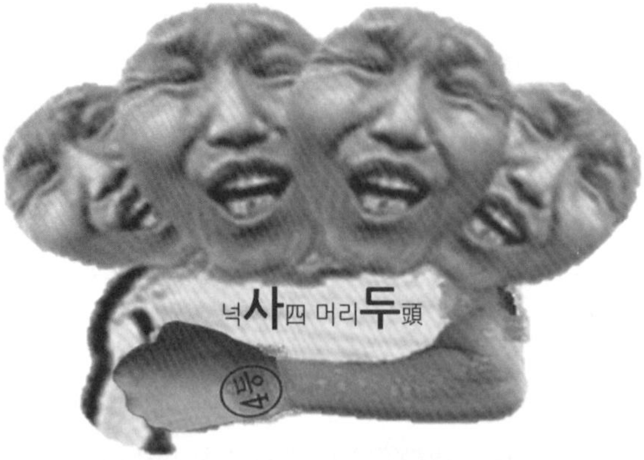

3-193-1

응답하라 기시 정지

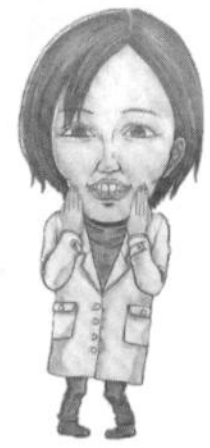

Vastus medialis muscle

Origin

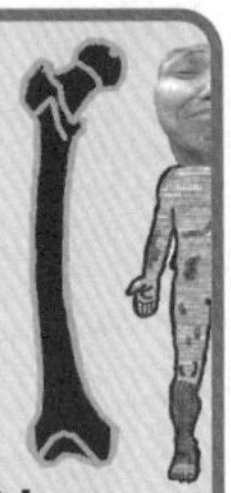

☺ [큰**대**大 넓적다리**퇴**腿 뼈**골**骨 의]
[≒ 넓(적)다리뼈]

㉠ ☞ 구를**전**轉 자녀**자**子 사이**간**間 줄**선**線
(≒ 돌기사이능선) 의 아래**하**下 떼**부**部 와

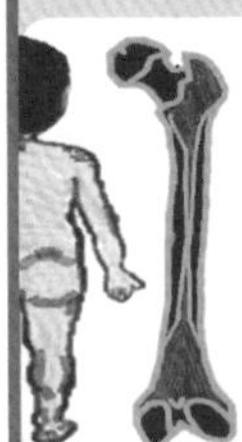

㉡ ☞ 거칠**조**粗 줄**선**線 의
(≒ 거친선)

► 안**내**內 곁**측**側 입술**순**脣 및
(≒ 안쪽입술)

㉢ ☞ '안**내**內 곁**측**側 위**상**上 낟알**과**顆 줄**선**線'
(≒ 안쪽위관절융기능선)

☺ Lower part of the **Intertrochanteric line** (㉠),
medial lip of the **linea aspera** (㉡), and
' **medial supracondylar line** (㉢) '
(in femur)

insertion

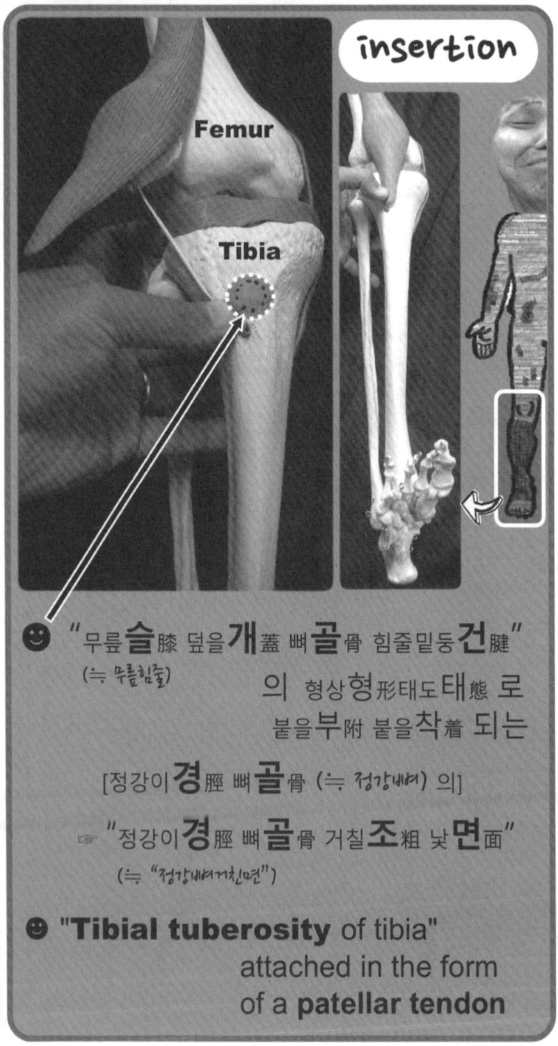

☻ "무릎**슬**膝 덮을**개**蓋 뼈**골**骨 힘줄밑둥**건**腱"
(≒ 무릎힘줄) 의 형상**형**形태도**태**態 로
붙을**부**附 붙을**착**着 되는

[정강이**경**脛 뼈**골**骨 (≒ 정강뼈) 의]

☞ "정강이**경**脛 뼈**골**骨 거칠**조**粗 낯**면**面"
(≒ "정강뼈거친면")

☻ "**Tibial tuberosity** of tibia"
attached in the form
of a **patellar tendon**

안 **내** 內
곁 **측** 側
넓을 **광** 廣
힘줄 **근** 筋

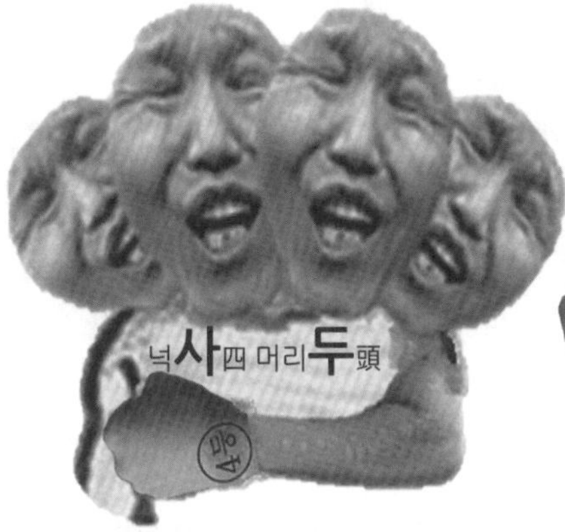

3-193-2

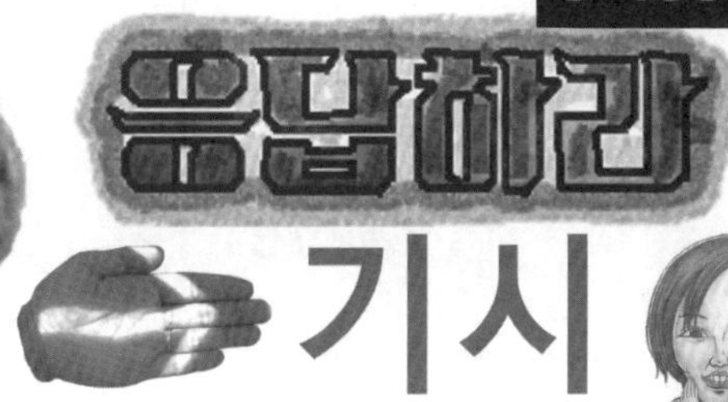

기시

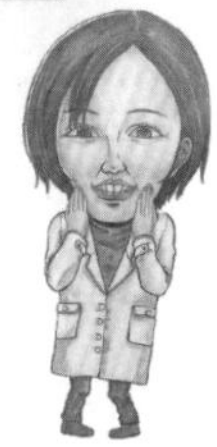

정지

Vastus medialis muscle

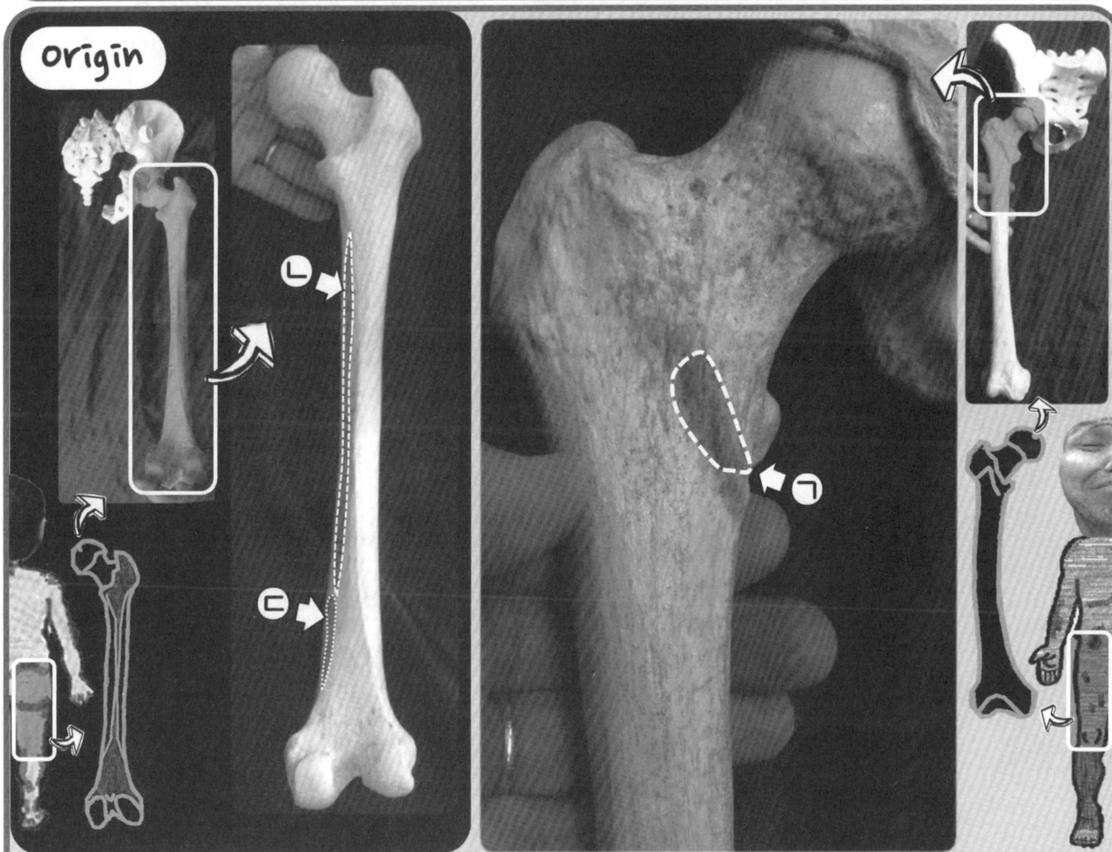

☺ [큰**대**大 넓적다리**퇴**腿 뼈**골**骨 의] ㉠ **전자간선**의 **하부**와 ㉡ **조선** 의 ► **내측순** 및 ㉢ '**내측상과선**'

☺ Lower part of the **intertrochanteric line** (㉠), medial lip of the **linea aspera** (㉡), and '**medial supracondylar line** (㉢)' (in femur)

3-194

Vastus Intermedius

가운데 중中 사이 간間 넓을 광廣 힘줄 근筋

≒ 중간 넓은근

innervation 신경지배

Femoral nerve (L2, L3, L4)

아하! 'Rectus femoris'를 걷어내면 그 아래에 보이는 근육!^^

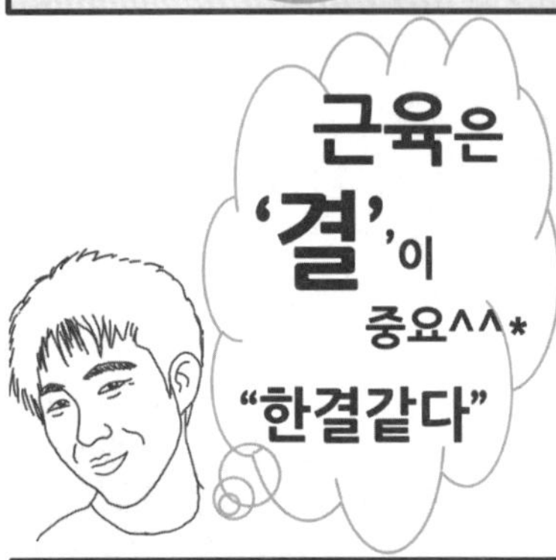

Origin 시작 부위 | **insertion 정지 부위**

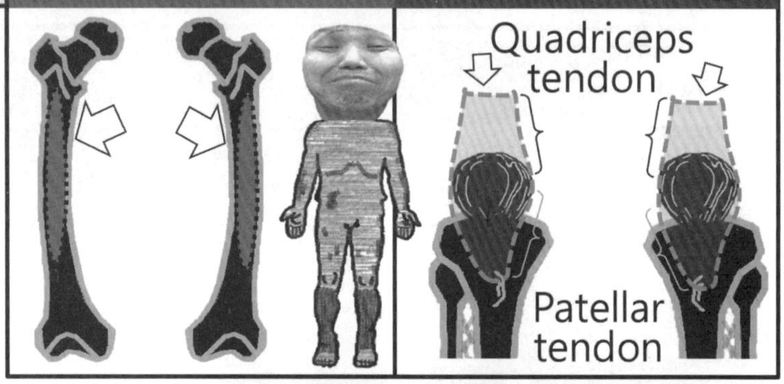

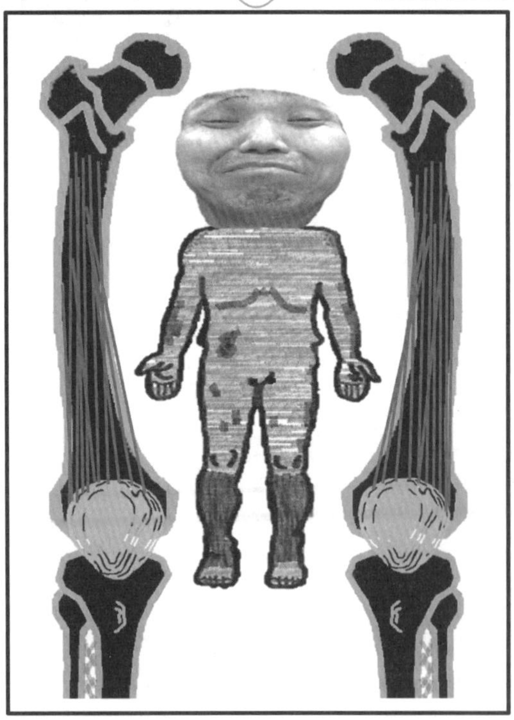

Motion 움직임

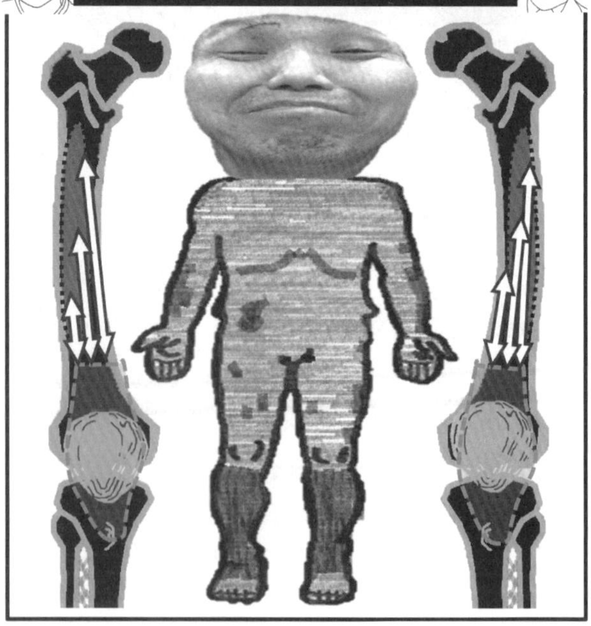

가운데**중**中
사이**간**間
넓을**광**廣
힘줄**근**筋

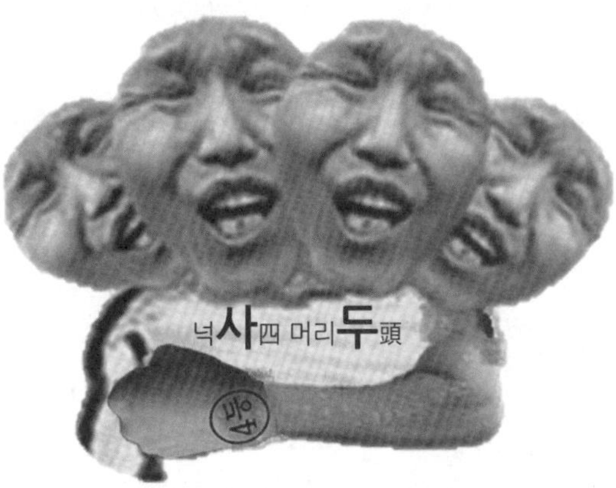

3-194-1

응답하라

기시
정지

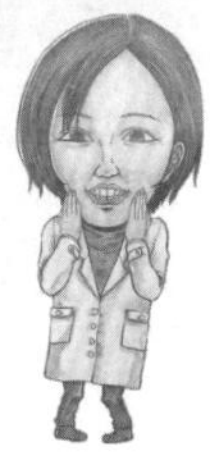

Vastus intermedius muscle

origin

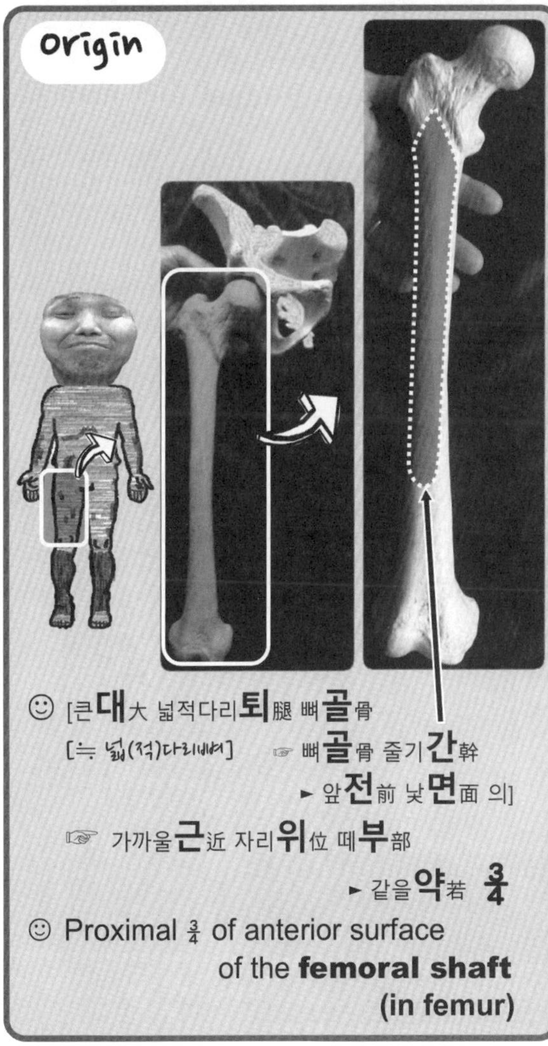

☺ [큰**대**大 넓적다리**퇴**腿 뼈**골**骨
[≒ 넓(적)다리뼈] ☞ 뼈**골**骨 줄기**간**幹
► 앞**전**前 낯**면**面 의]
☞ 가까울**근**近 자리**위**位 떼**부**部
► 같을**약**若 $\frac{3}{4}$

☺ Proximal $\frac{3}{4}$ of anterior surface of the **femoral shaft (in femur)**

insertion

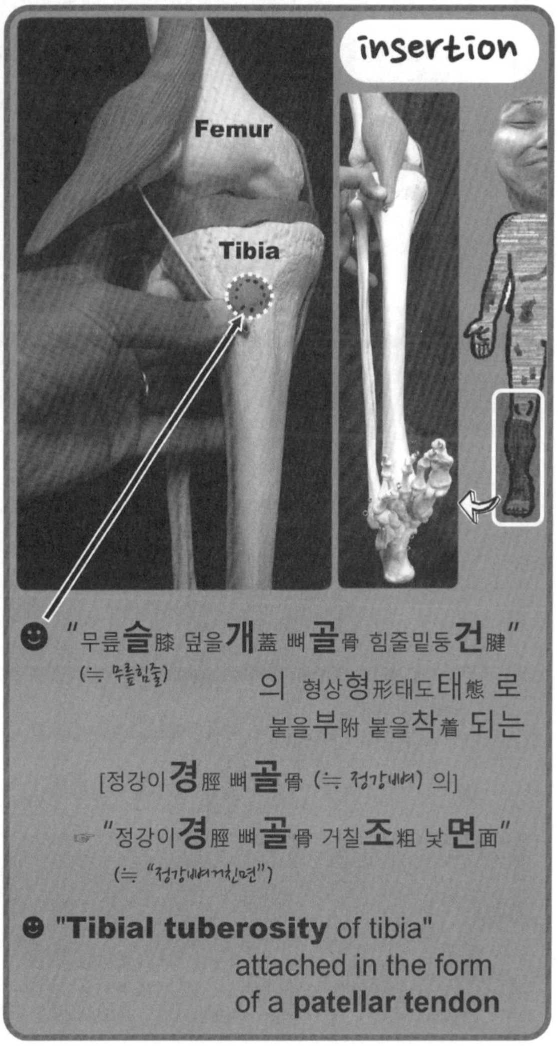

☻ "무릎**슬**膝 덮을**개**蓋 뼈**골**骨 힘줄밑동**건**腱"
(≒ 무릎힘줄)
의 형상**형**形태도**태**態 로
붙을**부**附 붙을**착**着 되는

[정강이**경**脛 뼈**골**骨 (≒ 정강뼈) 의]
☞ "정강이**경**脛 뼈**골**骨 거칠**조**粗 낯**면**面"
(≒ "정강뼈거친면")

☻ "**Tibial tuberosity** of tibia" attached in the form of a **patellar tendon**

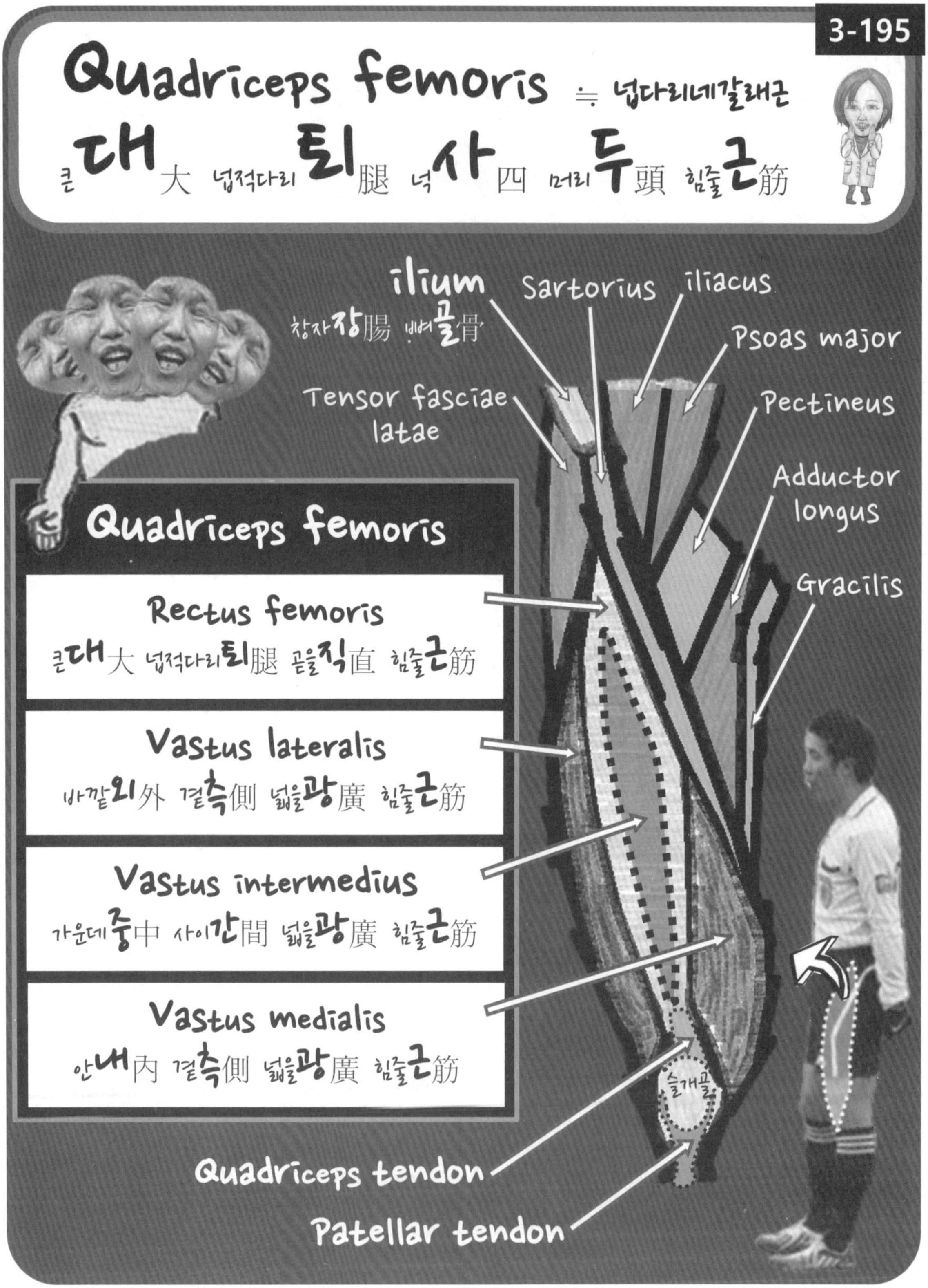
3-195
Quadriceps femoris ≒ 넙다리네갈래근
큰대大 넙적다리퇴腿 넉사四 머리두頭 힘줄근筋
ilium
창자장腸 뼈골骨
Sartorius
iliacus
Psoas major
Tensor fasciae latae
Pectineus
Adductor longus
Gracilis
Quadriceps femoris
Rectus femoris
큰대大 넙적다리퇴腿 곧을직直 힘줄근筋
Vastus lateralis
바깥외外 곁측側 넓을광廣 힘줄근筋
Vastus intermedius
가운데중中 사이간間 넓을광廣 힘줄근筋
Vastus medialis
안내內 곁측側 넓을광廣 힘줄근筋
슬개골
Quadriceps tendon
Patellar tendon

3-195-1

웃어 봐요.

간여(방패간干 더불여與 : 어떤 일에 간섭하여 참여함)할 참參
상고(자세할상詳 생각할고考 : 꼼꼼하게 따져서 검토하거나 참고함)할 고考

Quadriceps tendon & Patellar tendon

큰대大 넓적다리퇴腿 넉사四 머리두頭 힘줄근筋 힘줄밑둥건腱 (≒ 넙다리네갈래근힘줄)

무릎슬膝 덮을개蓋 힘줄밑둥건腱 (≒ 무릎힘줄)

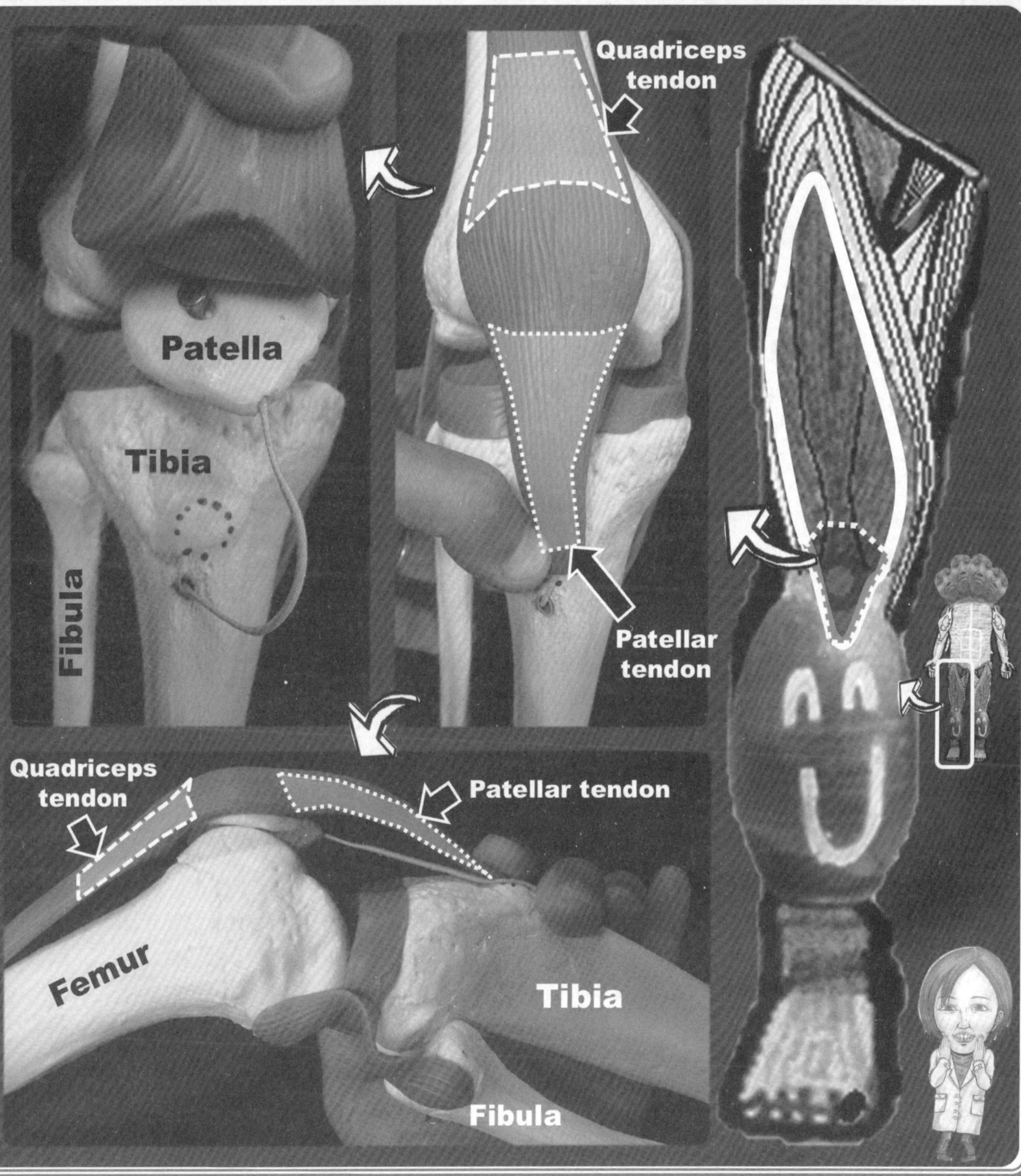

3-196

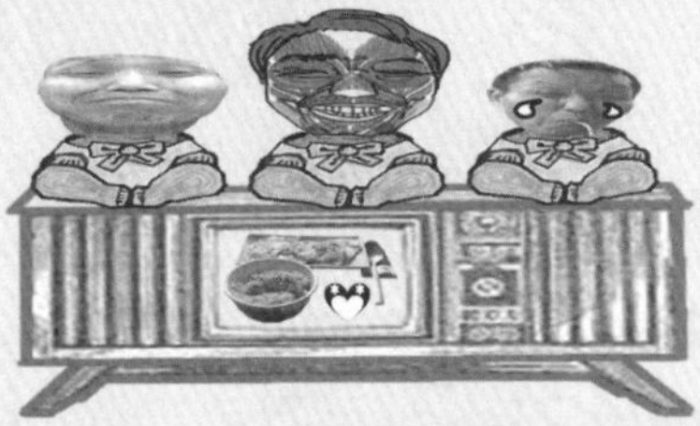

응답하라

Tensor fasciae latae & Sartorius muscle

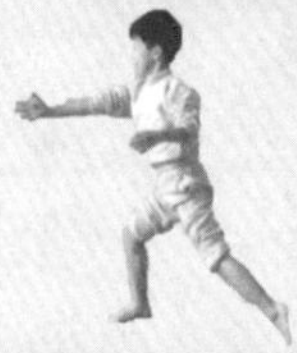

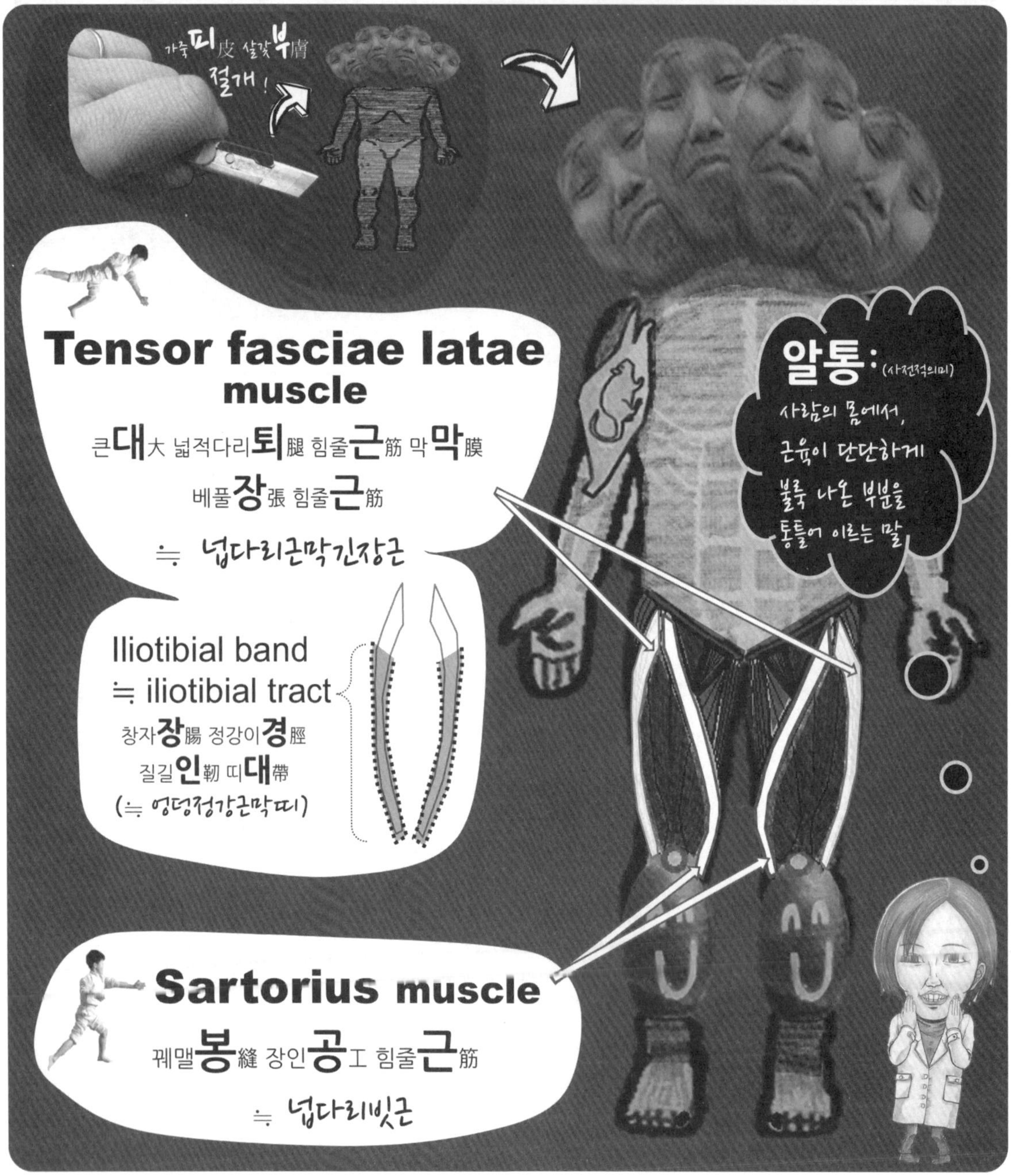

3-197

Tensor fasciae latae

큰대大 넓적다리퇴腿 근筋 막막膜
베풀장張 힘줄근筋

≒ 넙다리 근막 긴장근

innervation 신경지배

Superior gluteal nerve (L4, L5, S1)

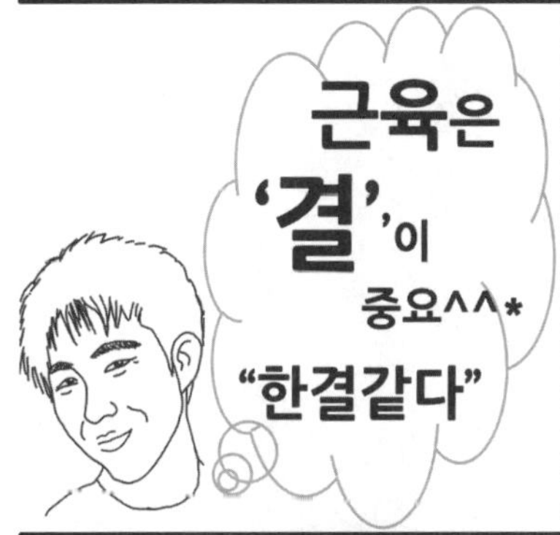

Origin 시작 부위

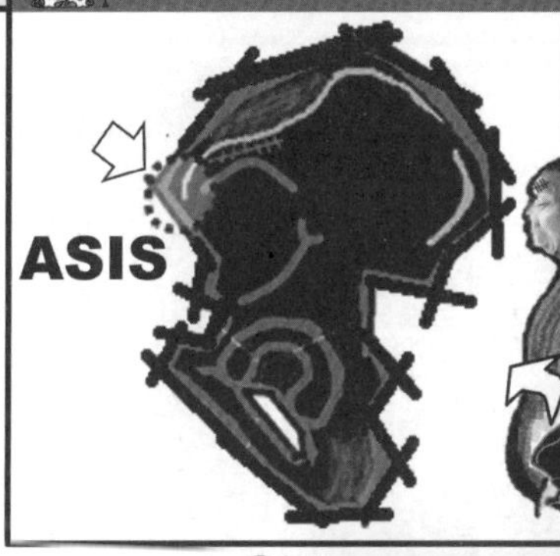

insertion 정지 부위

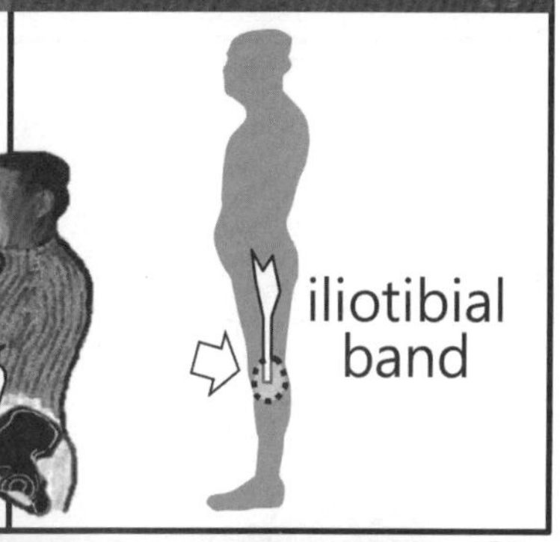

Motion 움직임

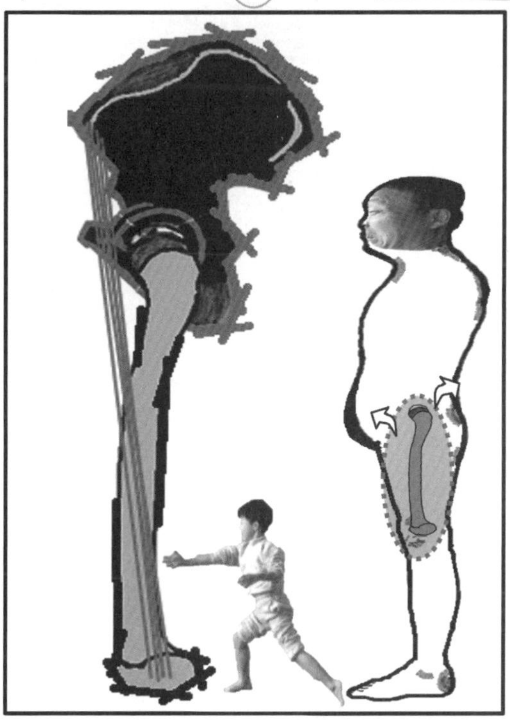

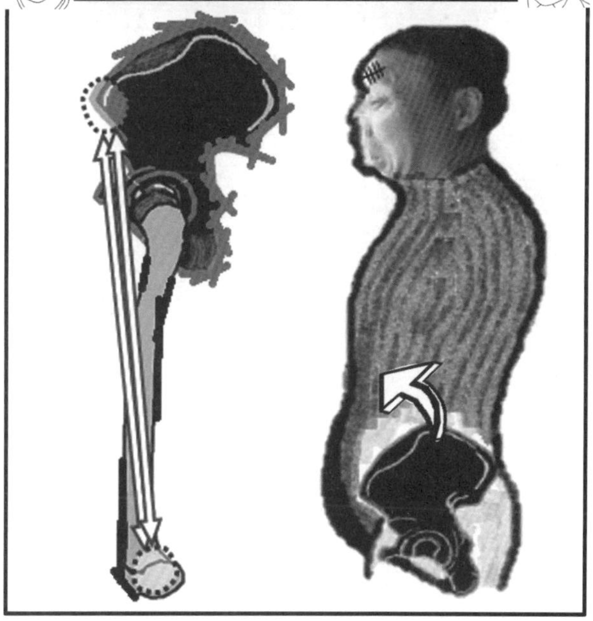

큰**대**大 넓적다리**퇴**腿 힘줄**근**筋 막**막**膜 베풀**장**張 힘줄**근**筋

3-197-1

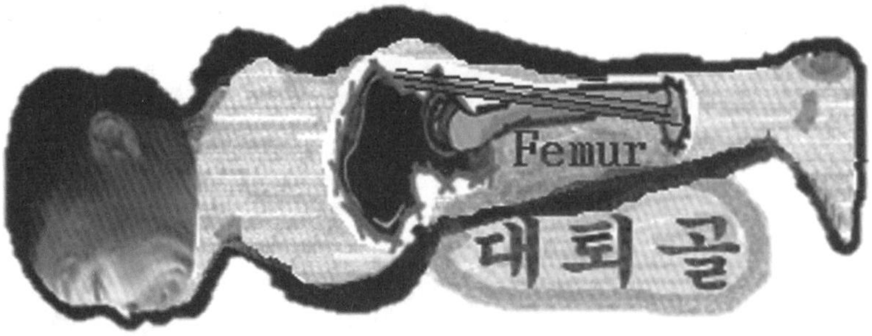

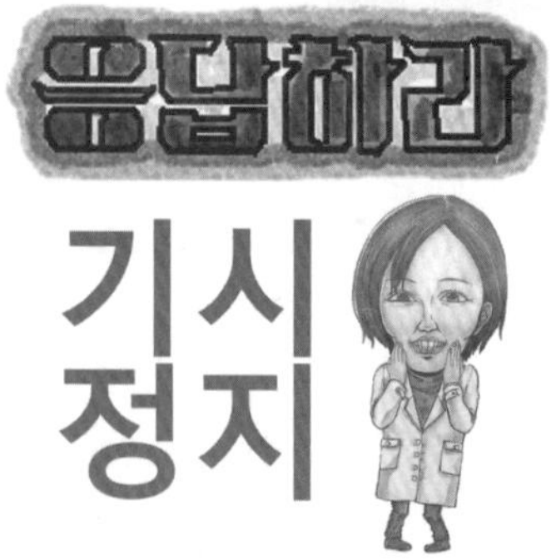

Tensor fasciae latae muscle

Origin

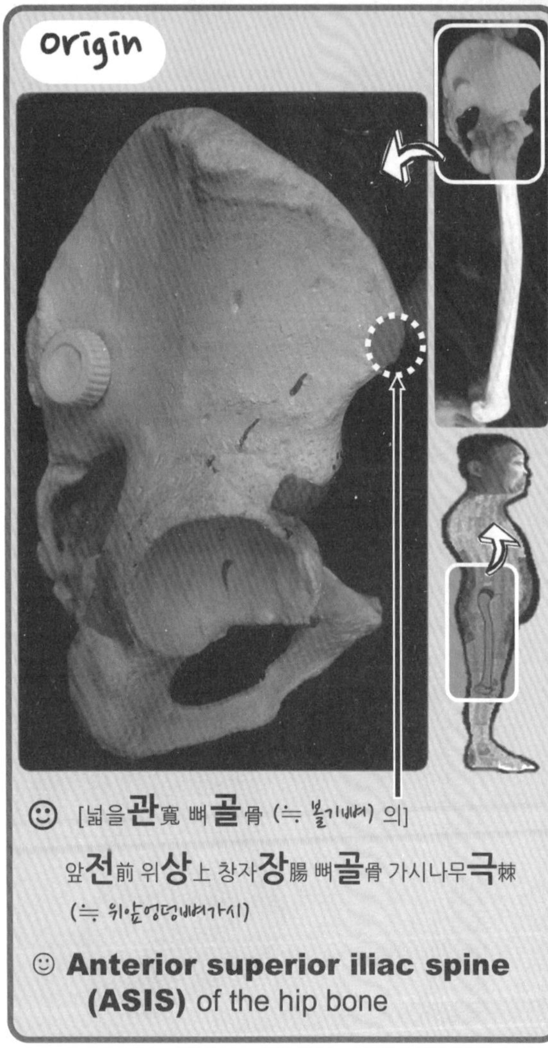

☺ [넓을**관**寬 뼈**골**骨 (≒ 볼기뼈) 의]

앞**전**前 위**상**上 창자**장**腸 뼈**골**骨 가시나무**극**棘

(≒ 위앞엉덩뼈가시)

☺ **Anterior superior iliac spine (ASIS)** of the hip bone

insertion

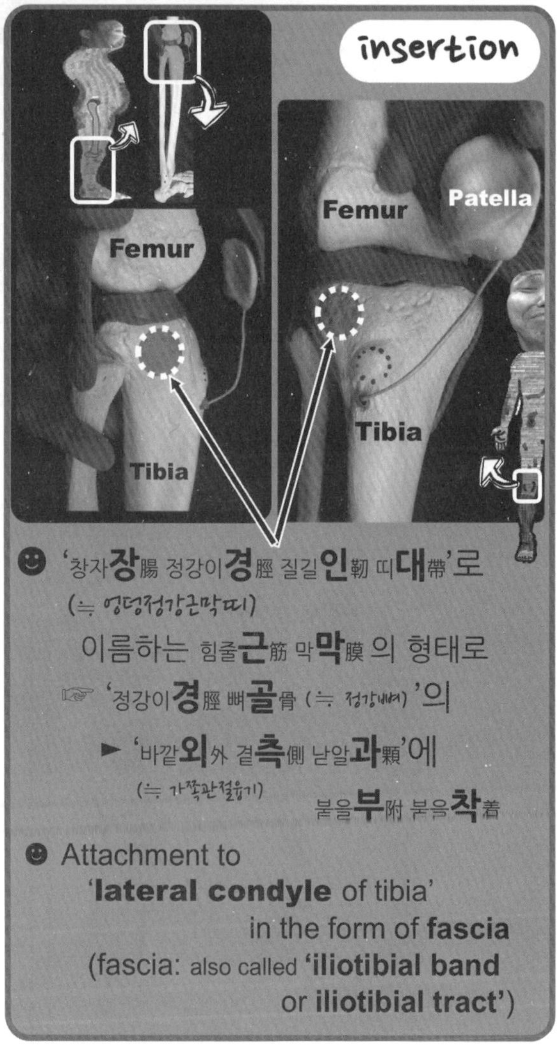

☻ '창자**장**腸 정강이**경**脛 질길**인**靭 띠**대**帶'로

(≒ 엉덩정강근막띠)

이름하는 힘줄**근**筋 막**막**膜 의 형태로

☞ '정강이**경**脛 뼈**골**骨 (≒ 정강뼈) '의

► '바깥**외**外 곁**측**側 낟알**과**顆'에

(≒ 가쪽관절융기)

붙을**부**附 붙을**착**着

☻ Attachment to '**lateral condyle** of tibia' in the form of **fascia** (fascia: also called **'iliotibial band or iliotibial tract'**)

3-198

Sartorius

꿰맬 봉縫 장인 공工 힘줄 근筋

≒ 넙다리 빗근

innervation 신경지배

Femoral nerve (L2, L3)

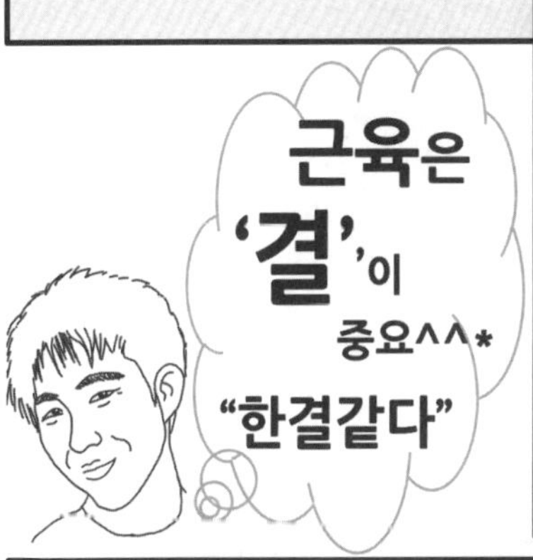

Origin 시작 부위

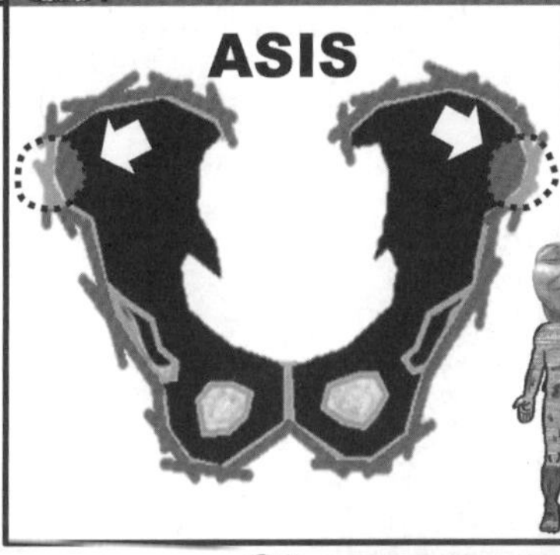

insertion 정지 부위

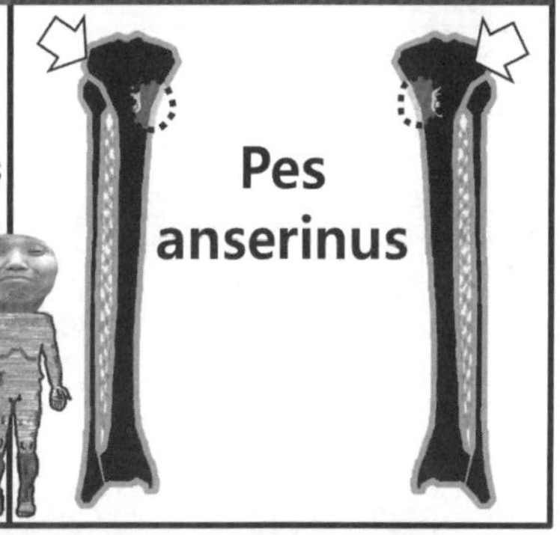

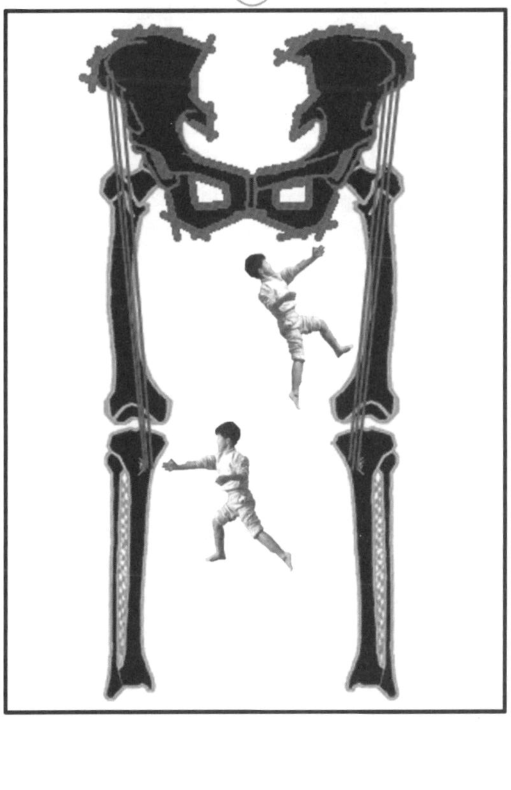

Motion 움직임

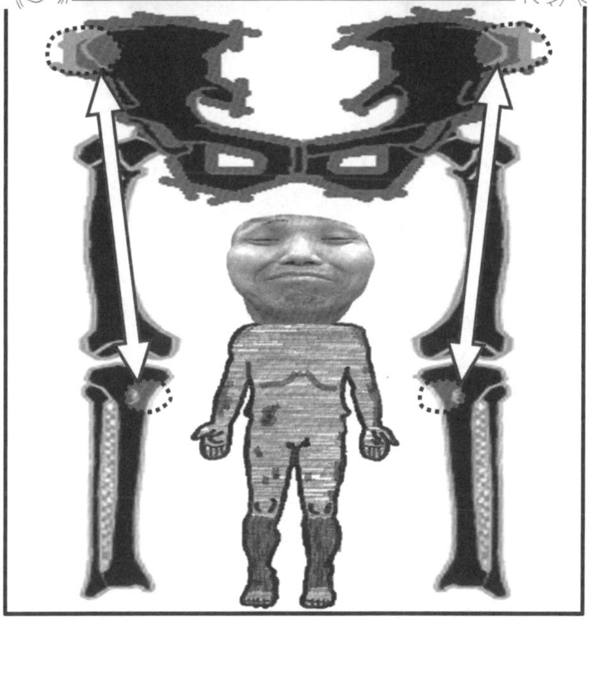

3-198-1

꿰맬**봉**縫
장인**공**工
힘줄**근**筋

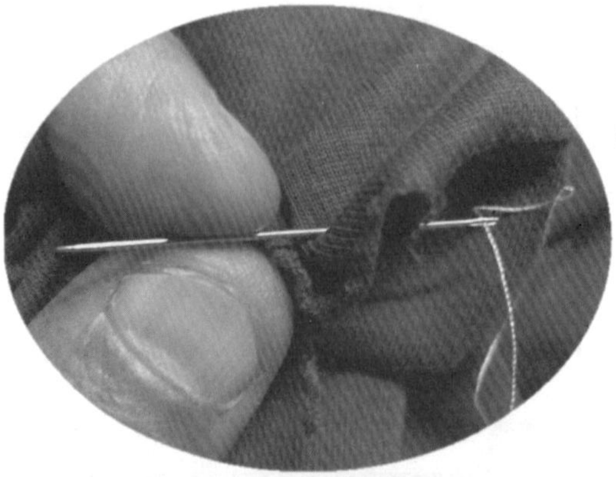

응답하라

기시
정지

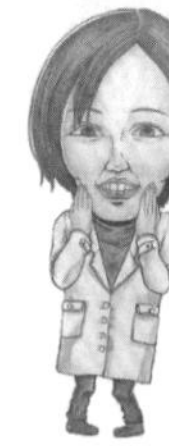

Sartorius muscle

Origin

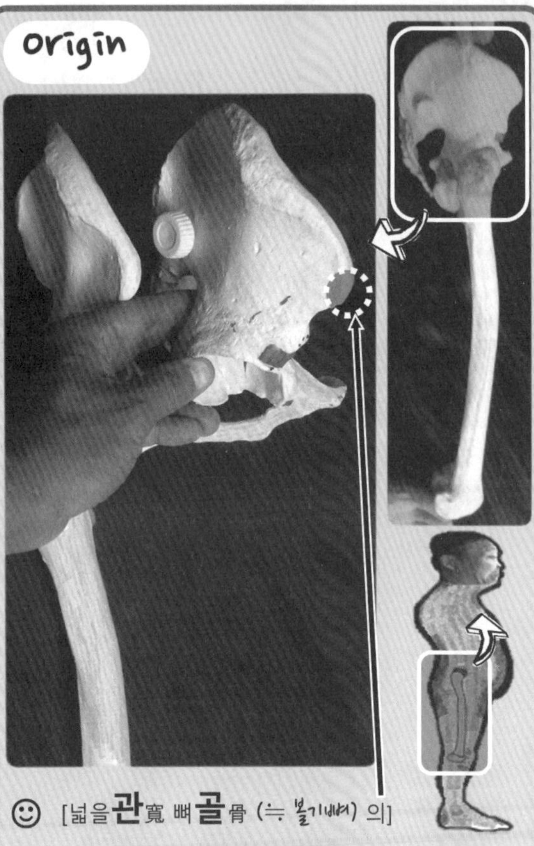

☺ [넓을**관**寬 뼈**골**骨 (≒ 볼기뼈) 의]

앞**전**前 위**상**上 창자**장**腸 뼈**골**骨 가시나무**극**棘

(≒ 위앞엉덩뼈가시)

☺ **Anterior superior iliac spine (ASIS)** of the hip bone

insertion

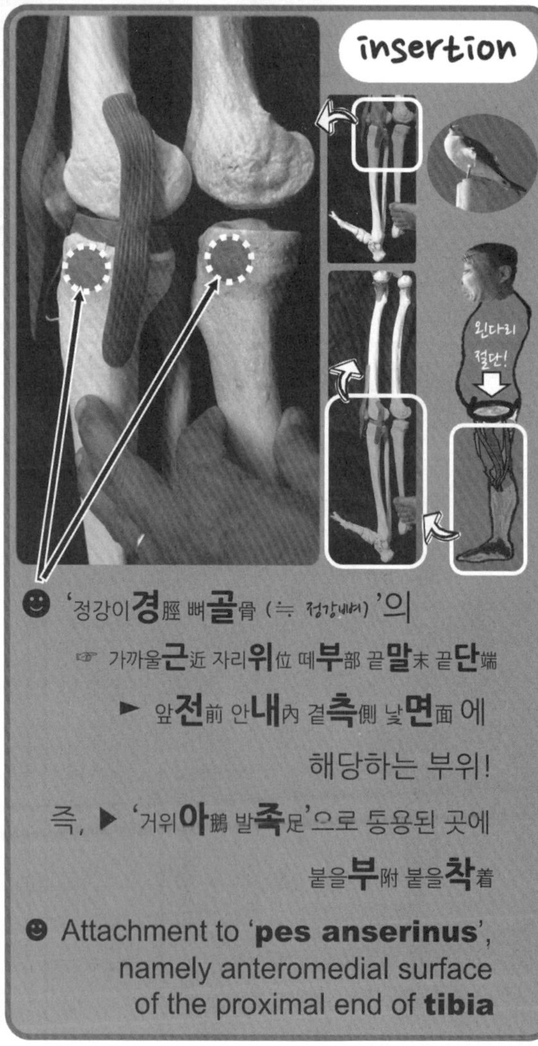

☻ '정강이**경**脛 뼈**골**骨 (≒ 정강뼈)'의

☞ 가까울**근**近 자리**위**位 떼**부**部 끝**말**末 끝**단**端

► 앞**전**前 안**내**內 곁**측**側 낯**면**面 에

해당하는 부위!

즉, ▶ '거위**아**鵝 발**족**足'으로 통용된 곳에

붙을**부**附 붙을**착**着

☻ Attachment to '**pes anserinus**', namely anteromedial surface of the proximal end of **tibia**

3-199

Pes anserinus 거위 아鵝 발 족足 (≒ 거위발)

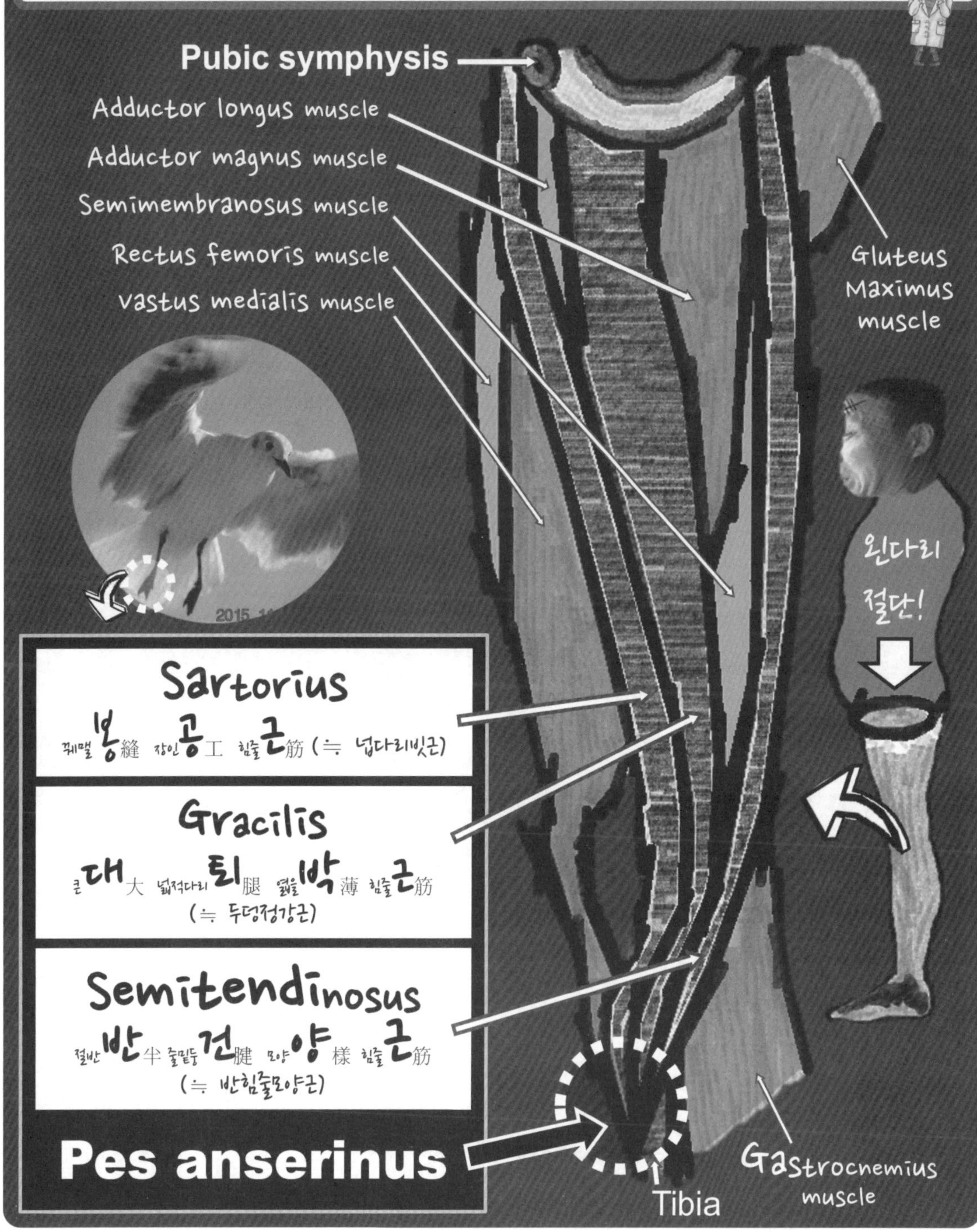

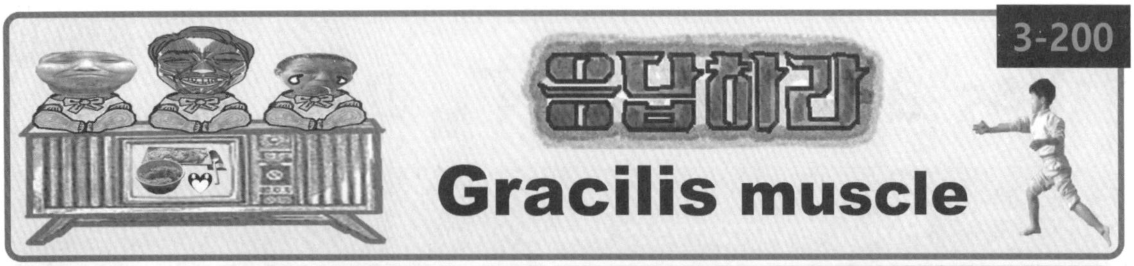
3-200
응답하라
Gracilis muscle

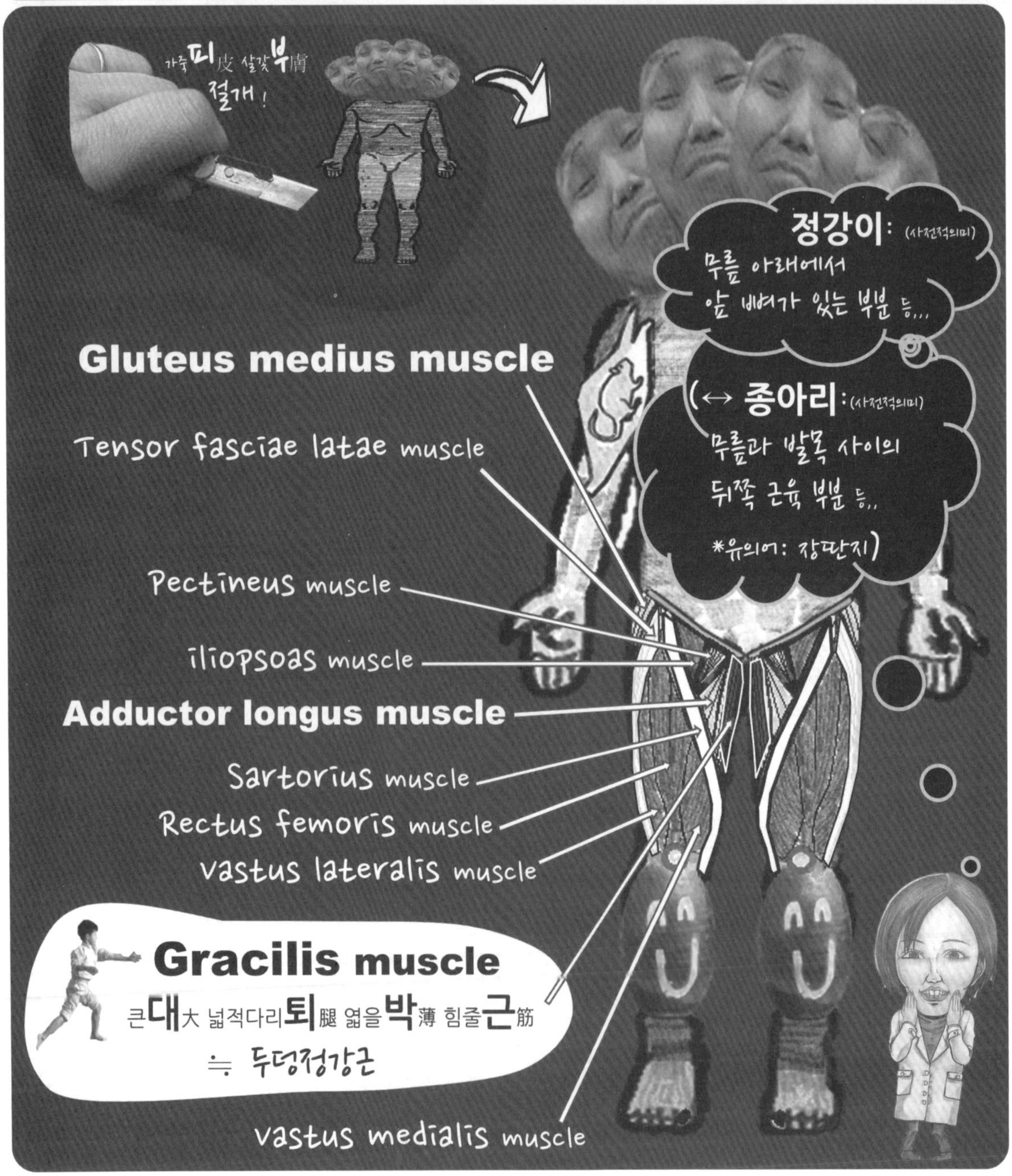
가죽피皮 살갗부膚
절개!
정강이: (사전적의미)
무릎 아래에서
앞 뼈가 있는 부분 등,,,
(↔ 종아리: (사전적의미)
무릎과 발목 사이의
뒤쪽 근육 부분 등,,
*유의어: 장딴지)
Gluteus medius muscle
Tensor fasciae latae muscle
Pectineus muscle
iliopsoas muscle
Adductor longus muscle
Sartorius muscle
Rectus femoris muscle
vastus lateralis muscle
Gracilis muscle
큰대大 넓적다리퇴腿 엷을박薄 힘줄근筋
≒ 두덩정강근
vastus medialis muscle

3-200-1

Gracilis

큰 대大 넓적다리 퇴腿 엷을 박薄 힘줄 근筋

≒ 두덩 정강근

innervation 신경지배

Obturator nerve
(anterior branch)
(L3, L4)

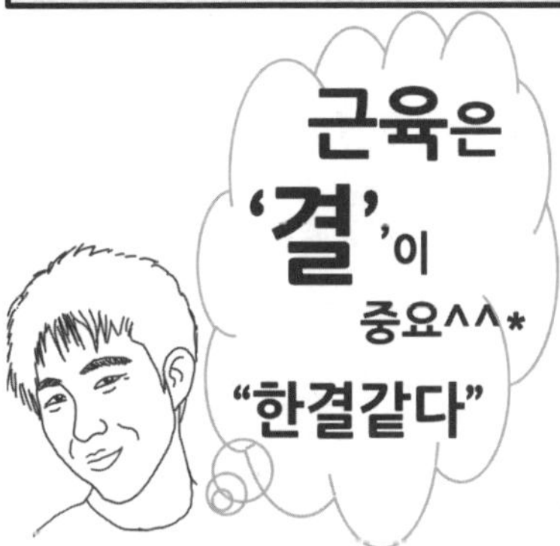

Origin 시작 부위

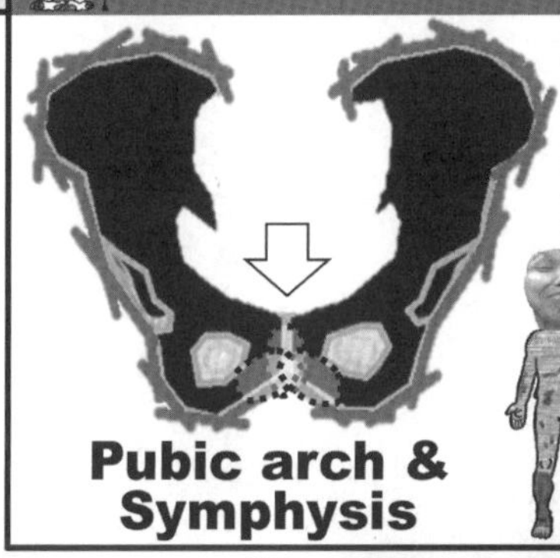

insertion 정지 부위

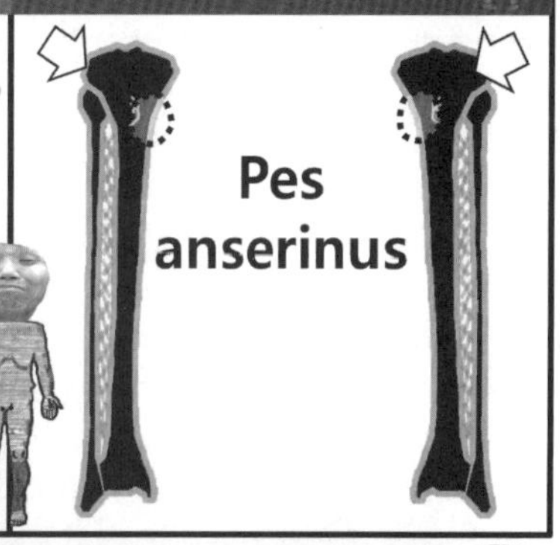

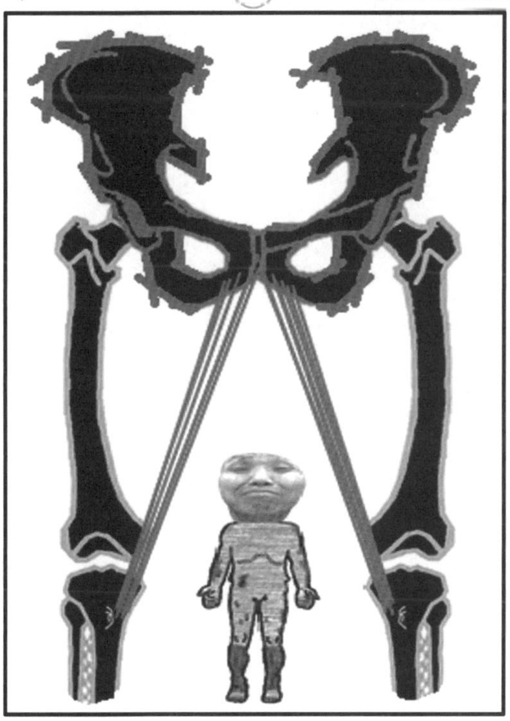

Motion 움직임

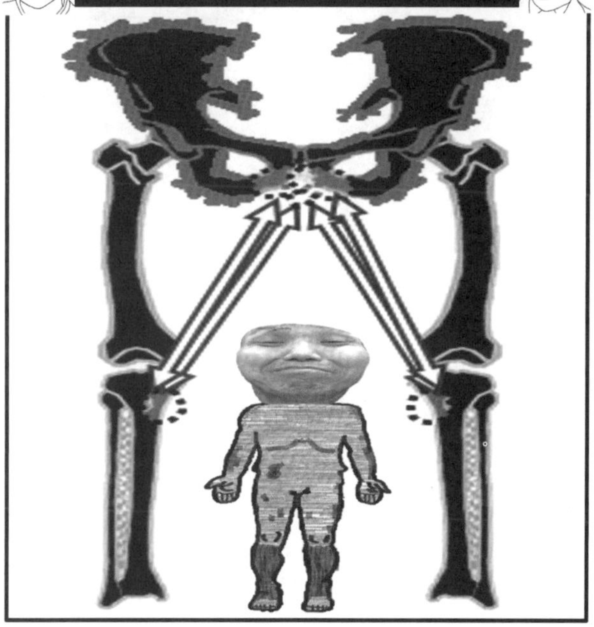

3-200-2

큰**대**大 넓적다리**퇴**腿 엷을**박**薄 힘줄**근**筋

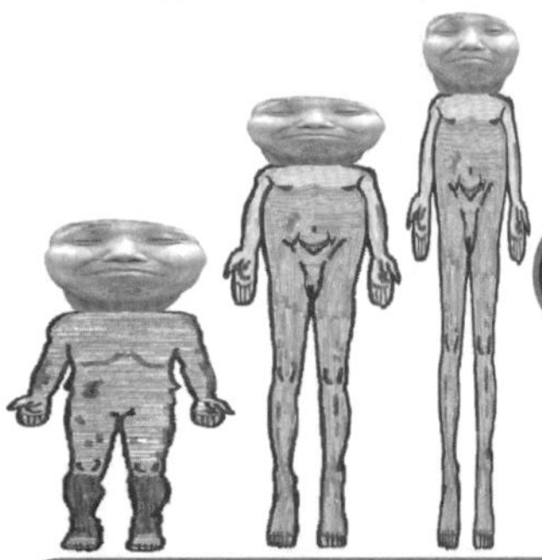

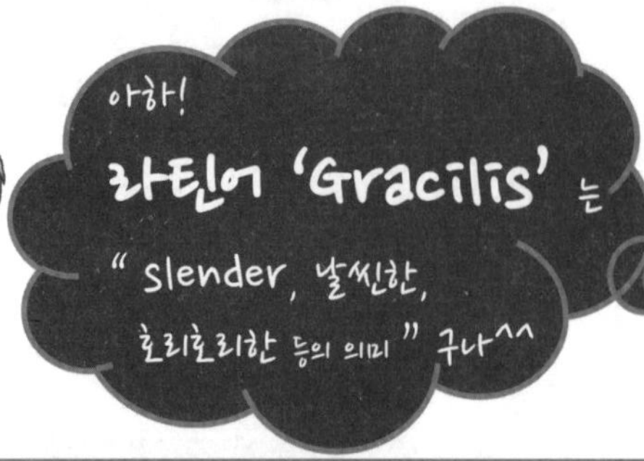

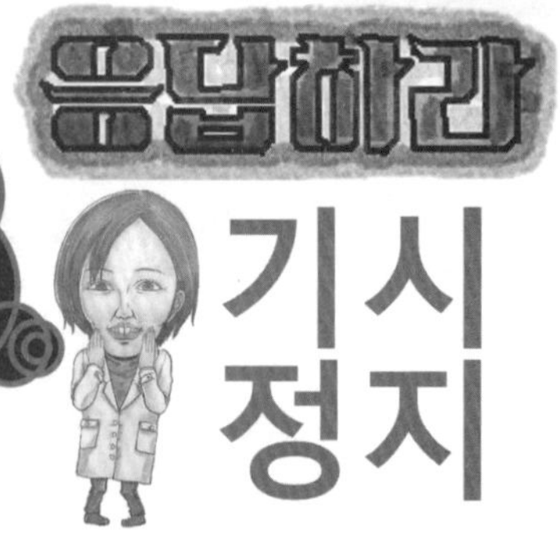

Gracilis muscle

origin

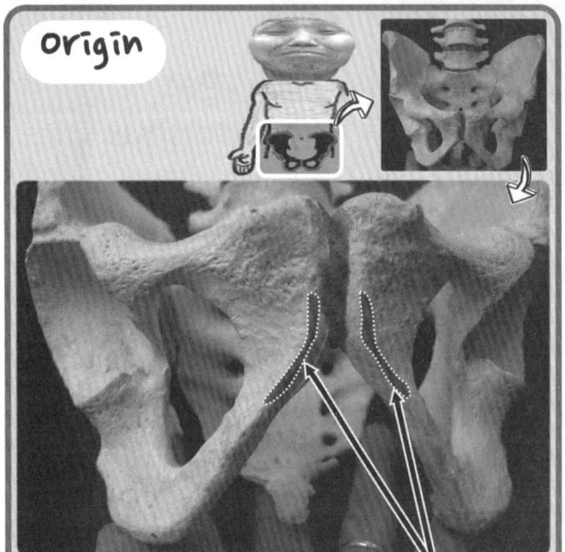

☺ '부끄러울**치**恥 뼈**골**骨 맺을**결**結 합할**합**合' 과
(≒ 두덩결합)
'부끄러울**치**恥 뼈**골**骨 활**궁**弓'을 구성하는
(≒ 두덩활)

☞ **'부끄러울치恥 뼈골骨 아래하下 가지지枝'** 의
(≒ 아래두덩뼈가지)
► 안**내**內 곁**측**側 가장자리**연**緣
(≒ 안쪽모서리)

☺ **Medial margin** of
' inferior pubic ramus ' forming
'pubic symphysis' and **'pubic arch'**

insertion

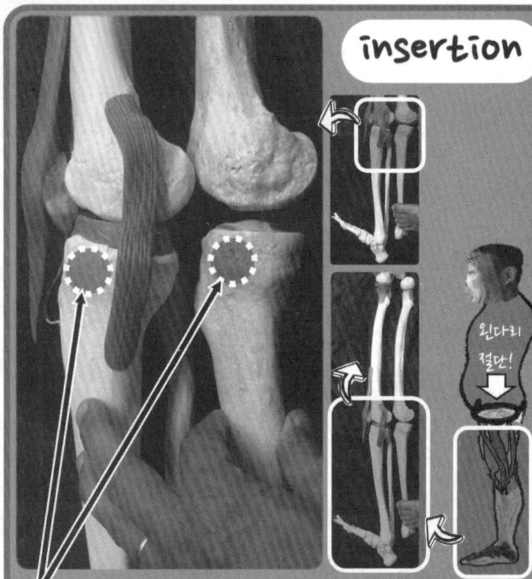

☻ '정강이**경**脛 뼈**골**骨 (≒ 정강뼈)'의
☞ 가까울**근**近 자리**위**位 떼**부**部 끝**말**末 끝**단**端
► 앞**전**前 안**내**內 곁**측**側 낯**면**面 에
해당하는 부위! 즉,

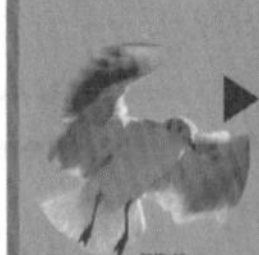

► '거위**아**鵝 발**족**足'으로 통용된 곳에
붙을**부**附 붙을**착**着

☻ Attachment to '**pes anserinus**',
namely anteromedial surface
of the proximal end of **tibia**

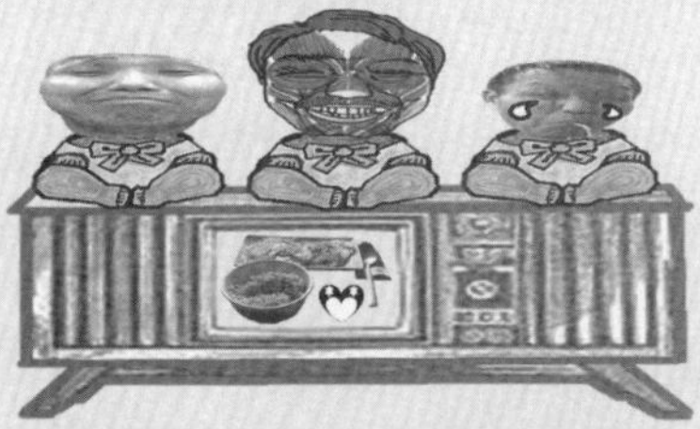

응답하라

3-201

Adductor magnus Adductor longus & Adductor brevis muscle

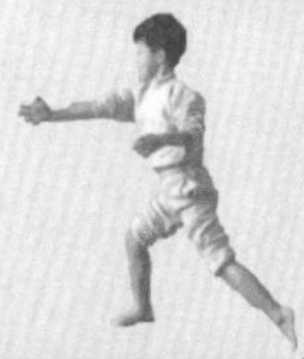

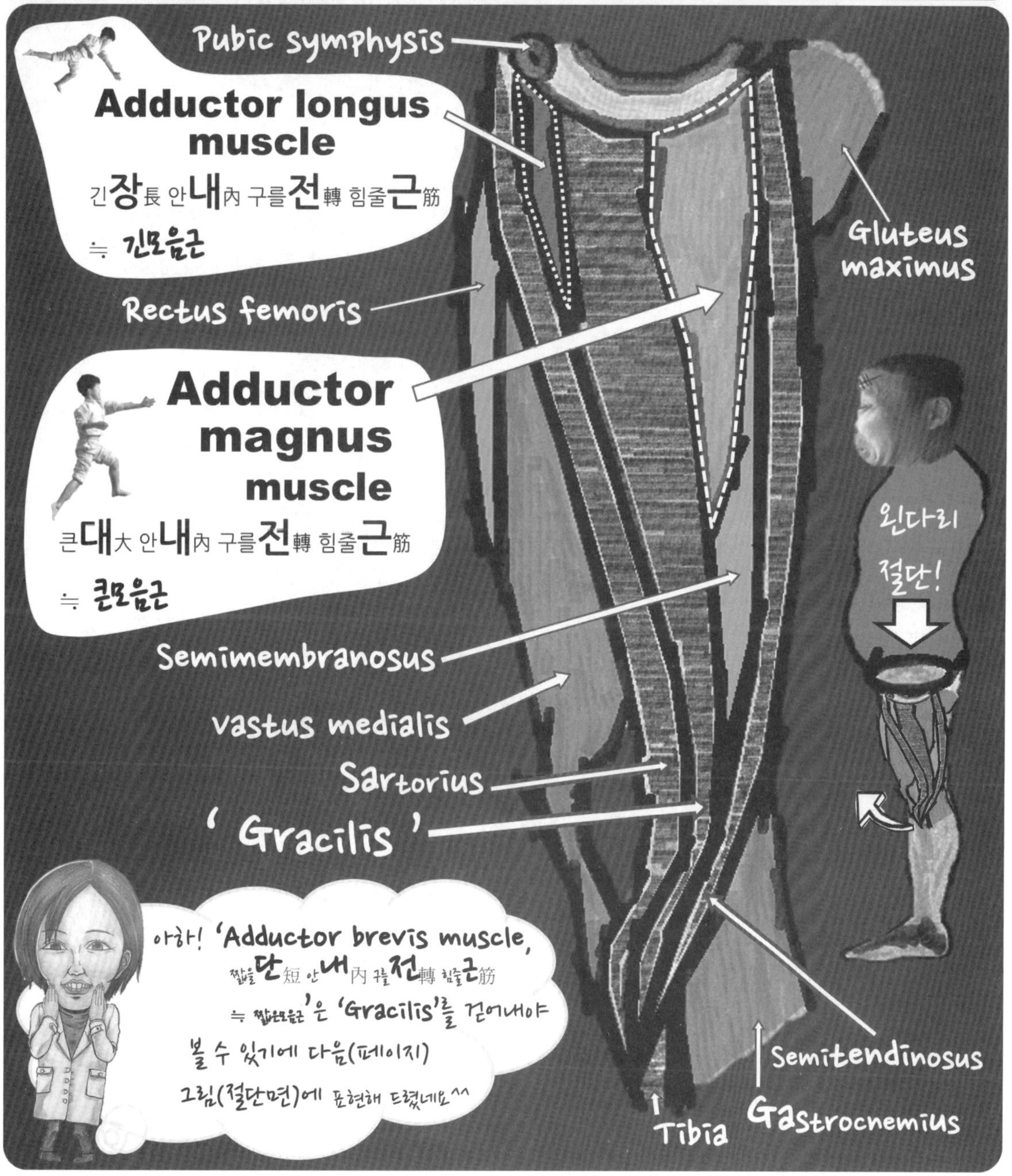

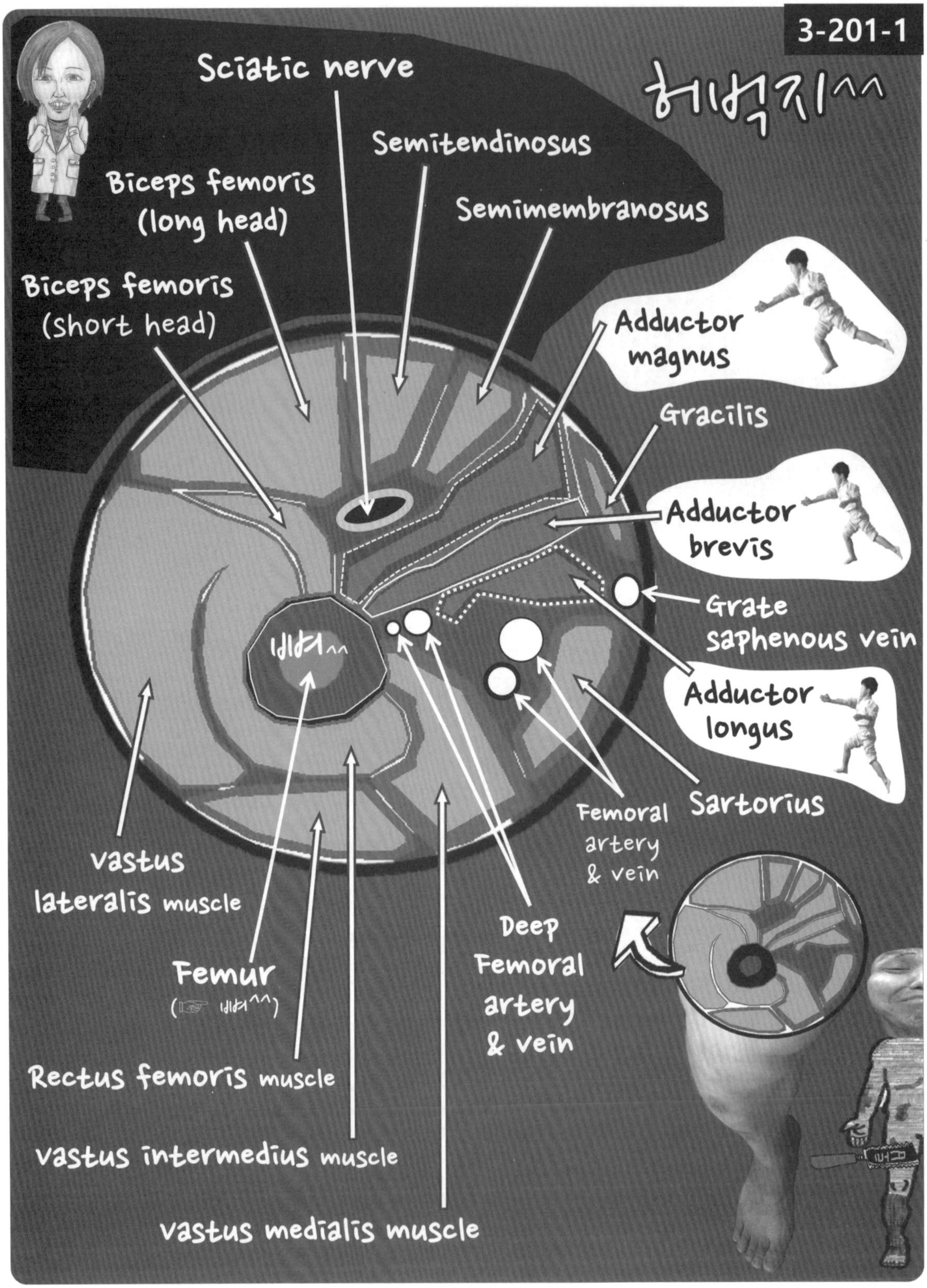
3-201-1
허벅지^^
Sciatic nerve
Semitendinosus
Biceps femoris (long head)
Semimembranosus
Biceps femoris (short head)
Adductor magnus
Gracilis
Adductor brevis
Grate saphenous vein
Adductor longus
Sartorius
Femoral artery & vein
Deep Femoral artery & vein
vastus lateralis muscle
Femur (☞ 뼈^^)
Rectus femoris muscle
vastus intermedius muscle
vastus medialis muscle

3-202

Adductor Magnus

큰 대大 안 내內 구를 전轉 힘줄 근筋

≒ 큰 모음근

innervation 신경지배

Obturator & Sciatic nerve

(L2, L3, L4)

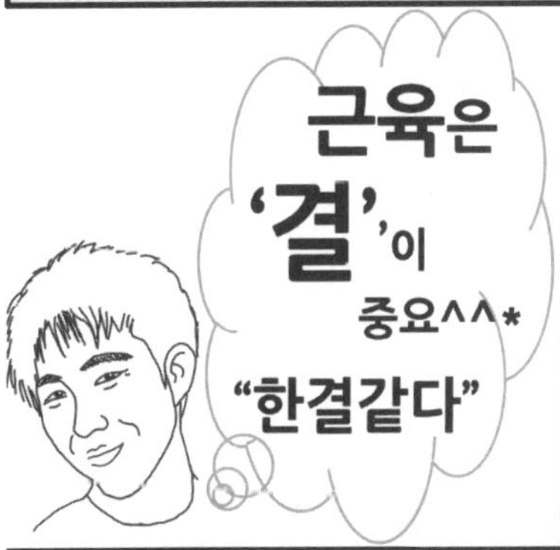

Origin 시작 부위

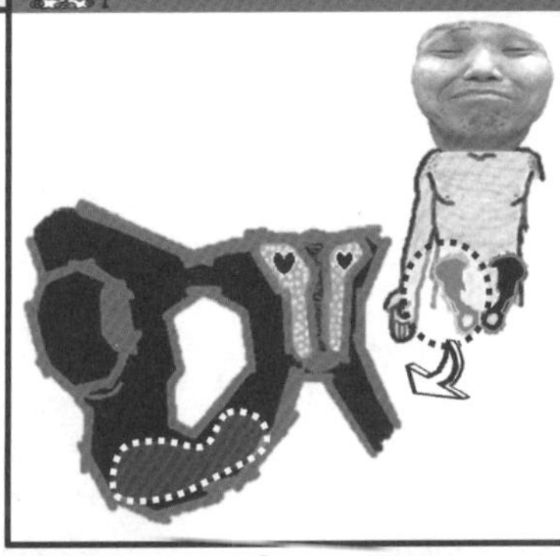

insertion 정지 부위

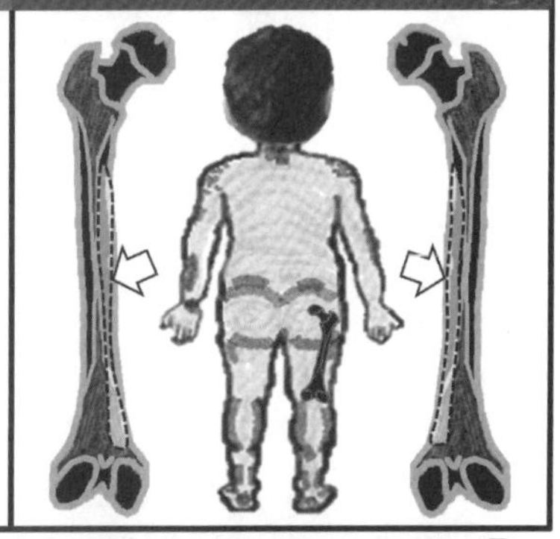

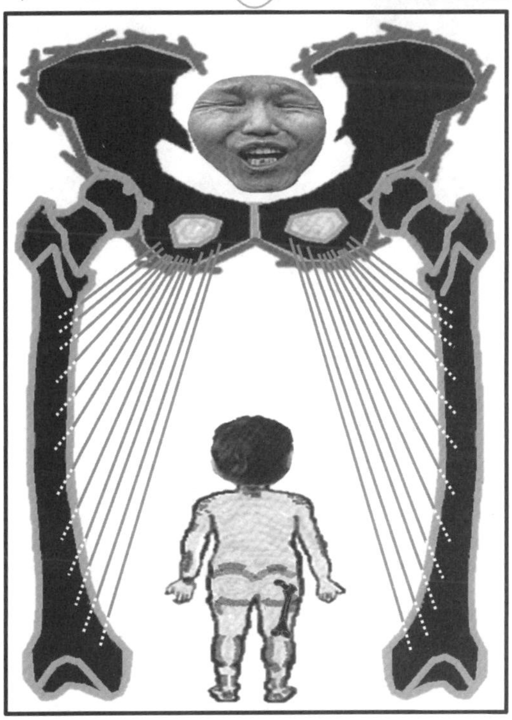

Motion 움직임

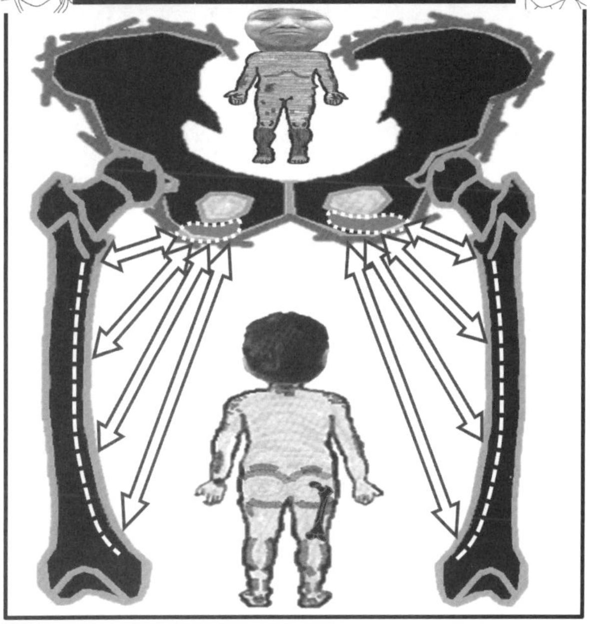

3-202-1

큰**대**大
안**내**內
구를**전**轉
힘줄**근**筋

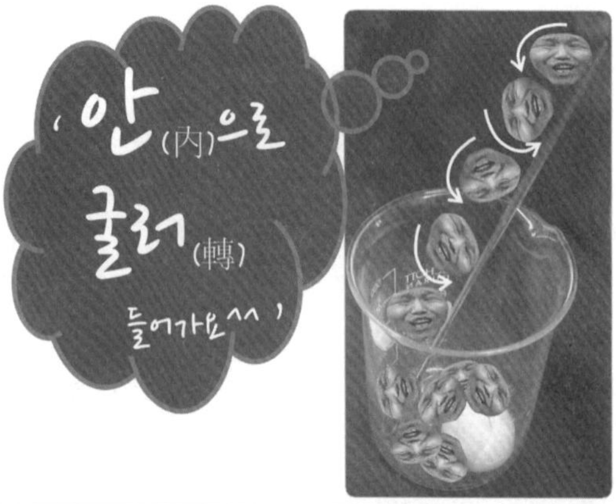

응답하라

기시
정지

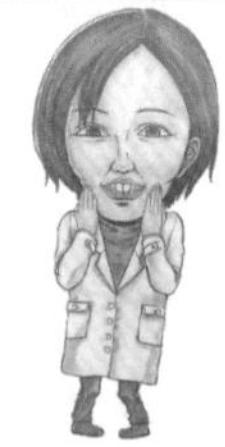

Adductor magnus muscle

origin

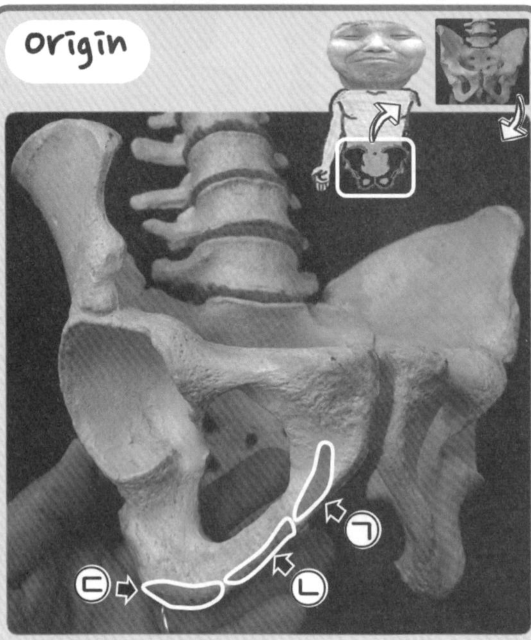

ㄱ '부끄러울**치**恥 뼈**골**骨 아래**하**下 가지**지**枝' 와
(≒ 아래두덩뼈가지)

ㄴ '자리,앉을**좌**座 뼈**골**骨 가지**지**枝' 및
(≒ 궁둥뼈가지)

ㄷ '앉을**좌**座 뼈**골**骨 거칠**조**粗 낯**면**面'
(≒ 궁둥뼈거친면)

'Inferior pubic ramus (ㄱ)', **'ischial ramus (ㄴ)'**, and **'ischial tuberosity (ㄷ)'**

insertion

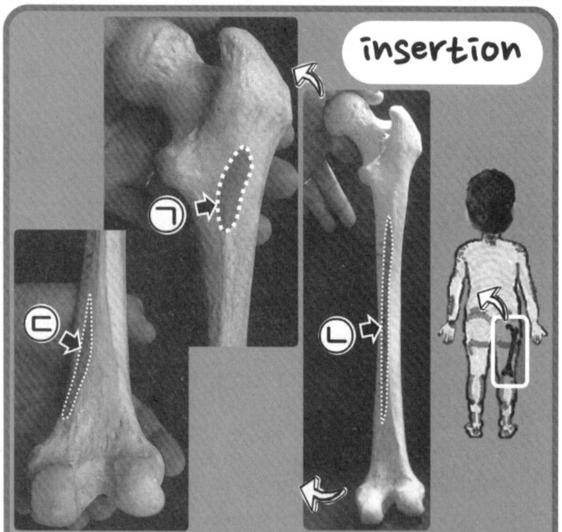

☻ [큰**대**大 넓적다리**퇴**腿 뼈**골**骨 의]
[≒ 넓(적)다리뼈]

ㄱ 볼기**둔**臀 힘줄**근**筋 거칠**조**粗 낯**면**面 과
(≒ 볼기근거친면)

ㄴ 거칠**조**粗 줄**선**線 (≒ 거친선) 및

ㄷ '안**내**內 곁**측**側 위**상**上 낟알**과**顆 줄**선**線'
(≒ 안쪽관절융기위선)

☻ **Gluteal tuberosity (ㄱ), linea aspera (ㄴ), and 'medial supracondylar line (ㄷ)' (in femur)**

innervation 신경지배

Obturator nerve (L2, L3, L4)

3-203

Adductor longus

긴 **장**長 안 **내**內 구를 **전**轉 힘줄 **근**筋

≒ 긴 모음근

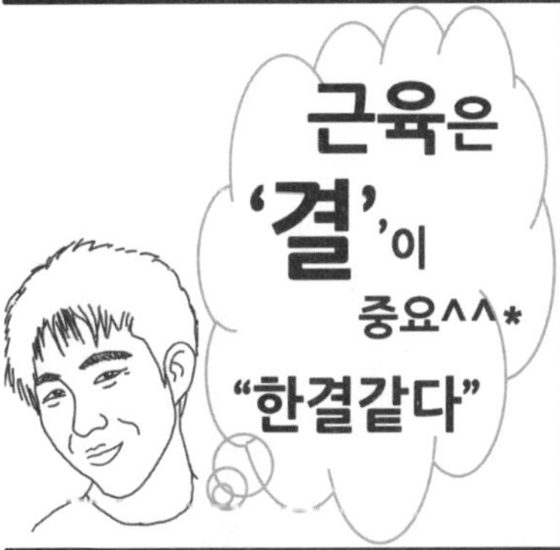

Origin 시작 부위

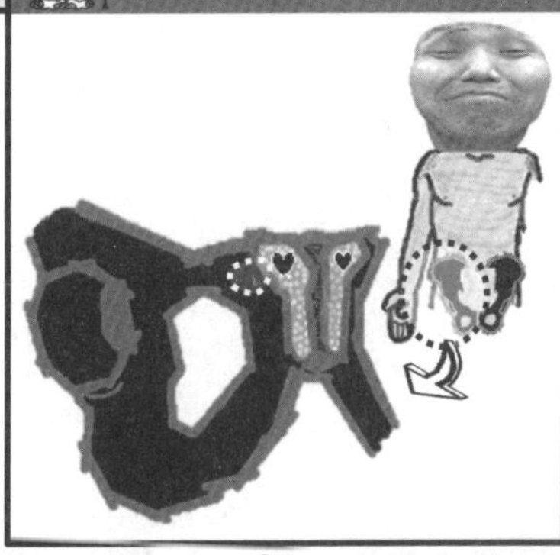

insertion 정지 부위

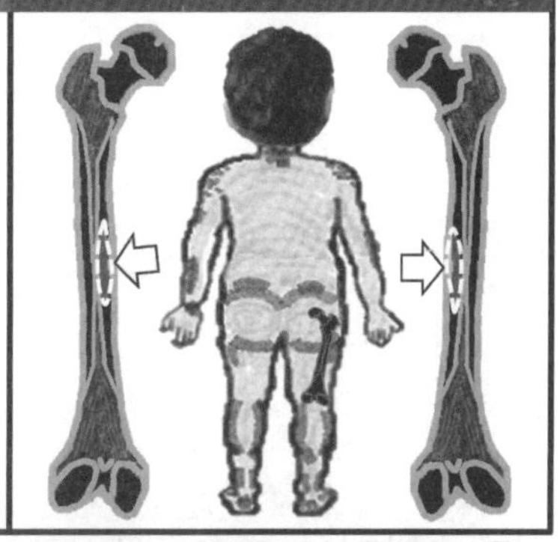

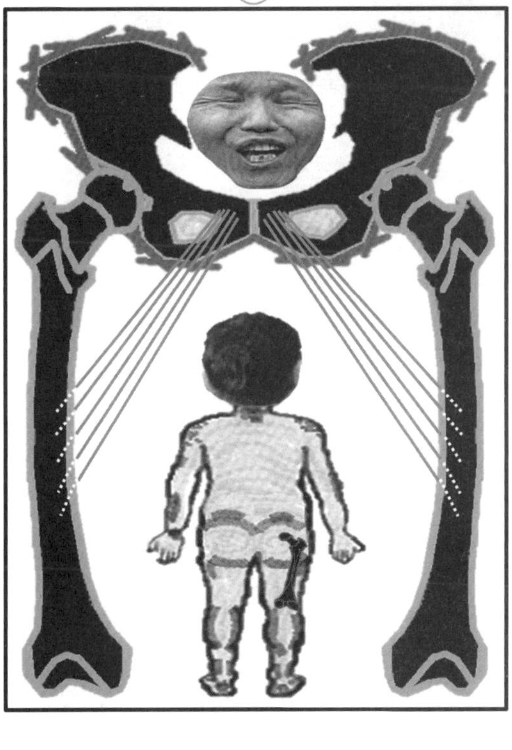

Motion 움직임

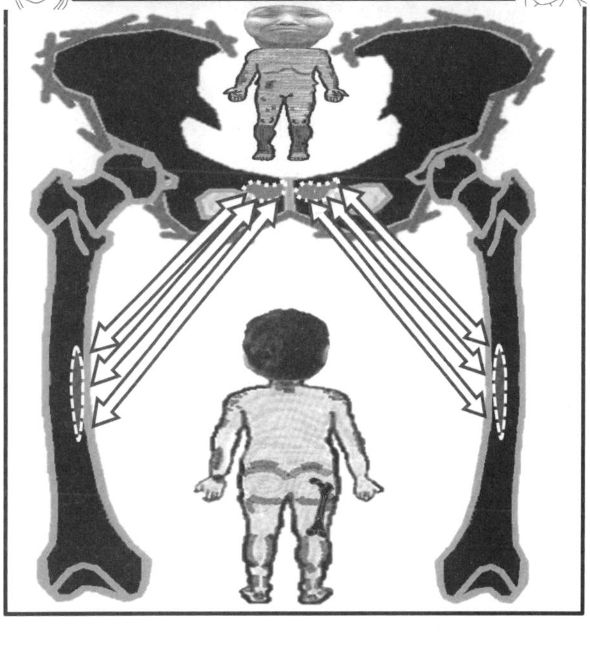

3-203-1

긴**장**長
안**내**內
구를**전**轉
힘줄**근**筋

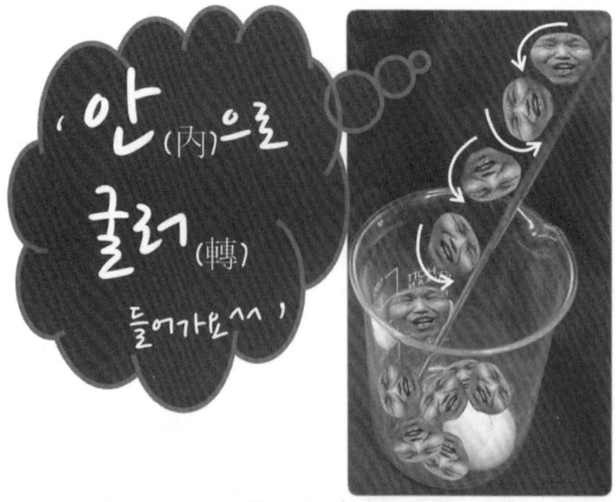

응답하라

기시
정지

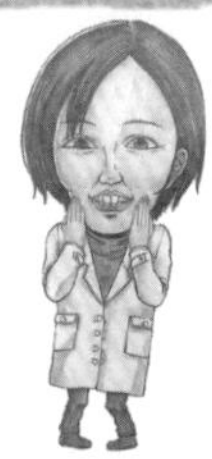

Adductor longus muscle

origin

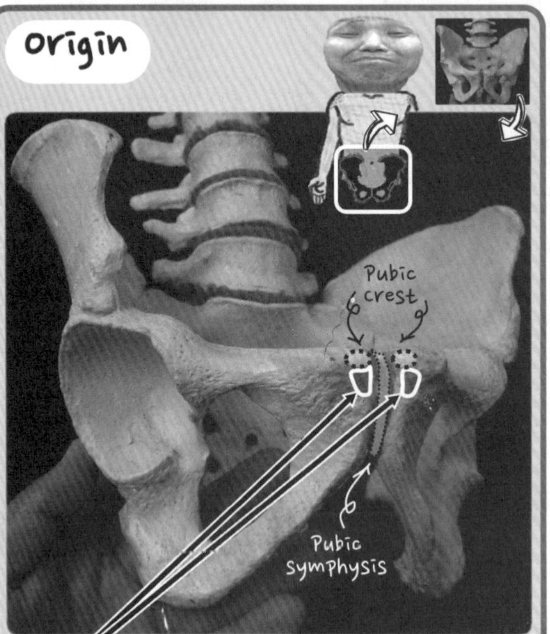

☺ '부끄러울**치**恥 뼈**골**骨 모날**능**稜' 의
(≒ 두덩뼈능선)
아래**하**下 떼**부**部 와
'부끄러울**치**恥 뼈**골**骨 맺을**결**結 합할**합**合' 의
(≒ 두덩결합)
빽빽할**밀**密 이을**접**接 떼**부**部 자리**위**位

☺ A part of below the '**pubic crest**'
and closer to the '**pubic symphysis**'

insertion

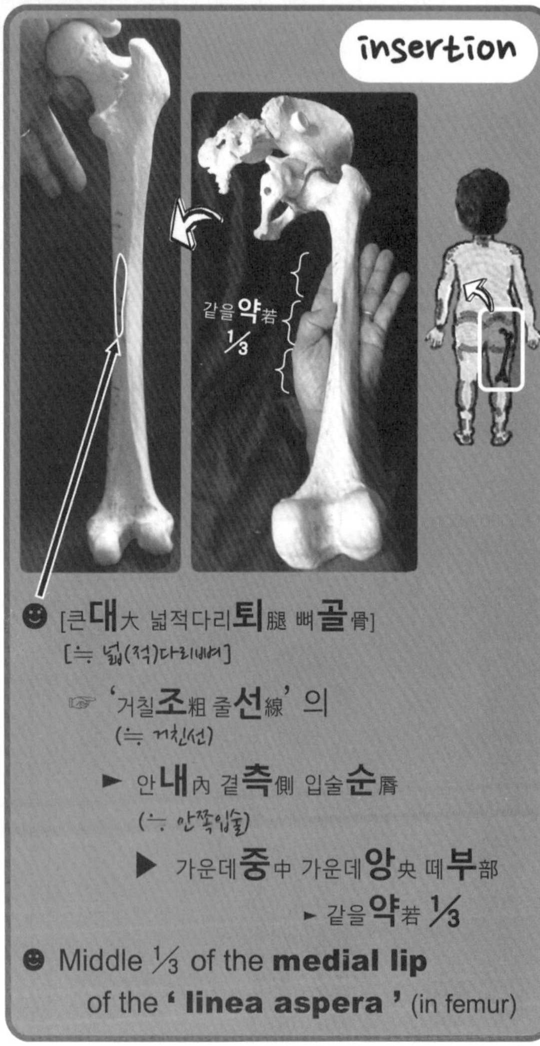

☻ [큰**대**大 넓적다리**퇴**腿 뼈**골**骨]
[≒ 넓(적)다리뼈]

☞ '거칠**조**粗 줄**선**線' 의
(≒ 거친선)
► 안**내**內 곁**측**側 입술**순**脣
(≒ 안쪽입술)
▶ 가운데**중**中 가운데**앙**央 떼**부**部
► 같을**약**若 1/3

☻ Middle 1/3 of the **medial lip**
of the '**linea aspera**' (in femur)

3-204-2

웃어봐요.

간여(방패간干 더불여與 : 어떤 일에 간섭하여 참여함)할 참參

상고(자세할상詳 생각할고考 : 꼼꼼하게 따져서 검토하거나 참고함)할 고考

Pubic symphysis & ㉠ Pubic crest

부끄러울치恥 뼈골骨 맺을결結 합할합合 (≒ 두덩결합)

부끄러울치恥 뼈골骨 모날능稜 (≒ 두덩뼈능선)

→ **Symphysis** 가늘섬纖 밧줄유維 연할연軟 뼈골骨 맺을결結 합할합合 ≒ 섬유연골결합

→ **Amphiarthrosis** 절반반半 가할가可 움직일동動 빗장관關 마디절節 ≒ 좀움직관절

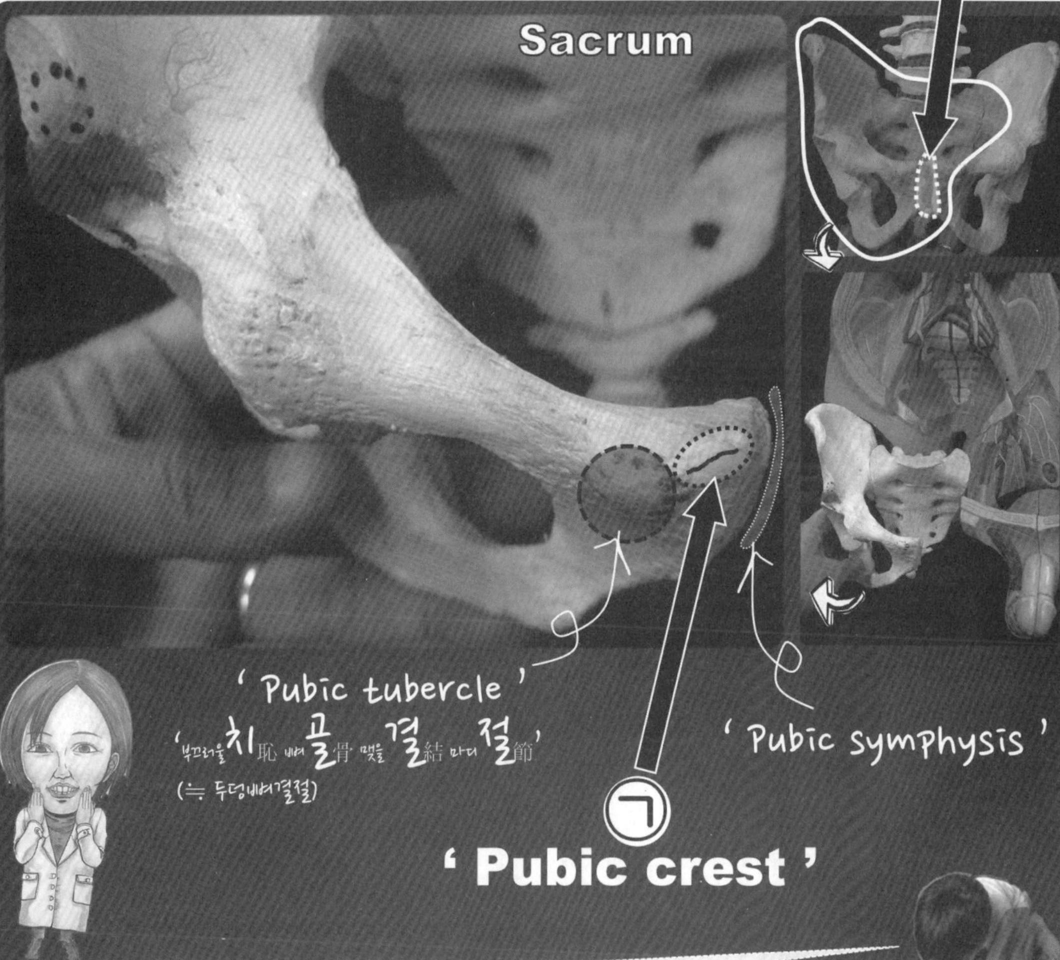

모나다릉稜이라…. ☞ 군대용어(등)에서 자주 나오는 그 ► '8부 능선' ^^

3-205

Adductor brevis

짧을 단 短 안 내 內 구를 전 轉 힘줄 근 筋

≒ 짧은 모음근

innervation 신경지배

Obturator nerve (L2, L3, L4)

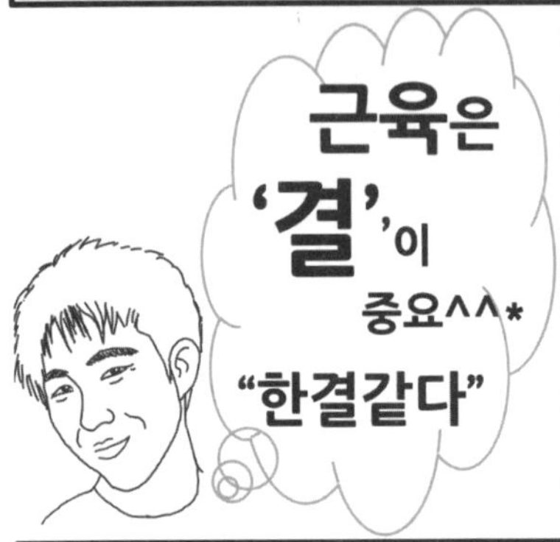

origin 시작 부위

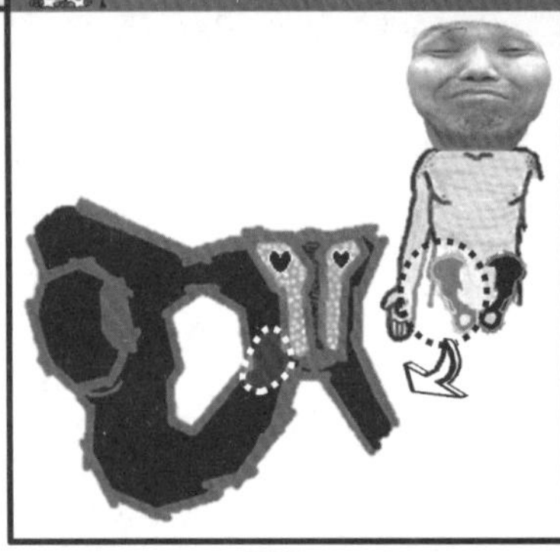

insertion 정지 부위

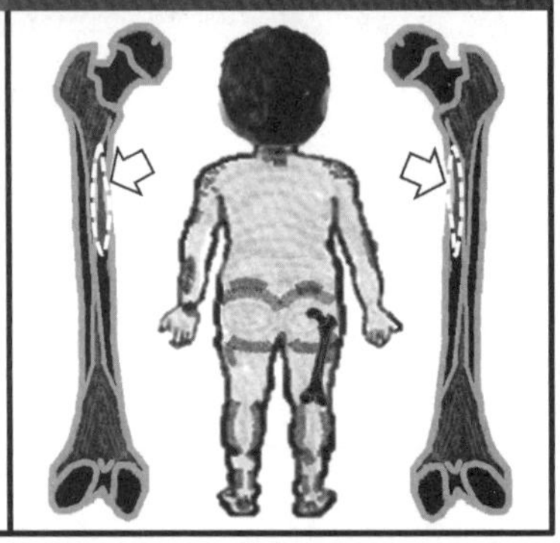

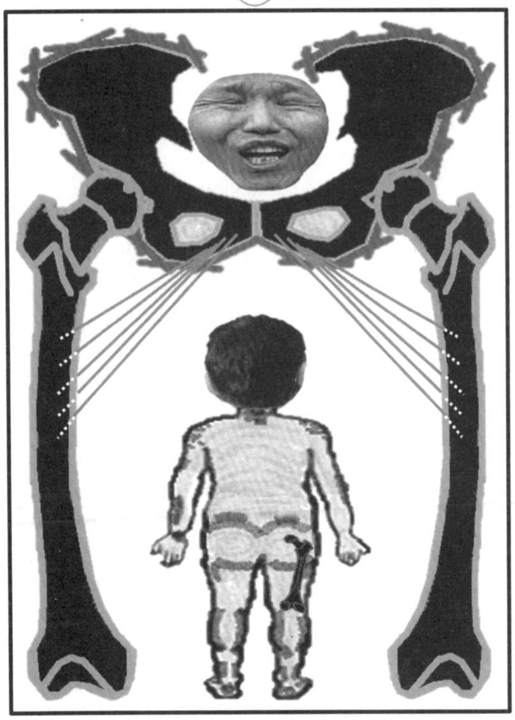

Motion 움직임

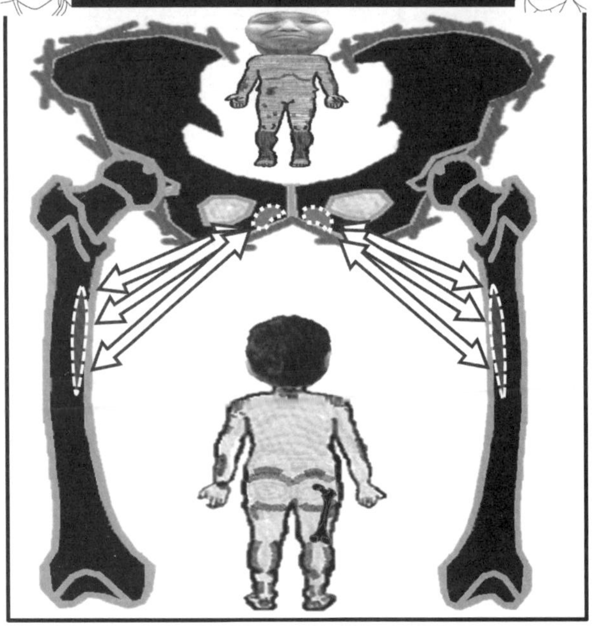

짧을 **단** 短
안 **내** 內
구를 **전** 轉
힘줄 **근** 筋

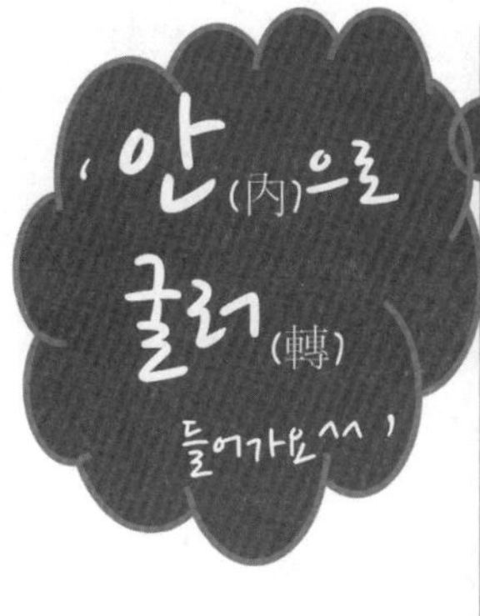

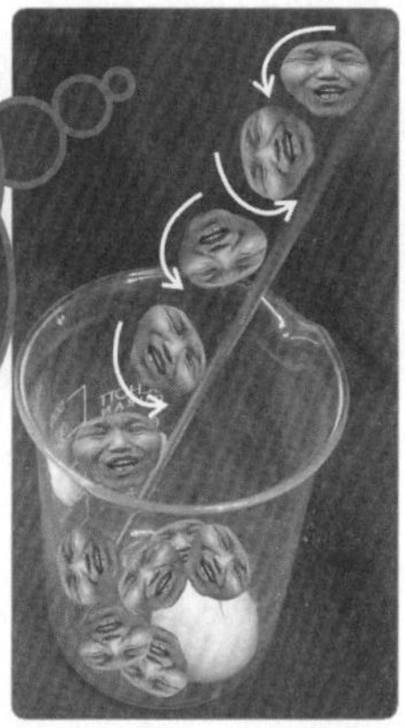

3-205-1

응답하라

기시
정지

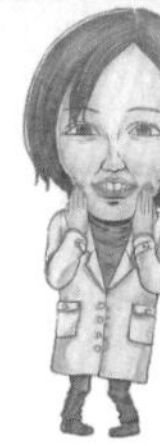

Adductor brevis muscle

Origin

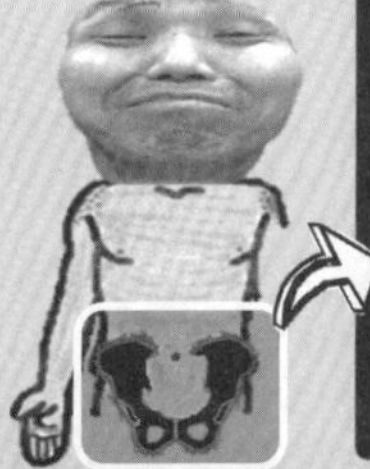

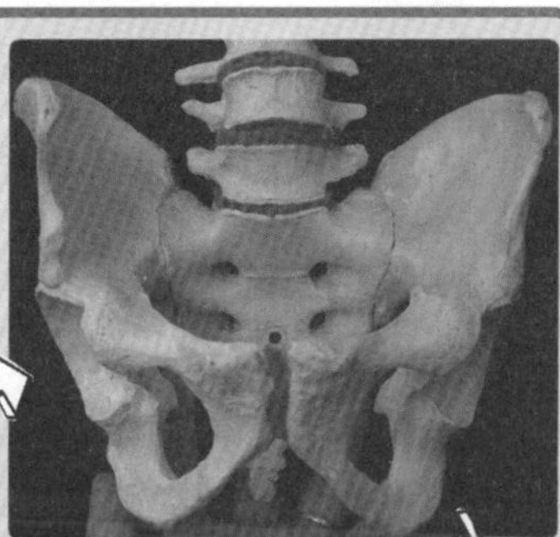

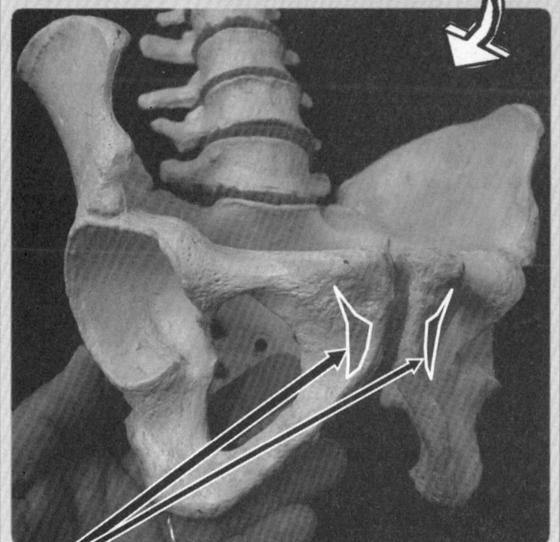

☺ '부끄러울 **치** 恥 뼈 **골** 骨 아래 **하** 下 가지 **지** 枝'
(≒ 아래두덩뼈가지)

☺ **'Inferior pubic ramus'**

insertion

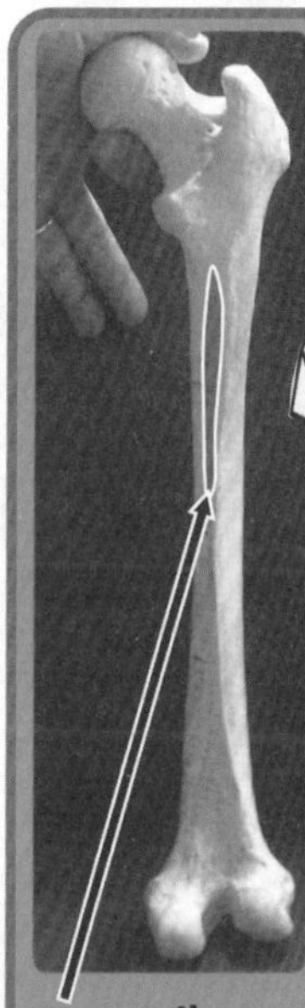

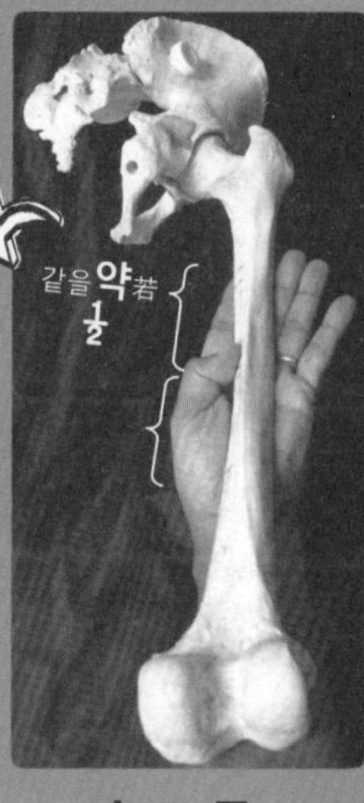

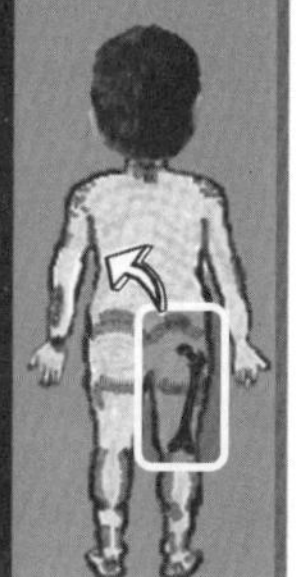

☻ [큰 **대** 大 넓적다리 **퇴** 腿 뼈 **골** 骨]
[≒ 넓(적)다리뼈]

☞ '거칠 **조** 粗 줄 **선** 線' 의
(≒ 거친선)

► 안 **내** 內 곁 **측** 側 입술 **순** 脣
(≒ 안쪽입술)

▶ 가까울 **근** 近 자리 **위** 位 떼 **부** 部

► 같을 **약** 若 ½

☻ Proximal ½ of the **medial lip** of the **'linea aspera'** (in femur)

3-205-2

간여(방패간干 더불여與 : 어떤 일에 간섭하여 참여함)할 참參
상고(자세할상詳 생각할고考 : 꼼꼼하게 따져서 검토하거나 참고함)할 고考

Superior / Inferior pubic rami

부끄러울치恥 뼈골骨 위상上 가지지枝 / 부끄러울치恥 뼈골骨 아래하下 가지지枝
(≒ 위두덩뼈가지) (≒ 아래두덩뼈가지)

& Ischial rami

자리,앉을좌座 뼈골骨 가지지枝 (≒ 궁둥뼈가지)

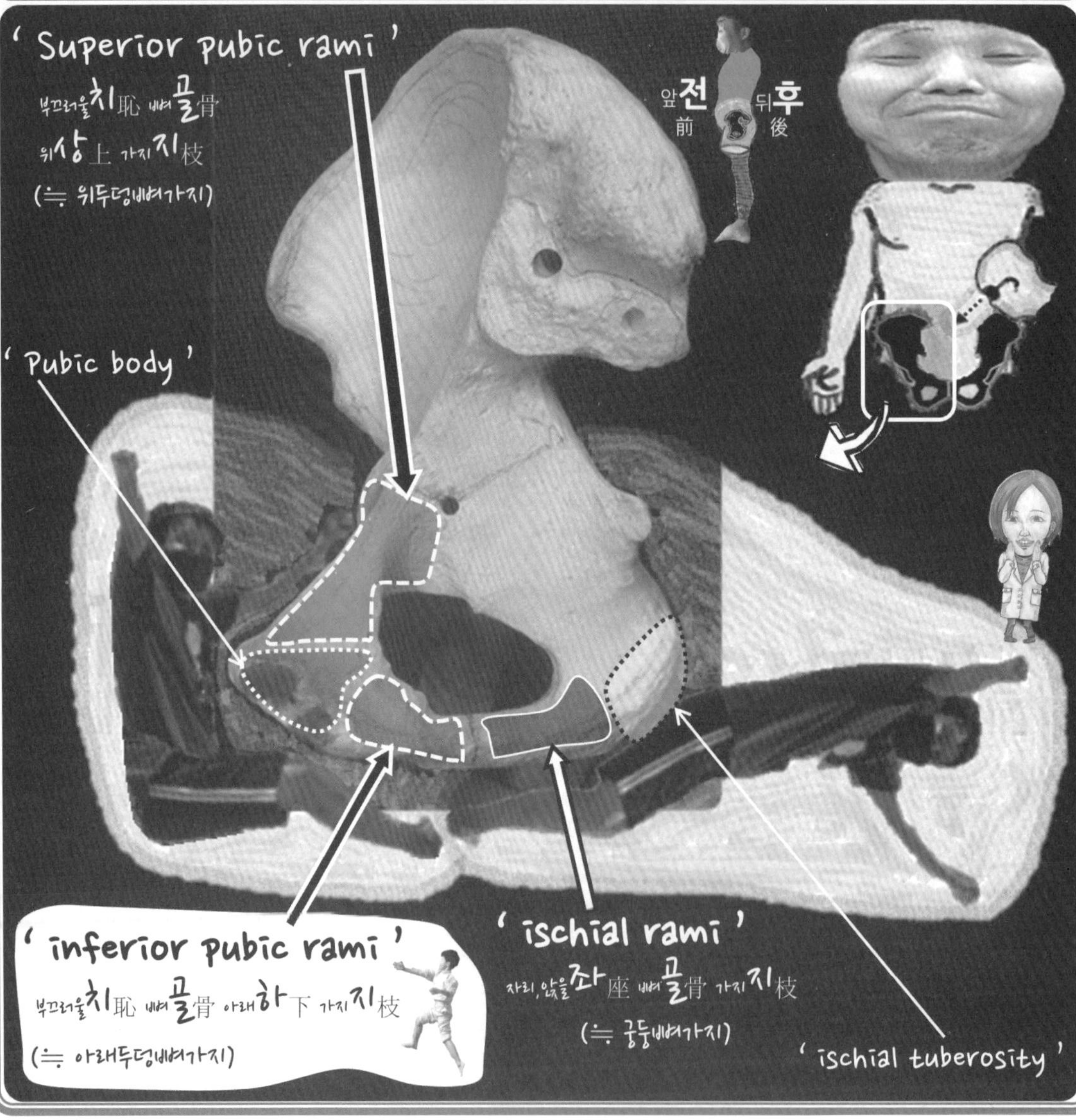

3-206

응답하라
Gluteus maximus Gluteus medius & Gluteus minimus muscle

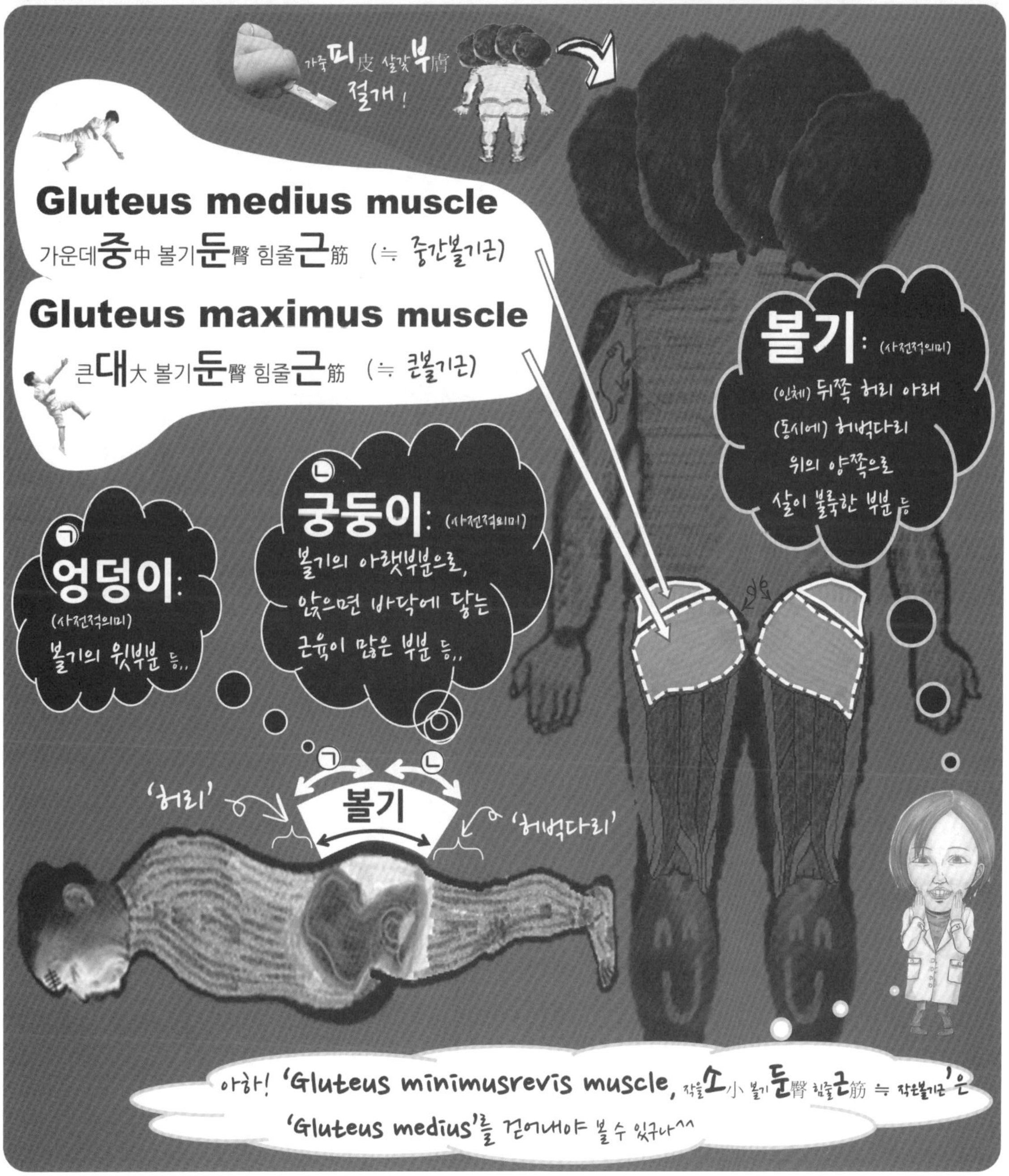

3-207

Gluteus Maximus

큰 대大 볼기 둔臀 힘줄 근筋

≒ 큰볼기근

innervation 신경지배

inferior gluteal nerve (L5, S1, S2)

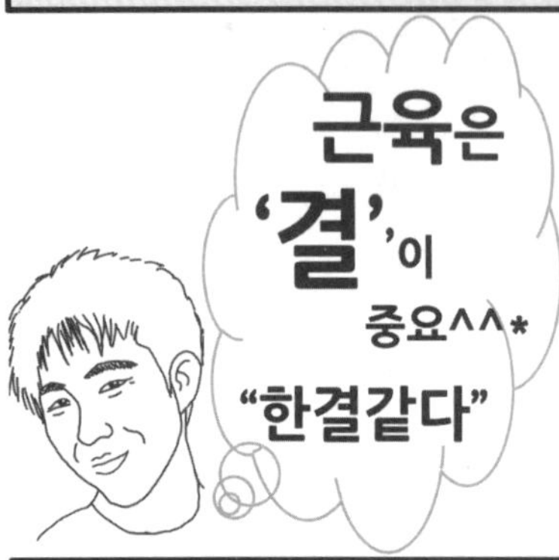

Origin 시작 부위

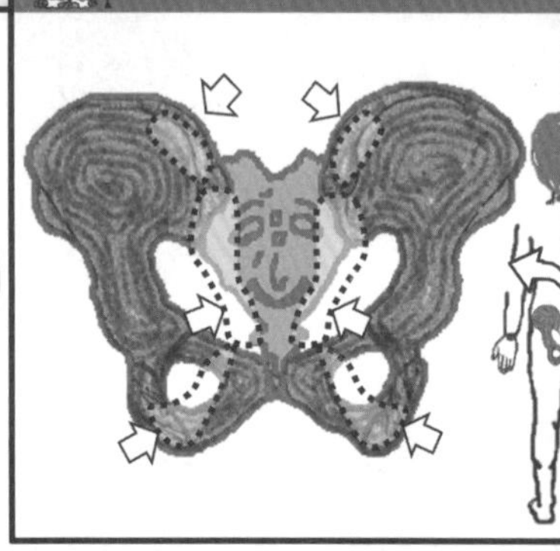

insertion 정지 부위

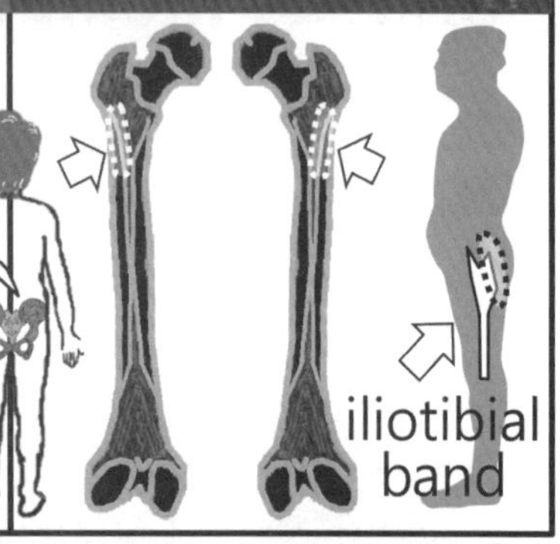

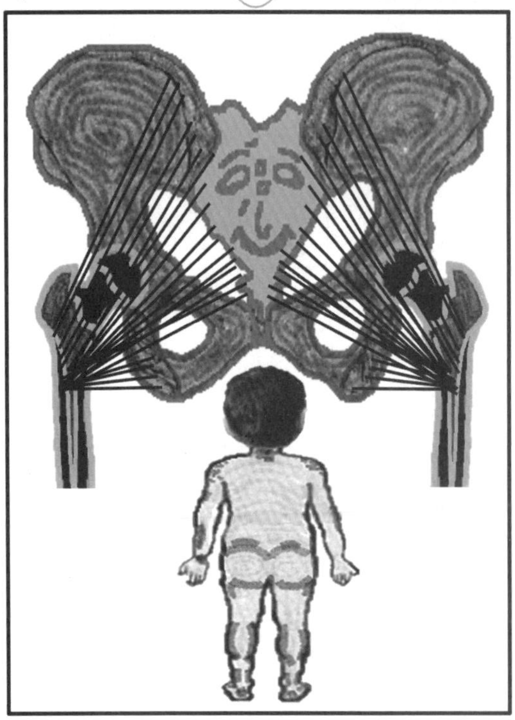

Motion 움직임

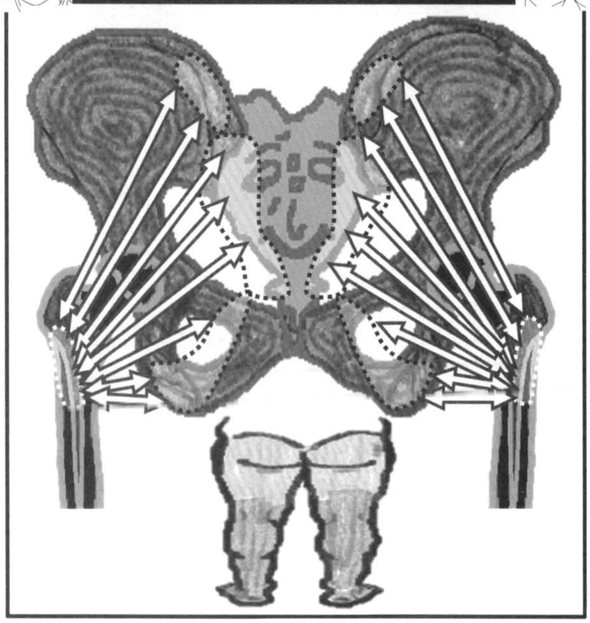

3-207-1

큰**대**大 볼기**둔**臀 筋

응답하라 기시 정지

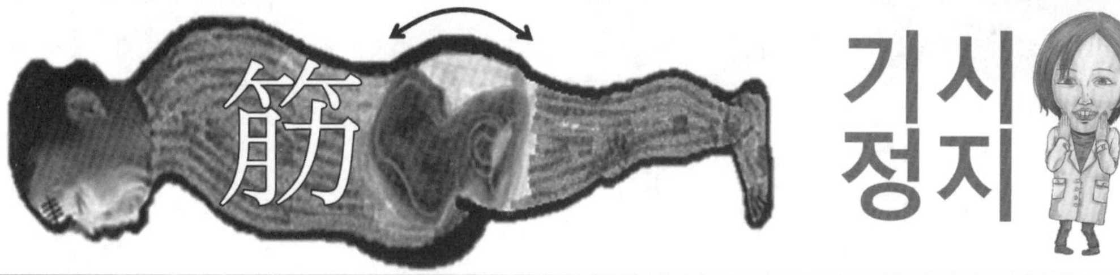

Gluteus maximus muscle

Origin

㉠ '가슴**흉**胸 허리**요**腰 힘줄**근**筋 막**막**膜'
(≒ 등허리근막)
아래**하**下 떼**부**部 의 한**일**一 떼**부**部 와

㉡ 창자**장**腸 뼈**골**骨 (≒엉덩뼈) 의
'뒤**후**後 볼기**둔**臀 힘줄**근**筋 줄**선**線'
(≒ 뒤볼기근선)

㉢ 깔개**천**薦 뼈**골**骨 (≒ 엉치뼈) 과
꼬리**미**尾 뼈**골**骨 (≒ 꼬리뼈) 의
► 뒤**후**後 바깥**외**外 곁**측**側 낯**면**面

엉치: (사전적의미) 엉덩이 뒤 부위에서 뼈가 만져지는 부위 등...

㉣ '깔개**천**薦 맺을**결**結 마디**절**節
질길**인**靭 띠**대**帶 (≒ 엉치결절인대)'

㉠ A part of the lower part of a **'thoracolumbar fascia'**

㉡ **'Posterior gluteal line'** of the ilium

㉢ Lateroposterior surface of **sacrum** and **coccyx**

㉣ **Sacrotuberous ligament**

Insertion

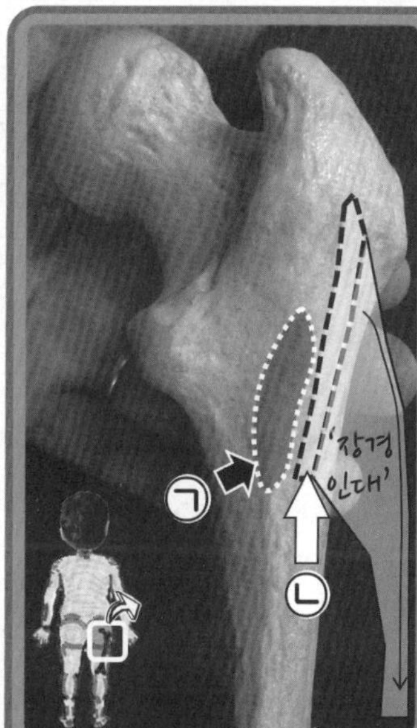

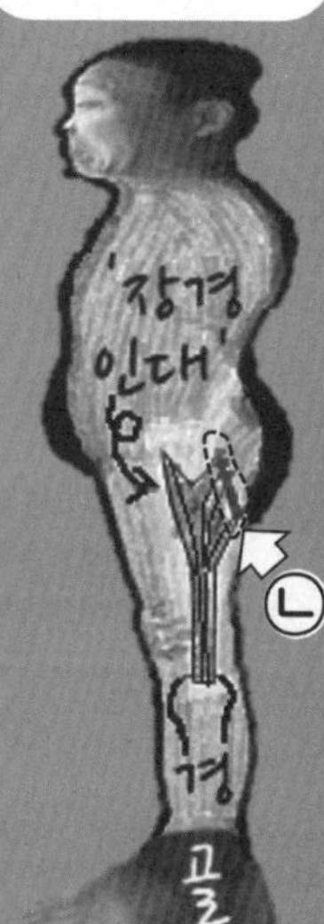

☻ [큰**대**大 넓적다리**퇴**腿 뼈**골**骨 의]
[≒ 넓(적)다리뼈]

㉠ 볼기**둔**臀 힘줄**근**筋 거칠**조**粗 낯**면**面 과
(≒ 볼기근거친면)

㉡ '창자**장**腸 정강이**경**脛 질길**인**靭 띠**대**帶'
(≒ 엉덩정강근막띠)

☻ **Gluteal tuberosity** (㉠) of the femur &

'Iliotibial band(㉡)'

3-207-2

큰 대大 볼기 둔臀 筋

응답하라 기시 정지

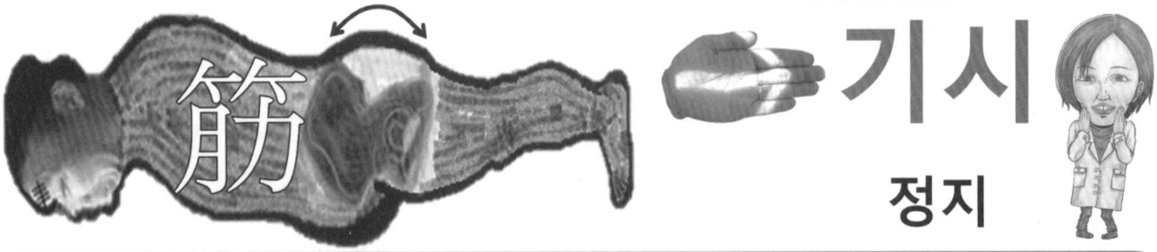

Gluteus maximus muscle

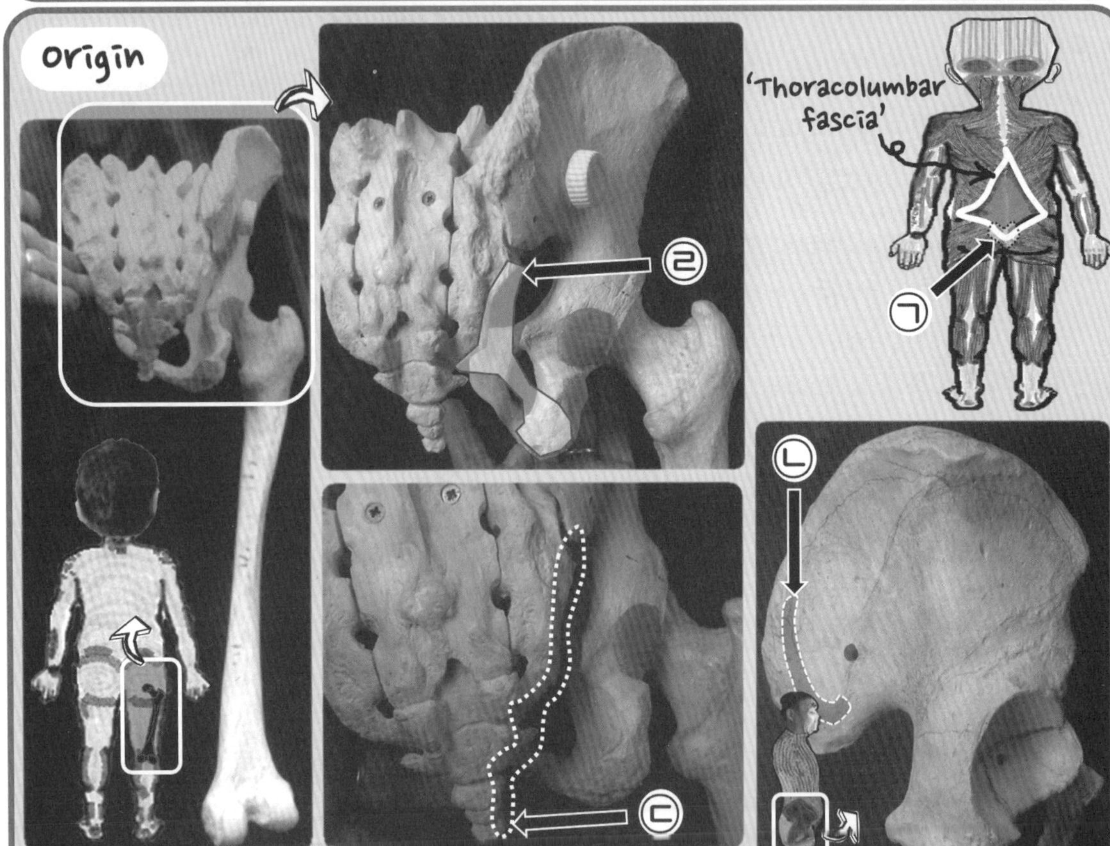

㉠ '흉요근막' 하부의 일부와 ㉡ 장골의 '후둔근선'
㉢ 천골 과 미골 의 ▸ 후외측면 ㉣ '천결절인대'

㉠ A part of the lower part of a **'thoracolumbar fascia'** ㉡ **'Posterior gluteal line'** of the ilium
㉢ Lateroposterior surface of **sacrum** and **coccyx** ㉣ **' Sacrotuberous ligament '**

3-207-3

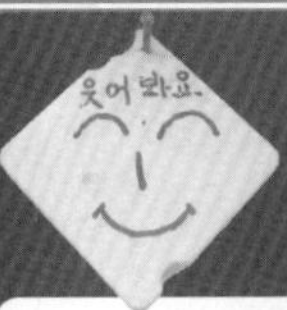

간여(방패간干 더불여與 : 어떤 일에 간섭하여 참여함)할 참參
상고(자세할상詳 생각할고考 : 꼼꼼하게 따져서 검토하거나 참고함)할 고考

Pelvic ligament 뼈골骨 소반반盤 질길인靭 띠대帶 (≒ 골반인대)

Sacrotuberous - '깔개천薦 맺을결結 마디절節 질길인靭 띠대帶 (≒ 엉치결절인대)'

Posterior sacroiliac - '뒤후後 깔개천薦 창자장腸 질길인靭 띠대帶 (≒ 뒤엉치엉덩인대)'

Sacrospinous ligament '깔개천薦 가시나무극棘 질길인靭 띠대帶 (≒ 엉치가시인대)'

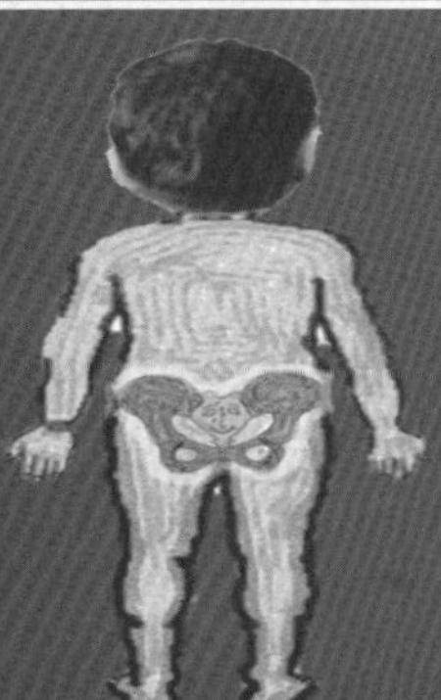

ㄱ 'Posterior sacroiliac ligament'
'뒤후後 깔개천薦 창자장腸 질길인靭 띠대帶'
(≒ 뒤엉치엉덩인대)

ㄴ 'Sacrospinous ligament'
'깔개천薦 가시나무극棘 질길인靭 띠대帶'
(≒ 엉치가시인대)

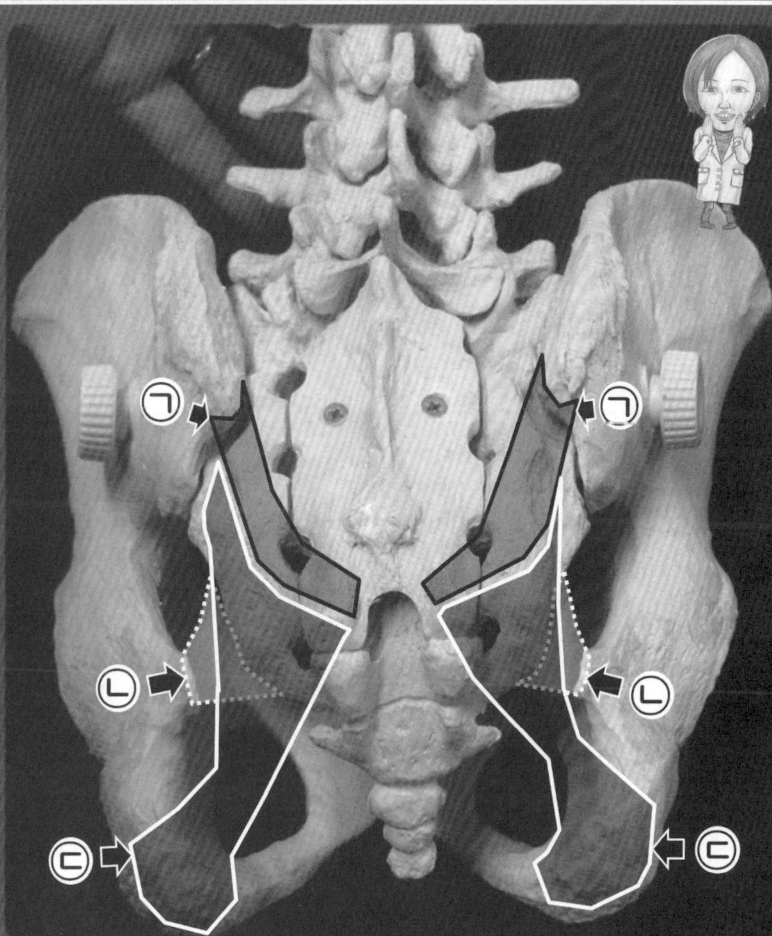

ㄷ Sacrotuberous ligament
'깔개천薦 맺을결結 마디절節 질길인靭 띠대帶' (≒ 엉치결절인대)

3-208

Gluteus medius

가운데 중中 볼기 둔臀 힘줄 근筋

≒ 중간 볼기근

innervation 신경지배

Superior gluteal nerve
(L4, L5, S1)

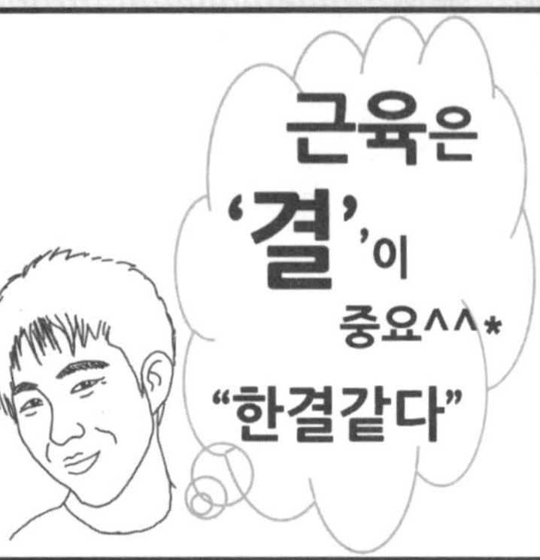

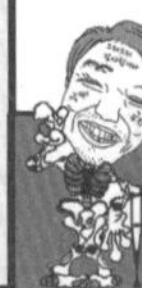

Origin 시작 부위

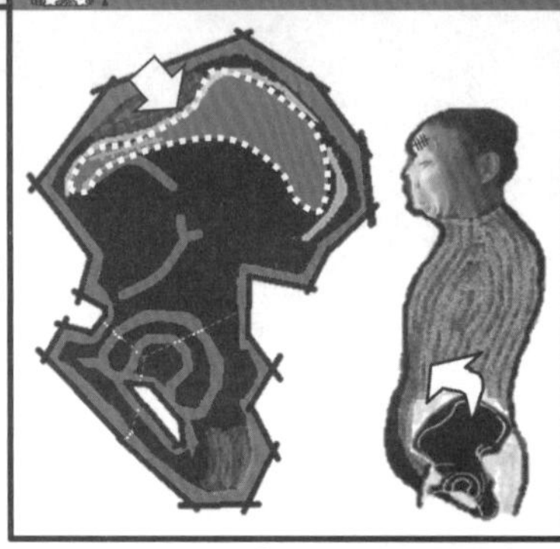

insertion 정지 부위

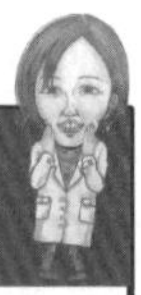

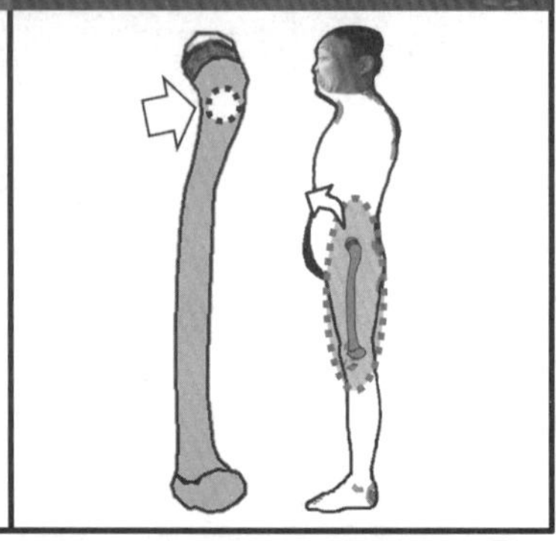

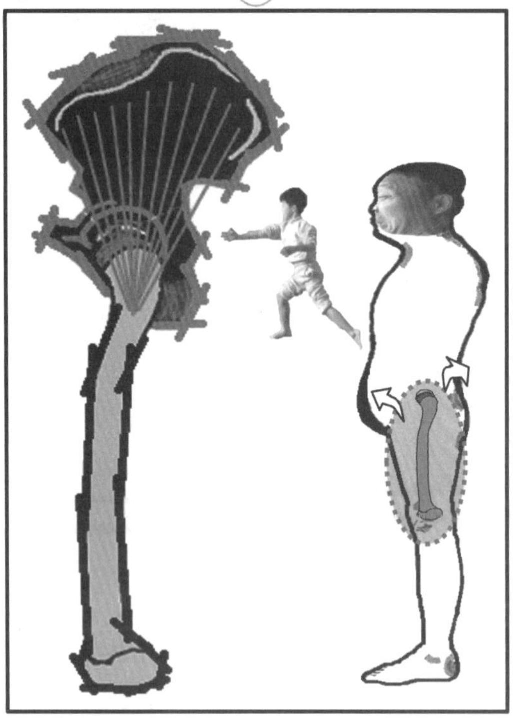

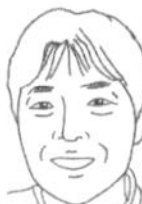

Motion 움직임

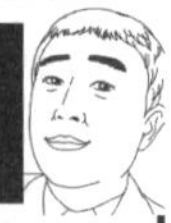

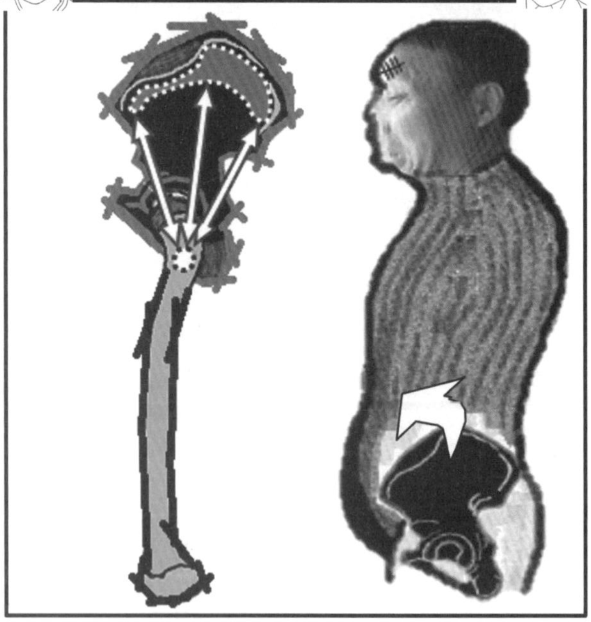

3-208-1

가운데중中 볼기둔臀 응답하라

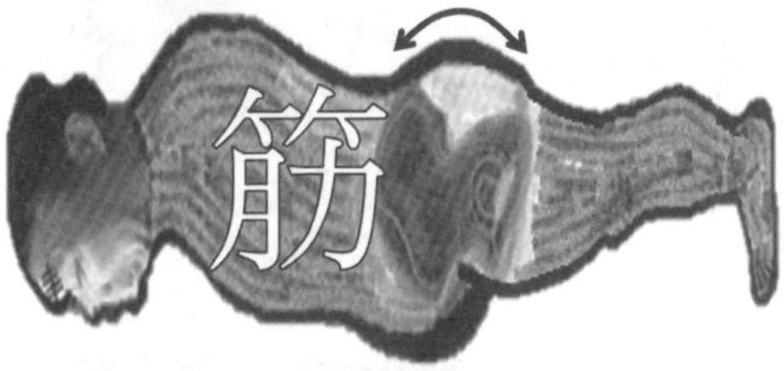

기시 정지

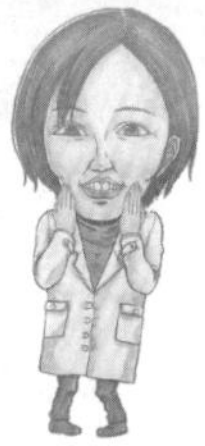

Gluteus medius muscle

Origin

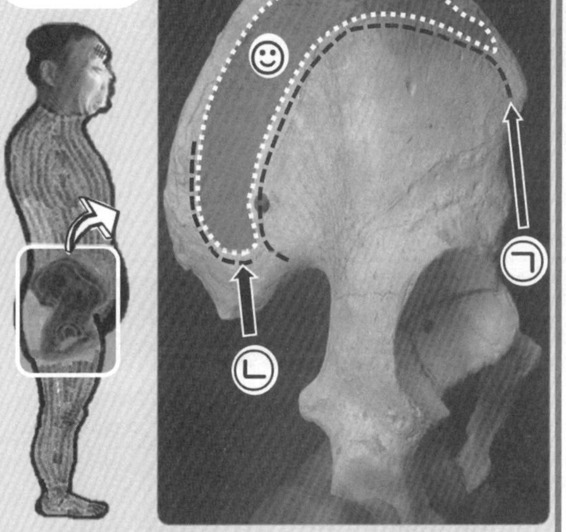

☺ 창자장腸 뼈골骨 (≒엉덩뼈) 의

㉠ '앞전前 볼기둔臀 힘줄근筋 줄선線' 과
(≒ 앞볼기근선)

ㄴ '뒤후後 볼기둔臀 힘줄근筋 줄선線' 사이에
(≒ 뒤볼기근선)

존재하는 (장골의) 바깥외外 곁측側 낯면面

☺ Outer (≒ lateral) surface of **ilium**
[☞ between the **'anterior – (㉠)**
and posterior gluteal lines (ㄴ)']

insertion

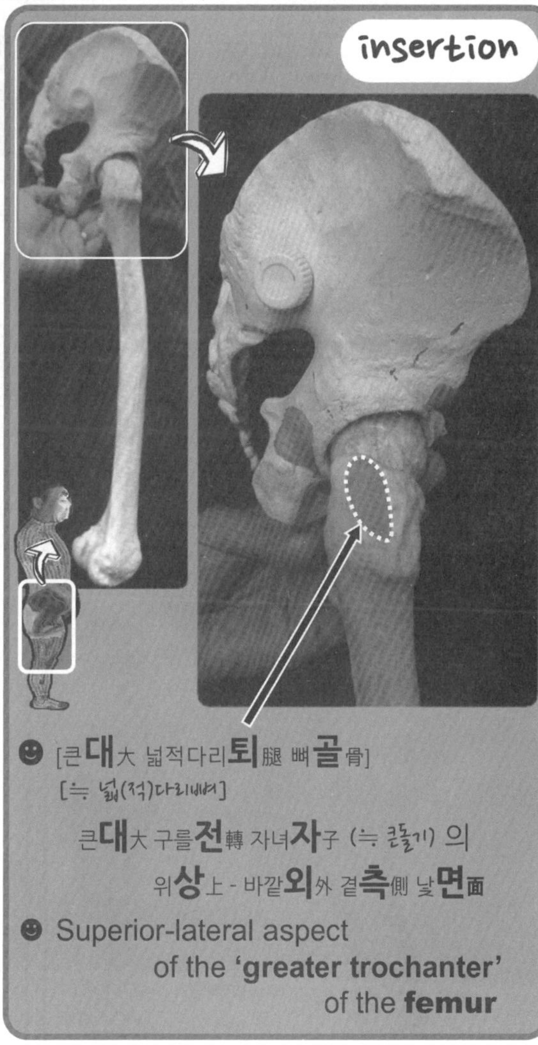

☻ [큰대大 넓적다리퇴腿 뼈골骨]
[≒ 넓(적)다리뼈]

큰대大 구를전轉 자녀자子 (≒ 큰돌기) 의
위상上 - 바깥외外 곁측側 낯면面

☻ Superior-lateral aspect
of the **'greater trochanter'**
of the **femur**

3-209

Gluteus Minimus

작을 소小 볼기 둔臀 힘줄 근筋

≒ 작은 볼기근

innervation 신경지배

Superior gluteal nerve (L4, L5, S1)

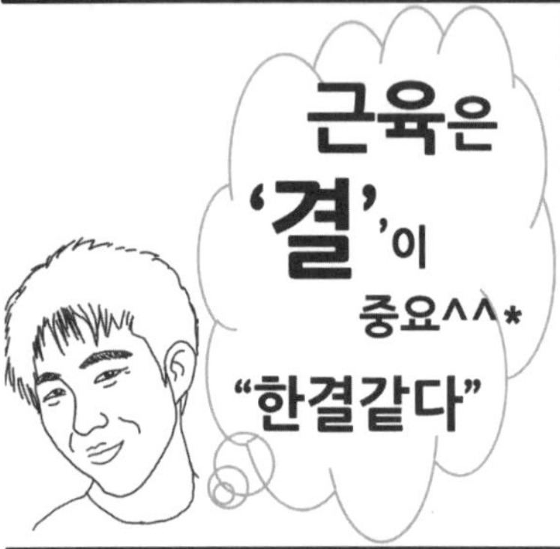

Origin 시작 부위

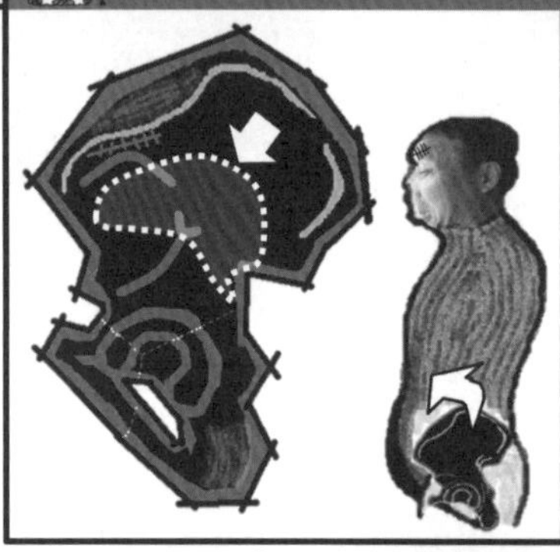

insertion 정지 부위

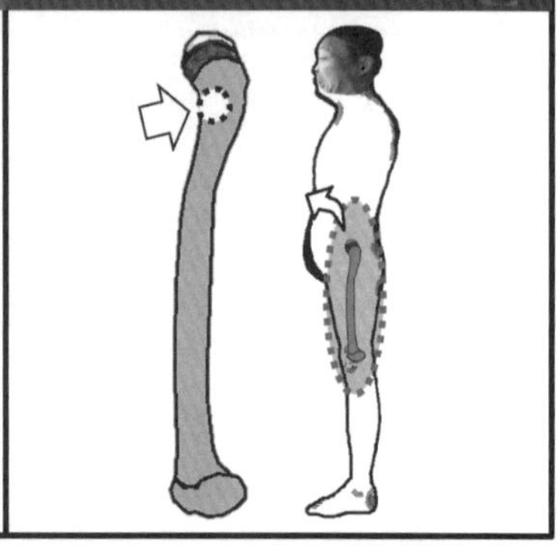

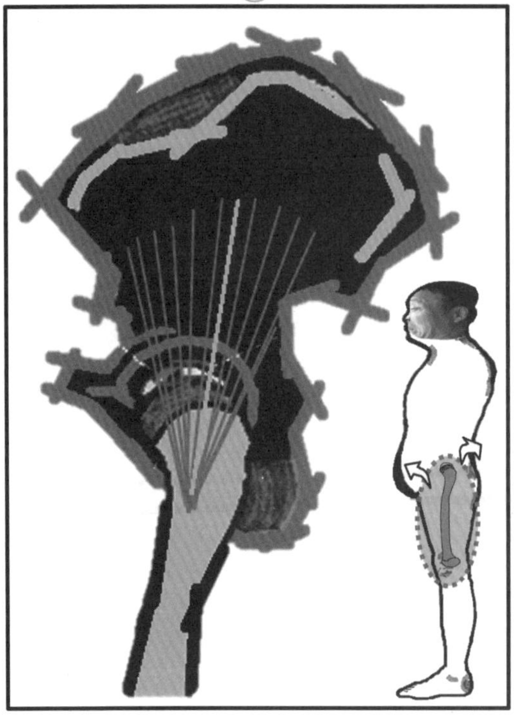

Motion 움직임

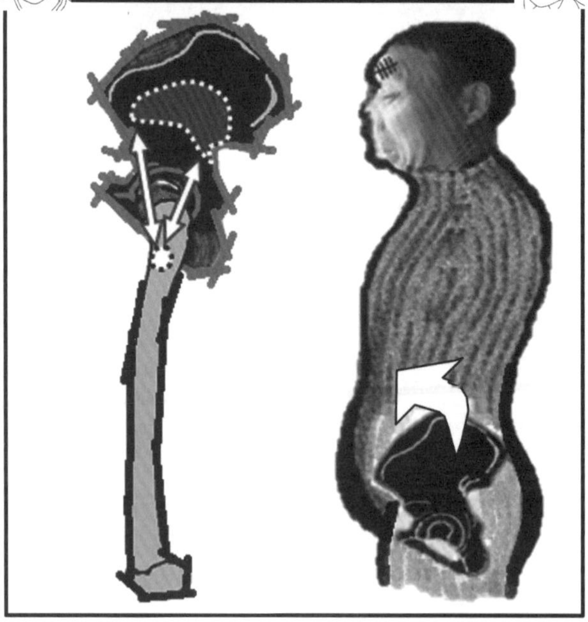

3-209-1

작을소小 볼기둔臀 응답하라

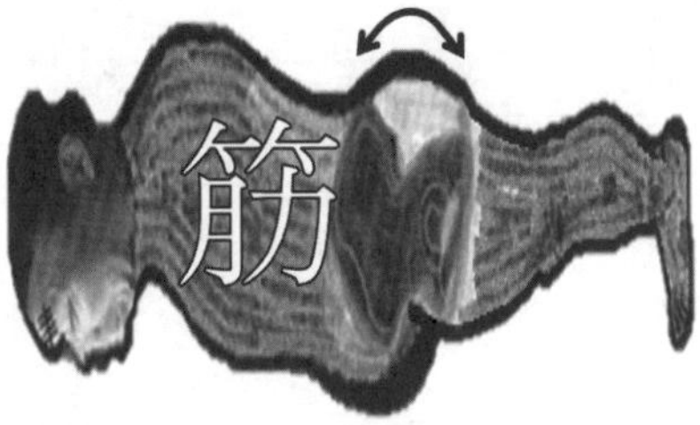

기시 정지

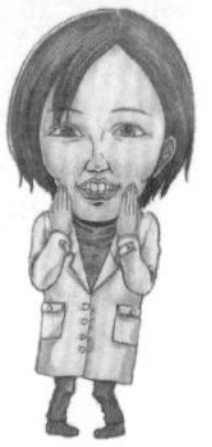

Gluteus minimus muscle

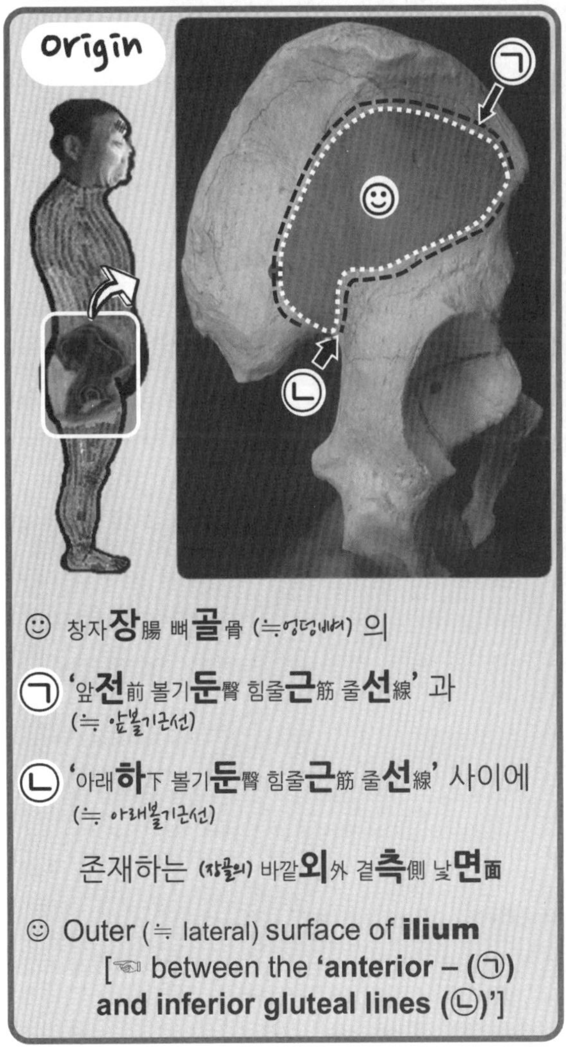

☺ 창자**장**腸 뼈**골**骨 (≒엉덩뼈) 의

㉠ '앞**전**前 볼기**둔**臀 힘줄**근**筋 줄**선**線' 과
(≒ 앞볼기근선)

㉡ '아래**하**下 볼기**둔**臀 힘줄**근**筋 줄**선**線' 사이에
(≒ 아래볼기근선)

존재하는 (장골의) 바깥**외**外 곁**측**側 낯**면**面

☺ Outer (≒ lateral) surface of **ilium**
[☞ between the '**anterior – (㉠)**
and inferior gluteal lines (㉡)']

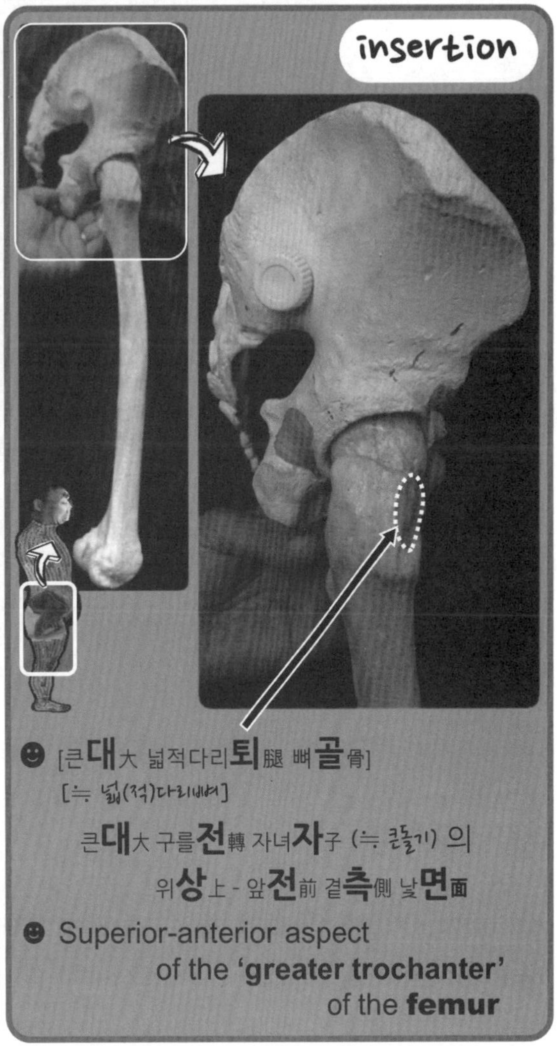

☻ [큰**대**大 넓적다리**퇴**腿 뼈**골**骨]
[≒ 넓(적)다리뼈]

큰**대**大 구를**전**轉 자녀**자**子 (≒ 큰돌기) 의
위**상**上 - 앞**전**前 곁**측**側 낯**면**面

☻ Superior-anterior aspect
of the '**greater trochanter**'
of the **femur**

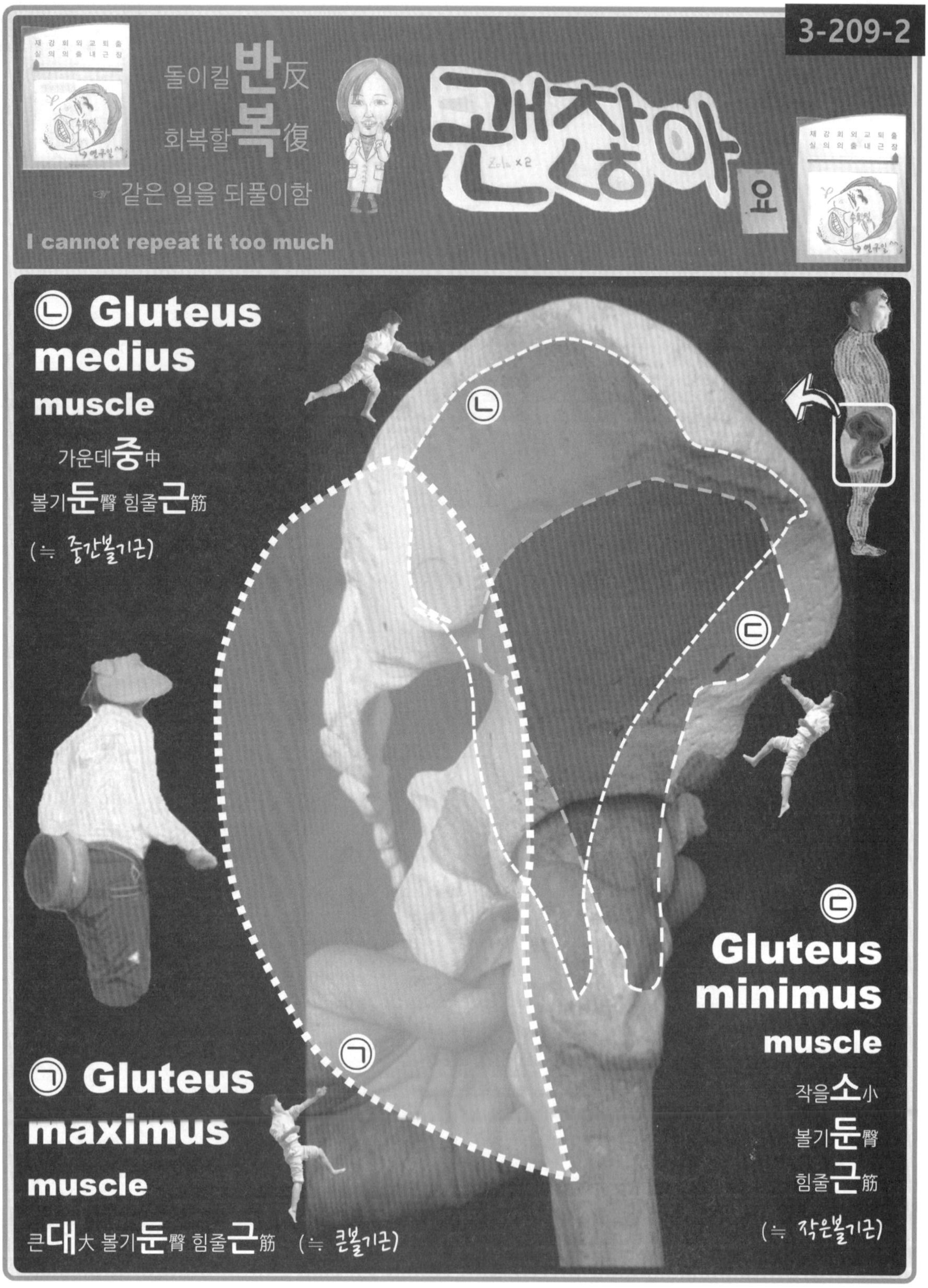
3-209-2
돌이킬 반反
회복할 복復
☞ 같은 일을 되풀이함
I cannot repeat it too much
괜찮아요
ㄴ Gluteus medius muscle
가운데 중中
볼기 둔臀 힘줄 근筋
(≒ 중간볼기근)
ㄷ Gluteus minimus muscle
작을 소小
볼기 둔臀
힘줄 근筋
(≒ 작은볼기근)
ㄱ Gluteus maximus muscle
큰 대大 볼기 둔臀 힘줄 근筋 (≒ 큰볼기근)

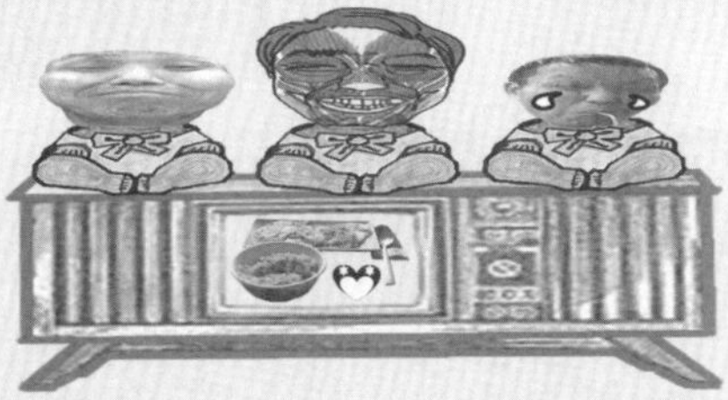

3-210

응답하라

Piriformis muscle

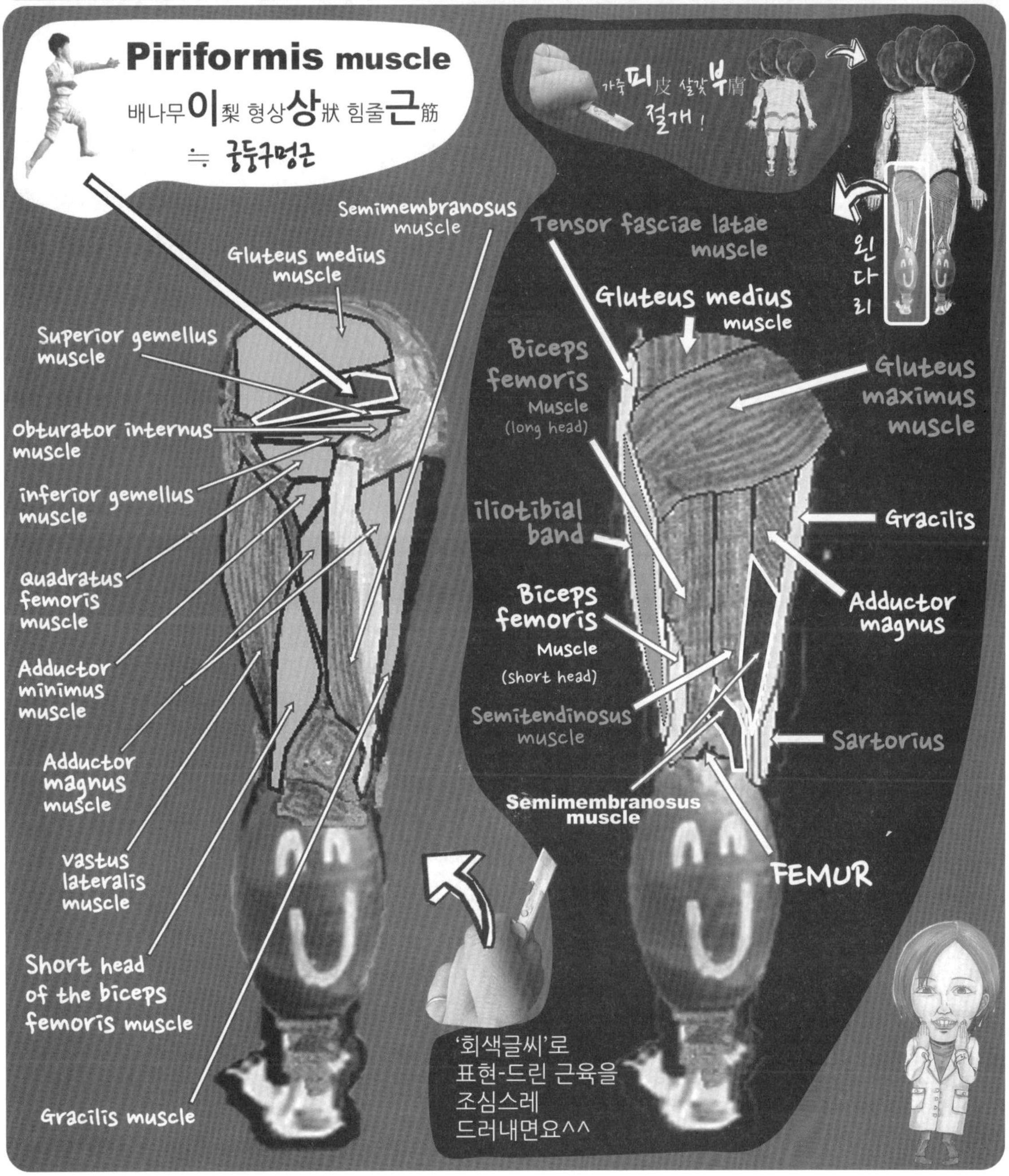

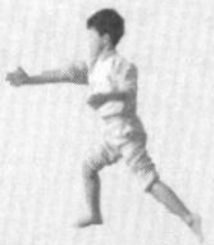

3-210-1

Piriformis

배나무 이 梨 형상 상 狀 힘줄 근 筋

≒ 궁둥 구멍근

innervation 신경지배

Superior gluteal nerve (S1, S2)

[☜ sacral plexus]

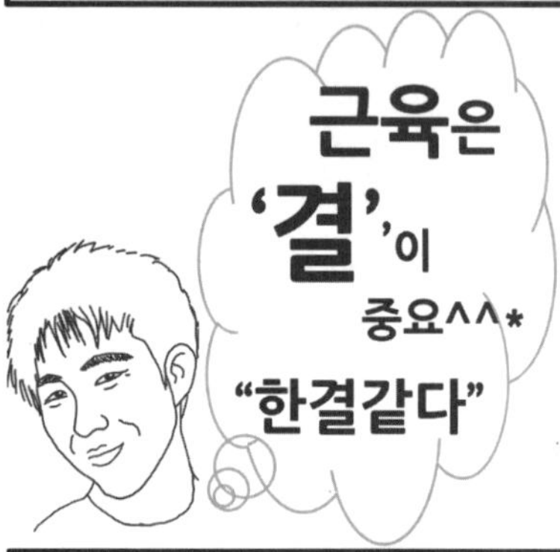

Origin 시작 부위

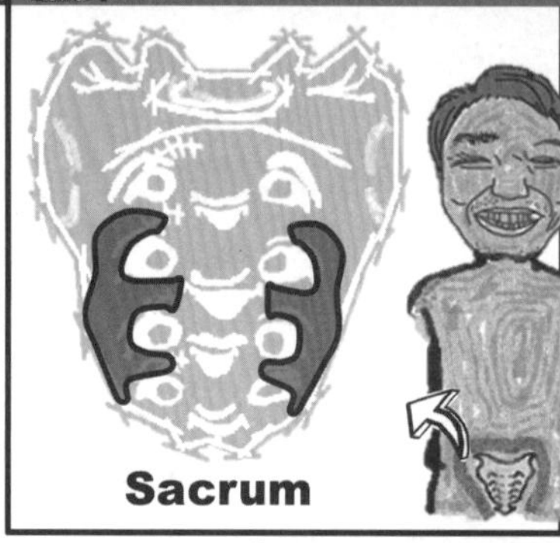

Insertion 정지 부위

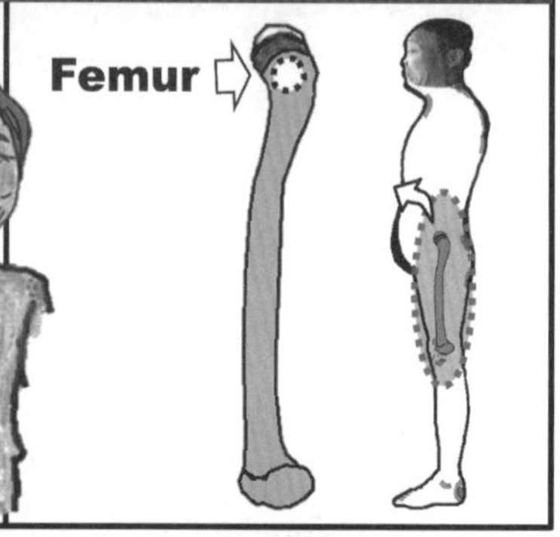

Motion 움직임

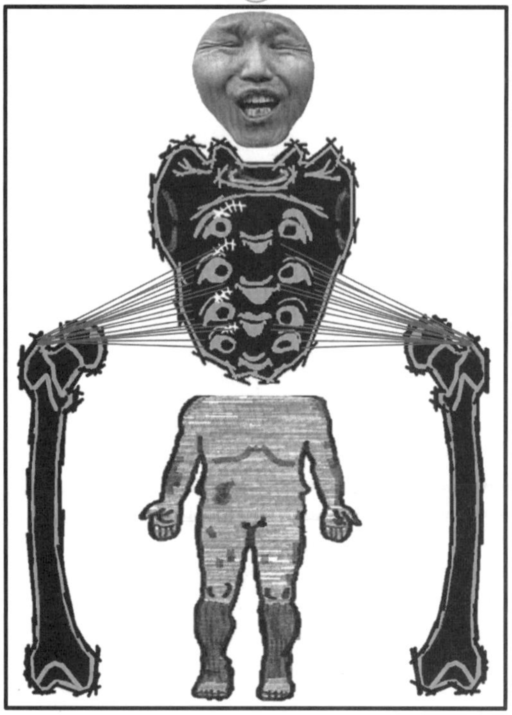

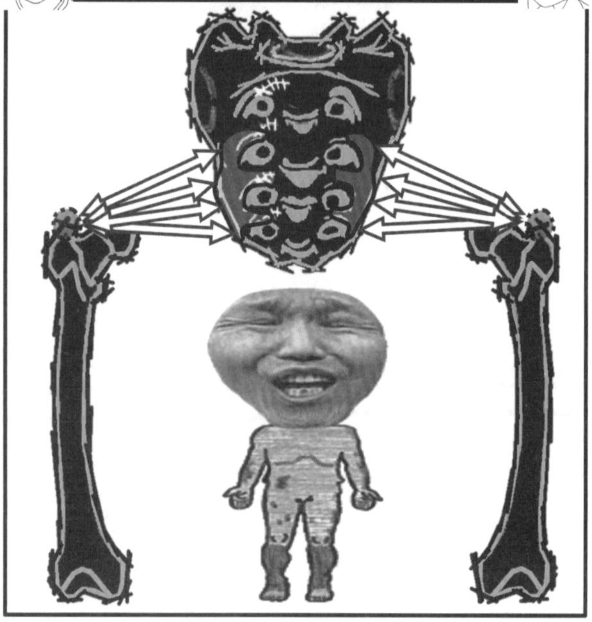

3-210-2

배나무**이**梨
형상**상**狀
힘줄**근**筋

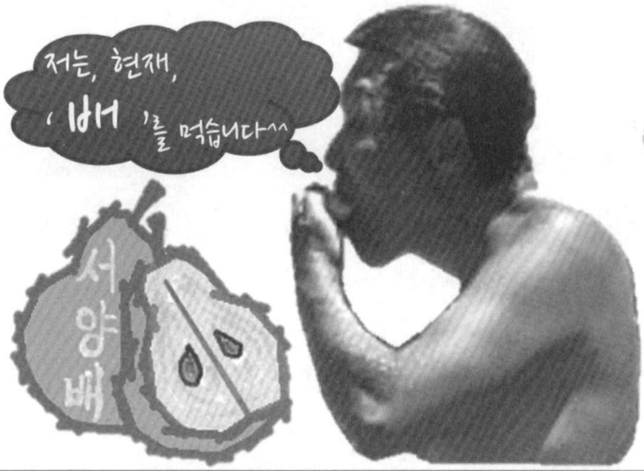

응답하라
기시정지

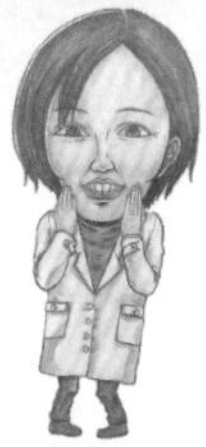

Piriformis muscle

Origin

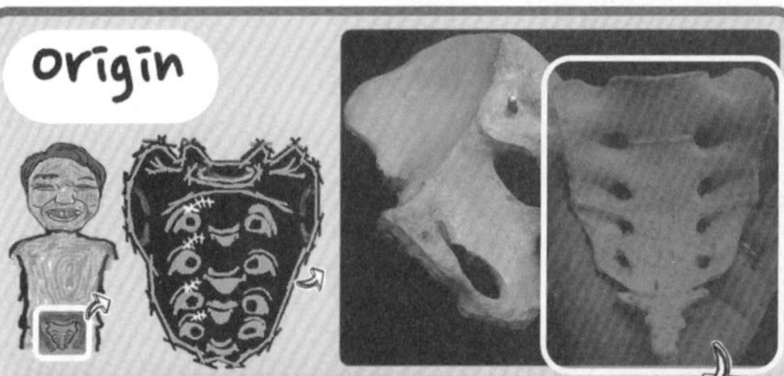

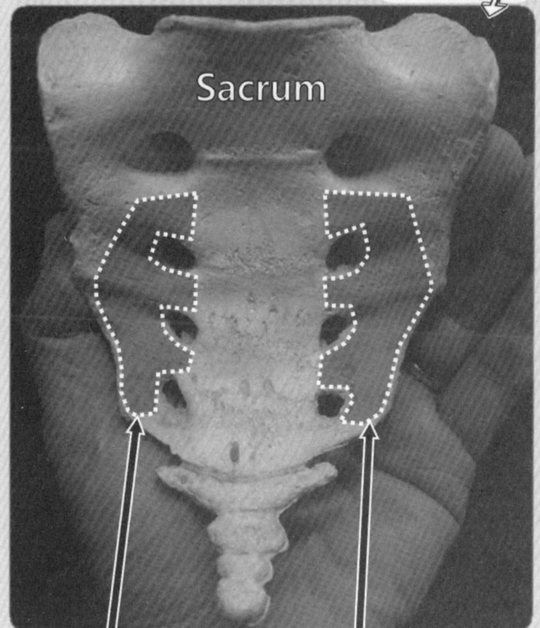

☺ '깔개**천**薦 뼈**골**骨 (≒ 엉치뼈)' 의
► 앞**전**前 낯**면**面

☺ Anterior surface of the '**sacrum**'

insertion

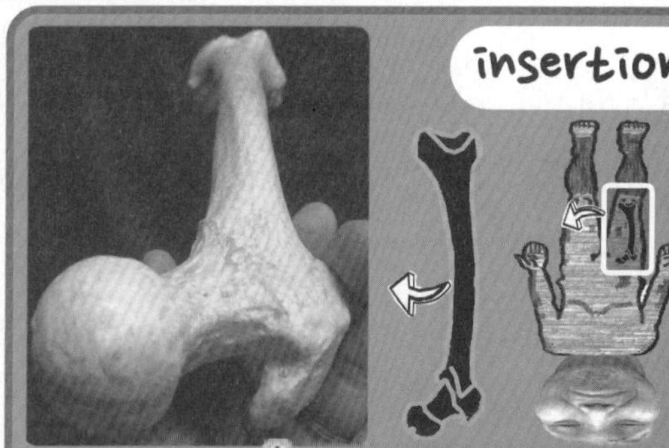

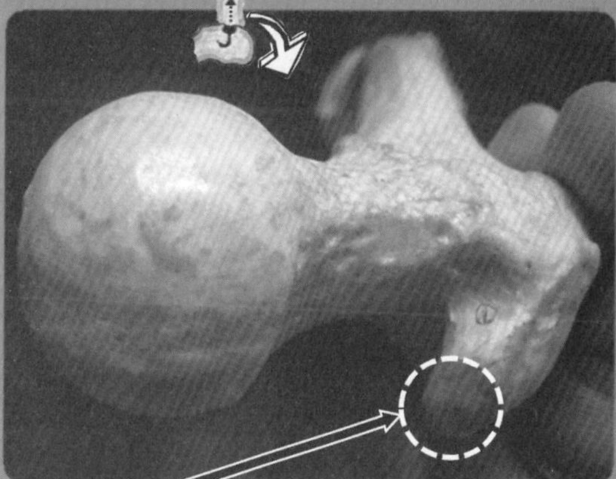

☻ [큰**대**大 넓적다리**퇴**腿 뼈**골**骨]
[≒ 넓(적)다리뼈]
큰**대**大 구를**전**轉 자녀**자**子 (≒ 큰돌기) 의
► 정수리**정**頂 위**상**上 떼**부**部

☻ Top of the '**greater trochanter**' of the **femur**

3-210-3

웃어 봐요.

간여(방패간干 더불여與 : 어떤 일에 간섭하여 참여함)할 참參
상고(자세할상詳 생각할고考 : 꼼꼼하게 따져서 검토하거나 참고함)할 고考

'배나무이梨 형상상狀 힘줄근筋' 과 '앉을좌坐 뼈골骨 영혼신神 지날경經' 사이의
다양한 해부학적 유형

Various anatomical types
between the **'piriformis muscle'** and the **'sciatic nerve'**

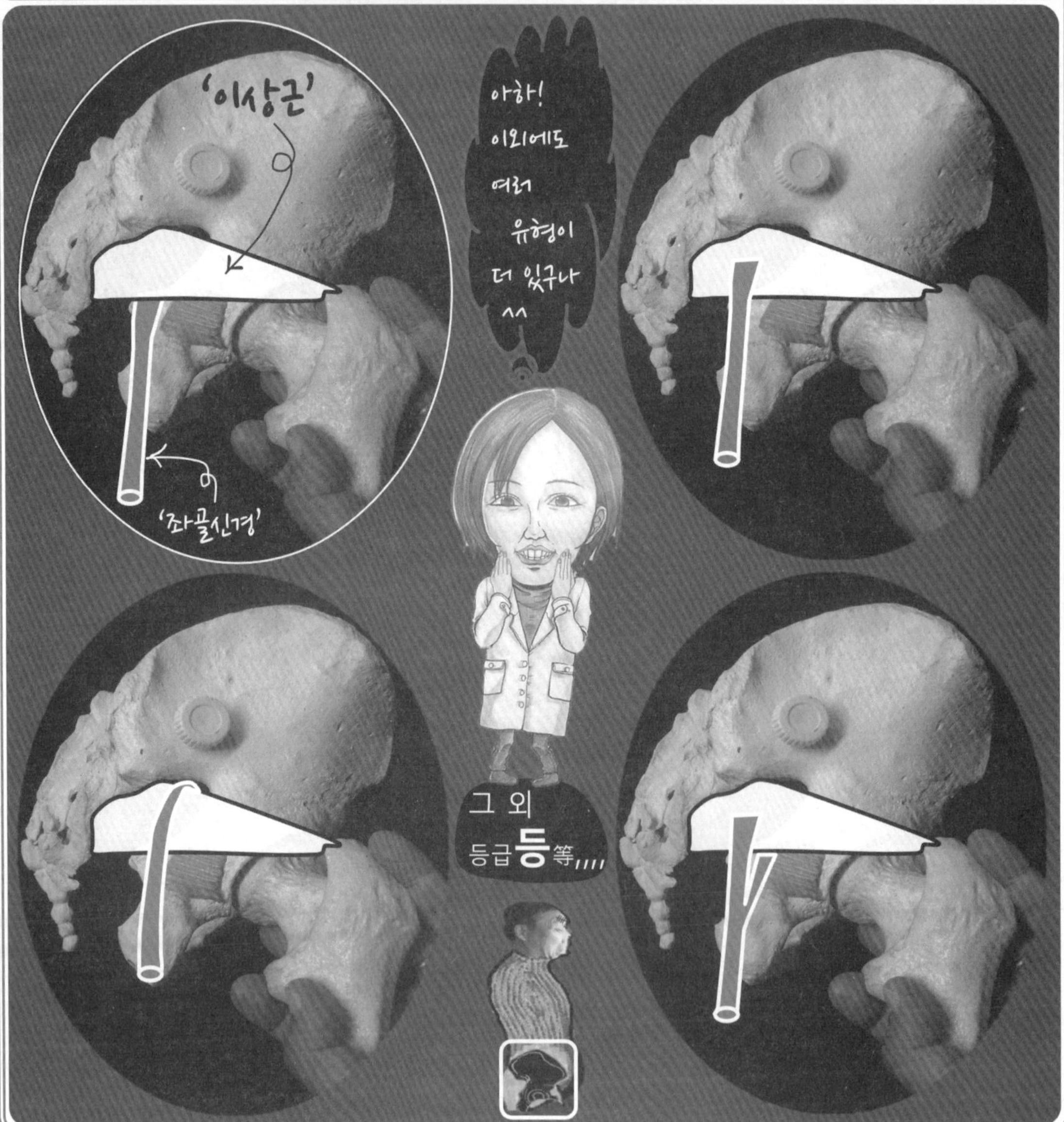

3-211

응답하라

Obturator internus muscle

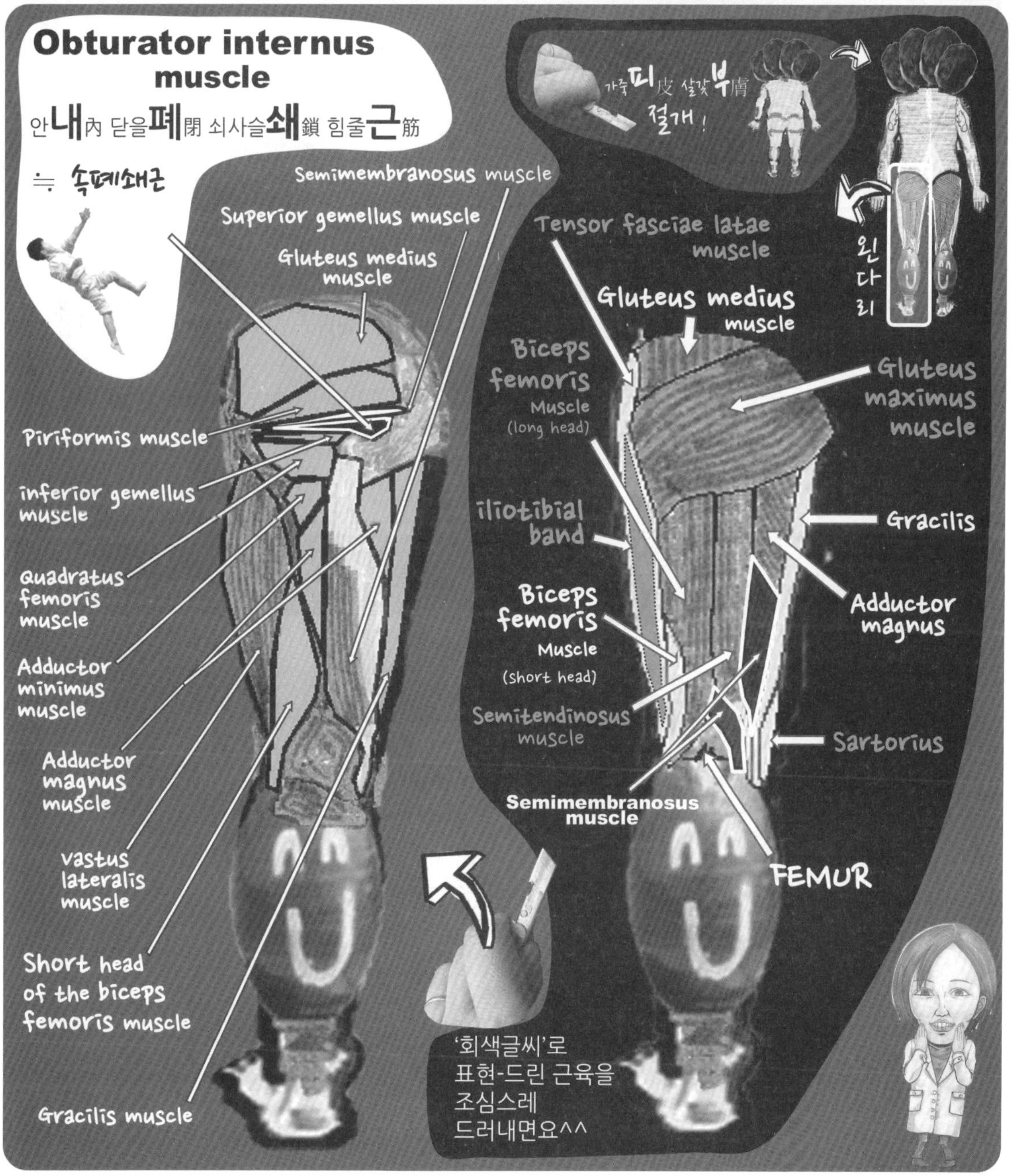

3-211-1

innervation 신경지배

Obturator internus nerve (L5, S1)

[☜ sacral plexus]

Obturator internus

안내內 닫을폐閉 쇠사슬쇄鎖 힘줄근筋

≒ 속 폐쇄근

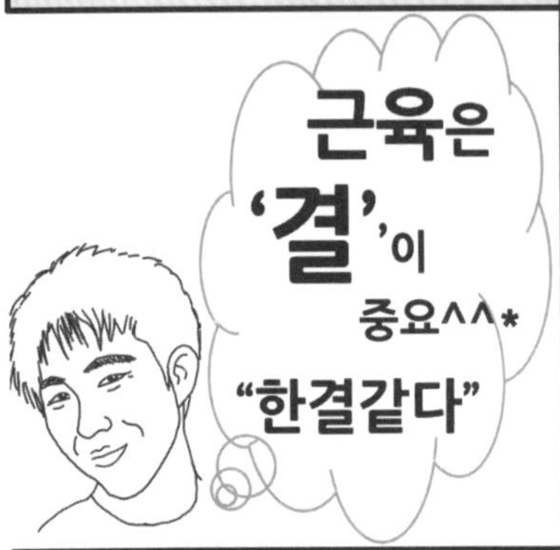

Origin 시작 부위

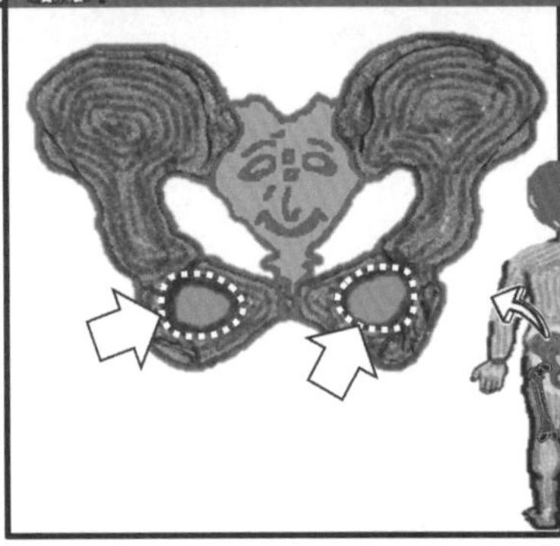

insertion 정지 부위

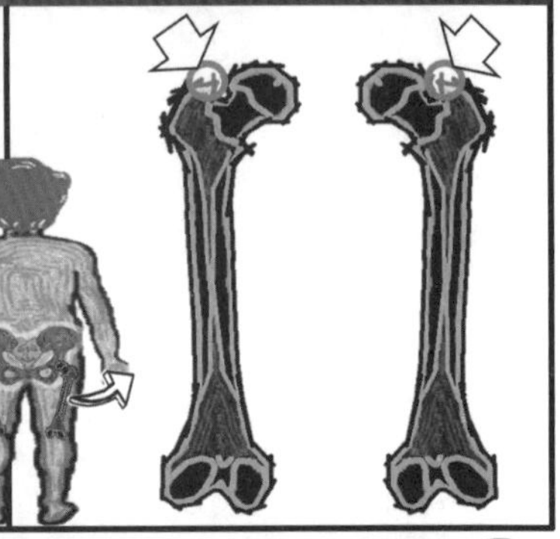

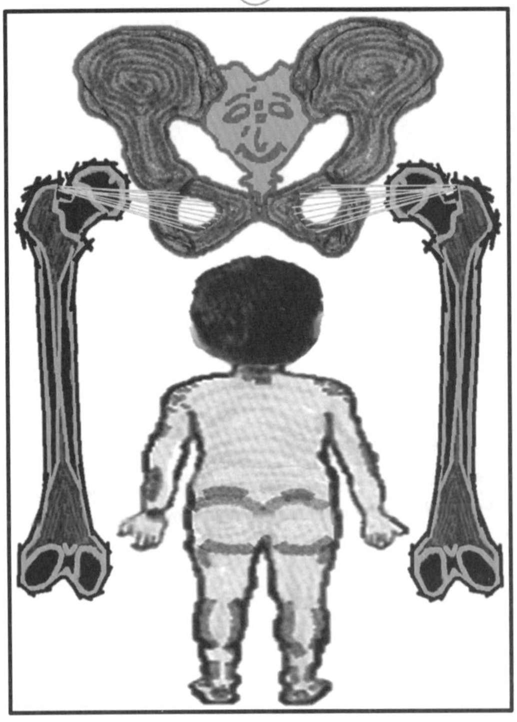

Motion 움직임

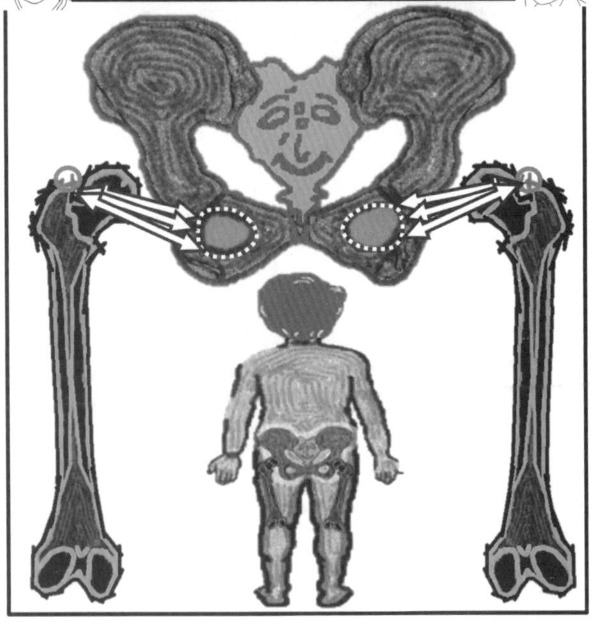

안**내**內
닫을**폐**閉
쇠사슬**쇄**鎖
힘줄**근**筋

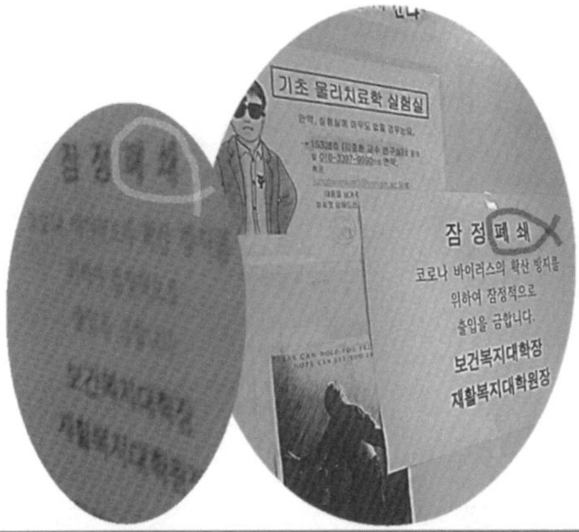

3-211-2

응답하라
기시
정지

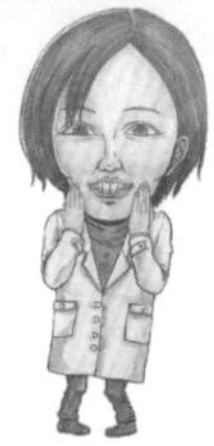

Obturator internus muscle

Origin

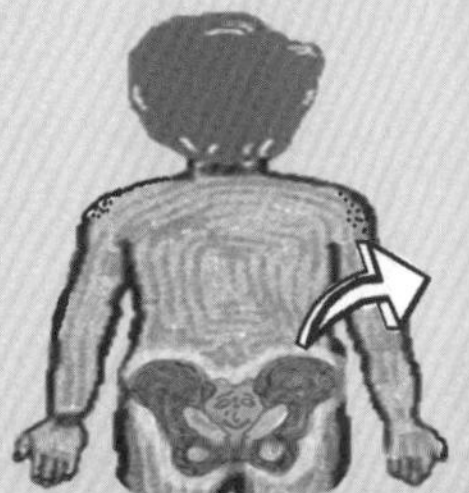

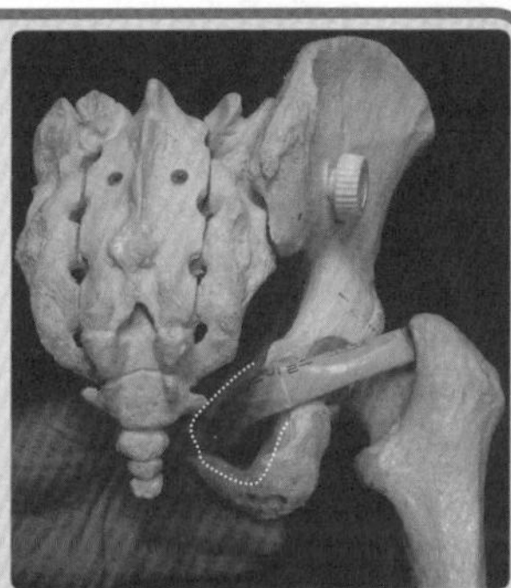

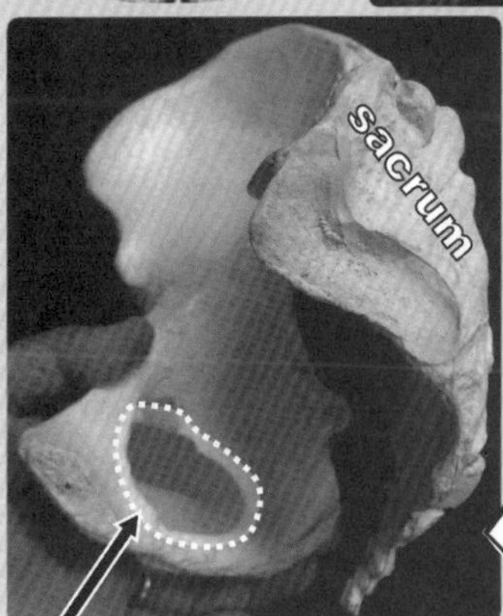

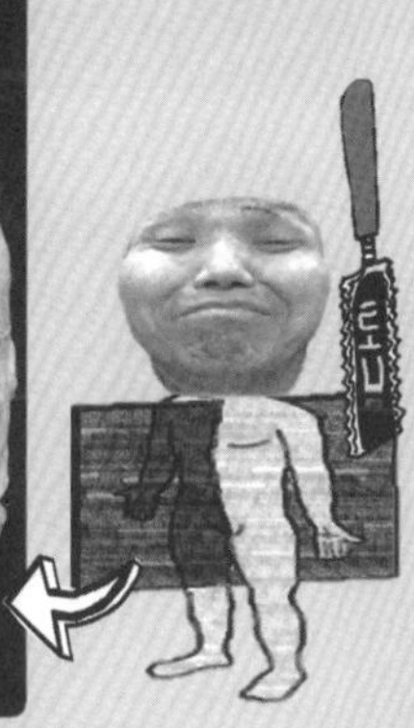

☺ '닫을**폐**閉 쇠사슬**쇄**鎖 구멍**공**孔 (≒폐쇄구멍)'
및 그 두루**주**周 가**변**邊 떼**부**部 를 둘러싼
☞ 뼈**골**骨 소반**반**盤 (≒골반)' 의
► 안**내**內 곁**측**側 낯**면**面

☺ **Internal surface** of pelvis surrounding the **'obturator foramen'** and its area

Insertion

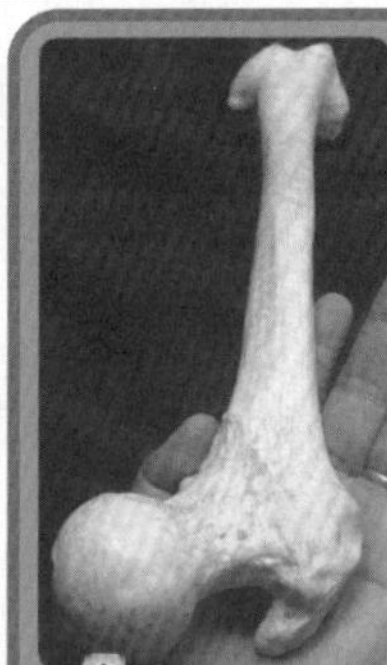

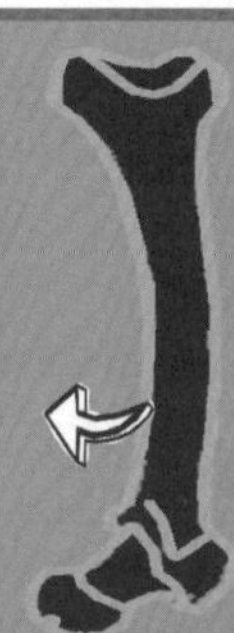

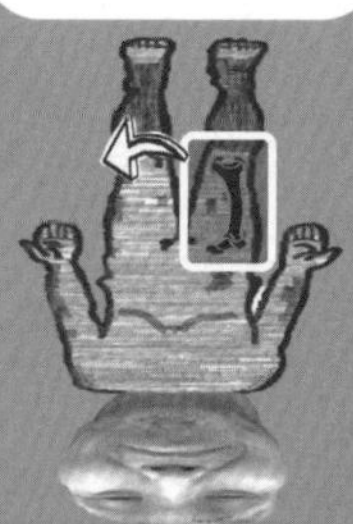

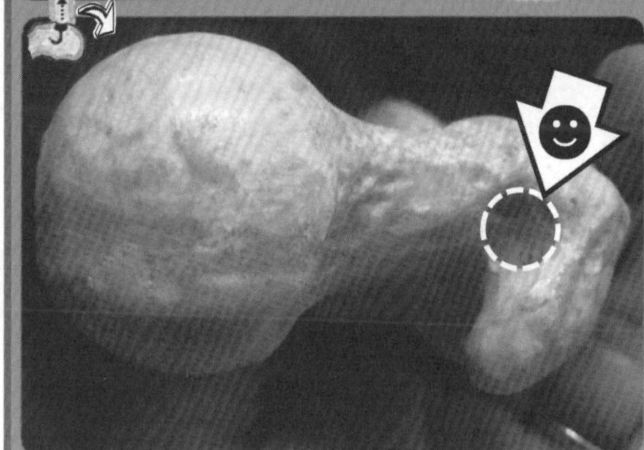

☻ [큰**대**大 넓적다리**퇴**腿 뼈**골**骨]
[≒ 넓(적)다리뼈]
큰**대**大 구를**전**轉 자녀**자**子 (≒ 큰돌기) 의
► 위**상**上 - 안**내**內 곁**측**側 낯**면**面

☻ Superior-medial surface of the **' greater trochanter '** of the **femur**

3-212

Obturator externus

바깥외外 닫을폐閉 쇠사슬쇄鎖 힘줄근筋

≒ 바깥폐쇄근

innervation 신경지배

Obturator nerve (L3, L4)

Origin 시작 부위

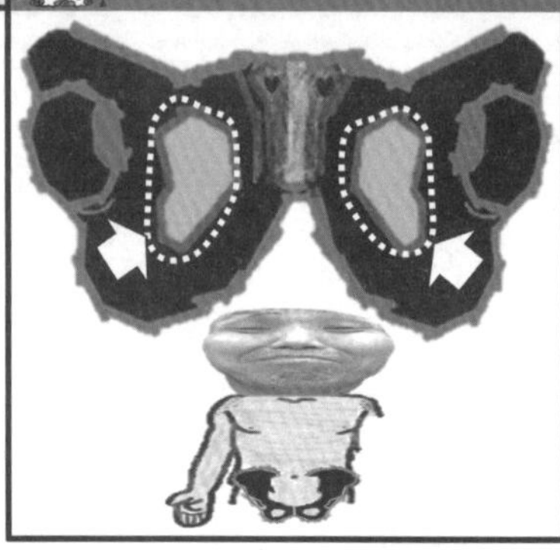

insertion 정지 부위

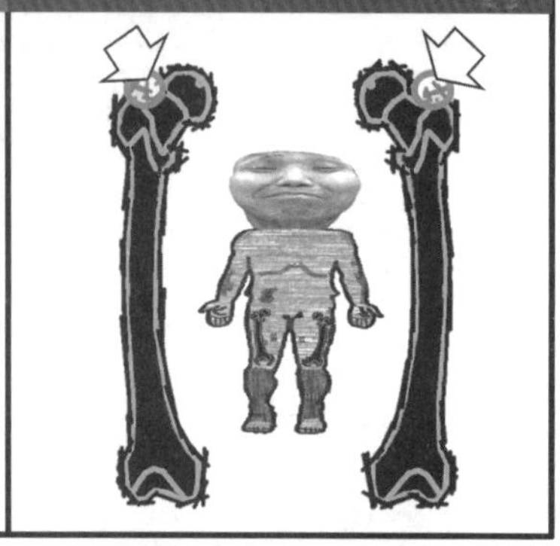

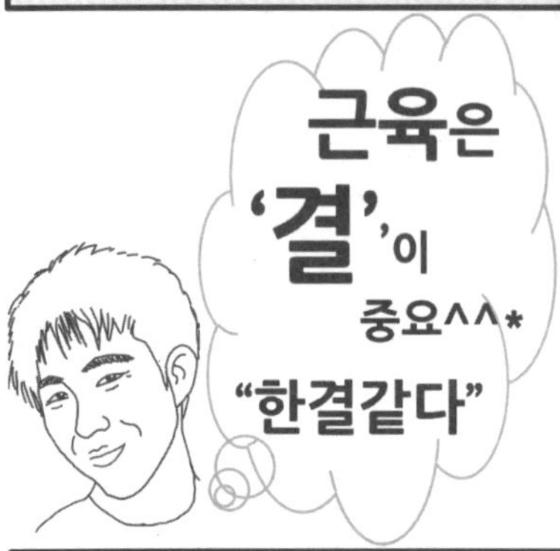

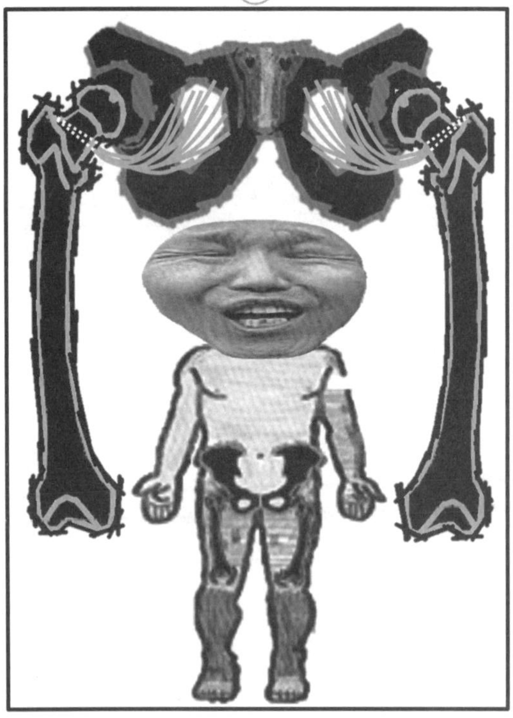

Motion 움직임

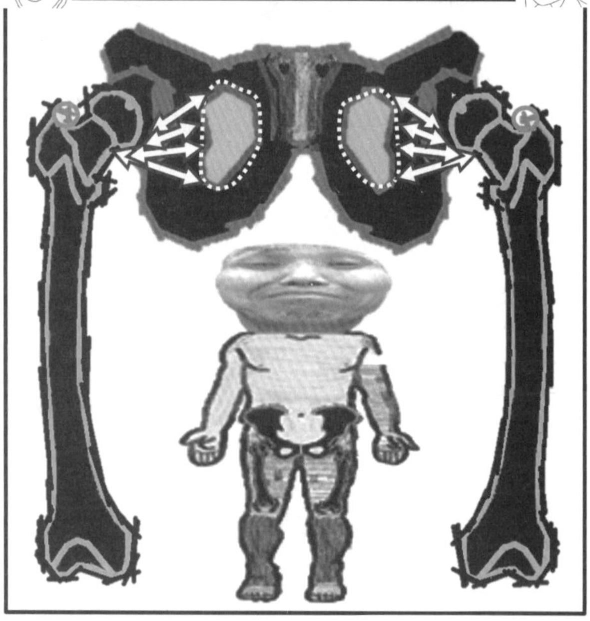

바깥**외**外 닫을**폐**閉 쇠사슬**쇄**鎖 힘줄**근**筋

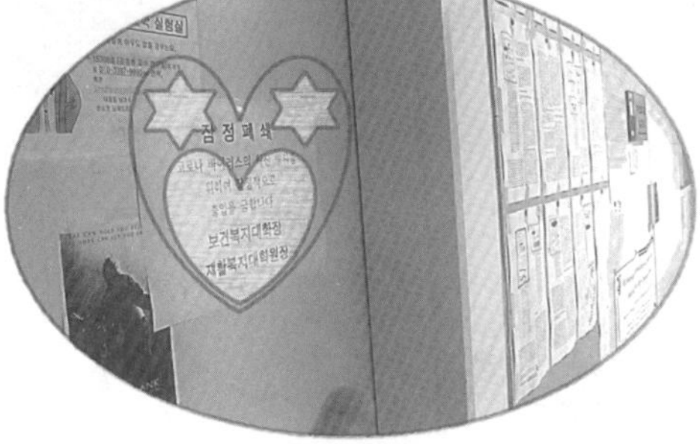

3-212-1

응답하라

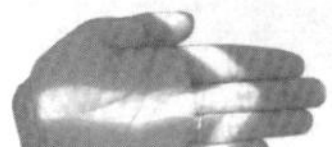

기시

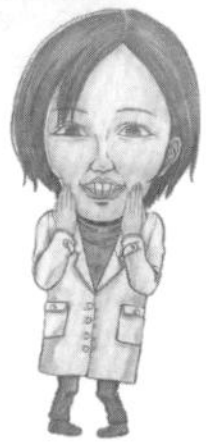

정지

Obturator externus muscle

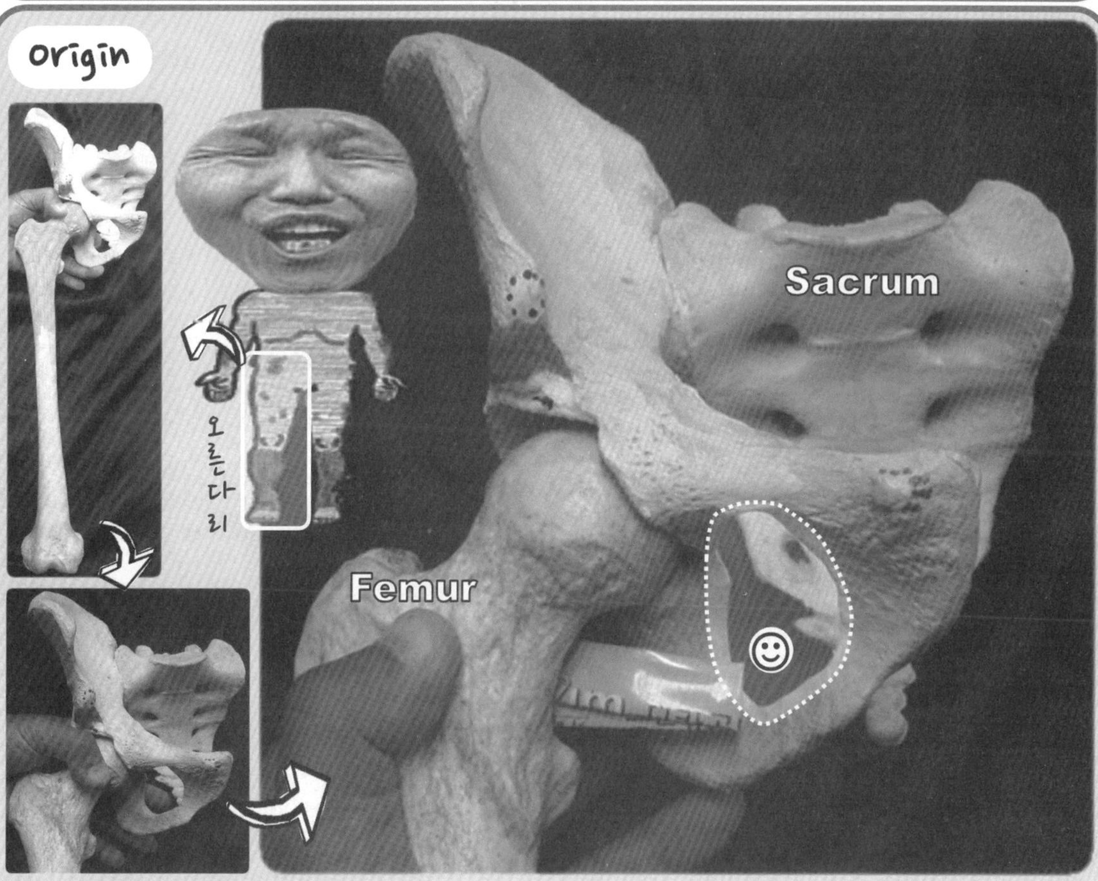

☺ '닫을**폐**閉 쇠사슬**쇄**鎖 구멍**공**孔 (≒폐쇄구멍)' 및 그 두루**주**周 가**변**邊 떼**부**部 를 둘러싼
☞ 뼈**골**骨 소반**반**盤 (≒ 골반)' 의 ► 바깥**외**外 곁**측**側 낯**면**面

☺ **External surface** of pelvis surrounding the **'obturator foramen'** and its area

바깥**외**外 닫을**폐**閉 쇠사슬**쇄**鎖 힘줄**근**筋

3-212-2

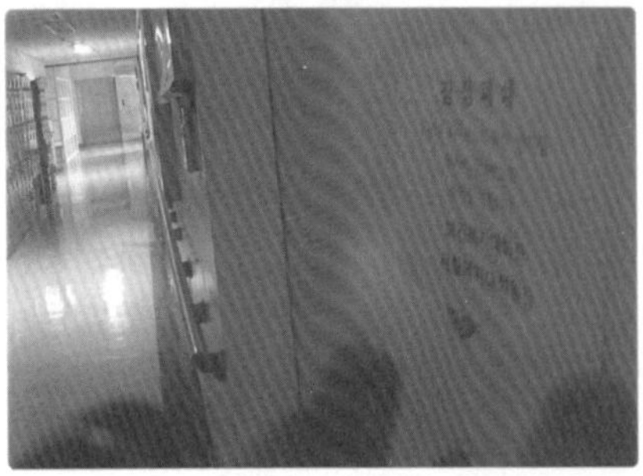

응답하라

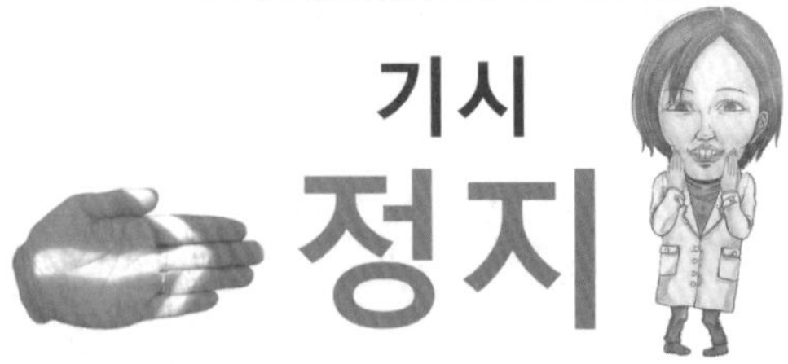

Obturator externus muscle

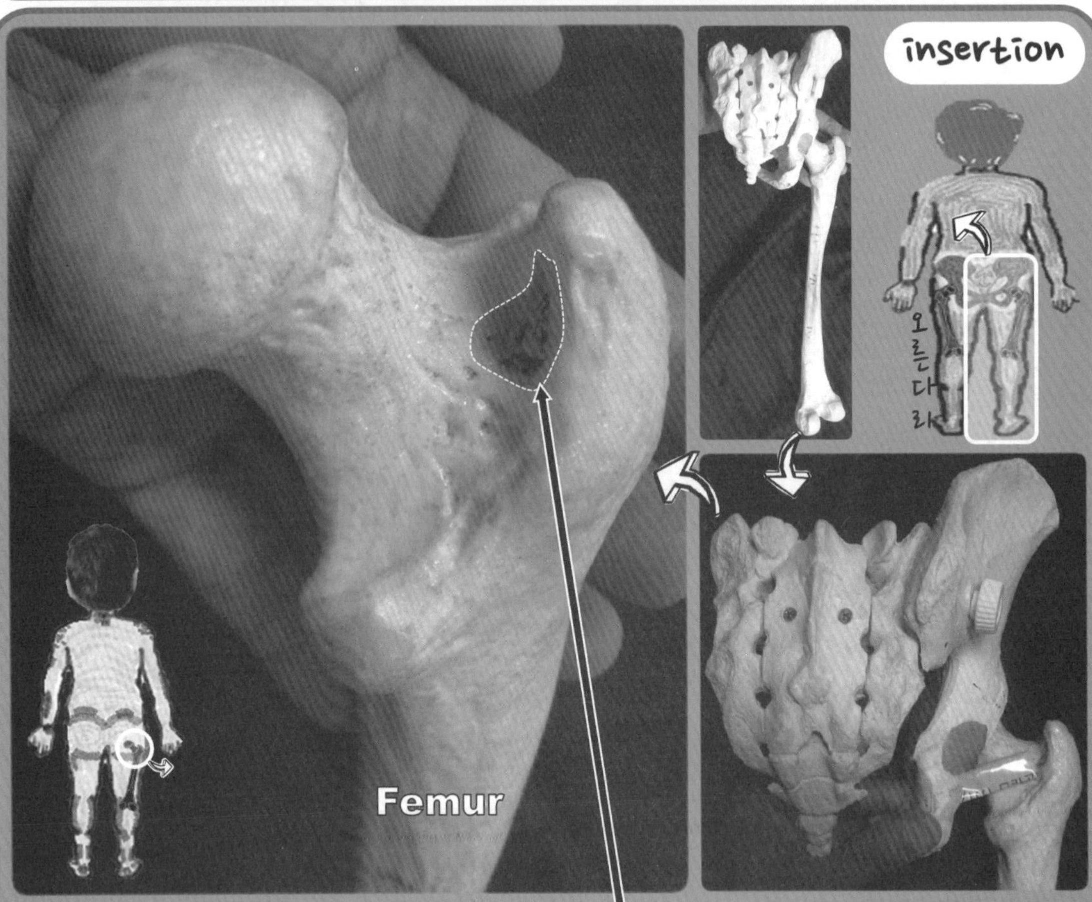

☻ 큰**대**大 넓적다리**퇴**腿 뼈**골**骨 (≒ 넓적다리뼈) 의 구를**전**轉 자녀**자**子 움집**와**窩 (≒ 돌기오목)

☻ **‘ Trochanteric fossa ’** of the **femur**

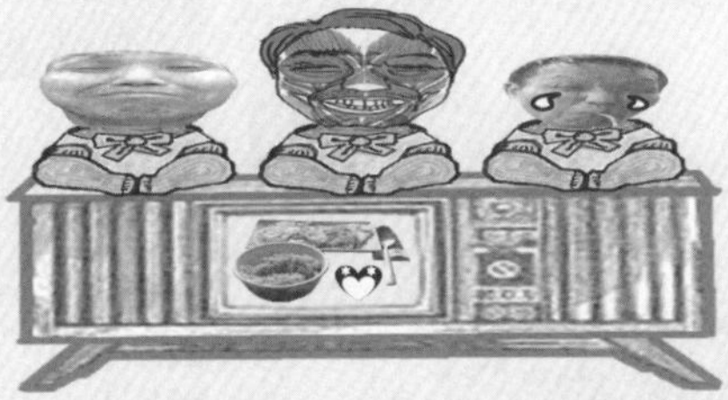

3-213

응답하라

Superior / Inferior gemellus muscle

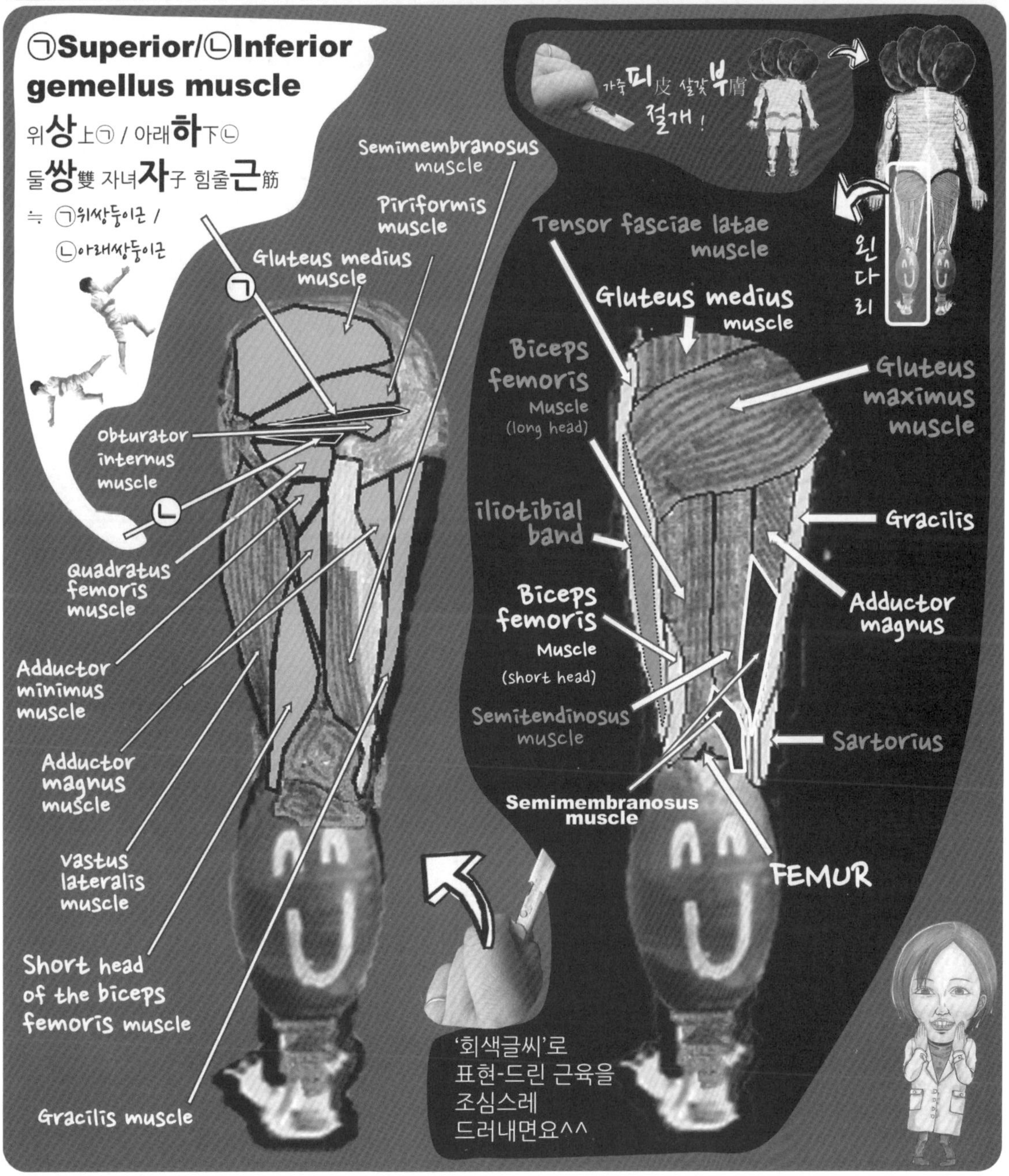

3-214

Superior gemellus

위상上 둘쌍雙 자녀자子 힘줄근筋

≒ 위 쌍둥이근

innervation 신경지배

Nerve to obturator internus arising from the sacral plexus (L5, S1, S2)

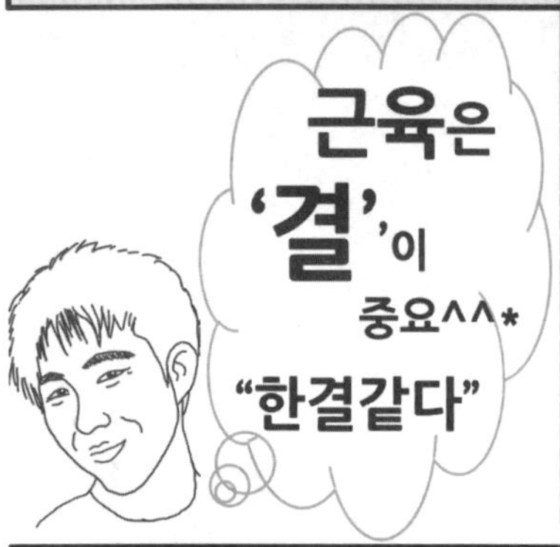

Origin 시작 부위

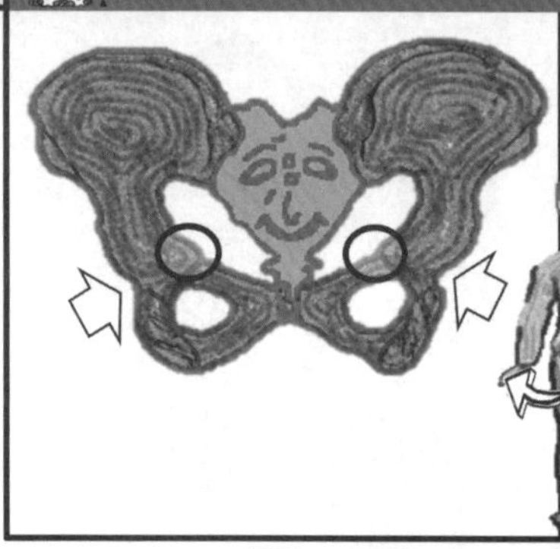

insertion 정지 부위

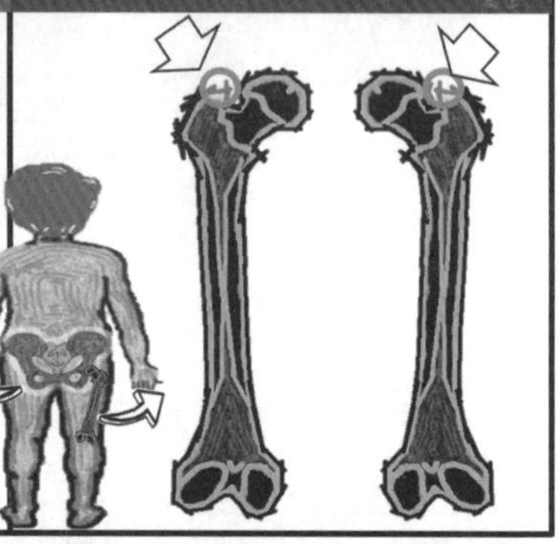

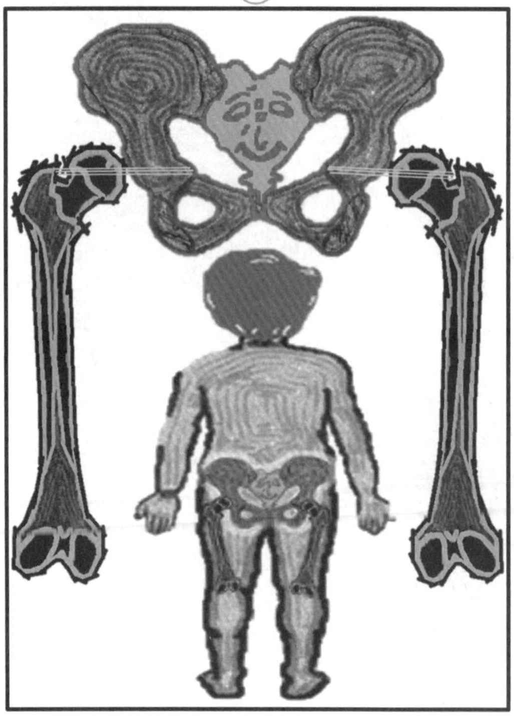

Motion 움직임

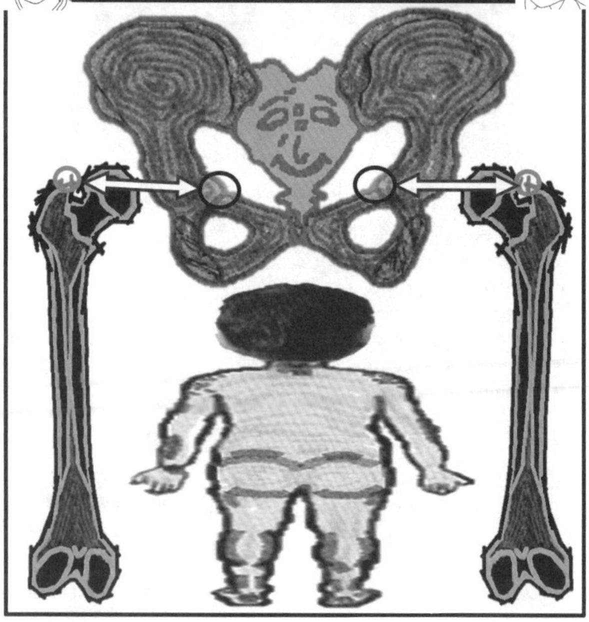

3-214-1

위**상**上
둘**쌍**雙
자녀**자**子
힘줄**근**筋

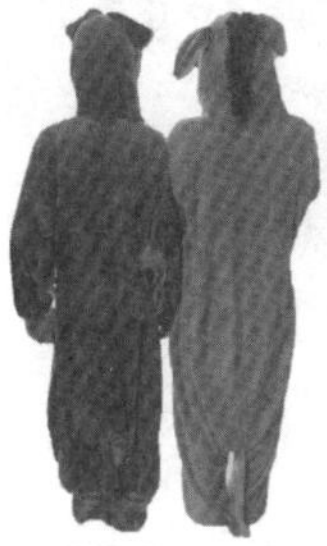

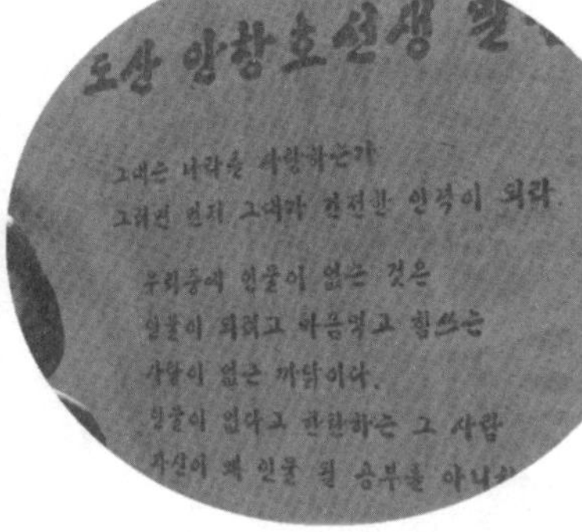

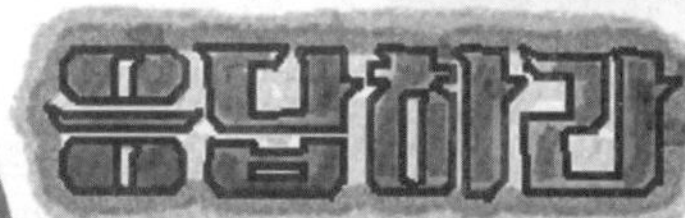

기시
정지

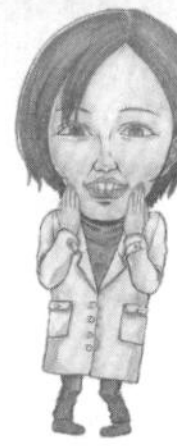

Superior gemellus muscle

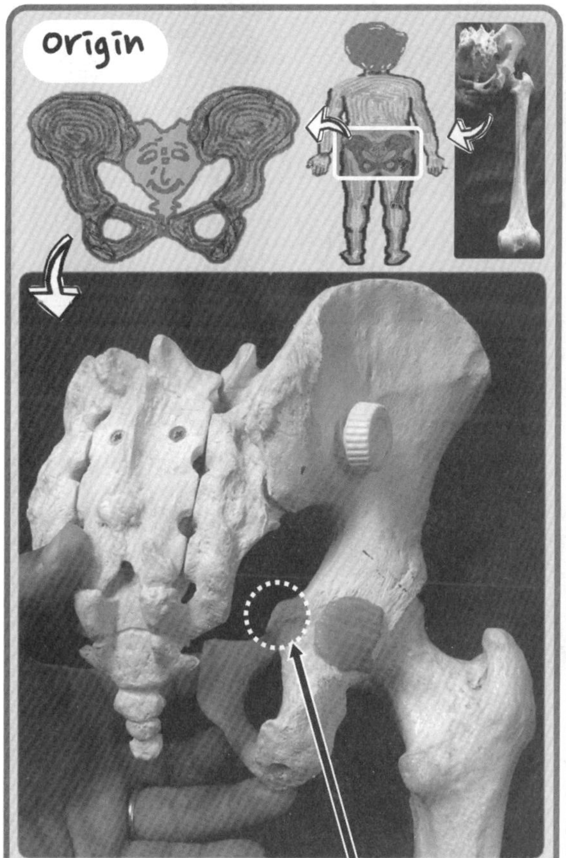

☺ 앉을**좌**座 뼈**골**骨 (≒ 궁둥뼈) 의
► '앉을**좌**座 뼈**골**骨 가시나무**극**棘 (≒ 궁둥뼈가시)'

☺ **' Ischial spine '** of the **ischium**

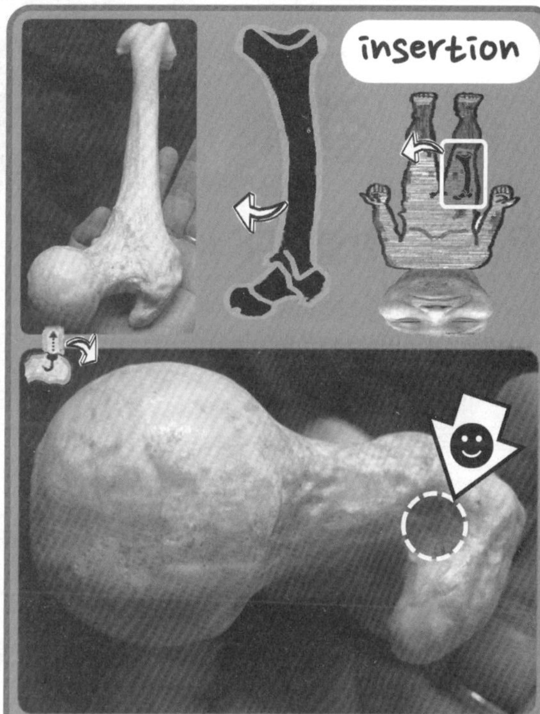

☻ [큰**대**大 넓적다리**퇴**腿 뼈**골**骨]
[≒ 넓(적)다리뼈]
큰**대**大 구를**전**轉 자녀**자**子 (≒ 큰돌기) 의
► 위**상**上 - 안**내**內 곁**측**側 낯**면**面

☻ Superior-medial surface of the **' greater trochanter '** of the **femur**

3-215

Inferior gemellus

아래 하 下 둘 쌍 雙 자녀 자 子 힘줄 근 筋

≒ 아래 쌍둥이근

innervation 신경지배

Nerve to quadratus femoris arising from the sacral plexus (**L4, L5, S1**)

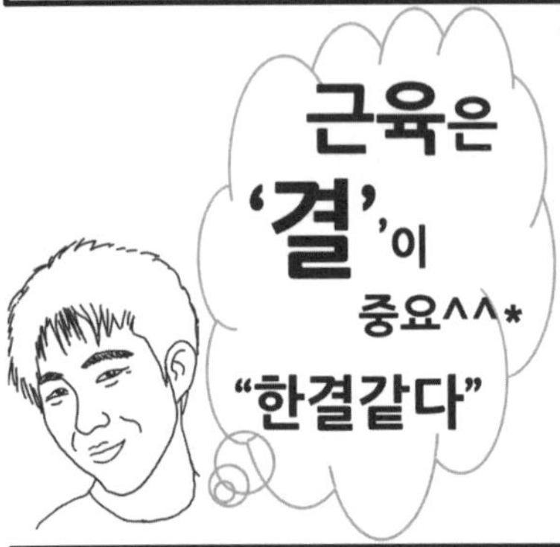

Origin 시작 부위

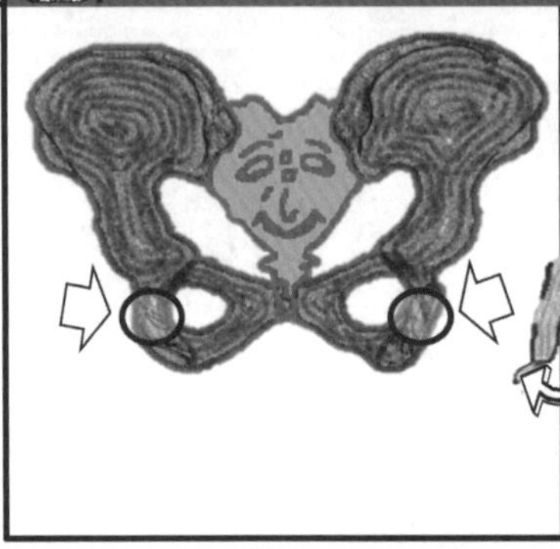

insertion 정지 부위

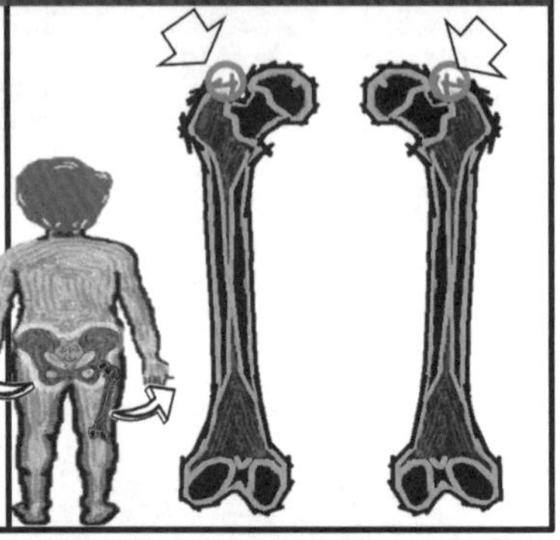

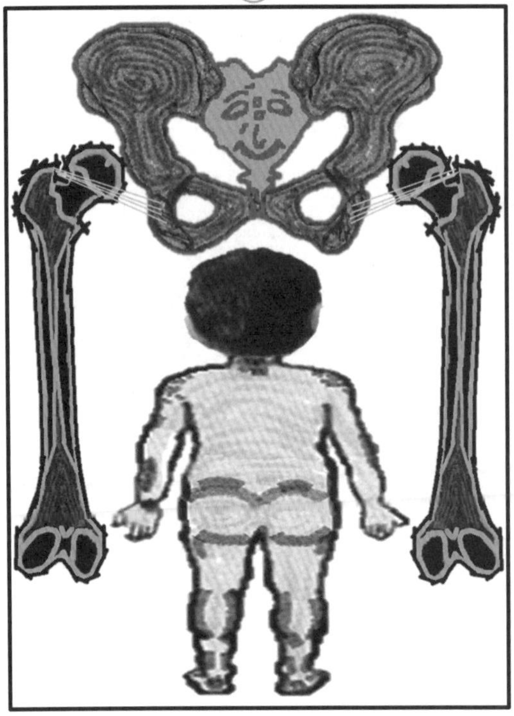

Motion 움직임

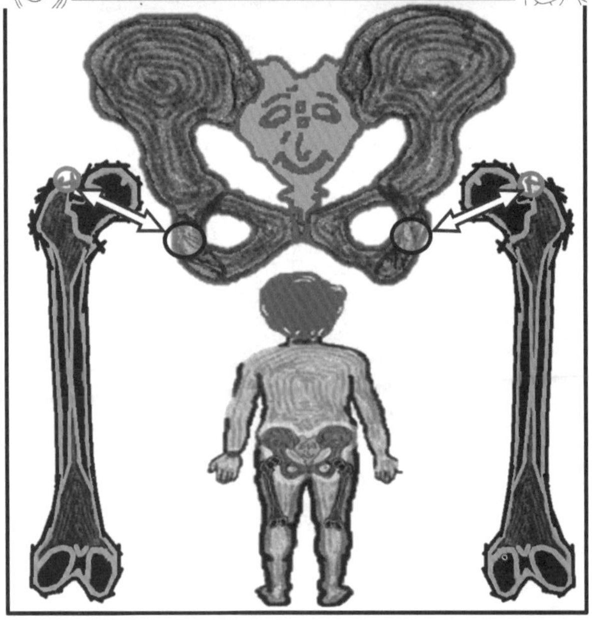

3-215-1

아래**하**下
둘**쌍**雙
자녀**자**子
힘줄**근**筋

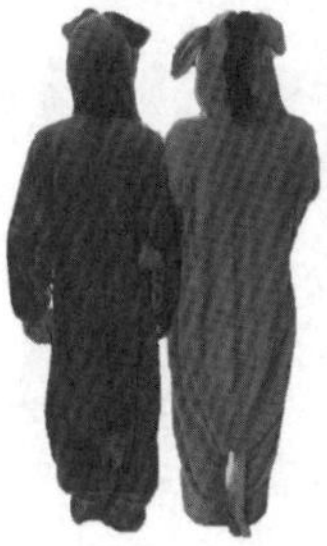

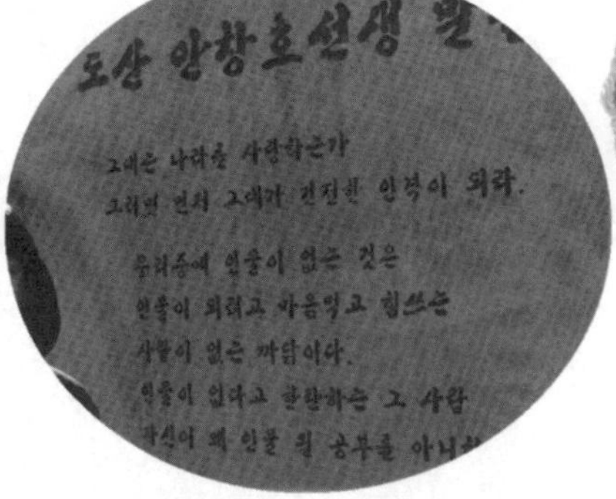

응답하라

기시 정지

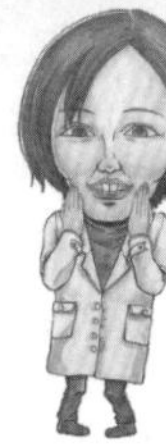

Inferior gemellus muscle

origin

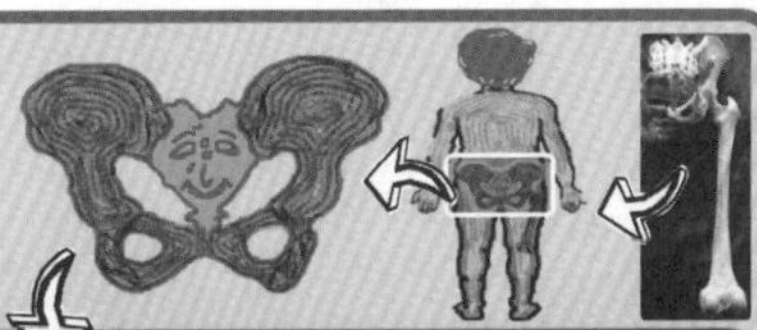

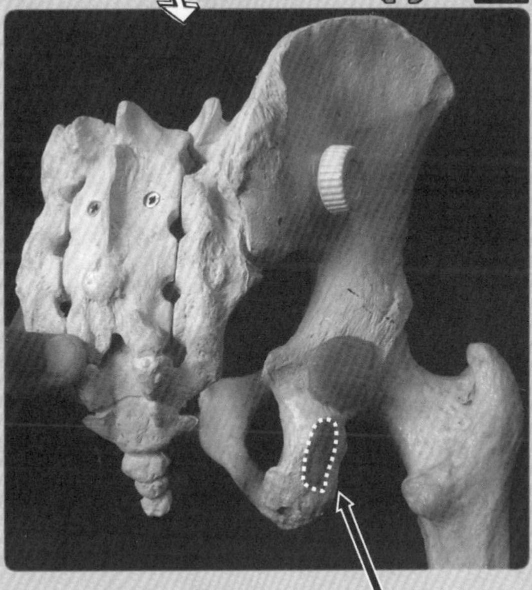

☺ [앉을**좌**座 뼈**골**骨 (≒ 궁둥뼈)]

☞ '앉을**좌**座 뼈**골**骨 거칠**조**粗 낯**면**面 의 (≒ 궁둥뼈거친면)'

► 같을**약**若 방패**간**干 ► 위**상**上 떼**부**部

☺ Slightly upper part of the **' Ischial tuberosity '** of the **ischium**

insertion

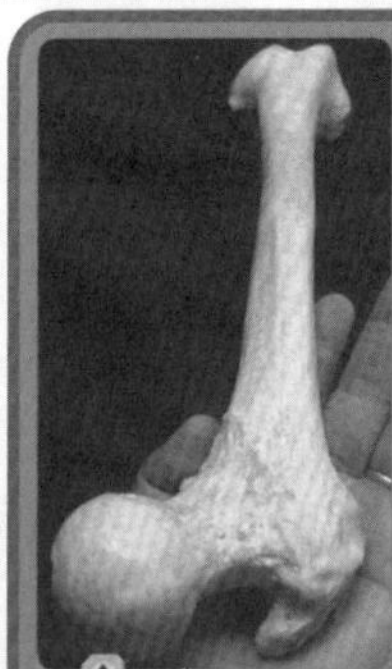

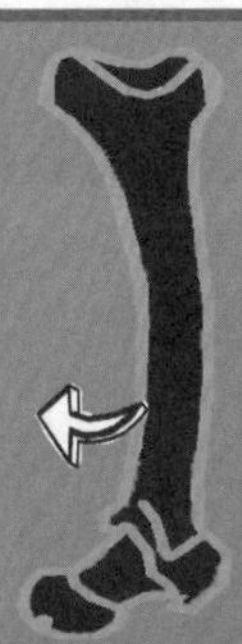

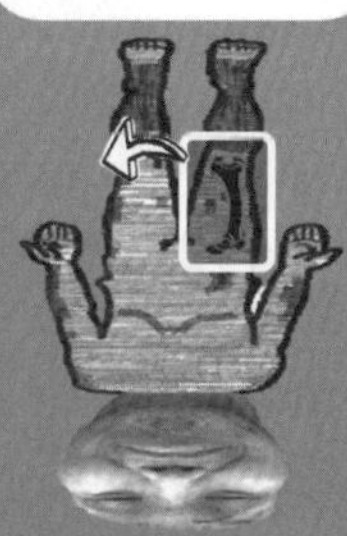

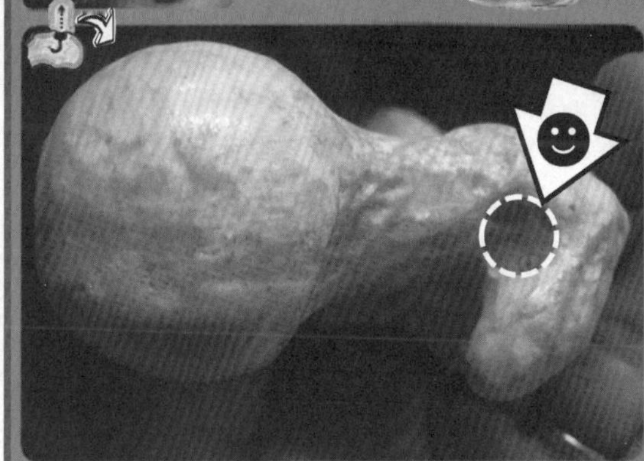

☻ [큰**대**大 넓적다리**퇴**腿 뼈**골**骨]
[≒ 넓(적)다리뼈]

큰**대**大 구를**전**轉 자녀**자**子 (≒ 큰돌기) 의

► 위**상**上 - 안**내**內 곁**측**側 낯**면**面

☻ Superior-medial surface of the **' greater trochanter '** of the **femur**

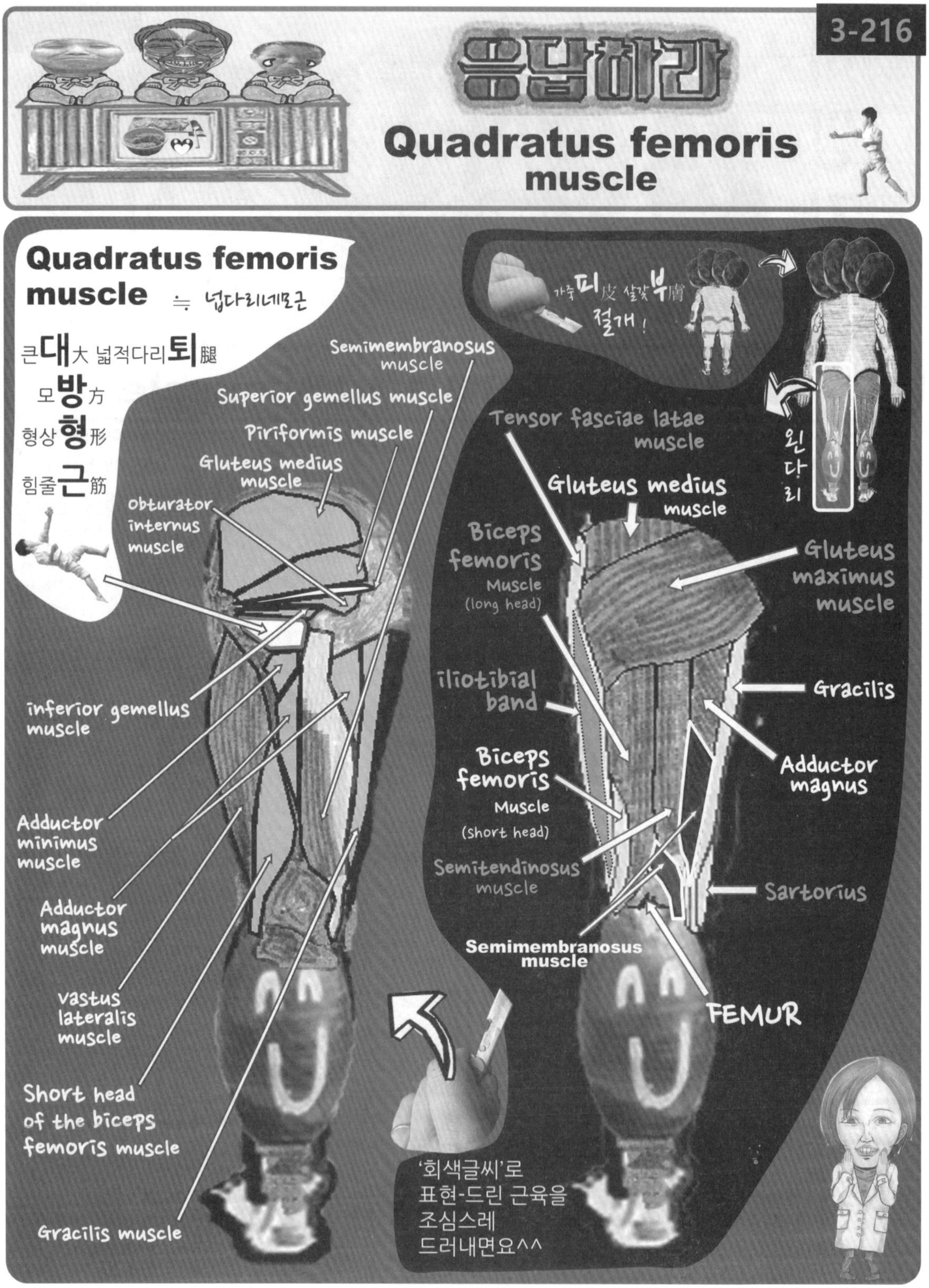
3-216
응답하라
Quadratus femoris
muscle
Quadratus femoris
muscle ≒ 넙다리네모근
큰대大 넓적다리퇴腿
모방方
형상형形
힘줄근筋
Semimembranosus
muscle
Superior gemellus muscle
Piriformis muscle
Gluteus medius
muscle
Obturator
internus
muscle
inferior gemellus
muscle
Adductor
minimus
muscle
Adductor
magnus
muscle
vastus
lateralis
muscle
Short head
of the biceps
femoris muscle
Gracilis muscle
가죽피皮 살갗부膚
절개!
왼
다
리
Tensor fasciae latae
muscle
Gluteus medius
muscle
Biceps
femoris
Muscle
(long head)
Gluteus
maximus
muscle
iliotibial
band
Gracilis
Biceps
femoris
Muscle
(short head)
Adductor
magnus
Semitendinosus
muscle
Sartorius
Semimembranosus
muscle
FEMUR
'회색글씨'로
표현-드린 근육을
조심스레
드러내면요^^

3-216-1

Quadratus femoris

큰대大 넓적다리퇴腿
모방方 형상형形 힘줄근筋

≒ 넙다리 네모근

innervation 신경지배

Nerve to
quadratus femoris
arising from
the sacral plexus
(L5, S1)

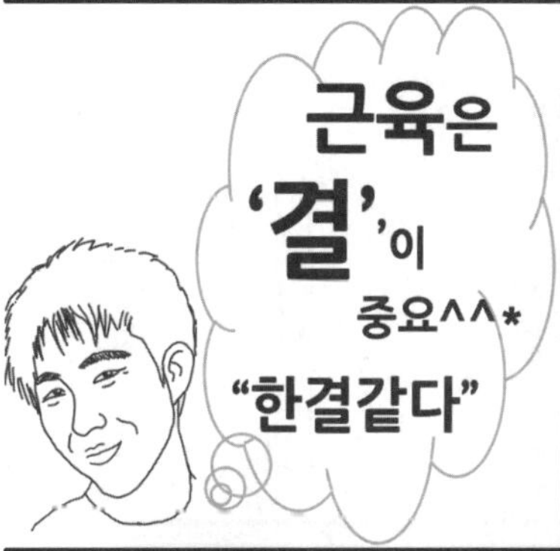

Origin 시작 부위

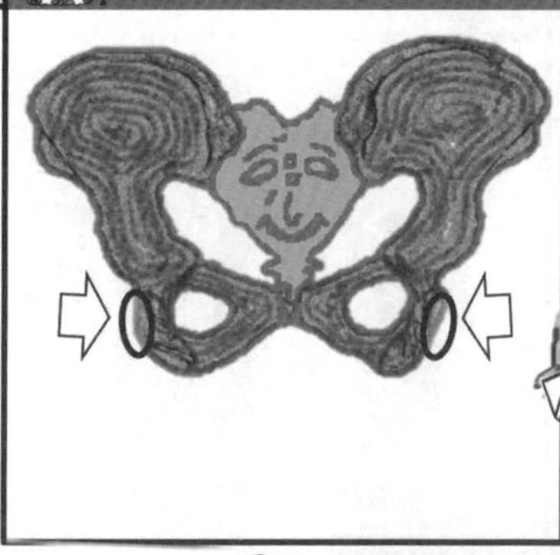

insertion 정지 부위

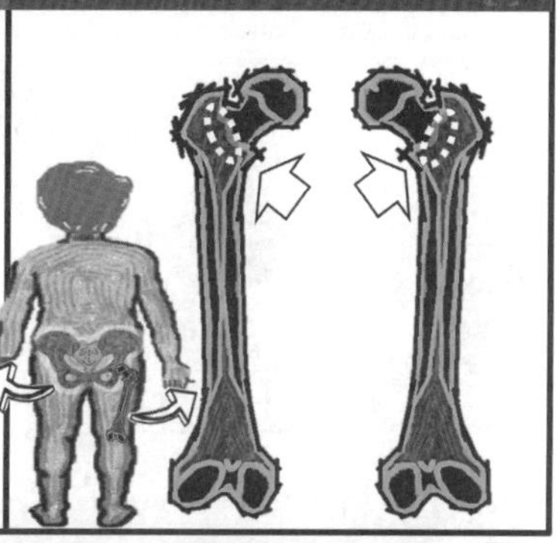

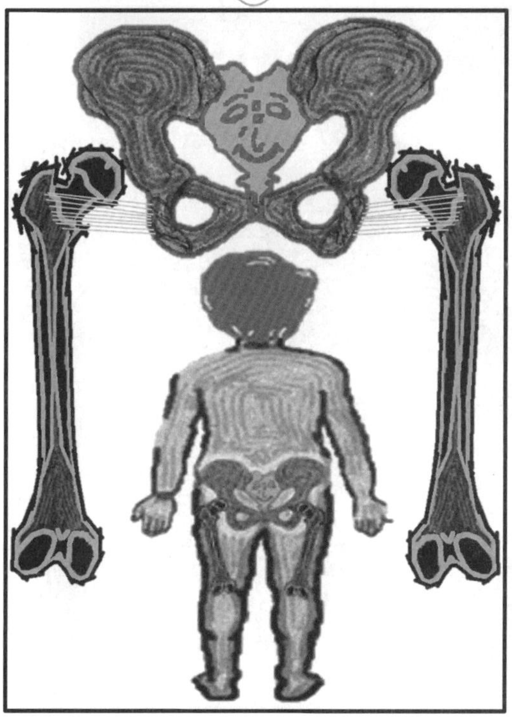

Motion 움직임

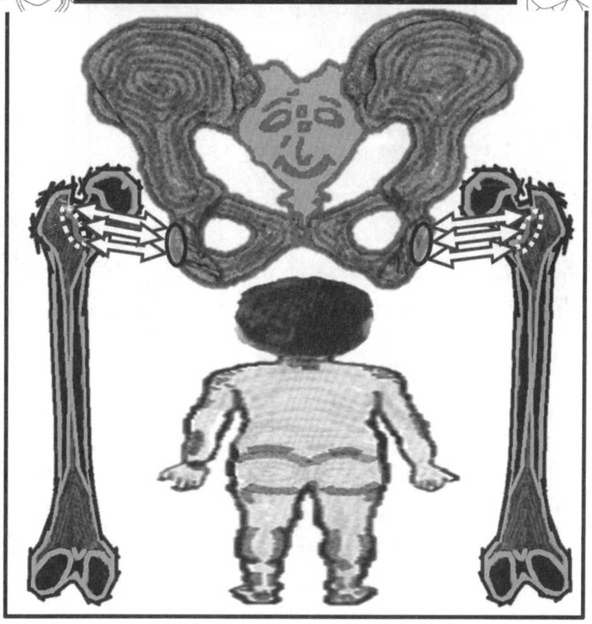

3-216-2

큰**대**大
넓적다리**퇴**腿
모**방**方
형상**형**形
힘줄**근**筋

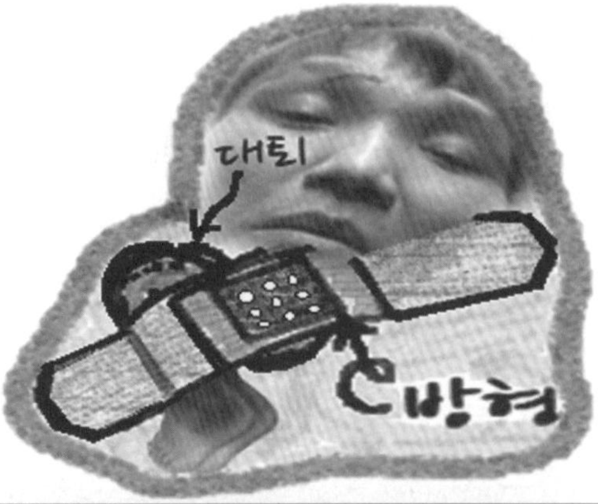

응답하라

기시
정지

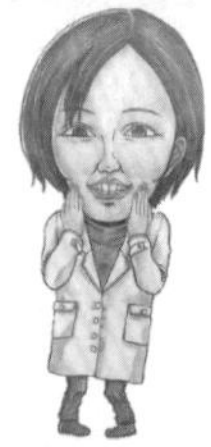

Quadratus femoris muscle

origin

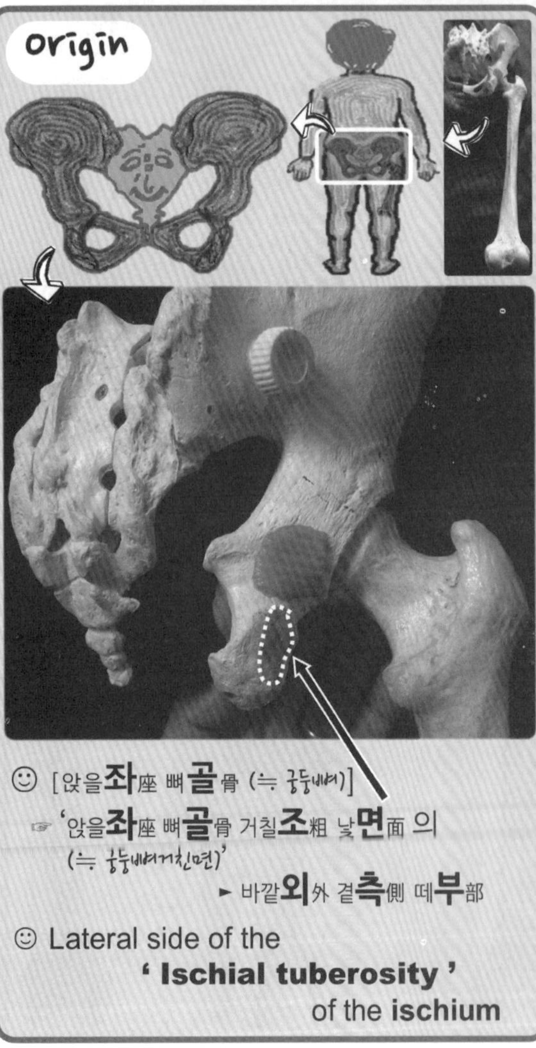

☺ [앉을**좌**座 뼈**골**骨 (≒ 궁둥뼈)]

☞ '앉을**좌**座 뼈**골**骨 거칠**조**粗 낯**면**面 의 (≒ 궁둥뼈거친면)'

► 바깥**외**外 곁**측**側 떼**부**部

☺ Lateral side of the **' Ischial tuberosity '** of the **ischium**

insertion

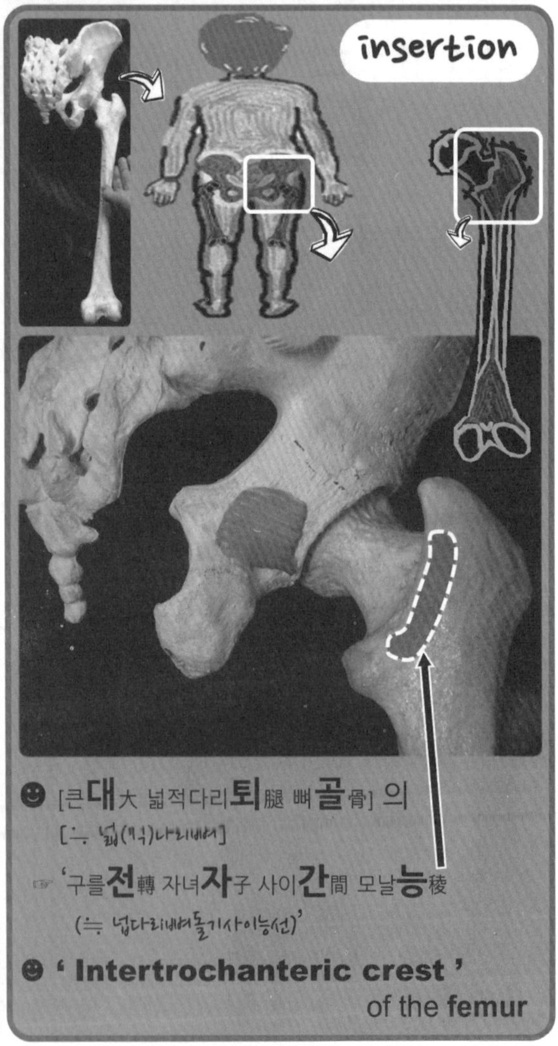

☻ [큰**대**大 넓적다리**퇴**腿 뼈**골**骨] 의 [≒ 넓(적)다리뼈]

☞ '구를**전**轉 자녀**자**子 사이**간**間 모날**능**稜 (≒ 넙다리뼈돌기사이능선)'

☻ **' Intertrochanteric crest '** of the **femur**

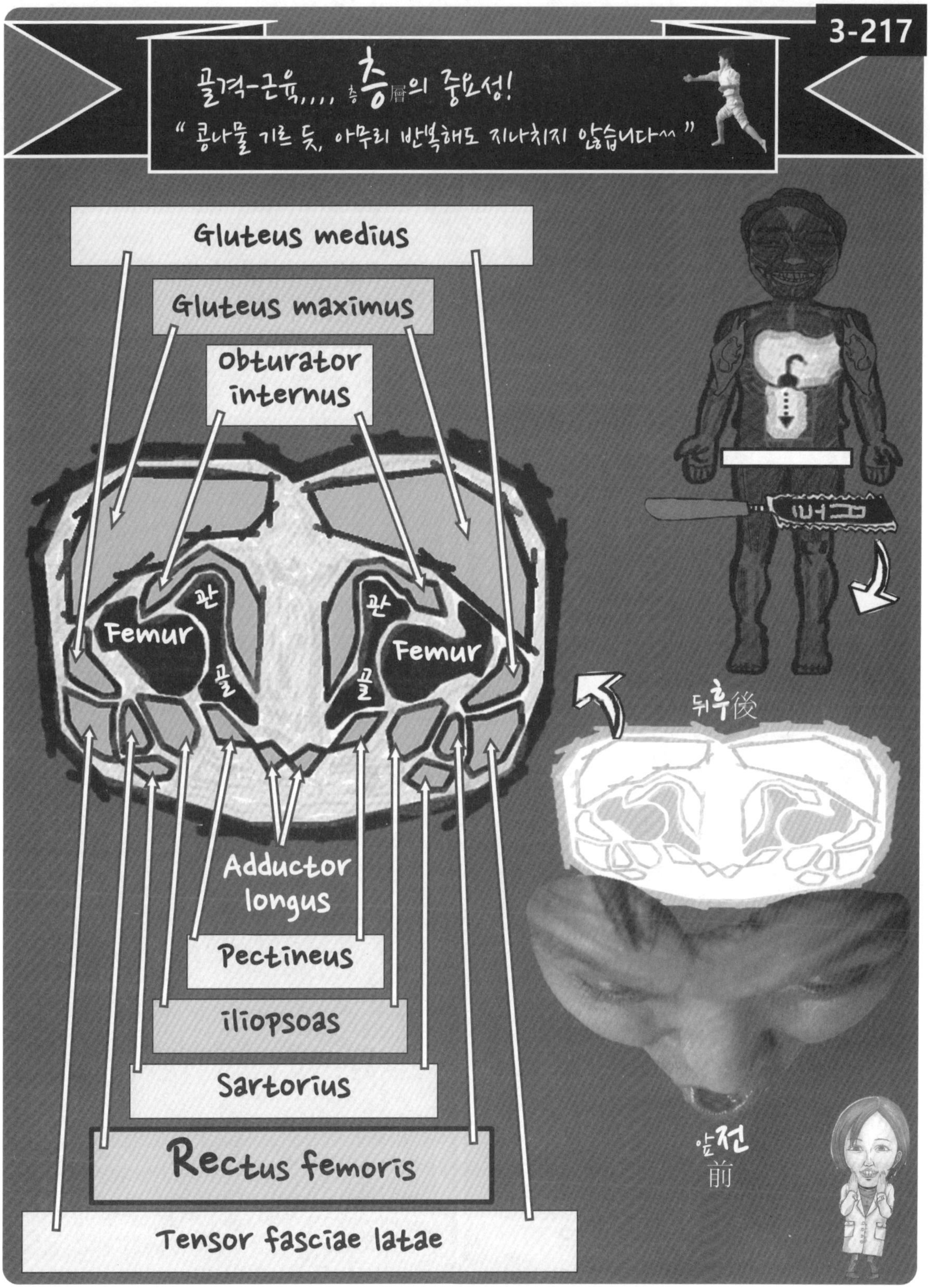
3-217
골격-근육,,,, 층層의 중요성!
"콩나물 기르듯, 아무리 반복해도 지나치지 않습니다^^"
Gluteus medius
Gluteus maximus
Obturator internus
관
Femur
골
관
Femur
골
Adductor longus
Pectineus
iliopsoas
Sartorius
Rectus femoris
Tensor fasciae latae
뒤후後
앞전前

3-218

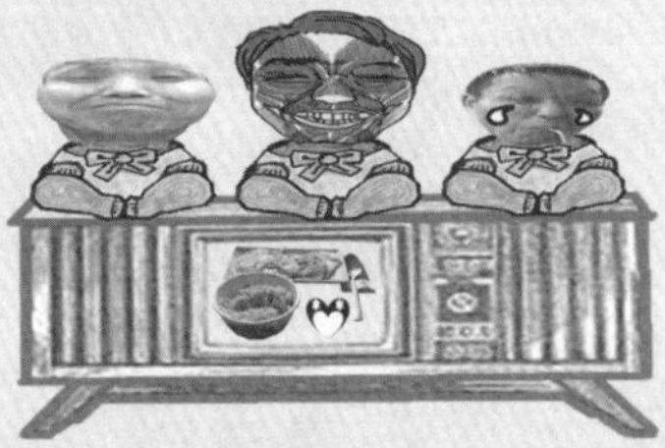

응답하라

Biceps femoris (long head)
Biceps femoris (short head) &
Semitendinosus muscle

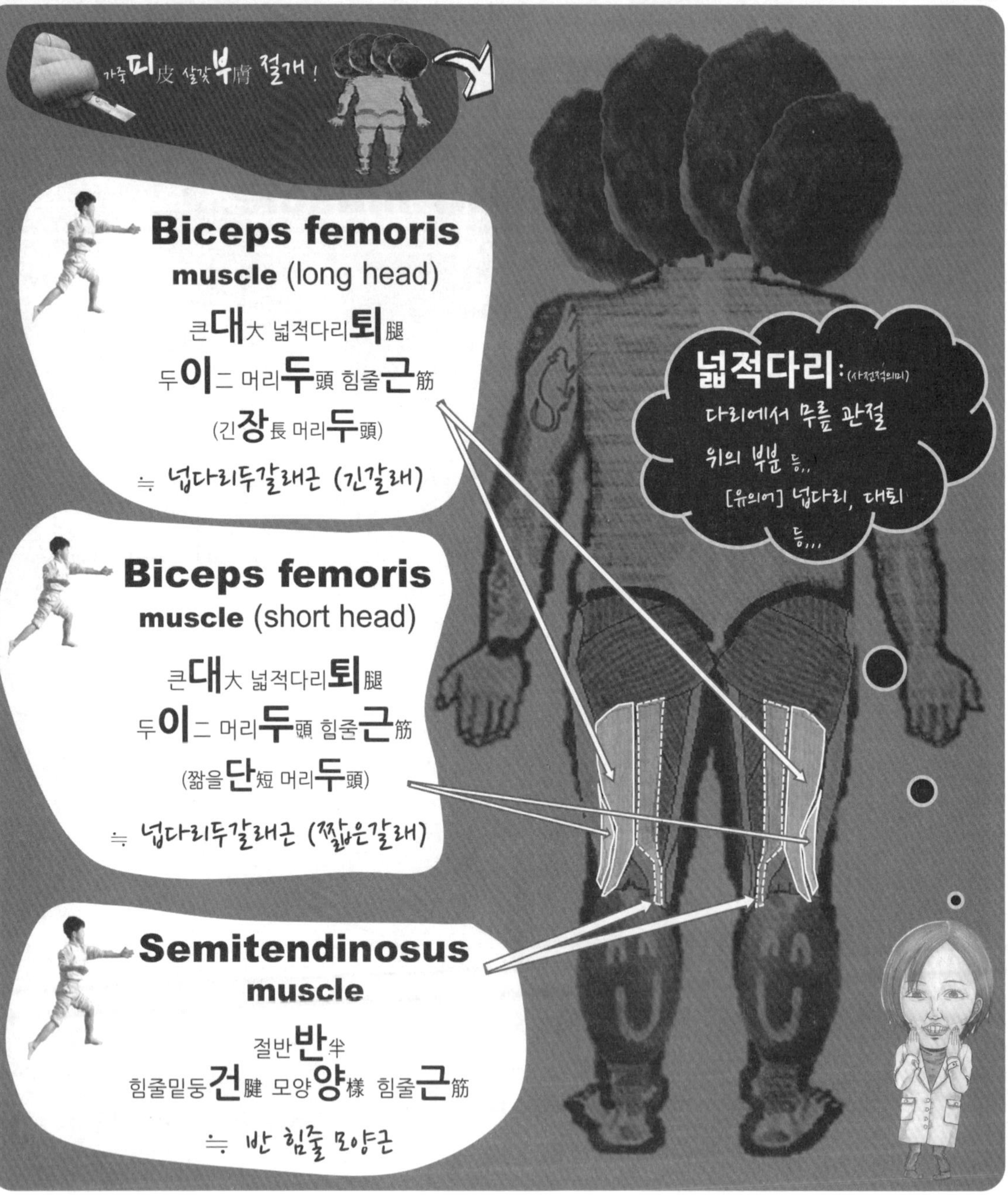

Biceps femoris muscle (long head)

큰대大 넓적다리퇴腿
두이二 머리두頭 힘줄근筋
(긴장長 머리두頭)

≒ 넙다리두갈래근 (긴갈래)

Biceps femoris muscle (short head)

큰대大 넓적다리퇴腿
두이二 머리두頭 힘줄근筋
(짧을단短 머리두頭)

≒ 넙다리두갈래근 (짧은갈래)

Semitendinosus muscle

절반반半
힘줄밑둥건腱 모양양樣 힘줄근筋

≒ 반 힘줄 모양근

Biceps femoris

3-219

큰**대**大 넓적다리**퇴**腿
두**이**二 머리**두**頭 힘줄**근**筋
≒ 넙다리 두 갈래근

innervation 신경지배

Sciatic nerve
(Long & short head)
(L5, S1, S2)

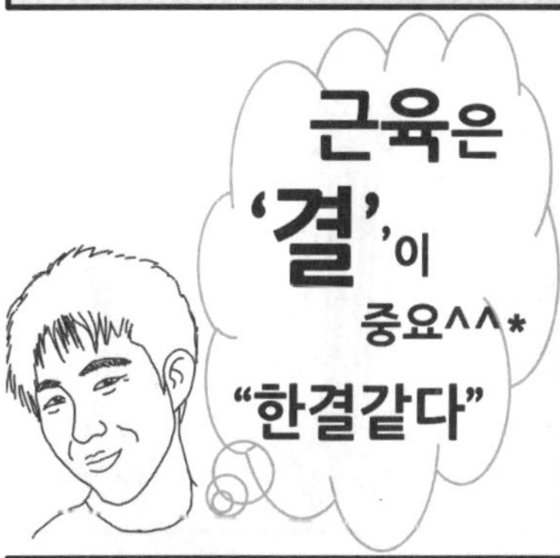

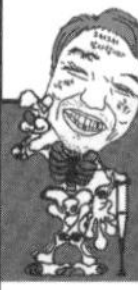

Origin 시작 부위 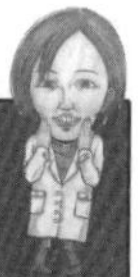 | **insertion 정지 부위**

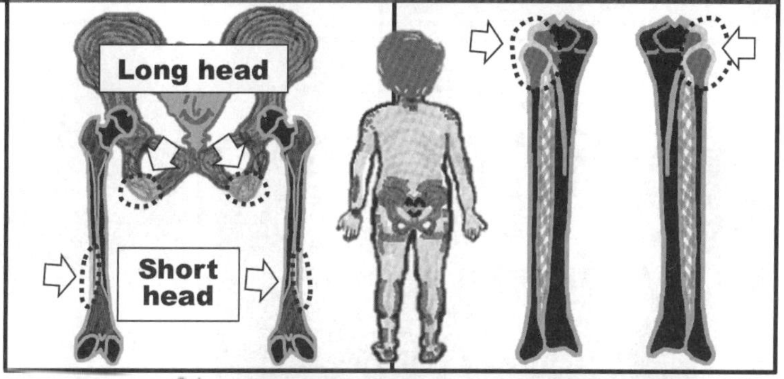

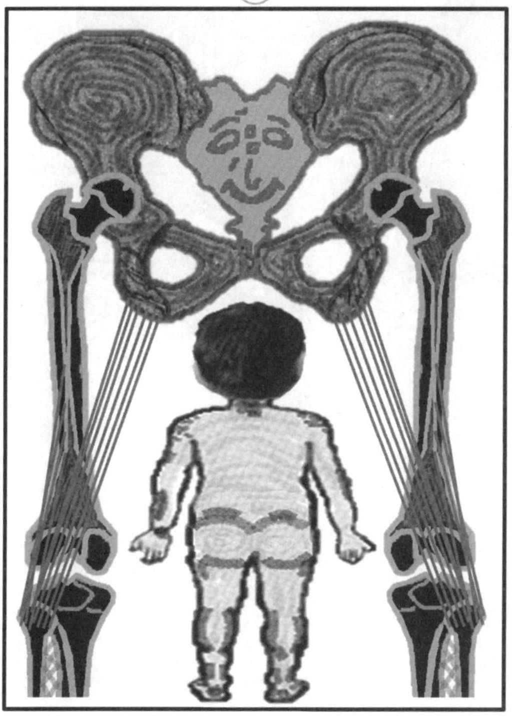

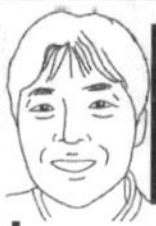

Motion 움직임

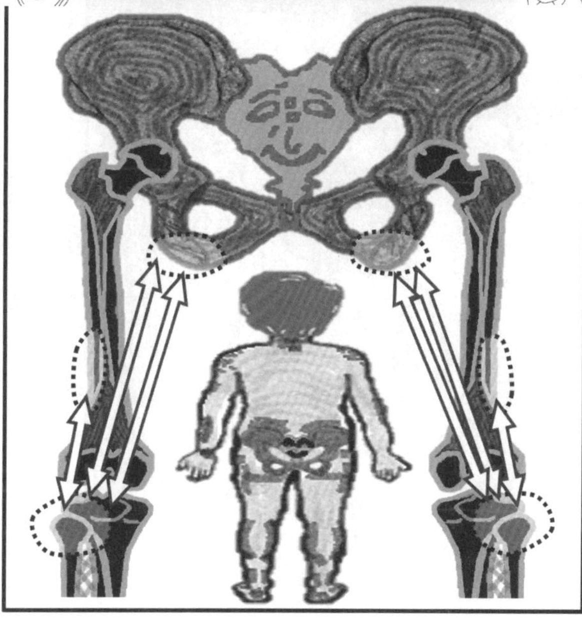

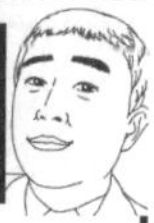

큰대大 넓적다리퇴腿 두이二 머리두頭 힘줄근筋 ☞ 긴장長 머리두頭

3-219-1

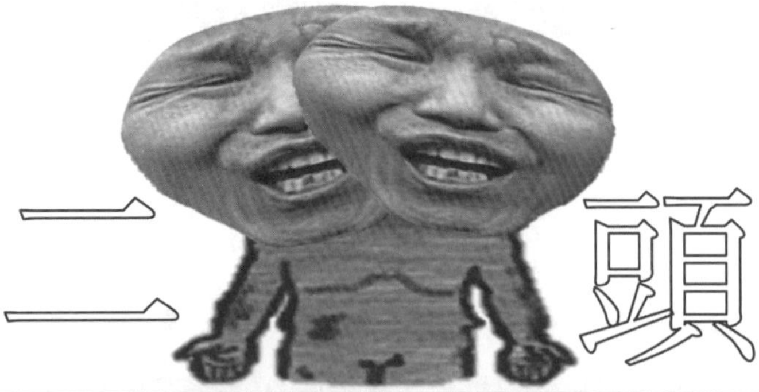

응답하라

기시 정지

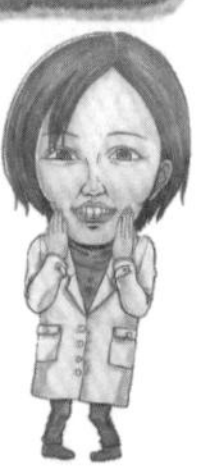

Long head (긴장長 머리두頭, ≒ 긴갈래) of biceps femoris

origin

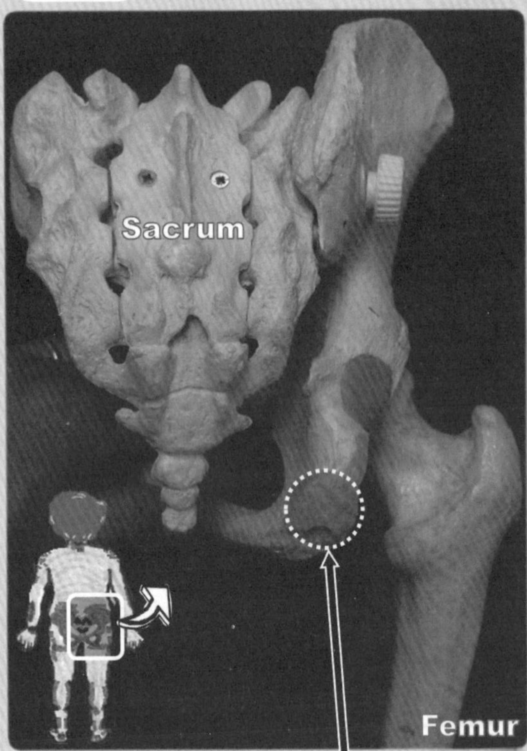

☺ '앉을,자리좌座 뼈골骨 맺을결結 마디절節' 의 (≒ 궁둥뼈결절)
☞ 뒤후後 낯면面

☺ Posterior surface of the ' **ischial tuberosity** '

insertion

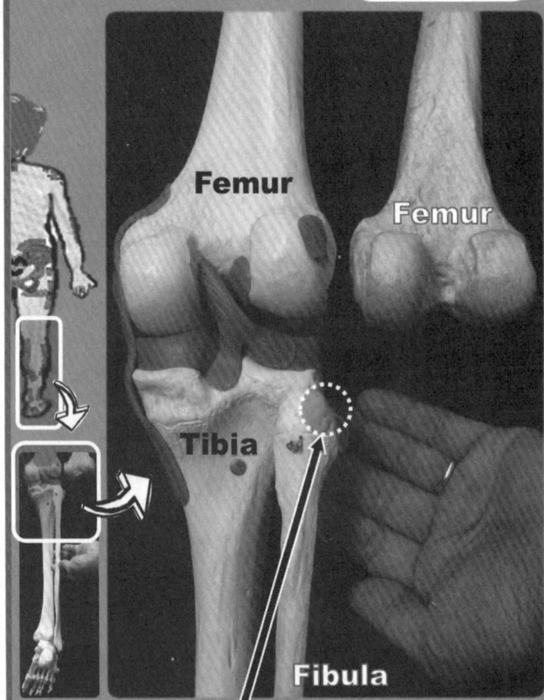

☻ [장딴지비腓 뼈골骨 (≒ 종아리뼈)]
☞ 머리두頭 의
► 바깥외外 곁측側 낯면面

☻ The lateral aspect of the head of the **fibula**

큰대大 넓적다리퇴腿 두이二 머리두頭 힘줄근筋 ☞ 짧을단短 머리두頭 **3-219-2**

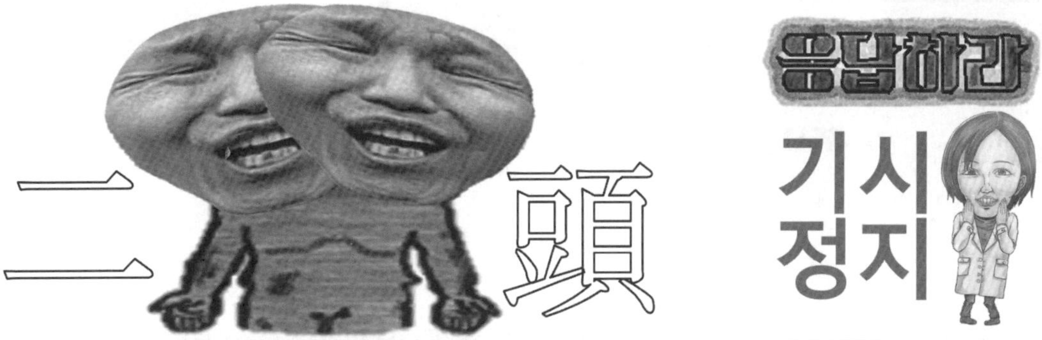

Short head (짧을단短 머리두頭, ≒ 짧은갈래) of biceps femoris

origin

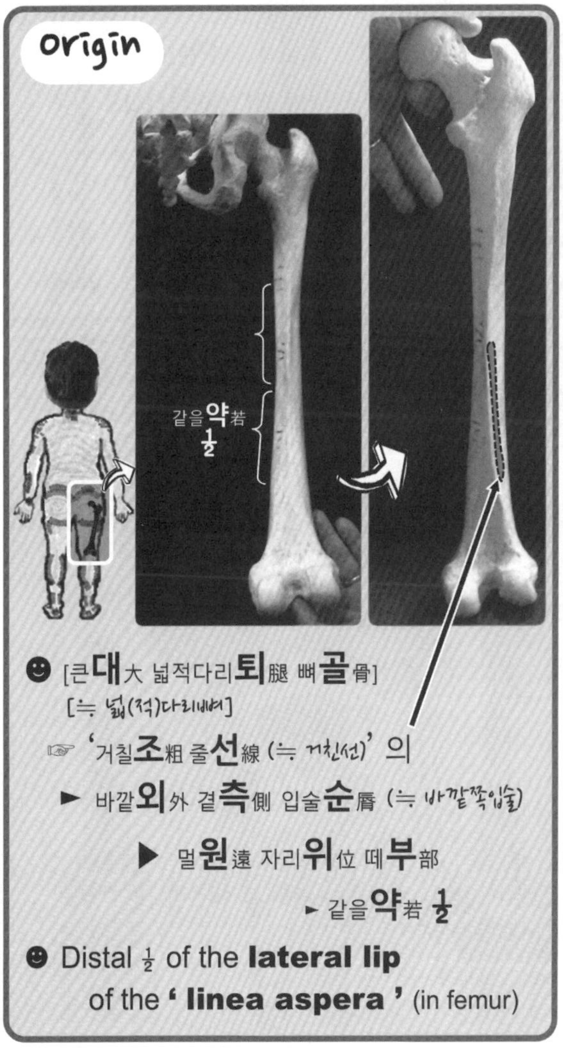

☻ [큰대大 넓적다리퇴腿 뼈골骨]
[≒ 넓(적)다리뼈]
☞ '거칠조粗 줄선線 (≒ 거친선)' 의
► 바깥외外 곁측側 입술순脣 (≒ 바깥쪽입술)
▶ 멀원遠 자리위位 떼부部
► 같을약若 ½

☻ Distal ½ of the **lateral lip** of the **' linea aspera '** (in femur)

insertion

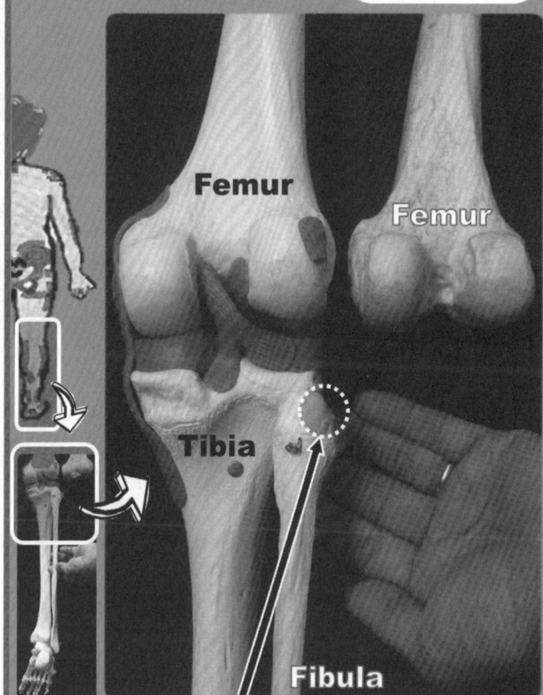

☻ [장딴지비腓 뼈골骨 (≒ 종아리뼈)]
☞ 머리두頭 의
► 바깥외外 곁측側 낯면面

☻ The lateral aspect of the head of the **fibula**

3-220

Semitendinosus

절반 반 半 힘줄밑둥 건 腱 모양 양 樣 힘줄 근 筋

≒ 반 힘줄 모양근

innervation 신경지배

Sciatic nerve
(L5, S1, S2)

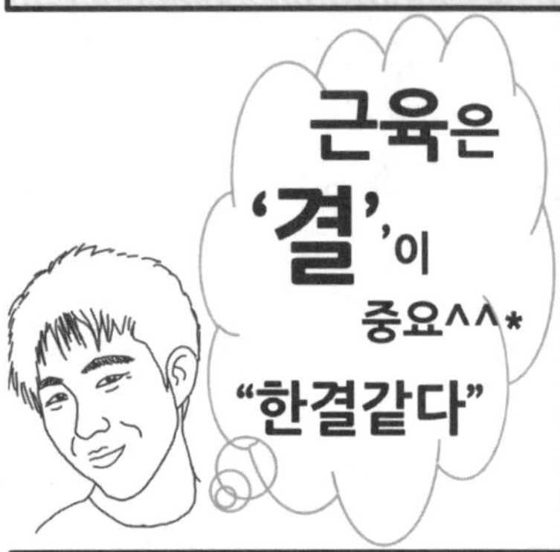

Origin 시작 부위

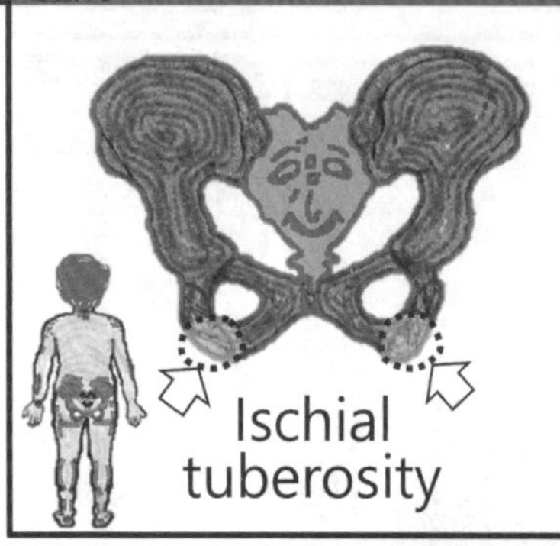

Insertion 정지 부위

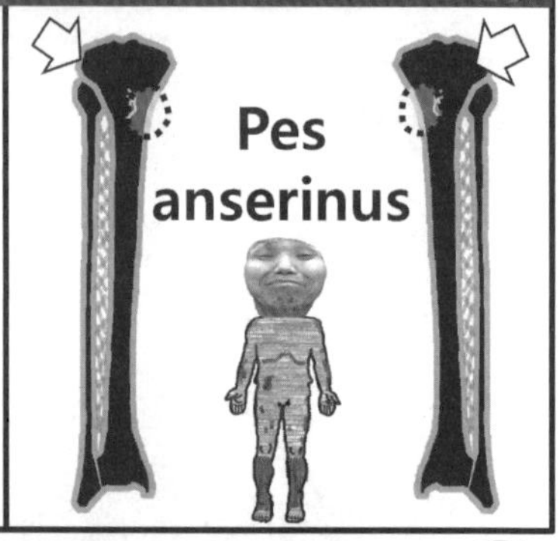

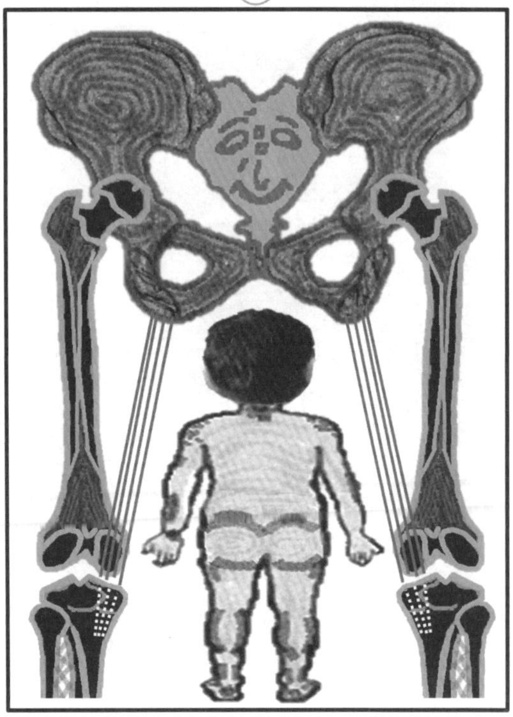

Motion 움직임

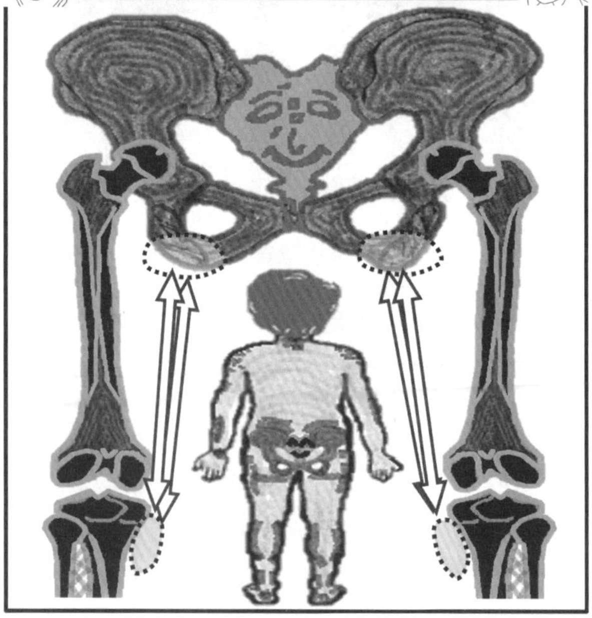

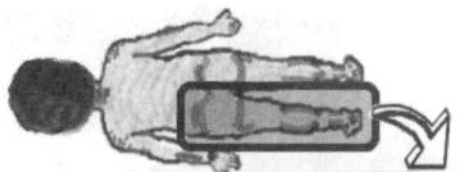

절반**반**半 힘줄밑둥**건**腱 모양**양**樣 힘줄**근**筋

3-220-1

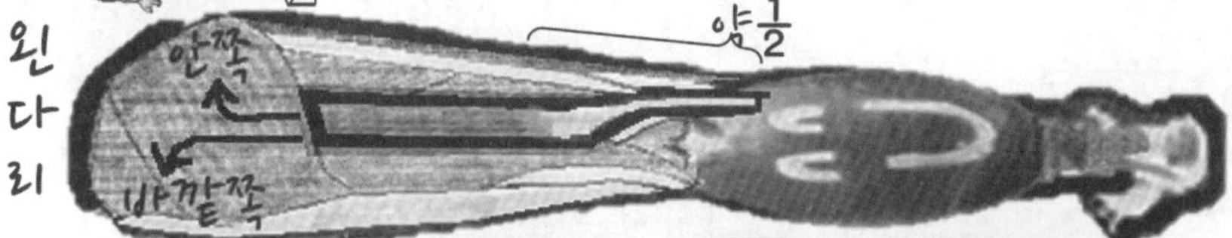

응답하라

아하! 근육의 '정지부, insertion'에서부터 "건, tendon"의 길이가 매우 길어(≒ 약 절반에 이르러) 근육의 이름으로 자리잡았구나.. ^^

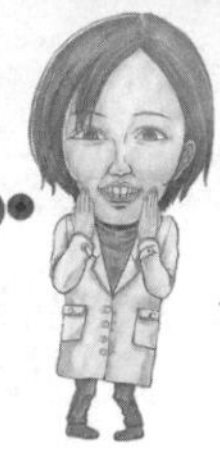

기시
정지

Semitendinosus muscle

origin

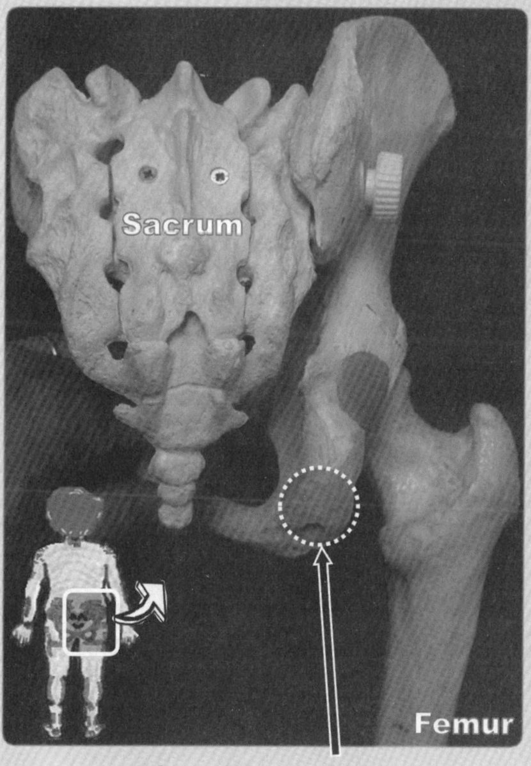

☺ '앉을,자리**좌**座 뼈**골**骨 맺을**결**結 마디**절**節' 의
(≒ 궁둥뼈결절)
☞ 뒤**후**後 낯**면**面

☺ Posterior surface of the
' ischial tuberosity '

insertion

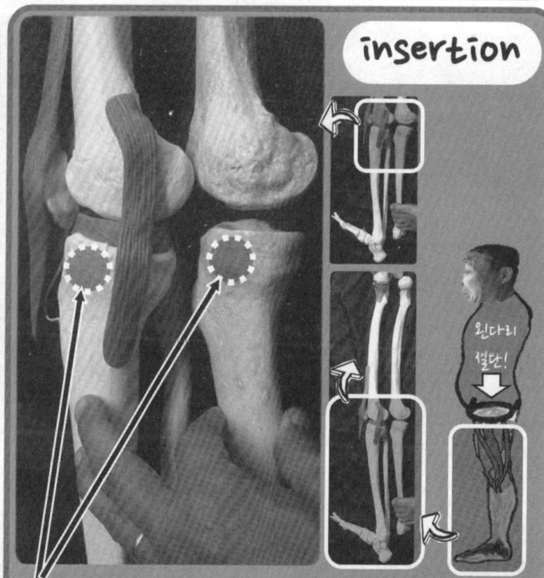

☻ '정강이**경**脛 뼈**골**骨 (≒ 정강뼈)'의
☞ 가까울**근**近 자리**위**位 떼**부**部 끝**말**末 끝**단**端
► 앞**전**前 안**내**內 곁**측**側 낯**면**面 에
해당하는 부위! 즉,

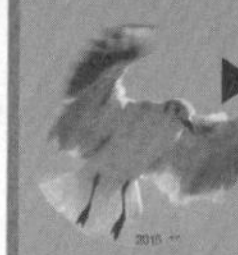

► '거위**아**鵝 발**족**足'으로 통용된 곳에
붙을**부**附 붙을**착**着

☻ Attachment to '**pes anserinus**',
namely anteromedial surface
of the proximal end of **tibia**

3-221

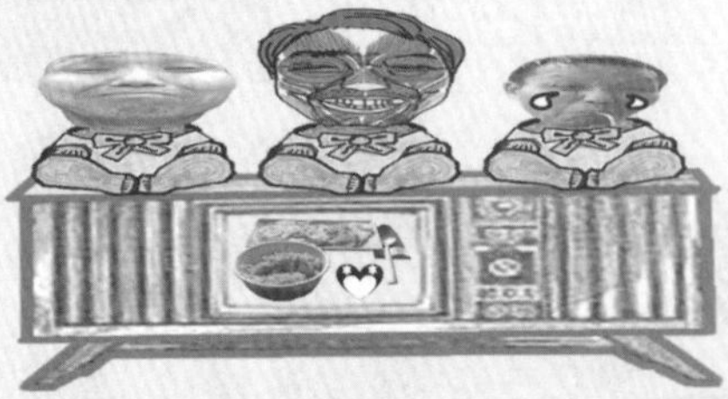

응답하라

Semimembranosus muscle

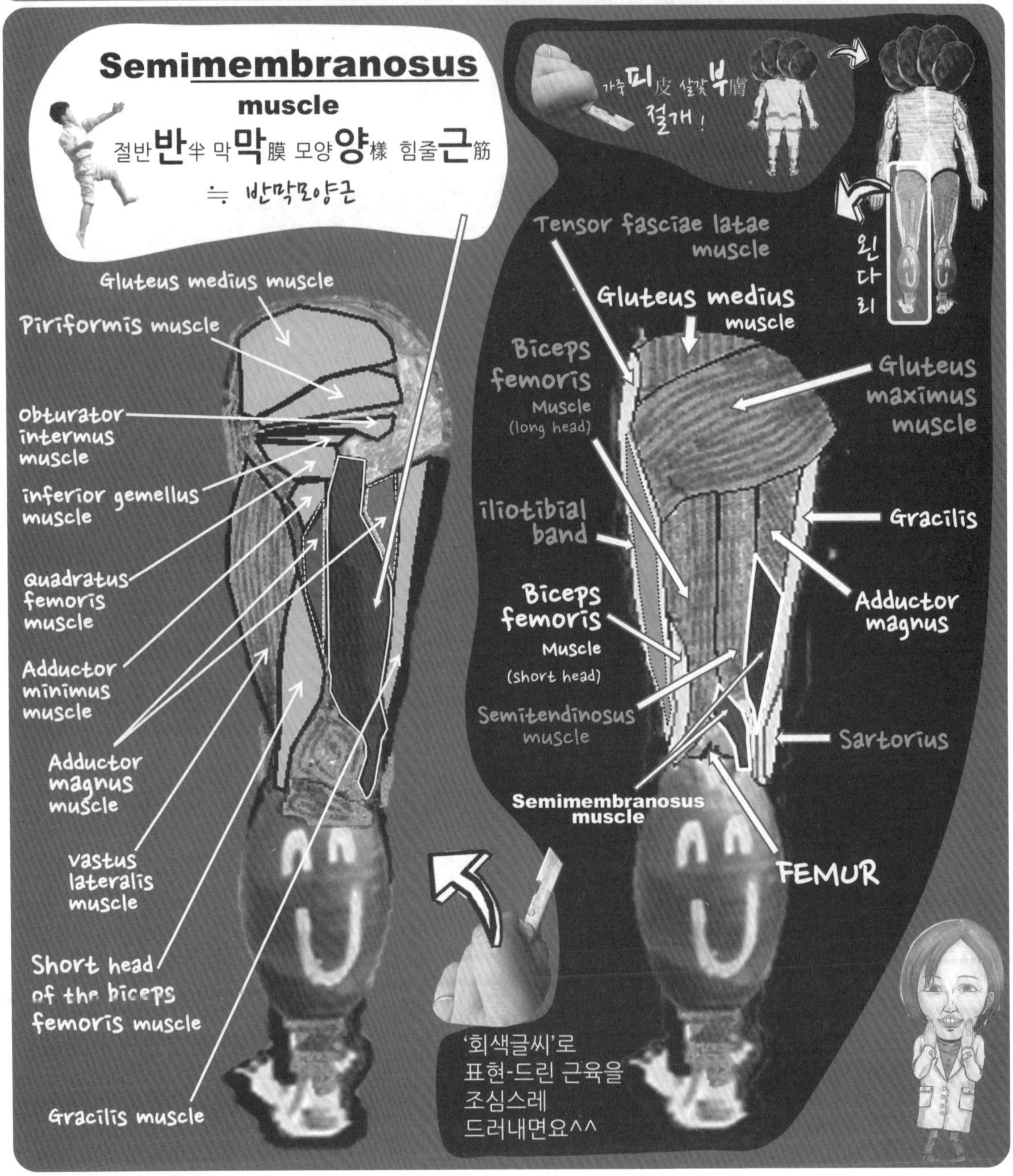

3-221-1

Semimembranosus

절반 반半 막 막膜 모양 양樣 힘줄 근筋

≒ 반 막 모양근

innervation 신경지배

Sciatic nerve (L5, S1, S2)

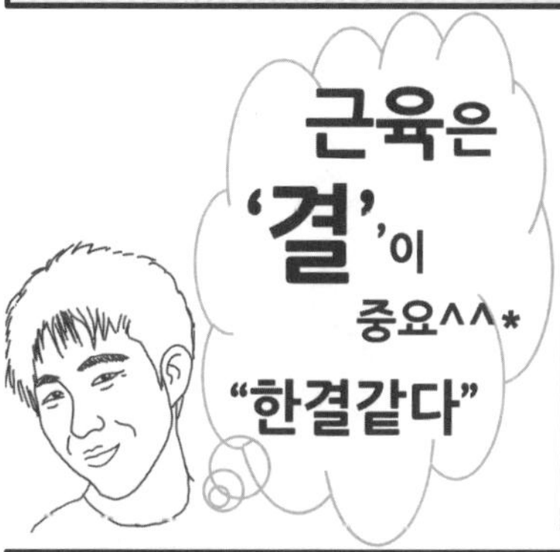

Origin 시작 부위

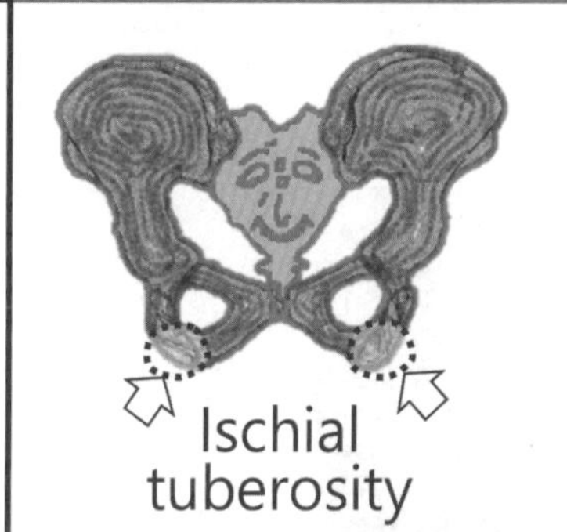

insertion 정지 부위

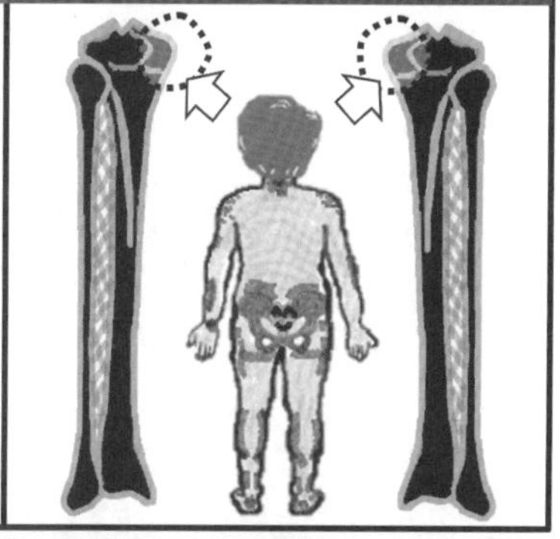

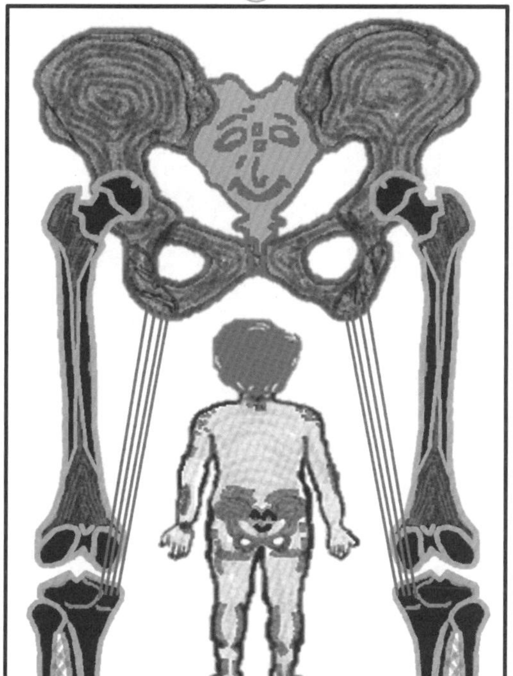

Motion 움직임

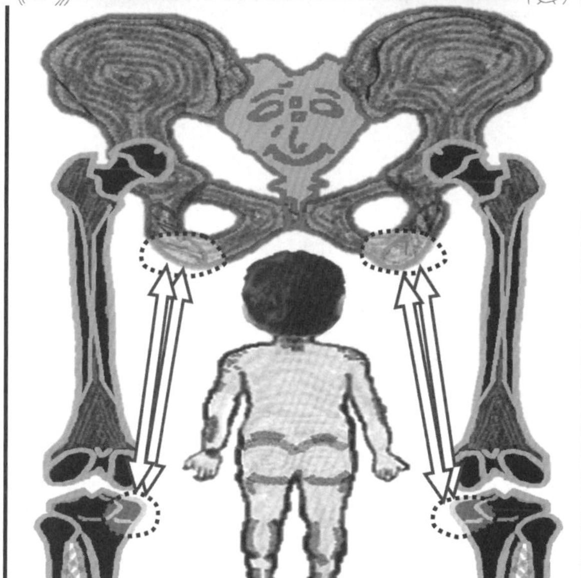

3-221-2

절반 **반**半 막 **막**膜 모양 **양**樣 힘줄 **근**筋

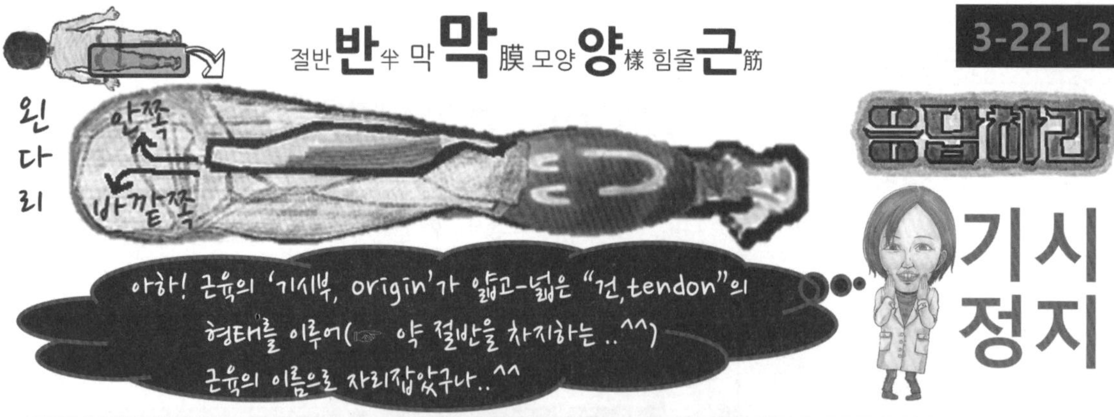

Semimembranosus muscle

origin

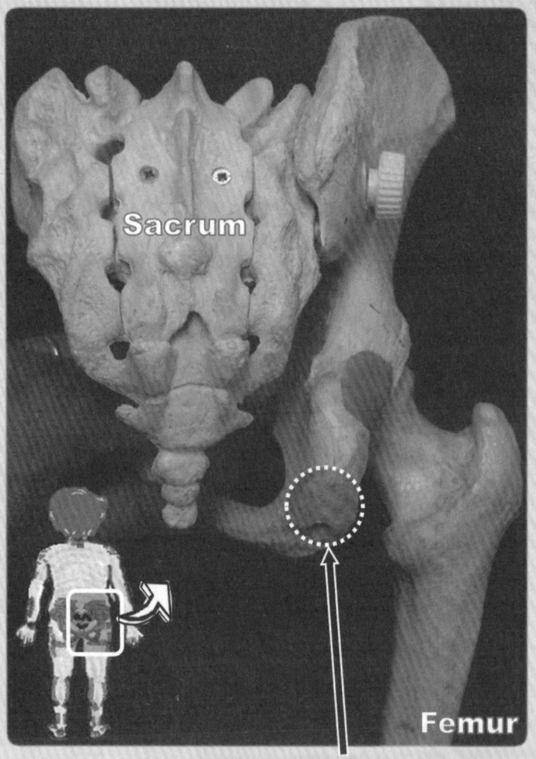

☺ '앉을,자리 **좌**座 뼈 **골**骨 맺을 **결**結 마디 **절**節' 의 (≒ 궁둥뼈결절) ☞ 뒤 **후**後 낯 **면**面

☺ Posterior surface of the **'ischial tuberosity'**

insertion

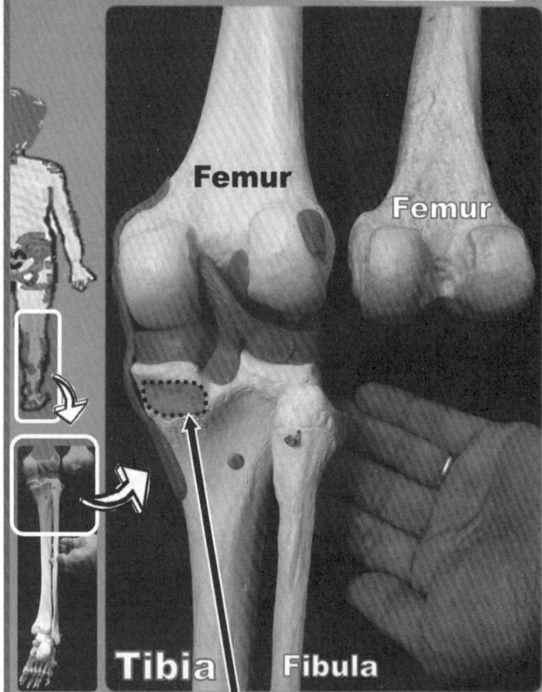

☻ 정강이 **경**脛 뼈 **골**骨 (≒ 정강뼈)

☞ '안 **내**內 곁 **측**側 낟알 **과**顆' 의

► 뒤 **후**後 안 **내**內 곁 **측**側 낯 **면**面

☻ Posteromedial surface of the **'medial condyle'** (in tibia)

3-222

Hamstring muscles 햄스트링 머쓸스

무릎 슬膝 움집 와窩 떼 부部 힘줄 근筋 고기 육肉 (≒ 넙다리뒤근육) 들

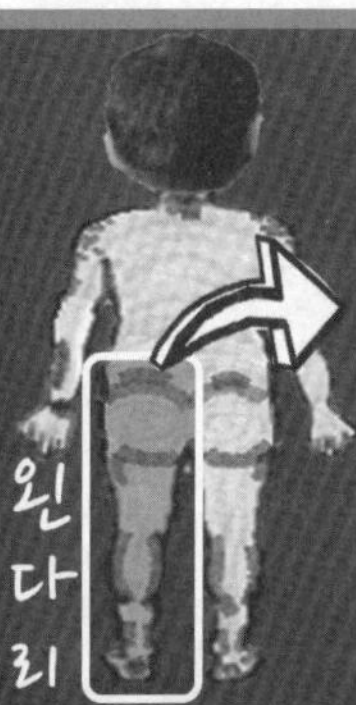

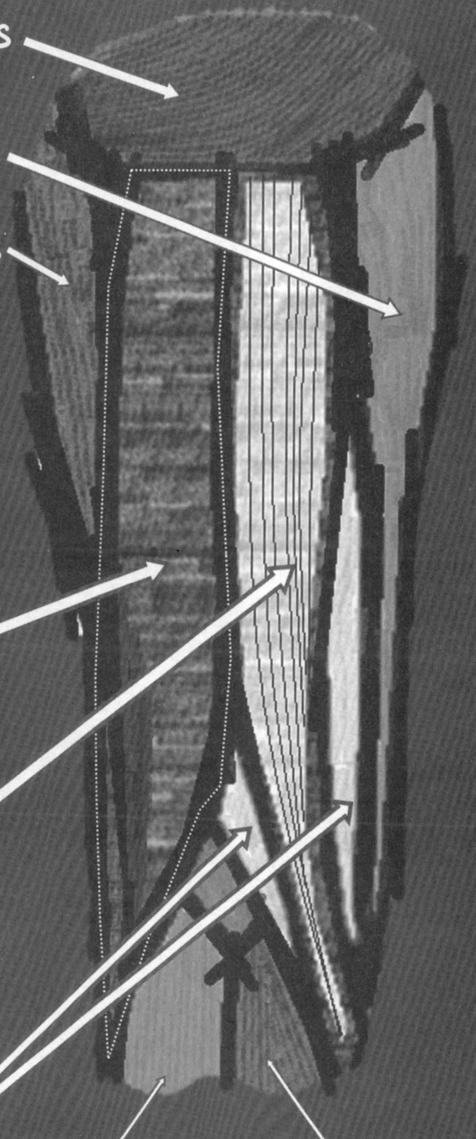

Hamstring

Biceps femoris

큰 대大 넓적다리 퇴腿
두 이二 머리 두頭 힘줄 근筋

(≒ 넙다리두갈래근)

Semitendinosus

절반 반半
힘줄밑동 건腱 모양 양樣 힘줄 근筋

(≒ 반힘줄모양근)

Semimembranosus

절반 반半
막 막膜 모양 양樣 힘줄 근筋

(≒ 반막모양근)

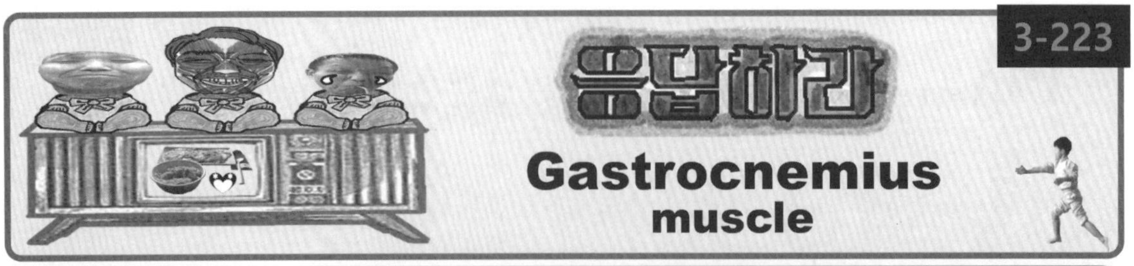
3-223
응답하라
Gastrocnemius
muscle

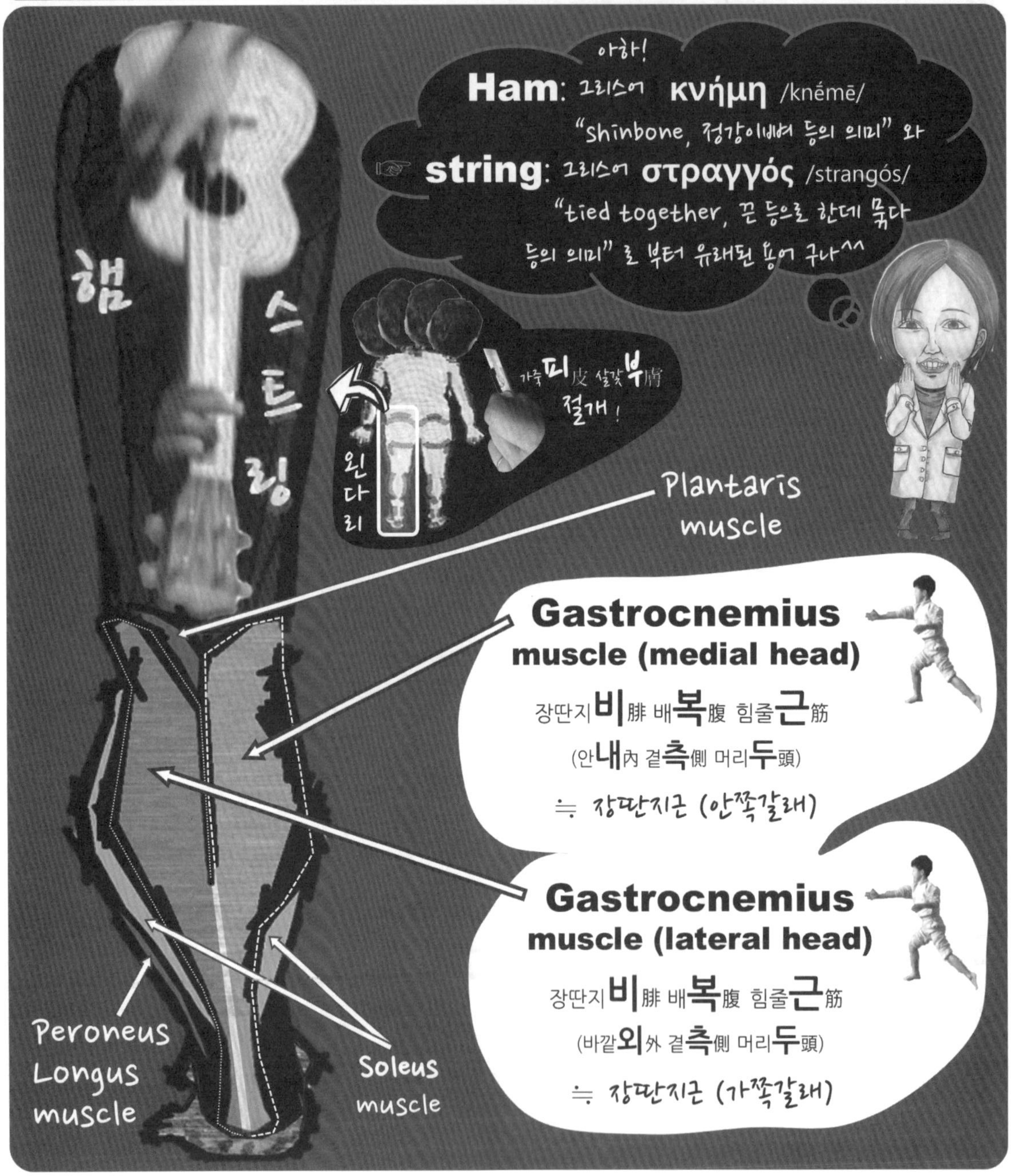
아하!
Ham: 그리스어 κνήμη /knḗmē/
"shinbone, 정강이뼈 등의 의미" 와
string: 그리스어 στραγγός /strangós/
"tied together, 끈 등으로 한데 묶다
등의 의미" 로 부터 유래된 용어 구나^^
햄
스
트
링
가죽피皮 살갗부膚
절개!
왼
다
리
Plantaris
muscle
Gastrocnemius
muscle (medial head)
장딴지비腓 배복腹 힘줄근筋
(안내內 곁측側 머리두頭)
≒ 장딴지근 (안쪽갈래)
Gastrocnemius
muscle (lateral head)
장딴지비腓 배복腹 힘줄근筋
(바깥외外 곁측側 머리두頭)
≒ 장딴지근 (가쪽갈래)
Peroneus
Longus
muscle
Soleus
muscle

3-223-1

Gastrocnemius

장딴지 비 腓 배 복 腹 힘줄 근 筋

≒ 장딴지근

innervation 신경지배

Tibial nerve (S1, S2)

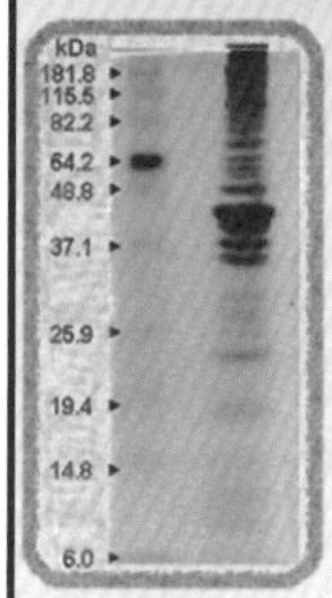

Rat gastrocnemius

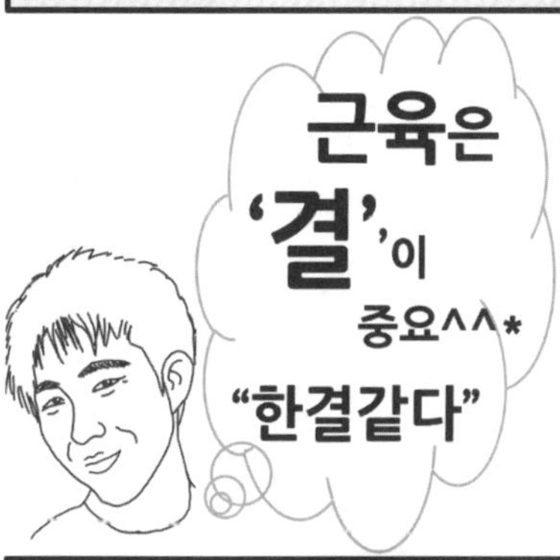

Origin 시작 부위

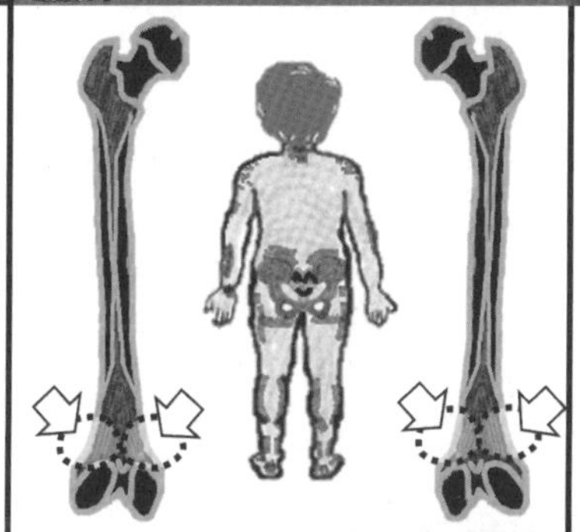

insertion 정지 부위

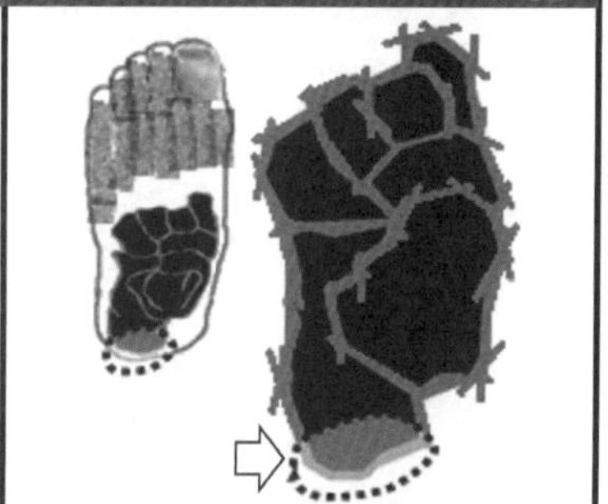

calcaneus

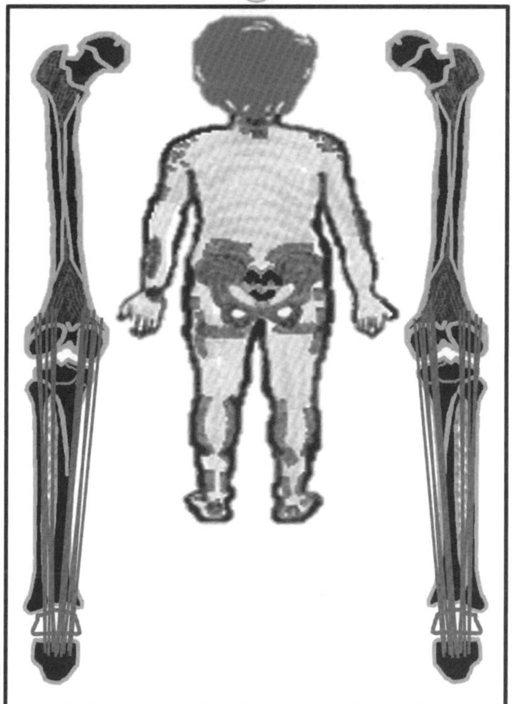

Motion 움직임

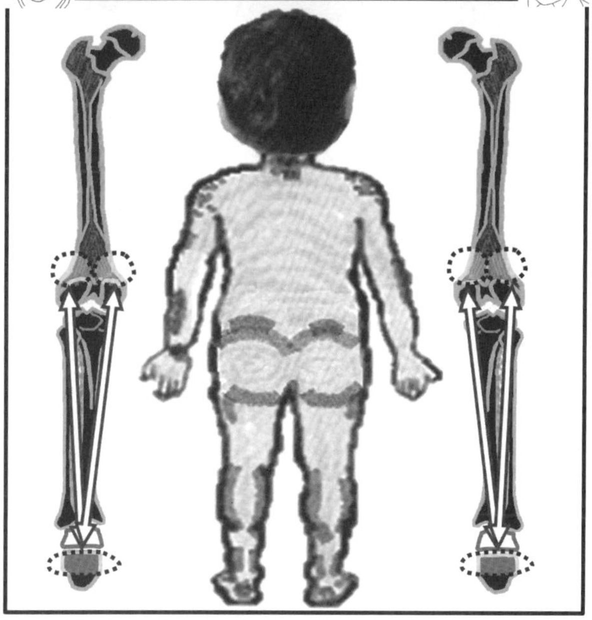

장딴지**비**腓
배**복**腹
힘줄**근**筋
안**내**內
곁**측**側
머리**두**頭

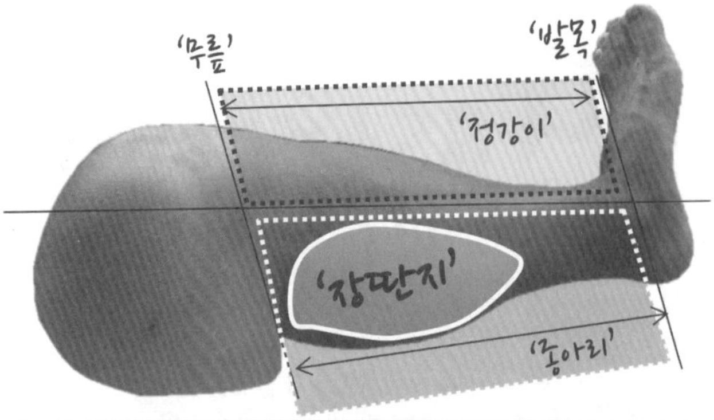

3-223-2

응답하라

기시 정지

Medial head (안**내**內 곁**측**側 머리**두**頭, ≒ 안쪽갈래) of gastrocnemius muscle

origin

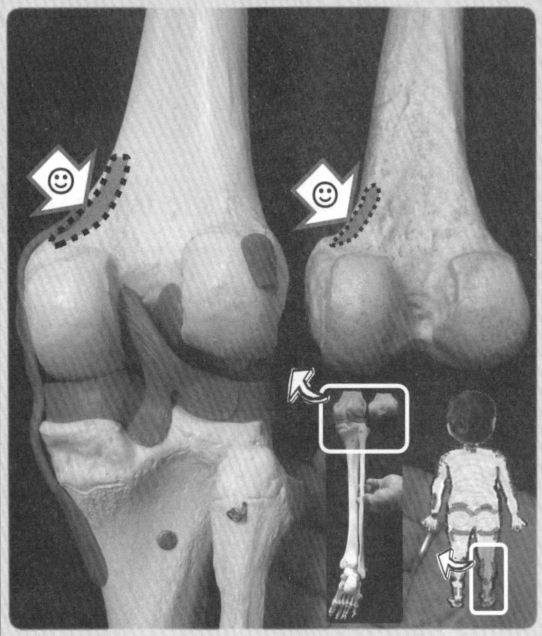

☺ [큰**대**大 넓적다리**퇴**腿 뼈**골**骨]
[≒ 넙(적)다리뼈]
안**내**內 곁**측**側 위**상**上 낟알**과**顆 의
(≒ 안쪽위관절융기) ☞ 뒤**후**後 낯**면**面

☺ Posterior aspect of the **'medial epicondyle'** of the **femur**

insertion

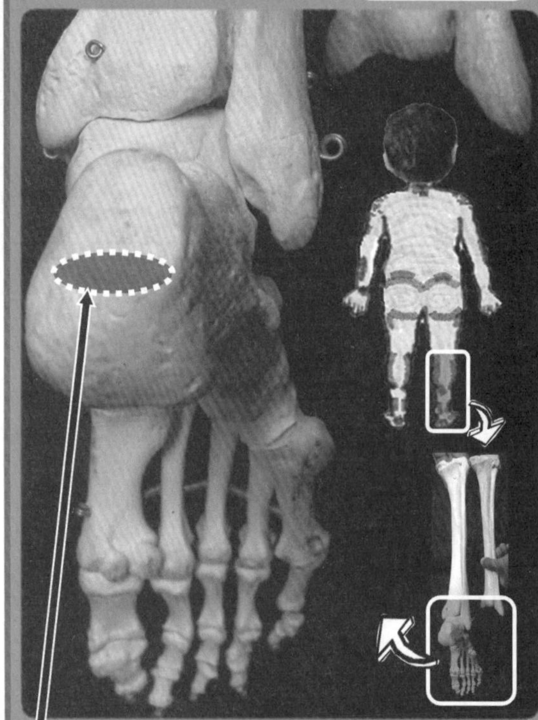

☻ 발꿈치**종**踵 뼈**골**骨
(≒ 발꿈치뼈) ☞ 뒤**후**後 낯**면**面 의
► 가운데**중**中 가운데**앙**央 떼**부**部

☻ Median part of the posterior aspect of the **calcaneus**

장딴지**비**腓
배**복**腹
힘줄**근**筋
바깥**외**外
곁**측**側
머리**두**頭

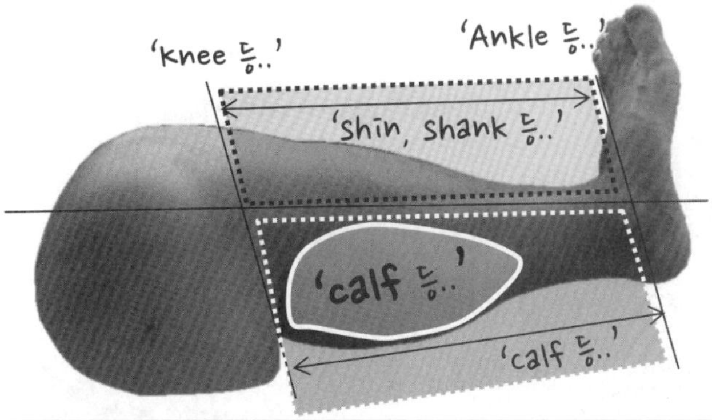

3-223-3

응답하라 기시 정지

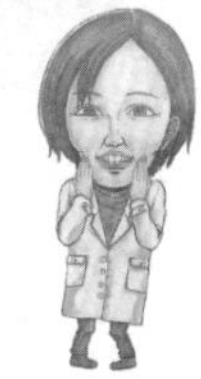

Lateral head (바깥외外 곁측側 머리두頭, ≒ 가쪽갈래) of gastrocnemius muscle

origin

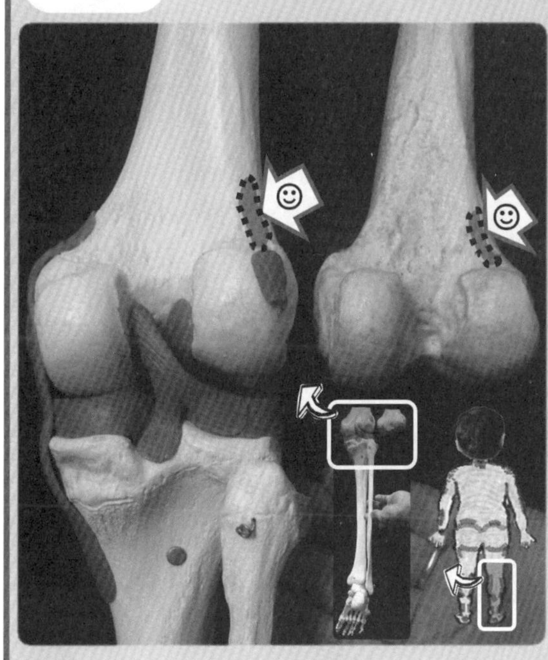

☺ [큰**대**大 넓적다리**퇴**腿 뼈**골**骨]
[≒ 넓(적)다리뼈]
바깥**외**外 곁**측**側 위**상**上 낟알**과**顆 의
(≒ 가쪽위관절융기) ☞ 뒤**후**後 낯**면**面

☺ Posterior aspect of the **' lateral epicondyle '** of the **femur**

insertion

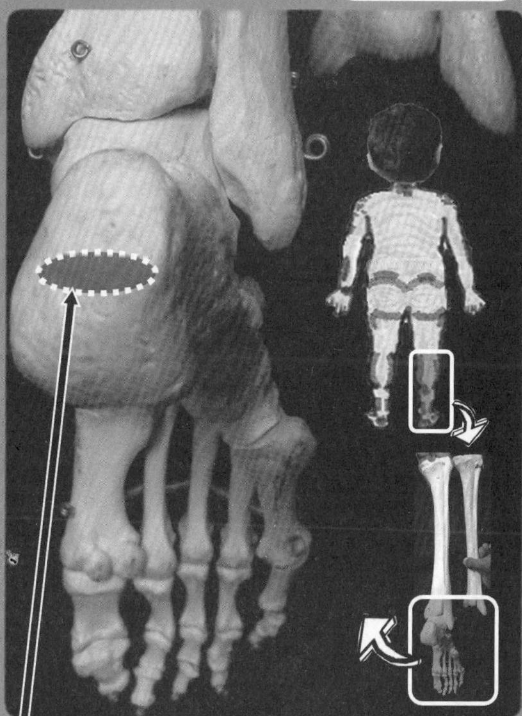

☻ 발꿈치**종**踵 뼈**골**骨
(≒ 발꿈치뼈) ☞ 뒤**후**後 낯**면**面 의
► 가운데**중**中 가운데**앙**央 떼**부**部

☻ Median part of the posterior aspect of the **calcaneus**

3-224

응답하라

Soleus & Plantaris muscle

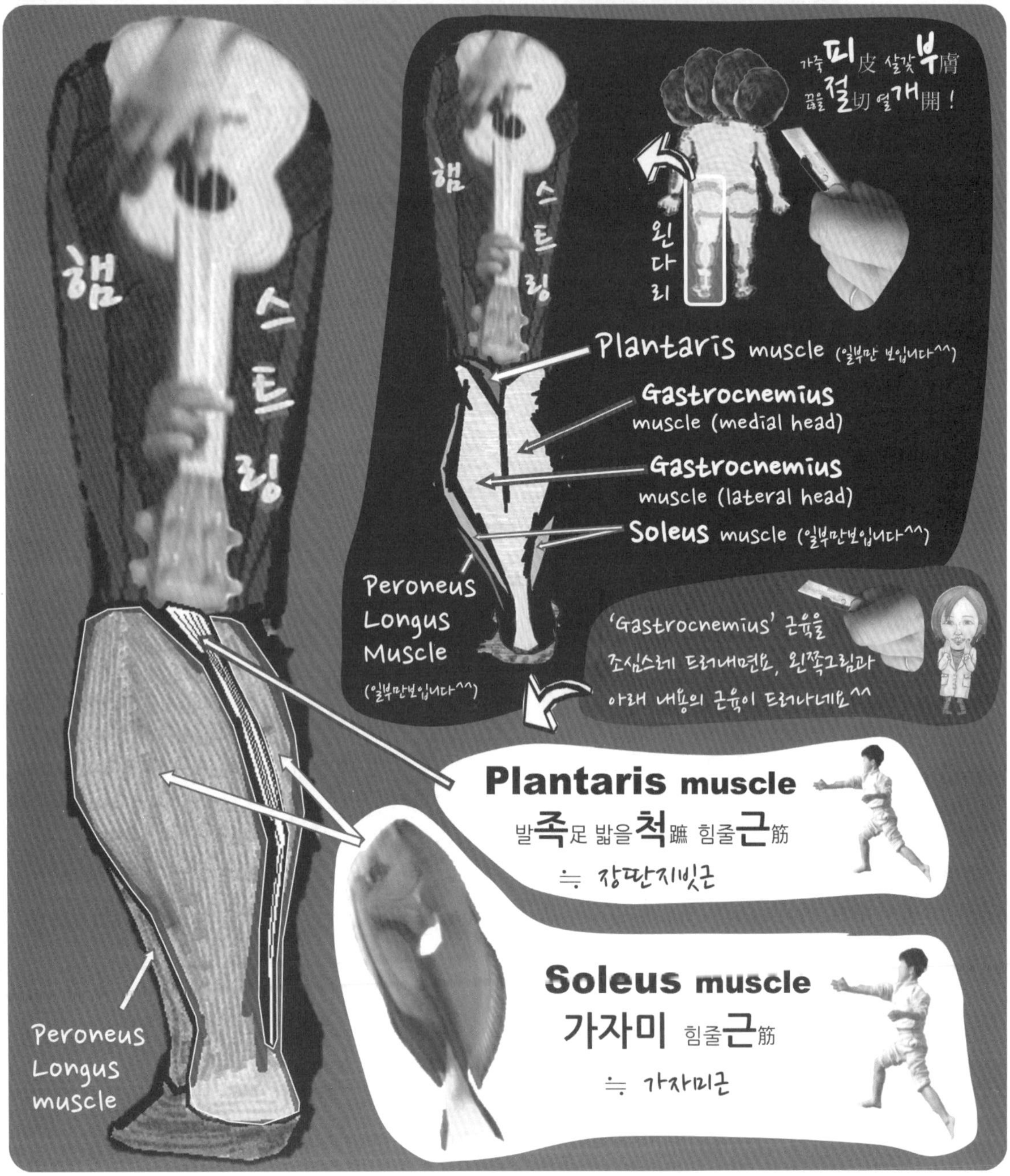

3-225

Soleus

가자미 힘줄근筋

≒ 가자미근

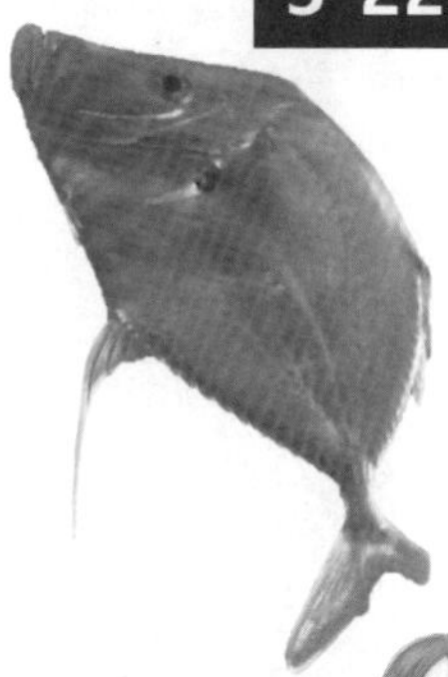

innervation 신경지배

Tibial nerve (S1, S2)

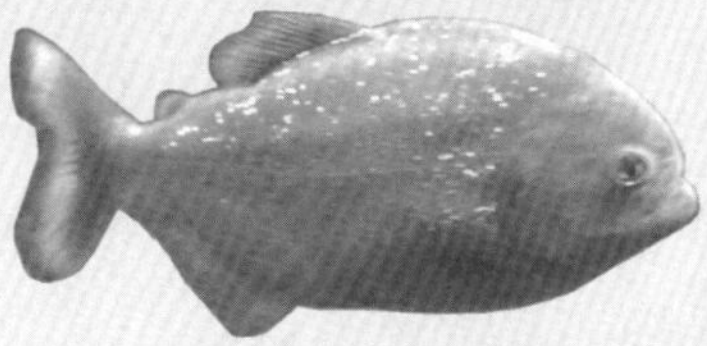

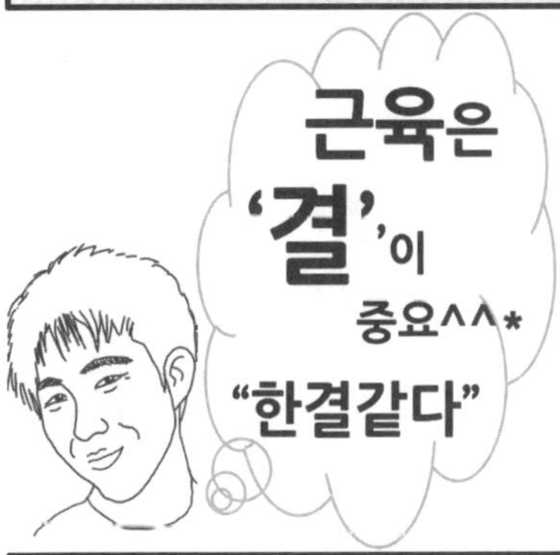

Origin 시작 부위

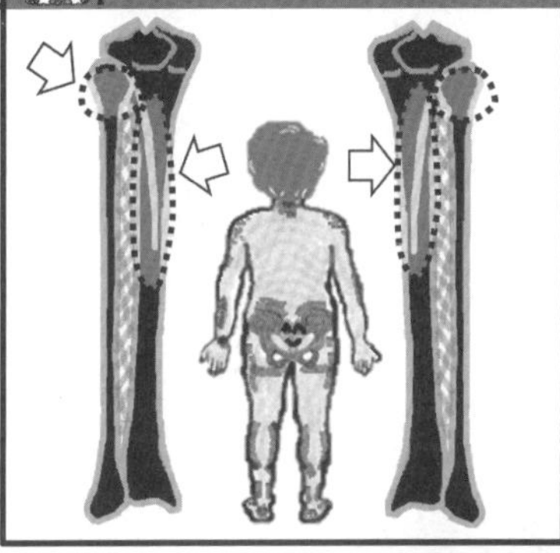

insertion 정지 부위

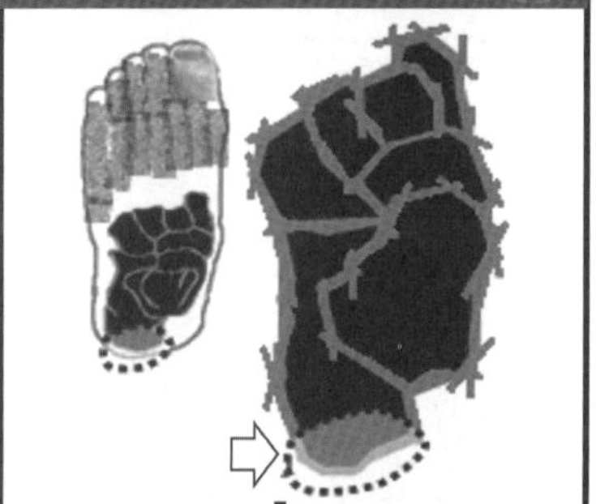

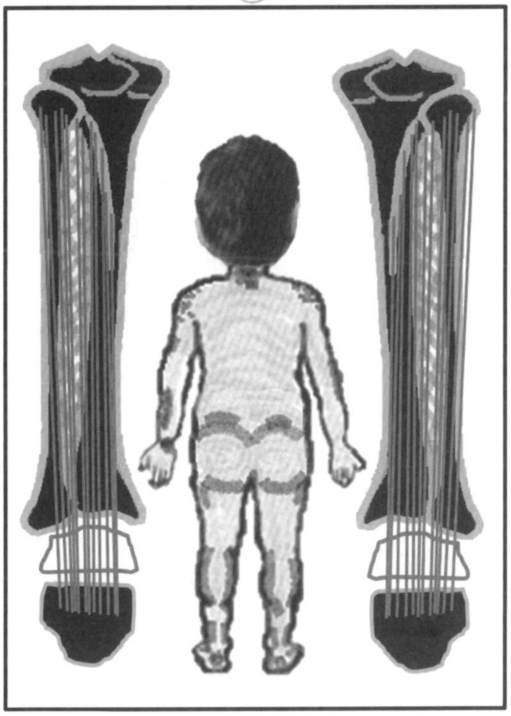

Motion 움직임

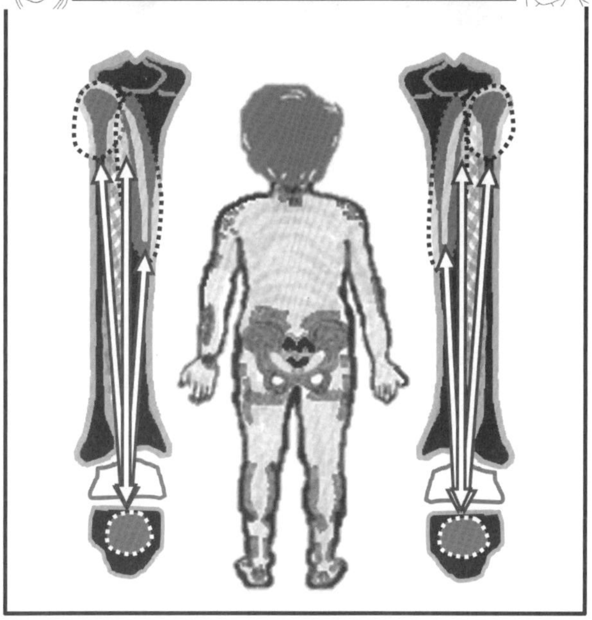

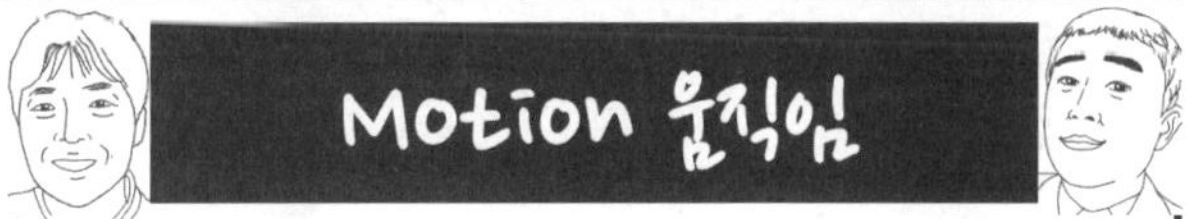

가자미 힘줄근筋

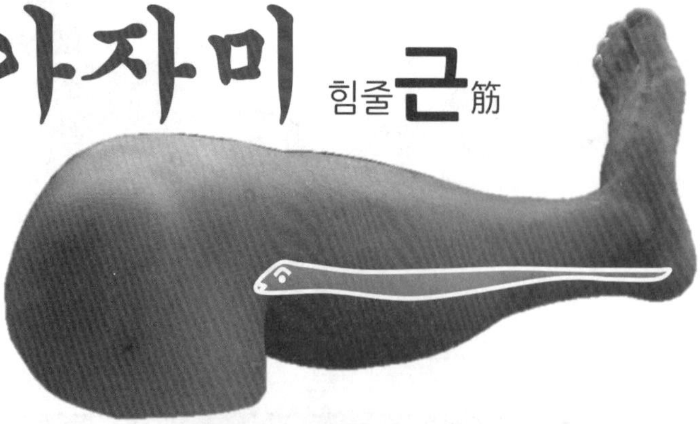

3-225-1

응답하라

기시 정지

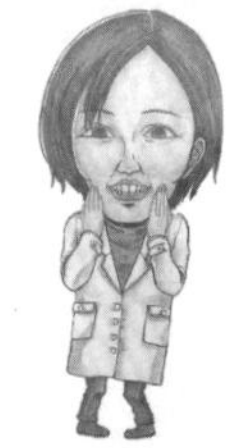

Soleus muscle

origin

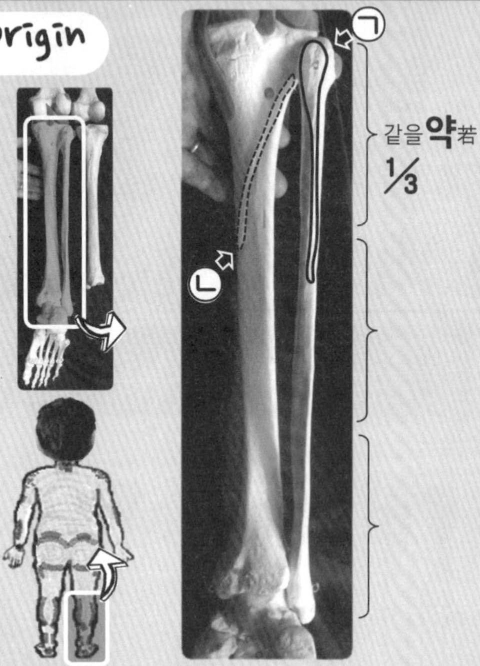

ㄱ 장딴지비腓 뼈골骨 (≒ 종아리뼈)
☞ 뒤후後 낯면面 의 위상上 떼부部 같을약若 ⅓

ㄴ 정강이경脛 뼈골骨 (≒ 정강뼈) 의
☞ 무릎슬膝 움집와窩 줄선線 (≒ 오금선)

ㄱ Upper ⅓ of the posterior surface of the **fibula** &

ㄴ **'Popliteal line'** of the **tibia**

insertion

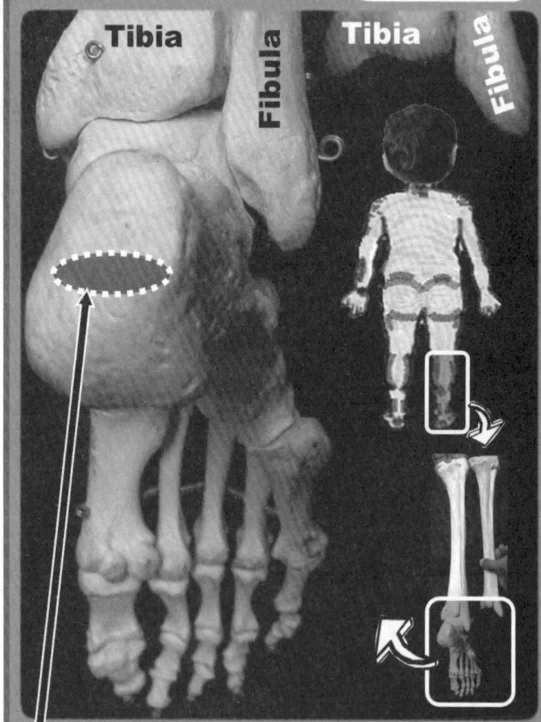

☻ 발꿈치종踵 뼈골骨 (≒ 발꿈치뼈) ☞ 뒤후後 낯면面 의
► 가운데중中 가운데앙央 떼부部

☻ Median part of the posterior aspect of the **calcaneus**

웃어봐요.

3-225-2

간여(방패간干 더불여與 : 어떤 일에 간섭하여 참여함)할 **참**參

상고(자세할상詳 생각할고考 : 꼼꼼하게 따져서 검토하거나 참고함)할 **고**考

'홑**단**單 빗장**관**關 마디**절**節 힘줄**근**筋 고기**육**肉' ☞ **가자미** 힘줄**근**筋 등,,,

' Mono-Articular muscle ' ☞ Soleus muscle

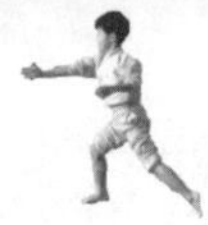

'두**양**兩 빗장**관**關 마디**절**節 힘줄**근**筋 고기**육**肉' ☞ 장딴지**비**腓 배**복**腹 힘줄**근**筋 등,,,

' Bi-Articular muscle ' ☞ Gastrocnemius muscle

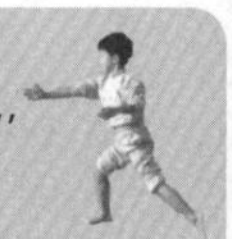

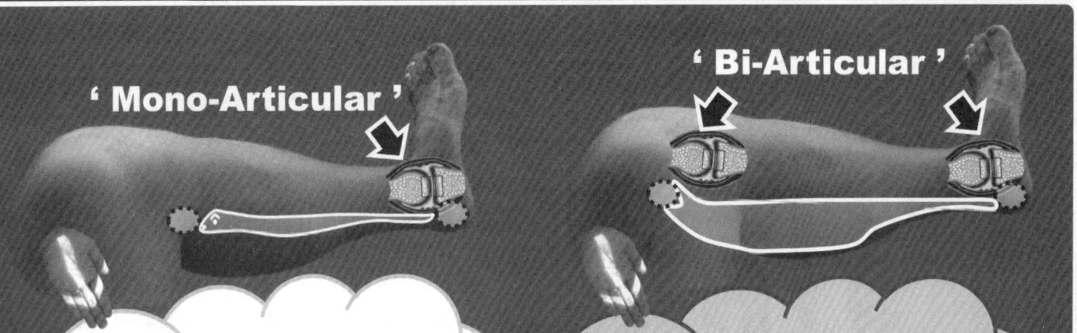

아하! (인체에서) 골격근의 기시(origin)와 정지부(insertion) 사이에

► 한 개의 관절이 존재하여 움직임에 영향을 끼치는 개념의 근육을 'Mono-articular muscle' 이라하는 반면,

아하! (인체에서) 골격근의 기시(origin)와 정지부(insertion) 사이에

► 두 개의 관절이 존재하여 움직임에 영향을 끼치는 개념의 근육을 'Bi-articular muscle' 로 구분하여 이해를 돕는구나^^

'넙치'(≒ 광어)

* 넙치는 넙치과(Paralichthyidae)에 속하는 바닷물고기로, 눈이 (대체로) 왼쪽으로 몰려 있는 것이 특징, 속명, "넓적한 물고기" 라는 뜻에서 광어(廣魚) 라고 소개^^ 등,,,

두 눈이 왼쪽으로 치우쳐 있어요^^

'가자미'

두 눈이 오른쪽으로 치우쳐 있어요^^

* 가자미는 가자미과 (Pleuronectidae)에 속하는 바닷물고기의 총칭으로, 눈이 (대체로) 오른쪽으로 몰려있는 것으로 '광어'와 구별 ^^ 등,,,

* '도다리' 역시, 가자미과에 속하는 바닷물고기구나^^

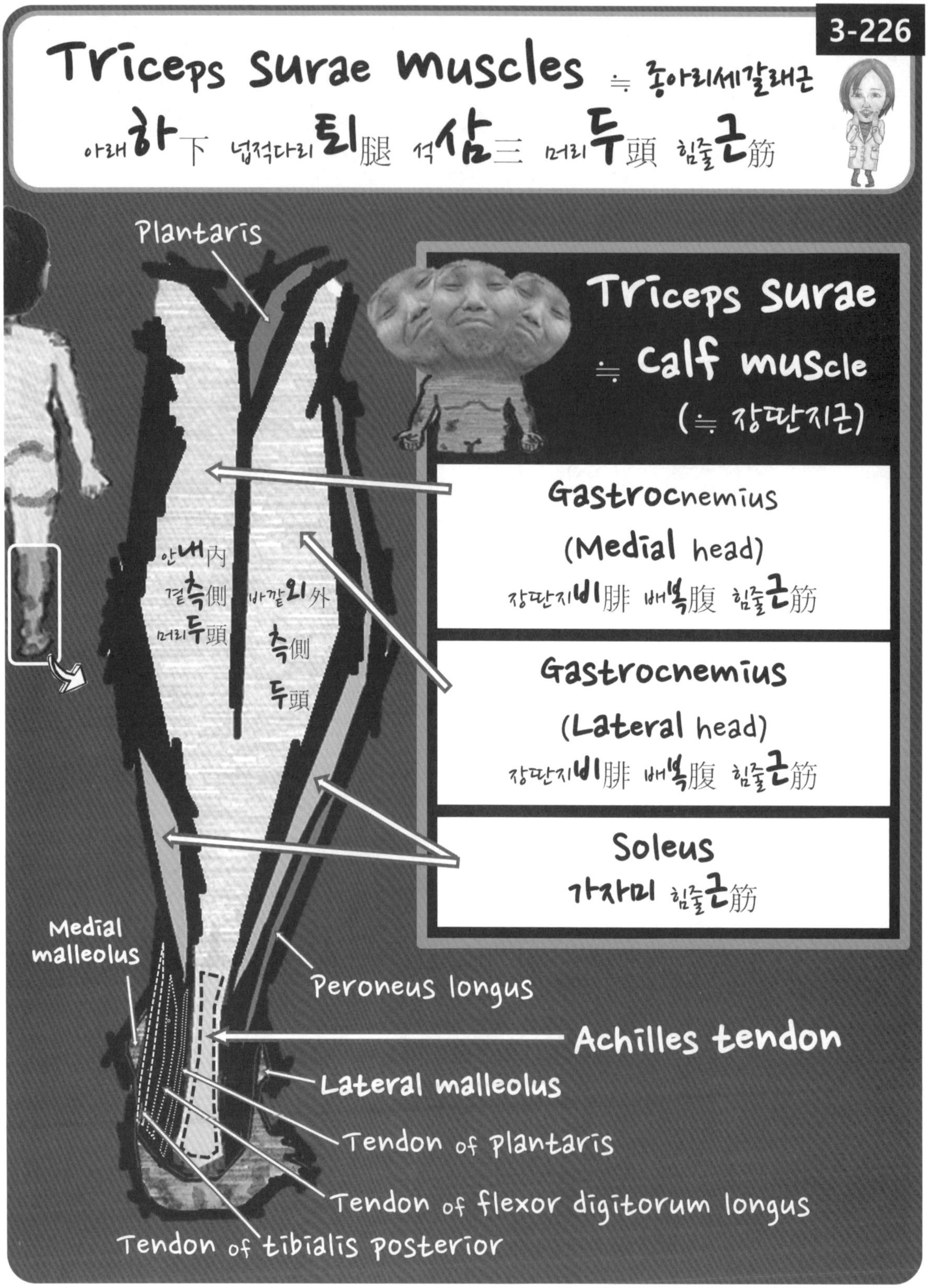
3-226
Triceps surae muscles ≒ 종아리세갈래근
아래하下 넓적다리퇴腿 석삼三 머리두頭 힘줄근筋
Plantaris
Triceps surae
≒ Calf muscle
(≒ 장딴지근)
Gastrocnemius
(Medial head)
장딴지비腓 배복腹 힘줄근筋
Gastrocnemius
(Lateral head)
장딴지비腓 배복腹 힘줄근筋
Soleus
가자미 힘줄근筋
안내內
곁측側
머리두頭
바깥외外
측側
두頭
Medial malleolus
Peroneus longus
Achilles tendon
Lateral malleolus
Tendon of plantaris
Tendon of flexor digitorum longus
Tendon of tibialis posterior

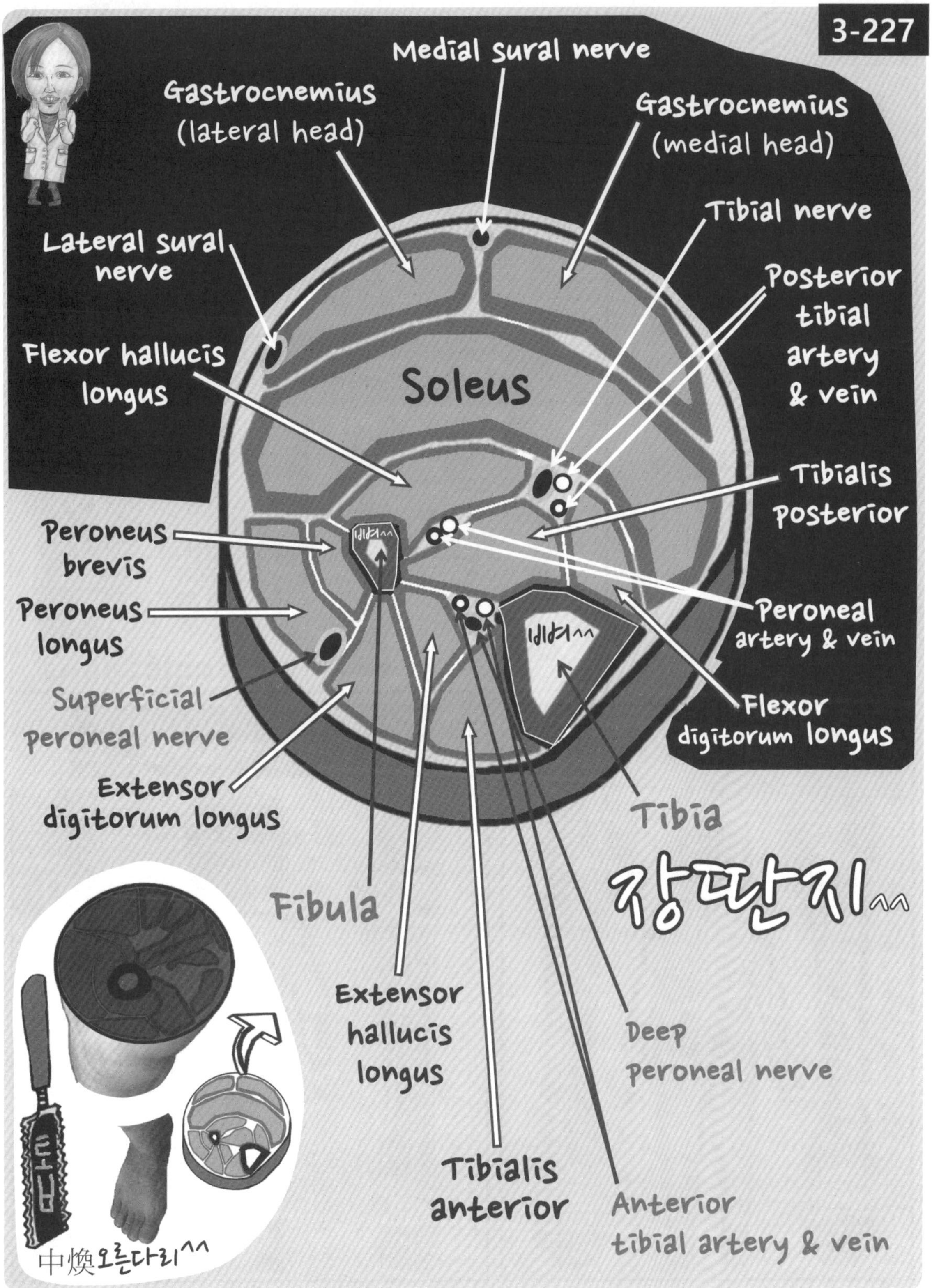
3-227
Medial sural nerve
Gastrocnemius (lateral head)
Gastrocnemius (medial head)
Tibial nerve
Lateral sural nerve
Posterior tibial artery & vein
Flexor hallucis longus
Soleus
Tibialis posterior
Peroneus brevis
Peroneus longus
Peroneal artery & vein
Superficial peroneal nerve
Flexor digitorum longus
Extensor digitorum longus
Tibia
Fibula
장딴지^^
Extensor hallucis longus
Deep peroneal nerve
Tibialis anterior
Anterior tibial artery & vein
中煥오른다리^^

3-228

Plantaris

발족足 밟을척蹠 힘줄근筋 혹은
발족足 밑저底 힘줄근筋
≒ 장딴지빗근

innervation 신경지배

Tibial nerve (S1, S2)

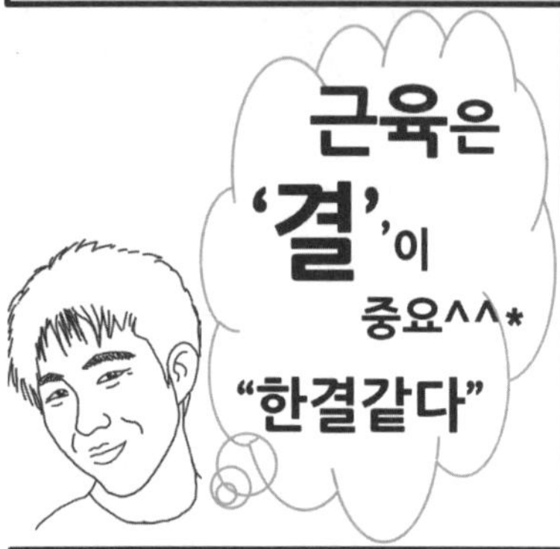

Origin 시작 부위

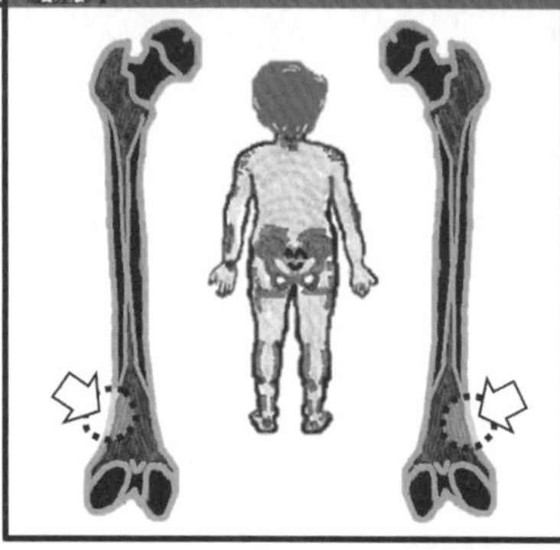

insertion 정지 부위

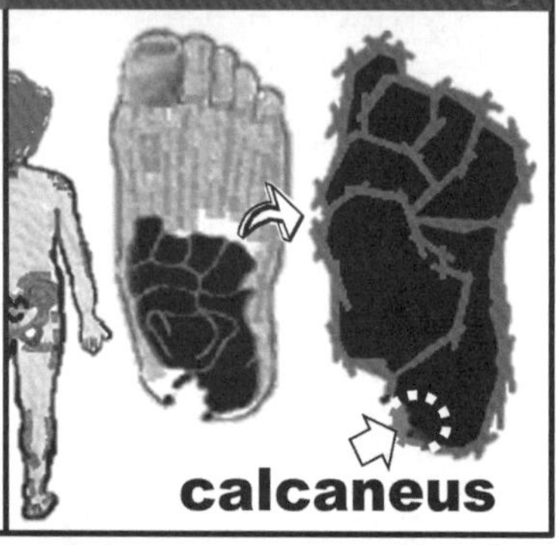

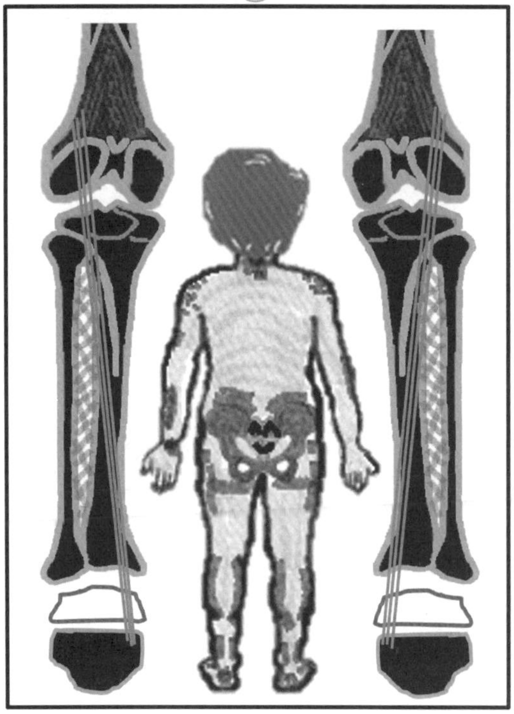

Motion 움직임

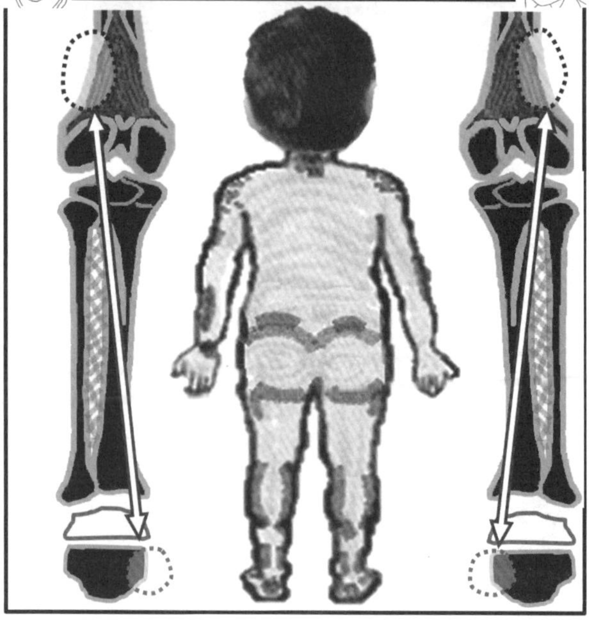

3-228-1

발**족**足
밑**저**底, 밟을**척**蹠
힘줄**근**筋

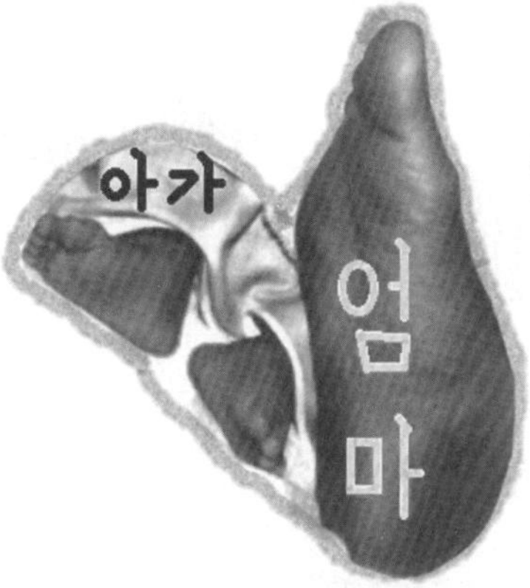

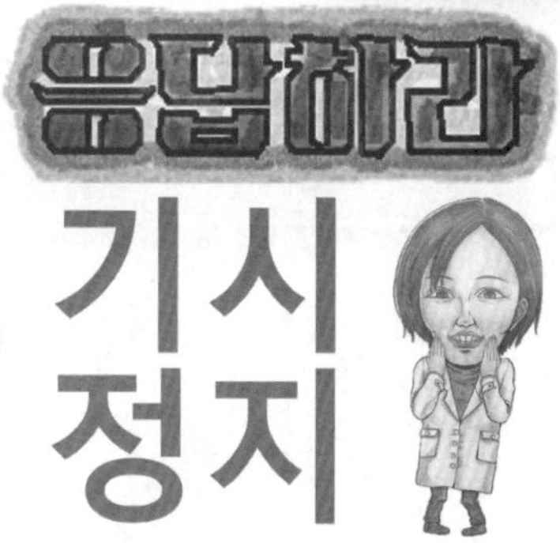

Plantaris muscle

Origin

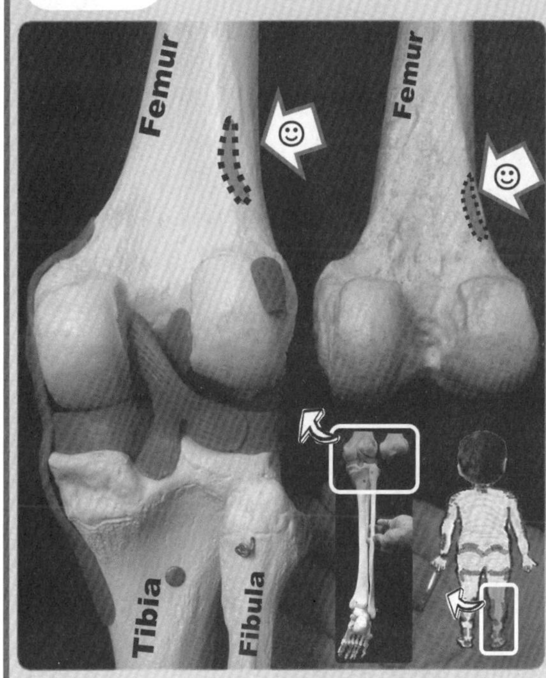

☺ [큰**대**大 넓적다리**퇴**腿 뼈**골**骨] 의
[≒ 넓(적)다리뼈]
바깥**외**外 곁**측**側 위**상**上 낟알**과**顆 줄**선**線
(≒ 가쪽위관절융기능선)

☺ **‘ Lateral supracondylar line ’** of the **femur**

Insertion

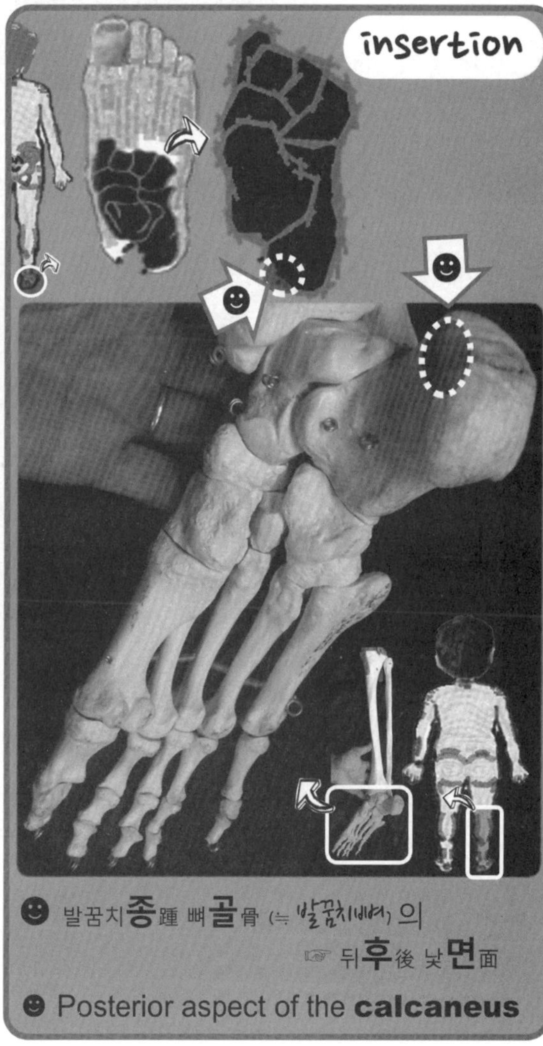

☻ 발꿈치**종**踵 뼈**골**骨 (≒ 발꿈치뼈) 의
☞ 뒤**후**後 낯**면**面

☻ Posterior aspect of the **calcaneus**

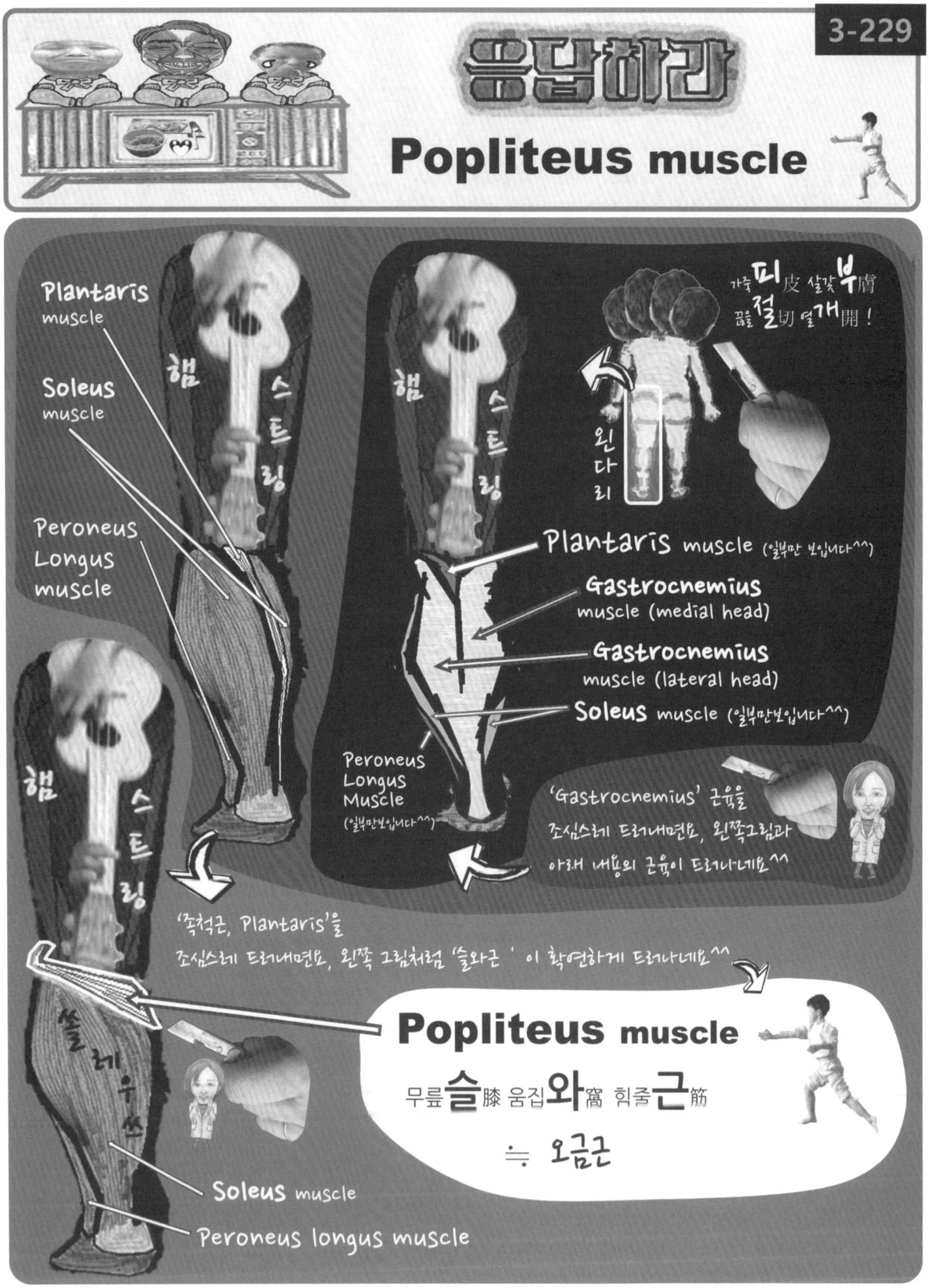
3-229
응답하라
Popliteus muscle
Plantaris muscle
Soleus muscle
Peroneus Longus muscle
햄스트링
가죽 피皮 살갗 부膚
끊을 절切 열 개開 !
왼다리
Plantaris muscle (일부만 보입니다^^)
Gastrocnemius muscle (medial head)
Gastrocnemius muscle (lateral head)
Soleus muscle (일부만보입니다^^)
Peroneus Longus Muscle (일부만보입니다^^)
'Gastrocnemius' 근육을 조심스레 드러내면요, 왼쪽그림과 아래 내용의 근육이 드러나네요^^
'족척근, Plantaris'을 조심스레 드러내면요, 왼쪽 그림처럼 '슬와근'이 확연하게 드러나네요^^
Popliteus muscle
무릎 슬膝 움집 와窩 힘줄 근筋
≒ 오금근
쏠레우쓰
Soleus muscle
Peroneus longus muscle

3-229-1

innervation 신경지배

Tibial nerve (L4, L5, S1)

Popliteus

무릎슬膝 움집와窩 힘줄근筋

≒ 오금근

오금: (사전적의미) 무릎의 구부러지는 오목한 안쪽 부분 (유의어 ►) 굽을곡曲 오금추䐁, 뒷무릎

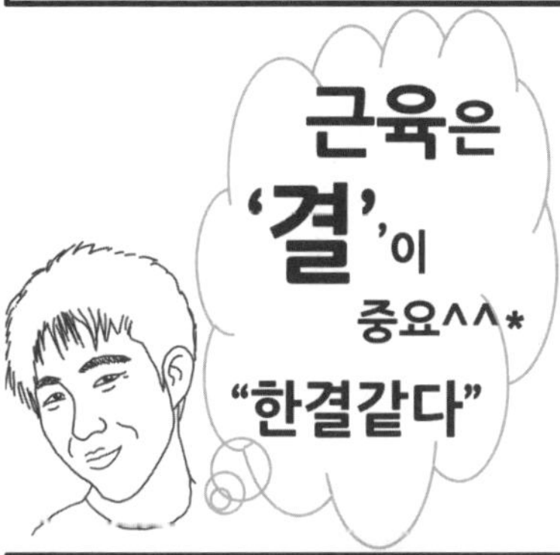

Origin 시작 부위

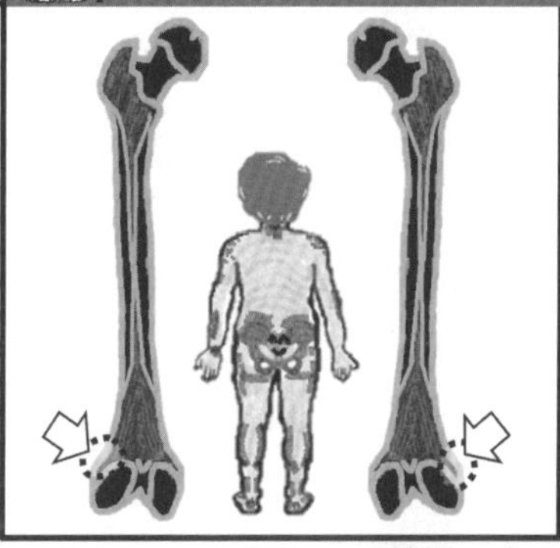

insertion 정지 부위

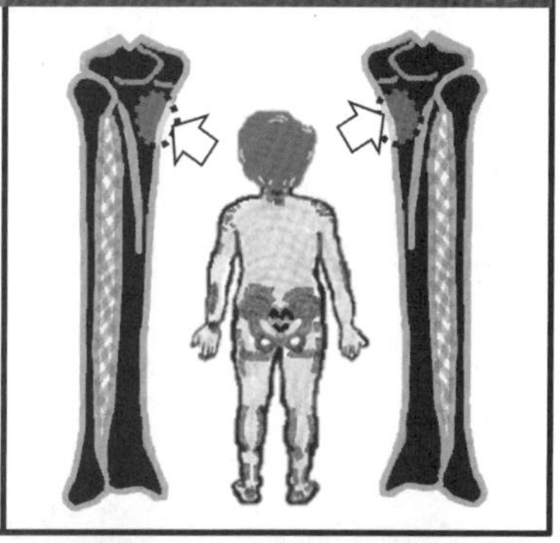

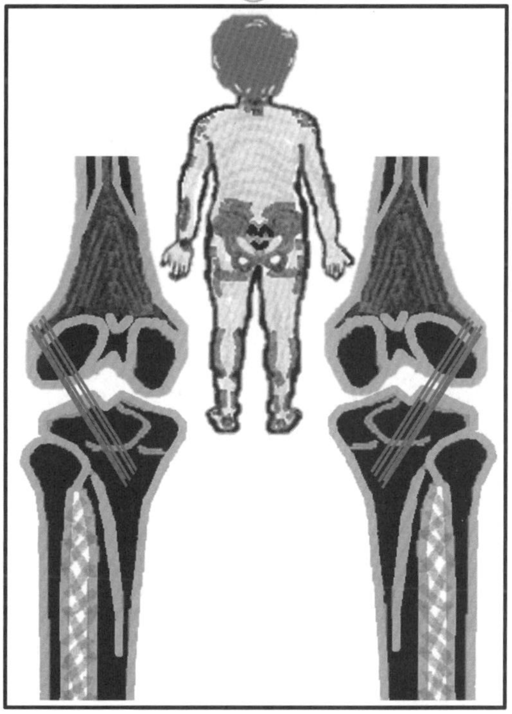

Motion 움직임

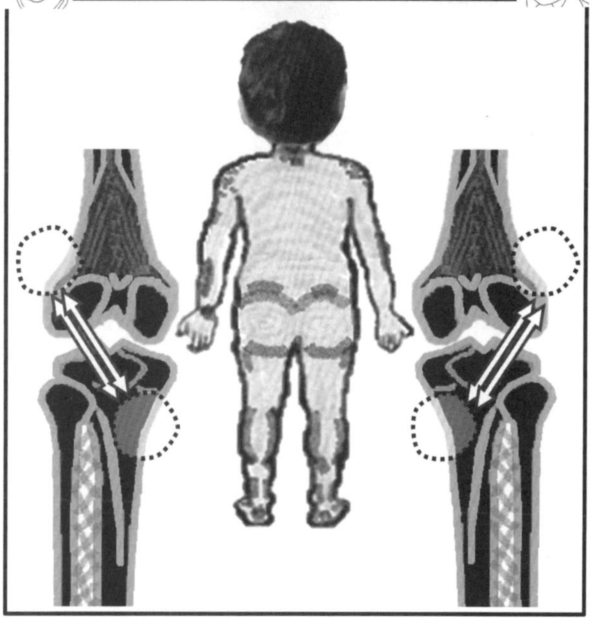

3-229-2

무릎**슬**膝
움집**와**窩
힘줄**근**筋

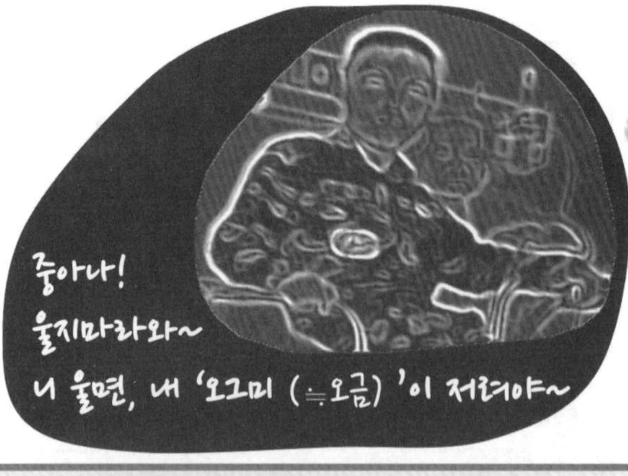

응답하라

기시 정지

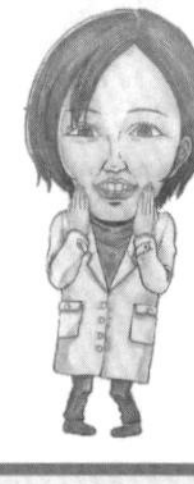

Popliteus muscle

Origin

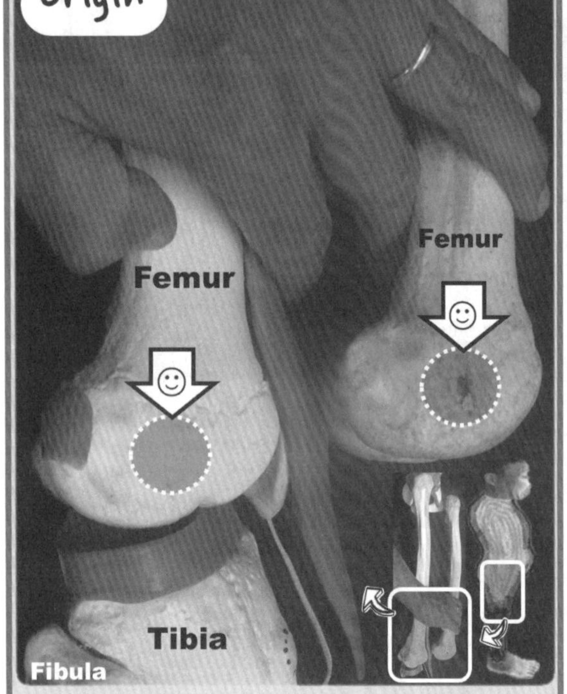

☺ [큰**대**大 넓적다리**퇴**腿 뼈**골**骨]
[≒ 넓(적)다리뼈]
☞ 바깥**외**外 곁**측**側 낟알**과**顆 의
(≒ 가쪽관절융기)
► 바깥**외**外 곁**측**側 낯**면**面

☺ Lateral aspect of the **' lateral condyle '** of the **femur**

insertion

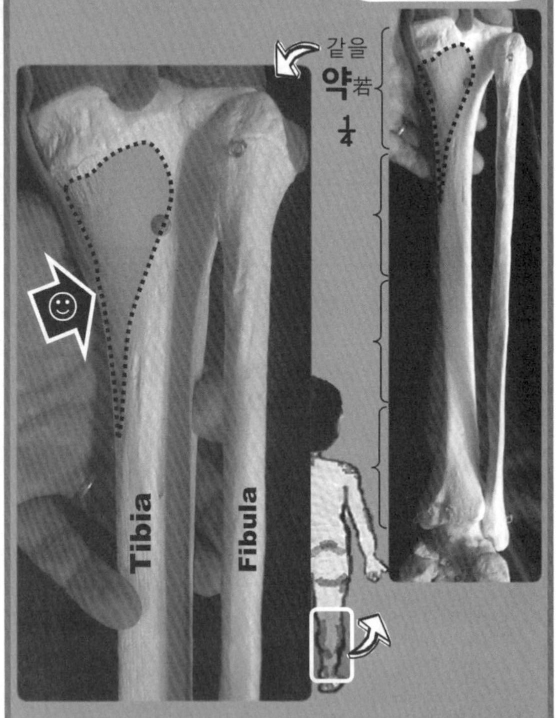

☻ 정강이**경**脛 뼈**골**骨 (≒ 정강뼈)
☞ 뒤**후**後 – 안**내**內 곁**측**側 낯**면**面 의
► 위**상**上 떼**부**部 ► 같을**약**若 $\frac{1}{4}$

☻ Upper $\frac{1}{4}$ of posteromedial surface of the **tibia**

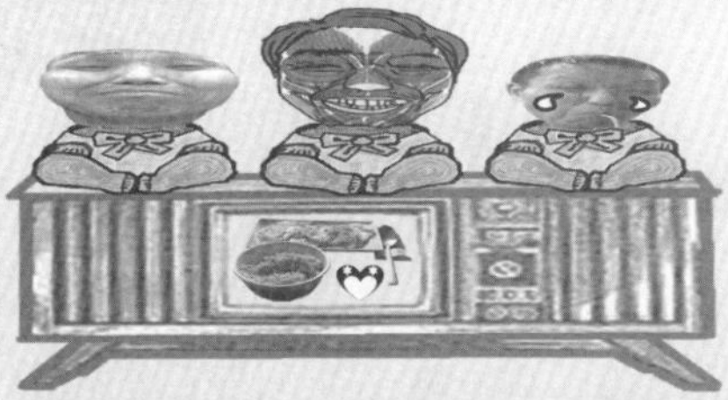

3-230

Peroneus longus, Peroneus brevis & Peroneus tertius muscle

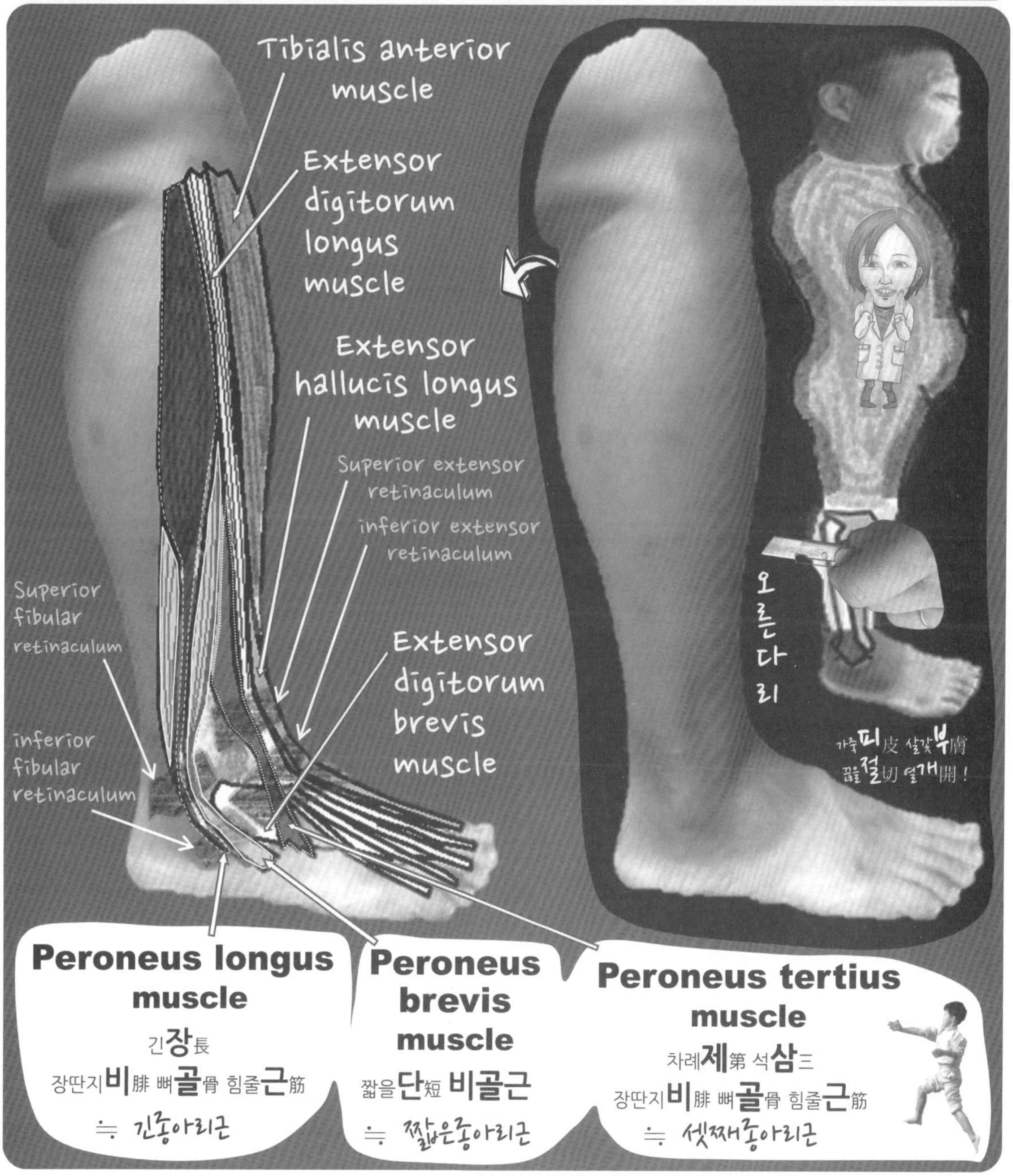

3-231

Peroneus longus

긴**장**長 장딴지**비**腓 뼈**골**骨 힘줄**근**筋

≒ 긴 종아리근

innervation 신경지배

Superficial peroneal nerve (L5, S1)

Origin 시작 부위

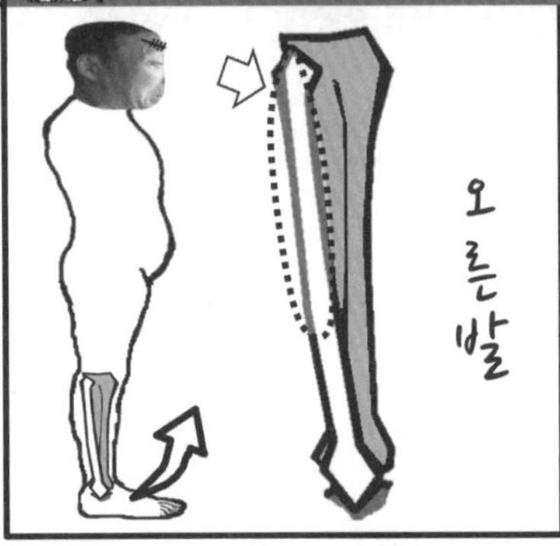

insertion 정지 부위

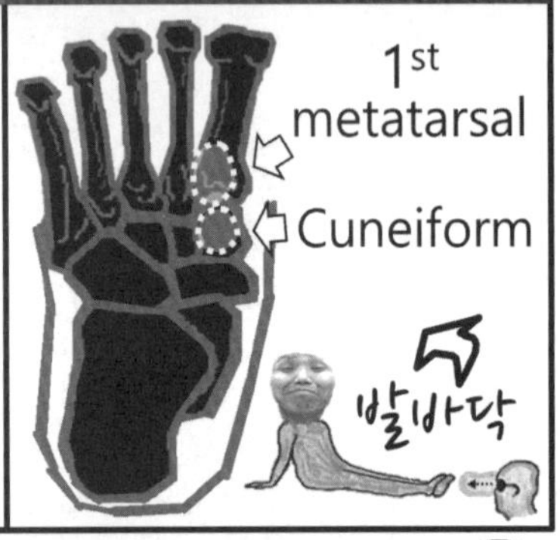

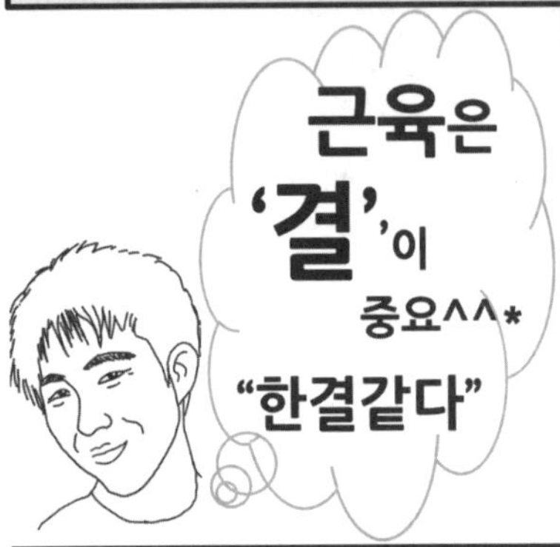

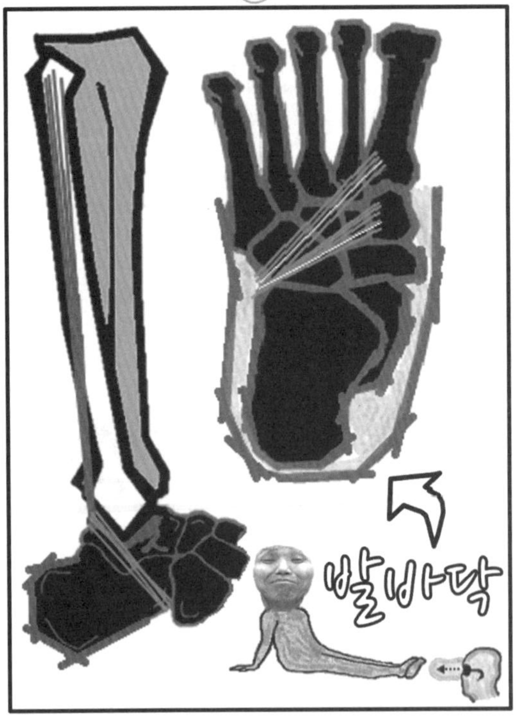

Motion 움직임

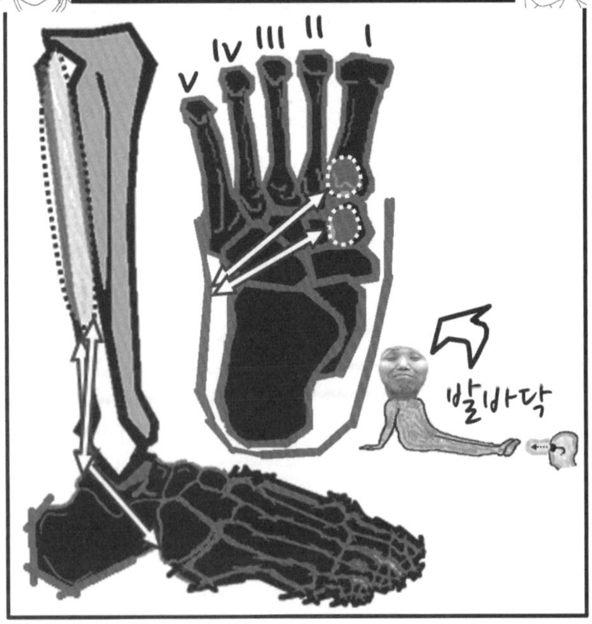

3-231-1

긴**장**長
장딴지**비**腓
뼈**골**骨
힘줄**근**筋

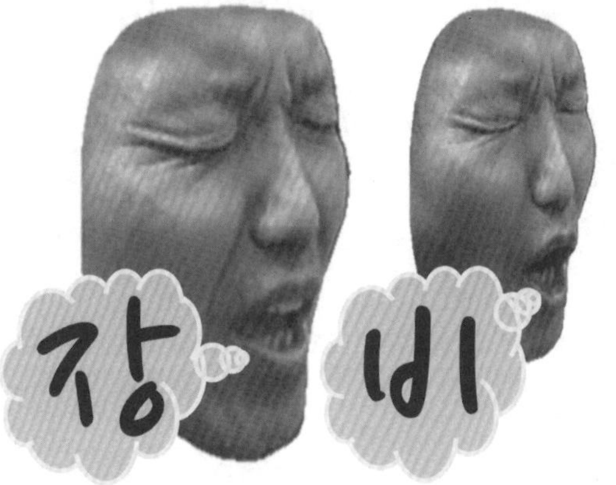

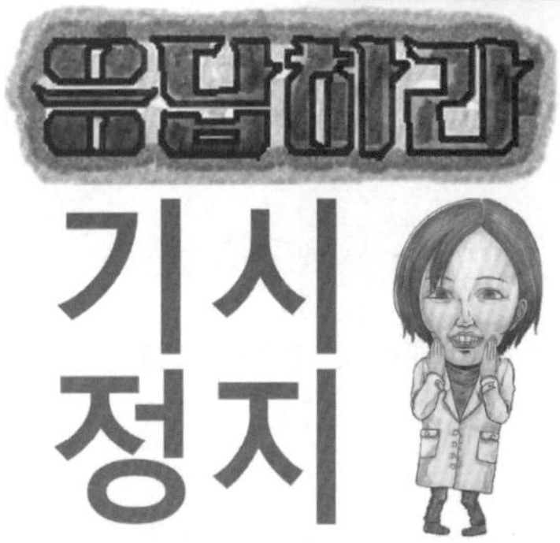

Peroneus (≒ Fibularis) longus muscle

origin

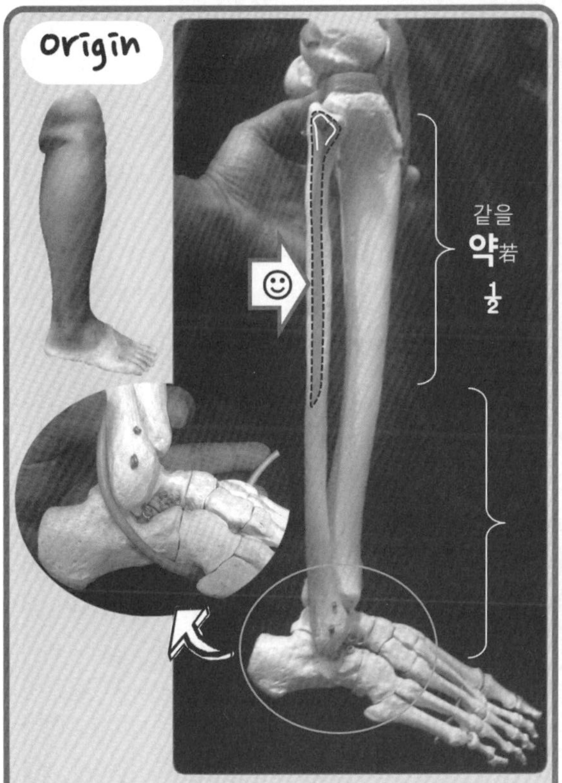

☺ 장딴지**비**腓 뼈**골**骨 (≒ 종아리뼈)
☞ 곁**측**側 낯**면**面 의 위**상**上 떼**부**部
► 같을**약**若 $\frac{1}{2}$

☺ Upper $\frac{1}{2}$ of the lateral surface of the **fibula**

insertion

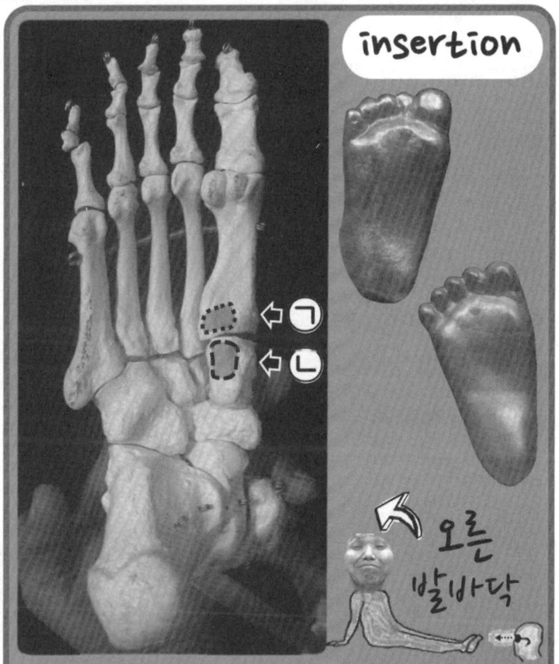

[발**족**足 밑**저**底 곁**측**側 (≒ 발바닥) 의]

㉠ **제1번** 가운데**중**中 발**족**足 뼈**골**骨 의
(≒ 발허리뼈)
► 터**기**基 밑**저**底 떼**부**部 와

㉡ 안**내**內 곁**측**側 쐐기**설**楔 형상**상**狀 뼈**골**骨
(≒ 안쪽쐐기뼈)

Base of the **1st metatarsal bone** (㉠)
& **medial cuneiform bone** (㉡)
(in plantar side)

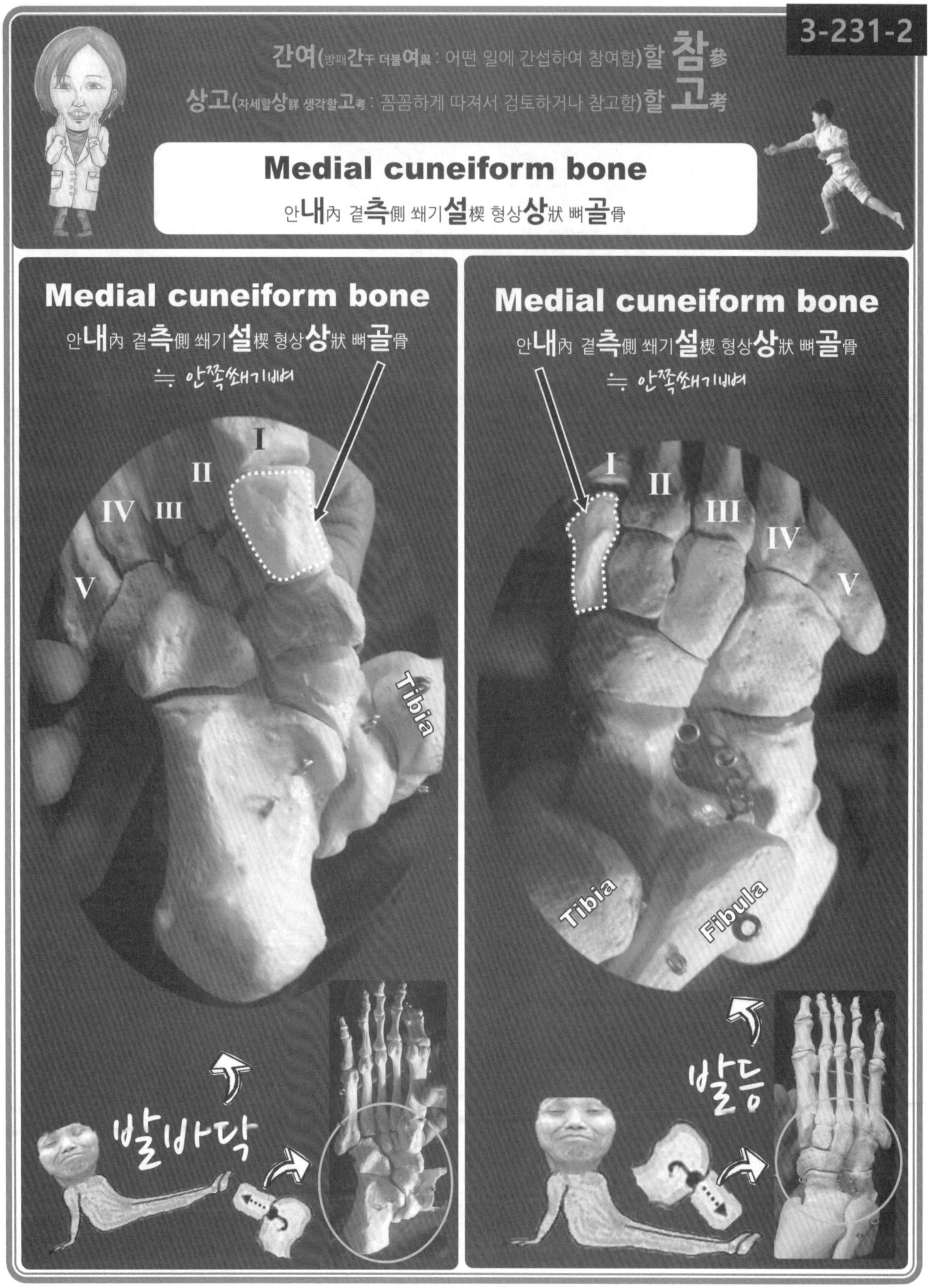
3-231-2
간여(방패간干 더불여與 : 어떤 일에 간섭하여 참여함)할 참參
상고(자세할상詳 생각할고考 : 꼼꼼하게 따져서 검토하거나 참고함)할 고考
Medial cuneiform bone
안내內 곁측側 쐐기설楔 형상상狀 뼈골骨
Medial cuneiform bone
안내內 곁측側 쐐기설楔 형상상狀 뼈골骨
≒ 안쪽쐐기뼈
I
II
IV
III
V
Tibia
발바닥
Medial cuneiform bone
안내內 곁측側 쐐기설楔 형상상狀 뼈골骨
≒ 안쪽쐐기뼈
I
II
III
IV
V
Tibia
Fibula
발등

3-232

Peroneus brevis

짧을 **단**短 장딴지 **비**腓 뼈 **골**骨 힘줄 **근**筋

≒ 짧은 종아리근

innervation 신경지배

Superficial peroneal nerve (L5, S1)

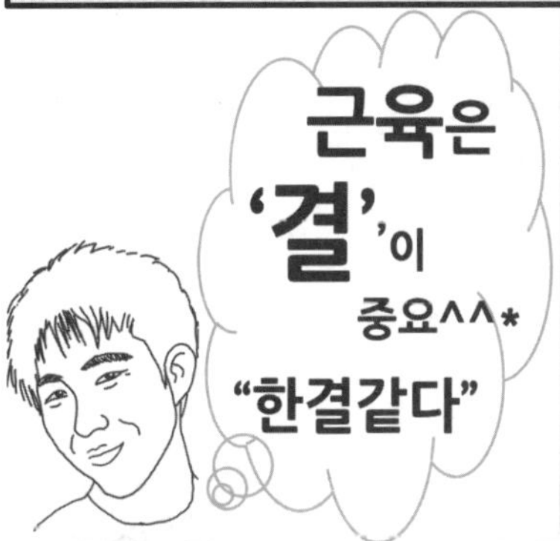

Origin 시작 부위

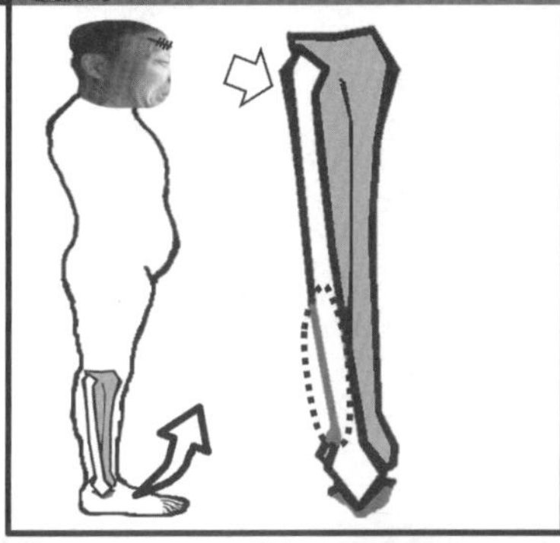

insertion 정지 부위

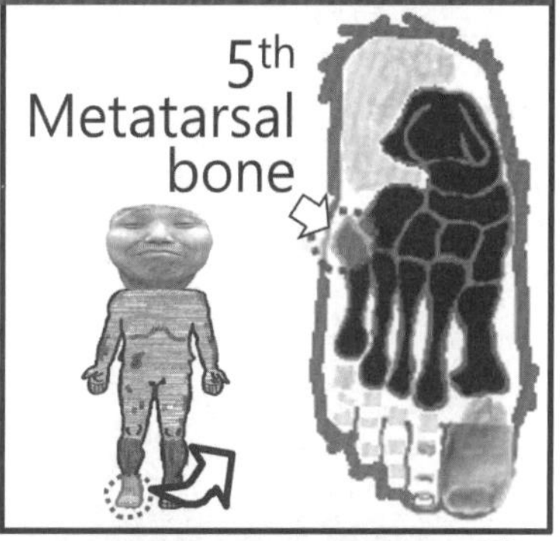

Motion 움직임

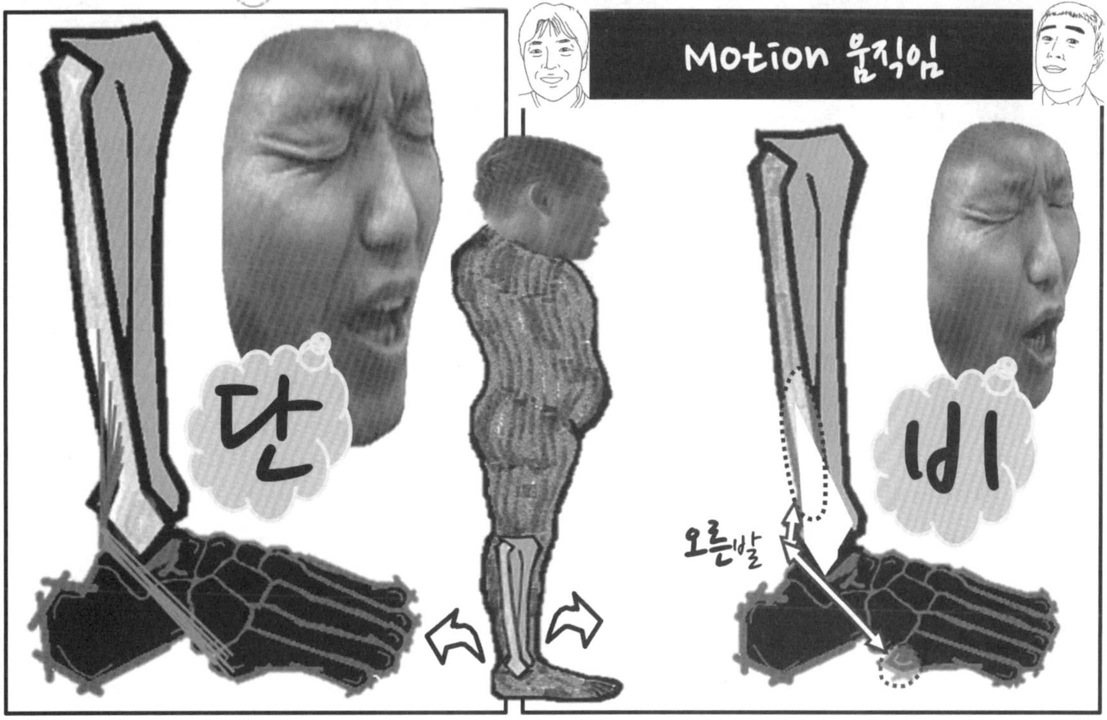

짧을 **단** 短
장딴지 **비** 腓
뼈 **골** 骨
힘줄 **근** 筋

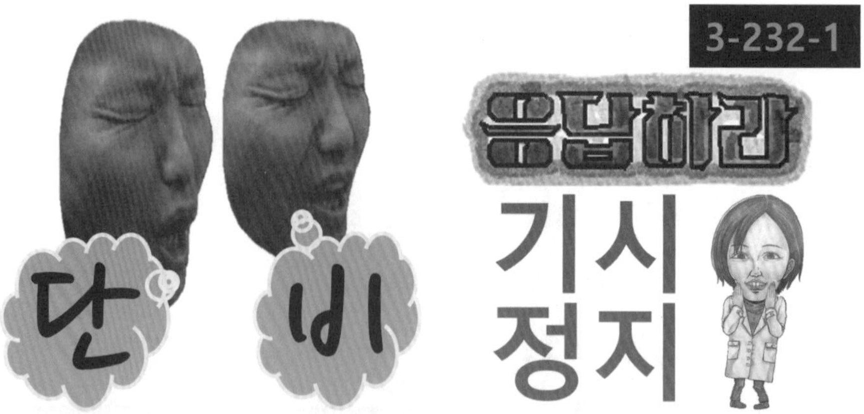

Peroneus (≒ Fibularis) brevis muscle

origin

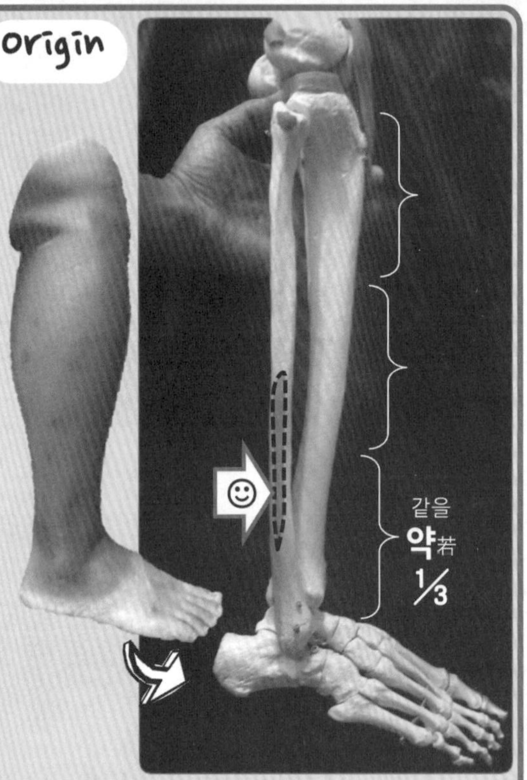

☺ 장딴지**비**腓 뼈**골**骨 (≒ 종아리뼈)
☞ 겉**측**側 낯**면**面 의 아래**하**下 떼**부**部
► 같을**약**若 $\frac{1}{3}$

☺ Lower $\frac{1}{3}$ of the lateral surface of the **fibula**

insertion

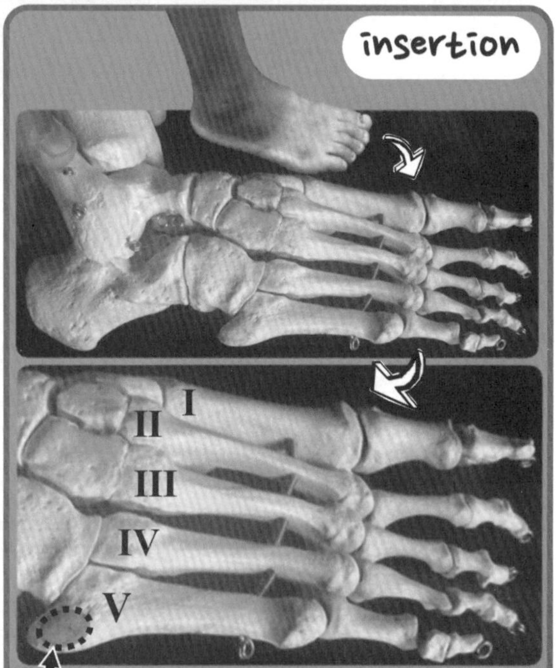

[발**족**足 등**배**背 겉**측**側 (≒ 발등) 의]
☻ **제5번** 가운데**중**中 발**족**足 뼈**골**骨 의
(≒ 발허리뼈)
☞ 터**기**基 밑**저**底 떼**부**部
► 겉**측**側 낯**면**面

☻ Lateral side of the base of the **5th metatarsal bone** (in dorsal side)

3-233

Peroneus tertius

차례 **제**第 석 **삼**三 장딴지 **비**腓 뼈 **골**骨 힘줄 **근**筋

≒ 셋째 종아리근

innervation 신경지배

Deep peroneal nerve (L5, S1)

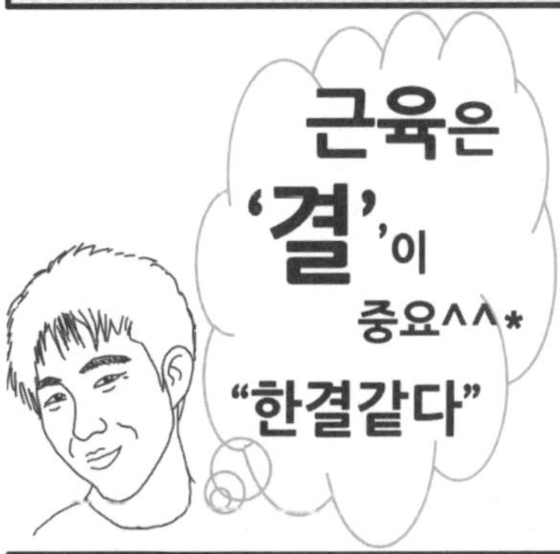

Origin 시작 부위

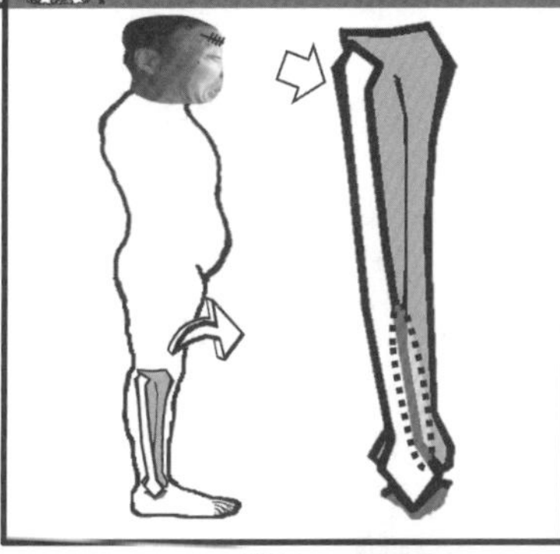

insertion 정지 부위

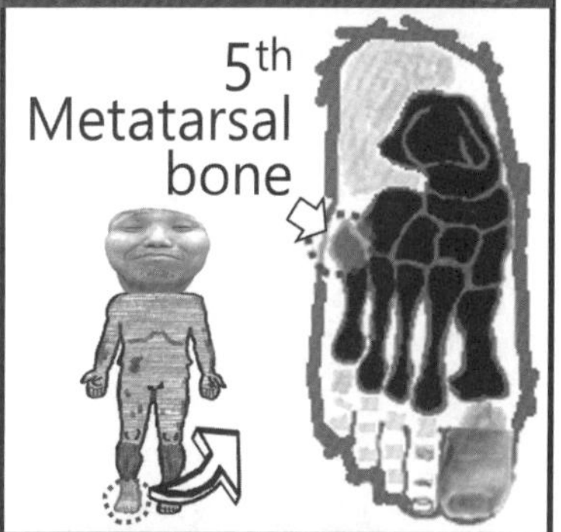

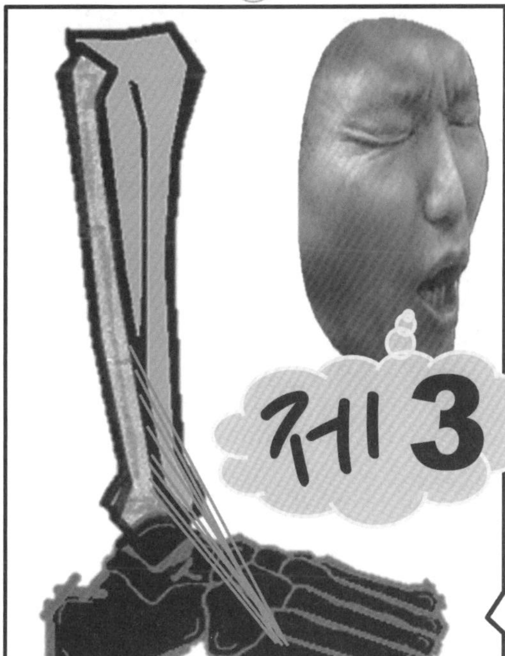

Motion 움직임

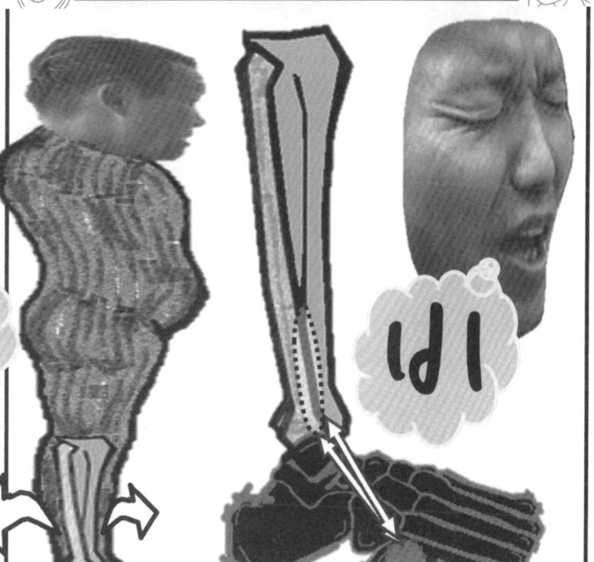

3-233-1

차례**제**第 석**삼**三 장딴지**비**腓 뼈**골**骨 힘줄**근**筋

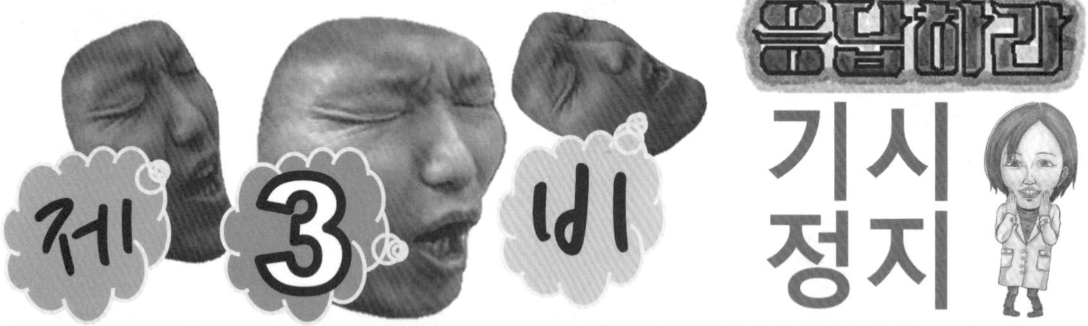

Peroneus (≒ Fibularis) tertius muscle

origin

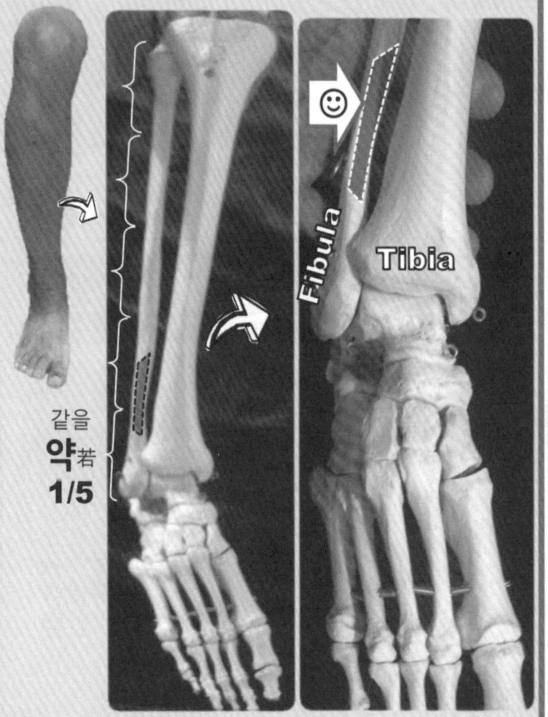

☺ 장딴지**비**腓 뼈**골**骨 (≒ 종아리뼈)

☞ 앞**전**前 낯**면**面 의 아래**하**下 떼**부**部

► 같을**약**若 **1/5**

☺ Lower **1/5** of the anterior surface of the **fibula**

insertion

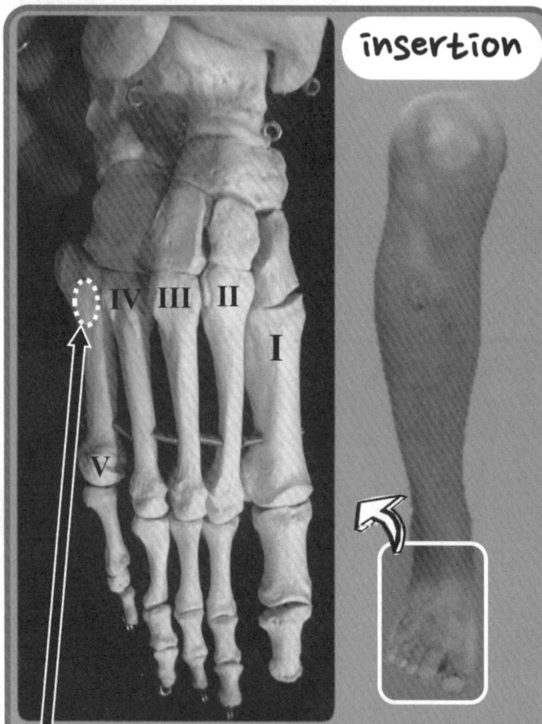

[발**족**足 등**배**背 곁**측**側 (≒ 발등) 의]

☻ **제5번** 가운데**중**中 발**족**足 뼈**골**骨 의 (≒ 발허리뼈)

☞ 터**기**基 밑**저**底 떼**부**部

☻ Base of the **5th metatarsal bone** (in dorsal side)

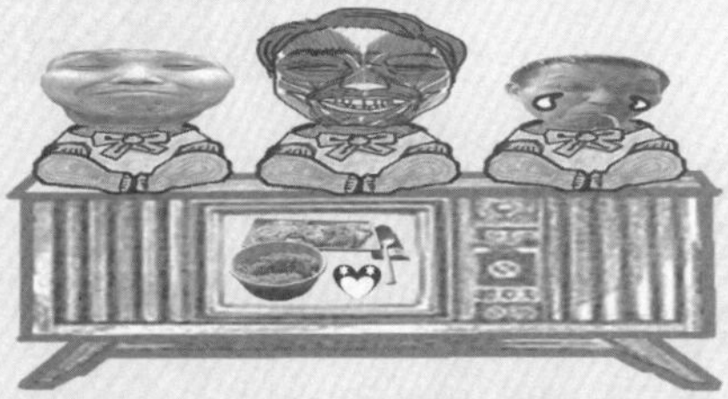

3-234

응답하라

Tibialis anterior muscle

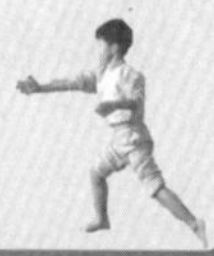

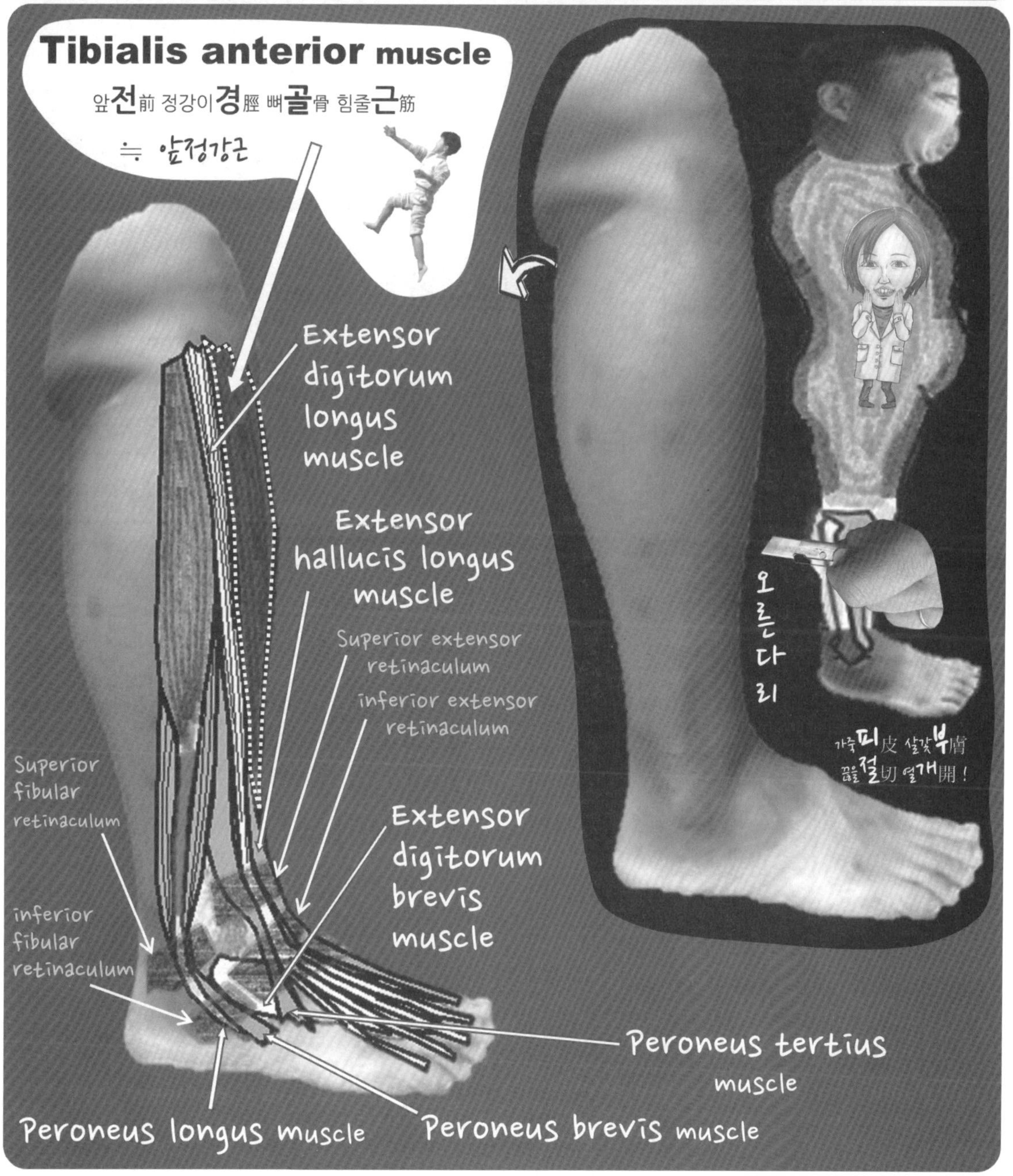

3-234-1

Tibialis anterior

앞 전前 정강이 경脛 뼈 골骨 힘줄 근筋

≒ 앞 정강근

innervation 신경지배

Deep
Peroneal
nerve
(L4, L5, S1)

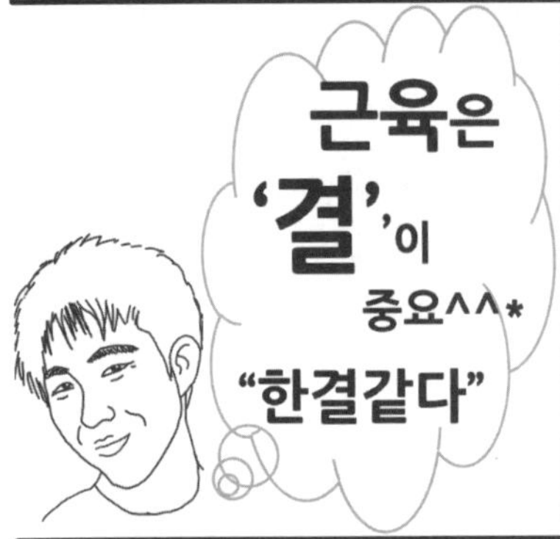

origin 시작 부위

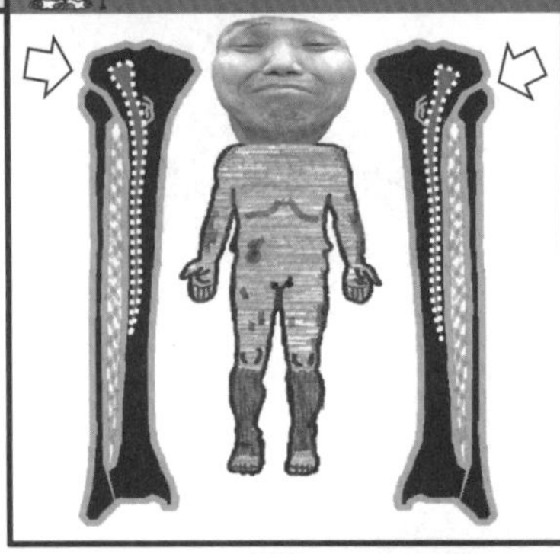

insertion 정지 부위

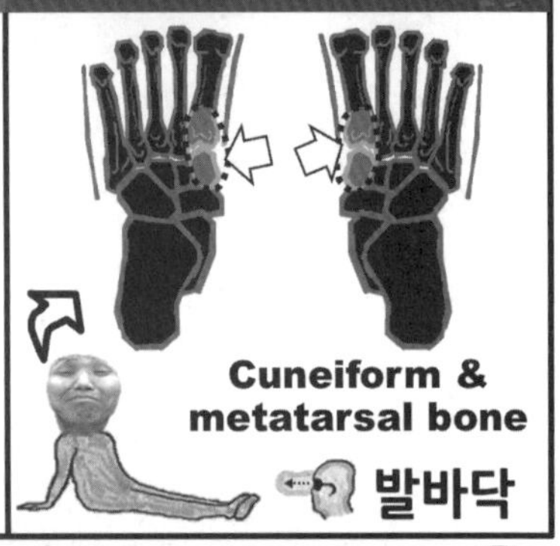

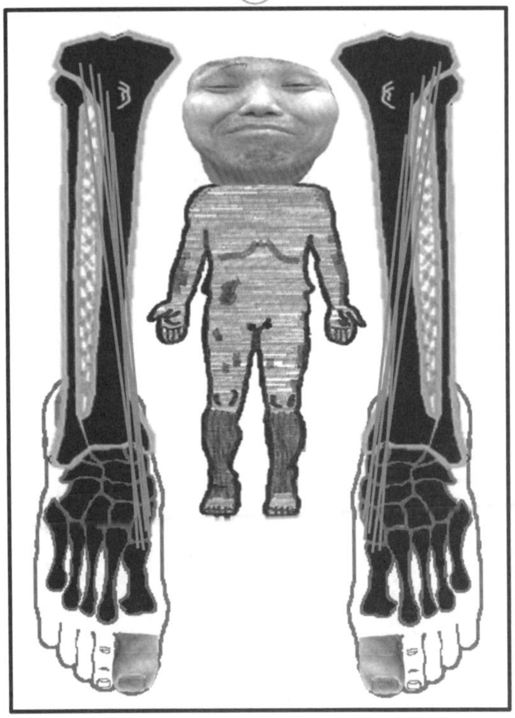

Motion 움직임

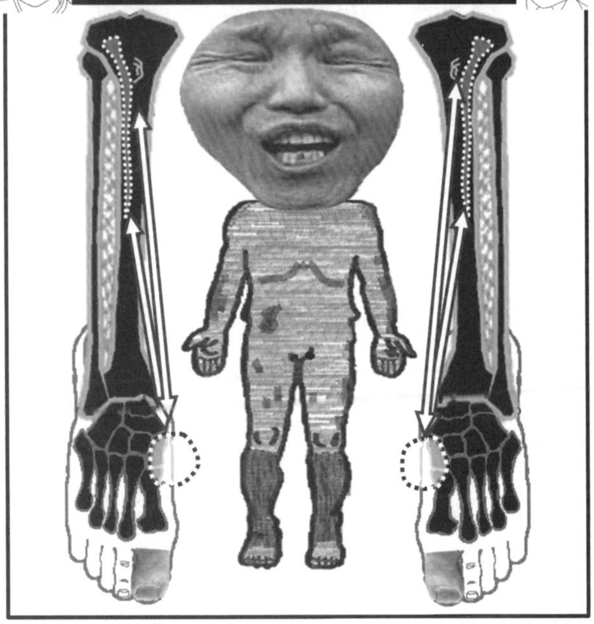

3-234-2

앞**전**前 정강이**경**脛 뼈**골**骨 힘줄**근**筋

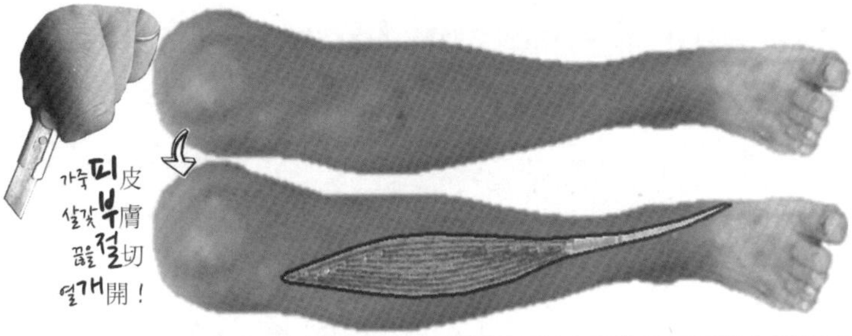

응답하라

기시 정지

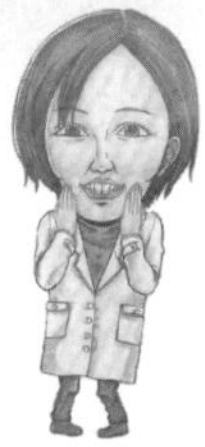

Tibialis anterior muscle

Origin

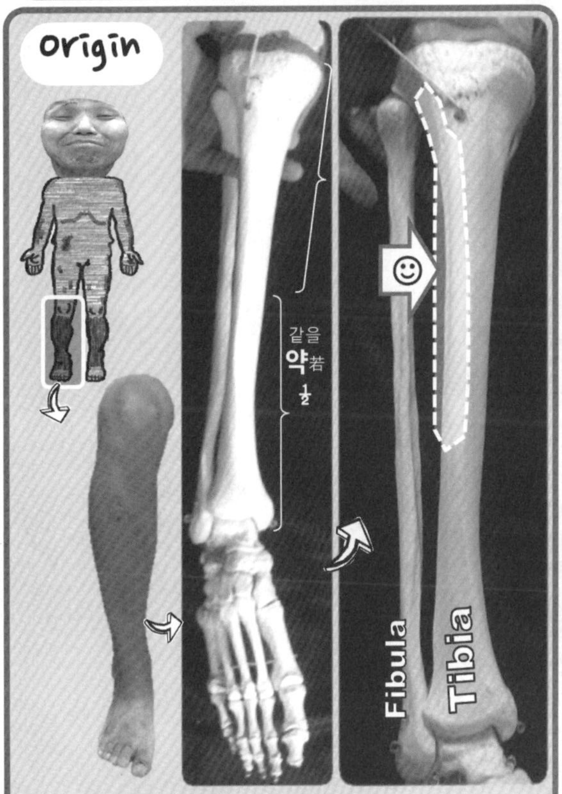

☺ 정강이**경**脛 뼈**골**骨 (≒ 정강뼈)

☞ 바깥**외**外 곁**측**側 낯**면**面 의

► 위**상**上 떼**부**部 ► 같을**약**若 ½

☺ Upper ½ of the lateral surface of the **tibia**

insertion

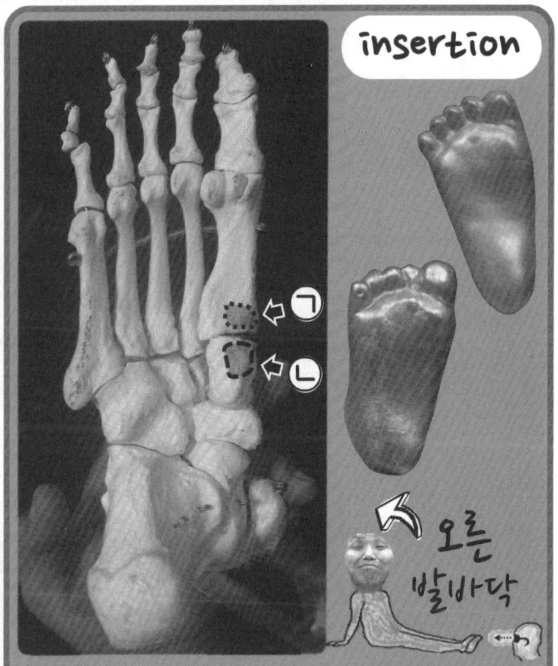

[발**족**足 밑**저**底 곁**측**側 (≒ 발바닥) 의]

㉠ **제1번** 가운데**중**中 발**족**足 뼈**골**骨 의 (≒ 발허리뼈)

► 터**기**基 밑**저**底 떼**부**部 와

㉡ 안**내**內 곁**측**側 쐐기**설**楔 형상**상**狀 뼈**골**骨 (≒ 안쪽쐐기뼈)

Base of the **1st metatarsal bone** (㉠) & **medial cuneiform bone** (㉡) (in plantar side)

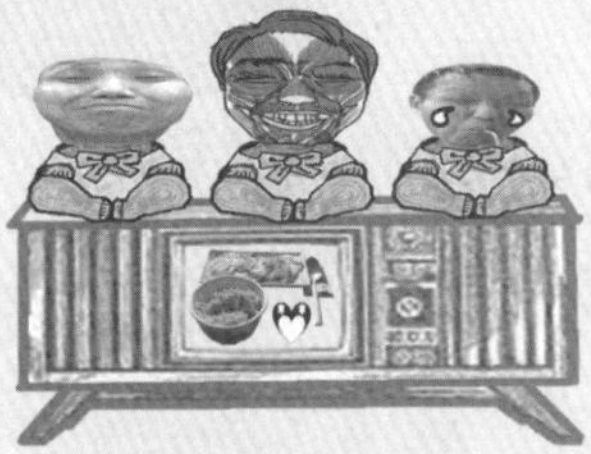

3-235

응답하라

Extensor digitorum longus & Extensor digitorum brevis muscle

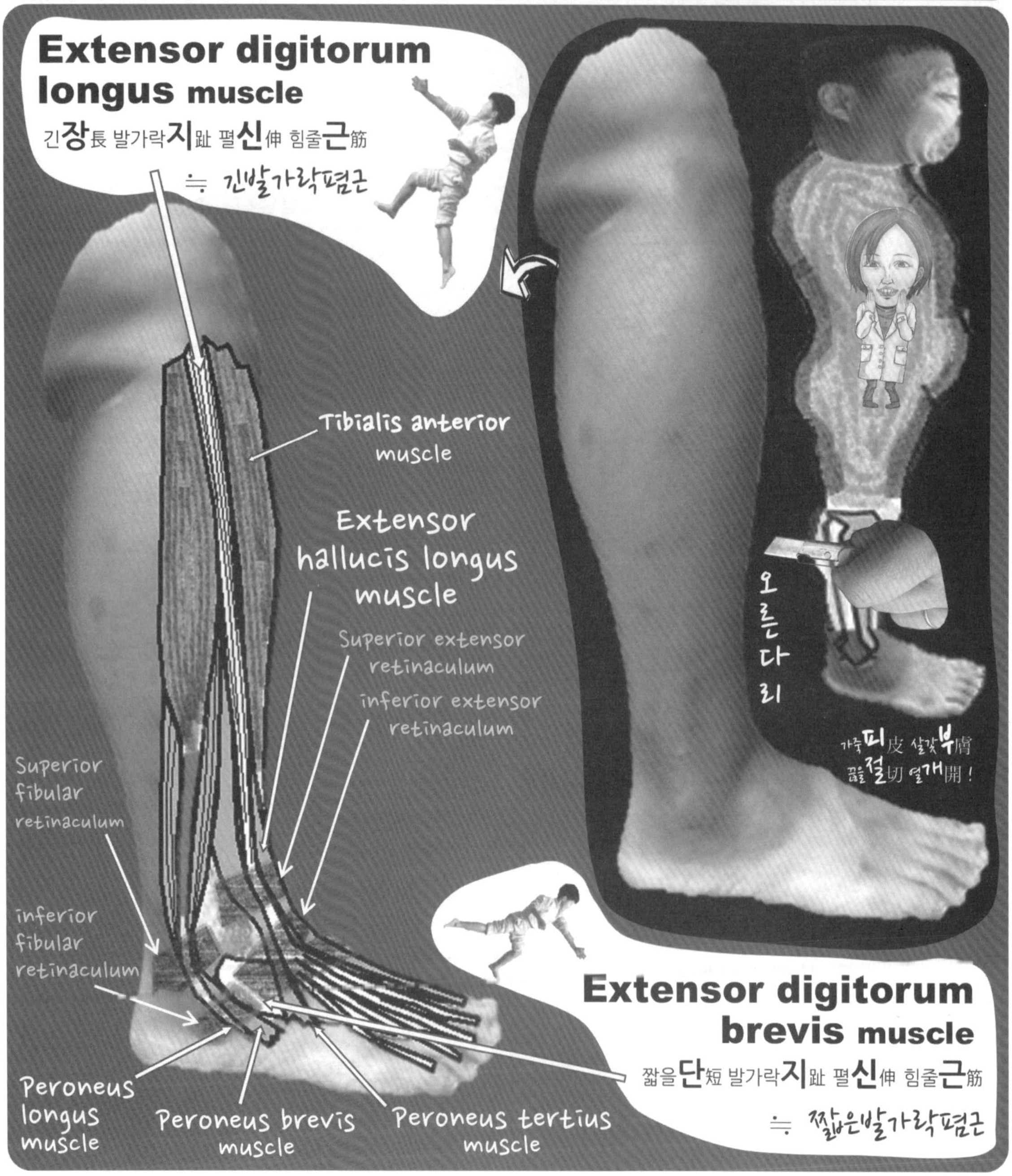

innervation 신경지배

Deep Peroneal nerve (L4, L5, S1)

3-236

Extensor digitorum longus

긴 **장**長 발가락 **지**趾 펼 **신**伸 힘줄 **근**筋

≒ 긴 발가락 폄근

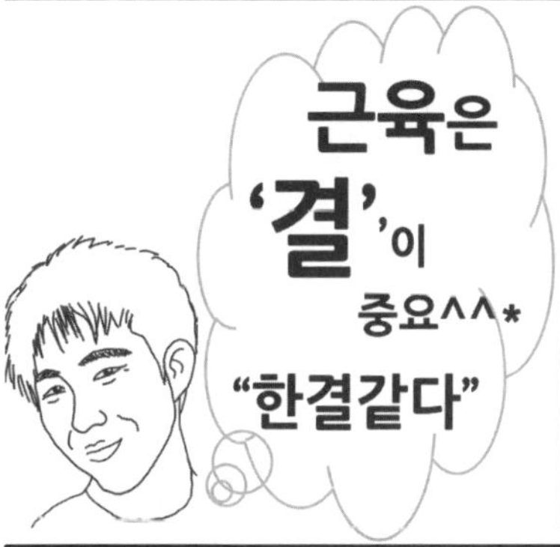

Origin 시작 부위

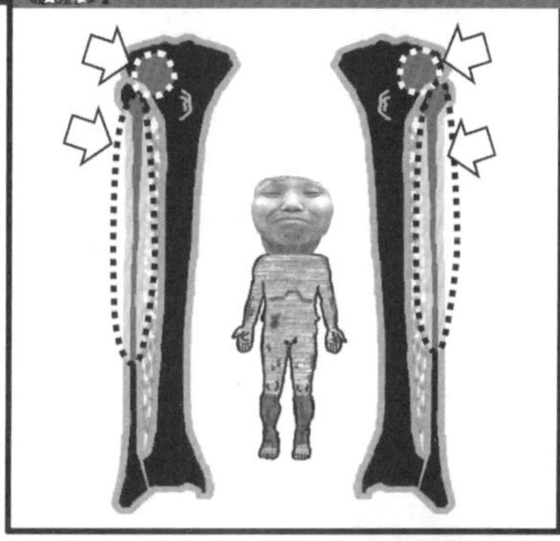

insertion 정지 부위

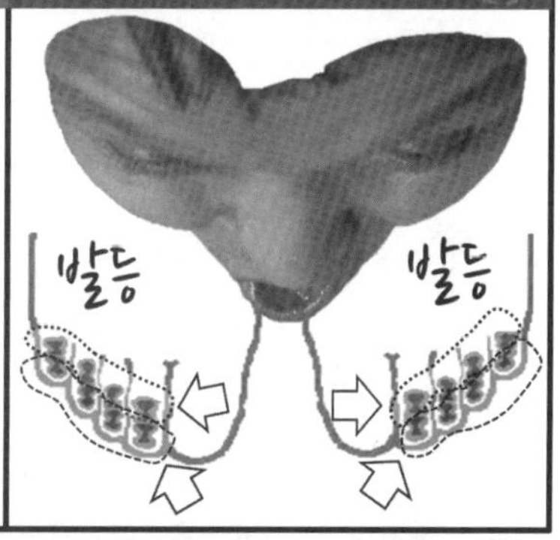

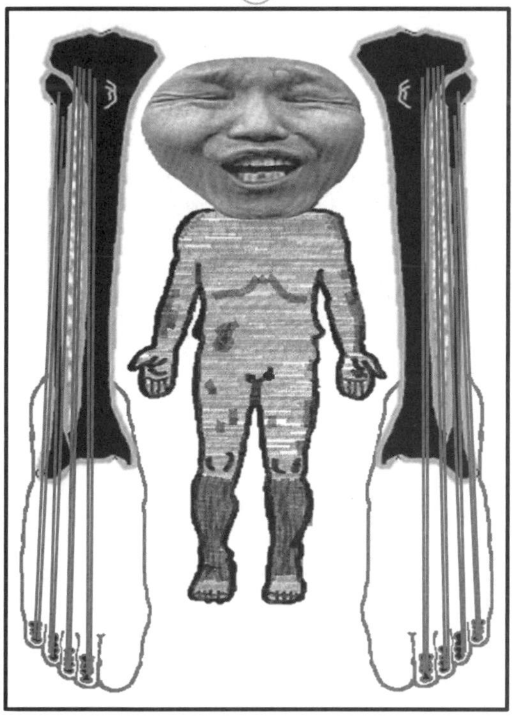

Motion 움직임

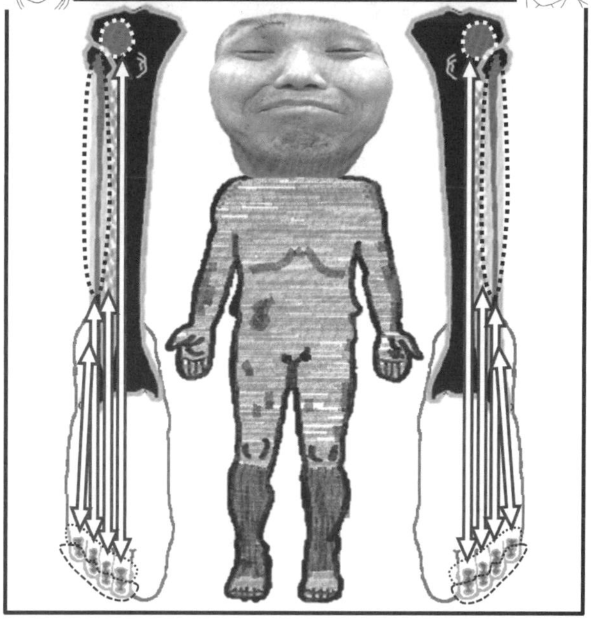

3-236-1

긴**장**長 발가락**지**趾 펼**신**伸 힘줄**근**筋

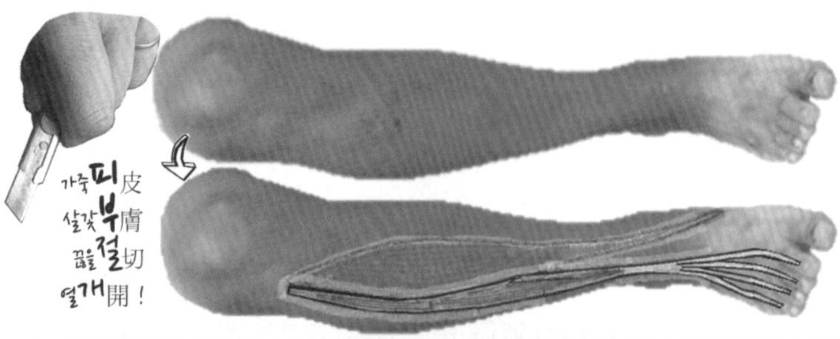

응답하라

기시 정지

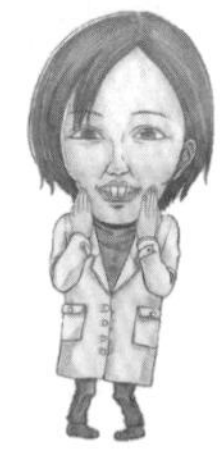

Extensor digitorum longus muscle

origin

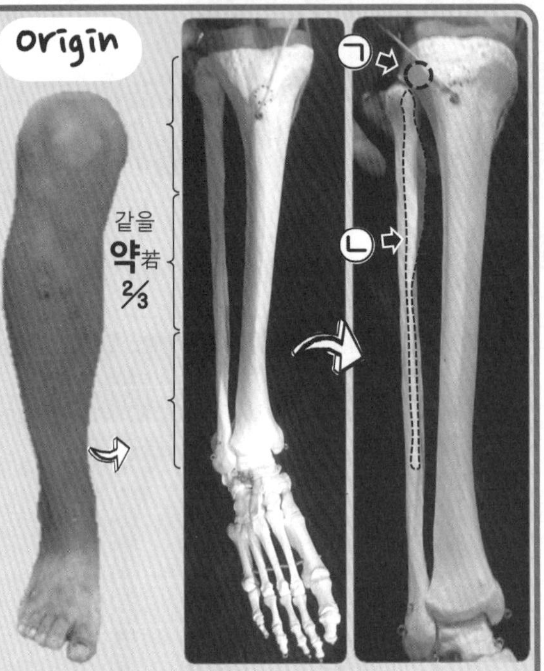

ㄱ 장딴지**비**腓 뼈**골**骨 (≒ 종아리뼈)
☞ 앞**전**前 낯**면**面 의 위**상**上 떼**부**部
► 같을**약**若 ⅔

ㄴ 정강이**경**脛 뼈**골**骨 (≒ 정강뼈) 의
바깥**외**外 곁**측**側 낟알**과**顆 (≒ 가쪽관절융기)

Upper ⅔ of the anterior surface of the **fibula** (ㄱ) &
Lateral condyle of the **tibia** (ㄴ)

insertion

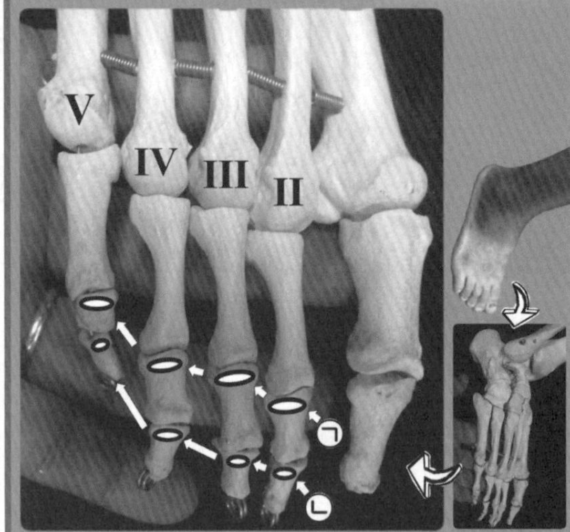

☻ 제2번, 제3번, 제4번 과 제5번
ㄱ 가운데**중**中 마디**절**節 뼈**골**骨 과 (≒ 중간마디뼈)
ㄴ 끝**말**末 마디**절**節 뼈**골**骨 의 (≒ 끝마디뼈)
☞ 발**족**足 등**배**背 곁**측**側 (≒ 발등쪽)
► 터**기**基 밑**저**底 떼**부**部

☻ Base of the 2nd, 3rd, 4th and 5th **middle (ㄱ) & distal (ㄴ) phalanges** (in dorsal side)

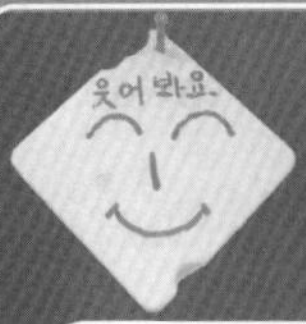

3-236-2

간여(방패간干 더불여與 : 어떤 일에 간섭하여 참여함)할 **참**參
상고(자세할상詳 생각할고考 : 꼼꼼하게 따져서 검토하거나 참고함)할 **고**考

‘ Extensor digitorum longus muscle ’

☞ ‘펼**신**伸 힘줄**근**筋 넓힐**확**擴 베풀**장**張, Extensor expansion’

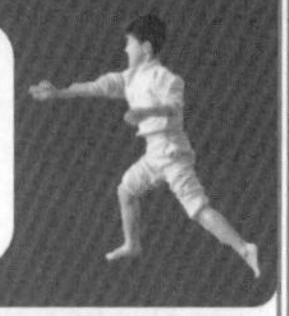

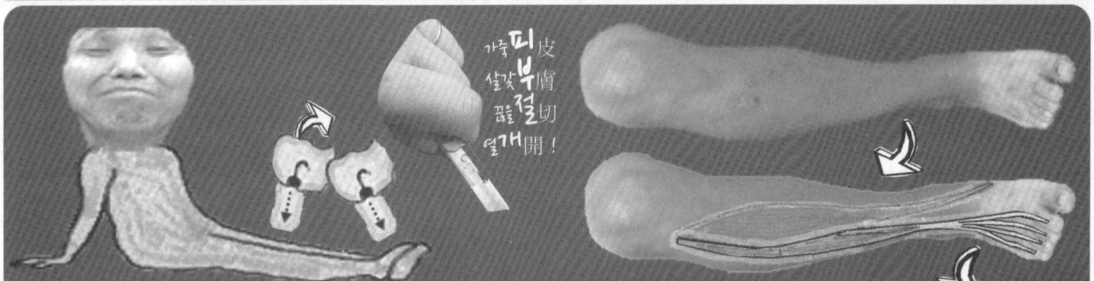

‘Extensor digitorum longus muscle,

긴**장**長 발가락**지**趾 펼**신**伸 힘줄**근**筋’의
(≒ 긴 발가락 폄근)

‘tendon, 힘줄밑둥**건**腱’ 이

► “힘줄밑둥**건**腱 막**막**膜, aponeurosis”의
형태로 확장된 (→ 발가락 등쪽을 덮어주는^^)
개념의 구조!,
즉,
“ 펼**신**伸 힘줄**근**筋 넓힐**확**擴 베풀**장**張,
Extensor expansion”(의 일부)로
(≒ Extensor aponeurosis,
펼**신**伸 힘줄**근**筋 힘줄밑둥**건**腱 막**막**膜, ≒ 폄근널힘줄)
머무를**정**停 그칠**지**止(≒ 부착)!

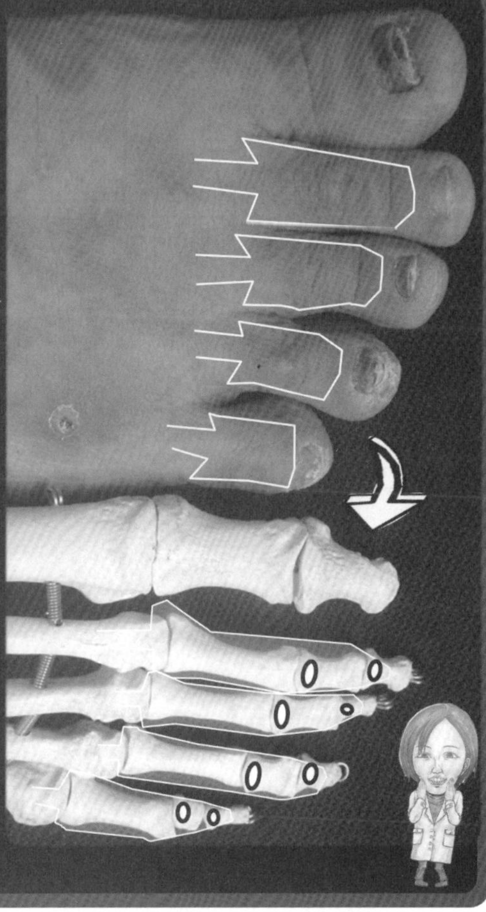

3-237

innervation 신경지배

Deep Peroneal nerve (L5, S1)

Extensor digitorum brevis

짧을 단短 발가락 지趾 펼 신伸 힘줄 근筋

≒ 짧은 발가락 폄근

근육은 '결'이 중요^^* "한결같다"

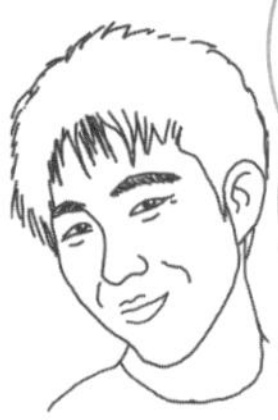

Origin 시작 부위

Calcaneus

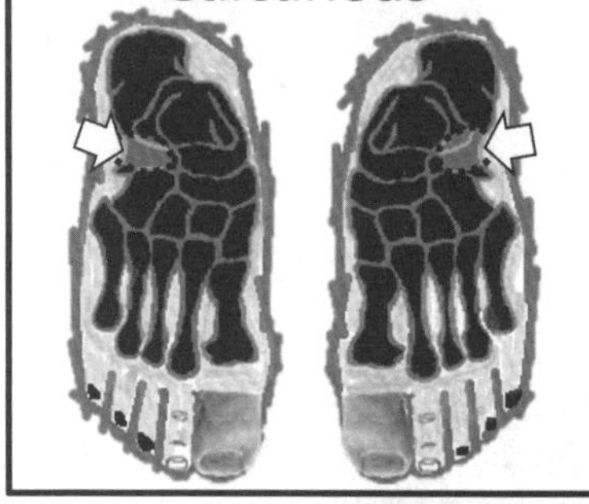

insertion 정지 부위

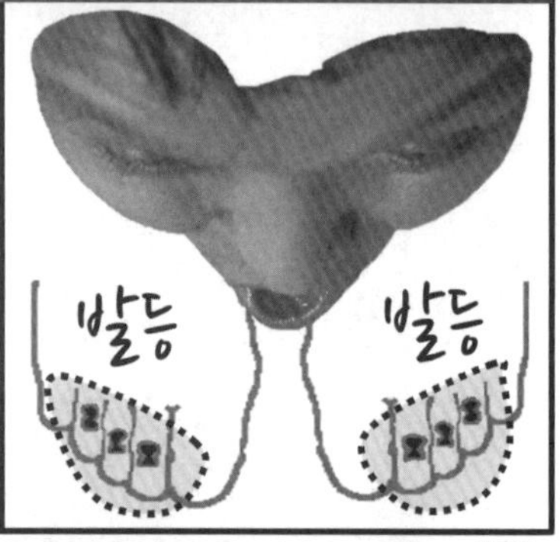

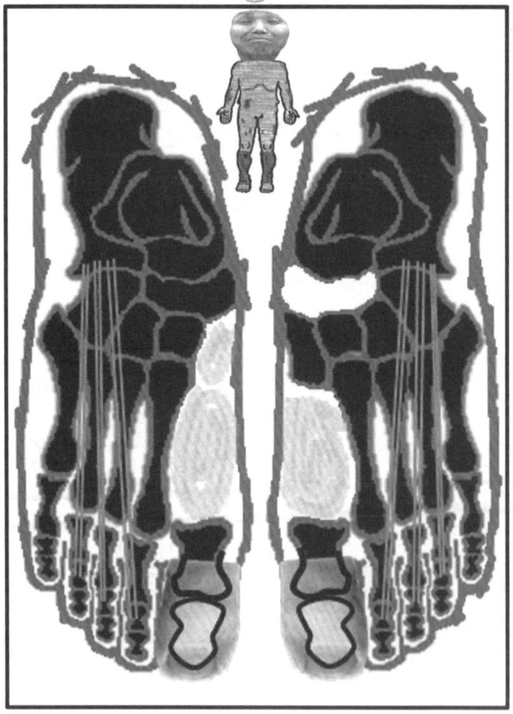

Motion 움직임

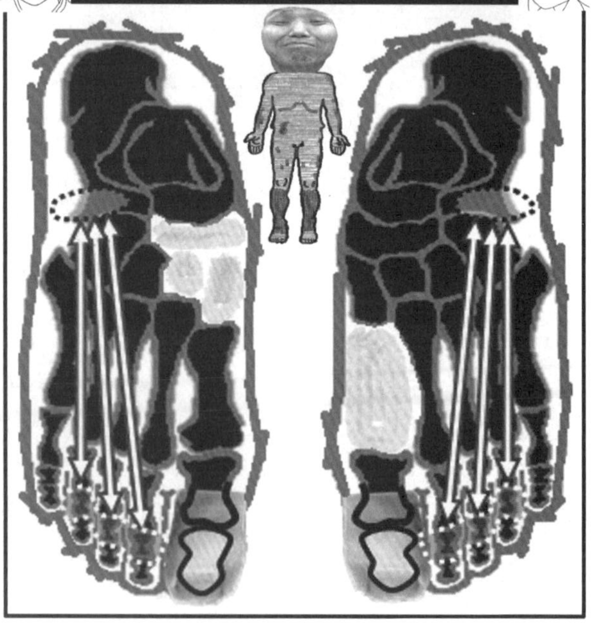

3-237-1

짧을 **단**短 발가락 **지**趾 펼 **신**伸 힘줄 **근**筋

응답하라 기시 정지

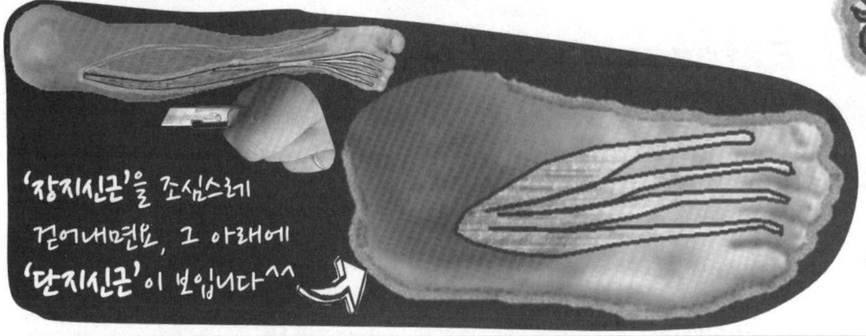

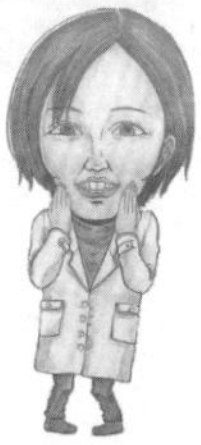

Extensor digitorum brevis muscle

origin

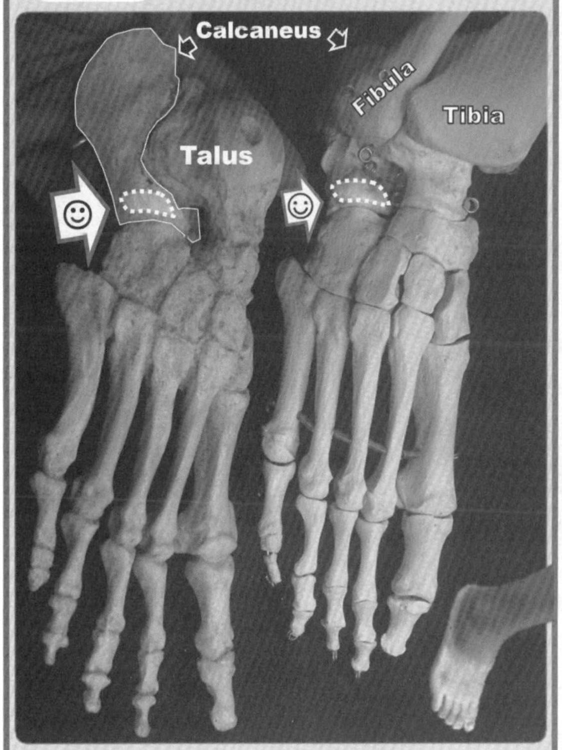

☺ 발꿈치**종**踵 뼈**골**骨 (≒ 발꿈치뼈) 의

☞ 앞**전**前 - 위**상**上 떼**부**部

☺ Anterior-superior part of the **calcaneus**

insertion

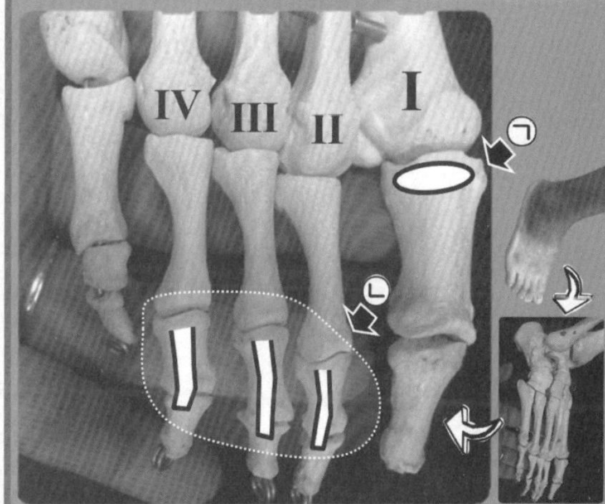

ㄱ **제1번** 터**기**基 마디**절**節 뼈**골**骨 의 (≒ 첫마디뼈)

☞ 발**족**足 등**배**背 곁**측**側 (≒ 발등쪽)

▸ 터**기**基 밑**저**底 떼**부**部 와

ㄴ **제2, 3번** 과 **제4번** 발가락**지**趾 뼈**골**骨 로 주행하는 **'장지신근의 건'에 부착!**

ㄱ Base of the **1st proximal phalanx** (in dorsal side)

ㄴ Attach to the **'tendon of the extensor digitorum longus muscle'** running on the 2nd, 3rd and 4th toes

3-238

응답하라

Extensor hallucis longus & Extensor hallucis brevis muscle

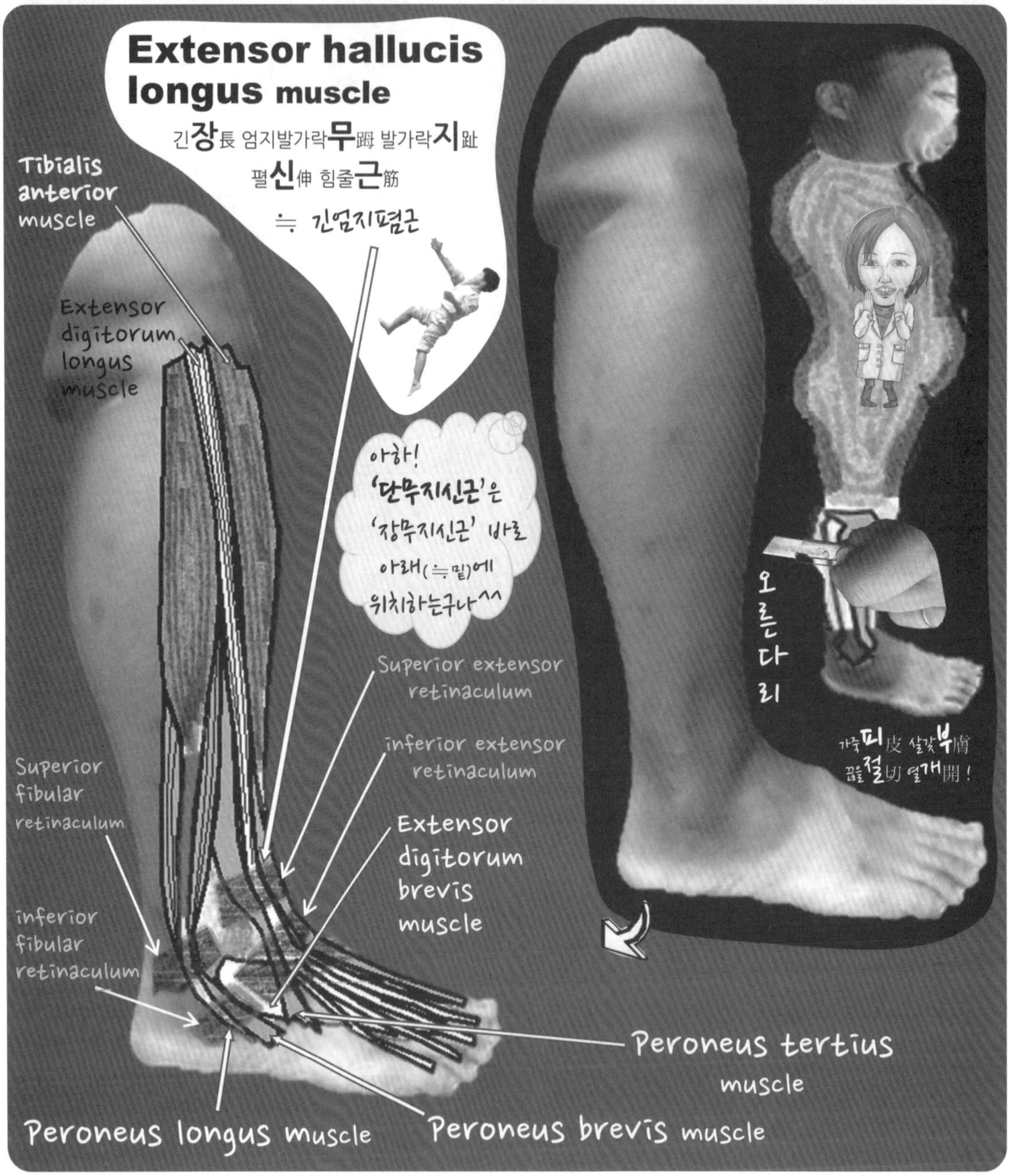

3-239

innervation 신경지배

Deep Peroneal nerve

(L4, L5, S1)

Extensor hallucis longus

긴 장長 엄지발가락 무踇 발가락 지趾 펼 신伸 힘줄 근筋

≒ 긴 엄지 폄근

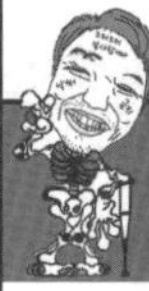

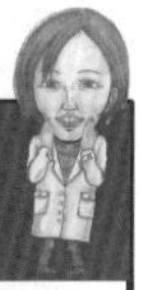

Origin 시작 부위

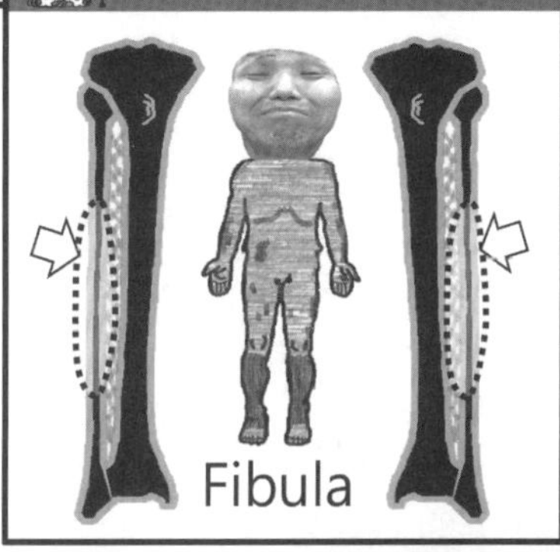

insertion 정지 부위

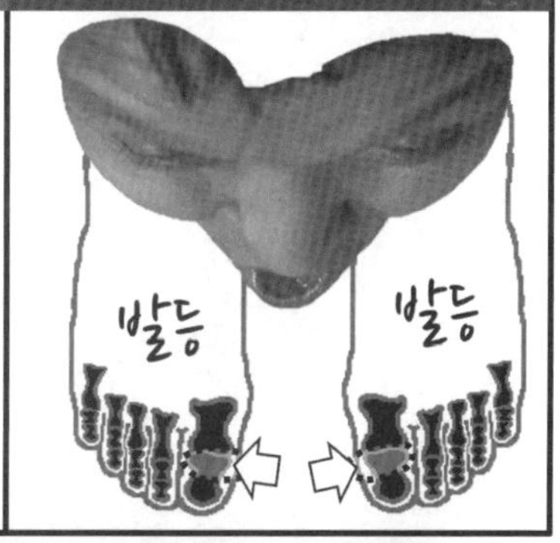

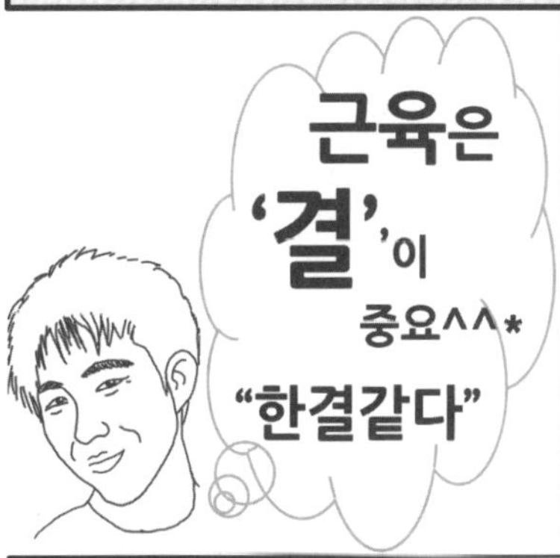

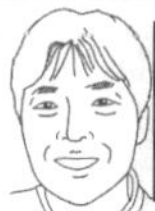

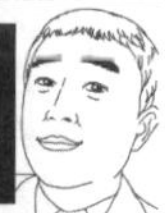

Motion 움직임

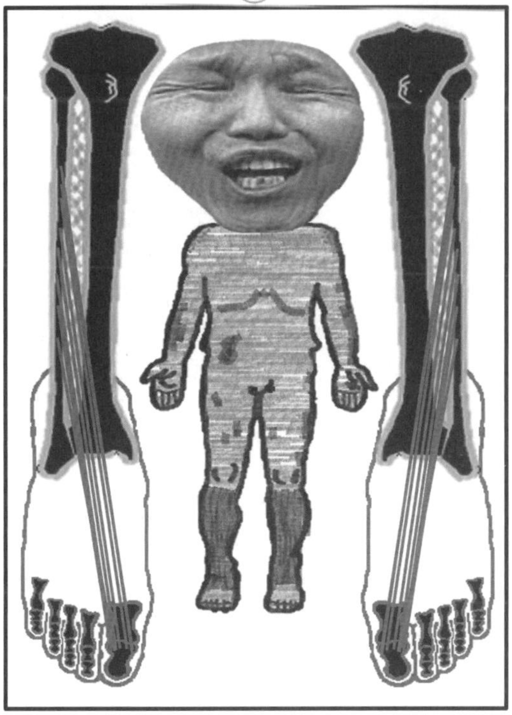

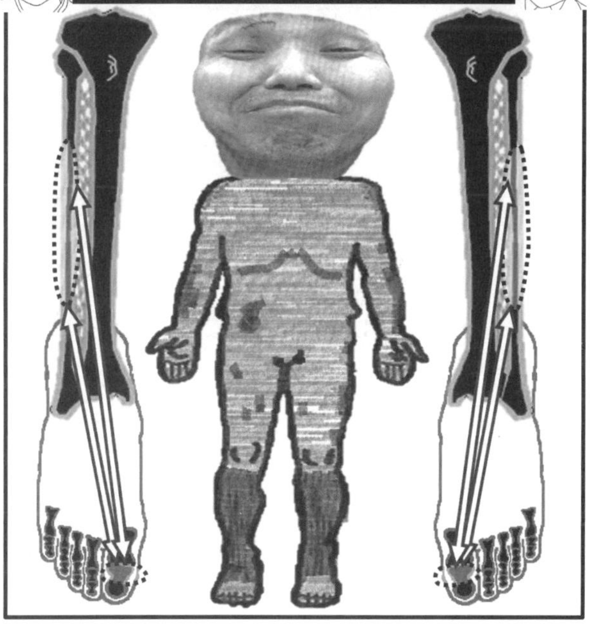

3-239-1

긴장長 엄지발가락무蹈 발가락지趾 펼신伸 힘줄근筋

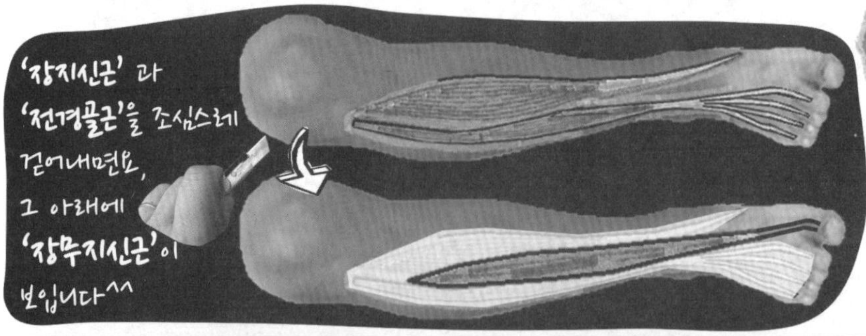

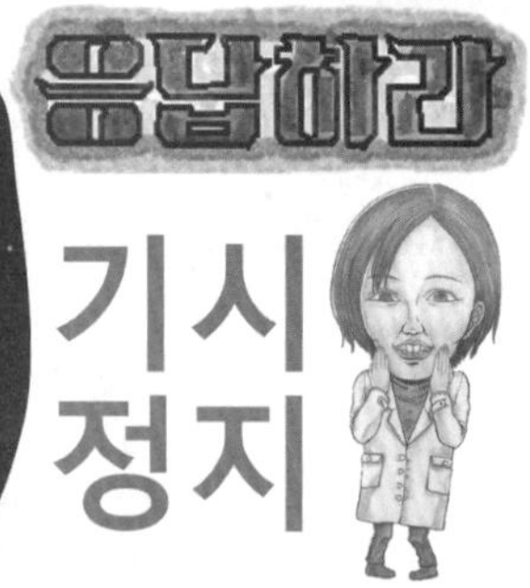

Extensor hallucis longus muscle

origin

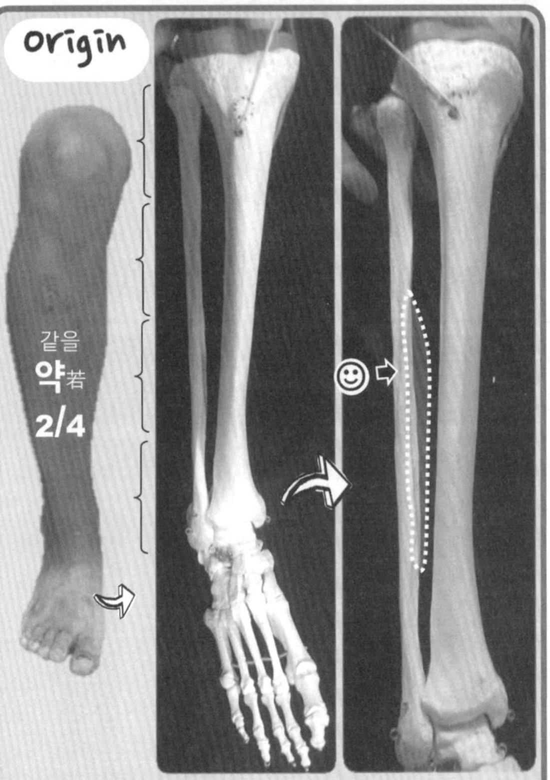

☺ 장딴지비腓 뼈골骨 (≒ 종아리뼈)

☞ 앞전前 낯면面 의 가운데중中 떼부部

► 같을약若 2/4 (☞4분의 2)

☺ Upper **2/4** of the middle surface of the **fibula**

insertion

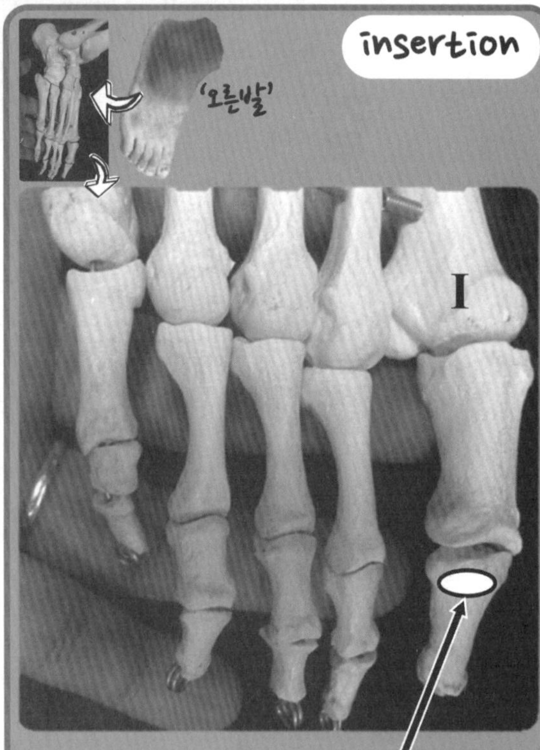

☻ 제1번 끝말末 마디절節 뼈골骨 의 (≒ 끝마디뼈)

☞ 발족足 등배背 곁측側 (≒ 발등쪽)

► 터기基 밑저底 떼부部

☻ Base of the **1st distal phalanx** (in dorsal side)

3-240

Extensor hallucis brevis

짧을 단 短 엄지발가락 무 拇 발가락 지 趾 펼 신 伸 힘줄 근 筋

≒ 짧은 엄지 폄근

innervation 신경지배

Deep Peroneal nerve (L5, S1)

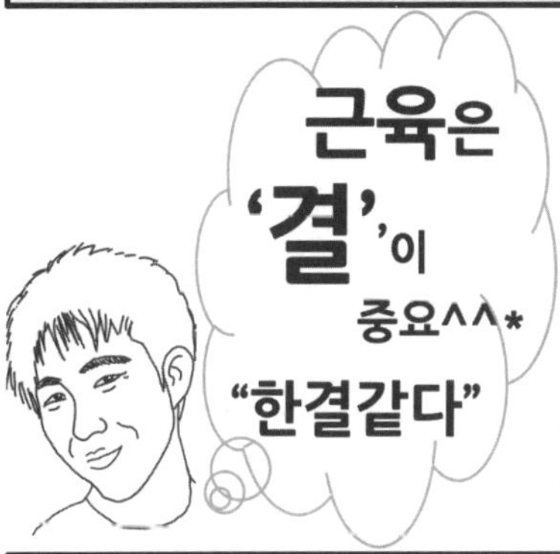

Origin 시작 부위

Calcaneus

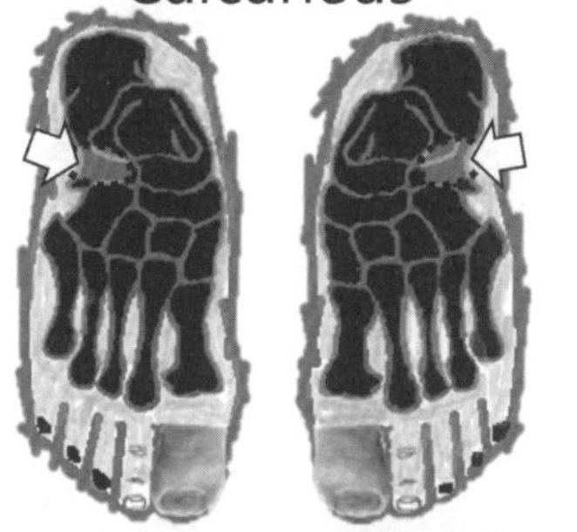

insertion 정지 부위

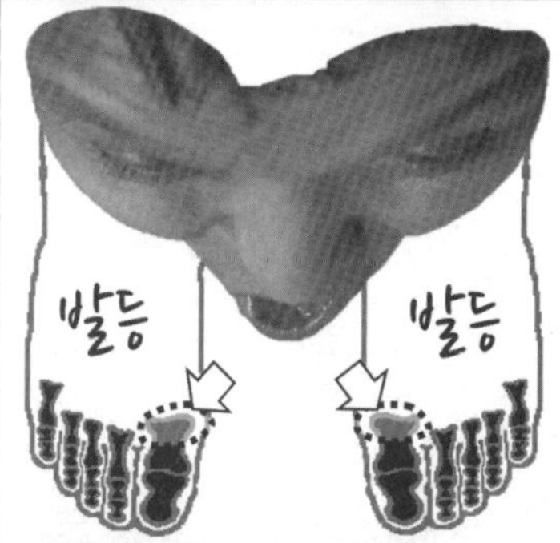

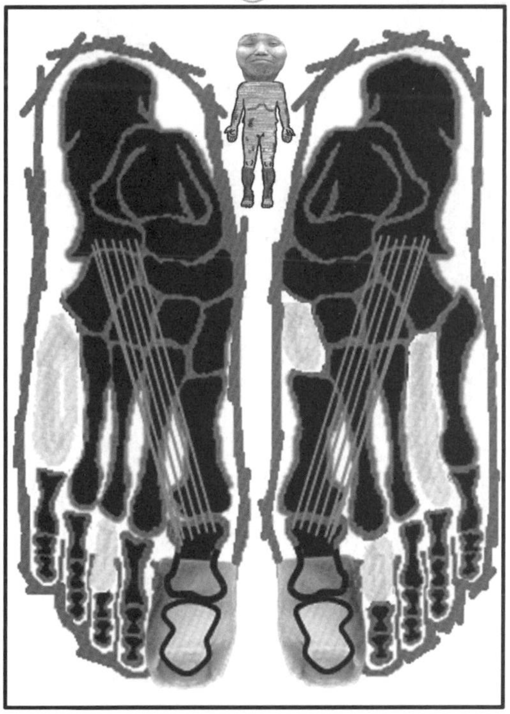

Motion 움직임

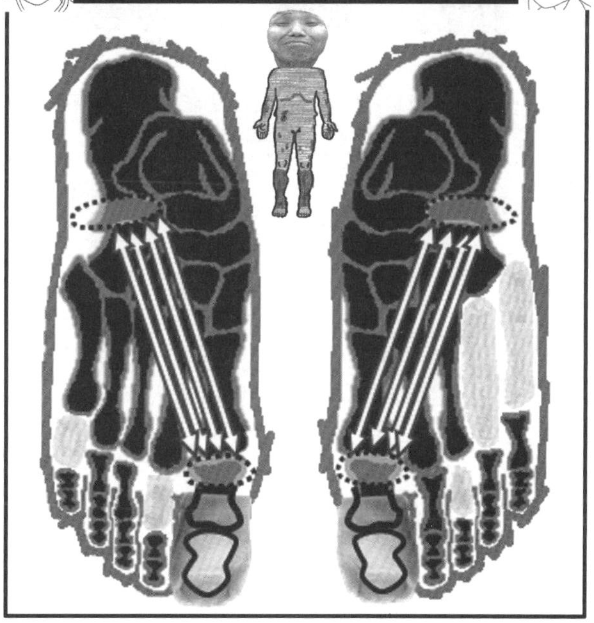

3-240-1

짧을 **단**短 엄지발가락 **무**拇 발가락 **지**趾 펼 **신**伸 힘줄 **근**筋

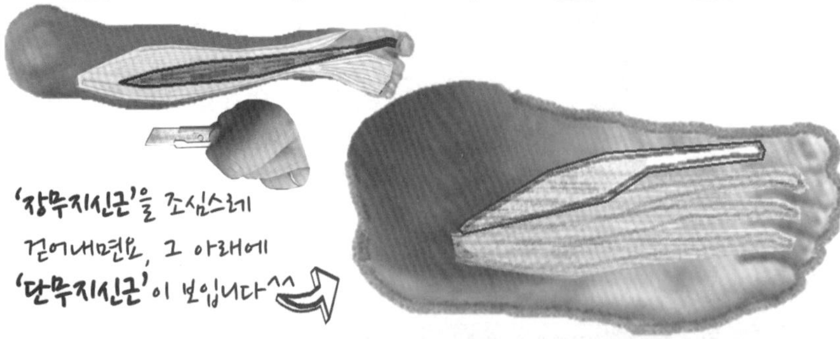

'장무지신근'을 조심스레 걷어내면요, 그 아래에 '단무지신근'이 보입니다^^

응답하라

기시 정지

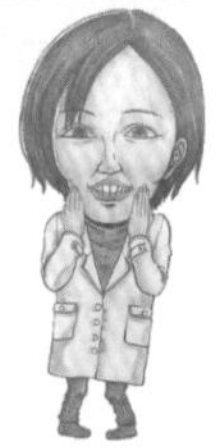

Extensor hallucis brevis muscle

Origin

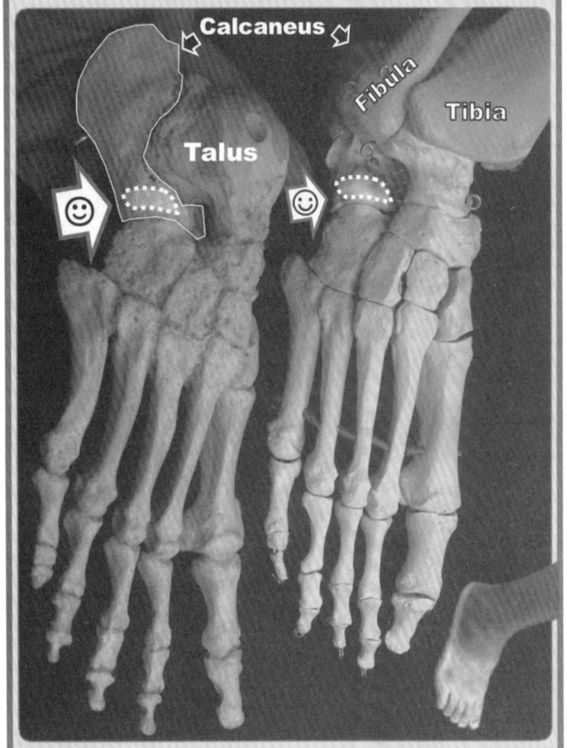

☺ 발꿈치**종**踵 뼈**골**骨 (≒ 발꿈치뼈) 의

☞ 앞**전**前 - 위**상**上 떼**부**部

☺ Anterior-superior part of the **calcaneus**

insertion

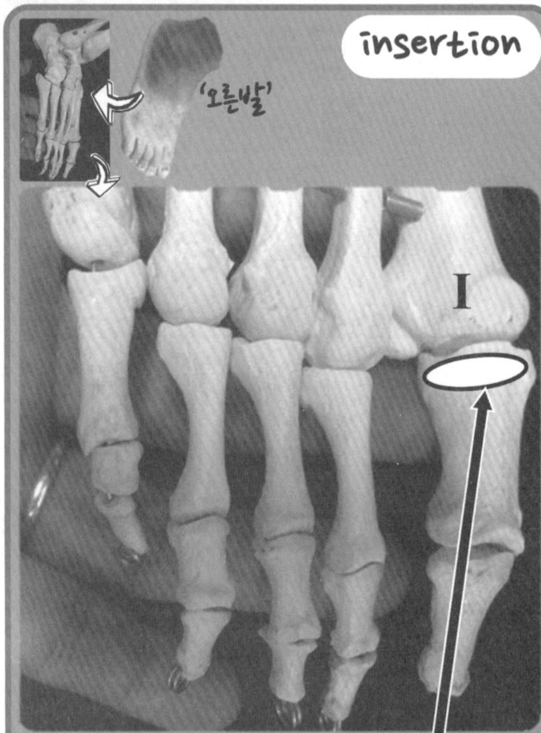

☻ 제1번 터**기**基 마디**절**節 뼈**골**骨 의 (≒ 첫마디뼈)

☞ 발**족**足 등**배**背 곁**측**側 (≒ 발등쪽)

► 터**기**基 밑**저**底 떼**부**部

☻ Base of the 1st **proximal phalanx** (in dorsal side)

3-240-2

간여(방패간干 더불여與 : 어떤 일에 간섭하여 참여함)할 참參
상고(자세할상詳 생각할고考 : 꼼꼼하게 따져서 검토하거나 참고함)할 고考

Extensor digitorum brevis &
짧을단短 발가락지趾 펼신伸 힘줄근筋 과
Extensor hallucis brevis muscle
짧을단短 엄지발가락무拇 발가락지趾 펼신伸 힘줄근筋

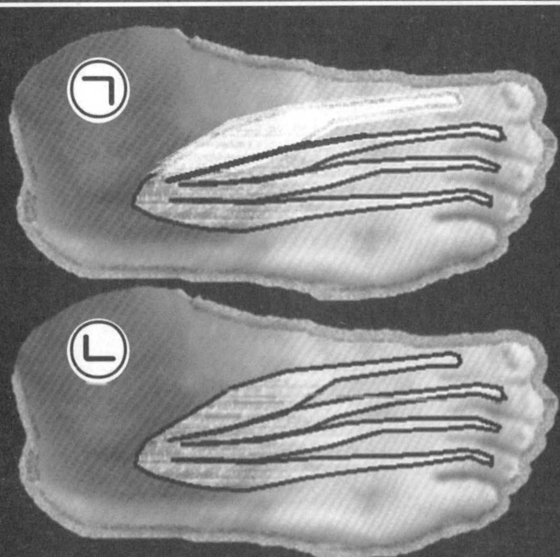

Extensor digitorum brevis muscle
짧을단短 발가락지趾 펼신伸 힘줄근筋 ≒ 짧은 발가락 폄근

수업준비(등)하면서,
고민했던 기억이
떠오르네요^^ 즉,
'단지신근'의 정지부에서
엄지발가락 부분을
제외할 것인지 아닌지
고민끝에요↓

'단지신근'과 '단무지신근'의
존재를 구분해주는 것이 (저희는)
옳을 듯 하다 판단하였습니다(㉡)!
(이러한) 고민의 이유는요,
엄지발가락으로 이행하는 근육이
하나로 합쳐져(fusion)
'단무지신근'으로 보는 경향이
눈에 띄기 때문이었습니다^^

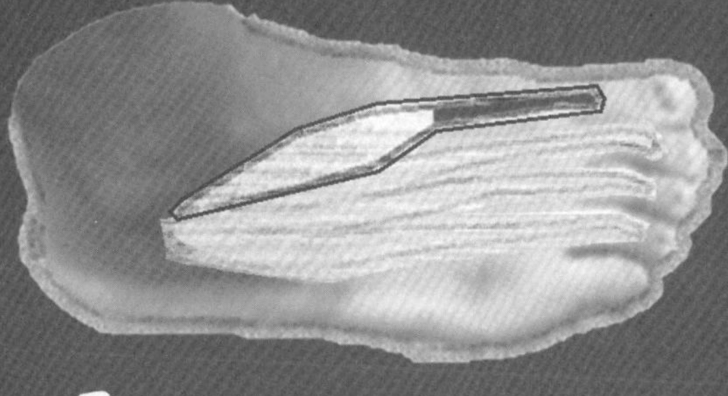

Extensor hallucis brevis muscle
짧을단短 엄지발가락무拇 발가락지趾 펼신伸 힘줄근筋 ≒ 짧은 엄지 폄근

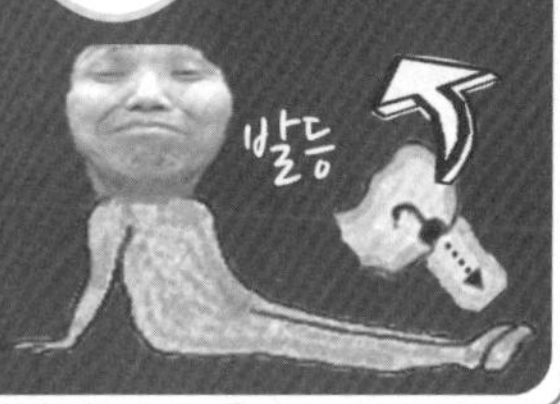

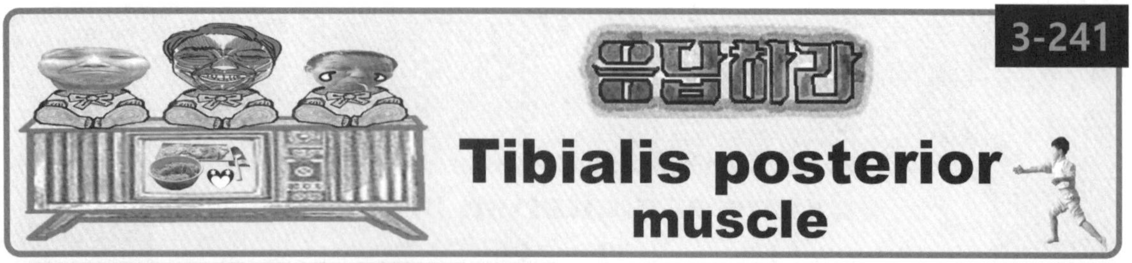
응답하라
3-241
Tibialis posterior muscle

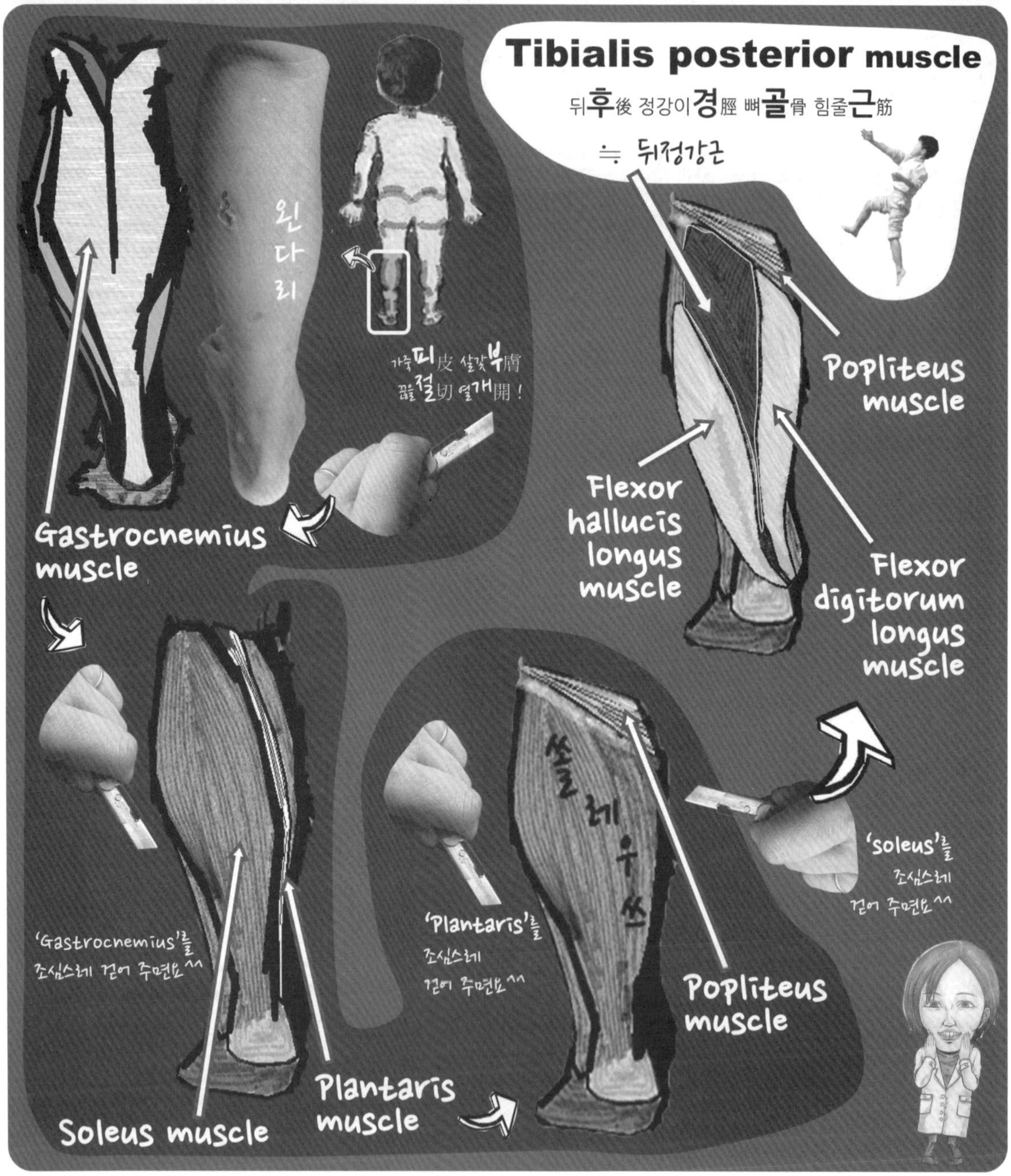
Tibialis posterior muscle
뒤후後 정강이경脛 뼈골骨 힘줄근筋
≒ 뒤정강근
왼다리
가죽피皮 살갗부膚 끊을절切 열개開!
Gastrocnemius muscle
Popliteus muscle
Flexor hallucis longus muscle
Flexor digitorum longus muscle
'Gastrocnemius'를 조심스레 걷어 주면요 ^^
Soleus muscle
Plantaris muscle
'Plantaris'를 조심스레 걷어 주면요 ^^
쏠레우쓰
Popliteus muscle
'soleus'를 조심스레 걷어 주면요 ^^

3-241-1

Tibialis Posterior

뒤 **후**後 정강이 **경**脛 뼈 **골**骨 힘줄 **근**筋

≒ 뒤 정강근

innervation 신경지배

Tibial nerve (L5, S1)

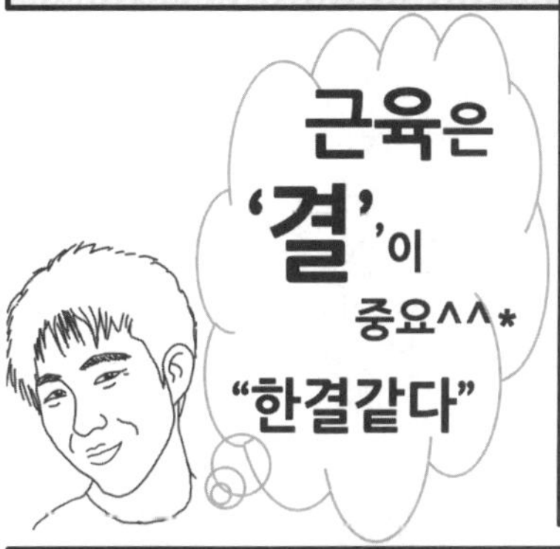

Origin 시작 부위

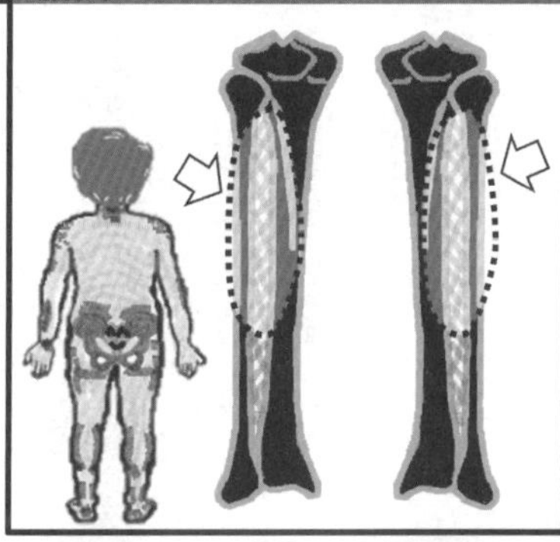

insertion 정지 부위

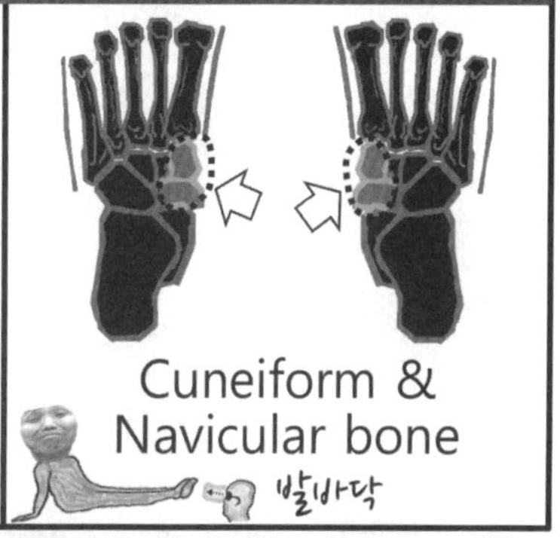

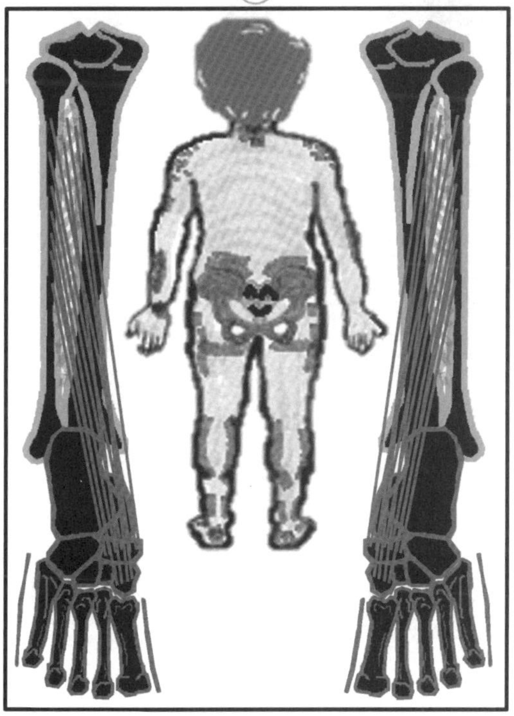

Motion 움직임

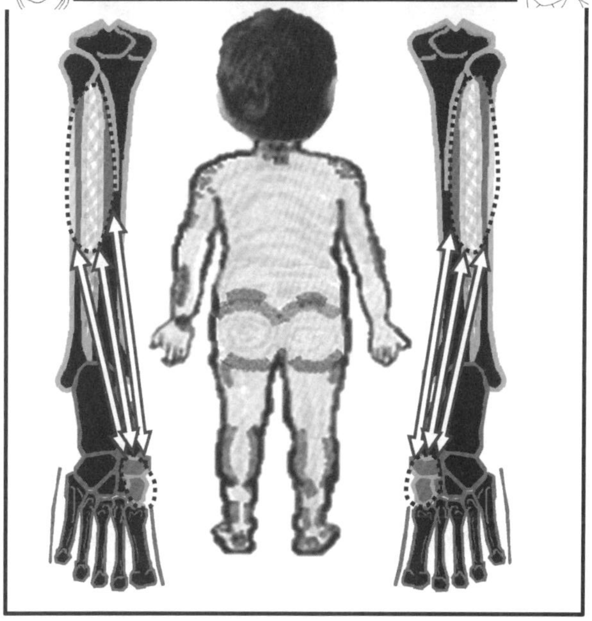

3-241-2

뒤**후**後 정강이**경**脛 뼈**골**骨 힘줄**근**筋

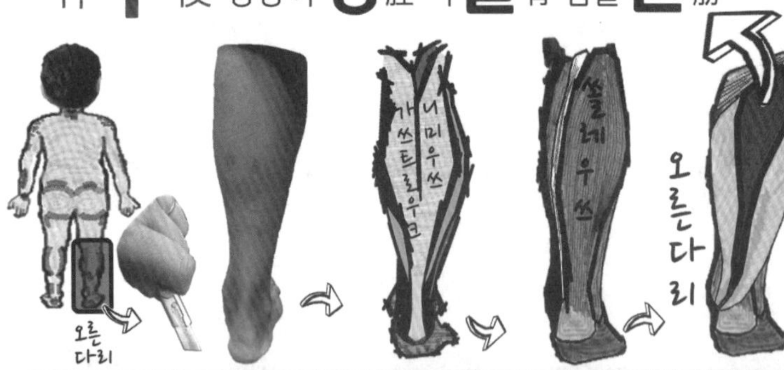

응답하라 기시 정지

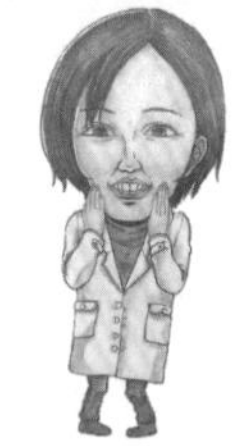

Tibialis posterior muscle

origin

後

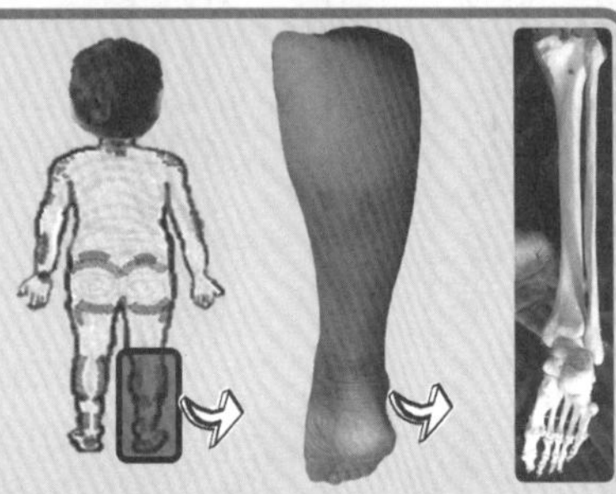

㉠ 정강이**경**脛 뼈**골**骨 (≒ 정강뼈)
☞ 뒤**후**後 낯**면**面 의 바깥**외**外 곁**측**側
► 위**상**上 떼**부**部 ► 같을**약**若 ½

㉡ 장딴지**비**腓 뼈**골**骨 (≒ 종아리뼈)
☞ 뒤**후**後 낯**면**面 의 안**내**內 곁**측**側
► 위**상**上 떼**부**部 ► 같을**약**若 ½

㉢ '㉠,㉡'과 연접된 뼈**골**骨 사이**간**間 막**막**膜 (≒ 뼈사이막) 의 한**일**一 떼**부**部

㉠ Upper ½ of the lateral side of the **tibia** (in posterior surface)

㉡ Upper ½ of the medial side of the **fibula** (in posterior surface)

㉢ A part of the '**interosseous membrane**' linked to "㉠,㉡"

insertion

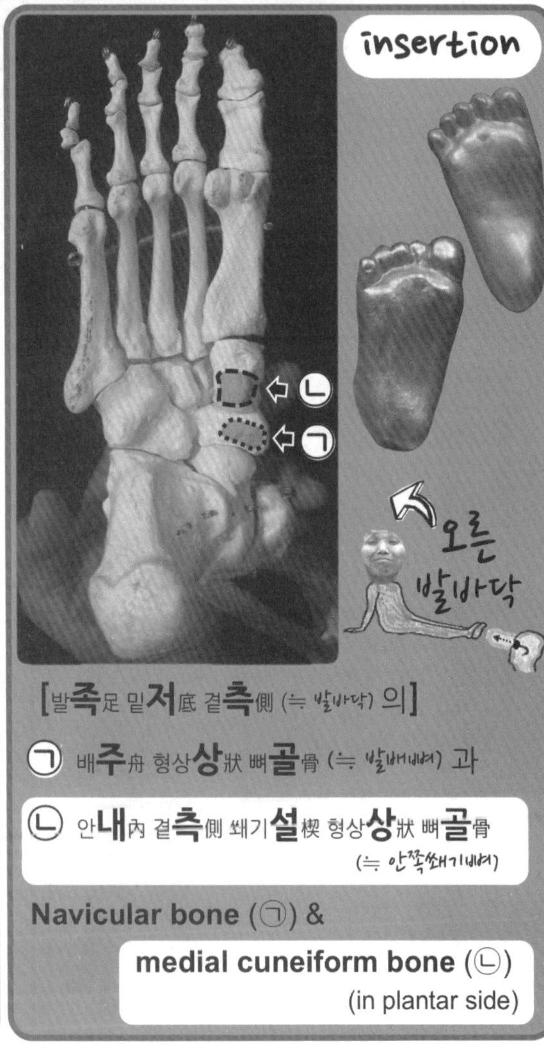

[발**족**足 밑**저**底 곁**측**側 (≒ 발바닥) 의]

㉠ 배**주**舟 형상**상**狀 뼈**골**骨 (≒ 발배뼈) 과

㉡ 안**내**內 곁**측**側 쐐기**설**楔 형상**상**狀 뼈**골**骨 (≒ 안쪽쐐기뼈)

Navicular bone (㉠) &

medial cuneiform bone (㉡) (in plantar side)

뒤**후**後 정강이**경**脛 뼈**골**骨 힘줄**근**筋

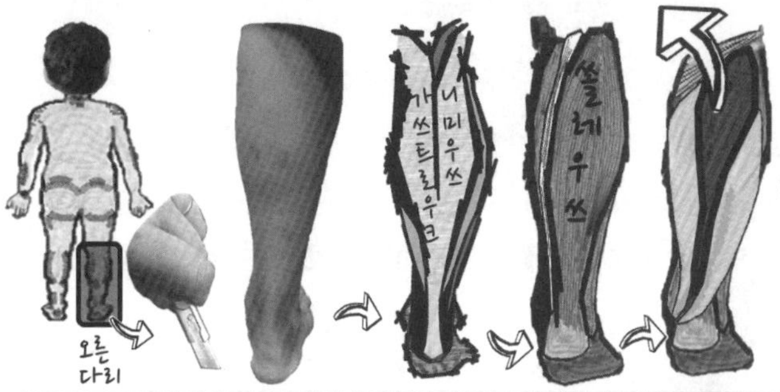

3-241-3

응답하라

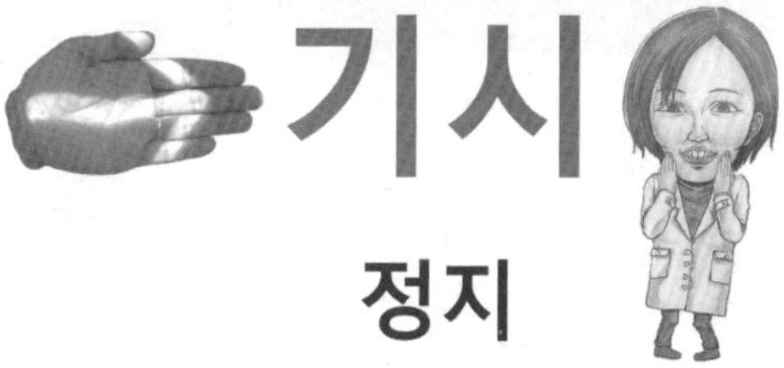

기시

정지

Tibialis posterior muscle

Origin

"뼈**골**骨 사이**간**間 막**막**膜"

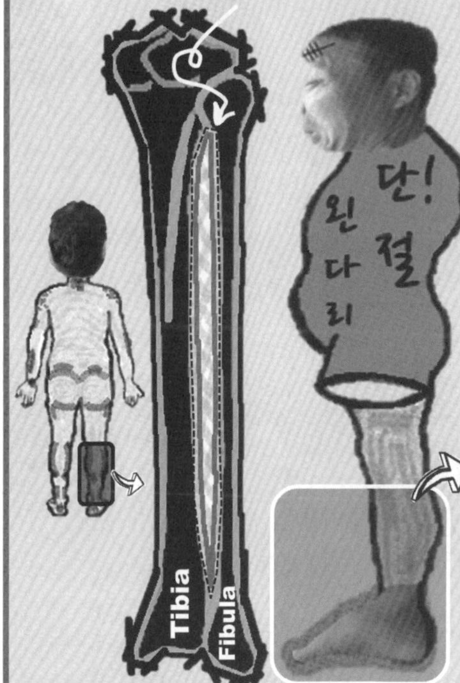

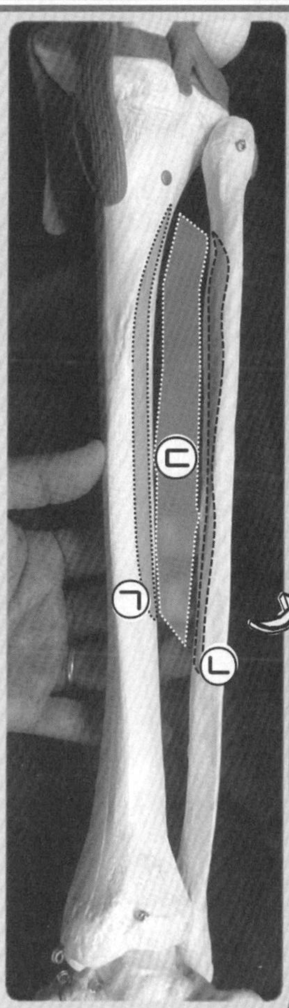

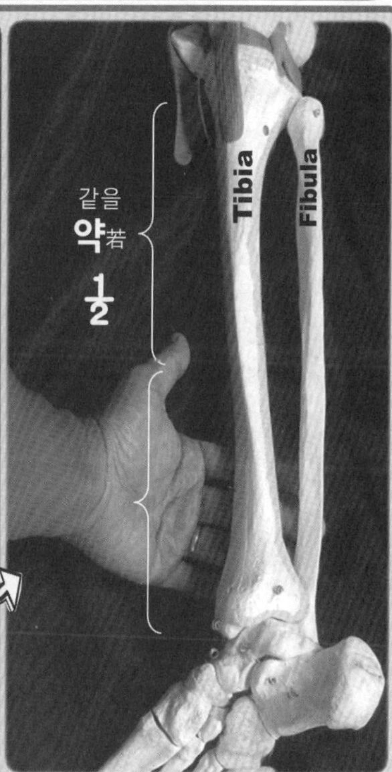

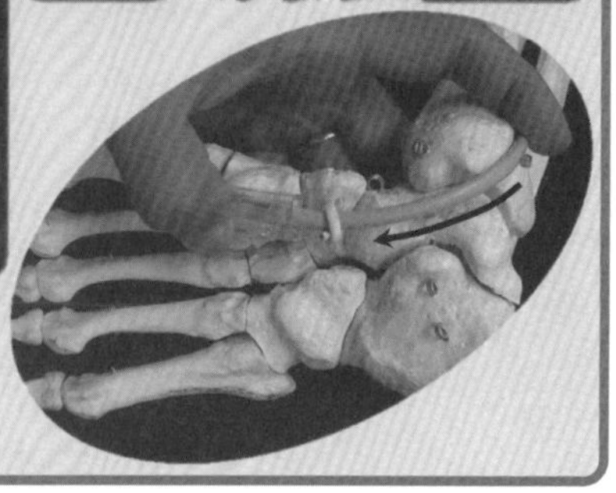

㉠ **경골 후면**의 **외측 ▸ 상부 ▸ 약 ½**

ㄴ **비골 후면**의 **내측 ▸ 상부 ▸ 약 ½**

ㄷ '㉠,ㄴ'과 연접된 **골간막** 의 **일부**

㉠ Upper ½ of the lateral side of the **tibia** (in posterior surface)

ㄴ Upper ½ of the medial side of the **fibula** (in posterior surface)

ㄷ A part of the **' interosseous membrane '** linked to "㉠,ㄴ"

3-242

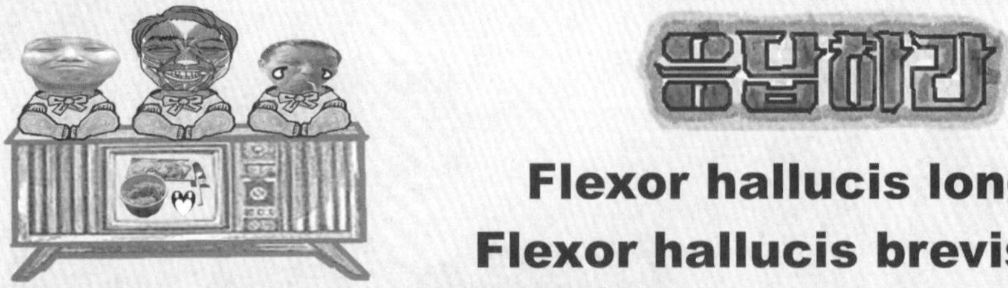

Flexor hallucis longus & Flexor hallucis brevis muscle

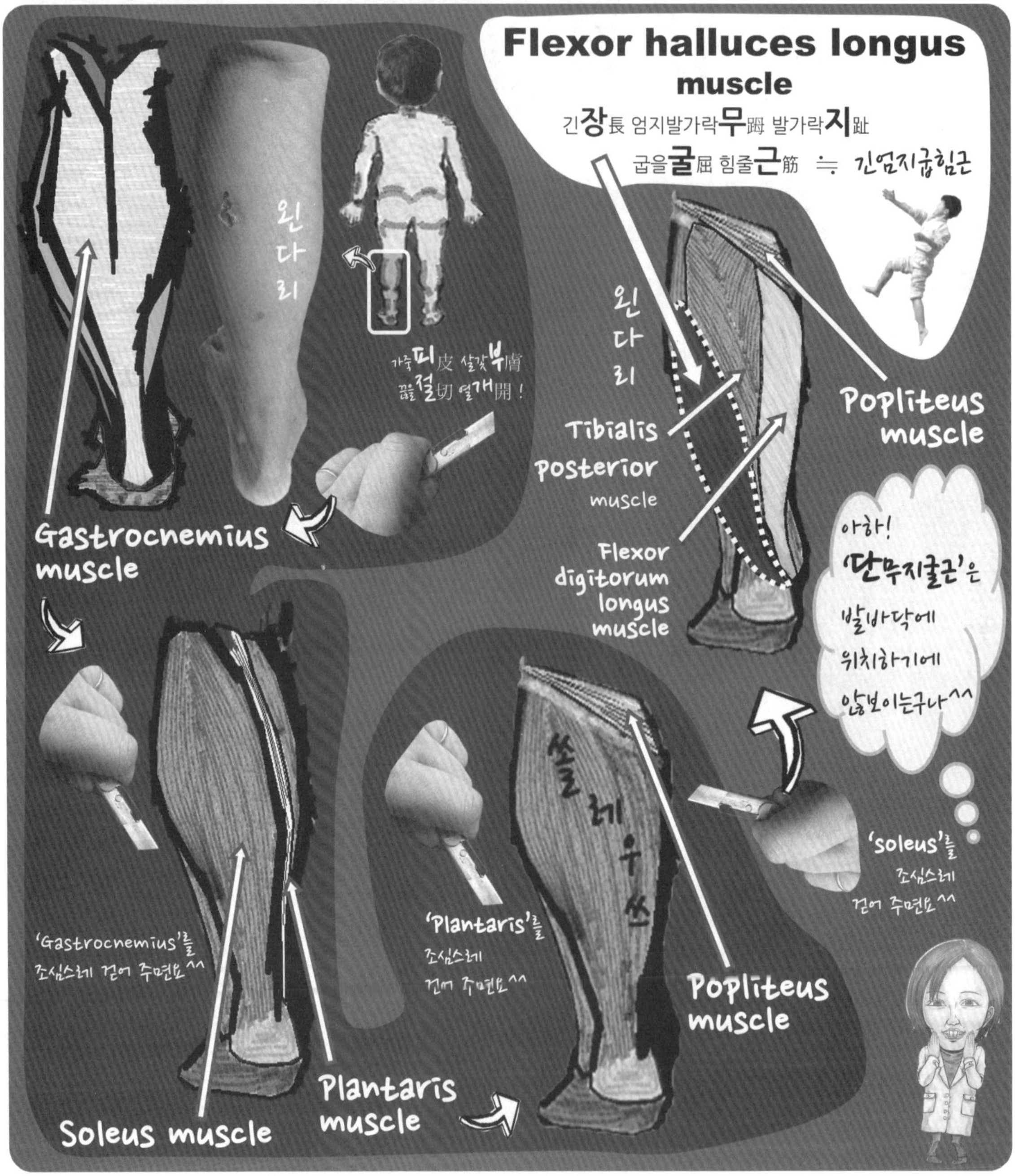

innervation 신경지배

Tibial nerve (L5, S1, S2)

3-243

Flexor hallucis longus

긴 **장**長 엄지발가락 **무**拇 발가락 **지**趾 굽을 **굴**屈 힘줄 **근**筋

≒ 긴 엄지 굽힘근

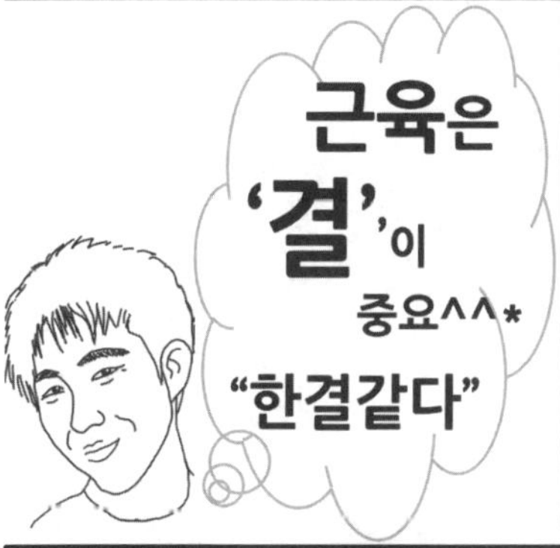

Origin 시작 부위

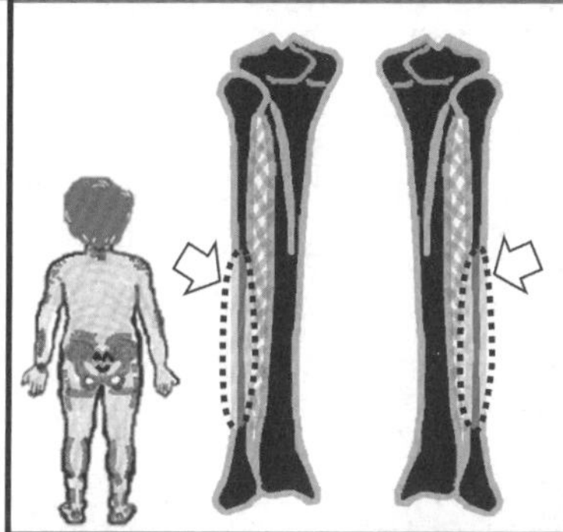

Insertion 정지 부위

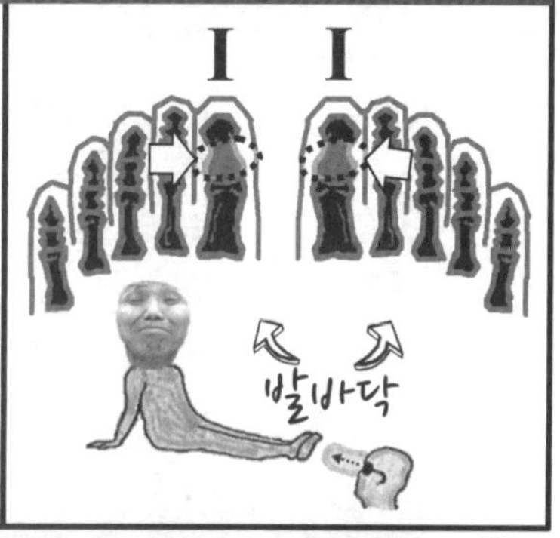

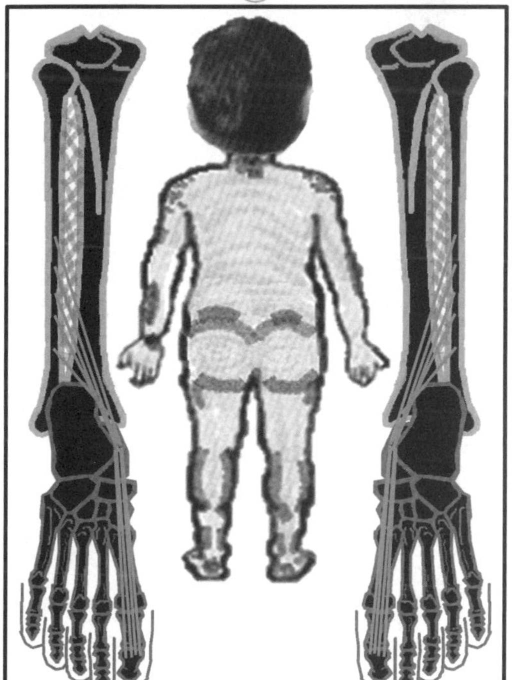

Motion 움직임

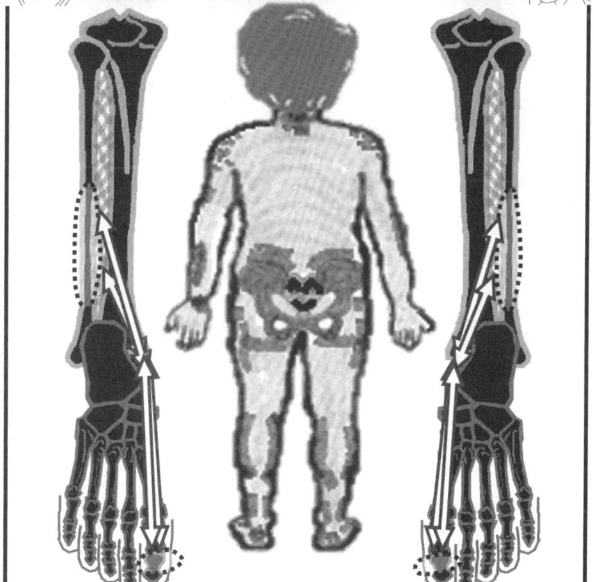

3-243-1

긴**장**長 엄지발가락**무**拇 발가락**지**趾 굽을**굴**屈 힘줄**근**筋

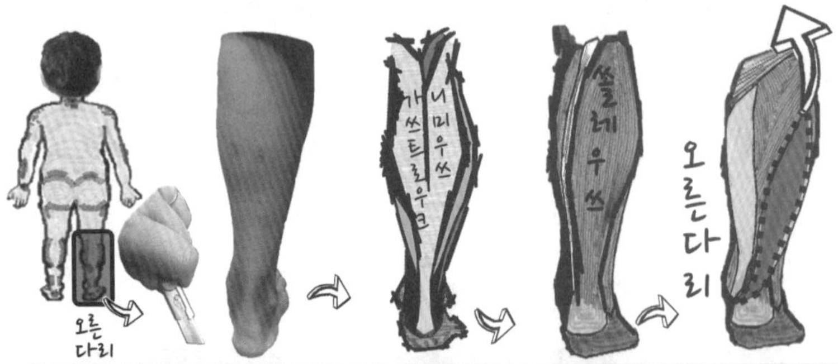

응답하라 기시 정지

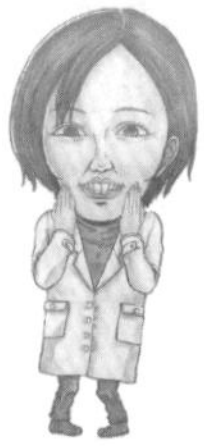

Flexor hallucis longus muscle

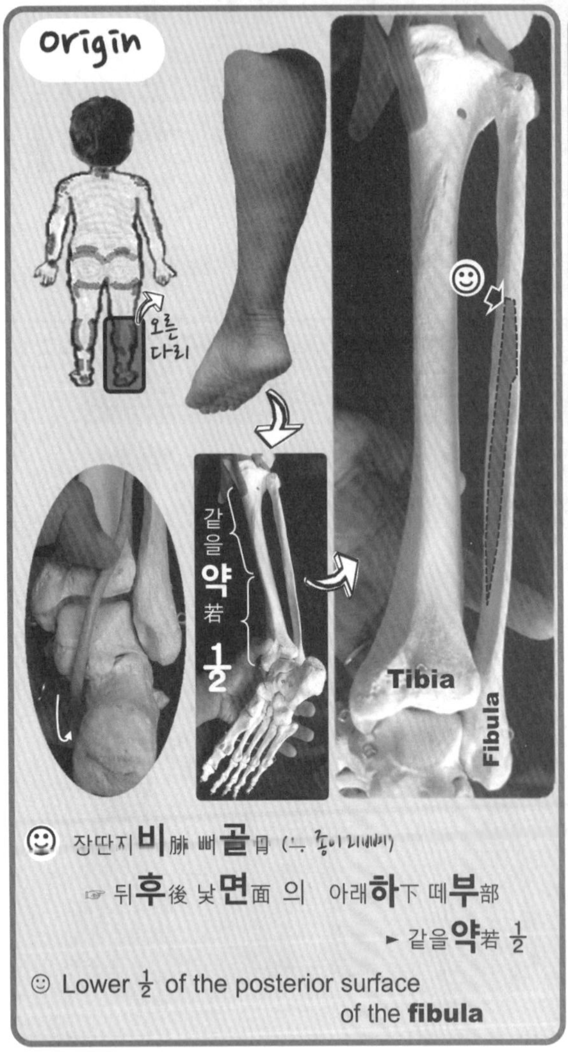

☺ 장딴지**비**腓 뼈**골**骨 (≒ 종아리뼈)
☞ 뒤**후**後 낯**면**面 의 아래**하**下 떼**부**部
► 같을**약**若 $\frac{1}{2}$

☺ Lower $\frac{1}{2}$ of the posterior surface of the **fibula**

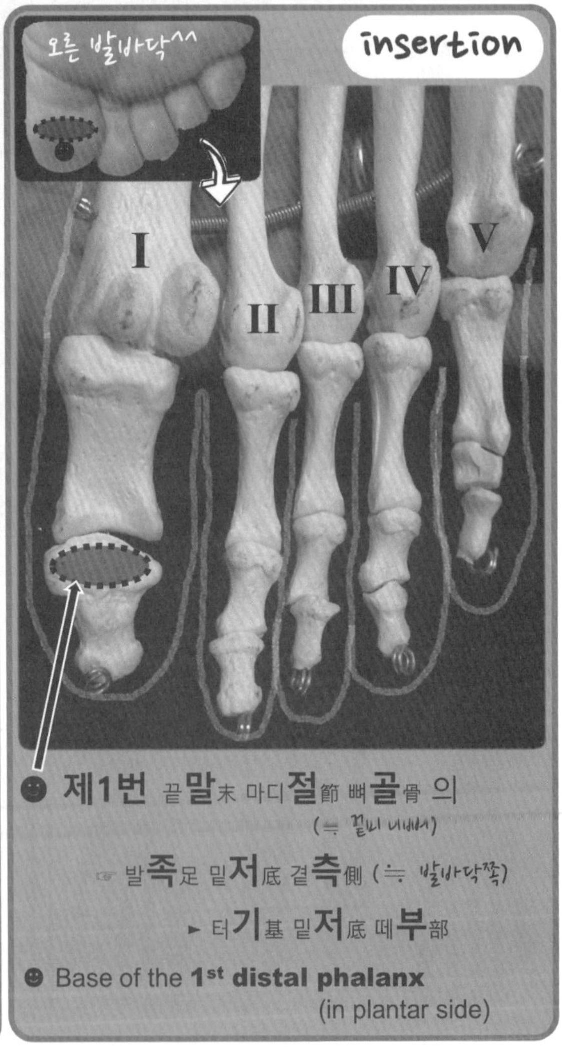

● **제1번** 끝**말**末 마디**절**節 뼈**골**骨 의 (≒ 끝마디뼈)
☞ 발**족**足 밑**저**底 곁**측**側 (≒ 발바닥쪽)
► 터**기**基 밑**저**底 떼**부**部

● Base of the **1st distal phalanx** (in plantar side)

3-244

Flexor hallucis brevis

짧은 단短 엄지발가락 무蹞 발가락 지趾

굽을 굴屈 힘줄 근筋

≒ 짧은 엄지 굽힘근

innervation 신경지배

Medial plantar nerve (L5, S1, S2)

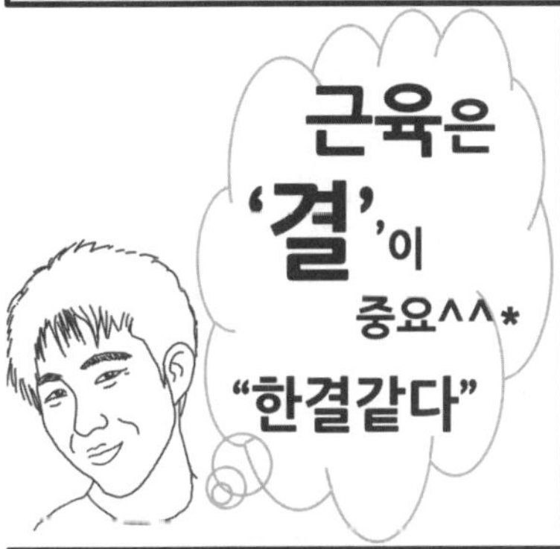

Origin 시작 부위

Cuboid & Cuneiform

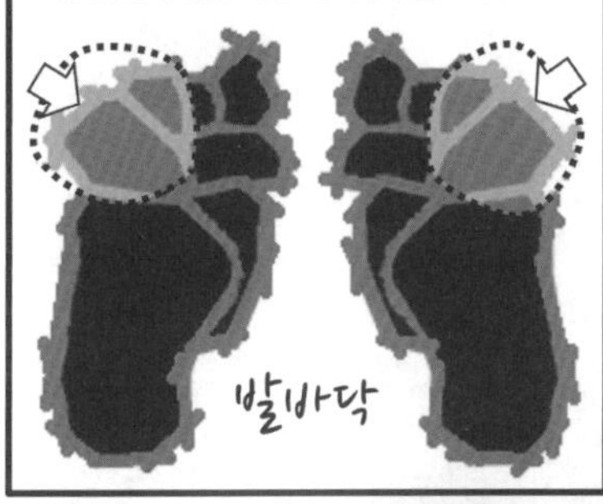

insertion 정지 부위

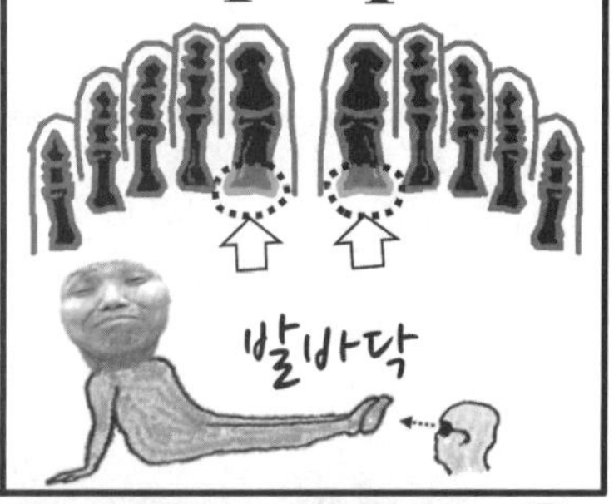

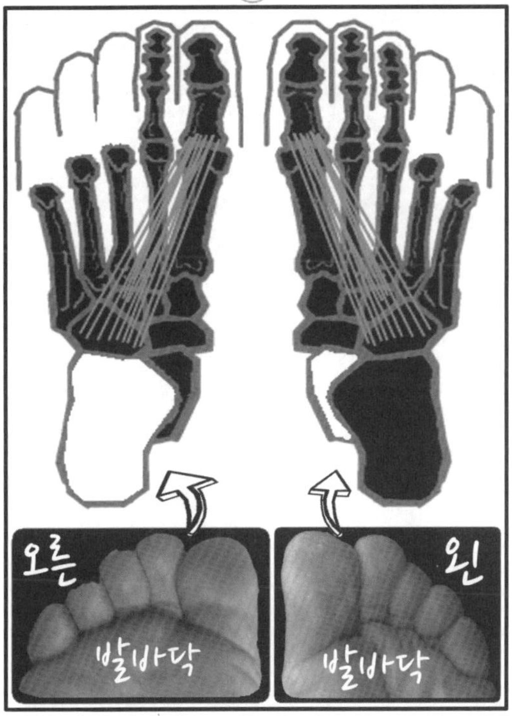

Motion 움직임

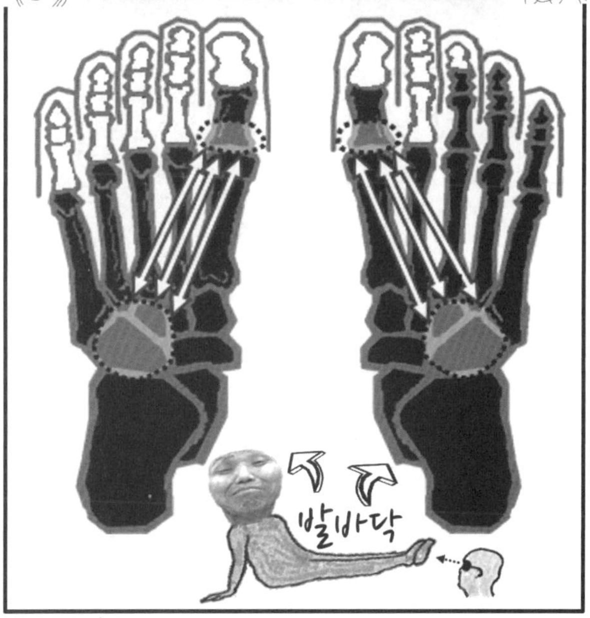

3-244-1

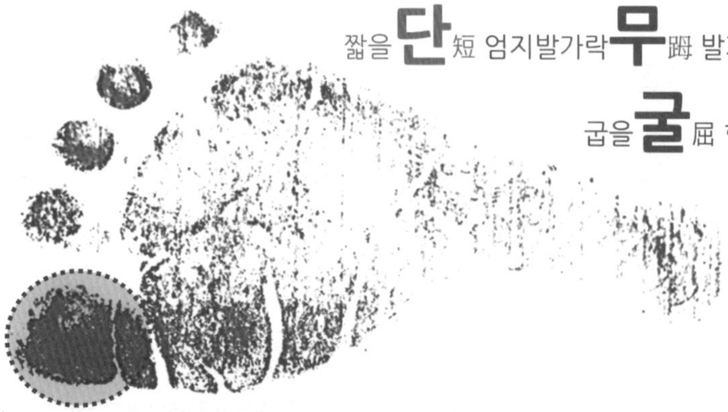

짧을 단短 엄지발가락 무拇 발가락 지趾
굽을 굴屈 힘줄 근筋

응답하라 기시 정지

Flexor hallucis brevis muscle

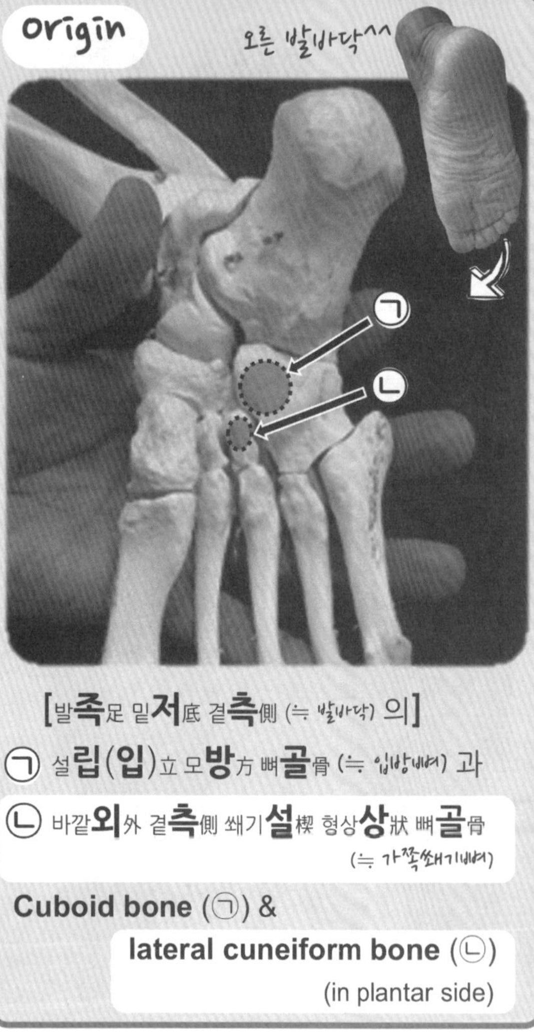

[발족足 밑저底 곁측側 (≒ 발바닥) 의]

㉠ 설립(입)立 모방方 뼈골骨 (≒ 입방뼈) 과

㉡ 바깥외外 곁측側 쐐기설楔 형상상狀 뼈골骨 (≒ 가쪽쐐기뼈)

Cuboid bone (㉠) & lateral cuneiform bone (㉡) (in plantar side)

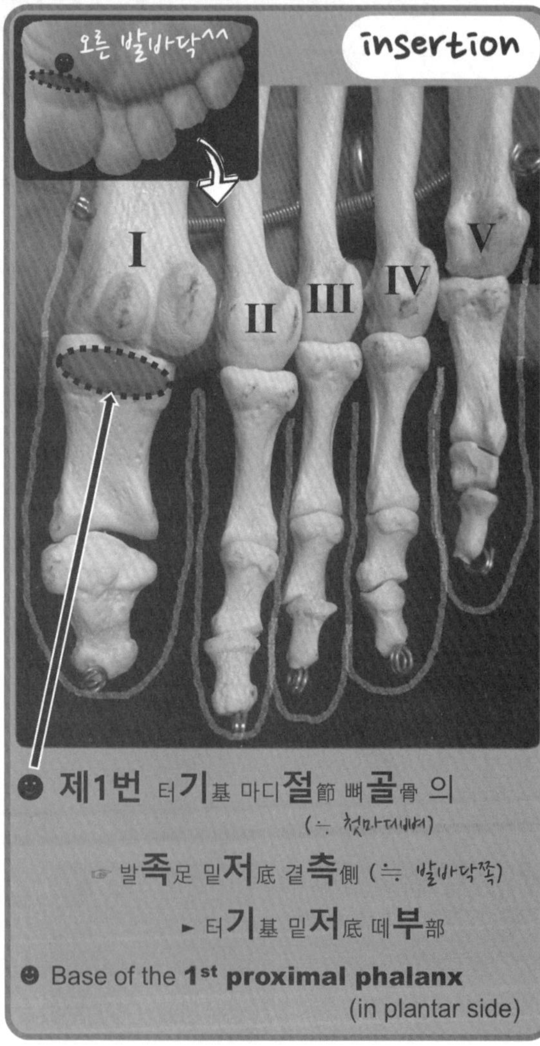

☻ 제1번 터기基 마디절節 뼈골骨 의 (≒ 첫마디뼈)

☞ 발족足 밑저底 곁측側 (≒ 발바닥쪽)

► 터기基 밑저底 떼부部

☻ Base of the 1st **proximal phalanx** (in plantar side)

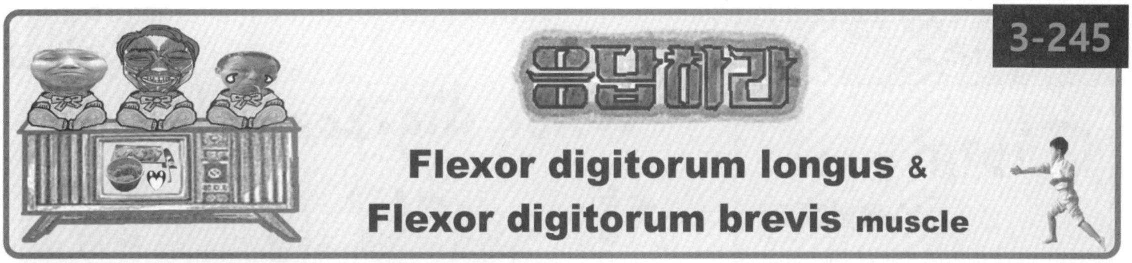

Flexor digitorum longus & Flexor digitorum brevis muscle

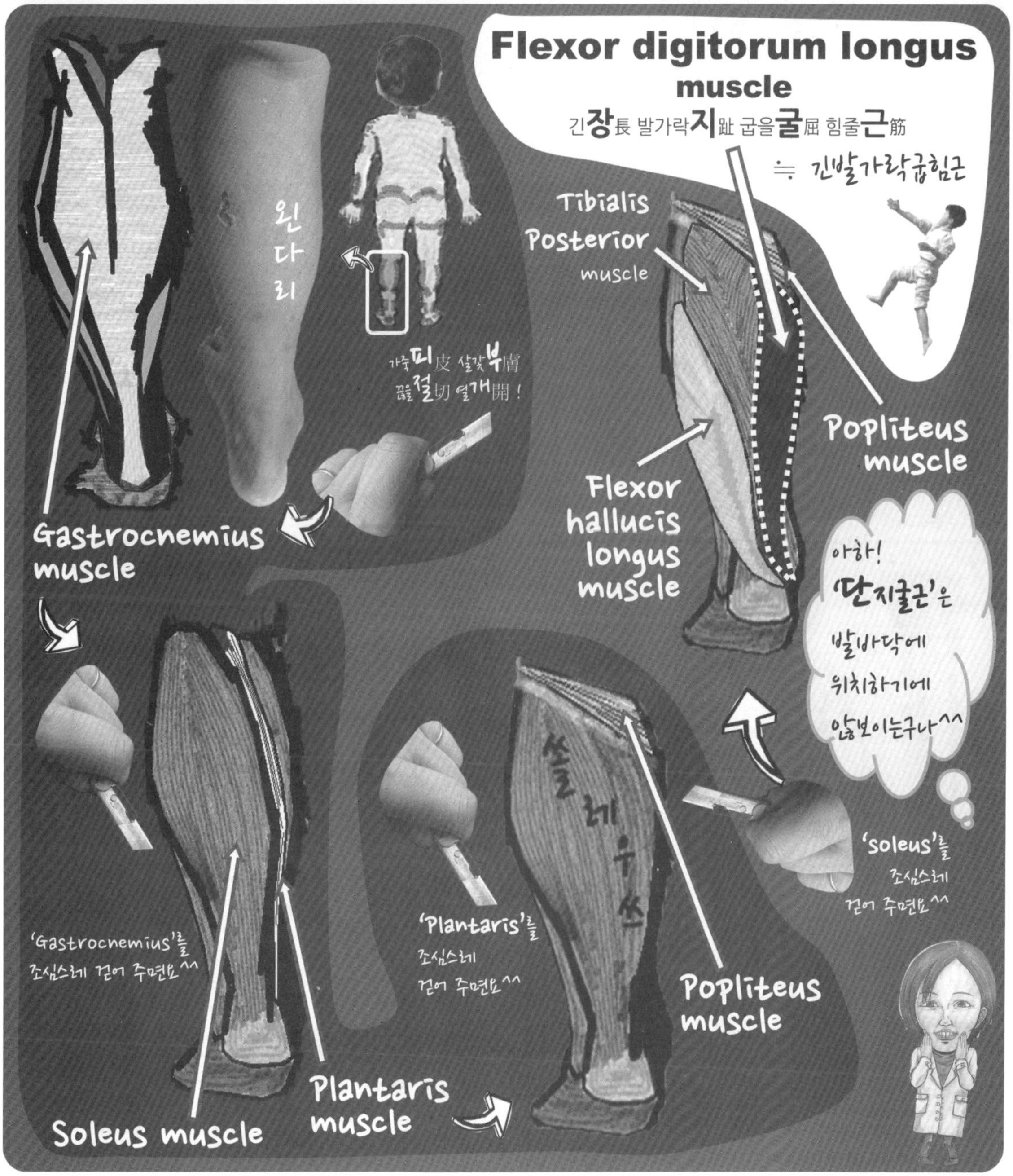

3-245-1

innervation 신경지배

Tibial nerve (L5, S1)

Flexor digitorum longus

긴 장長 발가락 지趾 굽을 굴屈 힘줄 근筋

≒ 긴 발가락 굽힘근

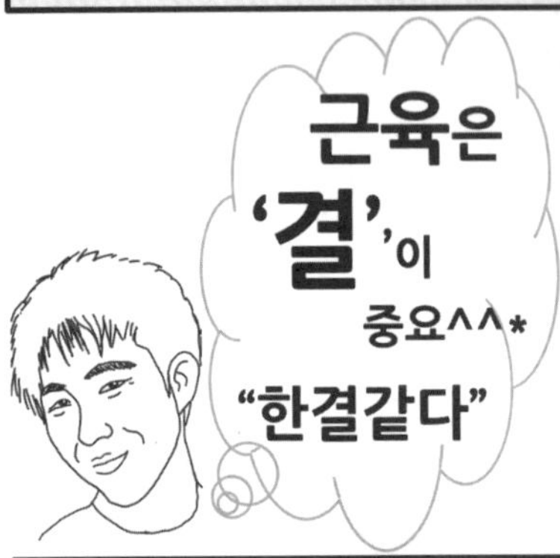

origin 시작 부위

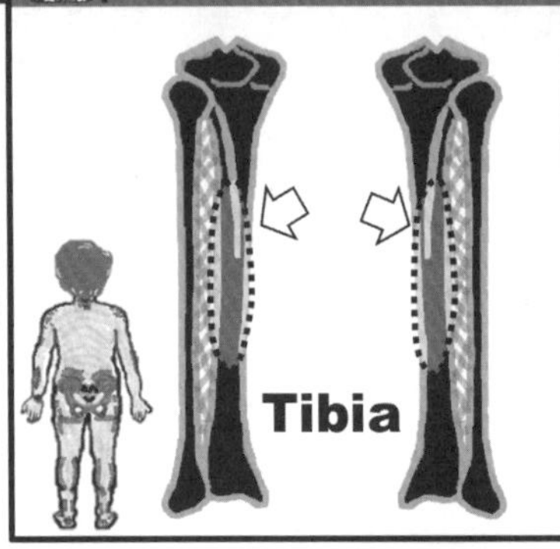

insertion 정지 부위

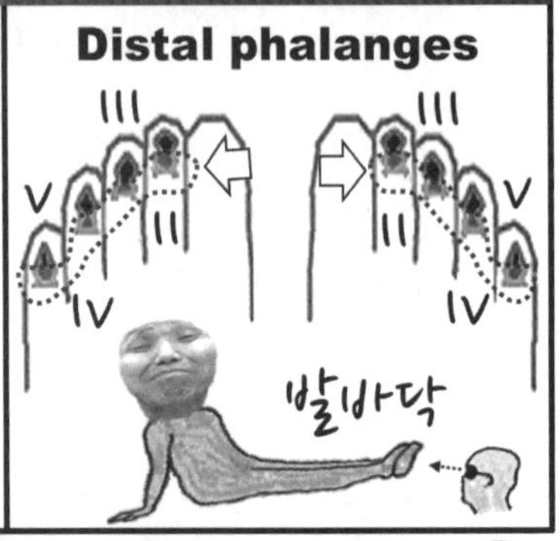

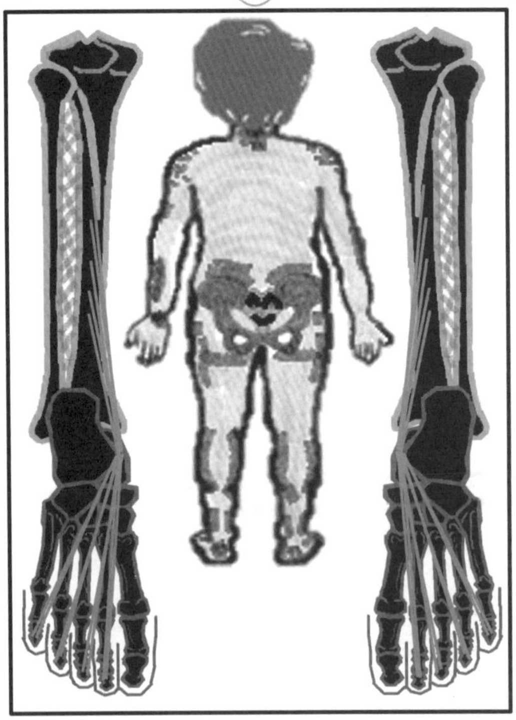

Motion 움직임

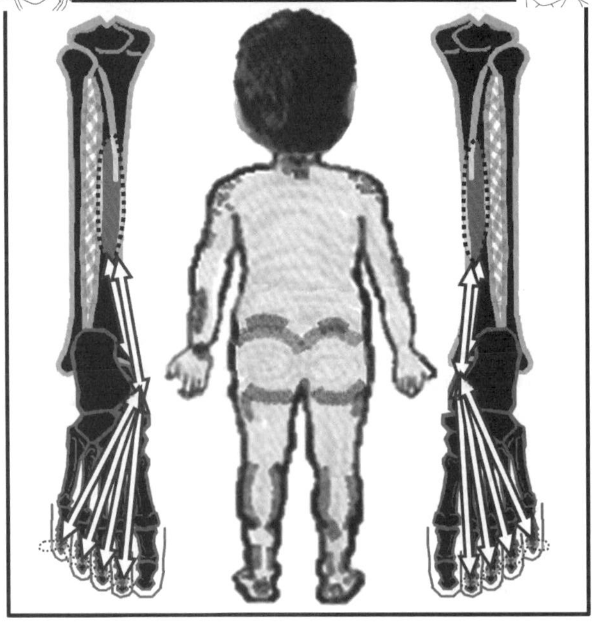

3-245-2

긴**장**長 발가락**지**趾 굽을**굴**屈 힘줄**근**筋

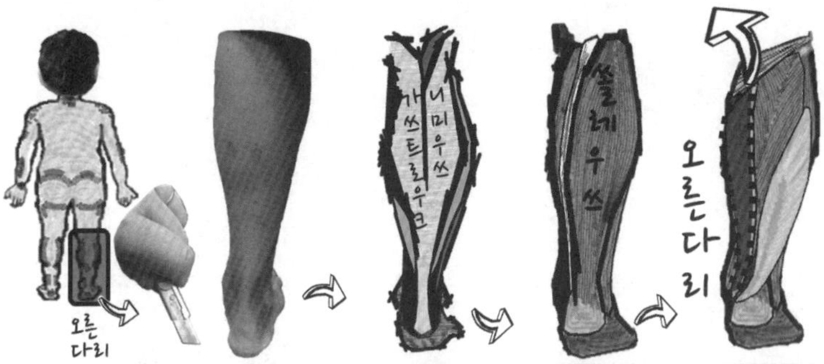

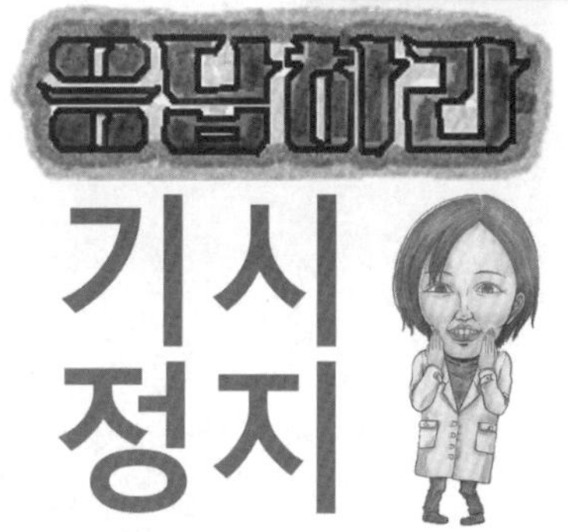

Flexor digitorum longus muscle

origin

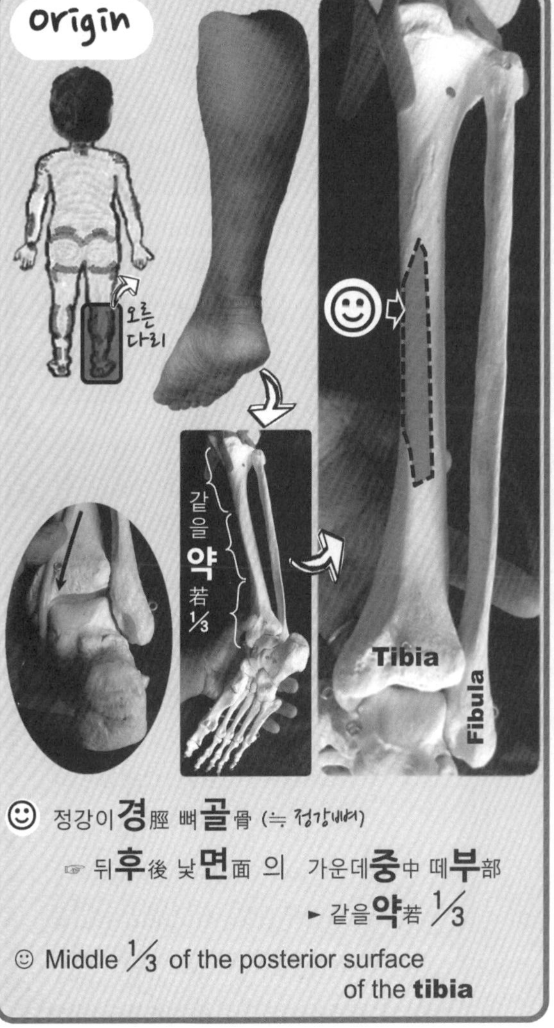

☺ 정강이**경**脛 뼈**골**骨 (≒ 정강뼈)

☞ 뒤**후**後 낯**면**面 의 가운데**중**中 떼**부**部

► 같을**약**若 1/3

☺ Middle 1/3 of the posterior surface of the **tibia**

insertion

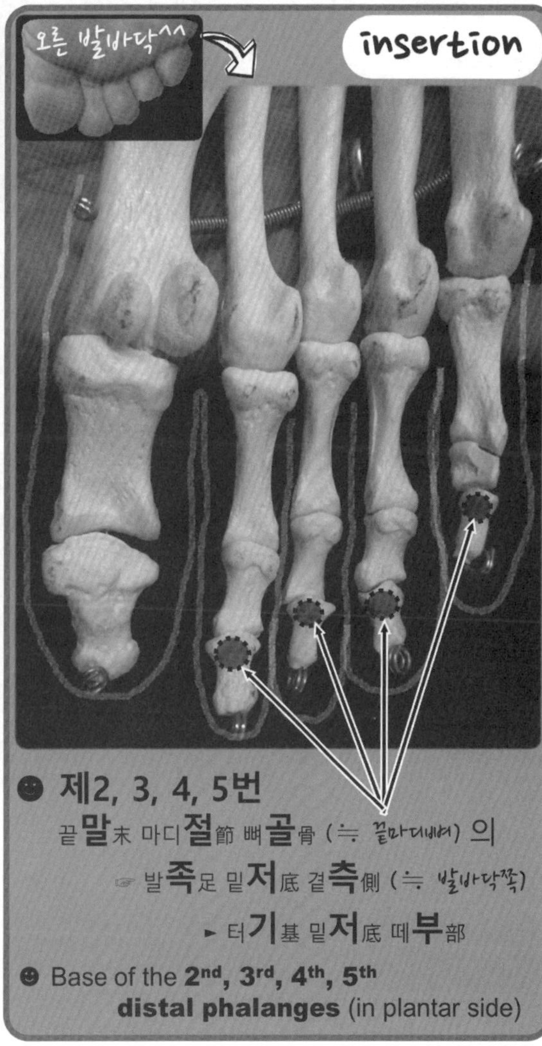

☻ 제2, 3, 4, 5번

끝**말**末 마디**절**節 뼈**골**骨 (≒ 끝마디뼈) 의

☞ 발**족**足 밑**저**底 곁**측**側 (≒ 발바닥쪽)

► 터**기**基 밑**저**底 떼**부**部

☻ Base of the **2nd, 3rd, 4th, 5th distal phalanges** (in plantar side)

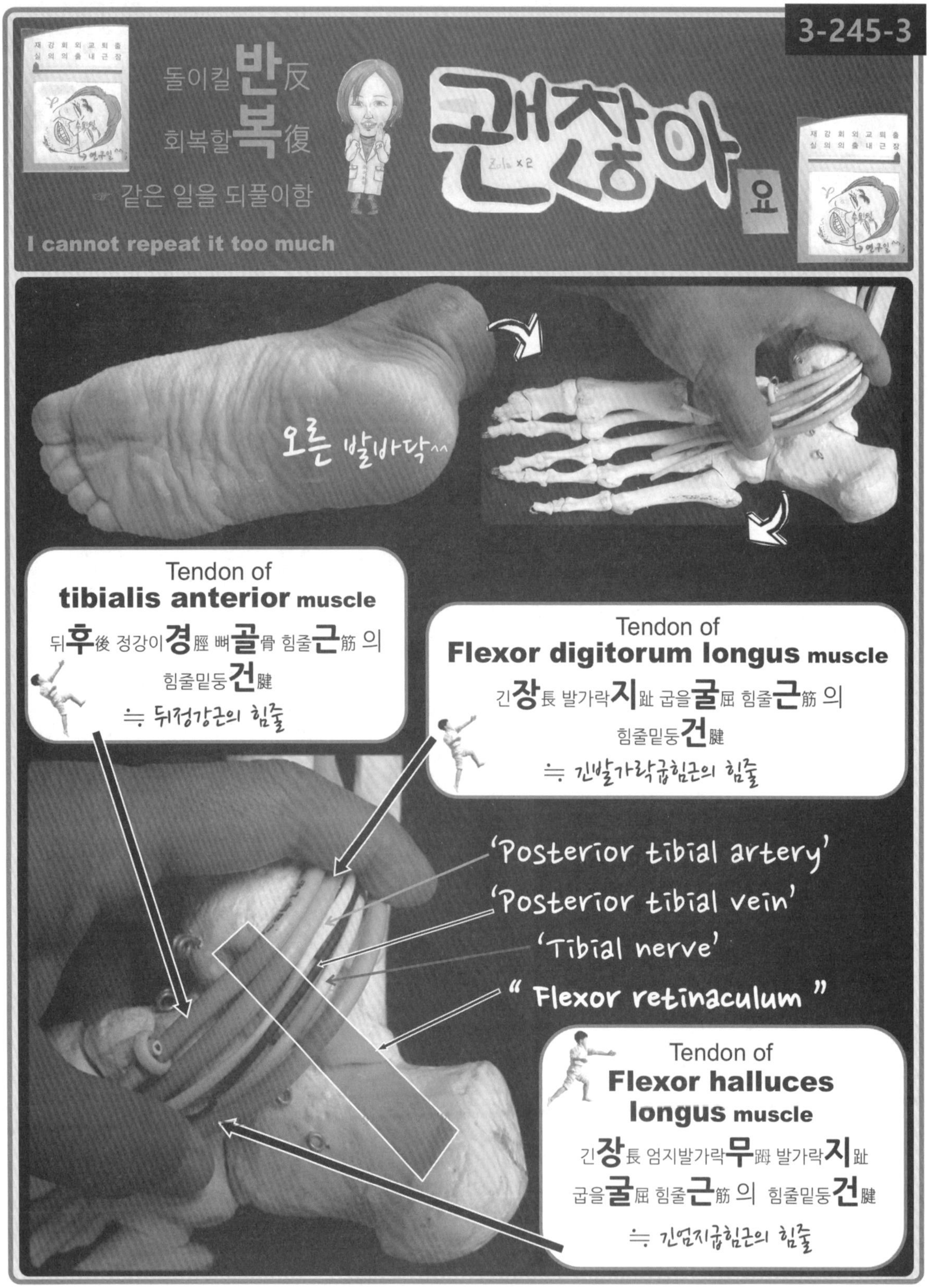
3-245-3
돌이킬 반反
회복할 복復
☞ 같은 일을 되풀이함
I cannot repeat it too much
괜찮아요
오른 발바닥^^
Tendon of
tibialis anterior muscle
뒤후後 정강이경脛 뼈골骨 힘줄근筋 의
힘줄밑둥건腱
≒ 뒤정강근의 힘줄
Tendon of
Flexor digitorum longus muscle
긴장長 발가락지趾 굽을굴屈 힘줄근筋 의
힘줄밑둥건腱
≒ 긴발가락굽힘근의 힘줄
'Posterior tibial artery'
'Posterior tibial vein'
'Tibial nerve'
" Flexor retinaculum "
Tendon of
Flexor halluces
longus muscle
긴장長 엄지발가락무拇 발가락지趾
굽을굴屈 힘줄근筋 의 힘줄밑둥건腱
≒ 긴엄지굽힘근의 힘줄

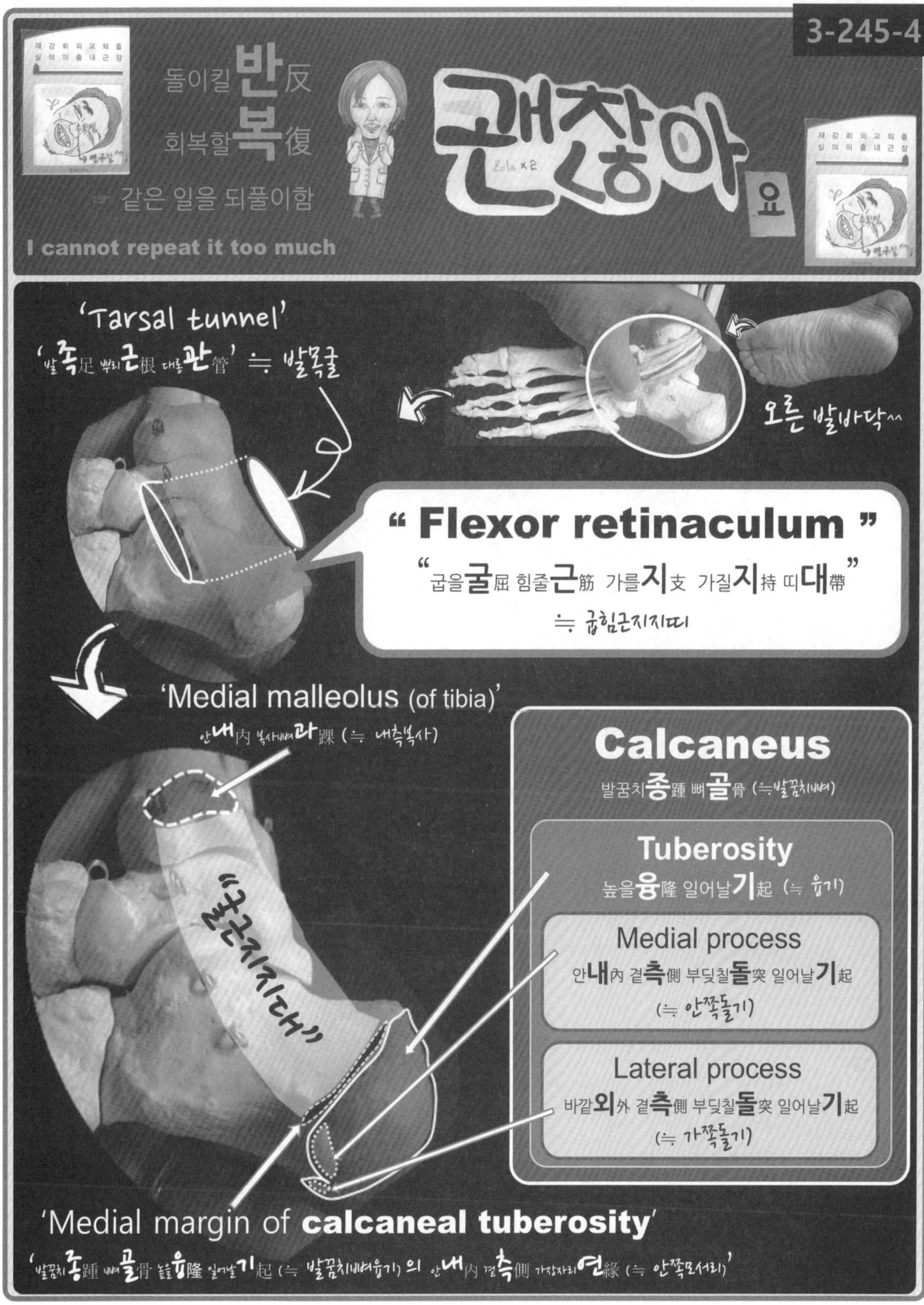
3-245-4
돌이킬 반 反
회복할 복 復
같은 일을 되풀이함
I cannot repeat it too much
괜찮아 요
'Tarsal tunnel'
'발 족 足 뿌리 근 根 대롱 관 管' ≒ 발목굴
오른 발바닥^^
" Flexor retinaculum "
"굽을 굴 屈 힘줄 근 筋 가를 지 支 가질 지 持 띠 대 帶"
≒ 굽힘근지지띠
'Medial malleolus (of tibia)'
안 내 內 복사뼈 과 踝 (≒ 내측복사)
"굴근지지대"
Calcaneus
발꿈치 종 踵 뼈 골 骨 (≒발꿈치뼈)
Tuberosity
높을 융 隆 일어날 기 起 (≒ 융기)
Medial process
안 내 內 곁 측 側 부딪칠 돌 突 일어날 기 起
(≒ 안쪽돌기)
Lateral process
바깥 외 外 곁 측 側 부딪칠 돌 突 일어날 기 起
(≒ 가쪽돌기)
'Medial margin of calcaneal tuberosity'
'발꿈치 종 踵 뼈 골 骨 높을 융 隆 일어날 기 起 (≒ 발꿈치뼈융기) 의 안 내 內 곁 측 側 가장자리 연 緣 (≒ 안쪽모서리)'

3-246

간여(방패간干 더불여與 : 어떤 일에 간섭하여 참여함)할 참參
상고(자세할상詳 생각할고考 : 꼼꼼하게 따져서 검토하거나 참고함)할 고考

Plantar fascia (≒ aponeurosis)

발족足 밑저底 힘줄근筋 (≒힘줄밑둥건腱) 막막膜 (≒ 발바닥근막)

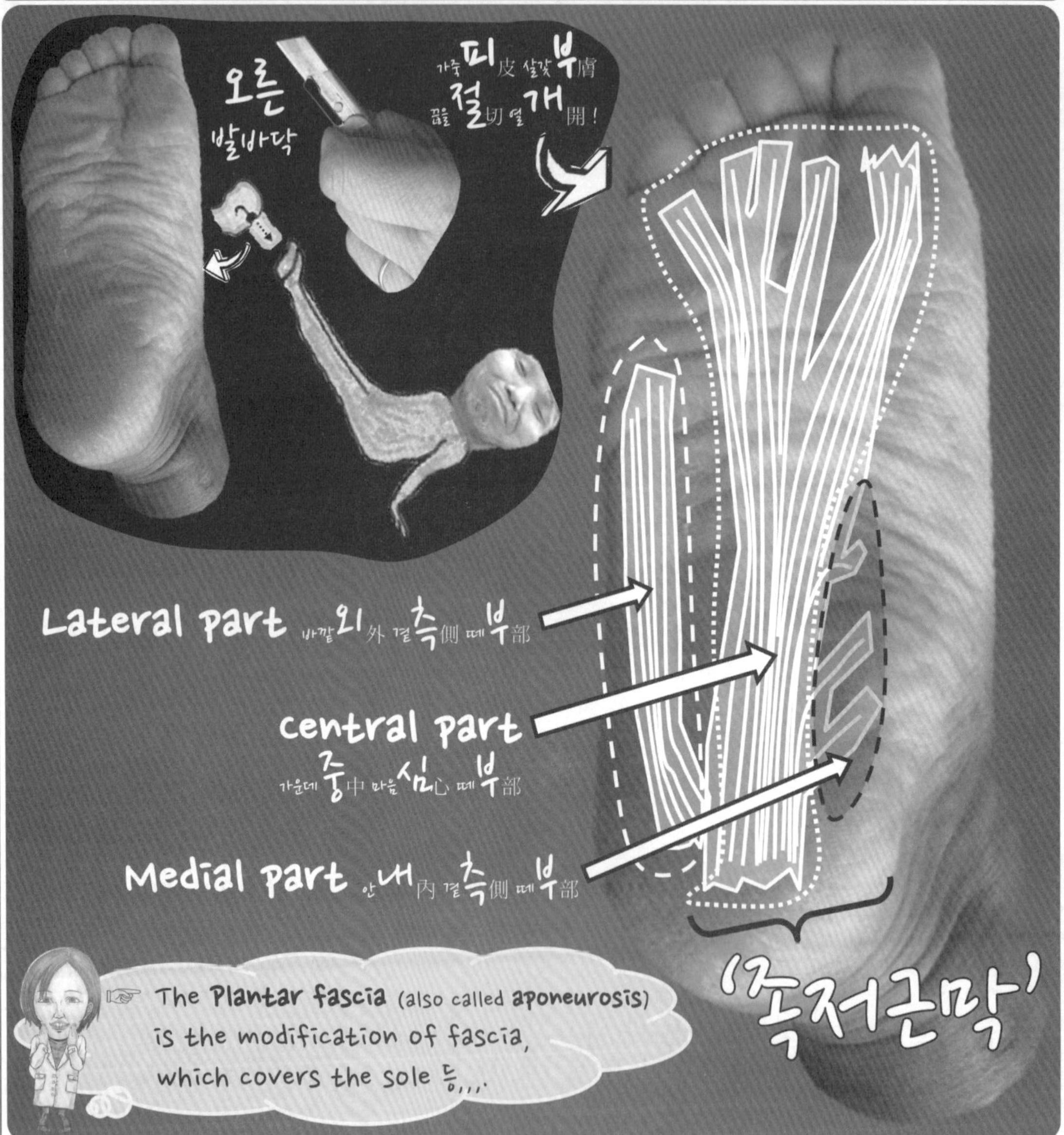

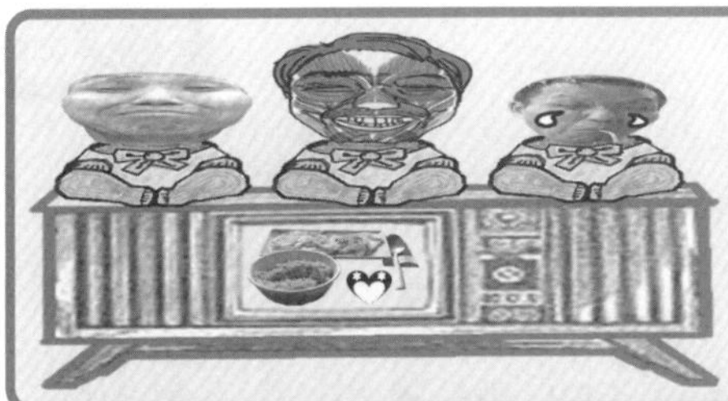

3-247

응답하라

Flexor digitorum brevis, Abductor digiti minimi & Abductor hallucis muscle

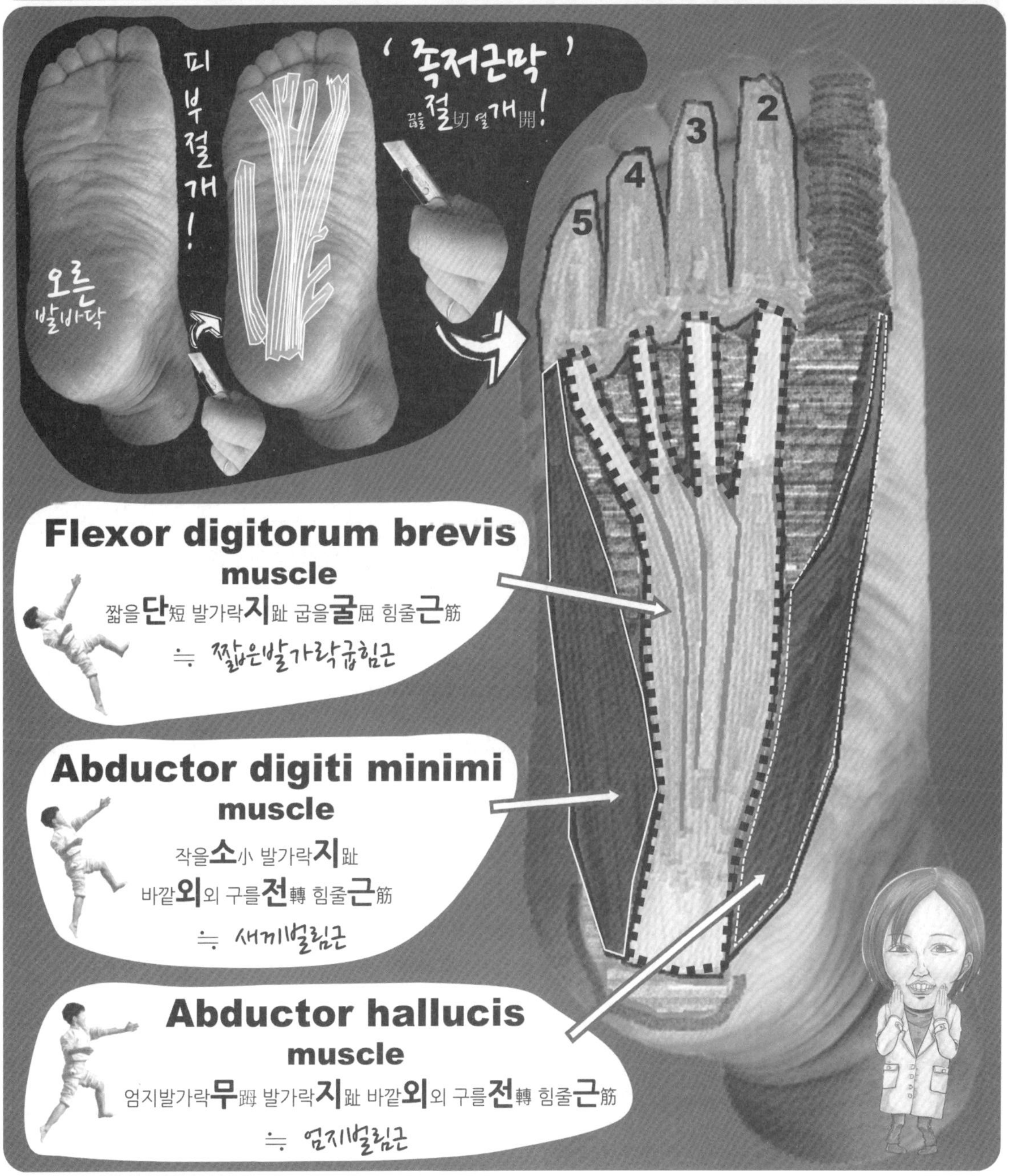

3-248

Flexor digitorum brevis

짧을 단短 발가락 지趾 굽을 굴屈 힘줄 근筋

≒ 짧은 발가락 굽힘근

innervation 신경지배

Medial plantar nerve (L4, L5)

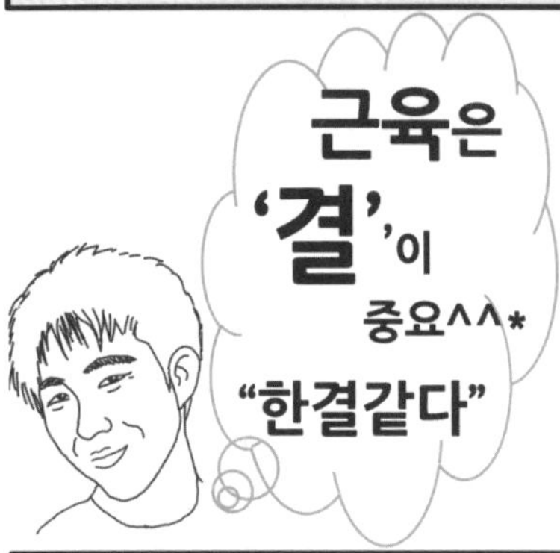

origin 시작 부위

Calcaneus

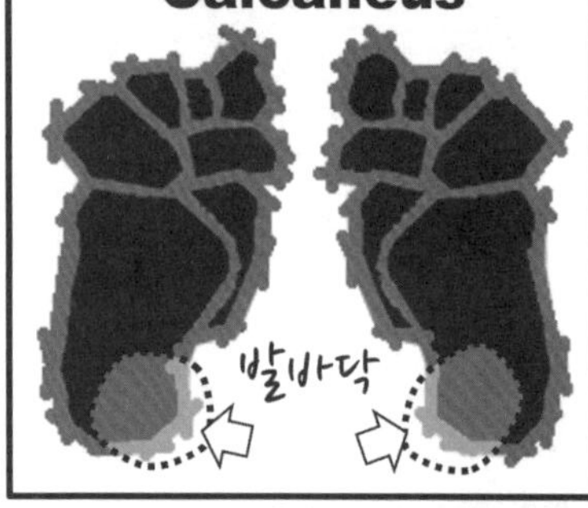

insertion 정지 부위

Middle phalanges

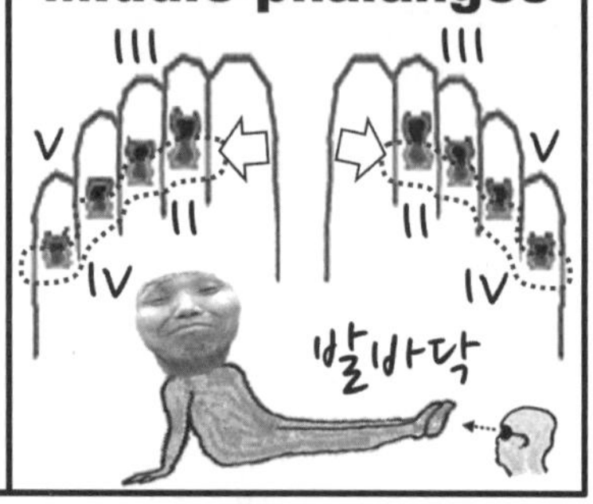

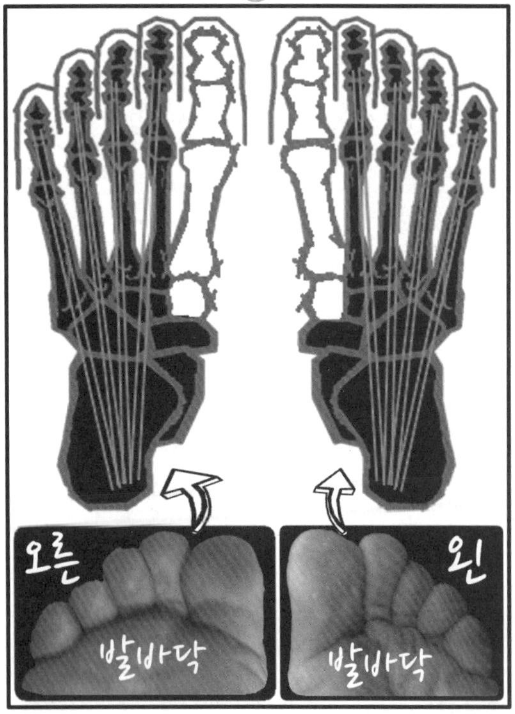

Motion 움직임

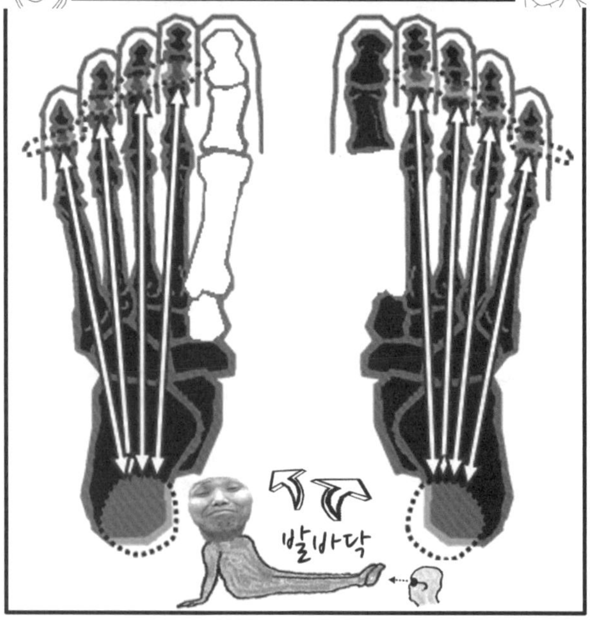

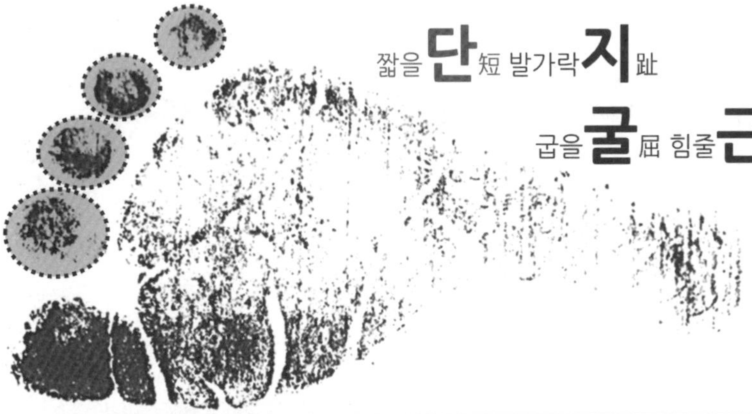

짧을 **단**短 발가락 **지**趾

굽을 **굴**屈 힘줄 **근**筋

3-248-1

응답하라

기시 정지

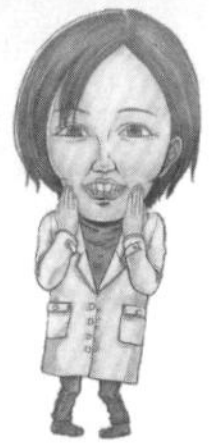

Flexor digitorum brevis muscle

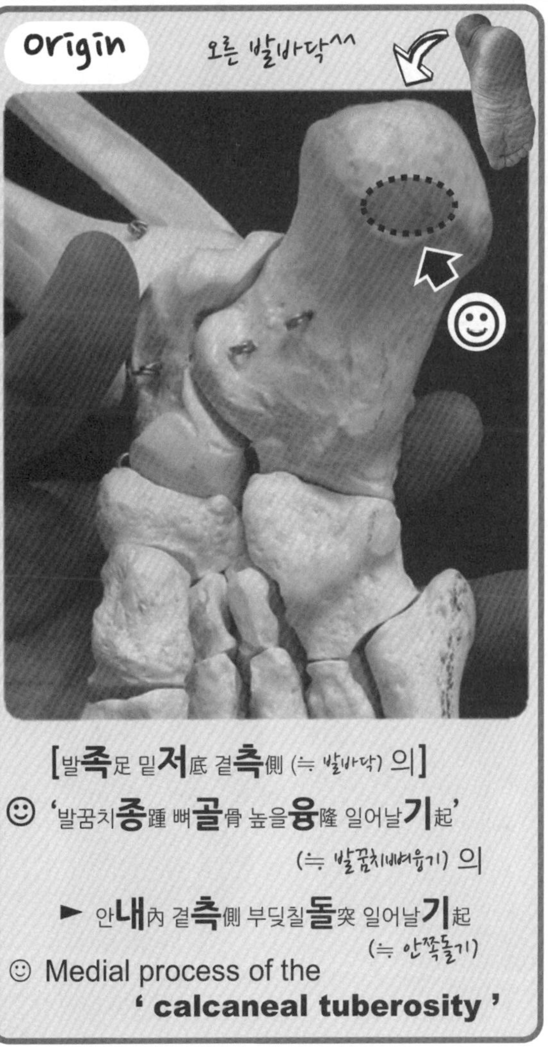

[발**족**足 밑**저**底 곁**측**側 (≒ 발바닥) 의]

☺ '발꿈치**종**踵 뼈**골**骨 높을**융**隆 일어날**기**起'

(≒ 발꿈치뼈융기) 의

► 안**내**內 곁**측**側 부딪칠**돌**突 일어날**기**起

(≒ 안쪽돌기)

☺ Medial process of the

' calcaneal tuberosity '

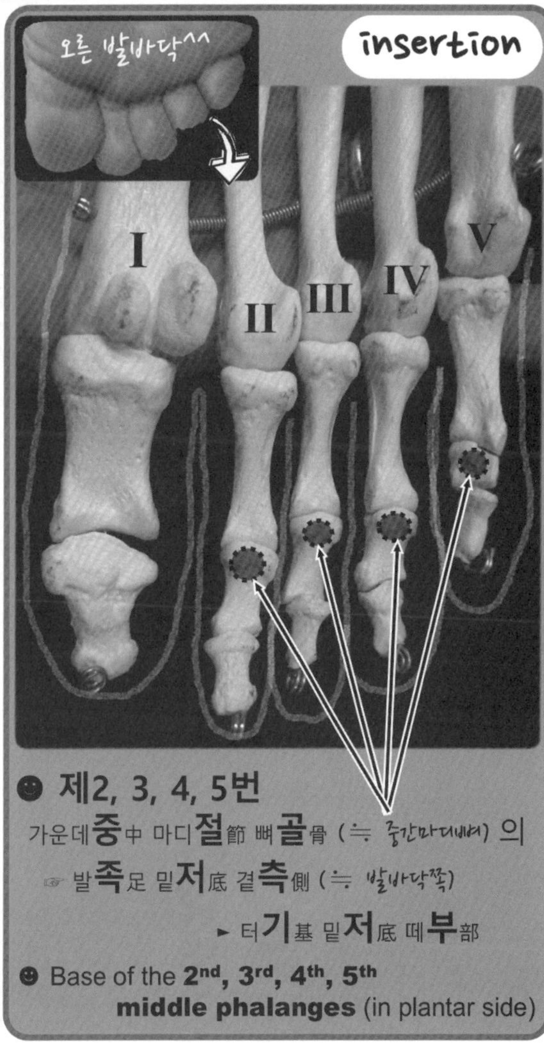

● **제2, 3, 4, 5번**

가운데**중**中 마디**절**節 뼈**골**骨 (≒ 중간마디뼈) 의

☞ 발**족**足 밑**저**底 곁**측**側 (≒ 발바닥쪽)

► 터**기**基 밑**저**底 떼**부**部

● Base of the **2nd, 3rd, 4th, 5th** **middle phalanges** (in plantar side)

3-249

Abductor hallucis

엄지발가락 무 踇 발가락 지 趾

바깥 외 外 구를 전 轉 힘줄 근 筋

≒ 엄지 벌림근

innervation 신경지배

☞ (L4, L5, S1)과 (S1, S2)로 보는 경향도 있지만, 저희는요...^^

Medial plantar nerve (L5, S1)

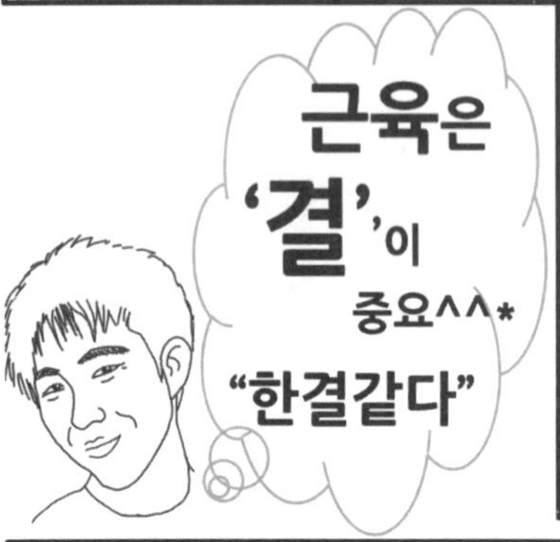

Origin 시작 부위

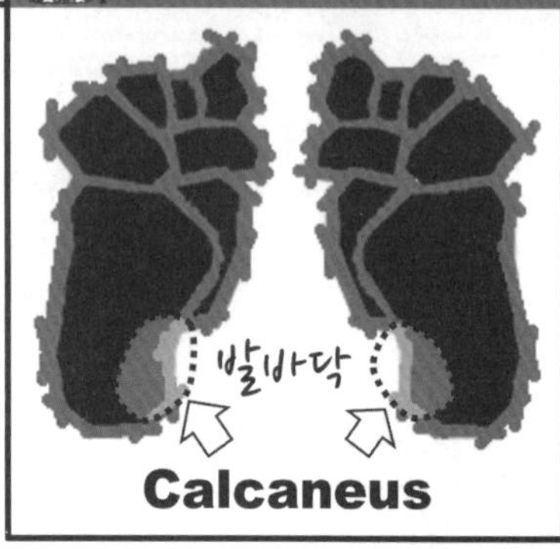

insertion 정지 부위

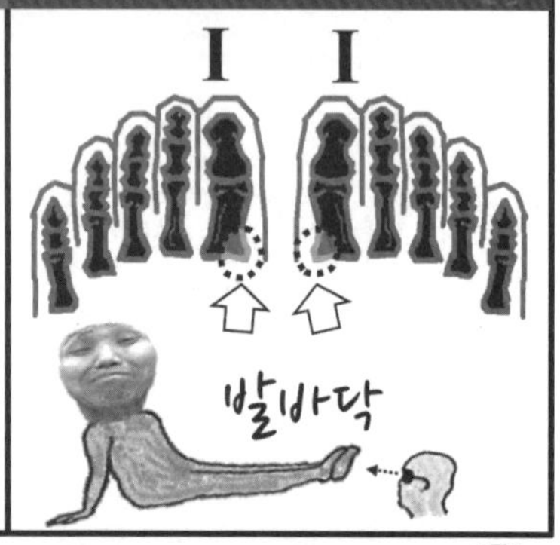

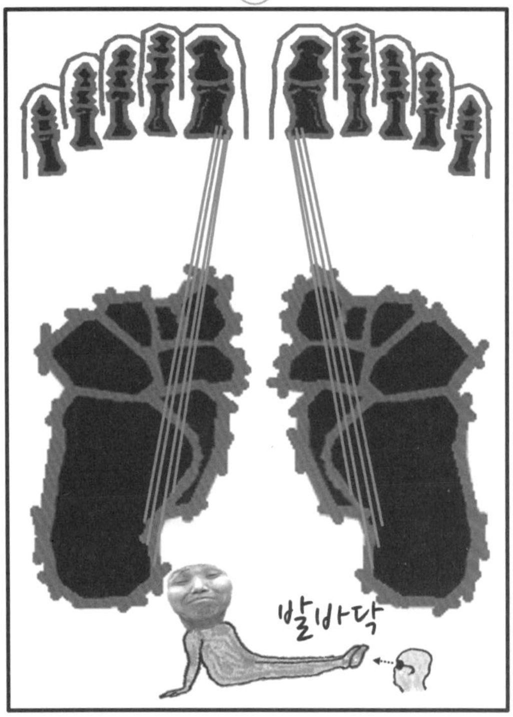

Motion 움직임

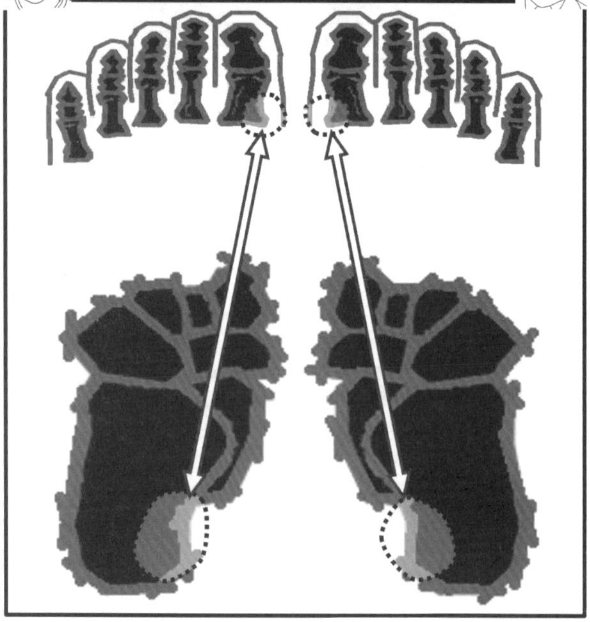

엄지발가락**무**踇 발가락**지**趾 바깥**외**外 구를**전**轉 힘줄**근**筋

3-249-1

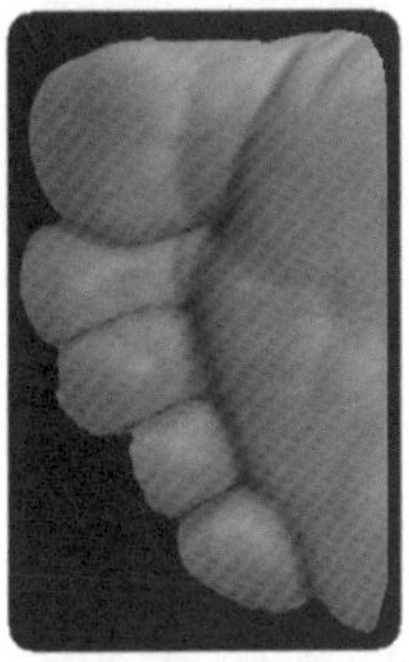

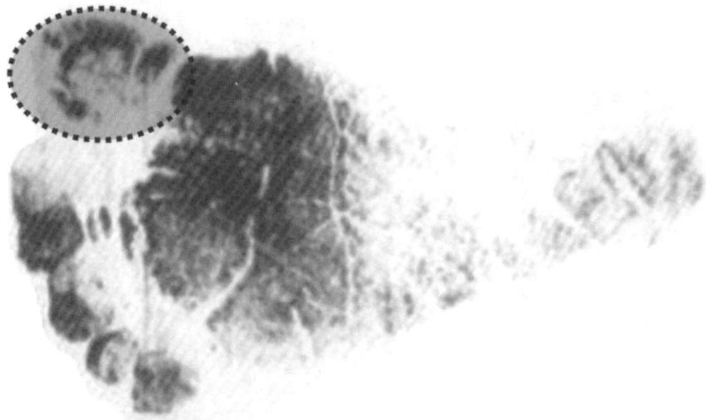

응답하라

기시
정지

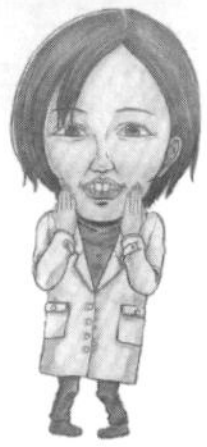

Abductor hallucis muscle

origin

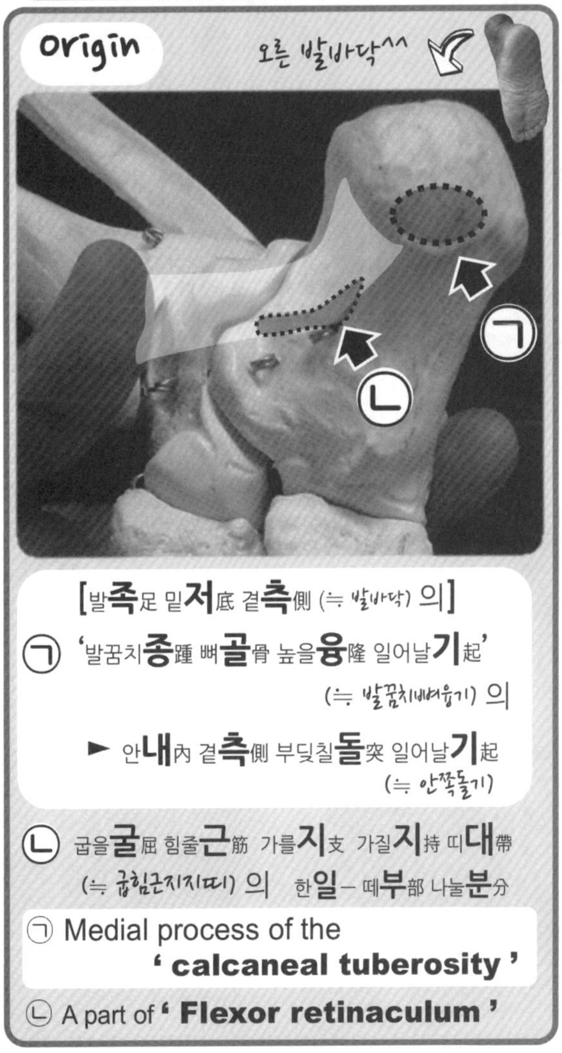

[발**족**足 밑**저**底 곁**측**側 (≒ 발바닥) 의]

㉠ '발꿈치**종**踵 뼈**골**骨 높을**융**隆 일어날**기**起'

(≒ 발꿈치뼈융기) 의

► 안**내**內 곁**측**側 부딪칠**돌**突 일어날**기**起

(≒ 안쪽돌기)

㉡ 굽을**굴**屈 힘줄**근**筋 가를**지**支 가질**지**持 띠**대**帶

(≒ 굽힘근지지띠) 의 한**일**一 떼**부**部 나눌**분**分

㉠ Medial process of the **' calcaneal tuberosity '**

㉡ A part of **' Flexor retinaculum '**

insertion

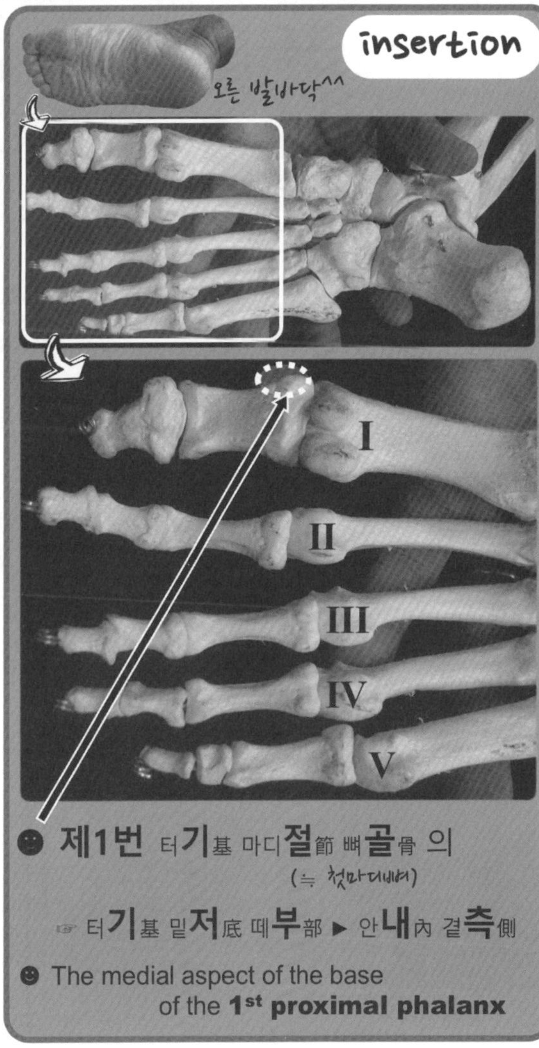

● **제1번** 터**기**基 마디**절**節 뼈**골**骨 의

(≒ 첫마디뼈)

☞ 터**기**基 밑**저**底 떼**부**部 ► 안**내**內 곁**측**側

● The medial aspect of the base of the **1st proximal phalanx**

innervation 신경지배

☞ (S1,S2,S3)로 보는 경향도 있지만, 저희는요...^^

Lateral plantar nerve (S1, S2)

3-250

Abductor digiti minimi

작을 소小 발가락 지趾 바깥 외外 구를 전轉 힘줄 근筋

≒ 새끼 벌림근

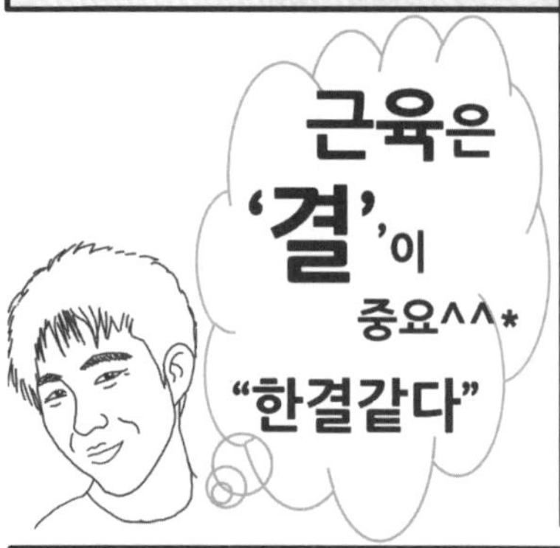

Origin 시작 부위

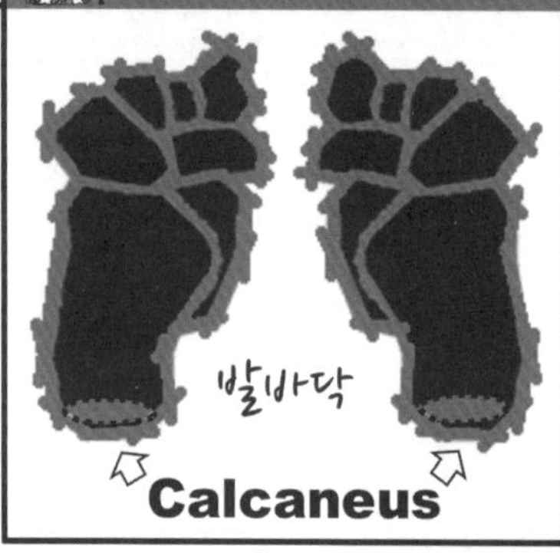

insertion 정지 부위

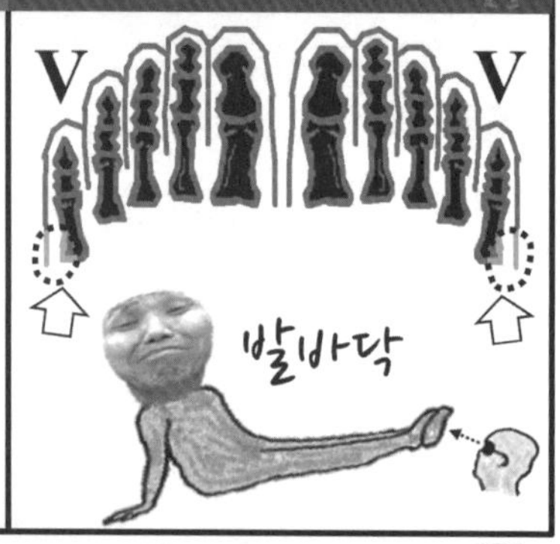

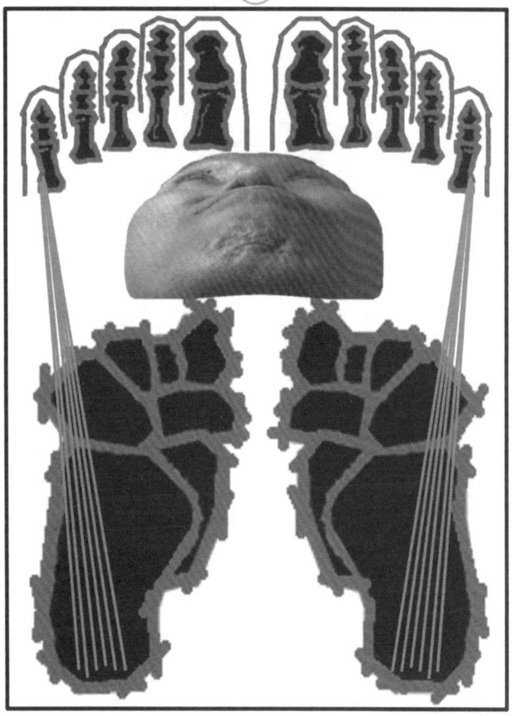

Motion 움직임

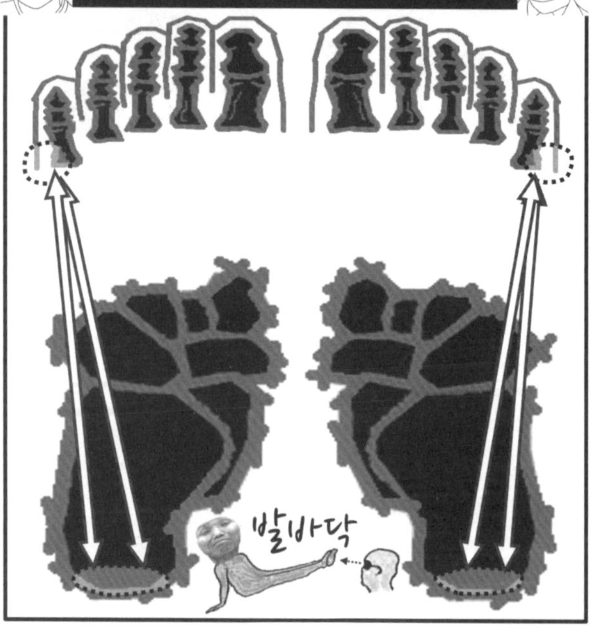

작을**소**小 발가락**지**趾 바깥**외**外 구를**전**轉 힘줄**근**筋

3-250-1

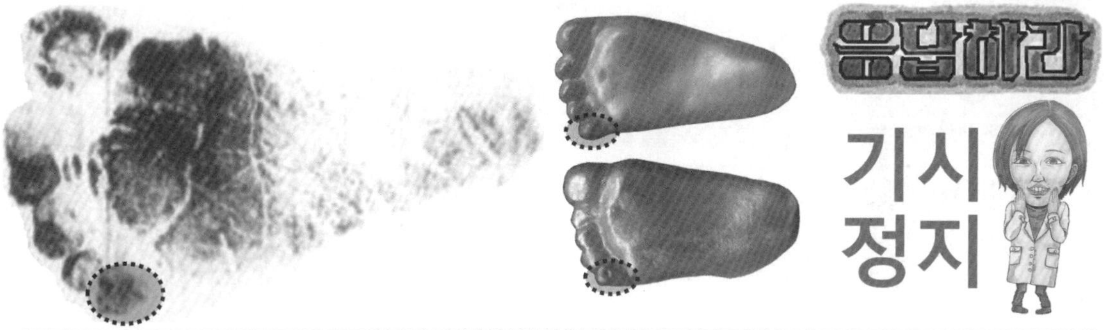

Abductor digiti minimi muscle

Origin 오른 발바닥^^

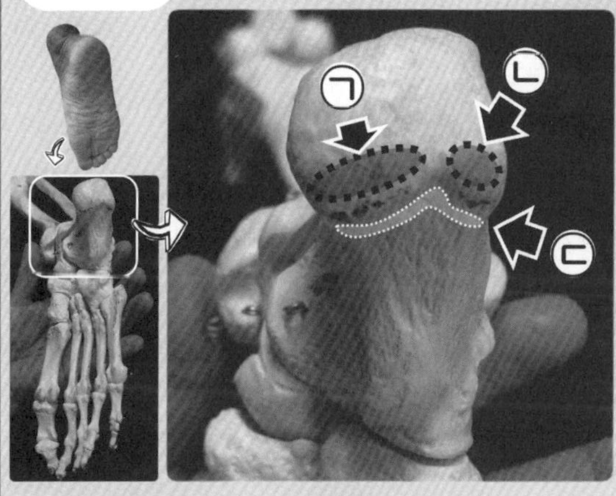

[발**족**足 밑**저**底 곁**측**側 (≒ 발바닥) 의]
'발꿈치**종**踵 뼈**골**骨 높을**융**隆 일어날**기**起'
(≒ 발꿈치뼈융기) 의

㉠ ► 안**내**內 곁**측**側 부딪칠**돌**突 일어날**기**起 와
(≒ 안쪽돌기)

㉡ ► 바깥**외**外 곁**측**側 부딪칠**돌**突 일어날**기**起

㉢ 발**족**足 밑**저**底 힘줄**근**筋 막**막**膜 의
(≒ 발바닥근막) 한**일**一 떼**부**部

Medial (㉠) & lateral (㉡) process of the '**calcaneal tuberosity**'

A part of '**plantar fascia (㉢)**'

오른 발바닥^^ **insertion**

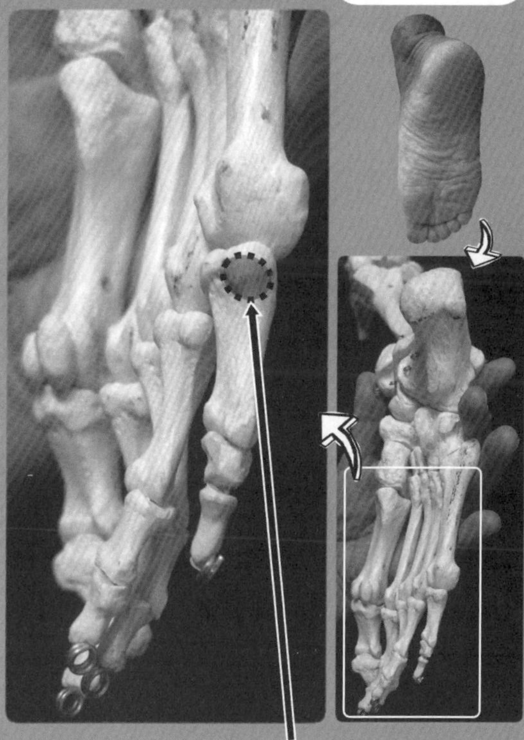

● **제5번** 터**기**基 마디**절**節 뼈**골**骨 의
(≒ 첫마디뼈)

☞ 터**기**基 밑**저**底 떼**부**部 ► 바깥**외**外 곁**측**側

● The lateral aspect of the base of the **5th proximal phalanx**

3-251

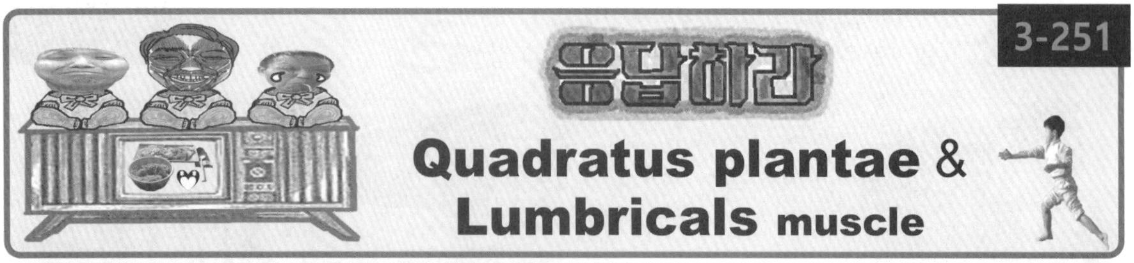
응답하라
Quadratus plantae &
Lumbricals muscle

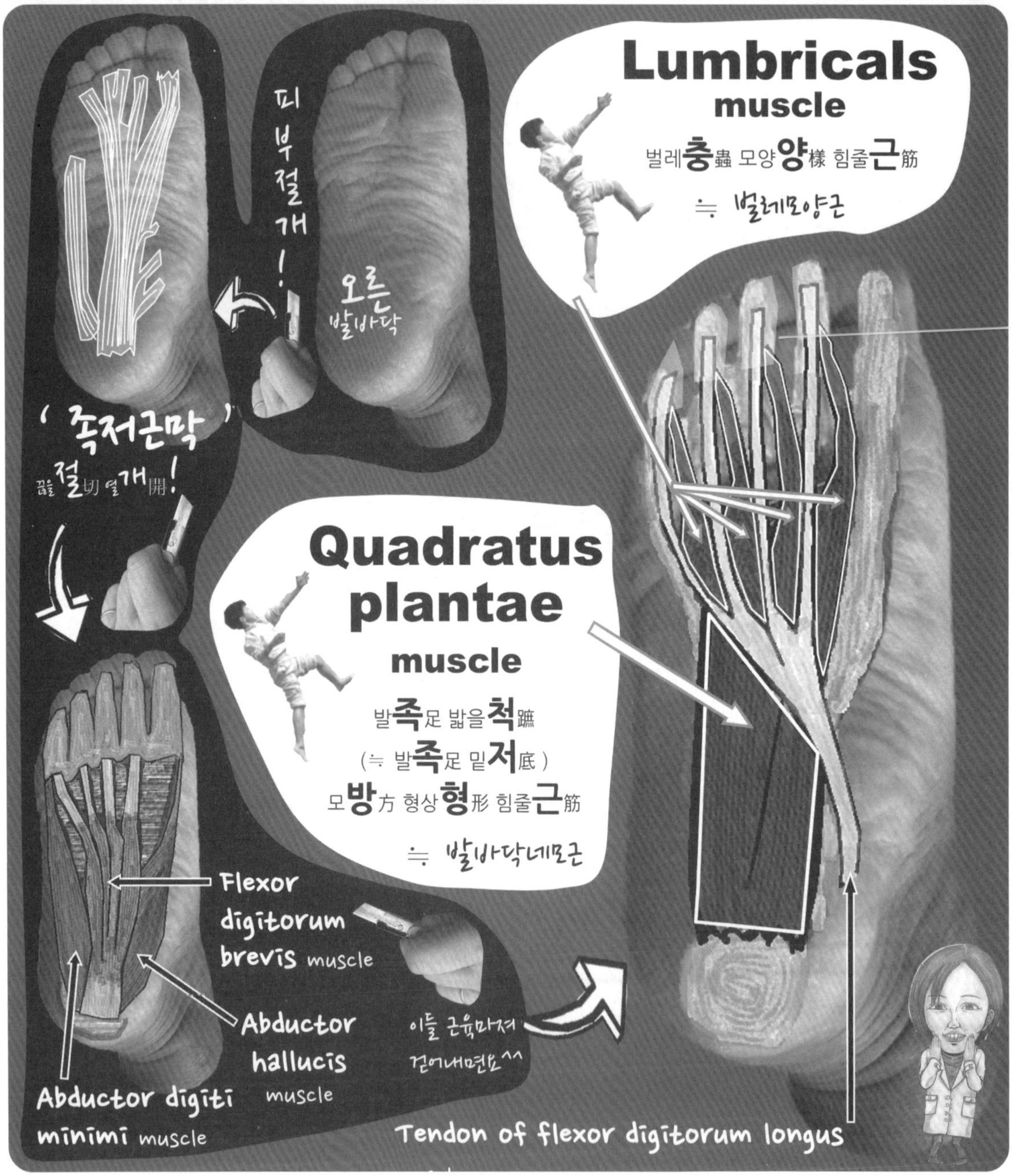
피부절개!
오른 발바닥
'족저근막'
끊을 절 열 개開!
Lumbricals muscle
벌레충蟲 모양양樣 힘줄근筋
≒ 벌레모양근
Quadratus plantae muscle
발족足 밟을척蹠
(≒ 발족足 밑저底)
모방方 형상형形 힘줄근筋
≒ 발바닥네모근
Flexor digitorum brevis muscle
Abductor hallucis muscle
Abductor digiti minimi muscle
이들 근육마저 걷어내면요^^
Tendon of flexor digitorum longus

3-252

Quadratus Plantae

발족足 밟을척蹠 (≒ 발족足 밑저底)
모방方 형상형形 힘줄근筋

≒ 발바닥네모근

innervation 신경지배

☞ (S1, S2, S3)와 (S2, S3)로 보는 경향도 있지만, 저희는요...^^

Lateral plantar nerve (S1, S2)

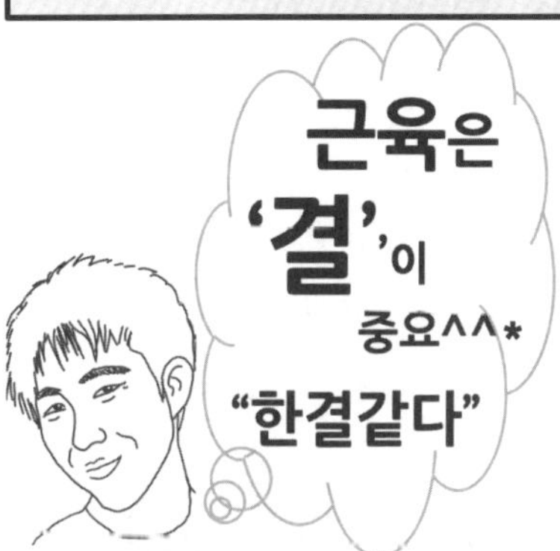

origin 시작 부위

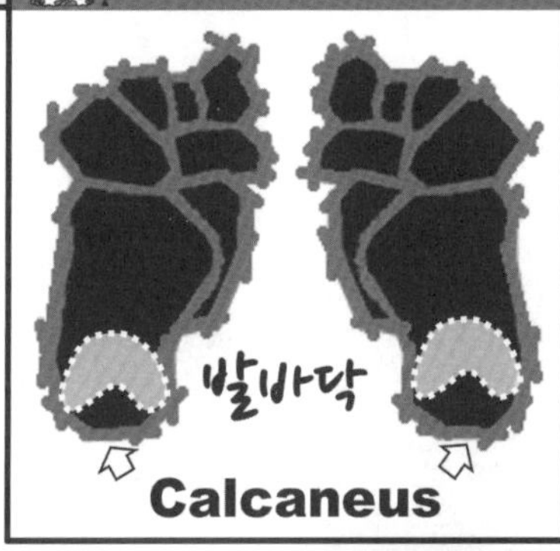

insertion 정지 부위

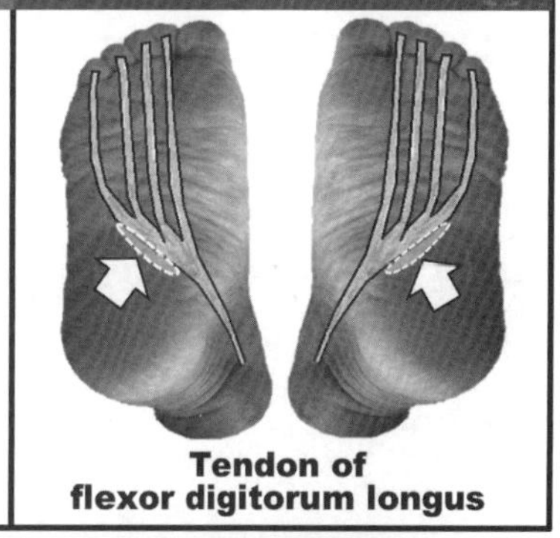

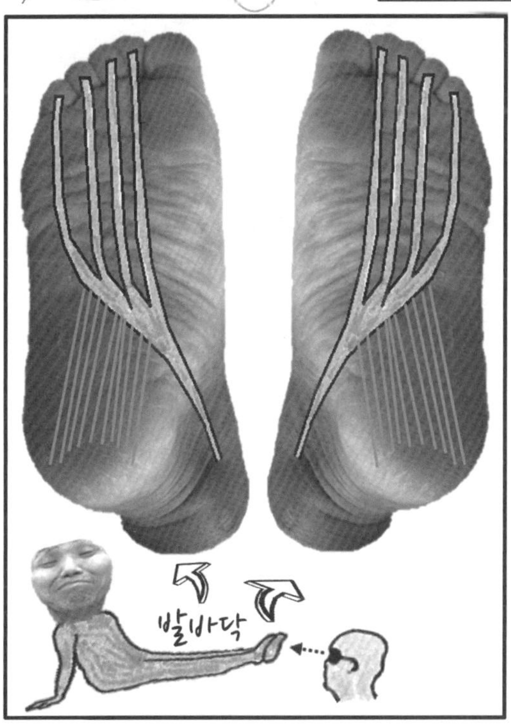

Motion 움직임

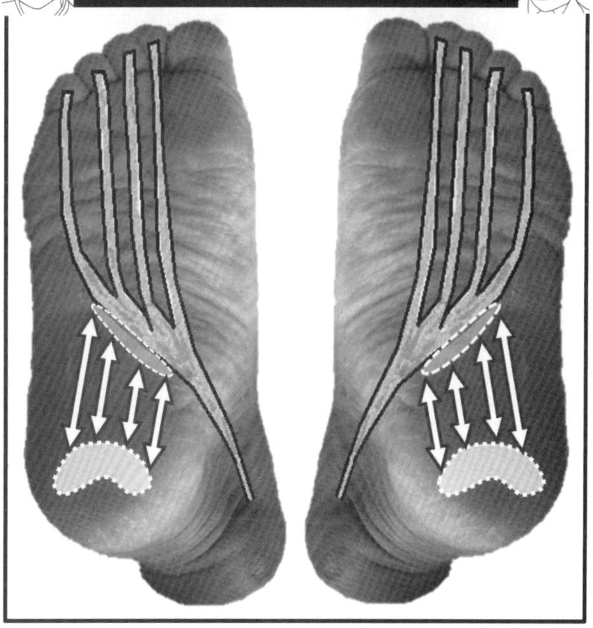

발**족**足 밟을**척**蹠 방위,사방,방법,뗏목,모**방**方 형상**형**形 힘줄**근**筋

3-252-1

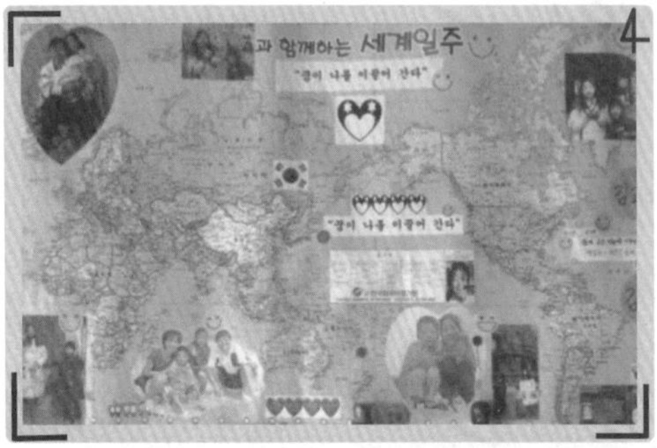

응답하라

방형 (모방方 형상형形)
(사전적의의미)
☞ 네모 반듯한 모양 등,,,
(유의어: 네모꼴, 사각형 등^^)

기시 정지

Quadratus plantae muscle

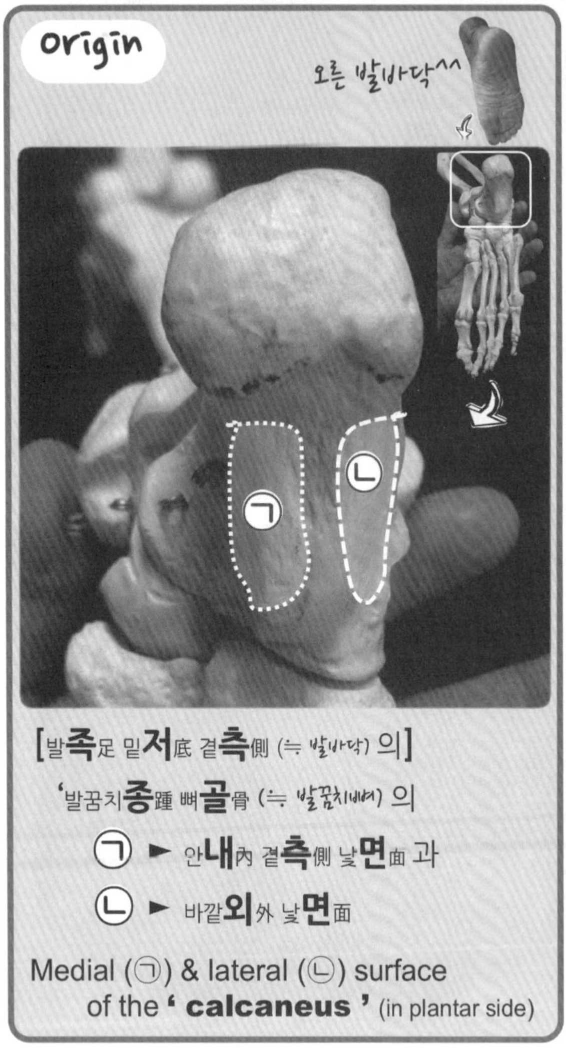

[발**족**足 밑**저**底 곁**측**側 (≒ 발바닥) 의]
'발꿈치**종**踵 뼈**골**骨 (≒ 발꿈치뼈) 의
㉠ ► 안**내**內 곁**측**側 낯**면**面 과
㉡ ► 바깥**외**外 낯**면**面

Medial (㉠) & lateral (㉡) surface of the '**calcaneus**' (in plantar side)

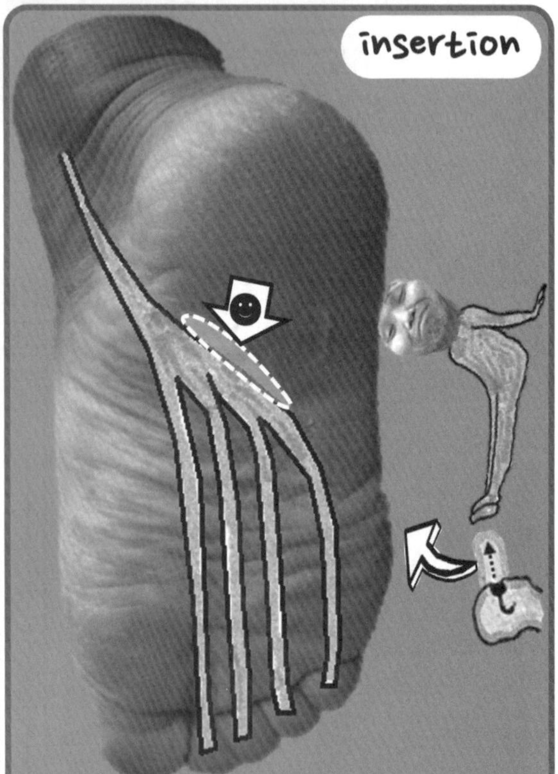

☻ '긴**장**長 발가락**지**趾 굽을**굴**屈 힘줄**근**筋'
(≒ 긴발가락굽힘근) 의
☞ 바깥**외**外 곁**측**側 가장자리**연**緣
(≒ 가쪽모서리)

☻ Lateral border of the '**flexor digitorum longus muscle**'

3-253

Lumbricals
벌레 충 蟲 모양 양 樣 힘줄 근 筋

≒ 벌레모양근

innervation 신경지배

☞ (L5, S1)이 포함되는 것으로 보는 경향도 있지만, 저희는요^^

Medial plantar nerve (1st lumbricals)

(S2, S3 from the tibial nerve)

Lateral plantar nerve (2nd, 3rd & 4th lumbricals)

(S2, S3 from the tibial nerve)

근육은 '결'이 중요^^* "한결같다"

origin 시작 부위

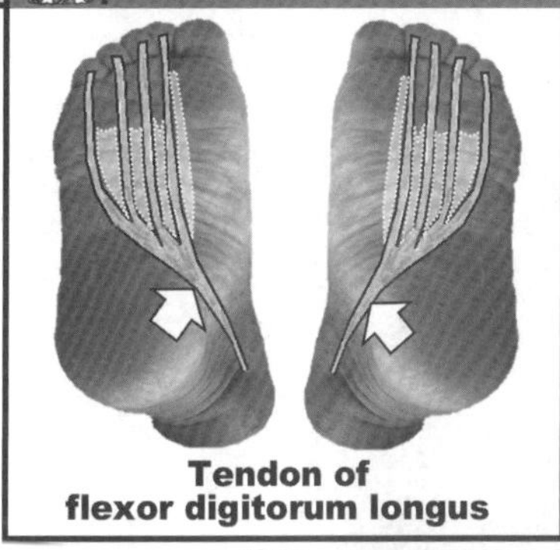

insertion 정지 부위

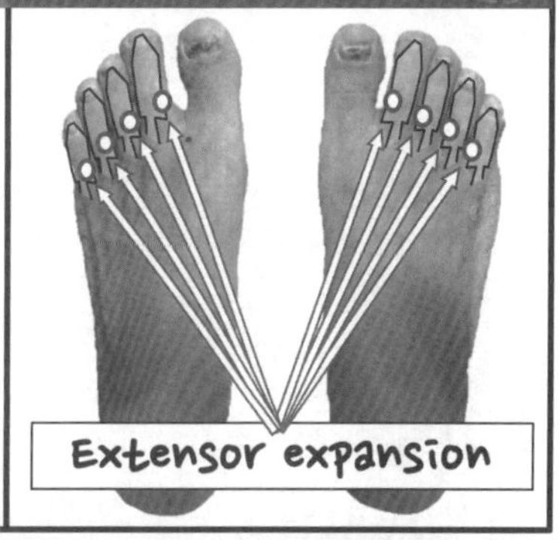

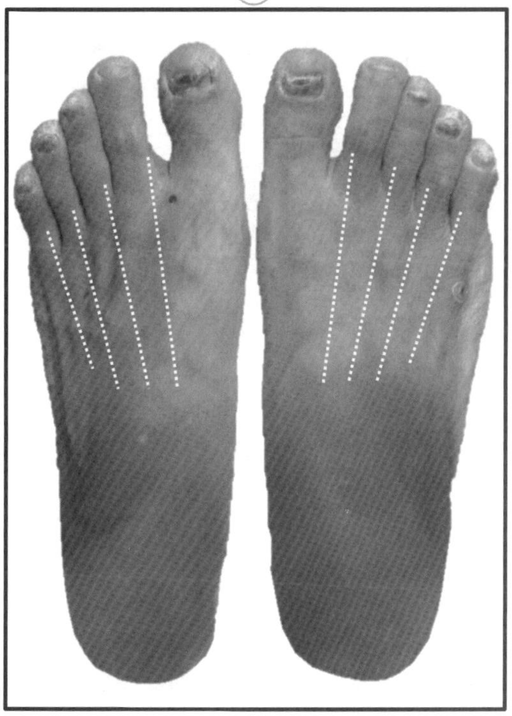

Motion 움직임

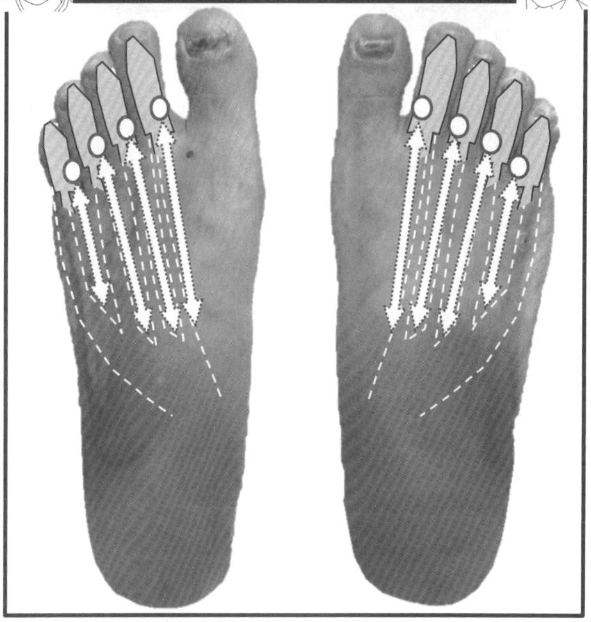

3-253-1

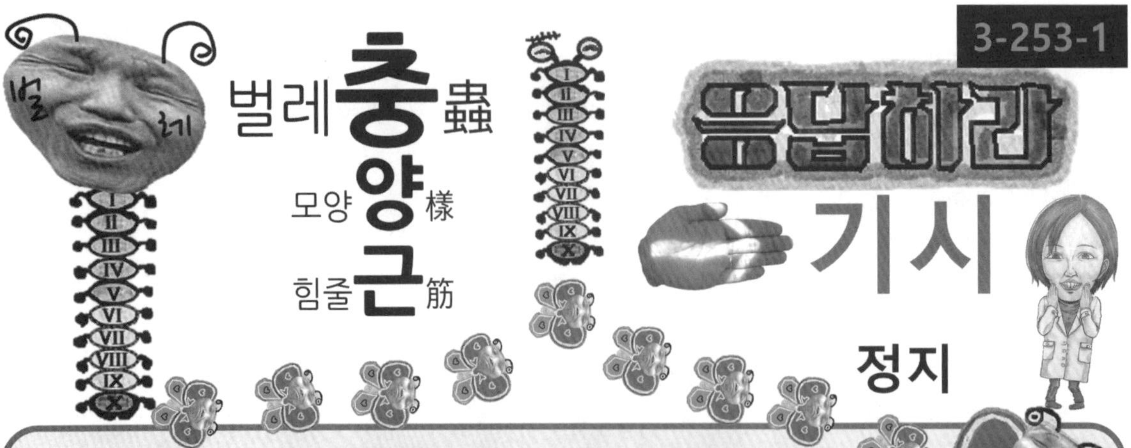

Lumbricals muscle

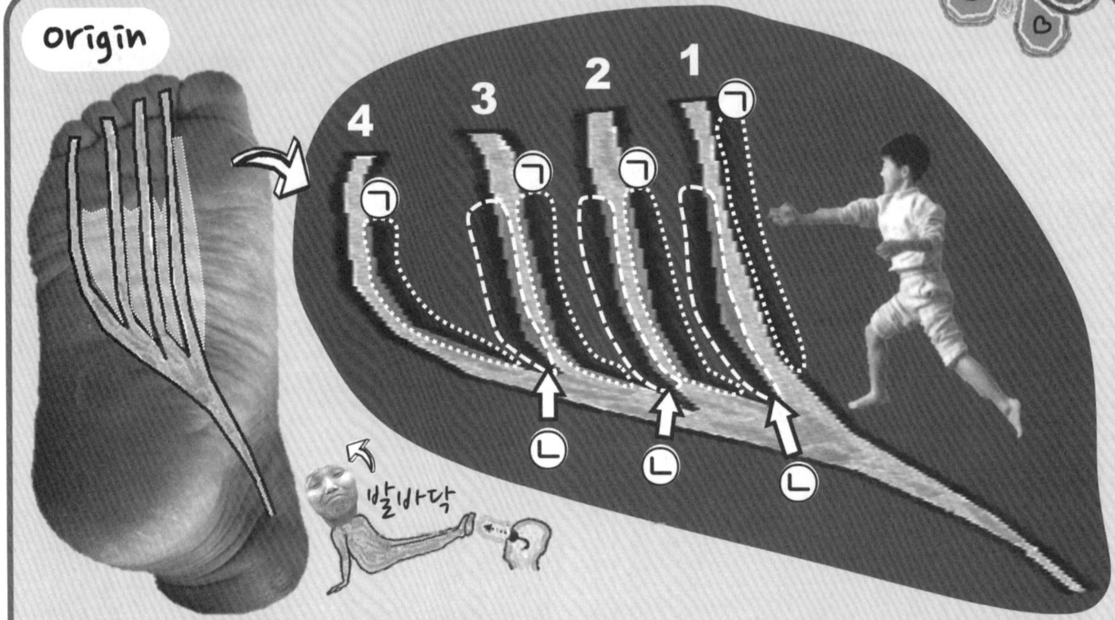

ㄱ 제1번, 2번, 3번, 4번 ☞ 긴장長 발가락지趾 굽을굴屈 힘줄근筋 힘줄밑둥건腱 의
☞ 안내內 곁측側 (≒ 엄지발가락무拇 발가락지趾 곁측側)

ㄱ Medial side of the area bordering 1st, 2nd, 3rd, 4th tendon
of the **' flexor digitorum longus muscle '**

ㄴ 제1번, 제2번, 제3번 ☞ 장長 지趾 굴屈 근筋 건腱 (≒ 긴발가락굽힘근) 의
☞ 바깥외外 곁측側 (≒ 작을소小 발가락지趾 곁측側)

ㄴ Lateral side of the area bordering 1st, 2nd, 3rd tendon
of the **' flexor digitorum longus muscle '**

3-253-2

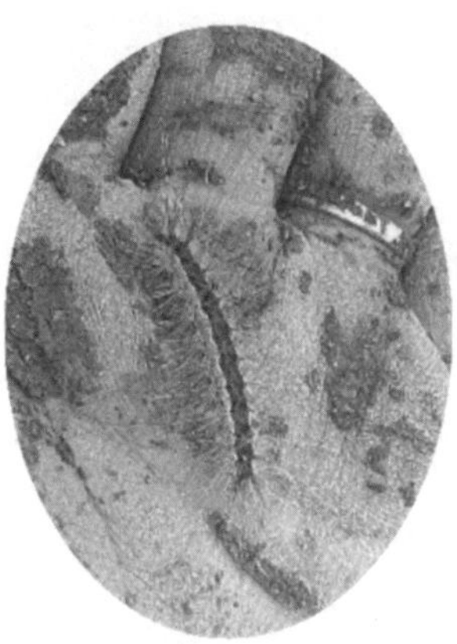

벌레**충**蟲
모양**양**樣
힘줄**근**筋

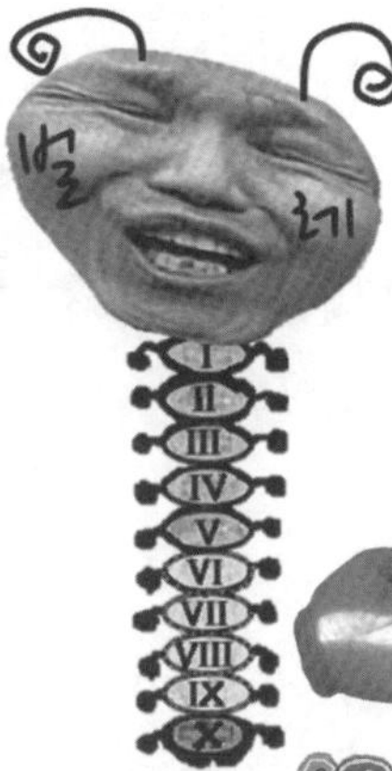

응답하라

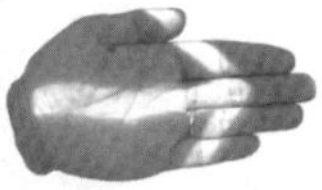

기시
정지

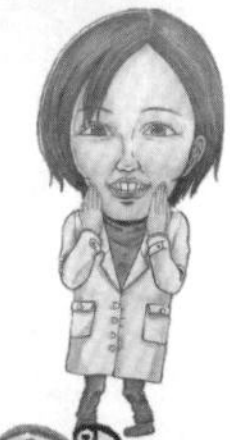

Lumbricals muscle

insertion

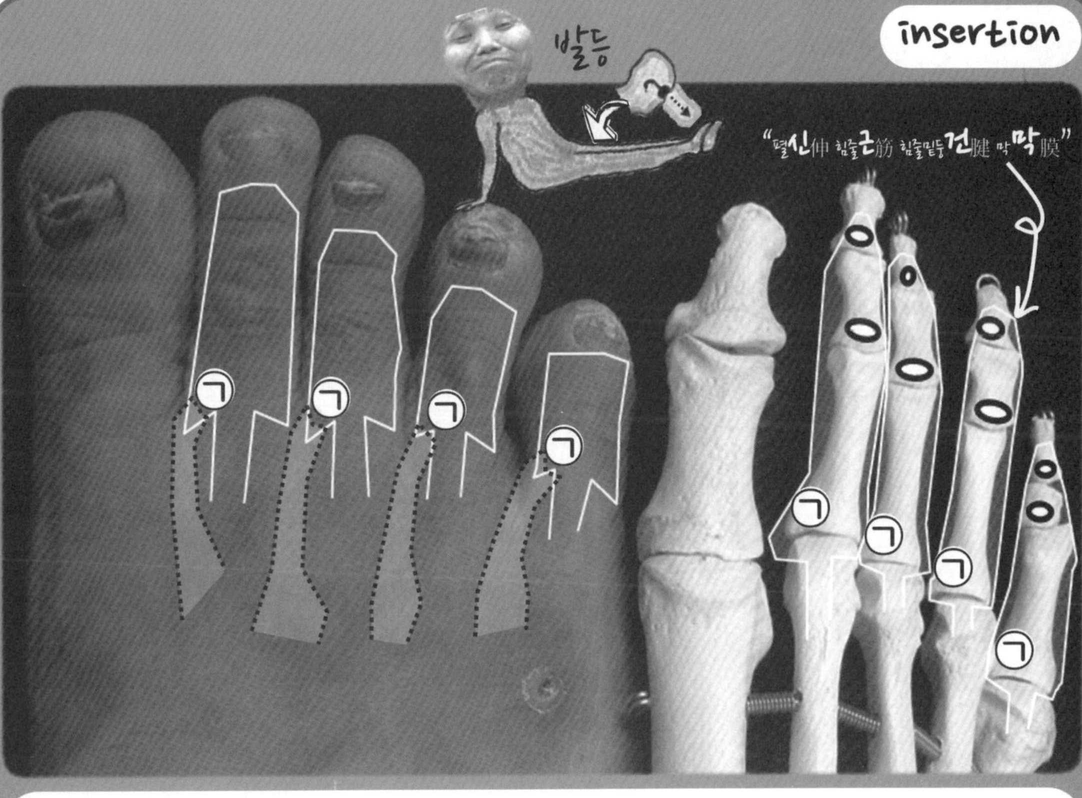

ㄱ " **제2, 3, 4, 5번** 펼**신**伸 힘줄**근**筋 넓힐**확**擴 베풀**장**張 (≒ 신근건막, 펴근널힘줄) " 의
► 안**내**內 곁**측**側 (≒ 안쪽 → 엄지발가락쪽) ► 발**족**足 등**배**背 떼**부**部 (≒ 발등쪽)

ㄱ Medial side on the **dorsum** of the **" 2nd, 3rd, 4th, 5th extensor expansion** (also called extensor aponeurosis) **"**

3-254

응답하라

Adductor hallucis & Flexor digiti minimi brevis muscle

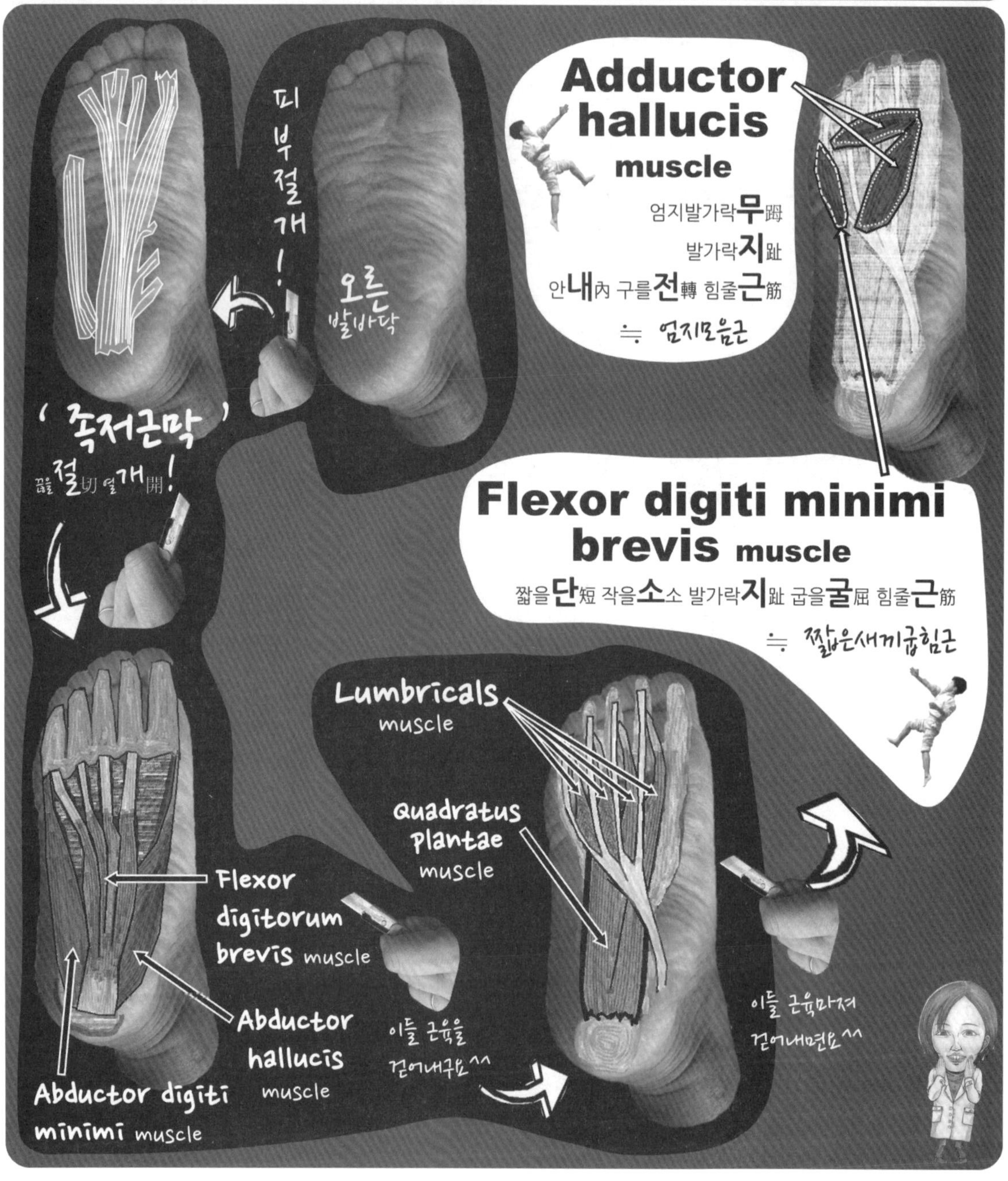

3-255

Adductor hallucis

엄지발가락 무 蹞 발가락 지 趾
안 내 內 구를 전 轉 힘줄 근 筋

≒ 엄지 모음근

innervation 신경지배

☞ (S2, S3)로 보는 경향도 있지만, 저희는요…^^

Lateral plantar nerve (S1, S2)

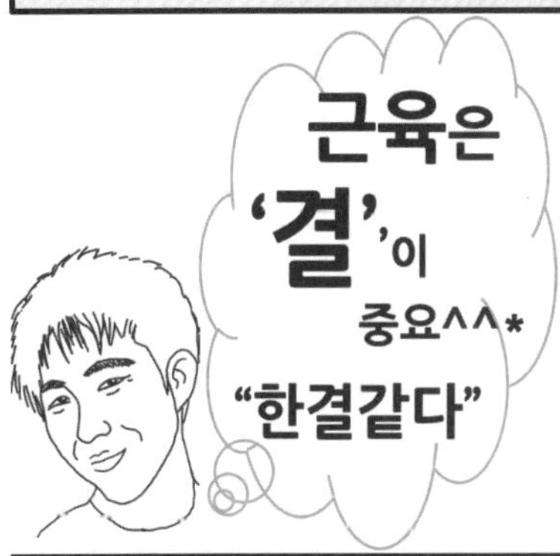

origin 시작 부위

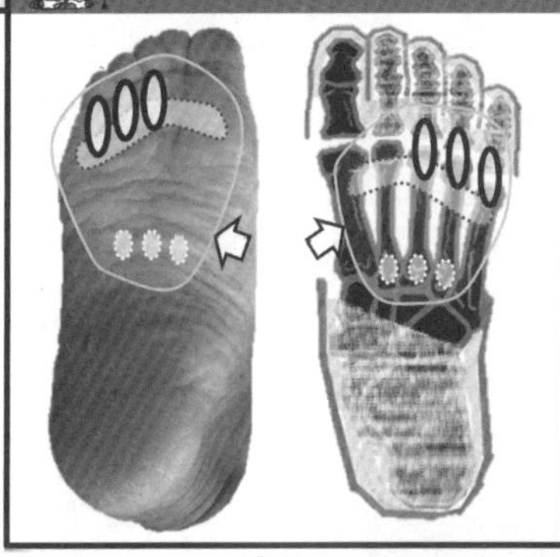

insertion 정지 부위

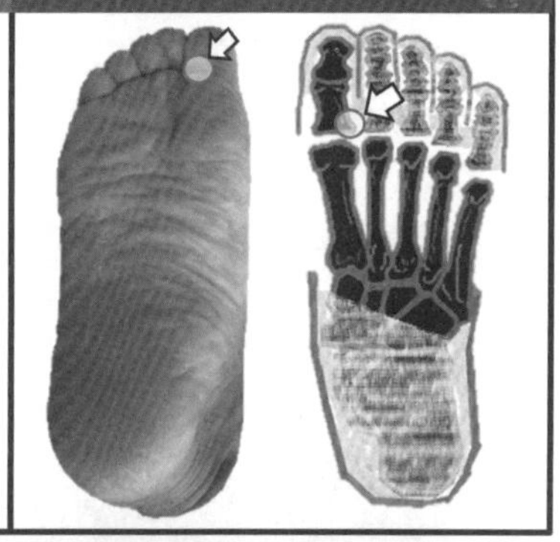

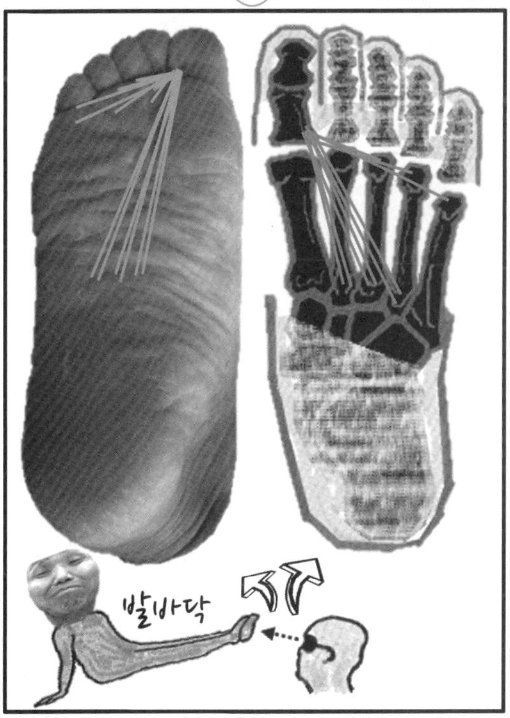

Motion 움직임

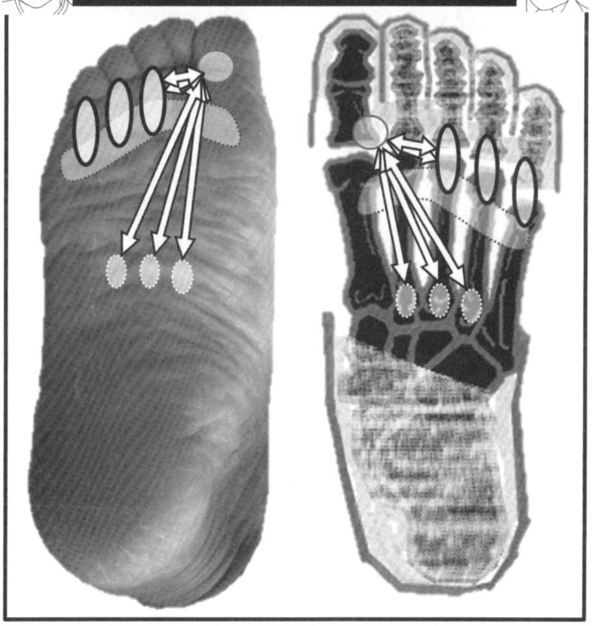

엄지발가락**무**踇 발가락**지**趾 안**내**內 구를**전**轉 힘줄**근**筋 ☞ 가로**횡**橫 머리**두**頭 **3-255-1**

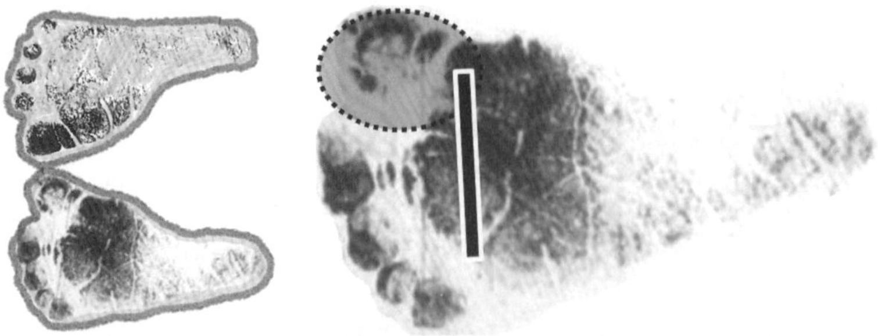

응답하라

기시
정지

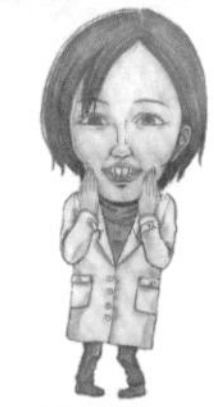

Transverse head (가로횡橫 머리두頭, ≒ 가로갈래) of adductor hallucis muscle

Origin

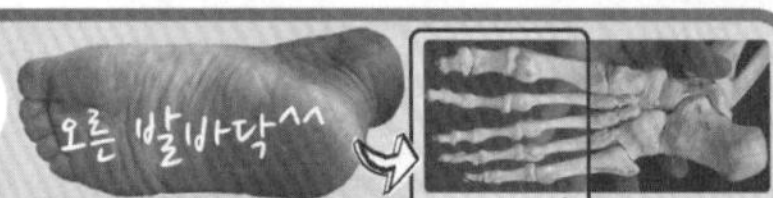

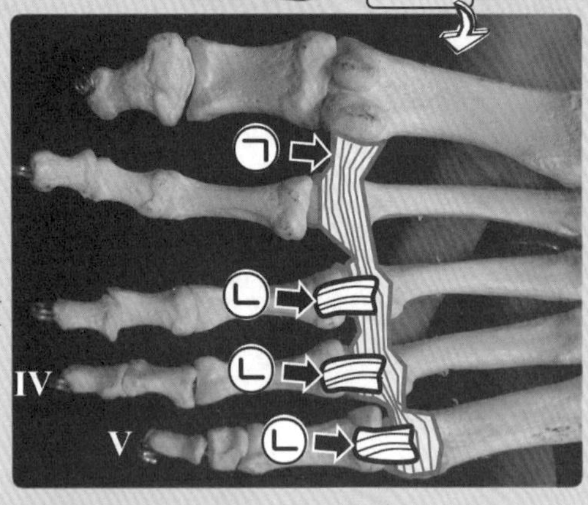

ㄱ "깊을**심**深 가로**횡**橫 가운데**중**中 발**족**足 질길**인**靭 띠**대**帶" (≒ 깊은가로발허리인대)

ㄱ **" Deep transverse metatarsal ligament "**

ㄴ **제3번, 4번, 5번**

"발**족**足 밟을**척**蹠 가운데**중**中 발**족**足 발가락**지**趾 마디**절**節 질길**인**靭 띠**대**帶" (≒ 발바닥발허리발가락인대)

ㄴ 3rd, 4th, 5th of the **" Plantar metatarsophalangeal ligament "**

Insertion

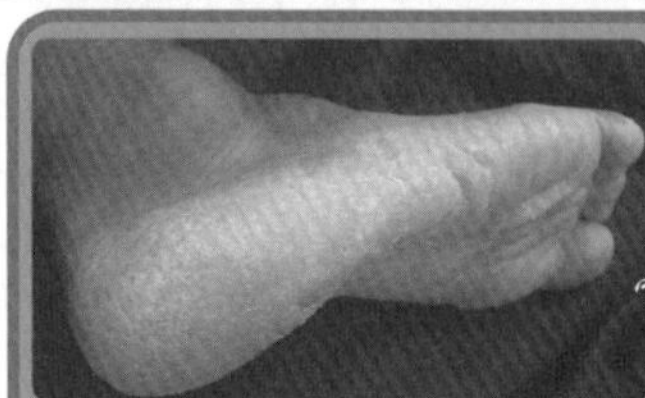

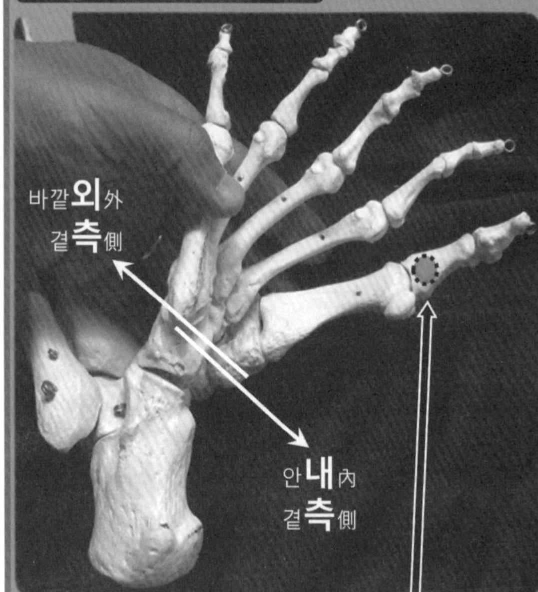

● **제 1 번** 터**기**基 마디**절**節 뼈**골**骨 의 (≒ 첫마디뼈)

☞ 터**기**基 밑**저**底 떼**부**部 ▶ 바깥**외**外 결**측**側

● The lateral aspect of the base of the **1st proximal phalanx**

엄지발가락**무**踇 발가락**지**趾 안**내**內 구를**전**轉 힘줄**근**筋 ☞ 비낄**사**斜 머리**두**頭 **3-255-2**

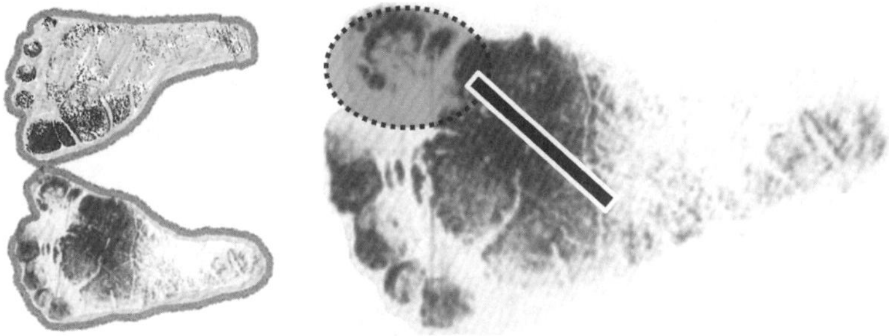

응답하라

기시 정지

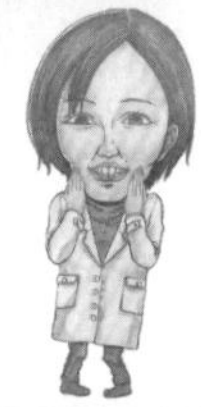

Oblique head (비낄,비스듬할사斜 머리두頭, ≒ 빗갈래) of adductor hallucis muscle

origin

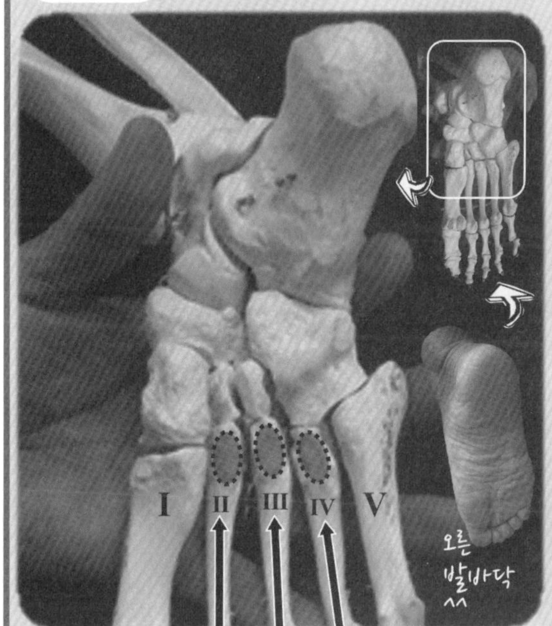

☺ **제2번, 3번, 4번**

가운데**중**中 발**족**足 뼈**골**骨 (≒ 발허리뼈) 의

▶ 발**족**足 밑**저**底 곁**측**側 (≒ 발바닥쪽)

☞ 터**기**基 밑**저**底 떼**부**部

☺ The plantar side of the base of the 2nd, 3rd, 4th **metatarsal bones**

insertion

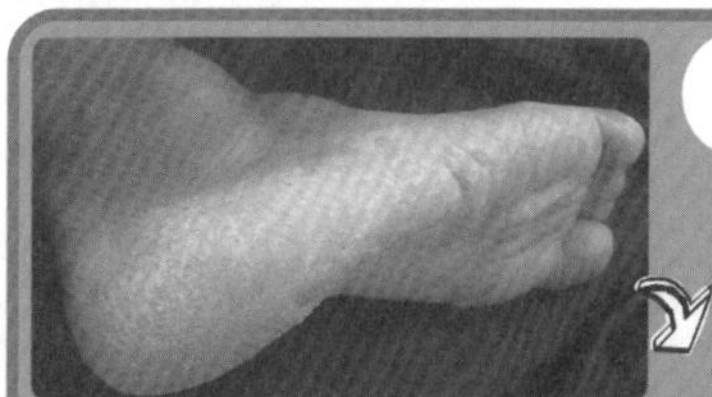

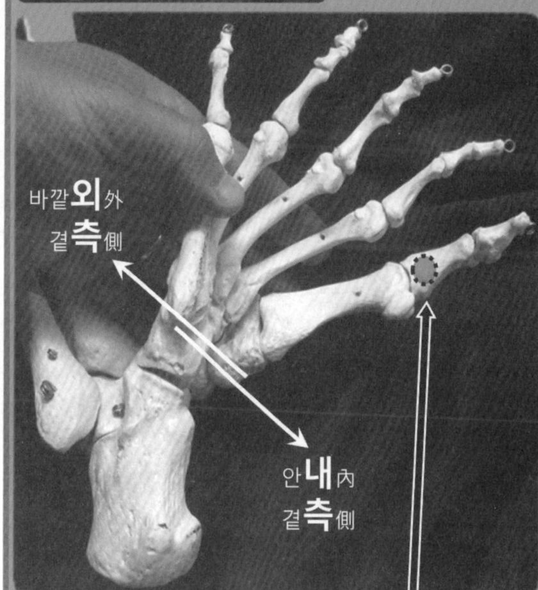

☻ **제 1 번** 터**기**基 마디**절**節 뼈**골**骨 의 (≒ 첫마디뼈)

☞ 터**기**基 밑**저**底 떼**부**部 ▶ 바깥**외**外 곁**측**側

☻ The lateral aspect of the base of the 1st **proximal phalanx**

3-256

Flexor digiti minimi brevis

짧을 단 短 작을 소 小 발가락 지 趾
굽을 굴 屈 힘줄 근 筋

≒ 짧은 새끼 굽힘근

innervation 신경지배

Lateral plantar nerve (S2, S3)

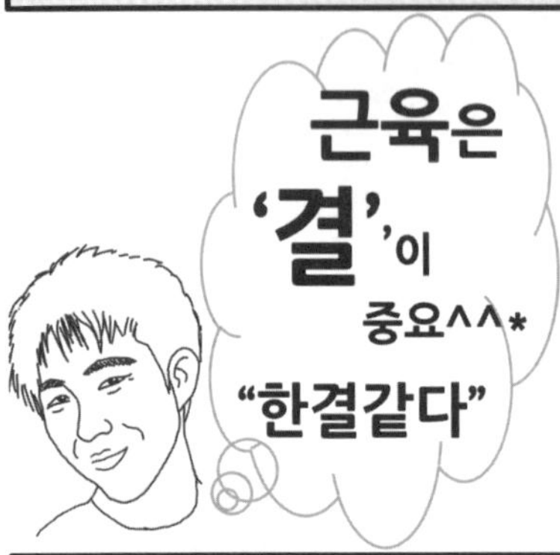

Origin 시작 부위

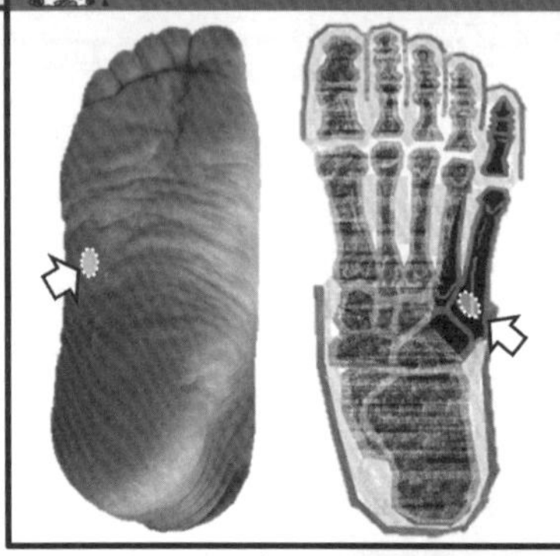

insertion 정지 부위

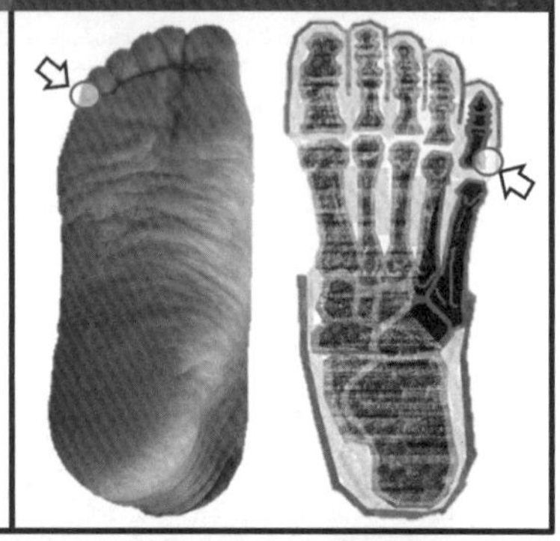

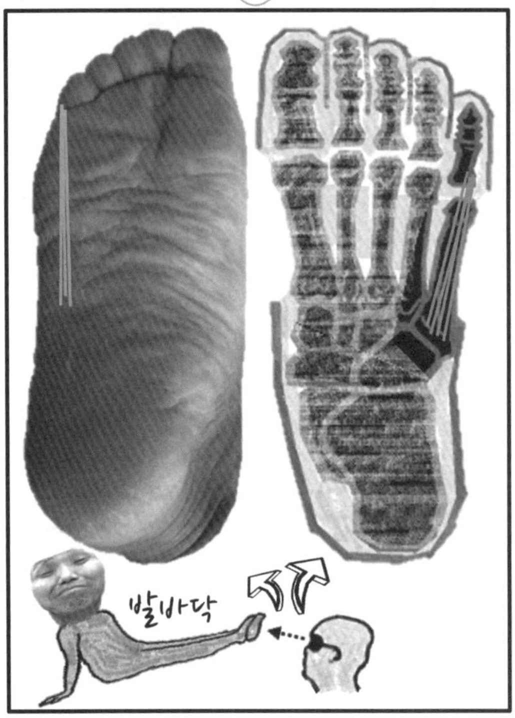

Motion 움직임

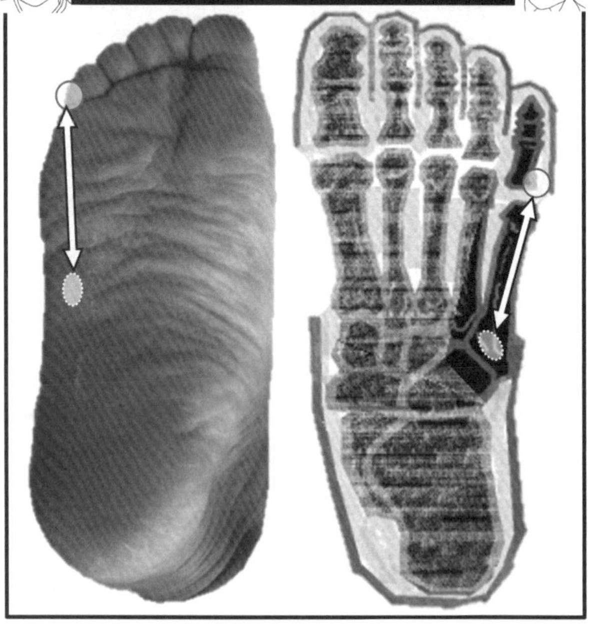

짧을**단**단 작을**소**小 발가락**지**趾 굽을**굴**屈 힘줄**근**筋

3-256-1

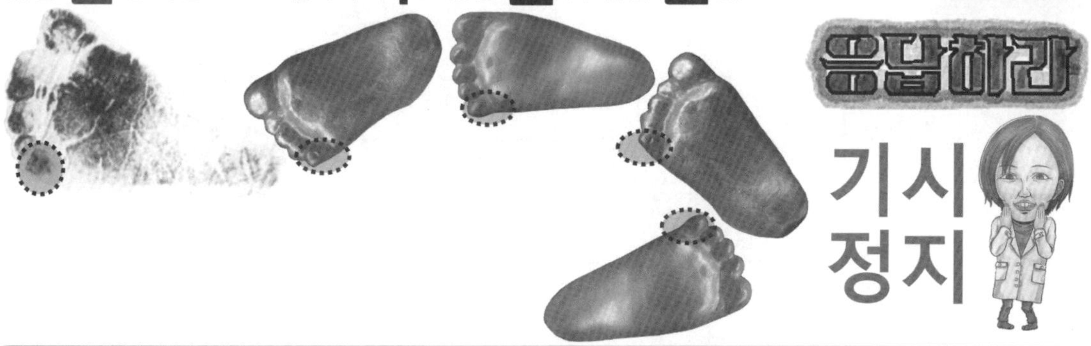

Flexor digiti minimi brevis muscle

Origin

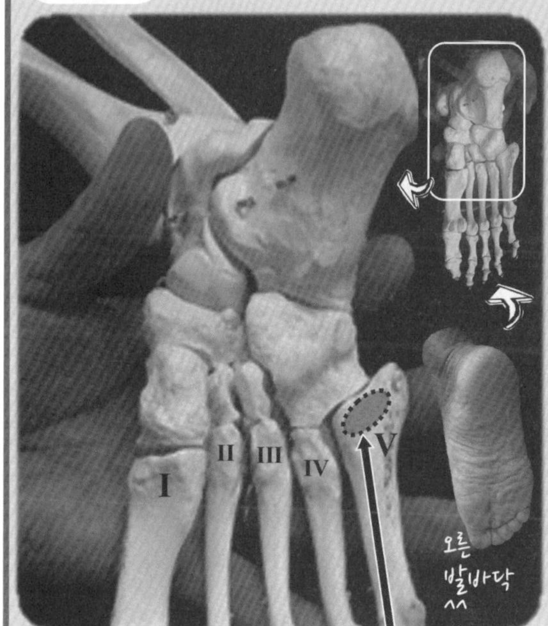

☺ **제 5 번**

가운데**중**中 발**족**足 뼈**골**骨 (≒ 발허리뼈) 의

▶ 발**족**足 밑**저**底 곁**측**側 (≒ 발바닥쪽)

☞ 터**기**基 밑**저**底 떼**부**部

☺ The plantar side of the base of the **5th metatarsal bones**

insertion

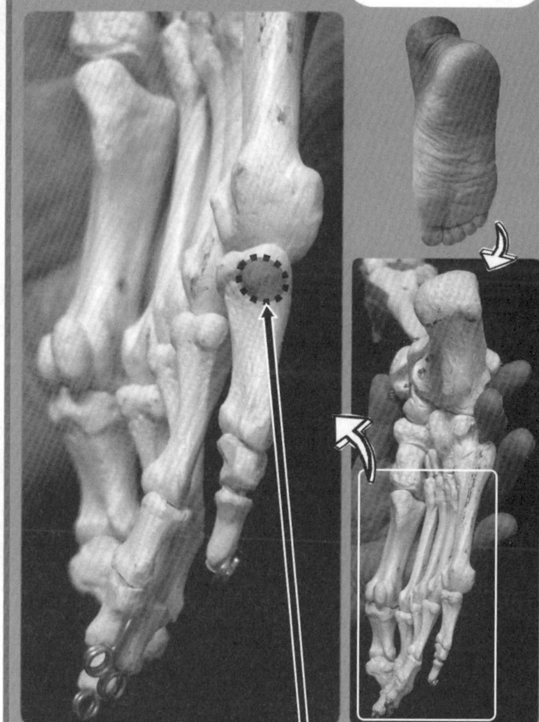

☻ **제5번** 터**기**基 마디**절**節 뼈**골**骨 의 (≒ 첫마디뼈)

☞ 터**기**基 밑**저**底 떼**부**部 ▶ 바깥**외**外 곁**측**側

☻ The lateral aspect of the base of the **5th proximal phalanx**

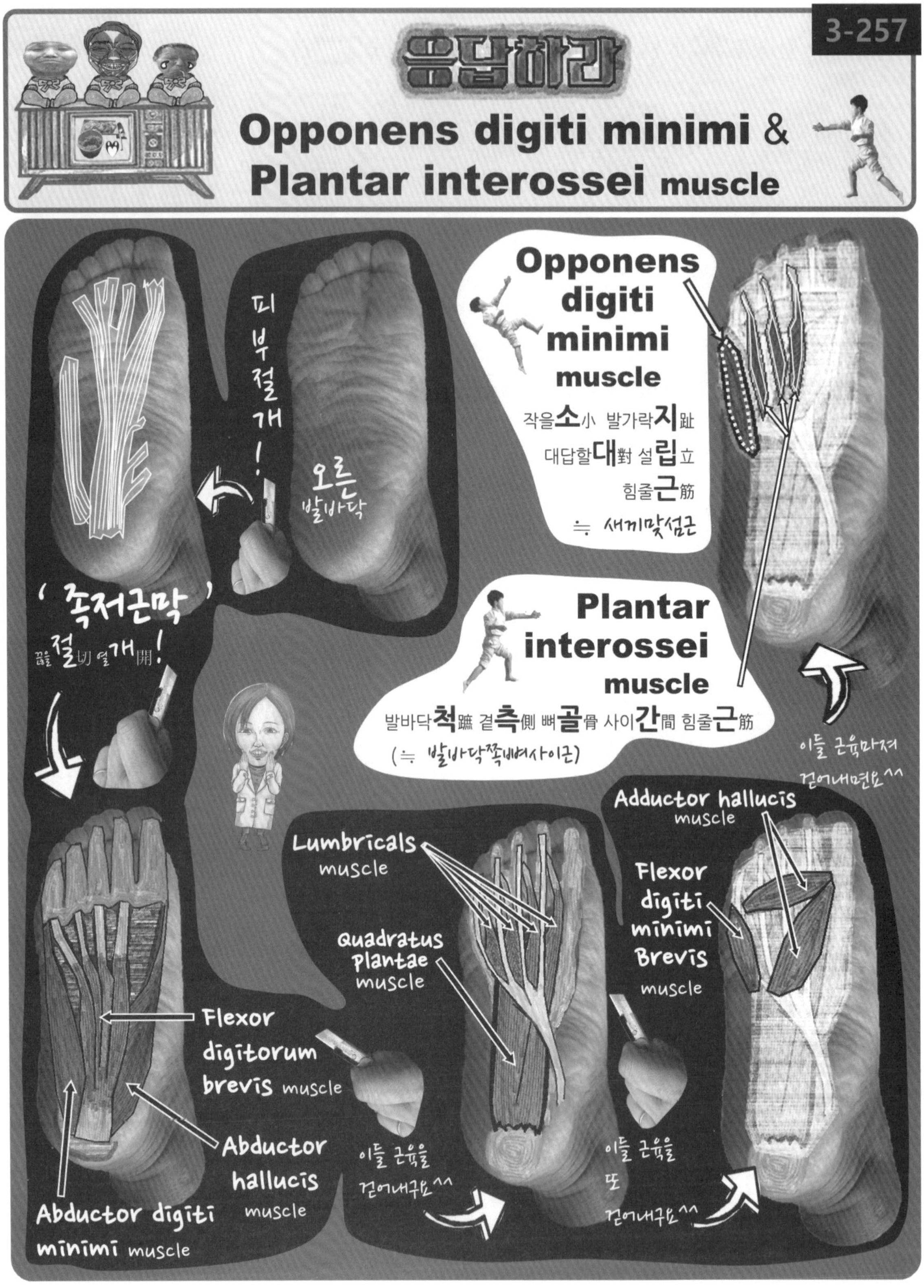
3-257
응답하라
Opponens digiti minimi &
Plantar interossei muscle
피부절개!
오른 발바닥
'족저근막'
끊을절切 열개開!
Opponens digiti minimi muscle
작을소小 발가락지趾 대답할대對 설립立 힘줄근筋
≒ 새끼맞섬근
Plantar interossei muscle
발바닥척蹠 곁측側 뼈골骨 사이간間 힘줄근筋
(≒ 발바닥쪽뼈사이근)
이들 근육마저 걷어내면요^^
Flexor digitorum brevis muscle
Abductor hallucis muscle
Abductor digiti minimi muscle
이들 근육을 걷어내구요^^
Lumbricals muscle
Quadratus plantae muscle
이들 근육을 또 걷어내구요^^
Adductor hallucis muscle
Flexor digiti minimi Brevis muscle

3-258

Opponens digiti minimi

작을 **소**小 발가락 **지**趾

대답할 **대**對 설 **립**立 힘줄 **근**筋

≒ 새끼 맞섬근

innervation 신경지배

☞ (S1, S2, S3)로 보는 경향도 있지만, 저희는요…^^

Lateral plantar nerve (S2, S3)

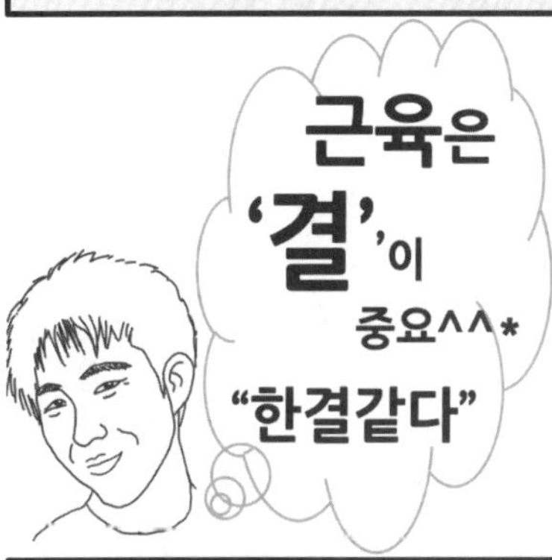

origin 시작 부위

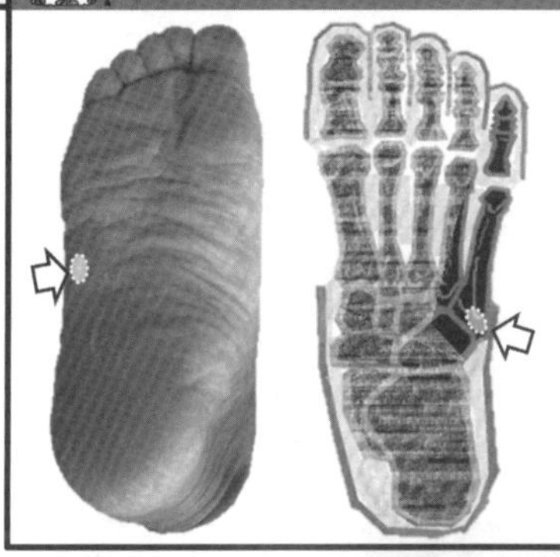

insertion 정지 부위

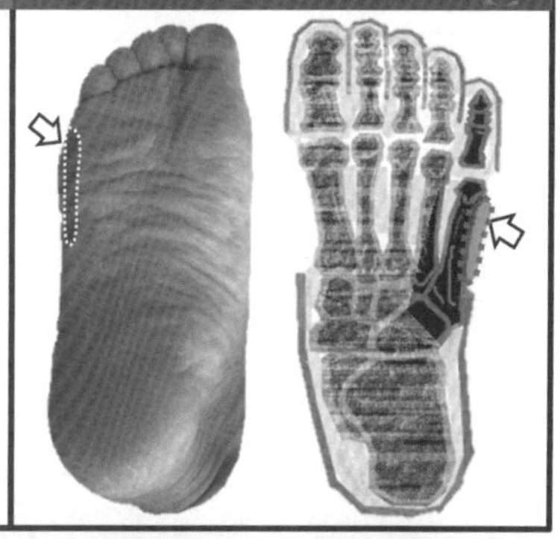

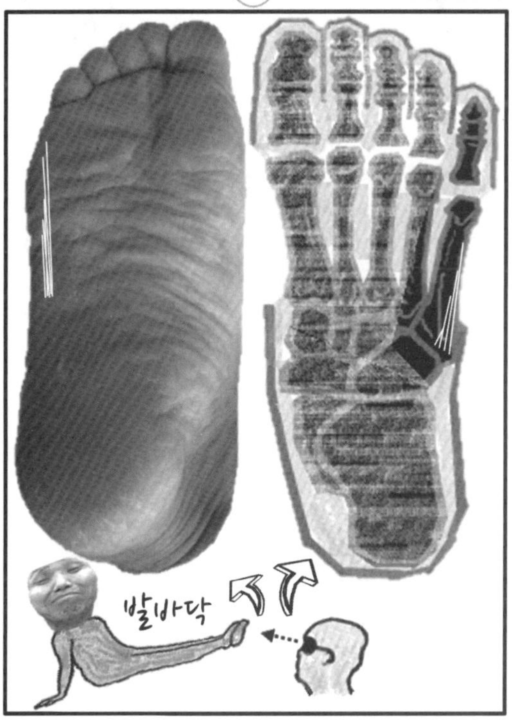

Motion 움직임

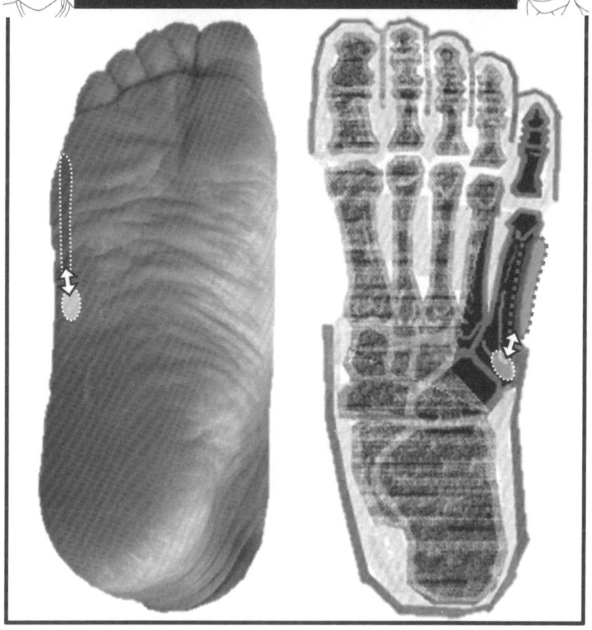

작을소小 발가락지趾
대답할대對 설립立 힘줄근筋

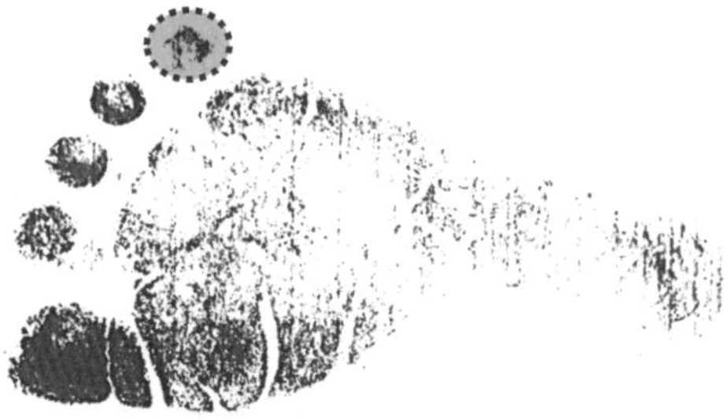

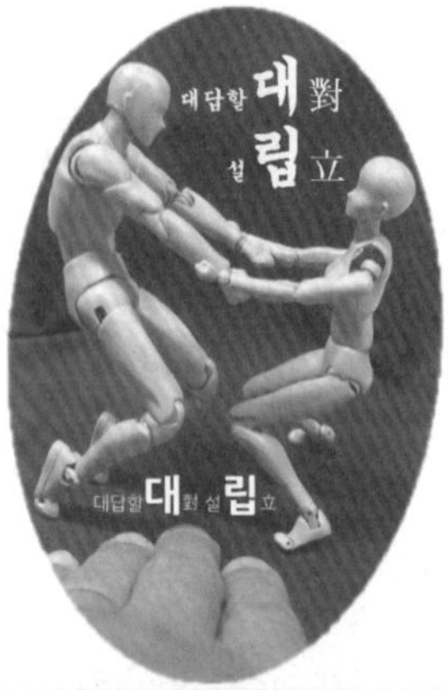

3-258-1

응답하라

기시 정지

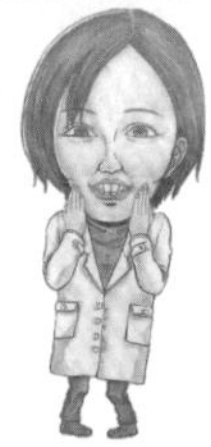

Opponens digiti minimi muscle

origin

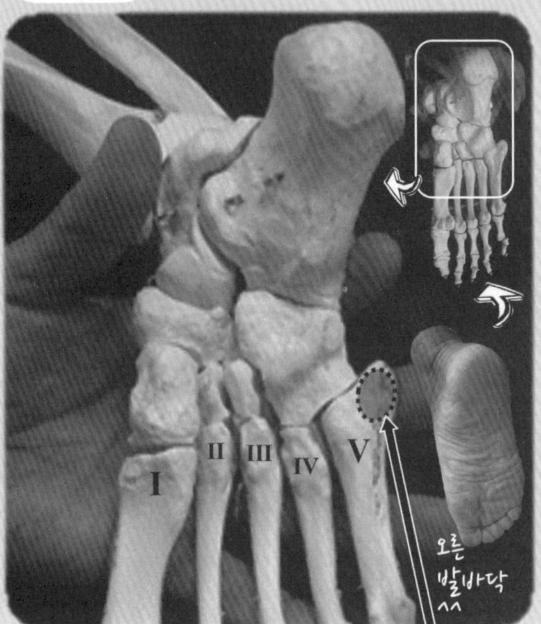

☺ **제 5 번**

가운데중中 발족足 뼈골骨 (≒ 발허리뼈) 의

▶ 발족足 밑저底 곁측側 (≒ 발바닥쪽)

☞ 터기基 밑저底 떼부部

☺ The plantar side of the base of the **5th metatarsal bones**

insertion

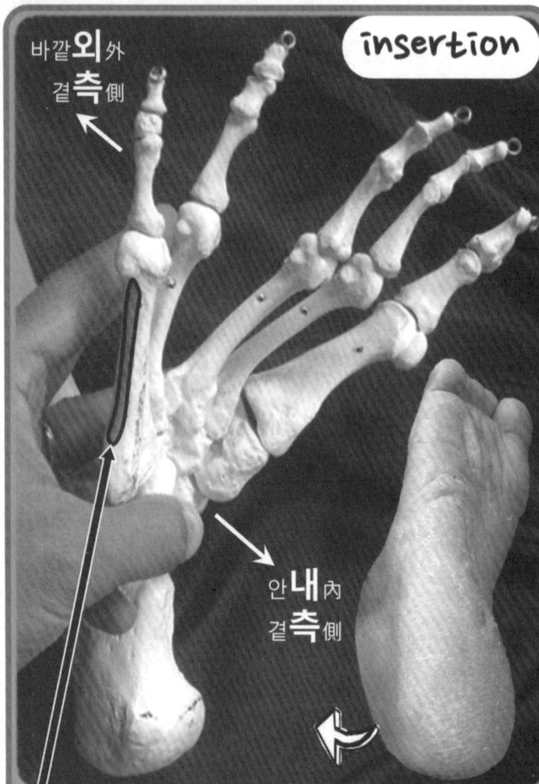

☻ **제 5 번**

가운데중中 발족足 뼈골骨 (≒ 발허리뼈) 의

▶ 바깥외外 곁측側 낯면面

☻ Lateral surface of the **5th metatarsal bone**

innervation 신경지배

Lateral plantar nerve (S2, S3)

Plantar interossei

3-259

발바닥척蹠 곁측側 뼈골骨 사이간間 힘줄근筋

≒ 발바닥쪽 뼈사이근

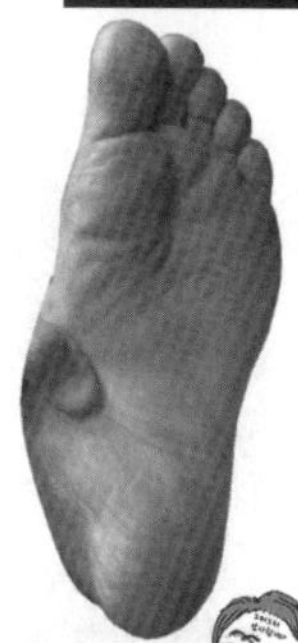

Origin 시작 부위

insertion 정지 부위

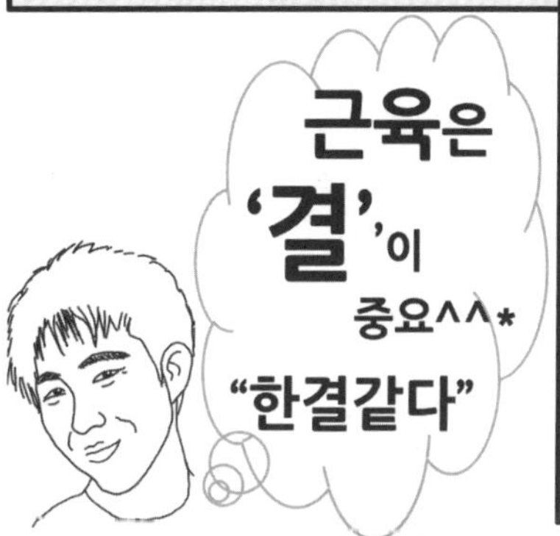

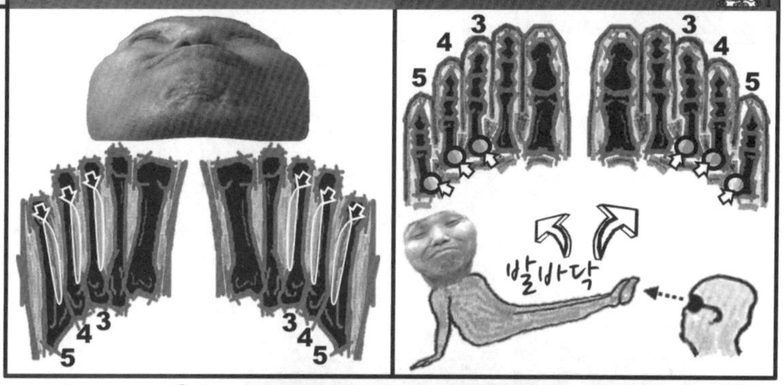

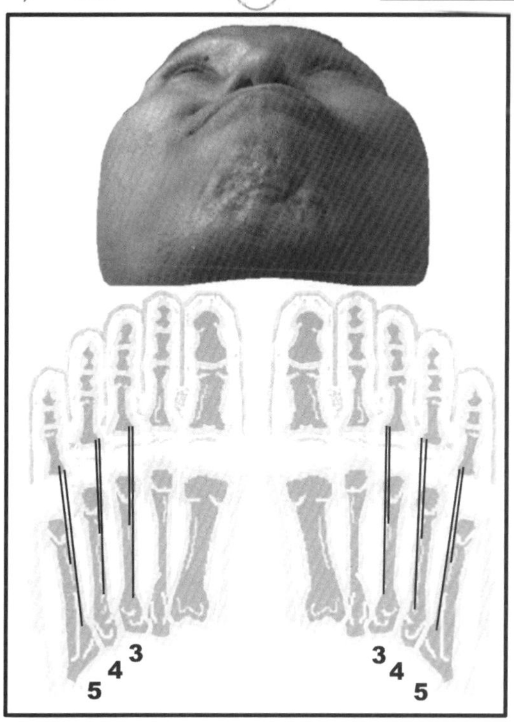

Motion 움직임

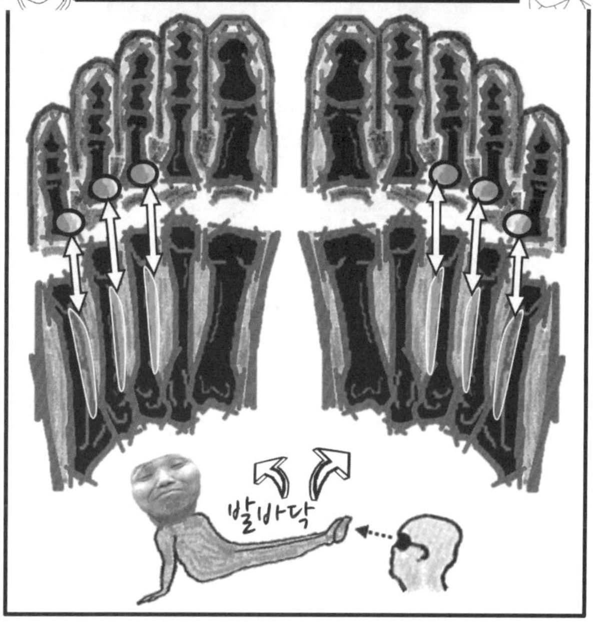

발바닥**척**蹠 곁**측**側 뼈**골**骨 사이**간**間 힘줄**근**筋

3-259-1

응답하라

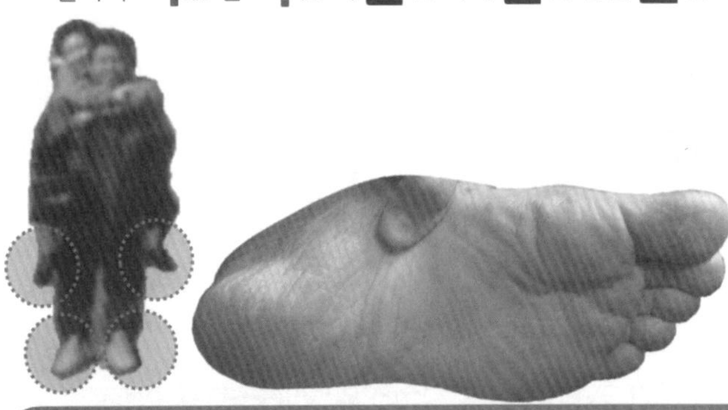

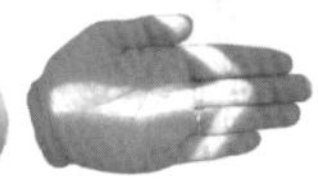

기시

정지

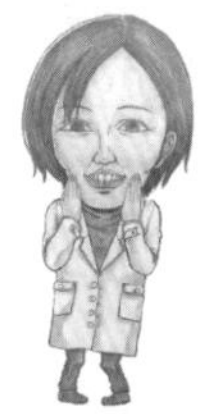

Plantar interossei muscle

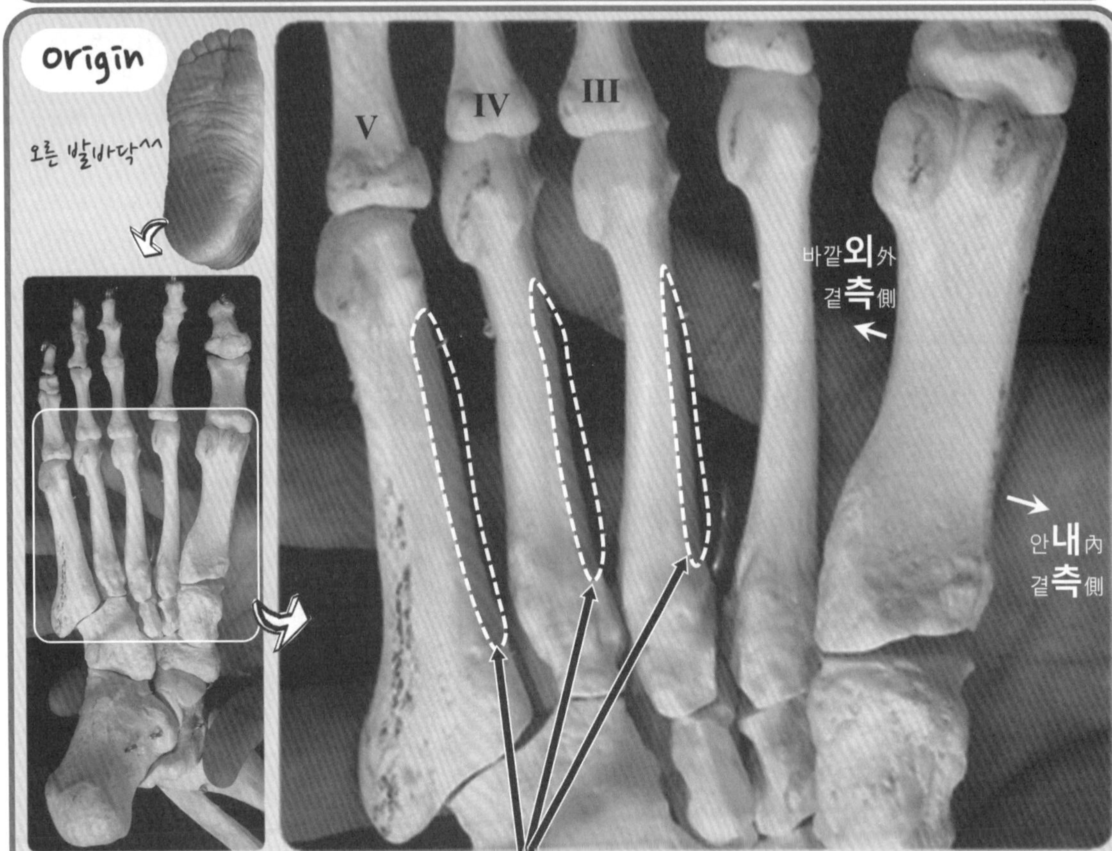

☺ **제 3 번, 4 번, 5번** 가운데**중**中 발**족**足 뼈**골**骨 (≒ 발허리뼈)

► 뼈**골**骨 줄기**간**幹 (≒ 뼈몸통) 의 ☞ 안**내**內 곁**측**側 (≒ 안쪽)

☺ **Medial side** of the shaft of **3rd, 4th, 5th metacarpal bones**

발바닥**척**蹠 곁**측**側 뼈**골**骨 사이**간**間 힘줄**근**筋

3-259-2

응답하라

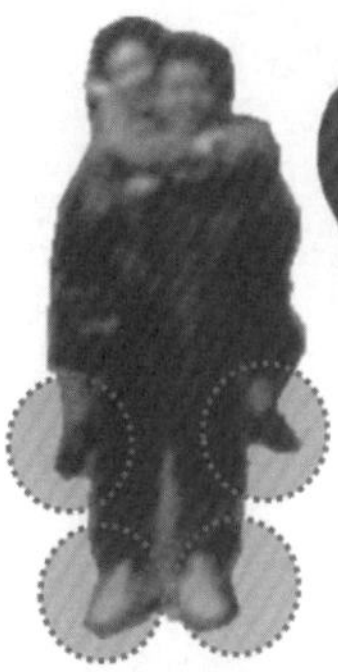

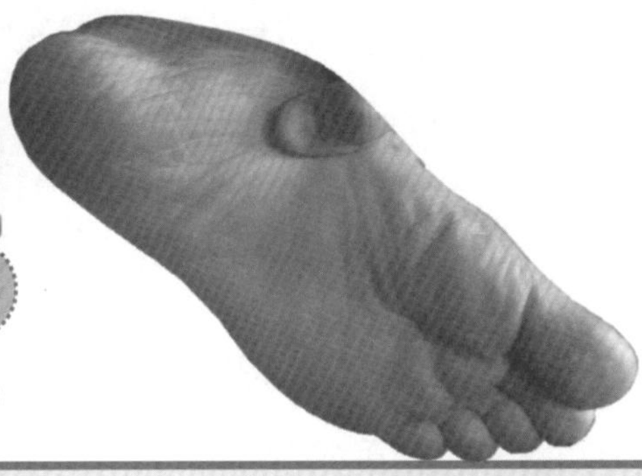

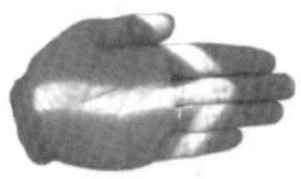

기시

정지

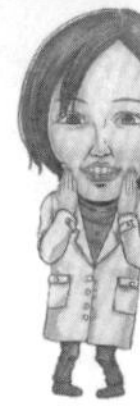

Plantar interossei muscle

insertion

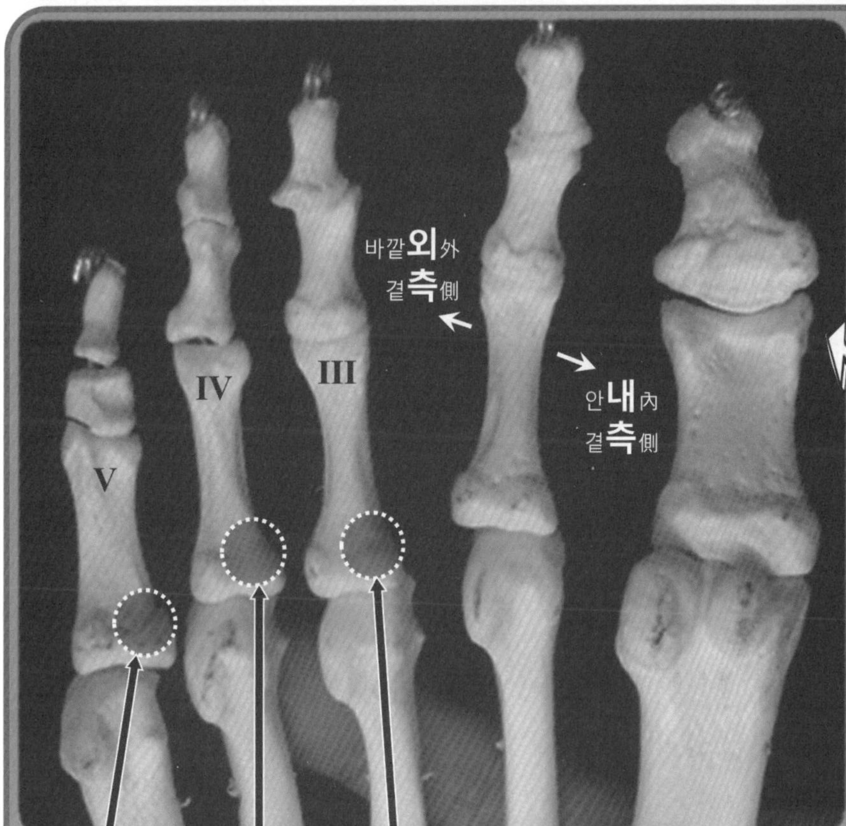

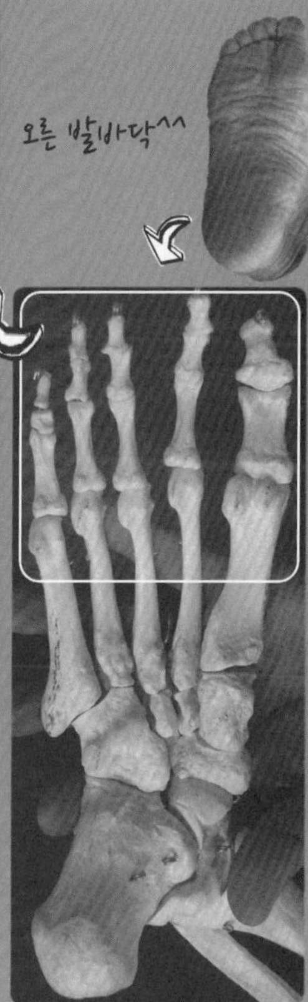

☻ 제 3 번, 4번, 5번 터**기**基 마디**절**節 뼈**골**骨 (첫마디뼈) 의
☞ 안**내**內 곁**측**側 ► 터**기**基 밑**저**底 떼**부**部

☻ **Medial side** of the **3rd, 4th, 5th proximal phalanges**

3-260

Dorsal interossei

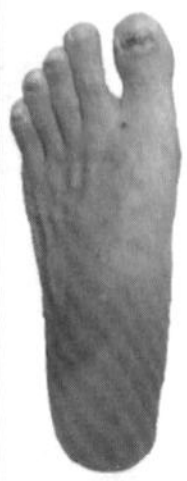

등배背 곁측側
뼈골骨 사이간間 힘줄근筋

≒ 등쪽 뼈사이근

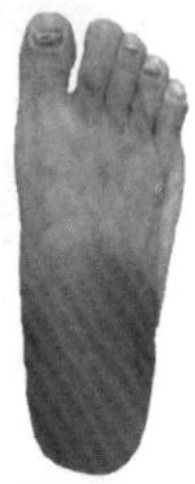

innervation 신경지배

☞ (S1,S2)로 보는 경향도 있지만, 저희는요...^^

Lateral plantar nerve (S2, S3)

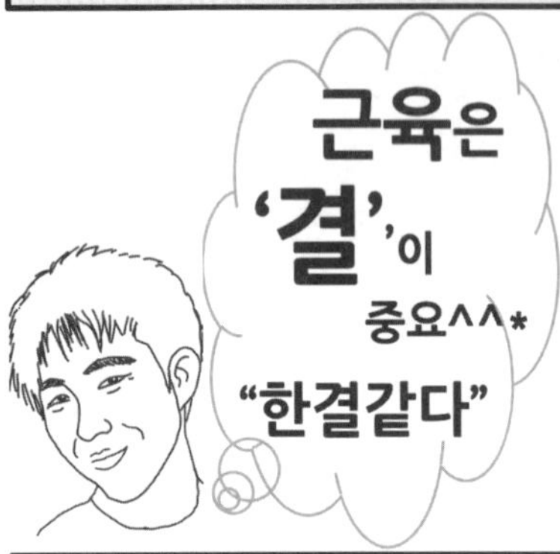

Origin 시작 부위

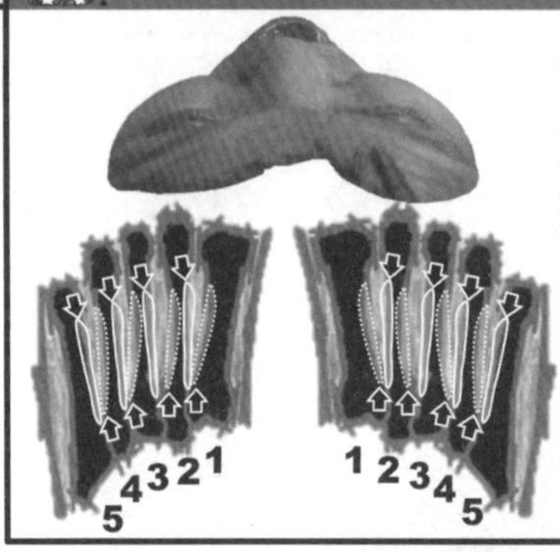

insertion 정지 부위

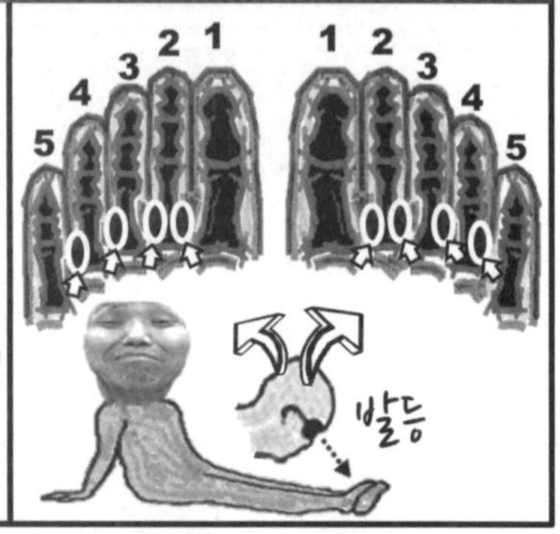

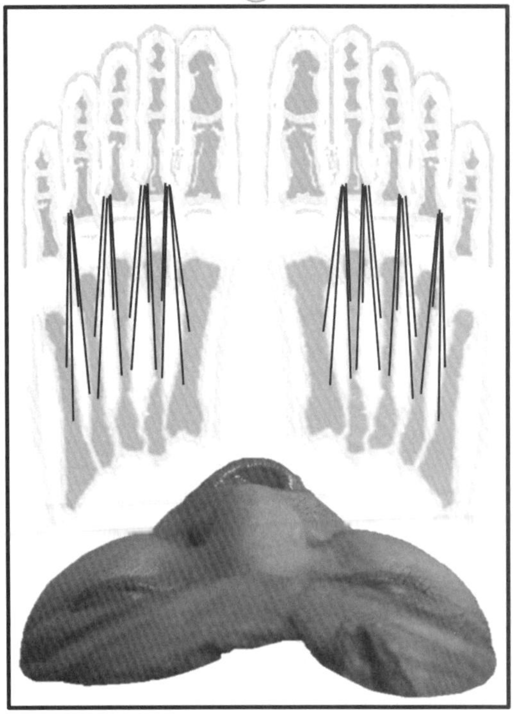

Motion 움직임

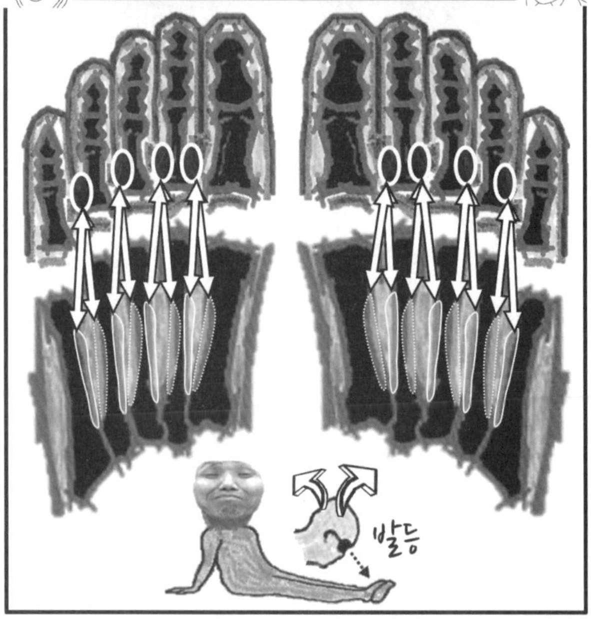

등**배**背 곁**측**側 뼈**골**骨 사이**간**間 힘줄**근**筋

3-260-1

응답하라

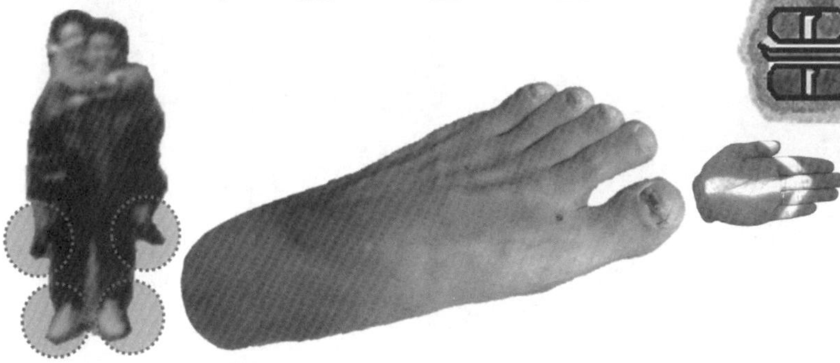

기시

정지

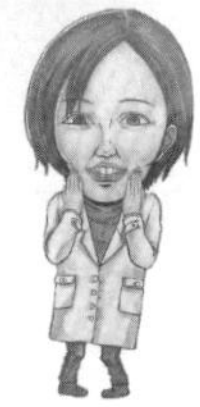

Dorsal interossei muscle

Origin

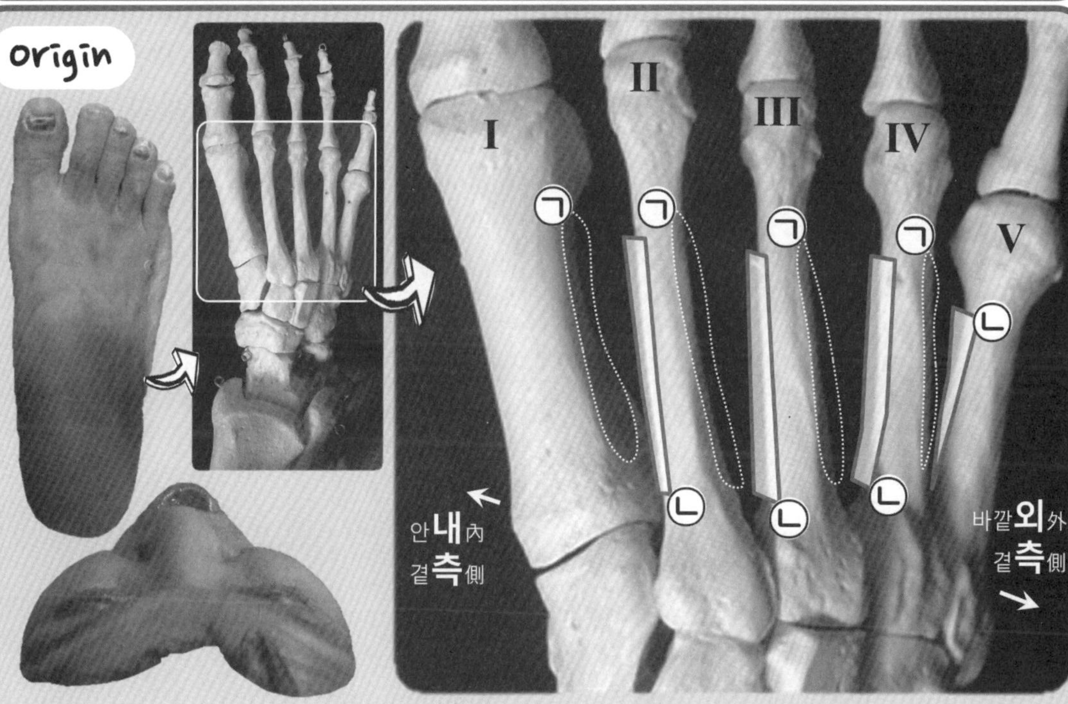

ㄱ **제 1 번, 2번, 3번, 4번** 가운데**중**中 발**족**足 뼈**골**骨 (≒ 발허리뼈) 의

☞ 바깥**외**橈 곁**측**側 낯**면**面 (≒ 가쪽면)

ㄱ Lateral surface of the **1st, 2nd, 3rd, 4th metatarsal bones**

ㄴ **제 2 번, 3번, 4번, 5번** 가운데**중**中 발**족**足 뼈**골**骨 (≒ 발허리뼈) 의

☞ 안**내**內 곁**측**側 낯**면**面 (≒ 안쪽면)

ㄴ Medial surface of the **2nd, 3rd, 4th, 5th metatarsal bones**

3-260-2

등배背 결측側 뼈골骨 사이간間 힘줄근筋

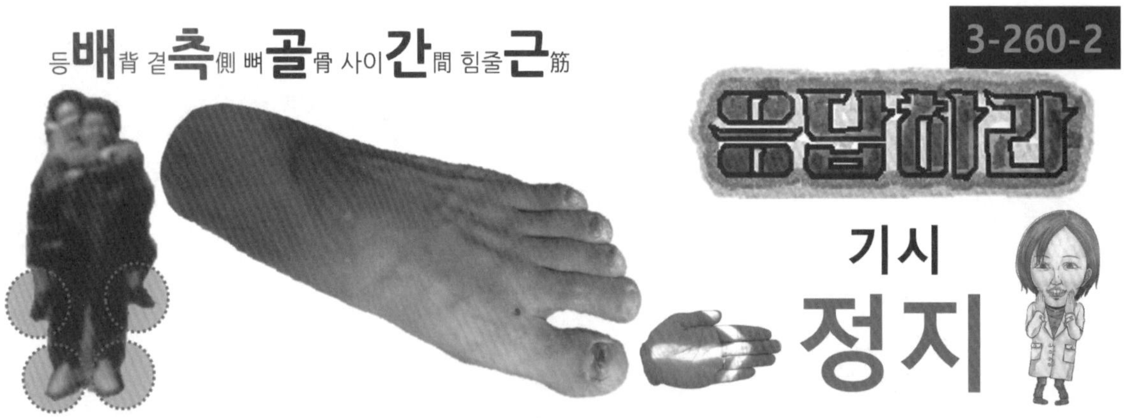

Dorsal interossei muscle

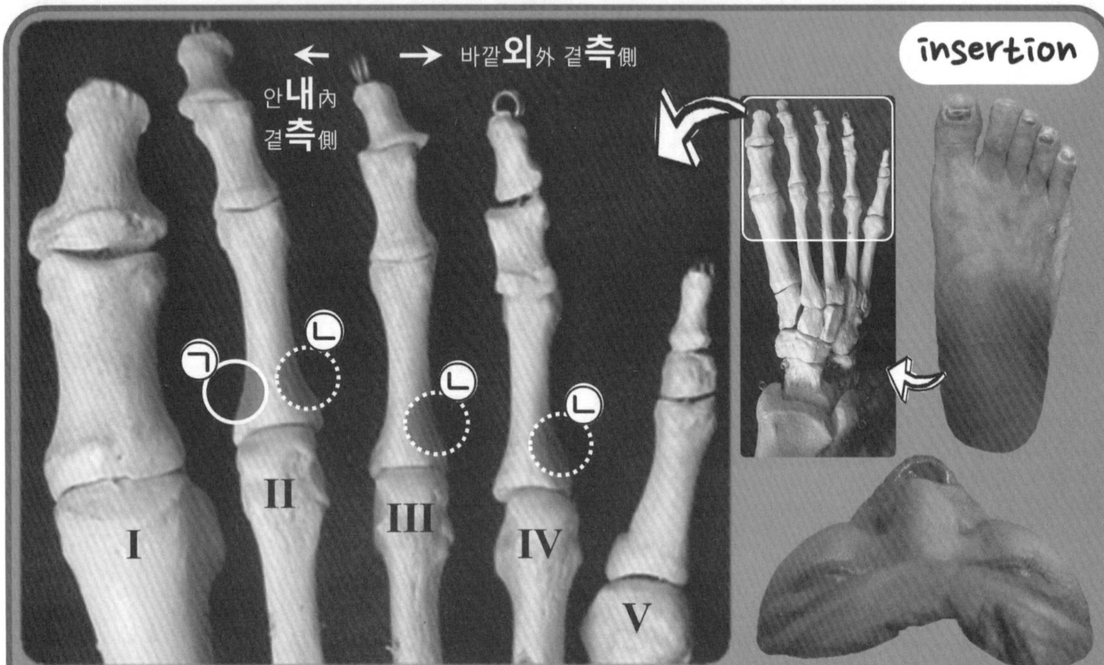

㉠ 제 2 번 터기基 마디절節 뼈골骨 (≒ 첫마디뼈) 의
☞ 안내內 곁측側 (≒ 안쪽) ▸ 터기基 밑저底 떼부部 (≒ 바닥)

㉠ Base of **medial side** of the **2nd proximal phalanx**

㉡ 제 2 번, 3번, 4번 터기基 마디절節 뼈골骨 (≒ 첫마디뼈) 의
☞ 바깥외外 곁측側 (≒ 가쪽) ▸ 터기基 밑저底 떼부部 (≒ 바닥)

㉡ Base of **lateral side** of the **2nd, 3rd, 4th proximal phalanges**

3-261

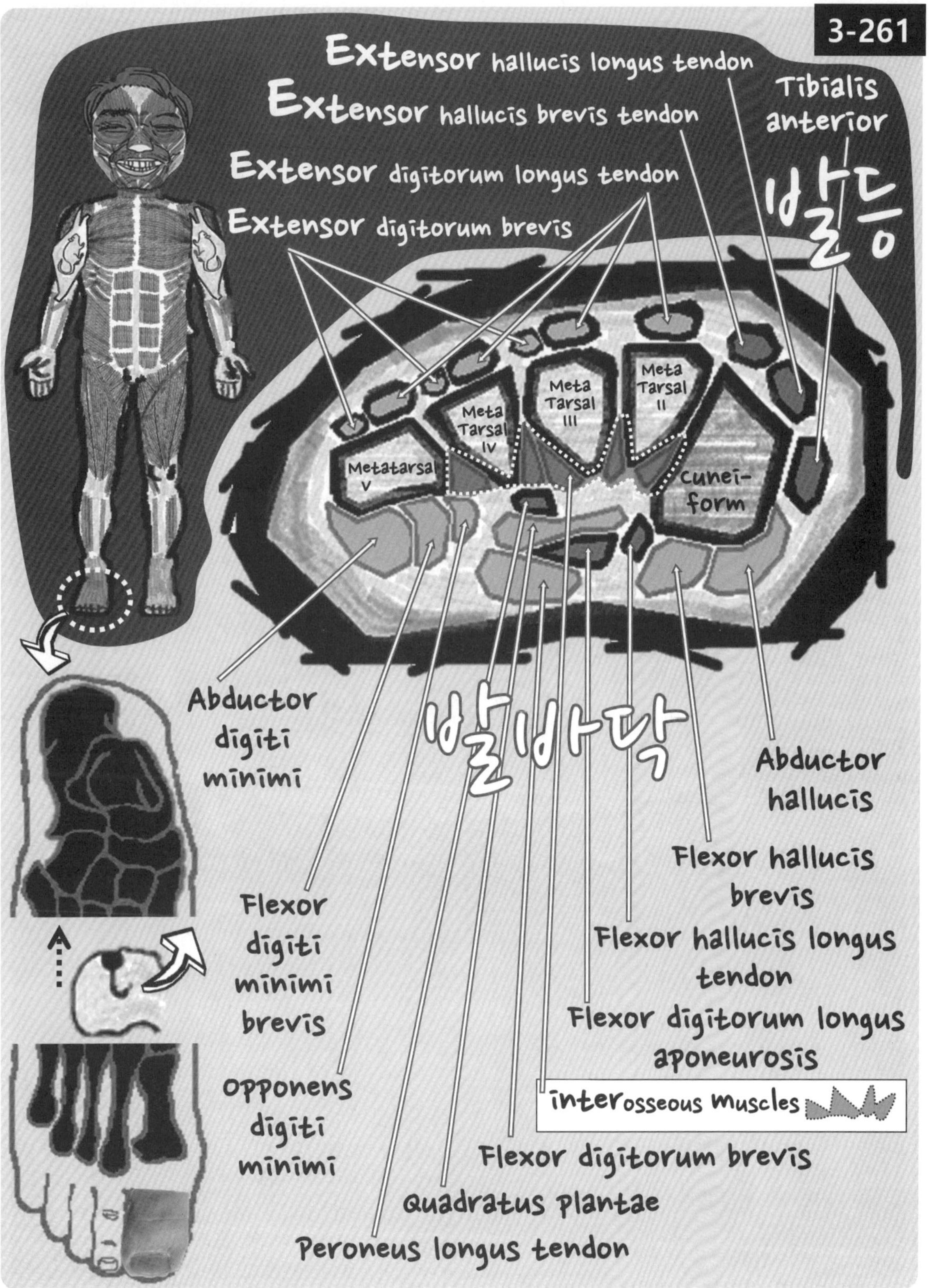
Extensor hallucis longus tendon
Extensor hallucis brevis tendon
Extensor digitorum longus tendon
Extensor digitorum brevis
Tibialis anterior
발등
Meta Tarsal II
Meta Tarsal III
Meta Tarsal IV
Metatarsal V
cuneiform
Abductor digiti minimi
발바닥
Abductor hallucis
Flexor hallucis brevis
Flexor hallucis longus tendon
Flexor digitorum longus aponeurosis
interosseous muscles
Flexor digiti minimi brevis
Opponens digiti minimi
Flexor digitorum brevis
Quadratus plantae
Peroneus longus tendon

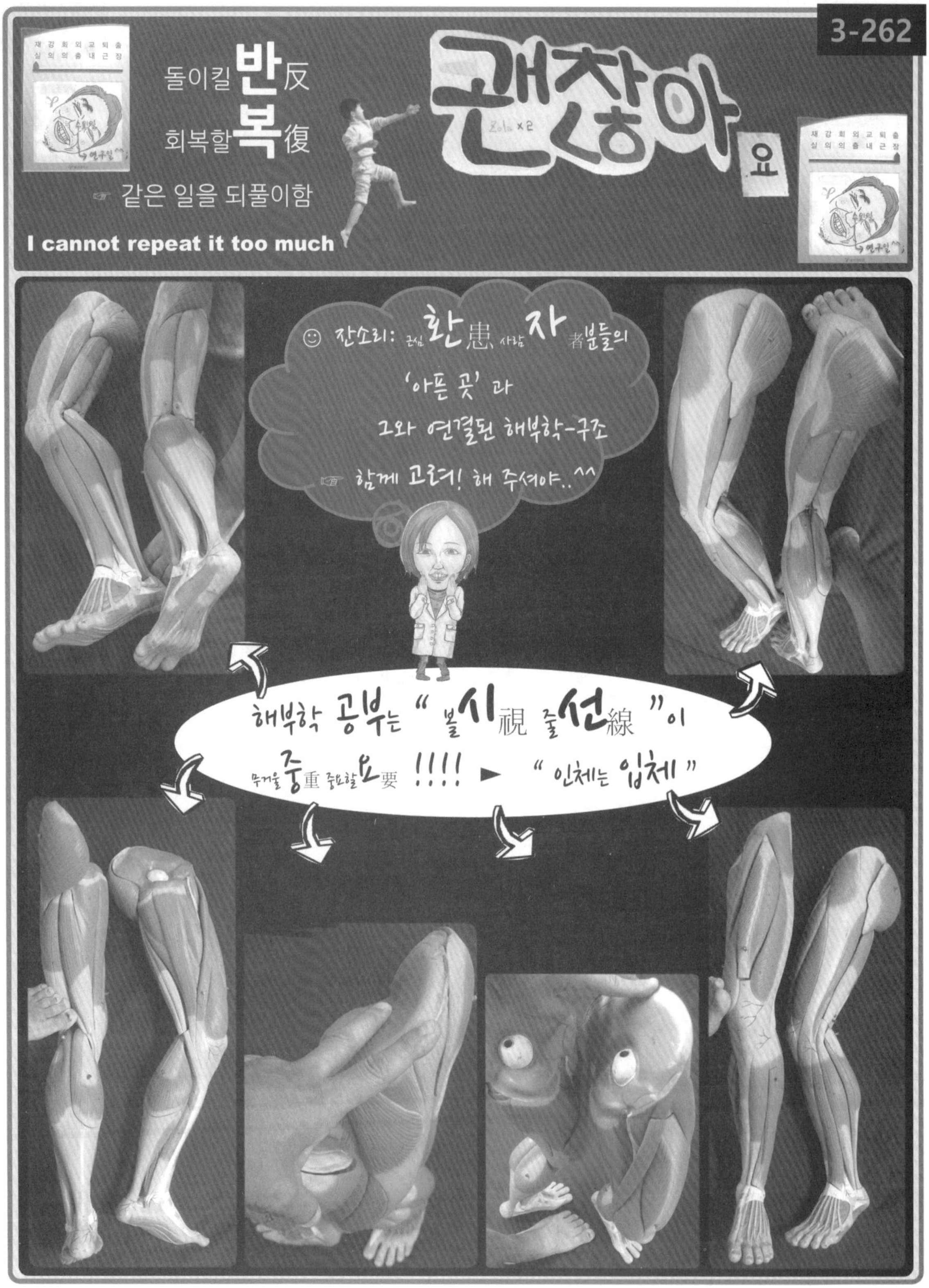
3-262
돌이킬 반反
회복할 복復
☞ 같은 일을 되풀이함
I cannot repeat it too much
괜찮아 요
☺ 잔소리: 근심 환患 사람 자者 분들의
'아픈 곳' 과
그와 연결된 해부학-구조
☞ 함께 고려! 해 주셔야.. ^^
해부학 공부는 "볼 시視 줄 선線" 이
무거울 중重 중요할 요要 !!!! ► "인체는 입체"

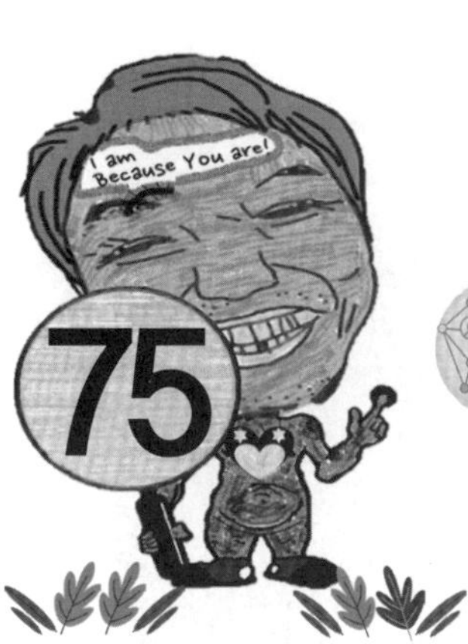

"내용 이해를 위해서 라면, 창피함도 감당할 수 있는,, 좋아니? 살신성인의 장?"

" 좋아나?
　　나는, 남 때리지 말고,
　　　마저라 잉 ?
　　　때린 노믄 다리 오구리고자고,
　　　마즌 노믄 다리펴고 잔당께 ~ ! "

" 좋아나?
　　이 할미, 유언이랑께 ?
　　벼남없는 예수 잘~ 미꼬,
　　일쩜, 일획또 벼남없는
　　성경만 부뜨러라~ 잉 ? "

" 이 세상 싸람, 날 몰라조도,
이 세상 싸람~, 날~ 몰라조도
이 세상 싸람, 날 몰라조도,
　뒤 도라 서지 안컸네……,
세상짐 지고 십짜가 보네~"

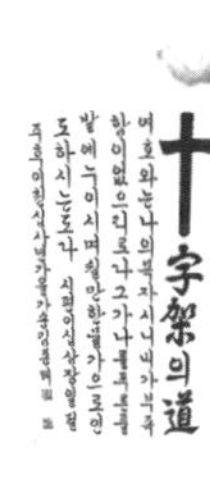

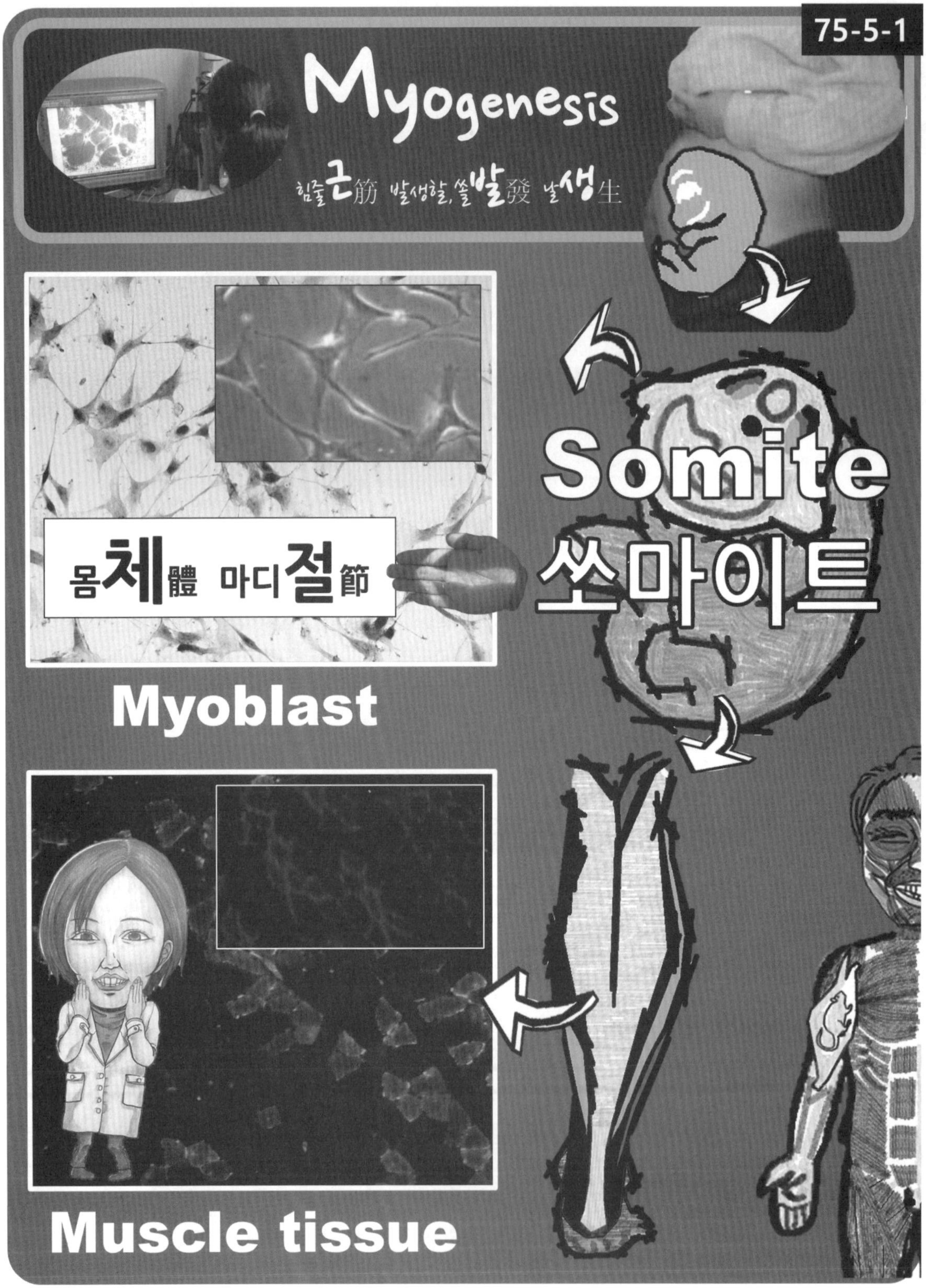
75-5-1
Myogenesis
힘줄 근 筋 발생할, 쏠 발 發 날 생 生
몸 체 體 마디 절 節
Somite
쏘마이트
Myoblast
Muscle tissue

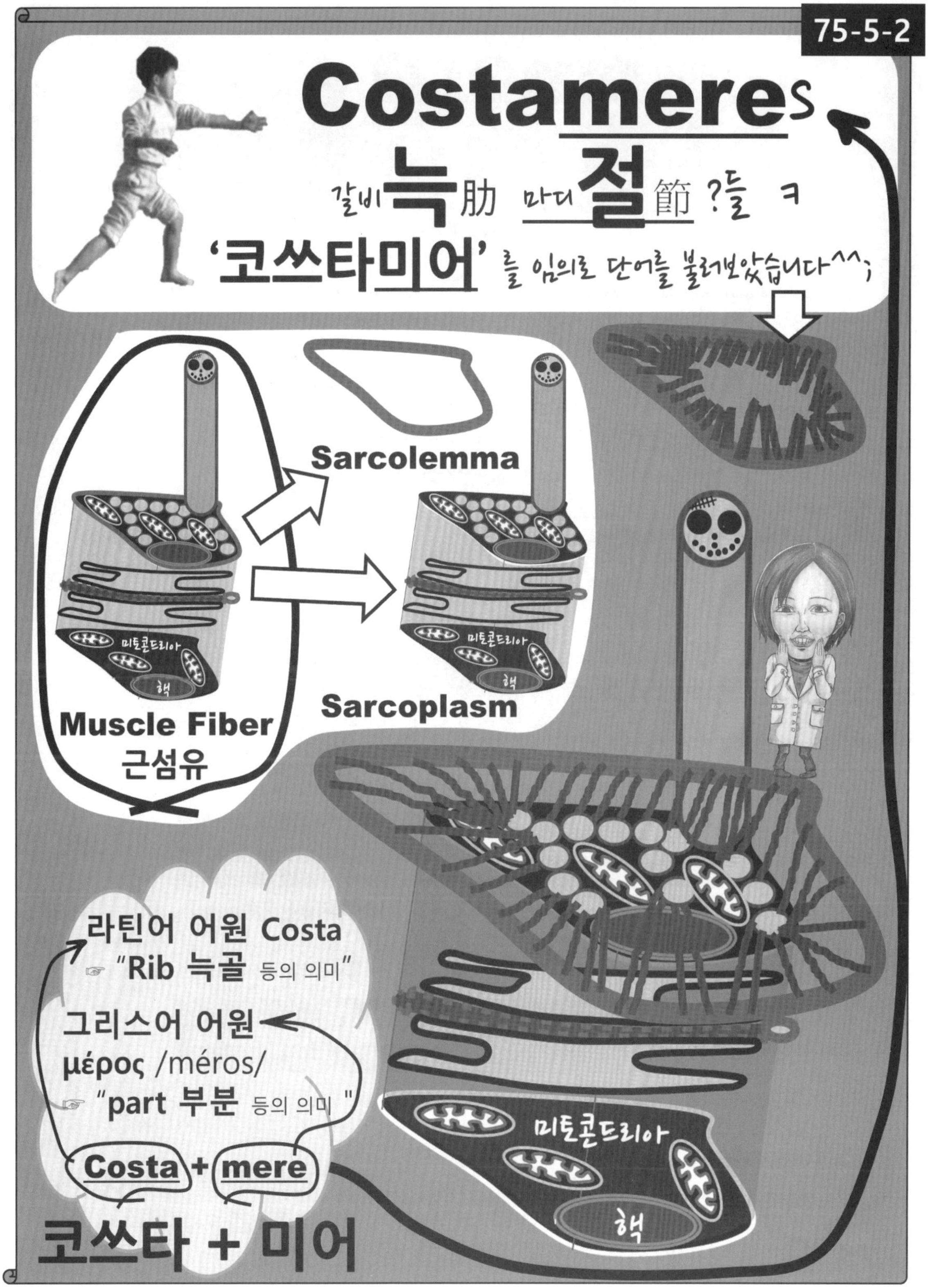
75-5-2
Costameres
갈비 늑肋 마디 절節 ?들 ㅋ
'코쓰타미어' 를 임의로 단어를 불러보았습니다^^;
Sarcolemma
미토콘드리아
핵
Muscle Fiber
근섬유
Sarcoplasm
라틴어 어원 Costa
☞ "Rib 늑골 등의 의미"
그리스어 어원
μέρος /méros/
☞ "part 부분 등의 의미"
Costa + mere
코쓰타 + 미어

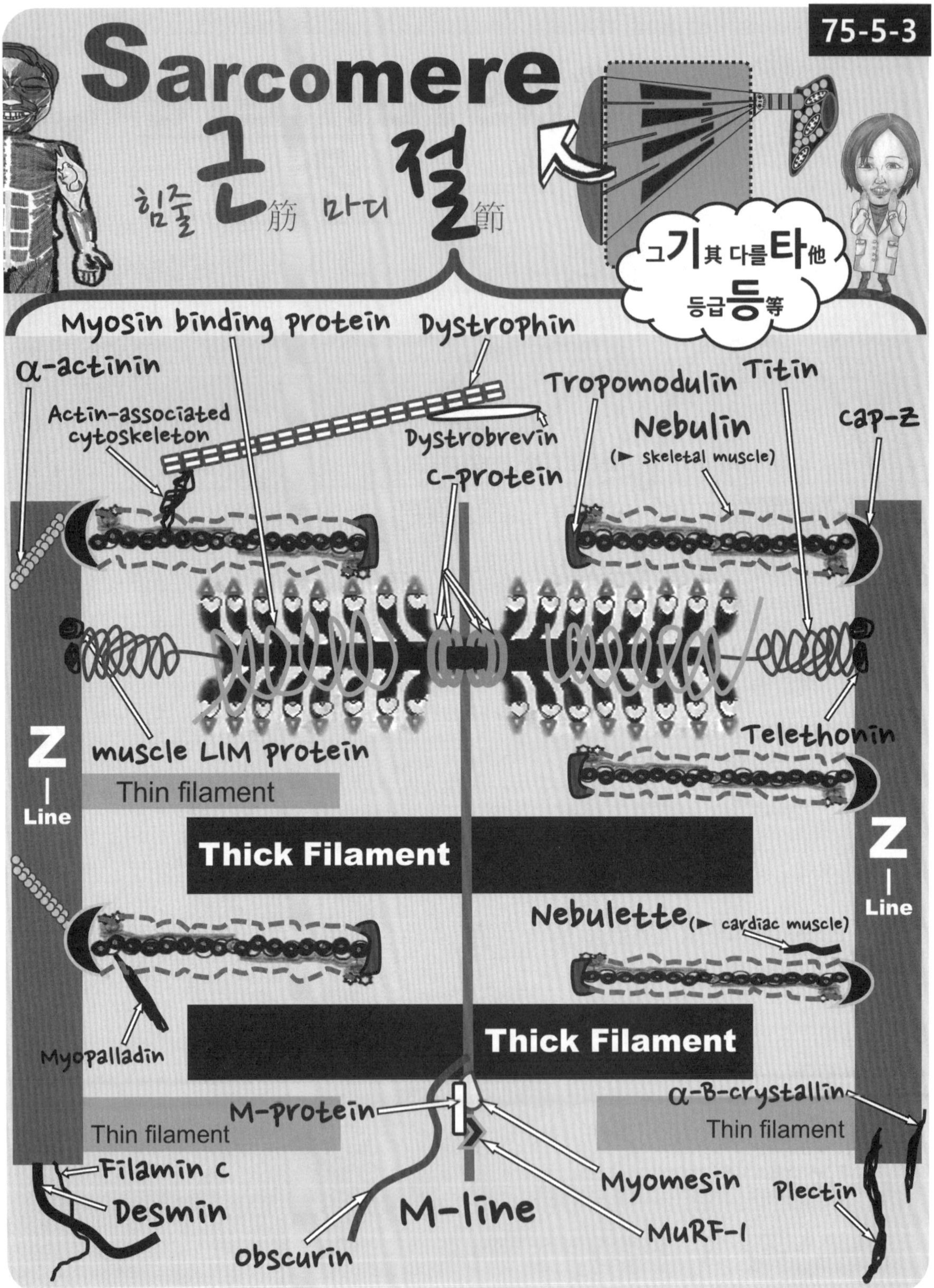
75-5-3
Sarcomere
힘줄 근筋 마디 절節
그 기其 다를 타他 등급 등等
Myosin binding protein
Dystrophin
α-actinin
Actin-associated cytoskeleton
Dystrobrevin
Tropomodulin
Titin
Nebulin
(► skeletal muscle)
cap-Z
c-protein
muscle LIM protein
Telethonin
Z Line
Thin filament
Thick Filament
Nebulette(► cardiac muscle)
Myopalladin
Thick Filament
α-B-crystallin
M-protein
Thin filament
Thin filament
Filamin c
Desmin
Myomesin
Plectin
M-line
MuRF-1
obscurin

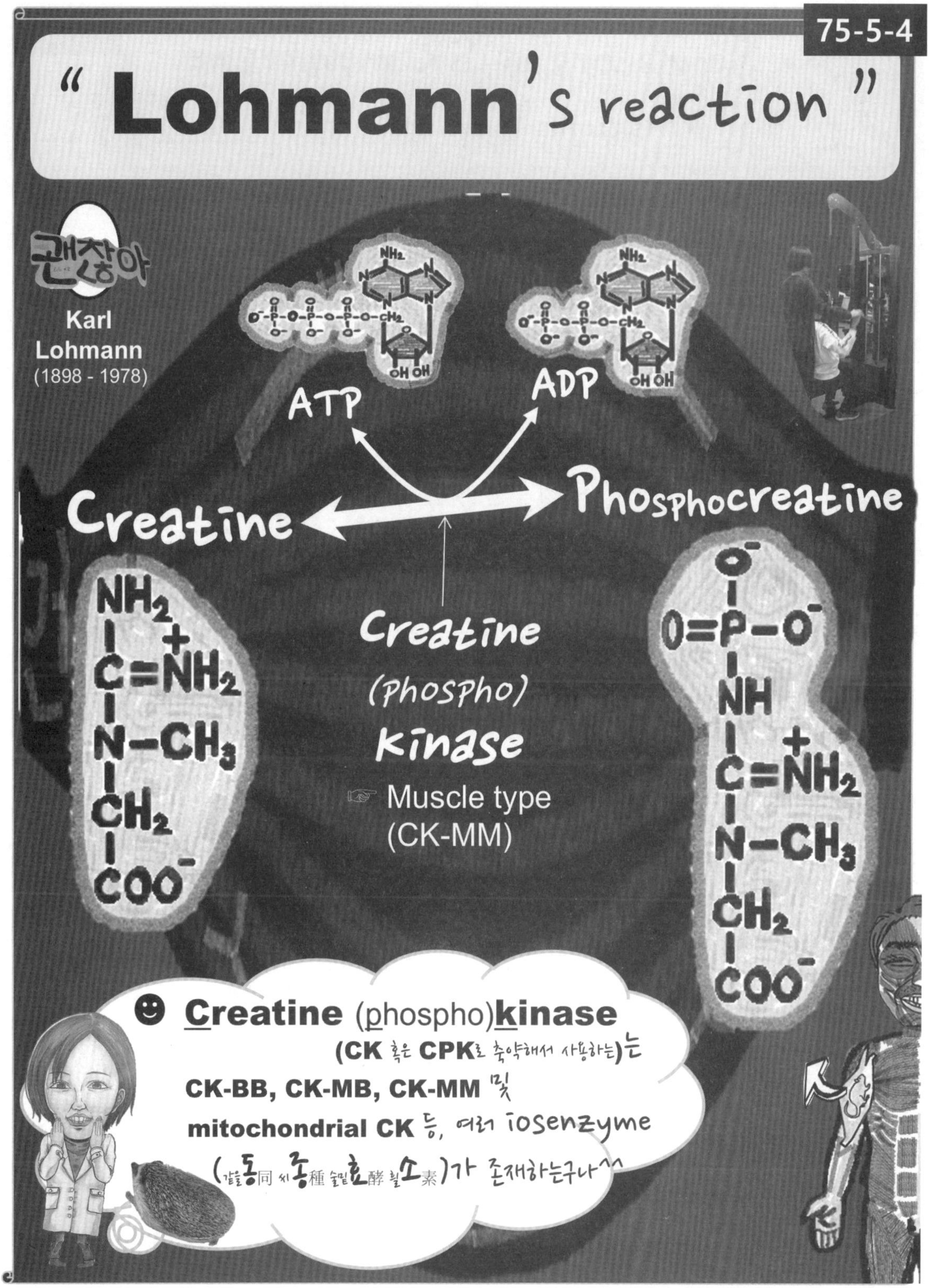

75-5-4
" Lohmann's reaction "
괜찮아
Karl Lohmann
(1898 - 1978)
ATP
ADP
Creatine
Phosphocreatine
Creatine
(phospho)
kinase
☞ Muscle type
(CK-MM)
Creatine (phospho)kinase
(CK 혹은 CPK로 축약해서 사용하는)는
CK-BB, CK-MB, CK-MM 및
mitochondrial CK 등, 여러 iosenzyme
(같을 동同 씨 종種 술밑 효酵 흴 소素)가 존재하는구나^^

75-5-5

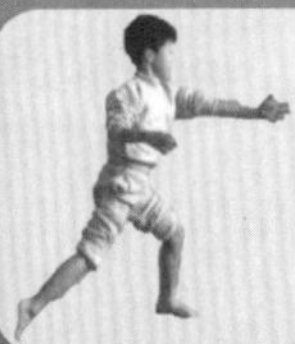

Regulators of SR membrane
SR(sarcoplasmic reticulum) 막막膜 조절물질들,,,

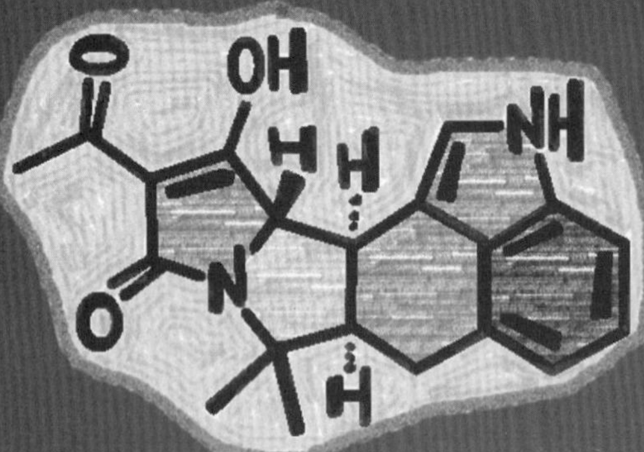

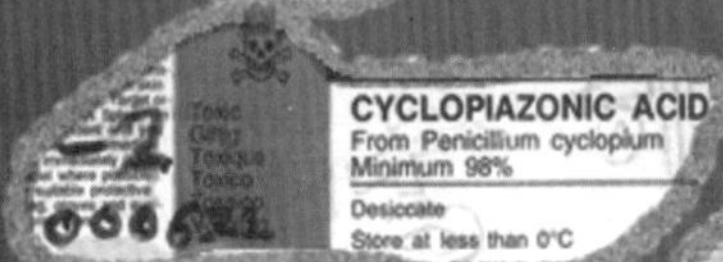

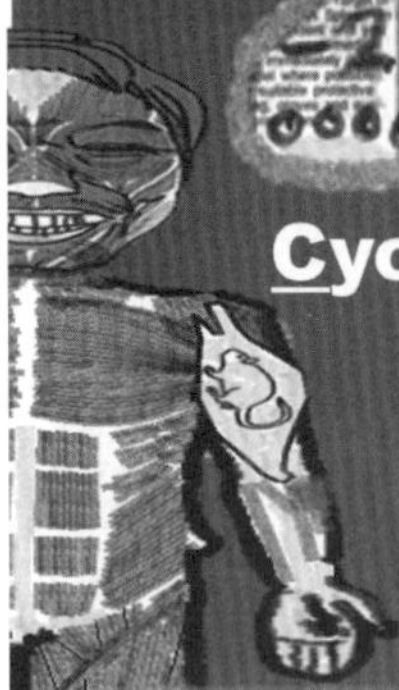

Cyclopiazonic acid (≒ CPA)

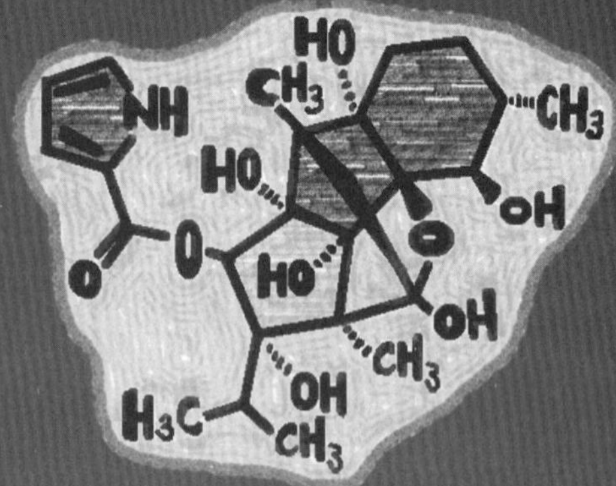

Ryanodine

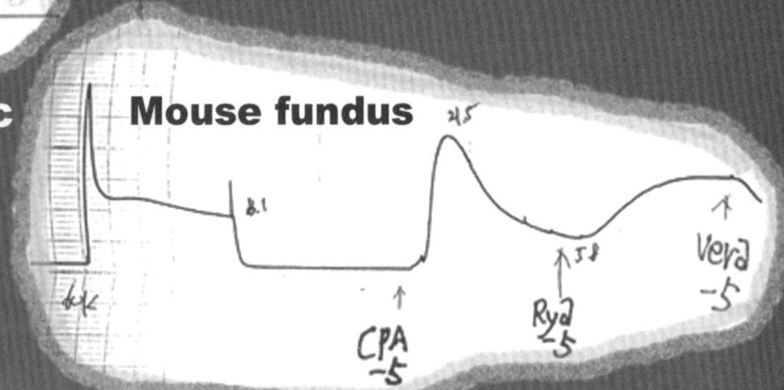

※ Calcium free solution

	PSS →	0 Ca PSS
NaCl (136.9mM)	8g	8g
KCl (5.4 mM)	0.4g	0.4g
Glucose (5.5 mM)	1.0g	1.0g
$NaHCO_3$ (23.8mM)	2.0g	2.0g
$CaCl_2$ (1.5mM)	3ml	0
$MgCl_2$ (1.0mM)	5ml	5ml
EDTA (0.001-0.01mM)	0.1-1ml	0.1-1ml
※ EGTA (200mM, pH7.4)	0ml	~~1ml~~ 500 ul

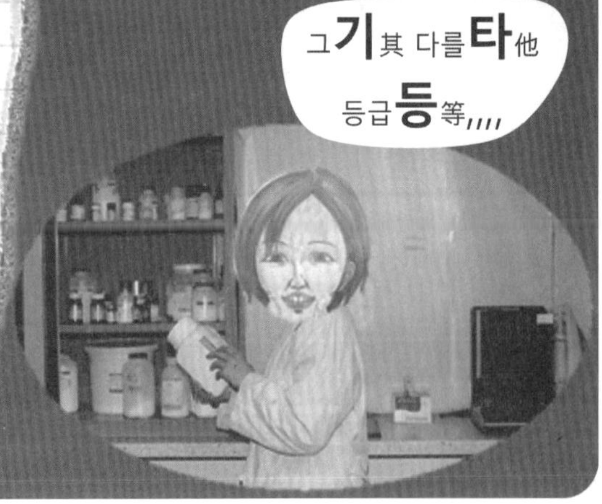

75-5-6

Dihydropyridine-sensitive Ca^{2+} channel (≒ DHPR, ☞ heteropentamer)

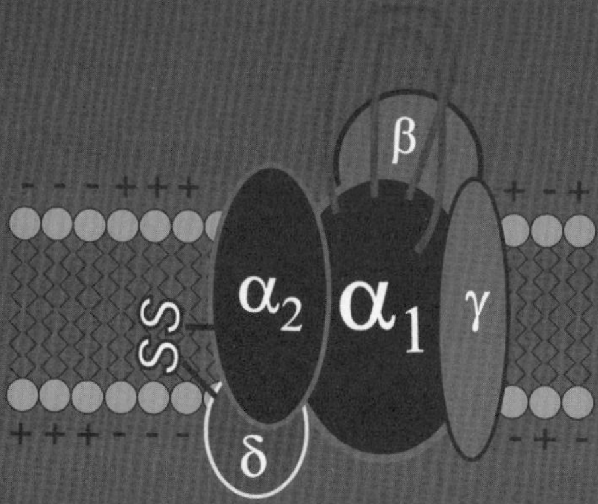

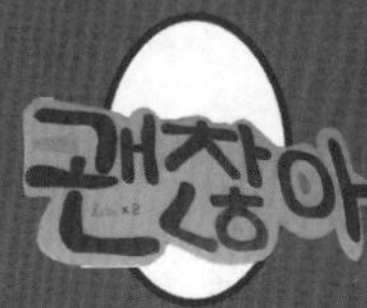

Arthur Rudolf **Hantzsch** (1857 - 1935)

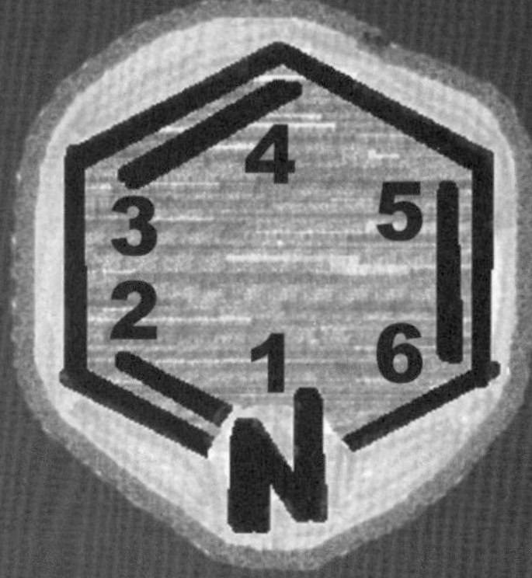

Pyridine

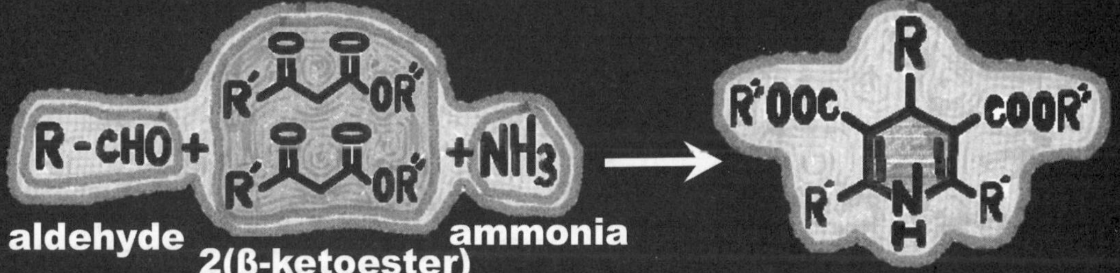

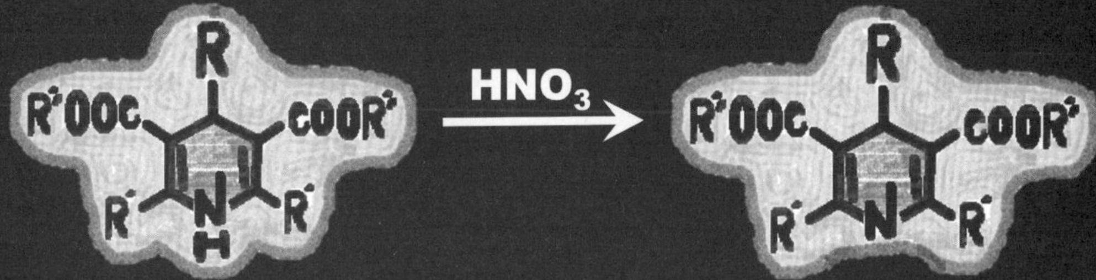

☻ 피리딘(Pyridine): 6원자 고리 내에 질소원자 1개를 함유한 테로고리 화합물의 하나.

► 벤젠의 탄소원자 하나를 질소로 치환한 구조이므로, 벤젠과 같이 '공명(共鳴)'이 일어나며, 방향족성(芳香族性)이 존재, 녹는점 -41.8℃, 끓는점 115.50℃.

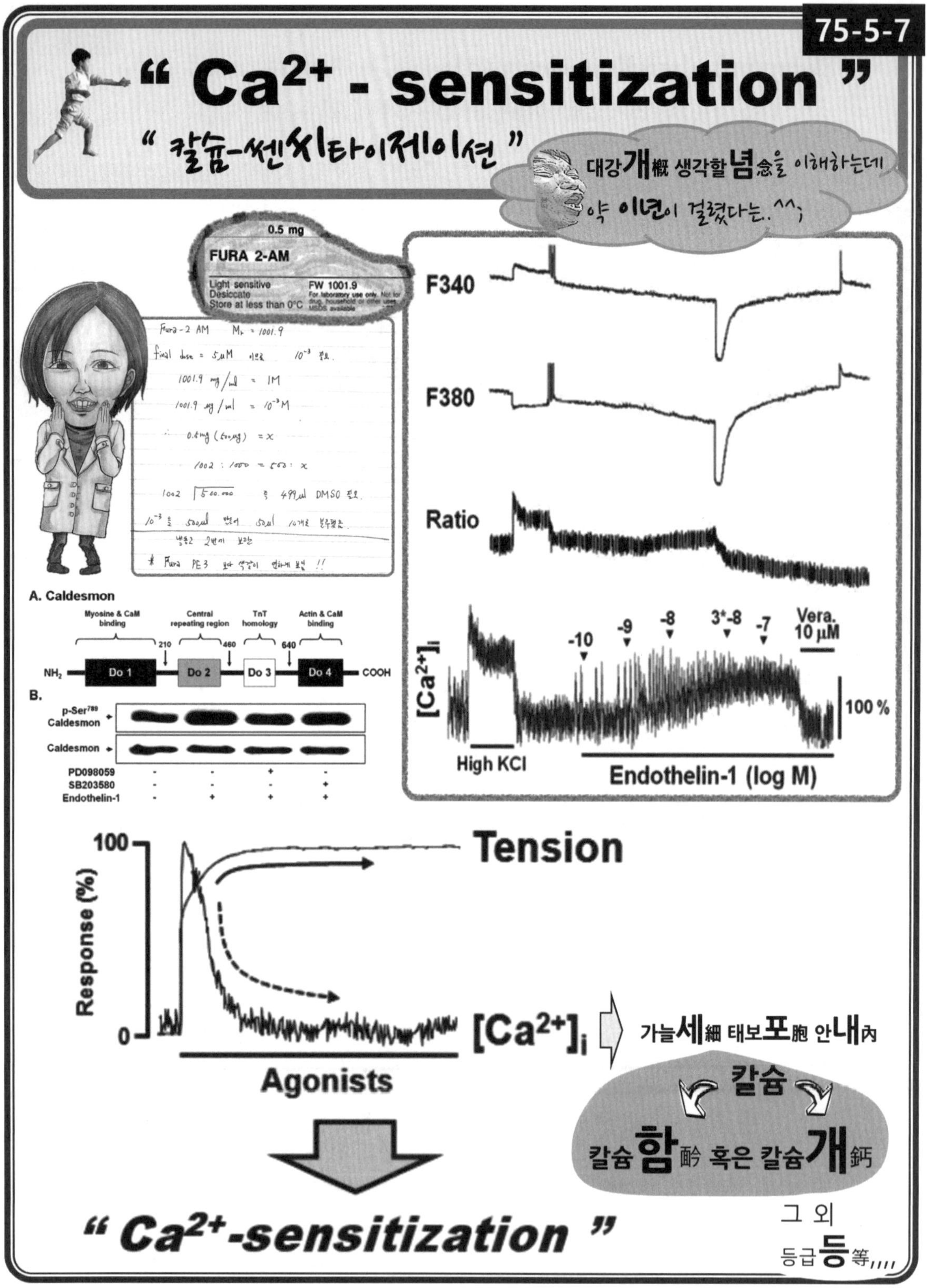

75-5-7
" Ca2+ - sensitization "
" 칼슘-센씨타이제이션 "
대강개槪 생각할념念을 이해하는데
약 이년이 걸렸다는..^^;
0.5 mg
FURA 2-AM
Light sensitive
Desiccate
Store at less than 0°C
FW 1001.9
F340
F380
Ratio
[Ca2+]i
-10
-9
-8
3*-8
-7
Vera. 10 μM
100 %
High KCl
Endothelin-1 (log M)
A. Caldesmon
Myosine & CaM binding
Central repeating region
TnT homology
Actin & CaM binding
210
460
640
NH2
Do 1
Do 2
Do 3
Do 4
COOH
B.
p-Ser789 Caldesmon
Caldesmon
PD098059
SB203580
Endothelin-1
100
0
Response (%)
Tension
[Ca2+]i
Agonists
가늘세細 태보포胞 안내內
칼슘
칼슘함酳 혹은 칼슘개鈣
그 외
등급등等,,,,
" Ca2+-sensitization "

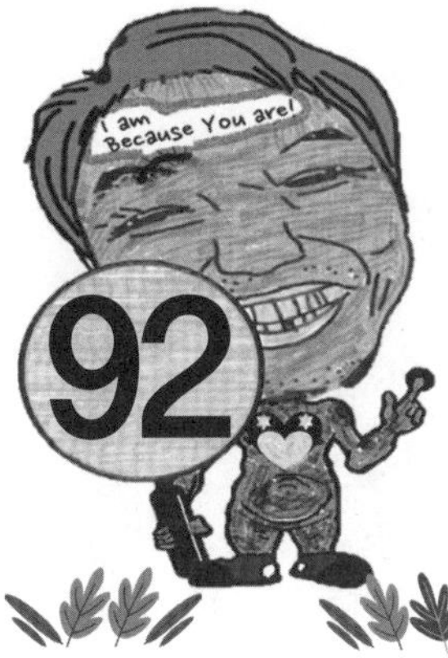

공부와 상관없기에 안 읽어도,

"괜찮아!" 장

멍지기

문득문득
아~~~하
멍이든다
사뿐걸음
멍이든다
두손모음
멍이든다
커지는눈
멍이든다
삼각형등
멍이든다
모든양보
멍이든다
용변쉼터
멍이든다
멍듦속에
희망하나
감사하나
다짐하나
그래서난,
멍지기다

'하나님의 일은,
나만이 할 수 있는 작은 일이구나!'

엔드(AND, END)

'물살 거센, 강을 건널 땐,
무거운 돌을 안아야 떠내려가지 않는구나!'

또 엔드(AND, END)

'하나님께 얘기하면 **기도!**,
사람에게 얘기하면 **험담!**'이구나^^

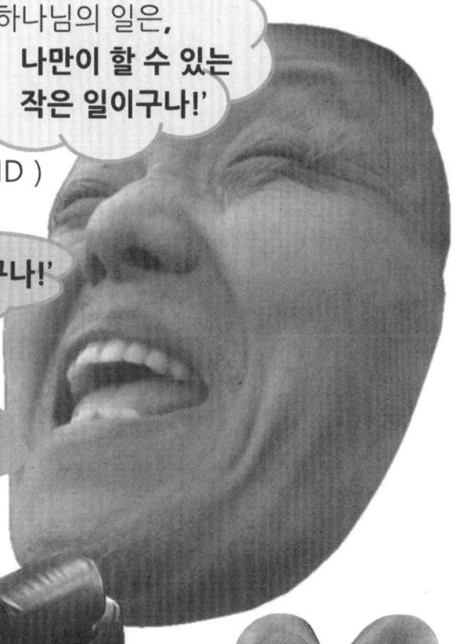

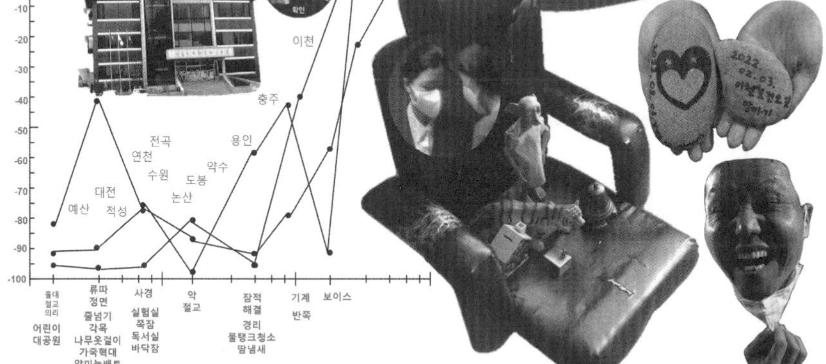

멋진녀석

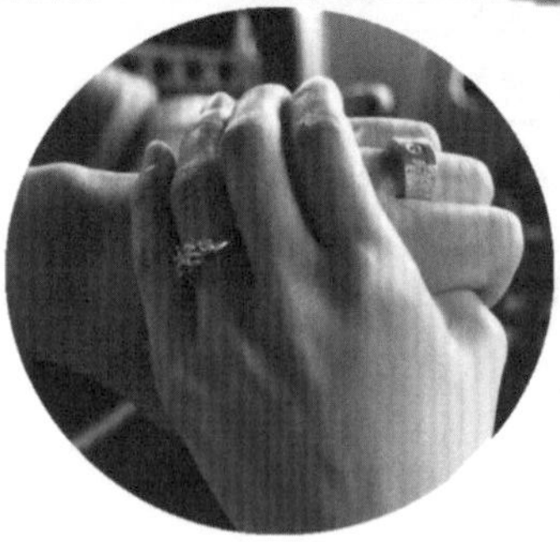

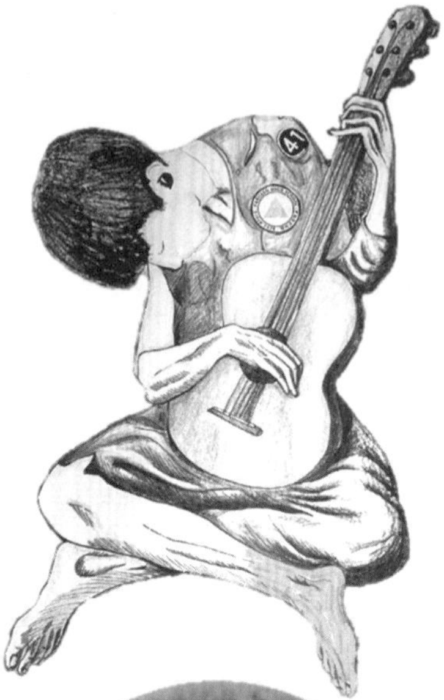

죽음강가까이
절규섞인공기
도망치고싶은
합리화저멀리
휘얼씬더나은
친구!
손잡아 주네
함께살자한다
새벽기타선율
느긋함뒤로
배워야할것
준비해야할것
아직더있기에
광야로모셨다
멸시광야
비교잣대광야
비아냥광야
선울긋는광야
하지만
복의근원되는
자리매김!
그 지름길을
묵묵히
걸어가는친구
....
멋진녀석

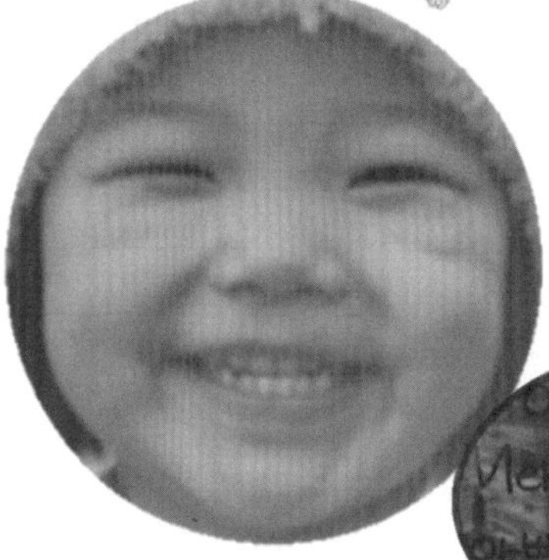

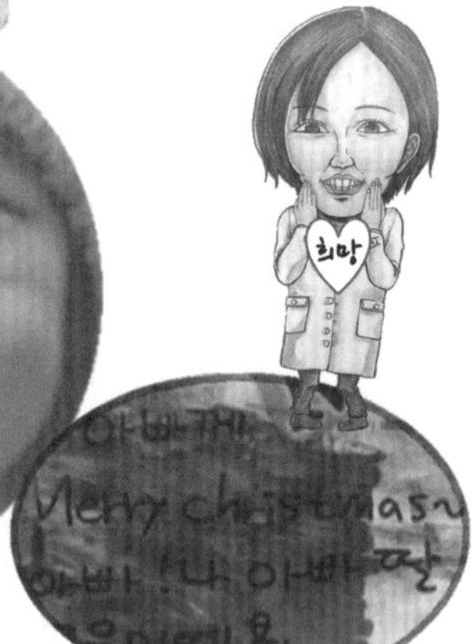

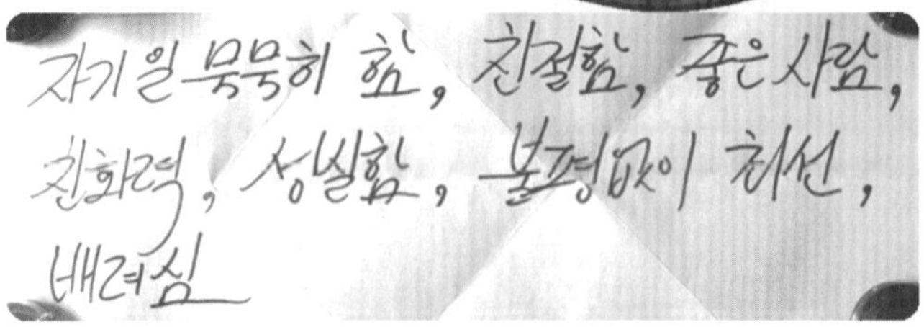

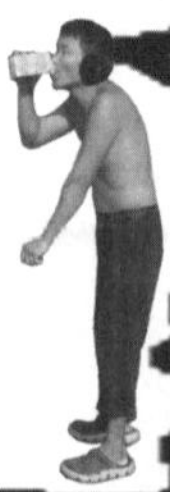

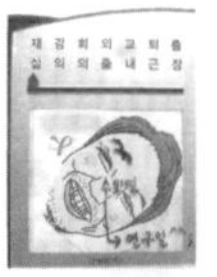

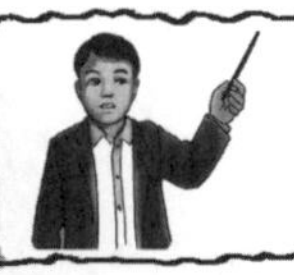

국내·외 참고만 했던 문헌 그리고,,,,

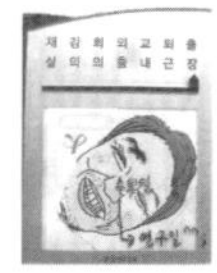

* Bae, Y.M., et al.: 4-Aminopyridine inhibits the large-conductance Ca^{2+}-activated K^{+} channel (BKCa) currents in rabbit pulmonary arterial smooth muscle cells. Korean J Physiol Pharmacol.7,25-28, 2010.
* Bae, Y.M., et al.: Serotonin depolarizes the membrane potential in rat mesenteric artery myocytes by decreasing voltage-gated K^{+} currents. Biochem Biophys Res Commun. 347(2), 468-476, 2006
* Bae, Y.M., et al.: Enhancement of receptor-operated cation current and TRPC6 expression in arterial smooth muscle cells of deoxycorticosterone acetate-salt hypertensive rats. J Hypertens. 25(4), 809-817, 2007.
* Bae, Y.M., et al.: Serotonin-induced ion channel modulations in mesenteric artery myocytes from normotensive and DOCA-salt hypertensive rats. J Smooth Muscle Res. 43(3), 85-97, 2007.
* Baek, S., et al.: Low-power laser irradiation inhibits PDGF-BB-induced migration and proliferation via apoptotic cell death in vascular smooth muscle cells. Lasers Med Sci. 32(9), 2121-2127, 2017.
* Choi, B.R., et al.: A pilot study on the effect of pelvic exercise on standing balance in patients with incomplete cervical spinal cord injury.Int J Clin Med,4,123-132, 2013.
* Choi, O.B., et al.: Olibanum extract inhibits vascular smooth muscle cell migration and proliferation in response to platelet-derived growth factor. Korean J Physiol Pharmacol. 13, 107-113, 2009.
* Choi, W.H., et al.: Cdc42 contributes to phorbol ester-induced Ca^{2+}-independent contraction of pulmonary artery smooth muscle. J Vet Med Sci. 67(8), 787-793, 2005.
* Jiang, X., et al.: Tetrahydrobiopterin inhibits PDGF-stimulated migration and proliferation in rat aortic smooth muscle cells via the nitric oxide synthase-independent pathway. Korean J Physiol Pharmacol. 14(3), 177-183, 2010.
* Jung, S.H., et al.: A monoclonal antibody derived by inoculation of human umbilical vein endothelial cells is a potential inhibitor of acetylcholine receptor-linked vasorelaxation. Gen Physiol Biophys. 38(6), 505-512, 2019.
* Jung, S.H., et al.: Inhibitory effects of scoparone from chestnut inner shell on platelet-derived growth factor-BB-induced vascular smooth muscle cell migration and vascular neointima hyperplasia. J Sci Food Agric. 99(9), 4397-4406, 2019.
* 김광수 외: 위 평활근 수축에 관여하는 세포내 Ca^{2+}에 대한 연구, 대한마취과학회, 43(1), 101-106, 2002.
* 천기영 외: 소금염-의존성 고혈압의 유해성과 고혈압-관련 교감신경 전달물질의 변동에 대한 물리적 자극의 효과: 노인종합복지회관 내 물리치료시설의 활용을 중심으로, 한국노년학, 24(3), 1-11, 2004.

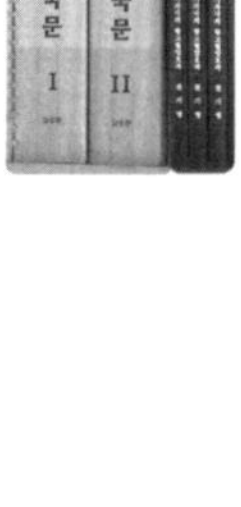

* Kim, A., et al.: Direct block by bisindolylmaleimide of the voltage-dependent K^{+} currents of rat mesenteric arterial smooth muscle. Eur J Pharmacol. 483(2-3), 117-126, 2004.
* Kim, B., et al.: Conventional-type protein kinase C contributes to phorbol ester-induced inhibition of rat myometrial tension. Br J Pharmacol.139(2), 408-414, 2003.
* Kim, B., et al.: p38 mitogen-activated protein kinase contributes to the diminished aortic contraction by endothelin-1 in DOCA-salt hypertensive rats. Hypertension. 43(5), 1086-1091, 2004.
* Kim, B., et al.: Ligusticum wallichi-induced vasorelaxation mediated by mitogen-activated protein kinase in rat aortic smooth muscle. J Ethnopharmacol. 90(2-3), 397-401, 2004.
* Kim, B. & Kim, J.: Identification of atrophy-related proteins produced in response to cast immobilization in rat gastrocnemius muscle. Mol Cell Toxicol 6, 361-371, 2010.
* Kim, J., et al.: Mitogen-activated protein kinase contributes to elevated basal tone in aortic smooth muscle from hypertensive rats. Eur J Pharmacol. 514(2-3), 209-215, 2005.
* Kim, J., et al.: Epidermal growth factor induces vasoconstriction through the phosphatidylinositol 3-kinase-mediated mitogen-activated protein kinase pathway in hypertensive rats. J Pharmacol Sci. 101(2), 135-143, 2006.
* Kim, J., et al.: DJ-1 protects against undernutrition-induced atrophy through inhibition of the MAPK-ubiquitin ligase pathway in myoblasts. Life Sci. 143, 50-57, 2015.
* Kim, J., et al.: p38 MAPK participates in Muscle-Specific RING Finger 1-mediated atrophy in cast-Immobilized rat gastrocnemius muscle. Korean J Physiol Pharmacol. 13(6), 491-496, 2009.
* Kim, J.H., et al.,: A Review of Signal Transduction in Mechanisms of Smooth Muscle Contraction and Its Relevance for Specialized Physical Therapy. J. Phys. Ther. Sci. 25, 129-141, 2013.
* Lee, C.K., et al.: Phorbol ester-induced contraction through p38 mitogen-activated protein kinase is diminished in aortas from DOCA-salt hypertensive rats. Arch Pharm Res. 29(11), 1024-1031, 2006.
* Lee, C.K., et al.: Diminished expression of dihydropteridine reductase is a potent biomarker for hypertensive vessels. Proteomics. 9(21), 4851-4858, 2009.
* Lee, L.K., et al.: A Review of Signal Transduction of Endothelin-1 and Mitogen-activated Protein Kinase-related Pain for Nanophysiotherapy. J. Phys. Ther. Sci. 26, 789-792, 2014.
* 천기영: Aldosterone-유도 고혈압의 특성과 은침점 저주파 전기자극의 항고혈압 효과, 용인대학교 재활복지과학대학원, 2002.
* Lee, Y.R., et al.: c-Jun N-terminal kinase contributes to norepinephrine-induced contraction through phosphorylation of caldesmon in rat aortic smooth muscle. J Pharmacol Sci. 100(2), 119-125, 2006.
* Park, S., et al.: Tamoxifen induces vasorelaxation via inhibition of mitogen-activated protein kinase in rat aortic smooth muscle. J Vet Med Sci. 65(11), 1155-1160, 2003.
* Won, K.J., et al.: Cordycepin attenuates neointimal formation by inhibiting reactive oxygen species-mediated responses in vascular smooth muscle cells in rats. J Pharmacol Sci. 109(3), 403-412, 2009.
* Won, K.J., et al.: DJ-1/park7 modulates vasorelaxation and blood pressure via epigenetic modification of endothelial nitric oxide synthase. Cardiovasc Res. 101(3), 473-481, 2014.
* Won, K.J., et al.: 3-morpholinosydnonimine participates in the attenuation of neointima formation via inhibition of annexin A2-mediated vascular smooth muscle cell migration. Proteomics. 11(2), 193-201, 2011.
* Won, K.J., et al.: Ketoconazole induces apoptosis in rat cardiomyocytes through reactive oxygen species-mediated parkin overexpression. Arch Toxicol. 89(10), 1871-1880, 2015.
* https://www.yongin.ac.kr/
* http://library.yongin.ac.kr/
* https://cafe.naver.com/junghwankim
* 김민정 외: 돼지 폐동맥수툭에 관여하는 Protein Kinase C 동위효소와 RhoA GTPase 의 역할, 대한마취과학회, 40(1), 229-237, 2001.
* 김보경 외: 가리비 패주평활근의 수축에 미치는 세포 외 Ca^{2+}의 영향, 한국실험동물학회, 17(4), 269-273. 2001.

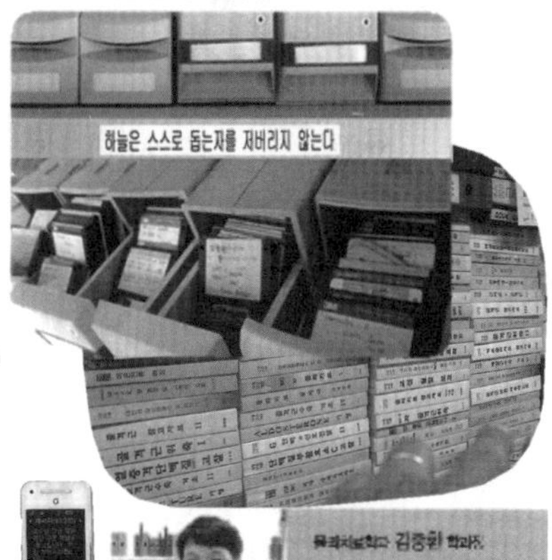

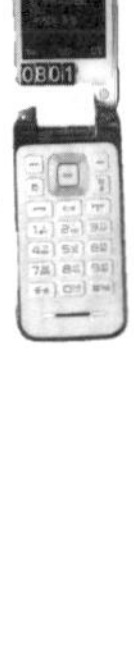

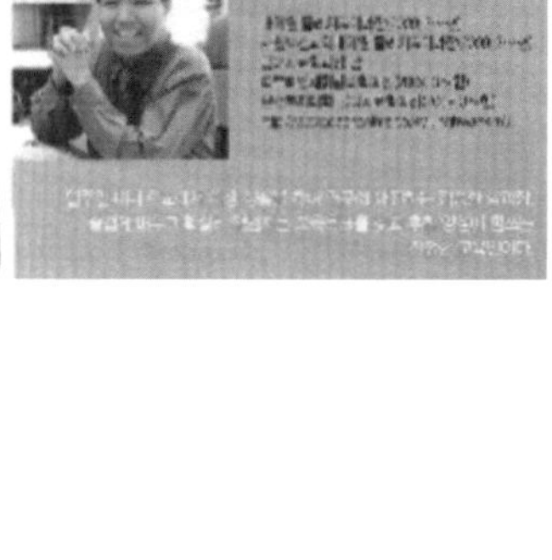

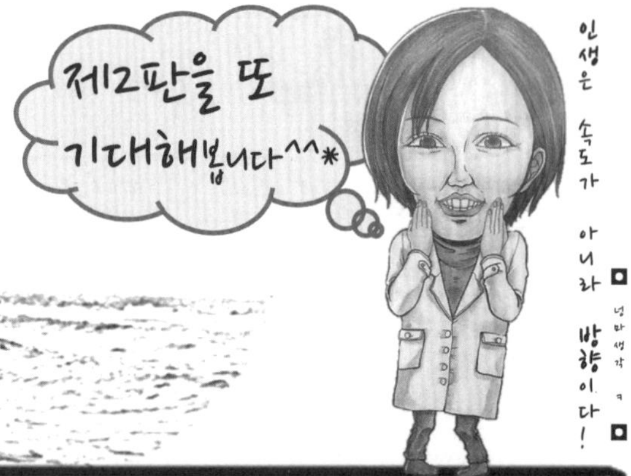

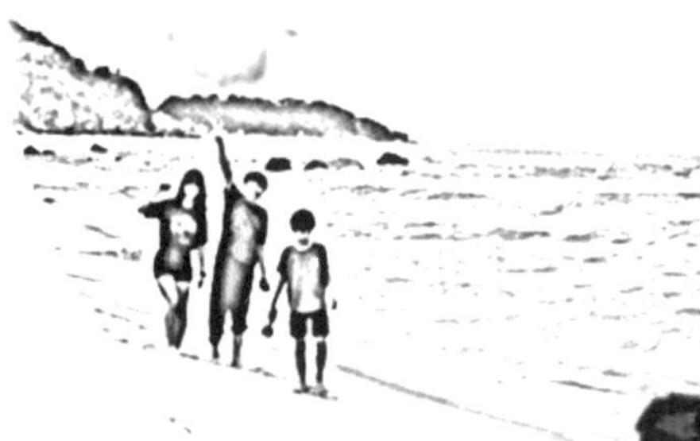

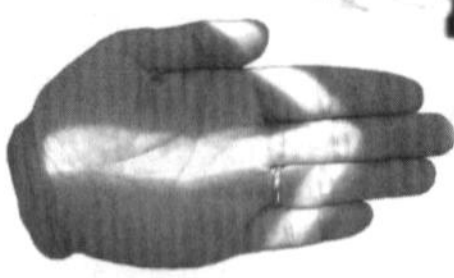

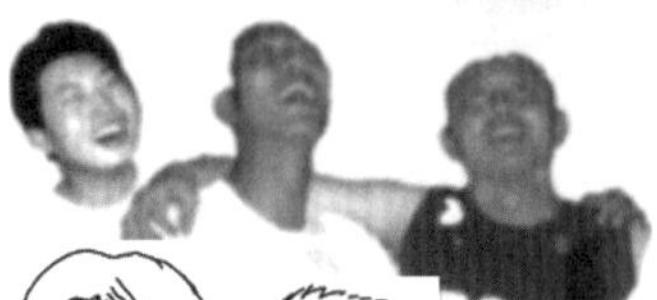

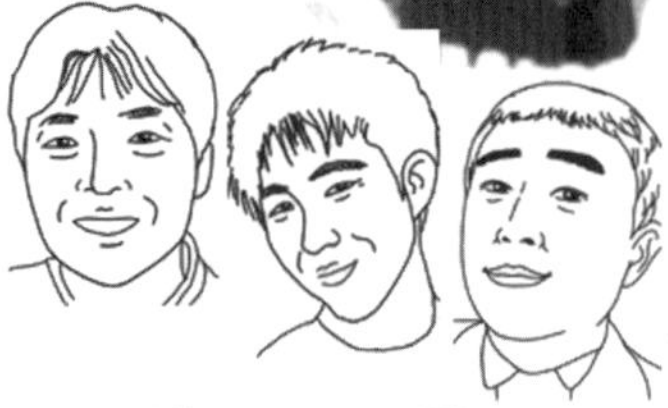

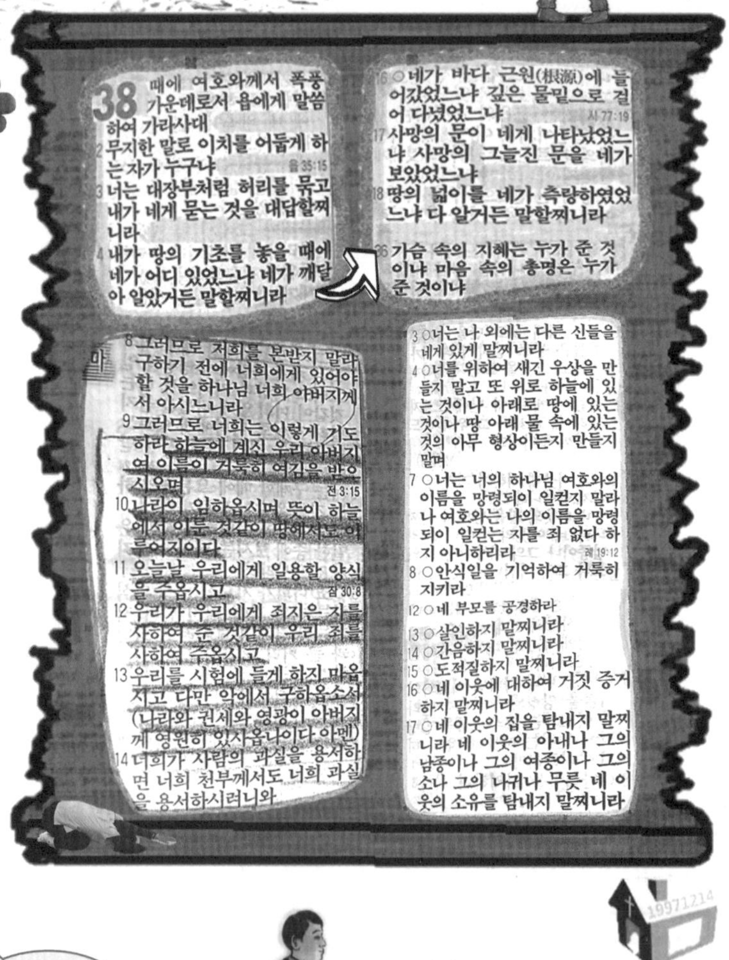

38 때에 여호와께서 폭풍
가운데로서 욥에게 말씀
하여 가라사대
2 무지한 말로 이치를 어둡게 하
는 자가 누구냐 욥 35:15
3 너는 대장부처럼 허리를 묶고
내가 네게 묻는 것을 대답할찌
니라
4 내가 땅의 기초를 놓을 때에
네가 어디 있었느냐 네가 깨달
아 알았거든 말할찌니라

16 ○네가 바다 근원(根源)에 들
어갔었느냐 깊은 물밑으로 걸
어 다녔었느냐 시 77:19
17 사망의 문이 네게 나타났었느
냐 사망의 그늘진 문을 네가
보았었느냐
18 땅의 넓이를 네가 측량하였었
느냐 다 알거든 말할찌니라

36 가슴 속의 지혜는 누가 준 것
이냐 마음 속의 총명은 누가
준 것이냐

8 그러므로 저희를 본받지 말라
구하기 전에 너희에게 있어야
할 것을 하나님 너희 아버지께
서 아시느니라
9 그러므로 너희는 이렇게 기도
하라 하늘에 계신 우리 아버지
여 이름이 거룩히 여김을 받으
시오며 전 3:15
10 나라이 임하옵시며 뜻이 하늘
에서 이룬 것같이 땅에서도 이
루어지이다
11 오늘날 우리에게 일용할 양식
을 주옵시고 잠 30:8
12 우리가 우리에게 죄지은 자를
사하여 준 것같이 우리 죄를
사하여 주옵시고
13 우리를 시험에 들게 하지 마옵
시고 다만 악에서 구하옵소서
(나라와 권세와 영광이 아버지
께 영원히 있사옵나이다 아멘)
14 너희가 사람의 과실을 용서하
면 너희 천부께서도 너희 과실
을 용서하시려니와

3 ○너는 나 외에는 다른 신들을
네게 있게 말찌니라
4 ○너를 위하여 새긴 우상을 만
들지 말고 또 위로 하늘에 있
는 것이나 아래로 땅에 있는
것이나 땅 아래 물 속에 있는
것의 아무 형상이든지 만들지
말며
7 ○너는 너의 하나님 여호와의
이름을 망령되이 일컫지 말라
나 여호와는 나의 이름을 망령
되이 일컫는 자를 죄 없다 하
지 아니하리라 레 19:12
8 ○안식일을 기억하여 거룩히
지키라
12 ○네 부모를 공경하라
13 ○살인하지 말찌니라
14 ○간음하지 말찌니라
15 ○도적질하지 말찌니라
16 ○네 이웃에 대하여 거짓 증거
하지 말찌니라
17 ○네 이웃의 집을 탐내지 말찌
니라 네 이웃의 아내나 그의
남종이나 그의 여종이나 그의
소나 그의 나귀나 무릇 네 이
웃의 소유를 탐내지 말찌니라

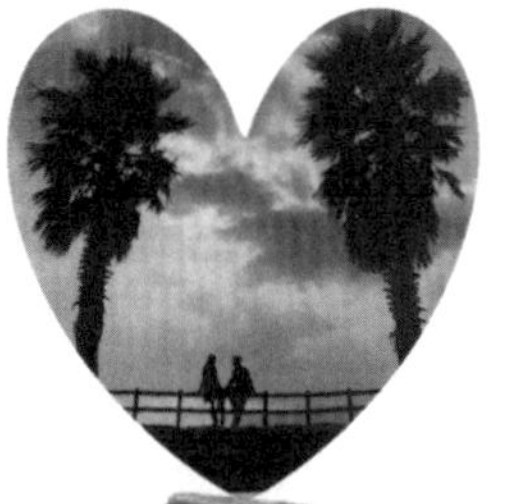

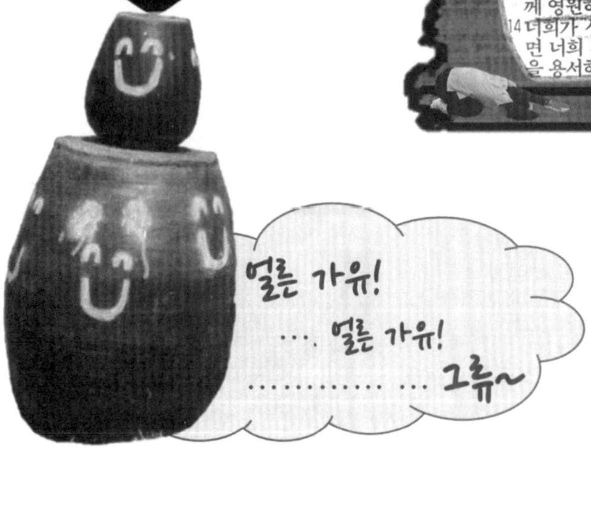

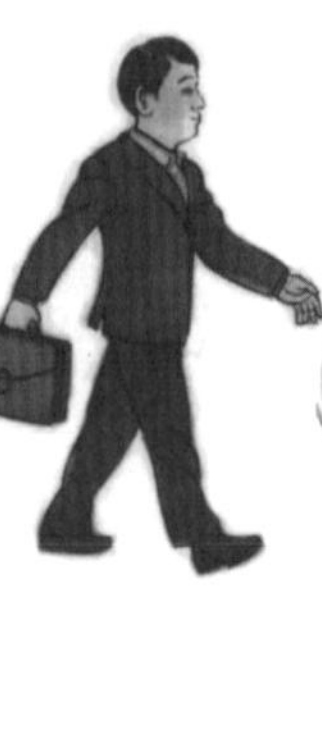

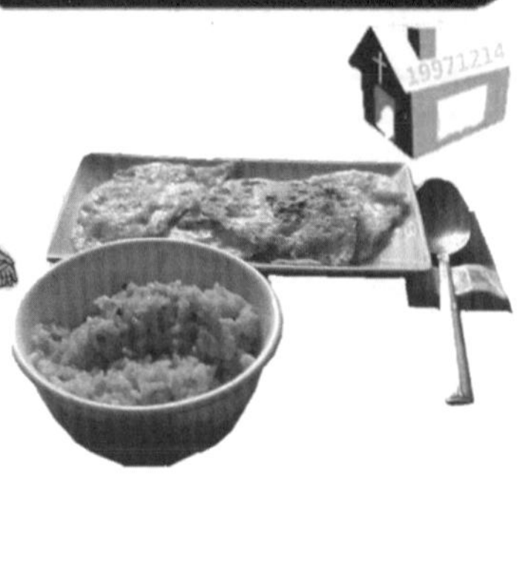